Pediatric Sonography

儿科超声学

原书第 5 版

原著 [美] Marilyn J. Siegel

主译 许云峰 胡慧勇

中国科学技术出版社
·北京·

图书在版编目（CIP）数据

儿科超声学：原书第 5 版 /（美）玛里琳·J. 西格尔 (Marilyn J. Siegel) 原著；许云峰，胡慧勇主译 .
—北京：中国科学技术出版社，2021.4

书名原文：Pediatric Sonography（Fifth Edition）

ISBN 978-7-5046-8993-1

Ⅰ . ①儿… Ⅱ . ①玛… ②许… ③胡… Ⅲ . ①小儿疾病—超声波诊断 Ⅳ . ① R720.4

中国版本图书馆 CIP 数据核字 (2021) 第 042103 号

著作权合同登记号：01-2021-1659

策划编辑	焦健姿　孙　超
责任编辑	孙　超
装帧设计	佳木水轩
责任印制	李晓霖

出　　版	中国科学技术出版社
发　　行	中国科学技术出版社有限公司发行部
地　　址	北京市海淀区中关村南大街 16 号
邮　　编	100081
发行电话	010-62173865
传　　真	010-62179148
网　　址	http://www.cspbooks.com.cn

开　　本	889mm×1194mm　1/16
字　　数	1116 千字
印　　张	40.5
版　　次	2021 年 4 月第 1 版
印　　次	2021 年 4 月第 1 次印刷
印　　刷	天津翔远印刷有限公司
书　　号	ISBN 978-7-5046-8993-1/R·2677
定　　价	398.00 元

版权声明

This is translation of *Pediatric Sonography, 5e.*

ISBN：978-1-4963-7056-3

Wolters Kluwer Health did not participate in the translation of this title and therefore it does not take any responsibility for the inaccuracy or errors of this translation.

Published by arrangement with Wolters Kluwer Health Inc., USA.

本翻译版受世界版权公约保护。

译校者名单

主　　译　许云峰　胡慧勇

副 主 译　张号绒　王海荣　蒋海燕

译 校 者（以姓氏笔画为序）

王海荣　朱慧毅　许云峰　李传旭　李艳萍

张号绒　陈　功　胡慧勇　侯艳青　姚仲芳

耿天笑　蒋海燕　潘华荣

内 容 提 要

　　本书引进自世界知名的 Wolters Kluwer 出版社，是儿科超声诊断方面的一部全面、实用、新颖的图书。由国际著名儿科超声学专家 Marilyn J. Siegel 教授倾力打造。书中对小儿全身各系统疾病的解剖及超声表现进行了详细阐述，不仅从小儿颅脑、肌骨和血管等部位疾病的超声诊疗等各个方面，介绍了儿童疾病的临床特点及超声特征，还包含超声仪器及成像原理方面的精彩内容。全书收录了 1800 余幅精美高清图片，图文并茂地展示了儿童常见及疑难疾病的超声特点。本书可作为超声初学者及熟练掌握超声检查技能的资深超声诊断医师的工具书，亦可供影像诊断医师和临床医师等相关专业人士阅读参考。

主译简介

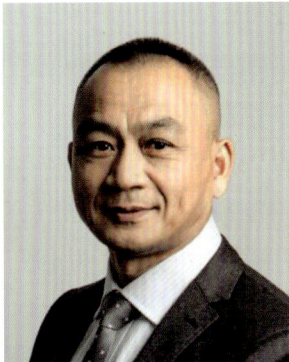

许云峰 上海交通大学附属儿童医院/上海市儿童医院超声科主任，主任医师，教授。中国超声工程学会第一届儿科专业委员会副主任委员，中华医学会儿科分会第十八届超声医学专业委员会委员，中国医师协会超声医师分会第二届儿科超声学组专业委员会委员，中国超声工程学会第六届颅脑及颈部血管专业委员会委员，中国医药教育协会超声专业委员会第一届儿童超声学委员，中国抗癌协会第四届肿瘤影像专委员会儿科肿瘤影像学委员，上海市超声工程学会第六届理事，上海市中西医结合学会超声专委会常务委员，上海市社会医疗机构协会超声医学分会常务委员，上海医师协会超声专业委员会第一届委员，上海市医学会超声医学分会第十届委员会儿科学组副组长。中国医师协会《中国儿科超声检查指南》编委,《中华卫生应急电子杂志》编委,《中国医学影像技术杂志》编委,《中华临床医师杂志（电子版）》《国际医学影像学》《浙江大学学报（医学版）》等多本专业期刊审稿专家。从事超声诊断工作30余年，积累了丰富的临床经验及教学经验。现主要从事小儿腹部超声及介入超声。擅长新生儿颅脑疾病、小儿腹腔先天性畸形疾病、两性畸形疾病、新生儿盆底疾病等超声诊断。尤其对小儿介入超声有较高造诣。先后在国家级核心期刊发表文章30余篇，主编著作4部，承担省部级以上科研课题4项，获省部级科技成果三等奖1项、市级科技创新奖一等奖2项、三等奖2项。

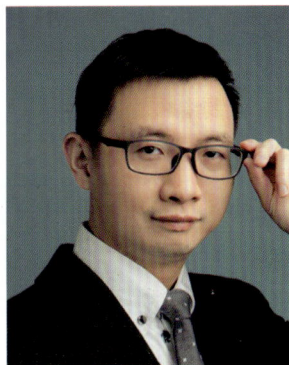

胡慧勇 上海交通大学附属儿童医院/上海市儿童医院超声科副主任医师，从事超声诊断工作13年，熟练掌握儿童消化系统、泌尿生殖系统、胃肠道超声、新生儿盆底超声、新生儿颅脑及小儿髋关节超声等各项超声检查技术。曾参加澳大利亚昆士兰州卫生部临床研究人才培训，现担任上海市医学会超声医学分会第十届委员会儿科学组委员、上海市中西医结合学会超声专委会儿科学组委员，上海市社会医疗机构协会超声医学分会委员。主持并参与科研课题及教学项目5项，参编中文专著2部，参与主译英文专著2部，译者英文专著2部，以第一作者发表核心期刊论著6篇，并在国内出版刊物发表多篇科普文章。

译者前言

　　随着彩色多普勒超声诊断系统及其操作技术的不断创新与发展，同时基于其所具有的无创、无辐射、低价等优势，超声检查在儿科各系统疾病的诊断中得到了广泛应用。儿科患者的"哑科"特点，使得超声检查成为临床诊断中不可或缺的影像学检查方法。由于临床医生对儿科超声检查的要求及依赖性越来越高且越来越具体，因此进一步提高儿科超声的诊断技术水平十分必要。目前国内儿科超声诊断方面的专业图书很少，还没有一部大而全的儿科超声译著，因此我们引进翻译了这部 *Pediatric Sonography, 5e*，以期为我国儿科超声事业的发展尽一分力。

　　本书由华盛顿大学医学院 Edward Mallinckrodt 放射学研究所 Marilyn J. Siegel 教授编写，为最新的第 5 版。距离本书初版问世已有 30 余年的时间。全新第 5 版对所有章节进行了大量的更新及修订。全书共 17 章，从多个角度全面反映了儿科超声诊断方面的最新进展，既包括超声成像的仪器及物理学原理、超声伪像等内容，还分别详细阐述了特定解剖区域的超声检查技术，并且对介入超声临床方面的内容进行了大量更新。弹性成像、超声造影、三维超声等内容的补充和更新使得本书内容更加丰富。本书基于小儿全身各系统疾病的解剖及超声特征，全面而细致地阐述了儿科超声领域的新进展、新技术、新方向，可供儿科超声医师、影像诊断医师和其他各科室医师及相关专业人士参考阅读。

　　本书的翻译团队成员均来自上海交通大学附属儿童医院 / 上海市儿童医院超声科，他们在紧张的临床科研工作之余用心完成了本书的翻译工作。在翻译过程中，我们力求忠于原著，做到言简意赅、通俗易懂，尽可能将原著者想要表达的信息准确地传递给国内读者，但由于中外术语差异及语言表达习惯有所差别，中文翻译版中可能存在一些偏颇之处，恳请各位同行和读者指正。

上海交通大学附属儿童医院 / 上海市儿童医院

补充说明

书中参考文献条目众多，为方便读者查阅，已将本书参考文献更新至网络，读者可扫描右侧二维码，关注出版社医学官方微信"焦点医学"，后台回复"儿科超声学"，即可获取。

原书前言

自 2010 年 *Pediatric Sonography, 4e* 出版以来，随着超声设备和技术不断改进，儿科超声成像技术不断发展，相关软件和硬件不断更新。弹性成像、超声造影和三维超声的出现，使得超声检查的临床使用率进一步提高，尤其在评价儿童疾病的过程中发挥重要作用。超声检查为无创且无电离辐射的成像方式，可被更广泛地应用于儿童。此外，与 CT 和 MRI 成像相比，超声是评价儿科疾病的一种更加快速也更加经济的成像方法。鉴于此，我们编写了 *Pediatric Sonography, 5e* 这本新颖、全面的图书，以供大家学习和参考阅读。

编写第 5 版的初衷是为读者提供儿科超声临床应用方面的综合性图书。沿用编写以往版本的成功经验，我们邀请医学超声领域的权威专家分享他们的经验和见解。对所有章节都做了大量的修订，增加了新的插图和病例资料，使之能够更客观、全面地反映超声新技术和新成果。本书主要面向超声医师、放射医师和研究人员，以及儿科医生和外科医生等其他科室的医师，通过阅读使其了解、熟悉儿科超声检查的临床指征和具有重要价值的诊断信息。

与以往的版本一样，在 *Pediatric Sonography, 5e* 中，第 1 章仍是讨论与进行超声检查和显示声学信息相关的物理学原理和仪器设备，第 2 章则重点介绍临床实践中遇到的相关伪像和诊断误区。声像图中的超声伪像难以避免，但充分认识伪像，有助于避免将其误认为病变。应用彩色多普勒血流显像、频谱及能量多普勒等技术，能够以更加清晰的形式呈现复杂的超声表现。

本书的第 3 章至第 16 章着力于阐述特定解剖区域的超声特点，包括颅脑、头颈部、胸部、乳腺、肝脏、胆道与胆囊、脾脏与腹膜腔、胃肠道、泌尿系统、肾上腺、胰腺及其他腹膜后结构、女性盆腔、男性生殖系统、肌骨、血管及脊柱。沿用既往的板式结构，每一章都包括超声技术、正常解剖及相关器官异常超声表现的内容。但对文本内容进行了大量实质性修改，并更新了大多数图像示例。书中对弹性成像、超声造影及三维超声这些新技术也进行了详细的阐述，且对临床实践中超声检查替代其他影像学检查的作用进行了充分讨论，还囊括了更多的多模态图像。

在最后的第 17 章中，主要探讨超声技术在穿刺抽吸、活检和引流中的应用，并对如何放置穿刺针、如何优化诊疗过程等问题图文并茂地进行了讨论。

自 1991 年本书的第 1 版问世以来，更新这本书的脚步便从未停止。除对广泛的疾病谱和具体诊断中的关键影像学特征进行分析以外，为加强读者对儿科疾病过程的理解，书中还阐述了相关疾病的常见临床表现和病理生理学知识。我衷心希望 *Pediatric Sonography, 5e* 能够继续成为超声医学发展的基石。本书内容丰富，易于阅读，可为超声医师、放射医师及其他相关专业人员正确使用超声技术从事儿科疾病诊疗提供指导和帮助。

致　谢

编写这样一本书是一项需要许多人共同努力、全心投入的工作。我有幸担任这本书的主编，但如果没有其他人所做的重要贡献，我不可能完成这项任务。

我衷心感谢美国国防部队病理学研究所放射病理学部的 Ellen M. Chung 博士，Mallinckrodt 放射研究所的 William D. Middleton 博士、Kathryn A. Robinson 博士、James R. Duncan 博士、Sarah E. Connolly 博士和 Eric P. Eutsler 博士，多伦多大学 Sick Children 医院的 Oscar M. Navarro 博士，得克萨斯州儿童医院的 Prakash Masand 博士及费城儿童医院的 Kassa Darge 博士。感谢他们分享丰富的经验和珍贵的病例资料，他们的付出提升了这本书内容的深度。

我还要感谢 Mallinckrodt 放射研究所的 Deborah Reiter、Janet Hurt、Angela Heffernan、Shelly Lopez 和 Lindsey Snodgrass 这些杰出的超声医师。他们精湛的检查技术和坚持进行高质量超声检查的工匠精神，造就本书中高质量的图像。

此外，我要感谢 Wolters Kluwer 出版社在 *Pediatric Sonography, 5e* 出版工作中提供的帮助，特别感谢 Sharon Zinner、Ashley Fischer 和 Lisa Koepenick 在图书编写过程中对我的指导。当然，我还要感谢 Ryan Shaw，是他鼓励我再次动笔写书。我还要向 Roxanne Klaas 和 Bridgett Dougherty 表示最深切的谢意，他们是这本书的项目经理，正是他们的努力付出才有了这本印制精美的图书。这是我合作过的最高效和最具奉献精神的团队，没有所有人的共同努力，这本书就不会诞生。

最后，我还要感谢一位非常重要的人——Barry A. Siegel 博士，感谢他在我编写这本书的日子里给予我的耐心关怀和鼓励。

献词

谨以此书献给我最珍爱的人们。

感谢我的丈夫 Barry，你是我事业上的良师益友，也是我生活中的爱人，你用耐心、包容和鼓励支持我编写这部书，直至图书顺利出版。谢谢你一直陪伴在我身边。

感谢我年迈的父母 Harry 和 Bess，你们教会了我学习的重要性，也在很大程度上帮助我实现了许多学术目标，并最终在医学领域有所建树。感谢你们一直支持我去追求梦想，突破自我。

感谢 Mallinckrodt 放射研究所的同事们，我很荣幸能和你们在一起工作。你们对知识孜孜不倦的追求激励了我，也给予了我编写这本书的动力。

目　录

物理学原理与仪器设备
Physical Principles and Instrumentation

第 1 章

William D. Middleton　Kathryn A. Robinson　Marilyn J. Siegel　著
胡慧勇　耿天笑　译
许云峰　校

多年来，超声一直是显示正常和异常解剖结构的一种有价值的检查方法。在儿科年龄组中，它是一种特别有吸引力的成像技术，其原因有很多，最重要的原因之一是无电离辐射，儿科患者成像的一个重要目标是用最少的辐射暴露以获得诊断信息。超声可以提供临床上有用的信息，而不会对患者或操作者产生明显的生物学影响。

超声的另一个吸引人的方面是检查的实时性。这使得检查那些不能屏气、不合作或哭闹的患者变得更容易，这些都是儿科患者中常见的问题。此外，检查的实时性允许评价快速活动的结构，如心脏。

超声的第三个优点是它的多平面成像能力。更新的实时设备在成像平面的选择方面具有极大的灵活性，并且可以轻松地改变这些平面。这一能力对确定病理性肿块的来源和分析各种结构的空间关系特别有帮助。随着三维超声的出现，这些优势得到了进一步的扩展。

超声检查在儿童年龄组中的另一个优势是其极出色的分辨率，这与患者的体型和体内脂肪量较少有关。由于脂肪通常会降低超声图像质量，所以在儿科患者的检查中，大多数幼儿缺乏明显的体壁和腹内脂肪是一个很大的优势。对于给定的超声单元和探头类型，更高的发射频率可提供更好的图像分辨率，但穿透力较差。探头频率的这些特性迫使成年人不得不妥协，他们必须使用较低的频率来获得足够的穿透深度，而这是以牺牲图像分辨率为代价的。然而，儿童对更大深度穿透的需求比成人少，这反映了身体习惯的不同。因此，更高频率、更高分辨率的探头可以在儿科检查中常规使用。

使用便携式设备进行检查的能力是超声检查相对于其他横断面模式的另一个优势，如计算机断层扫描（computed tomography，CT）和磁共振成像（magnetic resonance imaging，MRI）。这对于评估那些因基础疾病或依赖监测设备而不能转运至放射科的患者尤其重要。

最后，在医疗成本控制的时代，超声相对于CT 或 MRI 的廉价性，使其成为解决许多临床问题有吸引力的影像学检查。成本问题使得超声检查在需要多次序贯检查或需要对大量患者进行筛查的情况下特别有吸引力。

所有这些因素使得超声成为儿科疾病调查中极具价值的检查工具。因此，任何对儿科患者进行超声诊断的放射科医生都必须了解该技术的物理学原理以及用于检测和显示声学信息的仪器。这些信息已在一些综合教科书、章节和综述文章中被详细描述过[1-6]。下面将重点着眼于与超声诊断实践最相关的基本物理原理和仪器。

一、声学特性

（一）波长和频率

声音是机械能以波的形式在物质中传播的结果，波的形式伴随着传导介质的交替压缩和稀疏而变化。人的听觉范围为20～20 000Hz，超声波与可听到的声音的唯一区别在于它的频率较高。超声一词指的是超出可听范围（即＞20kHz）的声音，诊断用超声频率通常为1～20MHz。

（二）声音的传播

大多数诊断性超声检查使用短暂的能量脉冲，

这些能量通过组织传递到体内。在组织和液体中，声音沿着被移位的粒子的方向传播。被压缩组织的阻力在很大程度上决定了声波传播的速度，对于给定的组织，传播速度是恒定的，不受声波的频率或波长的影响。声波软组织中的平均传播速度为1540m/s，液体和脂肪的传播速度稍慢。

声脉冲产生并传输到体内后，可被反射、折射、散射或吸收[7]。当声脉冲遇到具有不同声阻抗的组织之间的界面时，就会发生反射或背向散射。声阻抗等于组织密度乘以声音在该组织中的传播速度。在界面上反射的声量随着组织间的声阻抗和声束入射角的不同而变化，声阻抗失配越大，背向散射或声反射就越大，在没有反射声音的界面的均匀介质中不会发生反射，因此，介质呈无回声或囊性。

折射是指声音从一个组织传到另一个组织时，声音方向的改变。当声音遇到以不同速度传播声音的两种组织之间的界面时，就会发生折射。由于声音的频率保持不变，所以必须改变声音的波长来适应两种组织中声速的不同。这种波长变化的结果是声脉冲通过界面时发生重定向。折射很重要，因为它是超声图像中结构配准错误的原因之一。折射及其产生的伪像将在第 2 章中详细讨论。

散射是指声音在许多不同方向上的重定向。当声脉冲遇到不光滑的声学界面时，就会发生这种现象。由于生物组织的异质性（即有多个小界面），实性组织和器官也可发生散射。

吸收是指声能转化为热能后的损失。软组织的吸收大于液体，骨的吸收大于软组织。吸收是声影产生的主要原因。

反射、散射和吸收的共同作用是声脉冲在物质中传播时强度的降低，这种强度的下降称为衰减。由于衰减，深层组织中的声界面产生的反射比浅层组织中的相同界面产生的反射要弱。为了补偿这种声强的降低，从图像较深部分返回的回声被电子放大。这被称为距离增益补偿或时间增益补偿。

二、仪器设备

超声成像仪的基本组件包括为探头供电的发射器、作为声脉冲来源的探头、用于检测反射信号的接收器、供查看数据的显示器及存储模块。

（一）发射器

发射器激活探头，使其振动并产生可以传送到身体的声脉冲，这是通过应用短的高振幅电压脉冲实现的。可施加到探头的最大电压，即仪器的声输出，受联邦法规限制。

（二）探头

探头将发射器产生的电能转换成声脉冲，并传送到患者体内。它还接收反射回波，将压力变化转换成电信号。由于晶体元件将电能转化为压力波，反之亦然，因此它被称为压电晶体（即压力电晶体）。

用于超声诊断的声脉冲是由超声探头内的陶瓷晶体元件产生。当探头受到电刺激时，这些陶瓷晶体会变形，产生一个频率带。一个给定的探头产生的频率范围称为带宽。探头产生的优先频率等于晶体元件的共振频率，而共振频率又取决于晶体的厚度。

探头产生的超声脉冲必须穿过组织来产生诊断信息。能量从探头传递到组织需要使用耦合剂。如前所述，进入体内后，超声脉冲可以传播、反射、折射、散射或吸收。反射回探头的微小压力改变扭曲了晶体元件并刺激探头。这种失真再次产生电脉冲，然后可以处理成图像。

（三）接收器

返回的回声击中探头表面，在压电晶体上产生电压差，接收器检测、放大并处理返回给它的电压变化，时间增益补偿放大来自更深层结构的较弱信号，从而补偿组织衰减。接收器还对背向散射信号进行压缩和重映射，这改变了图像中不同回声水平的亮度，进而影响图像的对比度。

（四）图像的显示

A 型超声与 B 型超声成像

超声图像以 A 模式和 B 模式显示。A（振幅）模式是最早用于显示返回探头的声音信号的格式。在这种模式下，从组织界面产生的反射以图形形式显示，水平轴上显示时间，垂直轴上显示回声振幅。

B（亮度）模式显示返回的声音信号的二维图像，振幅较高的回波比振幅较低的回波更亮。在 A 型和 B 型超声检查中，反射器与探头的距离是通过将回波返回探头所需的时间转换为一定距离而获得的。这是基于声音在软组织中的传播速度，等于 1540m/s。一般来说，亮度的范围应该尽可能宽，以区分回波强度的细微差别。

在早期的二维元件中，B 型探头被连接到一个能够确定探头在空间中的准确位置和方向的关节臂上，这使得返回回波的原点可以定位在二维空间中。然后，通过将探头扫过患者身体，可以将一系列 B 型模式的信息叠加在一起，产生一个二维图像。通过静态 B 型成像，可以在一个横切面（水平切面）图像中查看大型器官，如肝脏。静态 B 型成像的主要缺点是缺乏实时性。由于这种限制，静态的关节臂 B 型设备现已被实时元件所取代。

（五）图像的存储

用于分析和存档图像的永久存储最初是以打印在硬拷贝射线照相胶片上的透明片形式完成的，然而，计算机和数字存储现在用于图像的审查和超声数据的存档。医学数字成像和通信（digital imaging and communications in medicine，DICOM）标准用于维持不同超声系统之间的图像兼容性，以及这些图像的传输和存储。

三、实时成像

实时成像允许解剖结构和运动的研究。当图像以每秒数帧的速度显示时，就会产生动态的效果。因此，这些信息被认为是实时的。数个探头可用于实时成像。

（一）机械探头

最早和最简单的探头设计是机械扇形探头，它使用单个大型压电元件产生和接收超声脉冲。通过晶体元件本身的振荡或旋转运动或声脉冲从振动声镜反射来实现波束控制。声束聚焦是通过使用不同形状的晶体元件或在探头上附加一个声透镜来实现的。机械扇形探头的缺点是没有可变聚焦。改变焦距的唯一方法是换一个完全不同的探头。由于缺乏灵活性，机械扇形探头几乎完全被多元阵列电子探头所取代。

（二）多元阵列探头

阵列探头包含一组小的晶体元件，可通过电子

方式引导和聚焦超声束（图 1-1 和图 1-2）[8]。阵列的基本类型是线性和曲线型。

1. 线性阵列探头

线性阵列激活一组相邻的元件来产生每个脉冲，该探头的各个元件以线性方式排列。通过连续发射探头元件组，沿着探头表面产生一系列声脉冲，声束按顺序从探头的一侧传播到另一侧（图 1-3）。在早期的线性阵列中，每个声脉冲沿同一方向（平行）移动，并垂直于探头表面，形成一个矩形图像（图 1-3 和图 1-4A）。目前，波束控制通常

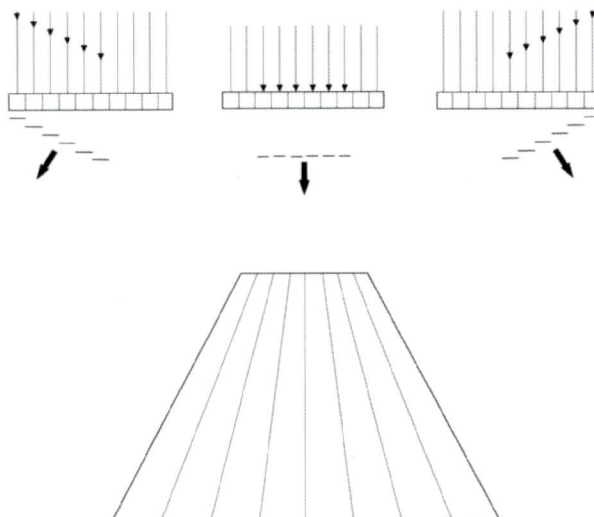

▲ 图 1-1 波束控制

通过右侧元件的发射，创建一个复合脉冲并导向左侧。通过所有元件的同时发射，使复合脉冲被直接向下引导。通过左侧元件的发射，将脉冲导向右侧。所得图像具有扇形 / 梯形格式

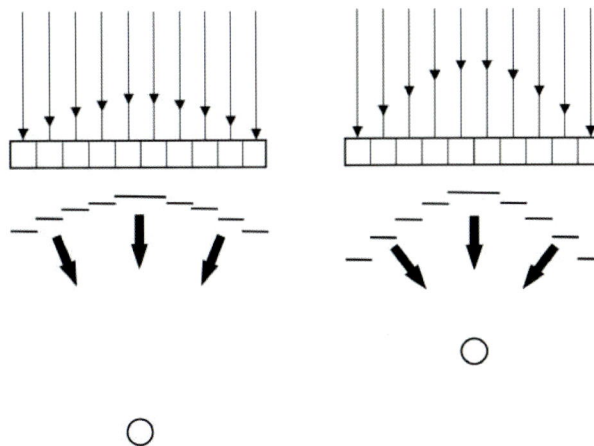

▲ 图 1-2 阵列探头聚焦

通过稍微延迟中心元件的发射，使复合脉冲在远场聚焦。通过增加中心元件的发射延时，使复合脉冲在近场聚焦

用于线性阵列探头，因此也可以采用梯形格式（图 1-4B）。线性阵列探头的主要优点是近场分辨率高、视场大。聚焦在图像的中心和边缘更均匀，因为几乎没有光束控制。主要缺点是视野深度有限，尺寸较大，这限制了其在受限区域的应用，如肋间扫查。

线阵探头的缺点可以通过控制声脉冲使它们彼此分离来最小化。发射声脉冲的两种探头是矢量探头和曲线阵列探头。两种探头都能产生扇形显示格式和大表面视野的图像。矢量或梯形阵列探头可被认为是仅以梯形格式运行的小型线性阵列。它们产生一种扇形的图像格式，其顶点是平的（图 1-4C）。曲线线性阵列探头（又称曲面阵列、凸阵列和曲线阵列）（图 1-4D）产生的图像具有凸而不是平的顶点。

2. 二维阵列探头

上述阵列探头允许可变深度和电子控制的聚焦声束在图像的平面，但不是垂直于成像平面的方向。传统的平面内聚焦的净效应是成像平面的横向分辨率。将光束聚焦在平面外方向（也称为仰角平面）会影响面外分辨率，而平面外分辨率与切面厚度相同。在常规阵列探头中，薄片厚度固定且不能被操作者改变（图 1-5）。

高程平面上可变聚焦的解决方案是矩阵或二维阵列（图 1-6）。这些探测有晶体元素，这些晶体元件以列和行形式堆叠，它们允许对可变的切面厚度进行电子控制，它们还支持三维成像、正交平面上的实时成像和其他耗时的技术。

3. 三维容积探头

顾名思义，这些是能够进行容积采集的专用三维超声探头。它们体积庞大，在外壳装有一个二维阵列探头。当它扫过预先选定的体积角时，二维阵

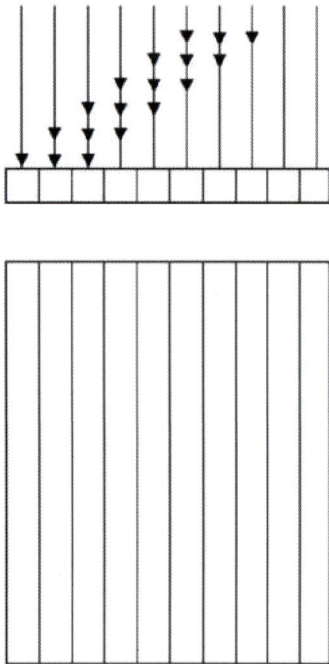

▲ 图 1-3 线性阵列探头

图中每一条块分别代表一个独立的晶体元件，共 10 个（编号 1～10）。每个复合脉冲由 3 个相邻元件激活产生。第一个脉冲由元件 1～3 激活，第二个脉冲由元件 2～4 激活，第三个脉冲由元件 3～5 激活，依此类推。所得图像为矩形格式

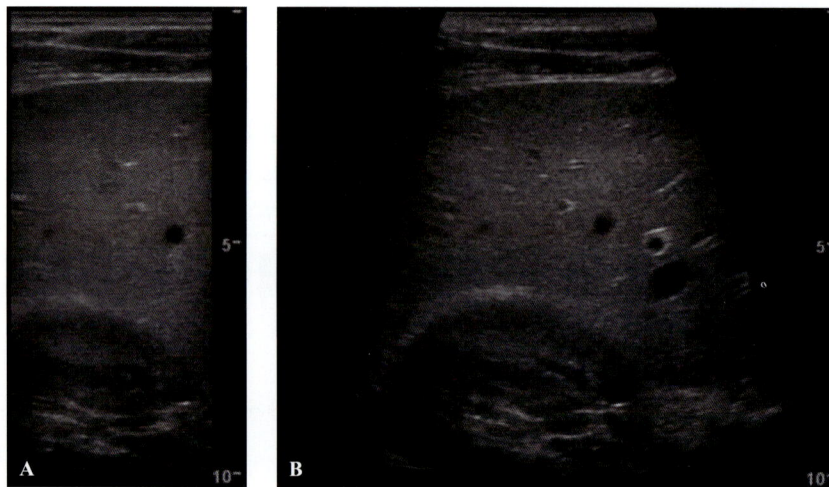

▲ 图 1-4 肝脏和肾脏成像标准探头的比较

A. 用于矩形成像的线性阵列探头，整个图像具有很好的分辨率，但视野非常有限；B. 用于扇形 / 梯形成像的线性阵列探头，图像分辨率高（但低于矩形设置），视野略大

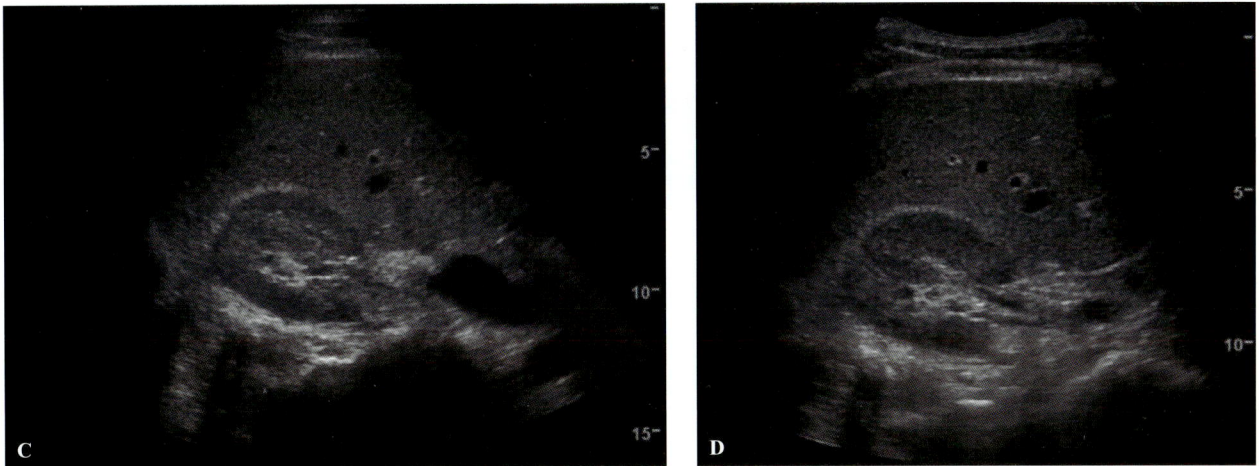

▲ 图 1-4（续） 肝脏和肾脏成像标准探头的比较

C. 用于扇区成像的线性阵列探头，视野最大，但图像分辨率也最低；D. 曲面阵列探头，具有较高的图像分辨率和相对较大的视野，为相对折中的方案

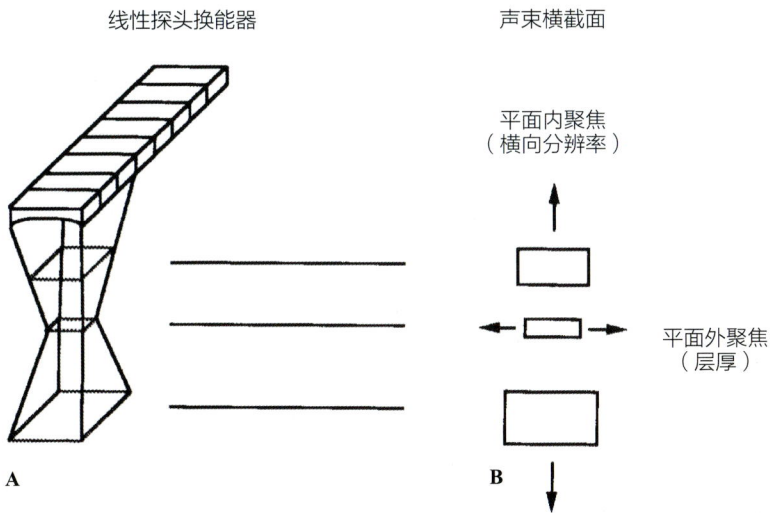

◀ 图 1-5 常规阵列探头的聚焦

A. 由线性阵列探头的 3 个相邻元件发射所产生的单个复合声脉冲；B. 由于元件的曲率，在脉冲中心的切面厚度最小。这是固定的，不能由操作人员控制。由于电子聚焦的存在，平面内聚焦在脉冲中心的位置最小

列探头被耦合剂包围，并由电机驱动。添加到电机上的是一个磁性感应装置，它将采集切面与其相对位置相互协调。这允许通过维持几何关系来获取体积。当信息以多平面格式或体积显示时，保持几何精度对于空间定位和测量非常重要（图 1-7）。

（三）探头选择

对于给定的应用，探头的选择取决于感兴趣的对象到探头的距离。一般情况下，应使用允许声音穿透至靶器官的最高频率的探头。通常需要5.0MHz 或 3.5MHz 的频率来评估腹部或骨盆的深层结构。在肥胖儿童和青少年中，频率低至 2.0MHz可能是必要的。对于浅表结构的评估，通常使用

9.0～18.0MHz 的探头。

1. 腔内探头

近年来，人们设计了可放置在各种体腔内的探头。这些探头可以定位在感兴趣的器官附近，因此可以有更高的使用频率，获得更高分辨率的图像。不需要通过腹壁和腹内组织传输声束就能对器官成像，有助于最大限度地减少脂肪组织的图像衰减特性带来的影响。总体结果是图像质量远高于标准经腹途径获得的图像质量。最常见的两种腔内探头为经直肠和经阴道探头（图 1-8）。目前在成人中分别用于前列腺、直肠、直肠周围结构和女性盆腔器官成像。阴道内探头在青春期女孩中有一些应用（见

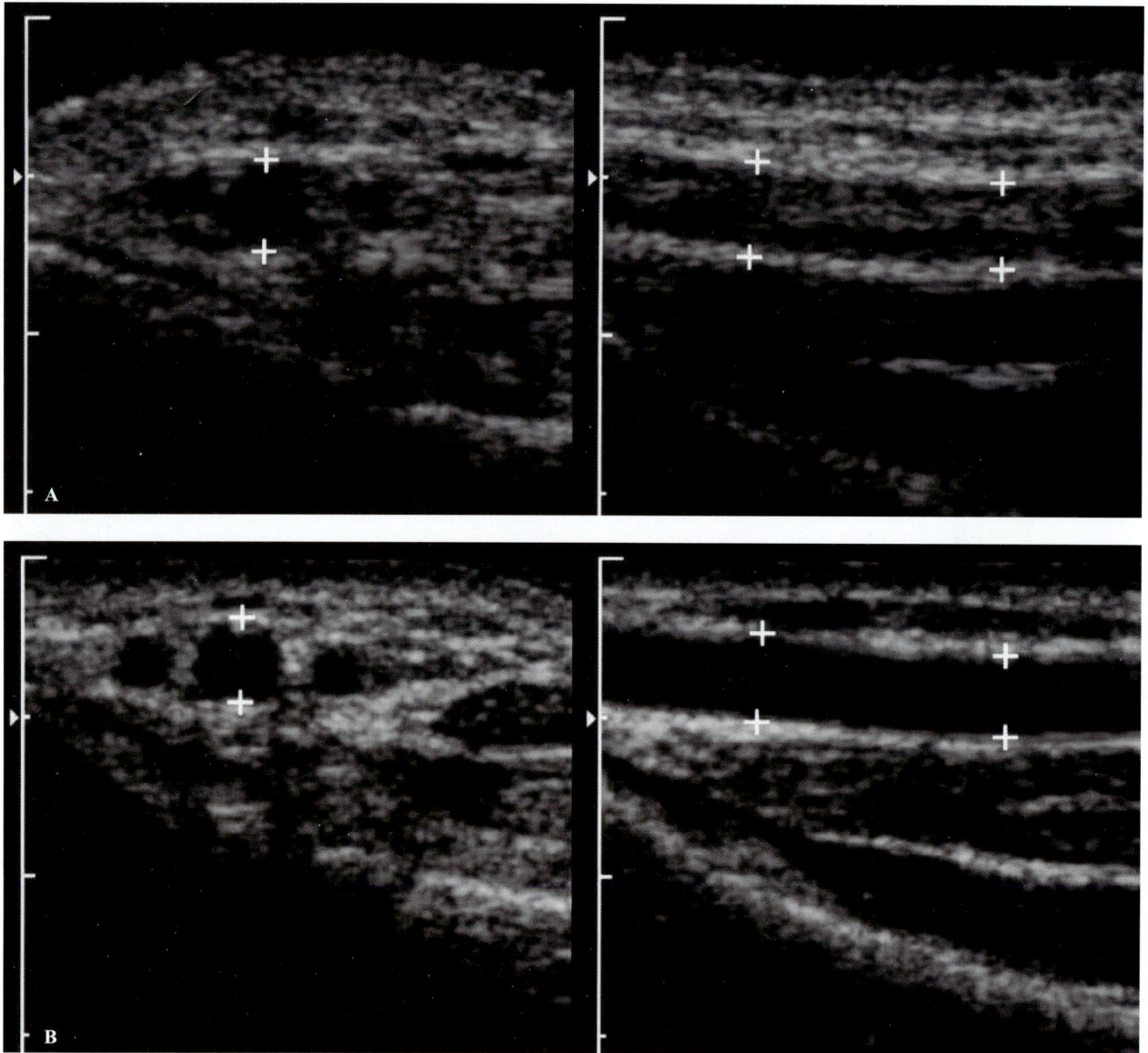

▲ 图 1-6　常规阵列与二维阵列扫查的比较

A. 探头工作频率为 9MHz，桡动脉（光标）常规双幅扫查 [横切面（水平切面）和纵切面（矢状切面）]，应注意桡动脉在横切面声像图上表现为相对无回声，因为容积效应对于横切面扫查而言不是问题。然而，在纵切面扫查时，切面厚度大于血管腔，与邻近软组织产生容积效应，腔内出现回声。B. 工作频率为 9MHz 的二维阵列扫查，由于使用二维阵列探头可更好地控制和减小切面厚度，因此管腔直径不再超过切面厚度，消除了纵切面的容积效应

第 13 章）。

2. 内镜探头

柔性内镜增加了非常小的探头，以评估成人上、下消化道的病理。在上消化道，这些探头有助于评估食管和食管周围异常、胃壁病变和胃周器官。在下消化道，这些内镜探头已被用于评估黏膜和黏膜下病变以及结肠周围病变。

3. 动脉内探头

动脉内探头是最近加入腔内超声的设备，被用

来评估动脉管壁的各种异常。

四、谐波成像

组织谐波超声是基于基本声信号在体内组织中传播时发生非线性失真的原理。谐波频率是基波或透射声频的较高整数倍，它们是由声波在组织内的传播产生的，在因衰减而最终减弱之前强度逐渐增加。相比之下，传统的声波是在探头的表面产生的，当它们在体内传播时，强度会逐渐减弱，传送

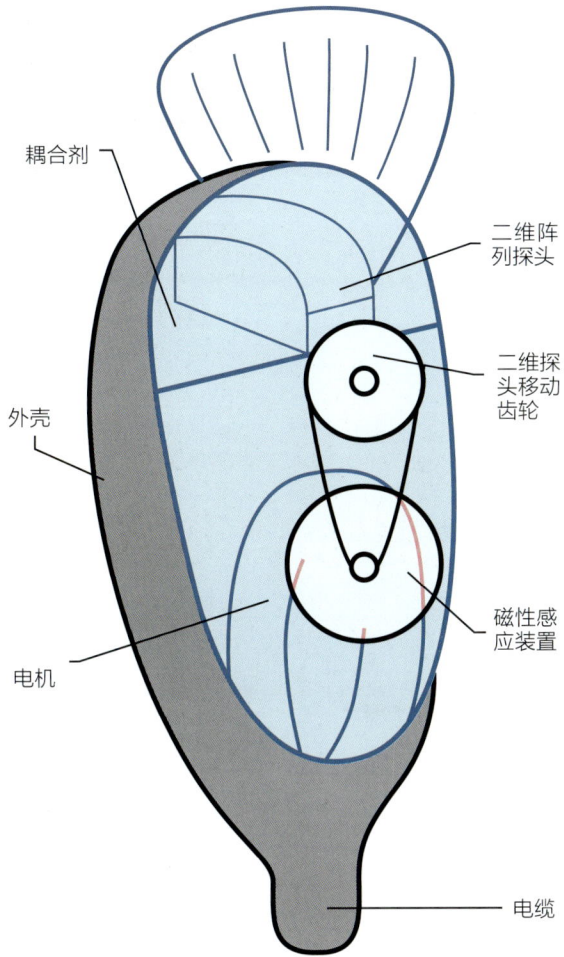

到患者体内的相同频率随后被接收以产生超声图像。虽然初始波的传播会产生许多谐波频率，但目前的技术仅使用传输频率 2 倍的二次谐波来进行谐波成像。滤除原发射频率，仅对返回的高频谐波信号进行处理，产生图像[9-15]。

实验研究表明，谐波光束比透射光束窄，且旁瓣伪像较少。旁瓣伪影是人工回声，在充满液体的结构中特别明显。光束宽度的减少提高了横向分辨率，伪像的减少提高了信噪比。增加的横向分辨力提高了小物体的分辨力，信噪比越高，图像中组织越亮，空腔越暗（图 1-9）[9, 12, 14]。此外，由于谐波信号是在光束进入人体组织后产生的，因此将体壁脂肪的散焦效应减到最小。临床系列结果表明，谐波成像可提高含钙化病变（如输尿管结石）、脂肪和空气的分辨率[9, 12]。谐波成像在改善肥胖患者病变可视性方面特别有价值，在大多数情况下，它通常会提高图像质量。

在评价组织血流方面，谐波成像似乎也比传统的超声造影检查有几个理论上的优势。通过接收二次谐波频率，对比剂的背向散射远大于组织的背向散射。此外，消除了闪烁伪像，最小化声影伪像，提高了空间和时间分辨率[16-20]。试验研究表明，对比增强谐波成像可能有助于检测早期急性尿路梗阻和局灶性肾灌注缺损，如与肾盂肾炎或梗死相关的缺陷[20, 21]。

▲ 图 1-7　三维容积探头

三维容积探头的基本设计示意图。外壳内部包括一个可用于通过预设的角度来采集数据的二维阵列探头和一个磁性感应装置

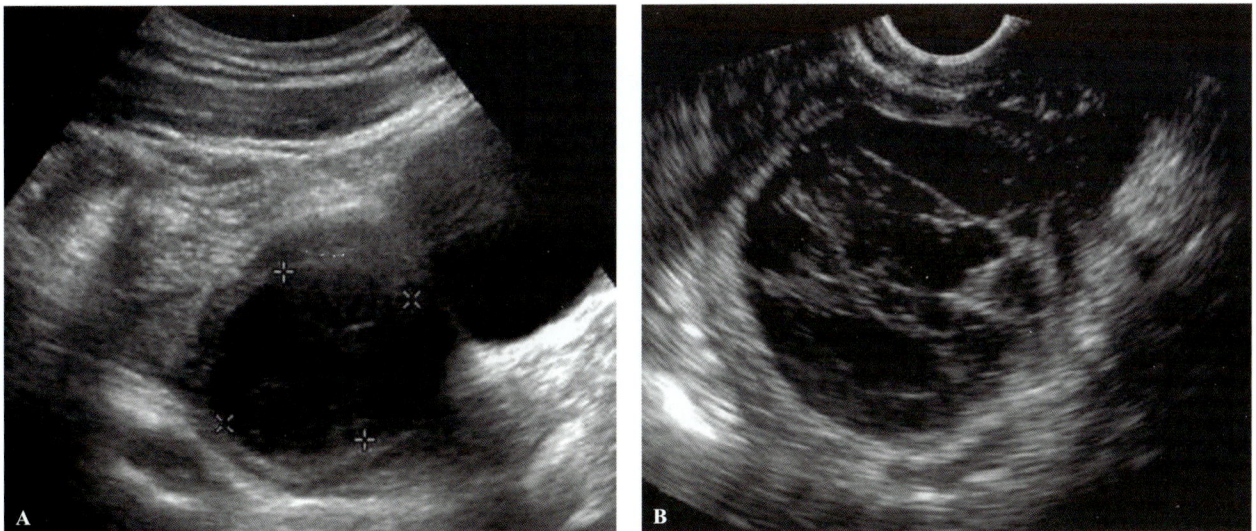

▲ 图 1-8　卵巢出血性囊肿的表现

A. 经腹途径扫查，3.5MHz 探头；B. 经阴道途径扫查，7.5MHz 探头。经腹扫查可见非特异性卵巢囊肿，经阴道扫查图像分辨率相对较高，显示出血性囊肿典型的花边状纤维膜

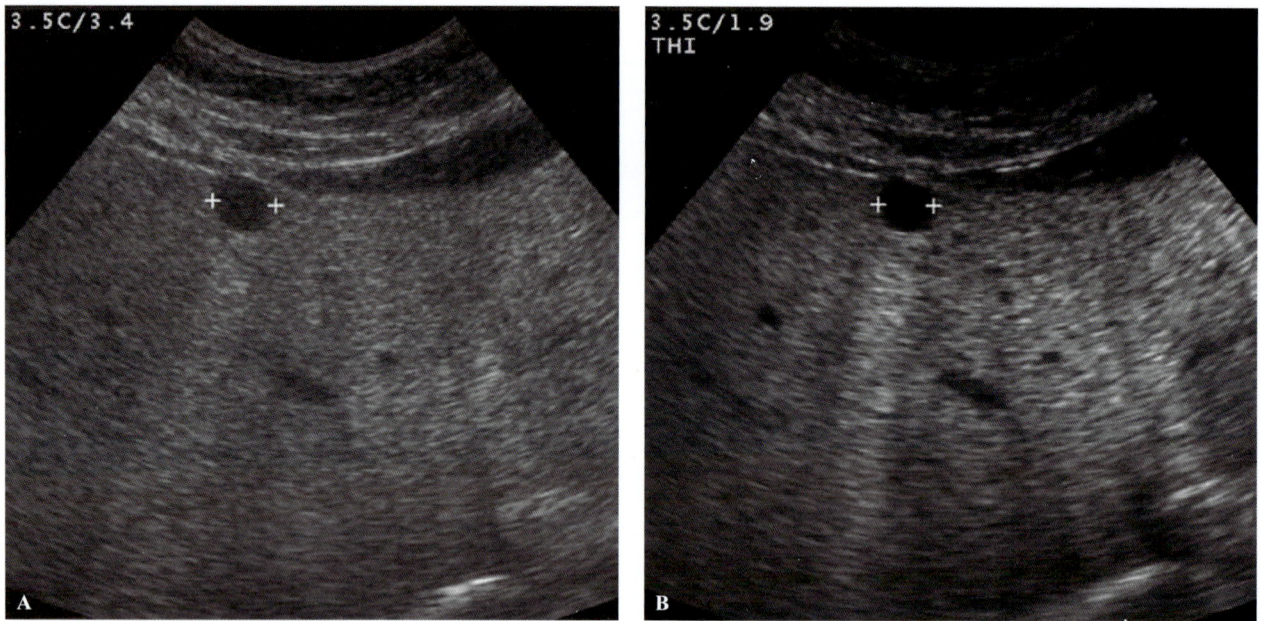

▲ 图 1-9 谐波超声

A. 肝脏常规扫查，基频 3.4MHz，可见病变（光标），但病变内部的弥漫性回声使得囊肿的诊断变得困难；B. 同一病变的谐波扫查，采用 1.9MHz 的传输频率和 3.8MHz 的谐波信号，病变呈无回声，明确诊断为单纯性囊肿

五、宽景成像

与 CT、MRI 等成像技术相比，超声具有价格低廉、实时性强、无创等优点。另外，解剖空间关系和病变大小很容易用 CT 或 MRI 等大视场技术来评估。超声的一个缺点是其视场有限，尤其是高分辨率的线阵探头，由于探头的体积小，其视野有限。因此，超声中的解剖空间关系和大小常常必须在超声医师的脑海中从多个实时图像中综合出来，这些图像只显示相关解剖的部分。当使用高频探头时，通常难以向临床医生阐明相关的发现和相关解剖。

基于图像配准的位置传感技术可以扩展超声视野。宽景成像技术生成的全景图像没有分辨率损失，也没有外部位置探头（图 1-10）。该技术使用基于回波跟踪的技术估计探头的运动，适用于所有

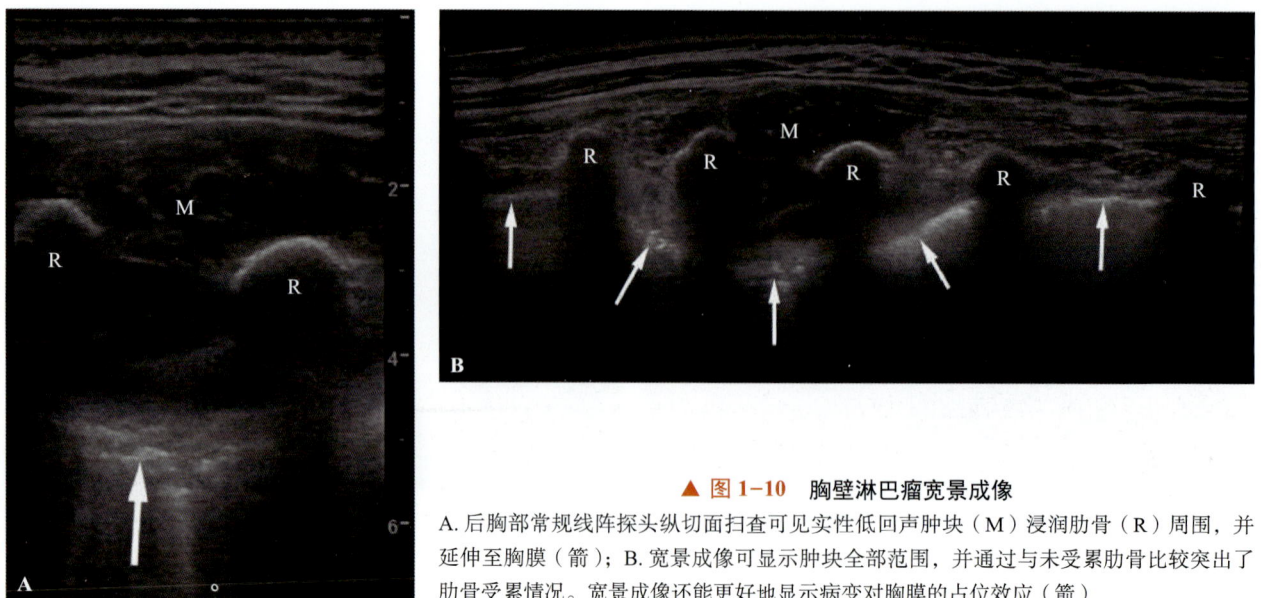

▲ 图 1-10 胸壁淋巴瘤宽景成像

A. 后胸部常规线阵探头纵切面扫查可见实性低回声肿块（M）浸润肋骨（R）周围，并延伸至胸膜（箭）；B. 宽景成像可显示肿块全部范围，并通过与未受累肋骨比较突出了肋骨受累情况。宽景成像还能更好地显示病变对胸膜的占位效应（箭）

传统的实时探头[22, 23]。在体模中验证了高达 60cm 扫查距离的几何测量精度[24]。小范围的组织运动和非平面探头运动不会影响精度。

六、实时复合成像

在传统的线性阵列成像中，声束是直接向下的。实时复合成像，声音可以被控制在多个角度，也可以直接向下，最后得到的帧平均在一起。弱反射器，如液体，将产生来自各个方向的最小信号，中间反射器可能从某些角度产生小信号，但从其他角度产生较大信号，强反射器会从多个角度产生大信号。将不同角度的声信号平均在一起，得到的结果是突出高反射面，弱化弱反射面。最终的结果是图像质量改善（图 1-11）。此外，由于各帧之间的噪声是随机变化的，因此帧平均可以降低图像的噪声。重要的是要意识到，随着帧平均的增加，生成一个单独的帧需要更长的时间，因此快速移动的结构，比如心脏，成像可能会变得模糊。

七、三维超声成像

与传统的二维超声成像相比，三维超声成像[22, 25-28] 可以提供几乎无限的观察视角，更准确评估解剖结构和疾病实体，以及更准确的体积测量。三维超声的数据是通过二维扇形成像或使用机械或电子阵列探头作为一个体积来获取的。

生成的三维图像可以多种格式显示，包括多平面重组和表面成像（图 1-12）。使用透视体绘制的仿真内镜（fly through）也是可能的[29]。人们的注意力主要集中在灰阶图像上，但在彩色和能量多普勒模式下也可以进行三维成像（图 1-13）。到目前为止，临床应用主要集中在胎儿解剖结构的评估，尽管妇科、前列腺、肾脏、膀胱、心脏和颈动脉也已被研究。三维超声可以为病理提供不同的视角，特别是在儿科，被检查者腹部较小，可以进行大得多平面重建，显示出比二维成像更好的空间关系（图 1-14）。虽然三维成像作为一种临床工具越来越受欢迎，但在这项技术广泛使用之前，还需要进一步的技术发展，特别是更快的数据采集和重建。

八、多普勒超声成像

反射回探头的超声波信号包含振幅、频率和相位信息。实时二维图像仅利用返回回波的幅度来生成灰度信息，对回波频率的分析也能得到重要的信息，从移动目标反射回来的声音在返回探头时频率会发生变化，这就是多普勒效应，向探头移动的物体反射声音的频率比入射光束的频率要高。远离的物体反射声音的频率较低。发射和接收频率之间的差异称为多普勒频移。多普勒频移的大小由以下方程确定：$Fd = 2Ft(V/c)\cos\theta$，其中 Fd = 多普勒频移，Ft = 发射频率，V = 移动目标的速度（血流速度），c = 软组织中的声速，θ = 血流方向与声束之间的夹角。物体移动越快，多普勒频移越大[30, 31]。

准确估计目标速度需要精确测量多普勒频移和相对于目标血管的声波角度。在 90° 的声波角度下，没有朝向或远离探头，因此，没有可检测的多普勒频移。在 60° 角时，频移约为 0° 角时的 50%。建议使用小于 60° 的多普勒角进行速度测量[4]。

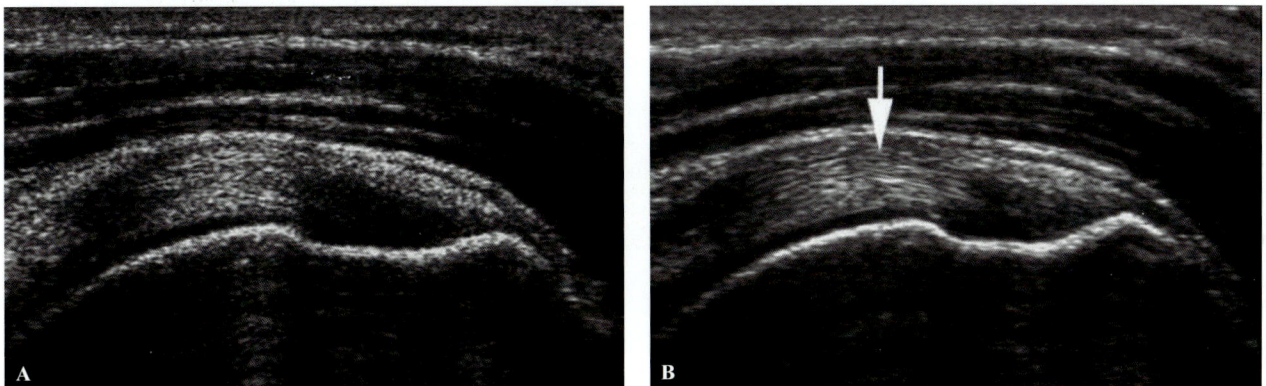

▲ 图 1-11　实时复合成像
A. 肩关节常规扫查；B. 通过实时复合成像可获得更平滑的图像，更好地显示组织界面和肩袖的纤维结构（箭）

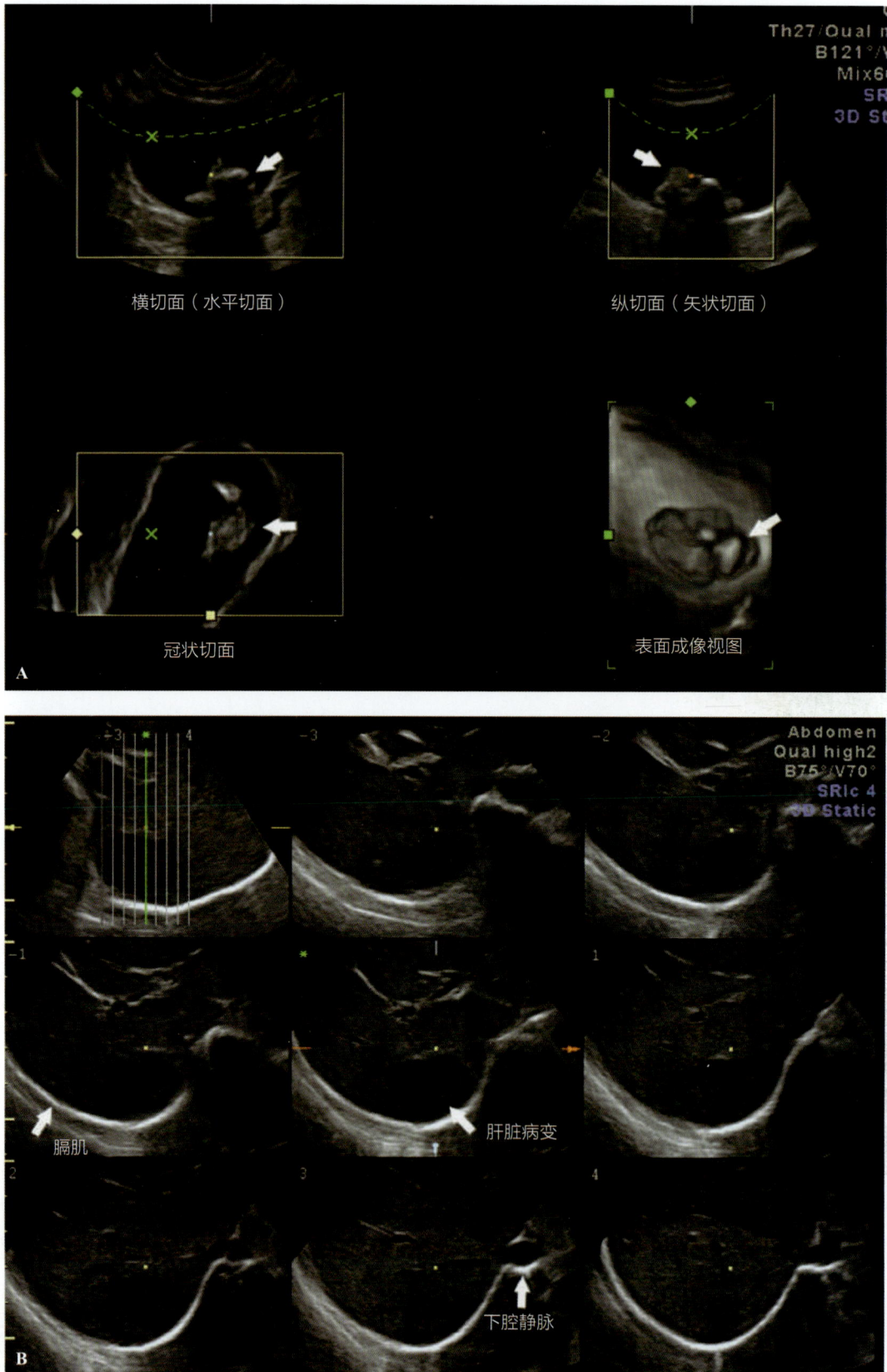

横切面（水平切面）

纵切面（矢状切面）

冠状切面

表面成像视图

膈肌

肝脏病变

下腔静脉

▲ 图 1-12　三维超声成像多平面显示

A. 左上、右上及左下图为胆囊结石（箭）三个切面的视图（横切面、纵切面及冠状切面），右下图为胆囊结石表面成像视图；
B. 与 CT 图像相似，超声图像也可显示肝脏病变及其与膈肌、下腔静脉和肝静脉的关系，其中左上图为横切面参考定位像

（一）连续波多普勒

许多探头的设计已演变成利用多普勒原理。最早和最简单的多普勒仪器发射的是连续波而不是脉冲波。这个装置由一个不断传递声音的晶体和另一个不断接收回声的晶体组成。连续波多普勒超声能够确定血流方向。它的主要缺点是不能确定多普勒信号的确切来源，因为来自声束任何深度的运动都会产生一个信号。

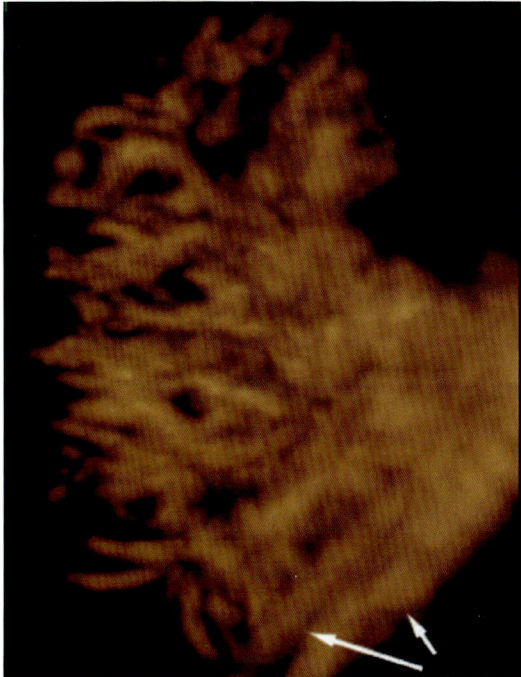

（二）脉冲多普勒

脉冲多普勒超声已在很大程度上取代了连续波多普勒超声。脉冲多普勒设备发射短脉冲声音，然后监听返回的回声。因为声速是恒定的，发射和接收之间的时间延迟时间与距离成正比，通过改变两者之间的延迟时间，就可以确定多普勒信号产生的来源（即深度）。标准灰阶图像用于显示感兴趣的血管，并将多普勒采样体积定位于血管内的选定点。这种灰阶超声和脉冲多普勒超声的结合称为双功或频谱多普勒超声（图1-15）。根据惯例，朝向探头移动的物体的多普勒频移显示在基线上方；远离探头的物体的多普勒频移显示在基线下方。

脉冲多普勒超声检查的主要缺点是一次只能采样血管内的单个点。对整条血管的评估可能耗费时间，需要耐力。此外，脉冲多普勒依赖于灰阶图像来识别血管。因此，分析睾丸等小器官中的血管是非常困难的，因为这些血管太小，无法用灰阶成像解决。

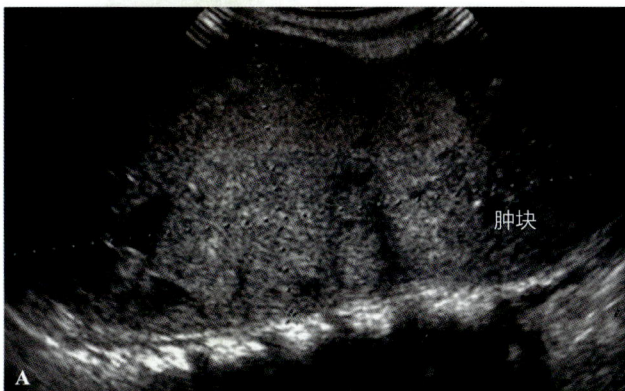

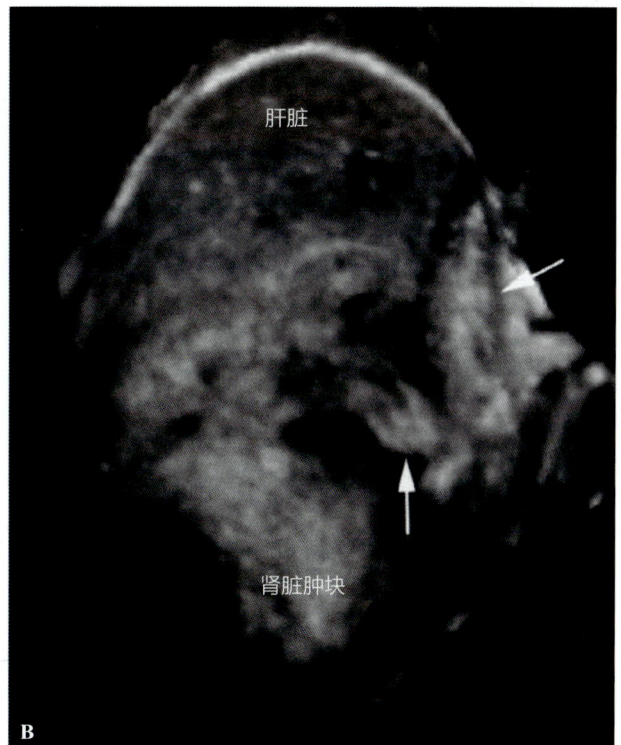

▲ 图 1-13　肾实质血管三维能量多普勒扫查

右下腹移植肾血流灌注良好，邻近的髂血管标记（箭）

▲ 图 1-14　肾脏肿块二维及三维超声扫查

A. 二维超声扫查可探及一个较大肾脏肿块（肾母细胞瘤）；B. 三维超声冠状切面声像图显示肿块与肝脏、肾静脉及下腔静脉（箭）的位置关系。肝脏顶部的白色曲线代表膈肌

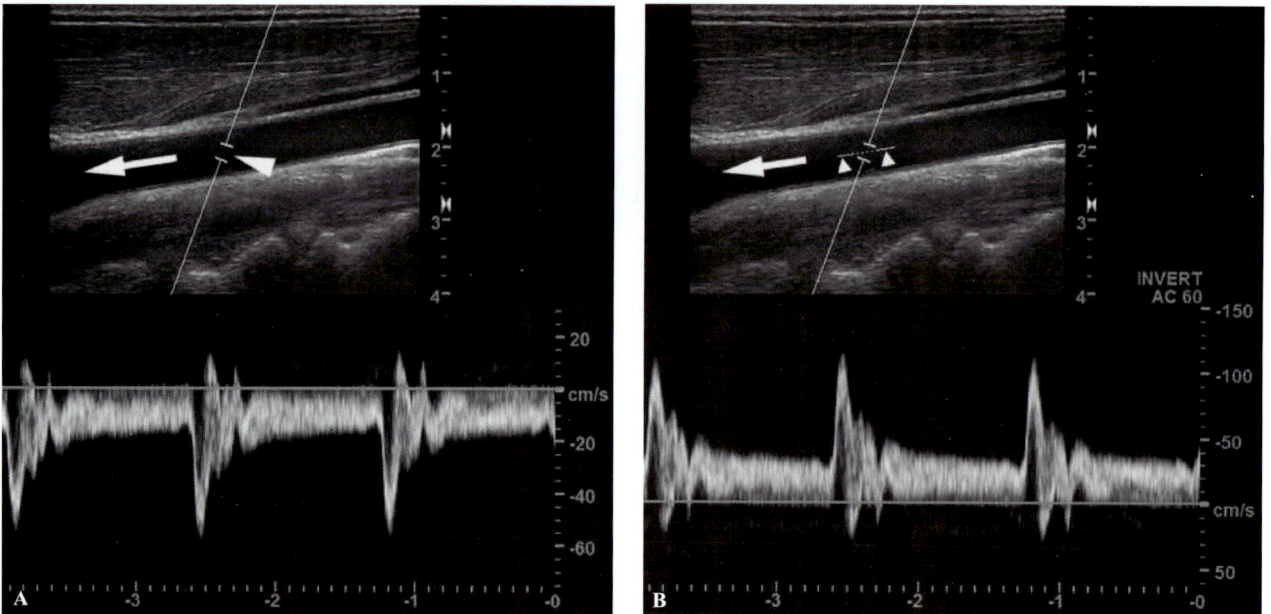

▲ 图 1–15　颈总动脉多普勒成像

A. 纵切面声像图显示脉冲多普勒取样容积（箭头）位于颈动脉腔内。由于血流方向（箭）远离发射脉冲，因此频移为负且动脉信号的脉冲多普勒波形位于基线下方。多普勒标尺单位为 cm/s，无多普勒角度指示器时，–60～20cm/s 的标尺假设角度为 0°，时间显示在水平轴上，在这种情况下，扫查时间显示为 4s。B. 血流方向（箭）不变，标尺反转后，负值高于基线，动脉信号显示位于基线上方，增加多普勒角度指示器（箭头），以便对多普勒标尺进行 60° 的角度校正（AC），得到 –150～50cm/s 的标尺

（三）彩色多普勒

彩色多普勒超声是对双功能多普勒超声的改进，因为它对整个视野的多普勒信号都很敏感，它提供了组织形态的实时灰阶图像和彩色血流图像。彩色多普勒超声检查分析回波的相位信息、频率和振幅，来自移动的红细胞的信号根据相移方向（即血流朝向探头或远离探头）和色度被分配一种颜色。按照惯例，朝向探头的运动用红色记录，远离探头的运动用蓝色记录（图 1–16A）。颜色的色度或饱和度显示为移动红细胞的相对速度的函数。快速移动产生高频移动，被赋予一种较浅的颜色，接近白色。较慢的流动产生较低的频率偏移，并被赋予较深的颜色。静止的物体不会产生相移，因此被赋予一个灰阶值，就像传统的灰阶成像一样。

彩色多普勒超声相对于脉冲多普勒超声的主要优点是可以显示整个血管或大部分血管。这种显示格式非常适合显示双功能多普勒成像可能看不到小面积的湍流或狭窄，彩色血流多普勒还可以显示小器官中的血管，这在传统的灰度图像中是检测不到的。彩色血流多普勒成像的局限性包括角度依赖性、混叠和对低流量信号的不敏感性。

（四）能量多普勒

另一种基于频率的彩色多普勒成像的替代方法是能量多普勒成像，它估计多普勒信号的综合功率或强度，而不是估计平均频移，后者是标准彩色多普勒成像中典型的彩色编码参数[32-35]。多普勒信号的功率与产生多普勒频移的红细胞数量有关。能量多普勒超声中使用的多普勒检测序列与基于频率的彩色多普勒成像中使用的检测序列一致。但是，一旦检测到多普勒频移，就会通过积分去除频率分量。由于所有的频率数据都被移除，功率多普勒超声并没有提供关于速度的信息。在能量多普勒成像中，彩色信号的色调和亮度代表多普勒信号的总能量（图 1–16B）。

与彩色多普勒成像相比，能量多普勒成像具有几个理论优势[32-35]。这种技术的一个优点是它对入射角的依赖性较小。在功率多普勒成像中，当入射角改变时，总能量不受影响，因此，在与超声波成直角的血管中可以看到流动。传统的彩色血流多普勒依赖于血管束的角度，当多普勒频移接近于 0 时，

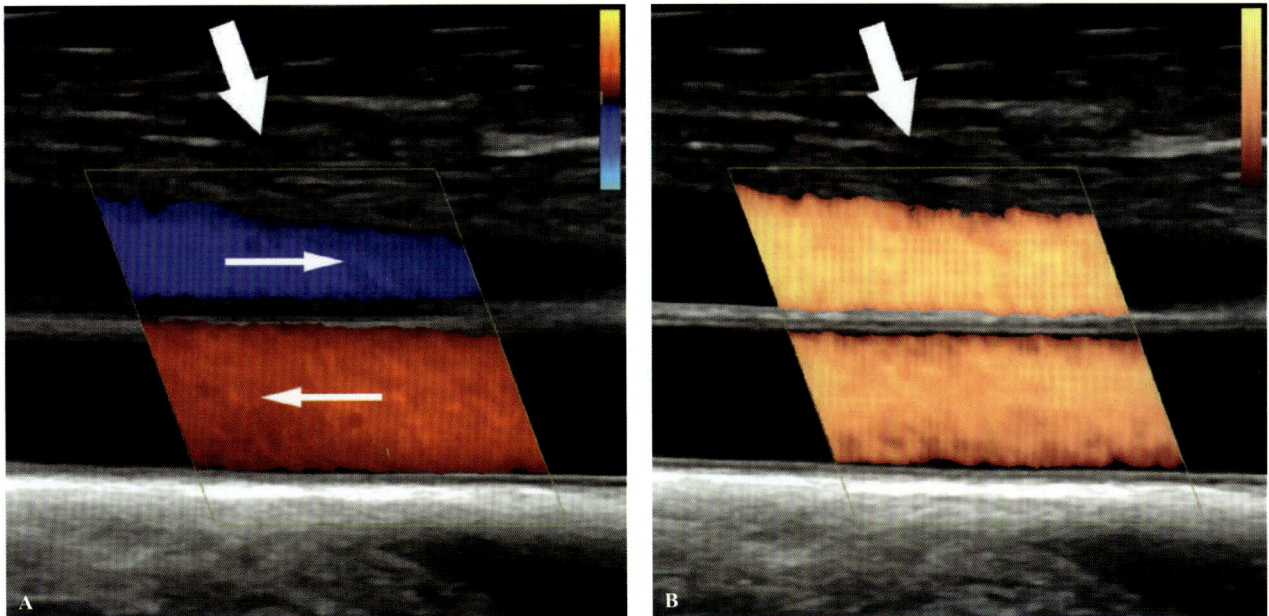

▲ 图 1-16　颈总动脉与颈静脉的彩色及能量多普勒成像（多普勒脉冲从左向右）

A. 彩色多普勒成像，颈总动脉血流方向从右至左，与多普勒脉冲相反，从而产生正向频移，因此彩色多普勒成像显示为红色（箭），而颈静脉内的血流方向与颈总动脉相反，因此产生负向频移，彩色多普勒成像显示为蓝色（箭）；B. 能量多普勒成像，可显示血管内的流血，但无法区分血流方向

血流变得不那么明显。

能量多普勒超声对低流量信号更为敏感。在能量多普勒成像中，即使增益大幅提高，也会将低电平噪声分配到均匀的背景中，这使得可用动态范围增加，允许使用更高的增益设置，其结果是对血液的敏感性有所增加。在传统的彩色血流多普勒成像中，噪声出现在整个多普勒频移上，这意味着增益设置必须限制以减少过多的噪声。如果增益过高，流动信号会被随机噪声的背景所掩盖。

能量多普勒超声具有明显的局限性，其中最重要的可能是能量多普勒不能给出血流方向的信息。另一个重要的限制是，它更容易受到闪烁伪像的影响，这些伪像是软组织的运动（如呼吸和探头运动）造成的颜色强烈的区域。彩色多普勒图像中出现的一个重要伪影称为混叠（见第 2 章），这种伪像在高流速区域的定位中非常有用，而能量多普勒无法显示。此外，能量多普勒超声并不能测量血流速度（如组织灌注），而是描述了对部分移动血容量的估计。真正的灌注是有时间依赖性的，需要对血液流经组织的速度（即频率）进行估计[34]。最后，能量多普勒成像无法检测到因流速太慢而无法产生多普勒频移（如毛细血管血流）的流动，标准彩色成像技术也无法检测到。然而，使用对比剂，这种极慢的血流可能被功率多普勒成像检测到[21]。

由于这些局限性以及血流敏感性的边缘和不易察觉的增加，功率多普勒仍然是一种辅助模式，彩色多普勒是主要的血流成像技术。尽管如此，能量多普勒超声已被证明是有用的临床实践。它已被证明可有效描述肾脏、大脑和睾丸中的正常血管系统，并检测改变灌注的异常，如缺血、炎症和肿瘤[36-43]。

九、B flow 技术

B flow 技术又称为 B 模式血流成像，是一种非多普勒技术，也可用于显示血流（图 1-17）。B flow 图像的生成技术复杂，使用数字编码技术来抑制组织杂波，并提高血管结构中流动的血细胞的灵敏度[44, 45]。该技术的出现使小血管内复杂血流模式的可视化成为可能。B flow 技术并不会不干扰常规 B 模式下产生的信息，因为这两种技术使用相同的特殊分辨率和帧频。因此，与多普勒图像相比，B flow 图像不易产生光晕伪像。此外，与多普勒技术相比，B flow 技术优化图像所需的技术调整更少。

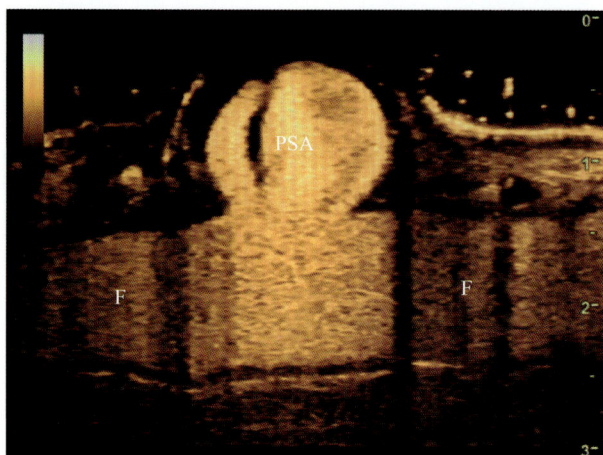

▲ 图 1-17　B flow 技术

透析瘘管（F）纵切面声像图显示血流穿过血管腔和宽颈假性动脉瘤（PSA）腔

十、弹性成像

超声弹性成像是一种无创性评价组织硬度，从而可视化显示正常组织和病变组织生物力学性能差异的技术。局灶性肿块和弥漫性实质病变的硬度通常大于较软的正常组织。弹性成像技术可以定性或定量地评估相对于邻近组织（肝脏、乳腺、甲状腺、脾脏、肌肉）的组织硬度。尽管弹性成像应用于很多成人的临床适应证[46,47]，但在儿科人群中，弹性成像的应用最为广泛，且被临床应用于评估腹部和肌肉病变[48-51]。

目前弹性成像技术有两种：应变力弹性成像技术（利用组织在温和压力下的位移来计算并成像组织应变）和剪切波弹性成像技术（利用剪切波穿过组织的速度来测量并创建组织硬度图像）。尽管应变力弹性成像评估可用，但经验仍然有限[52]。剪切波弹性成像已成为进行弹性成像的主要方法。因此，本节将重点介绍剪切波技术，包括瞬时弹性成像（transient elastography，TE）、单点剪切波弹性成像（point shear wave elastography，pSWE）和二维剪切波弹性成像（2D shear wave elastography，2D SWE）。

（一）基本原理

弹性成像的基本原理如下：①使用机械源对组织施加激励或应力；②测量产生的组织响应（位移、应变或振动的振幅和相位）；③通过将机械模型应用于测量的组织响应，获得对底层组织生物力学（弹性）的定量估计。这些将在下文详细讨论。

1. 激励

剪切被定义为在没有体积变化的情况下，在相反方向上的一对力所产生的形状（位移）的变化[52]。超声探头发射由波形脉冲组成的波束，推动组织远离探头，并在波束边缘产生剪切波。剪切波的传播方向垂直于声波的传播方向（即远离脉冲束）。在组织内，剪切波以非常低的速度（1～10m/s）横向传播，但很快被组织衰减[46]。相比之下，正常声波为纵波或压缩波，在高速（1450～1550m/s）时，声波与组织沿同一轴传播。

最佳的采集技术对于获得准确、高质量的图像至关重要。探头需要施加非常轻的压力，以避免过度压缩组织，并且需要在标准深度处获取图像，以避免由于深度引起的变化而从一个检查到下一个检查的变化。

2. 组织响应测量

组织响应测量是弹性成像的重要组成部分。弹性成像中最常用的两种位移估计方法是射频回波相关跟踪和多普勒处理。利用剪切波传播过程中获得的组织位移图，可以跟踪剪切波峰值的运动，并测量剪切波的速度。剪切波速度（shear wave speed，SWS）可以使用简单的公式转换为弹性（杨氏模量）：$E=3\rho V2$，其中 E 是杨氏模量，ρ 是组织密度（通常假设为 1.0），V 是剪切波速度。对于各向同性均匀材料，常数 3 将剪切模量与杨氏模量相关联。

需要注意的是，剪切波超声成像的差异取决于剪切波的频率，而这一参数在不同制造商生产的成像仪之间是不同的。

3. 组织弹性或生物力学评估

可以用定性和定量方法来估计生物力学组织参数。对于定性测量，剪切波弹性图像采用彩色编码，通常表现为灰度 B 型图像上的彩色叠加，红色或蓝色表示硬组织。图像侧面的颜色条将颜色与剪切波速度或计算的杨氏模量关联起来。重要的是要认识到，颜色编码随着制造商的不同而变化，制造商识别哪些颜色（红色或蓝色）代表僵硬或软组织。通过放置光标或感兴趣区，并从该位置获得平均剪切波速度或杨氏模量估计值，可以获得定量测量结果（图 1-18）。

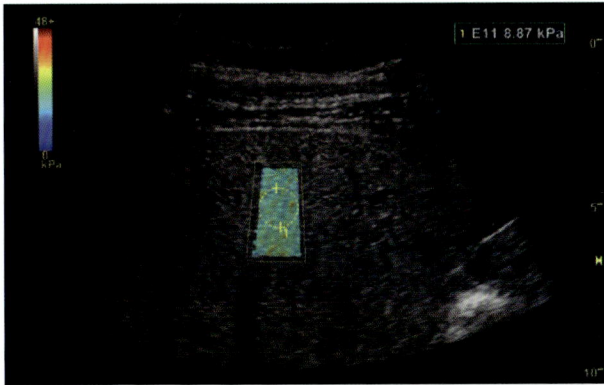

▲ 图 1-18　基于典型彩色描绘的剪切波结果与灰阶超声的肝脏弹性成像

圆形感兴趣区弹性值为 8.87kPa

（二）弹性成像技术

1. 瞬时弹性成像

TE，或称一维弹性成像，是第一个商业化的弹性成像方法，用于无创评估肝脏等深部组织的硬度。将带机械振动器的活塞式超声探头置于机体表面，在 50～500Hz 频率下产生短时间的低频波（< 30ms），从而产生剪切应力。剪切波沿单元件探头轴线传播，剪切波的速度可以被跟踪和测量（图 1-19A）[52, 53]。结果转换为杨氏模量，并以 kPa 为单位报告。超声探头可用于非常小的儿童（S 型探头，5MHz，直径 5mm）和较大的非肥胖儿童和青少年（M 型探头，3.5MHz，直径 7mm）。探头可用于肥胖的成人患者（XL 探头），但对于儿童很少需要。

TE 在慢性肝病患者中得到了广泛的研究和验证。软件确定一次发射是否有效，获得 10 次测量或发射，安装在超声成像仪中的微型计算机自动

计算出中位硬度和四分位间距（interquartile range，IQR；表示 50% 所有发射的范围），并以 kPa 为单位。在超过 10 个有效测量的情况下，肝脏硬度测量的有效性是由成功率和 IQR/M 比值（IQR 除以中位数）来确定的，成功率是有效测量数与总测量数之比，应该大于 60%，IQR/M 比值应小于 30%[54, 55]。

TE 的优点是相对便宜、高度便携，已经在多中心得到了广泛的验证。缺点是缺乏解剖或 B 型图像，这对准确定位至关重要。TE 成像提供了 M 模式和 A 模式图，而不是解剖灰阶图像来定位最佳测量点。该技术也可能局限于非常年轻、不合作的患者以及肥胖、肋间隙狭窄和腹水患者。TE 在儿童中的失败率为 4%～15%，其中 < 2 岁的幼儿因不合作导致失败率最高，这导致了过度移动和无效图像[56, 57]。在年龄较大的儿童和成人中，TE 的失败率为 4.0%～6.0%[58]。在较年长的儿科年龄组，失败通常与体重指数（body mass index，BMI）> 25kg/m² 增加有关[56, 57]。TE 在肝脏检查之外的应用范围很窄。

2. 单点剪切波弹性成像

在 pSWE 中，高强度聚焦、短时间的声脉冲（声辐射力脉冲）来诱导组织在垂直于超声束的单个焦点方向上的位移（图 1-19B）[53, 59]。声辐射力脉冲（acoustic radiation force impulse，ARFI）就由单个推挤声束产生的剪切力，由此产生的剪切波的传播由常规二维超声探头在多个离轴横向位置使用脉冲回波超声记录。根据这些数据，可以估计传播剪切波的速度，并以 m/s 表示或转换成杨氏模量。感兴趣的区域相对较小（10mm × 5mm）。与 TE 不同的是，pSWE 可以使用标准探头集成到现有的常

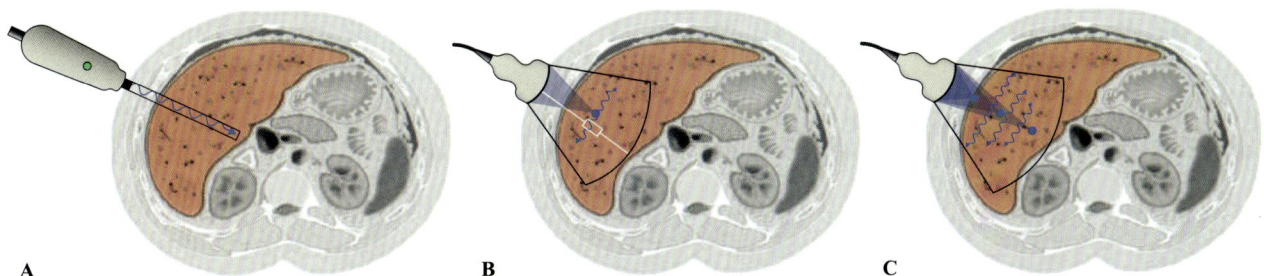

▲ 图 1-19　弹性成像技术

A. 瞬时弹性成像，通过单元件活塞式探头产生瞬时振动。剪切波的传播方向与探头一致；B. 单点剪切波弹性成像，声束在肝脏中产生，并聚焦于单个区域，剪切方向垂直于声束；C. 二维剪切波弹性成像，超声波束聚焦于不同深度，产生多个波阵面，形成一个具有更大位移量的马赫圆锥

规超声设备中。

与 TE 相比，使用 pSWE 的优势包括使用 B 型超声直接显示肝脏，从而避免大血管或扩张的胆管。该技术允许操作员在肝脏的代表性区域中选择感兴趣区域（region of interest，ROI），以便在随访研究中可以在相同位置选择 ROI，从而实现可重复测量。此外，点剪切波相对于 TE 的体表在肝脏内局部产生，使其较少受到腹水和肥胖的影响[53, 60]。

3. 二维剪切波弹性成像

这是利用声辐射力的最新技术。不同于单一的焦点位置，多个焦点区域被快速连续地询问，从而允许更快地成像（图 1-19C）。它创造了一个近圆柱形的剪切波锥，允许在二维中实时监测剪切波。结果可以用 m/s 表示或转换为 kPa 的杨氏模量，并可生成定量弹性图。这种快速成像技术的优点是实时显示叠加在 B 模式图像上的彩色定量弹性图。然后可以在弹性图上定位多个 ROI，最小化 TE 和 pSWE 的采样可变性。

弹性成像最常用于腹部疾病，特别是肝纤维化的评估[48-50]。脾脏弹性成像也被用来评估作为门脉高压和静脉曲张的一个标志的脾脏硬度[61]。肾脏弹性成像已用于评估儿童慢性肾脏疾病和肾脏移植中的肾脏固有硬度。弹性成像也被用于评估肌腱和肌肉损伤[51]。在成人中，弹性成像已被用于鉴别良恶性病变，尽管目前这在儿童还不是主要应用。一般来说，恶性病变比良性病变表现出更硬的弹性特征。

十一、对比剂

超声对比剂的主要作用是增强血液流动的回声强度。超声造影的应用始于 20 世纪 60 年代末，当时 Gramiak 和 Shah 观察到，在超声检查时，注射搅动的生理盐水会引起可检测到的信号变化[62, 63]。超声造影与增强 CT 或 MRI 相比，具有无辐射、安全性好、易于获得、注射时较少不适等优点[64-66]。微泡对比剂在美国获批并广泛应用于成人心脏成像已有多年。对比增强剂已被批准用于成人肝脏局灶性病变的评估，以及用于儿童患者膀胱输尿管反流的超声检查（尿路超声）[67, 68]。迄今为止，美国儿童超声造影的其他应用主要是在超说明书使用或研究的情况下，尽管儿科超声造影在欧洲应用广泛[66]。

超声对比剂由微泡和核组成，这些微泡可以由空气或重气体组成，如由蛋白质、脂质或聚合物外壳稳定的全氟化碳气体[69]。这些微泡都具有足够小和持久的特性，可以在周围静脉注射后通过肺循环和心脏循环。气泡的大小与红细胞相仿，不能通过血管内皮进入间质。因此，它们是真正的血池造影。

与 CT 和磁共振（magnetic resonance，MR）相似，经静脉超声对比剂后可获得多期图像。然而，增强模式并不总是可与增强 CT 和 MRI 相当。这是因为超声对比剂只保留在血管内（血池对比剂），而 CT 和 MRI 中的对比剂则进入细胞外间隙。虽然通常超声对比剂保留在血池中，但有些对比剂在注射后 10～15min 内被库普弗细胞（Kupffer cell）吞噬，导致正常功能的肝实质均匀强化。

（一）微泡成像

微泡的主要特征是增强超声波的背向散射，使血液中的信号明显增强。因此，静脉注射对比剂后，血流的多普勒信号更容易检测（图 1-20）。微泡的强烈回声增强是由于其所含气体的高压缩性造成的。当受到超声波作用时，微泡会发生体积振荡，与同等大小的刚性球体相比，它散射的能量更多。此外，幸运的是，微泡对比剂的共振频率在一般超声成像中使用的频率范围内（2～15MHz）。因此，来自微泡的回波以有效的方式最大化，显著增强了来自血池的信号。

除了微泡以特定的共振频率混响外，微泡还充当谐振子。对比度增强的回波信号包含多个额外的频率，而不是气泡本身发出的基频。这导致超声回声产生谐波，类似于乐器弹拨时产生的泛音。微泡产生的谐波回波具有特征性的频率模式，频率强度逐渐降低，但第二个频率（称为二次谐波）的强度足以用于诊断。与基频相比，谐波的优点是对比剂微泡与谐波频率共振，而邻近组织没有共振，或者即使有共振，谐波共振是最小的。这使得微泡和邻近组织之间的区分成为可能。结果是，二次谐波成像允许非常小的血管以非常慢的流速显示，这是传统方法所不能实现的[70]。虽然谐波成像是第一个微泡特异性成像方法[71]，但由于图像分辨率有限和实体组织抑制，目前很少使用。

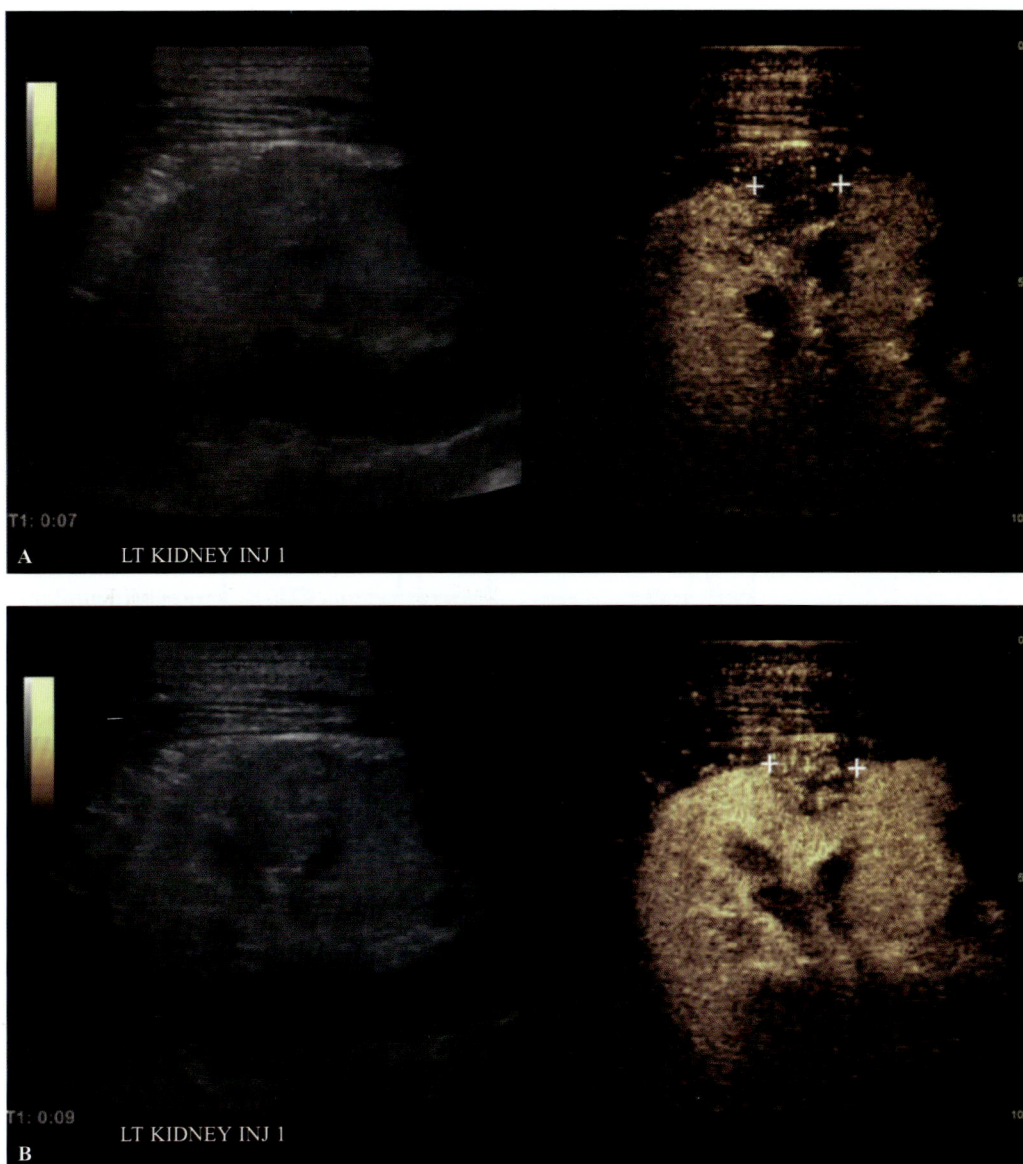

▲ 图 1-20　左肾肿瘤超声造影强化表现

A. 注射对比剂后 7s，采集到的双灰度和对比度增强图像显示左肾肿块呈等回声，几乎无强化（光标）；B. 注射对比剂后 9s，肾皮质进行性强化，左肾肿块明显增强，表明该病变为一个带血管蒂的肿块，符合肾脏实性肿瘤表现

（二）脉冲反转成像

脉冲反转成像是用于检测微泡超声对比剂最常用的技术。两个超声脉冲从探头快速连续发送到组织，从对比剂和组织接收回声。第二个脉冲是一个镜像或倒转版本。它与第一个脉冲沿同一方向发射，两个脉冲的回波相加。来自组织中线性散射的回声相互抵消，而来自对比剂的超声脉冲没有相互抵消。将从微泡造影回波返回的非线性超声脉冲相加，产生更强的谐波信号。结果，来自组织的回声被抑制，来自对比剂气泡的回声被增强，提高了造影组织的区分[72, 73]。脉冲反转成像也被称为相位反转成像和相干对比度成像（图 1-21）。

（三）机械指数

超声系统的机械指数（mechanical index，MI）是组织中压力脉冲最大振幅的估计值，反映了系统的功率输出。MI 是超声波的峰值负压除以超声波频率的平方根。在较低 MI 时（< 0.2，取决于介质），气泡被刺激为谐波运动，可以实时成像。这使得可视化的血管形态和血管体积随时间的推移而变化。在较高 MI 时（> 0.3，取决于介质），气泡的振荡变得明显，导致气泡爆破或破坏。当气泡爆破时会发出强烈的回声，很容易被检测到。使用高 MI 微泡爆破信号创建的超声造影成像是评价组织中血管容积最敏感的手段，但不允许实时成像。一般而言，高 MI 值和低 MI 值都用于心脏、肝脏和其他器官的血流成像[69]。

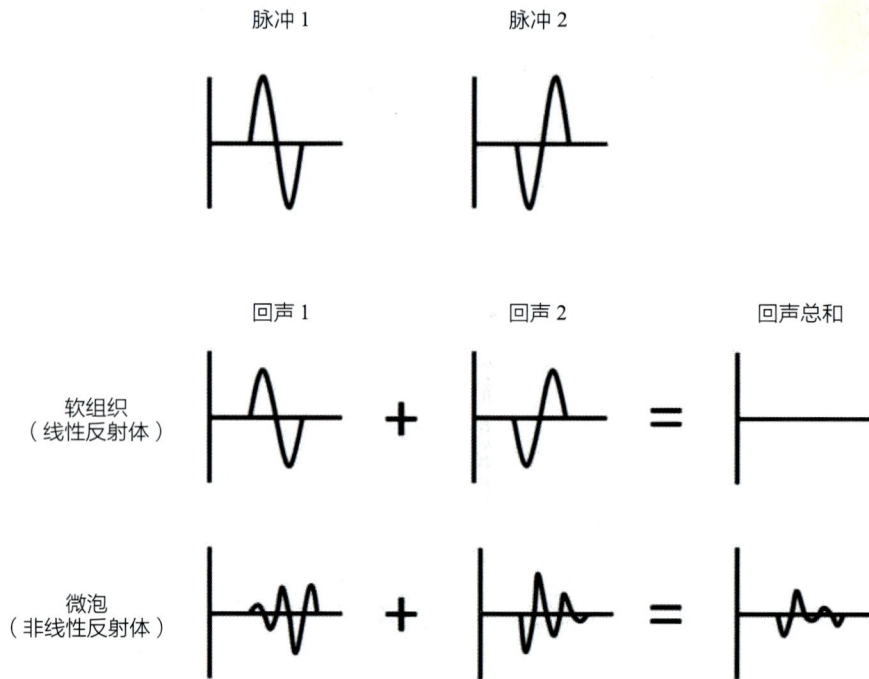

▲ 图 1-21 脉冲反转成像

连续发射的脉冲是反向的。对于线性反射体（软组织），回波相互抵消，无信号记录。对于非线性反射体（微泡），返回的回波不相互抵消，并记录一个信号

第 2 章

超声伪像
Ultrasound Artifacts

William D. Middleton　Kathryn A. Robinson　Marilyn J. Siegel　著
耿天笑　陈　功　译
许云峰　校

所有诊断性超声图像形成的基础是探测和显示从体内界面反射回来的声能。扫查技术和相关物理学原理决定了结果图像的质量。计算机合成超声图像是在以下几个假设的基本规则下进行的。①假定声波是以恒定速度沿直线传播的。以此为依据，则使用软组织中的平均声速数值和超声回波返回探头所用的时间来计算出反射体与探头间的距离，从而确定反射体在图像上的位置。②假定一个反射体只产生一个回声。③与其他横断面成像方法一样，假定切面厚度极薄。在大多数情况下，这些原理是正确的，声像图是成像结构的准确再现。而本章将要说明的是在哪些情况下，这些原则将不符合客观实际，从而导致声像图与成像结构出现偏差。这种声像图所显示的图像与实际结构在位置或回声强度上不一致的情况称为伪像。由于伪像遵循第 1 章中讨论的图像生成基本物理学原理，所以伪像难以避免。因此，认识伪像很重要，以免将其误认为病理状态[1-4]。

一、灰阶超声伪像

（一）镜面伪像

声学界面与光学镜片的原理相近。光学反射镜具有光滑的表面，可反射大量的光，可以使反射体在镜面的另一侧产生视觉镜像。平面镜将产生与原始物体在大小和形状上相同的镜像，而曲面镜（如哈哈镜）将产生扭曲的镜像[1]。平坦的表面反射一部分声波，但也传输或吸收一部分声波，会产生微弱的镜像。气体几乎反射 100% 的声波，气体是体内最好的声镜。这种现象在有大而光滑的气体 – 软组织界面的区域尤其常见，如肺。因此，在包括肺

与邻近软组织交界面的右上腹声像图上，镜面伪像尤为常见。镜面伪像的产生机制如图 2-1 所示，在右上腹以肺为镜像的声像图上有三种公认的镜面伪像。其一是重复的肝脏，于膈肌上产生类似于肝实质的回声。第二个镜像是膈肌的重复（图 2-2）。第三个镜像是肝脏局灶性病变的重复（图 2-3），其回声与正常肝实质回声不同。由于膈肌是弯曲的，所以镜像可能不是实际病变的准确再现。此外，镜像也可能来自图像平面之外的病变。如果声脉冲从肺部反射后从成像平面移出，则可显示明显孤立的膈肌上病变。

气管是另一种具有大的、光滑的气体界面的结构。因此，它能在颈部声像图上起镜面的作用（图 2-4）。类似的镜面也可以在腹部或骨盆的某些高反

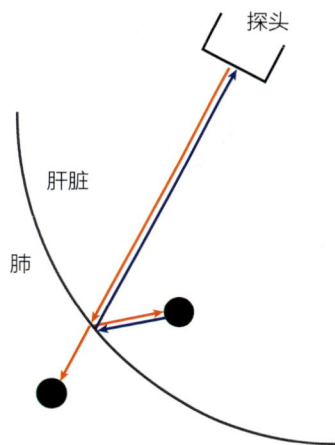

▲ 图 2-1　镜面伪像的产生
超声波在肺底与膈肌之间产生界面反射，并重新进入肝脏。反射的声波脉冲与肝脏结构发生相互作用后，被反射回肺 – 膈界面，然后再被反射回换能器。由于假定声波是沿直线传播的，因此肝脏中的结构在膈肌上方成像，从而产生镜面伪像

射界面中产生，例如，含有完整大气泡的肠道（图 2-5）[5]。充气肠道的镜面伪像除复制外部结构外，还可以复制肠壁，造成肠壁增厚的假象。偶尔，一些较弱的反射界面，如骨骼，也会产生镜面伪像（图 2-6）。

（二）折射伪像

当超声波斜向通过两种声速不同的组织之间的

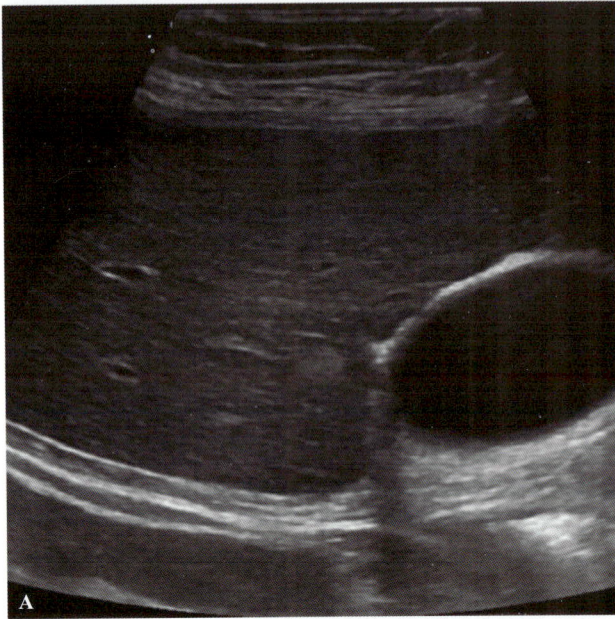

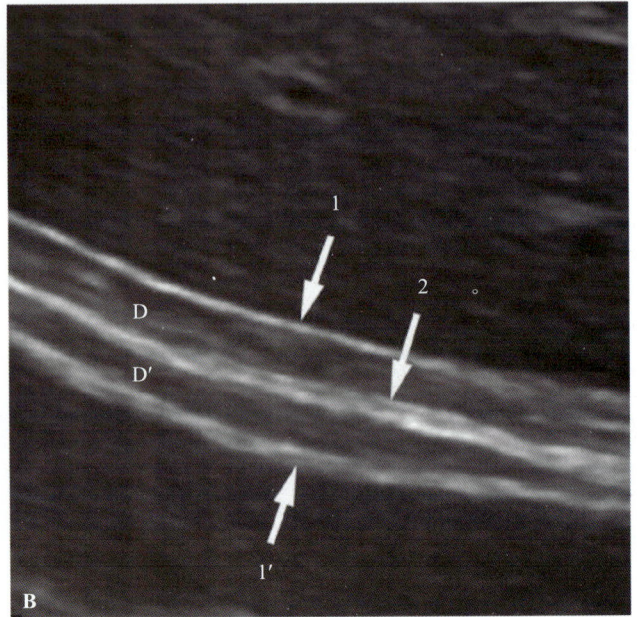

▲ 图 2-2 膈肌镜面伪像

A. 肝脏横切面声像图；B. 膈肌放大图像，可见肝脏与膈肌交界面（第一道线）、膈肌与肺交界面（第二道线）、膈肌肌肉组织（D）、肝脏与膈肌之间界面的镜像（1′）及膈肌的镜像（D′）

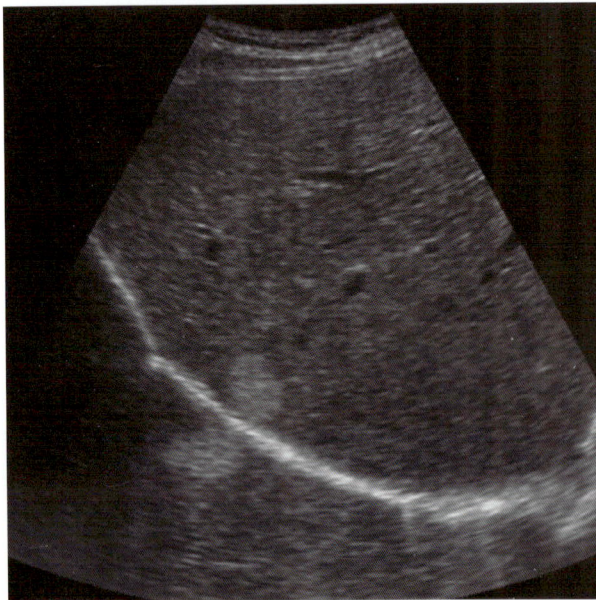

▲ 图 2-3 由充气肺引起的肝血管瘤镜像

肝脏纵切面声像图显示肝实质内高回声血管瘤，且病灶在肝上区产生镜像

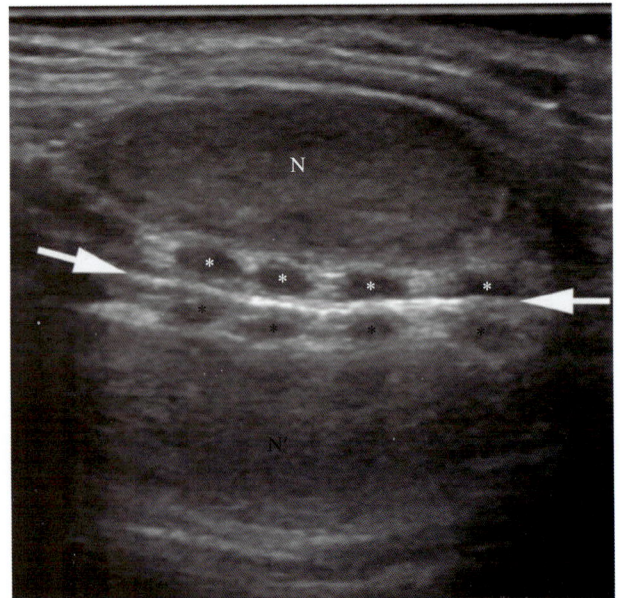

▲ 图 2-4 与气管有关的甲状腺镜像

颈部纵切面声像图显示多个结构的镜像。气管中的气体产生反射面（箭），其作用相当于一面"镜子"，映射甲状腺（N 和 N′）和气管软骨环（白星号和黑星号）

界面继续传播时，会发生声束折射（图 2-7）。通过界面后的声束相对于入射声束，传播方向发生了改变。这种现象与光学镜头的折射类似。折射角的大小与两种组织的声速之差成正比。在人体内，软组织中的声速大约为 1540m/s，液体中的声速大约为 1480m/s，脂肪中的声速，大约为 1450m/s，因此，折射伪像在软组织与脂肪之间出现最频繁，在软组织与液体界面之间出现程度较轻。

折射伪像主要有两类：重复伪像和折射声影[1]。最常见的折射伪像类型是由声束穿过浅表结构后产生折射，在声像图上出现深部结构的重复。例如，当探头位于腹中线上方的横断面上时，腹直肌和邻近腹壁脂肪交界处通常会出现声束的折射（图 2-8）[6, 7]。折射结果是腹部和盆腔深部单一结构

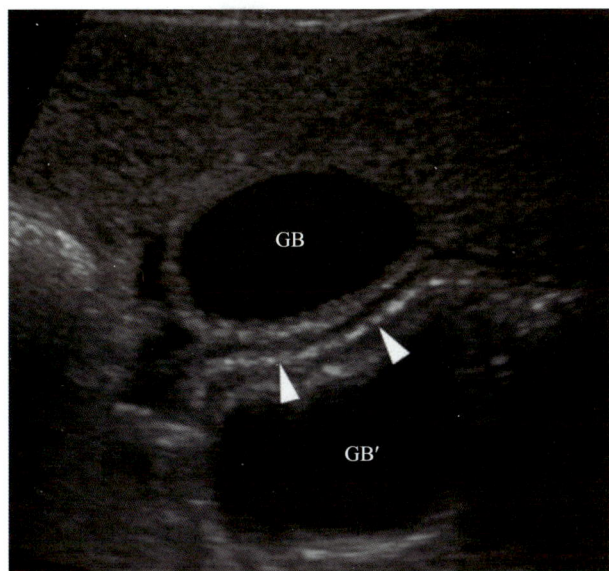

▲ 图 2-5　由肠管积气引起的胆囊镜像

胆囊（GB）横切面声像图显示肠腔内气体（箭头）作为一面"镜子"，产生胆囊镜像（GB′）

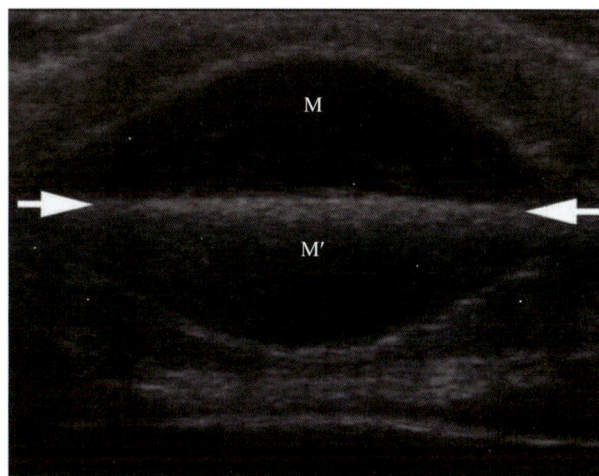

▲ 图 2-6　与骨骼有关的颅外肿块镜像

横切面声像图显示头部软组织肿块（M）通过颅骨皮质（箭）产生镜像（M′）

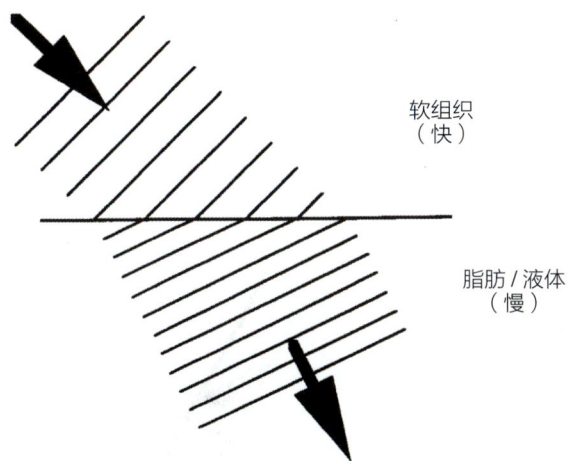

▲ 图 2-7　声束折射

当超声波从软组织斜行进入脂肪或液体时发生折射，导致声束方向改变

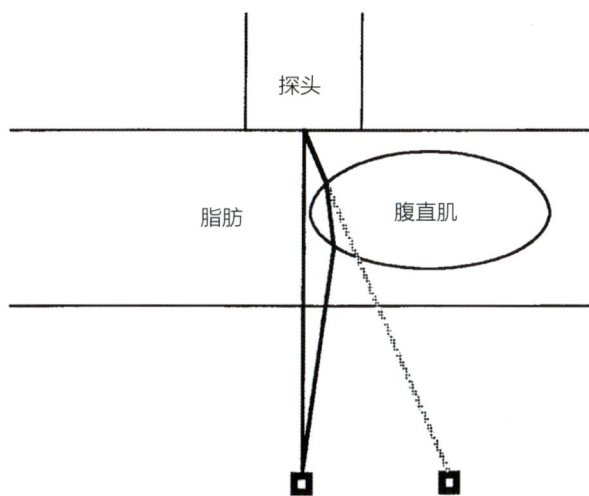

▲ 图 2-8　腹直肌折射伪像

由于腹直肌的形状和其周围的脂肪对超声波产生强大的折射，由于假定超声波是沿直线传播的，折射产生的回波沿直线扫查路径错误地显示出来。最终结果是产生镜像，如腹部和盆腔结构的重复。图中实线代表声波的真实路径，虚线代表声波的假定路径

产生两个重复的图像。

在上腹部，这种腹中线类型的伪像导致血管图像的复制，如肠系膜上动静脉和奇静脉（图 2-9）。在骨盆中，该伪像可导致子宫、妊娠囊或宫内节育器出现重复。由于脾脏、肝脏与邻近脂肪交界面处声波的折射，在扫查肾脏时也可产生重复折射伪像（图 2-10）[8]。在这种情况下，折射导致肾上极的明显重复。肾上腺肿块很少产生折射伪像。左肾重复伪像的发生频率高于右肾。

尽管折射伪像在软组织 – 脂肪界面最为显著，但如前所述，它们也可能发生在软组织 – 液体界面之间 [9, 10]。肝囊肿或腹水患者，在右上腹声像图上膈肌重复伪像并不少见（图 2-11）[9]。

第二种类型的折射伪像通常发生在囊肿或积液的边缘，形成折射声影 [1]。折射声影是由于声束在囊性结构边缘的去焦或声强的衰减引起的（图 2-12）[1]。

（三）混响伪像

当超声波信号在两个界面之间来回反射时，产生混响伪像 [1-4]。最常见的情况是，超声波从近场

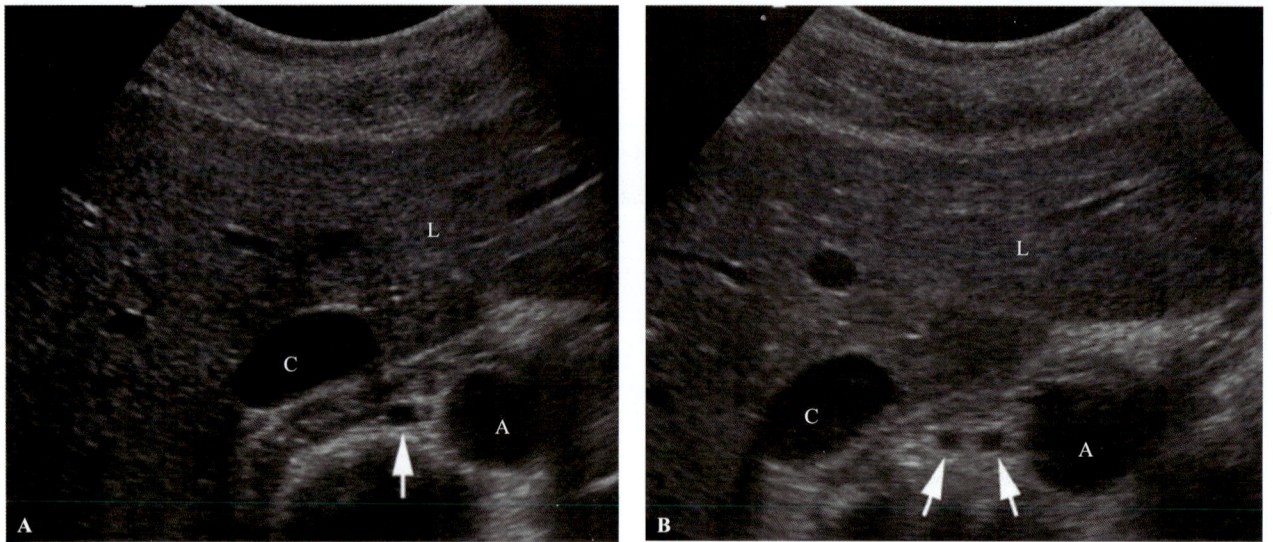

▲ 图 2-9　腹直肌折射伪像

A. 上腹部横切面扫查，探头位于中线外侧，声像图显示肝左叶（L）、主动脉（A）、下腔静脉（C）和单支奇静脉（箭）；B. 探头位于正中时，腹直肌折射导致奇静脉（箭）产生重复图像

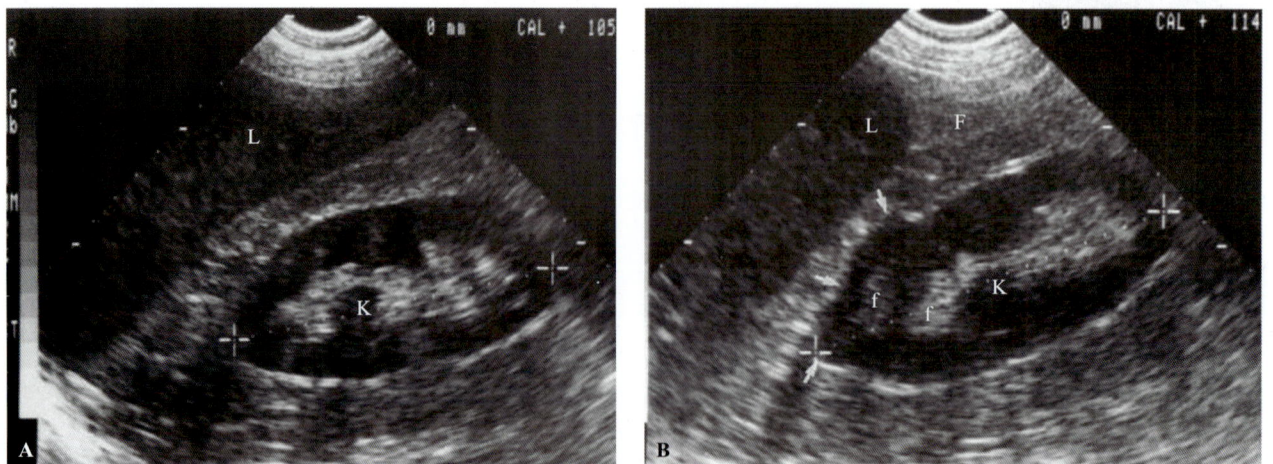

▲ 图 2-10　肾重复折射伪像

A. 肝脏（L）和右肾（K）纵切面声像图表现正常，测量肾脏长径为 105mm；B. 探头位置较低时扫查，肝下缘和肝周脂肪（F）导致肾上极皮层（箭）和上极肾窦脂肪（f）产生重复折射伪像，使得肾脏长径被人为地夸大至 114mm

的高反射声学界面反射，然后返回探头，在探头中又被反射回患者体内。脉冲声束可被同一近场界面反射返回探头一次（图 2-13）或多次（图 2-14），由此可产生一个额外的回声或多个回声。这些回声被超声图像显示为产生于身体内部比原始反射界面更深的结构。各层混响之间的间隔相等[1]。

混响伪像最常见于囊性结构（图 2-15A）。这种伪像的回声位于囊腔的近侧，表现为带状高回声

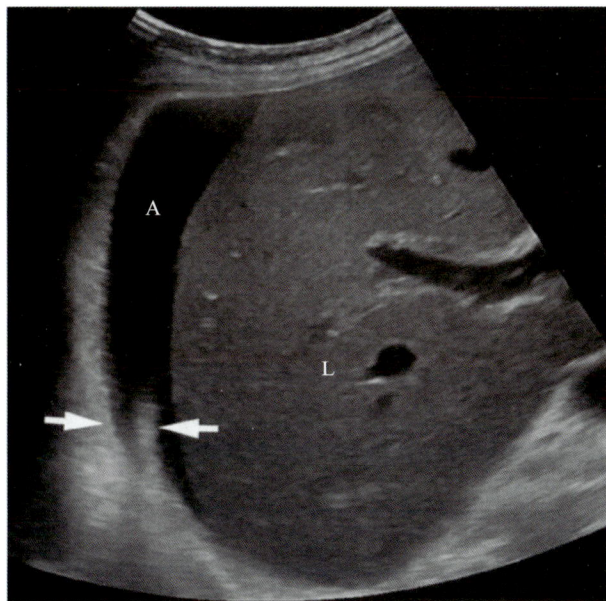

▲ 图 2-11 膈肌重复伪像

横切面声像图显示肝脏（L）周围腹水（A），肝脏与腹水之间的折射导致膈肌（箭）重复伪像

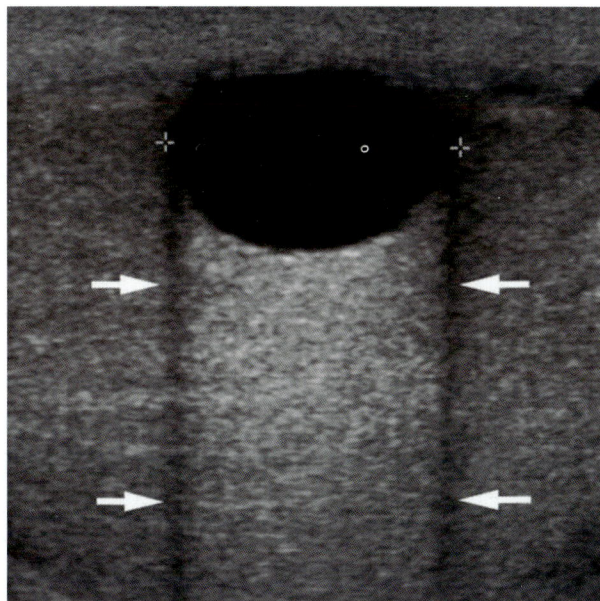

▲ 图 2-12 折射声影

睾丸纵切面声像图显示囊肿（光标）。应注意囊肿边缘出现的声影（箭）是由于折射作用引起的

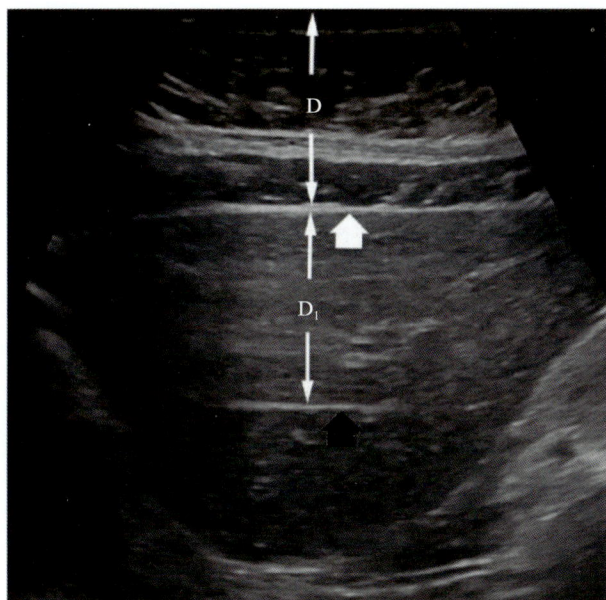

▲ 图 2-13 混响伪像

肝脏纵切面声像图显示肝包膜（白箭）明亮反射和微弱的混响伪像（黑箭）。应注意肝包膜与探头之间的距离（D）等于包膜与混响伪像之间的距离（D_1）

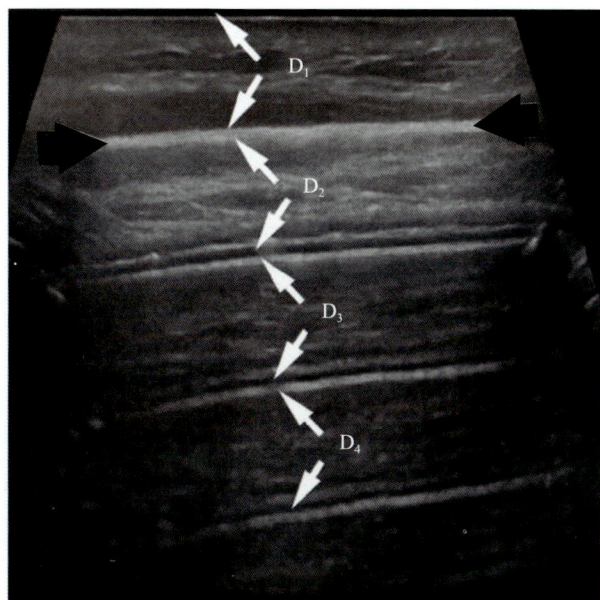

▲ 图 2-14 混响伪像

纵切面声像图显示起搏器装置的表面有明亮的反射（黑箭），原始界面深处存在多重混响伪像（白箭）。注意每个混响伪像之间的距离（D_2、D_3、D_4）等于探头与起搏器之间的距离（D_1）

或弥漫性的低回声。由囊腔内污泥或组织碎片所产生的真实回声与混响伪像的回声不同，前者可受重力影响。混响伪像可以通过降低输出功率和增益、改变探头的位置或扫查角度使囊性结构不再位于近场等方法来消除（图 2-15B）。

有时，软组织内也可见混响伪像，但因其周围有软组织产生的回声，较难识别。特别是腹壁深面的脂肪组织，其可形成强大的声学界面。如果怀疑混响伪像，通常可以在探头和混响伪像之间寻找到原始声学界面（图 2-16）。改变扫查平面可以帮助解决这个问题。

混响伪像也可能发生在盆腔中，并形成膀胱后方无回声区（图 2-17）。当声束在充盈的膀胱后方反射界面如充气直肠或其他肠管，与膀胱前壁或超声探头之间反射时，就会产生这种伪像。某种程度上，它类似于镜面伪像。由于反射回来的回声在膀胱里来回传播，形成了膀胱深处的假性无回声肿块。此假性肿块的近壁来自膀胱壁 - 液体界面的主要反射，远壁来自反射回波[4]。

（四）振铃效应

振铃效应的产生源于共振，在超声束遇到气体时最容易发生。产生这种伪像需要多个气泡。声波脉冲激发气泡之间的流体，使其产生共振，并将连续声波传回探头。因为此声波返回探头的时间晚于原始回波，所以仪器认为它起源于原始气体回波深

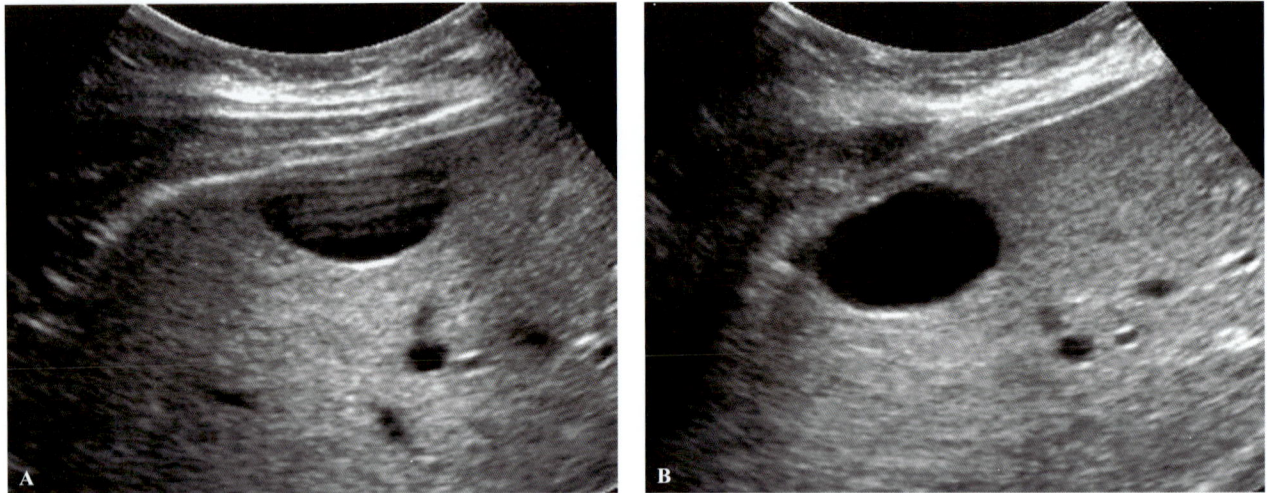

▲ 图 2-15 肝囊肿混响伪像

A. 声像图显示肝囊肿腔内有多重混响回声；B. 改变扫查角度使囊肿在图像中的位置变深，消除了混响伪像，囊肿呈完全无回声

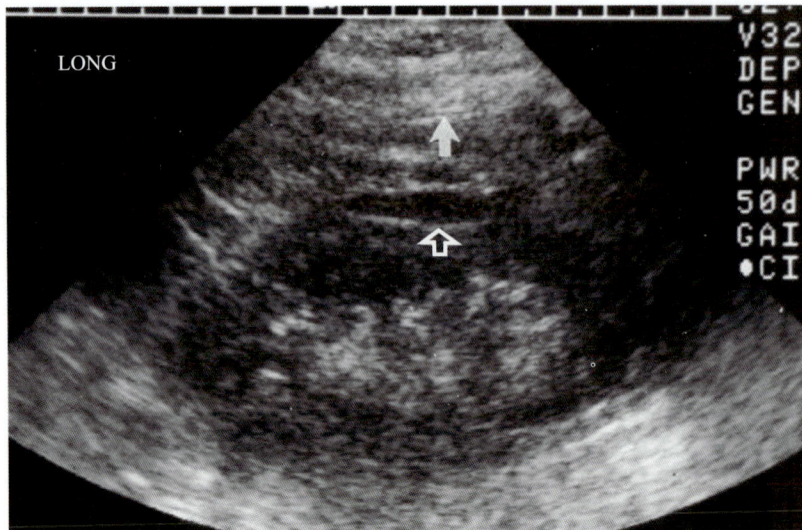

◀ 图 2-16 混响伪像（类似于肾包膜下血肿）

肾脏纵切面扫查可见混响伪像（空心箭），类似于肾包膜下血肿与肾皮质之间的界面，由于混响伪影显示在肾皮质的低回声背景中，因此在腹壁深表面的混响伪像比原界面（实心箭）更为明显

处的反射体，并将其显示为气泡远端的具有直线边缘的一系列明亮回波（图 2-18）[11]。如果振铃持续时间长，则伪像将一直持续到图像底部。如果振铃持续时间较短，则伪像长度较短。

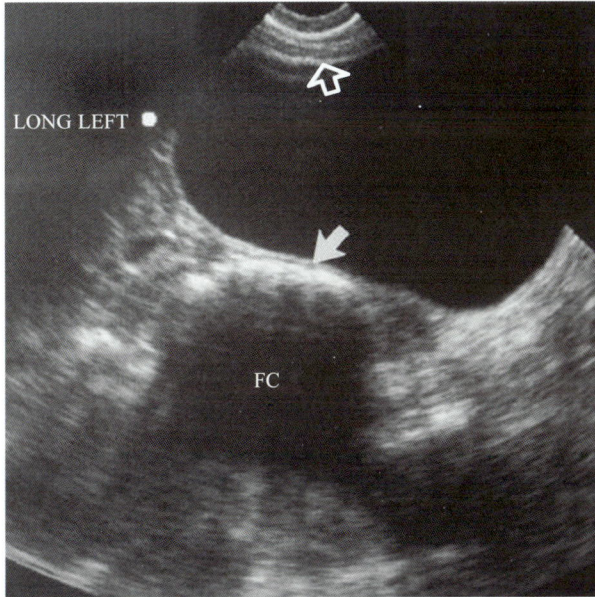

▲ 图 2-17 混响伪像（类似于盆腔积液）

左侧盆腔纵切面声像图显示膀胱深处有明显的积液（FC），但其实际上为充气肠管（实心箭）与膀胱前壁（空心箭）之间的混响伪像

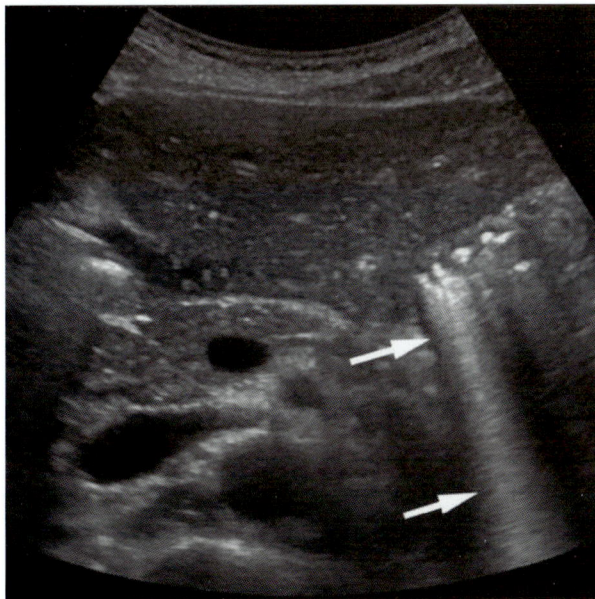

▲ 图 2-18 振铃效应

上腹部横切面声像图显示充气肠管伴后方振铃效应（箭）

很短的振铃效应有时被称为彗星尾征。彗星尾征常是由结晶体引起的，在胆囊中也经常是由胆固醇结晶引起的（图 2-19）[5, 12]。彗星尾征可能是由晶体内部的声波混响引起的。金属物体，如手术夹，也可能引起振铃效应和彗星尾征。

（五）旁瓣伪像

旁瓣伪像产生于主声束外围的声束。超声探头发射的大部分能量集中在声束中心。只有少量的能量（大约 1%）来自从主声束向外辐射的旁瓣（图 2-20）。由于这些旁瓣较弱，它们通常不是形成伪像的常见原因。而当旁瓣与高反射表面相互作用时，则可能出现伪像。所产生的回声好像是从中心声束发出的[3, 13]。

当旁瓣伪像出现在软组织中时通常难以识别，但当其出现在液体囊性结构的无回声背景中时，则变得可见（图 2-21）。它们在无回声区背景内引起低回声，类似于污泥、组织碎片或细胞物质。与胆囊相邻的高回声气体可产生伪像，这是较为常见的旁瓣伪像类型之一（图 2-22）。改变患者体位，使胆囊远离邻近的充气肠襻，改变探头探查角度，减少增益和功率可减少或消除旁瓣伪像。与真正的污

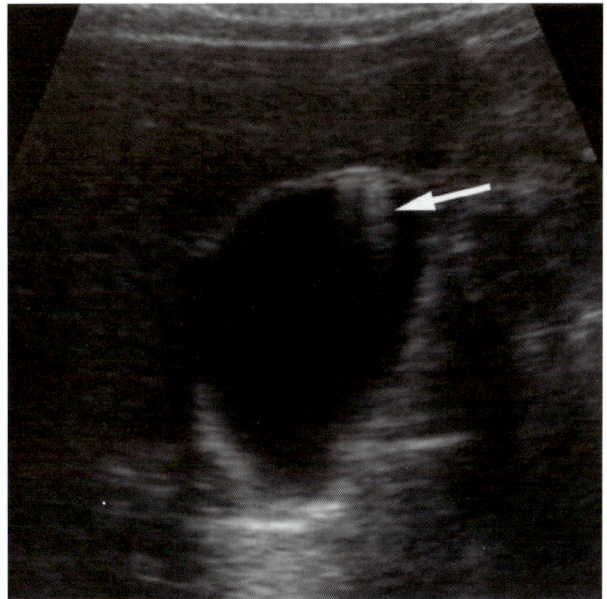

▲ 图 2-19 彗星尾征

胆囊纵切面声像图显示邻近胆囊壁的彗星尾征（箭），由胆囊壁表面沉积的胆固醇结晶引起。彗星尾征通常较模糊，但在胆囊等囊性结构的无回声背景中可以很清晰地被观察到。在胆囊后壁，由于周围软组织遮挡，很少见到彗星尾征

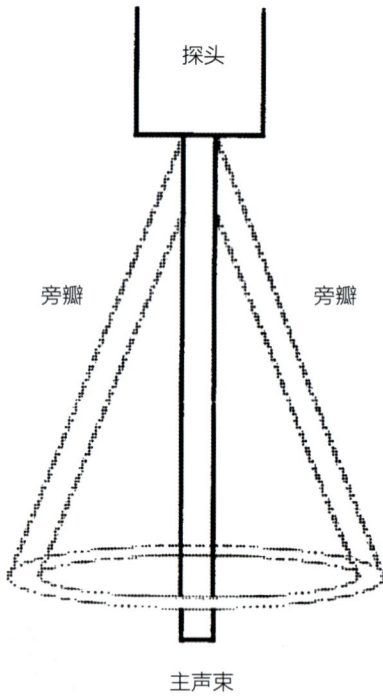

▲ 图 2-20　超声旁瓣

示意图显示超声的主声束中包含 ≥ 99% 的声能。而旁瓣以锥形方式围绕主声束，具有 ≤ 1% 的声束能量

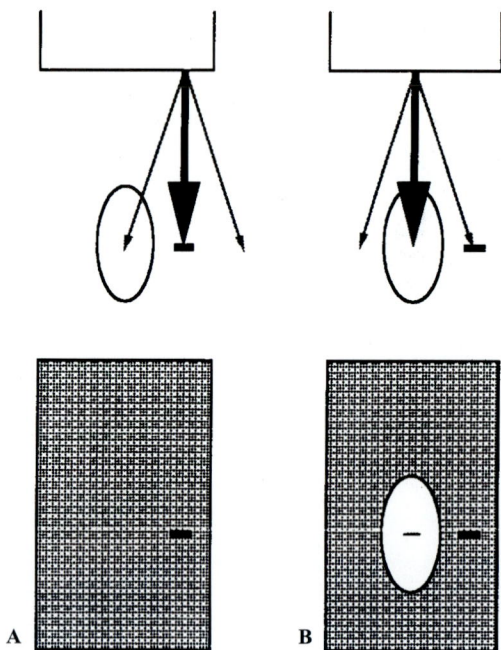

▲ 图 2-21　旁瓣伪像的产生（示意图模拟了胆囊成像和位于胆囊外的强反射体）

A. 线阵探头的主声束穿过胆囊外的强反射体时，来自该反射体的回声被正确定位；B. 当主声束指向胆囊时，旁瓣声束与位于胆囊外的强反射体相互作用，被仪器识别为由中心波束产生的弱回声，该回声显示在胆囊内部

泥不同，伪像不会随患者体位的变化而分层。此外，伪像的前表面可能是弯曲的，而真正的污泥表面是水平的[13]。

（六）声影

声影在超声检查中十分常见，以致经常不被认为是伪像。此外，它往往有助于确定病灶的来源和性质，如肾结石或胆囊结石。声影是指声脉冲因反射或吸收而衰减，使声波不能到达较深层组织而产生回声。最常发生在气体、结石和钙化结构之后（图 2-23）。

发生在气体远端的声影是由空气组织界面的声波反射引起的。声波脉冲反射出气体后，与气体前面的界面相互作用，产生多个二次反射，返回气体表面，然后从这个表面反射回探头。这些二次反射在气体深处的声影中产生低水平的回声，这种声影我们称之为"混杂声影"（图 2-23）[14]。

结石和骨远端出现的声影主要是由于这些结构造成的声波衰减。由于大部分入射声波被这些结构吸收，因此产生二次反射的能量较少。在这种情况下，声影往往是更纯净的无回声，我们称之为"清

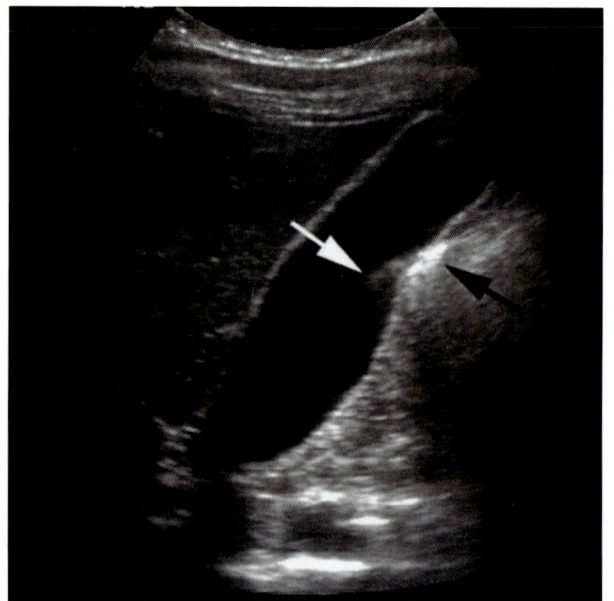

▲ 图 2-22　旁瓣伪像

胆囊纵切面声像图显示胆囊腔内高回声（白箭），即旁瓣伪像。在这种情况下，含有气体的邻近肠襻（黑箭）是强反射体，可产生胆囊腔内的旁瓣伪像

晰声影"（图 2-23）[4, 14]。气体产生混杂声影，结石产生清晰声影，但也有例外。气体有时也会产生相对清晰的声影，结石也会产生多个混响的"混杂"声影。清晰声影或混杂声影的产生主要取决于阴影物体的表面特征（如反射表面的粗糙度和曲率半径）。平坦、光滑的表面反射大量的入射声束，结果产生混杂声影。弯曲、粗糙的表面将声束分散到许多不同的方向，使其散焦并减弱强度，结果产生"清晰声影"[15]。物体的内部结构对声影的类型几乎没有影响。

高衰减软组织后方可出现部分声影。这种情况最常发生在结构中含有大量脂肪组织时（图 2-24）。如果声束的横截面直径大于结石的直径，钙化或结石的后方也可只产生部分声影或缺乏声影。为了增加显示结石或钙化相关声影的可能性，探头的聚焦区应指向结石或钙化（图 2-25）。高频探头优于低频探头，因为高频探头可以聚焦得更紧密，穿透力更弱。然而，即使在探头的聚焦区，也不可能显示极小结石远端的锐利边缘阴影。当结石直径小于声束时，一些声波反射回探头，但一些声波绕过结石，导致回声从深层结构返回[14, 15]。此外，当使用单个焦点区而不是多个焦点区时，声影也可加重。

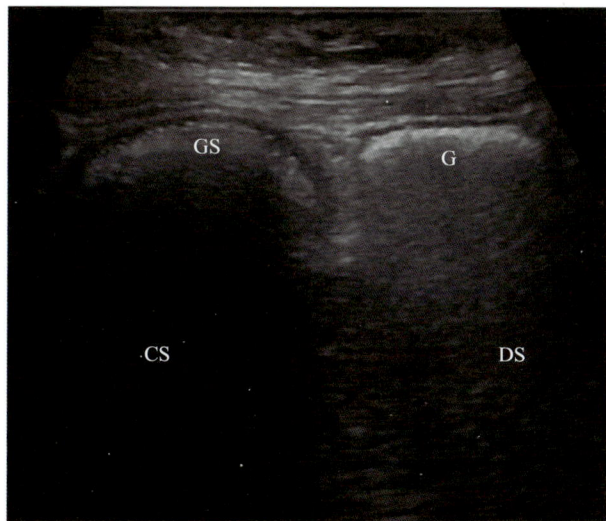

▲ 图 2-23　声影
右上腹横切面声像图显示充满结石（GS）的胆囊和胆囊旁的充气肠襻（G）。在胆结石后方有清晰声影（CS），无二次反射。在气体的后方则可以看到带有多重二次反射的混杂声影（DS）

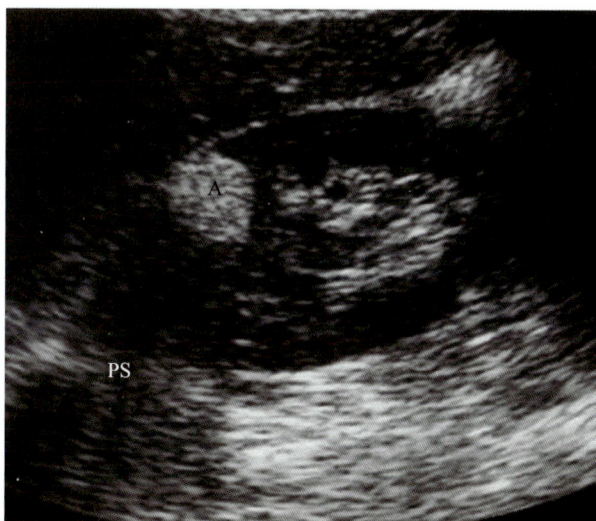

▲ 图 2-24　部分声影
右肾纵切面声像图显示含脂肪的高回声血管平滑肌脂肪瘤（A）。由于脂肪肿瘤的声束衰减，肿瘤后方可见部分声影（PS）

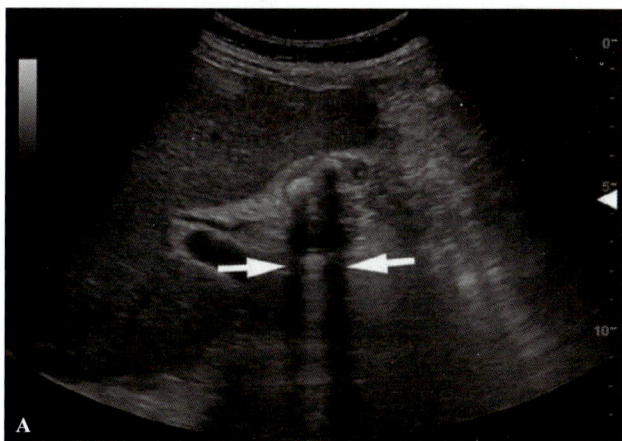

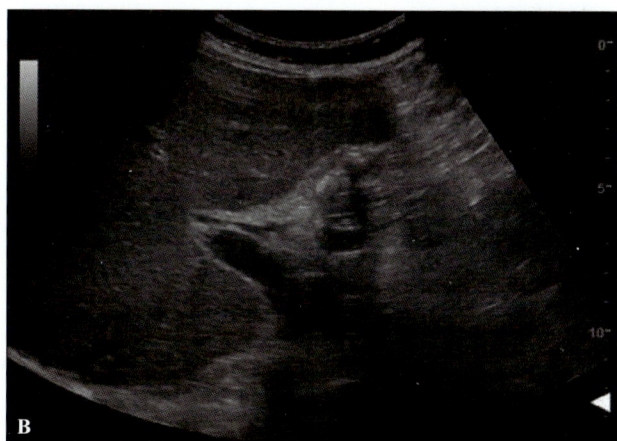

▲ 图 2-25　超声聚焦位置对声影的影响
A. 胆囊纵切面扫查，超声聚焦（箭头）于两颗胆囊结石，结石后方可见非常明显的声影（箭）；B. 聚焦于远场（箭头）时声影不明显

（七）后方回声增强

后方回声增强是指组织结构深处的回声强度局部增强的现象。与软组织相比，后方回声增强在液体后方更常见。因为液体结构比固体结构对声束的衰减要小得多，所以，液体结构深部组织的回声较周边同深度其他组织的回声更高。后方回声增强的存在有助于区分囊性和实性病灶，特别是当它们的灰阶表现无特异性的时候（图 2-26）。然而，重要的是要认识到，衰减声能小于邻近软组织的实性肿块也可能造成后方回声增强（图 2-27）。

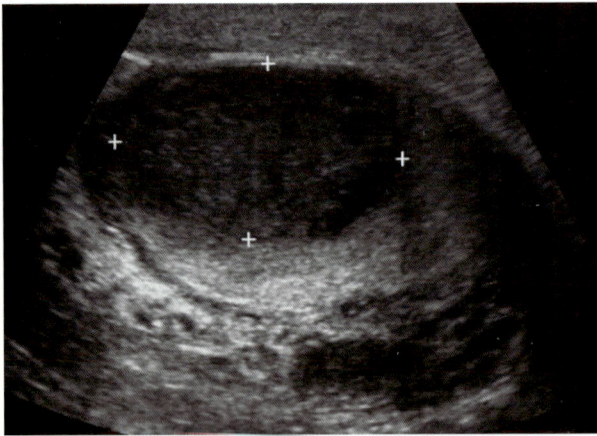

▲ 图 2-26　后方回声增强

睾丸纵切面声像图显示非特异性低回声实性病灶（光标）。病灶后方回声增强提示其为液性而非实性病灶。使用抗生素治疗有效，证实病变为脓肿

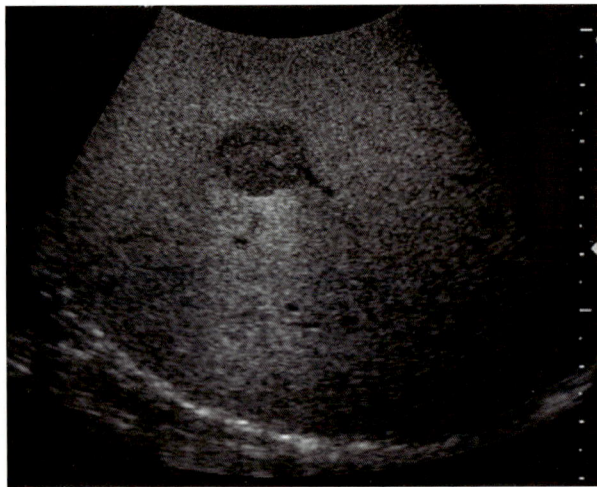

▲ 图 2-27　实性肿瘤后方回声增强

肝内低回声团块伴后方回声增强，术中超声检查为实性肝转移灶

（八）切面厚度伪像

切面厚度伪像，也称为声束厚度伪像，是部分容积效应。超声束的厚度可分为两个部分：一个在成像平面内，另一个在成像平面外（垂直）。尽管通过电子和机械技术的结合，元器件的厚度可以最小化，但是声束总还是存在一定厚度的。当声束不够窄时，超声波束的一部分与充液结构相互作用，一部分与固体组织相互作用，于是在充液无回声结构[16]内产生低回声的切面厚度伪像。

由来自邻近胆囊的肝脏回声与正常无回声胆汁的融合产生的胆囊内回声是一种常见的切面厚度伪像。切面厚度伪像也可能出现在气体-软组织界面。举一个例子，当气体在所扫查管腔之外，但同时又在超声束的厚度内时，就会产生切面厚度伪像，使得管腔内出现气体的回声。

（九）各向异性

某些组织几乎全部由强反射的镜面组成，根据声束入射角度的不同产生不同的回声。这种现象称为各向异性。在肌腱的超声检查中各向异性尤为突出（图 2-28）。肌腱由纵向排列的胶原束组成，细胞间质很少。当声束垂直入射肌腱的长轴方向时，肌腱组织表现为平行、线性、高回声的纤维状图案。如果声束入射肌腱的角度不垂直，则纤维图形显示不佳，肌腱内出现低回声。产生这种情况的原因是反射回波没有返回到传感器的元件。可以通过改变探头的位置或操纵声波使声束以 90° 垂直入射来加以纠正。不熟悉该伪像则可能导致将正常肌腱误诊为肌腱撕裂或肌腱变性。各向异性经常出现在肩袖肌腱插入处，因为此处肌腱存在自然的弯曲[17-22]。

二、多普勒超声伪像

频谱多普勒成像中的伪像可分为两个基本类别：技术相关伪像和解剖相关伪像[23-25]。

（一）技术相关多普勒超声伪像

1. 无多普勒信号（多普勒设置过低）

在显示血管中的血流时，特别是流速相对缓慢的血管，影响较大的因素是增益、速度标尺、频率、滤波设置和焦点设置。如果增益设置（图 2-29）或探头频率太低，或壁滤波器（图 2-30）、速度标

尺设置太高，则可能无法显示多普勒频谱和彩色血流，可能因此误判血管内有血栓。

超声检查中，应正确调整频谱多普勒增益设置，使速度标尺与血流流速相适应，并且方向与血流方向一致。设置彩色多普勒增益的方法是将增益调节至图像上刚开始出现噪声，然后再降低增益至噪点刚从图像上消失（图 2-29）。速度标尺设置应尽可能低，直至出现混叠、噪声或组织运动成为干扰。速度标尺设置得较低则显示更多的血流；速度标尺设置得较高则显示更少的血流。壁滤波器通过

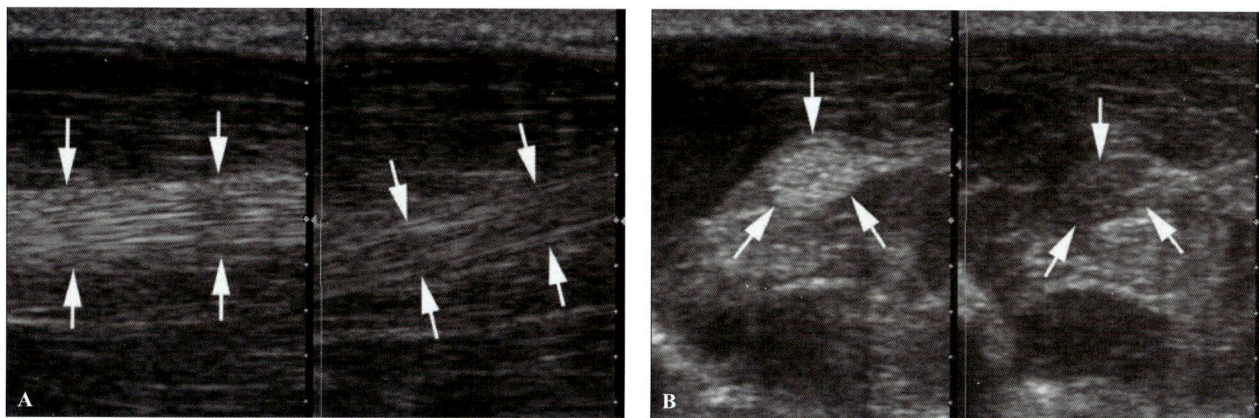

▲ 图 2-28　各向异性

A. 拇长肌腱纵切面声像图（双幅），当肌腱与声束垂直时，肌腱组织呈高回声，纤维结构显示良好（左图），但当声束与肌腱不垂直时，纤维结构显示较差（右图）；B. 横切面声像图也显示出类似的结果

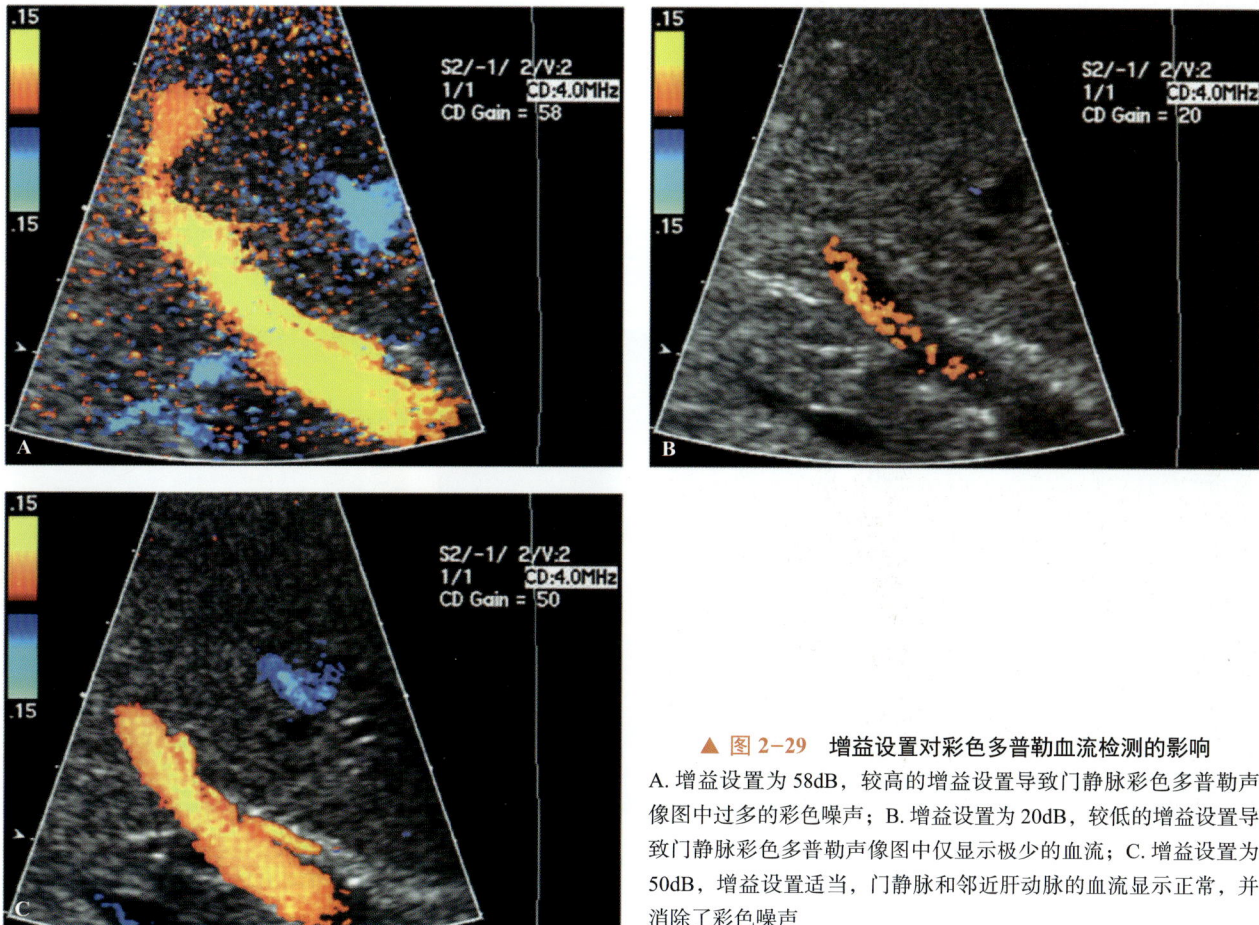

▲ 图 2-29　增益设置对彩色多普勒血流检测的影响

A. 增益设置为 58dB，较高的增益设置导致门静脉彩色多普勒声像图中过多的彩色噪声；B. 增益设置为 20dB，较低的增益设置导致门静脉彩色多普勒声像图中仅显示极少的血流；C. 增益设置为 50dB，增益设置适当，门静脉和邻近肝动脉的血流显示正常，并消除了彩色噪声

抑制低频振动来区分血液运动和组织运动。低壁滤波设置增加了低速血流检测的可能性，高壁滤波器设置使低速血流检测的敏感性降低（图 2-30）。最后一点是，应根据不同的情况使用不同频率的探头，只要声脉冲能穿透至血管深度，高频率的探头对血流检测更为敏感。

2. 多普勒噪声

过高的多普勒增益设置会产生频谱或彩色图像的噪声。噪声通常与多普勒增益设置不当有关。多普勒增益设置过高，可能被误认为原本正常血管中存在狭窄后的湍流。当彩色增益设置的极高时，彩色信号将会在整个图像中随机分布。

组织结构的移动也会导致多普勒频移。探头的快速移动也可以导致多普勒频移和伪彩信号。能量多普勒对运动极其敏感，例如探头的运动，探头需要保持不动才能显示较好的能量多普勒图像。彩色噪声通常很容易识别，因为它表现为红色和蓝色的随机混合，而血管内血流具有均匀的颜色，这是两者的重要区别。

3. 混叠现象

当多普勒采样频率（脉冲重复频率）不够高不足以显示多普勒频移时，发生混叠现象。发生混叠现象时，流速曲线将会把较高的收缩期速度峰值返折至基线以下显示（图 2-31）。彩色多普勒图像显示的颜色会从红色标尺的高端突然变化到蓝色标尺的高端（图 2-32）。提高脉冲重复频率通常可以消

除混叠现象。如果在脉冲重复频率最大化后仍然存在混叠，则可以使用较低频率的探头或以较小的多普勒角度成像来降低多普勒频移，并可能因此消除混叠现象[24, 25]。事实上，彩色混叠有时又是一个有价值的伪像，因为它往往可以显示最高多普勒频移的位置，从而突出显示潜在异常血流的位置。

4. 血流方向错误

如果入射超声束与血管成 90° 相交，则可能会错误地显示血流方向。如果使用扇形或曲线阵列探头进行血管探查，则在垂直于声束的血管腔内一小段无色显示（图 2-33）。

（二）解剖相关多普勒伪像

1. 镜面伪像

脉冲和彩色多普勒超声图以及灰阶超声图上均可出现镜面伪像[4, 26]。与灰阶成像类似，多普勒声像图上的镜面伪像最常发生在充气肺的周围，充气肺是一个非常强的声学界面（图 2-34）。颈总动脉后壁也可起到镜像作用，使得血管深处产生多普勒信号的镜像[27]。颈动脉多普勒镜面伪像被称为颈动脉影，在脉冲和彩色多普勒图像上均可检测到（图 2-35）。偶尔，一些较弱的声学界面也可充当彩色多普勒成像的镜子。例如，骨骼可以反射足够的声波以产生彩色多普勒镜像。

因为伪像是由真实血管中的血流产生的，只是其定位不正确，所以它的大小和形状应该与来自

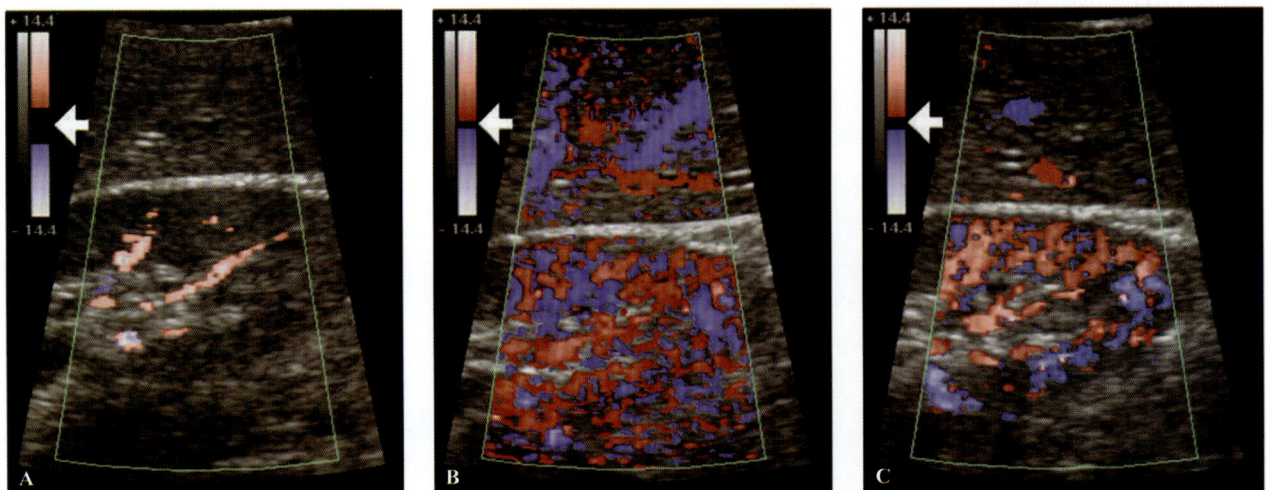

▲ 图 2-30　壁滤波对右肾血流检测的影响

A. 高壁滤波设置，彩色灰阶（箭）的低频部分颜色分配间距较大，肾脏彩色多普勒声像图显示最小的可检测血流；B. 低壁滤波设置，肾和肝实质内的血流噪声过多；C. 中等壁滤波设置，血流显示正常，噪音已消除

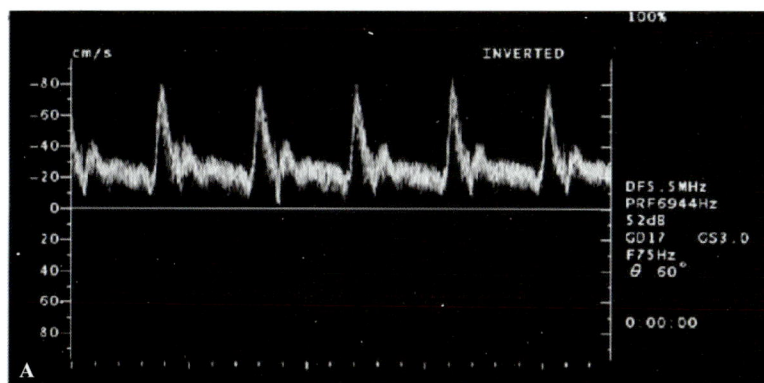

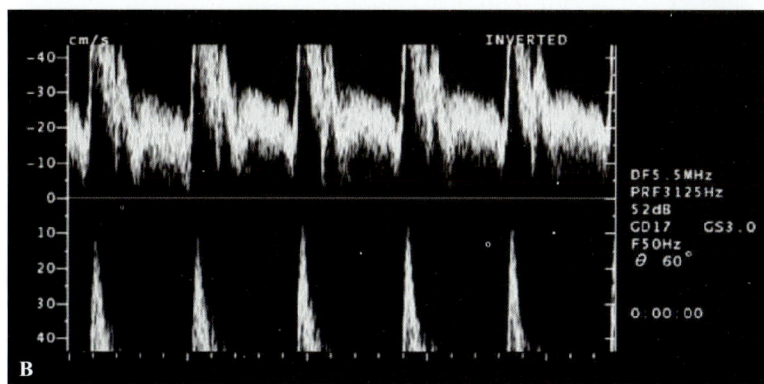

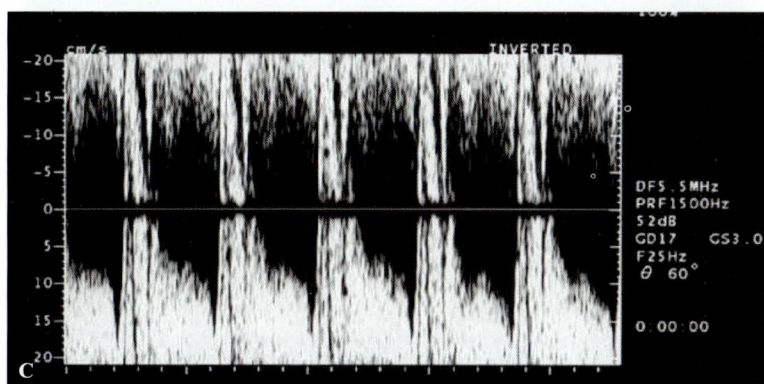

◀ 图 2-31　脉冲多普勒混叠现象

A. 脉冲重复频率为 6944Hz（多普勒标尺 ±80Hz），颈内动脉的脉冲多普勒波形显示正常的收缩期峰值；B. 脉冲重复频率为 3125Hz（多普勒标尺 ±40Hz），由于采样频率设置过低，会出现混叠现象，较高的收缩期峰值会返折并投影在基线下方；C. 脉冲重复频率为 1500Hz（多普勒标尺 ±20Hz），采样频率进一步降低产生更多收缩期峰值返折

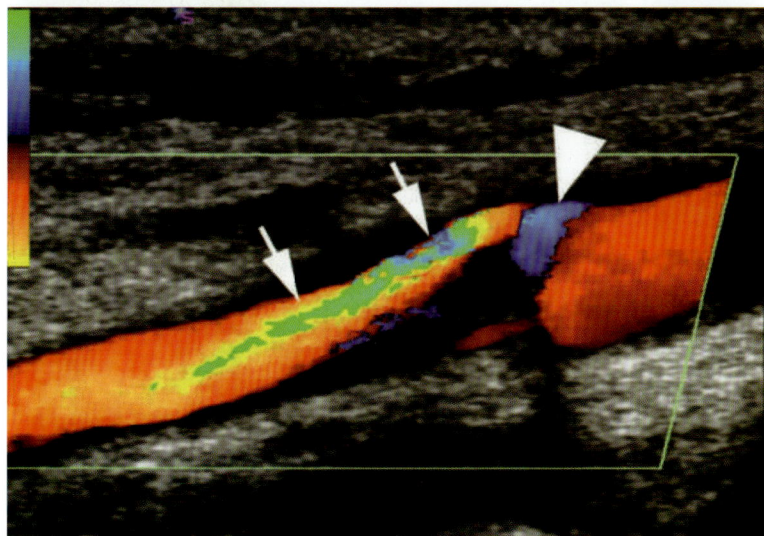

◀ 图 2-32　彩色多普勒混叠现象

颈内动脉狭窄患者，纵切面声像图显示颈内动脉起始部的蓝绿色区域出现局部混叠（箭）。颈内动脉起始部的深蓝色区域（箭头）代表血流方向相对于入射声束的真正逆转。应注意在混叠和血流方向反转区域中，红色和蓝色之间转换的差异

真实血管的信号相同，且应该在某同一图像的附近（图 2-34 和图 2-35）。然而，其强度却可能不同。真正血管的多普勒信号来自原始的声波脉冲，因此信号比较强。伪像来自镜面反射，信号可能较弱。如果几乎所有的声波都被反射，例如气体界面，那么镜像信号几乎与原始信号一样强（图 2-34）。如果一部分声波穿透镜面传输，而只有一部分被反射，

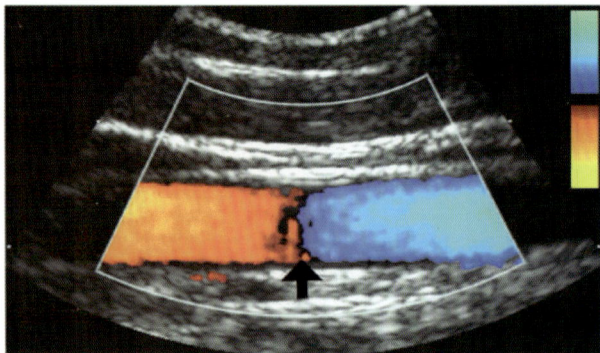

▲ 图 2-33　入射角度对彩色多普勒超声的影响

颈总动脉凸阵彩色多普勒超声，血流方向从右到左。血管腔内显示无彩色信号的狭窄区域（箭）表示无多普勒频移，此时血流垂直于声束入射角，彩色多普勒标尺倒置，使得图像右侧的血流朝向探头（显示为红色），而图像左侧的血流远离探头（显示为蓝色）

那么镜像信号将比原始信号弱得多（图 2-35）。从避开造成镜像的血管的角度进行扫查、降低输出功率、降低多普勒增益等方法，可以消除或降低镜像。

2. 脉冲和彩色噪声伪像

解剖结构和技术因素一样，可以导致频谱和彩色多普勒噪声，形成类似血流的伪像。来自右心的传输搏动是肝脏，尤其是肝左叶扫查时频谱和彩色噪声产生的人为因素（图 2-36）。心脏或血管搏动也可引起如肝囊肿或腹水这些本不应出现血流的囊性结构中出现彩色血流信号。

（三）闪烁伪像

湍流可导致血管腔内的压力变化并引起血管壁振动。对于感受过龙头软管扭结的人应该很容易理解这一现象。如果血管壁振动足够强烈，就会传导到血管周围组织。振动导致听诊时听到杂音，触诊时感到震颤[28-31]。由于振动的组织在移动，所以它们会产生可检测的多普勒信号。在异常血管周围，这种来回地振动运动表现为局部随机的红色和蓝色。该伪像在收缩期最明显，因为此时速度最大，舒张期则不明显。振动组织的波形通常是强的低频

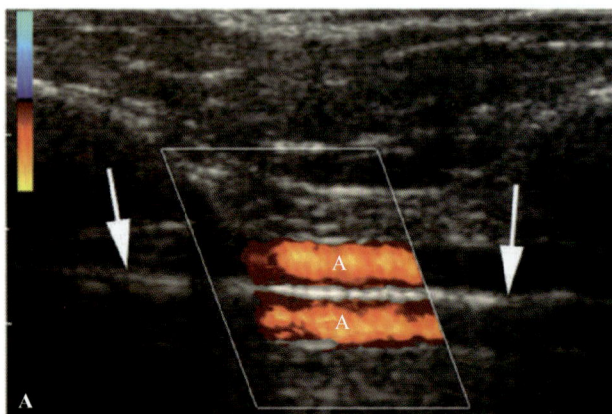

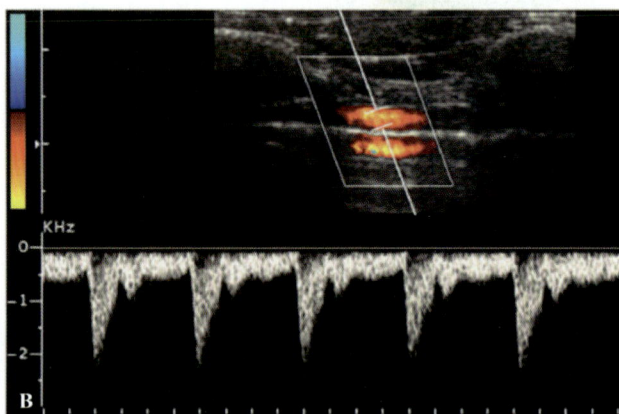

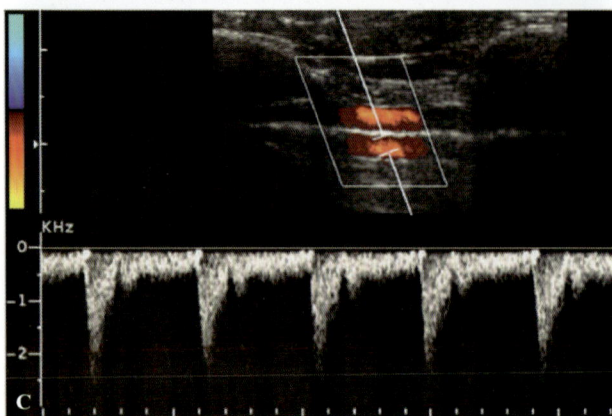

▲ 图 2-34　胸廓内动脉镜像

A. 胸骨旁纵切面彩色多普勒声像图显示胸膜和肺之间的界面为一条明亮的线（箭）。该界面作为"镜面"映射了胸廓内动脉（A）。B 和 C. 分别来自胸廓内动脉和镜面伪像的脉冲多普勒波形，其大小和形态相似。因为在肺部的气体反射后，损失的声能量极少，所以镜像的信号强度与来自实际动脉信号几乎相同

信号，在基线上下对称。血管周围闪烁伪像常见的病变包括动静脉瘘、动脉狭窄、动脉瘤、假性动脉瘤和血管吻合部位（图 2-37）。

（四）快闪伪像

快闪伪像发生在颗粒状和不规则的强反射界面之后，如晶体、结石或钙化（图 2-38）[32, 33]。当入射的超声束接触到这样的界面时，相移导致界面处的超声束发生微弱变化，并且脉冲持续时间的增加导致声束在介质中的多次反射[34]。这显示在彩色多普勒声像图上即表现为位于界面深处的高频移位频谱中红色和蓝色像素的随机混合。多普勒频谱显示

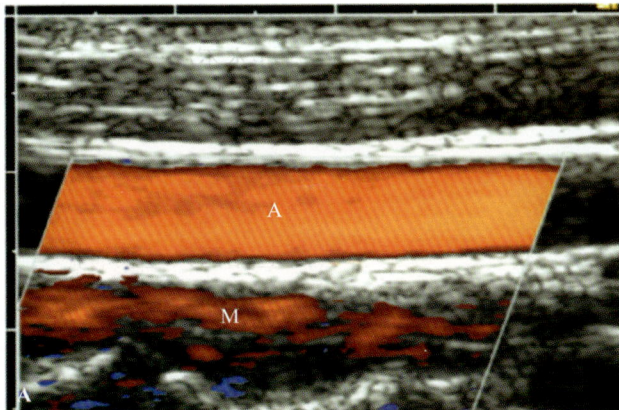

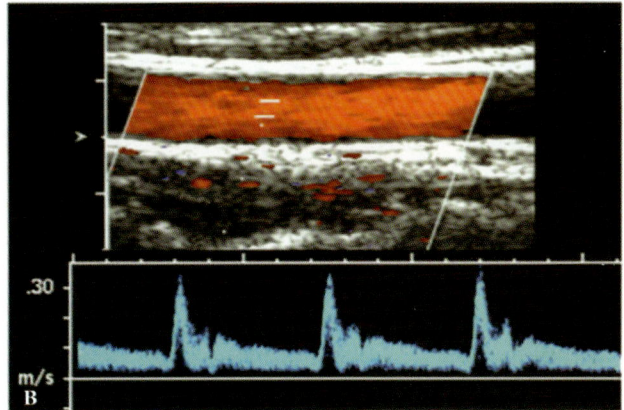

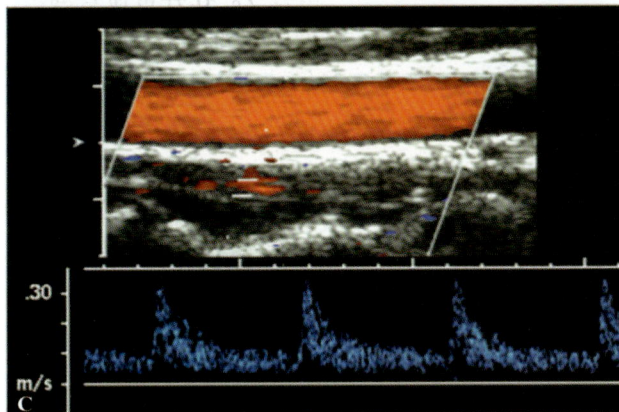

▲ 图 2-35 颈动脉镜面伪像

A. 颈总动脉（A）纵切面声像图显示彩色的伪像位于真实血管的深部；B 和 C. 来自颈总动脉与镜面伪像的脉冲多普勒波形在大小和形状方面相似，但来自颈总动脉的信号强于镜面伪像

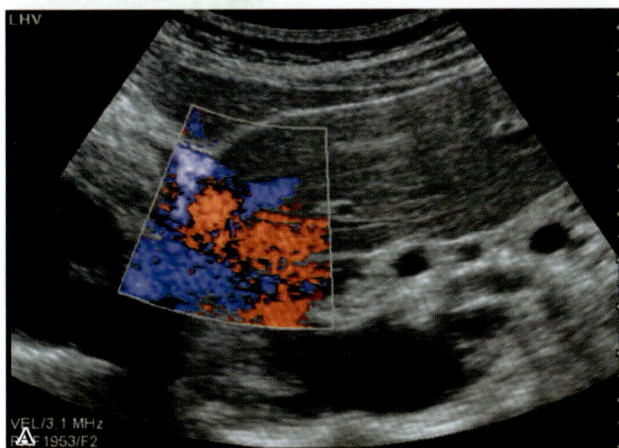

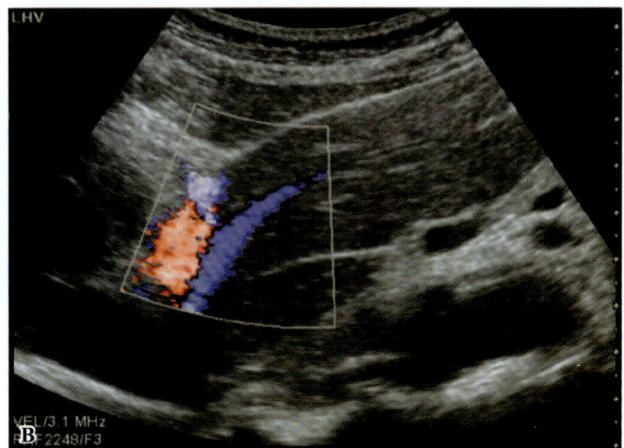

▲ 图 2-36 彩色多普勒脉冲伪像

A. 肝左叶纵切面声像图显示由于心脏搏动传导的组织运动而产生的大量彩色伪像，使得肝左静脉血流显示困难；B. 随着脉冲重复频率和滤波设置的增加，组织运动产生的伪像减少，使得肝左静脉中的血流更易显示

高强度、非生理性信号，在基线两侧有混叠成分。伪像通常在低脉冲重复频率和高多普勒标度设置下加重[35]。

这种伪像最常被用于检测尿路结石。尿路结石通过晶体聚集而变成更大的颗粒，它们主要由具有

不同化学成分的高反射性晶体的聚集体和黏蛋白有机基质[36]组成。尿路结石的快闪伪像可能是由入射脉冲在晶体聚集体形成的粗糙界面上随机的多次内反射产生的。虽然快闪伪像最常用于辅助检测小的肾结石，但也有助于输尿管和胆管结石、胰腺钙化

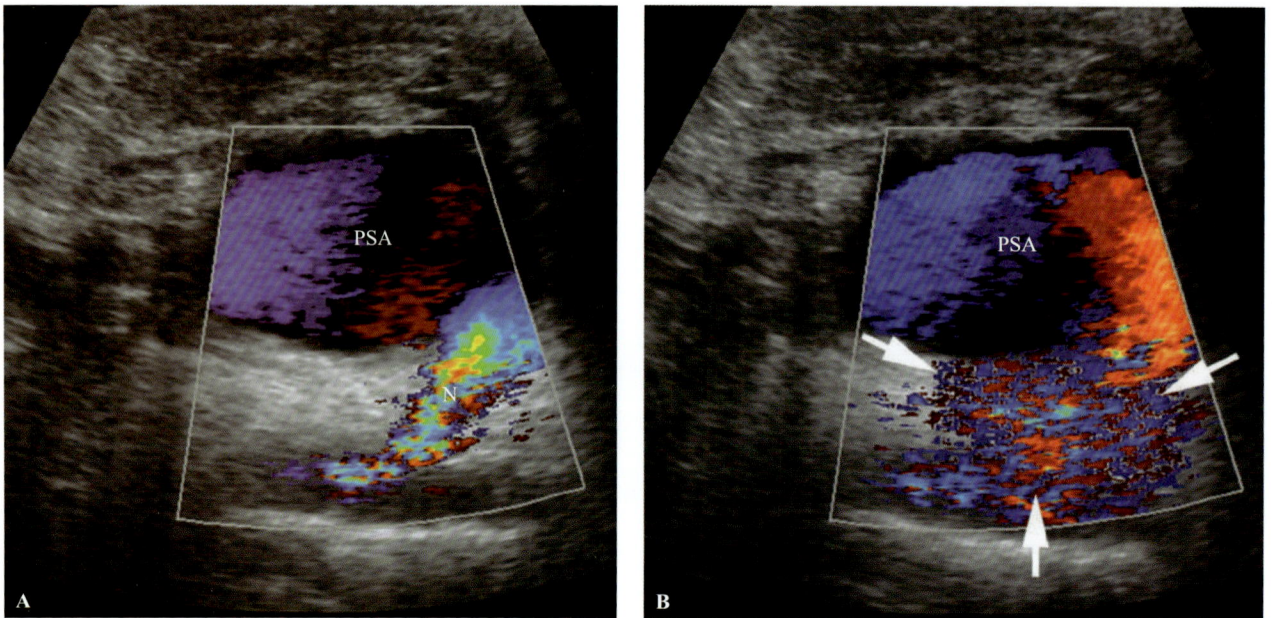

▲ 图 2-37 血管周围闪烁伪像

A. 腹股沟纵切面彩色多普勒声像图显示舒张期假性动脉瘤（PSA）病灶及其颈部（N）；B. 在收缩期，由于较高的血流速度而产生闪烁伪像，邻近假性动脉瘤颈部的组织显示为随机的红蓝混合色（箭）

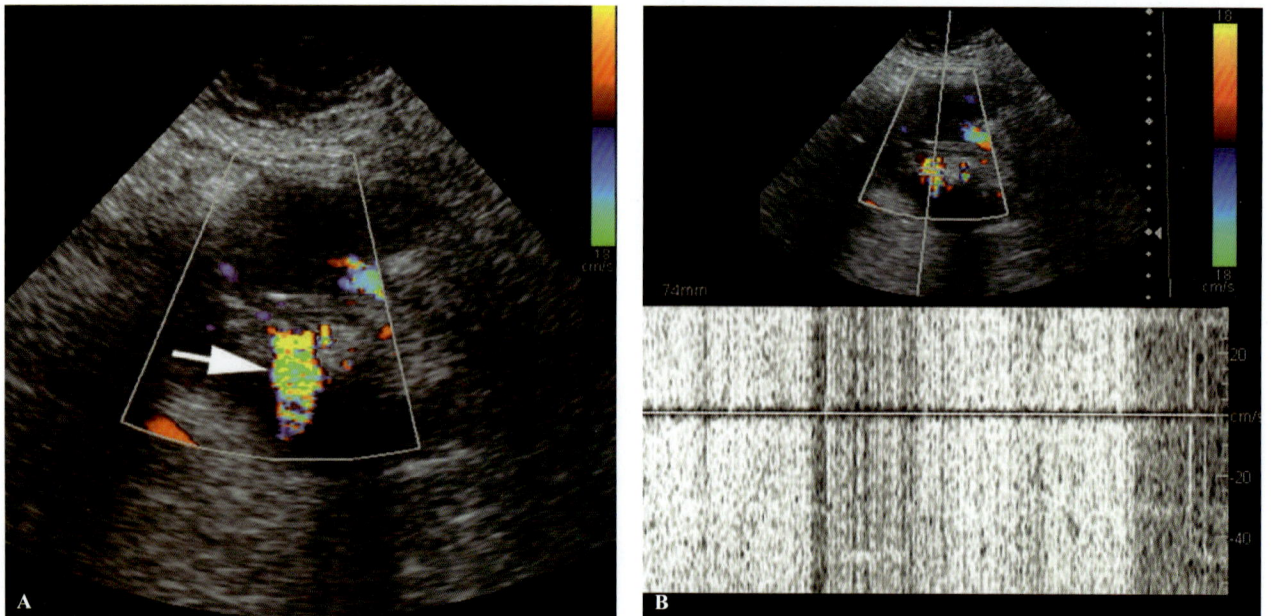

▲ 图 2-38 快闪伪像

A. 肾脏横切面彩色多普勒扫查可见与结石相关的强烈快闪伪像（箭）；B. 频谱多普勒显示伪像表现为在基线上下高强度、高混叠的非生理性信号

和异物的诊断[35]。与声影相比,这种伪像可能更容易检测,并有助于结石的识别[37, 38]。

(五)溢出伪像

当超声波束聚焦于流动血液内部或紧邻流动血液的软组织时,超声波束仍然可以探测到来自血管的多普勒信号,这是因为彩色多普勒的分辨率低于灰阶,在生成图像时是以与软组织相对应的像素分辨率来显示彩色多普勒信号的,使显示的彩色血流外溢至血流范围之外,从而掩盖了部分灰阶信息(图 2-39)。这种伪像可能掩盖血管腔内的异常,如动脉斑块或非阻塞性血栓,以及血管周围组织的病变。

三、三维超声伪像

三维超声伪像包含源自二维图像的伪像和三维技术特有的伪像。无论哪种方式,它们都会扭曲最终获得的图像,造成诊断困难。

需要记住的重要一点是,三维超声无法避开二维成像相关的伪像。因此,伪像如声影等先前描述的其他伪像,与在二维超声中一样,也会产生在三维超声中。由于最终的三维图像取决于采样的范围和角度,因此许多二维伪像可能在三维图像上得到显示,却找不到致病结构。例如,在没有骨或结石的图像上,可以呈现出其声影。因此,结合二维成像解释三维图像非常重要。

三维超声伪像也可以与采集的技术有关。通过滑动探头手动采集可能导致与探头移动速度及患者呼吸速度变化相关的伪像。切面配准错误会使最终三维图像的几何比例发生偏移。新款的超声探头自

动容积采集在很大程度上克服了这一问题。

最后,三维超声成像的许多伪像也与采集后处理软件的应用有关。在取样容积上有多个可用选项,可以改变诊断信息的显示方式。其中最重要的是阈值设置,阈值用于确定图像需要显示的灰阶像素的级别。设置阈值参数可以限制灰阶值低于阈值的像素数量(图 2-40)。这有助于最大限度地减少或消除噪声,提高图像质量。但阈值设置过高会导致重要信息缺失(图 2-40)。

四、超声对比剂伪像

与对比剂使用相关的伪像包括溢出伪像、收缩期峰值流速增加和瞬变的高强度信号[39]。

(一)溢出伪像

如前所述,使用超声对比剂会加重溢出伪像。在峰值增强时注射对比剂后不久发生。慢速注入可减少峰值信号强度,从而限制溢出伪像。

(二)收缩期峰值流速增加

峰值增强时,收缩期峰值速度可能人为地增加高达 50%,反映了系统的动态范围限制。可通过降低多普勒增益和使用缓慢注入来减少这种伪像。如果造影图像没有常规彩超图像对比,收缩期流速增加可能导致高估血管狭窄的程度。彩色多普勒图像中血流干扰的存在有助于狭窄病变的分级。

(三)瞬时高强度信号

脉冲多普勒可以在峰值增强或晚期增强时看到高强度瞬时伪像,它们也可以被彩色和能量多普勒超声在较均匀的血管背景中检测到。

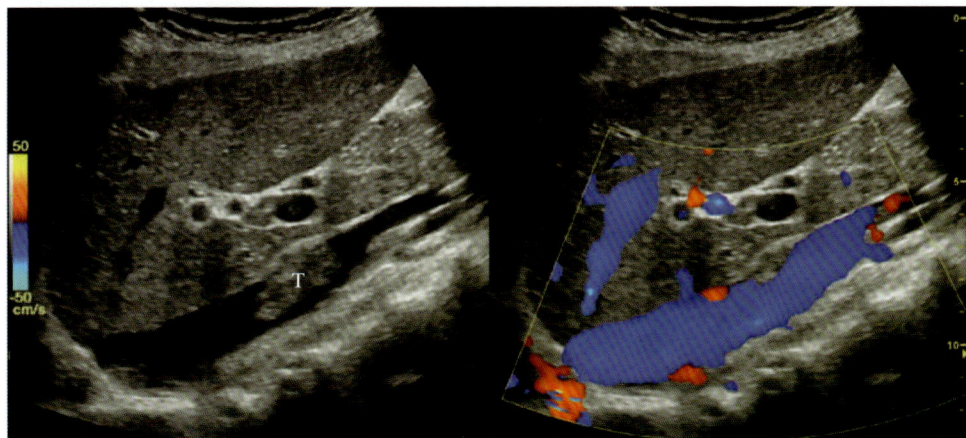

◀ **图 2-39 溢出伪像**
纵切面灰阶和彩色多普勒声像图(双幅)显示下腔静脉瘤栓(T)来自肾细胞癌,彩色多普勒声像图中可见血栓被溢出伪像遮挡

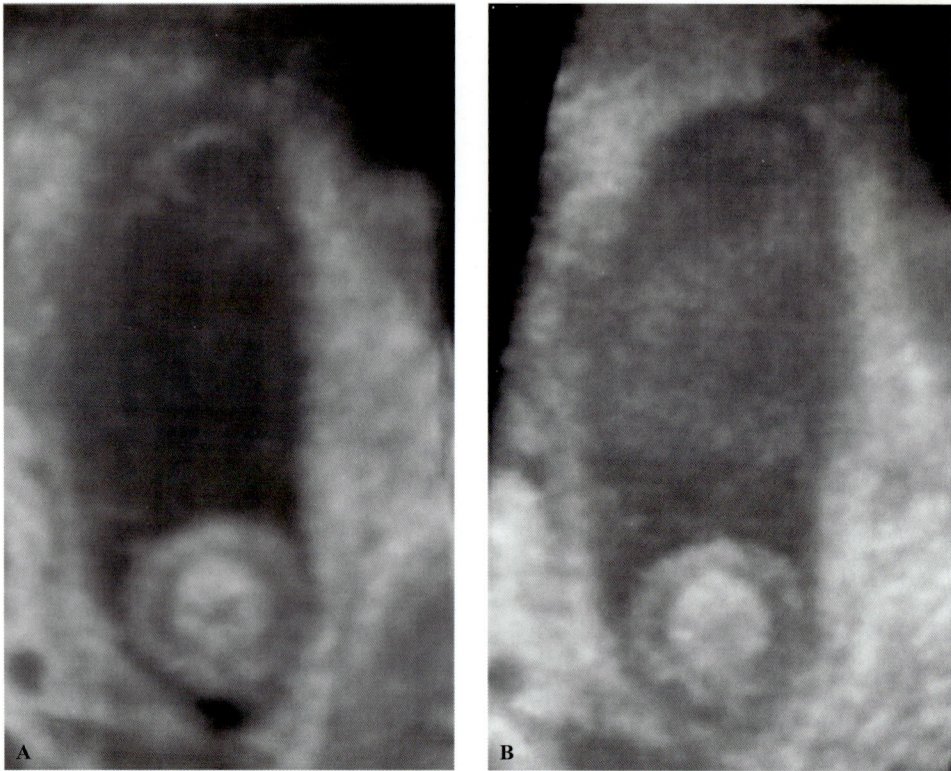

▲ 图 2-40 阈值伪像

A. 胆囊内结石切面，阈值设置较低，管腔呈黑色，管腔表面显示不清晰；B. 合理阈值设置下，胆囊腔表面显示更为清晰

颅脑
Brain

Marilyn J. Siegel　著

张号绒　胡慧勇　译

许云峰　校

第3章

高分辨率、实时超声已被证明是鉴别新生儿正常和病理性颅内解剖的一个非常有价值的工具[1-6]。它比其他影像技术（如 MRI 和 CT）更具优势，因为它可以快速检查，无须镇静，而且是便携式的，可以对不能转运至放射科检查的病情危重且不稳定的新生儿进行评估。目前已成为鉴别新生儿脑积水，脑室周围、脑室内和脑实质内出血，缺血性病变，先天畸形和颅内感染的首选检查方法[7]。

本章对颅脑超声检查技术、正常颅脑超声解剖，包括类似疾病的变异、诊断误区及颅内异常的超声表现进行了综述，对颅骨异常的超声表现如颅缝早闭和头皮软组织肿块也进行了描述。最后，对三维颅脑超声进行了综述。

一、超声检查技术

（一）探头

应选择最高分辨率和穿透深度的探头频率。评估早产儿颅脑常用 7.5MHz 扇形或凸阵探头。足月儿或较大囟门未闭的婴儿可选用 5MHz 探头，高频线阵探头（7.5～12MHz）有助于近场的浅表结构成像，如脑外间隙、大脑皮质和上矢状窦[8]。脉冲和彩色多普勒超声在评估血管解剖、脑血流和先天性血管畸形方面有价值。

（二）灰阶超声成像技术

1. 前囟标准切面

在出生后的头几个月内可以通过前囟作为透声窗进行颅脑超声检查。前囟闭合开始于生后 9 个月左右，通常在 15 个月左右完全闭合。早产儿和一些有颅内压升高、甲状腺功能减退、染色体异常（13-

三体综合征、18- 三体综合征和唐氏综合征）和骨骼疾病（低磷酸酯酶症、佝偻病、成骨不全症、锁骨颅骨发育不良）的患者囟门闭合的时间可能会延长。虽然前囟可以保持开放超过 1 岁，早期检查最为合适。随着年龄的增长，前囟变小，图像质量受限。

常规进行冠状切面和纵切面超声扫查。将探头横向放置于前囟，超声束由前向后倾斜，可获得冠状切面图像，将探头纵向放置于前囟，并将其由内侧向外侧倾斜，可获得矢状面声像图（图 3-1）。

经后囟和乳突囟获得横断面图像也是常见的扫查方式（图 3-2）[8-11]。后囟中线位于枕外隆突略向上方，生后 3 个月左右关闭。经后囟进行超声检查时，新生儿头转向一侧。经后角的中线纵向扫查获得纵切面声像图，经脉络丛后方的后角扫查获得冠状切面声像图。后囟检查可改善后角和侧脑室后角周围晕的显示。

乳突囟位于鳞状缝、人字缝和枕骨缝的交界处[10]，可开放至 2 岁。将探头置于耳郭后方和耳屏上方，可进行横切面扫查。探头向头侧倾斜可优化解剖切面的显示。乳突囟图像分为脑干和颅后窝两个层面。乳突囟扫查有助于评估脑干、颅后窝和脑血液循环。

2. 补充切面

冠状缝、鳞状缝、枕骨大孔和颞骨也可以作为透声窗。经冠状缝和鳞状缝扫查可用来评估大脑表面周围脑外积液。

经枕骨大孔扫查有助于评估上颈部椎管，特别是对有 Chiari 畸形和 Dandy–Walker 综合征的患者。当患者处于侧卧位时，扫查枕骨大孔，最好将颈部弯曲，探头置于枕突和隆突下方向头侧倾斜的中线处[12]。

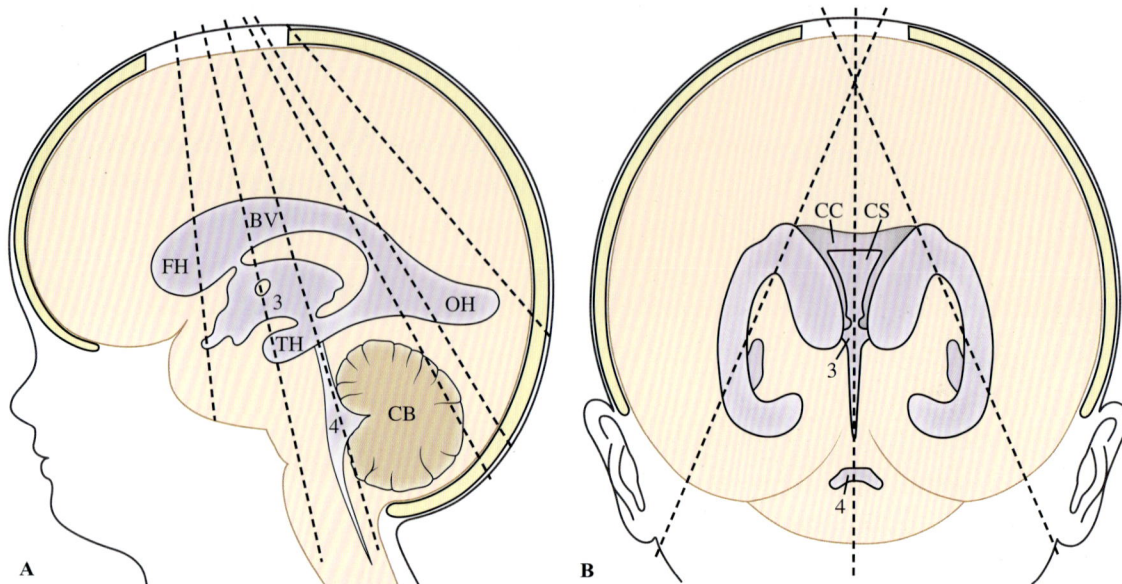

▲ 图 3-1 颅脑超声标准扫查切面示意图

A. 冠状切面；B. 纵切面。BV. 侧脑室体部；3. 第三脑室；4. 第四脑室；CB. 小脑；CC. 胼胝体；CS. 透明隔腔；FH. 前角；OH. 后角；TH. 下角（引自 Rumack CM, Johnson ML, eds. *Perinatal and infant brain imaging*. Chicago, IL: Year Book Medical Publishers, Inc., 1984:3–37.）

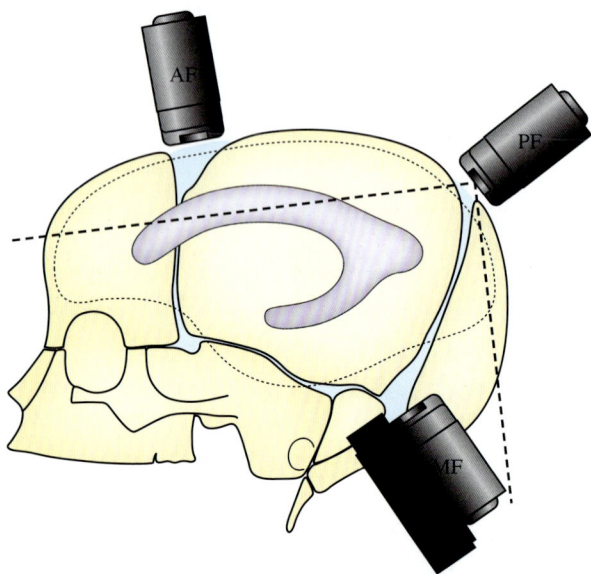

▲ 图 3-2 后囟和乳突囟超声扫查示意图

将探头分别放置于 3 个囟门上方行经颅超声扫查，可观察前囟（AF）、后囟（PF）和乳突囟（MF）的超声表现（引自 Siegel MJ, Farmakis SG. Neonatal intracranial problems. In: Saunders RC, Hall-Terracciano B, eds. *Clinical sonography: a practical guide*, 5th ed. Philadelphia, PA: Wolters Kluwer, 2016:626–656.）

通过颞骨鳞状部经颅扫查，采用 2～3MHz 的探头放置在平行于耳屏前上方约 1cm 处，可以获得颅脑横切面声像图。由于颞骨鳞状部相对较薄，经颞

部检查可用于新生儿、儿童和青少年，可显示 Willis 环的主要分支。

颅脑超声检查也可以用于外科手术创造的骨窗，如 Burr 钻孔或开颅手术的颅骨缺损处。

二、正常解剖

（一）冠状切面

脑室系统和脑脊液（cerebrospinal fluid，CSF）间隙可作为确定颅内解剖结构和选择扫查切面的参考。要求进行 6 个标准冠状位切面扫查：①室间孔前的前角；②室间孔；③经丘脑第三脑室后部；④四叠体池；⑤侧脑室三角区；⑥顶叶和枕叶皮质。

第一个冠状切面位于侧脑室前角（图 3-3）。侧脑室前角是中线旁充满液体的无回声结构，呈三角形或新月形。低回声胼胝体形成前角顶部；无回声透明隔腔形成内侧壁；高回声的尾状核头部形成侧壁。胼胝体旁沟将低回声的胼胝体与低回声的扣带回分开。紧靠尾状核的外下方为壳核和苍白球，相对于周围实质呈等或稍低回声。壳核和苍白球的外侧是大脑外侧裂，呈 Y 形。大脑外侧裂将额叶和颞叶分开。实时扫查时，可分别在大脑半球间裂和大脑外侧裂观察到大脑前动脉和大脑中动脉的搏动。

第二个冠状切面位于侧脑室的前角室间孔水平（图 3-4），此切面侧脑室的前角朝外侧上方。侧脑室与尾状核体部交界，等于或稍低于邻近的实质回声。

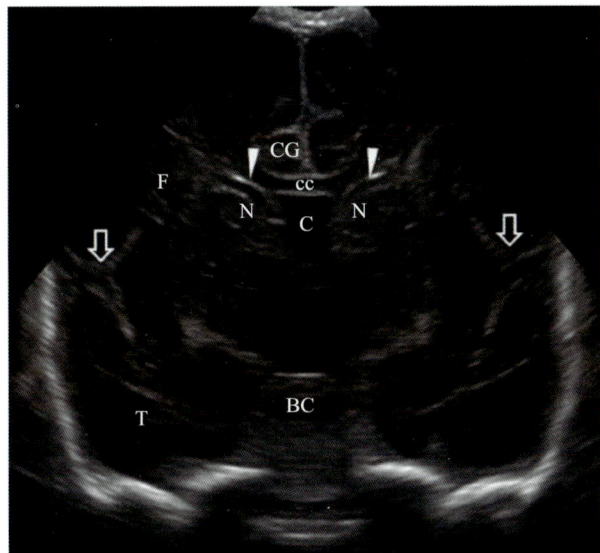

▲ **图 3-3　经前角冠状切面扫查**
侧脑室前角表现为新月形充满液体的腔隙（箭头），由透明隔腔（C）分开，尾状核（N）头部靠近侧脑室壁，低回声胼胝体（cc）形成透明隔腔和侧脑室顶部，扣带回（CG）与胼胝体平行，毗邻高回声胼胝体沟。同时可观察到额叶（F）与颞叶（T）之间的高回声外侧裂（空心箭），还可见基底池（BC）

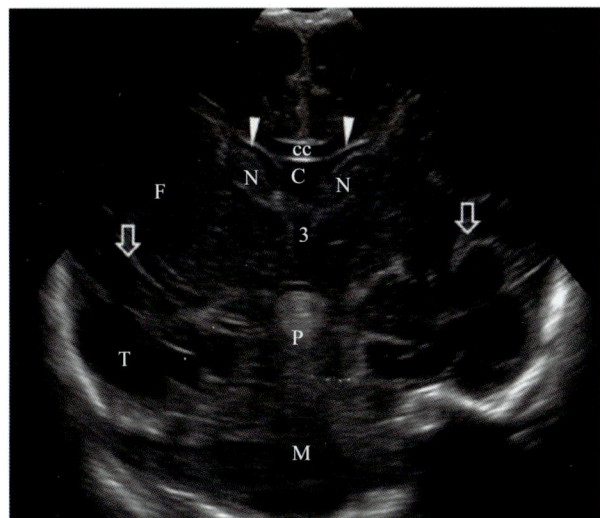

▲ **图 3-4　经室间孔冠状切面扫查**
侧脑室（箭头）为充满液体的腔隙，尾状核（N）体部位于侧脑室旁。正常情况下第三脑室（3）的横径太小，在冠状切面图像上常呈裂隙状或不显示。侧脑室间和第三脑室上方是三角形的透明隔腔（C）。胼胝体（cc）位于透明隔腔和侧脑室的上方。在额叶（F）与颞叶（T）之间可见大脑外侧裂（空心箭）。此外，可见延髓（M）及脑桥（P）

正常的第三脑室因其横径很小，通常在冠状切面图像上不显示。第三脑室扩张时侧脑室体部下方中线部位可见无回声结构。脑干（即脑桥和延髓）高回声在图像中可见，也可见大脑外侧裂。实时成像可看到大脑纵裂处大脑前动脉和大脑外侧裂处大脑中动脉的搏动。

第三个冠状切面位于第三脑室后方、正对室间孔后面（图 3-5）。此切面侧脑室体部位于透明隔腔的两侧，外侧与尾状核相邻，下方与丘脑相邻。丘脑被第三脑室分开。除非有扩张，否则第三脑室通常不显示。胼胝体构成侧脑室的顶部。在侧脑室底部和第三脑室顶部可见脉络丛高回声，形成三个高回声灶（即"三点征"）。低回声的大脑脚位于丘脑下方，通过高回声的小脑幕与低回声的小脑半球隔开。

第四个冠状切面图像位于四叠体池水平。四叠体池为星形高回声区，位于高回声的小脑幕上方（图 3-6）。四叠体池的高回声被认为是由于蛛网膜分隔多重界面反射，或池内大血管的搏动导致。侧脑室体部毗邻尾状核和丘脑，该切面可见下角。透明隔腔的后部延续，被称为 vergae 腔（第六脑室），可在这个切面显示。在颅后窝，小脑蚓部表现为高回声

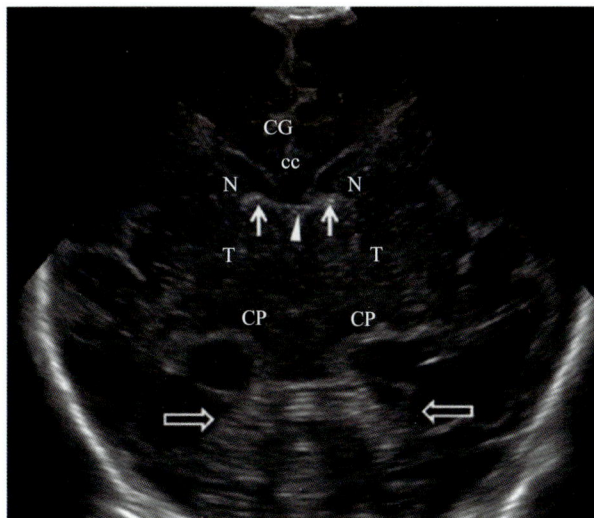

▲ **图 3-5　经第三脑室后方冠状切面扫查**
可见侧脑室体部、侧脑室外侧的尾状核（N）及侧脑室下方的丘脑（T）。中心的 3 个高回声区（即"三点征"）分别代表侧脑室底部（箭）和第三脑室顶部（箭头）的脉络丛。大脑脚（CP）和高回声小脑幕（空心箭）也在此切面显影，还可见胼胝体（cc）及扣带回（CG）

的中线结构，由回声相对较低的小脑半球包绕。蚓部的后下方为小脑延髓池。也可见大脑外侧裂的大脑中动脉和胼胝体旁沟的胼周动脉搏动。

第五个冠状切面为经侧脑室三角区（图 3-7）。

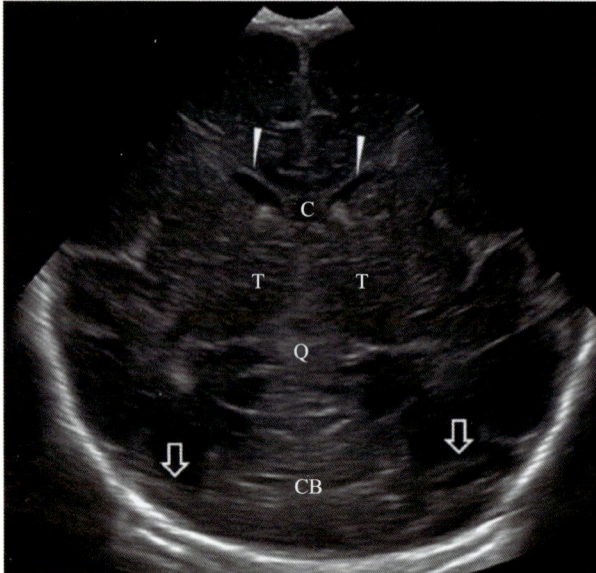

▲ 图 3-6　经四叠体池冠状切面扫查

四叠体池（Q）为星状高回声结构，位于丘脑下方（T）。侧脑室体部（箭头）、小脑（CB）和小脑幕（空心箭）也在这一切面显影，还可见透明隔腔（C）

侧脑室三角区被胼胝体压部向两侧分开。三角区内有高回声的脉络丛。平行于三角区两侧的为白质的线性高回声区，被称为室周晕（periventricular halo）或腮红（blush）。室周晕的回声应低于脉络丛回声。侧脑室下方、小脑上方是 V 形高回声的小脑幕。

最后一个冠状切面为从头侧经侧脑室三角区和小脑平面，显示枕叶和顶叶的大脑皮质和大脑半球间裂的后部（图 3-8）。脑回和脑沟的数量与胎龄成反比（见下文）。

（二）矢状切面（纵切面）

将探头放置在前囟上旋转 90°，并从中线向侧面扫查双侧大脑半球，可获得垂直于冠状切面的矢状切面（纵切面）声像图，包括 4 个扫查部位：①中线；②双侧的丘脑尾状核沟；③双侧侧脑室体部；④双侧大脑皮质。通常先扫查右侧大脑半球，然后扫查左侧大脑半球。

正中矢状切面上，透明隔腔是位于两侧侧脑室前角之间，呈逗号状充满液体的结构（图 3-9）。Vergae 腔位于侧脑室体部之间，是透明隔腔的后部延伸。这些中线结构的大小从裂隙状间隙到较大的囊性结构不等。透明隔腔和 Vergae 腔的头侧是薄的新月形低回声的胼胝体，上缘毗邻高回声胼胝体旁

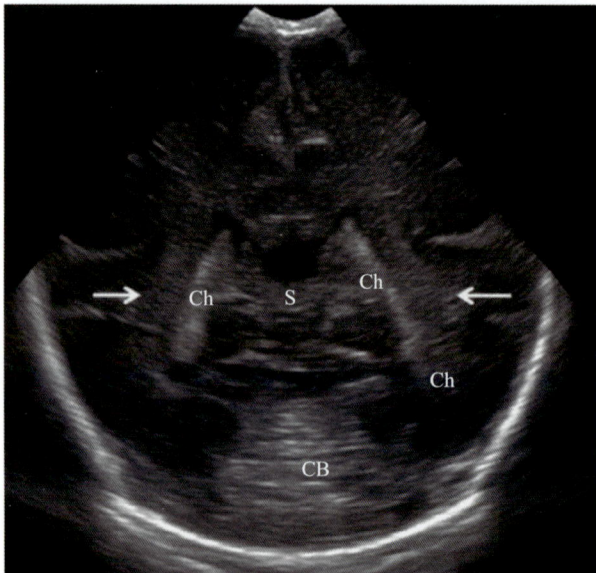

▲ 图 3-7　经侧脑室三角区冠状切面扫查

含有高回声脉络丛（Ch）的侧脑室向两侧分开，胼胝体的压部（S）显示为脑室之间的水平线状高回声，注意正常的脑室周围回声（箭）和高回声的小脑（CB）顶部

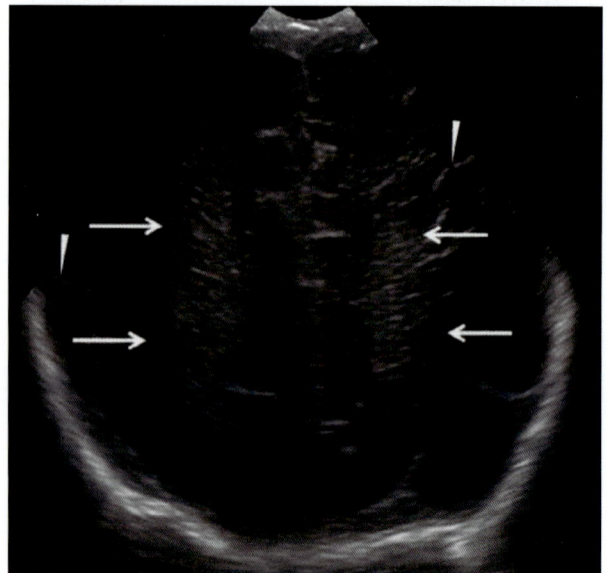

▲ 图 3-8　后角后冠状切面扫查

中线两侧的正常白质（箭）呈高回声，还可见从大脑外侧边缘向内延伸的脑沟（箭头）呈高回声

沟，其内包含胼周动脉。从头侧与胼胝体旁沟平行的为扣带回，表现为宽的弧形高回声带。较浅的脑回被短而薄的高回声脑沟分开。正常的脑回和脑沟不延伸至脑室。脑沟内是大脑前动脉的分支。实时超声检查可见血管搏动。

在正中矢状切面上，可见正常的第三、四脑室，其表现为无回声、充满液体的结构。第三脑室顶部可见高回声的脉络丛。高回声中间块（massa intermedia，MI）位于第三脑室内。高回声小脑蚓部位于三角形的第四脑室后方。中等回声的脑桥和延髓位于第四脑室前方。实时超声可见脑干前基底动脉的搏动。小脑蚓部下方是无回声的小脑延髓池。

探头稍向外侧倾斜，探头的前部与后部相比稍偏向内侧，经侧脑室前角和体部，获得第二个矢状切面的声像图（图 3-10）。该切面上，重要的解剖标志为丘脑尾状核沟，它是位于尾状核前方和丘脑后方交界处的细细的高回声带。该部位是早产儿出血最常见的部位。丘脑尾状核沟与位于第三脑室顶部的脉络丛相连，大脑皮质在侧脑室上方。尾状核和丘脑位于侧脑室体部下方，尾状核的回声略高于丘脑。

探头进一步侧向倾斜，前半部向内侧成角，后半部横向侧面倾斜，获得第三个矢状切面的声像图，可见侧脑室前角、体部和三角区（图 3-11）。

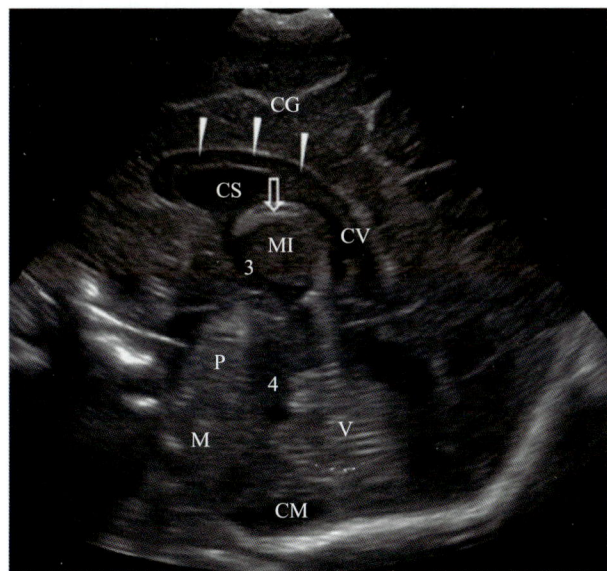

▲ **图 3-10** **经尾状核头部旁矢状切面（纵切面）扫查**
尾状核头部（N）在前，丘脑（T）在后，位于侧脑室体部（箭头）下方。这些结构之间是丘脑尾状核沟，其中包含脉络丛的前部（箭）。该切面扫查还可见小脑半球（CB）

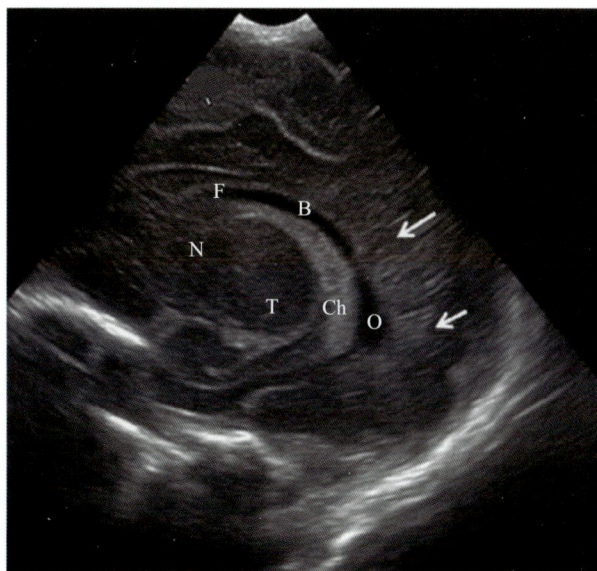

▲ **图 3-9** **标准正中矢状切面（纵切面）扫查**
透明隔腔（CS）和 Vergae 腔（CV）为逗号状充满液体的结构，其上方为低回声的胼胝体（箭头），向头侧毗邻胼胝体为扣带回（CG）。胼胝体和扣带回之间的高回声线为胼胝体旁沟。第三脑室（3）位于透明隔腔下方，中间块（MI）和脉络丛（空心箭）构成其顶部。高回声的小脑蚓部（V）位于第四脑室（4）后方。脑桥（P）和延髓（M）位于第四脑室前方，呈中等回声结构。小脑蚓部下方为充满液体的小脑延髓池（CM）

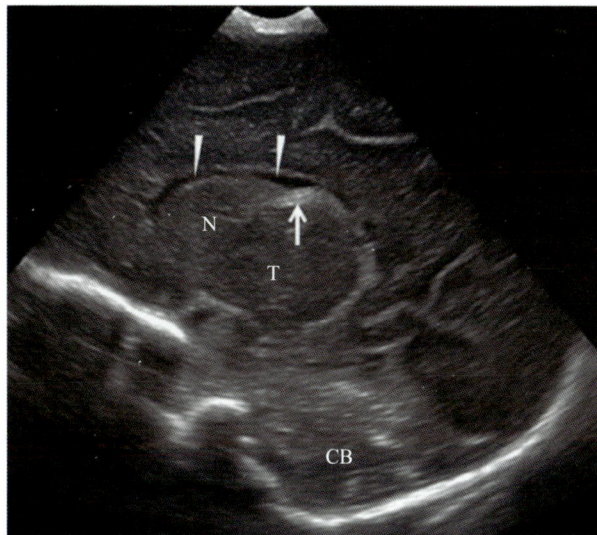

▲ **图 3-11** **经侧脑室体部旁矢状切面（纵切面）扫查**
可见侧脑室前角（F）、体部（B）和后角（O）。侧脑室三角区内可见高回声的脉络丛（Ch）。侧脑室下方为尾状核（N）和丘脑（T）。侧脑室三角区后方为正常的脑室周围晕（箭），表现为高回声，但回声比邻近的脉络丛回声低

在侧脑室三角区可见高回声脉络丛，脉络丛呈逗号状，从第三脑室的顶部经室间孔延伸到侧脑室三角区。脉络丛在三角区内最为明显，分别走行于第三脑室和下角时逐渐变细。脑室内脑脊液的量是可变的，范围从脉络丛周围少量的无回声到脑室内呈较大的新月体或C形积液。侧脑室被大脑半球（即额叶、顶叶、枕叶和颞叶）包围。侧脑室下方是尾状核和丘脑。侧脑室三角区后方是正常的高回声晕或腮红征。

第四个矢状切面（最外侧的矢状切面）的声像图上，可见大脑周围实质、脑室周围高回声或腮红征、大脑外侧裂，以及随孕龄增加而增多的脑回（图3-12）。此切面无主要的血管或脑室结构。

（三）其他切面

1. 经后囟扫查

经后囟声像图可显示侧脑室三角区。脉络丛位于三角区前部，并延伸至侧脑室体部和下角，三角区后部呈无回声（图3-13）。后囟横切面扫查有助于发现后角后部的分层出血[10]。

2. 经乳突囟扫查

经乳突囟横切面扫查可显示脑干和颅后窝（图

3-14）。脑干水平的前横切面声像图上，可见第三脑室、中脑导水管、大脑脚、小脑半球前部分和小脑蚓部。第三脑室呈裂隙状无回声，位于丘脑之间。第三脑室内可见高回声的中间块。大脑脚是成对的低回声结构。小脑半球相对于大脑脚为高回声[11]。

更多的后部图像显示第四脑室、小脑幕、小脑

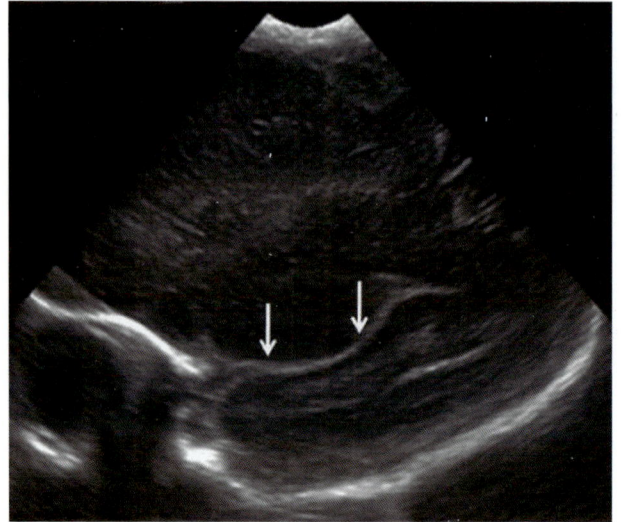

▲ 图 3-12 侧脑室旁矢状切面（纵切面）扫查
可见中等回声的脑实质和大脑外侧裂（箭）

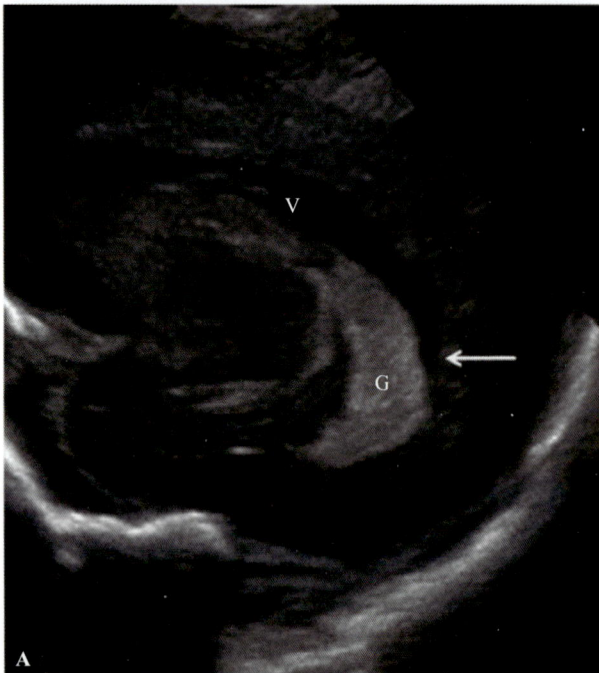

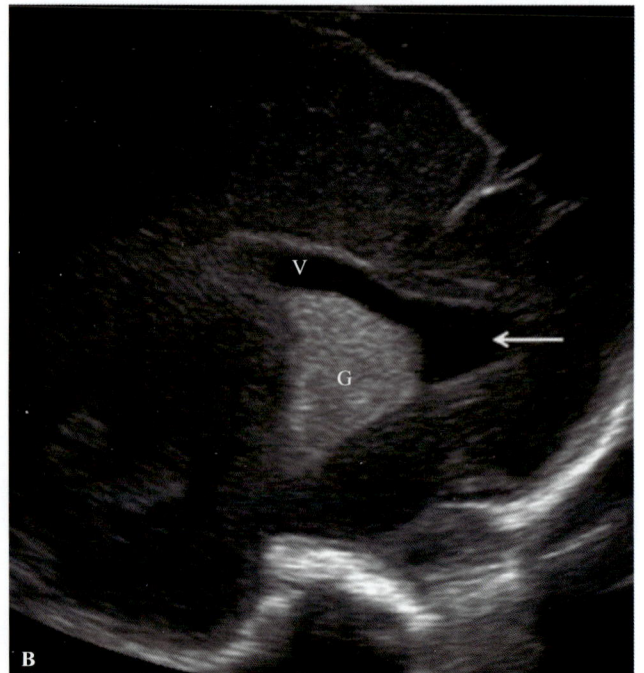

▲ 图 3-13 经前囟及经后囟扫查
A. 经前囟标准矢状切面声像图显示右侧侧脑室体部（V）、后角（箭）和脉络膜血管球（G）；B. 经后囟扫查可见右侧侧脑室（V）、后角（箭）和脉络膜血管球（G）。需要注意的是，经后囟扫查对后角的脑脊液的显示比经前囟扫查更为清晰

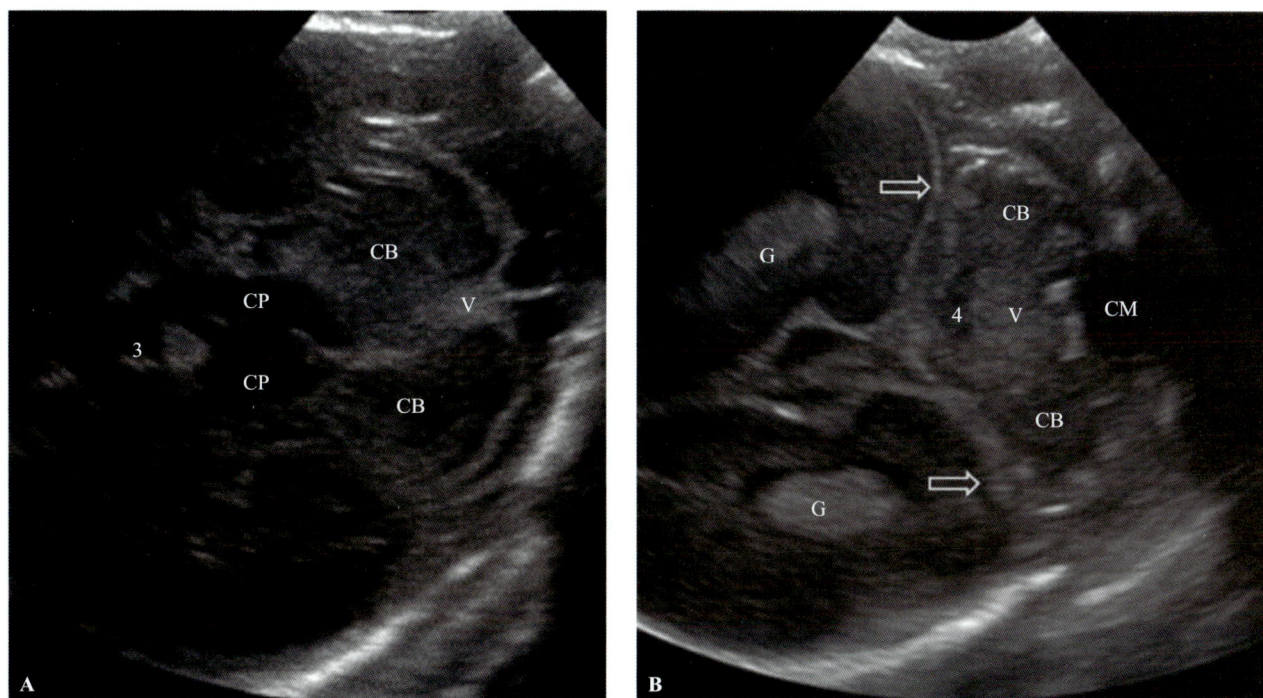

▲ 图 3-14　经乳突囟扫查

A. 经脑干和颅后窝前角扫查，可见第三脑室（3）、大脑脚（CP）、小脑半球（CB）和蚓部（V）；B. 经颅后窝后角扫查，可见小脑幕（空心箭）、第四脑室（4）、蚓部（V）、小脑半球（CB）和小脑延髓池（CM），还可见三角区血管球（G）

半球和蚓部以及小脑延髓池。第四脑室显示为小脑半球之间的无回声腔隙。小脑蚓部和小脑半球位于小脑幕正下方、第四脑室的后部和外侧呈高回声。小脑蚓部比小脑半球回声更强。小脑延髓池是小脑蚓部和小脑半球下方的低回声三角形结构。小脑溪为非常细的无回声中线裂，位于小脑半球的下表面之间（见变异和扫查伪像）。

3. 经颞部扫查

经颞部成像用来评估 Willis 环内的血管。其他可以检查的血管是颈内动脉远端、基底动脉、椎动脉以及主要静脉窦。经颞部成像解剖在多普勒超声部分中详细讨论（见下文）。

4. 经枕骨大孔扫查

枕骨大孔视图提供颅后窝的图像。此声窗可显示延髓、下蚓部、第四脑室、小脑延髓池和脊髓延髓连接处（图 3-15）[12]。

三、变异与伪像

（一）大脑皮质

1. 未成熟脑沟

极早产儿（孕周 < 24 周）大脑皮质光滑，无特

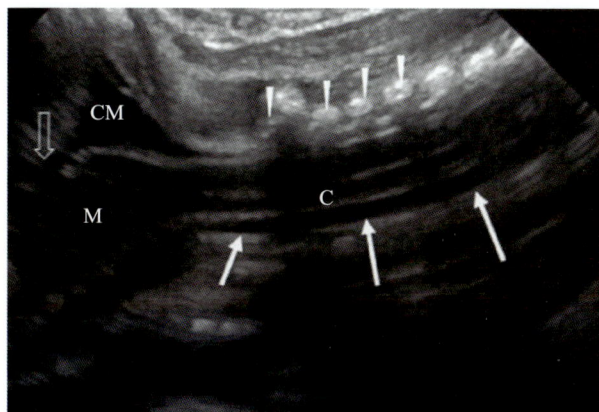

▲ 图 3-15　经枕骨大孔扫查（正常解剖）

正中矢状切面（纵切面）声像图可见上颈椎后突（箭头）、与延髓（M）延续的颈髓（箭）、小脑延髓池（CM）和小脑溪（空心箭）。中央管（C）为脊髓内的一个特殊通道

征性表现。到 28 周时，脑沟开始发育，在大脑表面出现浅沟。在妊娠的第 8～9 个月，脑沟折叠并发育侧支，形成第二和第三脑沟[13, 14]。因此，随着新生儿逐渐足月，超声所见的脑沟数量逐渐增加。脑沟形态变得更加弯曲（图 3-16）。

大脑外侧裂是最早发育的脑沟。在妊娠早期，它是宽的，相对呈矩形（图 3-17），近妊娠晚期变成

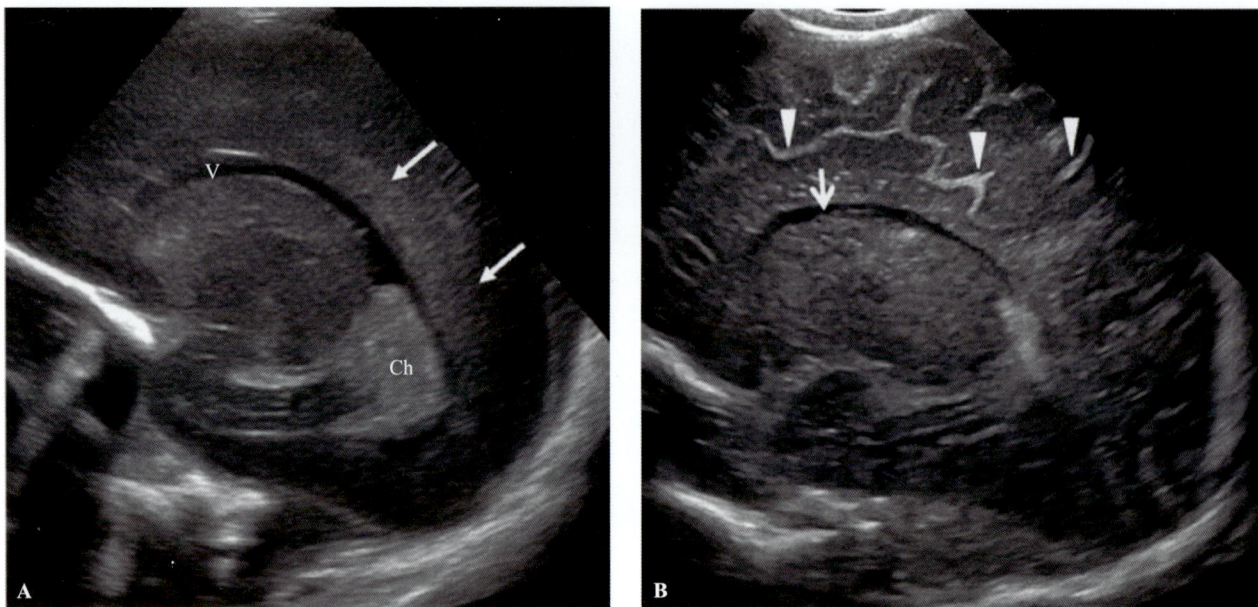

▲ 图 3-16　早产儿与足月儿

A. 发育未成熟的大脑，脑回和脑沟发育不良，导致"光滑"的大脑，为早产儿的正常表现。可显示侧脑室（V）、脉络丛（Ch）和正常的室周高回声（箭）。B. 发育成熟的大脑，足月儿脑回和脑沟（箭头）比早产儿多，侧脑室的前部（箭）呈裂隙状，为正常变异

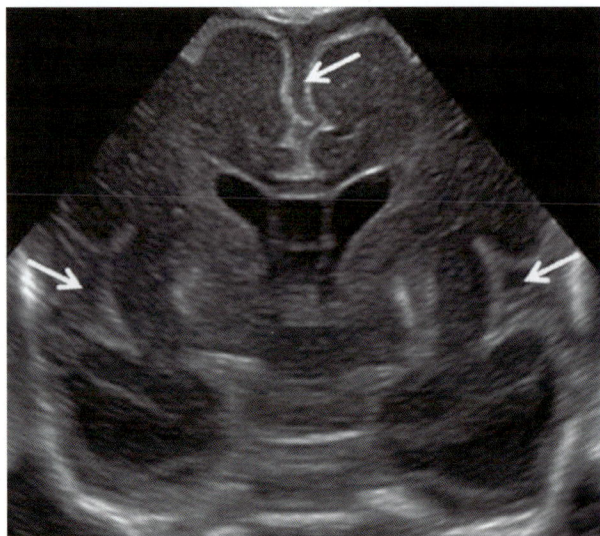

▲ 图 3-17　早产儿正常裂隙

冠状切面扫查显示宽且呈矩形的大脑外侧裂（箭）和宽的大脑半球间裂

一狭窄的 Y 形高回声结构。大脑外侧裂内含有大脑中动脉的分支。

2. 脑实质假性病变

脑沟或脑回的边缘在长轴上可表现为相对邻近脑实质呈高回声，类似于局灶性肿块。当正常的脑沟刚好绕脑回切线方向成像时，这种假性病变最常见于冠状切面（图 3-18）。将探头垂直旋转可以确定脑实质是否正常。假性病变与真性肿块的鉴别特征在于邻近正常脑沟和脑回，无占位效应。

（二）脑室

1. 侧脑室不对称

据报道，约有 2/3 的正常新生儿双侧脑室不对称[15]。通常左侧侧脑室大于右侧，后角大于前角（图 3-19）[15]。正常侧脑室大小的参考标准已发表，但在诊断脑积水时很少需要这些标准[16, 17]。

2. 裂隙状侧脑室

侧脑室大小随胎龄的增加而逐渐减小。早产儿的侧脑室比足月儿大一些。约 80% 的足月儿和 30% 的早产儿中，侧脑室尤其是前角在出生时呈闭合状态或裂隙样（直径 < 2～3mm）（图 3-20）[18, 19]。出生几天后逐渐重新开放。开放的中位时间为出生后 1.5～3 天，平均 2.5 天[19]。闭合的或裂隙样的侧脑室作为一个单独的超声表现出现时不能提示脑水肿。但脑水肿患者侧脑室也可闭合或呈裂隙样，当合并其他的超声表现如脑实质回声增强，脑沟回分界不清，血管搏动减少等时可提示脑水肿的诊断[20]。

侧脑室大小也随体位改变而改变。当婴儿侧卧位检查时，下侧侧脑室可能比上侧侧脑室小[21]。

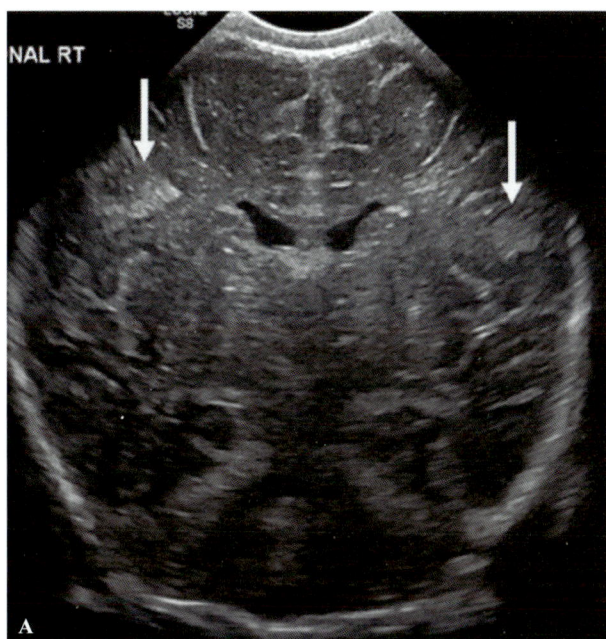 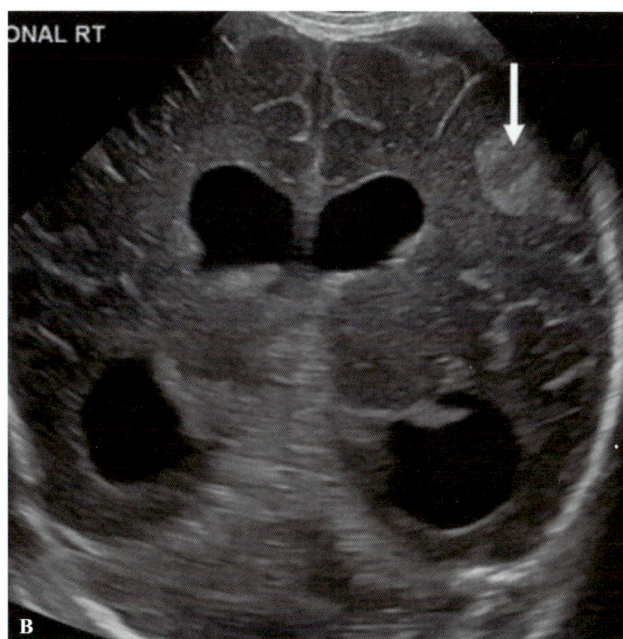

▲ 图 3-18 皮质假性病变（来自不同患者的声像图）

A 和 B. 前冠状切面声像图显示大脑半球前角外侧片状高回声区（箭），当正常脑沟在脑回周围切线方向成像时，会产生皮质假性病变这种伪像

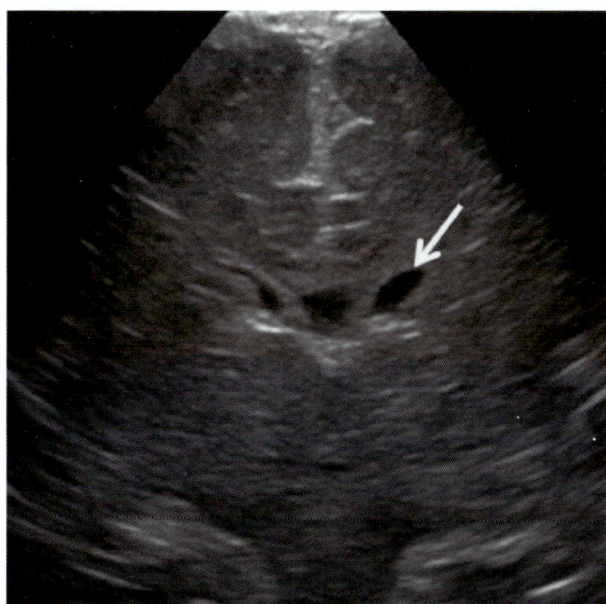 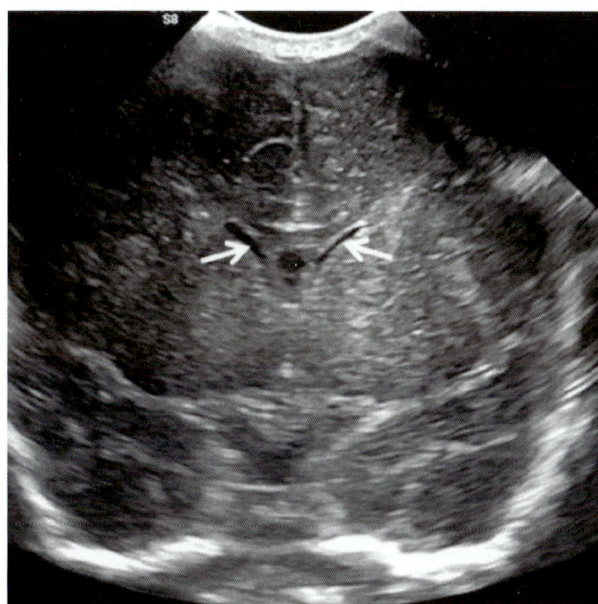

▲ 图 3-19 侧脑室大小不对称

左侧侧脑室（箭）大于右侧，为正常变异

▲ 图 3-20 正常的裂隙状侧脑室（足月儿）

冠状切面声像图显示双侧侧脑室（箭）部分闭合（呈裂隙状）。足月儿的侧脑室常比早产儿小

3. Connatal 囊肿

侧脑室缩窄，也称 Connatal 囊肿或前角囊肿，是指侧脑室内侧壁局部贴近外侧壁[14, 15, 22]，当接近或完全贴近时，局部呈圆形近似囊肿（图 3-21）。缩窄不应被误认为是病理性生发基质囊肿。后者发生在

侧脑室下方近室间孔后方的室管膜下区，而 Connatal 囊肿则发生在室间孔前的侧脑室前角外侧。

4. 透明隔腔及 Vergae 腔

充满液体的透明隔腔和 Vergae 腔是根据它们的位置来鉴别的[14]。透明隔腔位于侧脑室前角之间，

室间孔前面。Vergae 腔位于侧脑室体部和室间孔后方（图 3-22）。在妊娠 6 个月 Vergae 腔开始闭合，妊娠结束前透明隔腔也开始闭合。因此，不存在没有透明隔腔只有 Vergae 腔的情况。几乎所有足月儿出生时 Vergae 腔已闭合，而透明隔腔还是开放的，

在出生后 2～6 个月关闭。

透明隔腔和 Vergae 腔超声表现为侧脑室之间充满液体的腔隙（图 3-9）。它们相互交通，但不与脑室或蛛网膜下腔交通。宽度通常在 2～10mm。透明隔腔内可见代表中隔静脉的线状高回声。

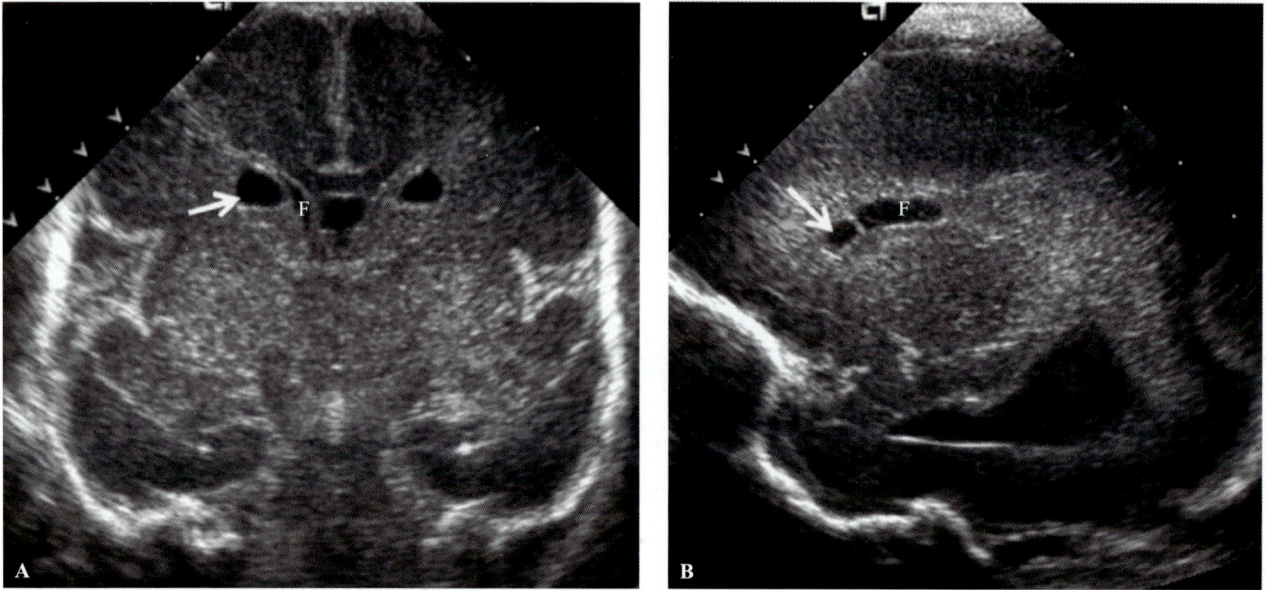

▲ 图 3-21 侧脑室缩窄

A. 冠状切面声像图；B. 右侧旁矢状切面（纵切面）声像图。右侧侧脑室前角（F）外侧壁局部形成囊肿样表现（箭），不应被误认为是发生在侧脑室下方丘脑尾状核沟的病理性生发基质囊肿

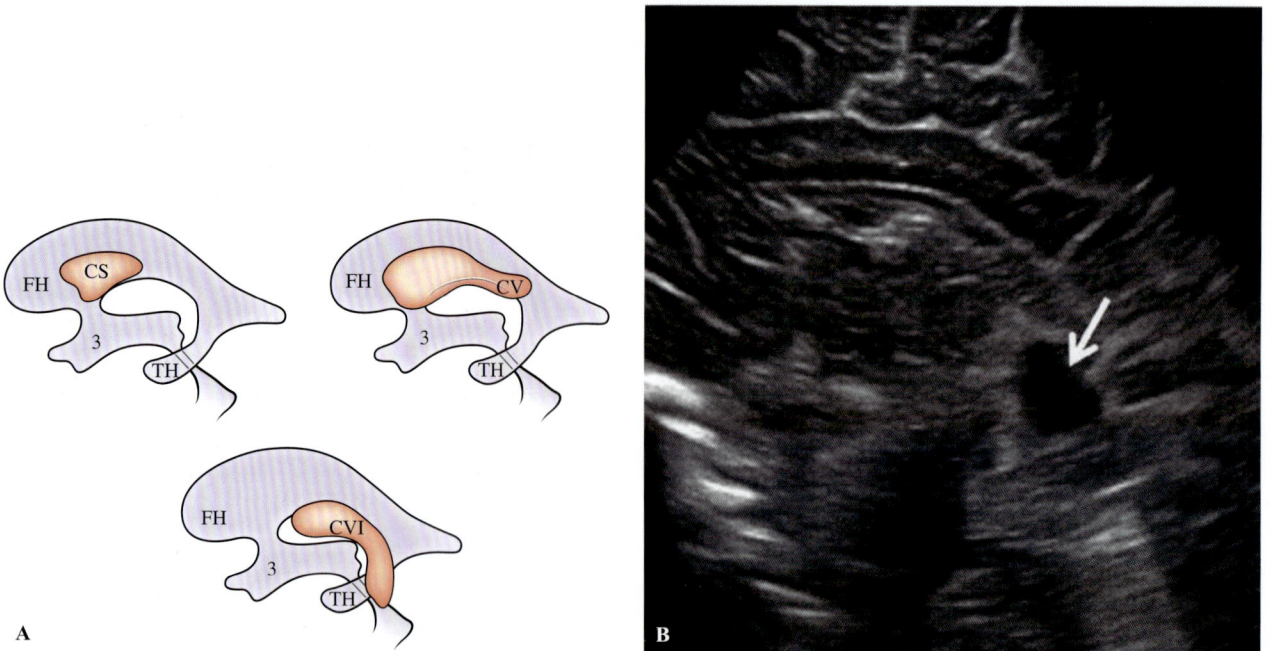

▲ 图 3-22 中间帆腔

A. 示意图显示中线部位的腔隙。在矢状切面上，除透明隔腔（CS）、Vergae 腔（CV）和中间帆腔（CVI）外，还可见第三脑室（3）、前角（FH）和下角（TH）；B. 正中矢状位切面（纵切面）声像图显示中间帆腔（箭）在松果体区表现为囊肿

中间帆腔是一个潜在的腔隙，偶尔可以在超声上显示。位于第三脑室顶部和侧脑室下表面之间（图 3-22）。中间帆腔呈逗号状，顶端位于前面（室间孔的水平），基底部位于后面（松果体上隐窝）。Vergae 腔和中间帆腔需与 Galen 静脉畸形鉴别，Galen 静脉畸形也发生在该区域。后者多普勒超声检查见血流信号，而 Vergae 腔和中间帆腔无血流信号。

5. 生发基质

生发基质是皮层神经元沿放射状胶质细胞向皮层表面迁移前的起始部位。它在胚胎早期沿着整个脑室延伸，在妊娠 23~24 周时达到最大，在妊娠中期末逐渐退化，到妊娠 28~32 周时，仅剩少量残留在丘脑尾状核沟，妊娠 36 周时完全退化。尽管超声不能直接显示生发基质，但它是早产儿出血的部位（见颅内出血），因此具有临床意义。

6. 脉络丛

脉络丛负责产生脑脊液。脉络丛的最大部分为血管球，位于侧脑室三角区。血管球从三角区进入下角后逐渐变细。当它沿着侧脑室底部进入室间孔时，也会在前面逐渐变细，并在室间孔连接对面的脉络丛，继续沿着第三脑室顶部到达松果体上隐窝（图 3-11 和图 3-13A）。血管球呈球茎状，边缘不规则，但侧脑室体部及下角处较薄，边界光滑。值得注意的是，脉络丛从来不延伸到前角或后角（如前角或后角内出现脉络丛样回声则表明有出血）。脉络丛也存在于第四脑室的顶部，尽管在超声上并不常见。

脉络丛血管球的中间裂是一种常见的变异，称为脉络膜分裂征，类似脉络丛出血或脑室内出血（intraventricular hemorrhage，IVH；图 3-23）。脉络丛是一个高度血管化的结构。因此，彩色多普勒成像有助于鉴别脉络膜分裂和无血管性出血[15]。

脉络丛血管球内常见小囊肿（图 3-24），直径通常＜1cm，单侧，无回声，临床意义不大。当直径＞1cm、多发或双侧出现时，则需注意，可能与染色体疾病（18 和 21- 三体综合征）以及 Aicardi 综合征（婴儿期痉挛、视神经发育不全、脉络膜视网膜病变和胼胝体发育不良）有关[14, 23]。

7. 侧脑室三角区周围白质高回声

由于扫查的各向异性效应，侧脑室三角区旁脑

实质高回声，也被称为晕或腮红征，为正常表现[15]。经前囟视图中，超声束几乎垂直于侧脑室旁的神经纤维和血管，形成多重界面，呈现出均匀毛刷状的室周高回声区，边界不清（图 3-11A），回声低于脉络丛。经后囟视图中，超声束平行于神经纤维和血管，室周高回声消失或不明显。早产儿室周高回声较足月儿更为明显。

室周高回声晕须与脑出血和脑白质软化鉴别。

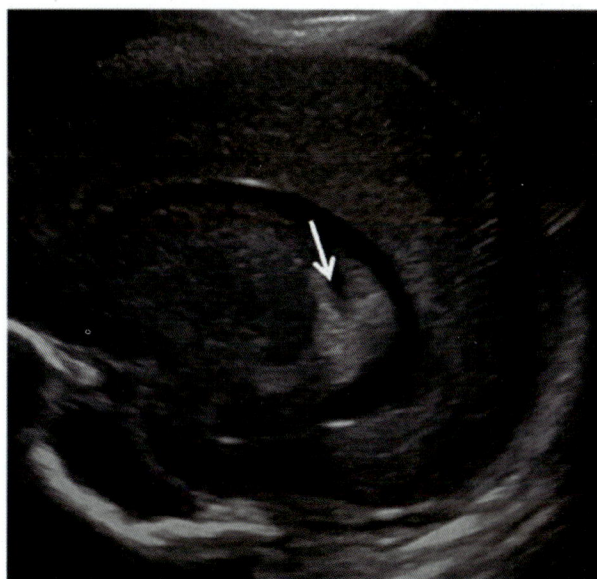

▲ 图 3-23　脉络膜分裂征

右侧旁矢状切面（纵切面）声像图显示脉络丛血管球中央裂口，即脉络膜分裂征（箭）

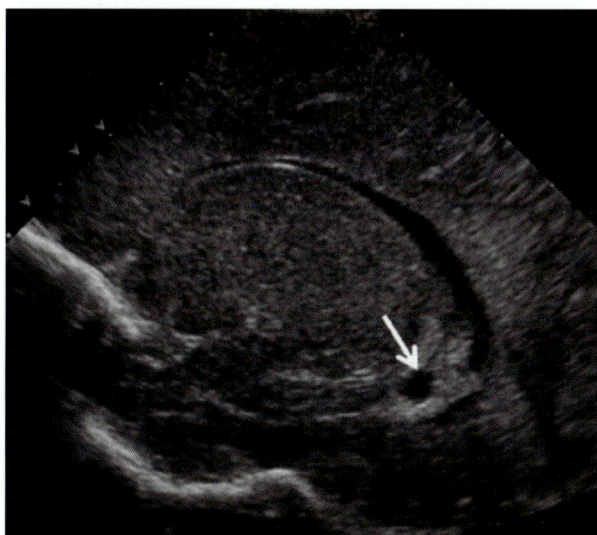

▲ 图 3-24　脉络丛囊肿

右侧旁矢状切面（纵切面）声像图显示侧脑室三角区脉络丛中有一小的、无临床意义的囊肿（箭）

如果脑室周围回声不对称、不均匀，高于正常脉络丛回声，或出现在侧脑室角以外的区域，则应怀疑后两种情况存在（图 3-25）。此外，脑出血和脑室周围白质软化（periventricular leukomalacia，PVL）引起的高回声经后囟检查时持续存在。

8. 禽距假性病变

禽距为正常的解剖表现，与侧脑室后角内侧壁白质突出有关。经后囟观时，投射在后角上方，类似脑室内出血。当稍偏离后角中心成像时，相邻的大脑与脑室平均就会产生这种伪像（图 3-26）。稍横

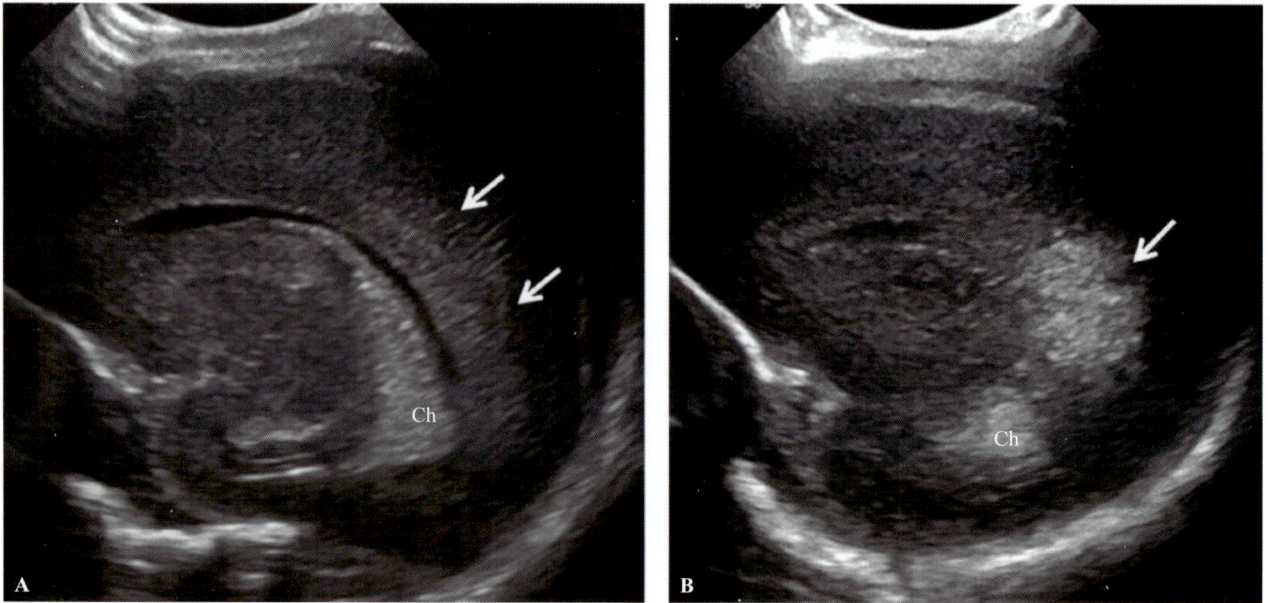

▲ 图 3-25 室周晕与室周出血（来自不同患者的声像图）

A. 正常晕，正常室周晕（箭）回声低于脉络丛（Ch），有羽毛状均匀外观；B. 室周出血 4 级，出血的回声（箭）等于脉络丛回声（Ch）

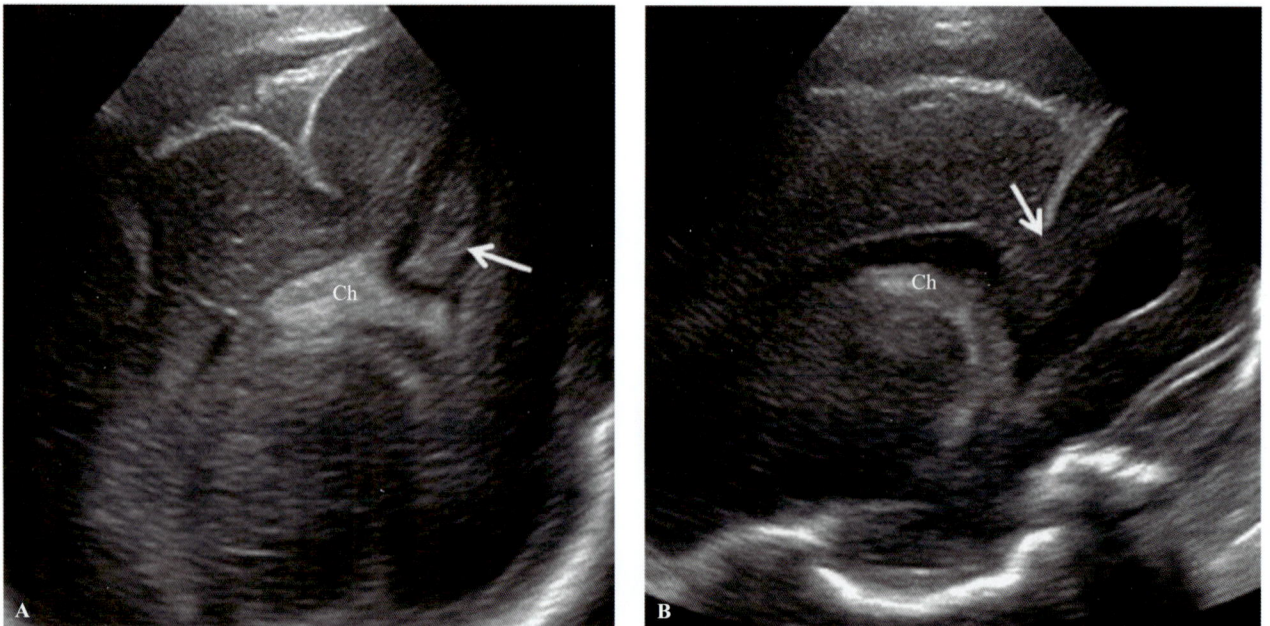

▲ 图 3-26 禽距模拟脑室内出血

A. 经后囟扫查可见后角上方的禽距（箭），类似于脑室内血凝块和正常脉络膜血管球回声；B. 另一角度略有不同的切面扫查可见禽距（箭）与邻近的大脑皮质连续。Ch. 脉络丛

向倾斜探头可消除这种组织平均化。

9. 颅后窝小脑溪

在经乳突的轴状位扫查时，在第四脑室和小脑延髓池之间见一个狭窄的交通，被称为小脑溪（图3-27）。认识到这种解剖结构很重要，这样就不会将其误认为是与 Dandy–Walker 畸形相关的第四脑室扩张。正常大小的小脑蚓部可以鉴别颅后窝小脑溪和 Dandy–Walker 畸形，Dandy–Walker 畸形小脑蚓部很小或缺如。

（三）小脑延髓池

小脑延髓池是一个以蛛网膜内衬的无回声结构，位于小脑蚓部下方，与第四脑室相通（见图3-9 和图 3-15）。在正中矢状切面上，小脑延髓池的深度（从枕骨大孔后唇到下蚓部尾缘）为 3～8mm，平均（4.5±1.29）mm[24]。直径＞ 8mm 的小脑延髓池为大小脑延髓池。大小脑延髓池与蛛网膜囊肿的区别在于其无占位效应，而与 Dandy–Walker 畸形的区别在于存在正常小脑蚓部。有占位效应、小脑蚓部偏小或缺如应分别提示蛛网膜囊肿或 Dandy–Walker 畸形。

（四）脑外积液

健康新生儿经室间孔的冠状切面测量已有报道，测量部位包括：①蛛网膜下腔间隙，为双侧半球间最宽的水平距离；②窦皮质间隙，为上矢状窦外侧壁与邻近大脑皮质表面之间的最短距离；③脑皮质间隙，为颅骨与脑皮质表面之间的最短垂直距离。基于其第 95 百分位数，窦皮质间隙的正常上限为 3mm，脑皮质间隙的正常上限为 4mm，蛛网膜下腔间隙的正常上限为 6mm[25, 26]。

（五）基底神经节

1. 豆状核纹状体高回声

豆状核纹状体高回声是健康早产儿（妊娠＜ 32 孕周）的常见表现[14, 27, 28]。超声表现为丘脑弥漫性回声增强或丘脑内分支病灶。90% 以上的早产儿呈弥漫性均匀分布的高回声，高达 20% 的早产儿有分支病灶[27, 28]。这两种形式均短暂存在，随胎龄的增加而减少，足月后不再出现。鉴别诊断包括缺血性脑损伤和颅内感染。明确诊断需要结合临床病史或实验室检查结果（图3-28）。

2. 丘脑假性病变

丘脑假性病变由扫查的各向异性效应引起。丘脑有多个平行的纤维，经后囟视图上，超声束垂直于这些纤维，偶尔在丘脑内形成圆形高回声灶，被称为丘脑假性病变[15]（图 3-29）。这一伪像类似于丘

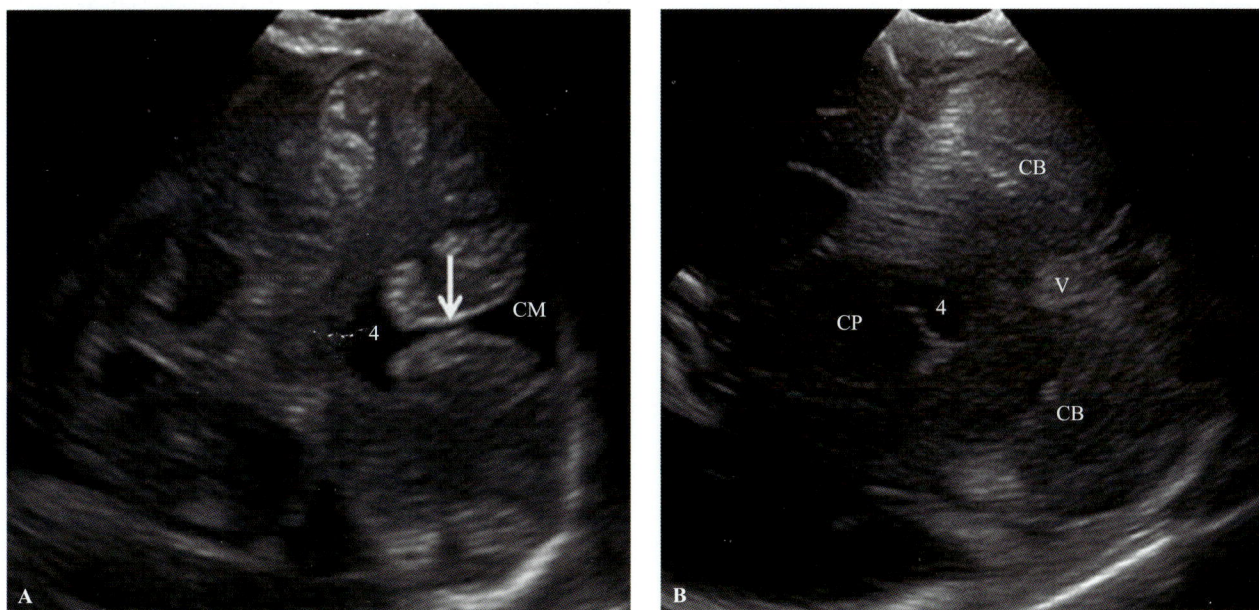

▲ 图 3–27　小脑溪

A. 经乳突囟扫查可见小脑溪（箭）位于第四脑室（4）与小脑延髓池（CM）之间；B. 偏向头侧成角的斜切面扫查可见大脑脚（CP）、第四脑室（4），以及正常的小脑蚓部（V）和小脑半球（CB），这些解剖结构有助于鉴别小脑溪与 Dandy–Walker 畸形

脑出血或梗死，经前囟扫查时假性病变消失，而病理性病灶持续存在。

四、彩色多普勒及频谱多普勒成像

脉冲或频谱多普勒成像可以识别血流方向、流速和血管阻力，是评价颅内血流动力学的基础。彩色多普勒成像识别相对于探头的血流方向（顺行或

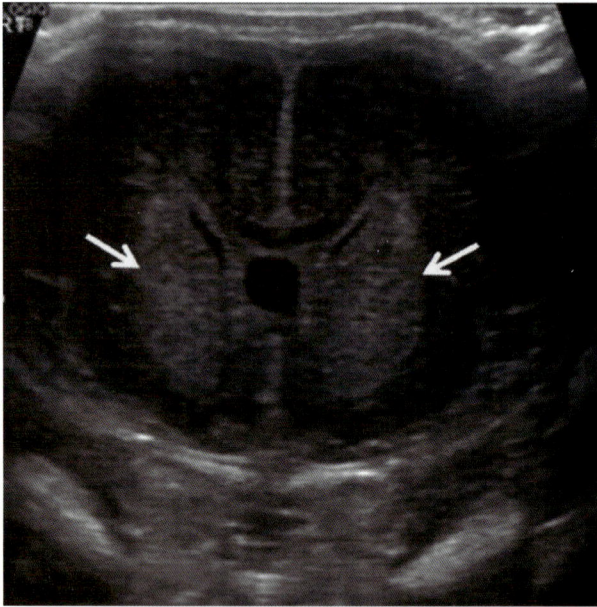

▲ 图 3-28　28 周早产儿颅脑声像图
正常豆状核纹状体呈高回声，丘脑（箭）呈弥漫性高回声，为暂时性表现

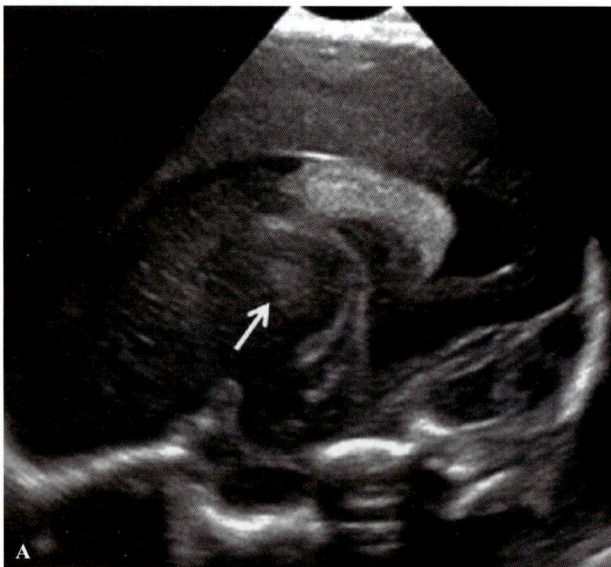

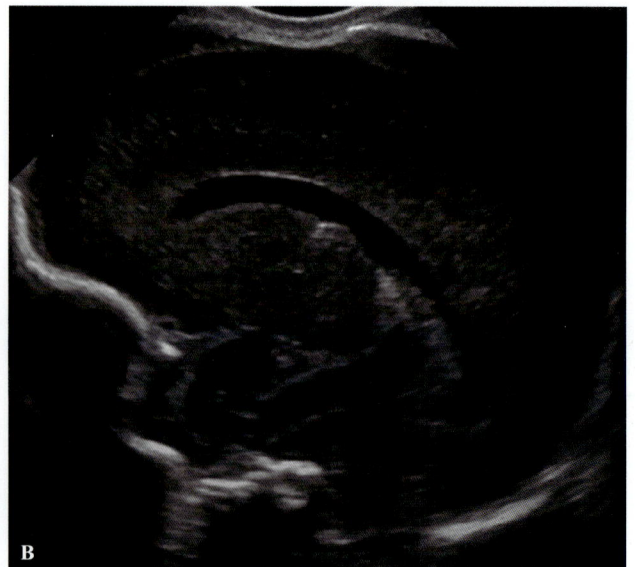

逆行）以及多普勒信号的来源（动脉或静脉）。

能量多普勒超声（振幅模式或彩色多普勒能量）改善了对低流速和低振幅血流信号的检测。当检测血流信号比血流方向信息更重要时，能量彩色多普勒超声特别有用。

（一）前囟成像

多普勒成像可经前囟或颞骨检查，选择的依据是检查者对哪些血管感兴趣[3]。经前囟矢状切面扫查易于显示颅内动脉（大脑前、中动脉）、胼胝体周围动脉和颈内动脉、中央静脉和浅静脉（图 3-30）。经前囟成像可采用 5～7.5MHz 的扇形探头。斜向冠状切面或矢状切面扫查可显示丘脑豆纹动脉（图 3-30B）。高分辨率超声扫查可显示浅表动静脉和硬膜窦以及室管膜下区的终末静脉（图 3-31）。

1. 动脉血流模式

采用频谱多普勒成像评估血流速度和阻力指数 [resistive index，RI；RI= 收缩期峰值速度（peak systolic velocity，PSV）减去舒张末期最低速度（end diastolic velocity，EDV）除以 PSV（即 PSV-EDV/PSV）]，对脑血流进行定量评估。大脑大动脉（大脑前、中、后动脉，颈内动脉和基底动脉）的血流速度随胎龄和出生体重的增加而增加。极早产儿（＜1500g）的 PSV 为 26.3～37.0cm/s，EDV 为 6.5～8.3cm/s。足月儿 PSV 为 48.8～57.5cm/s，EDV

▲ 图 3-29　丘脑假性病变
A. 经后囟扫查可见丘脑后部回声增强区（箭）；B. 经前囟扫查可见丘脑正常

为 13.0～15.9cm/s[29]。颈内动脉流速明显高于大脑中动脉流速，其余动脉低于大脑中动脉[29]。收缩和舒张期均可见血流（图 3-32）。

早产儿和足月儿的 RI 相似，且不随胎龄或出生体重的增加而变化[29]。足月和早产儿较粗的脑动脉 RI 正常值为 0.71～0.80[29-31]。较细的动脉（如纹状体动脉）的 RI 可能较低[31]。

动脉导管未闭的血流动力学特征以及与脑血管阻力增加相关的情况是 RI 升高的原因。动脉导管未闭时，血液从主动脉左向右分流进入肺循环，降低了颅内动脉的舒张期振幅并使 RI 升高。增加颅内阻力的情况如脑出血、脑水肿、硬膜下积液、脑室周

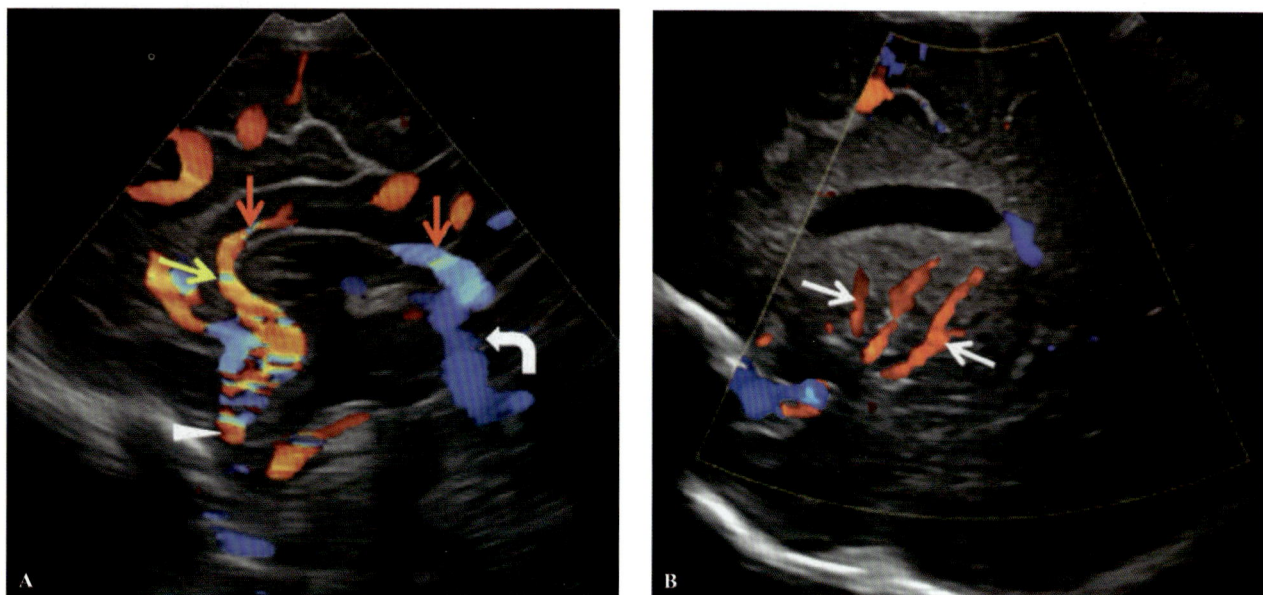

▲ 图 3-30　正常大脑动静脉彩色多普勒成像

A. 正中矢状切面（纵切面）扫查可见颈内动脉（箭头）、大脑前动脉（黄箭）、胼胝体周围动脉（红箭）和 Galen 静脉（弯白箭）；B. 斜矢状切面（纵切面）扫查可见基底神经节的丘脑纹状体血管（箭）

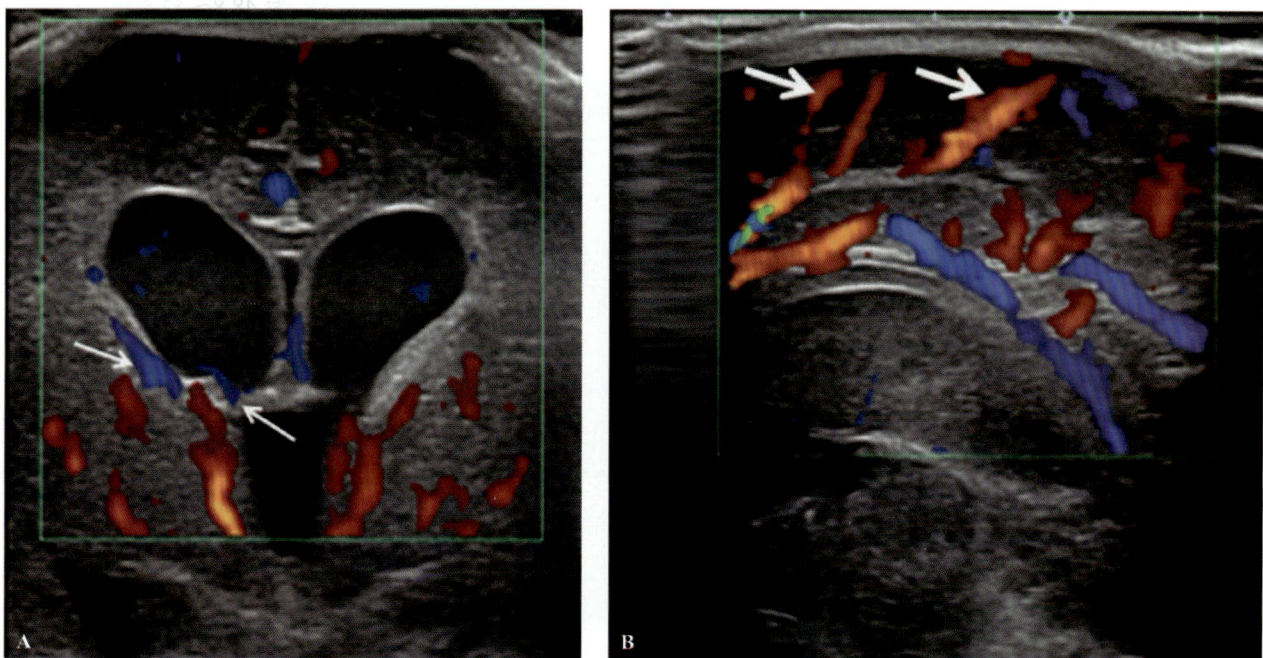

▲ 图 3-31　高频超声扫查终末和浅表血管

A. 室管膜下区终末静脉（箭）的血流；B. 大脑皮质表面血管（箭）的血流

围白质软化和脑积水等，也会阻碍舒张期血流。最后，前囟探头加压会使健康新生儿（平均升高 5.2%）和伴有脑水肿、脑积水和脑外积液的新生儿（平均升高 17.4%，图 3-33）的平均 RI 升高[32]。

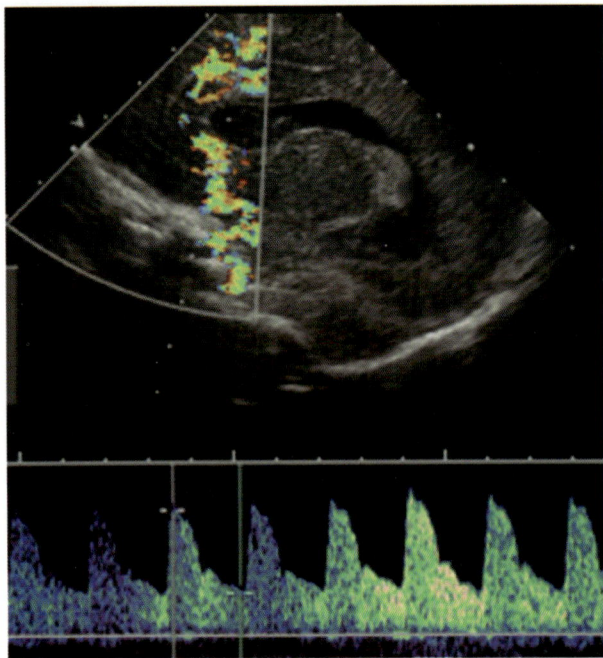

▲ 图 3-32　正常动脉血流模式的频谱多普勒

大脑前动脉多普勒超声显示收缩期快速升高，收缩期尖峰，舒张期缓慢下降，顺行血流持续整个舒张期，为典型的大脑动脉血流频谱，阻力指数为 0.68

急性缺氧或任何原因引起的局部缺血导致脑血管扩张是 RI 降低的主要原因（RI ＜ 0.60；图 3-34）。宫内发育迟缓也与舒张期血流增加和 RI 降低有关。

2. 静脉血流模式

经前囟纵切面多普勒超声可显示大多数新生儿的中央静脉（Galen 静脉、小脑后的直窦、第三脑室后的大脑内静脉和尾状核水平的终末 / 室管膜下静脉）以及浅静脉（上矢状窦和皮层浅静脉）。大的中央静脉（Galen 静脉和直窦）的典型特征为正弦波（低幅频谱）。大脑内静脉和终末静脉的典型特征为单相（连续）血流频谱（图 3-35）。大静脉的流速高于小静脉[29, 33]。流速不随孕龄或出生体重的增加而变化[29]。

右心压力升高和三尖瓣反流时，出现异常高速的静脉血流和高振幅频谱（"锯齿"状）。剧烈哭闹时，由于胸腔内压力快速变化以及新生儿头部运动，可能会出现较大的频谱波动。

（二）经颞骨成像

经颞骨入路（也称经颅入路）可以优化 Willis 环的显示，即大脑中动脉、大脑前动脉和大脑后动脉以及颈内动脉末段[34-36]。多普勒超声检查时将频率为 2～3MHz 的探头置于颞骨上，正对颧弓上方和耳屏前方，探头稍向上、向前倾斜。彩色多普勒超

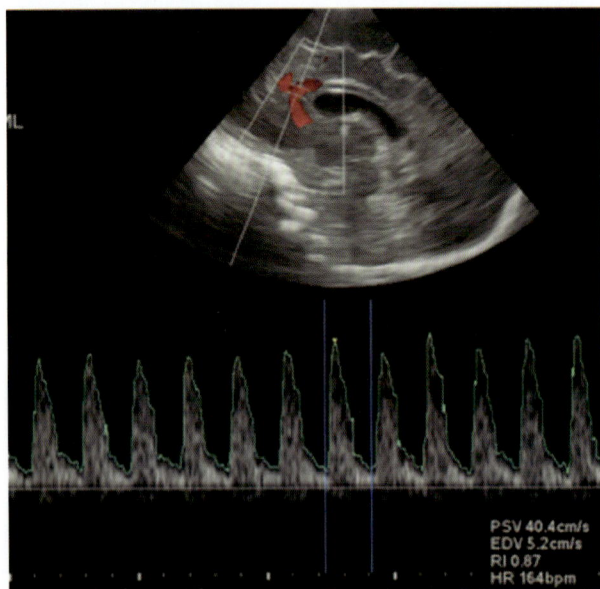

PSV 40.4cm/s
EDV 5.2cm/s
RI 0.87
HR 164bpm

▲ 图 3-33　颅内出血及其对动脉血流的影响

将探头轻置于前囟，大脑前动脉多普勒频谱显示阻力指数为 0.87。该患者有 3 级脑室内出血

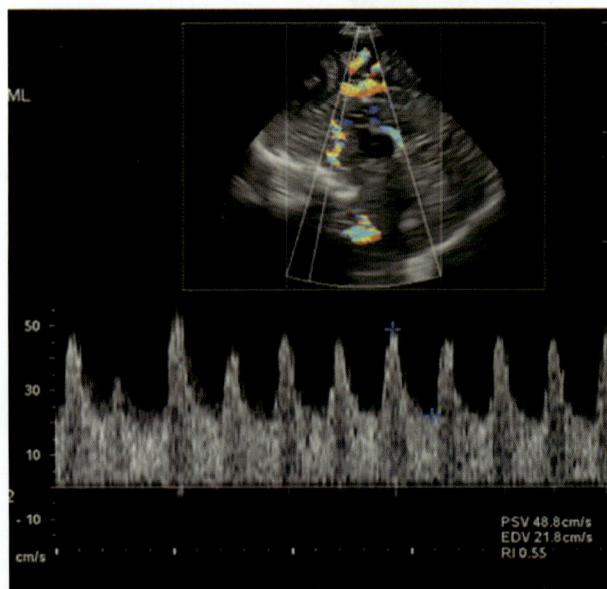

PSV 48.8cm/s
EDV 21.8cm/s
RI 0.55

▲ 图 3-34　围产期窒息

多普勒超声显示大脑前动脉舒张期血流增加，阻力指数＜ 0.5，光标示收缩期、舒张期血流峰值

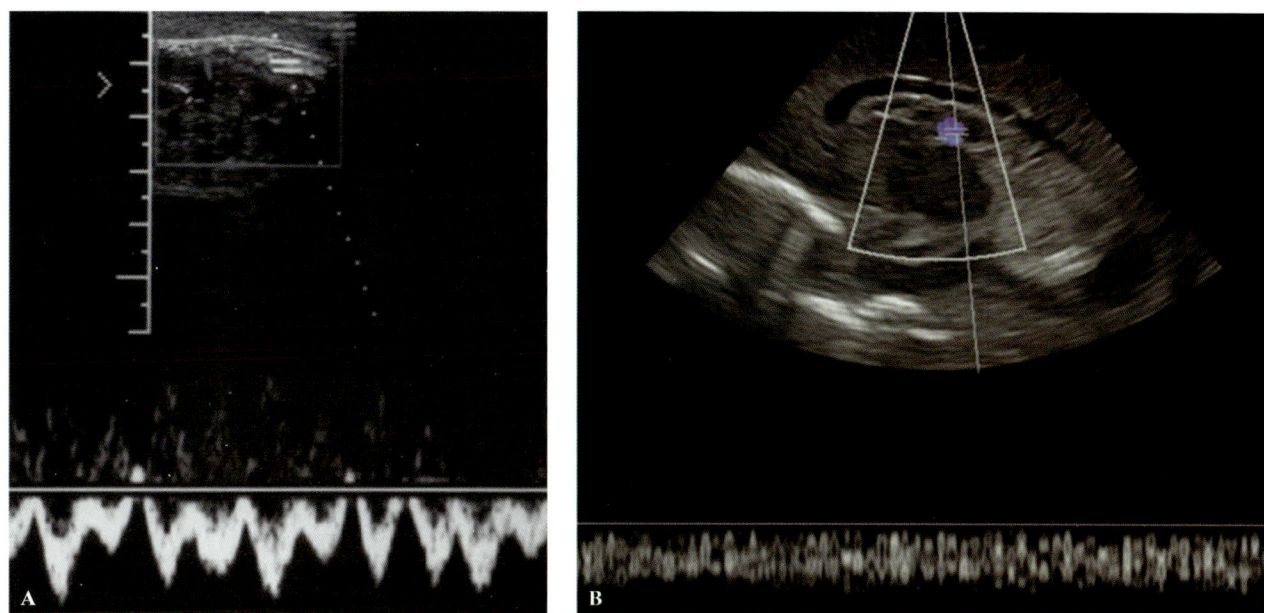

▲ 图 3-35　足月新生儿正常静脉频谱

A. 由心房收缩引起的正弦波频谱是较大中央静脉的典型表现，如矢状窦；B. 连续或单相血流频谱是较小的颅内静脉的典型特征，如室管膜下和终末静脉

声显示大脑中动脉（图 3-36），在双侧大脑中动脉近端、中端和远端以 2mm 的间隔获得血流频谱。在双侧大脑前动脉、大脑后动脉以及颈内动脉的末段获得单一血流频谱。超声探头向后倾斜探查大脑后动脉和颈内动脉。

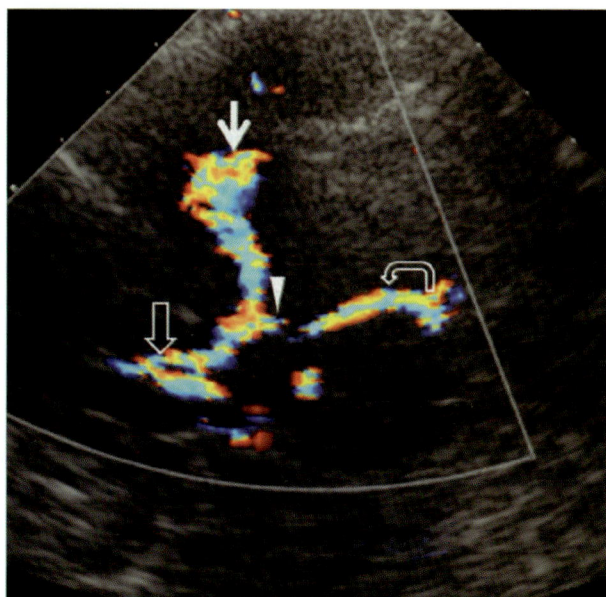

▲ 图 3-36　正常 Willis 环经颞骨多普勒成像

经左侧颞骨横切面扫查可见左侧大脑中动脉（箭）、左侧大脑前动脉的 A1 段（空心箭）、后交通动脉（箭头）和大脑后动脉（弯箭）

在评估大脑中动脉时经颞骨成像优于经前囟成像。经前囟检查时，大脑中动脉和探头之间的声束角接近 90°，因此血流频移接近 0°。经颞骨成像，由于血流朝向探头，声束角接近 0°，优化了对血流的检测。

正常的血流频谱表现为收缩期极速上行，然后逐渐减速伴舒张末期顺行血流。血流测量参数是最大速度平均时间（time averaged mean of the maximal velocities，TAMX）和 PSV。经颞骨成像最常见用于镰状细胞病，将于后面详细讨论。

五、颅内出血

（一）早产儿

颅内出血和脑室周围白质软化是早产儿常见中枢神经系统并发症。早产儿出血的解剖部位是侧脑室室管膜下生发基质[37, 38]。如上所述，生发基质是多血管区域，壁薄易碎，易出血。

生发基质出血主要但不限于发生于胎龄 < 30 周或出生时体重 < 1500g 的早产儿中[37, 38]。< 32 周的早产儿中生发基质出血发生率约 67%，而足月儿只有 5%。虽然在足月儿中室管膜下出血并不常见，但在胎龄 32 周后仍有生发基质存在的足月儿丘脑尾状核沟中可见[38]。

1. 发病机制

生发基质出血的发病机制与大脑自动调节丧失导致脑循环处于压力被动状态有关[38]。新生儿期血压降低时脑血管扩张，升高时血管收缩，与大脑自动调节过程相关。早产儿自动调节功能受损，动脉或静脉压力升高导致脑血流量增加、生发基质血管破裂[37, 38]。围产期导致颅内压升高的事件，如窒息、气胸、充血性心力衰竭和治疗（机械通气、气管吸痰和快速扩容）会增加生发基质出血的风险[37-39]。与脑灌注减少（即缺血）有关的再灌注损伤在生发基质出血的发病机制中也起作用。

2. 临床表现

颅内出血的临床表现包括意识水平降低、肌张力减退、姿势异常、癫痫发作、呼吸暂停、昏迷和血细胞压积降低。但 25%～50% 的颅内出血临床可无表现，只能通过影像学检查发现[37]。

3. 分级系统

颅内出血分级系统由 Papile 等开发完成，在 1978 年已广泛应用于早产儿颅内出血的严重程度进行分级[40]。在该系统中，1 级指孤立性生发基质出血；2 级指生发基质出血，脑室系统大小正常；3 级指生发基质出血、脑室系统扩张合并脑室内出血；4 级指生发基质出血，脑室内出血和脑实质出血。约 40% 的早产儿发生 1 级出血，2 级占 25%，3 级占 20%，4 级占 15%[37]。

当生发基质出血延伸到侧脑室时，发生脑室内出血。4 级出血不是由出血范围扩大引起，而是继发于脑室周围白质缺血[37]，白质血流汇入室管膜下（终末）静脉，生发基质出血压迫终末静脉，导致静脉压力增高，最终梗死，伴或不伴出血[38]。

大约 90% 的颅内出血发生在出生后前 3 天，其中约 50% 发生在第 1 天，25% 发生在第 2 天，15% 发生在第 3～4 天[37, 41]。新生儿有神经系统改变、不明原因的血细胞压积下降、不明原因呼吸暂停或心动过缓等症状时应行颅脑超声检查。对于无症状早产儿，美国神经病学学会和儿童神经病学协会建议对所有胎龄＜30 周的新生儿生后 7～14 天进行常规颅脑超声筛查，并在胎龄达 36～40 周时复查颅脑超声[42]。如果发现出血，建议密切随访（通常每周 1 次）以评估有无脑室扩张和出血进展。

4. 生发基质病变 / 脑室内出血相关超声表现

(1) 1 级出血：1 级出血（室管膜下出血）表现为丘脑尾状核沟回声增强（图 3-37）[43]。大的生发基质出血可能会抬高侧脑室底部，侧脑室前角或体部受压或闭塞。多普勒超声有助于鉴别出血和脉络丛回声。出血无血流信号，而正常的脉络丛是富血管结构（图 3-38）。

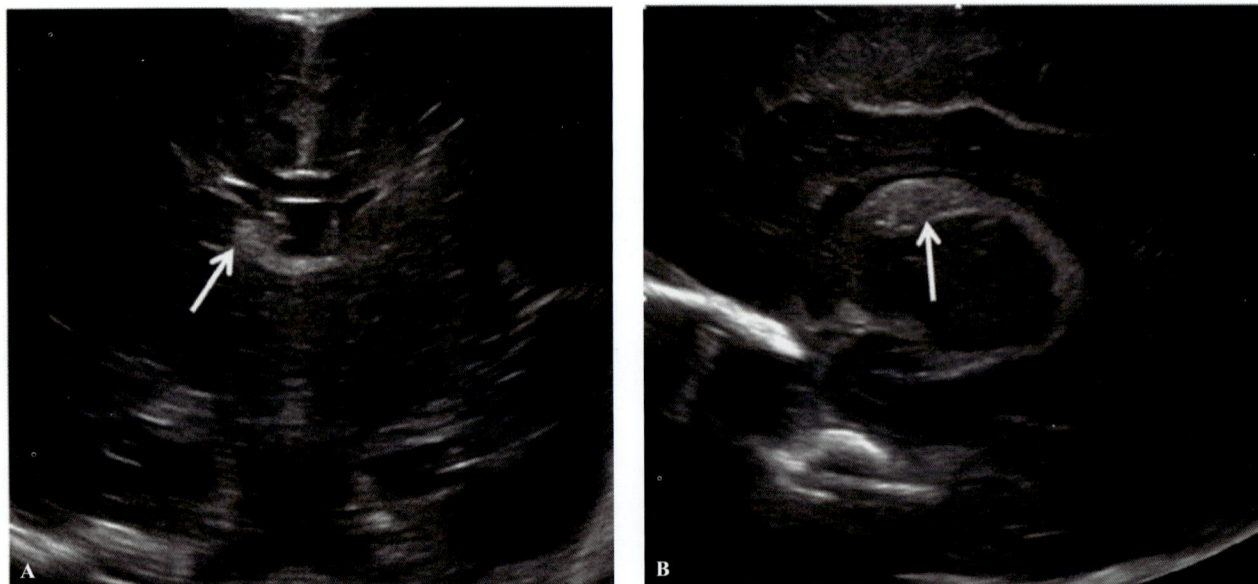

▲ 图 3-37　急性室管膜下出血（1 级出血）

A. 冠状切面声像图显示左侧室管膜下回声增强区（箭）；B. 左侧旁矢状切面（纵切面）声像图显示丘脑尾状核沟（箭）回声增强区

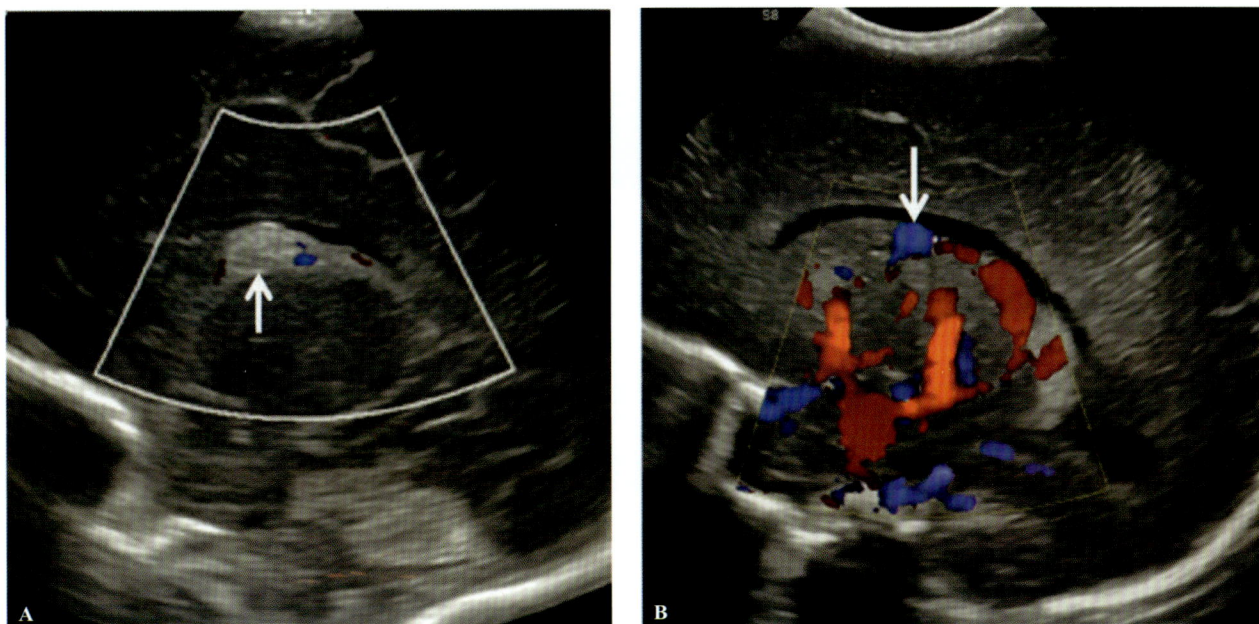

▲ 图 3-38 室管膜下出血（1 级出血）彩色多普勒超声

A. 室管膜下出血，前角下外侧血肿（箭），无血流信号。生发基质出血后方的丘脑尾状核沟彩色多普勒信号正常。B. 正常生发基质，旁矢状切面（纵切面）声像图显示邻近脑室底部的丘脑尾状核沟（箭）内有血流信号

在数天至数周的时间内，生发基质血凝块逐渐变小、液化、消退或形成室管膜下囊肿（图 3-39）。室管膜下囊肿的直径在 3～5mm，大多数最终消失。室管膜下囊肿为非特异性表现，可以在宫内病毒感染、Zellweger 综合征（脑肝肾综合征）和 13- 三体综合征中发现，在一些健康的新生儿也可以单独发

现，无明显原因。1 级出血时侧脑室通常保持正常大小。

(2) 2 级出血：2 级出血表现为室管膜下出血及未扩张的脑室系统中积血（图 3-40）[43]。经后囟扫查可显示正常大小脑室中的积血，有时经前囟检查很难发现（图 3-41）。彩色多普勒超声可鉴别血凝块和脉络丛。血凝块无血流信号，而正常的脉络丛有血流（图 3-38）。

几周后，脑室内血凝块缩小、回声减低。化学性脑室炎是脑脊液中的血液引起的反应，导致脑室室管膜下内层增厚，回声增强[44]。室管膜下内层高回声通常在 6～8 周消失。偶发脑积水后遗症（下文讨论）。

(3) 3 级出血：生发基质出血合并脑室系统扩张并积血为 3 级出血[43]。严重脑室内出血时，血液可能会完全充满脑室腔，形成脑室铸型（图 3-42）。后角可见血 - 脑脊液分层。血液也可能充满第三、四脑室以及透明隔腔。脑室内出血的严重程度可分为轻度（脑室内血液仅限于后角）、中度（血液延伸至整个侧脑室）或重度（血液延伸至第三或第四脑室）[38]。

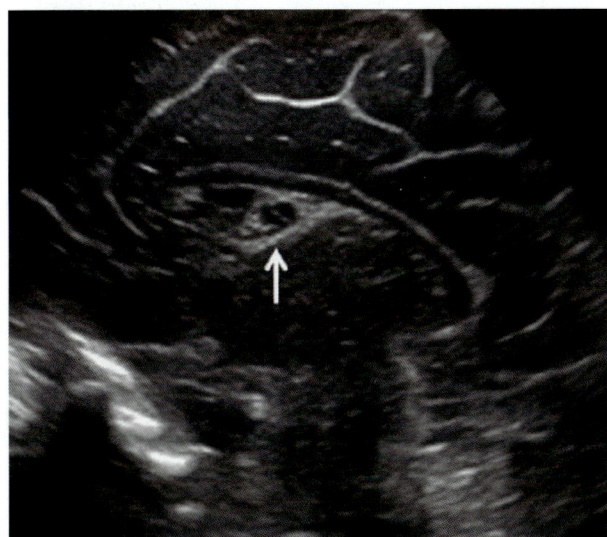

▲ 图 3-39 室管膜下出血吸收中

左侧旁矢状切面（纵切面）声像图显示室管膜下厚壁囊肿（箭），提示血肿吸收中

3 级脑室内出血通常会变小，并在 5～6 周内消

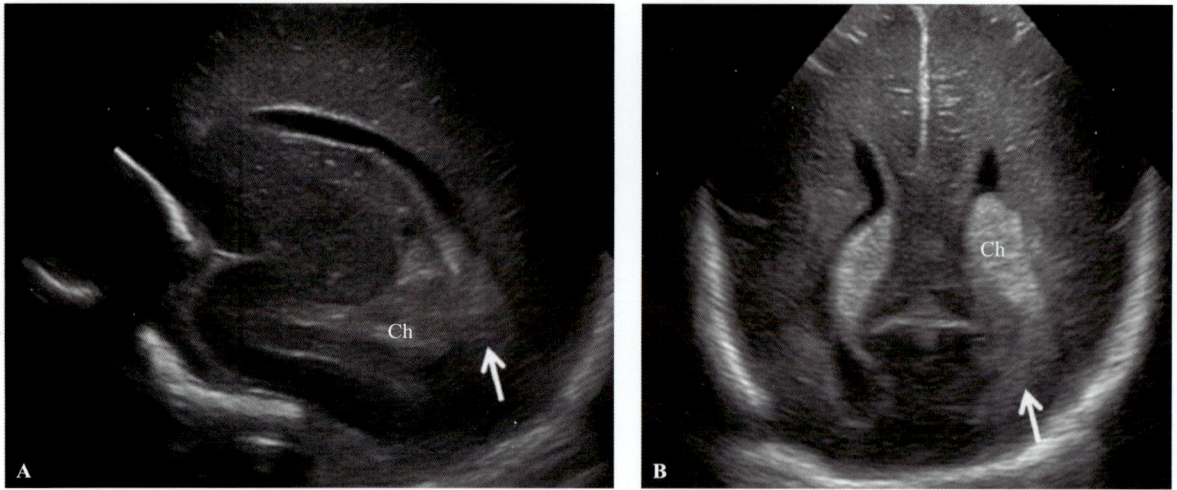

▲ 图 3-40　2 级出血

A. 左侧旁矢状切面（纵切面）声像图显示未扩张的侧脑室后角有一个小的血凝块（箭），位于侧脑室近前壁；B. 后冠状切面声像图显示后角（箭）有积血。Ch. 脉络丛

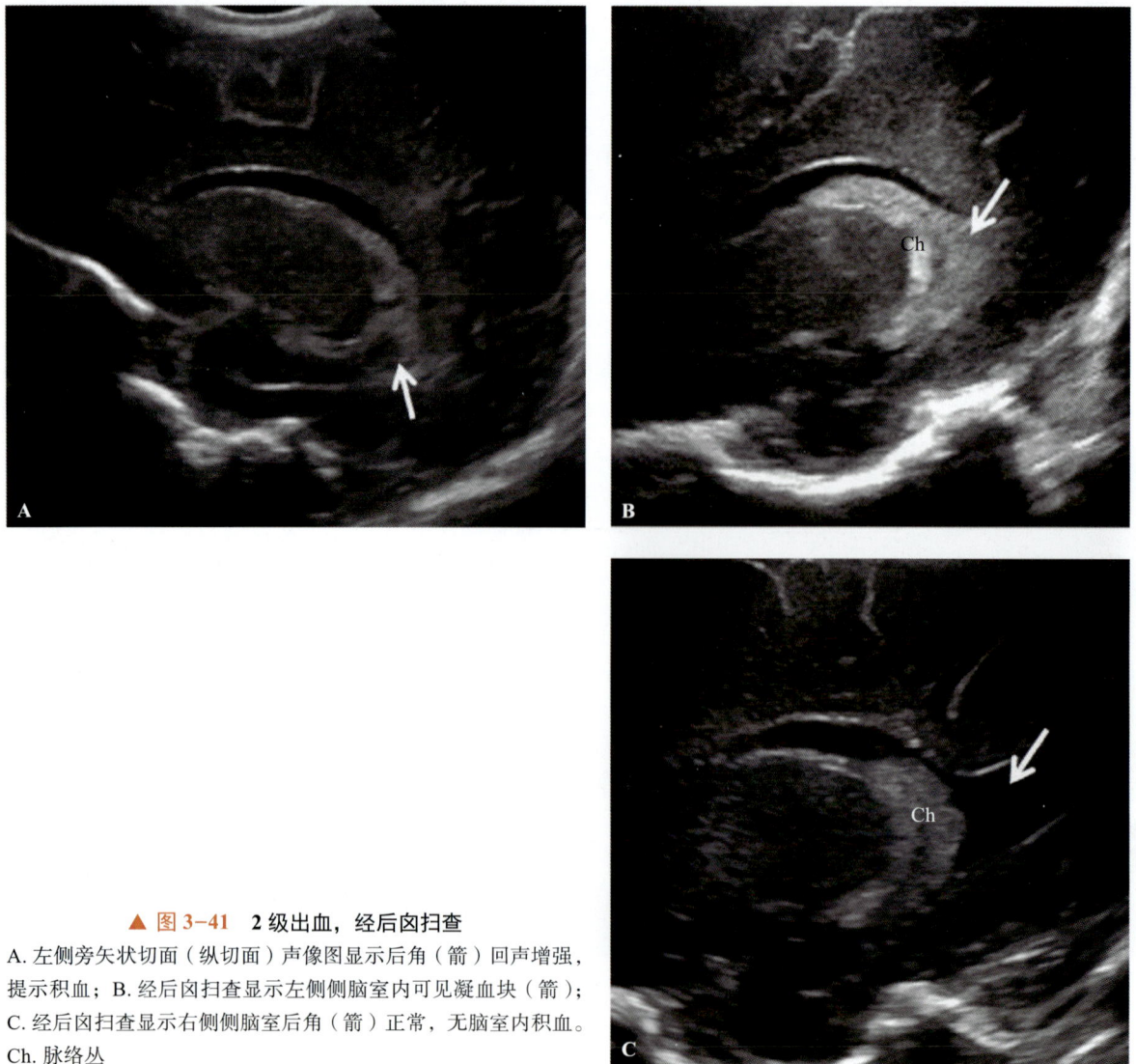

▲ 图 3-41　2 级出血，经后囟扫查

A. 左侧旁矢状切面（纵切面）声像图显示后角（箭）回声增强，提示积血；B. 经后囟扫查显示左侧侧脑室内可见凝血块（箭）；C. 经后囟扫查显示右侧侧脑室后角（箭）正常，无脑室内积血。Ch. 脉络丛

失。与 2 级出血相似，侧脑室内层继发于化学性脑室炎后回声增强（图 3-43）。当血凝块回缩时，它会产生"室中室"的外观（图 3-43C）、弥漫性低回声或血 - 脑脊液分层（图 3-44）。低水平回声是脑室内出血的后遗症，绝大多数为良性改变。但如果回

声强度增加，或在无回声的脑室内突然出现高回声，则需要考虑新的出血或感染可能。

由出血性颗粒物阻塞脑室而导致的急性脑积水大多数会停止或自发消退（65%～75%），其余患者出现轻至中度脑积水[45]。

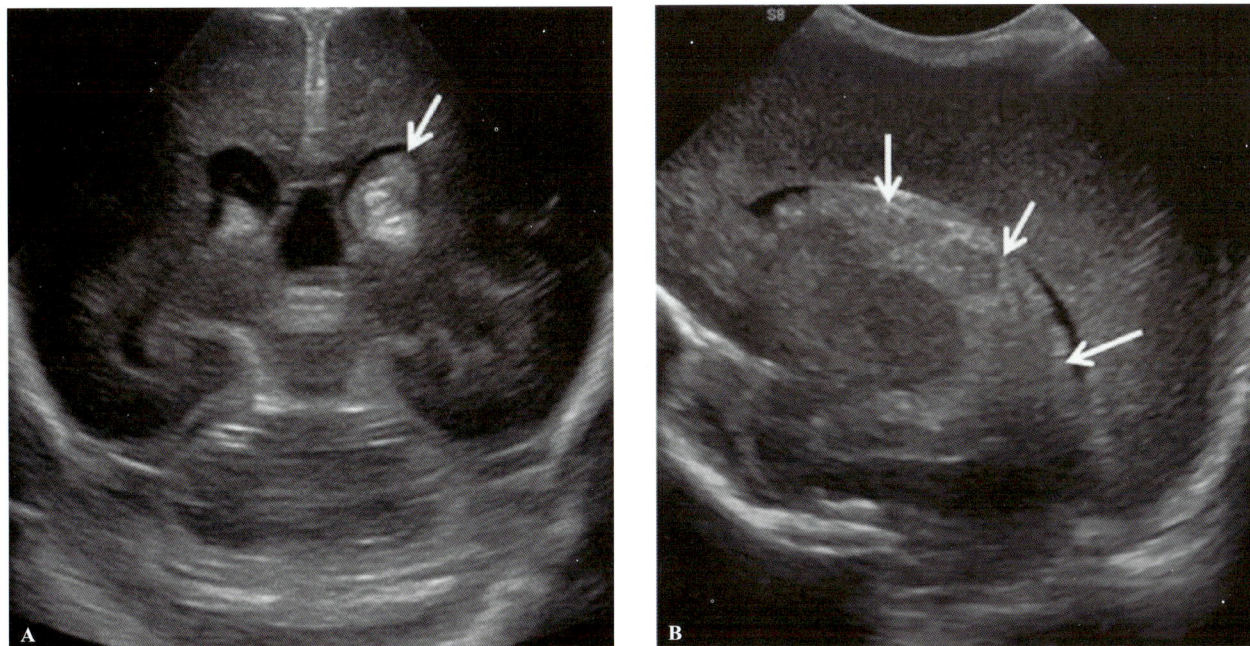

▲ 图 3-42　3 级出血

A. 冠状切面声像图显示左侧侧脑室前角（箭）扩张，内见高回声积血；B. 旁矢状切面（纵切面）声像图显示几乎整个左侧侧脑室积血充填（箭）

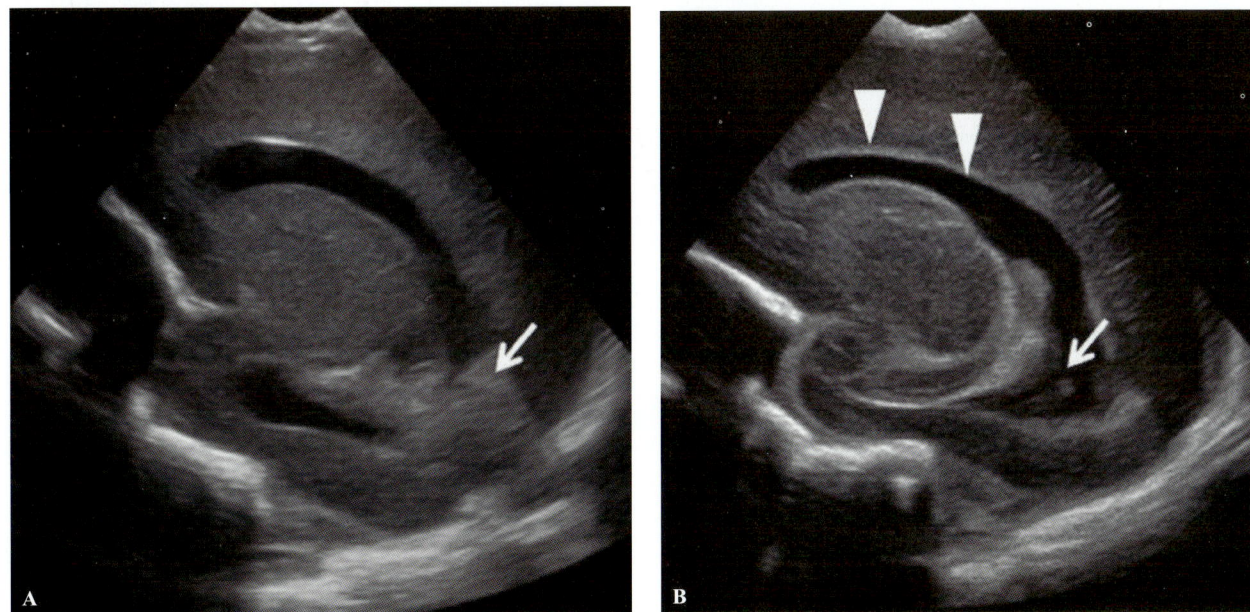

▲ 图 3-43　3 级出血的演变（来自不同患者的声像图）

A. 1 例初诊患者的矢状切面声像图显示右侧侧脑室轻度扩张，内有出血（箭）；B. 与图 A 来源于同一患者，2 周后矢状切面扫查显示侧脑室室管膜内层回声增强（箭头），提示反应性脑室炎，且后角有一个小的血凝块（箭）

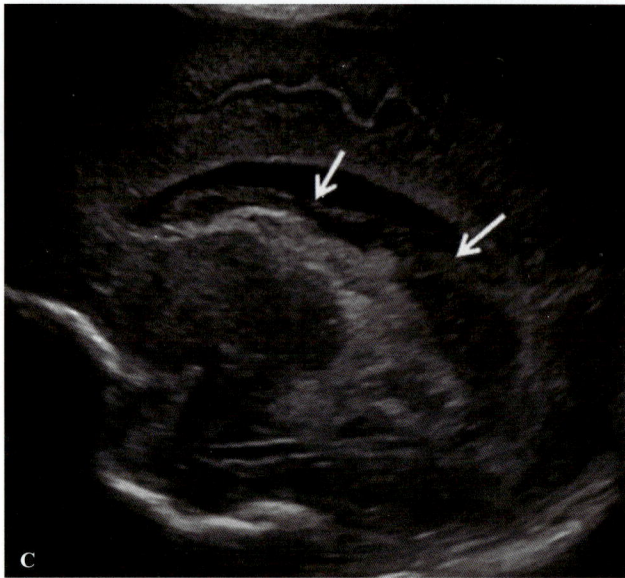

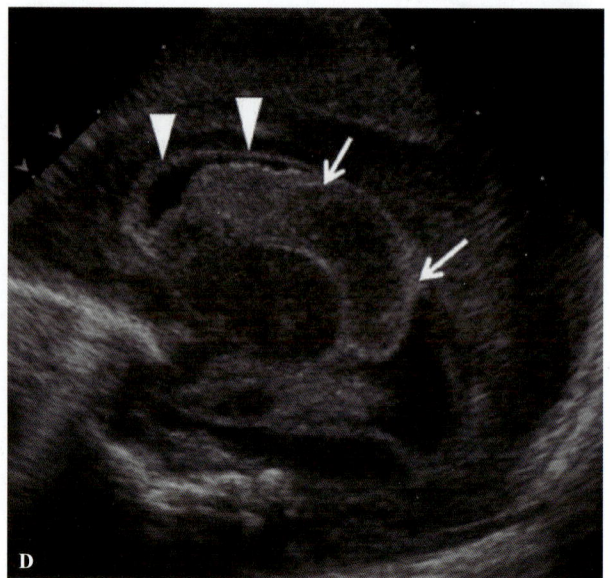

▲ 图 3-43（续） **3 级出血的演变**（来自不同患者的声像图）

C. 另一例患者的右侧旁矢状切面（纵切面）声像图显示侧脑室内条索（箭）和细光点；D.1 例新生儿患者的超声扫查显示侧脑室内血凝块（箭）回缩，边界清，形成"室中室"外观。应注意其脑室内层回声增强（箭头）

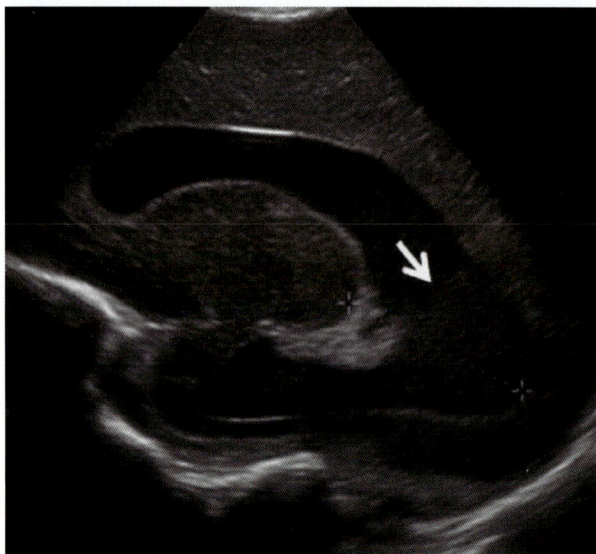

▲ 图 3-44 **3 级出血**
左侧旁矢状切面（纵切面）声像图显示侧脑室内低回声充填，后角可见血 – 脑脊液分层（箭）。光标示丘脑 – 枕骨间距

（4）4 级出血：4 级静脉梗死 / 脑实质内出血（intraparenchymal hemorrhage，IPH）表现为脑实质内出现肿块样高回声病灶，边缘不规则，邻近一侧或双侧侧脑室（图 3-45）[43]。脑室壁和出血之间分界不清。较大的出血因占位效应导致中线向健侧偏移。彩色多普勒血流显像显示室管膜下静脉无血流信号。

4 级出血最常见于额叶和顶叶。常为单侧，与生发基质 – 脑室内出血位于同一侧。双侧脑实质内出血通常不对称，较大的脑实质内出血发生在较大的脑室内出血一侧。

与其他类型的出血相似，血凝块在 2～4 周后液化、回缩。此时血肿的边缘相对于低回声的中心部位呈高回声。2～3 个月形成囊性区（脑软化）（图 3-46）。脑软化区可与同侧扩张的侧脑室相通。脑积水可能会消退，停止或进展。

（5）脑积水：脑室内出血后的慢性脑积水是由于闭塞性蛛网膜炎阻塞基底池或第四脑室流出道，或由于脑室内血凝块、分隔或碎片阻塞而引起的。脑室扩张开始后的几天到几周内可能不会出现脑积水的临床表现（头部增大、骨缝增宽、昏迷、呕吐和眼球改变）。

三角区和后角扩张早于前角扩张，这可能是新生儿少量脑出血脑室扩张的唯一区域，而在新生儿大量出血时整个脑室扩张，侧脑室扩张比第三或第四脑室扩张多见。

当第四脑室被孤立或"截留"时，可出现第四脑室明显扩张，这是由于中脑导水管、第四脑室正中孔和外侧孔一起阻塞了脑脊液通过第四脑室的进出通道（图 3-47）。扩张的第四脑室导致脑干和小

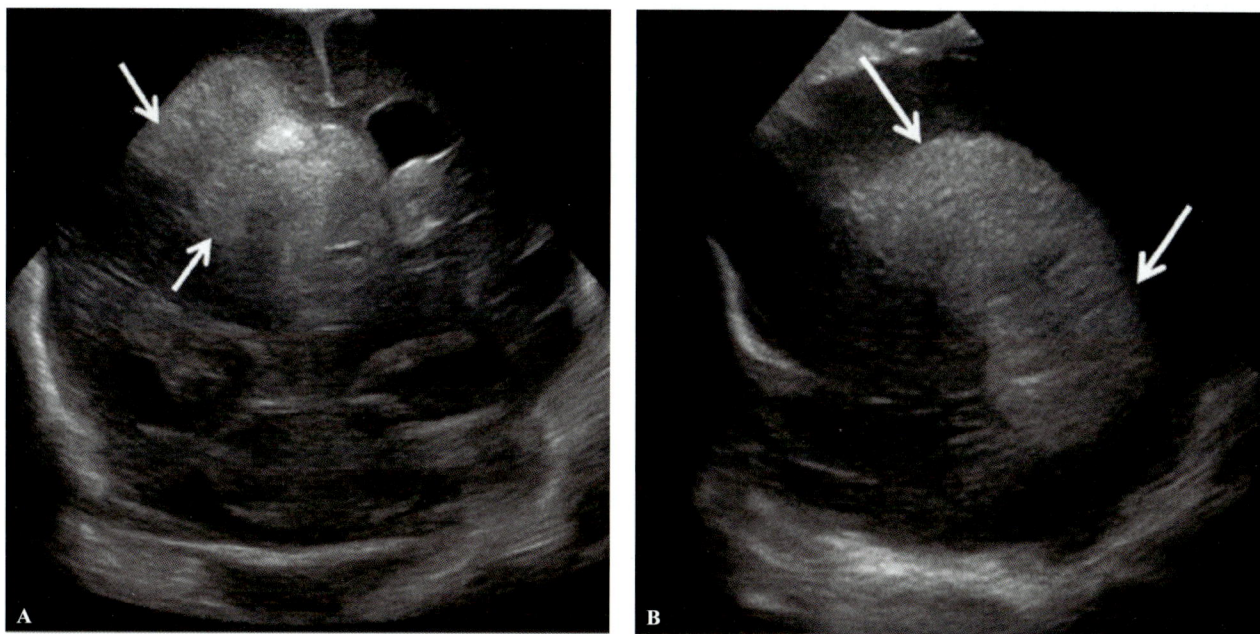

▲ 图 3-45　4 级出血

A. 冠状切面声像图显示右侧侧脑室内积血，邻近顶叶回声增强区（箭）；B. 通过邻近脑室的旁矢状切面（纵切面）声像图可确诊顶叶和枕叶出血（箭）

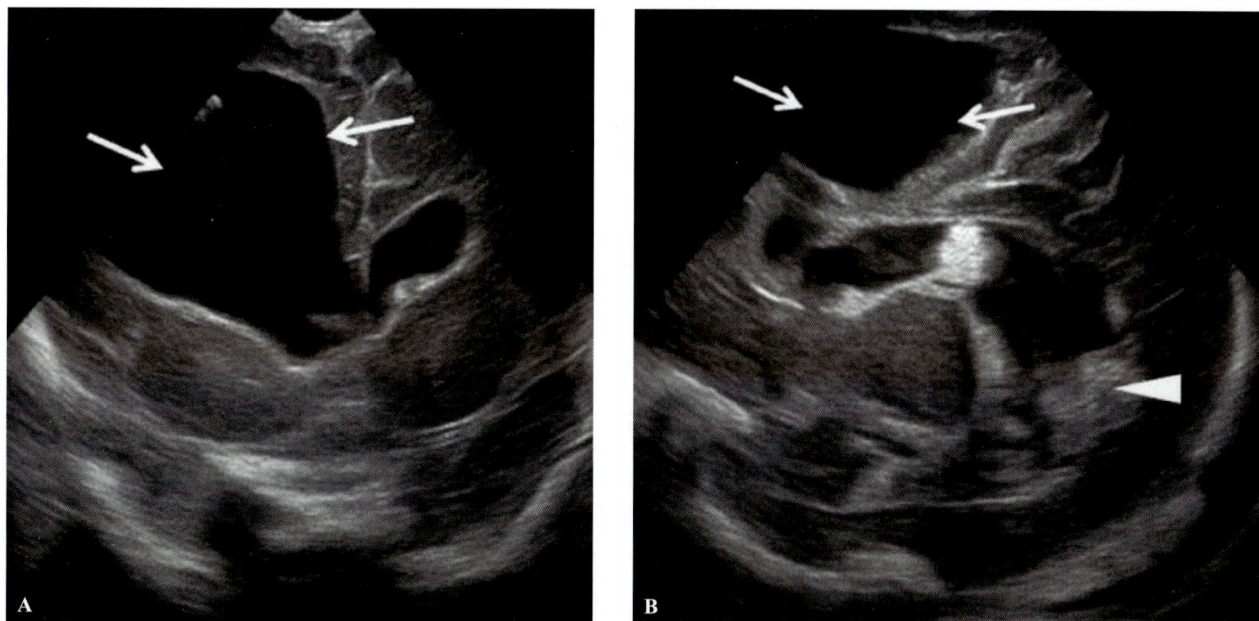

▲ 图 3-46　脑实质内出血的演变

与图 3-45 来源于同一名患者，冠状切面（A）和右侧旁矢状切面（纵切面）声像图（B）显示该患者在 1 个月后脑软化区（箭）与脑室相通，脑室内残留血凝块（箭头）

脑受压和移位，如果明显扩张可以经小脑幕疝入颅中窝。

约有 65% 的 2～4 级脑室内出血早产儿出现脑室扩张[37]，其中 35% 不再进展。40%～50% 的脑室内出血新生儿缓慢发展为进行性脑室扩张，通常为中度脑室扩张[37]。65% 进行性出血后脑室扩张的新生儿在发生后 4 周内脑室扩张停止或消失，其余的患者脑室继续扩张。脑室扩张治疗方案与颅内出血的严重程度相关。1～2 级新生儿出血需要进行脑室分流的不足 1%，但 3 或 4 级新生儿脑室内出血中有

25%~35% 需要进行脑室分流[37]。建议脑室内出血后至少连续 4 周内行超声检查并测量脑室大小，4 周内脑室扩张常自发停止[37]。

（6）预后：脑室周围 - 脑室内出血（periventricularintraventricular hemorrhage，PVH–IVH）的发病率和死亡率与出血的严重程度和早产程度相关[37]。

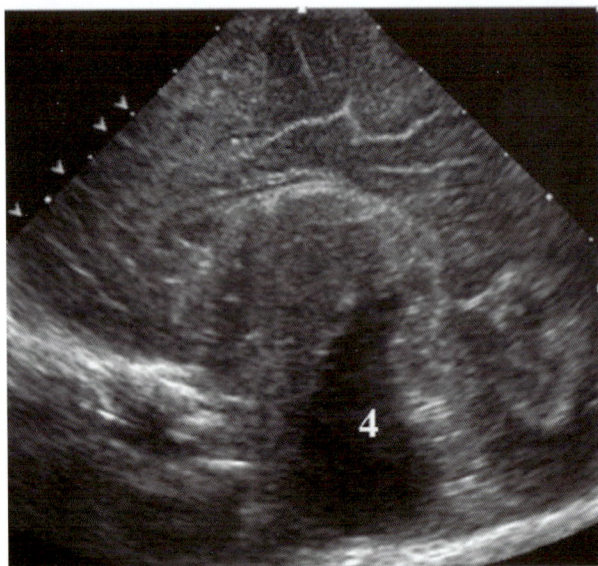

▲ 图 3-47 孤立性第四脑室
正中矢状切面（纵切面）声像图显示第四脑室（4）明显扩张，其他脑室大小正常

1、2、3、4 级出血的短期死亡率分别为 0~12%、2%~24%、8%~32%、22%~45%，长期神经系统后遗症，即运动和智力缺陷的发生率依次约为 15%、25%、50%、75%[37]。

5. 小脑出血

早产儿比足月儿更容易出现小脑出血，体重在 1500g 以下的新生儿发病率为 2%~3%[46]。早产儿小脑出血的原因包括原发性出血、静脉梗死、脑室或蛛网膜下腔出血漫延、外伤[46]。小脑出血多发生于小脑半球而非小脑蚓部[46]。少量出血可能无症状，大量出血可出现脑干受压症状（呼吸暂停或呼吸异常）。

超声表现为小脑半球回声不对称或出现高回声肿块（图 3-48），第四脑室与小脑之间分界不清以及侧脑室和第三脑室扩张。与经前囟成像相比，经乳突囟成像更容易发现出血。小脑出血可完全吸收或出现脑软化区。

6. 蛛网膜下腔出血

早产儿蛛网膜下腔出血常继发于脑室内出血的漫延，由于早产儿蛛网膜下腔通常增大，超声难以诊断。大量蛛网膜下腔出血导致大脑外侧裂或覆盖大脑皮质的蛛网膜下腔不对称增宽则可诊断。

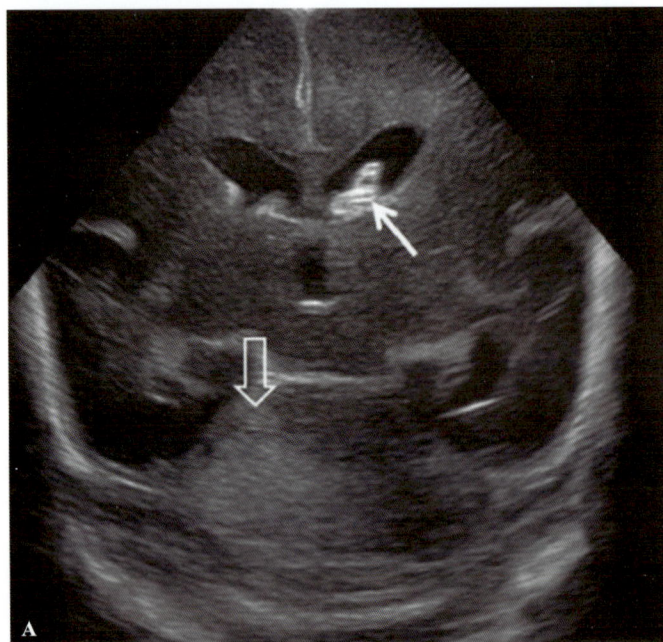

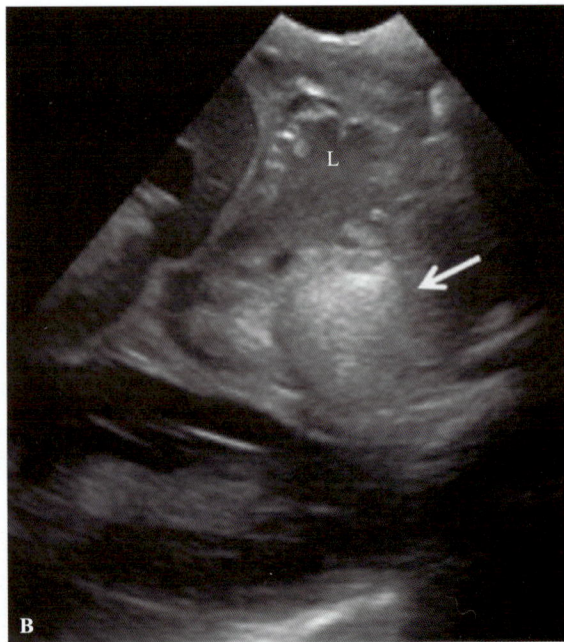

▲ 图 3-48 小脑出血
A. 冠状切面声像图显示右侧小脑半球内有边界不清的高回声区（空心箭）和左侧侧脑室内出血（箭）；B. 将探头置于患者左耳后方，经乳突囟横切面扫查可见右侧小脑半球高回声区（箭）。经乳突囟扫查有助于显示颅后窝出血轮廓。L. 正常的左侧小脑半球

（二）足月儿

足月儿颅内出血常多发生于硬膜下或蛛网膜下，硬膜外、实质内、脑室内和生发基质出血较少见。出血原因包括缺氧，产伤（臀位或产钳分娩或胎头吸引术）、凝血障碍或体外膜肺氧合（extracorporeal membrane oxygenation，ECMO）相关的肝素给药、窦静脉血栓形成、血管异常[47-51]。

蛛网膜下腔出血表现为大脑半球间裂、外侧裂或脑皮质表面的蛛网膜下腔池内的积液。急性蛛网膜下腔出血呈高回声，随着它们的进展，逐渐变成低回声。

硬膜下出血可以发生于小脑幕上或幕下。小脑幕下出血是由于小脑幕裂伤合并直窦、横窦或 Galen 静脉破裂，或枕骨骨裂合并枕窦破裂[47,49,50]所致，可以产生与脑干相关症状（呼吸和动眼神经异常）。小脑幕下硬膜下出血表现为在小脑幕与小脑半球之间的积液（图 3-49）。大量积液可引起占位效应，导致小脑、脑干和第四脑室受压，并使这些结构的轮廓更加清晰。血肿压迫第四脑室或中脑导水管导致脑积水。经后囟检查可增加少量积液的显示。

幕上撕裂与镰状撕裂伴有矢状窦或桥浅静脉破裂有关[47,49,50]，可产生与大脑有关的症状（偏瘫，癫痫发作）。幕上出血表现为大脑半球间裂或大脑表面上方的积液（图 3-50）。大量积液可有占位效应，导致皮层脑回变平，脑室受压以及中线移位（图 3-51）。使用高频线阵探头可以提高小的幕上血肿的检出率。急性幕上或幕下硬膜下出血呈高回声，随着时间推移呈低回声。

1. 蛛网膜下腔与硬膜下出血的彩色多普勒成像

彩色多普勒成像可以根据血管移位模式来鉴别蛛网膜下腔和硬膜下积液。正常情况下，浅皮层血管位于大脑表面的软脑膜内。蛛网膜下腔积液使皮层血管从大脑表面向颅顶部移位。彩色多普勒显示皮质静脉穿过扩大的蛛网膜下腔至上矢状窦，形成所谓的"皮质静脉"征（图 3-52）。硬膜下积液将浅皮层血管推向大脑表面，彩色多普勒超声显示皮质静脉嵌入环绕大脑表面的高回声软脑膜内，硬膜下腔本身无血流信号（图 3-53）。

2. 硬膜外出血

硬膜外出血罕见，绝大多数由分娩创伤所致[48]，可位于幕上或幕下，来源于动脉或静脉。常伴有颅骨骨折以及头颅血肿[38]。超声表现为大脑和颅骨之间的高回声积液，伴同侧侧脑室受压和大脑半球间

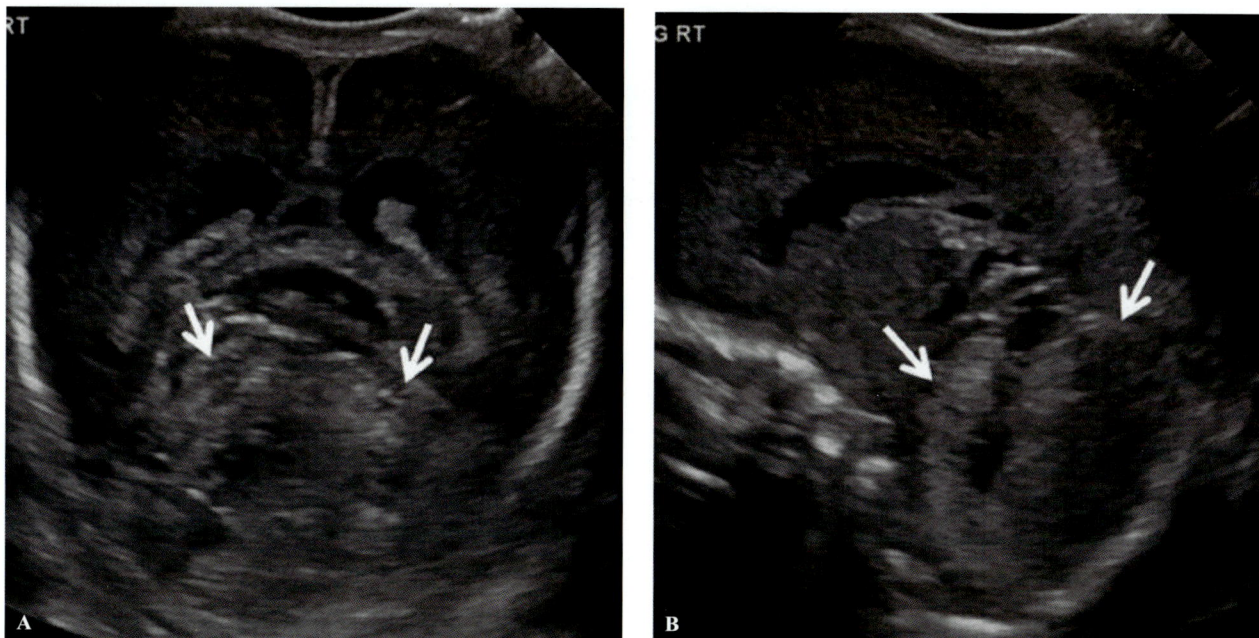

▲ 图 3-49　幕下硬膜下血肿

冠状切面（A）和左侧旁矢状切面（纵切面）声像图（B）显示体外膜肺氧合新生儿幕下偏左侧高回声血肿（箭），内部高回声提示急性出血

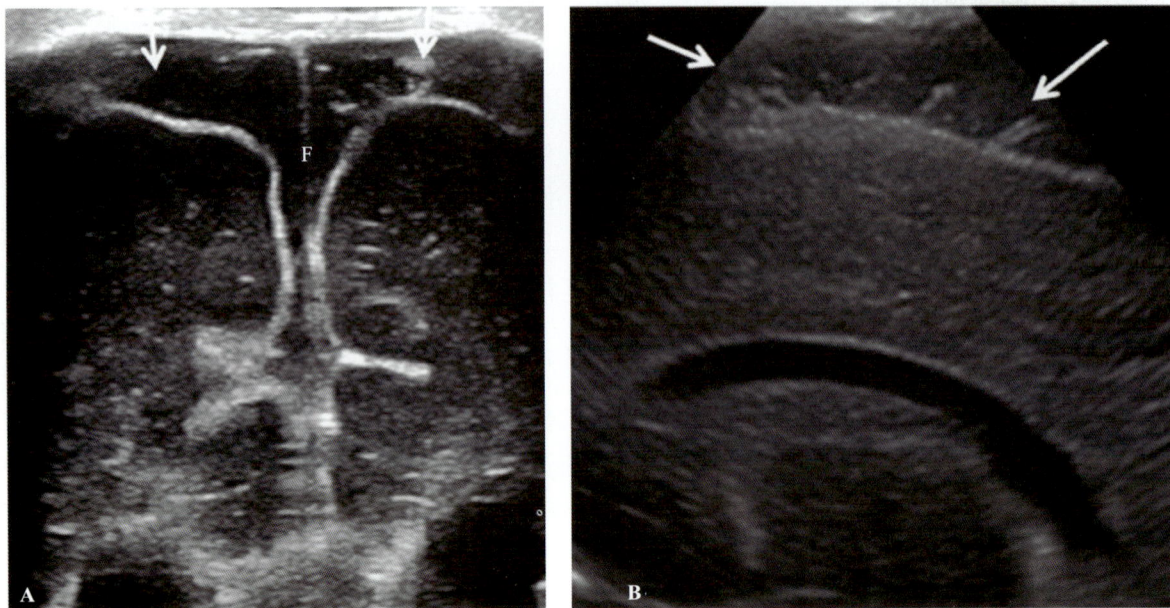

▲ 图 3-50 幕上硬膜下出血

前冠状切面（A）和纵切面声像图显示在大脑半球间裂（F）和脑表面（箭）高回声的脑外积液。高回声代表急性出血

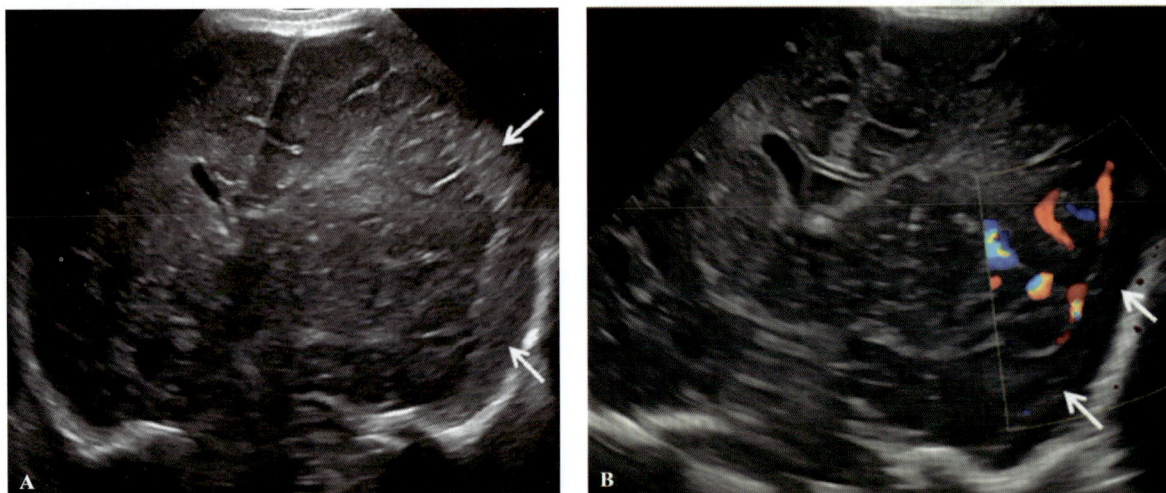

▲ 图 3-51 幕上硬膜下出血

A 和 B. 经前囟冠状切面灰阶声像图（A）和彩色多普勒声像图（B）显示高回声的脑外积液（箭），脑中线向右侧偏移，左侧侧脑室消失。积液内无血流信号区与硬膜下位置一致。C. CT 显示左颞顶区急性硬膜下血肿

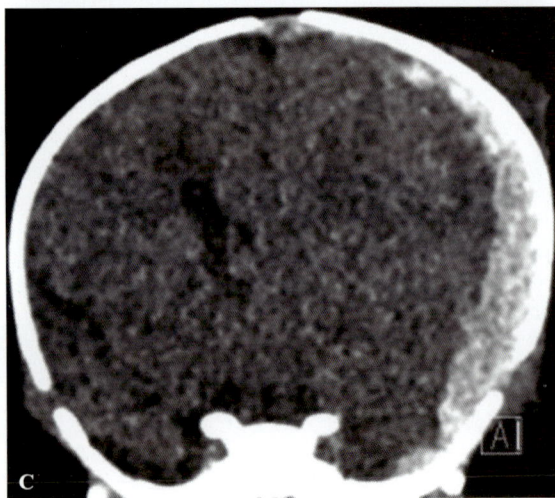

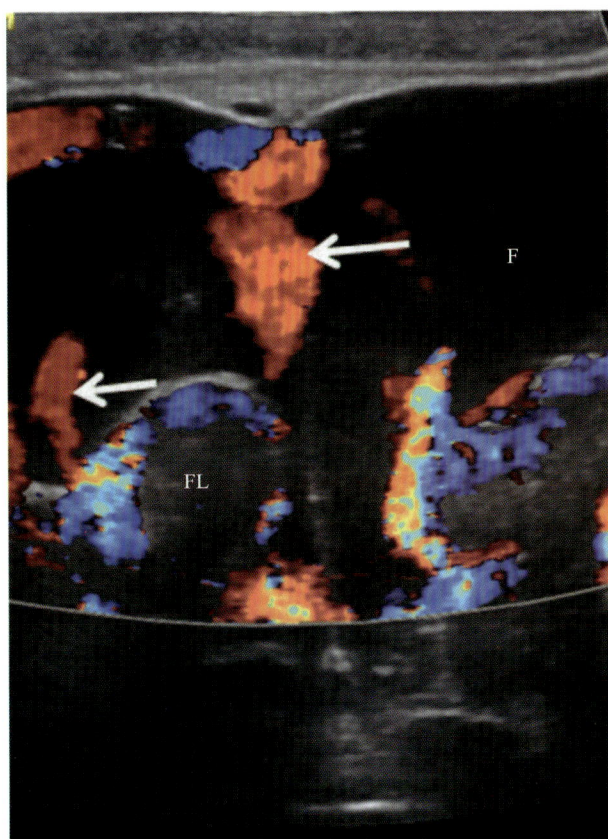

▲ 图 3-52 蛛网膜下腔积液

彩色多普勒声像图显示皮质静脉（箭）从额叶（FL）皮质表面延伸至脑外积液（F），并达上矢状窦

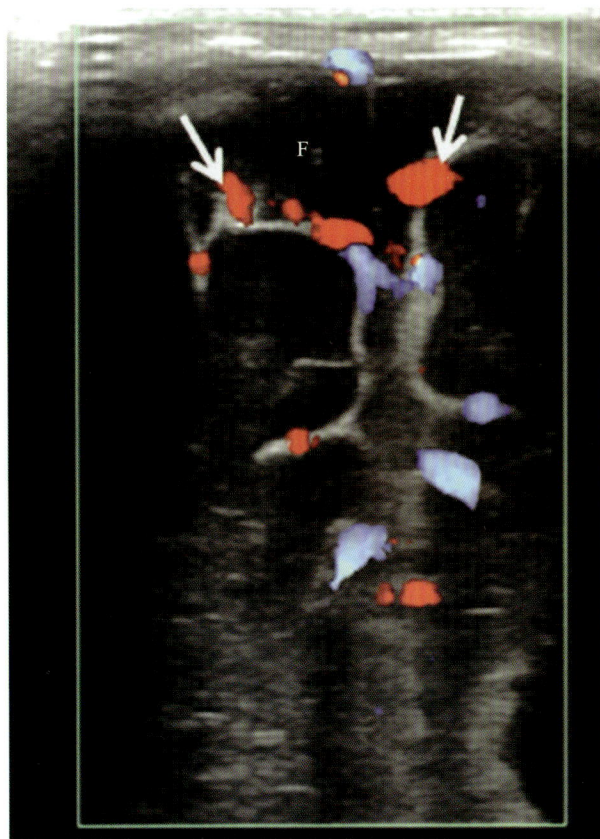

▲ 图 3-53 硬膜下积液

彩色多普勒声像图显示皮质静脉（箭）位于大脑表面的软脑膜内。硬膜下积液（F）本身无血流信号

裂移位的占位效应。超声不易鉴别硬膜下血肿和硬膜外血肿，CT 或 MRI 检查更为合适。

3. 脑实质出血

急性脑实质出血表现为大脑皮质（图 3-54）或基底节区局灶性高回声肿块。大量出血可引起占位效应，压迫同侧侧脑室并使中线结构移位。多发性脑实质血肿在使用 ECMO 的新生儿中并不少见。相对于正常的脑实质，可表现为低回声而非高回声，因为 ECMO 需要肝素化以防止正常的血液凝固。脑实质性出血可完全消失或中央液化导致脑软化区。

4. 脉络丛出血

脉络丛出血足月儿比早产儿更常见。超声表现包括脉络丛增宽，边缘不规则，呈分叶状，正常脉络丛的锥状前部消失。诊断脉络丛出血较困难，因为正常的脉络丛，特别是三角区的脉络丛呈高回声和球形外观。超声随访脉络膜丛直径缩小有助于诊断出血。脉络丛延伸到侧脑室后角应警惕脉络丛内或附着于脉络丛的出血。脉络膜丛出血可完全吸收，发生中央液化形成明确的囊肿或破入同侧侧脑室。

5. 室管膜下出血

生发基质出血主要发生在早产儿。足月儿发生室管膜下出血的比例不到 5%，患者通常小于胎龄。

6. 小脑出血

足月儿小脑出血的原因通常是创伤性分娩，导致小脑裂伤或小脑静脉、颅后窝静脉或枕窦破裂[46]。其他原因包括使用面罩通气，这会增加静脉压力和导致凝血功能障碍。足月儿小脑出血以蚓部为主[46]。超声检查结果与早产儿相似。

7. 产前出血

宫内颅内出血少见，常与潜在的凝血障碍或双胎输血综合征有关。产后第 1 天超声检查可见室管膜下囊肿。

六、缺氧缺血性损伤

缺氧缺血性脑损伤是围产期和新生儿发病和死

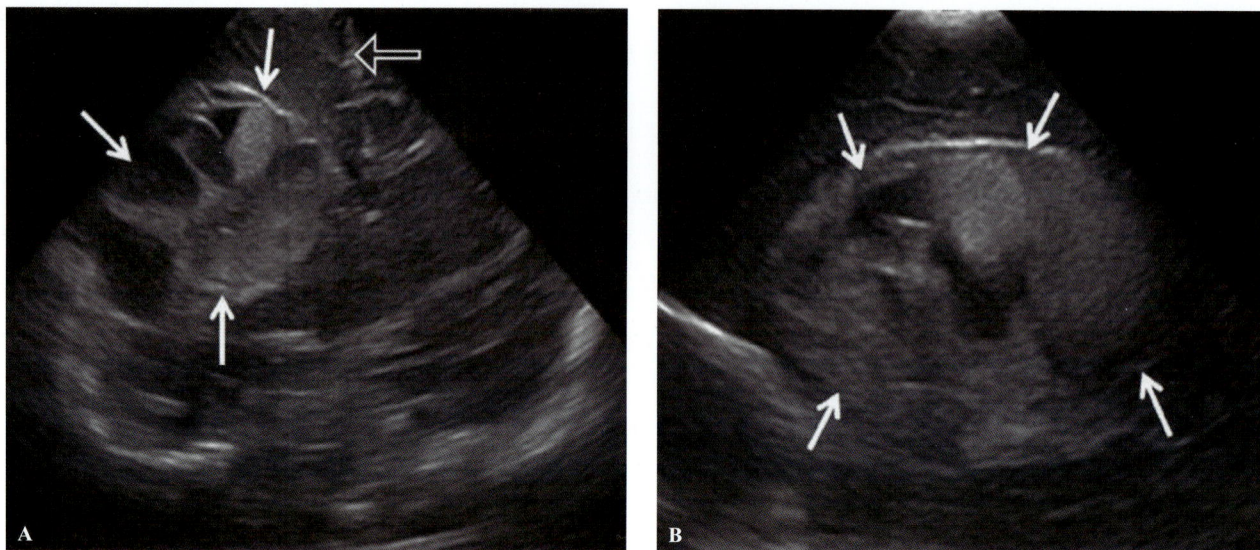

▲ 图 3-54　脑实质内出血（足月儿，先天性膈疝，接受体外膜肺氧合治疗）

冠状切面（A）和右侧旁矢状切面（纵切面）声像图（B）显示右侧顶叶出血（箭），其中可见液平，提示存在凝固和未凝固的积血。占位效应导致脑中线向左侧移位（空心箭）

亡的重要原因 [52-54]。缺氧是指血液中氧合减少，常由呼吸抑制引起。缺血是指脑血流量减少。新生儿表现出一系列神经系统症状，从轻微的烦躁不安、癫痫发作到严重的神经系统缺陷，包括死亡 [37]。

（一）早产儿缺血性病变

早产儿缺血性脑损伤影响毗邻侧脑室三角区和室间孔旁的侧脑室前角水平的视辐射水平深层白质 [52, 53, 55]。大脑皮质的侧支血供来自脑膜动脉内的吻合，大部分不受影响，脑膜动脉内吻合侧支存在于整个妊娠期，足月后逐渐退化 [56]。早产儿缺血性脑损伤又称为脑室周围白质软化，其特征是损害后 2 周内凝固性坏死、星形胶质细胞和巨噬细胞增殖，最终形成囊肿。

早产儿发生缺血性损伤的产中和围产期的危险因素包括胎盘功能不全、绒毛膜羊膜炎和宫内感染。产后的危险因素包括缺乏脑血流自动调节，导致低血压和灌注不足，以及固有的白质对缺血的敏感性。

1. 早产儿缺血性病变的超声表现

早产儿缺血性白质损伤的最初表现是脑室周围回声增强，缺血后立即进行超声检查可能正常 [48, 52, 57]。回声强度高于邻近脉络丛，通常为双侧对称（图 3-55），但也有少数为单侧或不对称 [57]。在弥漫性高回声区可见较小的高回声灶，代表出血或出

血性梗死（图 3-55）[58]。在重度缺血性损伤中，基底节和丘脑中可见弥漫性或线性高回声，为豆纹动脉病变 [57, 59]。在缺血性损伤后的最初 24～48h 内，可以观察到舒张期血流量增加和 RI 降低（＜0.60），这可能与再灌注有关。但如果出现明显的脑水肿，则 RI 升高。

脑室周围的回声可完全吸收或出现空化和囊肿形成 [52, 53]。在缺血性损伤后 2～6 周（通常＜3 周）可见囊性病灶，大小为 1mm 至数厘米，是脑室周围白质软化的特异性表现（图 3-56）[60]。脑室周围高回声区越大，囊性坏死的可能性越大。囊肿可以是单个或多个，可以局限在侧脑室周围的前方或后方区域，或沿整个侧脑室延伸。其他表现包括与脑萎缩有关的深部白质变薄、脑室扩大（图 3-56）和大脑半球间裂明显增宽。脑室周围白质软化也可累及胼胝体，产生囊性变和萎缩（图 3-57）[61]。

2. 预后

尸检或神经病理学证据显示脑室周围白质软化存在于 40%～80% 的早产儿中 [52, 62, 63]。超声诊断脑室周围白质软化发生率为 5%～17% [53]。低敏感性可能反映了超声检测非空洞性白质损伤不敏感。然而，超声检测脑室周围白质软化似乎与脑性瘫痪的后续发育有关，有广泛的单侧或双侧侧脑室周围高回声

或囊肿形成的患者更有可能患脑性瘫痪或神经运动功能障碍（75%～80%）[64, 65]。后部（顶叶 / 枕叶）病变的患者风险似乎更大[64]。

3. 鉴别诊断注意事项

伴缺血损伤的回声增强必须与正常的脑室周围晕 / 腮红征和 4 级脑实质出血时的脑实质出血相鉴别（见图 3-25）。正常的脑室周围晕边界不清，回声低于脉络丛。脑室周围白质软化边界清，回声等于或高于脉络丛。经后囟成像有助于鉴别这两种情况。经后囟检查脑室周围晕回声将消失或减低，而脑室

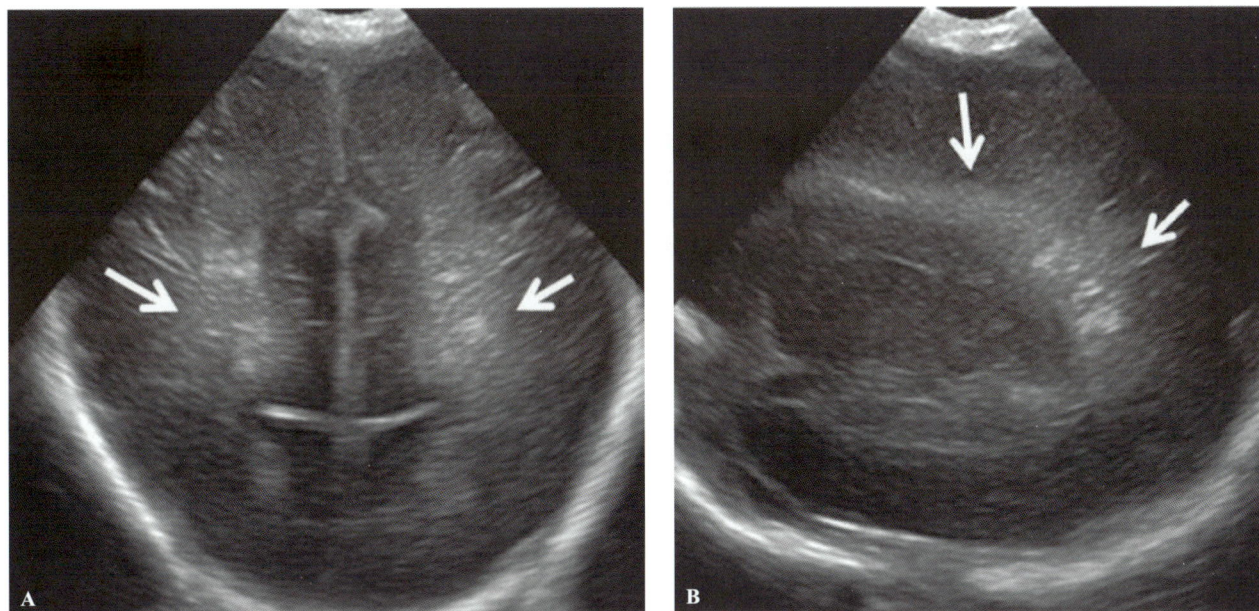

▲ 图 3-55 脑室周围白质软化

脑室后方冠状切面（A）和右侧旁矢状切面（纵切面）声像图（B）显示双侧脑白质对称性回声增强（箭），其内多个点状高回声区，与出血灶一致

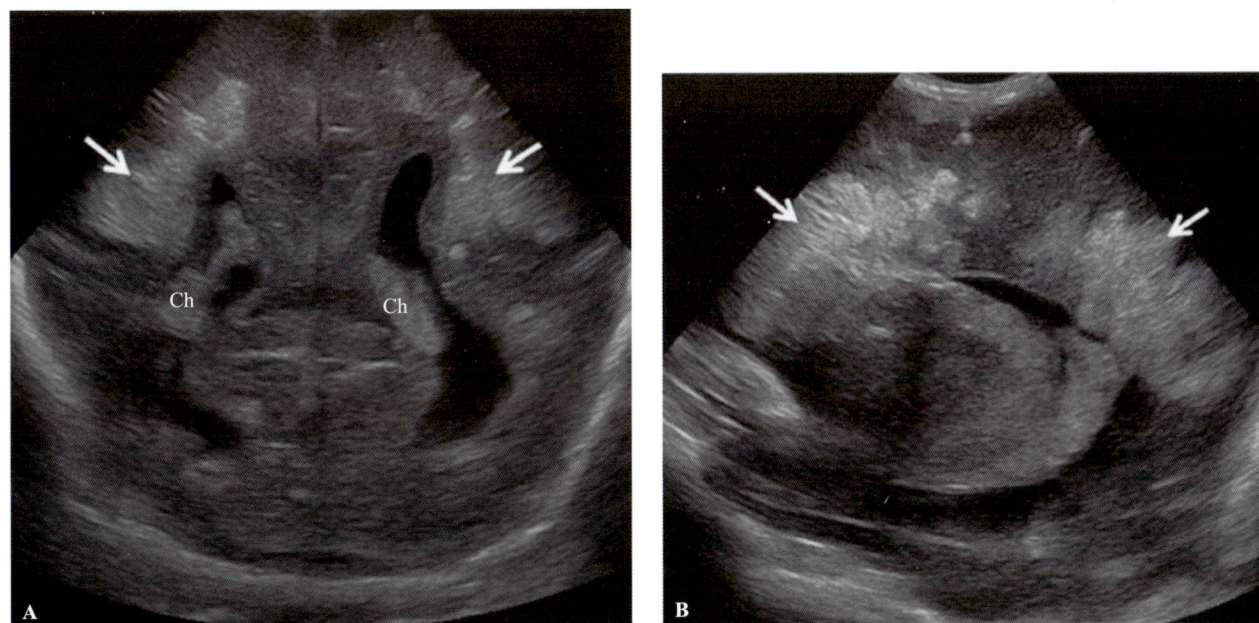

▲ 图 3-56 脑室周围白质软化

A. 后冠状切面图像显示双侧脑室周围对称性回声增强（箭），脑室周围回声略强于脉络丛（Ch）；B. 右侧旁矢状切面（纵切面）声像图显示侧脑室前角和后角周围脑实质回声增强（箭）

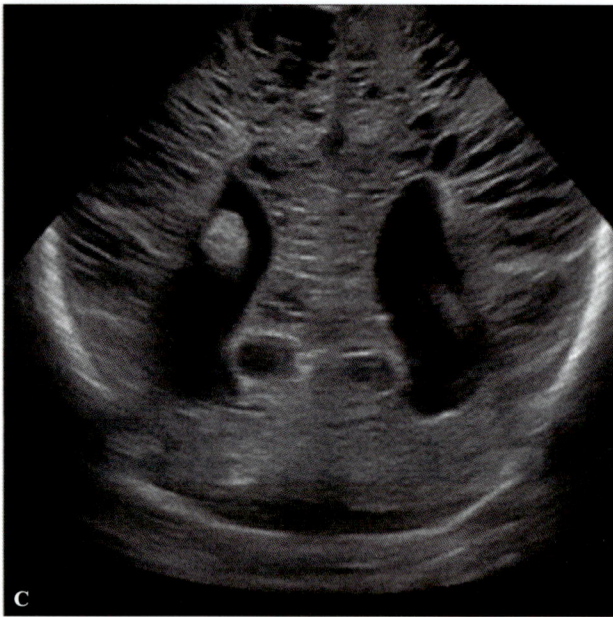

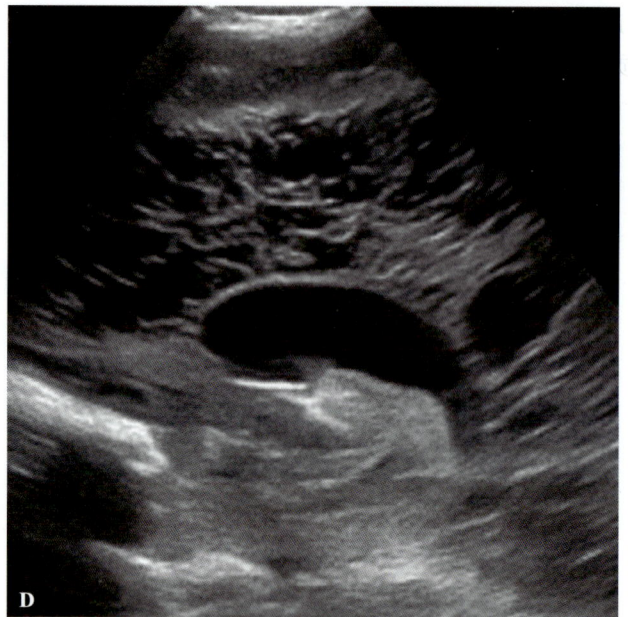

▲ 图 3-56（续） 脑室周围白质软化

C 和 D. 3 周后复查冠状切面（C）和右侧旁矢状切面（纵切面）声像图（D）显示脑室旁前角和后角附近多发囊性区域，侧脑室因脑萎缩而轻度扩张

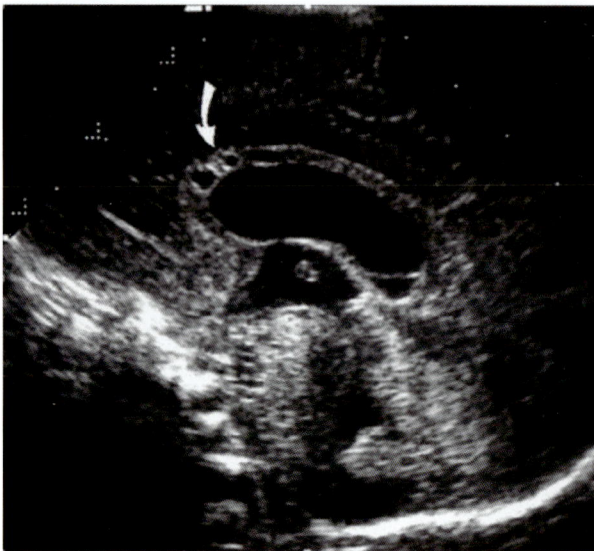

▲ 图 3-57 胼胝体的脑室周围白质软化（32 周早产男婴）

正中矢状切面（纵切面）声像图显示胼胝体内囊性变（弯箭）

（引自 Coley BD, Hogan MJ. Cystic periventricular leukomalacia of the corpus callosum.*Pediatr Radiol* 1997; 27:583-585）

周围白质软化的高回声持续存在。

脑室周围白质软化的特征分布应与 4 级颅内出血鉴别。4 级出血常为单侧或不对称分布，并伴有脑室内出血，而脑室周围白质软化通常对称分布，可与脑室内出血相关或不相关。4 级出血的结果是大的实质囊肿（即脑软化），而脑室周围白质软化的结果是多个小囊肿。

4. 早产儿小脑缺血

小脑缺血性损伤不如侧脑室周围缺血性损伤常见。小脑缺血的超声表现包括实质回声增强和脑沟脑回变模糊。晚期改变包括脑实质萎缩和囊性脑软化。超声检查难以鉴别小脑出血和缺血，需要 CT 或 MRI 鉴别。

（二）足月儿缺血性病变

足月儿缺氧缺血性脑损伤造成的脑损伤与早产儿不同。从妊娠 36 周开始，分水岭区从脑室周围区域移至大脑边缘，妊娠 40 周时，分水岭区为大脑主要动脉（大脑前、中、后动脉）交界处的皮层下灰质和白质，呈矢状旁分布[46, 52, 57, 66, 67]。分娩期和围产期缺血性损伤的危险因素包括产伤、脐带脱垂、胎盘早剥和绒毛膜羊膜炎。产后因素包括与先天性心脏病、休克、红细胞增多症、创伤、脑膜炎或 ECMO 相关的灌注不足。足月儿的缺血性损伤导致脑水肿，神经元坏死和白质胶质增生[67]。

1. 足月儿缺血性病变的超声表现

足月儿缺血性病变常位于额叶和顶枕叶区域[67]。轻度缺血性脑病早期超声检查可正常。中度或重度水肿表现包括沿大脑前、中和后脑动脉分布的脑实质呈高回声，沟回分界不清和侧脑室呈裂隙状（图 3-58）[57, 67]。在缺血性损伤的最初 24～48h 内，主要动脉分支彩色多普勒超声检查可显示舒张期血流量增加和 RI 降低（＜0.55～0.60），可能与再灌注有关。RI 大多正常，但严重的脑水肿可能会导致 RI 升高。

值得注意的是，裂隙状侧脑室并非缺血性脑损伤的特异性表现，可见于高达 80% 的足月儿和 30% 的早产儿，这些新生儿在其他方面都是健康的[20, 57]。缺血性病变也可累及胼胝体出现局灶性或弥漫性回声增强。

丘脑和基底神经节易受严重缺氧的影响，表现为局灶性或弥漫性高回声（图 3-59）。局灶性高回声可以是球状或线性的，平行于丘脑尾状核的血管，被称为豆纹动脉病变。基底节回声增强并非新生儿窒息的特异性表现，也可见于健康早产儿[27, 28] 和有宫内病毒感染、非免疫性积水、胎儿乙醇综合征，以及 13- 三体综合征和 21- 三体综合征的患者中[68]。

小脑和脑干缺血性病变不如大脑和基底节病变常见。由于正常组织和缺血组织有相似的回声，因此颅后窝结构的缺氧缺血病变在超声上很难鉴别，但在严重损伤时可见局灶性异常回声区[69]。

慢性缺血性损伤的超声表现与脑室周围白质软化相似，包括脑积水，与脑萎缩相关的大脑半球间裂和外侧裂增宽以及囊性脑软化（图 3-59D）。囊性变常累及灰质和白质。

2. 预后

实质回声增强和 RI 降低与运动和智力缺陷的发育相关。约 90% 脑实质内有异常回声的患者出现神经系统后遗症。相比之下，仅约 10% 实质回声正常的儿童出现神经系统功能障碍[20]。

在出生后 72h 内进行低温治疗前后出现低 RI（＜0.55）的患者，即使灰阶超声正常，其神经系统预后也较差[70-72]。颅内血流完全消失与脑皮质功能受损和脑死亡有关。

七、体外膜肺氧合

ECMO 是一种体外循环技术，用于治疗对常规通气治疗无反应的急性可逆性呼吸衰竭新生儿。脱氧的血液通过静脉流出管流出，通过膜氧合器泵入并充氧，含氧血液通过静脉或动脉流入管返回到体循环[69]。

颅内出血和脑卒中与使用 ECMO 相关的常见中枢神经系统并发症，与缺氧程度和 ECMO 支持期间静脉内给予肝素全身抗凝治疗有关。出血性损害可累及脑实质或脑外间隙，脑实质出血较常见[51]。脑实质出血最常见的部位是颅后窝，大量实质出血和

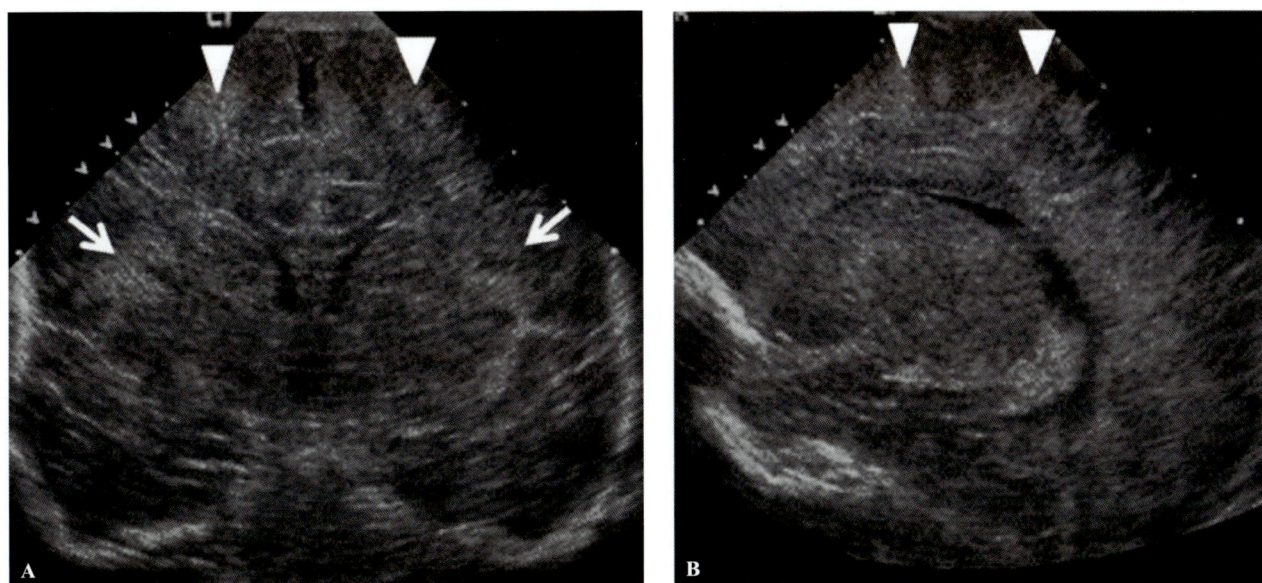

▲ 图 3-58　足月儿弥漫性缺氧缺血性脑损伤

前冠状切面（A）和右侧旁矢状切面（纵切面）声像图（B）显示沿大脑前动脉（箭头）和大脑中动脉（箭）走行的大脑皮质灰质回声弥漫性增强，伴脑回脑沟分界消失。侧脑室呈裂隙状，为非特异性改变

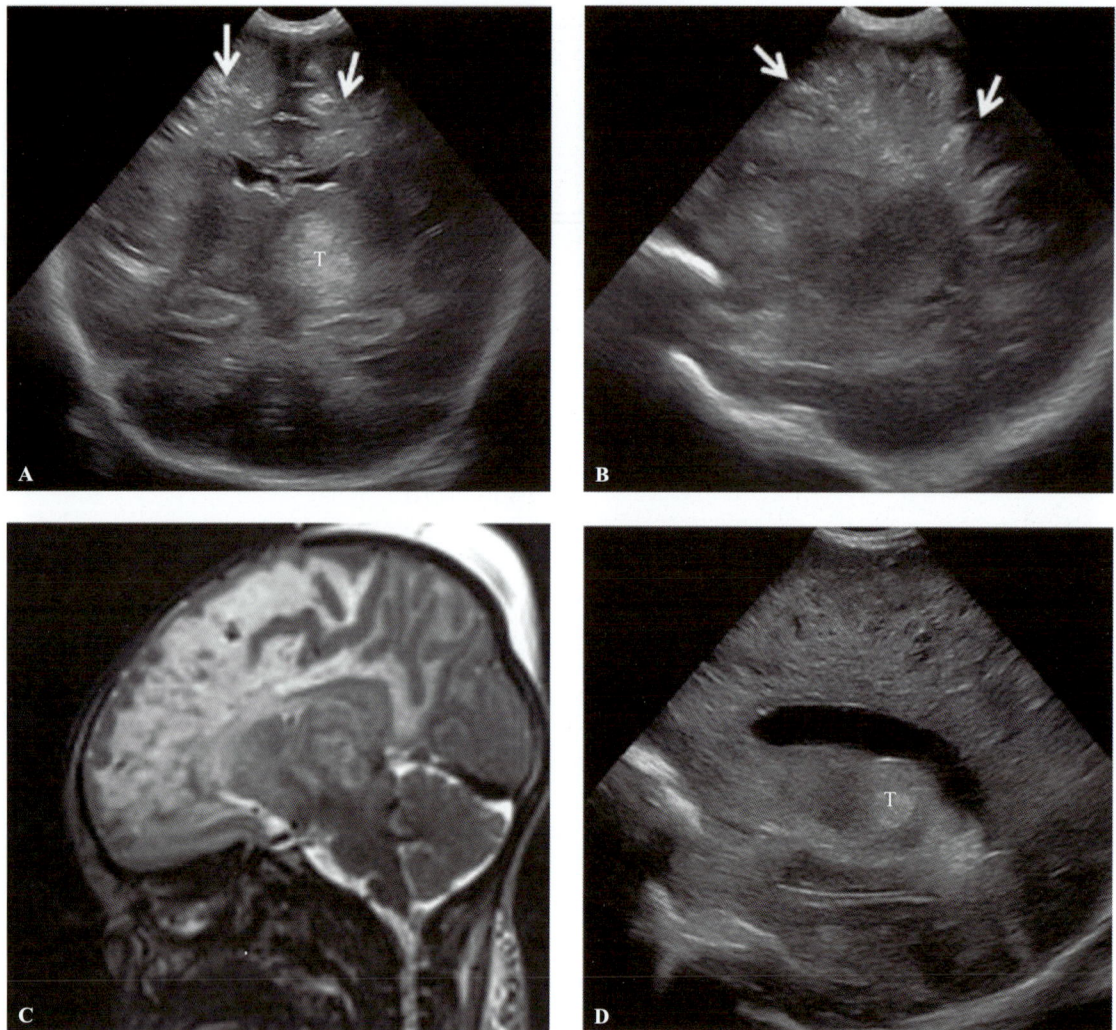

▲ 图 3-59　足月儿缺氧缺血性脑损伤（新生儿，女，出生后 1 天，5min 和 10min 的 Apgar 评分分别为 0 和 1）

A 和 B. 冠状切面（A）和左侧旁矢状切面（纵切面）声像图（B）显示大脑皮质灰质（箭）和丘脑（T）回声增强；C.MRI 显示颅内广泛水肿，累及额叶和基底节；D.4 周后超声检查显示脑实质回声增强伴多发囊性区，提示脑软化。并可见丘脑（T）回声增强

梗死通常很容易鉴别，超声表现为局灶性回声增强（图 3-60）。由于肝素化导致凝血减少，出血也可表现为低回声[51, 73]。超声检查很难鉴别出血和缺血，需行 CT 或 MRI 检查。

八、局灶性缺血性脑梗死

（一）动脉缺血性卒中

新生儿脑卒中继发于脑血流局部中断[38, 74]。动脉闭塞的原因可能是血栓形成或栓塞。足月儿动脉闭塞比早产儿常见，主要累及大脑中动脉的血管区域，大脑前动脉和大脑后动脉循环受累相对少见。临床表现包括肌张力减退、嗜睡、喂养困难、偏瘫和癫痫发作。

宫内胎盘栓塞，母亲吸食可卡因导致小血管阻塞，母体感染（绒毛膜羊膜炎）是动脉缺血性脑卒中的常见原因[38]。其他因素包括分娩时头部或颈部过度伸展损伤导致血管痉挛，产后因素如创伤、败血症、高凝状态、脱水、脑膜炎、红细胞增多症以及左向右分流的先天性心脏病[37, 74]。

急性动脉闭塞的超声表现为动脉分布区域的高回声区。早期脑沟脑回正常，随着时间推移，灰质白质分界消失，水肿加重形成占位效应，伴同侧脑室受压或中线移位（图 3-61）。彩色多普勒超声显示早期受累动脉区域无血流信号，亚急性期缺血区周围组织及血管血流增多，与再灌注有关[67, 75]；晚期表现为囊性脑软化和继发于脑萎缩的同侧脑室扩张。

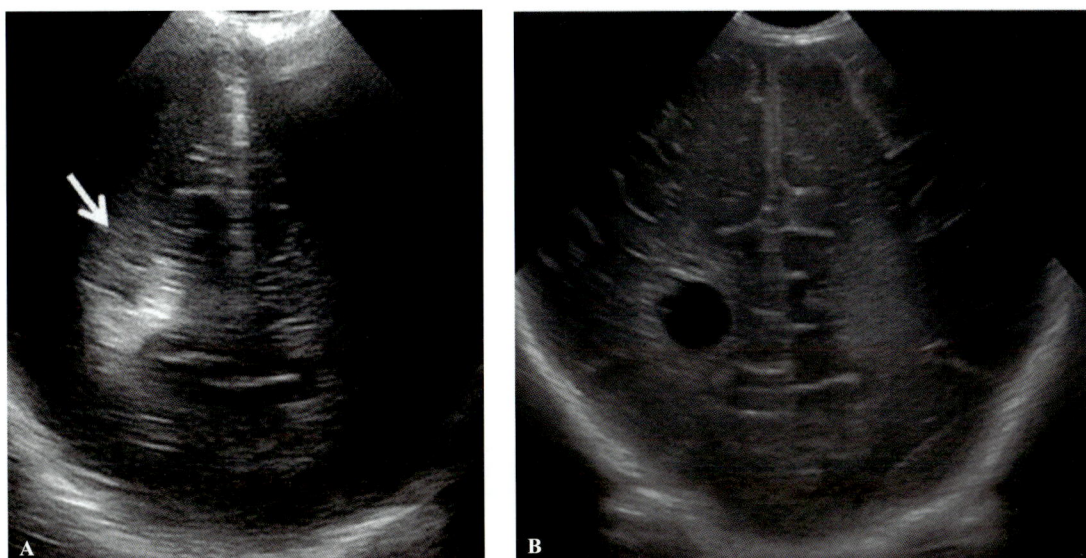

▲ 图 3-60　接受 ECMO 治疗的脑缺血性病变患者
A. 冠状切面声像图显示右侧枕叶皮质高回声区（箭）；B. 随访图像显示脑软化区

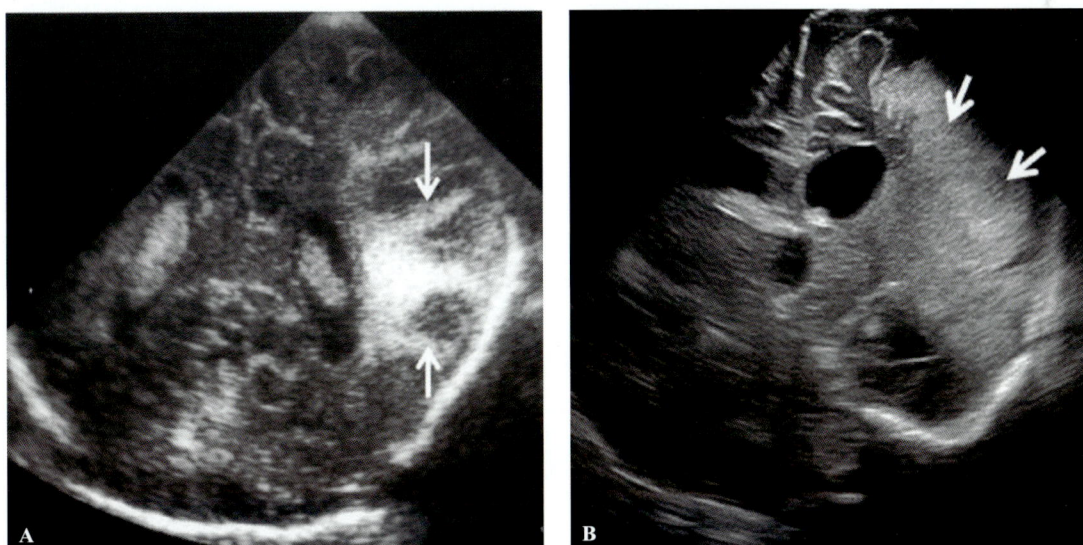

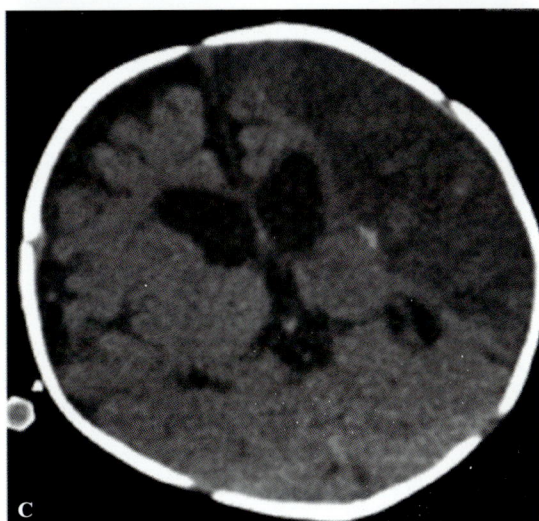

▲ 图 3-61　新生儿脑卒中（来自不同患者的声像图）
A. 冠状切面声像图显示左枕叶高回声区，沟回分界（箭）明显，与早期皮质梗死相符；B. 另一新生儿的冠状切面声像图显示左侧大脑半球回声增强区（箭）；C. 与图 B 来源于同一患者，CT 检查显示左侧大脑中动脉区域大片梗死

（二）静脉窦血栓形成

静脉血栓形成最常影响上矢状窦和横窦，足月儿和早产儿均可发生[76-78]。产前危险因素包括产伤、胎膜早破、母体感染、胎盘早剥和妊娠糖尿病。产后危险因素包括败血症、脱水、脑膜炎、红细胞增多症和高凝状态。临床体征为肌张力低下、嗜睡、喂养困难、偏瘫和癫痫发作。静脉血栓形成的并发症是脑实质梗死。

急性静脉血栓形成的灰阶超声表现为脑实质回声增强、沟回分界消失和脑室显示不清。受累静脉窦内可见血栓。彩色和频谱多普勒超声检查血流信号减少或完全消失（图 3-62）[77]。超声较难诊断小的皮质静脉血栓形成。

（三）镰状细胞病

镰状细胞病、血管炎和烟雾病是大婴儿和儿童急性脑梗死的原因。小血管疾病如烟雾病和血管炎等无法通过超声诊断，需用 MRI 或常规血管造影诊断。经颅超声可用于与镰状细胞性贫血相关的大血

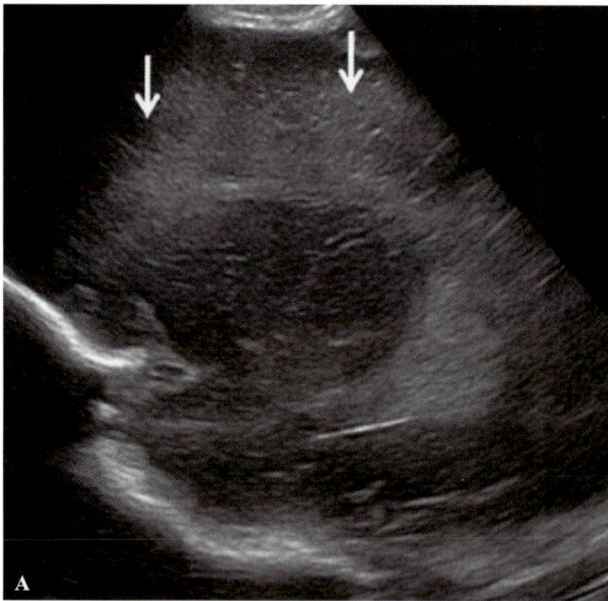

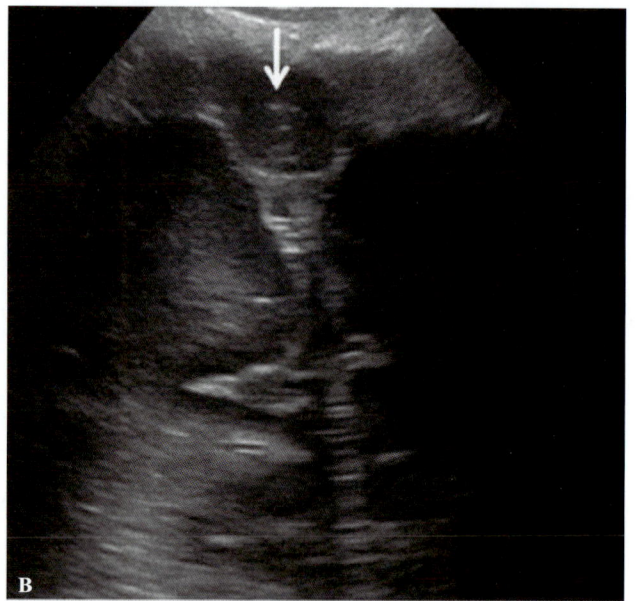

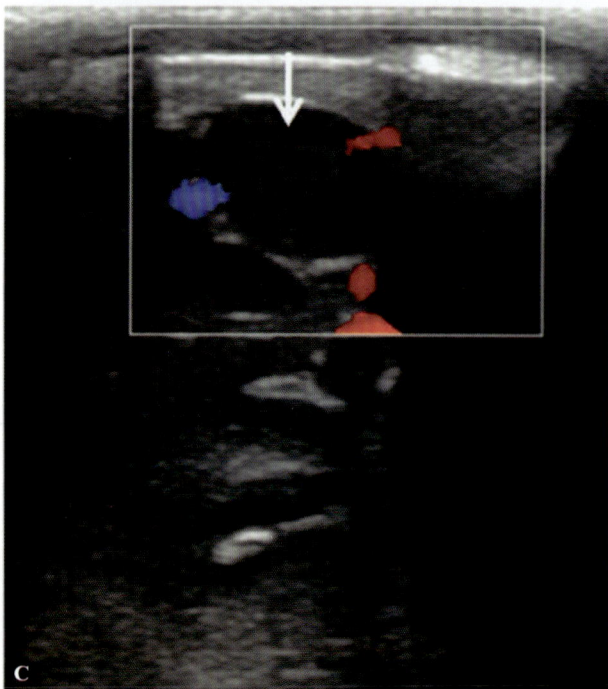

▲ 图 3-62 静脉窦血栓形成（1 日龄男孩，癫痫）
A. 上矢状窦纵切面灰阶声像图显示脑实质回声弥漫性增强（箭），伴脑沟回分界消失和脑室闭塞；B. 正中冠状切面声像图显示扩张的上矢状窦内有低回声血栓（箭）；C. 彩色多普勒声像图显示上矢状窦内无血流信号（箭），脑皮质血管有血流信号

管闭塞。

脑卒中是镰状细胞病最严重的并发症之一[79, 80]。纯合子镰状细胞病幼儿首次脑卒中的年风险率约为0.5%[81]。脑卒中可能是显性的（急性发作的局灶性神经功能障碍）或隐性的（认知功能下降）[82-84]。隐性脑缺血是指无临床症状但有影像异常，如动脉狭窄或闭塞。隐性脑卒中在 6 岁前儿童发病率高达27%，14 岁前儿童发病率达 37%[82]。诊断隐性脑梗死儿童非常重要，因为预防性输红细胞治疗，以维持血红蛋白 S 低于总血红蛋白的 30%，可以降低卒中复发的风险和神经损伤的程度。不输血治疗的脑卒中复发率很高[82, 85]。

显性脑卒中通常与颈内动脉颅内部分远端和大脑中动脉的近端闭塞或狭窄有关。隐性脑卒中通常发生在血管边缘地带（"分水岭"）[79]。椎 – 基底动脉循环和大脑后脑动脉受累相对少见。镰状细胞病患者中，缺血性梗死占脑卒中的 70%～75%。出血性梗死占剩余的 25%。

经颅多普勒超声通常用于筛查显性和隐性脑梗死并监测对输血治疗的反应[86-91]。脑血流速度增高已被证明是脑卒中的有效预测因子。基于镰状细胞性贫血的随机多中心卒中预防试验（STOP），对2—16 岁镰状细胞病儿童行经颅多普勒筛查，大脑前、中脑动脉的 TAMX 或 PSV 升高。正常 TAMX脑被定义为＜ 170cm/s，PSV 被定义为＜ 200cm/s；一个或多个动脉节段中 TAMX 在 170～199cm/s、PSV 在 200～249cm/s 被定义为可疑异常，TAMX＞ 200cm/s 和 PSV ＞ 250cm/s 被诊断为异常和明确升高（图 3-63）。最近，有研究表明极低速度（＜ 70cm/s）也可能是异常的，并与脑损伤有关，包括明显的脑梗死、隐性脑卒中和短暂性脑缺血发作[92]。

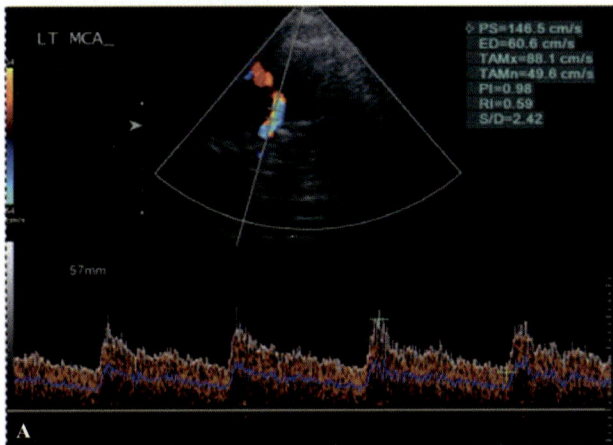

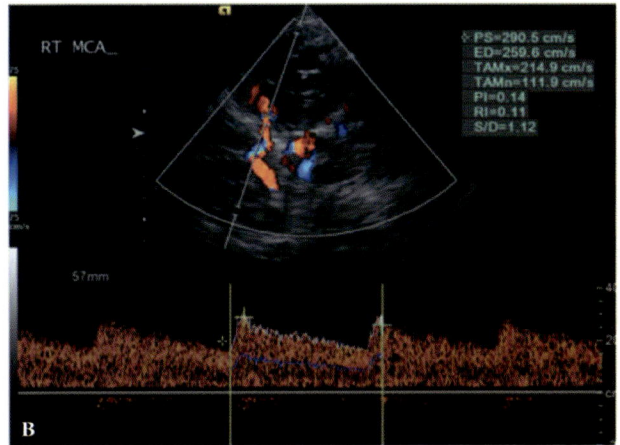

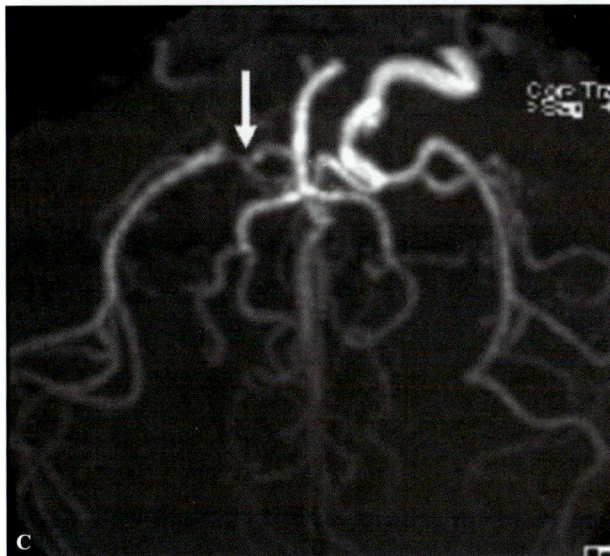

▲ 图 3-63　镰状细胞性贫血患者经颅多普勒成像

A. 经颅多普勒超声显示左侧大脑中动脉正常，最大速度平均时间为 88.1cm/s；B. 经颅多普勒超声显示右侧大脑中动脉异常，最大速度平均时间为 214cm/s；C. MRI 证实右侧大脑中动脉近端严重狭窄（箭）

经颅多普勒超声诊断基于 TAMX 的狭窄 / 闭塞的敏感性为 86%～94%，特异性为 51%～91%[89]。脑血管疾病误诊原因是不改变血流动力学的轻度狭窄和小到无法检测的远侧分支病变。最好通过 CT 或 MRI 来评估脑梗死的灰质和白质。

九、血管畸形

血管畸形分为：①高流量病变，包括动静脉畸形和动静脉瘘；②低流量病变，包括静脉畸形、海绵状血管畸形和毛细血管畸形[93]。

（一）高流量病变：动静脉畸形

动静脉畸形是指动脉和静脉之间的分流，没有中间毛细血管床。分为典型的动静脉畸形和动静脉瘘两种。典型的动静脉畸形有一根供血动脉，大量动静脉分流组成的病灶和一根引流静脉。发病峰值年龄为成人。

动静脉瘘与动静脉畸形的区别在于无中间病灶，包括 Galen 静脉畸形、硬脑膜动静脉瘘和海绵窦动静脉瘘。前两种瘘管见于新生儿和婴儿，第三种瘘管在儿童人群并不常见。

1. Galen 静脉畸形

Galen 静脉畸形是由于胚胎前脑正中 Markowski 静脉（Galen 静脉的前体）被脑内静脉替代失败形成的一种动静脉瘘。其结果是在脑动脉和原始正中静脉之间形成瘘管连接。尽管引流静脉是原始的前脑静脉，而不是实际的 Galen 静脉，但术语 Galen 静脉畸形仍用于指这种畸形。前脑静脉经直窦或持续存在的镰状窦汇入上矢状窦，上矢状窦汇入横窦 / 乙状窦和颈内静脉。

脉络膜型 Galen 静脉畸形最常见，大量脉络膜动脉直接汇流入扩张的前脑正中静脉，而不与深静脉系统连接[93]。这种类型存在大量动静脉分流，在新生儿中表现为高输出性充血性心力衰竭和颅内杂音。

较不常见的壁型 Galen 静脉畸形的特征是邻近的脑膜下动静脉畸形导致静脉超负荷引起前脑正中静脉扩张，并且只有一根或几根动脉分支供血。这种类型通常出现在婴儿后期，临床表现为脑积水，因扩张的前脑正中静脉压迫中脑导水管和第三脑室的后部，或伴有癫痫发作，但不伴充血性心力衰竭。

在较大的儿童中，头痛和颅内出血是主要的神经体征。

两种类型的 Galen 静脉畸形均表现为侧脑室之间、第三脑室后方正中边界清晰的囊性肿块（图 3-64）。在纵切面声像图上，静脉可向后延伸至扩张的直窦和增大的窦汇。矢状窦、横窦 / 乙状窦和颈内静脉常扩张，其他表现包括供血动脉扩张、脑积水、脑实质钙化，以及继发于血管分流导致脑实质局部缺血（"窃血"现象）引起的脑萎缩。如果畸形血管内含有血栓，则可伴钙化。

频谱多普勒显示供血动脉流速增高，搏动减弱，引流静脉动脉化。彩色多普勒显示畸形静脉内出现湍流（图 3-64）。由于血流从正常大脑循环转移至低阻力静脉畸形内，外周大脑皮质可显示血流减少或消失。

尽管超声可以显示 Galen 静脉畸形，但仍需要 MRI 或传统的血管造影来精确识别供血动脉和引流静脉，尤其是准备进行血管栓塞时。栓塞线圈表现高回声，伴声影。成功栓塞后血流动力学变化包括：①大脑未累及区域血管流速增加，表明已消除动脉窃血，血液回流；②栓塞的供血动脉和 Galen 静脉畸形血流减少。如栓塞的供血动脉或引流静脉持续存在血流信号表明栓塞不完全（图 3-65）。

2. 硬脑膜动静脉畸形

硬脑膜动静脉瘘可见于新生儿和婴儿。临床表现与 Galen 静脉畸形相似，包括心力衰竭、巨头畸形、颅内压增高和出血。这些瘘管通常出现在窦汇处。超声显示窦汇明显扩张以及湍流（图 3-66）[94]。乙状窦和颈静脉常扩张。病变通常由脑膜中动脉供血。大脑皮质血管大小正常或仅轻度扩张。治疗方法是血管内栓塞。

（二）无动静脉分流的低流量血管畸形

低流量静脉畸形、海绵状血管畸形和毛细血管畸形可为无症状的偶然发现，也可伴癫痫或在继发于颅内出血的神经症状时发现[93]。静脉畸形的特征是一系列扩张的小静脉汇入单一扩张的静脉结构，无异常动脉成分，因此无动静脉分流。超声检查显示一系列小静脉汇流入大静脉或大静脉窦（图 3-67）。海绵状血管畸形为血管间隙的内皮细胞增生，有正常的供血动脉和引流静脉，无动静脉分流。毛细血

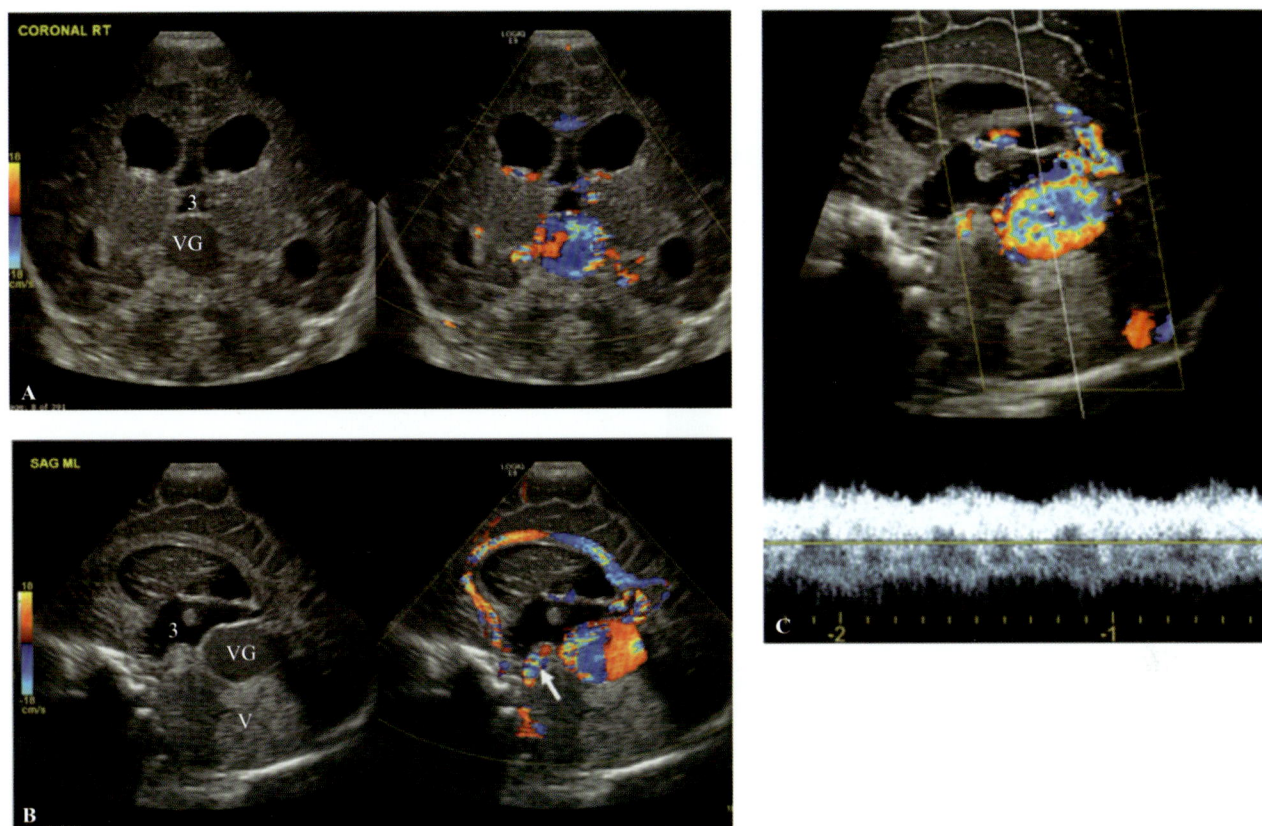

▲ 图 3-64　脉络膜型 Galen 静脉畸形

A 和 B. 冠状切面（A）和矢状切面（B）灰阶及彩色多普勒声像图（双幅）显示扩张的前脑静脉（VG，Galen 静脉），位于第三脑室（3）后方和小脑蚓部（V）上方，内见湍流。脉络膜动脉（箭）和胼胝体动脉扩张；C. 矢状切面脉冲多普勒声像图显示基线下方静脉血流动脉化

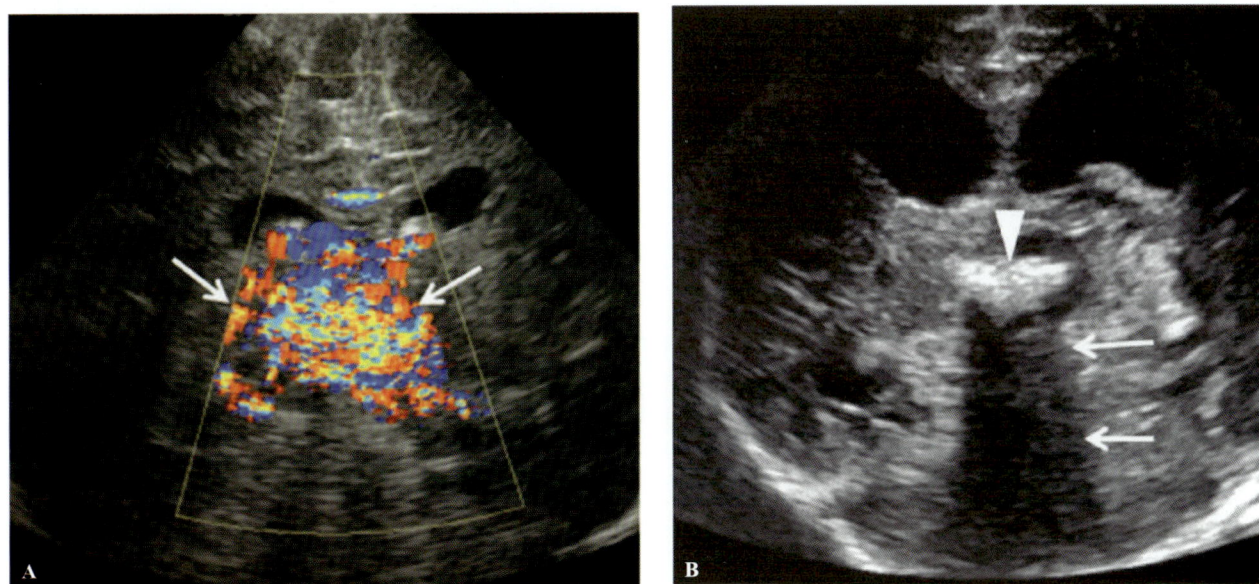

▲ 图 3-65　Galen 静脉瘤（栓塞后）

A. 诊断时，正中冠状切面彩色多普勒声像图显示 Galen 静脉瘤样扩张，内见湍流（箭）；B. 栓塞后，灰阶声像图显示回声增强区（箭头），后方伴声影（箭），为 Galen 静脉畸形中放置的金属线圈

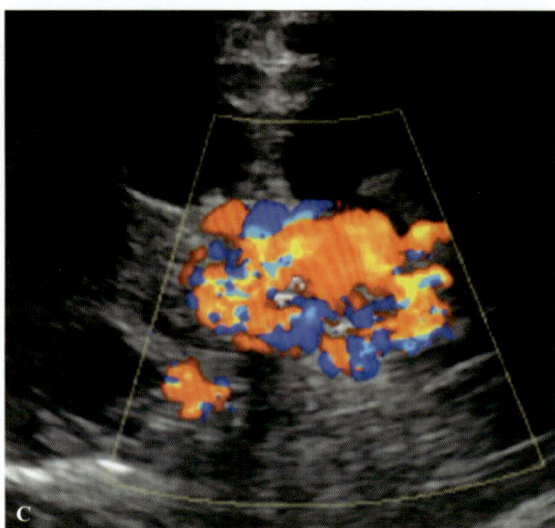

▲ 图 3-65（续） Galen 静脉瘤（栓塞后）
C. 栓塞后，冠状切面彩色多普勒声像图显示 Galen 静脉畸形中的残余血流，提示栓塞失败

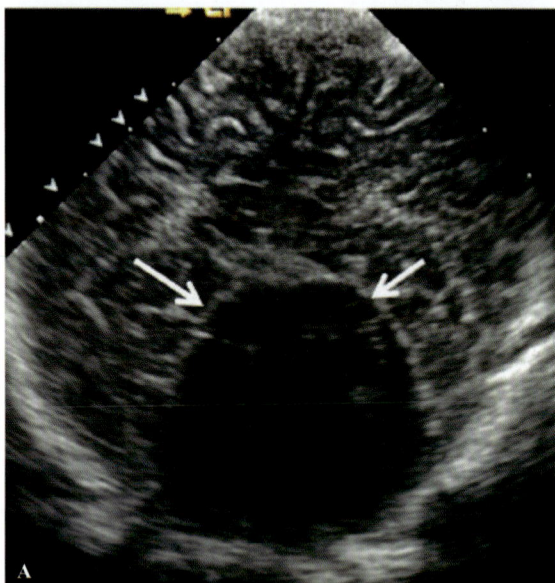

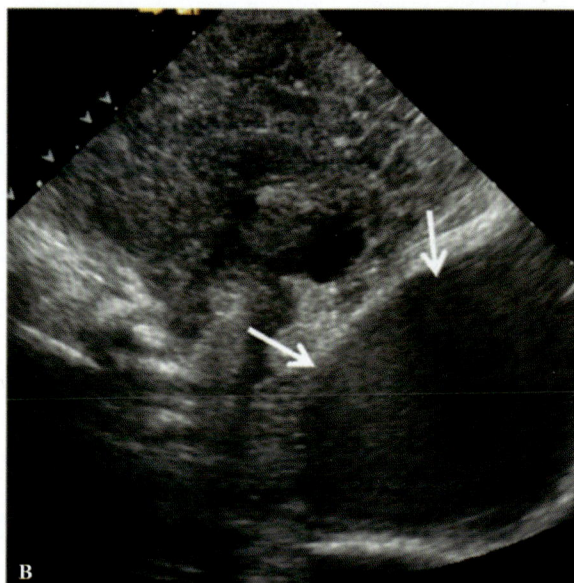

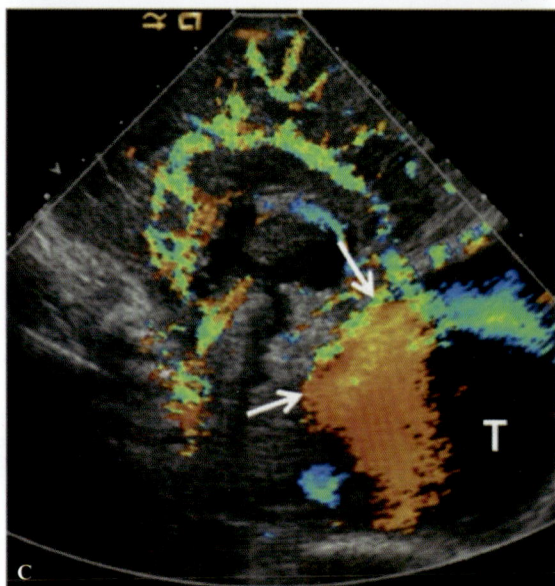

▲ 图 3-66 窦汇处硬脑膜动静脉瘘
A 和 B. 后冠状切面（A）和正中矢状切面（纵切面）灰阶声像图（B）显示巨大的颅后窝低回声肿块（箭），提示扩张的窦汇；C. 正中矢状切面彩色多普勒声像图显示扩张窦汇内的血流信号（箭），偏后方部分血栓形成（T），脑皮质血管内径正常

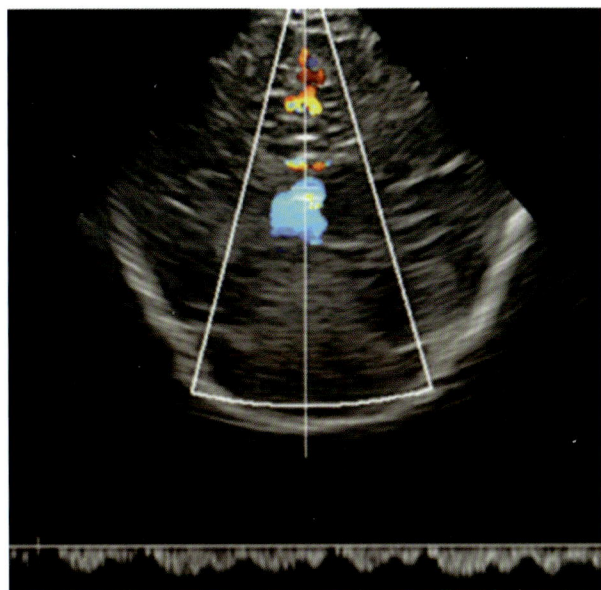

▲ 图 3-67　静脉畸形（2 月龄男婴）

冠状切面多普勒超声显示小脑蚓部上方 Galen 静脉扩张，有静脉频谱。经 MRI 确诊为静脉畸形

管扩张为扩张的毛细血管局部聚集。后两种畸形在 MRI 或 CT 显示最佳。

十、先天性颅脑畸形

本章使用了先天性脑畸形的 Van der Knaap 和 Valk 分类[95]。该分类根据发育错误发生的阶段对缺陷进行分类：①背侧诱导障碍（妊娠第 3～4 周）；②腹侧诱导障碍（妊娠第 5～8 周）；③神经元增殖障碍（妊娠第 2～5 个月）；④神经元迁移性病变（妊娠第 2～5 个月）。

（一）背侧诱导障碍（神经管闭合）

脑发育的过程开始于脊索诱发神经板的形成。在妊娠的第 3～4 周，神经板向内折叠，边缘融合形成神经管，神经管分化为大脑和脊髓。神经板融合失败，即诱导失败，导致颅、脊柱裂，即大脑和脊髓裸露。背侧诱导异常包括无脑，脑膨出和 Chiari 畸形[95, 96]。

1. 无脑畸形

无脑畸形是除了颅底以外大脑发育失败的结果。脑干上方的大脑和颅骨缺失。通常在宫内诊断，产后几乎不需要影像学检查。

2. 脑膨出

脑膨出为颅内结构通过颅骨缺损疝出。脑膨出可能只含有脑膜和脑脊液，被称为脑膜膨出；也可能含有脑组织、脑膜和脑脊液，被称为脑膜脑膨出[96]。偶尔包含静脉窦或脑室。在欧洲和北美，枕部脑膨出占脑膨出的 70%～80%[96, 97]。其余的脑膨出通常位于额窦、筛窦或蝶窦。顶部和颞部脑膨出很少见。相关先天异常包括 Dandy-Walker 和 Meckel-Gruber 综合征（肾囊性发育不良、多指畸形、脑膨出）、胼胝体发育不良、前脑无裂畸形、Chiari 畸形 Ⅱ 型和迁移缺陷。

脑膨出的超声诊断基于头皮肿块包含脑脊液或通过颅骨缺损膨出的脑实质（图 3-68）。

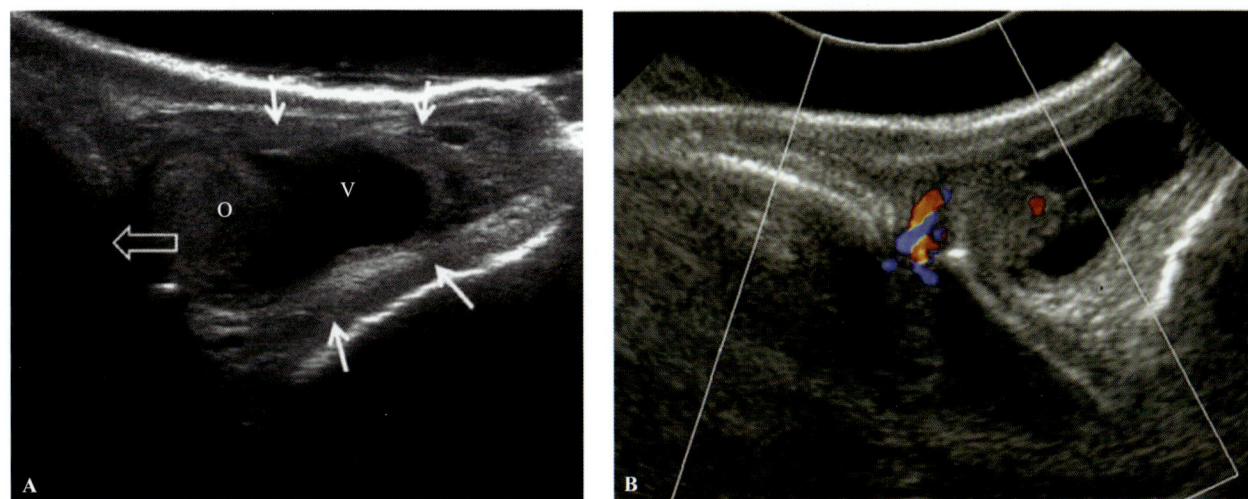

▲ 图 3-68　枕部脑膨出

A. 纵切面灰阶声像图显示脑膨出（箭），病变累及枕叶（O）和脑室（V），空心箭示颅骨缺损；B. 彩色多普勒声像图显示血管穿过缺损（病例资料由 Brian Coley, MD 提供）

3. Chiari 畸形

有三种类型的 Chiari 畸形。Chiari Ⅰ型畸形的特征是小脑扁桃体下端在枕骨大孔下方移位，而延髓或第四脑室不移位，这种类型通常在成年被诊断。Ⅲ型 Chiari 畸形的特征是颅后窝内容物（小脑、有时是脑干）疝出，在 C_1～C_2 水平形成高位颈部脑膨出，这种类型见于新生儿。

Ⅱ型畸形是儿童中最常见的 Chiari 畸形，是后脑和颈部脊髓的复杂畸形，发生于无皮肤覆盖的脊髓脊膜膨出。Chiari Ⅱ型畸形表现有：①颅后窝小，小脑幕、小脑蚓部和小脑扁桃体下移；②小脑延髓池不显示；③第四脑室较小或不显示（图 3-69）[98]。探头置于 C_1 椎弓正下方的枕骨大孔视图有助于显示小脑扁桃体和小脑蚓部疝入枕骨大孔。幕上异常包括增大的中间块部分或全部充填第三脑室和脑积水。侧脑室后角常大于前角，这种形状被称为空洞脑。侧脑室的前角可朝下，因为尾状核明显突出。部分或全部胼胝体缺失是一种常见的相关异常。

为了避免误诊，需要认识到儿童小脑扁桃体通常可位于枕骨大孔水平或其下方[99]。15 岁以下儿童，

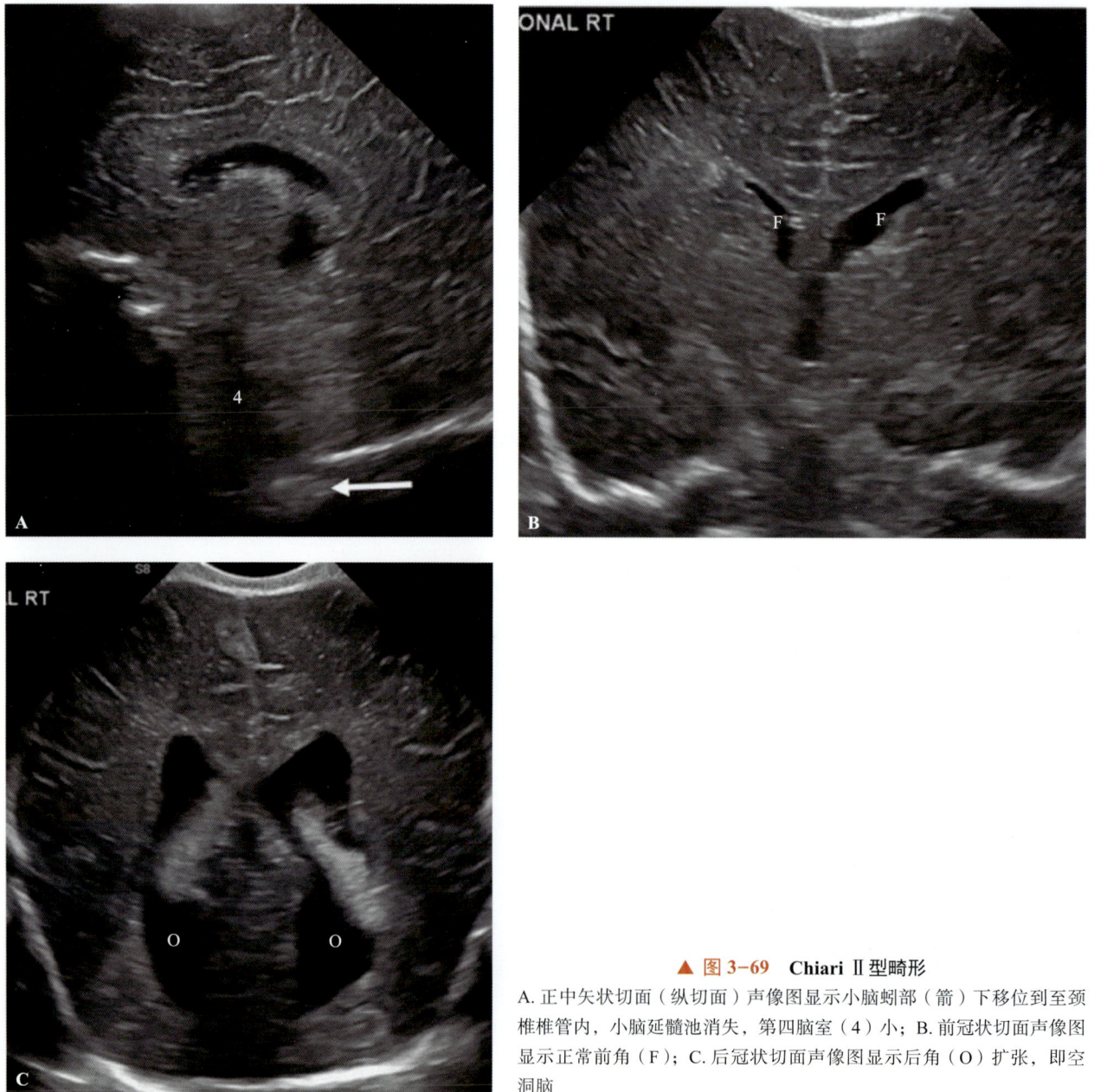

▲ **图 3-69** **Chiari Ⅱ型畸形**
A. 正中矢状切面（纵切面）声像图显示小脑蚓部（箭）下移位到至颈椎椎管内，小脑延髓池消失，第四脑室（4）小；B. 前冠状切面声像图显示正常前角（F）；C. 后冠状切面声像图显示后角（O）扩张，即空洞脑

旁矢状切面（纵切面）声像图上，小脑扁桃体可位于枕骨大孔下方 6mm。扁桃体异位＞6mm 为异常，可产生症状。

颅盖缺裂（腔隙性颅骨）是由于间质发育不良引起的，在 Chiari Ⅱ 型畸形患者中较为常见。超声表现为颅骨内板不规则或呈波浪形（图 3-70）[100]。顶骨和枕骨受影响最大。即使没有脑室 - 腹膜腔分流，这种外观也会在 1 岁以内消失，可能与脑组织正常生长或脑积水进展所引起的重构有关。

（二）腹侧诱导障碍（妊娠第 5～8 周）

腹侧诱导是指与面部发育相关的胎儿大脑喙端结构的诱导。该阶段形成前脑、中脑和后脑。前脑成为端脑，分为两个大脑半球和两个侧脑室系统。视束、嗅球、第三脑室、下丘脑和丘脑也在腹侧诱导过程中发育。腹侧诱导障碍包括颅后窝畸形（Dandy-Walker 综合征）、前脑无裂畸形和透明隔发育不良。

1. Dandy-Walker 综合征

Dandy-Walker 综合征包括 Dandy-Walker 畸形和 Dandy-Walker 变异 [97, 98, 101]，被认为是小脑半球或第四脑室发育过程受损的结果。如果损害涉及小脑和第四脑室，则为 Dandy-Walker 畸形。如果损害主要为发育中的小脑，则为 Dandy-Walker 变异。

Dandy-Walker 综合征的临床表现为脑积水或颅后窝增大引起的巨颅，脑积水引起的神经系统症状

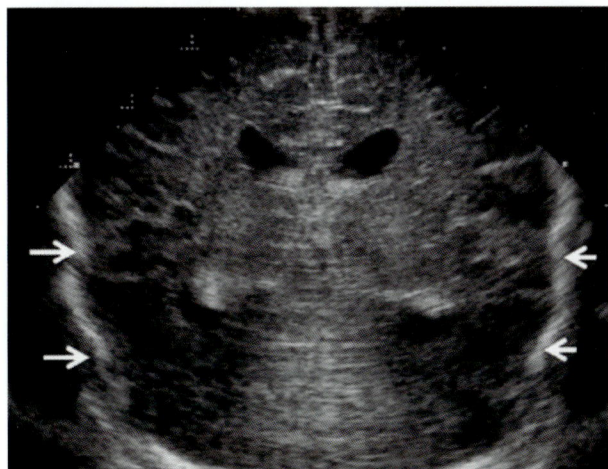

▲ 图 3-70　腔隙性颅骨

Arnold Chiari Ⅱ 型畸形患者冠状切面图像显示颅骨内板不规则（箭）[引自 Coley B.D. Ultrasound diagnosis of luckenschadel (lacunar skull). *Pediatr Radiol* 2000; 30:82-84]

和发育迟缓。相关的脑部异常包括胼胝体发育不良、灰质异位、多小脑回畸型、无脑回畸型、脑裂畸形、脂肪瘤、脑膨出和前脑无裂畸形 [101]。染色体异常（13、18 和 21- 三体综合征）和综合征如 Goldston 综合征（Dandy-Walker 综合征和囊性肾病）、Joubert 综合征（小脑蚓部偏小、脑干畸形、共济失调、眼球运动异常、呼吸亢进和智力低下）、Walker-Warburg 综合征（小脑畸形、无脑回畸形、脑积水和肌张力减退）和后脑融合（小脑半球融合，小脑蚓部缺如或发育不全，齿状核融合、上小脑脚融合）的发生率高达 50% [96, 97]。Dandy-Walker 畸形还与心脏畸形，多指畸形和并指畸形有关。

Dandy-Walker 畸形的超声特征是颅后窝囊肿，为扩张的第四脑室、小脑蚓部小或缺如、小脑半球小、小脑幕和窦汇抬高（图 3-71 和图 3-72）[98]，常合并脑积水 [98]。

在 Dandy-Walker 变异中，第四脑室较小、形态尚可，小脑后囊性肿块较小，小脑蚓部小，小脑半球大小正常或略小（图 3-73）。除非合并其他并发畸形，脑积水不常见 [97]。经乳突囟和枕骨大孔窗成像有助于显示扩大的第四脑室并确认小脑蚓部发育不全。

Dandy-Walker 综合征须与大枕大池、颅后窝蛛网膜囊肿鉴别。巨小脑延髓池的特征为位于颅后窝下后方的蛛网膜下腔增大，第四脑室、小脑半球和小脑蚓部正常。常为神经影像学检查偶然发现，无须影像学随访。蛛网膜囊肿是一种充满液体的病变，与第四脑室或蛛网膜下腔不相通。第四脑室、小脑半球和小脑蚓部可能受压或移位，但大小正常（图 3-74）。

2. 前脑无裂畸形

前脑无裂畸形是一种复杂的大脑畸形，由端脑不完全分离成两个大脑半球引起 [102, 103]。根据脑裂程度的不同，前脑无裂畸形可分为无叶型、半叶型和叶状型三种类型。中线变异型全前脑或称大脑半球中线融合是前脑无裂畸形的另一个亚型 [96, 104]。一些前脑无裂畸形患者中已确认有染色体异常（13、18 和 13q- 三体综合征和 18 短臂缺失）[105]。面部发育缺陷也很常见，从严重缺陷（独眼畸形，即一个眼眶、眼球且鼻子缺如）到轻度缺陷（眼距过窄，有唇腭裂）。

（1）无叶型：无叶型前脑无裂畸形是最严重的类型，前脑完全没有分离[96]。面部中线畸形常见且严重。

声像表现为一个马蹄形或新月形的脑室（单脑室），薄的未分化的脑皮质层和融合的高回声丘脑，单脑室通常扩张并向上疝出，形成大的背侧囊肿（图3-75）。透明隔腔、胼胝体、第三脑室、大脑镰和大脑半球间裂缺如，小脑和脑干相对正常，大脑由颈

内动脉和基底动脉的小血管供血。

（2）半叶型：半叶型前脑无裂畸形是前脑无裂畸形的一种中间形态，表现为两个大脑半球后部有一定程度的分离，无或轻度面部畸形。

声像表现为侧脑室前角和体部融合，未发育的后角和下角分离，胼胝体压部未发育，丘脑融合，背侧囊肿可见（图3-76），第三脑室缺如。胼胝体、大脑镰和大脑半球裂前部缺如。第四脑室、脑干和

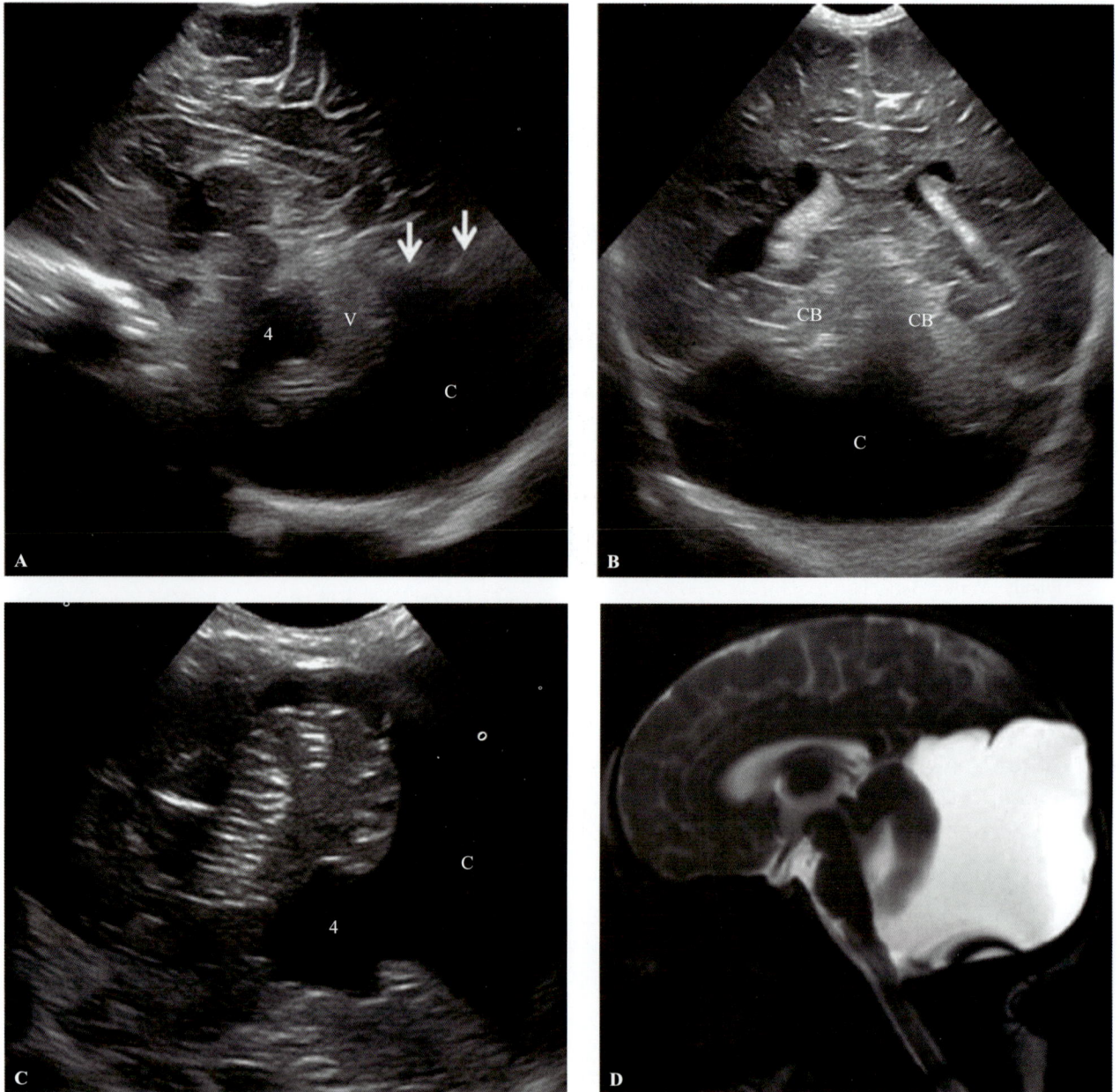

▲ 图 3-71　Dandy-Walker 综合征

A. 正中矢状切面（纵切面）声像图显示小脑后囊肿（C），毗邻扩张的第四脑室（4）前部、升高的小脑幕（箭）和小的小脑蚓部（V）；B. 后冠状切面声像图显示扩张的囊性第四脑室（C）充填颅后窝和小的小脑半球（CB）；C. 经乳突囟扫查显示扩张的第四脑室（4）向后膨胀形成小脑后囊肿（C）；D.MRI 矢状位图像证实大的小脑后大囊肿和小的小脑蚓部

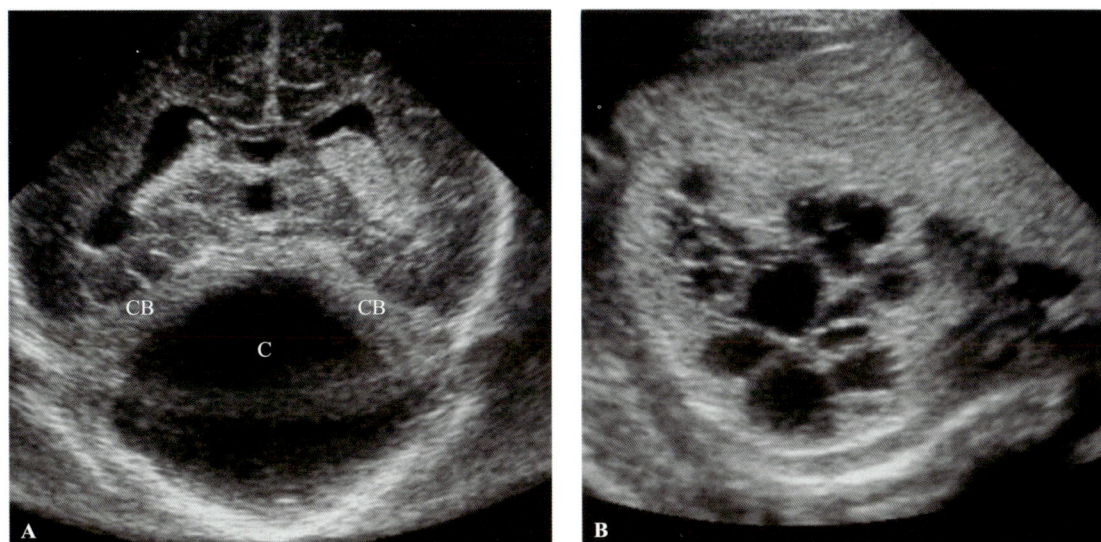

▲ 图 3-72　**Dandy-Walker** 综合征和囊性肾病（**Goldston** 综合征）
A. 正中冠状切面扫查可见较大的颅后窝囊肿（C）和较小的小脑半球（CB）；B. 右肾横切面扫查可见多发囊肿

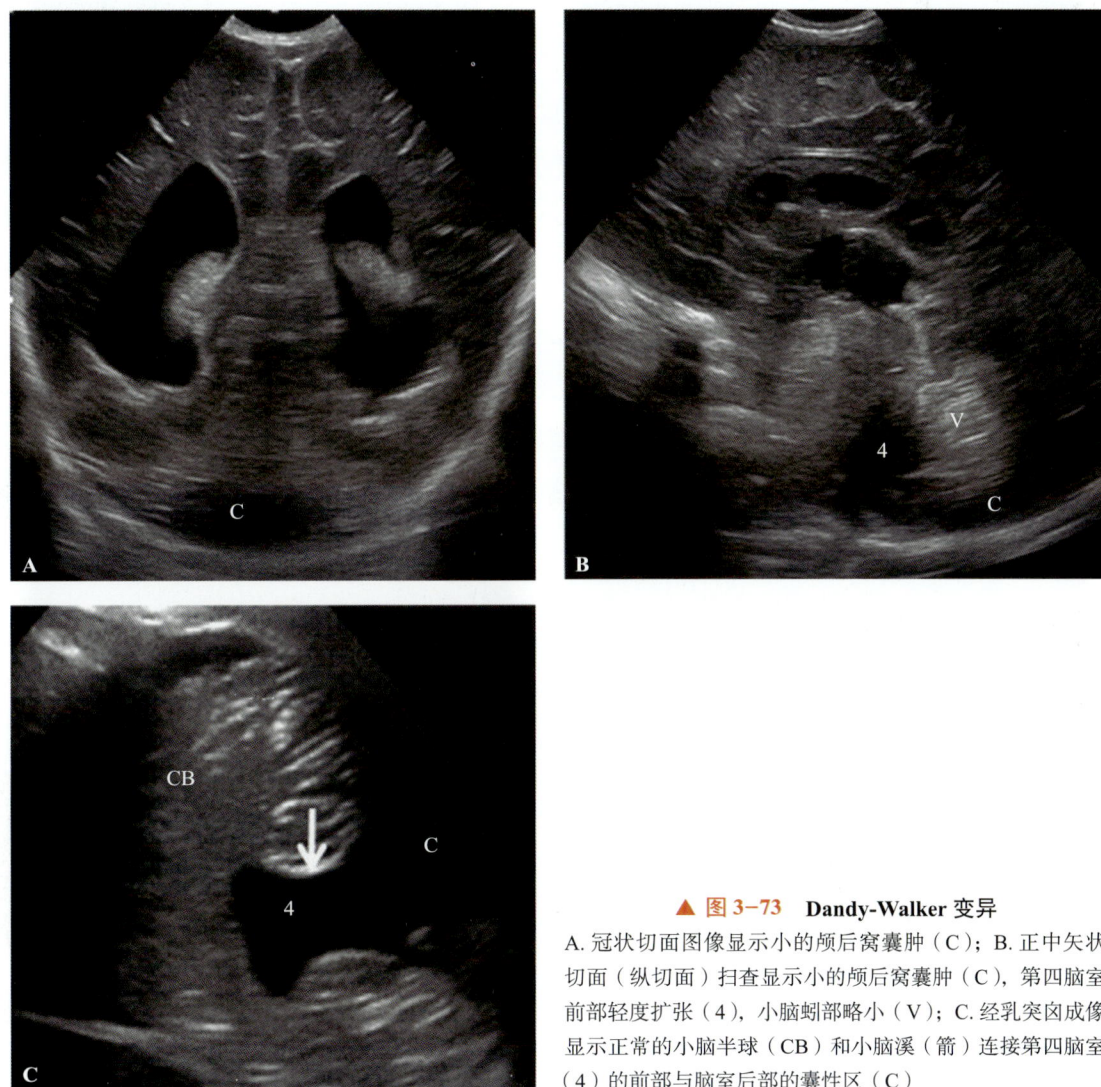

▲ 图 3-73　**Dandy-Walker** 变异
A. 冠状切面图像显示小的颅后窝囊肿（C）；B. 正中矢状切面（纵切面）扫查显示小的颅后窝囊肿（C），第四脑室前部轻度扩张（4），小脑蚓部略小（V）；C. 经乳突囟成像显示正常的小脑半球（CB）和小脑溪（箭）连接第四脑室（4）的前部与脑室后部的囊性区（C）

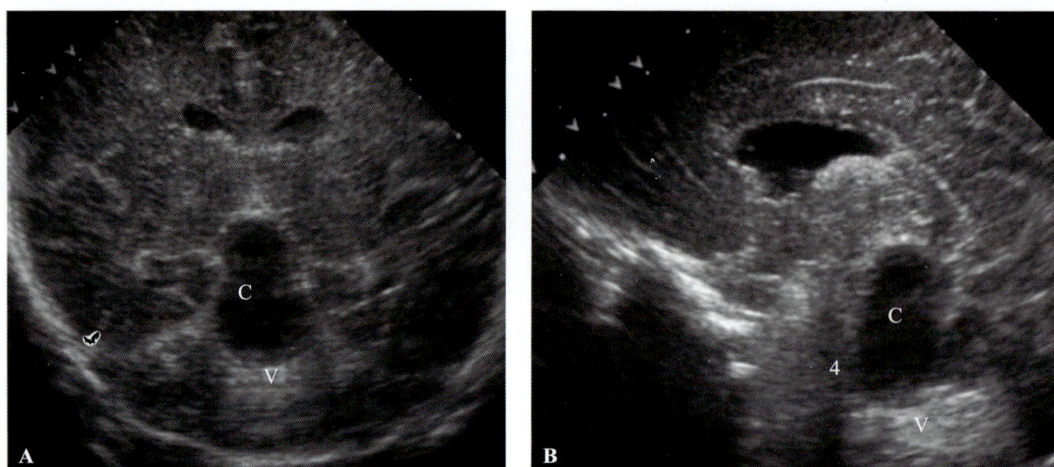

▲ 图 3-74　蛛网膜囊肿

冠状切面（A）和正中矢状切面（纵切面）声像图（B）显示产生于小脑延髓角池的小脑上方囊肿（C），囊肿使小脑蚓部（V）向下移位，与正常大小的第四脑室（4）不相通

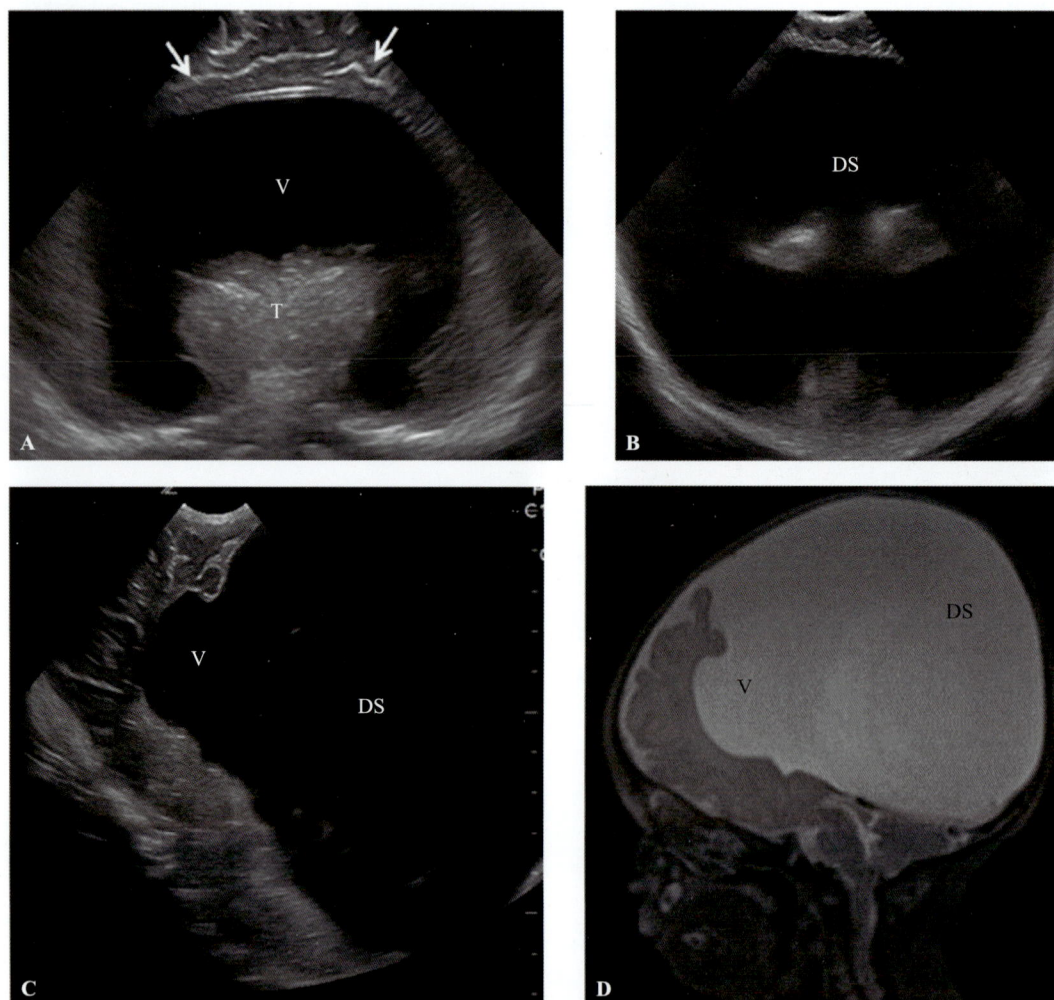

▲ 图 3-75　无叶型前脑无裂畸形

A. 前冠状切面显示马蹄形单脑室（V）、融合的丘脑（T）和薄的大脑皮质（箭）。大脑半球间裂和胼胝体缺如；B. 后冠状切面显示背侧囊肿（DS）或扩张的后部单脑室；C. 正中矢状切面（纵切面）声像图显示扩张的单脑室（V）向后膨胀，形成大的背侧囊肿（DS）；D. 矢状位 MRI 显示单个脑室（V）和背侧囊肿（DS）

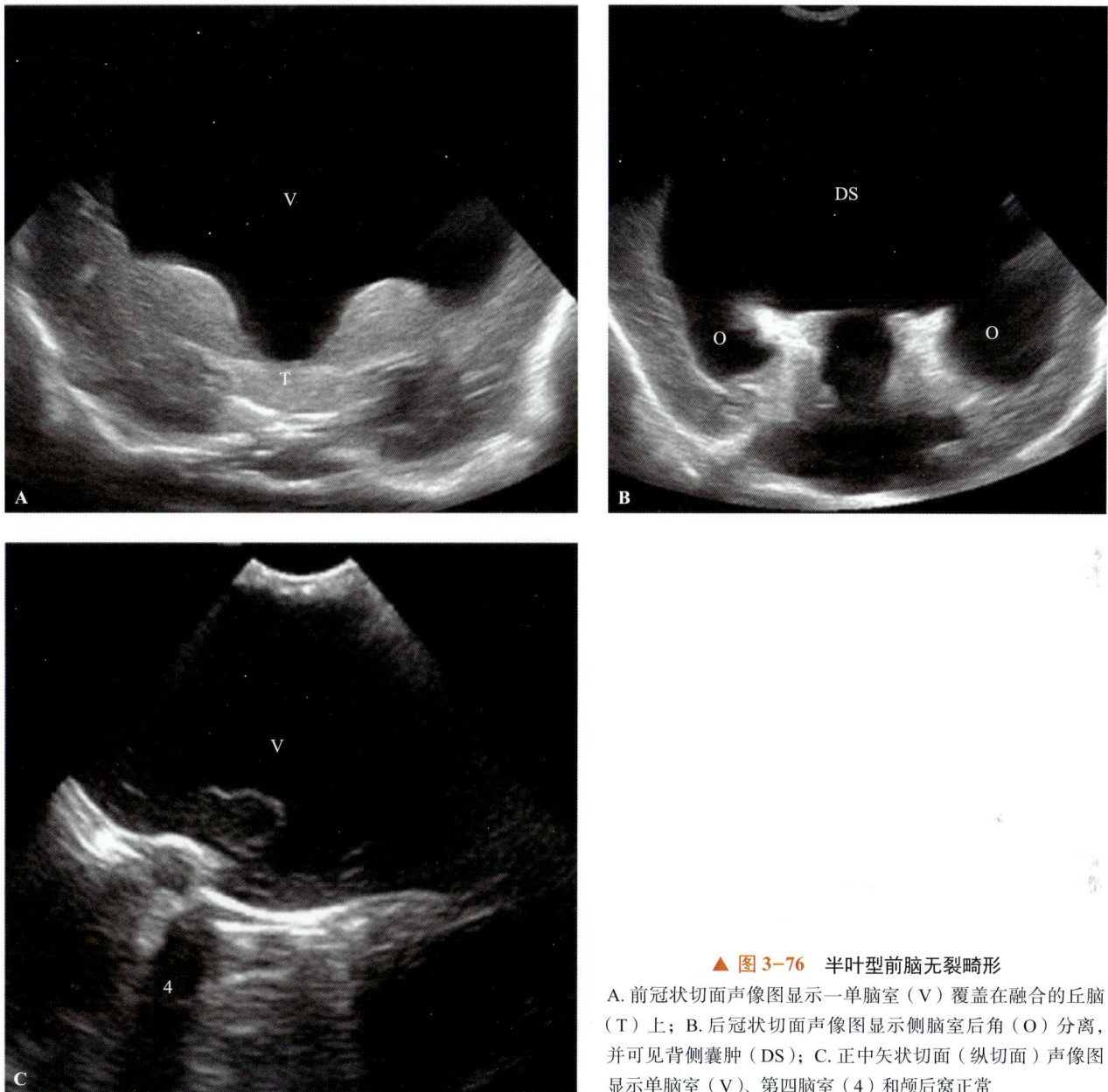

▲ 图 3-76 半叶型前脑无裂畸形

A. 前冠状切面声像图显示一单脑室（V）覆盖在融合的丘脑（T）上；B. 后冠状切面声像图显示侧脑室后角（O）分离，并可见背侧囊肿（DS）；C. 正中矢状切面（纵切面）声像图显示单脑室（V）、第四脑室（4）和颅后窝正常

小脑通常正常。

（3）叶状型：叶状型前脑无裂畸形是前脑无裂畸形最轻的类型，额叶部分分离，大脑半球其他部分发育良好且分开。无或轻度面部畸形。

声像表现为侧脑室前角融合，透明隔缺如，丘脑正常。大脑半球间裂前部和胼胝体可正常、较小或不完全，侧脑室体部和后角、胼胝体部和后部、第三脑室、大脑半球间裂后部和大脑镰、颅后窝正常（图 3-77）。

3. 大脑半球中线融合畸形

大脑半球中线融合畸形，也称大脑半脑中央变异，其特征是额叶后部和顶叶的不完全分离[106]。面部特征包括眼距过宽（而不是眼距过窄，如前脑无裂畸形）和鼻子宽而扁。声像表现为额叶后部和顶叶皮质融合，基底节和丘脑不完全分开，受累区域胼胝体缺如（图 3-78）。除此之外，大脑、胼胝体、基底节和大脑半球间裂均正常[106]，大脑外侧裂可能垂直[103, 104, 106]。

4. 视 – 隔发育不良

视 – 隔发育不良（de Morsier 综合征）是一种前部中线异常，其特征是透明隔部分或完全缺如、视神经发育不全和垂体缺陷[96]。临床表现包括眼距过

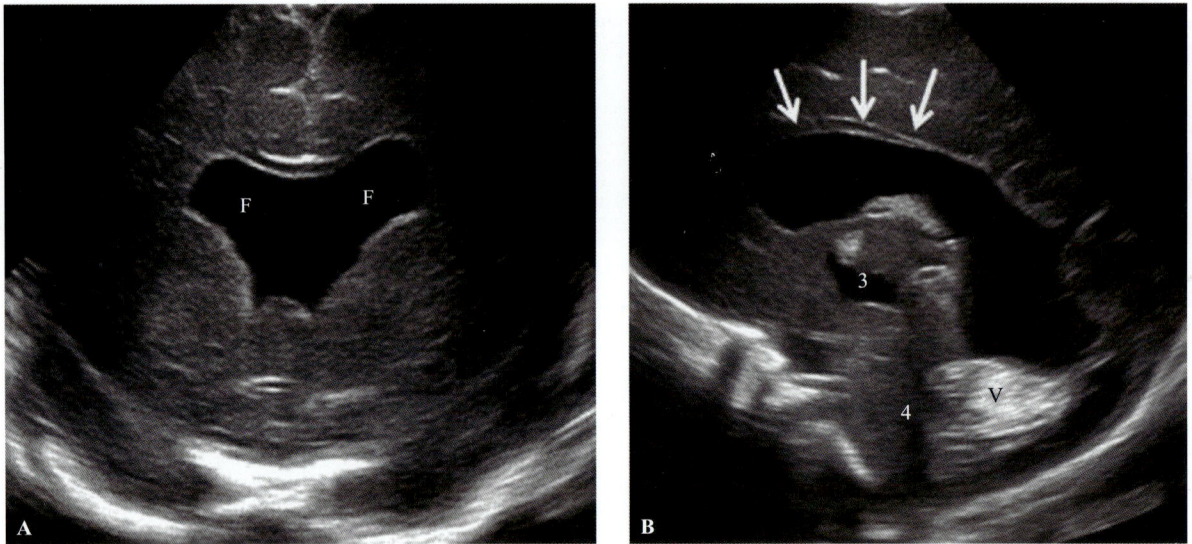

▲ 图 3-77　叶状型前脑无裂畸形

A. 冠状切面声像图显示前角融合（F）和透明隔缺如，半球间裂前部和胼胝体正常；B. 正中矢状切面（纵切面）声像图显示胼胝体（箭）、第三脑室（3）、第四脑室（4）和颅后窝结构正常。V. 小脑蚓部

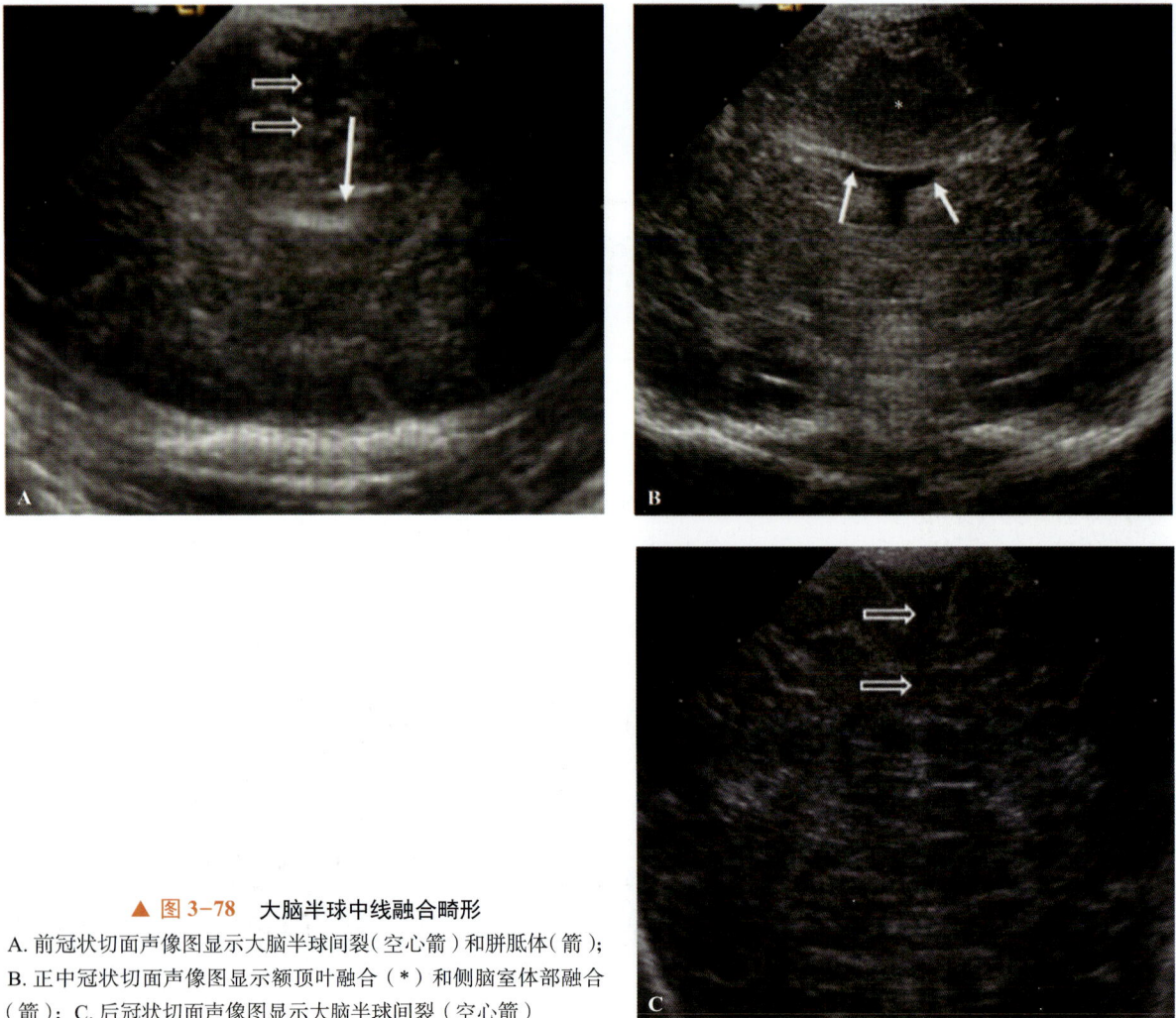

▲ 图 3-78　大脑半球中线融合畸形

A. 前冠状切面声像图显示大脑半球间裂（空心箭）和胼胝体（箭）；
B. 正中冠状切面声像图显示额顶叶融合（*）和侧脑室体部融合
（箭）；C. 后冠状切面声像图显示大脑半球间裂（空心箭）

窄、垂体功能减退、视力下降、癫痫发作、眼球震颤和肌张力减退。

冠状切面超声显示侧脑室前角融合，透明隔腔缺如。侧脑室前角的顶部可以是凹形（正常）或者扁平，形成盒状形态。大脑镰和半球间裂正常。超声不能显示相关视神经发育不全，与叶状型前脑无裂畸形的诊断和鉴别需进行眼底检查并结合 CT 或 MRI。

5. 孤立性透明隔腔缺失

主要表现为前角融合和透明隔腔缺如（图 3-79）[107]。与上文讨论的透明隔缺如的其他情况的鉴别最好采用 CT 或 MRI。

（三）神经元增殖障碍（妊娠第 2～5 个月）

包括半侧巨脑症和斑痣性错构瘤病。

1. 半侧巨脑症

半侧巨脑症的特征是大脑半球部分或全部错构瘤样过度生长[96, 108]。相关表现包括多小脑回、灰质异位和无脑回畸形（见下文讨论）。半侧巨脑症可以为单发畸形，也可以与其他综合征一起发生，包括偏侧肥大、神经纤维瘤病 I 型、结节性硬化症、Klippel-Trenaunay-Weber 综合征（葡萄酒色斑、静脉曲张、四肢骨和软组织肥大三联征）和表皮痣综合征（Proteus 综合征）。临床表现包括巨头、顽固性癫痫、偏瘫和发育迟缓。

声像表现包括大脑半球不对称增大，以及同侧

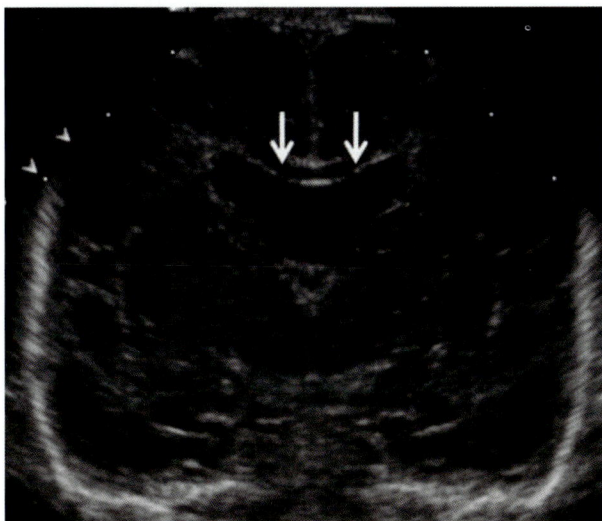

▲ 图 3-79　透明隔腔缺如
冠状切面显示前角融合，透明隔腔缺如，胼胝体正常（箭）

侧脑室扩张伴中线向对侧移位。脑回增厚、增宽（巨脑回）、无脑回或脑回减少（无脑回）和室管膜下结节（灰质异位）（图 3-80）也常见。

2. 斑痣性错构瘤病

斑痣性错构瘤病是组织发生错误的结果，其特征是胚胎外胚层的多种异常，如皮肤、中枢神经系统、视网膜和内脏[109, 110]。结节性硬化症的颅内并发症发生在婴儿，因此可以通过超声诊断。其他的斑痣性错构瘤病，如神经纤维瘤病、Sturge-Weber 综合征和 Von Hippel-Lindau 病，通常于囟门关闭后出现，可通过 CT 或 MRI 诊断。

结节性硬化症的典型三联征是癫痫发作、智力低下和皮脂腺瘤，尽管只有约 30% 的患者出现上述症状。中枢神经系统的表现包括室管膜下或皮质结节（瘤）、白质异常和巨细胞星形细胞瘤。超声可以显示结节，白质异常和星形细胞瘤在 CT 或 MRI 显示最佳。

室管膜下结节表现为边界清晰的高回声结节从侧脑室壁突出到腔内（图 3-81），脑室可因室间孔阻塞而扩大。皮质结节表现为大脑皮质局灶性高回声，额叶最常见，枕叶和小脑少见[109]。超声无法鉴别室管膜下结节和灰质异位，但皮质结节可结合临床表现鉴别。错构瘤也见于心脏、肾脏、肝脏、肺和脾脏。

（四）神经元迁移性病变（妊娠第 2～5 个月）

形成大脑皮质的神经元产生于侧脑室和第三脑室壁的室管膜下层。在妊娠的 2～4 个月间，神经元从生发基质迁移到大脑外围，进一步组织和分化形成成熟的大脑皮质。感染或缺血等破坏性事件、药物或乙醇等毒素以及染色体突变可损害神经细胞的增殖、迁移或组织，并导致大脑皮质畸形。神经元迁移障碍包括胼胝体发育不良、无脑回畸形（无脑回 - 巨脑回复合体）、脑裂畸形、灰质异位和多小脑回畸形（多发性小脑回）。

1. 胼胝体发育不良

胼胝体是连接两个大脑半球中线的神经联合，允许学习和记忆的共享。胼胝体的膝部和体部首先形成，然后向后发育为压部，向前发育为嘴部[96]。

胼胝体发育不良可能是完全性（不发育）或部分性（发育不全）。完全缺如是由于原始胚胎发育不

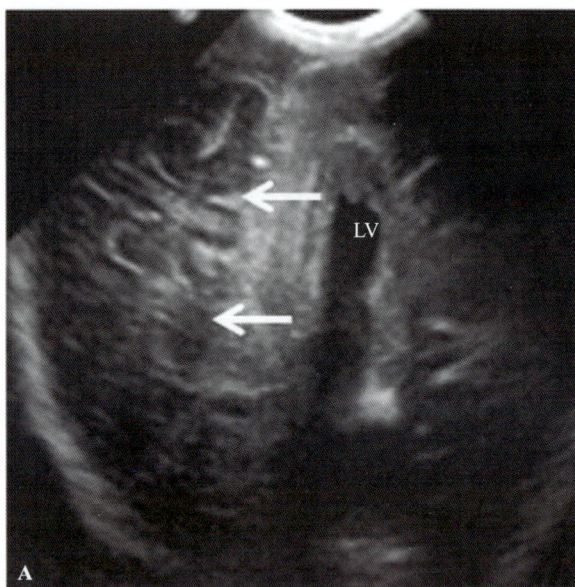

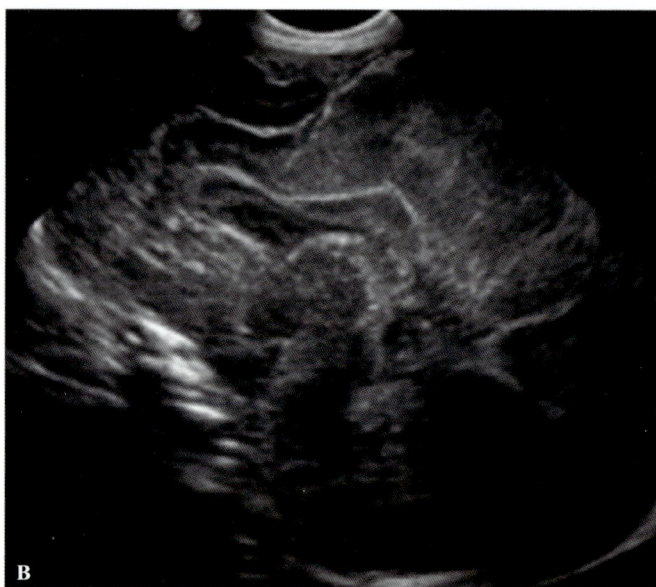

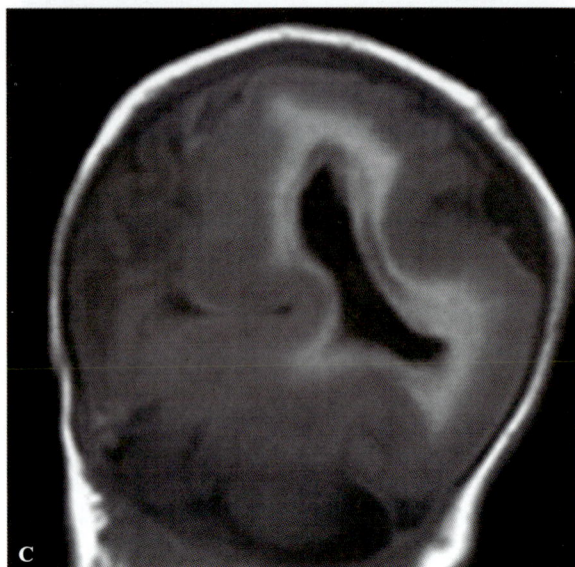

▲ **图 3-80　半侧巨脑症**
A. 冠状切面声像图显示左侧侧脑室（LV）扩张，中线向右移位（箭）；
B. 左侧旁矢状切面（纵切面）声像图显示左侧大脑半球缺少脑回；
C. MRI 冠状位图像显示左侧大脑半球增大，脑回少，左侧侧脑室扩张，脑中线移位

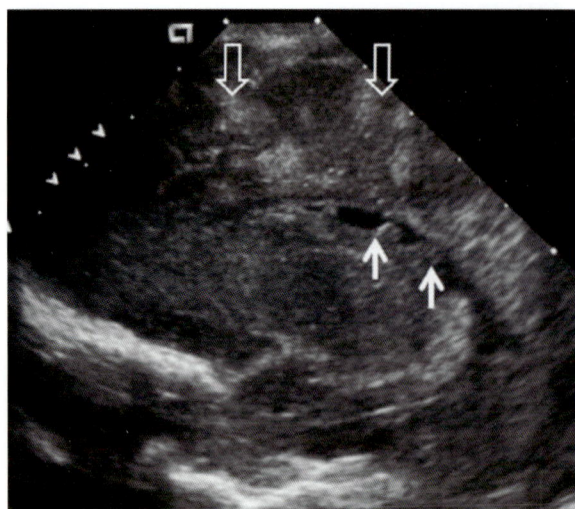

◀ **图 3-81　结节性硬化症**
左侧旁矢状切面（纵切面）声像图显示无声影的高回声室管膜下结节（箭）伴皮质内高回声肿块或结节（空心箭）

良。部分缺如发生在发育后期，可影响胼胝体的前部或后部。胼胝体前部存在而无后部和压部表明发育错误。胼胝体后部存在而无前部，提示先前发育的胼胝体部分被破坏，继发于炎症或缺血。前脑无裂畸形是例外，它只有胼胝体的后部可能发育。

胼胝体发育不良可单发，也可合并 Dandy-Walker 综合征、Chiari Ⅱ 型畸形、前脑无裂畸形、视 – 隔发育不良、神经元迁移障碍、18- 三体综合征、13- 三体综合征及 Acardi 综合征（一种仅影响女性的 X 连锁显性遗传病，以胼胝体发育不良或发育不全、脉络膜视网膜病变，智力低下和婴儿痉挛

为特征）。单纯性胼胝体发育不全常无症状。当出现临床症状说明与相关畸形有关，包括癫痫和智力低下。

胼胝体不发育时冠状切面图像显示胼胝体完全缺如，侧脑室相隔较远，方向平行（指向下方而不是侧面）和空洞脑外观（图 3-82）[98]。此外，侧脑室前角呈"三叉戟"状，因为脑白质神经束（Probst 束）缩进侧脑室内侧缘。第三脑室扩张并突出在侧脑室之间的大脑纵裂中（图 3-83）。正中矢状切面（纵切面）声像图显示胼胝体、胼胝体旁沟和扣带回缺如。正中旁矢状切面（纵切面）声像图显示内部脑回和

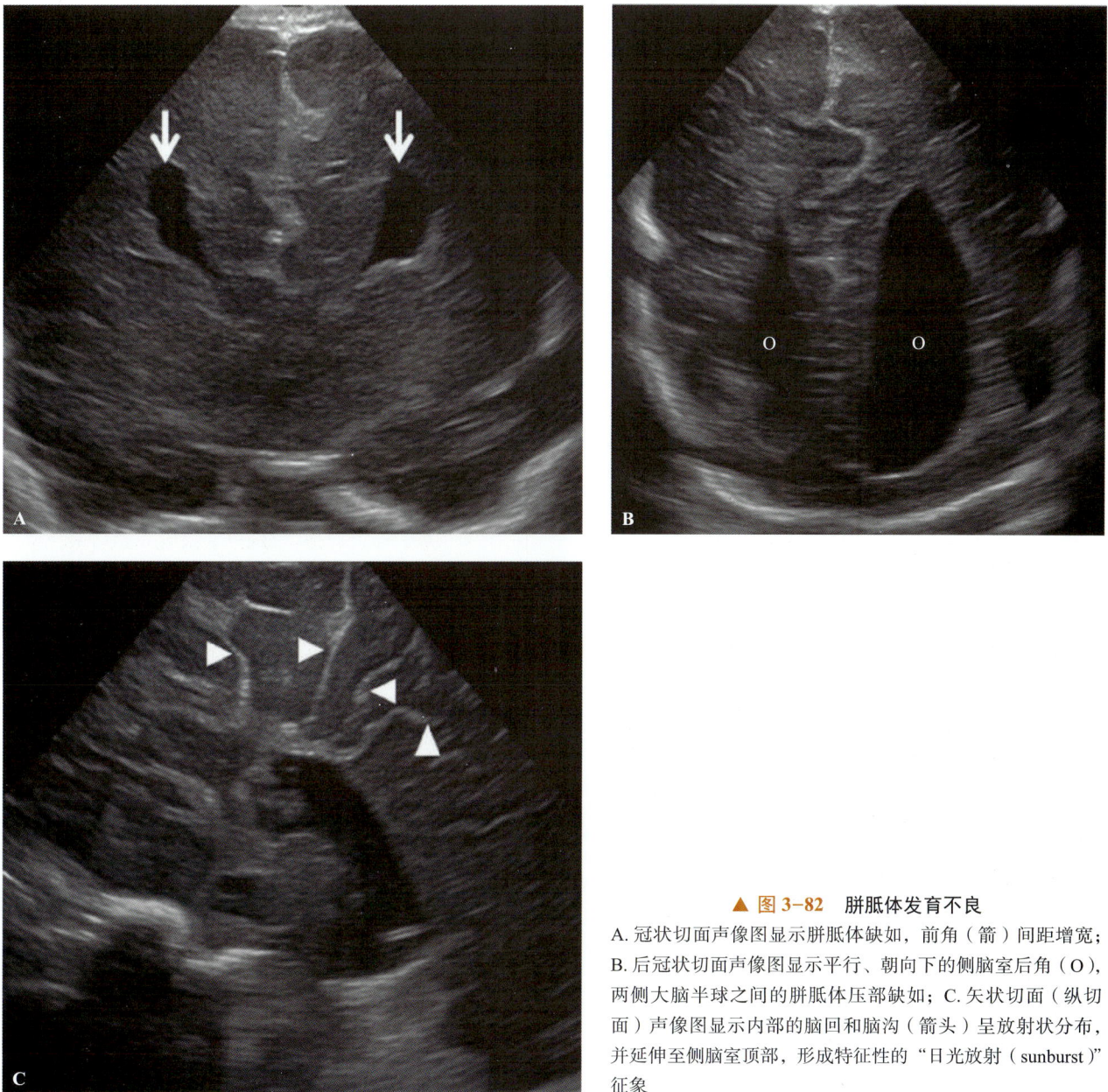

▲ 图 3-82 胼胝体发育不良
A. 冠状切面声像图显示胼胝体缺如，前角（箭）间距增宽；
B. 后冠状切面声像图显示平行、朝向下的侧脑室后角（O），两侧大脑半球之间的胼胝体压部缺如；C. 矢状切面（纵切面）声像图显示内部的脑回和脑沟（箭头）呈放射状分布，并延伸至侧脑室顶部，形成特征性的"日光放射（sunburst）"征象

脑沟呈放射状排列，垂直于第三脑室或侧脑室顶部向外延伸，形成"日光放射（sunburst）"征象。第三脑室明显扩大。部分发育不良时，胼胝体前部或后部无低回声纤维束，受累区域也没有放射状的脑回和脑沟。

在胼胝体发育不良的病例中，约有一半发现胼胝体脂肪瘤。它通常出现在发育不良的胼胝体前部，表现为中线部位高回声病变，可见钙化伴声影（图 3-84）[111]。

2. 无脑回畸形

无脑回畸形，又称无脑回 - 巨脑回复合体，是一种迁移错误，其特征是大脑表面光滑，脑回缺如

（无脑回）、异常增宽或扁平的脑回（巨脑回），异常增厚的大脑皮质[38]。无脑回畸形为 4 层光滑的脑皮质，而正常脑皮质为 6 层[96]。完全性无脑回罕见，大多数的无脑回畸形大脑包含无脑回和巨脑回。受累患者表现为发育迟缓和癫痫。

相关畸形包括肌营养不良综合征，如 Walker-Warburg 综合征（无脑回畸形、脑积水、蚓部发育不全、肌张力减退和视网膜发育不良）、Fukuyama 先天性肌营养不良（无脑回畸形、肌营养不良、近视和肌张力减退）、肌肉 - 眼 - 脑病（无脑回畸形、眼异常和肌营养不良）[112, 113]。

无脑回畸形的超声表现为脑表面光滑，皮髓质

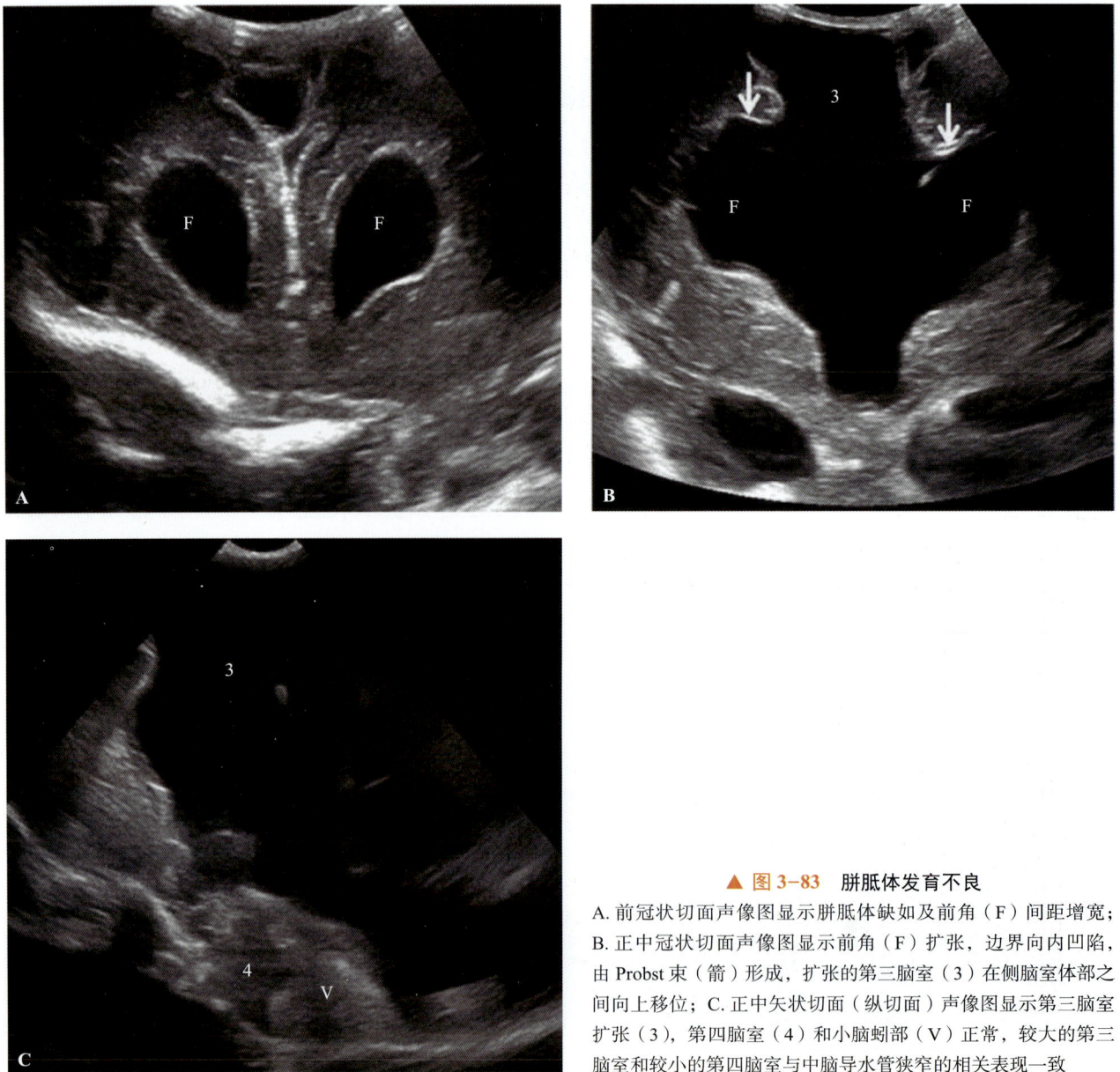

▲ 图 3-83 胼胝体发育不良
A. 前冠状切面声像图显示胼胝体缺如及前角（F）间距增宽；B. 正中冠状切面声像图显示前角（F）扩张，边界向内凹陷，由 Probst 束（箭）形成，扩张的第三脑室（3）在侧脑室体部之间向上移位；C. 正中矢状切面（纵切面）声像图显示第三脑室扩张（3），第四脑室（4）和小脑蚓部（V）正常，较大的第三脑室和较小的第四脑室与中脑导水管狭窄的相关表现一致

分界不清，脑室扩张伴空洞脑外观，胼胝体缺如或发育不全，外侧裂增宽，斜行而非正常水平方向（图3-85）。少数发育的脑回宽而浅（巨脑回）。脑表面平滑在极早产儿中是正常的，但在足月儿中为异常表现。

3. 脑裂畸形

脑裂畸形是一种迁移异常，其特征是单侧或双侧裂，由灰质排列，从侧脑室室管膜层延伸至大脑软脑膜表面，贯穿整个大脑半球[96]。脑裂如开放（张开的）或闭合（相对的）嘴唇。开放的脑裂被脑脊液分隔。开放性脑裂畸形患者表现为巨头、癫痫发作和发育迟缓。闭合性脑裂畸形患者可能无症状或有癫痫发作和偏瘫。

开放性脑裂畸形的超声显示脑裂积液，并与扩张的侧脑室相交通。脑裂边缘为高回声，反映了内层排列的灰质。毗邻脑裂的皮质脑沟呈放射状，可伴透明隔腔缺如，胼胝体小（图3-86）。闭合性脑裂畸形需 MRI 诊断。

4. 灰质异位

灰质异位是指神经细胞出现在异常位置[96]。异位组织见于侧脑室室管膜下层或大脑皮质。室管膜下灰质异位表现为侧脑室壁上结节状肿块（图3-87）。由于异位组织回声与正常灰质相同，超声在显示皮质异位方面比较局限。相关畸形包括 Chiari Ⅱ 型畸形、胼胝体发育不良、无脑回畸形、脑裂畸形和多小脑回畸形。

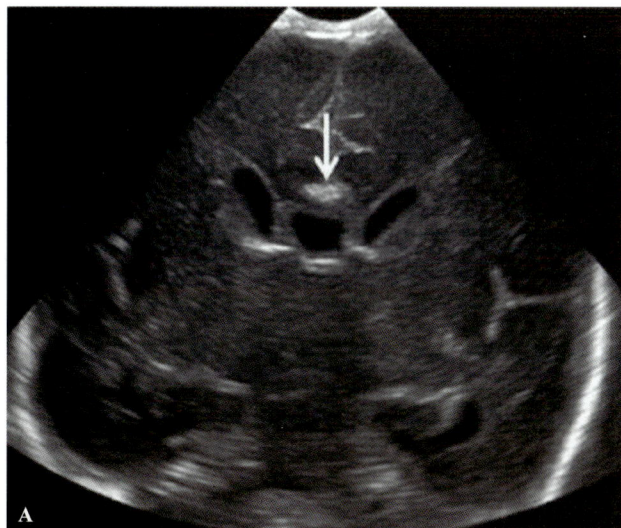

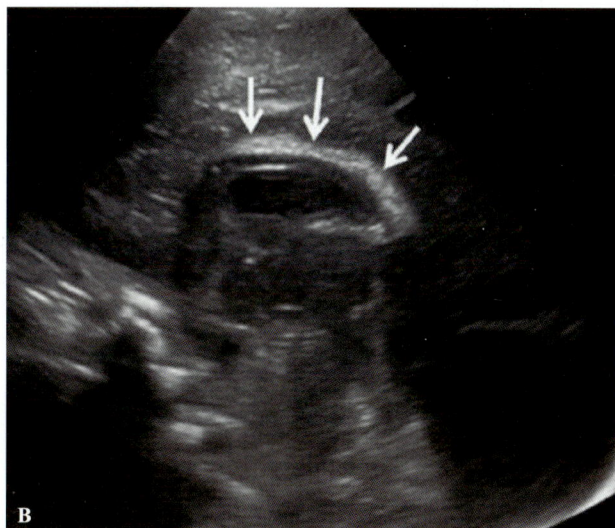

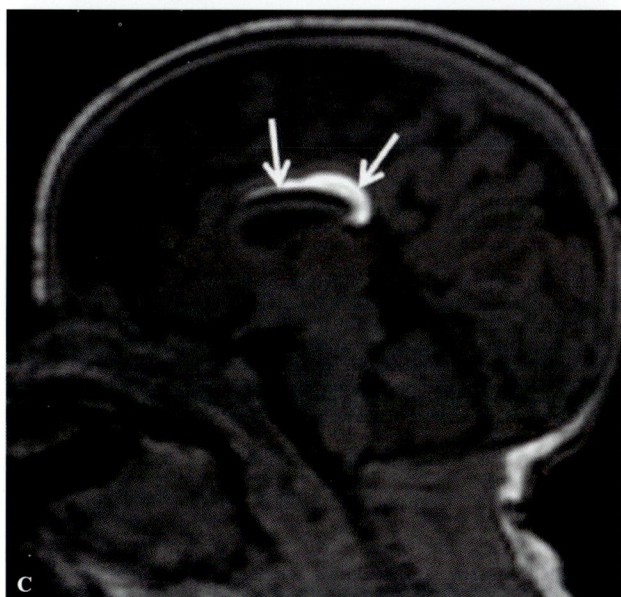

▲ 图 3-84　胼胝体发育不良伴脂肪瘤
A 和 B. 冠状切面（A）和纵切面（B）声像图显示胼胝体区域的高回声肿块（箭）；C. MRI T₁WI 矢状位图像显示高信号脂肪瘤（箭）及放射状分布的脑回和脑沟

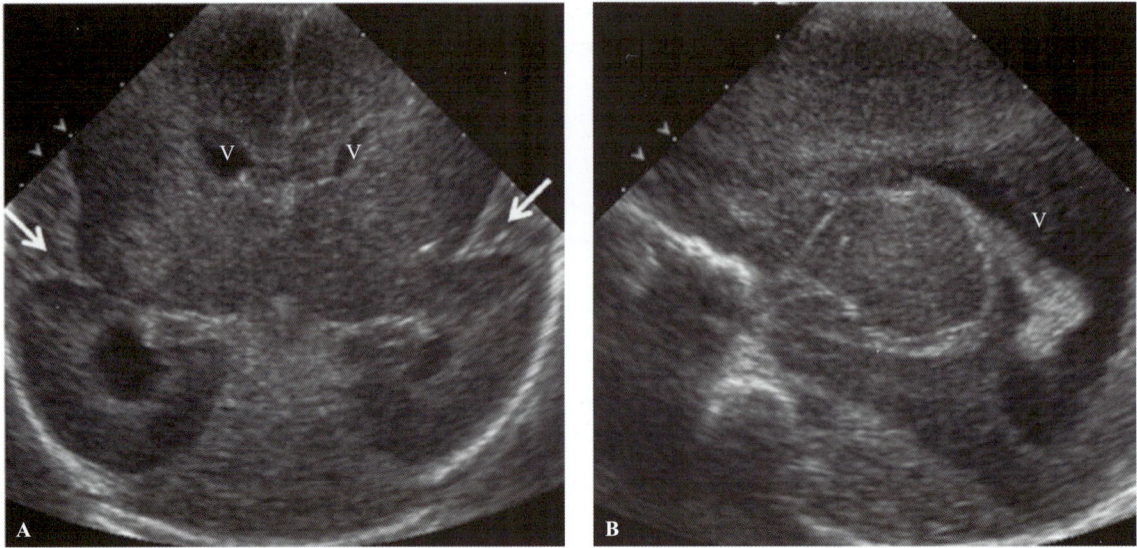

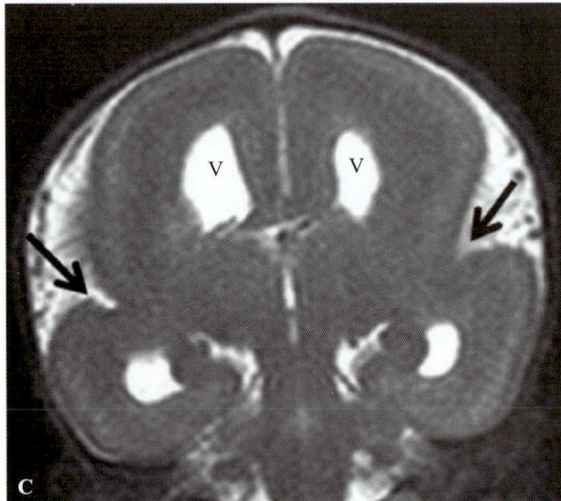

▲ 图 3-85　无脑回畸形（1 日龄足月女婴）

A 和 B. 冠状切面（A）和右旁矢状切面（纵切面）声像图（B）；C. MRI T₂WI 图像显示大脑皮质光滑，无脑回脑沟，侧脑室扩张（V）和外侧裂（箭）增宽。尽管平滑的大脑表面在早产儿中是正常的，但在足月儿中却是异常的

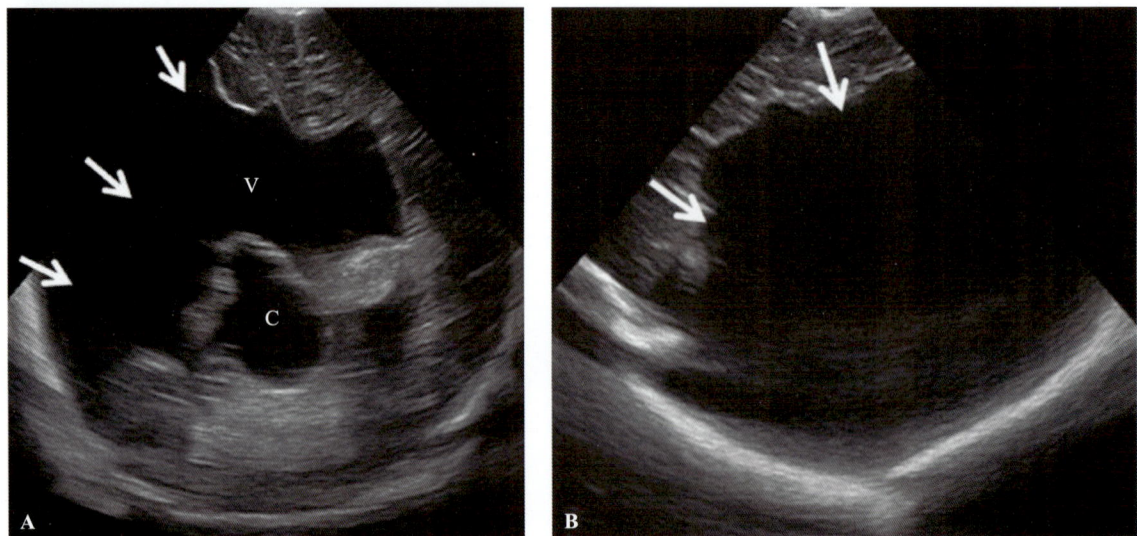

▲ 图 3-86　单侧开放性脑裂畸形

冠状切面（A）和纵切面（B）声像图显示一巨大充满液体的脑裂（箭），从右侧脑表面延伸至扩张的侧脑室（V），伴透明隔腔缺如。C. 四叠体池囊肿

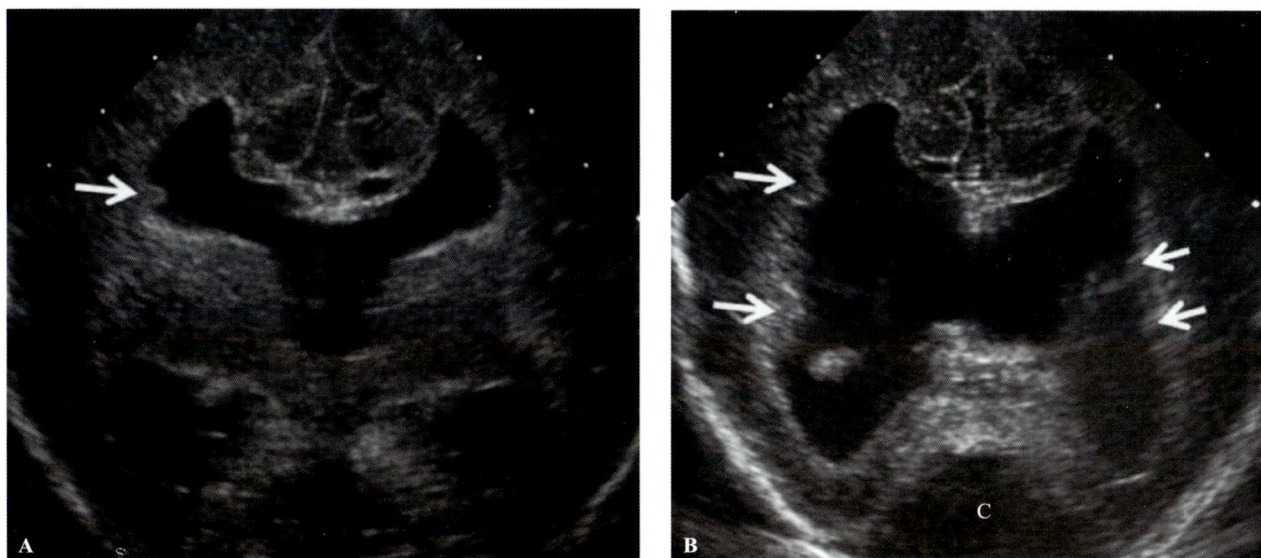

▲ 图 3-87　灰质异位

冠状切面声像图（A 和 B）显示侧脑室侧壁结节状肿块（箭），伴胼胝体缺如（即前角间距增宽和 Probst 束凹陷）及与 Dandy-Walker 畸形相关的颅后窝囊肿（C）（病例资料由 Brian Coley, MD 提供）

5. 多小脑回畸形

多小脑回畸形是一种神经元迁移和皮质组织异常，以形成多个小脑回和皮质锯齿状或增厚为特征。组织学上，皮质有 4 层而非 6 层。异常脑回不易被超声显示，诊断需要 MRI 或活检。

（五）脑损伤性病变

在大脑发育过程中，损伤性病变随时可能发生。主要有 3 种类型：积水性无脑畸形、脑穿通畸形和脑软化。

1. 积水性无脑畸形

积水性无脑畸形为大脑半球被含脑脊液的薄壁囊性结构所代替，它被认为是由于胎儿发育过程中双侧颈内动脉的床突上段闭塞引起脑梗死所致。由椎基底动脉循环供血的丘脑、基底节、颞叶下内侧、脑干和小脑正常，颅顶、大脑镰和脑膜也正常。缺血和宫内感染被认为是动脉闭塞的原因。积水性无脑畸形通常是一种散发性疾病，虽然某种罕见类型可能有常染色体隐性遗传。

超声显示大脑皮质缺如，大脑半球被低回声的脑脊液囊性结构替代（图 3-88）。如果幕上囊液含有蛋白质成分，可能表现为有回声。基底节和颅后窝正常。颈内动脉的床突上段无彩色血流，但基底动脉、大脑后动脉和颈内动脉近端可见血流信号。

积水性无脑畸形与重度脑积水的鉴别至关重要，因为重度脑积水的患者在脑脊液分流术后可能有正常或接近正常的运动功能和智力，而积水性无脑畸形患者在脑脊液分流术后无好转[48]。薄的脑实质边缘和颈内动脉分支的彩色血流信号有助于确定脑积水的诊断，而非积水性无脑畸形。大脑镰的存在有助于鉴别积水性无脑畸形和无叶型前脑无裂畸形，后者无大脑镰形成。

2. 脑穿通畸形（脑穿通性囊肿）

脑穿通畸形是指在妊娠前半段，即大脑能够刺激神经胶质细胞反应之前的大脑损伤。脑穿通囊肿也被称为脑损害性脑穿通畸形。是由于缺血、出血性或感染性原因引起的局灶性脑组织破坏，出现在妊娠 26 周之前[48]。超声表现为壁光滑、内充满液体的单房囊腔。脑穿通性囊肿可与脑室相通，但通常不延伸至脑皮质表面。

3. 囊性脑软化

囊性脑软化是妊娠晚期或出生后的脑损伤区。它由胶质白质和反应性星形胶质细胞排列，常伴分隔。病因包括缺血性脑梗死、出血和感染。超声表现为不规则囊腔（图 3-46），内见分隔，病灶通常不与脑室系统相通。

十一、先天性感染

产前中枢神经系统感染的常见原因有巨细胞

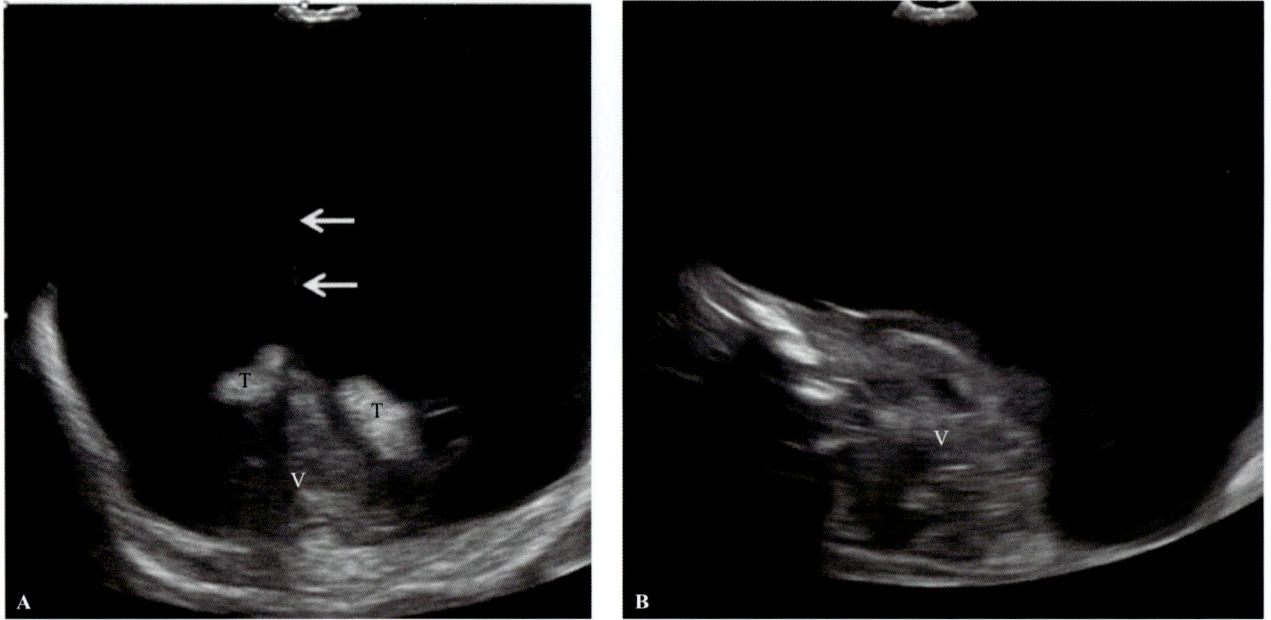

▲ 图 3-88　积水性无脑畸形

冠状切面（A）和右旁矢状切面（纵切面）声像图（B）显示大脑半球被一充满液体的大囊肿取代。丘脑（T）、小脑蚓部（V）和大脑镰（箭）正常

病毒、弓形虫、Ⅱ型单纯疱疹病毒和最近的寨卡病毒[114-117]。风疹病毒，曾经是胎儿脑内感染的一个相对常见的原因，在西方国家很少见，因为对孕妇进行了病毒筛查。然而，它仍然存在于世界上没有疫苗接种计划的国家。较不常见的感染因素有梅毒、人类免疫缺陷病毒（human immunodeficiency virus，HIV）和李斯特菌。大多数先天性感染通过胎盘传播给胎儿。HIV 病毒感染是一个例外，它可以在出生时感染，既可以上行感染，也可以经受感染的阴道感染。HIV 病毒可在宫内或分娩过程中传播[115, 116]。寨卡病毒通过受感染的雌性蚊子媒介传播，并通过胎盘屏障传播，但它也可以通过性传播[117]。

宫内感染的脑部表现取决于感染时胎儿的年龄。早期感染可能影响器官发育，导致无脑回畸形、脑裂畸形和积水性无脑畸形，而晚期感染可导致迁移异常如巨脑回畸形、多小脑回畸形和积水性无脑畸形[38, 115]，也有寨卡病毒感染导致小脑发育不全的报道[118, 119]。产前病毒感染的临床表现为小头畸形、小眼畸形、脉络膜视网膜炎、白内障、肌张力减退和癫痫。值得注意的是，寨卡病毒感染导致的小头畸形通常很严重，出现部分颅骨塌陷，其他感染可从轻微到严重不等[117, 119]。非中枢神经系统的表现包括肝脾大、肝炎、黄疸、肺炎和皮肤瘀点、血小板减少和由于弥散性血管内凝血引起的贫血。

超声表现

产前病毒感染的声像图表现为伴或不伴声影的钙化、实质回声增强、矿化（豆状核纹状体的）血管病变和室管膜下囊肿[114]（图 3-89 至图 3-91）。颅内钙化在胎儿感染中比较常见，通常呈点状钙化。脑室周围钙化是巨细胞病毒感染的典型表现，尽管钙化也可位于脑皮质内。弓形虫和疱疹感染时，钙化可位于脑室周围、皮质或广泛分布[117]。寨卡病毒感染时，钙化往往比其他感染更大、更密集，且往往发生在灰白质交界处[117]。如上所述，寨卡病毒感染的另一个表现是严重的小头畸形。一般来说，不同先天性感染的超声表现互相重叠的，明确诊断通常基于实验室数据。

矿化血管病变的特征是丘脑和基底节区呈线状或弧形无声影的高回声区（图 3-91）[120]，不是病毒感染的特异性表现，可见于健康新生儿和新生儿缺血、唐氏综合征、13- 三体综合征、双胎输血、宫内可卡因暴露、新生儿窒息、胎儿乙醇综合征、新生儿狼疮、新生儿低血糖和脑炎[27]。正常豆纹动脉在灰阶超声上不显示，但多普勒成像可识别。

产前感染的其他表现为脑室扩张，继发于炎性

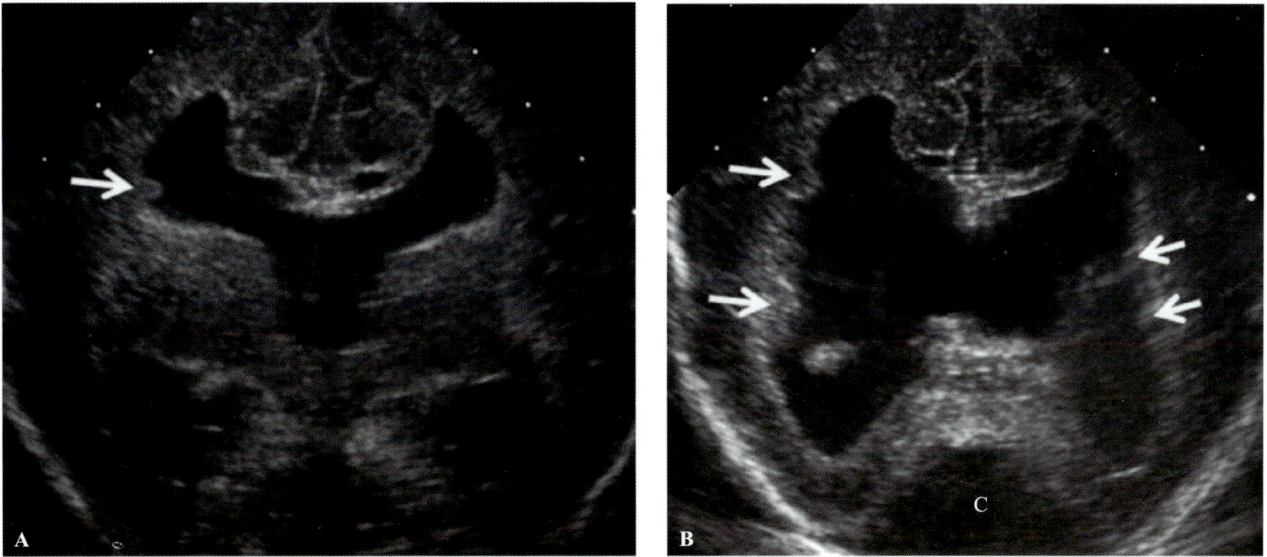

▲ 图 3-87　灰质异位

冠状切面声像图（A 和 B）显示侧脑室侧壁结节状肿块（箭），伴胼胝体缺如（即前角间距增宽和 Probst 束凹陷）及与 Dandy-Walker 畸形相关的颅后窝囊肿（C）（病例资料由 Brian Coley, MD 提供）

5. 多小脑回畸形

多小脑回畸形是一种神经元迁移和皮质组织异常，以形成多个小脑回和皮质锯齿状或增厚为特征。组织学上，皮质有 4 层而非 6 层。异常脑回不易被超声显示，诊断需要 MRI 或活检。

（五）脑损伤性病变

在大脑发育过程中，损伤性病变随时可能发生。主要有 3 种类型：积水性无脑畸形、脑穿通畸形和脑软化。

1. 积水性无脑畸形

积水性无脑畸形为大脑半球被含脑脊液的薄壁囊性结构所代替，它被认为是由于胎儿发育过程中双侧颈内动脉的床突上段闭塞引起脑梗死所致。由椎基底动脉循环供血的丘脑、基底节、颞叶下内侧、脑干和小脑正常，颅顶、大脑镰和脑膜也正常。缺血和宫内感染被认为是动脉闭塞的原因。积水性无脑畸形通常是一种散发性疾病，虽然某种罕见类型可能有常染色体隐性遗传。

超声显示大脑皮质缺如，大脑半球被低回声的脑脊液囊性结构替代（图 3-88）。如果幕上囊液含有蛋白质成分，可能表现为有回声。基底节和颅后窝正常。颈内动脉的床突上段无彩色血流，但基底动脉、大脑后动脉和颈内动脉近端可见血流信号。

积水性无脑畸形与重度脑积水的鉴别至关重要，因为重度脑积水的患者在脑脊液分流术后可能有正常或接近正常的运动功能和智力，而积水性无脑畸形患者在脑脊液分流术后无好转[48]。薄的脑实质边缘和颈内动脉分支的彩色血流信号有助于确定脑积水的诊断，而非积水性无脑畸形。大脑镰的存在有助于鉴别积水性无脑畸形和无叶型前脑无裂畸形，后者无大脑镰形成。

2. 脑穿通畸形（脑穿通性囊肿）

脑穿通畸形是指在妊娠前半段，即大脑能够刺激神经胶质细胞反应之前的大脑损伤。脑穿通囊肿也被称为脑损害性脑穿通畸形。是由于缺血、出血性或感染性原因引起的局灶性脑组织破坏，出现在妊娠 26 周之前[48]。超声表现为壁光滑、内充满液体的单房囊腔。脑穿通性囊肿可与脑室相通，但通常不延伸至脑皮质表面。

3. 囊性脑软化

囊性脑软化是妊娠晚期或出生后的脑损伤区。它由胶质白质和反应性星形胶质细胞排列，常伴分隔。病因包括缺血性脑梗死、出血和感染。超声表现为不规则囊腔（图 3-46），内见分隔，病灶通常不与脑室系统相通。

十一、先天性感染

产前中枢神经系统感染的常见原因有巨细胞

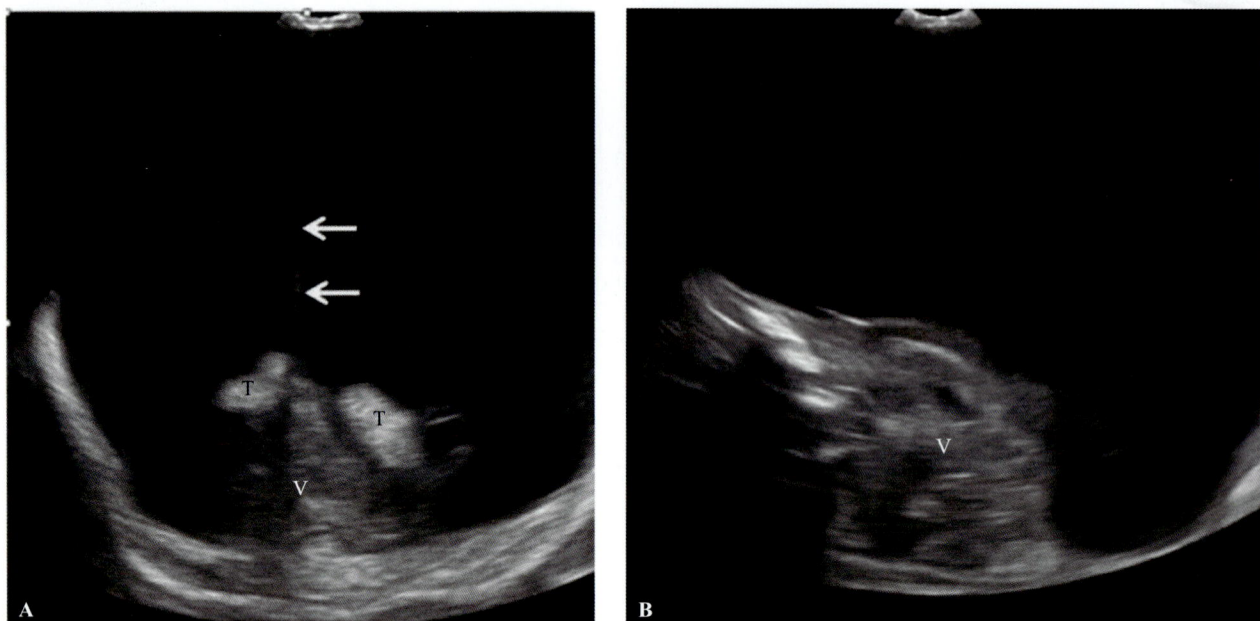

▲ 图 3-88　积水性无脑畸形

冠状切面（A）和右旁矢状切面（纵切面）声像图（B）显示大脑半球被一充满液体的大囊肿取代。丘脑（T）、小脑蚓部（V）和大脑镰（箭）正常

病毒、弓形虫、Ⅱ型单纯疱疹病毒和最近的寨卡病毒[114-117]。风疹病毒，曾经是胎儿脑内感染的一个相对常见的原因，在西方国家很少见，因为对孕妇进行了病毒筛查。然而，它仍然存在于世界上没有疫苗接种计划的国家。较不常见的感染因素有梅毒、人类免疫缺陷病毒（human immunodeficiency virus, HIV）和李斯特菌。大多数先天性感染通过胎盘传播给胎儿。HIV 病毒感染是一个例外，它可以在出生时感染，既可以上行感染，也可以经受感染的阴道感染。HIV 病毒可在宫内或分娩过程中传播[115, 116]。寨卡病毒通过受感染的雌性蚊子媒介传播，并通过胎盘屏障传播，但它也可以通过性传播[117]。

宫内感染的脑部表现取决于感染时胎儿的年龄。早期感染可能影响器官发育，导致无脑回畸形、脑裂畸形和积水性无脑畸形，而晚期感染可导致迁移异常如巨脑回畸形、多小脑回畸形和积水性无脑畸形[38, 115]，也有寨卡病毒感染导致小脑发育不全的报道[118, 119]。产前病毒感染的临床表现为小头畸形、小眼畸形、脉络膜视网膜炎、白内障、肌张力减退和癫痫。值得注意的是，寨卡病毒感染导致的小头畸形通常很严重，出现部分颅骨塌陷，其他感染可从轻微到严重不等[117, 119]。非中枢神经系统的表现包括肝脾大、肝炎、黄疸、肺炎和皮肤瘀点、血小板减少和由于弥散性血管内凝血引起的贫血。

超声表现

产前病毒感染的声像图表现为伴或不伴声影的钙化、实质回声增强、矿化（豆状核纹状体的）血管病变和室管膜下囊肿[114]（图 3-89 至图 3-91）。颅内钙化在胎儿感染中比较常见，通常呈点状钙化。脑室周围钙化是巨细胞病毒感染的典型表现，尽管钙化也可位于脑皮质内。弓形虫和疱疹感染时，钙化可位于脑室周围、皮质或广泛分布[117]。寨卡病毒感染时，钙化往往比其他感染更大、更密集，且往往发生在灰白质交界处[117]。如上所述，寨卡病毒感染的另一个表现是严重的小头畸形。一般来说，不同先天性感染的超声表现互相重叠的，明确诊断通常基于实验室数据。

矿化血管病变的特征是丘脑和基底节区呈线状或弧形无声影的高回声区（图 3-91）[120]，不是病毒感染的特异性表现，可见于健康新生儿和新生儿缺血、唐氏综合征、13- 三体综合征、双胎输血、宫内可卡因暴露、新生儿窒息、胎儿乙醇综合征、新生儿狼疮、新生儿低血糖和脑炎[27]。正常豆纹动脉在灰阶超声上不显示，但多普勒成像可识别。

产前感染的其他表现为脑室扩张，继发于炎性

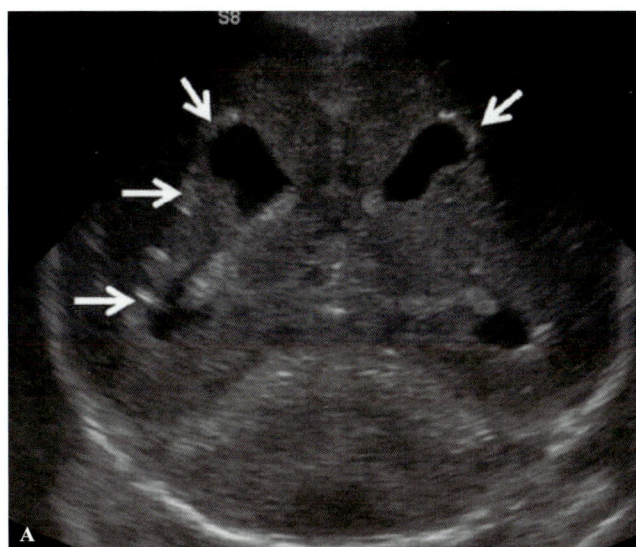

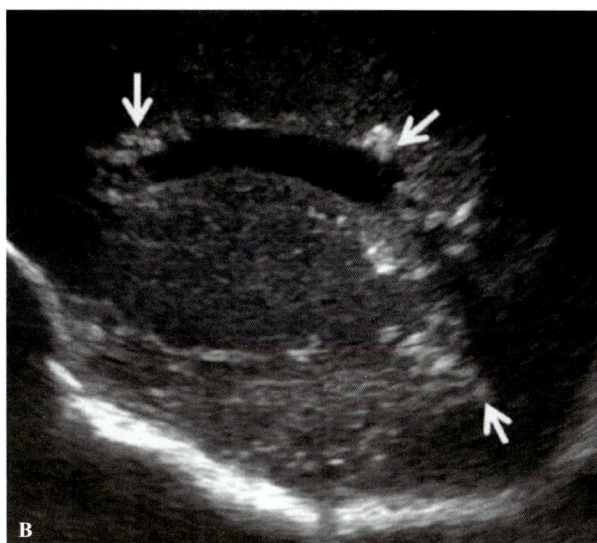

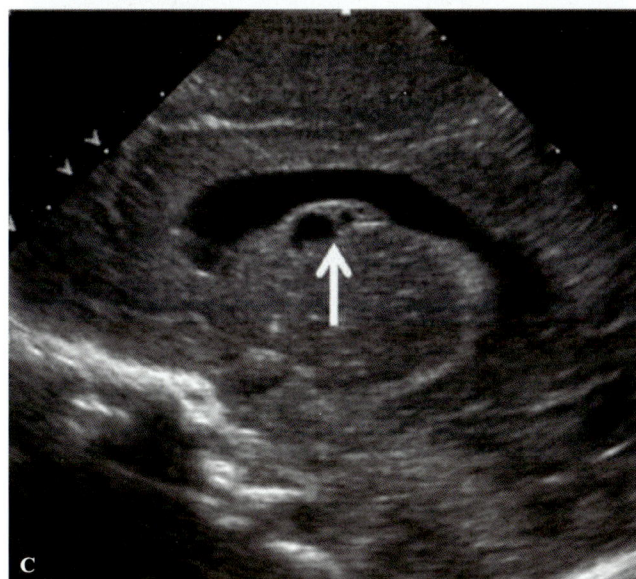

▲ **图 3-89 不同患者产前巨细胞病毒感染声像图表现**
A 和 B. 冠状切面（A）和左侧旁矢状切面（纵切面）声像图（B）
显示沿脑室周围分布的无声影高回声钙化灶（箭）；C. 另一患
者的声像图显示室管膜下囊肿（箭）

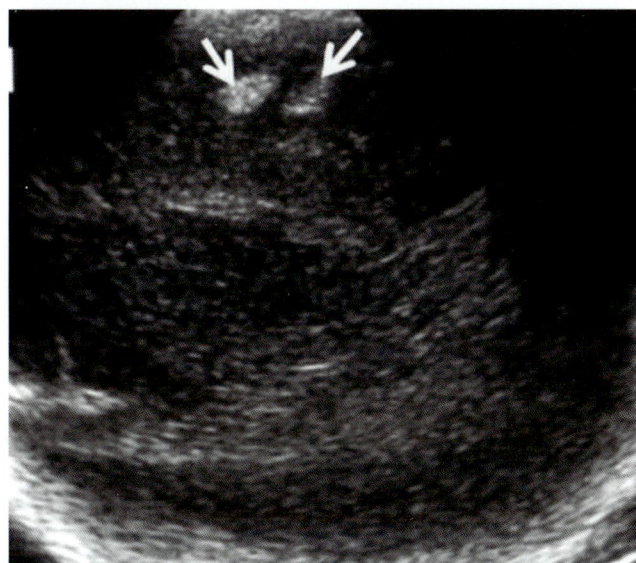

◀ **图 3-90 弓形虫病**
左侧旁矢状切面（纵切面）声像图显示脑皮质灰质内的无声
影强回声灶（箭）

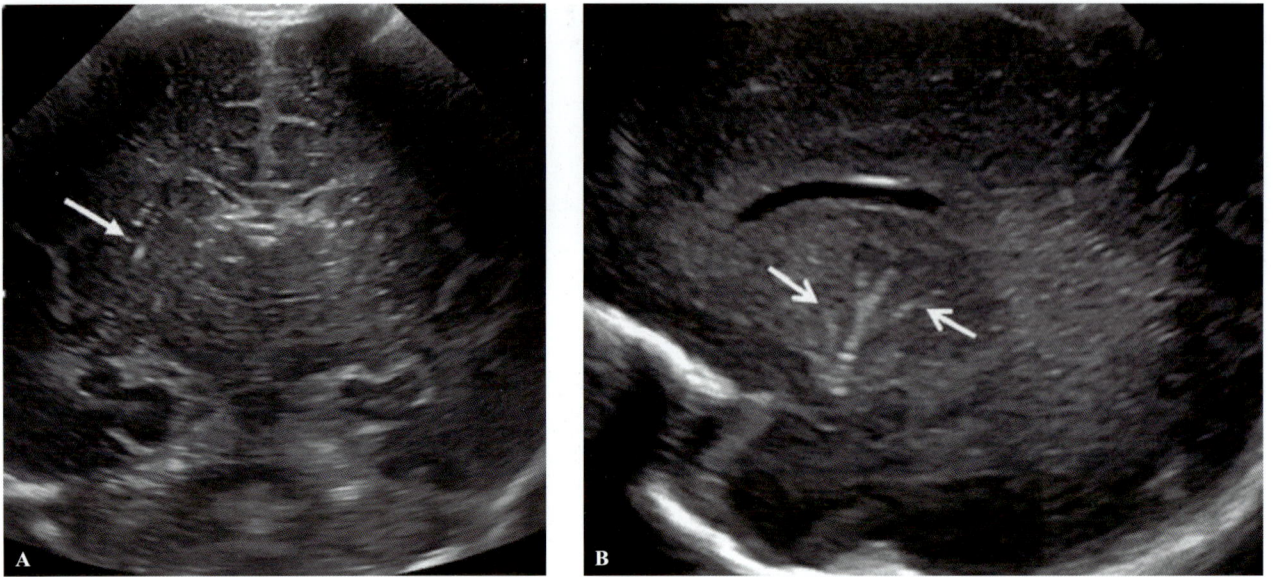

▲ 图 3-91　豆纹动脉血管病变

冠状切面（A）和左侧旁矢状切面（纵切面）声像图（B）显示基底节内的线形高回声结构（箭），代表矿化的血管。巨细胞病毒培养为阳性

渗出物阻塞脑脊液流动或脑萎缩，与脑穿通畸形或脑软化症相关的囊腔，以及上述皮质畸形（无脑回畸形、脑裂畸形和多小脑回畸形）。硬膜下积液在先天性感染中不常见。

十二、新生儿脑膜炎

新生儿脑膜炎最常由细菌引起，通常在生后 7 天内作为败血症的并发症发生[38]。大肠埃希菌、B 族链球菌和李斯特菌是新生儿脑膜感染最常见的病原体[115]。革兰阴性菌，如肠球菌、克雷伯菌、奇异变形杆菌和柠檬酸杆菌较少见，但更易造成严重的脑损伤和脓肿形成[115, 116, 121]。1 月龄以上的婴儿，肺炎链球菌或脑膜炎奈瑟菌是常见致病菌，在这个年龄组，脑膜接种是通过血行播散、穿透性脑创伤或手术或邻近感染的连续播散，通常为中耳炎或鼻窦炎[115]。

真菌感染发生率低于细菌感染[115]，常见菌为白色念珠菌。真菌性脑膜炎的危险因素包括早产、免疫抑制、肠外营养、导管留置和抗生素治疗。

菌血症通过脉络膜丛脑脊液播散而导致中枢神经系统感染，从而导致脑脊液感染，进而导致脑室炎症（脑室炎）[122]。感染可从脑室扩散穿过蛛网膜下腔的脑膜和血管。随后的炎症反应导致血管壁通透性增加，炎症渗出物在脑沟和脑实质中聚积[122]。脑实质及蛛网膜下腔内的血管受累可导致血栓性静脉炎和血管炎，引起血管闭塞和皮质梗死。

细菌性或真菌性脑膜炎的诊断通常基于临床表现和脑脊液的实验室分析。大多数单纯脑膜炎不需要进行影像学检查。然而，尽管患者正在接受抗生素治疗，当神经系统症状恶化时，应进行影像学检查以帮助识别并发症。

（一）细菌感染的超声表现

早期无并发症的脑膜炎的超声表现可能正常，较严重的感染超声表现包括脑沟内高回声、脑外积液、脑室炎、脑实质改变（脑炎、梗死、脓肿形成）和脑积水[121, 122]。晚期表现包括多囊性脑软化和皮质、白质萎缩。

1. 脑沟内高回声

新生儿脑膜炎的早期表现为脑沟和邻近脑回回声增强和增厚（＞ 2mm），继发于炎性渗出物的聚集（图 3-92）[122]。正常脑沟厚度应＜ 2mm[123]。

2. 脑外积液

脑外积液包括硬膜下积液和积脓。硬膜下积液为无菌反应性积液[115, 121]。积脓是指感染的硬膜下积液。两者均表现为大脑表面或大脑半球间裂新月形积液（图 3-93 和图 3-94）。大量积液可导致占位效应，表现为邻近皮质变平、同侧侧脑室受压、脑中线移位、大脑镰向对侧偏斜。无菌性渗出液常呈无

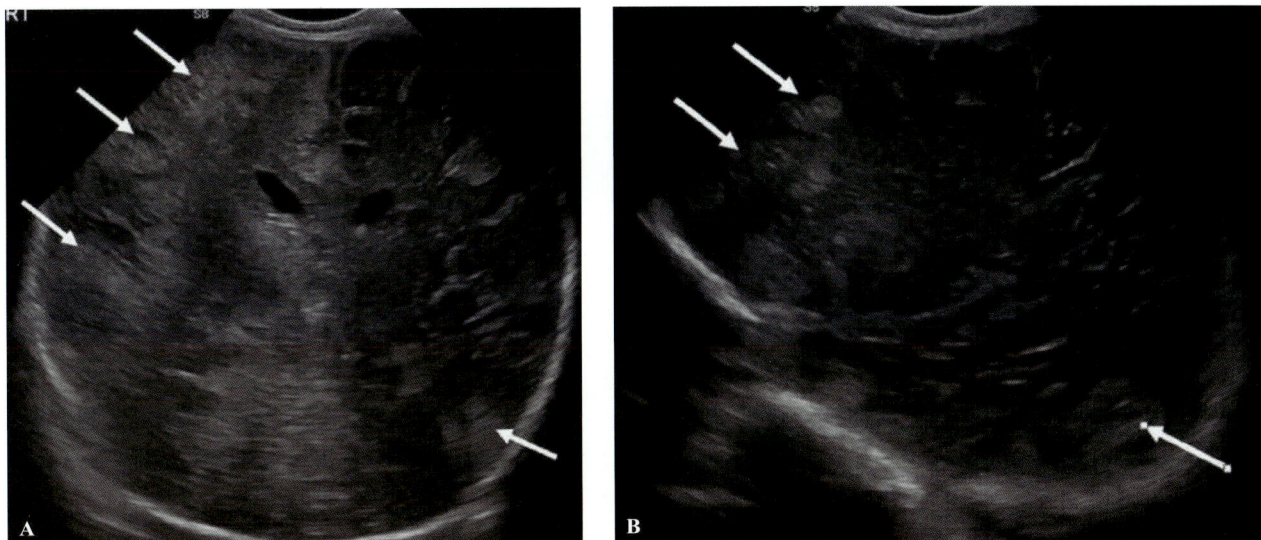

▲ 图 3-92　脑沟高回声

右侧冠状切面（A）和左侧旁矢状切面（纵切面）声像图（B）显示双侧额叶和左侧颞叶（箭）的脑沟稍增宽，回声增强

回声，而积脓常有内部回声、分隔，以及厚的高回声包膜（图 3-93 和图 3-94）[122, 124]。虽然混合性积液提示积脓，但并不具有特异性。鉴别反应性渗出和积脓需要穿刺进行液体分析。鉴别诊断很重要，因为手术引流是治疗硬膜下积脓的首选方法。

蛛网膜下腔积液是脑膜炎的偶发表现，但通常没有临床意义[115, 121]。彩色多普勒超声可用于鉴别蛛网膜下腔和硬膜下积液。皮质血管穿过蛛网膜下腔的液体间隙，而硬膜下积液血管被压缩在大脑表面。

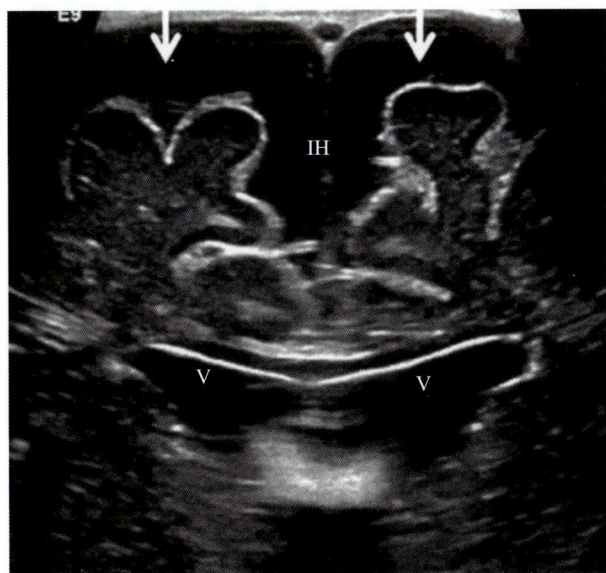

▲ 图 3-93　肠球菌性脑膜炎引起的硬膜下积液

高频线阵探头前冠状切面声像图显示大脑半球间裂（IH）和脑表面上方的低回声积液（箭）。V. 侧脑室

3. 脑室炎

脑室炎是指脑室内有炎性渗出物。超声表现包括：①室管膜内壁增厚、不规则、回声增强；②脑室内低回声、有分隔；③脉络丛回声增强；④炎性渗出或分隔阻碍脑脊液流动引起脑积水（图 3-95）[121, 122]。由于室管膜下炎性渗出的浸润，脑室周围回声增强。脑室内分隔的识别至关重要，因为它可以导致脑室内分化、复杂的分流置管和脑室内抗生素的使用。超声检查在鉴别这些分隔方面优于 CT。

4. 脑实质表现

脑实质改变包括脑炎（合并水肿以及炎性渗出）、梗死和出血。脑炎的超声表现为：①脑实质回声弥漫性或局灶性增强；②脑沟脑回分界消失；③脑室脑池受压（图 3-96）。多普勒超声表现包括彩色多普勒血流丰富，根据水肿的严重程度不同，频谱多普勒舒张期血流缺失、减少或出现逆向血流。未经治疗的脑炎可导致脓肿形成。

脑脓肿早期不能与脑炎分开，表现为异常高回声区[122]。脓肿晚期表现为边界清晰、厚壁的低回声病变，内有碎片、分隔或液平，彩色多普勒显示周围血流信号，也可见占位效应导致中线移位和同侧脑室受压（图 3-97）[125, 126]。

脑梗死可以导致局部皮质回声增强，脑回失去正常形态。多普勒成像显示血管区域内无血流信号，缺血组织周围大量血流灌注、血流增加。梗死、脑

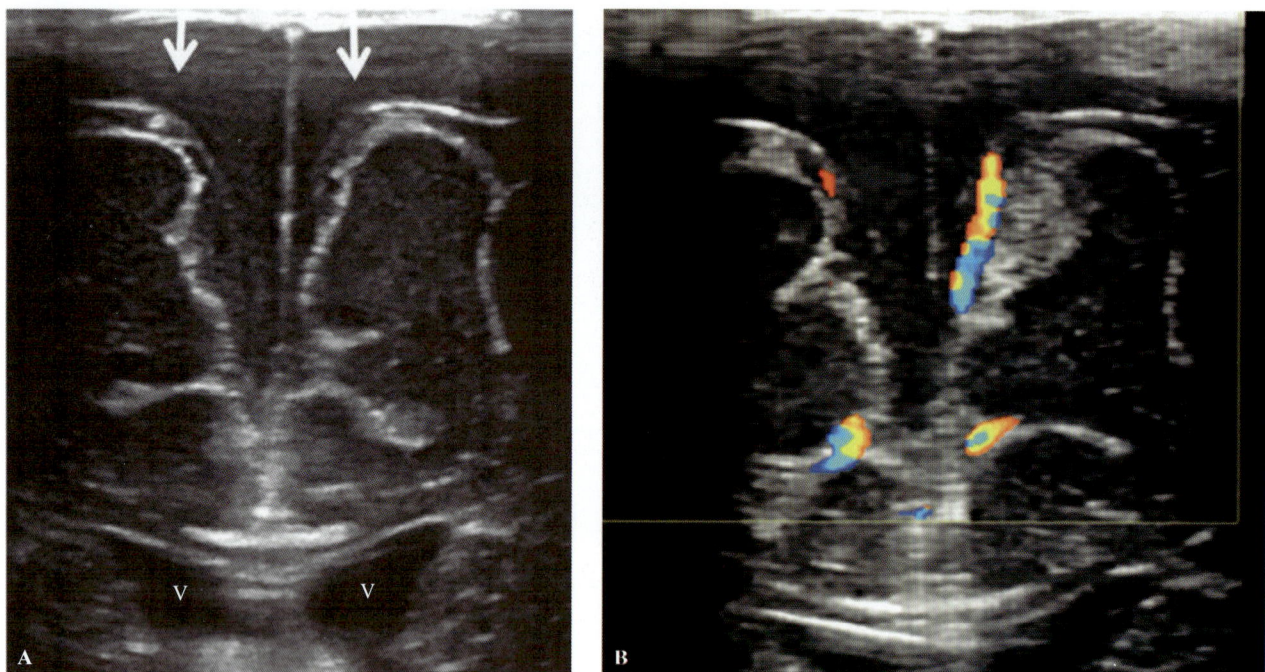

▲ 图 3-94　硬膜下积脓

A. 采用高频探头行前冠状切面扫查，可见弱回声的硬膜下积液（箭）；B. 多普勒超声显示皮质静脉邻近脑实质，为典型的硬膜下积液表现。V. 脑室

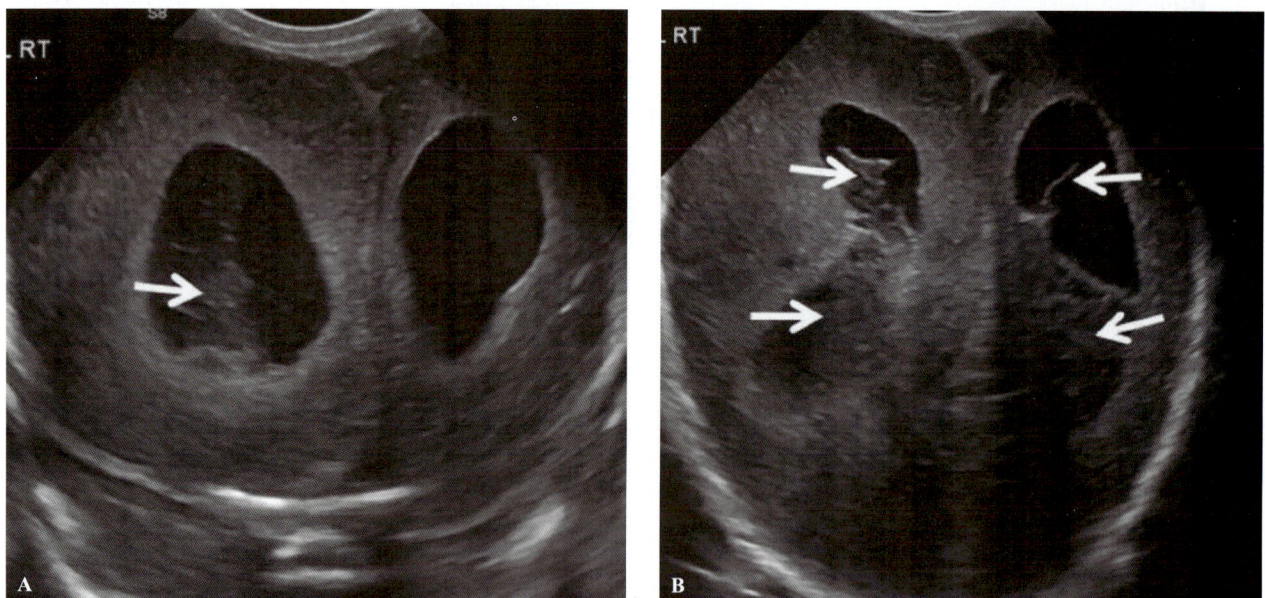

▲ 图 3-95　脑室炎

冠状切面声像图（A 和 B）显示脑积水、脑室内碎片和分隔（箭）

炎和早期脓肿形成的超声表现相似（回声改变和占位效应），最好通过 MRI 鉴别。鉴别诊断至关重要，因为治疗方案不同。

5. 脑积水

感染的急性期和慢性期均可发生脑积水。梗阻水平可在脑室内，通常在导水管和第四脑室出口，在脑表面上方或在基底池。中脑导水管堵塞时，侧脑室、第三脑室扩张，与第四脑室不成比例，中脑导水管壁增厚、回声增强。当第四脑室出口堵塞时全脑室系统扩张。

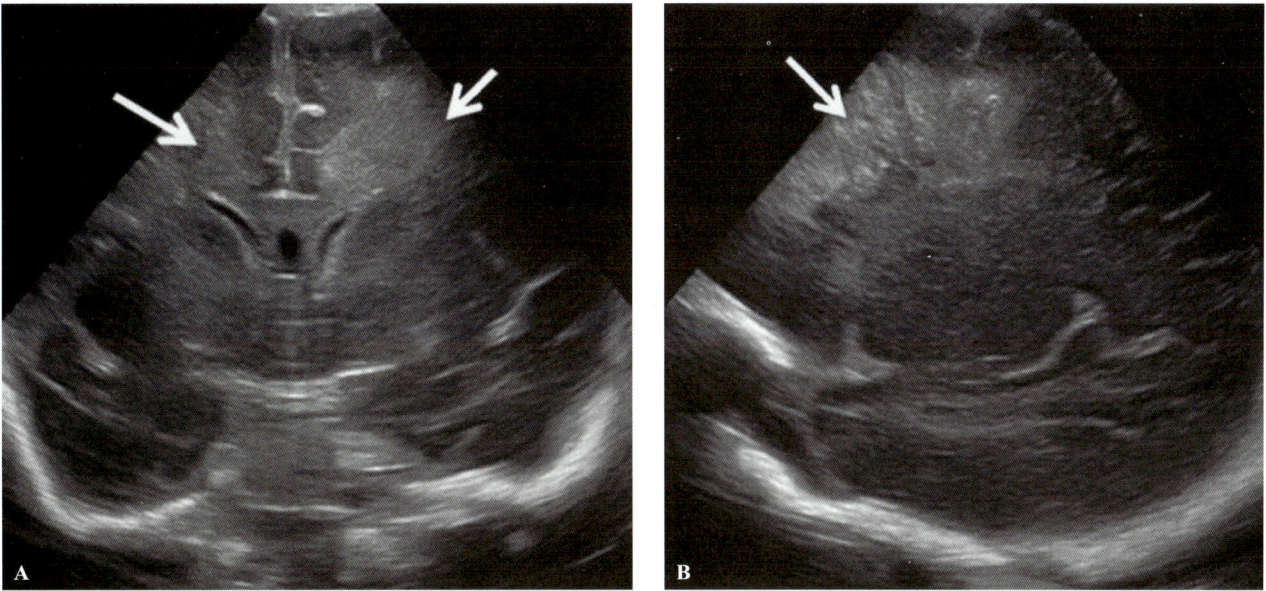

▲ 图 3-96 脑炎

冠状切面（A）和纵切面（B）声像图显示额叶区回声增强，脑回沟分界消失（箭）。经 MRI 证实为脑水肿

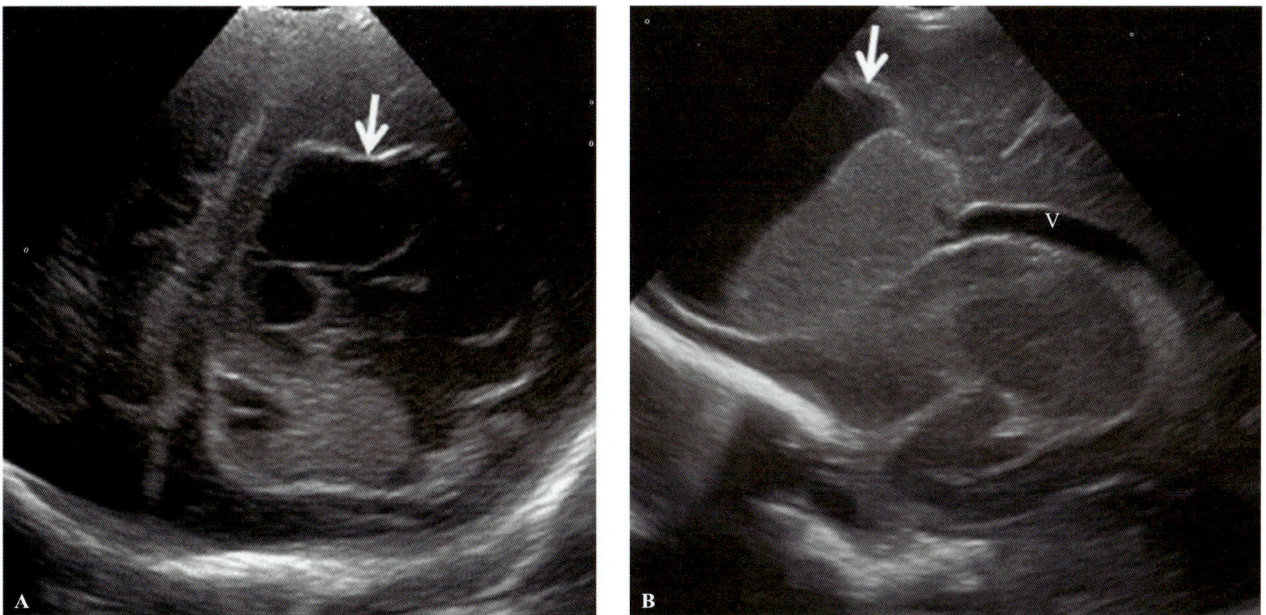

▲ 图 3-97 肠球菌性脑膜炎引起的脑脓肿

A. 前冠状切面声像图显示左侧额叶区边界清晰的肿块（箭），伴碎片、分隔和中线移位；B. 左侧旁矢状切面（纵切面）声像图显示肿块内的碎片形成液平（箭），导致侧脑室（V）前角消失

（二）真菌感染的超声表现

中枢神经系统念珠菌感染与多发小脓肿有关，超声表现为脑实质内散在小的边界不清的高回声灶[127]。

十三、脑积水

脑积水是指与脑室内压升高有关的脑室系统的扩张。脑室扩张是一个不太具体的术语，可能是指脑室扩张继发于脑积水或脑萎缩，或合并这两种情况。其原因包括脑脊液脑室流动受阻，大脑半球蛛网膜下腔绒毛吸收障碍，以及罕见的脉络丛乳头状瘤导致脑脊液产生过多[128, 129]。脑室液体流动受阻可发生于室间孔、中脑导水管或第四脑室中间孔和侧孔。

脑室内脑脊液流动受阻引起的脑积水也称为非交通性脑积水，而脑室外脑脊液流动受阻引起的脑积水称为交通性脑积水。脑室内梗阻的病因包括先天性病变，如导水管狭窄、Chiari 畸形、Dandy-Walker 畸形、Galen 静脉畸形和蛛网膜囊肿，以及后天性病因，如出血、感染和肿瘤等。引起脑室外梗阻的原因有出血和感染，引发粘连性蛛网膜炎。

（一）超声表现

脑室扩张的早期表现为侧脑室前角上外侧增大和后角扩张。因为这些区域更大，扩张所需的压力更小，所以它们在侧脑室三角区和体部之前扩张。侧脑室和第三脑室的扩张提示中脑导水管阻塞（图 3-98）。孤立的第四脑室扩张（称为孤立性第四脑室）提示中脑导水管和第四脑室出口均阻塞（见图 3-47）。全脑室系统扩张提示脑室外梗阻或继发于脑脊液分泌过多的乳头状瘤所致非梗阻性脑积水。严重脑积水的其他表现有皮质变薄和透明隔破裂。透明隔破裂的超声表现与原发性透明隔发育不良相似。

正常脑室大小的测量值已发表[16, 17]，但很少需要用于诊断脑积水。然而，连续测量在神经外科准备脑室、脑池分流置管时有用，有助于监测分流术患者脑室大小的变化[37]。冠状切面上双侧前角外侧壁直径和双侧下角直径及纵切面上丘脑-枕叶直径常用于监测脑室大小（图 3-99）。颅内分流管呈高回声，可伴声影（图 3-100）。

中度至重度脑积水时，颅内顺应性和舒张期血流量降低、阻力指数增加。婴儿期 RI > 0.8 为异常[38]。

（二）脉络膜乳头状瘤

脉络丛乳头状瘤常发生在侧脑室，以侧脑室三角区为主。超声表现为脑室内高回声肿块，形态不规则，内部血流丰富，肿块实质内可见代表变性的低回声区，脑积水为相关表现。

（三）良性脑外积液

脑外间隙良性增宽在 2—7 月龄婴儿中较常见，又称为婴儿良性巨颅、良性脑积水、良性脑室外梗阻性脑积水，被认为是未成熟蛛网膜绒毛对脑脊液吸收不足所致。受影响的婴儿神经学方面正常，患者头围常大于第 95 百分位[96, 130]。常有巨颅家族史，这种情况通常在生后第 2 年消失，大部分没有神经系统症状，少数患者可能有精神运动迟缓。

超声显示双侧对称的蛛网膜下腔积液，脑实质正常，侧脑室和第三脑室正常或轻度扩张（图 3-101）。多普勒超声显示静脉穿过蛛网膜下腔进入上矢状窦。

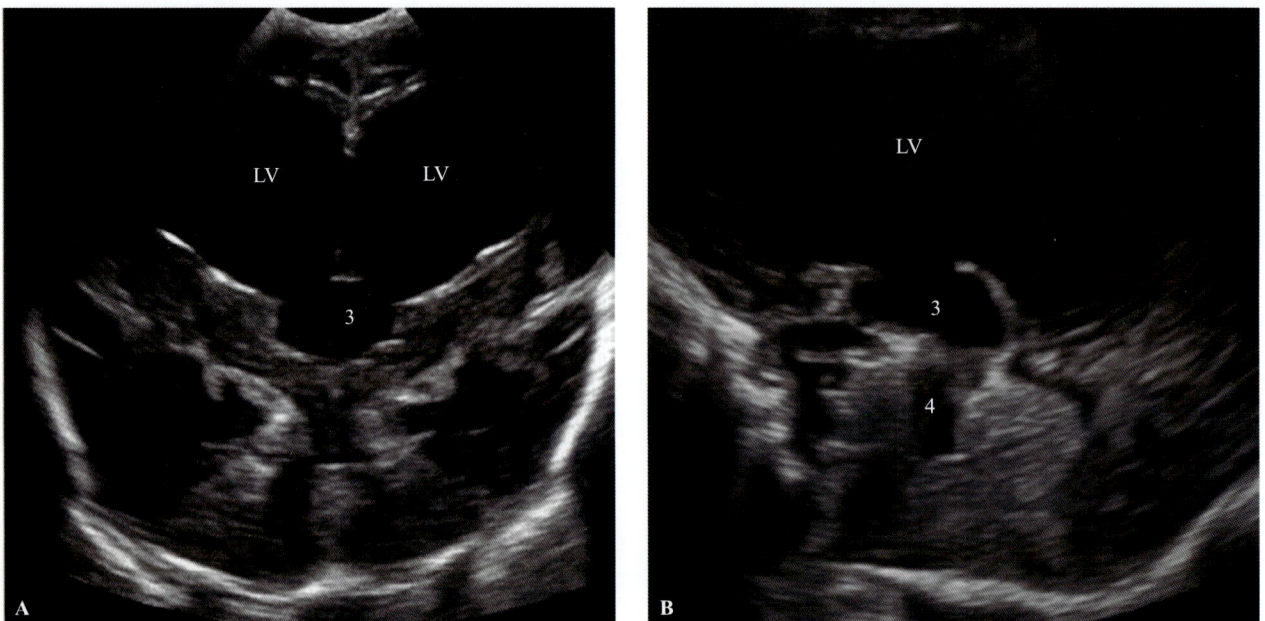

▲ 图 3-98 先天性导水管狭窄
冠状切面（A）和正中矢状切面（纵切面）声像图（B）显示侧脑室（LV）和第三脑室（3）扩张，第四脑室（4）大小正常

良性巨颅婴儿自发性或轻微外伤后出现硬膜下出血的风险更高[131, 132]，因此，良性巨颅患者的硬膜下血肿不应被解释为无其他标记的非意外创伤的明确证据。尽管如此，建议良性巨颅和血性硬膜下积液的婴儿应通过临床检查和必要时的影像学检查来进一步评估[131, 132]。

十四、颅内囊肿和肿瘤

（一）蛛网膜囊肿

蛛网膜囊肿是位于蛛网膜下腔内的脑脊液囊性肿块。它们通常为先天性囊肿，尽管也可继发于感染、炎症或创伤。蛛网膜囊肿最常见于颅中窝（颞

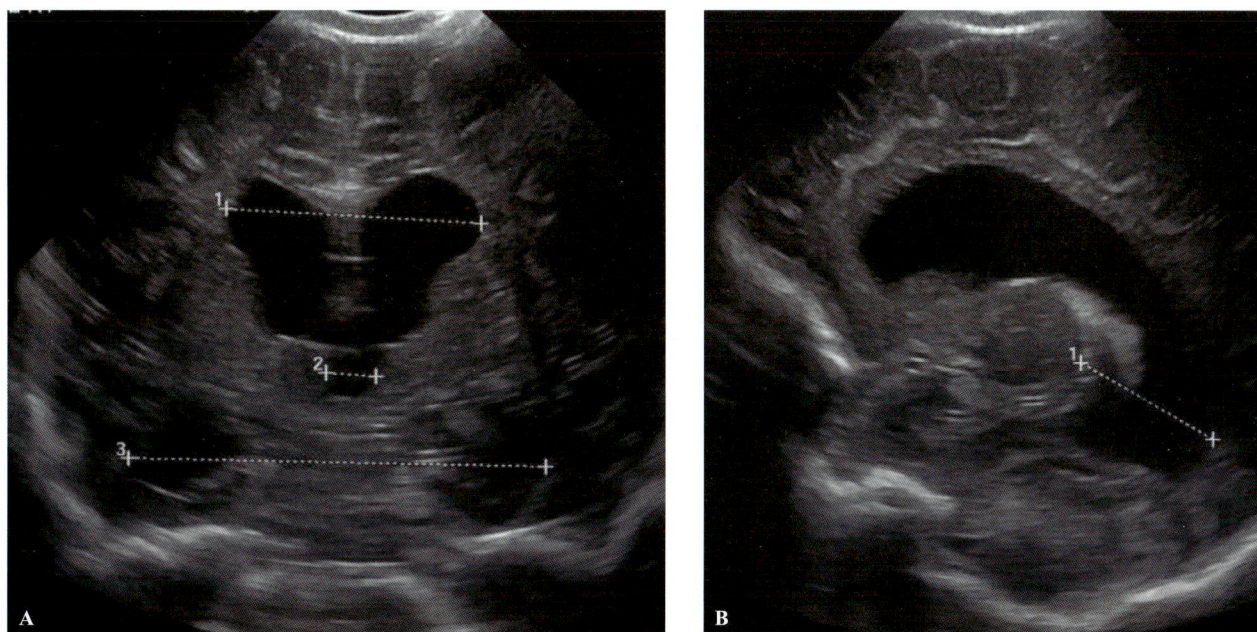

▲ 图 3-99 脑积水测量

A. 冠状切面声像图显示双侧前角（光标 1）、第三脑室（光标 2）和双侧下角（光标 3）直径；B. 通过纵切面声像图可测量丘脑枕叶直径

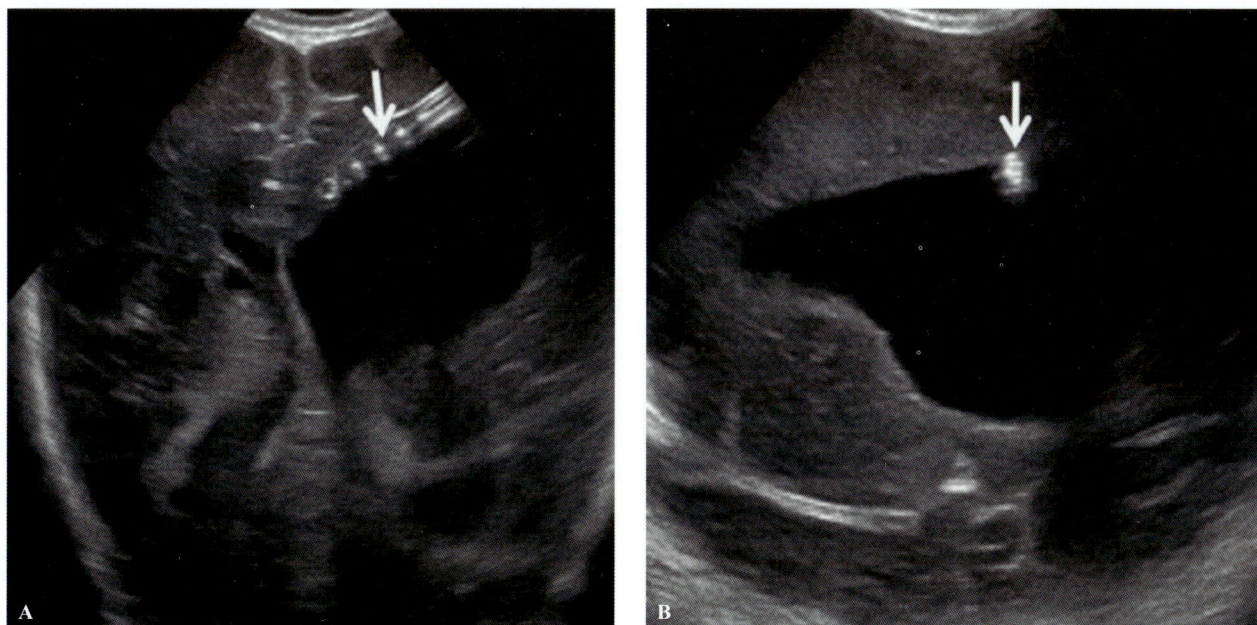

▲ 图 3-100 脑室分流术

冠状切面（A）和左侧旁矢状切面（纵切面）声像图（B）显示左侧侧脑室内高回声分流管（箭）

叶附近）、鞍上区（第三脑室附近）和颅后窝[128]。小囊肿通常无症状，大囊肿可引起占位效应和颅内压增高的征象。

蛛网膜囊肿边界清晰，壁不明显，呈无回声（图 3-74）。如合并出血或感染，内部可有回声。大

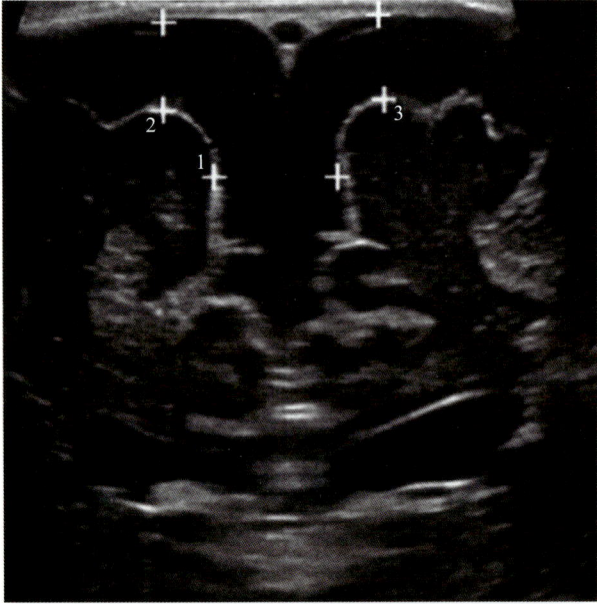

▲ 图 3-101 良性脑外积液
冠状切面扫查显示大脑半球间裂（光标 1）和脑表面（光标 2 和 3）对称性积液，脑室正常

囊肿可能压迫邻近脑组织并导致脑中线移位。中线附近的囊肿可压迫室间孔、中脑导水管或第三脑室，引起脑积水。

（二）其他囊性病变

小的脉络丛囊肿常见于侧脑室三角区，无临床意义，与其他中枢神经系统异常无关。它们往往是单个囊肿，直径≤ 1cm（通常为 4～7mm）（图 3-24）。大的（＞ 1cm）或双侧囊肿可能是孤立性的表现，也可能与染色体疾病有关，特别是 9- 三体综合征和 18- 三体综合征（图 3-102）。脉络膜囊肿超声表现为脉络丛内边界清晰的囊性肿块。

出血后室管膜下囊肿和破坏性病变如脑穿通畸形和脑软化上文已讨论。

（三）先天性脑肿瘤

新生儿和 1 岁以内的婴儿脑肿瘤很少见，占所有儿童脑肿瘤的 0.5%～2.0%。常为先天性的，发生于胎儿发育期间，可在宫内常规超声检查时发现，或在出生后出现头围增大、颅内压升高征象，如呕吐和嗜睡，以及与肿瘤位置相关的神经症状[133-135]。

先天性脑肿瘤以幕上多见，婴儿后期和儿童期以幕下多见。新生儿期常见的幕上脑肿瘤有畸胎瘤

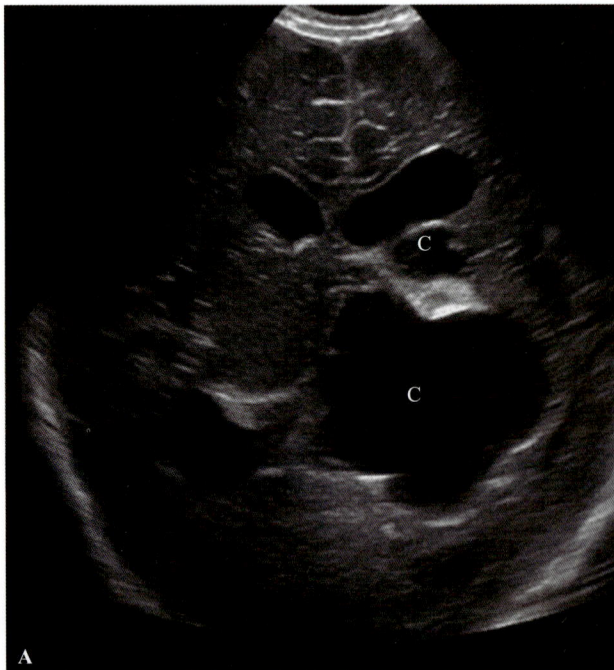

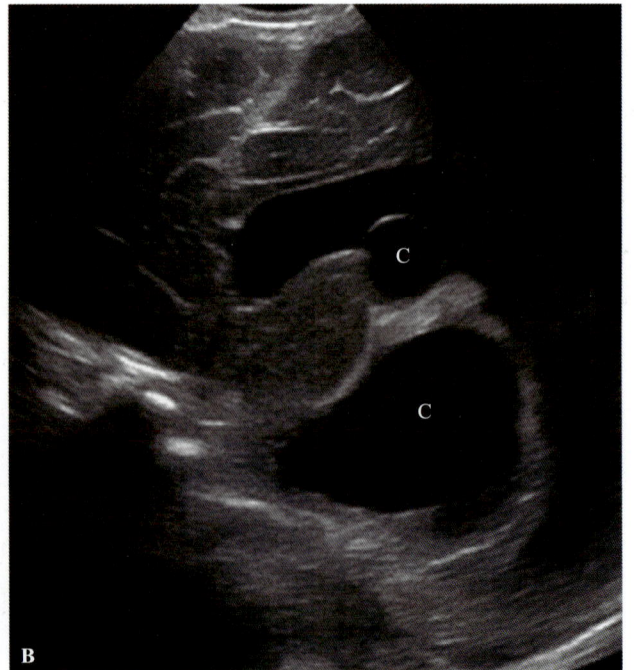

▲ 图 3-102 脉络丛囊肿
冠状切面（A）和左侧旁矢状切面（纵切面）声像图（B）显示左侧侧脑室脉络丛有两个囊肿（C），伴脑室扩张

（最常见）、星形细胞瘤、脉络丛乳头状瘤、原始神经外胚层瘤、松果体母细胞瘤和多形性胶质母细胞瘤。幕下肿瘤包括髓母细胞瘤和非典型畸胎样 / 横纹肌样肿瘤[133-135]。对于有颅内压升高症状和体征的婴儿，MRI 或 CT 是首选影像学检查。然而，当临床表现无特异性时如头围增大，超声可能是首选的影像学检查方式。

新生儿脑肿瘤超声表现为巨大的高回声或囊实混合性肿块回声（图 3-103 和图 3-104）。其他表现包括脑积水和中线移位，钙化是畸胎瘤的典型特征[136]。超声特征对具体类型的肿瘤无特异性，需要组织活检来确诊。

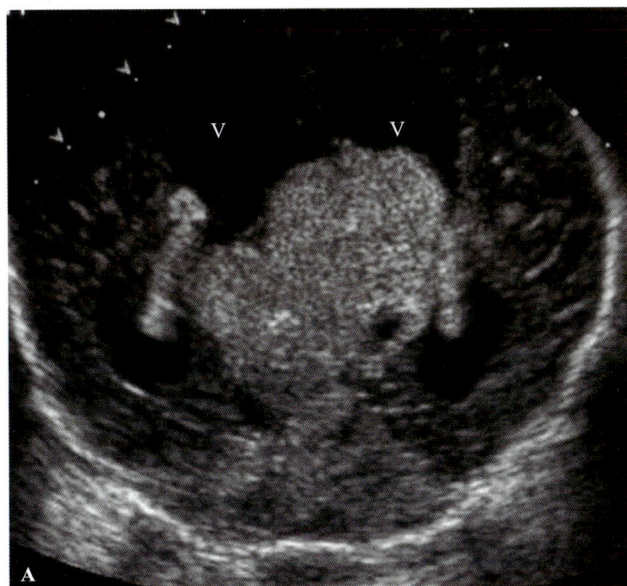

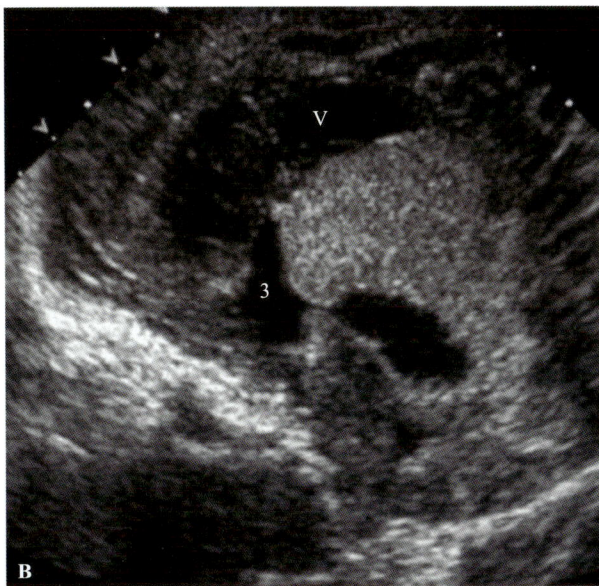

▲ 图 3-103 松果母细胞瘤（3 月龄儿童，头围增大）

冠状切面（A）和正中矢状切面（纵切面）声像图（B）显示松果体区边界清晰的高回声肿块，第三脑室（3）位置前移。V. 扩张的侧脑室

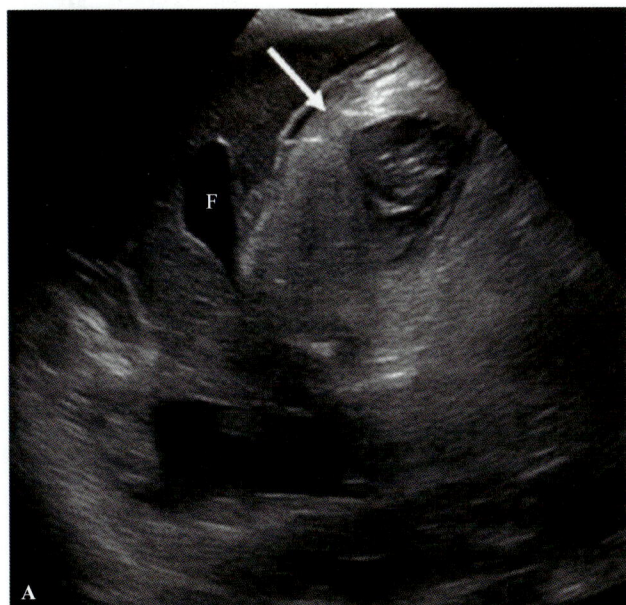

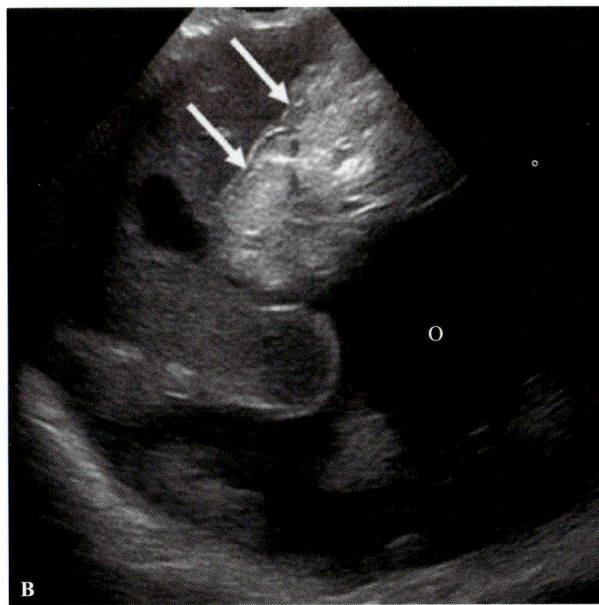

▲ 图 3-104 畸胎瘤（新生儿，男，3 日龄，经产前超声诊断为颅内肿块）

冠状切面（A）和左侧矢状切面（纵切面）声像图（B）显示左侧额叶巨大肿块（箭），相对邻近脑组织以高回声为主，占位效应导致中线向右侧偏移，左侧侧脑室前角消失，右侧侧脑室前角（F）和后角（O）扩张

十五、颅缝评价

颅骨 X 线和 CT 三维重建是评价颅缝早闭（颅缝过早闭合）的标准影像学研究。当 X 线不确定时，超声检查是一种评估颅缝开放的替代方法[137, 138]。单纯矢状缝早闭形成一个狭长的头部（舟状头畸形）。单纯冠状缝或人字缝早闭分别形成额骨和枕骨扁平化（斜头畸形）。单纯额缝早闭形成尖的前额（三角头畸形）。

正常未闭颅缝表现为一条低回声带，沿着颅缝从颅骨内板延伸到外板（图 3-105）。当颅缝低回声带中断，或未穿过颅骨的内外板时（图 3-106）[137, 138]，则被诊断为颅缝早闭。假阳性诊断与难以识别斜行颅缝的边缘有关。

十六、头皮肿块

新生儿和婴幼儿头皮肿块包括先天性病变 [脑膨出（上文讨论）、皮样囊肿、表皮样囊肿]、血管病变（血管瘤、颅骨膜血窦）及与产伤相关的颅外出血（产瘤、头颅血肿、帽状腱膜下血肿）[139, 140]。

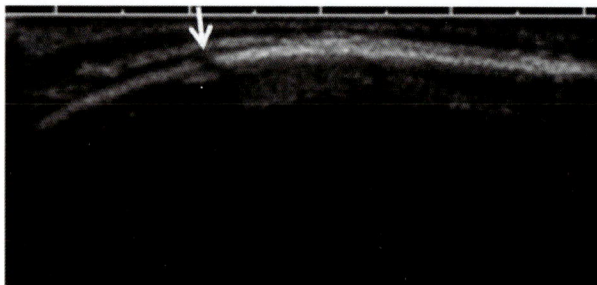

▲ 图 3-105　正常颅缝（人字缝）
正常颅缝超声表现为低回声带（箭），在高回声的颅骨内外板之间延伸

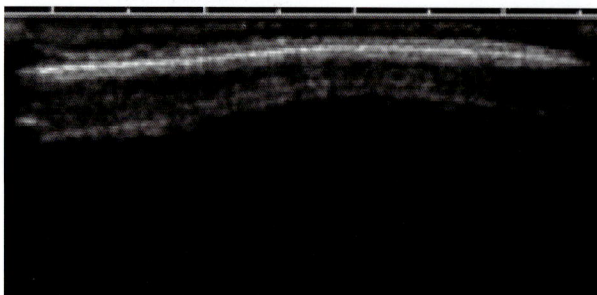

▲ 图 3-106　颅缝早闭（左冠状缝）
正常的颅缝超声低回声带消失，相反，高回声骨性连接着两个颅骨表面

在 1 岁以后的恶性肿瘤，如神经母细胞瘤和横纹肌肉瘤引起的朗格汉斯细胞组织增生症转移是头皮肿块的另一个原因。

（一）先天性病变

皮样囊肿和表皮样囊肿是由于表面外胚层与下层结构分离失败引起。皮样囊肿含有外胚层和皮肤成分，而表皮样囊肿含有外胚层没有皮肤成分。两者均常见于中线部位，包括前囟、眉间、鼻根部、头顶部和枕后。超声表现为边界清晰、分布均匀的低回声肿块，常位于颅顶，边缘呈环状高回声，彩色多普勒超声无血流信号（图 3-107）[141]。

（二）血管病变

血管瘤位于浅层软组织，表现为头皮柔软肿块，表面可呈红色或蓝色。超声表现为边界清晰的低回声肿块伴动脉血流信号。

颅骨膜血窦是以扩张的颅外静脉为特征的静脉病变，它附着在颅骨外表面，并经颅骨、板障和硬膜外静脉与硬脑膜窦交通。临床表现为头皮软组织肿块，当患者哭闹或仰卧位时增大，安静状态和直立位时自行缩小。病灶通常位于前额中线附近。多普勒超声显示增粗的头皮静脉，经骨静脉与硬脑膜窦交通（图 3-108）[142]。

（三）颅外产伤

产瘤、头颅血肿、帽状腱膜下血肿是新生儿颅外出血的三种主要类型，常在出生时出现，不需要影像学检查诊断，但如果肿胀加剧，怀疑有活动性出血或感染时，则需要进行影像学检查。

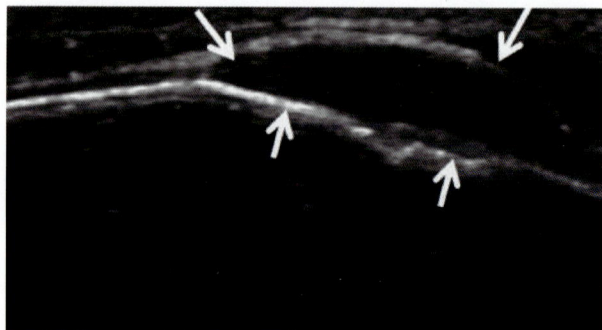

▲ 图 3-107　皮样囊肿（患者：男，4 月龄，头皮硬块）
左侧枕部矢状切面（纵切面）声像图显示边界清晰的低回声肿块（箭），延伸至颅顶板障间隙。外板凸向外，颅骨内板不规则、扁平，符合占位效应

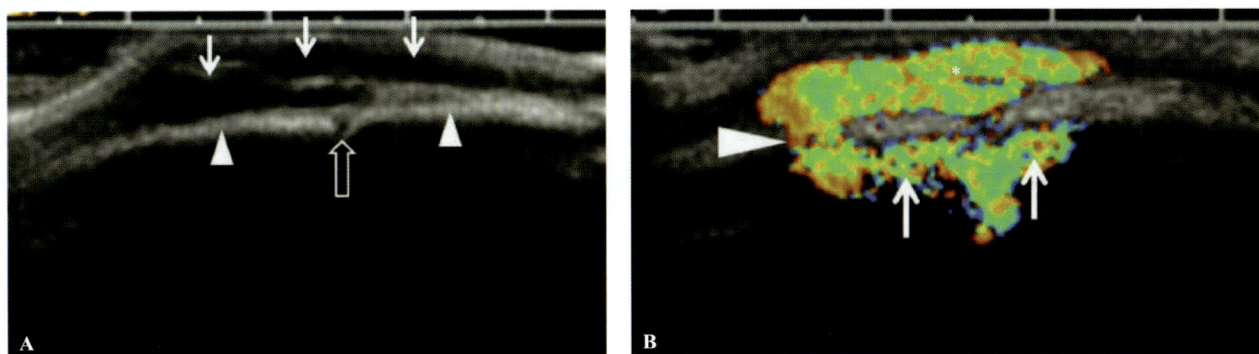

▲ 图 3-108 颅骨膜血窦（患者：男，6 月龄，顶部头皮下软质肿块）

A. 矢状切面（纵切面）声像图显示右侧顶骨（箭头）表面低回声肿块（箭），颅盖骨上有小缺损（空心箭）；B. 彩色多普勒图像显示扩张的浅静脉（*）穿过颅骨缺损（箭头）进入上矢状窦（箭），病灶可见静脉血流频谱

产瘤是指位于头皮下、颅骨上方的血肿，表现为软的肿块，常见于阴道分娩后，穿过颅缝线（图 3-109）。产瘤无临床意义，生后几天内消退。

头颅血肿是一种外伤性骨膜下血肿，通常由产伤引起，如产钳助产。它受骨膜限制，不穿过颅缝线。表现为坚硬的肿块，出生后可增大（图 3-110），通常不具临床意义，并在数周或数月内消退。随着时间推移，头颅血肿可出现周围钙化。

帽状腱膜下血肿位于骨膜和腱膜之间，常发生在真空吸引器助产后。表现为坚硬的肿块，出生后可因持续出血而增大，穿过颅缝线。病变通常在 2~3 周内消退。超声无法鉴别帽状腱膜下血肿和产瘤。

十七、三维超声

三维超声采用专用探头来成像和记录横跨组织弧的数据，得到容积数据集[143, 144]。与二维超声相比，其优点是：①由于容积数据的快速自动采集，采集时间更短；②可计算脑室容积，有助于监测脑积水。

然而，三维超声也有其局限性，包括两个方面：①重建图像的分辨率较二维超声低，这是由于缺乏真正的各向同性分辨率；②浅表结构的分辨率有限，因为只有低频探头。由于这些局限性，三维超声与二维超声应联合使用。

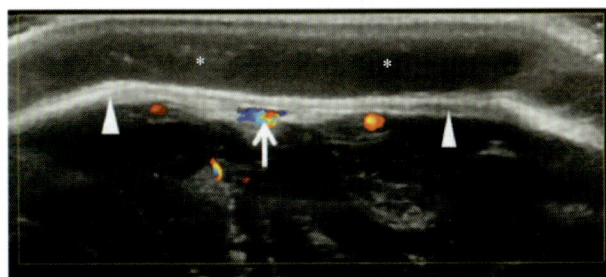

▲ 图 3-109 产瘤（新生儿，头皮下软质肿块）

枕部正中横切面扫查显示头皮软组织中越过中线的低回声积液（*），积液位于骨膜外（箭头）。箭示上矢状窦

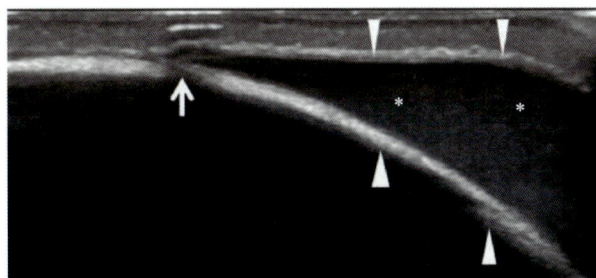

▲ 图 3-110 头颅血肿（新生儿头皮肿块）

横切面声像图显示枕骨上受骨膜（箭头）限制的弱回声积液（*），积液未超出人字缝（箭）

第4章

头颈部
Head and Neck

Marilyn J. Siegel　著

张号绒　蒋海燕　译

许云峰　校

超声检查是评价头颈部结构的首选影像学方法，可以确认临床怀疑的异常以及体格检查时无法检测到的病变。本章将讨论涎腺、颈部软组织结构、主要血管、甲状腺、甲状旁腺的成像技术，以及这些区域的正常解剖和常见病理改变。

一、涎腺

涎腺主要有 3 种：腮腺、颌下腺和舌下腺（图 4-1）。

（一）超声检查技术

腮腺是浅表性结构，检查时应用 7～15MHz 的高频线阵或凸阵探头评估效果最好，同时可使用或不使用隔离垫[1-3]。与其他器官相似，图像应在横切面和纵切面获取。作为常规评估涎腺的一部分，应同时检查颈部邻近软组织，以了解是否存在相关淋巴结病变。

多普勒超声检查可以评估涎腺的供血动脉、引流静脉以及病理性血管的分布。多普勒检查应使用彩色多普勒和频谱多普勒两种超声技术，选取不引起混叠的最低重复频率及多普勒增益设置。

（二）正常解剖

1. 腮腺

腮腺是最大的涎腺，其前缘与下颌骨升支和咬肌分界，后缘与乳突和胸锁乳突肌分界。在解剖学上，腺体被细分为较大的浅叶（外侧叶）和较小的深叶（内侧叶）。下颌后静脉是超声分界浅叶和深叶的标志[1-3]。腺体内含有腺泡连接小腺管，小腺管汇入较大的腮腺导管（Stensen 管）。腮腺导管位于颧弓下方的腮腺前缘[1-3]。腮腺由颈外动脉供血，下颌后静脉（面后部）引流。

将探头垂直放置于耳垂下方获得腮腺横切面，平行放置于耳前获得纵切面。腮腺位于咬肌下方、

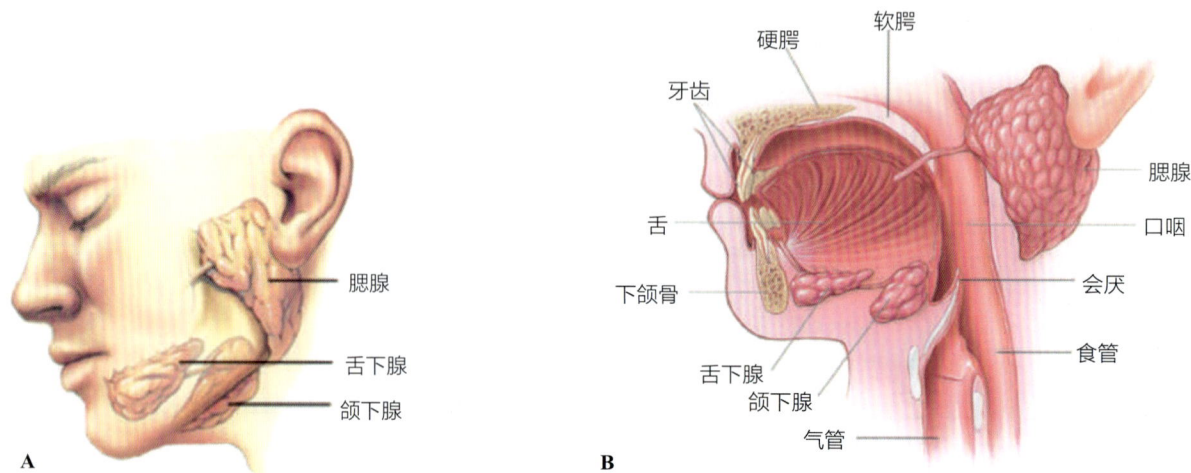

▲ 图 4-1　腮腺、颌下腺及舌下腺的正常解剖示意图

图片由 Anatomical Chart Company 提供

下颌骨前缘，呈椭圆形的均质结构（图 4-2）。幼儿期，腮腺相对于邻近咬肌呈稍高回声或等回声[1-3]。随着年龄的增长，腺体逐渐被脂肪替代而表现为相对于周围肌肉的明显高回声。小淋巴结在腺体实质中常见，呈椭圆形或长条状低回声，长径＜ 5mm，短轴与长轴的比值＞ 0.5[1]。超声检查常不显示未扩张的腮腺导管。

下颌后静脉位于颈外动脉前方（图 4-3），经过

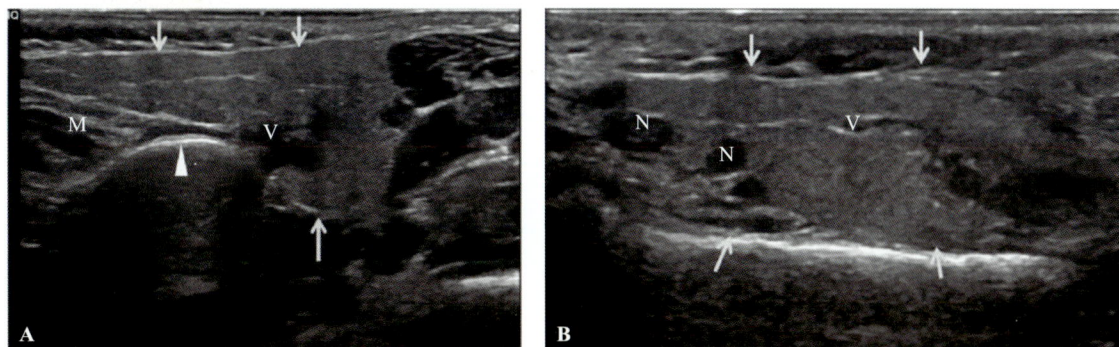

▲ 图 4-2　正常腮腺解剖声像图

A. 横切面图像（垂直于耳垂），腮腺（箭）呈卵圆形，相对于邻近咬肌（M）呈高回声，下颌骨骨髁呈高回声（箭头）；B. 纵切面检查平行于耳垂，在该切面中，腺体呈椭圆形（箭），标记的正常腮腺内淋巴结（N）呈低回声，下颌后静脉（V）将腺体分为前浅叶和后深叶

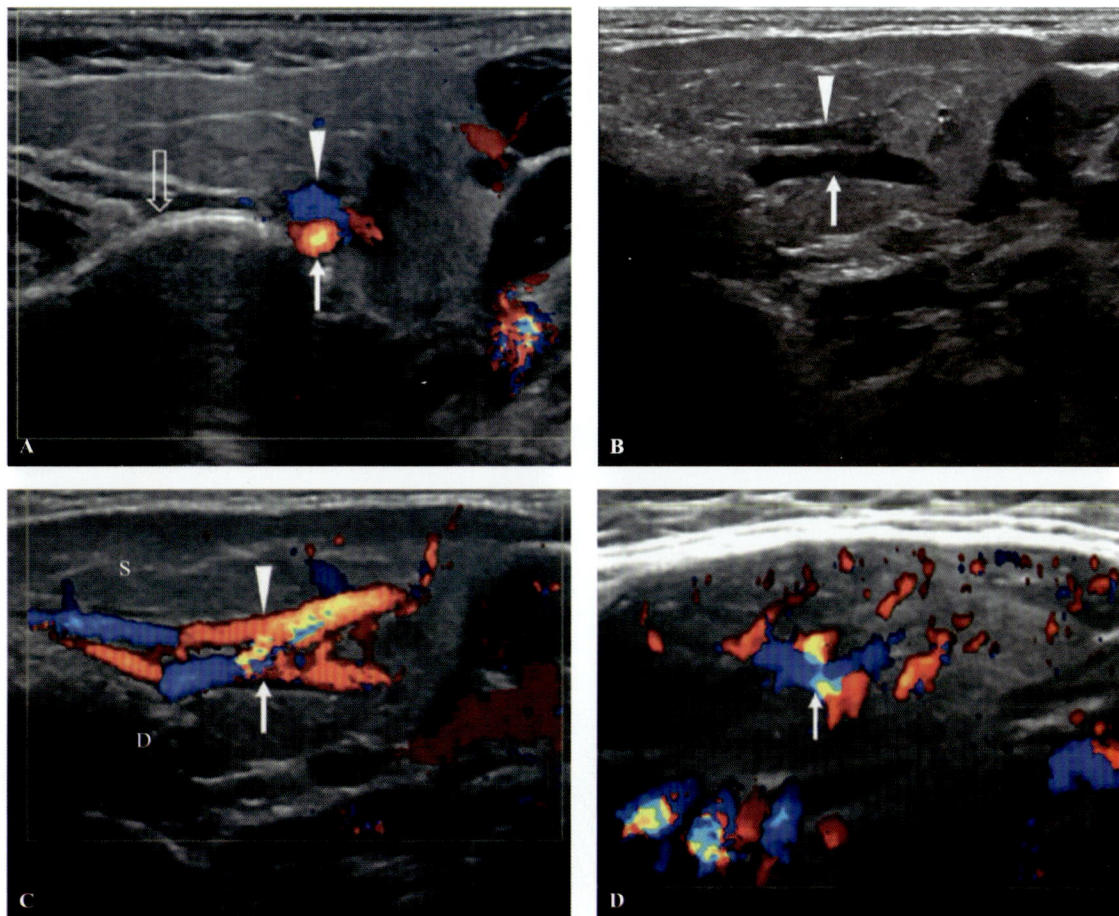

▲ 图 4-3　腮腺的彩色多普勒超声

A. 横切面彩色多普勒声像图显示前方的下颌后静脉（箭头）和后方的颈外动脉（箭）进入腺体下表面，空心箭示下颌骨；B. 纵切面灰阶声像图显示正常静脉（箭头）和动脉（箭）；C. 纵切面彩色多普勒声像图显示颈外动脉（箭）前方的下颌后静脉（箭头），浅叶（S）位于静脉前方，深叶（D）位于静脉后方；D. 纵切面彩色多普勒声像图显示颈外动脉（箭）和穿过薄壁组织的几个分支

腮腺实质浅层。颈外动脉位于腮腺深层，靠近腺体的内侧缘，发出较小的终末分支，可以在彩色多普勒声像图上显示。

高达 20% 的人可见副腮腺，其位于咬肌表面、腮腺主体的前方，分泌液体直接排入主腮腺。

2. 颌下腺

将探头放置在下颌骨骨体下方与下颌骨髁突前方来评估颌下腺。颌下腺侧面与下颌骨骨体交界，上方和内侧与舌骨肌交界。引流管为颌下腺腺管（Whartton 导管），走行于内侧的舌骨肌和中间的舌下肌之间。

颌下腺纵切面及横切面近似三角形，相对于邻近肌肉呈分布均匀的等回声或高回声（图 4-4）。彩色多普勒超声长轴切面可以显示面动、静脉 [1, 2]。超声不能显示未扩张的颌下腺腺管。面动静脉沿着颌下腺的前上部表面延伸，向实质内发出分支。

颌下腺内淋巴结通常不可见。

3. 舌下腺

舌下腺是最小的涎腺，将探头垂直或平行于下颌骨时在颏下检查。腺体位于口底部下方，下颌骨和口腔底部肌肉之间、颌下腺前方。腺体的侧缘与下颌骨相邻。腺管沿着腺体的内侧走行。

舌下腺横切面图像呈椭圆形，纵切面呈豆状或长方形，平行于下颌体（图 4-5）[1, 2]。彩色多普勒超声可以显示腺体内的舌动、静脉分支。

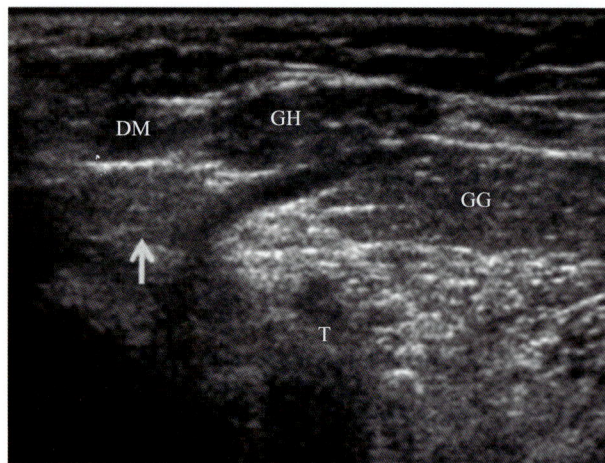

▲ 图 4-5　舌下腺
横切面声像图显示正常舌下腺呈椭圆形（箭），相对于邻近的二腹肌（DM）、颏舌骨肌（GH）和颏舌肌（GG）呈高回声。T. 舌

（三）良性肿瘤

90%～95% 的儿童涎腺肿瘤发生在腮腺，其余出现在颌下腺 [2, 4-7]。良性肿瘤占涎腺肿瘤的 65%～70%，以血管性肿瘤或鳃裂囊肿常见 [4-8]。

1. 血管性肿瘤

先天性血管性病变有 2 种类型：血管瘤和血管畸形。血管畸形是一系列病变，包括动静脉、静脉、毛细血管畸形及淋巴管畸形。血管瘤和淋巴管畸形是腮腺中最常见的血管性病变，将在下面讨论。其他血管畸形更容易发生在头部或颈部的软组

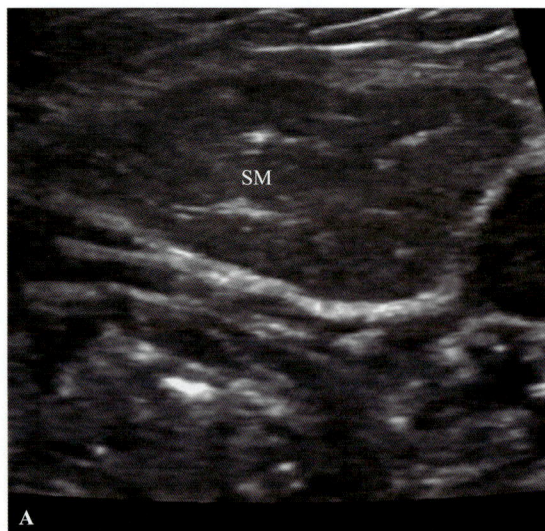

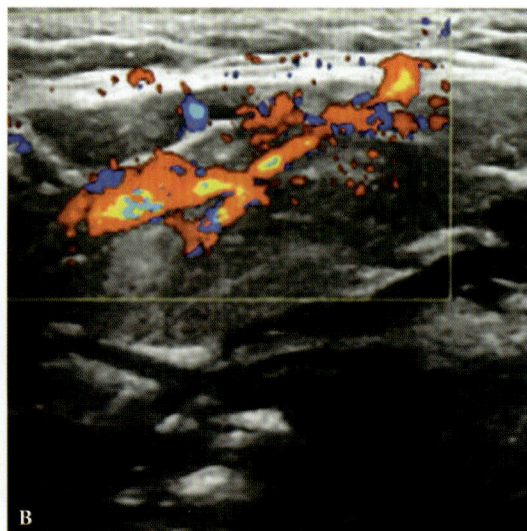

▲ 图 4-4　正常颌下腺
A. 横切面声像图显示左侧颌下腺（SM）呈三角形，呈相对于肌肉的等回声；B. 另一名患者的彩色多普勒声像图显示曲折的面动脉穿过颌下腺腺体的前部

织中，将在颈部肿瘤一节中更详细地讨论。

（1）婴儿血管瘤：婴儿血管瘤是由薄壁、由内皮细胞内衬的血管通道形成的先天性血管性肿瘤。大多数腮腺血管瘤在出生后几周或几个月内表现为下颌角的一个无触痛肿块，偶尔皮肤表面呈蓝色。其特征是出生后 1～2 年内迅速增长，随后在儿童期或青春期逐渐退化至完全退化[2]。

超声表现为腮腺不均匀增大（图 4-6），内含扩张血管组成的低回声管状区域[8, 9]。可以看到继发于血管血栓形成或钙化的回声增强区。彩色多普勒超声显示其内血流丰富，脉冲多普勒显示低阻频谱，收缩期多普勒频移大于 2kHz，无动静脉分流。由于在儿童早期就会消退，大多数血管瘤采取保守治疗。

（2）淋巴管瘤：淋巴管瘤也称为囊性水瘤，是以淋巴管扩张为特征的先天性畸形。大约 50% 的患者在出生时就存在，90% 在 1 岁内被发现[4]。表现为涎腺区柔软的无症状肿块。

超声显示薄壁、多房、充满液体的肿块，伴有分隔；如果有出血或感染，液体内出现回声。较小的肿块边界清晰，而较大的肿块常呈侵袭性生长，边界不清；彩色多普勒超声显示软组织分隔上有血流信号，但充满液体的腔隙中无血流信号。

2. 第一鳃裂囊肿

鳃器是发育成颈部组织的胚胎前体。鳃器在孕 2～6 周发育，分别形成 4 个弓、裂和囊。当鳃裂退化不全时形成鳃裂囊肿，鳃囊和鳃裂都不退化时，就会形成瘘或窦。鳃裂囊肿是最常见的鳃器畸形。第一鳃裂囊肿位于腮腺、靠近外耳或下颌角区域。第二鳃裂囊肿位于颈部较低位置（下文讨论）。第三和第四鳃裂囊肿罕见。

鳃裂囊肿常表现为无痛的波动性肿胀，合并感染时可有疼痛。超声显示典型的囊肿声象，包括边界清晰，内呈无回声，后方回声增强和内部无血流信号，偶尔合并出血或感染时出现有回声的内容物。

3. 罕见肿瘤

涎腺良性上皮性肿瘤在儿童期很少见，通常为多形性腺瘤。较少见的肿瘤包括囊腺瘤、Warthin 瘤、淋巴上皮瘤、神经纤维瘤和黄色瘤[4, 6, 7]。良性肿瘤发生于年长儿和青少年，表现为生长缓慢、质硬的无痛性肿块。

多形性腺瘤以及其他良性涎腺肿瘤声像图常表现为圆形或椭圆形低回声、分布均匀或稍不均匀，边界清晰，表面光滑或呈分叶状（图 4-7 和图 4-8）。然而，当继发出血或囊性变时内部可见无回声区，有钙化时可见高回声区[1, 2]。彩色多普勒超声检查可在中央、周围或全部区域探及轻度或中度血流信号[1]。

（四）恶性肿瘤

恶性肿瘤占儿童涎腺肿瘤的 30%～35%。常见的恶性肿瘤有低分化黏液性表皮样癌和腺泡细胞

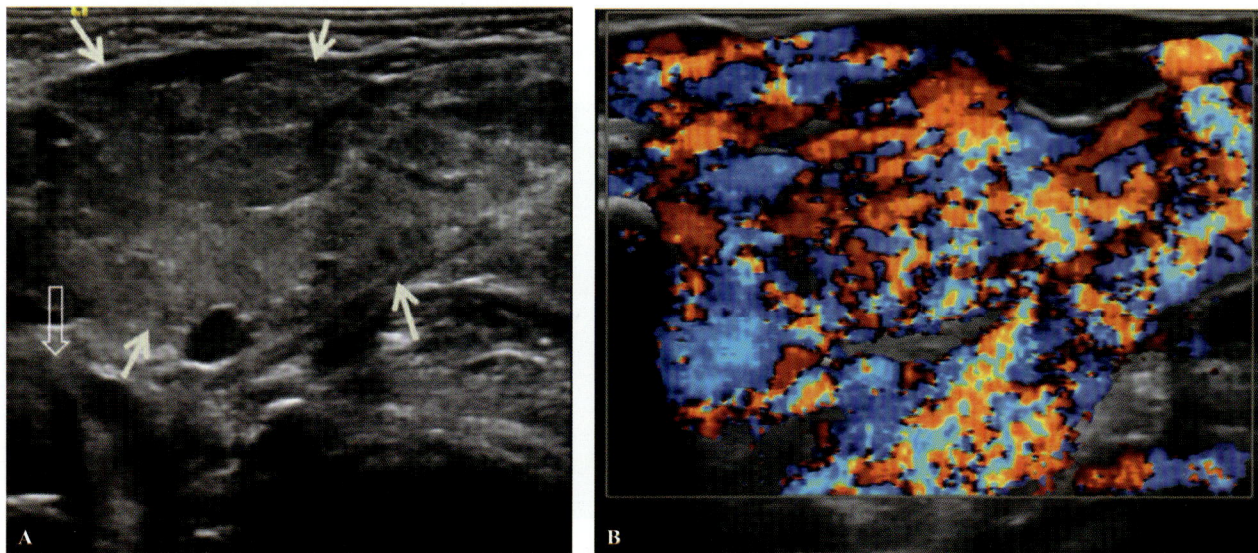

▲ 图 4-6 腮腺血管瘤（2 月龄男婴，左下颌角无触痛肿块，皮肤表面呈蓝色）

A. 横切面灰阶声像图显示左侧腮腺回声分布不均匀（箭），空心箭示下颌骨髁状突；B. 彩色多普勒声像图显示左侧腮腺内血流丰富

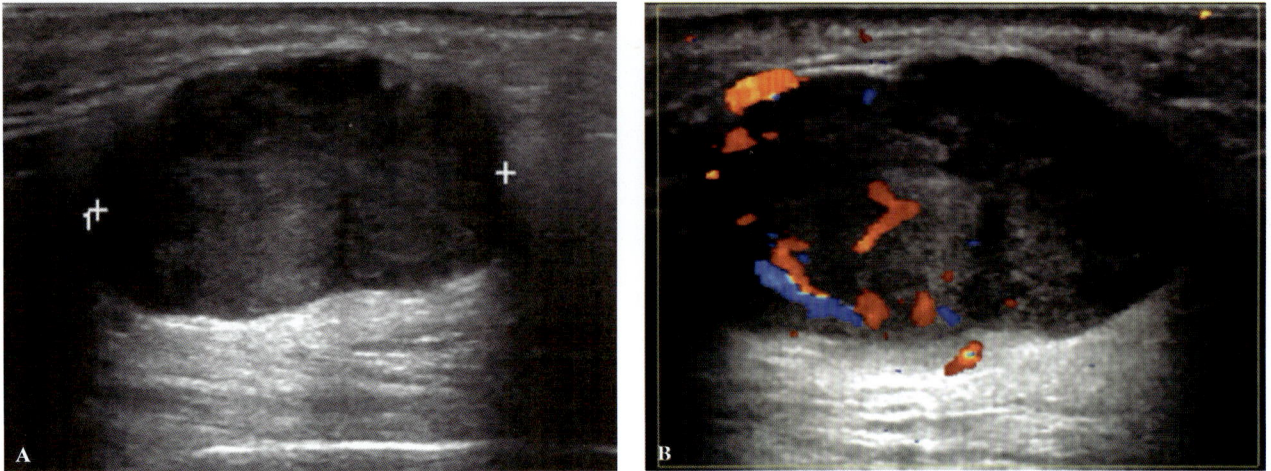

▲ 图 4-7　腮腺多形性腺瘤（17 岁男孩，左耳前方可触及肿块）
横切面灰阶超声（A）和彩色多普勒声像图（B）显示稍不均匀的低回声肿块，具有明确的分叶边界（光标），内部可见少量血流信号

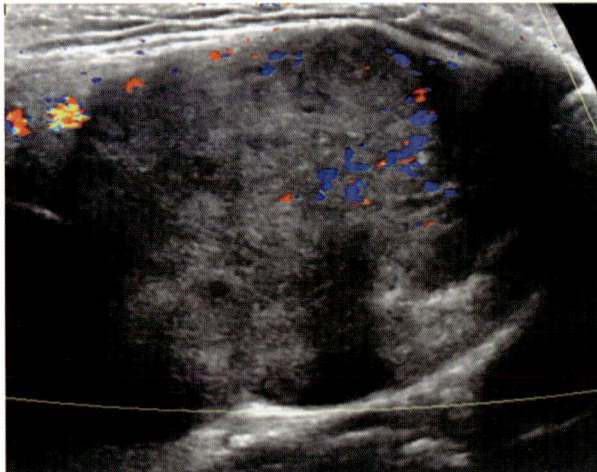

▲ 图 4-8　颌下腺多形性腺瘤
横切面声像图显示病灶呈边缘清、椭圆形，可见分布不均匀的低回声肿块，内部血流稀少

癌[4-8]。横纹肌肉瘤、未分化癌、腺癌、恶性混合瘤、腺样囊性癌、鳞状细胞癌、胚胎瘤和涎腺母细胞瘤较少见。患者涎腺内常出现无痛、增大的肿块。快速生长的肿瘤可能会有疼痛或触痛。其他临床表现包括面神经衰弱或瘫痪、皮肤或深部组织固定变硬、出现淋巴结病变。黏液性表皮样癌、腺癌和鳞状细胞癌区域性淋巴结转移发生率最高。远处转移并不常见。

原发性癌的超声表现为边界不清，边缘不规则或呈分叶状的低回声，内部回声分布不均匀（图 4-9A）[1-3]。但恶性肿瘤也可以是边界清晰的均质性肿块。区域淋巴结肿大，邻近血管包绕，周围软组织侵犯是提示恶性肿瘤的其他超声表现。彩色多普勒超声显示中央、周围或全部区域内中度至丰富的

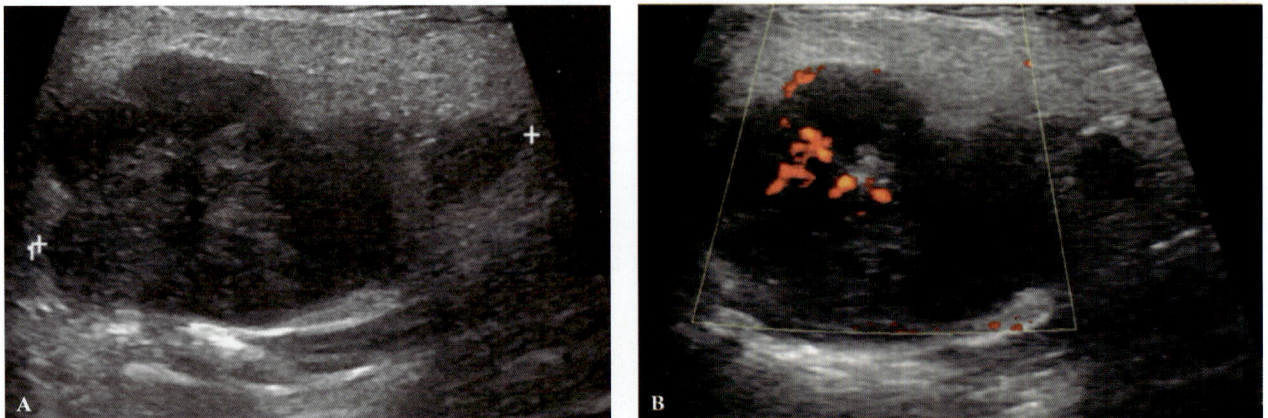

▲ 图 4-9　腺泡细胞癌
A. 纵切面灰阶声像图显示一大体呈椭圆形、形态不规则（光标）、内部回声分布不均匀的低回声肿块；B. 彩色多普勒声像图显示有散在的内部血流信号

血流信号（图 4-9B）。重要的是要认识到良性和恶性肿瘤的外观有重叠。良性病变可能具有侵袭性外观，恶性病变也可具有良性结节的特征，因此需要进行组织取样才能确诊。

（五）舌下囊肿

舌下囊肿是一种黏液潴留性囊肿，由口腔底部的舌下腺或唾液腺内细小腺管阻塞所致。阻塞的原因包括炎症后狭窄、外伤或结石。舌下囊肿有 2 种类型：单纯型和潜突型。单纯型囊肿更常见，局限于舌下间隙，表现为口腔内舌下无痛性蓝色肿块。潜突型或深的舌下囊肿常穿过舌骨肌层延伸到舌下间隙之外，表现为颌下或颏下的颈部无痛性肿块，伴或不伴有口底部肿块。

在超声检查中，单纯型舌下囊肿表现为口底舌骨肌上方边界清晰的薄壁肿块（图 4-10A）。潜突型囊肿更多可能表现为轮廓不规则，软组织浸润，并穿过中线（图 4-10B）。大多数舌下囊肿呈分布均匀的低回声或无回声，合并感染时内部可有回声。在口底部的位置可提示该诊断。

（六）感染性疾病

1. 急性感染

（1）非化脓性病毒性炎症：炎性病变是儿童涎

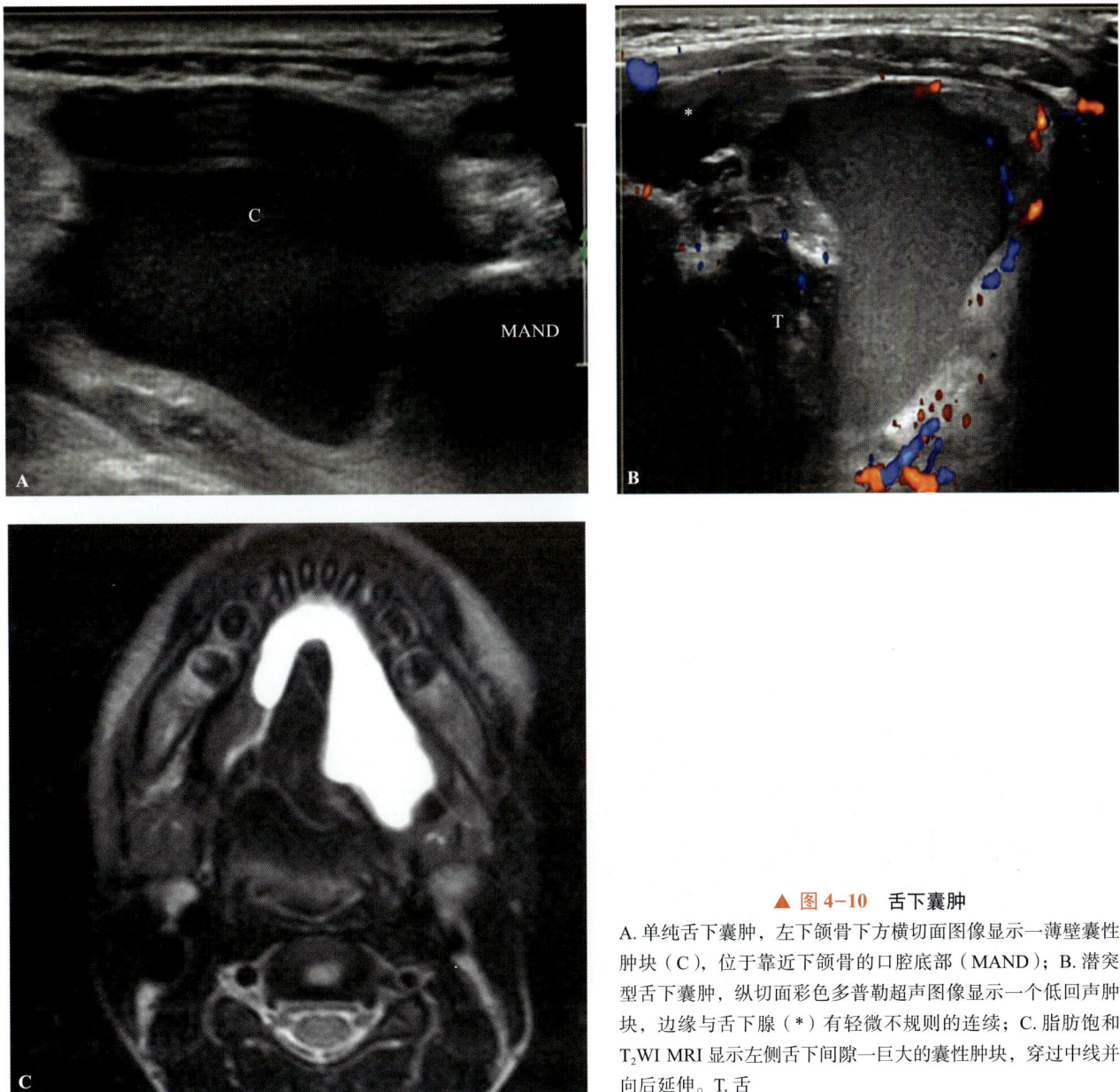

▲ 图 4-10 舌下囊肿

A. 单纯舌下囊肿，左下颌骨下方横切面图像显示一薄壁囊性肿块（C），位于靠近下颌骨的口腔底部（MAND）；B. 潜突型舌下囊肿，纵切面彩色多普勒超声图像显示一个低回声肿块，边缘与舌下腺（*）有轻微不规则的连续；C. 脂肪饱和 T_2WI MRI 显示左侧舌下间隙一巨大的囊性肿块，穿过中线并向后延伸。T. 舌

腺肿大的常见原因 [2, 3, 10]。患者表现为涎腺肿痛，单侧常见，但也可以是双侧的。病毒性感染比细菌性感染更常见。常见病毒包括巨细胞病毒、柯萨奇病毒、爱泼斯坦 – 巴尔病毒（传染性单核细胞增多症）和 HIV。流行性腮腺炎病毒可能导致未接种腮腺炎疫苗的患者感染。复发性涎腺炎可能是由涎腺结石引起的，最常影响的是颌下腺。

急性非化脓性病毒性炎症的声像图表现为腺体肿大、内部回声不均匀。其他表现包括低回声结节，代表腮腺内淋巴结增大，多普勒图像显示血流增多（图 4-11 和图 4-12）[1-3]，淋巴结可见中央淋巴门血流。低回声结节不是急性病毒性感染的特异性表现，也可见于细菌、HIV 感染（见下文）和干燥综合征。

多达 30% 的 HIV 感染儿童发生腮腺受累，通常为双侧 [4]。声像图表现为腮腺肿大、内部回声不均匀，有多个囊性或囊实性混合回声区，周围有厚壁，提示淋巴浸润和淋巴上皮囊肿 [11]。多普勒超声显示软组织内血流增加（图 4-13）[3]。常合并颈部淋巴结病变。

(2) 细菌性感染 / 腮腺脓肿：急性细菌性腮腺炎罕见，常见于新生儿和免疫抑制的儿童 [10]。常见的微生物有金黄色葡萄球菌和链球菌。细菌性感染可形成脓肿，超声表现为圆形或椭圆形低回声肿块，壁清晰，内可有分隔、碎片或液平（图 4-14）；腔内气体表现为气泡样的高回声，后方伴声影和混响伪像；其他超声表现有腮腺内淋巴结肿大，回声增强，实质或导管结石，颈部淋巴结肿大，软组织蜂

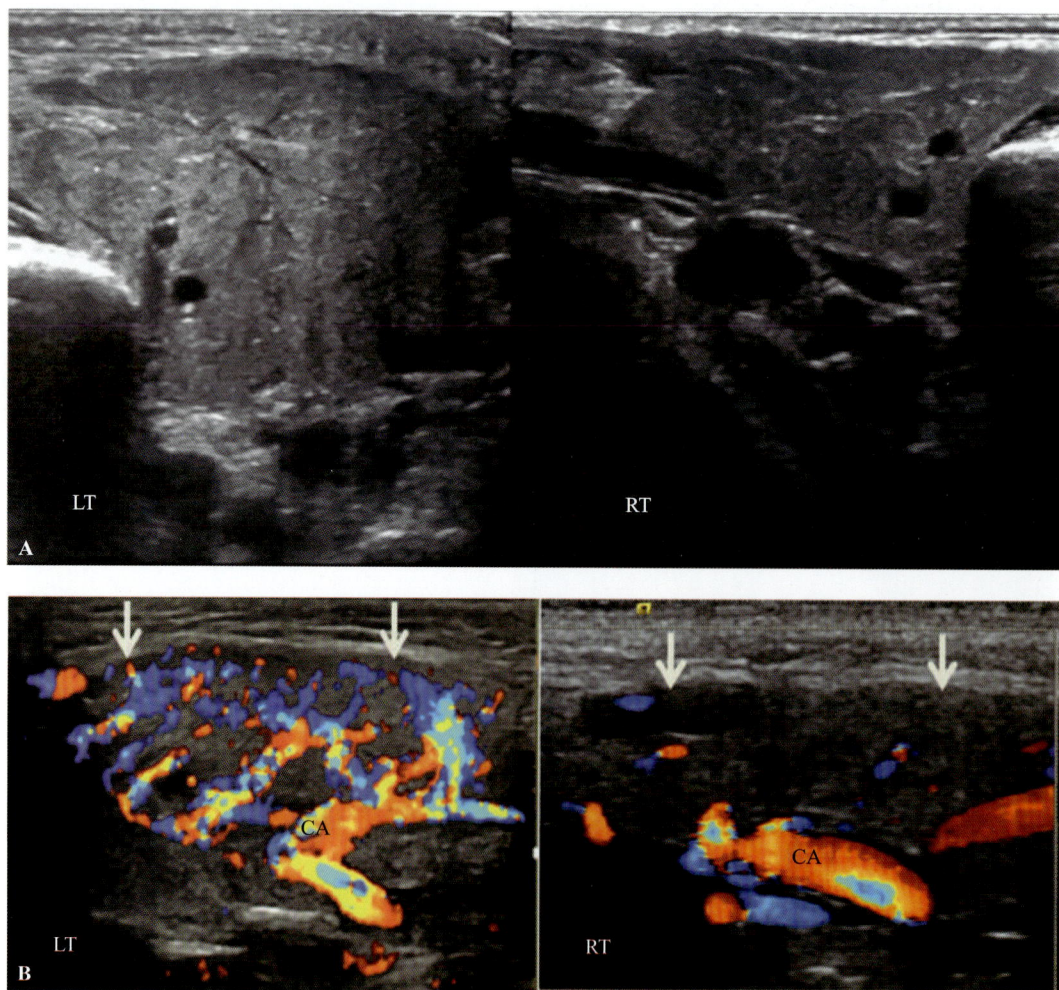

▲ 图 4-11 急性腮腺炎

A. 灰阶声像图显示左侧腮腺（LT）轻度不均匀肿大和右侧腮腺（RT）正常；B. 彩色多普勒声像图显示左侧腮腺血流丰富，右侧腮腺血流正常。箭示腮腺边缘。CA. 颈外动脉

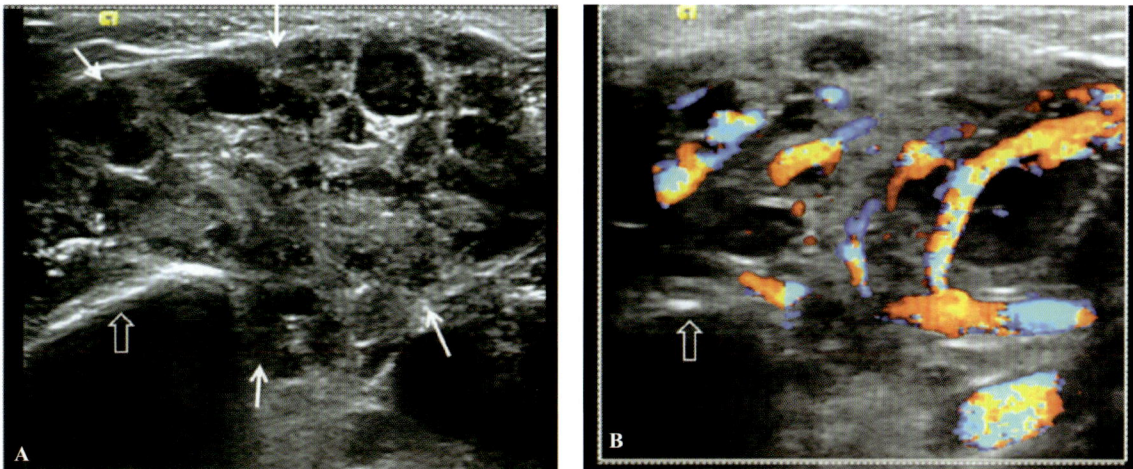

▲ 图 4-12　急性腮腺炎（患者：男，17 岁）

A. 右下颌骨角肿胀部位横切面灰阶声像图显示腺体轻微增大（箭），其内可见低回声结节代表肿大淋巴结；B. 彩色多普勒声像图显示中度血流信号。空心箭示下颌骨

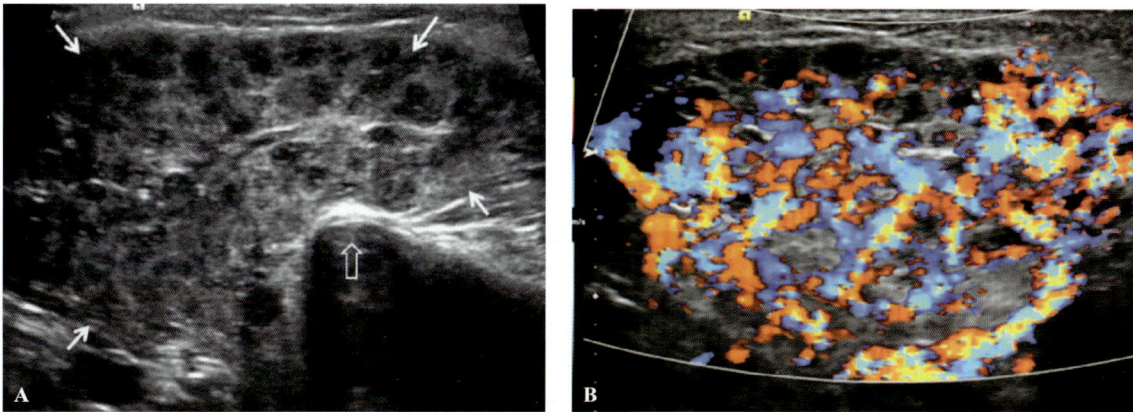

▲ 图 4-13　HIV 感染相关腮腺病变

A. 横切面灰阶声像图显示右侧腮腺肿大，内部回声分布不均匀(箭)，内含多个低回声结节对应淋巴浸润和淋巴上皮囊肿。空心箭示下颌骨。B. 彩色多普勒超声显示血流丰富

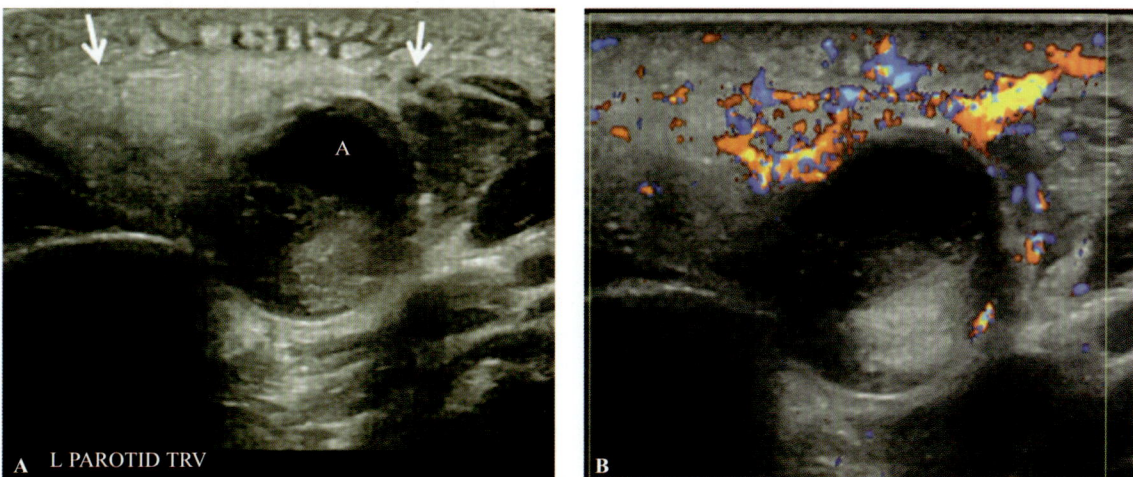

▲ 图 4-14　细菌性腮腺炎（脓肿形成）

A. 左侧腮腺横切面图像显示一圆形的低回声肿块，内部有碎片，与脓肿形成一致（A），同时可见与蜂窝织炎相关的软组织水肿，箭示腮腺边缘；B. 彩色多普勒超声可探及腮腺周围血流信号

窝织炎等。多普勒超声显示脓肿壁及周围软组织血流丰富。

2. 慢性、复发性感染 / 炎症

(1) 慢性涎腺炎：慢性复发性涎腺炎的特征是涎腺间歇性、单侧或双侧肿胀，可伴有疼痛和发热[1, 2, 5]。已知的病因包括药物敏感、食物不耐受、囊性纤维化和先前的感染，但通常病因不明。侵犯双侧腮腺和颌下腺在囊性纤维化中并不少见。

慢性复发性腮腺炎的声像图特征为腺体大小正常或稍小，内部回声不均匀，可见多个小的圆形或椭圆形低回声区，代表涎腺导管扩张或实质内淋巴细胞浸润；点状高回声灶为实质内的钙化或黏液[12, 13]。颈部淋巴结可增大。彩色多普勒超声显示血流信号正常或增加。

(2) 肉芽肿性疾病与干燥综合征：自身免疫性疾病如干燥综合征和肉芽肿性疾病包括结节病、结核和猫抓病，是儿童涎腺炎的罕见病因。干燥综合征是一种慢性自身免疫性疾病，以淋巴细胞和浆细胞浸润、腺体破坏和导管扩张为特征。临床表现包括双侧腮腺无触痛性肿大、口眼干燥[1-3]。

干燥综合征和肉芽肿性涎腺炎的声像图表现为腺体大小正常或增大，实质内部回声不均匀，内含多个低回声区，彩色多普勒超声显示内部血流丰富（图 4-15）[1-3, 6]。影像学表现与急性涎腺感染有重叠。

3. 涎石病

80%～90% 的涎腺结石发生于颌下腺腺管，其余发生于腮腺腺管。涎石病与涎腺囊性纤维化、复发性感染有关，但也可能是一个孤立征象。最常见的临床症状是涎腺痛性肿大。超声表现包括腺管扩张、强回声病灶伴后方声影（结石）（图 4-16）。

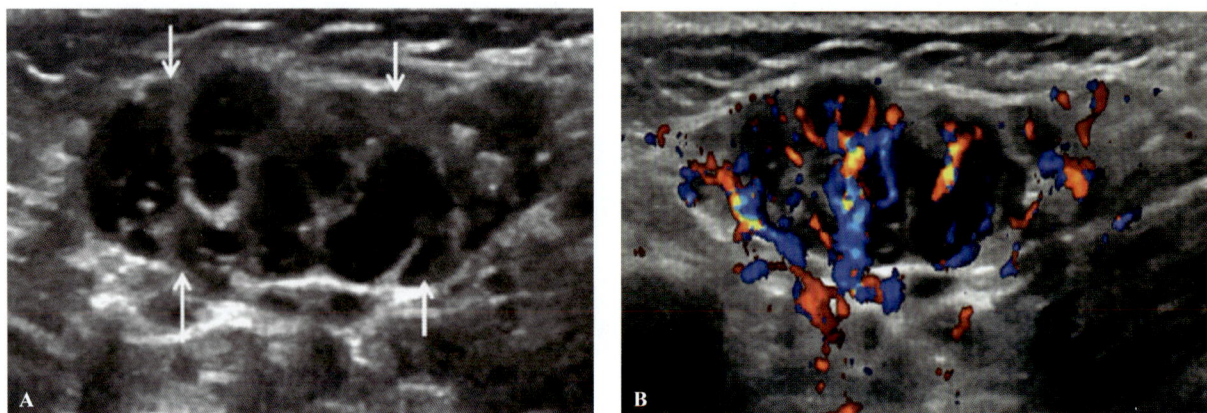

▲ 图 4-15 干燥综合征

A. 左侧腮腺（箭）大小正常，实质内部回声分布不均匀，有多个囊腔；B. 病灶内部血流丰富，影像学表现与急慢性感染相似

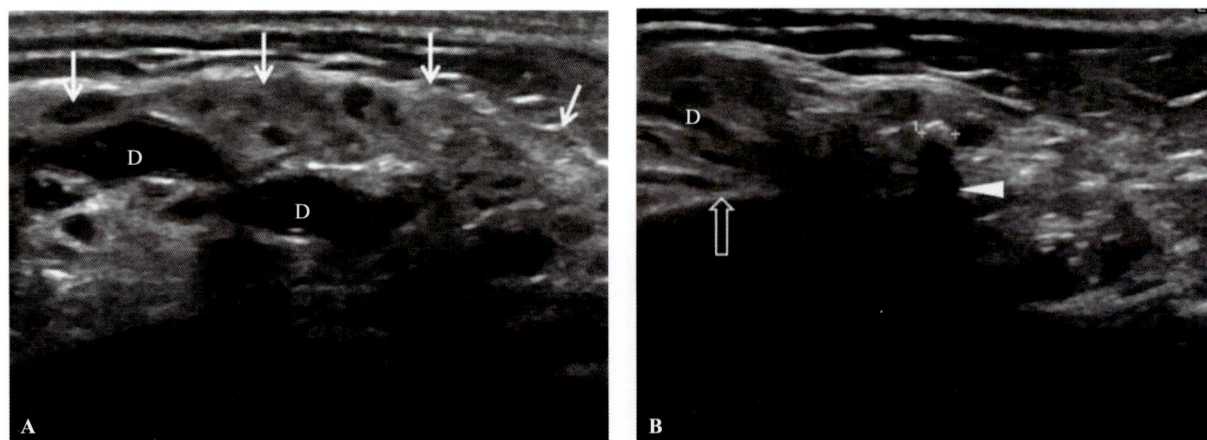

▲ 图 4-16 涎石病

A 和 B. 右侧腮腺灰阶声像图显示腮腺实质内导管（D）扩张，其内有一小的强回声灶（光标）后方伴声影（箭头）代表结石。实心箭示腮腺边缘；空心箭示下颌骨

二、颈部

（一）超声检查技术

颈部超声检查时取仰卧位，在上背部下方放置海绵或枕头使颈部充分伸展，有利于完全暴露前颈部，以检查从下颌骨到胸廓入口间的颈部区域。行纵切面、横切面扫查，必要时可行斜位检查。当怀疑患者甲状腺或甲状旁腺疾病时，检查过程中可让患者做吞咽动作，有助于发现甲状腺上下极的肿块。

高频探头（7.5～15MHz）可以提供最佳的浅表组织空间分辨率。低频探头可提供较深的软组织穿透力。线阵或凸阵探头优于扇扫探头，可以提供更宽的视野并有助于近场结构的显示。频谱和彩色血流多普勒超声检查可用于评价大血管的血流动力学，并可用于描述颈部肿块的血流信号。

（二）正常解剖

舌骨肌是口底与颈部的分界线。舌骨肌以上的结构位于口底，舌骨肌以下的结构位于颈部。传统颈部被胸锁乳突肌分为成对的前三角和后三角（图4-17）[14, 15]。胸锁乳突肌前缘的结构位于前三角，胸锁乳突肌后缘的结构位于后三角内。

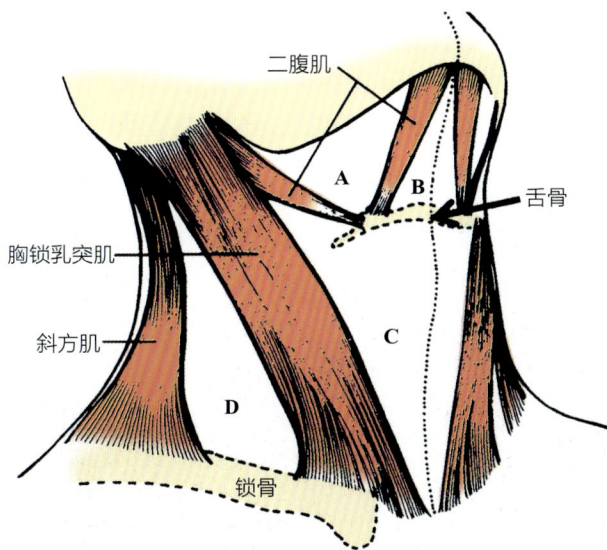

▲ 图 4-17 颈部三角形
胸锁乳突肌把颈部分成前三角和后三角，舌骨将每个前三角分成舌骨上和舌骨下两部分（C），舌骨上段由二腹肌分为颌下三角（A）和颏下三角（B），后三角（D）由前方胸锁乳突肌、后方斜方肌、上方颈深筋膜、下方锁骨为边界

1. 前三角

颈前三角被舌骨分成舌骨上和舌骨下两部分。舌骨上部分被二腹肌进一步细分为颏下和颌下三角。颏下三角是一个中线部位不成对的三角形，其内包含小的淋巴结和面部动静脉的分支。颌下三角包括淋巴结和颌下腺。颈前区舌骨下部分包括气管颈段、食管、甲状腺和甲状旁腺、迷走神经、颈动脉和颈内静脉。

2. 后三角

后三角包括淋巴结、脊神经、部分锁骨下动静脉、部分臂丛神经和膈神经

3. 淋巴结

颈侧淋巴结可分为浅层（颈外静脉组）和深层（颈内静脉组、副神经组和颈横组）（图4-18）。浅表淋巴结群沿颈外静脉走行，颈内链淋巴结沿颈内静脉走行。颈内静脉链淋巴结在上颈部最大，颈内静脉二腹肌淋巴结是这条链中最大的淋巴结[16, 17]，这些淋巴结的重要性在于它们对鼻咽、口咽、扁桃体、下咽和喉部的引流，是最常疾病所累及的淋巴结。

（三）正常超声解剖

颈部声像图上常可见的标志物有带状肌、气管前壁、颈动脉鞘和甲状腺（图4-19）。本章后面将详细介绍甲状腺和甲状旁腺及血管的正常超声解剖。颈部的带状肌（胸骨舌骨肌、胸骨甲状肌、甲状舌骨肌和肩胛舌骨肌）位于甲状腺的前方和侧面，

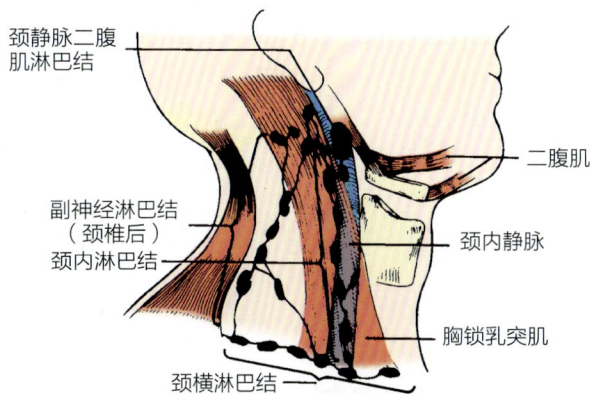

▲ 图 4-18 深层颈淋巴结示意图
深层颈淋巴结包括颈内静脉淋巴结、副神经淋巴结和颈横淋巴结，颈内链上部最大的淋巴结节是颈内静脉二腹肌淋巴结

相对于甲状腺呈低回声。气管前壁呈清晰的高回声带。气管内空气遮住了软骨后壁，但在横切面和纵切面上可以看到环状软骨[18]。年幼儿的环状软骨相对邻近甲状腺呈均匀的低回声。软骨钙化随年龄增长而增加，可表现为明亮、无声影、小的强回声或表现为较大的强回声区后方伴声影。

正常淋巴结短径＜10mm，可见于无症状儿童颈部，尤其是在颈动、静脉周围，呈扁平或椭圆形低回声结构，有线样高回声淋巴门。彩色多普勒超声显示血流信号（图4-20），纵横比＞2。

（四）先天性颈部肿块

颈部肿块分为三类：先天性/发育性、肿瘤性、炎症/反应性。先天性病变（血管性病变、甲状舌管囊肿、鳃裂囊肿、畸胎瘤、皮样囊肿和胸腺囊肿）

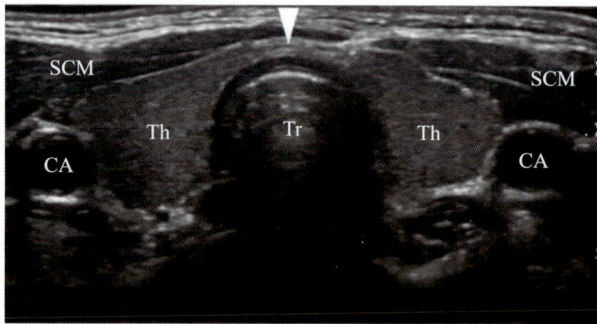

▲ 图4-19 正常颈部超声解剖

甲状腺中部横切面灰阶声像图显示正常的超声标志：气管（Tr）、甲状腺叶（Th）、甲状腺峡部（箭头）、胸锁乳突肌（SCM）和颈动脉（CA），峡部后面的气管前壁呈高回声，其后方声影使气管后壁模糊

和淋巴结病几乎占据所有的颈部良性病变[11, 19-21]。血管性病变分为血管瘤和血管畸形。儿童原发性恶性肿瘤以神经母细胞瘤、淋巴瘤和横纹肌肉瘤常见。

1. 婴儿血管瘤

血管瘤是婴儿期最常见的血管性肿瘤，主要有两种类型：婴儿型（常见）和儿童型（罕见）。婴儿血管瘤的特点是出生后快速生长，随后在幼儿期缓慢退化。在颈部，它们常见于颈前区[20]。大多数患者在出生6个月内临床症状明显，表现为软组织肿块，皮肤呈红色或蓝色，偶尔可听到杂音。它们可能与其他皮肤血管瘤、实体器官血管瘤和一系列被称为PHACE综合征的异常有关。PHACE综合征包括颅后窝畸形、血管瘤、动脉病变、心脏缺陷和眼部异常[20]，婴儿血管瘤葡萄糖转运蛋白1（glucose transporter 1，GLUT-1）标记阳性。

先天性血管瘤不同于婴儿血管瘤，它们在婴儿出生时就已经存在并完全发育。根据其自然病史，已经确定了两个主要的亚型：快速退化型先天性血管瘤（rapidly involuting congenital hemangiomas，RICH）和非退化型先天性血管瘤（non-involuting congenital hemangiomas，NICH）。RICH通常在14个月内完全退化，而NICH不退化，随患者长大成比例增长，可能需要切除。先天性血管瘤对GLUT-1标记物阴性。

超声检查中，两种类型的血管瘤都表现为分布均匀或不均匀，边界清晰，以低回声为主的肿块[22]。偶尔内见代表静脉血运的密集点状回声。在

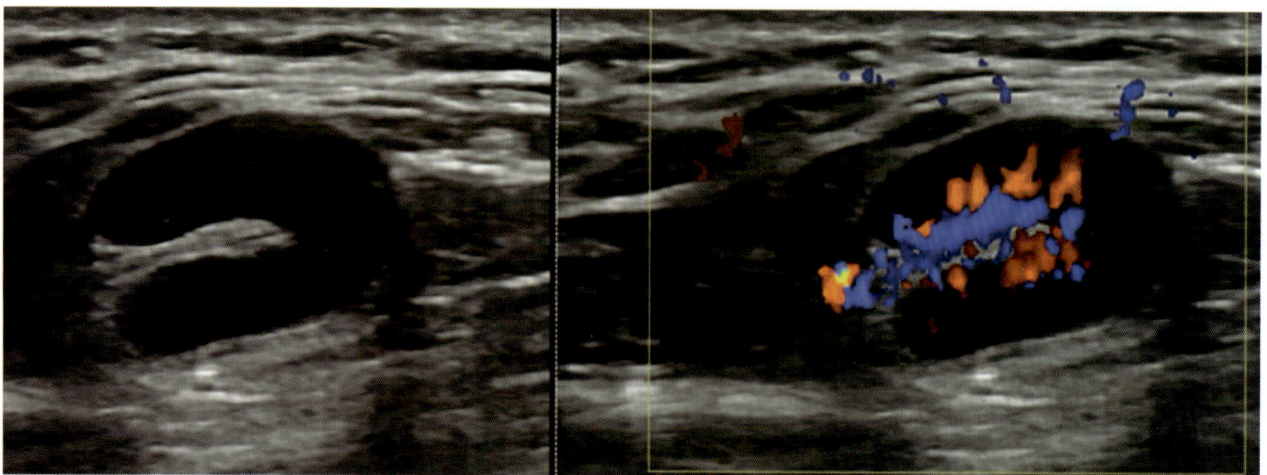

▲ 图4-20 正常颈淋巴结

灰阶和彩色多普勒声像图（双幅）显示正常锁骨上窝结节，短径10mm，淋巴门在灰阶图像上呈高回声，多普勒超声可探及中央血流信号

退化过程中，随着血管管径变小和血栓的形成其整体回声增强。多普勒超声显示血流丰富，呈高收缩期、舒张期血流频谱，可见供血动脉和引流静脉（图 4-21）。没有动静脉分流。

2. 血管畸形

血管畸形包括动静脉、静脉、毛细血管和淋巴管畸形（囊性水瘤）。动静脉畸形是一种高流量畸形，其特征是动脉和静脉之间的异常连接和毛细血管网的缺失。取而代之的是在供血动脉和引流静脉之间插入一个小血管网（巢）。临床表现为伴有杂音或震颤的搏动性肿块。超声检查中，动静脉畸形表现为无回声肿块，肿块壁不清晰。多普勒超声显示大量动静脉分流，其特征是低阻力动脉血流，高舒张血流（阻力指数 RI < 0.5）和搏动性静脉血流信号（引流静脉的动脉化频谱）[8]。周围没有软组织成分，有助于将该病变与血管瘤鉴别（图 4-22）。

动静脉瘘是动静脉畸形的一种，在供血动脉和引流静脉之间有单一的连接通道。动静脉瘘和动静脉畸形的影像学特征除通道数目外，其他方面相似。

静脉畸形是以静脉发育不良和动脉成分正常为特征的慢流性血管病变。静脉畸形可累及皮肤、肌肉或两种组织同时累及。它们常表现为表浅、可压缩性肿块，表面皮肤呈蓝色。超声表现为低回声肿块，但也可能是等回声或高回声的皮下软组织肿块[22]。多普勒超声显示低阻单相静脉血流或无血流信号，无血流信号可能提示血栓形成[8]。肿块内可见静脉血流信号。

毛细血管畸形（即葡萄酒色斑）的特征是真皮内有大量小血管通道。超声表现通常是正常的，部分患者可以看到皮下脂肪厚度增加和明显的静脉血管。

3. 淋巴管瘤

淋巴管瘤（囊性水瘤）特征性的位于颈后三角

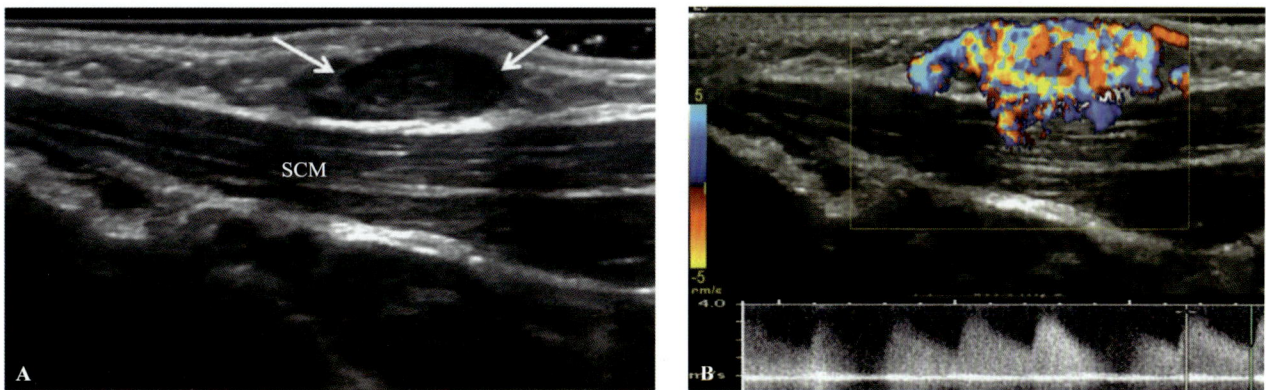

▲ 图 4-21 血管瘤

A. 纵切面灰阶声像图显示胸锁乳突肌（SCM）前方的皮下组织中可见均匀低回声肿块（箭）；B. 多普勒超声显示病灶血流丰富，为动脉血流频谱

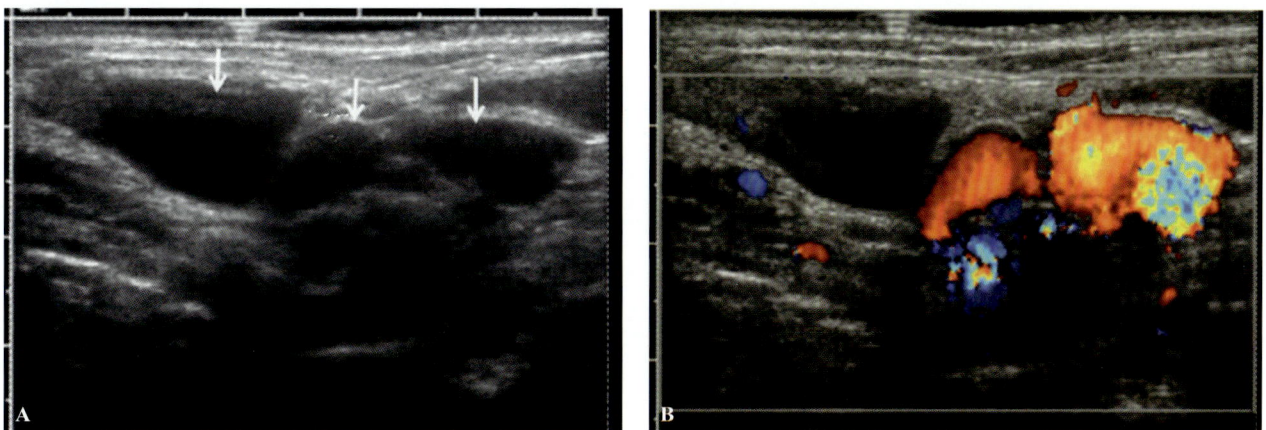

▲ 图 4-22 动静脉畸形

A. 横切面灰阶超声扫查发现多个低回声间隙（箭）；B. 彩色多普勒超声可探及与软组织成分无关的血流信号

区，最常位于左侧[20]。由结缔组织分隔的内皮衬里、扩张的淋巴管组成，由先天性淋巴引流阻塞引起。大约 75% 的淋巴管瘤发生在颈部，其余常见于腋窝、纵隔、腹膜后、骨和腹内脏器[23, 24]。

颈部淋巴管瘤常表现为颈后区无症状的软组织肿块，炎症或出血时可表现为疼痛性肿块。大多数能在产前超声或新生儿期诊断。后期表现与继发感染有关。巨大的囊性水瘤可延伸至纵隔，可能与努南综合征、Turner 综合征、胎儿乙醇综合征、罗伯特综合征、21- 三体综合征、13- 三体综合征和 18-

三体综合征有关。治疗包括手术切除或减积术、硬化治疗和干扰素注射。

淋巴管瘤超声表现为薄壁、多房、低回声或无回声肿块，分隔厚薄不一（图 4-23）[23-26]。与其他囊性病变相似，继发性出血、感染和高脂含量以及注射治疗后回声可增强（图 4-24A）。囊肿壁也会因感染而增厚。小病灶边缘可能清晰，但浸润到邻近软组织的大病灶亦常见。多普勒超声显示充满液体的腔隙内无血流信号，分隔上可见血流信号（图 4-24B）。后三角位置、多分隔外观和患者年龄有助

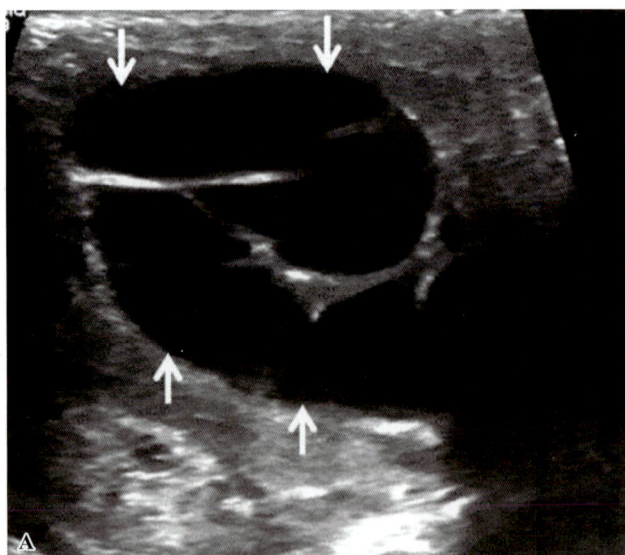

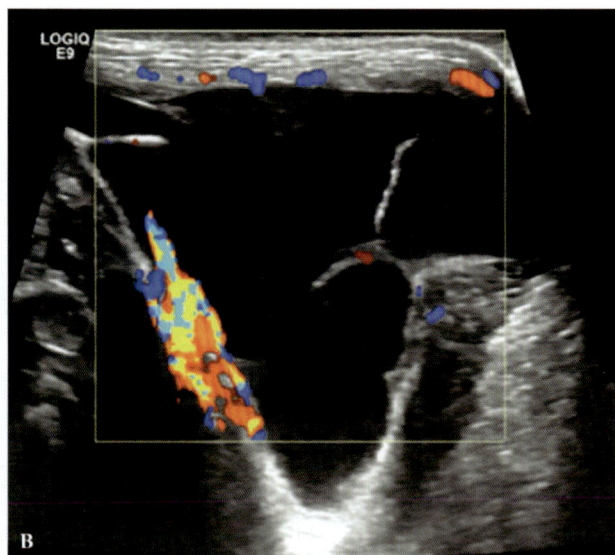

▲ 图 4-23　淋巴管瘤（新生儿，女，囊性水瘤）
右颈部肿块横切面灰阶（A）和彩色多普勒（B）声像图显示一个巨大无血流信号、有分隔的囊性肿块（箭）

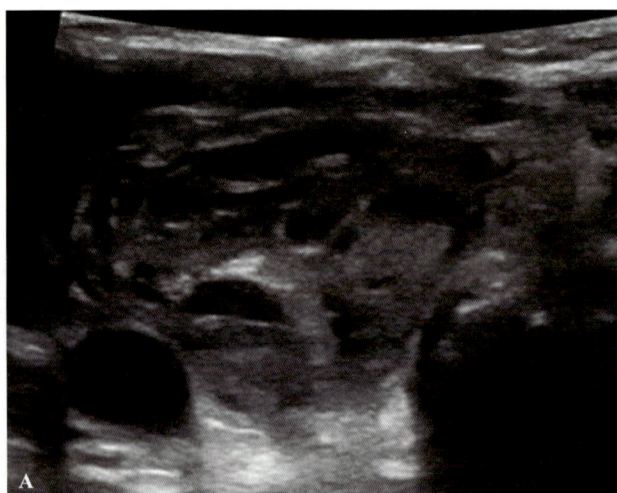

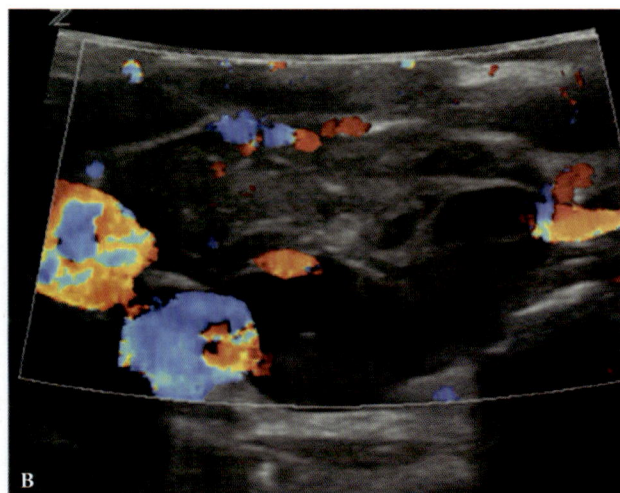

▲ 图 4-24　淋巴管瘤硬化治疗后的超声表现
A. 灰阶声像图；B. 彩色多普勒声像图。病灶内可见治疗后的继发改变。在淋巴管瘤分隔和周围壁上可探及血流信号，但在充满碎片的腔隙内无血流信号

于区分淋巴管瘤和其他颈部病变。

4. 甲状舌管囊肿

甲状舌管囊肿是颈前中线附近的肿块。起源于连接舌盲孔和甲状腺的甲状舌管胚胎残余。导管扩张是由于上皮衬里产生的分泌物积聚所致[27]。约65% 位于舌骨水平以下，20% 位于舌骨水平以上，15% 位于舌骨水平[22, 23, 27, 28]。大多数甲状舌管囊肿在 10 岁内发病，位于颈前中线或稍偏离中线区域，典型的特征是肿块可随吞咽动作移动[29]。由于有感染和恶性肿瘤的风险，最常见的是乳头状癌，所以治疗上需采用手术切除[22, 30]。囊肿可能含有沿导管任一部位的异位甲状腺组织。

单纯的甲状舌管囊肿超声表现为边界清晰、薄壁的无回声肿块，位于中线或稍偏离中线的位置、后方回声增强（图 4-25）[24-26, 31]。感染时内部可见回声、有散在分隔、实性区和不规则囊壁（图 4-26）。舌骨上囊肿通常位于中线，而舌骨下囊肿可能位于中线或中线外侧。甲状舌管囊肿无血流信号，除非感染。若伴有蜂窝组织炎，感染的囊肿可以在囊肿壁或周围软组织中显示血流信号。

甲状舌管囊肿位于中线或近中线位置有助于和鳃裂囊肿鉴别。影像学检查时应仔细查看并描述甲状腺的外观，以确保在手术探查前中线区的肿块不是唯一功能正常的甲状腺组织。

5. 鳃裂囊肿

鳃器由 6 个成对的中胚层弓组成，包括 5 个外胚层内衬的鳃裂（鳃沟）和 5 个内胚层内衬的囊[22-25]。当鳃器闭合失败时，会出现鳃裂囊肿、窦或瘘管。鳃窦对外与皮肤相通，瘘管对外与皮肤、对内与咽部相通。囊肿没有内、外开口。大约 90% 的鳃裂畸形来自第二鳃裂，8% 来自第一鳃裂（如上所述），小于 2% 来自第三鳃裂[22-25]。

第二鳃裂囊肿位于颈外侧，通常低于下颌角，位于胸锁乳突肌前、甲状腺外侧、颈动脉和颈静脉的前外侧。很少出现在胸锁乳突肌后或咽旁间隙。通常表现为上颈部生长缓慢、无触痛的肿块，常见于 10—40 岁的患者。受感染的囊肿可有触痛和

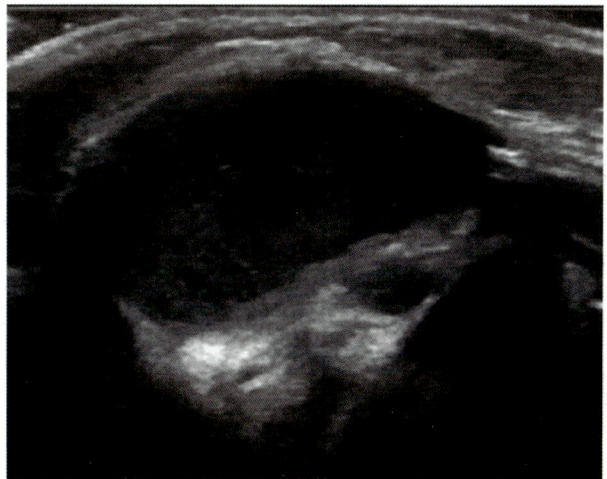

▲ 图 4-26　感染性甲状舌管囊肿（患者：女，5 岁）

颏下横切面灰阶声像图显示中线区囊性，有内部回声的肿块（C）。经病理检查证实为甲状舌管囊肿

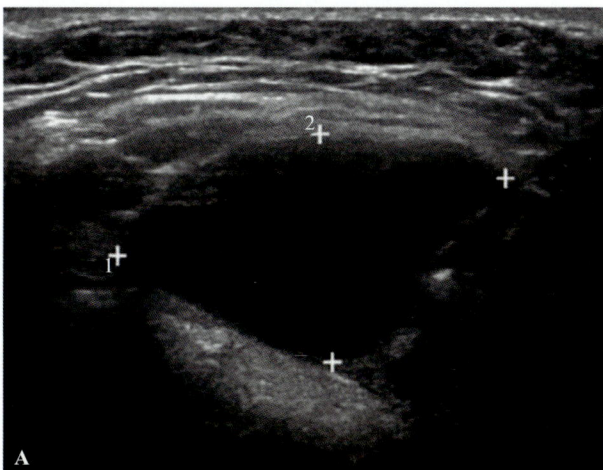

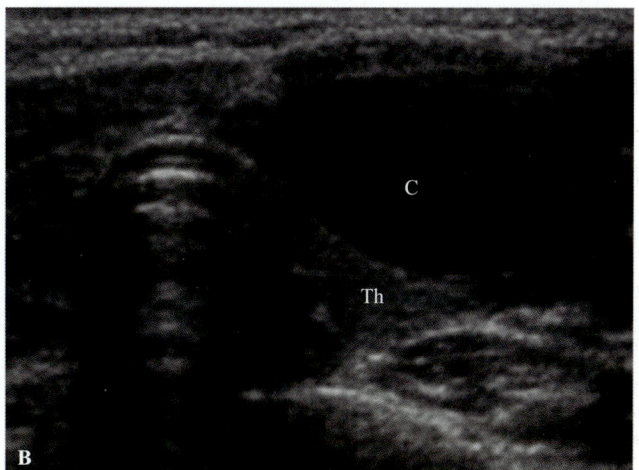

▲ 图 4-25　甲状舌管囊肿

A. 舌骨上囊肿，横切面声像图显示中线部位的囊性肿块（光标）；B. 舌骨下囊肿，另一例患者的横切面声像图显示在甲状腺（Th）左叶前方有一个偏离中线的清晰的囊性肿块（C）

疼痛。

超声检查中，单纯鳃裂囊肿表现为边缘清晰的薄壁囊性肿块（图 4-27）[22, 25, 26]。随着感染或出血，囊肿壁变得不规则和增厚，液体回声增强（图 4-28）。胆固醇结晶是内部碎片和回声增强的原因。除非有感染，鳃裂囊肿内无血流信号。感染的囊肿可在囊肿壁或周围软组织中显示血流信号。偶尔超声可以显示鳃裂窦和瘘管（图 4-29），瘘管造影可以更好地评价鳃裂窦和瘘管。位于颈上外侧位置有助于鳃裂囊肿与其他前三角病变的鉴别。

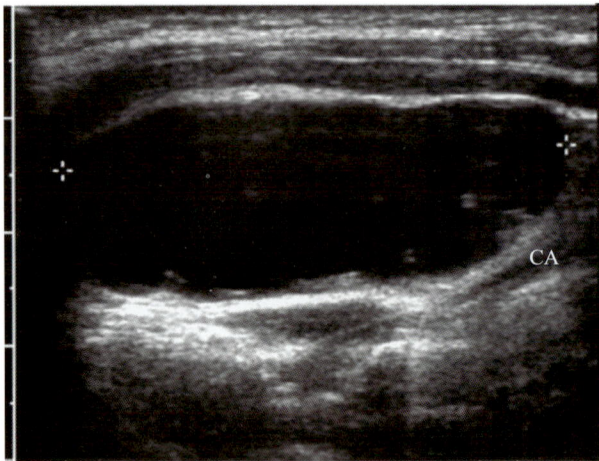

6. 畸胎瘤和皮样囊肿

畸胎瘤是由多潜能生殖细胞产生的先天性病变[32]。常包含三胚层组织（外胚层、中胚层和内胚层）。皮样囊肿是仅有外胚层组织（即皮肤、毛囊、汗腺和皮脂腺）构成的单房性囊肿。

颈部畸胎瘤表现为典型的巨大肿块，在出生时或 1 岁内被发现。大的病变可引起喘鸣、呼吸困难或吞咽困难，亦可在宫内被诊断[32, 33]。大多数畸胎瘤发生在颈前舌骨上区，可能位于中线或偏离中线的位置，也可与甲状腺相邻或出现在甲状腺叶

▲ 图 4-27　鳃裂囊肿（患者：女，左耳下颈部肿块）
纵切面灰阶声像图显示颈总动脉 (CA)，前外侧壁囊肿（光标）

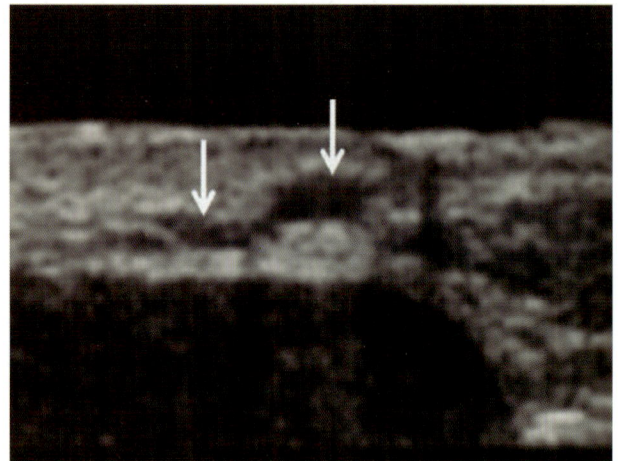

▲ 图 4-29　鳃裂窦
左颈部纵切面灰阶声像图显示一无回声区向皮肤表面延伸

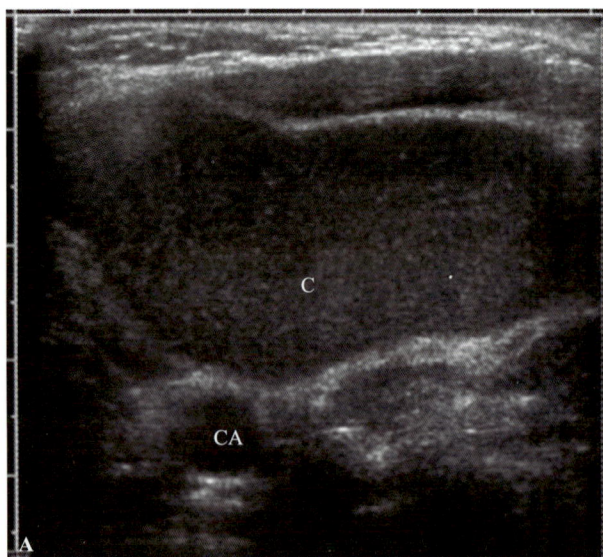

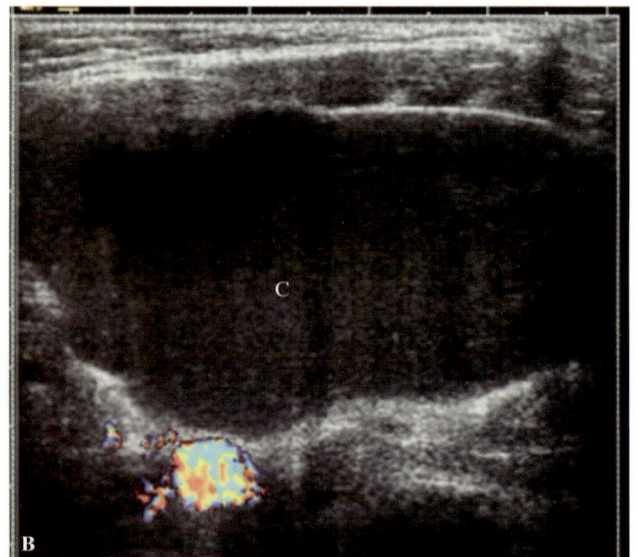

▲ 图 4-28　感染性鳃裂囊肿（患者：女，18 岁，左耳下方肿块）
A. 纵切面灰阶；B. 彩色多普勒声像图显示囊性肿块（C）呈弥漫性低回声，内部无血流信号。囊肿位于颈动脉 (CA) 外侧，是这种异常的典型表现

内。超声表现为混合性肿块，囊性成分代表皮脂或液体，有回声区域代表脂肪、钙化或软组织（图4-30）[24, 32, 33]。多普勒超声显示相对没有血流信号。其位于上颈前区的位置和混合性回声有助于与其他颈部肿块相鉴别。

皮样囊肿是一类生长缓慢的肿块，常位于颈部中线的颌下或舌下间隙、胸骨上切迹、眶周区域。超声表现为边界清晰、均质的肿块，相对于邻近软组织呈等回声或低回声（图4-31）。壁上可有钙化。

7. 颈部胸腺囊肿

胸腺从颈部下降至中纵隔的过程中，保持着与第三鳃囊的连接。这一连接，称为胸腺咽管，通常起源于胚胎早期。胸腺囊肿来源于胸腺咽管的残留

或胸腺区域的囊性退化。2/3 的患者 10 岁内被诊断，其余的病例在 10—30 岁被诊断。大部分表现为颈侧下三角无触痛性、缓慢生长的肿块，可以位于颈部从下颌角到胸骨之间的任意位置，左侧比右侧更常见。

胸腺囊肿表现为边界清晰，单房或多房的低回声肿块（图4-32）。若内容物含有血液或蛋白质，则回声增强。大多数胸腺囊肿位于胸锁乳突肌的前部，但也可以延伸到胸锁乳突肌的后方。它们通常推移颈动脉和颈静脉，并可延伸入纵隔。与颈动脉鞘密切相关或向纵隔延伸应提示胸腺囊肿的诊断。

8. 重复囊肿

食管重复囊肿或支气管囊肿偶可发现在下颈

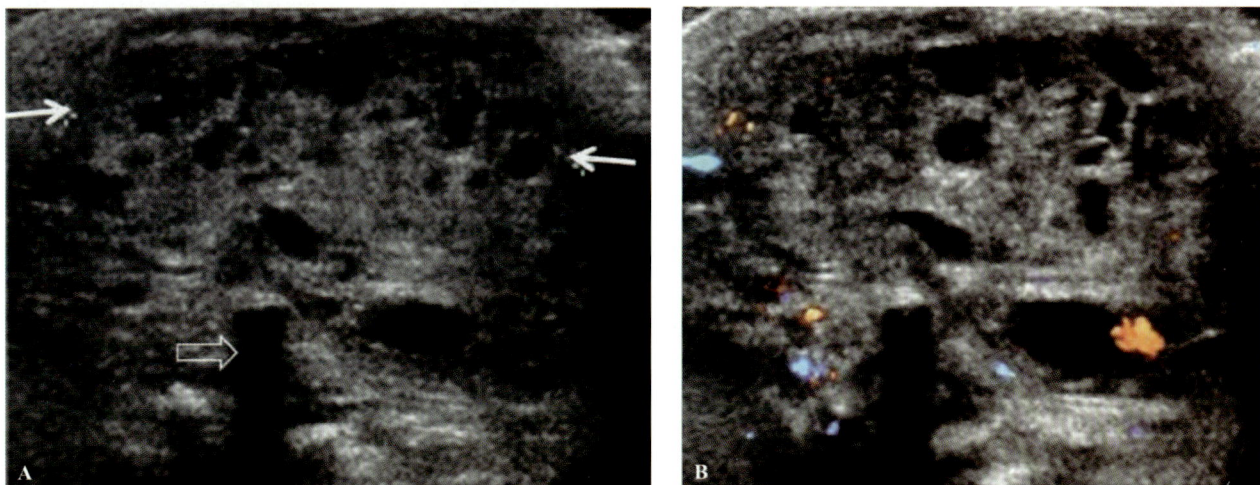

▲ 图 4-30 畸胎瘤（新生儿，男，胎儿超声检查发现颈部肿块）

A. 中线横切面灰阶声像图显示多个无回声区的不均质肿块（箭）和有声影的高回声区（空心箭，提示钙化）；B. 中线横切面彩色多普勒声像图显示肿块无血流信号

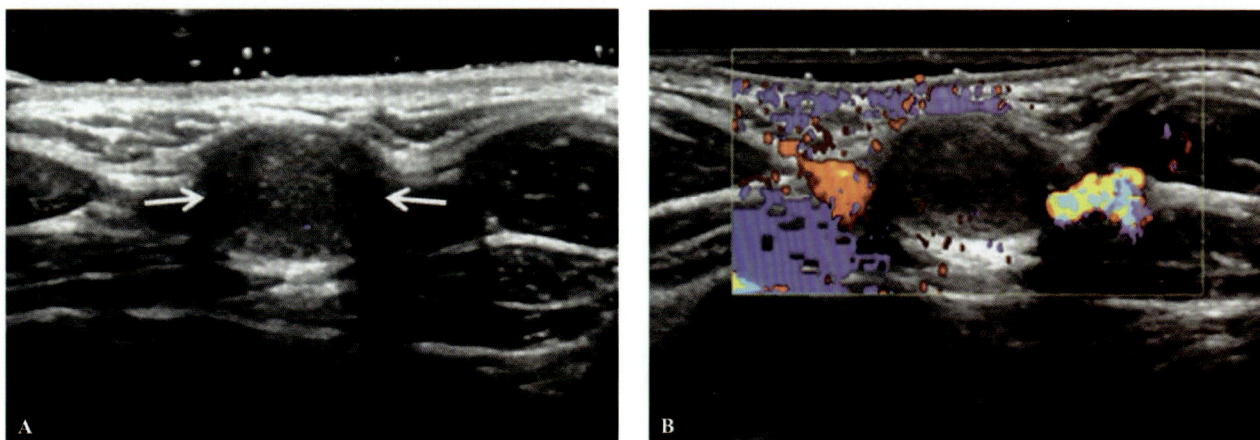

▲ 图 4-31 皮样囊肿（患者：女，7 岁，颈部中线甲状软骨下方肿块）

A. 纵切面灰阶声像图显示边界清晰、壁光滑的低回声肿块（箭）；B. 彩色多普勒声像图显示内无血流信号。病理检查可见角质碎屑

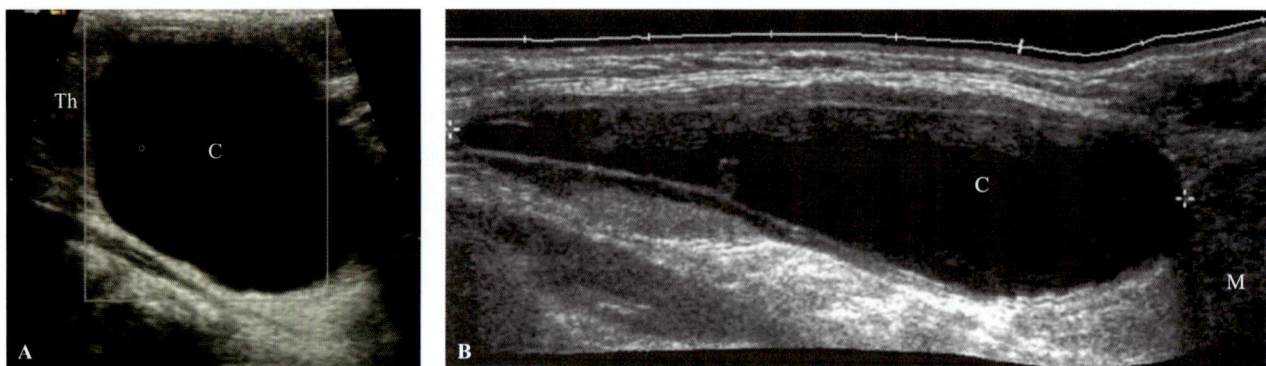

▲ 图 4-32　胸腺囊肿

A. 纵切面图像显示甲状腺右叶下囊性肿块（C），组织学检查证实为异位胸腺囊肿（Th）；B. 另一例患者的侧颈纵切面宽景图像显示一囊性肿块（C），起源于上纵隔（M），延伸至颈根部

部。支气管囊肿可能压迫气管，导致喘鸣。超声表现类似于身体其他部位的囊肿，即薄壁、无回声或低回声肿块。如果囊性内容物是血性、蛋白性或脓性时，则可以看到内部碎屑、液平和厚壁（图 4-33）。确诊需要手术切除。

（五）颈部良性非囊性肿块

1. 异位胸腺

胚胎胸腺完全下降失败可导致异位胸腺。异位胸腺位于颈部中线或侧面[34, 35]，右侧略多于左侧。大多数患者无症状，可能会出现声音嘶哑、吞咽困难和喘鸣。异位胸腺组织相对于肌肉呈等回声或低回声，具有正常胸腺特征的线状或点状高回声，可见轻度至中度血流信号（图 4-34）[34, 35]。它通常可

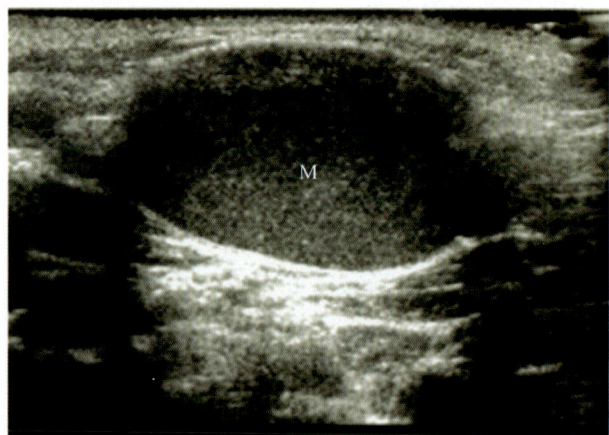

▲ 图 4-33　异位支气管囊肿

患者，女，2 岁，下颈部中线肿块，胸锁切迹正上方横切面图像显示一边界清晰的囊性肿块（M），有继发于蛋白质内容物的低回声

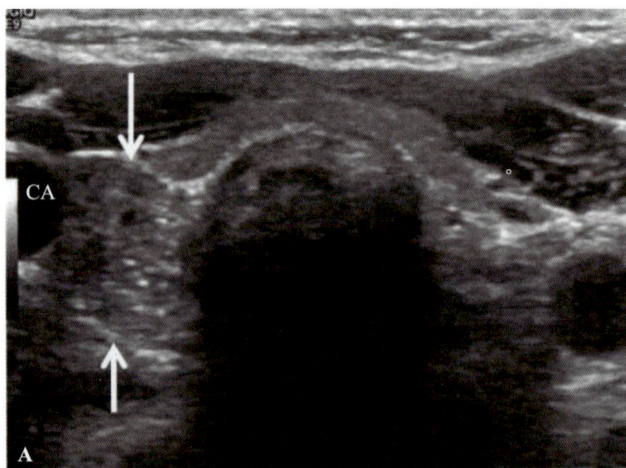

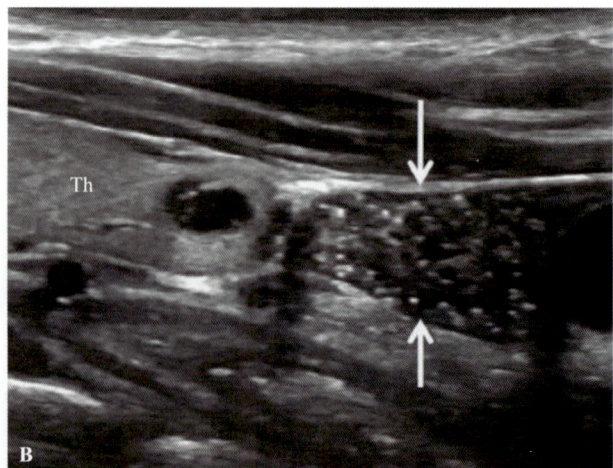

▲ 图 4-34　异位胸腺（患者：男，12 岁，颈部超声偶然发现胸腺肿块）

横切面（A）和纵切面（B）声像图显示甲状腺（Th）右叶下方、右侧颈总动脉（CA）内侧类似胸腺多发点状高回声的肿块（箭）。组织病理学检查提示异位胸腺增生

以延伸到颈动脉鞘的前内侧，不与纵隔胸腺相连。

2. 向颈部延伸的正常胸腺

纵隔胸腺可以间歇性地疝入颈部，表现为颈部外侧或中线区肿块。疝出的纵隔胸腺的超声特征是与正常纵隔胸腺的回声相似，并具有与纵隔胸腺的解剖连续性（图 4-35）。

3. 颈纤维瘤病

颈部纤维瘤病，又称为婴儿假瘤或胸锁乳突肌假瘤，是由胸锁乳突肌挛缩引起的良性病变。患者在出生后不久即发现斜颈和无痛性硬块，通常位于右侧。常有外伤性臀位或产钳分娩史。采取保守治疗，包括一系列的伸展运动，病变常在 4～8 个月内消退[36]。

超声表现为胸锁乳突肌梭形增大（图 4-36）[36,37]。内部回声是可变的，其相对于正常肌肉从低回声到高回声不等。通常边界清晰，可见低回声边缘，代表正常的外周肌肉[36]。偶尔，可发现明亮的点状病灶伴声影，代表钙化。弹性成像显示受累肌肉的硬

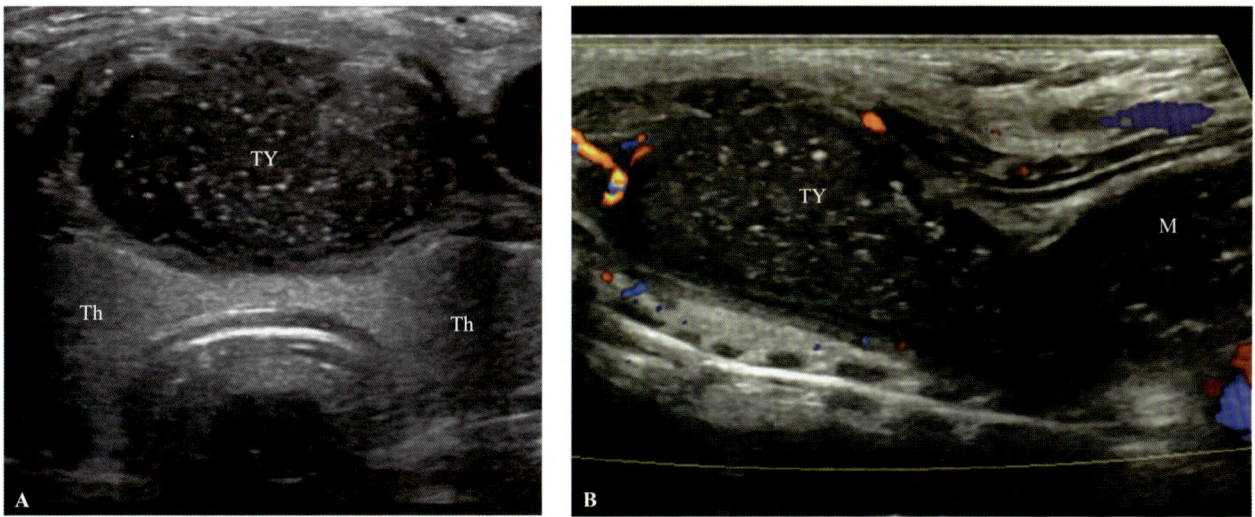

▲ 图 4-35　纵隔胸腺突出

A. 颌下横切面灰阶声像图显示一低回声肿块，代表甲状腺（Th）前方的胸腺（TY）；B. 纵切面彩色多普勒声像图显示颈部胸腺（TY）与上纵隔胸腺相连（M）。应注意正常胸腺的典型回声

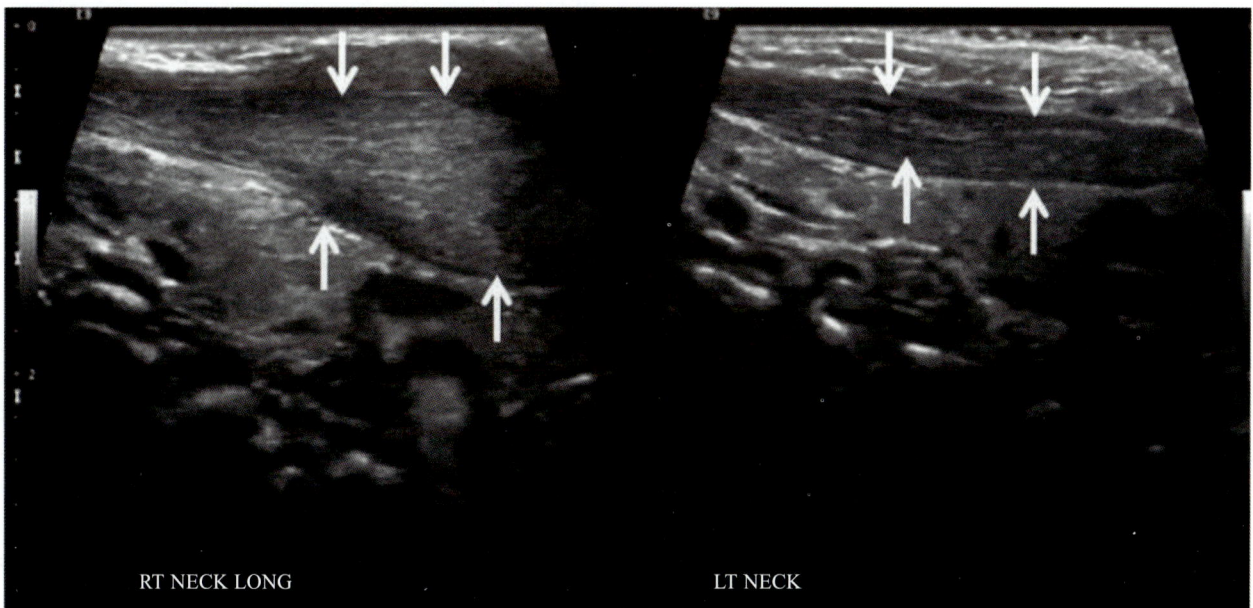

▲ 图 4-36　颈纤维瘤病（新生儿，女，2 周龄，斜颈）

双幅声像图显示右侧胸锁乳突肌梭形增大（左图中的箭），左侧胸锁乳突肌（右图中的箭）大小及形态正常

度高于正常肌肉[38]。

4. 肌纤维瘤病

肌纤维瘤病是儿童最常见的成纤维细胞性肌成纤维细胞性软组织肿瘤[36]。肌纤维瘤和肌纤维瘤病分别用于指出病变呈单发或多发状态[36]。单发型最常见于头颈部，其次是躯干，然后是四肢。多发型还包括内脏（肺、心脏、胃肠道和胰腺）。肌纤维瘤病几乎只发生在 2 岁以内的患者。受累患者通常表现为皮肤、皮下组织或肌肉中无触痛、明显、有弹性、坚实或坚硬的结节或肿块。

超声表现为非特异性的低回声或等回声（图 4-37），也可见到与钙化相对应的高回声病灶伴后方声影，多普勒超声表现不一[36]。

5. 神经纤维瘤

神经纤维瘤是由雪旺氏细胞和成纤维细胞组成的良性周围神经鞘肿瘤。1 型神经纤维瘤病（neurofibromatosis，NF）常影响儿童，尽管它们可能是散发性的。该病常出现在 10—20 岁。

周围神经鞘瘤超声表现呈质地均匀的低回声，后方回声增强，肿块内部有血流（图 4-38）[39]。与周围神经的连续性提示该诊断。超声不能可靠地区分神经纤维瘤和神经节细胞瘤或神经鞘瘤，但后者在儿童中很少见。

6. 脂肪瘤和脂肪母细胞瘤

脂肪瘤常位于浅表皮下软组织[40]，最常累及上背部、颈部、肢体近端（尤其是肩部）和腹部。它们通常表现为不连续、质地柔软的可移动肿块。脂肪瘤的超声表现为高回声肿块。

脂肪母细胞瘤是发生在婴儿期和儿童早期的一种罕见的胚胎白色脂肪性良性间充质肿瘤[40]。位于浅表软组织的局限性脂肪母细胞瘤更常见（约占70%）。弥漫型脂肪母细胞瘤病（约占 30%）呈浸润性生长，涉及皮下组织和深层肌肉。脂肪母细胞瘤的自然转归是发展为成熟性脂肪瘤。其影像学表现反映了脂肪含量与黏液样基质的关系。脂肪母细胞瘤超声表现为边界清晰，分叶状，内部有分隔的肿块。脂肪母细胞瘤中的脂肪呈高回声。婴儿期黏液成分占优势，只有少量脂肪成分。这些黏液样成分在超声上呈低回声（图 4-39）[40]。

（六）颈部恶性肿块

头颈部恶性肿瘤约占儿童恶性肿瘤的 12%[20]。其中霍奇金淋巴瘤和非霍奇金淋巴瘤占头颈部恶性肿瘤的 50%～60%[41]。横纹肌肉瘤占颈部恶性肿瘤的 10%～15%。其余的恶性肿瘤包括神经母细胞瘤、其他肉瘤（纤维肉瘤、神经纤维肉瘤）和朗格汉斯细胞组织细胞增生症。鳞状细胞癌是一种罕见的儿童头颈部肿瘤。

1. 淋巴瘤

颈部的霍奇金淋巴瘤比非霍奇金淋巴瘤更常见。受累儿童临床表现为无痛、坚硬、固定、增大的颈部肿块[41-43]。上颈部淋巴结，尤其是颈内静脉淋巴结和副神经淋巴结受累的频率高于下颈部淋巴结。霍奇金淋巴瘤往往影响 10—20 岁的儿童，而

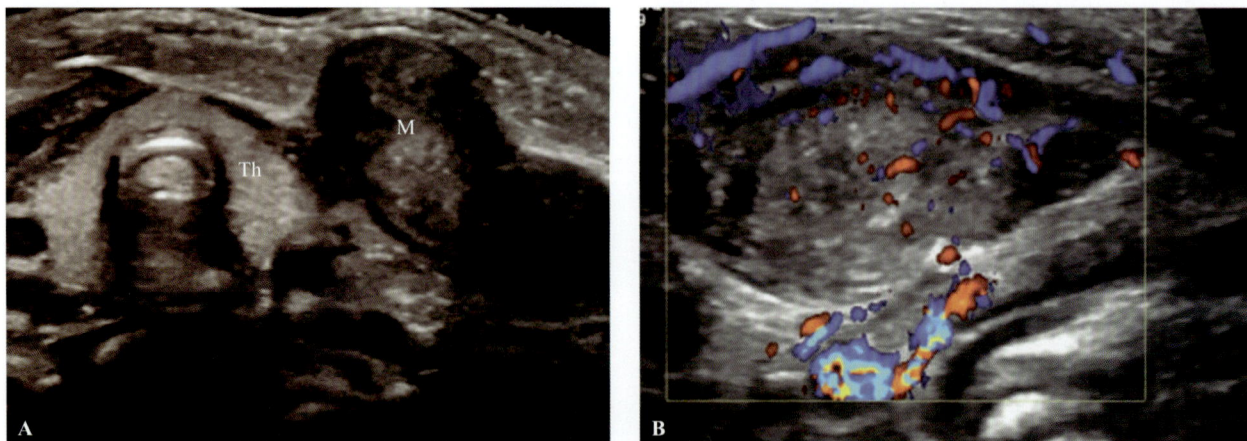

▲ 图 4-37　肌纤维瘤病（患者：男，3 月龄，颈部增大的坚硬肿块，无斜颈）

A. 横切面灰阶声像图显示一巨大的非均质性肿块（M）位于胸锁乳突肌和甲状腺（Th）左叶外侧之间；B. 横切面彩色多普勒声像图显示胸锁乳突肌增大，内血流丰富。点状高回声代表钙化，患者就诊时的年龄有助于区分钙化与颈部肌纤维瘤

非霍奇金淋巴瘤可以发生于整个儿童期。

淋巴瘤性淋巴结可散在增大，也可表现为团块状软组织肿块（图 4-40），其相对于肌肉呈典型的低回声，内部回声均匀，常累及双侧。彩色多普勒血流信号可变，包括具有良性结节的中央或淋巴门血流和转移瘤的典型周围或紊乱的分支血流[44]。极少数可见包膜下血流信号[44]。声像图表现可与炎性腺病相似，诊断需要结合临床表现和（或）活检。

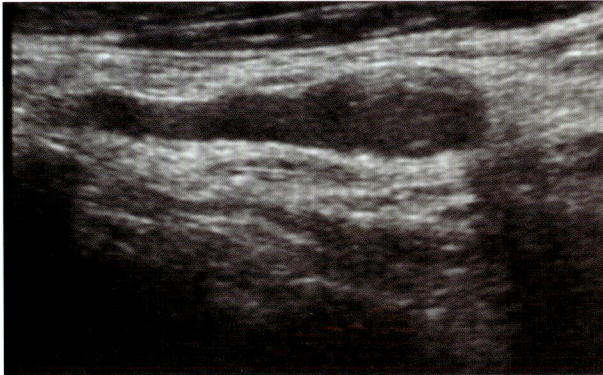

▲ 图 4-38　神经鞘瘤
纵切面声像图显示一细长的小叶结构，与上部颈背神经根相连

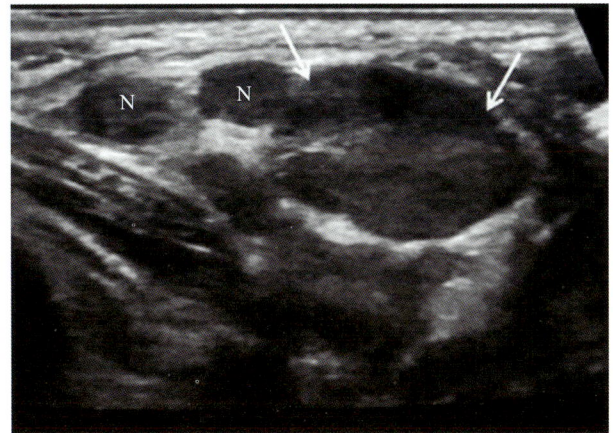

▲ 图 4-39　脂肪母细胞瘤（患者：男，18 月龄）
纵切面声像图显示一低回声肿块（箭），中央高回声代表脂肪，肿块附近可见反应性增生的淋巴结（N），病理检查显示脂肪母细胞瘤黏液成分占优势

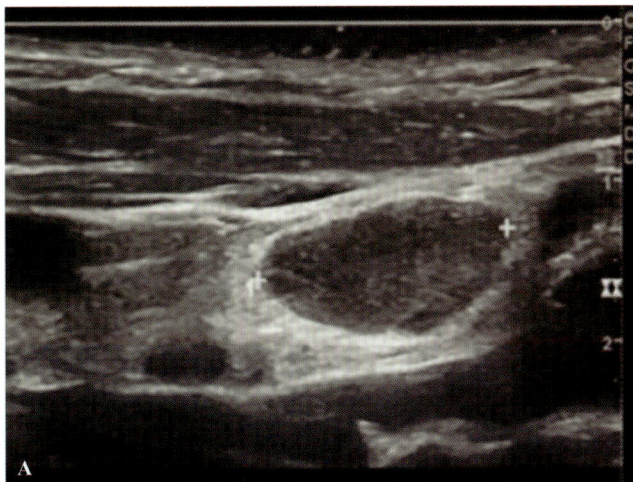

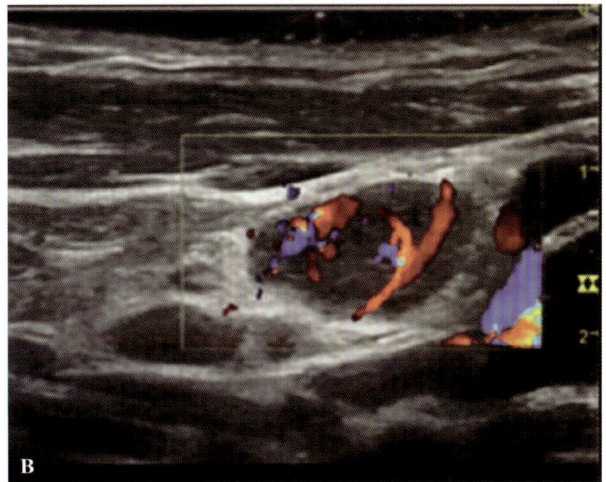

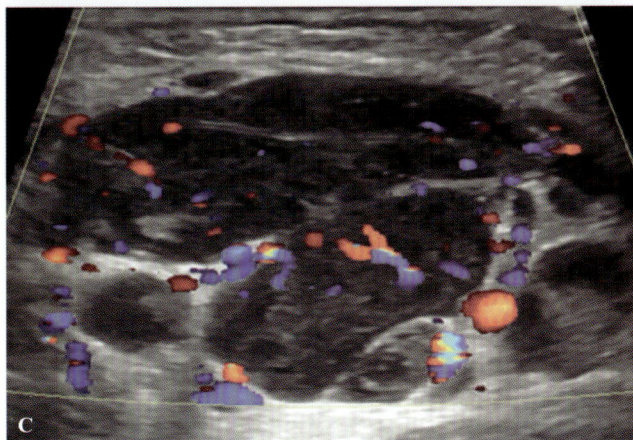

▲ 图 4-40　不同患者的淋巴瘤
A 和 B. 横切面灰阶声像图（A）和彩色多普勒声像图（B）显示低回声结节（光标）伴周围血流信号；C. 另一例患者的横切面声像图显示多个肿大的淋巴结、血流信号紊乱。两者均无正常淋巴门高回声结构及血流信号

2. 神经母细胞瘤

神经母细胞瘤是 5 岁以下儿童常见的头颈部恶性肿瘤[19, 45]。受累儿童常伴有无痛，坚硬的颈侧肿块，其他表现包括气道阻塞、吞咽困难、声音嘶哑、霍纳综合征（上睑下垂、肌病和无汗症）和颅下神经麻痹。

神经母细胞瘤超声表现为圆形或椭圆形的椎旁肿块（图 4-41）[46]，与邻近肌肉相比呈等回声或高回声，回声分布可能均匀或不均匀，内常见散在的高回声代表钙化。多普勒图像显示轻度至中度血流信号。其他超声表现包括软组织浸润、血管包绕和向椎管内延伸。位于椎旁是神经母细胞瘤的诊断线索。

3. 横纹肌肉瘤

横纹肌肉瘤是最常见的儿童期软组织肉瘤，35%～40% 的横纹肌肉瘤位于头颈部[19, 20, 47, 48]。胚胎型是头颈部横纹肌肉瘤主要的组织学亚型。发病率呈双峰分布，第一个高峰在 2—6 岁，第二个高峰在10—18 岁。大多数患者表现为增大的无痛性肿块。常见的转移部位有肺、骨、骨髓、淋巴结、脑和肝。

横纹肌肉瘤的超声表现与神经母细胞瘤相似，其相对于正常肌肉呈低回声或等回声，内部回声均匀或不均匀（图 4-42），其他表现包括实质钙化、软组织浸润、血管包绕和区域淋巴结肿大[48]。多普勒检查可发现轻度至中度血流信号。

纤维肉瘤、恶性纤维组织细胞瘤、肌肉瘤、神经纤维肉瘤和血管肉瘤是少见的恶性肿瘤。外观与横纹肌肉瘤相似，具体诊断需要结合临床病史和组织取样。

4. 转移瘤

儿童转移性淋巴结病通常来自头颈部横纹肌肉瘤，较少发生于甲状腺癌和神经母细胞瘤。恶性结节的超声表现为圆形低回声肿块，均质或不均质，缺乏淋巴门，边缘不规则（图 4-43A）。纵横比＜ 2∶1。甲状腺乳头状癌的转移性淋巴结可能含有散在钙化。彩色多普勒图像显示不规则紊乱的血流或周围包膜下血流。中央淋巴门特征性的血流信号缺失（图 4-43B）。

（七）颈部炎性病变

1. 颈部炎症和脓肿

颈部淋巴结炎是一种常见的儿科疾病，可能由病毒（通常是腺病毒和肠道病毒）或细菌感染（通常是葡萄球菌或链球菌）引起[20, 49]。感染源包括上呼吸道感染、扁桃体和咽部感染以及近期的牙科治疗[50]。它们主要引流至颌下和颈深（颈静脉链）淋巴结。颏下、颈后和耳前淋巴结是其他较多受累部位。受感染的颈部淋巴结表现为疼痛、压痛的肿块。川崎病也可表现为急性颈部淋巴结炎，但也伴有如皮疹和发烧等其他表现。

增大的淋巴结呈椭圆形低回声结构，淋巴门呈

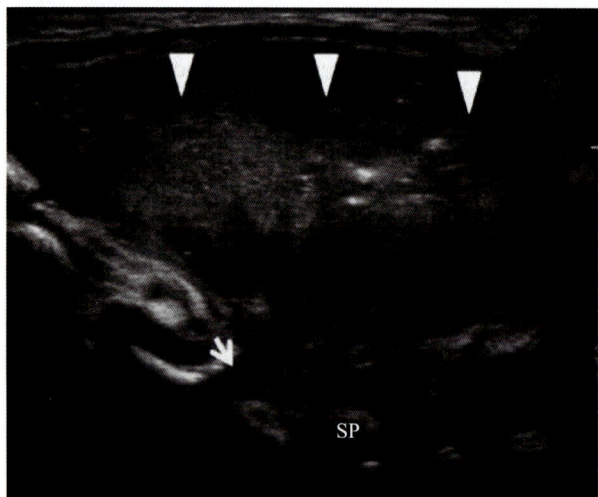

▲ **图 4-41　神经母细胞瘤**
右颈部正前方纵切面声像图显示一巨大的软组织肿块（箭头）靠近颈椎（SP），肿块侵及椎管（箭）。高回声代表钙化

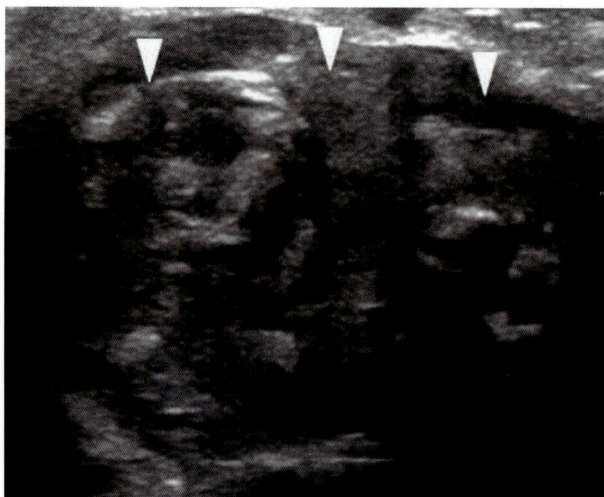

▲ **图 4-42　颈部横纹肌肉瘤**（患者：男，2 月龄，左颈部肿块）
颈部纵切面声像图显示一巨大的不均质肿块（箭头），超声表现无特异性，类似其他软组织肿块

线样高回声。短径与长径之比 ≤ 0.5[51]。彩色多普勒超声显示中央血流信号（图 4-44）[8, 44, 51]。淋巴结肿大并见淋巴门可与淋巴瘤相鉴别，但最终诊断需要结合临床表现或组织取样。

颈部炎症的主要并发症是脓肿形成。这两种情况的鉴别很重要，因为炎症仅需保守治疗，而脓肿需要手术或经皮切开引流。脓肿的声像图表现为低回声肿块、壁厚薄不一，伴周围软组织增厚，中央淋巴门缺失；代表化脓性物质、碎片和分隔的内部回声很常见（图 4-45）；可移动、后方伴声影的强回声高度提示积气；彩色多普勒显示周围有血流信号（图 4-45B），中心腔内无血流信号。

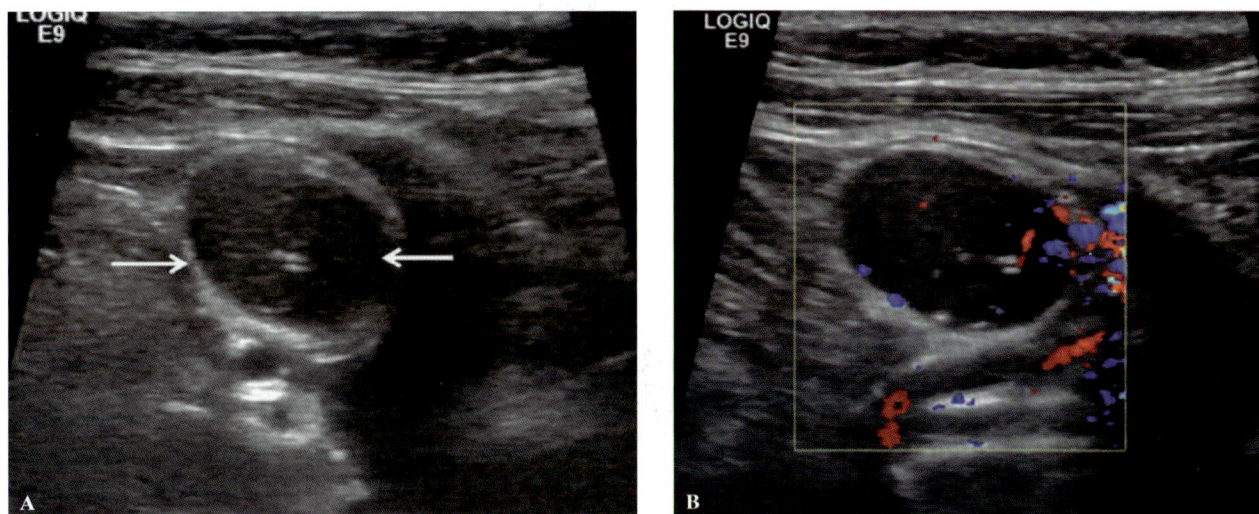

▲ 图 4-43　横纹肌肉瘤淋巴结转移
纵切面灰阶（A）和彩色多普勒声像图（B）显示一肿大的圆形低回声淋巴结（箭），淋巴门正常，血流偏心状分布

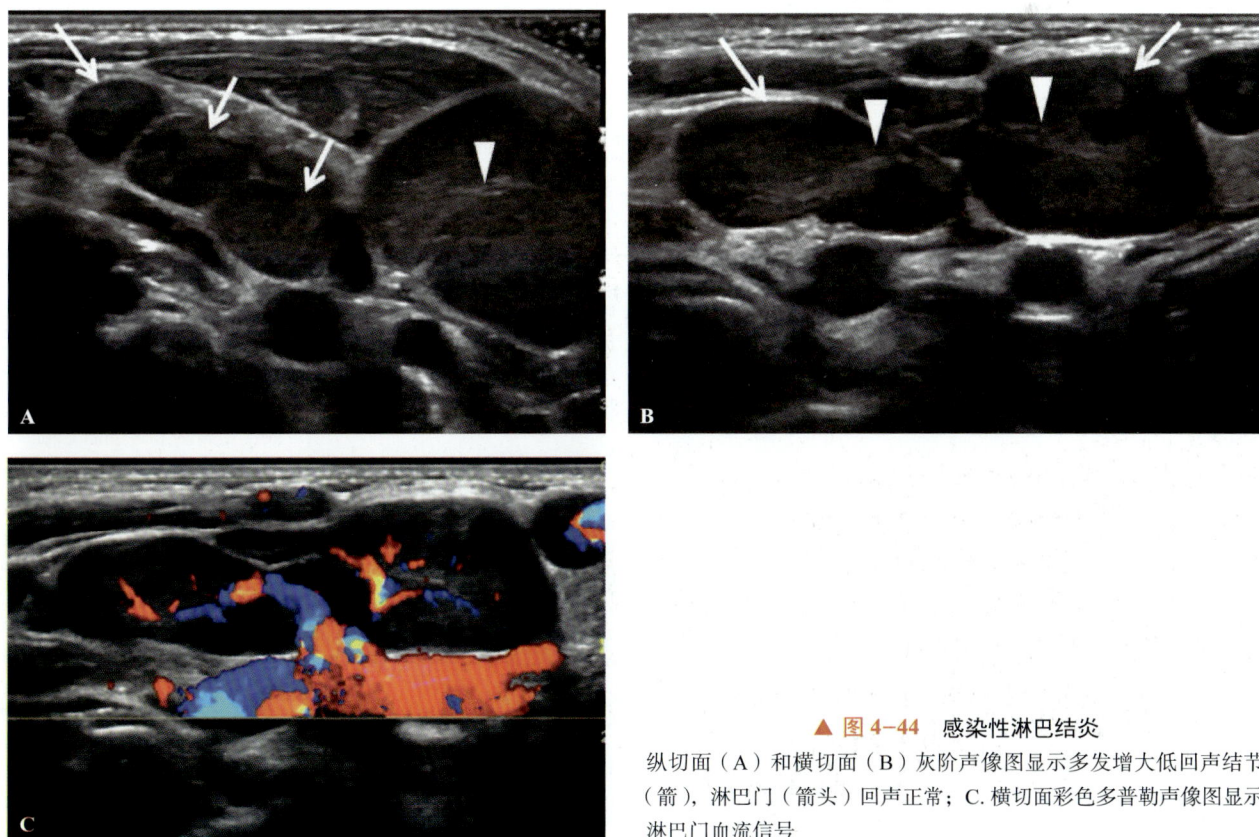

▲ 图 4-44　感染性淋巴结炎
纵切面（A）和横切面（B）灰阶声像图显示多发增大低回声结节（箭），淋巴门（箭头）回声正常；C. 横切面彩色多普勒声像图显示淋巴门血流信号

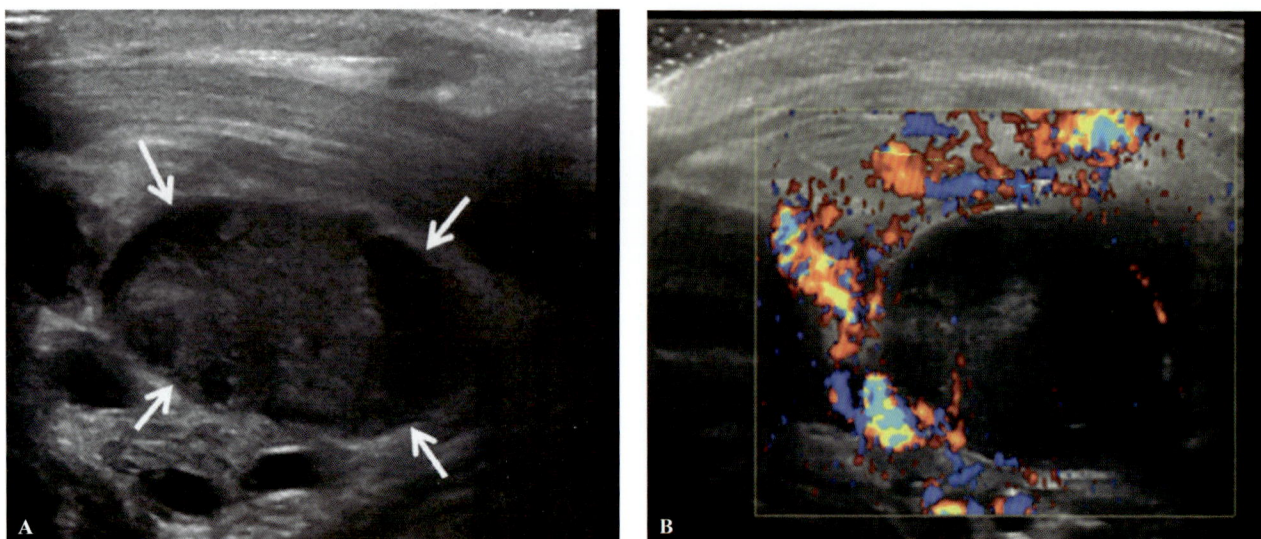

▲ 图 4-45　颈部脓肿（患者：男，1 岁，左颈部柔软肿块）

灰阶（A）和彩色多普勒声像图（B）显示边界清晰的低回声肿块（箭），内有碎片和周边血流信号，淋巴门缺失，周围软组织增厚、水肿，经皮穿刺培养金黄色葡萄球菌生长

2. 分枝杆菌感染

分枝杆菌感染患者可能鲜有临床体征，而通常伴有质硬、无触痛、融合的淋巴结。

超声声像图表现为散在增大的结节或融合成团的低回声肿块，伴有钙化及皮肤、皮下组织炎性改变（图 4-46），彩色多普勒超声可显示中央、外周血流或两者兼备。与其他炎症性结节的鉴别需要组织取样。

3. 获得性免疫缺陷综合征

颈部淋巴结病是 HIV 阳性儿童的常见表现。淋巴结病通常对称性分布，无痛而广泛。受累儿童可能因淋巴细胞浸润而出现腮腺肿大（见上述讨论）。淋巴结肿大与 CD4 淋巴细胞计数下降有关。超声表现为淋巴结多发性肿大，呈低回声。值得注意的是，获得性免疫缺陷综合征（acquired immunodeficiency syndrome，AIDS）患者的淋巴结肿大也可归因于非霍奇金淋巴瘤。确诊需要组织取样。

4. 其他炎性淋巴结疾病

颈部淋巴结肿大的其他感染原因包括单核细胞增多症和猫抓病（由革兰阴性杆菌 – 汉塞巴尔通体引起）。非感染性原因包括窦组织细胞增生症伴大

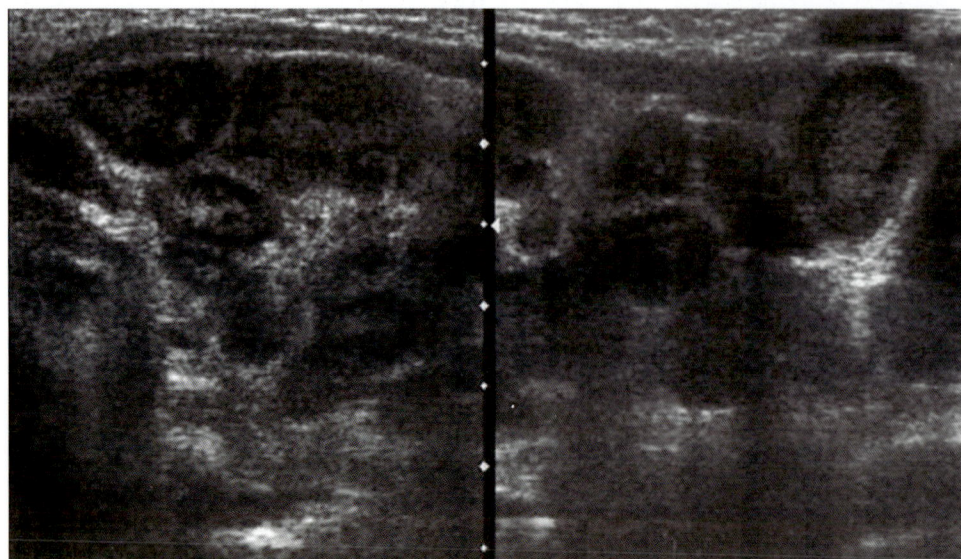

◀ 图 4-46　结核性淋巴结
颈部纵切面灰阶声像图可见多个低回声结节伴淋巴门回声，细菌感染鉴别需要组织取样（病例由 Nathan Conception, MD, Manila, Philippines. 提供）

量淋巴结肿大、川崎病（皮肤黏膜淋巴结综合征）、朗格汉斯细胞组织细胞增生症和结节病。所有这些疾病均可导致淋巴结肿大、低回声、回声分布可能均匀或不均匀，与感染性或肿瘤性原因所致的淋巴结肿大不易区分。淋巴门回声可能存在或不存在。特异性诊断需要血清学检查或组织活检。

三、大血管

（一）技术

颈动、静脉扫查时颈部伸展，头部远离受检侧。通过纵向和横向扫查获得灰阶、脉冲和彩色多普勒血流图像，探头轻放以避免静脉塌陷。通过锁骨上窝的冠状切面扫查可以评估颈内静脉下段和锁骨下静脉的内侧段以及汇入头臂静脉的位置。

颈内静脉超声检查的常见指征是在插入中心静脉导管前评估可疑的静脉血栓形成和血管通畅性。少见的指征是颈内静脉扩张。颈动脉超声检查的临床指征是疑似闭塞或狭窄。

（二）正常超声解剖

颈总动脉和颈内静脉位于颈动脉鞘内，为无回声结构，颈动脉壁回声强于颈静脉壁。在上颈部，颈总动脉和颈内静脉位于带状肌的内侧和后方。在甲状腺水平的下颈部，颈动脉鞘结构位于甲状腺和胸锁乳突肌的后部和侧面（图 4-19）。

颈动脉壁通常比颈静脉壁厚（图 4-47），典型的颈动脉壁超声表现为两条明亮的细线，中间是低回声层。彩色多普勒超声有助于显示血流的存在和方向（图 4-47C），并检测血栓和狭窄。

1. 颈动脉

颈内动脉供应大脑，大脑对动脉流入的阻力较低，导致波形在收缩期急剧上升，收缩期峰值较宽，舒张期持续的前向血流（图 4-48A）[52, 53]。正常值包括 PSV 为 62～90cm/s，EDV 为 23～27cm/s，

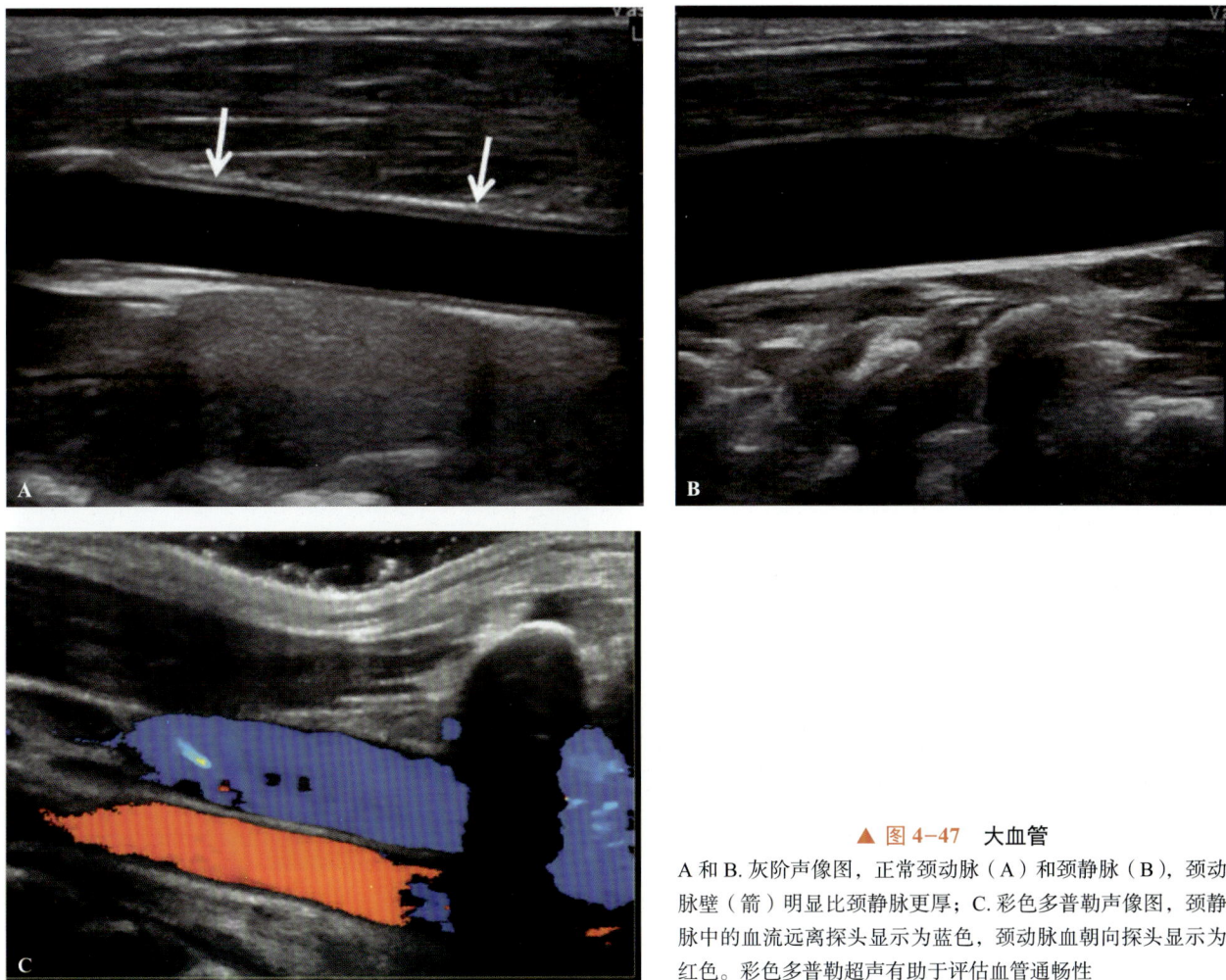

▲ 图 4-47　大血管

A 和 B. 灰阶声像图，正常颈动脉（A）和颈静脉（B），颈动脉壁（箭）明显比颈静脉更厚；C. 彩色多普勒声像图，颈静脉中的血流远离探头显示为蓝色，颈动脉血朝向探头显示为红色。彩色多普勒超声有助于评估血管通畅性

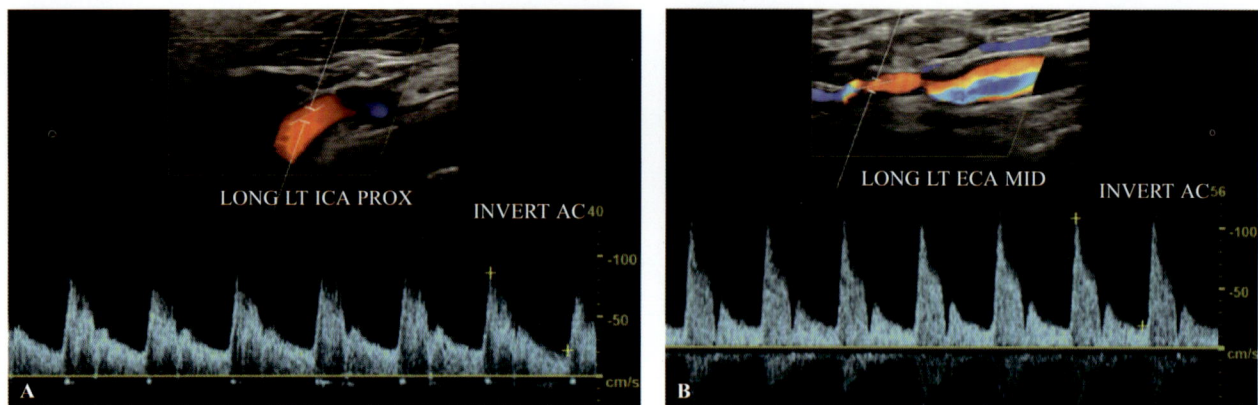

▲ 图 4-48 正常颈动脉频谱

A. 颈内动脉呈低阻波形，收缩期陡峭上行，收缩期峰值后变缓，舒张期持续前向血流逐渐变细；B. 颈外动脉频谱呈高阻波形，收缩峰狭窄，向基线迅速下降，舒张期流量较低。舒张早期出现正常短暂逆转

RI 为 0.54～0.6[52]。

颈外动脉为供应头皮和面部肌肉的高阻力血管床，因此，波形具有高阻力模式，导致收缩期急剧上升，收缩峰变窄，舒张期血流水平降低（图 4-48B）。正常值包括 PSV 为 57～87cm/s，EDV 为 11～21cm/s，RI 为 0.72～0.84[52]。

颈总动脉具有颈内动脉和颈外动脉的特征，但由于其 70%～80% 的流量流向颈内动脉，因此与颈外动脉相比较，颈总动脉波形与颈内动脉波形更相似。正常值包括 PSV 为 78～118cm/s，EDV 为 20～32cm/s，RI 为 0.72～0.84[52]。

2. 颈内静脉

颈内静脉负责将静脉血从大脑回流到心脏。脉冲多普勒超声显示与心脏收缩和胸膜腔内压变化相关的静脉搏动（图 4-49）。吸气时，由于胸腔内负压，静脉流量增加，导致颈静脉直径减小，波幅增高[52]。在呼气和 Valsalva 动作期间，胸腔内压升高，导致血液回流减少，颈静脉直径增大，此时可见极少甚至无血流信号，探头挤压静脉可见静脉壁塌陷。

3. 正常变异

颈内静脉大小不对称属于常见的正常变异。右颈内静脉大于左颈内静脉并不罕见，可能是因为右侧脑静脉回流占优势所致。

4. 颈内静脉血栓

中心静脉留置是颈静脉血栓形成的最常见原因。其他易感因素包括颈部手术、静脉药物滥用、头颈部肿瘤、纵隔肿瘤，以及炎症性疾病，如颈部淋巴结炎、脓肿或蜂窝织炎和细菌性咽炎。颈内静脉血栓形成的临床表现包括颈部肿胀或可触及的肿块和静脉回流不畅。

急性血栓形成的超声表现为颈静脉扩张、不可压缩、腔内低回声，多普勒超声显示无血流信号或血流信号减少（图 4-50），心脏收缩或呼吸相位消失。偶尔，急性血栓可以呈无回声，类似流动的血液。多普勒超声检查时缺乏可压缩性和无血流信号时可确立诊断。慢性血栓形成表现为低回声或无回声血凝块，与红细胞溶解和侧支血管形成（图 4-51）。

颈静脉血栓性静脉炎的一个罕见原因是 Lemierre 综合征，由坏死梭菌引起，坏死梭菌是革兰阴性厌氧菌，常栖息在口咽部。该综合征发生在

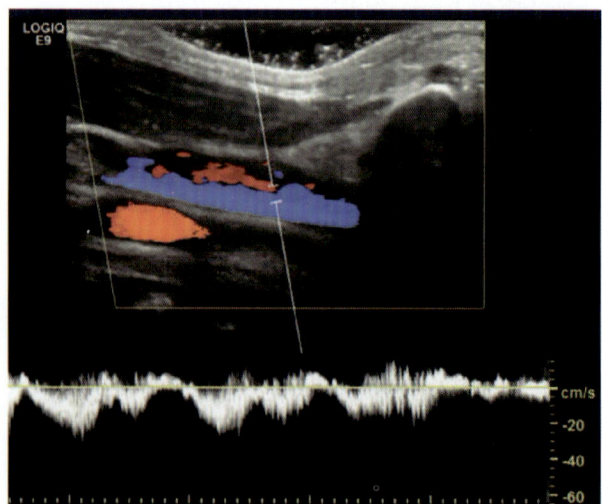

▲ 图 4-49 正常颈内静脉

在患者平静呼吸时行纵切面多普勒超声扫查，显示有搏动，可反映心脏收缩

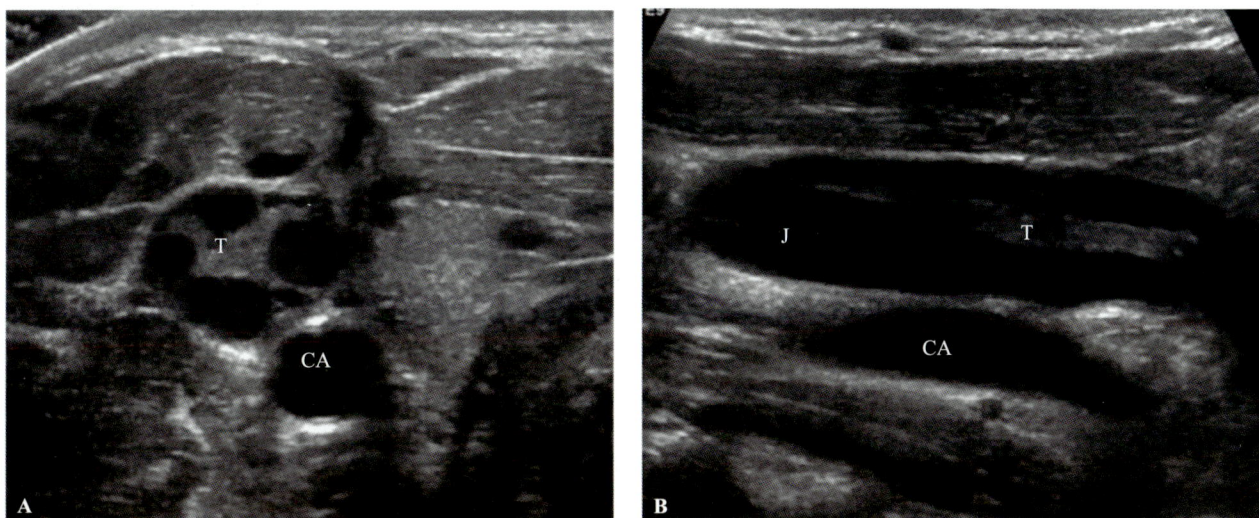

▲ 图 4-50　急性颈静脉血栓形成

横切面（A）和纵切面（B）灰阶声像图显示颈静脉扩张（J），内有非闭塞性血栓（T）；C.彩色多普勒声像图显示静脉腔内血栓（T）周围有血流信号。CA.颈动脉

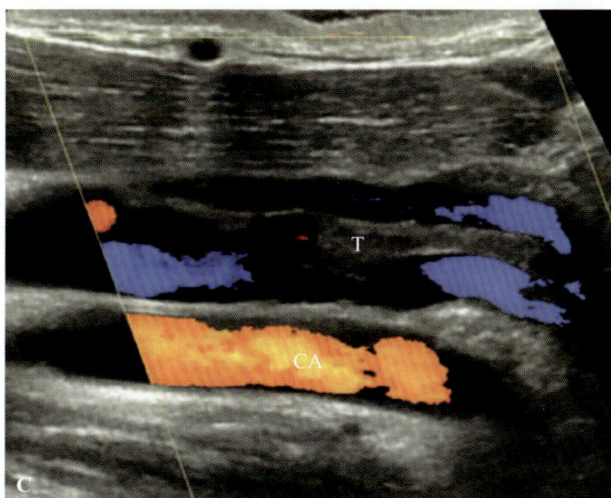

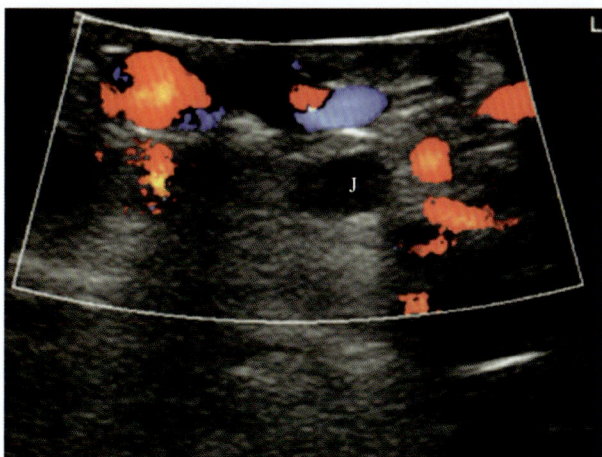

▲ 图 4-51　慢性静脉血栓形成（患者：女，1 岁，有前期置管病史）

彩色多普勒图像显示颈内静脉周围多个侧支血管回流，颈内静脉（J）由于闭塞性血栓无血流信号

原发性口咽感染后，导致扁桃体内或扁桃体周围脓肿、颈静脉血栓形成和脓毒性栓塞[54]。

5. 动脉血栓形成和狭窄

颈动脉血栓和狭窄在儿童中很少见，通常由外伤引起。ECMO 史是其中原因之一。最早进行 ECMO 操作时，灌注管道放置在右颈内静脉和右颈总动脉之间，管道取出后，缝合颈总动脉和颈内静脉。目前，ECMO 是通过直接在上腔静脉和主动脉弓间置管，这样颈动脉血栓形成和狭窄就不再是手术的并发症。

急性动脉血栓形成的超声表现为动脉管腔内充填高回声物质，脉冲及彩色多普勒血流图像无血流信号。慢性闭塞的表现包括血管内径缩小、腔内低回声血栓和侧支血管形成。

颈内动脉狭窄的灰阶超声表现为血管狭窄，彩色多普勒超声表现为狭窄处血管变窄和血流信号混叠（即具有红色、黄色、绿色和蓝色的多种彩色信号）（图 4-52）。频谱多普勒发现狭窄处频谱增宽（收缩峰值变钝）（图 4-52B），颈内动脉 PSV、EDV 和颈内动脉 / 颈总动脉 PSV（internal carotid artery/common carotid artery PSV，IC/CC-PSV）比值增高。

根据放射医师协会的超声共识，颈内动脉狭窄率＜ 50% 时，PSV、EDV 和 IC/CC-PSV 比值分别为＜ 125cm/s、＜ 40cm/s 和＜ 2.0。狭窄率在 50%～69% 时，PSV、EDV 和 IC/CC-PSV 比值分别为 125～230cm/s、40～100cm/s 和 2～4（图 4-52）。狭窄率在 70%～100% 时，PSV、EDV 和 IC/CC-PSV 比值分别＞ 230cm/s、＞ 100cm/s 和＞ 4[53]。在几乎完全闭塞的情况下，速度可能高、低或无法检测。诊断主要是通过彩色或能量多普勒声像图显示管腔的明显狭窄来确定。在颈内动脉完全闭塞时，灰阶超声不显示管腔，彩色及能量多普勒无血流信号。

6. 动脉瘤和静脉曲张

颈动脉瘤可由动脉炎引起，包括川崎病、高加索病和巨细胞动脉炎、朗格汉斯细胞组织细胞增生症、感染、外伤或导管插入术。超声表现包括颈动脉某段呈梭形或囊状扩张、腔内血栓和周围结构的移位（图 4-53）。

颈静脉曲张罕见，有报道认为瘤样扩张与囊性水瘤有关（图 4-54）。

四、甲状腺

（一）正常甲状腺发育与解剖

甲状腺在妊娠早期从靠近舌根的咽底部沿中线腹侧生长发育。当它的尾部下降到它与 $C_{5\sim7}$ 相对的喉部前方的预期位置时，通过管状柄（甲状舌管）与舌根保持连接。在妊娠 7 周左右，腺体到达气管前方的最终位置，甲状舌管开始退化消失。

甲状腺由成对的左右叶组成，在气管两侧各有一叶，由峡部连接。甲状腺上界位于甲状软骨水

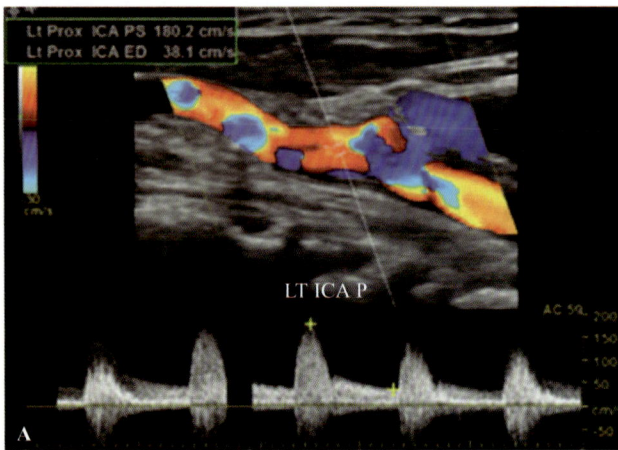

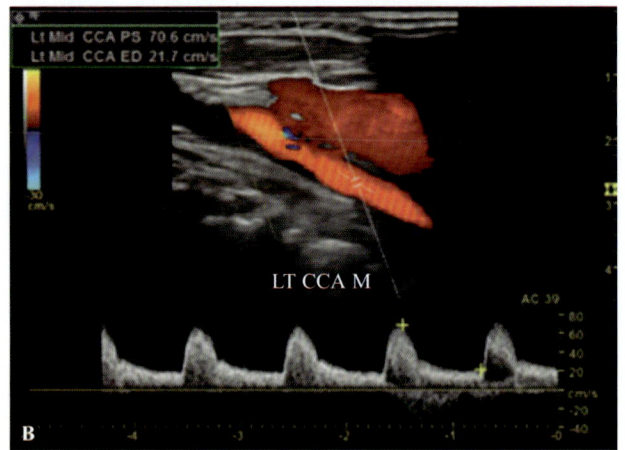

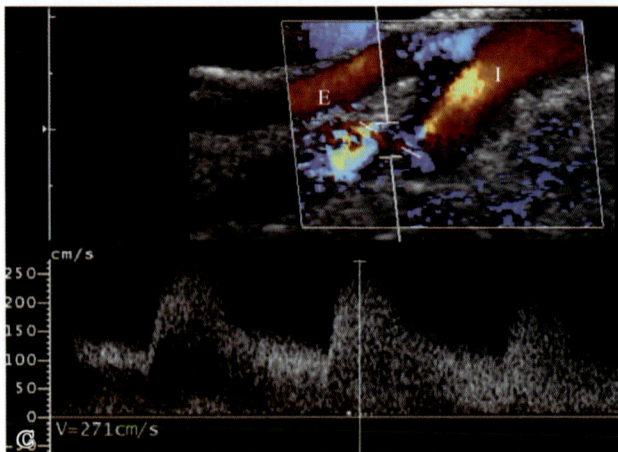

▲ 图 4-52 颈内动脉狭窄（青少年患者，左颈部外伤史）
A. 左侧颈内动脉纵切面多普勒超声扫查显示血流信号混叠（彩色多普勒显示 2 种以上颜色），PSV 为 180cm/s，EDV 为 38.1cm/s；B. 左颈总动脉（CCA），PSV 为 70.6cm/s，EDV 为 21.7cm/s，IC/CC-PSV 比值为 2.6。PSV 和 IC/CC-PSV 比值的增加与 50%～69% 颈内动脉狭窄相一致；C. 另一例患者的多普勒超声扫查结果显示 PSV 增高（271cm/s），EDV 增高（125cm/s），频谱增宽（收缩峰值变钝），管腔狭窄＞ 70%。I. 颈内动脉，E. 颈外动脉

平，下界位于第五或第六气管环水平，腺体位于环状软骨前方。偶尔，一额外叶，锥状叶，从峡部或任一叶的邻近部分向上延伸[28, 55]。通常锥状叶呈锥

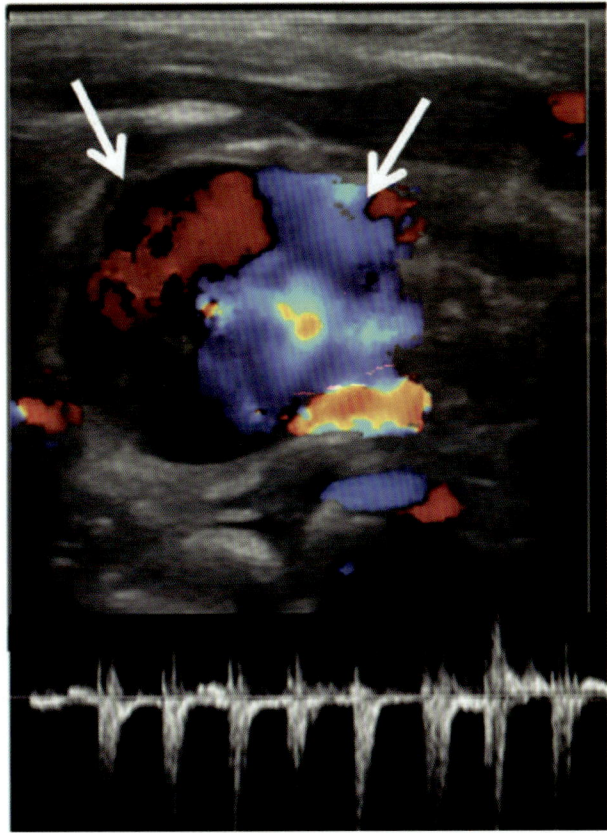

▲ 图 4-53 颈动脉瘤（患者：女，18 月龄，有心脏介入治疗病史）
左侧颈动脉横切面多普勒超声扫查显示左颈动脉大的动脉瘤（箭）伴湍流

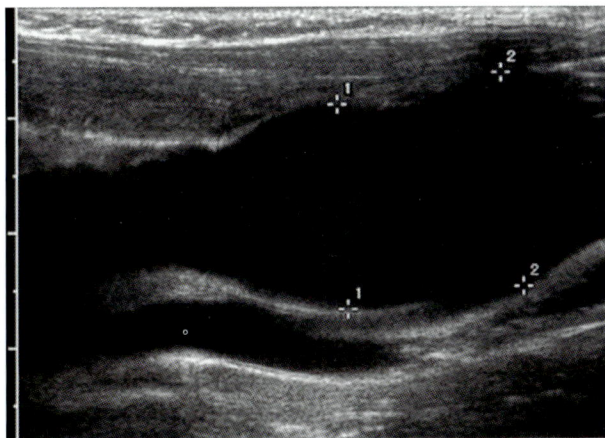

▲ 图 4-54 颈静脉瘤样扩张（患者：女，9 月龄，右颈部一巨大囊性水瘤）
纵切面灰阶声像图显示颈静脉明显扩张（光标）

形。甲状腺后外侧与颈总动脉、颈内静脉交界，内侧邻近右侧气管和左侧食管。每个甲状腺叶的前外侧是胸锁乳突肌和肩带肌，后外侧是颈长肌。甲状腺上覆一层薄薄的纤维囊，囊被固定在气管前深筋膜上，使腺体在吞咽时可向上移动。纤维囊由包膜延伸到腺体内，将甲状腺分成许多裂和小叶。小叶中含有滤泡，滤泡由围绕在胶体腔周围的滤泡细胞外层组成。

（二）甲状腺功能

甲状腺的功能是产生调节细胞和生理活动，如生长、发育、新陈代谢的激素。腺体分泌两种活性激素：T_3（三碘甲状腺原氨酸）和 T_4（甲状腺素）。这些激素的产生是由垂体分泌的促甲状腺激素（thyroid stimulating hormone，TSH）调节。垂体促甲状腺激素的分泌并由下丘脑产生的促甲状腺素释放激素（thyrotropin-releasing hormone，TRH）调节。甲状腺过氧化物酶（thyroid peroxidase，TPO）将碘氧化成化学活性形式。甲状腺内的甲状腺激素储存在甲状腺球蛋白（thyroglobulin，TG）中。在循环中，载体蛋白转运甲状腺激素，包括甲状腺结合球蛋白、甲状腺结合前球蛋白和白蛋白。循环中甲状腺激素分泌增多则抑制促甲状腺激素和促甲状腺素释放激素的分泌，甲状腺激素减少则刺激促甲状腺激素和促甲状腺释放激素的分泌[56]。

甲状腺功能减退是由于甲状腺激素分泌不足所致。先天性原因包括甲状腺发育不全和激素分泌失调。后天性原因包括原发性疾病如自身免疫性甲状腺炎、桥本甲状腺炎和亚急性甲状腺炎，以及继发性原因如垂体或下丘脑的异常导致促甲状腺激素或促甲状腺素释放激素的产生减少或缺失，终末器官对促甲状腺激素或甲状腺激素无反应以及辐射治疗[57]。先天性甲状腺功能减退症通常是根据新生儿围产期常规筛查时诊断的。获得性甲状腺功能减退症患者的临床表现包括生长障碍、寒冷不耐受、疲劳、心动过缓、皮肤干燥、甲状腺肿、体重增加和骨成熟延迟。

甲状腺功能亢进继发于甲状腺激素分泌过多。患者表现为体重减轻、热不耐受、心动过速、心悸、腹泻、甲状腺肿或眼球突出。常见的病因是Graves 病和其他自身免疫性疾病（狼疮、类风湿性

关节炎和 Sjégren 综合征）[58]。较少见的甲状腺功能亢进的原因有急性或亚急性甲状腺炎、遗传性常染色体显性遗传性甲状腺功能亢进、毒性结节、接触过量碘和垂体腺瘤。

（三）正常超声解剖

正常甲状腺有两叶，质地均匀，相对于邻近的颈部肌肉呈稍高回声。峡部位于气管前方，锥状叶（如有）向上延伸（图 4-55）。实质内常见胶质滤泡，表现为小的无回声区（直径＜ 1cm）（图 4-56）[59]，内部可见含有浓缩胶体形成的点状高回声。横切面甲状腺叶后外侧的颈长肌呈三角形低回声结构，纵切面表现为颈椎前方细长的低回声结构。

彩色多普勒超声可显示腺体实质内的小血管（图 4-57）。偶见供应腺体的成对甲状腺上下动

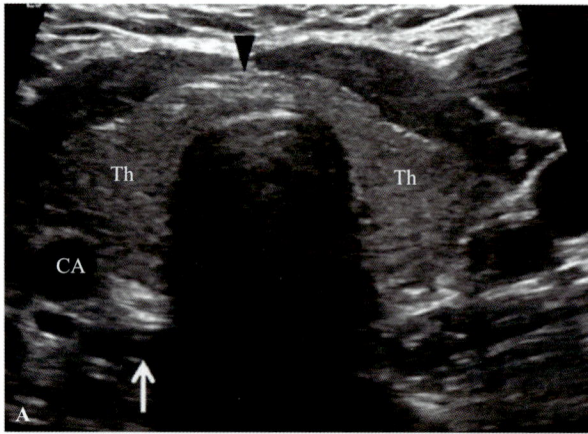

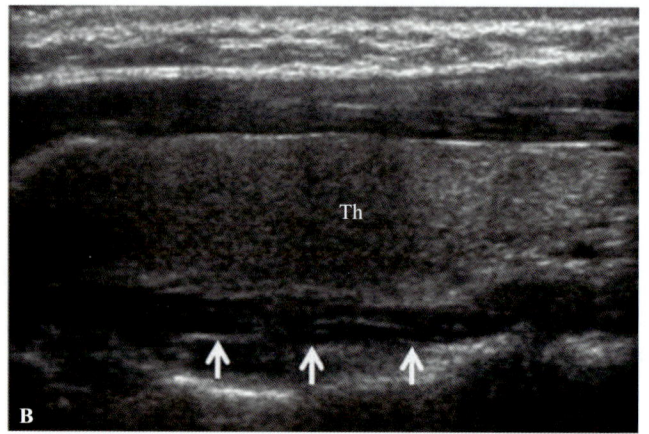

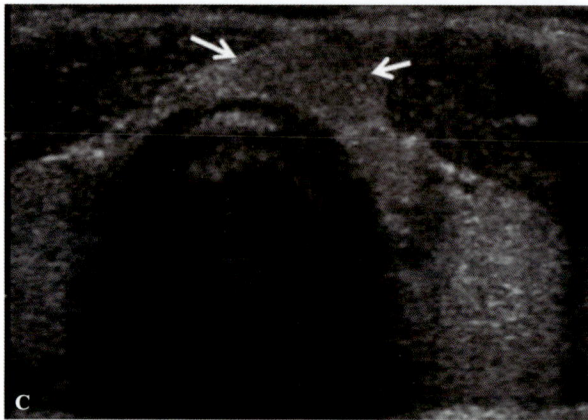

▲ 图 4-55　正常甲状腺

A 和 B. 甲状腺左、右叶横切面（A）和右叶纵切面（B）声像图显示甲状腺叶（Th）回声分布均匀。应注意跨中线的峡部（箭头），箭示甲状腺后低回声的颈长肌。C. 横切面声像图显示起源于峡部的锥形叶（箭）。CA. 颈动脉

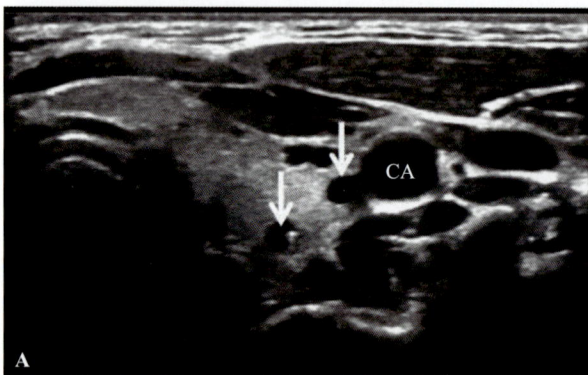

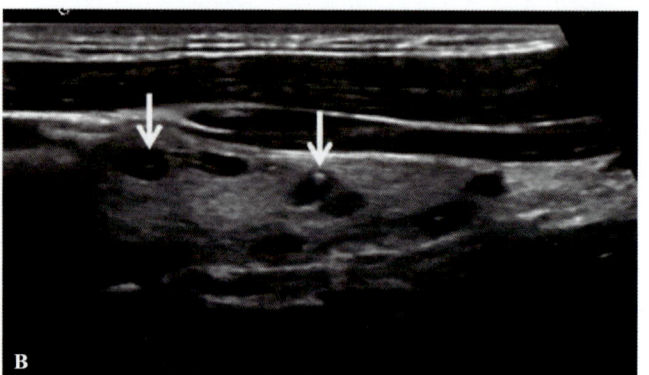

▲ 图 4-56　正常甲状腺

甲状腺左叶横切面（A）和纵切面（B）灰阶声像图显示正常甲状腺的均匀回声和小的低回声胶体滤泡（箭），这是正常表现，无临床意义，滤泡内的点状回声是浓缩胶体。CA. 颈动脉

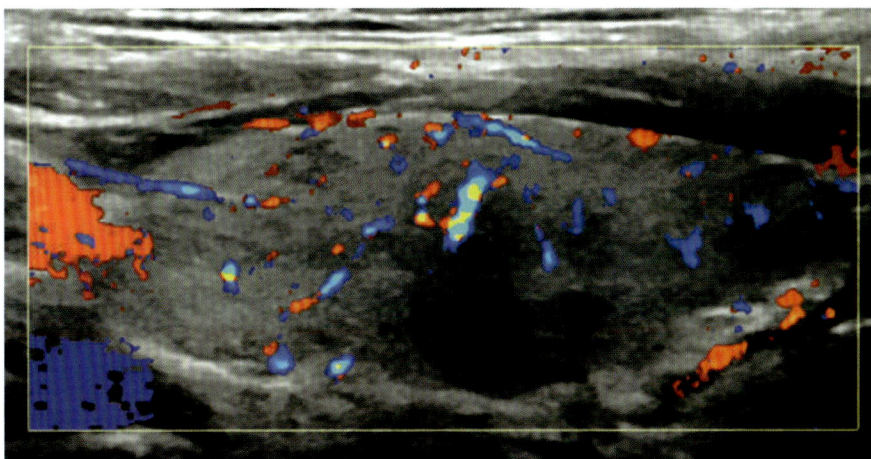

◀ 图 4-57　正常甲状腺
纵切面彩色多普勒声像图显示正常小血管散在分布于腺体各个部位

脉（直径＜2mm）进入实质。甲状腺叶的厚度和体积与身高和年龄有关（表 4-1）[60-62]。婴幼儿的横径、纵径、前后径分别为 1～1.5cm、2～3cm、0.2～1.2cm。青少年和年轻人相应的测量值为 2～4cm、5～8cm、1～2.5cm。

（四）甲状腺超声检查指征

超声检查的常见临床指征：①评估先天性甲状腺异常的甲状腺体积（即新生儿甲状腺功能减退症）；②疑似甲状腺结节或肿块的评估；③评估肿大的腺体（甲状腺肿）；④临床表现为甲状腺功能减退症或甲状腺功能亢进症的评估。其他适应证包括对有头颈部放疗病史患者的筛查，引导结节的细针穿刺活检，随访评估接受替代或抑制治疗的患者结节大小或甲状腺本身的变化，以及甲状腺癌患者术后复发的检查[57, 58, 63, 64]。

（五）先天性异常

甲状腺先天性异常包括发育不良（结构异常）、甲状腺素合成障碍（激素合成和分泌错误）和甲状舌管囊肿（如上所述）。前两种异常的发生率为每 3000～4000 名活产婴儿中 1 例[28, 65]。

1. 发育不良

甲状腺发育不良是指甲状腺形态的发育缺陷，是新生儿甲状腺功能减退最常见的原因，约占 90%[28]。发育不全的 4 种类型是甲状腺不发育、半侧发育不良、发育不全和异位[57, 66]。

甲状腺不发育患者甲状腺组织缺如，腺体的大小或体积小于预期年龄。这些腺体常显示为特殊形状，呈圆形或变钝[57]。

表 4-1　不同年龄段甲状腺径线（cm）

年龄段	横 径	纵 径	前后径
婴幼儿	1～1.5	2～3	0.2～1.2
青少年和年轻人	2～4	5～8	1～2.5

引自 Sapakul N, Delaney LR, Siddiqui AR, et al. Ultrasound for primary imaging of congenital hypothyroidism. *AJR Am J Roentgenol* 2012; 199:W360-W366.

甲状腺半侧发育不良是一种罕见的先天性异常，其中一叶不发育。女性比男性更常见，多数为左叶缺失（80%）（图 4-58）。峡部缺失也常见（50%）[57]。由于促甲状腺激素对甲状腺组织的过度刺激，导致甲状腺对侧叶代偿性肥大。甲状腺肿和甲状腺功能减退的风险增加[66]。

异位甲状腺组织是发育不良最常见的形式，也是先天性甲状腺功能减退最常见的原因[56]。甲状腺原基下降停止导致甲状腺异位。甲状腺异位最常见发生在舌侧（90%）（称为舌侧甲状腺）。其他异位部位包括纵隔、心脏、食管和膈肌[28, 67, 68]。在高达 75% 的患者中，异位甲状腺是唯一存在的功能性甲状腺组织[28]。甲状腺异位症患者的甲状腺激素水平下降和促甲状腺激素升高通常不如甲状腺萎缩患者明显。

甲状腺异位的超声检查显示空虚的甲状腺窝。异位甲状腺组织通常位于舌骨附近，亦可见于舌下腺或舌骨前区。纵隔和颈外侧异位甲状腺少见[63]。异位甲状腺为椭圆形肿块[64, 65]。新生儿期，其相对邻近组织呈高回声、多普勒超声可显示内部血流（图 4-59）[67]。在年长儿可呈低回声，低血流[68]。

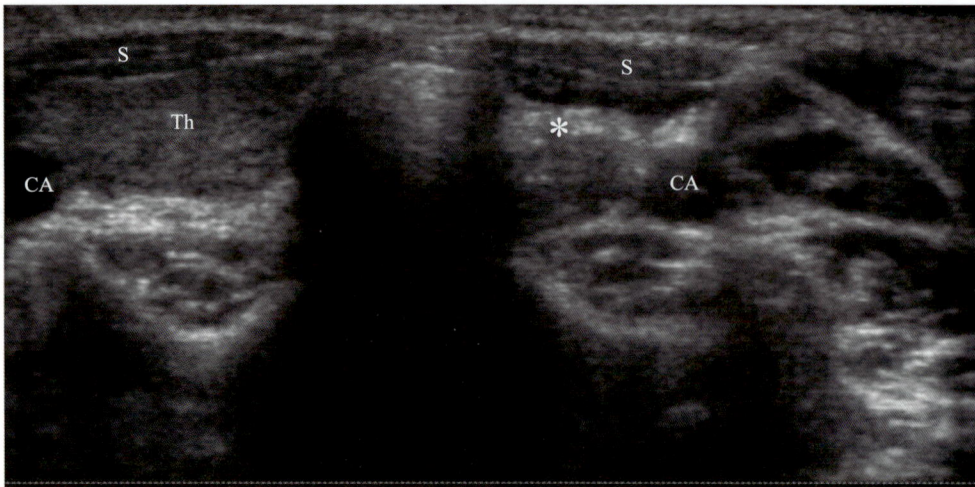

◀ 图 4-58 甲状腺半侧发育不良（新生儿，先天性甲状腺功能减退）

横切面图像显示甲状腺左叶缺失（ * 示甲状腺左叶的预期位置），甲状腺（Th）右叶大小正常。CA. 颈动脉；S. 前肩带肌

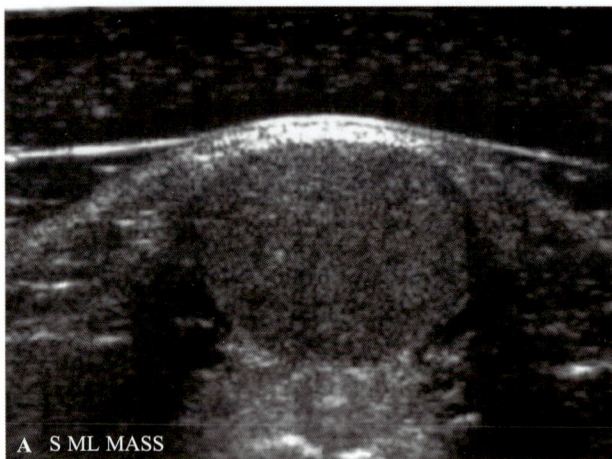

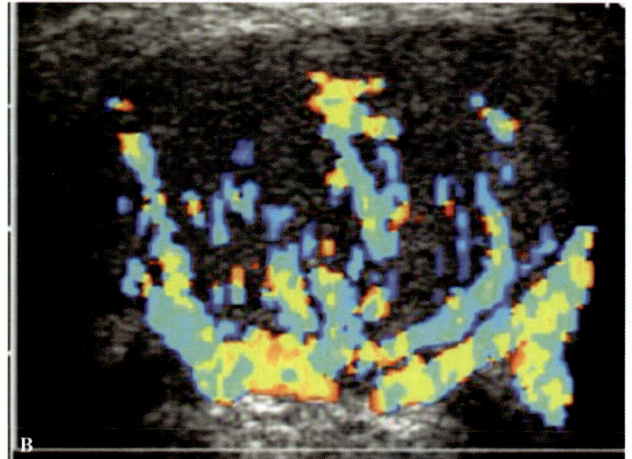

▲ 图 4-59 舌异位甲状腺

A. 舌根横切面图像显示甲状腺组织呈均匀的高回声；B. 多普勒显像显示甲状腺内血流丰富（引自 ref 55 *Pedatr Radiol* 2006; 20:299-308.）

2. 甲状腺素生成障碍

激素生成障碍是新生儿甲状腺功能减退较少见的原因（10%～15%），是参与甲状腺激素合成和分泌途径中一种或多种酶的异常。酶缺陷通常具有遗传性。最常见的缺陷是甲状腺过氧化物酶的缺乏，导致碘化物不能氧化为碘，碘化物积聚但没有被活化。激素生成障碍的临床表现为甲状腺肿大，这是促甲状腺激素分泌增多的结果。超声表现为甲状腺肿大，位置正常，外侧边缘凸出，回声正常（图 4-60 ）[64, 65]。

（六）甲状腺囊性肿瘤

1. 胶质囊肿

胶质囊肿主要由胶质细胞和少量滤泡细胞组成，被认为是甲状腺滤泡增生和退化循环的结果。

胶质囊肿超声表现为无回声，内部可以有回声或分隔，包括由于微晶存在产生的带彗星尾征的明亮病灶（图 4-61）。

2. 单纯囊肿

真正上皮细胞内衬的单纯囊肿很少见，约占甲状腺肿块的 1%。声像图呈无回声，壁光滑，透声佳，多普勒超声显示内部无血流。鉴别单纯囊肿和胶质囊肿需要组织取样。

3. 出血性囊肿

出血性囊肿通常是滤泡性腺瘤或胶质囊肿出血的结果。出血可以是自发性的，也可能是颈部钝性损伤的结果。急性期表现为混合性肿块，内部有分隔或碎片，壁不规则（图 4-62）。随着时间的推移，病灶变为低回声，并形成更为局限的边界。分隔可

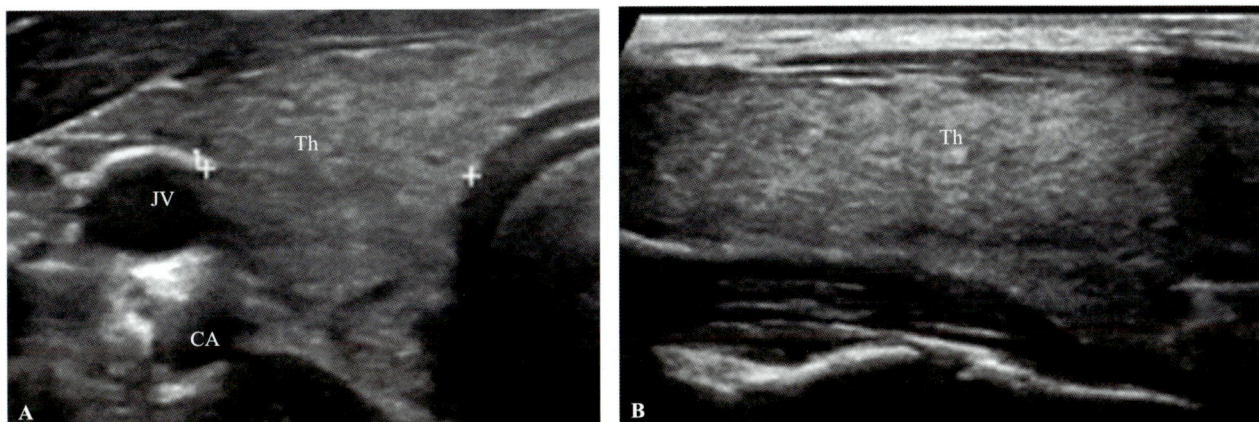

▲ 图 4-60 先天性甲状腺素合成障碍引起甲状腺肿（患者：女，13 岁，体查发现甲状腺肿大）

横切面声像图（A）和纵切面声像图（B）显示颈静脉（JV）和颈动脉（CA）内侧的甲状腺（Th）右叶增大、回声正常。左叶外观相似

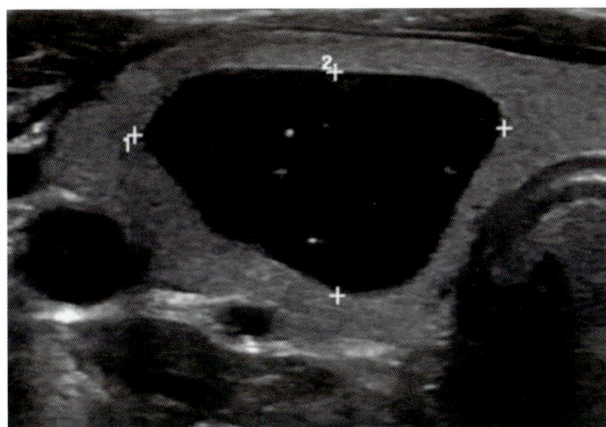

▲ 图 4-61 胶质囊肿

横切面声像图显示右叶中部无回声肿块（光标），内部有回声，为浓缩胶体，和单纯囊肿鉴别需要组织取样

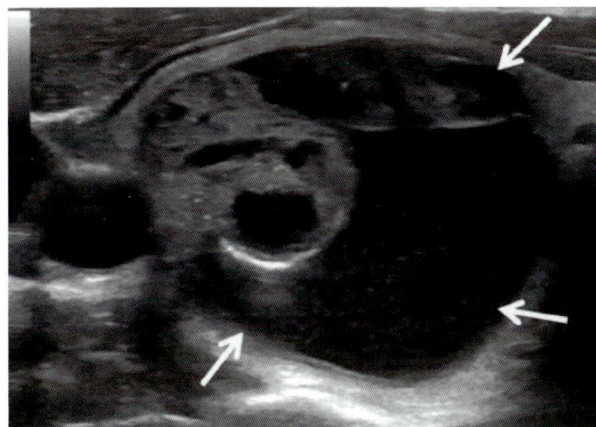

▲ 图 4-62 急性出血性囊肿

纵切面灰阶声像图显示以囊性为主的混合性肿块（箭），内部有碎片。手术探查为胶质囊肿并广泛出血

以持续存在，也可以消失，并形成液平。

（七）甲状腺结节

与成人相比，儿童期甲状腺结节的发病率要低得多，评估 1%～2% 的儿科人群，发病率为 0.05%～5.1%[28, 69-71]，其中 22%～26% 为恶性结节，而在成人甲状腺结节中，5%～10% 为恶性结节[28, 70, 71]。大多数甲状腺结节表现为可触及的肿块[72]。

良恶性结节的超声诊断标准：恶性结节超声表现：实性或以实性病变为主的结节，有细点状钙化，轮廓不规则，边缘模糊，高过于宽，超出甲状腺边缘，淋巴结转移[59, 70, 73-76]。良性结节的超声表现：以囊性成分为主（通常见于腺瘤或胶质囊肿）、边缘钙化、伴彗星尾征和无血管。但良恶性结节的超声特征有重叠，明确诊断需要组织活检（表 4-2）。

（八）甲状腺良性结节

良性结节包括滤泡腺瘤、增生结节和 Graves 病结节[59]。

1. 滤泡性腺瘤

滤泡性腺瘤是甲状腺最常见的良性肿瘤。病理上，滤泡性腺瘤内含被纤维囊包绕的腺泡。腺瘤出现在正常的腺体中，表现为可触及的结节，因其他病变进行影像学检查偶然发现，或可因自发性出血突然肿大和疼痛。大多数腺瘤无功能，若有自主功能则导致甲状腺激素持续生成而造成甲状腺功能亢进[58]。自主功能性结节也被称为毒性自主性结节，或毒性结节性甲状腺肿（Plummer 病）。

腺瘤超声表现为孤立、边界清晰、内部回声分布均匀或稍不均匀，周围可见由纤维囊、压缩的

表 4-2 甲状腺良恶性结节的超声特征与病理诊断

特 征	病理诊断
大小	直径＞1.0cm 会增加恶性肿瘤的可能性
内部回声	
囊性	良性（常为腺瘤性结节）
彗星尾征	良性
回声	
低回声	良性或恶性
光环	假如光滑，60%～80% 为良性
边缘	
不规则	恶性风险增加
钙化	
良性	大而粗糙的蛋壳样
恶性	细小（微钙化）和点状（砂粒体）
其他表现	
淋巴结	恶性
内部和（或）周边血流信号	良性或恶性

引自 Babcock DS. Thyroid disease in the pediatric patient: emphasizing imaging with sonography. Pedatr Radiol 2006;36:299–308.

甲状腺实质或囊周炎性浸润引起的薄的（1～2mm）低回声"晕"，或边缘、回声从低回声到高回声不等。可见出血或坏死引起的囊性改变和浓缩胶体引起的彗星尾征（小回声灶伴有后方混响伪像）（图 4-63）[77]。通常是弧形和周边钙化，也可能存在"蛋壳样"钙化。多普勒超声可见边缘和中央血流信号（见图 4-63C）。

2. 增生性或腺瘤样结节

增生性结节由滤泡、胶质和不同程度的纤维化构成，通常无包膜。虽然它们可能是孤立的，但通常多发，见于多结节性甲状腺肿。超声表现为高回声、等回声或低回声结节，边界清晰，有晕（图 4-64）。囊性改变很常见。大的囊肿可能有内部分隔、厚壁和实性壁结节。多普勒超声显示不同数量的内部和外周血流。

（九）甲状腺恶性结节

1. 甲状腺癌

儿童期甲状腺癌很少见，占 15 岁以前所有恶性肿瘤的 1%～1.5%[19, 28, 41, 55, 56, 78]。女性为主（81%），发病高峰在 7—18 岁[79, 80]。患者通常甲状腺功能正常，有明显可触及的单发性甲状腺结节，局部淋巴结肿大，或相关征象。大多数患者为局部病变，仅 8% 有远处转移，常位于肺部，很少出现在骨或肝。常见的组织学表现为甲状腺乳头状癌 60%，滤泡型乳头状癌 23%，髓样癌 7.6%[79, 80]。在年龄较小的儿童（0—4 岁）中，髓样癌更为常见。随着年龄的增长，乳头状癌发病率增加。未分化癌和肉瘤儿童期极为罕见。

总平均生存期为 30.5 年[80]。乳头状癌的生存率高于髓样癌。男性、组织学呈乳头状、远处转移和未手术是预后较差的因素。

乳头状癌发生的主要危险因素是甲状腺的辐射暴露，常见于淋巴瘤的治疗后[79, 81-85]。从放疗到甲状腺癌诊断的中间时间间隔约为 13 年[81]。乳头状癌还与 10q 异常、家族性腺瘤性息肉病和 Cowden 病（也称为多发性错构瘤综合征）有关。乳头状癌和滤泡型乳头状癌都与 RAS–RAF–MEK–ERK（丝裂原活化蛋白激酶）通路的激活有关[78-79]。甲状腺髓样癌与多发性内分泌肿瘤有关。

2. 甲状腺癌超声表现

美国甲状腺协会儿童甲状腺癌指南工作组推荐超声作为儿童甲状腺结节诊断、随访和细针穿刺引导活检的首选方法[78, 86]。甲状腺结节的评估和治疗应与成人相同，结合其超声特征和临床表现，而不是仅根据大小来确定需要细针抽吸的结节。

如上所述，超声表现以实质性为主、伴点状钙化（砂粒样钙化）、形态不规则、分叶状或边界模糊、厚或不规则的低回声边缘提示恶性肿瘤（图 4-65 和图 4-66）[73-76]。乳头状癌和髓样癌的钙化最常见。与辐射相关的癌症有较高的多中心性和双侧性。彩色多普勒超声显示内部或周围血流增加（图 4-66B）。转移性淋巴结具有与原发肿瘤相似的回声，可伴钙化、坏死或出血，淋巴门回声消失。

3. 淋巴瘤

淋巴瘤累及甲状腺在儿童和青少年中罕见。超声表现可以是单发的低回声肿块，也可以是由多个低回声和无回声肿块替代甲状腺[28]。

儿童霍奇金淋巴瘤放射治疗的甲状腺声像图表现为单发或多发结节、实质萎缩、实质回声不均匀伴钙化[87, 88]。结节常表现为相对于正常甲状腺组织的低回声，也可能是等回声合并低回声晕或混合性肿块。

（十）弥漫性实质性病变

引起甲状腺肿大的实质性疾病，也称为甲状腺肿，包括炎性疾病，如急性化脓性和亚急性甲状

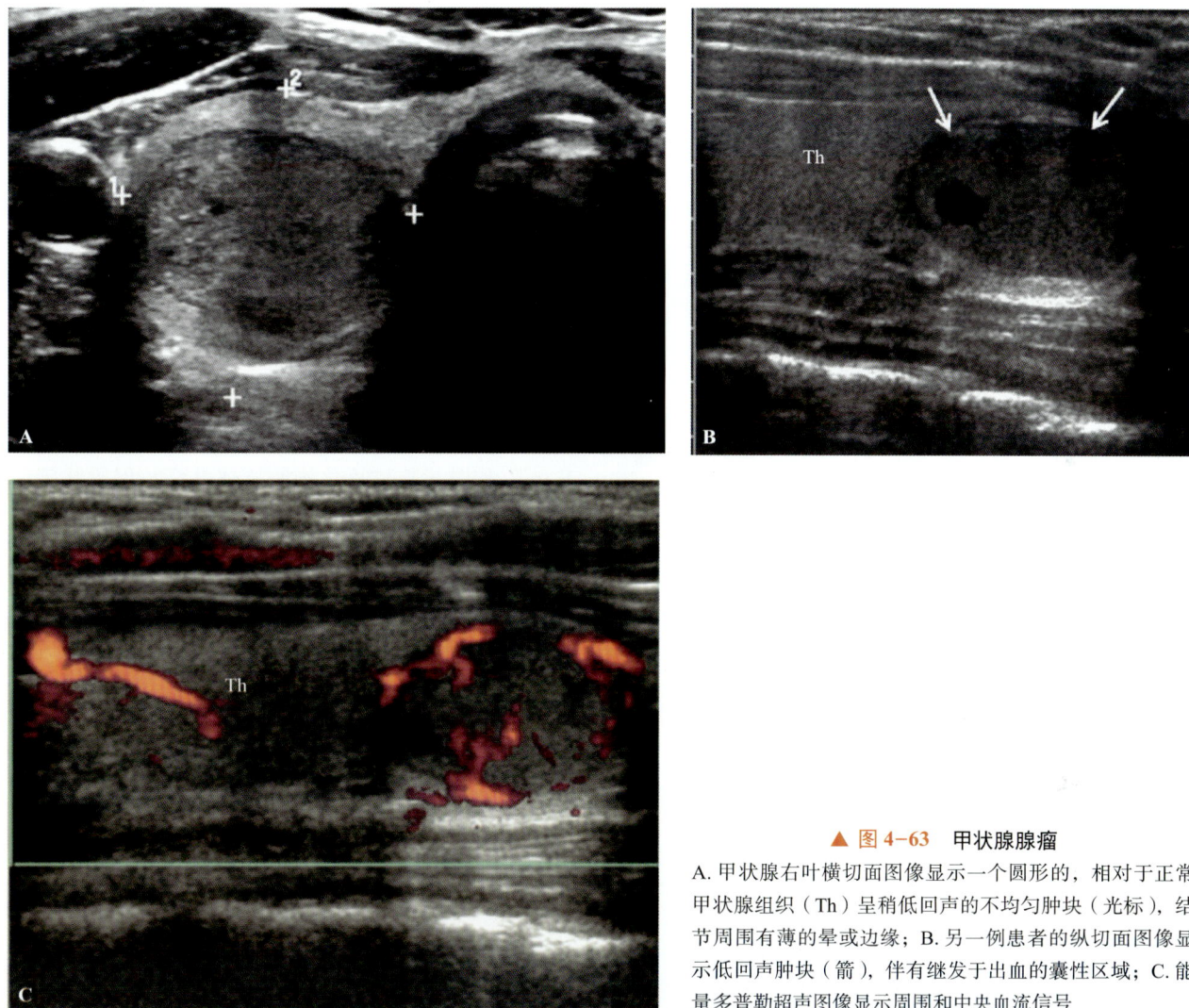

▲ 图 4-63　甲状腺腺瘤

A. 甲状腺右叶横切面图像显示一个圆形的，相对于正常甲状腺组织（Th）呈稍低回声的不均匀肿块（光标），结节周围有薄的晕或边缘；B. 另一例患者的纵切面图像显示低回声肿块（箭），伴有继发于出血的囊性区域；C. 能量多普勒超声图像显示周围和中央血流信号

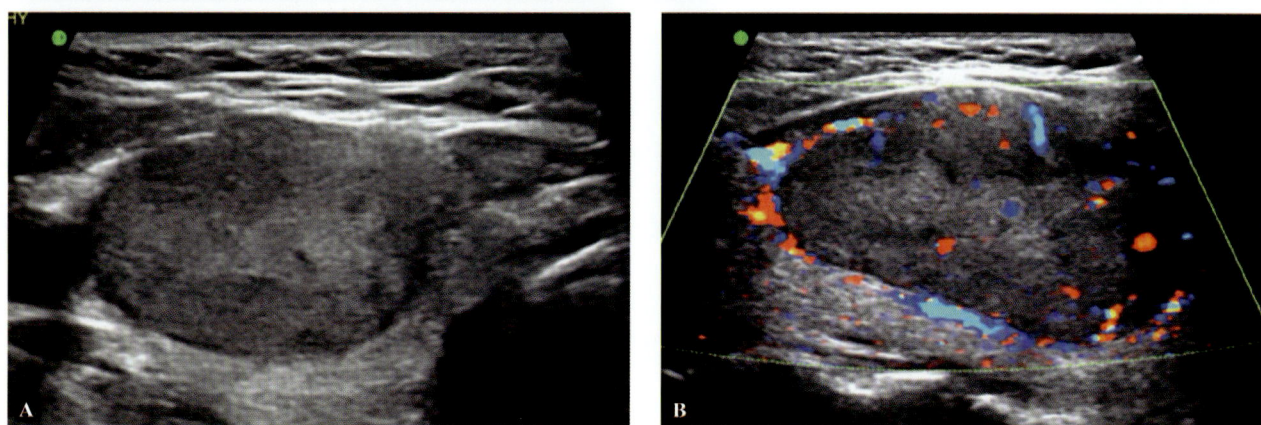

▲ 图 4-64　增生结节

A. 纵切面灰阶声像图显示一实性结节，边界清晰，可见薄的低回声边缘；B. 彩色多普勒声像图显示中央和外周血流信号

腺炎，自身免疫性疾病包括桥本甲状腺炎和 Graves 病，以及多结节性甲状腺肿。

1. 感染性疾病

（1）急性化脓性（细菌性）甲状腺炎：急性化

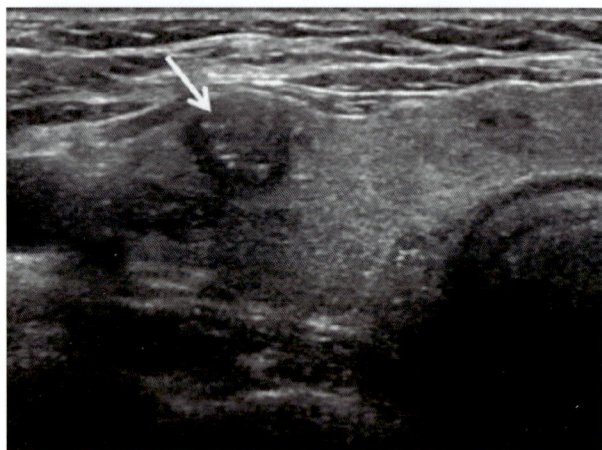

▲ **图 4-65 甲状腺乳头状癌**
横切面声像图显示甲状腺右叶混合性实质性肿块（箭），有点状高回声代表钙化，点状钙化高度提示恶性肿瘤

脓性甲状腺炎是一种罕见的由腺体内细菌感染所引起的疾病。常见的致病菌有溶血性链球菌和肺炎葡萄球菌。感染的偶发因素是梨状窝窦和同侧甲状腺叶或甲状腺周围间隙之间的先天性瘘管[89, 90]。先天性瘘管左侧比右侧更常见。化脓性甲状腺炎通常发生在 2—12 岁儿童，表现为发热和甲状腺肿大、疼痛。甲状腺功能通常正常。

超声表现为腺体肿大，单个或多个低回声或混合性肿块提示脓肿形成，多普勒超声显示血流丰富（图 4-67）。脓肿和蜂窝织炎可见于甲状腺周围组织。

（2）亚急性甲状腺炎：亚急性肉芽肿性甲状腺炎（也称为 De Quervain 甲状腺炎）是一种短暂的炎症性疾病，通常先前有上呼吸道病毒感染史[56, 91]。组织学检查显示肉芽肿和上皮细胞。患者表现为发热、甲状腺肿大、疼痛和甲状腺毒性症状。血清 T_3、T_4 和甲状腺过氧化物酶抗体升高，促甲状腺激素水平降低[56]。

超声表现包括腺体肿大，回声不均匀，边界不

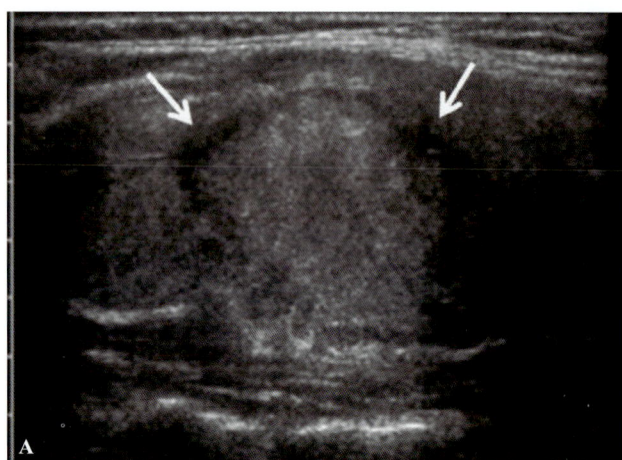

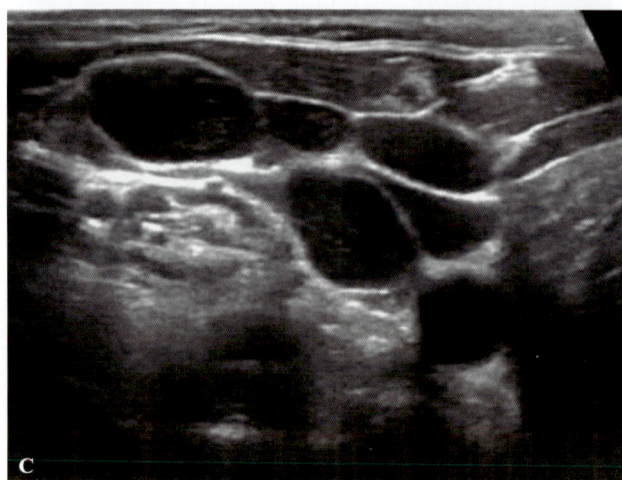

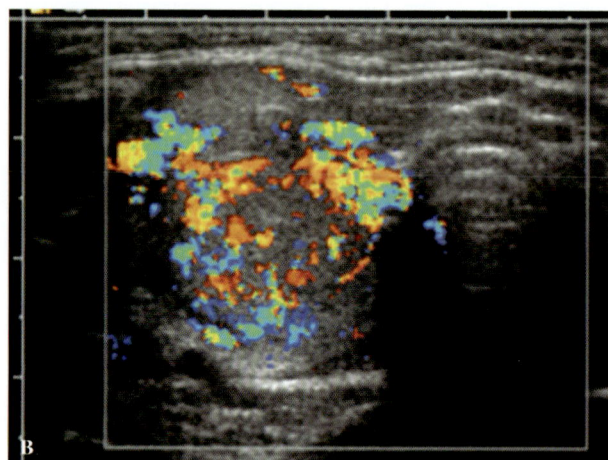

▲ **图 4-66 甲状腺乳头状癌**
A. 甲状腺左叶纵切面灰阶声像图显示实性高回声肿块（箭），有相对较厚、不规则的低回声晕；B. 横切面彩色多普勒声像图显示周围和内部血流丰富；C. 颈部外侧灰阶超声扫查显示颈部多发低回声肿块，无淋巴门，提示淋巴结转移

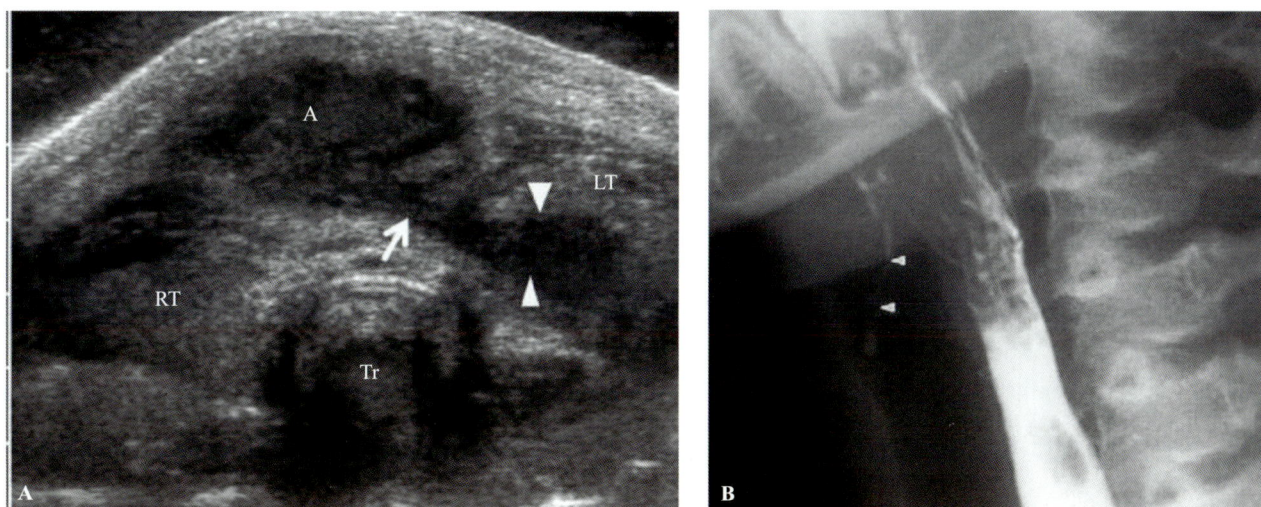

▲ 图 4-67　急性化脓性甲状腺炎伴脓肿形成

A. 横切面灰阶声像图显示颈前软组织脓肿（A），甲状腺左叶有第二个脓肿（箭头），箭示甲状腺左叶（LT）和软组织脓肿之间的瘘管；
B. 颈部侧位 X 线钡对比剂造影检查显示梨状窝瘘和甲状腺之间有一瘘管（箭头）。RT. 正常甲状腺右叶；Tr. 气管

清的回声减低区，多普勒显示无血流（图 4-68）[91,92]。当患者甲状腺功能正常时，图像通常会恢复正常。影像学表现结合临床病史可以做出正确诊断。

2. 自身免疫介导过程

（1）桥本甲状腺炎：桥本氏甲状腺炎又称自身免疫性甲状腺炎和慢性淋巴细胞性甲状腺炎，是一种特异性自身免疫性疾病，最常见于少女和 40 岁以上的女性。它是儿童最常见的甲状腺炎，也是获得性甲状腺功能减退最常见的原因。典型的血清学表现是血清中甲状腺球蛋白增高和促甲状腺激素受体抗体阳性。常见的病理特征是淋巴细胞浸润和滤泡萎缩或纤维化。

儿童桥本甲状腺炎临床表现为无痛性甲状腺肿大（甲状腺肿）。大多数患者最初甲状腺功能正常，

逐渐演变为甲状腺功能减退[56]。疾病早期，血清甲状腺素水平正常，最终会降低，促甲状腺激素水平升高。甲状腺疾病家族史常见，伴有染色体异常的患者发病率增加[55,58,59]，包括 Turner、Down、Klinefelter 和 Williams 综合征患者，以及接受过霍奇金病治疗的患者[55,58,93]。同时也与自身免疫性疾病包括类风湿关节炎、红斑狼疮和 Jorgenson 综合征，以及其他内分泌疾病包括原发性肾上腺皮质功能减退症（艾迪生病）、甲状旁腺功能亢进症和糖尿病有关[56]。

桥本甲状腺炎超声表现为腺体肿大、实质回声不均匀和低回声结节，反映性淋巴组织浸润和滤泡变性（图 4-69 和图 4-70），可见钙化，多发性颈部淋巴结肿大亦常见。在疾病早期，彩色多普勒超声显示血流弥漫性增加。在疾病终末期，腺体小且

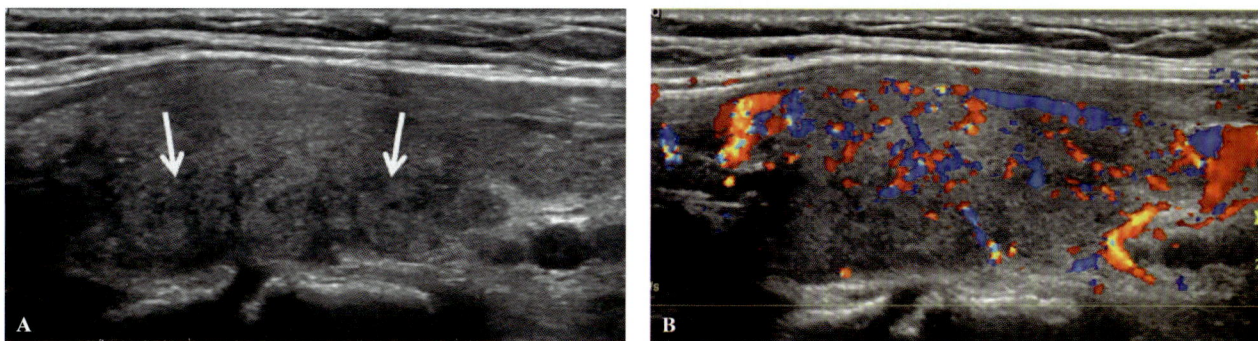

▲ 图 4-68　亚急性甲状腺炎（青年患者，颈部急性疼痛，甲状腺肿大，甲状腺功能检查提示甲状腺功能亢进）

纵切面灰阶（A）和彩色多普勒（B）声像图显示甲状腺右叶增大，边界不清，深部区域呈低回声（箭），无液体流动，左叶外观相似，具有亚急性甲状腺炎典型的声像图和临床表现，超声随访炎症完全消失后恢复正常

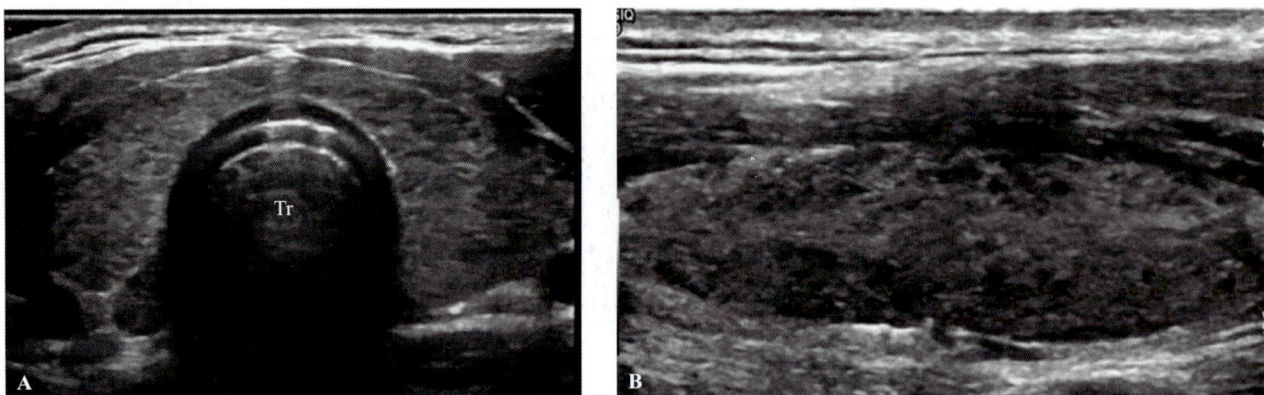

▲ 图 4-69　桥本甲状腺炎（患者：女，15 岁，甲状腺功能亢进）
横切面（A）和纵切面（B）灰阶声像图显示甲状腺腺体积增大，回声分布不均匀。Tr. 气管

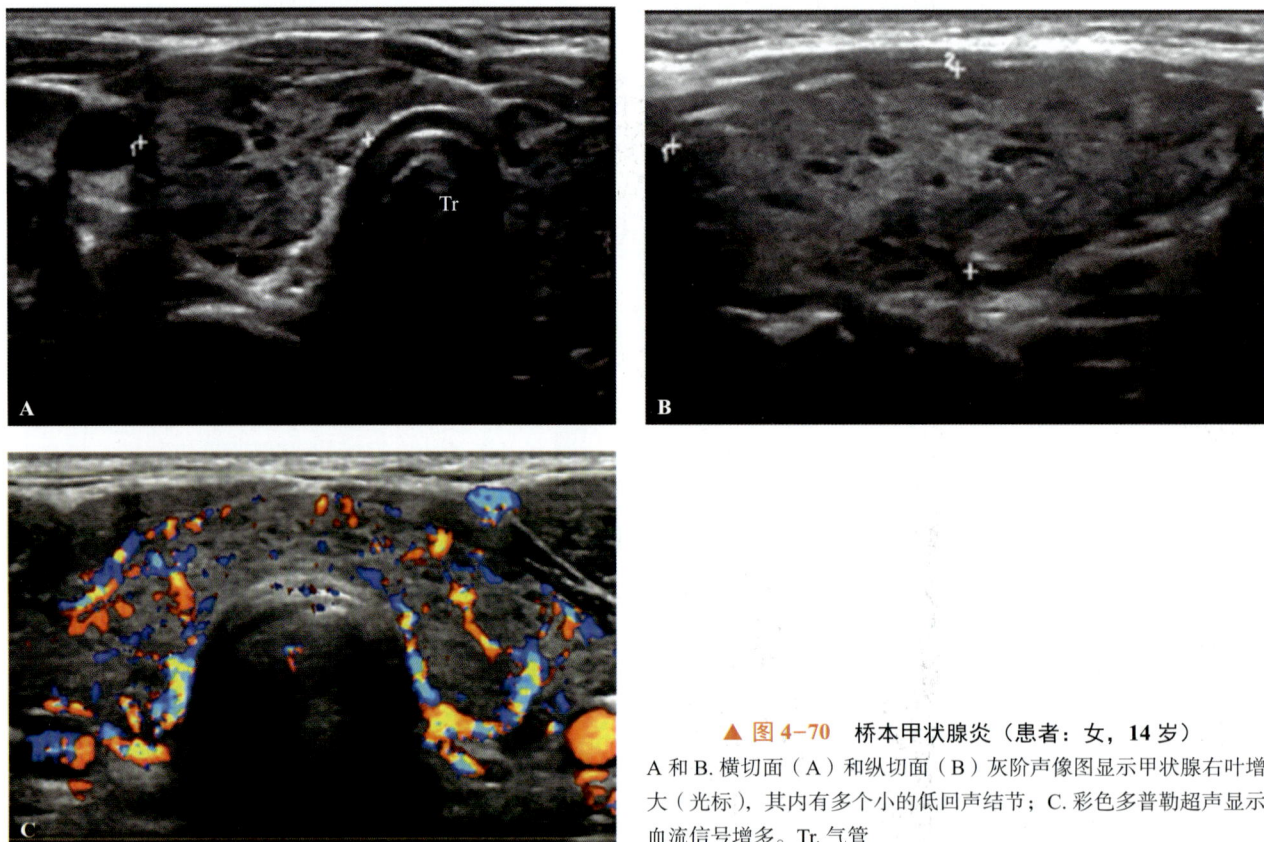

▲ 图 4-70　桥本甲状腺炎（患者：女，14 岁）
A 和 B. 横切面（A）和纵切面（B）灰阶声像图显示甲状腺右叶增大（光标），其内有多个小的低回声结节；C. 彩色多普勒超声显示血流信号增多。Tr. 气管

回声高，反映甲状腺的萎缩和纤维化，多普勒超声显示血流减少。尽管桥本甲状腺炎的表现典型，但并不具有特异性，任何弥漫性甲状腺疾病，包括 Graves 病和多发结节性甲状腺肿，都可以表现相似。鉴别需要参考临床表现和实验室数据。

　　(2) Graves 病：Graves 病（也称为弥漫性毒性甲状腺肿）是儿童甲状腺功能亢进的最常见原因 [58]。它是一种自身免疫性疾病，由甲状腺刺激免疫球蛋白与促甲状腺激素受体结合，导致促甲状腺激素合成增加 [94]。病理表现为滤泡上皮细胞弥漫性增生，胶质减少，血管增多。女孩较男孩更常见，并在青春期达到高峰 [56]。由于甲状腺刺激免疫球蛋白的胎盘转运，约 1% 母亲患有 Graves 病的婴儿出生后有先天性甲状腺功能亢进 [28]。

　　Graves 病的临床表现包括弥漫性甲状腺肿大（甲状腺肿）和甲状腺毒症，表现为神经过敏、紧张、体重减轻、出汗、心悸、不耐热、浸润性眼病（突眼），少数患者会出现浸润性皮肤病。血清 T₄、

T$_3$ 升高，促甲状腺激素降低。

超声表现包括腺体肿大、回声不均匀、呈分叶状（图 4-71）[58, 95]。回声可能正常或呈低回声。结节形成虽然不像桥本病那样常见，但偶尔也会发生[58]。彩色多普勒超声显示血流信号明显增多（甲状腺"火海征"）、动静脉分流、高收缩期和舒张期血流速度，范围在 50～120cm/s（图 4-71C）。如上所述，各种病因导致的甲状腺炎超声表现有重叠，鉴别诊断需要参照临床表现和实验室数据。

3. 多结节性甲状腺肿（结节性增生）

多结节性甲状腺肿是指由于多发性增生结节导致的甲状腺肿大（即甲状腺肿），临床表现为甲状腺结节性肿大。患者通常甲状腺功能正常，但也可能功能减退或亢进而产生相应的全身症状。结节多为增生性或腺瘤性，伴有不同程度的囊性变。它们被认为是反复刺激和退化的结果（见上面关于增生结节的讨论）。多结节性甲状腺肿可能是散发性的，由先天性的甲状腺合成缺陷所致或继发于饮食碘摄入不足（地方性甲状腺肿）。它与桥本甲状腺炎和甲状腺癌有关。

声像图表现为甲状腺肿大，边界光滑，质地不均匀，有多个结节，常为囊性（图 4-72）。囊性区域中微小、无声影的高回声提示浓缩的胶体，有声影的强回声提示钙化。多普勒超声可显示结节周围

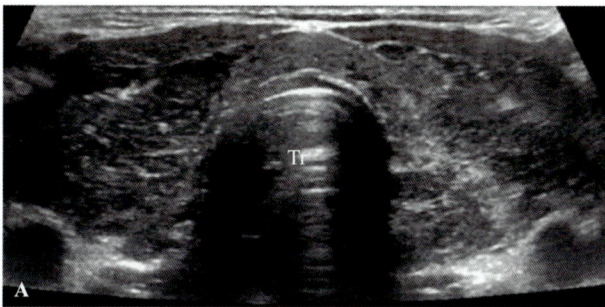

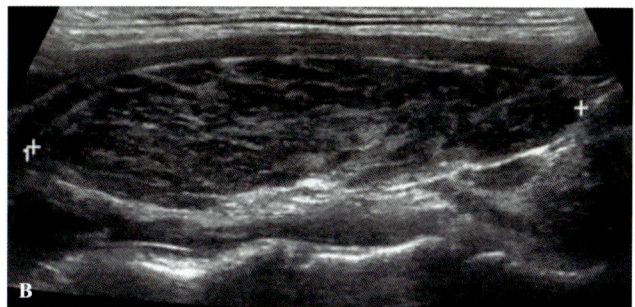

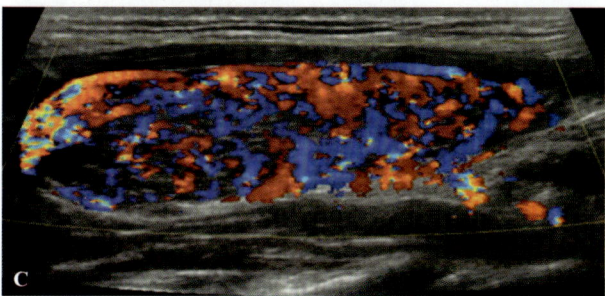

▲ 图 4-71　Graves 病
A 和 B. 横切面（A）和纵切面（B）灰阶声像图显示增大、分布不均匀的甲状腺左叶，无孤立结节显影；C. 彩色多普勒超声显示血流丰富呈"火海征"。Tr. 气管

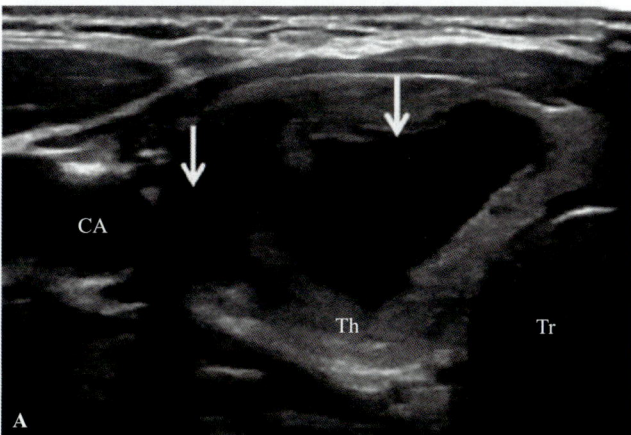

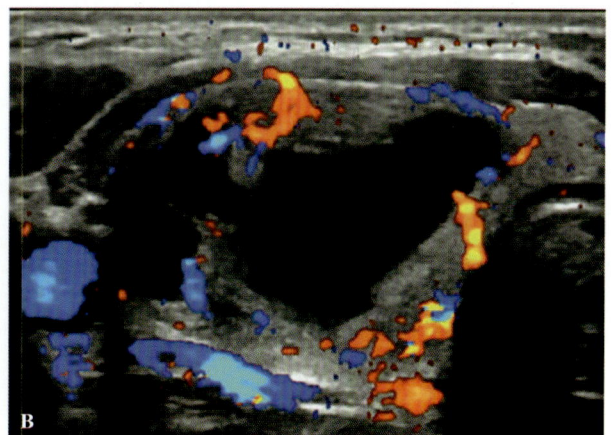

▲ 图 4-72　多结节性甲状腺肿（患者：女，17 岁，有自身免疫性甲状腺炎治疗史）
A. 甲状腺右叶横切面灰阶声像图显示低回声实质性结节（箭），周围甲状腺（Th）回声正常；B. 彩色多普勒超声显示结节周围甲状腺血流丰富。CA. 颈动脉；Tr. 气管

血流信号和结节内血流信号（多见于实性功能亢进的结节）。

五、甲状旁腺

（一）正常发育与解剖

通常颈部两侧各有上下两个甲状旁腺。上腺起源于第四鳃囊，位于甲状腺中部附近。下腺起源于第三鳃囊，位于甲状腺下极的后部或下方[96]。与甲状腺相似，甲状旁腺的移行可能会被阻止或移行到甲状腺水平以下进入纵隔。一般来说，低于 5% 异位于颈部或胸骨后方[96, 97]。偶尔甲状旁腺会超过 4 个。多余的腺体常位于靠近胸腺的上纵隔。

尽管甲状腺上部可能由甲状腺上动脉供血，但甲状旁腺主要由甲状腺下动脉供血。静脉引流通过甲状腺静脉。

（二）正常甲状旁腺功能

甲状旁腺分泌甲状旁腺激素（parathyroid hormone，PTH）并负责维持血液中钙和磷的平衡。甲状旁腺激素的靶器官是肾脏和肝脏。

（三）正常超声解剖

正常的甲状旁腺由于其体积小（长度 < 5mm）且回声结构与邻近的甲状腺实质相似，声像图上几乎看不到。然而，当它们的回声低于甲状腺实质回声时，可能显示为颈长肌和甲状腺之间独立的椭圆形结构。

（四）甲状旁腺超声的适应证

甲状旁腺超声适应证包括对导致甲状旁腺功能亢进症的潜在病变的评估、细针引导穿刺活检，以及持续性或复发性甲状旁腺功能亢进症的术后评估。

原发性甲状旁腺功能亢进多由甲状旁腺单发性腺瘤（80% 病例）引起，较少由弥漫性腺体增生引起（约 20% 病例）。偶尔甲状旁腺腺瘤可以异位在纵隔或甲状腺上。甲状旁腺功能亢进的其他原因有功能性甲状旁腺癌和甲状旁腺囊肿。临床表现包括多饮、多尿、疲劳和骨痛，血清钙水平升高。治疗为手术切除任何相关的肿块。

继发性甲状旁腺功能亢进是由于慢性高钙血症引起的多腺体增生，通常由慢性肾脏疾病或肠道吸收不良引起。继发性甲状旁腺功能亢进采用药物治疗。

（五）甲状旁腺功能亢进的影像学表现

1. 腺瘤

甲状旁腺腺瘤表现为甲状腺的正后方或下方，颈动脉内侧，边缘清晰的肿块（图 4-73）[97, 98]。表现为与甲状腺同质的均匀低回声。腺瘤很少出现完全囊性变、钙化或多叶外观。甲状旁腺腺瘤彩色多普勒图像常可见血流信号，尽管小病灶的血管可能难以检测。特征性的表现是甲状旁腺外的供血血管（常起源于甲状旁腺下动脉），在其中一极进入甲状

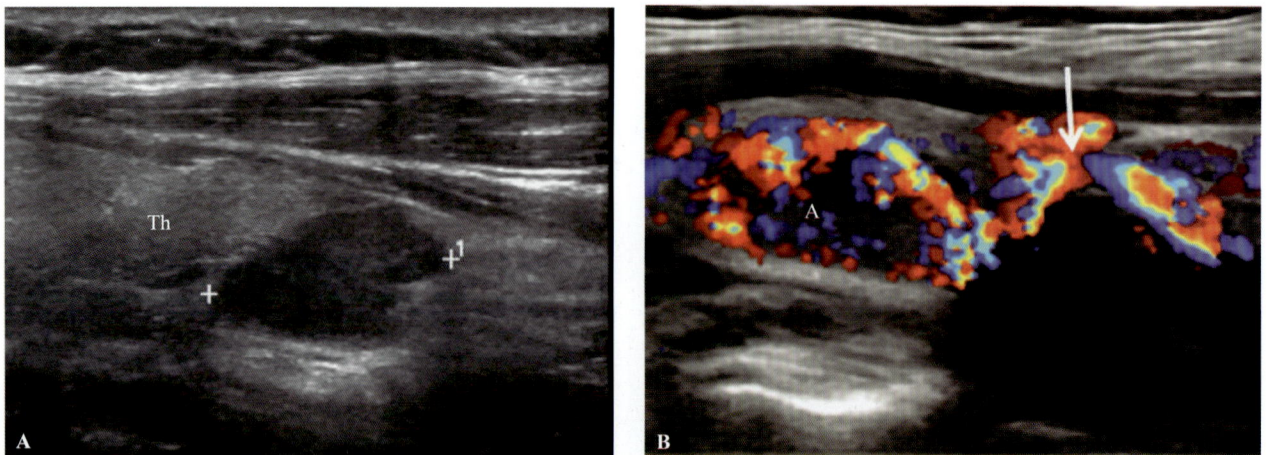

▲ 图 4-73 甲状旁腺腺瘤（患者：男，18 岁，甲状旁腺功能亢进）

A. 纵切面灰阶声像图显示甲状腺（Th）右叶后方有一椭圆形低回声肿块（光标）；B. 彩色多普勒超声显示腺瘤周围被源自下极供血动脉（箭）的血管包绕

旁腺。供血动脉在进入腺体前倾向于围绕腺体周围走行，产生血管环或弧形线[98]。

颈部淋巴结可能与甲状旁腺腺瘤相似。淋巴结有回声、有中央血流，通常位于甲状腺下方。甲状腺旁腺瘤呈均匀低回声，表现为外周血流，位于甲状腺的后部或侧面。

2. 增生

多腺体增生比腺瘤更难诊断。偶尔可见弥漫性甲状旁腺肿大。回声可能低于或等于邻近甲状腺组织的回声（图 4-74）。

（六）甲状旁腺囊肿

大多数甲状旁腺囊肿位于甲状旁腺下腺，尽管它们可以出现在从下颌角到上纵隔的任意部位。患者通常血钙正常，伴有明显的颈部肿块。然而，如果囊肿是功能性的，可能有甲状旁腺功能亢进的临床表现。

甲状旁腺囊肿超声表现为单房、壁光滑、透声好的无回声肿块（图 4-75）。区分囊肿来自甲状腺还是甲状旁腺可能需要经皮穿刺并检测甲状旁腺激素。甲状旁腺囊肿囊液中甲状旁腺激素水平比血清中的高。

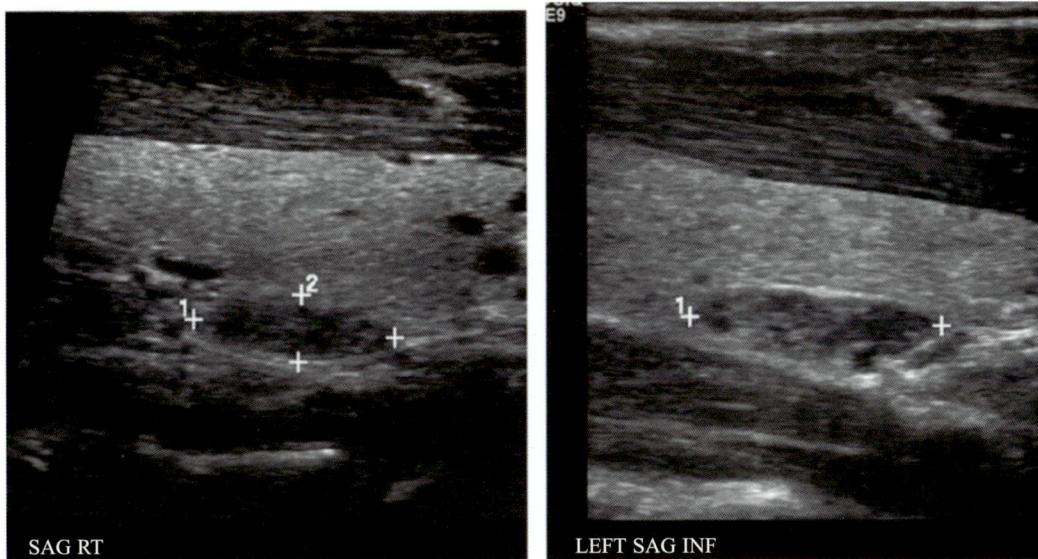

▲ 图 4-74　肾性骨营养不良合并继发甲状旁腺功能亢进患者的甲状旁腺增生
声像图显示右上甲状旁腺、左下甲状旁腺的回声较邻近甲状腺低，甲状旁腺腺体增大

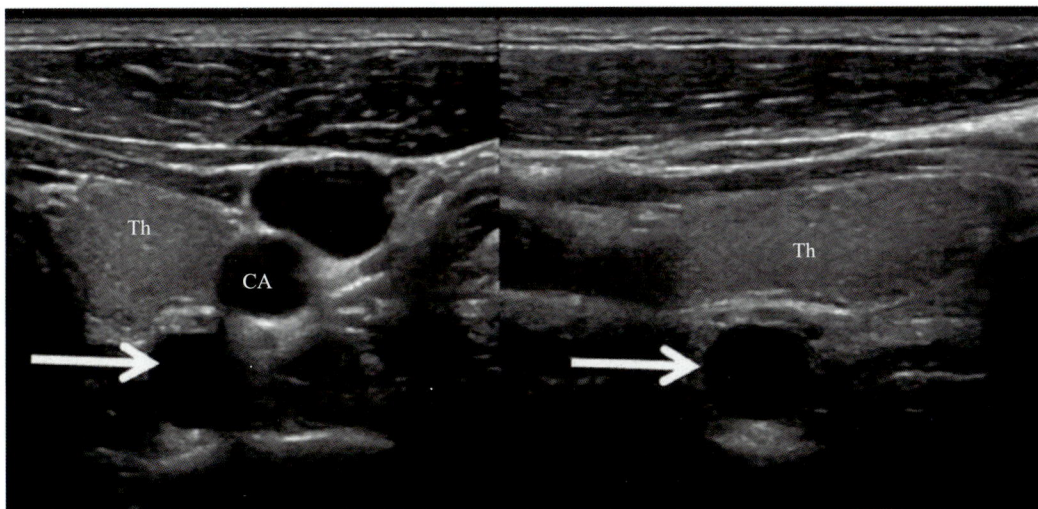

▲ 图 4-75　甲状旁腺囊肿
双幅声像图显示甲状腺（Th）左叶后方的囊性肿块（箭）。CA. 颈动脉

第5章 胸 部
Chest

Marilyn J. Siegel 著

张号绒 蒋海燕 译

许云峰 校

虽然常规胸部 X 线检查仍是评估胸部可疑疾病的首选影像学检查，但在特定情况下超声可提供临床所需相关数据。超声有利于鉴别肺和胸膜病变，可以确定胸腔积液的特征（单纯性胸腔积液还是复杂胸腔积液），帮助决定是选择胸腔穿刺还是放置造瘘管。新生儿或幼儿怀疑有纵隔肿块时，超声检查有助于确认胸腺是否正常，并排除病理性肿块，以避免进一步的影像学检查。在胸壁病变方面，超声可以对肿块定位和定性以及帮助选择穿刺部位。超声实时成像还有利于评估血管和组织结构的运动状态（如横膈膜运动）。

本章回顾了胸部超声技术、超声在各种胸部疾病诊断中的应用、婴幼儿胸部正常解剖，以及常见病理性改变的超声特征。

一、超声检查技术

在进行超声检查前，应回顾已做的影像学检查，包括常规胸部 X 线检查、CT 或 MRI，以确定要检查的感兴趣区域，加速完成超声检查。

（一）探头

探头的选择取决于患者体型大小和病变的位置，这会影响最佳的声窗传输和超声图像质量。采用 7.5～15.0MHz 的高频探头可以提供更高分辨率的图像，但软组织穿透力较差，常用于评估婴儿和儿童的近场结构（如胸壁、胸腔）。低频探头（5.0MHz）软组织穿透力更好，但图像分辨率较低，可以用来评估体型较大的患者和深部胸腔，如肺或纵隔。凸阵或线阵探头常用于检查肺、胸膜、纵隔、膈肌和胸壁，视野较窄的小型脚印式探头更

适合通过小的声学窗口（如胸骨上、肋间和剑下区域）进行检查。组织等效隔垫可帮助对浅表结构的评估。

多普勒超声有助于描述血管的血流模式，监测异常血管，如与肺隔离症相关的血管，并显示病变与主要血管和心脏的关系。在横切面和纵切面均获得灰阶和彩色多普勒图像。当需要更进一步检查病灶时，可以采用斜切面作为补充。

（二）患者体位

胸部超声检查常采用仰卧位。进行侧卧位检查时，可将枕头或毯子放在患者的一侧以增加其舒适度并加快检查速度。肩部后面的枕头可以帮助伸展颈部，以评估锁骨上和胸骨上区域。

（三）成像方法

胸部超声透声窗的选择视患者病变的位置而定，包括锁骨上、胸骨上、胸骨旁、经胸骨、肋间、剑突下、膈下和椎旁后（图 5-1）[1-8]。

锁骨上窝切面（图 5-1 "1"），将探头放置在锁骨上方获得。胸骨上窝切面（图 5-1 "2"），将探头放置在胸骨柄上方并与尾端成角度获得。这些视图用于评估肺尖、上纵隔和前、中纵隔以及大血管（主动脉、上腔静脉、头臂静脉和锁骨下动脉）。

胸骨旁切面（图 5-1 "3"），患者取侧卧位并将探头平行于胸骨获得，这使纵隔下移，扩大了透声窗，有助于评估前纵隔结构。将患者左侧卧位、探头放在胸骨左侧获得左侧胸骨旁切面，可显示主肺动脉以及左侧前纵隔。升主动脉和右侧前纵隔采用右侧胸骨旁切面，患者右侧卧位。胸骨旁切面也被用来显示乳腺血管。

经胸骨切面（图 5-1 "4"），将探头放在胸骨正上方获得。新生儿和婴儿的胸骨主要是软骨，可以传输声波，有助于胸腺显示。

肋间切面（图 5-1 "5"），患者仰卧或斜卧，将探头放在肋间获得，为胸腔及周围肺实质的检查提供了一个理想的检查窗口。

剑下切面（图 5-1 "6"）和膈下切面（图 5-1 "7"），将探头分别位于剑突下和膈下，以肝或脾作为透声窗斜切获得。使用这些声窗可以帮助评估深部区域（下肺和胸膜深层）以及膈肌周围区域的异常病变。在评估膈肌运动时，以肝脏或脾脏为声窗的纵切面成像也有帮助。探头置于剑突下横切面并向头部成角可以比较两侧膈肌的运动情况。

椎旁后切面（图 5-1 "8"），将探头平行放置于脊柱旁检查。这些图像可以充分显示椎旁肿块。

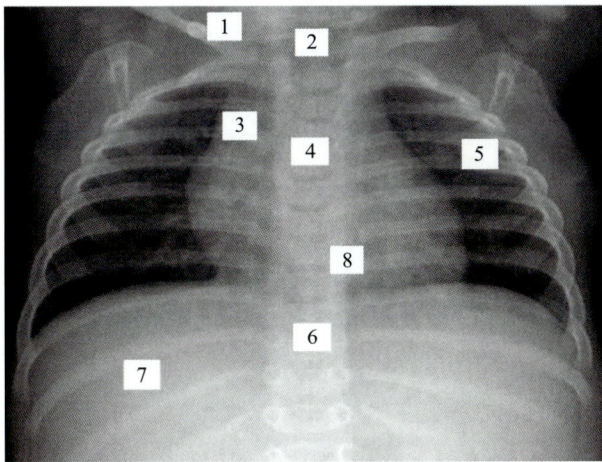

▲ 图 5-1 胸部超声透声窗的位置（在胸部 X 线图像中示意）
包括锁骨上（1）、胸骨上（2）、胸骨旁（3）、经胸骨（4）、肋间（5）、剑突下（6）、膈下（7）和椎旁后（8）透声窗

二、正常解剖

（一）胸腺

胸腺的外观随患者年龄而改变，识别其大小、表面光滑程度以及位置的变化对做出正确的超声描述非常重要[9-11]。胸腺为双叶结构，每叶有其单独的纤维囊。新生儿和幼儿期胸腺相对于整个体重占比最大，且其大小随儿童年龄的增大而增加，青春期达到最高峰。青春期前，胸腺由内含大量淋巴细胞的实质组成，伴有薄的结缔组织分隔。青春期淋巴细胞开始退化，脂肪组织逐渐取代胸腺滤泡。胸

腺产生激素，刺激 T 细胞成熟，在维持免疫能力方面发挥作用。

胸腺位于前上纵隔大血管的前方。婴幼儿期，从头侧的左头臂静脉水平部延伸到尾侧的大血管起始处。有时，胸腺其中的一叶或两叶可以延伸到膈肌水平，随着患者年龄的增加，下伸部逐渐缩小[12]。

由于胸腺有一个宽阔的前缘，毗邻胸壁和胸骨，几乎所有的新生儿和许多 10 岁内的婴幼儿都可以通过超声显示胸腺。最好采用胸骨上、经胸骨或胸骨旁切面。年龄较大的儿童和青少年由于前纵隔肺充气和胸骨骨化，影响了声束的传输，并且腺体相对较小，所以胸腺较难显示。

1. 超声表现

新生儿和婴儿期的正常胸腺呈四边形，边界清晰、表面光滑、边缘凸出或平直，相对于皮下组织呈低回声，相对于肝脏几乎为等回声。其内部具有规则的线性和点状高回声的特征性回声结构，这便于对正常胸腺的识别并与纵隔病理性改变相鉴别（图 5-2）[1-7, 10]。正常胸腺形状随着呼吸和心脏搏动改变，即使胸腺很大，覆盖在邻近的纵隔结构周围，如气管和大血管，亦不会使之移位或变形。除了极少数例外，胸腺左叶比右叶大。彩色多普勒超声显示腺体实质内有散在的小的血流信号（图 5-2D）。年龄较大儿童的胸腺呈三角形或箭头形，边缘平直或呈凹形。

在健康婴儿和幼儿中已有胸腺大小测量值的报道[1]。右叶前后径 0.81～2.35cm（平均 1.4cm），纵径 1.54～4.02cm（平均 2.5cm）。左叶前后径 0.78～2.47cm（平均 1.4cm），纵径 1.79～4.1cm（平均 2.9cm）。胸腺的测量可能会随呼吸运动有改变，反映了器官的柔韧性。

2. 正常变异：异位胸腺

胸腺可延伸至颈部，类似肿块（图 5-3），或伸入后纵隔类似神经母细胞瘤[12-14]。异常胸腺与前纵隔正常位置胸腺组织之间具有连续性，回声与正常胸腺组织相似，以及邻近纵隔结构无受压形变，这些均支持对正常胸腺的诊断。

（二）胸膜和肺

胸膜和肺最好采用经肋间检查。正常胸膜表面

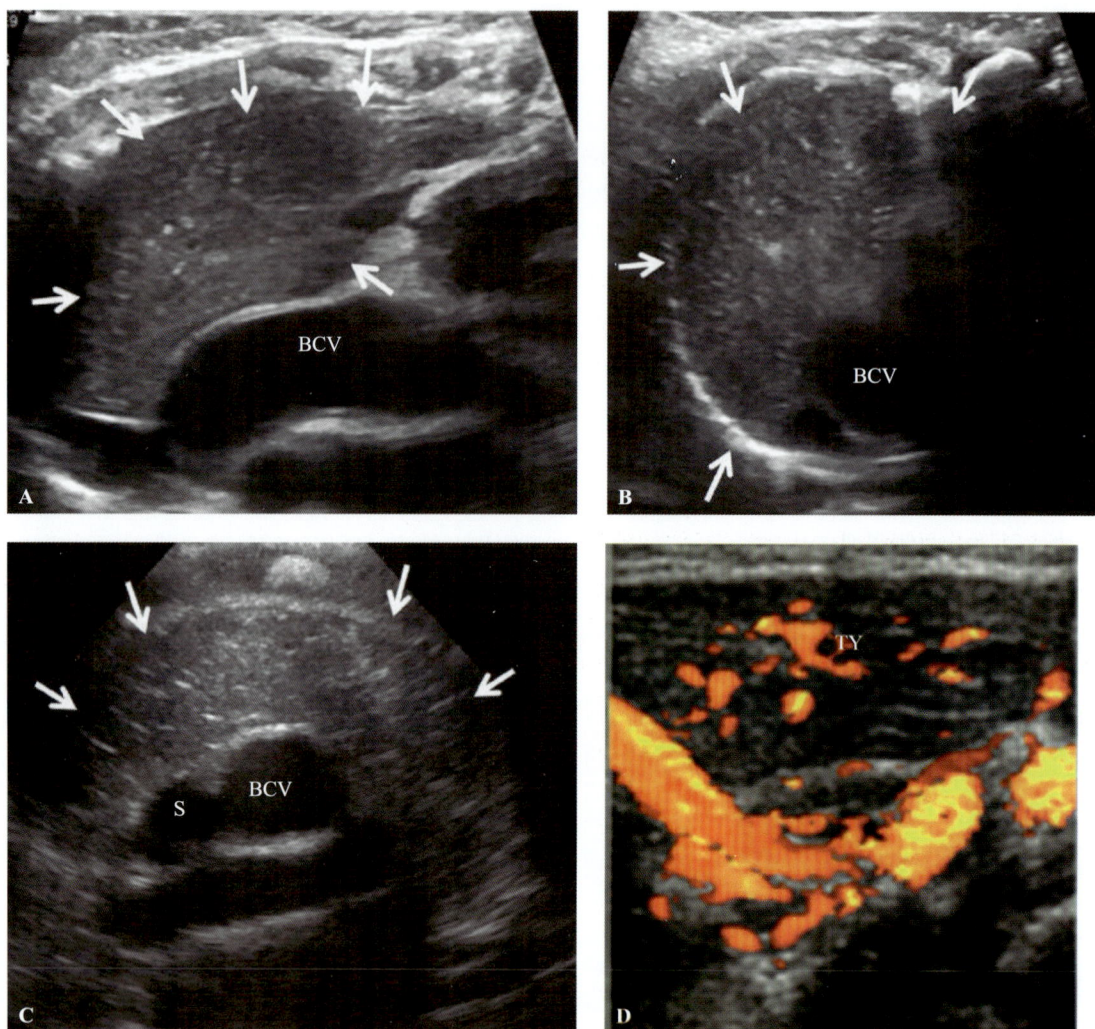

▲ 图 5-2 正常胸腺（纵隔窗）

A 和 B. 胸骨旁纵切面（A）和胸骨上横切面（B）声像图显示胸腺右叶，边界清（箭），呈线状和点状高回声的特征性改变；C. 另一例患者的胸骨上切面声像图显示胸腺（TY）两叶（箭），胸腺呈四边形，边缘光滑、表面凸出，再次注意特征性回声。彩色多普勒超声显示穿过胸腺实质的小血管。BCV. 头臂静脉；S. 上腔静脉

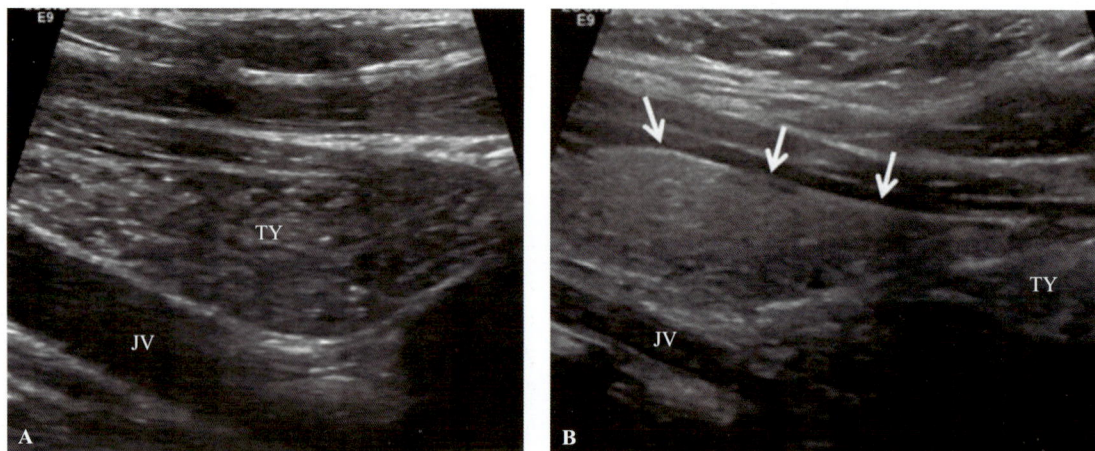

▲ 图 5-3 正常胸腺向颈部延伸

A. 自下颈部至中线右侧行纵切面扫查，可见颈静脉（JV）前的胸腺（TY）；B. 纵切面声像图显示异常胸腺组织（箭）与纵隔胸腺（TY）相连，回声与纵隔胸腺相似，具有正常胸腺典型的线性和点状高回声特征

在胸壁和肋骨下呈线形高回声（图 5-4A）。可见脏
层胸膜和充气的肺随呼吸沿壁层胸膜自由移动，称
为"滑动征"。

胸膜与充气肺的声学界面产生强烈反射形成特
征性的混响伪像，被称为 A 线（图 5-4B）。当胸膜-
肺界面产生的回声在返回检查探头之前多重反射时
会出现这些伪像。在灰阶超声声像图上，A 线伪像
表现为从胸膜延伸至深层肺实质的多条水平等距高
回声线（图 5-4B）[8]。其强度随着与传感器距离的
增加而减弱。婴儿胸壁和胸膜较薄可能不产生这种
伪像。

A 线需要与彗星尾征混响伪像 B 线相鉴别。B
线是从胸膜表面发出的垂直方向的线，延伸到肺的
深处，不衰减，且与呼吸运动同步[8]。多条 B 线是
肺间质性疾病的超声征象，其数目随着肺含气量的
减少而增加。B 线在后面关于肺部疾病的章节中讨论。

以肝脏或脾脏为透声窗检查胸膜-肺界面时，
膈肌的曲面可以反射声波，产生肝脏或脾脏与膈肌
界面的镜面伪像（图 5-5）[1-7]。

（三）气管

由于缺乏透声窗，并且管腔内充满气体容易产
生混响伪像，所以气管很难显示。但当以胸腺或甲
状腺作为透声窗时，气管前壁可以显示。超声声像
图上气管前壁呈弧形高回声带（图 5-6）。因管腔

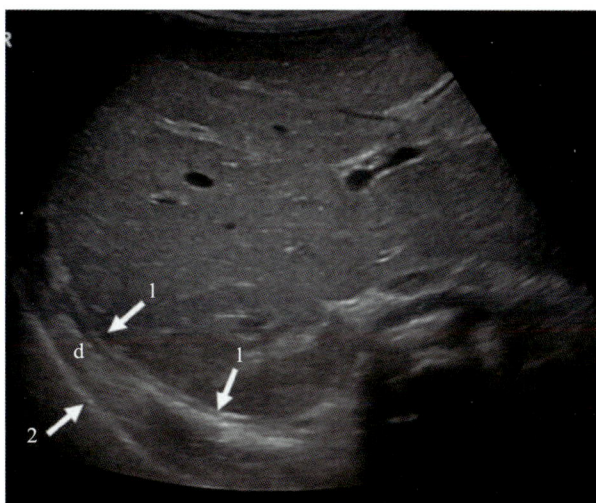

▲ 图 5-5　胸膜 - 肺界面的镜面伪像

肋下横切面声像图显示肝膈交界处（1）、低回声膈肌组织（d）
及肝脏和膈肌之间的镜面伪像（2）

内充满气体，气管后壁和侧壁被遮盖。因这一局限
性，超声在评估气管异常方面没有实际价值。

（四）食管

食管很难用超声描述，因为它通常是塌陷的。
让患者饮水有助于改善食管的超声显像。这个在确
定是否存在胃肠道反流时偶尔有用。虽然超声不是
评价食管的主要手段，但在一些疑似幽门狭窄的患
者中，胃食管反流被认为是呕吐的原因，可以被超
声诊断。超声对胃食管反流的诊断基于液体和气泡

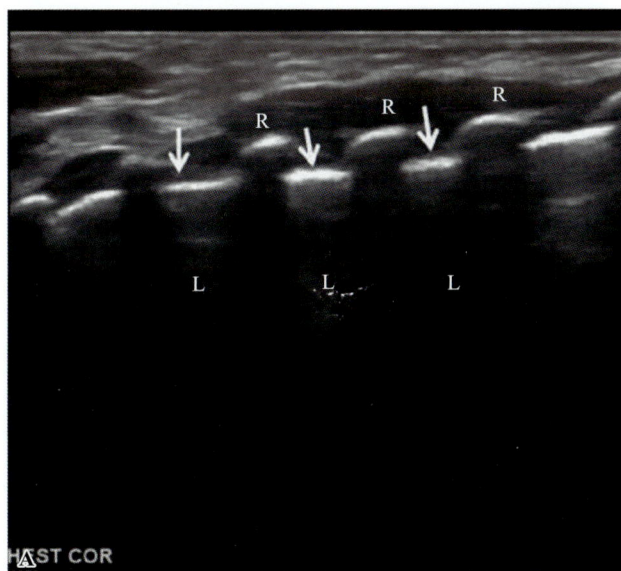

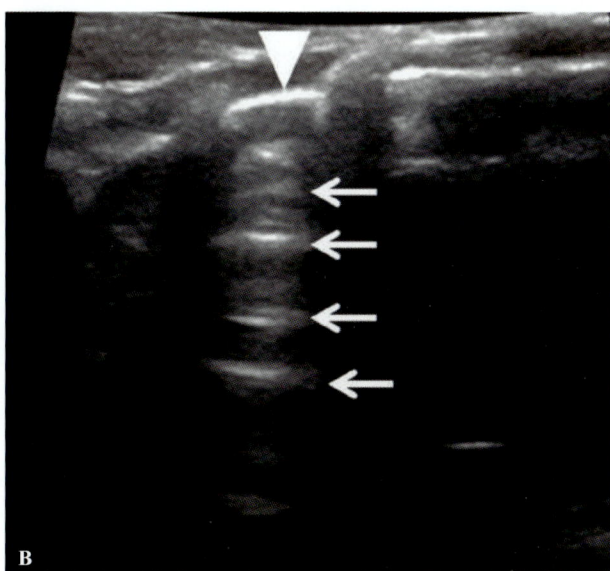

▲ 图 5-4　正常胸膜肺界面

A. 采用线阵探头行纵切面扫查，声像图显示强回声的胸膜表面（箭）和胸膜下充气肺（L），肺充气不能传输到胸膜 - 肺界面的远端，
肋骨骨化（R）产生声影；B. 另一例患者的纵切面肋间超声扫查显示胸膜 - 肺高回声界面（箭头）和充气肺的混响伪像（箭）

逆流入食管腔（图 5-7；有关更详细的讨论，请参阅第 9 章）。

（五）大血管及胸廓内血管

主动脉弓和头臂动、静脉以胸骨上窝切面显示最清晰，胸骨旁切面能更好地显示升主动脉、降主动脉以及肺动脉主干（图 5-1）。正常静脉有无回声管腔和不易察觉的管壁。脉冲和彩色多普勒超声有助于记录血流信号和血管通畅性（图 5-8A）[15]。上腔静脉和头臂静脉的多普勒频谱可以显示右心房收

缩和呼吸运动引起的相位变化（图 5-8B）。吸气时，随着胸腔内负压增加，管腔直径增大、血流量增加，呼气时降低。

主动脉及其主要分支管腔呈无回声结构，管壁回声高于静脉。升主动脉、主动脉弓及头臂干的多普勒频谱特征是三相波，收缩期急剧上升，收缩峰值狭窄，舒张早期血流反向，随后舒张血流正向。

胸廓内动、静脉位于胸壁脂肪和结缔组织内。它们的前方以肋间肌和肋软骨为界，后方以筋膜和

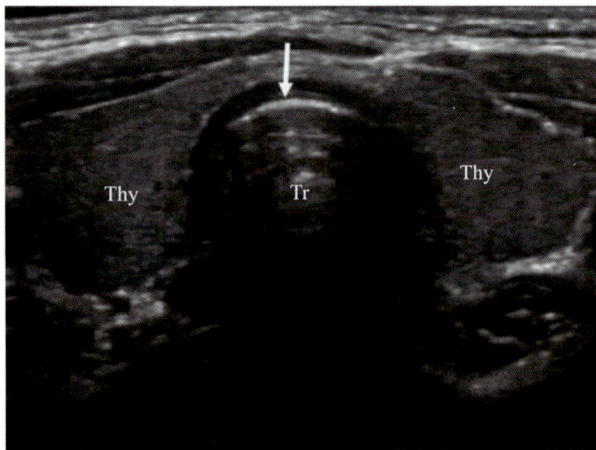

▲ 图 5-6　正常气管
气管前壁呈弧形高回声带（箭），气管（Tr）内充满空气，阻碍超声波传播。Thy. 甲状腺叶

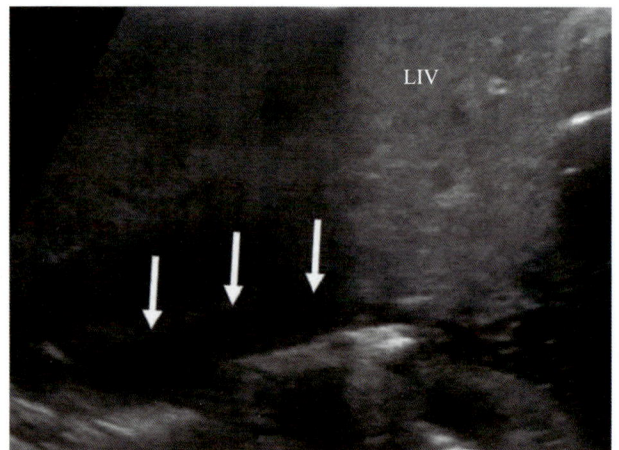

▲ 图 5-7　食管
以肝脏（LIV）为透声窗的下胸部纵切面超声扫查显示食管（箭）内充满液体（继发于胃食管反流）

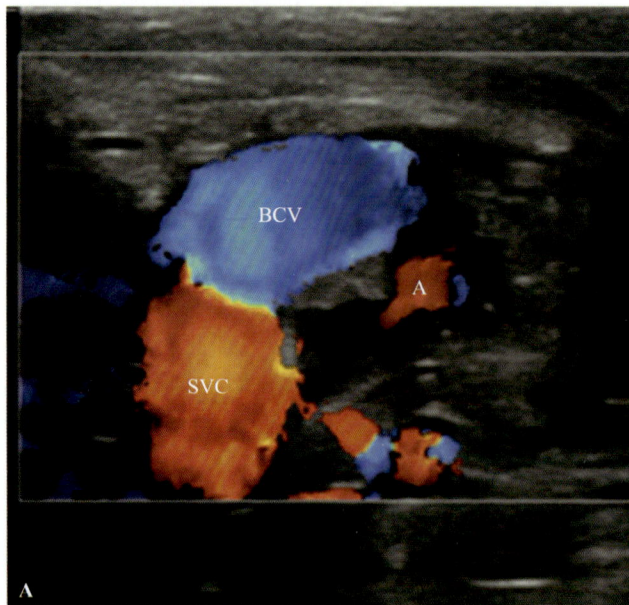

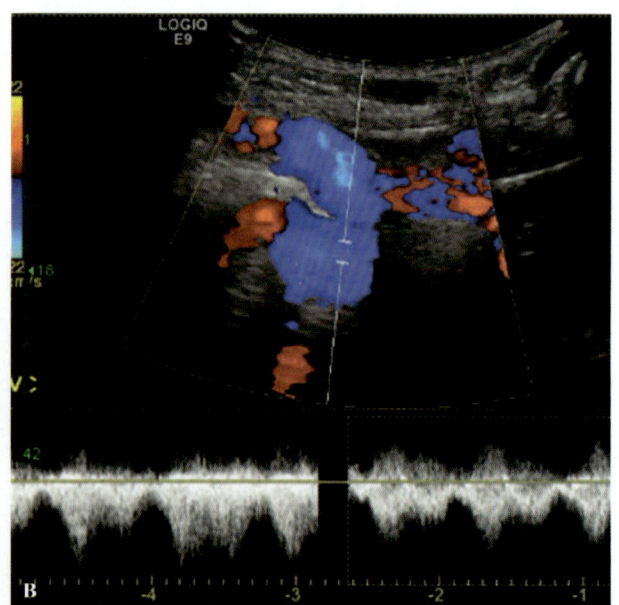

▲ 图 5-8　正常纵隔血管
A. 经胸骨上窝切面彩色多普勒超声，可见正常血管显示为无回声管腔；B. 上腔静脉脉冲多普勒超声，可见随心脏收缩或呼吸运动的搏动频谱。A. 主动脉弓；BCV. 头臂静脉；SVC. 上腔静脉

肺为界（图 5-9）。血管位于胸骨外侧缘 2.5cm 范围内。在第 2 或第 3 肋水平上方，静脉是位于动脉内侧的一条血管。在第 2 或第 3 肋水平以下有 2 条静脉，位于动脉的两侧。这些血管的检查最好在纵切面进行。胸廓内动脉收缩期急剧上升，收缩期峰值狭窄，舒张末期血流低。

（六）膈肌

膈肌是一个穹顶状的肌腱结构，分隔胸腔与腹腔，也是主要的呼吸肌。它由中央肌腱和外周肌小叶组成。膈肌的前部附着在胸骨和下六个肋软骨的后表面。膈肌的后部包括脚部，附着在上部腰椎椎体的前外侧表面和弓状韧带的内侧和外侧，弓状韧带覆盖着腰大肌和腰方肌的前表面。膈肌的中心部分附在心包上。肺和胸膜位于膈肌的两侧，而腹部脏器位于膈肌的中央位置。

膈肌最好是经剑突下或膈下切面检查，利用右侧的肝脏和左侧的脾脏或肝左叶为透声窗。口服或经鼻胃管给药使胃充盈液体可以改善左半膈的轮廓显示。

正常膈肌呈相对平滑、稍有起伏的高回声带（图 5-10），表现为由肺膈、肝膈或脾膈界面产生的回声组合。有时膈肌呈扇形或分叶状。在靠近上腰椎椎体的中线附近，脚部表现为相对低回声的线性结构。

横切面可以同时显示两侧膈肌，从而比较膈肌位移，有助于评估膈肌瘫痪或麻痹。纵切面可显示膈肌与胸腔内结构（如肺和心脏）和腹腔内结构（如肝和脾）之间的关系，有助于评估横膈完整性和膈疝。

膈肌运动可以通过在深吸气和呼气期间获得的实时和 M 型超声图像进行评估[16-18]。在实时成像中，正常的膈肌在吸气时收缩并朝向探头方向移动。膈中、后 1/3 的位移大于前 1/3。在纵切面上，膈肌前、中、后 1/3 的平均位移（和标准差）分别为（2.6±0.1）mm、（3.6±0.2）mm、（4.5±0.2）mm[19]。

M 型超声使用两个参数来评估膈肌的运动：运动方向和位移幅度。吸气过程中，正常的膈肌运动朝向探头，即高于基线，位移＞4mm（图 5-10C）[7, 17]。在呼气期间，膈肌 M 超背向探头移动位于基线下方。

（七）正常胸壁

胸壁由皮肤、邻近脂肪、肌层、较深的骨（肋骨）和软骨结构组成。骨化的骨呈高回声。与邻近的骨皮质相比，未骨化的骨和软骨结构呈低回声（图 5-11）。

三、超声检查的临床指征

超声检查通常是为了评估胸部 X 线检查所见的异常。胸部超声检查的常见指征：①胸腔积液和肿块的检测和特征描述；②肺部异常的特征描述；③纵隔轮廓异常的评估（即正常胸腺与肿瘤）；④血管异常的评估，如上腔静脉血栓或肺隔离症中的异常血管；⑤膈肌运动和膈周肿块的评估；⑥体格检查中可触及的胸壁病变的特征；⑦胸腔积液穿刺或肿

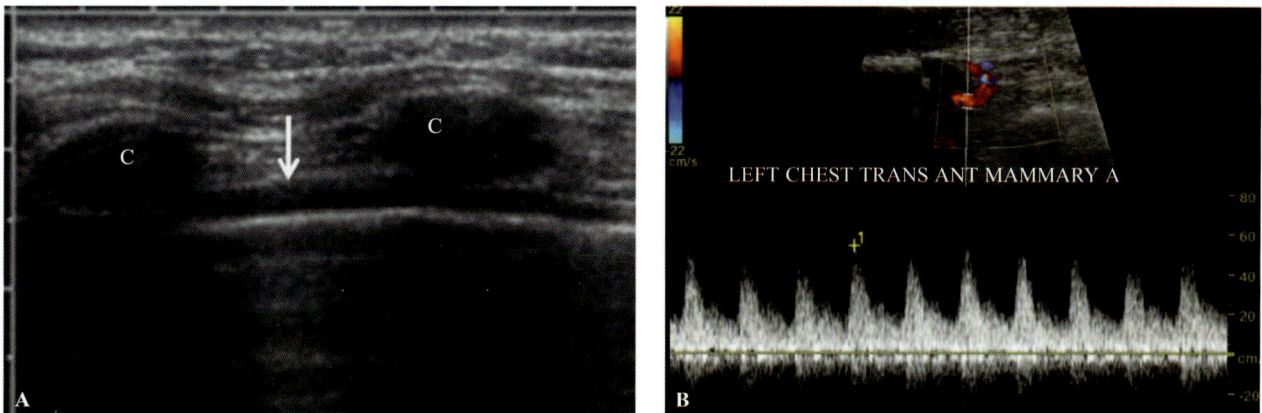

▲ 图 5-9 正常乳腺血管

A. 前壁胸骨旁纵切面灰阶超声显示肋软骨（C）和胸壁肌层下方的胸廓内动脉（箭），应注意对低回声的肋软骨可经胸壁成像；B. 横切面多普勒超声显示正常的动脉波形，收缩期急剧上升，收缩期峰值狭窄和血流贯穿整个舒张期

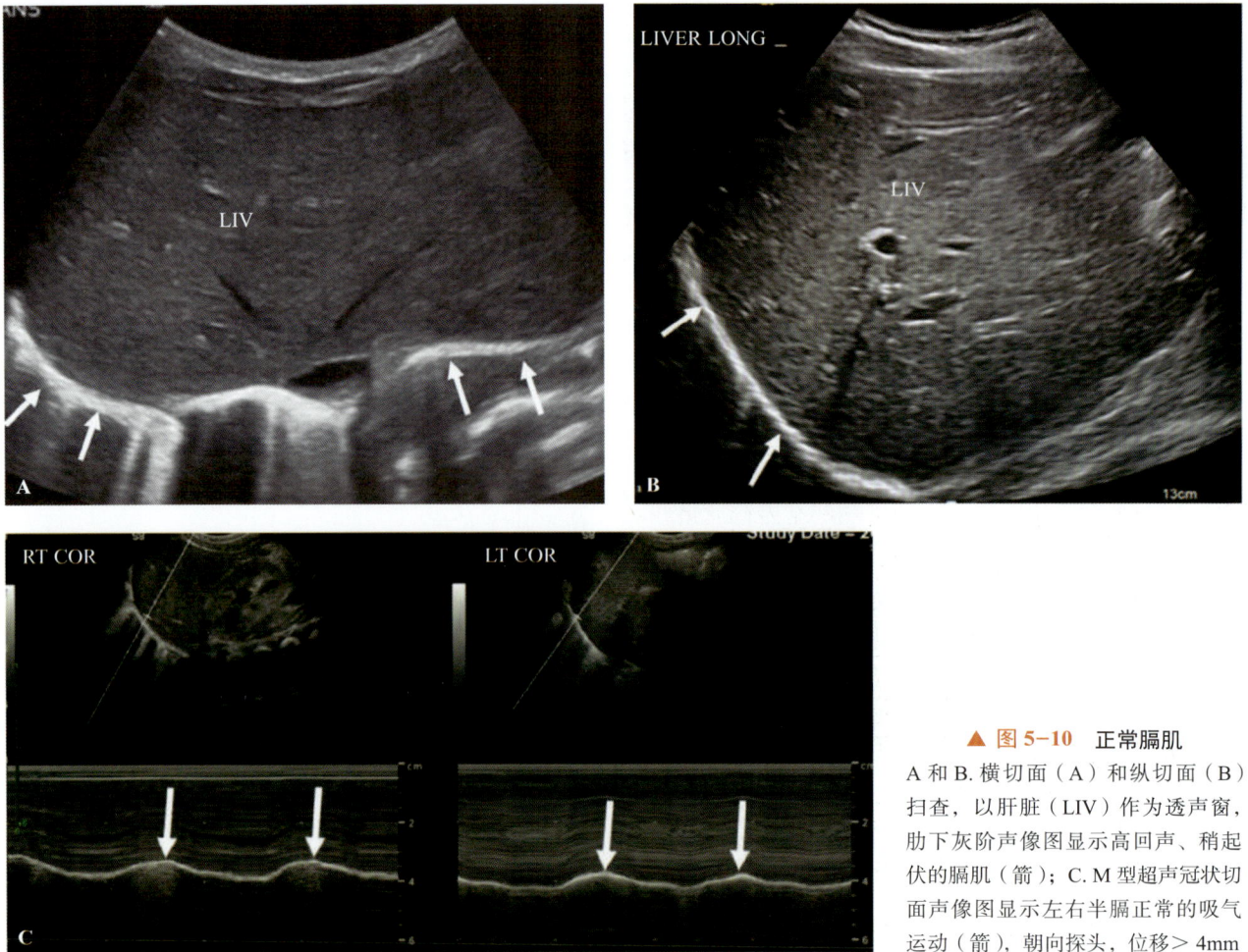

▲ 图 5-10 正常膈肌

A 和 B. 横切面（A）和纵切面（B）扫查，以肝脏（LIV）作为透声窗，肋下灰阶声像图显示高回声、稍起伏的膈肌（箭）；C. M 型超声冠状切面声像图显示左右半膈正常的吸气运动（箭），朝向探头，位移＞ 4mm

块活检定位。

四、胸膜疾病

（一）胸腔积液

常规的放射学检查足以诊断中等量和较大量的胸腔积液，但在评估少量胸腔积液时，超声检查比仰卧或卧位放射检查更敏感[20]。超声对显示包裹性积液中的分隔也优于 CT[21]。确定积液有无分隔及包裹很重要，因为这意味着积液可能不适于抽吸或胸腔引流[21]。

1. 肺旁积液

儿童胸腔积液多为肺旁积液[20-22]。肺旁积液是由于邻近的肺感染导致的胸腔积液。肺旁积液可进一步分为渗出性（即化脓性）或漏出性（即浆液性）。渗出液中蛋白质和乳酸脱氢酶含量高，而漏出液中蛋白质含量低。两种积液的常见原因是细菌性肺炎，常见的致病菌是金黄色葡萄球菌和肺炎链

球菌。漏出液也可在其他情况下发生，包括充血性心力衰竭、肾衰竭、急性肾小球肾炎、肾病综合征、肝硬化、低蛋白血症、水化过度和胰腺炎。

2. 出血性和乳糜性渗出

出血性胸腔积液（"血胸"）含有高红细胞比容，通常发生在钝性或穿透性胸部外伤后，但亦可能继发于出血体质。乳糜渗出液（乳糜胸）含有由高蛋白和脂肪酸组成的肠淋巴液（即乳糜液），通常是胸部或心脏手术的并发症，但也可能是特发性的。左侧乳糜渗出发生在近段胸导管损伤时，而右侧乳糜渗出通常与远段胸导管损伤有关。胸腔积液的其他原因包括食管或下咽破裂和将中心静脉导管无意插入至胸腔。

3. 超声评估

胸腔积液的声像图表现因其内容物而异。单纯的液体呈无回声（图 5-12），而复杂的积液包括内部有回声、分隔、旋转碎片、包裹形成的蜂窝状外

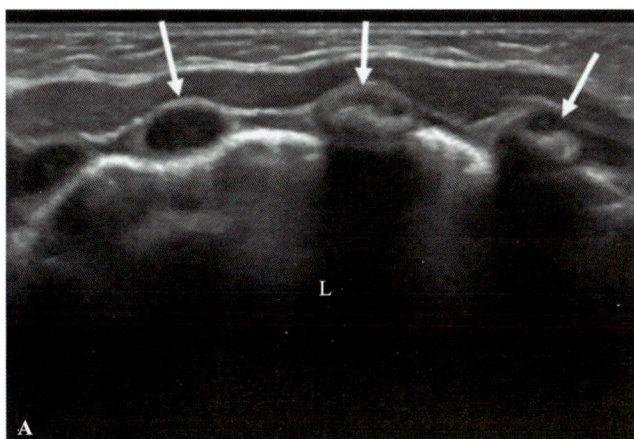

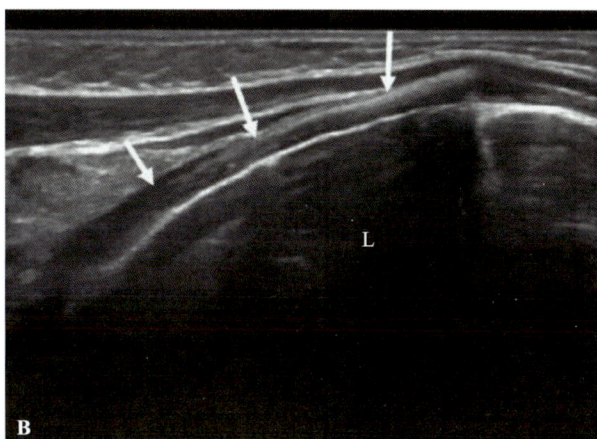

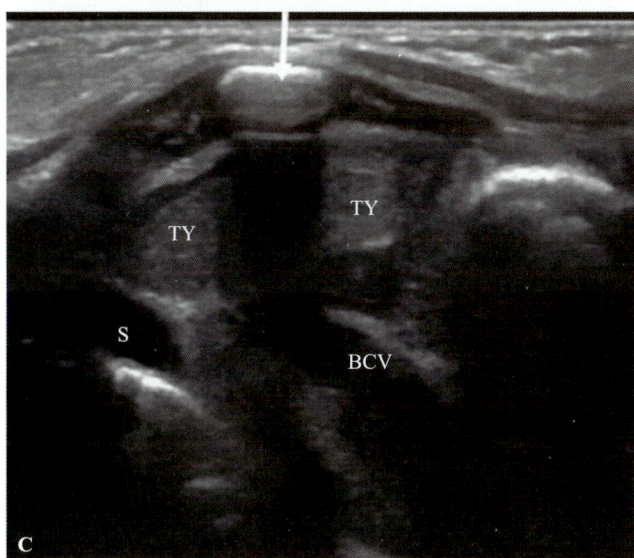

▲ 图 5-11　正常胸壁

A 和 B. 纵切面（A）和横切面（B）灰阶声像图显示肋骨的软骨部分呈低回声，而皮质（箭）呈高回声；C. 胸骨横切面灰阶声像图显示软骨性胸骨（箭），部分钙化的骨皮质显示后方声影。L. 充气肺；BCV. 头臂静脉；S. 上腔静脉；TY. 胸腺

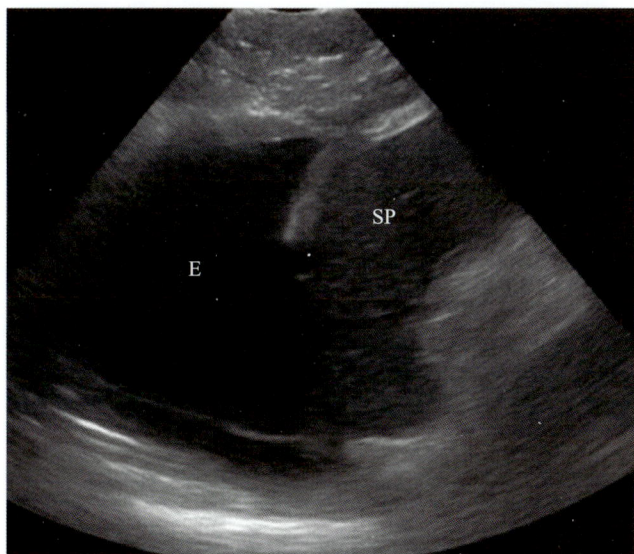

▲ 图 5-12　单纯性胸腔积液、漏出液

膈下纵切面图像显示左侧巨大无回声胸腔积液（E）。SP. 脾脏

观（图 5-13）。单纯积液倾向于漏出液或乳糜性渗出，而复杂的积液可能是化脓性、乳糜性或出血性的（图 5-14 和图 5-15）[22, 23]。然而，无回声积液也可以是渗出物，明确诊断需要对胸腔积液进行抽吸和分析。

中等量或大量胸腔积液与邻近肺的体积缩小（压缩性肺不张）有关。塌陷的肺叶向前移向肺门。大量积液可使膈肌倒置或引起纵隔移位。患者直立或侧卧位检查有助于区分移动性 / 游离的胸腔积液和包裹性胸腔积液。游离（非包裹性的）积液有以下超声表现：①形状和位置随患者呼吸或患者位置的变化而改变；②实时成像中存在内部回声移动；③彩色多普勒成像中可见随呼吸偏移的彩色信号，称为"液体彩色征"[24]；④无分隔；⑤内脏和顶叶胸膜表面之间有正常的滑动。相对

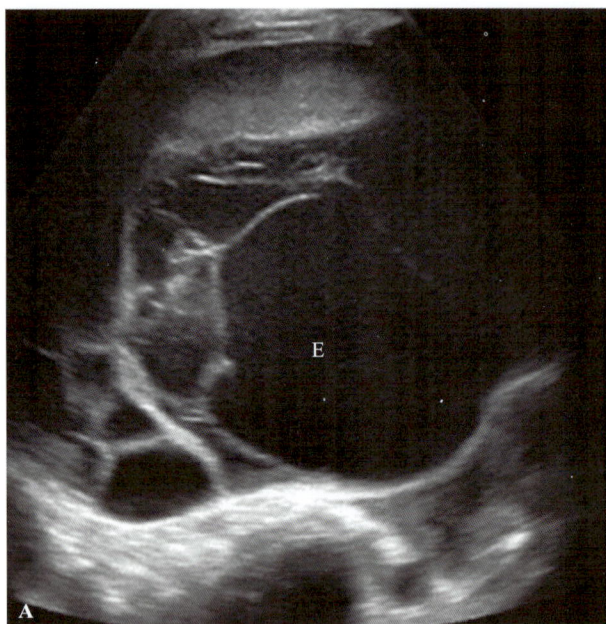

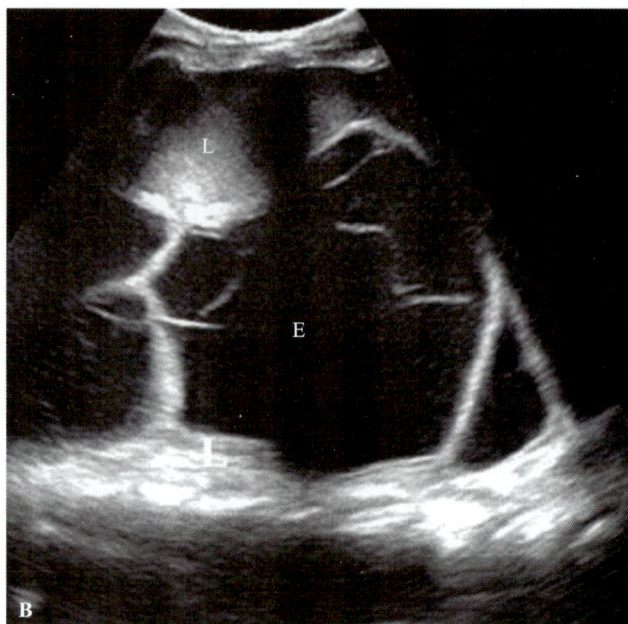

▲ 图 5-13　复杂积液（患者：男，15 月龄，脓胸）
横切面（A）和纵切面（B）灰阶声像图显示大量胸腔积液（E），在右下叶不张肺（L）附近有多个增厚的分隔和回声碎片

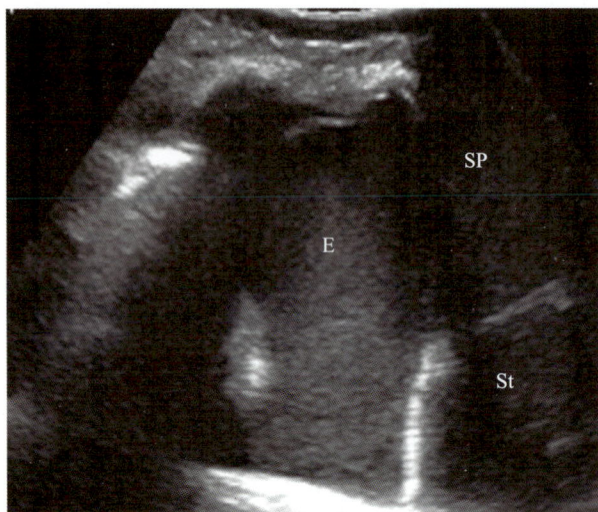

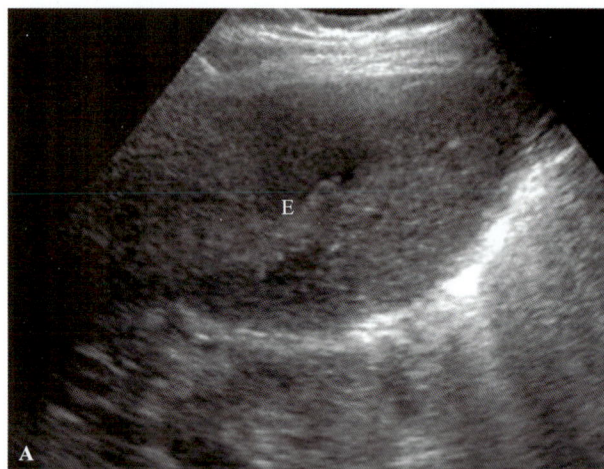

▲ 图 5-14　乳糜渗出
左下胸纵切面灰阶声像图显示大量复杂性胸腔积液（E），有内部回声。抽吸出乳糜渗出。患者最近曾接受心脏手术，胸导管损伤。SP. 脾脏；St. 胃

▶ 图 5-15　血胸（青少年，机动车交通事故后胸痛）
A. 右下胸纵切面灰阶声像图显示有内部回声的复杂的积液（E）；
B. 增强 CT 显示胸腔积液密度增高，提示血胸

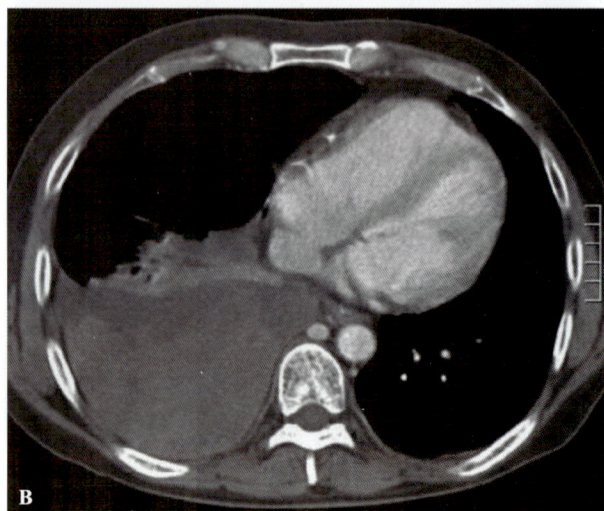

比，包裹性胸腔积液包括以下特征：①增厚的分隔或呈蜂窝状外观；②形状不随呼吸或位置的变化而改变；③无"液体彩色征"；④失去正常的滑动。

胸腔积液量可以通过测量最大吸气时胸壁与肺表面之间的最大垂直距离来估计[25]。测量应在膈肌上方或附近进行。20mm 的宽度大约相当于 380ml 的平均容积（标准差 ±130ml）。40mm 的厚度相当于 1000ml 的平均容积（标准差 ±330ml；图 5-16）[25]。

超声也可用于引导胸腔穿刺定位并提示穿刺是否成功（图 5-17）[1-7, 23, 24]。单纯的游离积液通常黏度相对较低，更有利于经皮穿刺，而复杂的或包裹性积液通常由于高黏度或胸膜增厚，不利于胸腔穿刺。复杂积液不是经皮穿刺引流的禁忌证，但它们常提示可能需要纤溶治疗以达到完全引流的目的[1]。

（二）纤维胸

如果治疗不完全，脓胸可发展为胸膜增厚和纤维胸，以广泛的纤维蛋白沉积和包裹性积液为特征。超声表现为非均质的椭圆形肿块，壁厚，中央呈蜂窝状结构压迫下肺（图 5-18）。

（三）胸膜肿块

胸膜肿块更常见于转移性疾病而不是原发性肿瘤。

当肺和肿块之间有胸腔积液作为透声窗或肿块

紧贴胸膜时，超声可以显示胸膜肿块。

转移到胸膜的常见肿瘤是肾母细胞瘤和肉瘤。胸膜转移瘤表现为邻近壁层胸膜或脏层胸膜的实性结节，通常伴有中等量到较大量的积液（图 5-19）。渗出液通常是出血性的，含有回声碎片。其他发现包括纵隔淋巴结肿大、肺转移和胸壁侵犯。

良性胸膜肿块常见的是血管瘤（图 5-20）。血

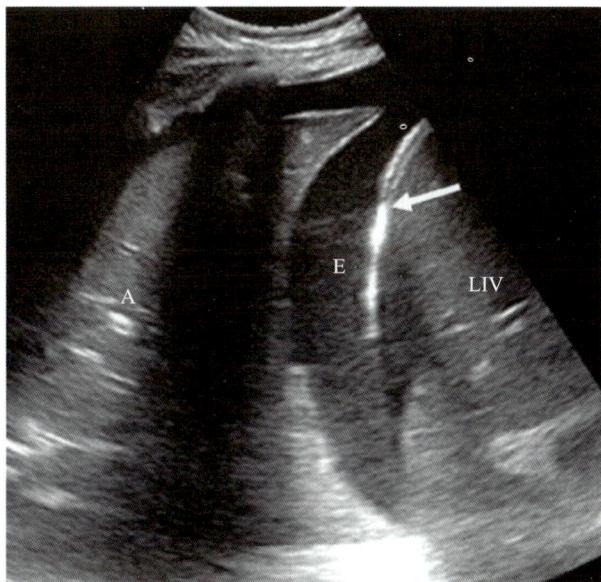

▲ 图 5-17 胸腔积液抽吸

纵切面声像图显示在复杂积液（E）中心位置的抽吸导管（箭）。导管是在超声监测下放置的。A. 右下肺不张；LIV. 肝脏

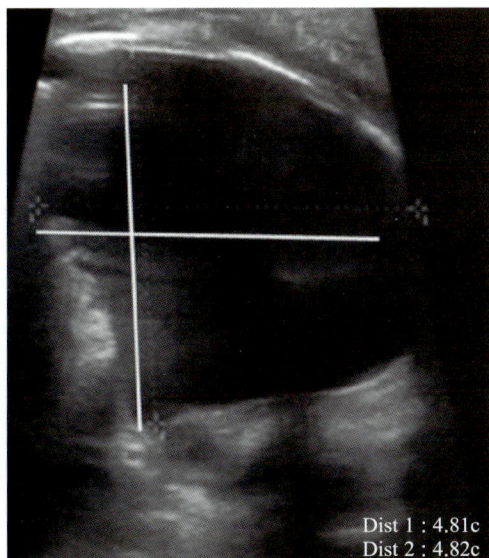

▲ 图 5-16 胸腔积液定量（患者：女，15 岁，多灶性肺炎、发热）

左侧胸部纵切面图像显示大量胸腔积液（光标），长轴及短轴上测量约 48mm，相当于平均容积＞1000ml

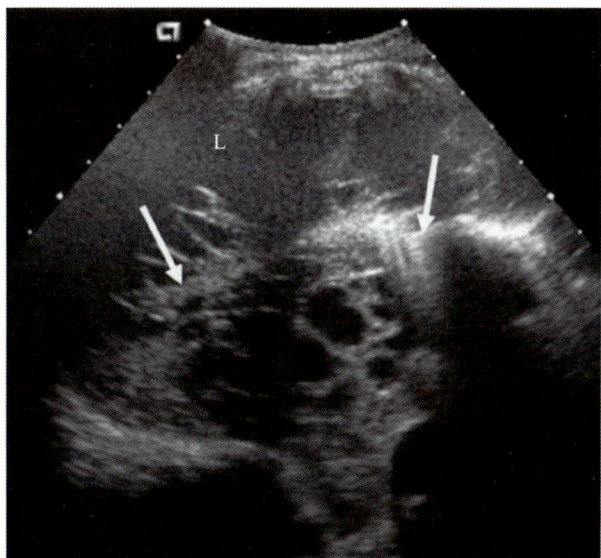

▲ 图 5-18 纤维胸

横切面灰阶声像图显示胸腔有一厚壁、混合性肿块（箭），呈蜂窝状外观。L. 肺不张

151

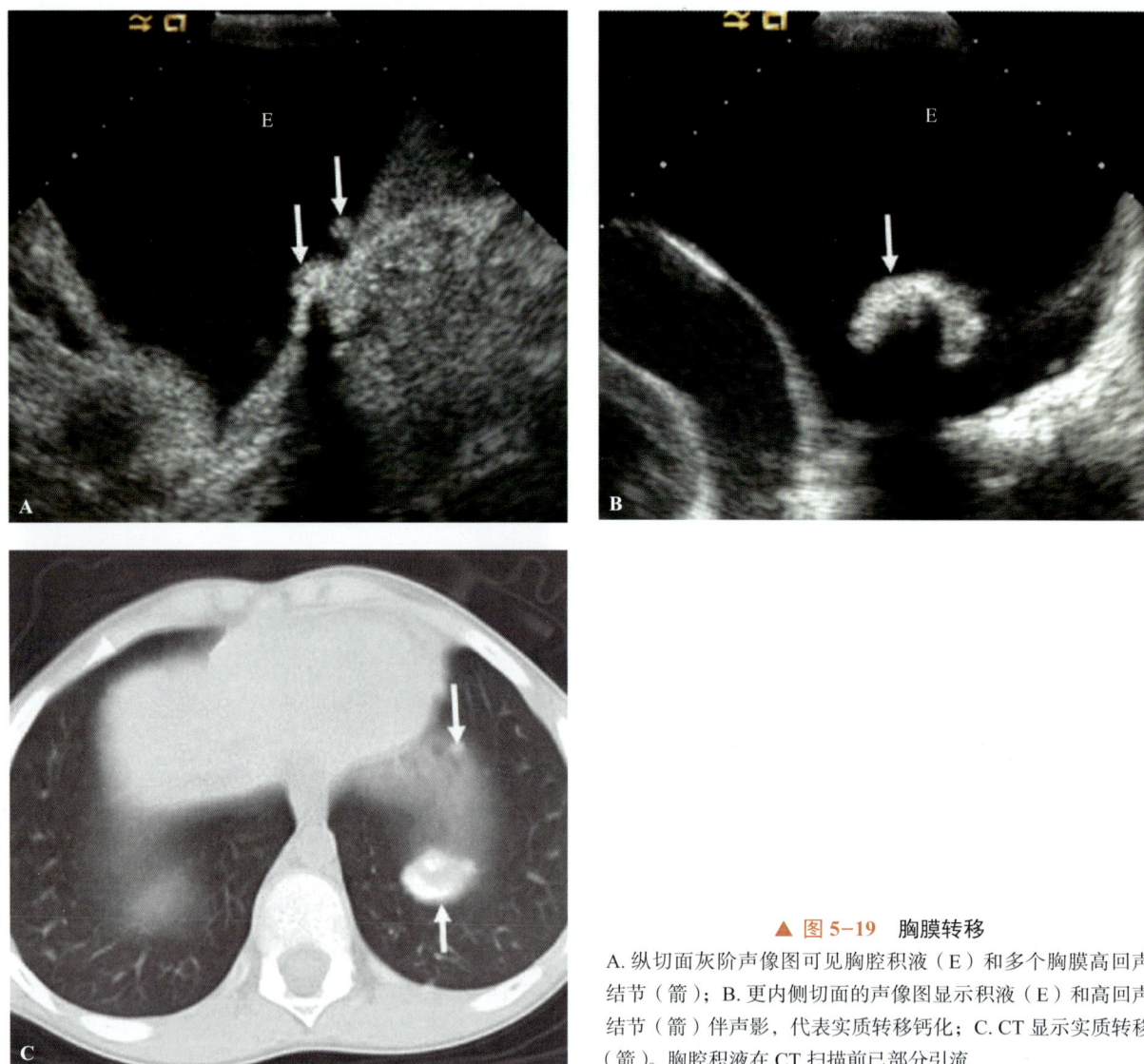

▲ 图 5-19　胸膜转移

A. 纵切面灰阶声像图可见胸腔积液（E）和多个胸膜高回声结节（箭）；B. 更内侧切面的声像图显示积液（E）和高回声结节（箭）伴声影，代表实质转移钙化；C. CT 显示实质转移（箭）。胸腔积液在 CT 扫描前已部分引流

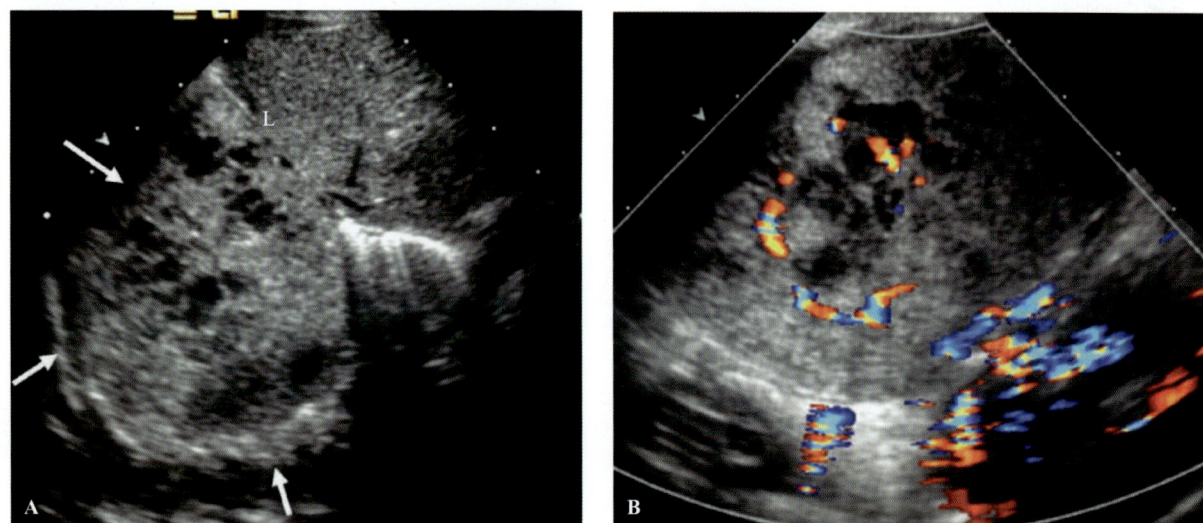

▲ 图 5-20　血管瘤（新生儿，女，呼吸窘迫）

横切面灰阶声像图（A）和纵切面彩色多普勒声像图（B）显示右肺基底段一巨大的混合性肿块（箭）其内可见血流信号。L. 肝脏

管瘤为混合性肿块，内部低回声区为扩张的血窦和血管，高回声区代表相应的支撑基质。边缘可清晰，也可向外浸润。彩色多普勒显示内部血流具有动脉频谱。

（四）气胸

气胸是指胸腔内出现气体。胸部 X 线检查是诊断气胸的首选影像学检查方式，但了解气胸的超声表现是很重要的，因为可能会在另一临床适应证进行检查时被偶然发现。

当胸腔有气体时，壁层胸膜与脏层胸膜间的相对滑动消失。在灰阶超声成像中，胸膜远端的混响伪像不再存在，取而代之的是均匀的后方声影[26-29]。在 M 型图像上，正常的肺运动显示为"海滨征"或"沙滩征"，胸膜线上方见水平线，线下方出现模糊或颗粒状外观。气胸时，胸膜与肺实质交界处无滑动。在 M 型成像中，气胸产生"平流层征"或"条形码征"，导致在胸膜线上下方均显示水平线（图5-21）。渗出液中明亮的反射性、可移动的病灶是液气胸的表现（图 5-22）。

五、肺异常

（一）肺不张及实变

肺不张是肺组织塌陷，导致气体交换缺少或缺失，它可能影响部分或全部肺。肺实变是指肺组织中含有液体而不是气体的区域。液体可以是肺水肿、炎性渗出或积血。社区获得性肺炎是儿童肺实变的最常见原因。

正常通气的肺由于没有透声窗，不能用超声评估。相比之下，肺不张和肺实变能传递声波，可以通过超声显示。超声检查常不能区分肺不张和实变，确诊需要 CT 检查。

在超声检查中，肺不张和实变显示为边界不清

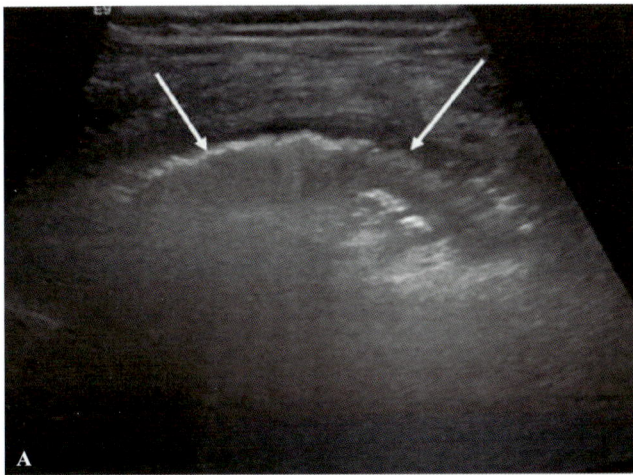

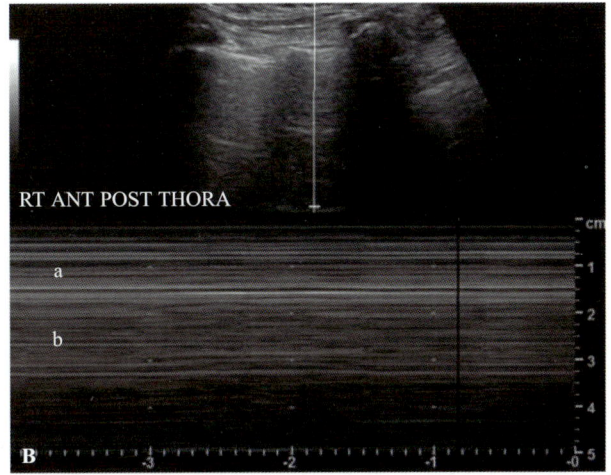

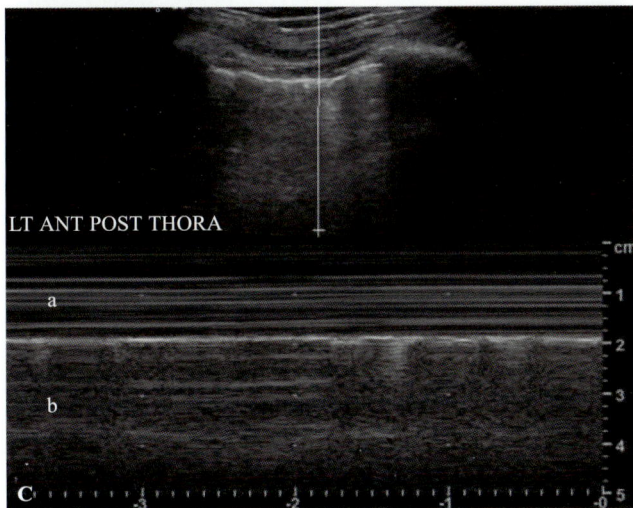

▲ 图 5-21 气胸

A. 灰阶声像图显示胸膜线高回声（箭），无远端混响伪像；B.M 型超声显示"条形码征"或"平流层征"，位于白色胸膜线上方的皮下组织（a）和胸膜线下方的肺组织（b）均显示为水平线反映肺运动缺失；C. 与此相反，正常肺表现为"沙滩征"或"海滨征"，白色胸膜线上方的皮下组织（a）可见水平线，下方的肺（b）可见颗粒状外观

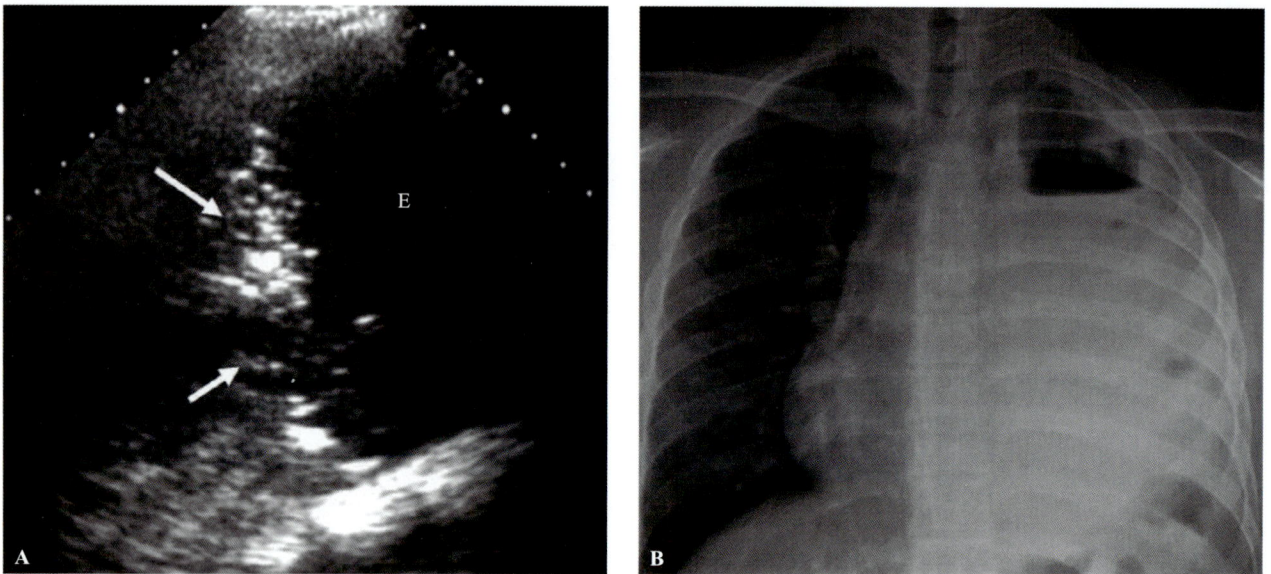

▲ 图 5-22　液气胸（放置胸导管治疗脓胸前进行超声检查，以评估是否存在分隔）

纵切面超声图像（A）和立位胸部 X 线检查（B）可见液 – 气平面，提示液气胸

的回声区。异常肺内的支气管和血管常可见。充满空气的支气管呈点状、分支状、线状高回声，伴有声影，称为"超声支气管充气征"（图 5-23）[30, 31]。充满液体或黏液的支气管表现为低回声的管状结构，称为"超声支气管充液征"（图 5-24）。有时，肺不张或肺实变表现均质，几乎看不到支气管，其外观类似肝脏，称为肺"肝样变"。

（二）实质或胸膜疾病

有助于鉴别胸腔积液、肺实变、肺不张的超声特征有病变的形态、边缘、内部回声以及是否存在支气管充气或充液。积液通常呈椭圆形或透镜状，与胸壁和邻近肺有明确边界，内部呈无回声或低回声，胸腔无支气管和血管。肺实变和肺不张常边界不清，呈楔形实变，内常可见支气管和血管。

（三）肺坏死和肺脓肿

坏死性肺炎（肺坏死）和肺脓肿是严重肺部感染的并发症[32-36]。当感染的肺压迫和阻塞肺泡毛细血管时，出现坏死性肺炎，导致肺实质灌注减少。在超声检查中，坏死性感染表现为非均质性肿块，内含与坏死相关的低回声区和代表实变的实性区（图 5-25）。彩色多普勒显示坏死区血流减少或消失。

肺脓肿是由于微生物感染导致肺组织液化坏死，形成含有组织碎片、液体或气体的空洞。儿童

肺脓肿是由坏死性肺炎引起的。引起肺脓肿的其他原因包括感染包裹、囊性腺瘤样畸形和肺囊肿。超声表现为球形或卵圆形低回声肿块，壁厚而不规则，中央有回声碎片（图 5-26）。明亮的高回声病灶伴声影显示脓肿腔内有气体（图 5-26B），可以观察到气 – 液平面，特别是当患者处于直立或半直立位检查时。当脓肿与胸膜粘连时，正常的高回声胸膜线和肺滑动消失。如果发现脓肿，超声可用于引导经皮穿刺抽吸和引流管的放置[37]。

（四）先天性肺异常

先天性肺畸形是一组涉及实质和血管系统的多种类疾病[38-41]，包括先天性肺叶过度膨胀（以前称为先天性肺叶气肿）、支气管囊肿、囊性肺气道畸形（cystic pulmonary airway malformation，CPAM；以前称为先天性囊性腺瘤样畸形）和肺隔离症。这些病变可以通过产前超声或胎儿磁共振来检测。在这些情况下，建议进行产后胸部 X 线检查和横断面成像。超声检查可进一步描述病变特征和确定诊断。

1. 先天性肺叶过度膨胀

先天性肺叶过度膨胀的特点是肺叶过度膨胀而不破坏肺泡间隔。受累患者常在出生前 6 个月内出现呼吸窘迫。累及左上叶约占 45%，右中叶约占 30%，右上叶约占 20%，两叶均受累约占 5%。对于新生儿来说，当病变由于液体潴留而在平片上显

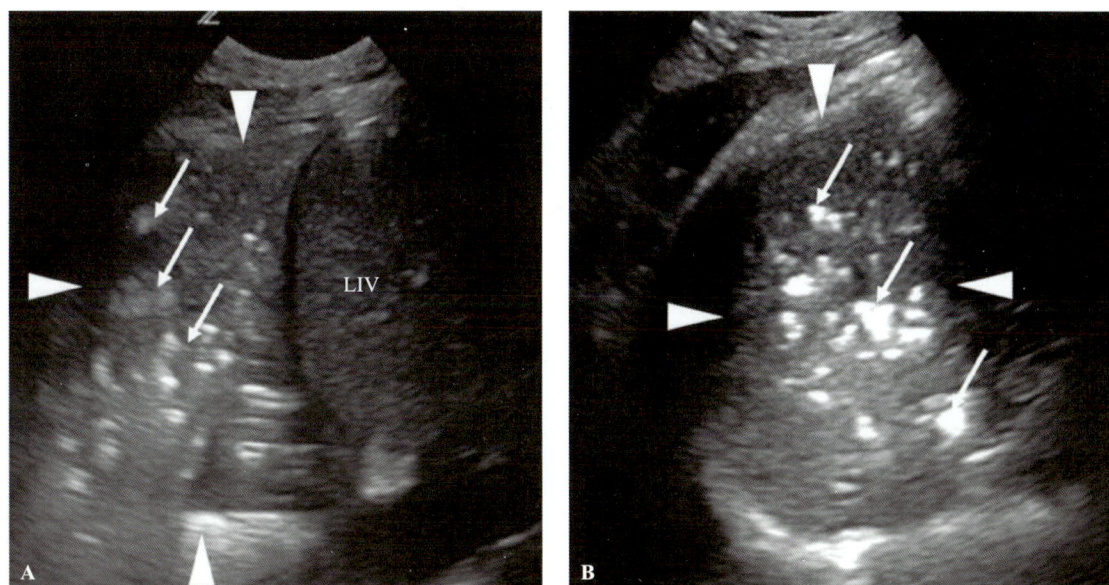

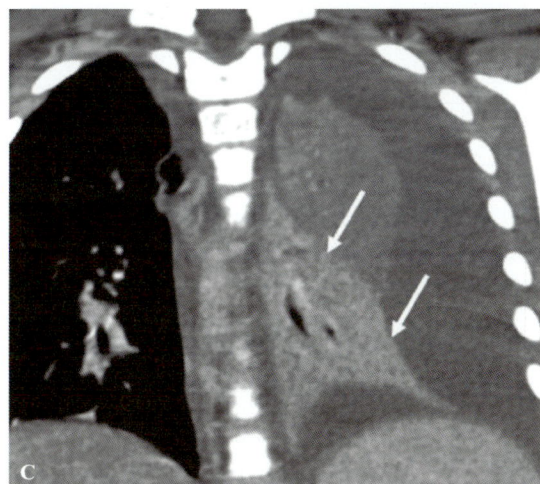

▲ 图 5-23 肺实变伴超声支气管充气征（超声检查用于评估胸腔积液）

纵切面（A）和横切面（B）声像图显示左下叶实变（箭头），多个亮的点状、线状高回声（箭）代表支气管内的空气（"超声支气管充气征"）；C. 冠状位 CT 重建显示左下叶肺实变（箭）伴支气管充气。LIV. 肝脏

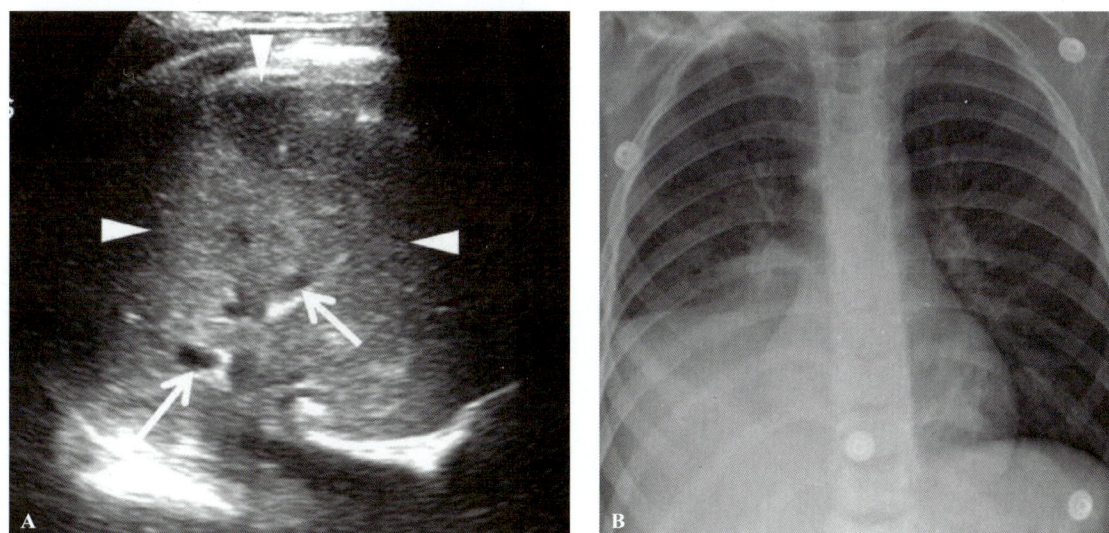

▲ 图 5-24 肺不张伴超声支气管充液

A. 右下胸横切面声像图显示低回声肺（箭头）伴无回声管状结构（箭），代表扩张的支气管内含脓性物质（"超声支气管充液征"）；B. 胸部 X 线检查显示右中叶塌陷

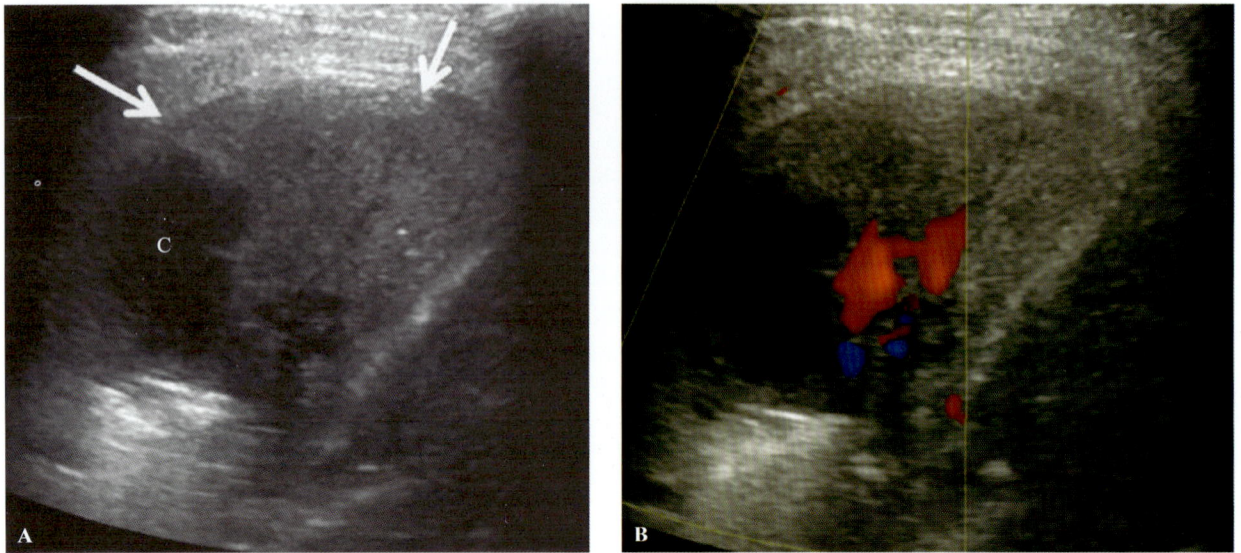

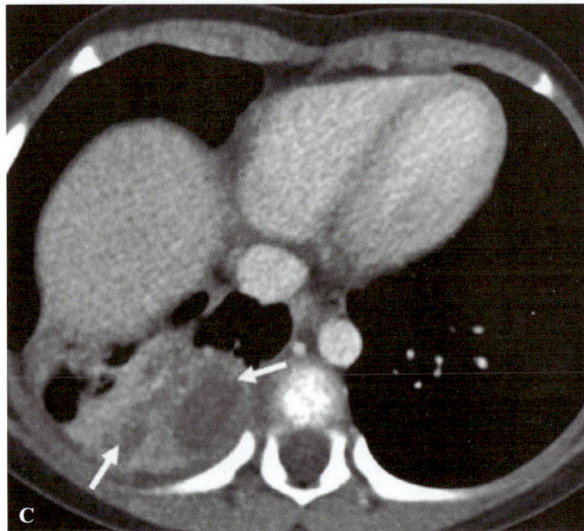

▲ 图 5-25　坏死性肺炎（患者：男，2 岁）

A. 右下胸横切面灰阶声像图显示一边界不清的囊性区域（C），周围肺实变（箭）；B. 横切面彩色多普勒声像图显示肺实变区内有血流，坏死区内无血流；C. CT 显示右肺实变，其内可见低密度坏死灶（箭）

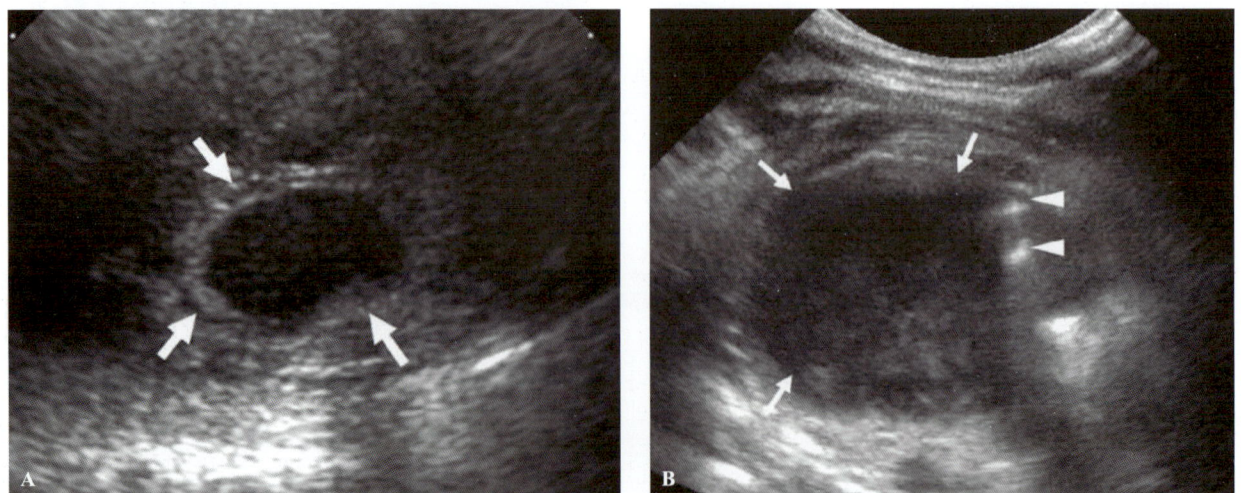

▲ 图 5-26　肺脓肿

A. 左下肺横切面声像图显示一椭圆形低回声肿块，壁厚且不规则（箭）（病例资料由 Edward Lee 提供）；B. 免疫功能低下患者的右上肺横切面声像图显示一低回声肿块（箭），包含碎片和高回声代表气体（箭头）

得不透明时超声检查是有用的。

肺叶过度膨胀的声像图表现为均匀的低回声，后方回声增强，同侧叶肺不张（图 5-27）。尽管过度膨胀的肺叶无血管，但彩色多普勒超声可以显示肺不张的血流信号。

2. 肺内支气管囊肿

当胎儿肺芽的一部分未能融入原始肺组织时，会导致肺内支气管囊肿[42]。它可能含有空气、浆液或黏液。当胎儿肺液被包裹在受累的囊肿中时，超声检查是有用的。超声表现为单房、圆形或椭圆形肿块，壁清晰。以积液为主的囊肿呈低回声（图 5-28），而含有液体和空气的囊肿呈高低混合回声。囊壁可见彩色血流信号。

3. 囊性肺气道畸形

CPAM 是一团与支气管树有正常交通和供血、引流血管的结构紊乱的肺组织。根据囊肿的大小

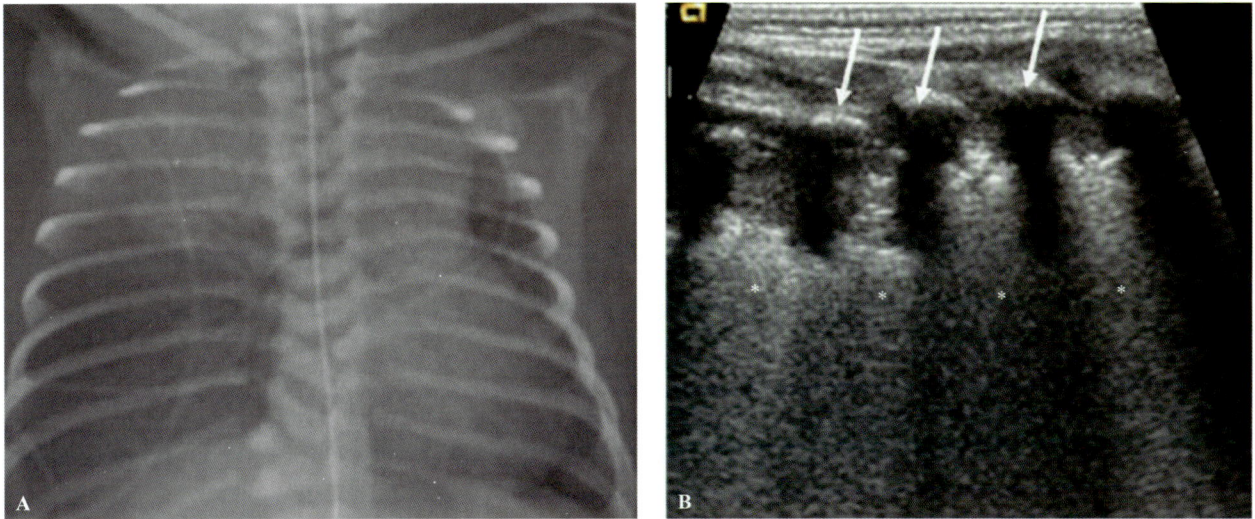

▲ 图 5-27　先天性肺叶过度膨胀

A. 新生儿，胸部 X 线检查显示右上半胸腔模糊；B. 横切面超声扫查显示后方回声增强（＊示声波传导）与充满液体的右上叶肺一致。正常充气肺在胸膜 - 肺界面的远端会显示声衰减（图 5-4）。肋骨（箭）产生声影

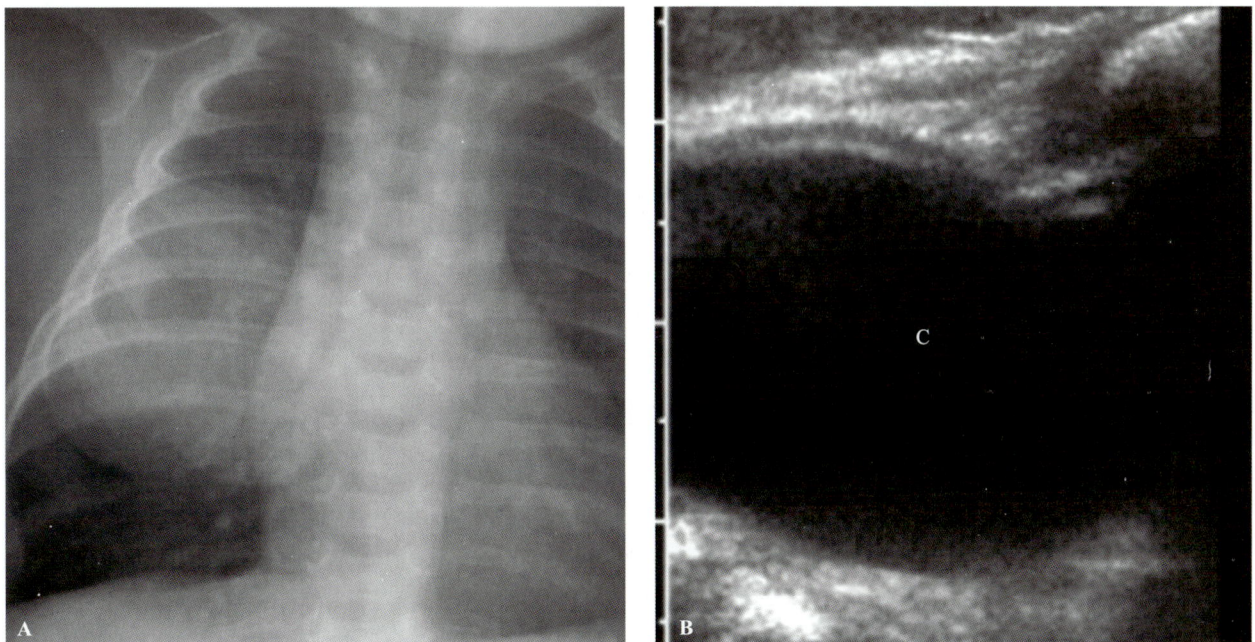

▲ 图 5-28　肺内支气管囊肿，新生儿有轻度呼吸困难

A. 胸部 X 线检查显示右肺中部肿块；B. 横切面超声扫查显示一边缘光滑、充满液体的囊肿（C）。手术证实病灶为肺内支气管囊肿

和黏膜内壁来分类。在扩展的 Stocker 分类中[43]，CPAM 有 0～4 五种类型：0 型，起源于气管或支气管，几乎都是致命的，患者在宫内或分娩时死亡，无分娩后声像图报道；1 型，囊肿直径 1～3cm；2 型，囊肿直径 < 1cm；4 型，囊肿直径 > 3cm。CPAM 表现为充满液体和有多房分隔的混合性肿块（图 5-29 和图 5-30）。3 型畸形呈实性变（图 5-31）。脉冲及彩色多普勒成像显示为一个无血管的肿块。

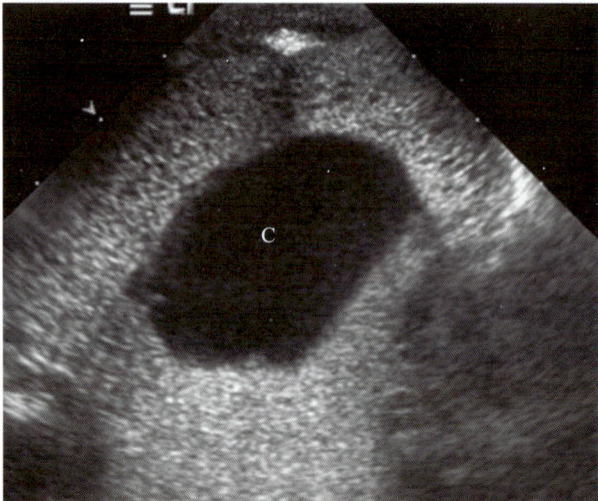

▲ 图 5-29　囊性肺气道畸形 1 型（新生儿，女，出生后 1 周，呼吸窘迫）
胸部 X 线检查提示存在异常，右下肺横切面超声图像显示一较大囊性（C）病变，壁薄（病例资料由 Edward Lee 提供）

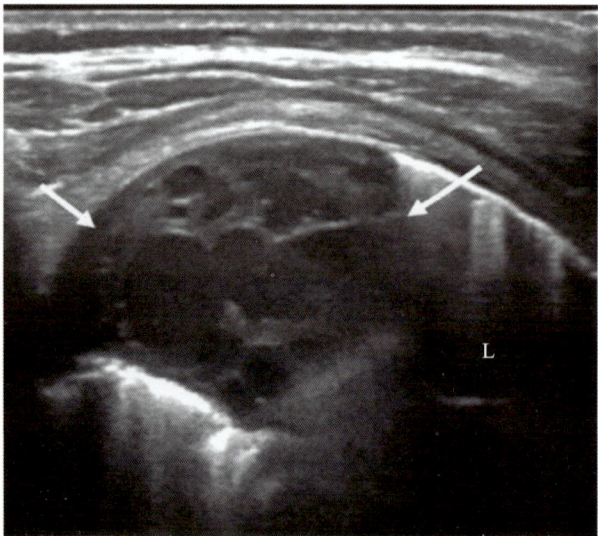

▲ 图 5-30　囊性肺气道畸形 2 型（患者：女，1 月龄，产前诊断为肺右下叶肿块）
纵切面灰阶声像图显示一混合性肿块（箭）内含多个小囊肿毗邻右后胸壁。L. 充气肺

4. 支气管肺隔离症

支气管肺隔离症是一团无功能的肺组织，与气管支气管树无正常连接，由异常的体循环动脉供血，常起自主动脉，有两种类型：叶内型和叶外型。叶内型肺隔离症包含在脏层胸膜内，被正常肺覆盖。静脉引流通常由肺静脉入左心房。慢性或复发性肺炎常见，特别是在肺基底段。

叶外型肺隔离症由其自身的胸膜覆盖。静脉引流到体循环静脉（下腔静脉、奇静脉系统或门静脉）。叶外型肺隔离症可能出现在膈肌的上方或下方。患者通常无症状，这种异常可能在产前超声或胸部 X 线检查时被偶然发现。然而，巨大的肺隔离可能会导致新生儿呼吸困难。叶外型肺隔离还与母体羊水过多、水肿和新生儿肛门闭锁有关[44]。

在这两种形式的隔离中，超声检查有助于识别隔离组织和异常血供。在灰阶超声检查中，肺叶内、外的肺隔离症表现为肺基底段的实性高回声肿块（图 5-32）。叶外型肺隔离也可以表现为膈下肿块（图 5-33）。叶内型肺隔离可因反复感染引起囊性改变；如果存在相关的 CPAM，则这两种类型均可存在囊性成分（图 5-34）[45]。

隔离肺的关键诊断特征是存在体循环动脉血供（图 5-32C 和图 5-33B）。叶内型肺隔离症常由胸主动脉分支提供。叶外型肺隔离症动脉血供通常来自胸腹主动脉或腹主动脉上段，但也可能来自脾脏、

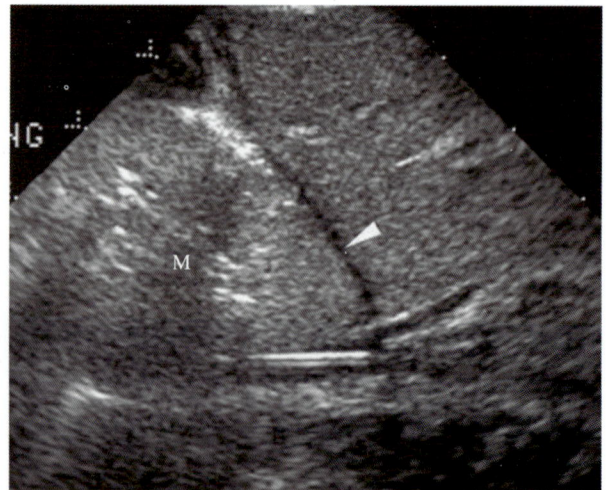

▲ 图 5-31　囊性肺气道畸形 3 型
纵切面灰阶声像图显示肺下叶不伴有明显囊肿的等回声肿块（M），对邻近膈肌（箭头）有占位效应

胃、腹腔干或胸主动脉。彩色多普勒成像可确定异常动脉。对于缺乏最佳声窗的年长患者，CT 和 MRI 在显示隔离肺和血管连接方面优于超声。

（五）肺肿瘤

肺肿瘤在儿童中很少见，大多数是转移性肿瘤，而不是原发性肿瘤[46]。常通过胸部 X 线或 CT 检查发现。然而，在伴有可以作为透声窗的胸腔积液患者中，或当肿块紧贴胸膜时，超声可以用来检查并显示肺部肿块的特征。超声不能显示位于肺中央的肿块。由于超声具有实时性，有助于引导穿刺活检。

Wilms 瘤和肉瘤是肺转移的常见肿瘤。周围型肺转移瘤表现为胸膜下高回声肿块（图 5-19）。

胸膜肺母细胞瘤（也称为肺母细胞瘤）是最常见的原发性恶性肿瘤，累及 5 岁以下儿童[47, 48]。在组织学上，它包含原始的胚芽组织和肉瘤组织。其他罕见的原发性肿瘤包括横纹肌肉瘤、平滑肌肉瘤、血管外皮细胞瘤和支气管肺癌。原发性肺肿瘤在声像图上可表现为囊性、实性或混合性肿块（图 5-35）。彩色多普勒超声可显示实性成分的血流[47, 48]。

（六）间质性肺病

伴有与胸膜表面相垂直称为 B 线的高回声线或彗星尾混响伪像，确定了间质性肺病的存在[49, 50]。

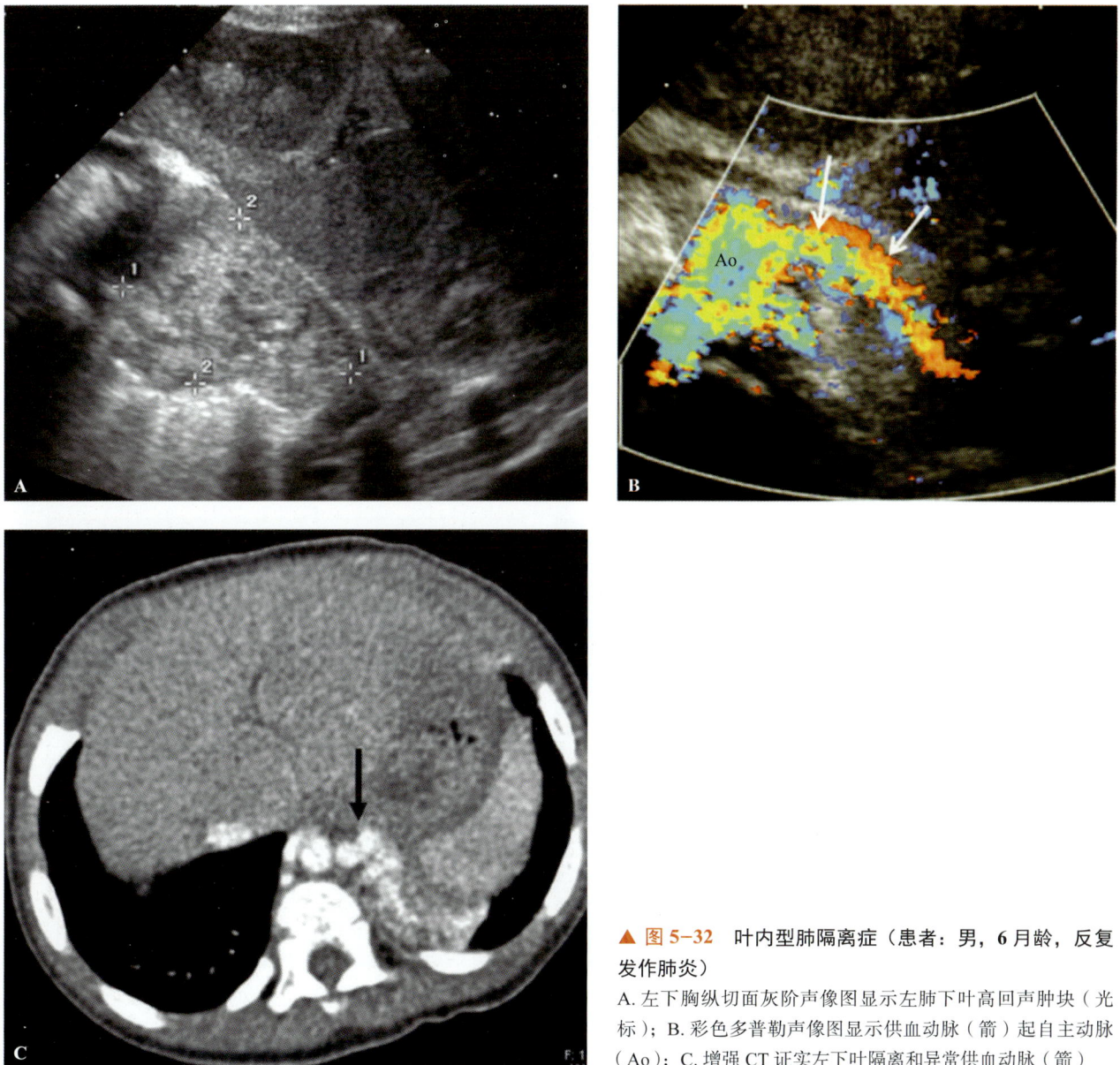

▲ 图 5-32　叶内型肺隔离症（患者：男，6 月龄，反复发作肺炎）

A. 左下胸纵切面灰阶声像图显示左肺下叶高回声肿块（光标）；B. 彩色多普勒声像图显示供血动脉（箭）起自主动脉（Ao）；C. 增强 CT 证实左下叶隔离和异常供血动脉（箭）

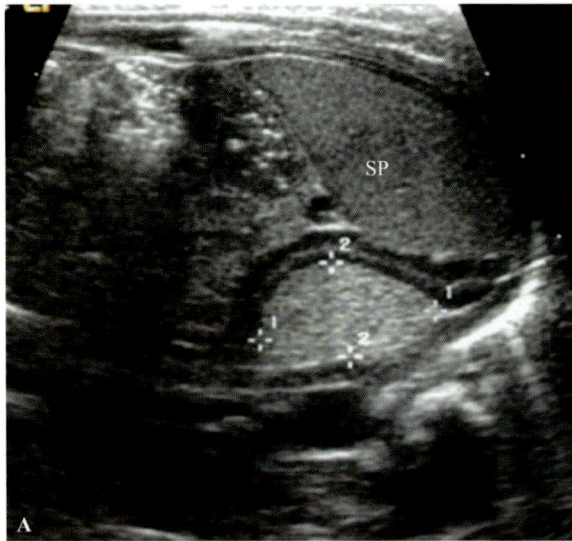

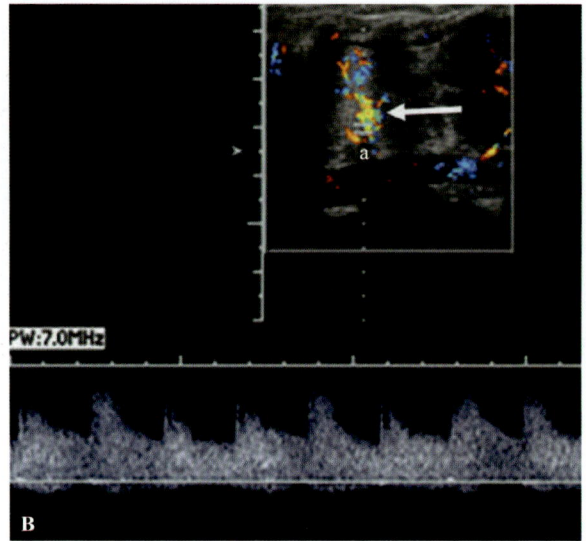

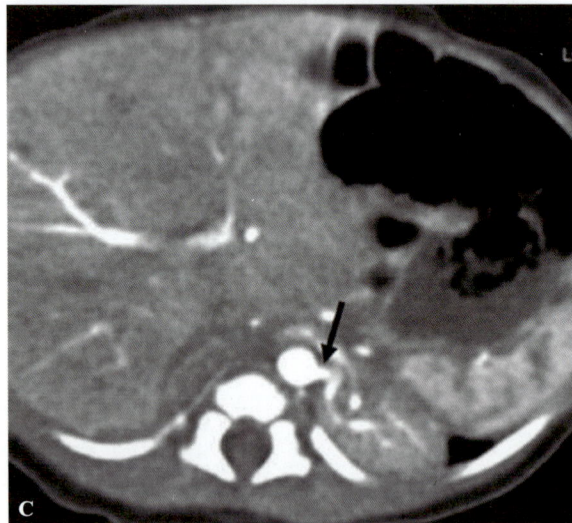

▲ 图 5-33 **叶外型肺隔离症（患者：男，2 周龄，宫内超声检查发现左肺下叶模糊）**

A. 横切面灰阶超声图像显示脾（SP）内侧有一相对均匀的高回声肿块（光标）；B. 彩色多普勒超声图像显示供血动脉（箭）为低阻动脉血流频谱，起自腹主动脉（a）并供应隔离肺；C. CT 显示起自腹主动脉上段的供血动脉（箭）和邻近的隔离肺组织

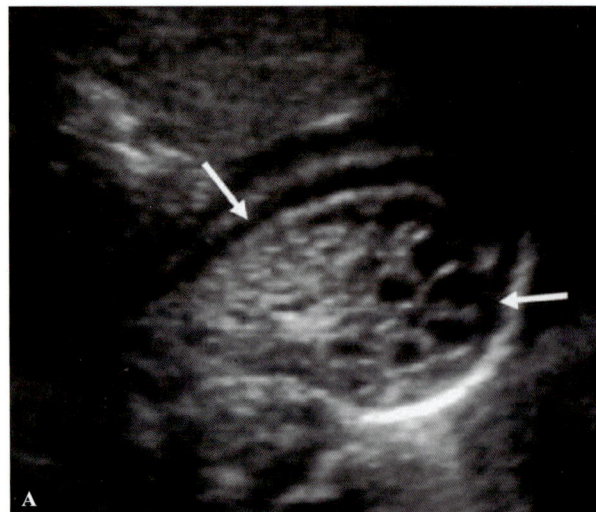

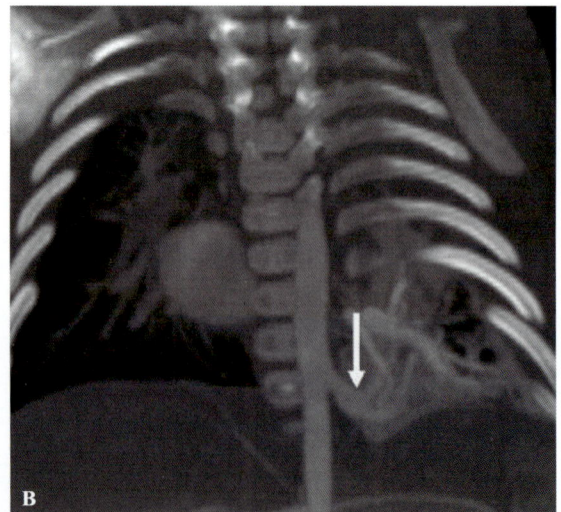

▲ 图 5-34 **叶内型肺隔离症伴囊性肺气道畸形（新生儿，男，产前诊断为胸部肿块）**

A. 左下胸部横切面灰阶超声图像显示有囊性和实性成分的非均质肿块（箭）；B. CT 冠状位重建图像显示供血动脉（箭）起源于胸主动脉，供应隔离肺，肿块内有囊性和实性两种成分。病理检查证实叶内型肺隔离症伴 2 型囊性肺气道畸形

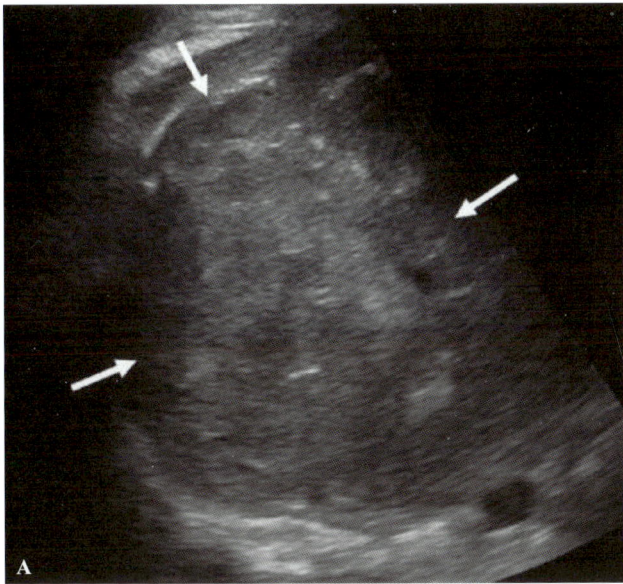

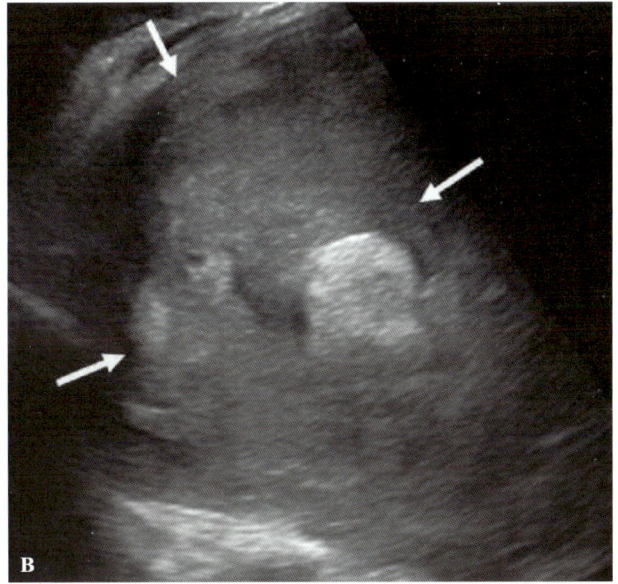

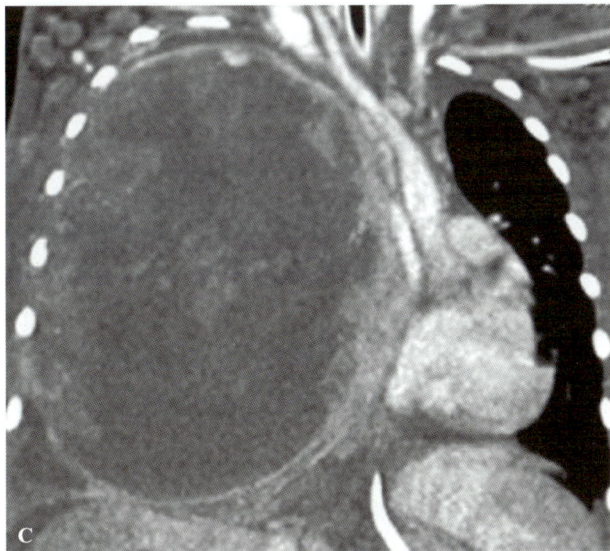

▲ 图 5-35　胸膜肺母细胞瘤（2 岁儿童，胸部 X 线检查显示右半胸腔模糊）

A 和 B. 纵切面（A）和横切面（B）灰阶声像图显示混合性肿块（箭），其内高回声区代表出血；C. CT 冠状位重建图像显示一较大坏死性肿瘤填充右半胸腔，心脏向左移位

如上所述，正常充气肺的特征是胸膜线深层出现多条水平方向的高回声线，称为 A 线（图 5-4B）。垂直 B 线被认为是由于肺胸膜表面的不规则性引起的（图 5-36）[49]，可见于新生儿呼吸窘迫综合征、肺水肿、间质性肺炎、肺挫伤、肺不张、哮喘和肺纤维化。健康个体也可见零星 B 线，超声 B 线数目与实质病变程度有关。尽管 B 线在肺部疾病特异性诊断中的作用有限，但它们可能被偶然发现，应被认识到是间质性肺病的一个征象，和其他声像图改变相关。

六、纵隔

婴儿和儿童的胸部肿块最常位于纵隔内[51]。胸部 X 线检查是首选的影像学检查方法，其次是 CT 或 MRI，以进一步评估纵隔病变的性质、起源和范围。超声并不是评价纵隔的常规检查方法，虽然在新生儿或幼儿期当病变位于膈肌或胸腺附近（膈肌和胸腺可作为透声窗）时，超声可显示病变的囊性、实性或血管性特征。对于年长人群超声可用于鉴别纵隔淋巴结和引导穿刺活检。纵隔可以经胸骨旁、锁骨下或锁骨上窝切面进行评估，对于胸骨未骨化的新生儿，经胸骨切面也可应用。常见的纵隔病变描述如下。

（一）前纵隔肿块

1. 正常胸腺

常规胸部 X 线图像上胸腺形态异常或体积增

大与纵隔肿块、肺上叶实变或肺不张相类似。在这些病例中，正常胸腺组织的超声特征是一个覆盖在大血管表面的，内部可见线性和点状高回声的团块（图 5-2 和图 5-37），这能让患者避免病理学检查和进一步的影像学检查。

2. 畸胎瘤

纵隔畸胎瘤是最常见的性腺外生殖细胞肿瘤，大多数是良性的，但由于它们来自原始细胞，具有恶性潜能，通常发生在胸腺内。超声检查中，畸胎瘤表现为边界清晰，内部回声分布不均匀，包含代表皮脂或浆液的低回声区，以及代表毛发、钙化、骨骼或脂肪的高回声区（图 5-38）[52] 的混合性肿块。畸胎瘤不易变形，会压迫和推移邻近的结构。多普勒超声通常显示无血流信号或少量血流信号。一般认为，

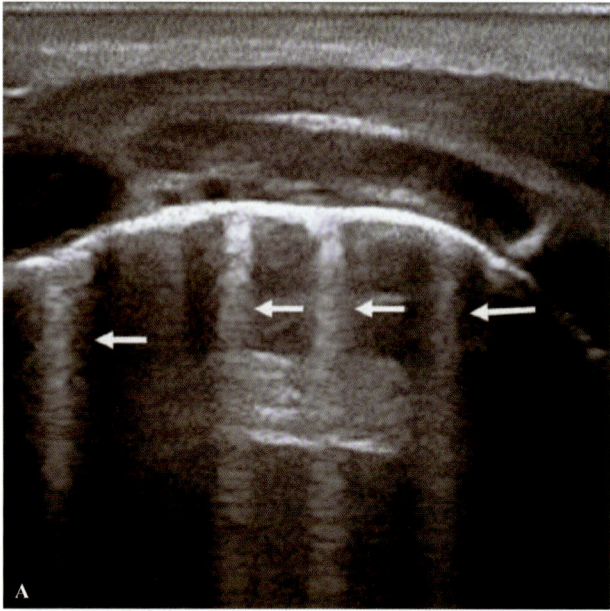

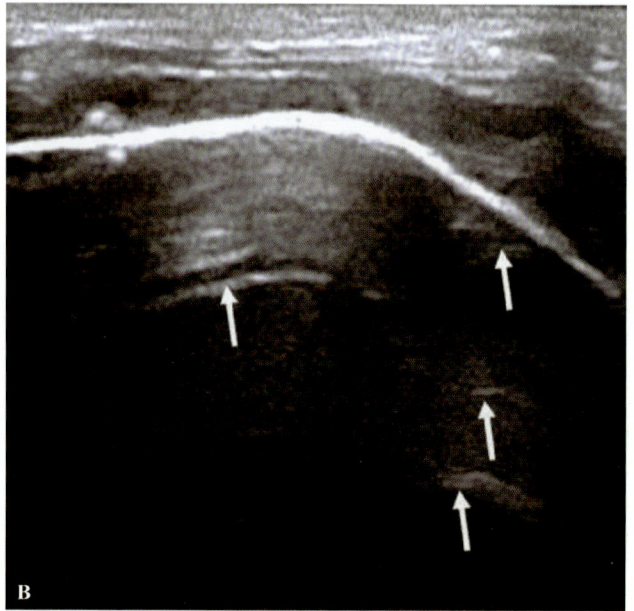

▲ 图 5-36　间质性肺病
A. 垂直高回声伪像，称为 B 线（箭），是间质性肺病的表现，它们源自肺 - 胸膜界面；B. 水平混响伪像，称为 A 线（箭），源自胸膜线，正常充气肺的表现（图片由 Courtesy Laura Martelius，Helsinki, Finland 提供）

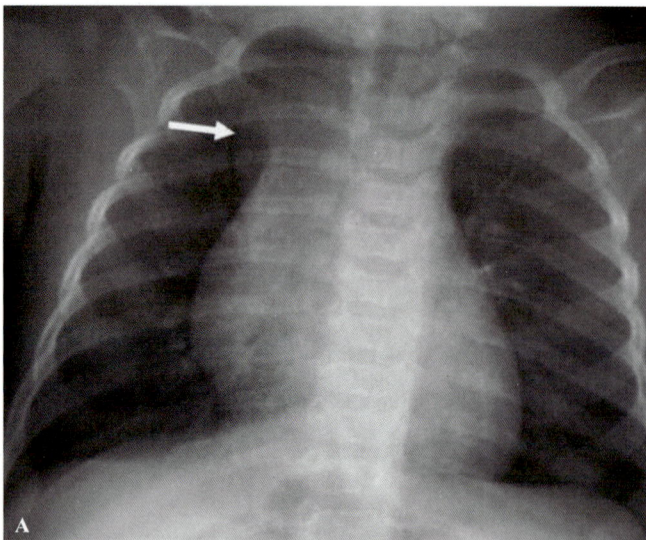

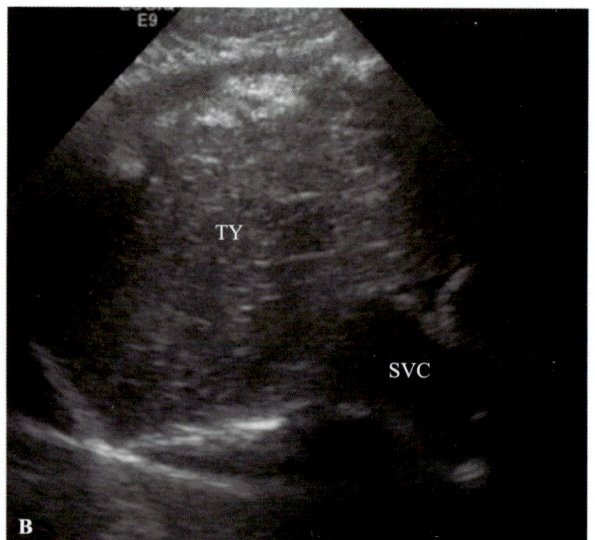

▲ 图 5-37　正常胸腺（患者：女，4 月龄，发热）
A. 胸部正位 X 线检查显示右上半胸腔模糊（箭）；B. 横切面灰阶声像图显示正常的胸腺右叶（TY），有规则的线性和点状高回声，表面平滑、边界清晰，覆盖于上腔静脉（SVC）

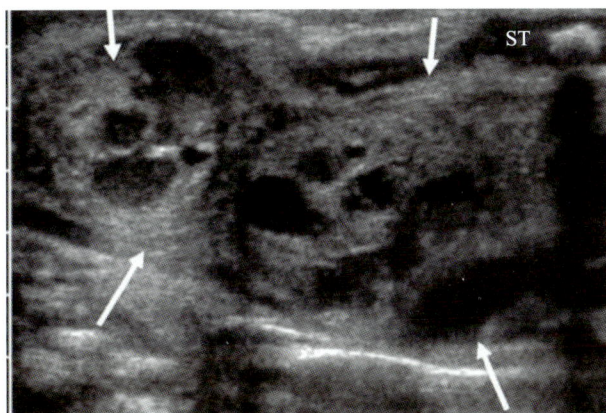

▲ 图 5-38 纵隔畸胎瘤（新生儿，宫内超声发现颈部及纵隔肿块）

右侧胸骨旁纵切面声像图显示前纵隔内低回声为主、合并囊性成分的肿块（箭）。切除术中发现肿块附着于胸腺。组织病理学检查证实为未成熟畸胎瘤，包含胰腺、肠和脑组织。ST. 胸骨

以囊性病变为主的肿块倾向于良性，以实质性病变为主的肿块倾向于恶性，但最终诊断需要组织活检。

3. 淋巴瘤

淋巴瘤是儿童和青少年最常见的累及前纵隔的恶性肿瘤。胸部受累在霍奇金淋巴瘤较非霍奇金淋巴瘤更常见。淋巴瘤可能累及胸腺或淋巴结。浸润的胸腺表现为前纵隔不均质的高回声肿块，边缘凸出或呈分叶状。胸腺失去正常的柔韧性，可能推移邻近结构而不是表现出符合其形状（图 5-39）。淋巴结呈圆形或椭圆形，呈均匀低回声。多普勒超声显示淋巴瘤相对无血流信号，而炎症性和恶性转移性往往血流丰富。

急性淋巴细胞白血病也可累及胸腺。最常见于儿童早期，在 2—4 岁达到高峰。影像学表现与淋

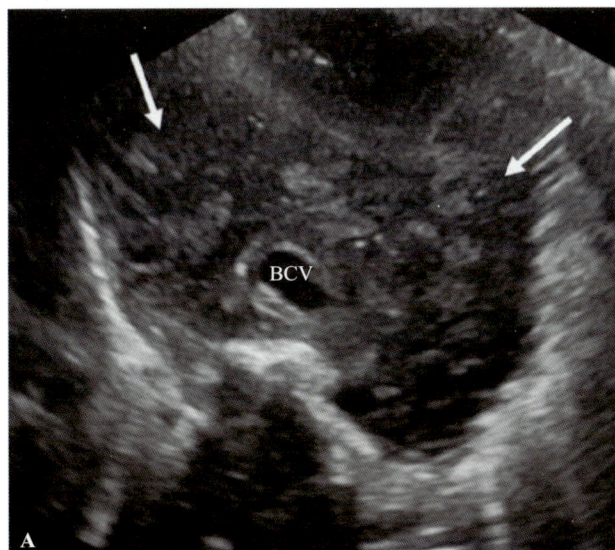

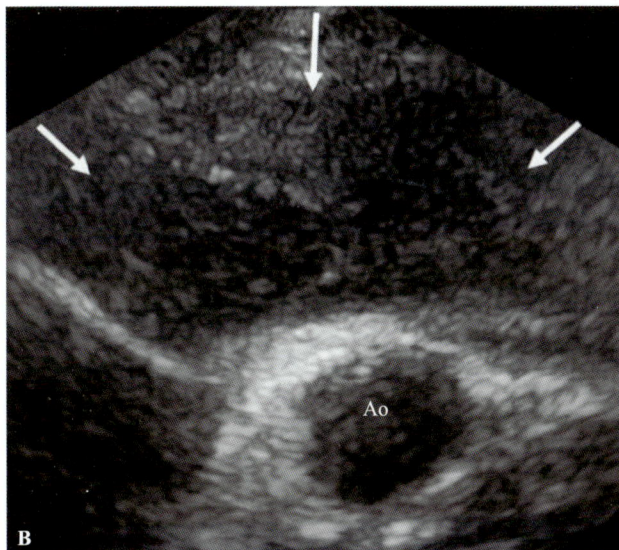

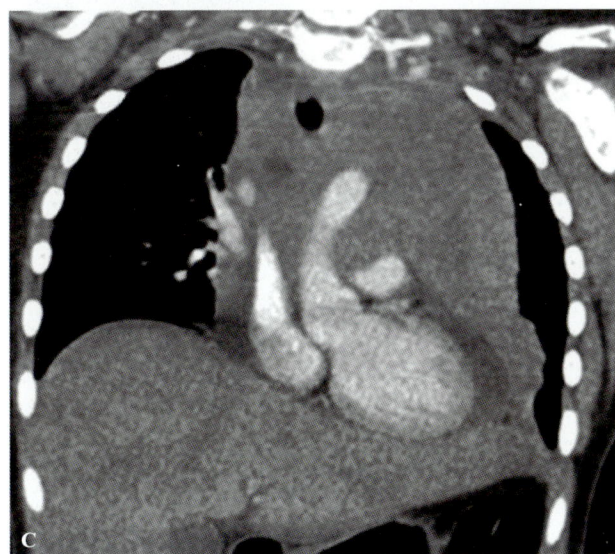

▲ 图 5-39 淋巴瘤胸腺浸润

A 和 B. 胸部中上部分横切面声像图显示上腔静脉（BCV）和主动脉（Ao）周围巨大的非均质肿块（箭）；C. CT 冠状位重建图像显示一较大胸腺肿块，平滑的双凸边界充满前纵隔，压迫气管和纵隔大血管

巴瘤相似。

4. 囊性淋巴管畸形（囊性水瘤）

淋巴管瘤是先天性淋巴管畸形，病理学改变为由结缔组织分隔的扩张的淋巴间隙组成。大多数受累儿童在 1 岁内出现后颈部肿块，大约 10% 的肿块延伸至前纵隔。超声表现为囊性肿块，内有高回声分隔（图 5-40）。感染或出血时，液体回声增强。彩色多普勒显示液体内无血流信号，分隔上有散在的血流信号（图 5-40C）。颈静脉、无名静脉、腋静脉或上腔静脉可出现瘤样扩张。

（二）中纵隔肿块

中纵隔肿块通常包括继发于感染、淋巴瘤或转移性疾病的淋巴结肿大或前肠畸形。

1. 淋巴结肿大

感染性、非化脓性淋巴结表现为散在或融合的卵圆形低回声肿块，伴线性高回声淋巴门，彩色多普勒超声可显示中央淋巴门血流信号。恶性结节表现为圆形低回声肿块，均质或不均质，无淋巴门，边缘不规则。短径常大于长径。

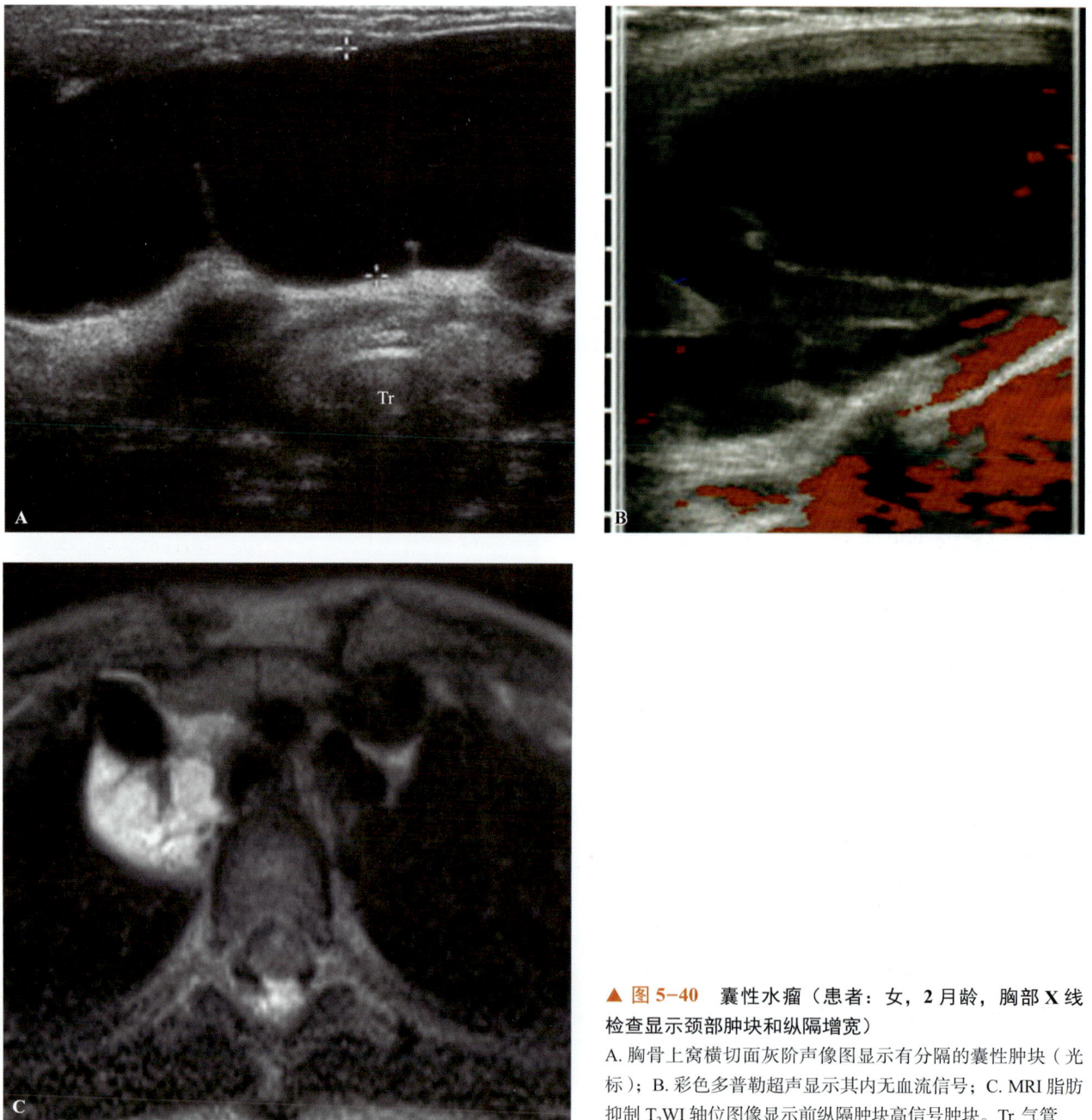

▲ 图 5-40 **囊性水瘤（患者：女，2 月龄，胸部 X 线检查显示颈部肿块和纵隔增宽）**

A. 胸骨上窝横切面灰阶声像图显示有分隔的囊性肿块（光标）；B. 彩色多普勒超声显示其内无血流信号；C. MRI 脂肪抑制 T_2WI 轴位图像显示前纵隔肿块高信号肿块。Tr. 气管

2. 前肠囊肿

前肠囊肿分为支气管囊肿、肠源性囊肿或神经管原肠囊肿。支气管囊肿由呼吸上皮构成，多数位于气管隆嵴下方或右侧气管旁。肠重复畸形管壁为胃肠黏膜，通常位于食管壁附近或内部。神经管原肠囊肿由胃肠道上皮细胞构成，通过一个或多个椎体中线缺陷与脑脊膜相连。

前肠囊肿，无论是哪种类型，均表现为边界清晰的薄壁低回声病变，后方回声增强（图 5-41）。如果囊肿含有黏液、蛋白质碎片或空气，内部回声增强。单纯囊肿无血流信号。如果囊肿被感染，可以在囊壁或周围软组织内观察到血流信号。

（三）后纵隔肿块

后纵隔肿块几乎都是神经源性肿瘤，起源于神经嵴细胞或交感神经节。包括神经母细胞瘤、神经节细胞瘤和神经节神经母细胞瘤。神经母细胞瘤是分化程度最低、恶性程度最高的肿瘤，而神经节神经母细胞瘤既有恶性细胞，又有成熟细胞，属中度恶性肿瘤。两者都影响 5 岁以下的幼儿。神经节细胞瘤分化良好，仅含成熟的神经节细胞。通常影响年龄较大的儿童和青少年。

后纵隔肿块最好使用胸椎后旁或剑突下切面检查，常表现为相对于胸腺或胸壁肌层的等回声或高

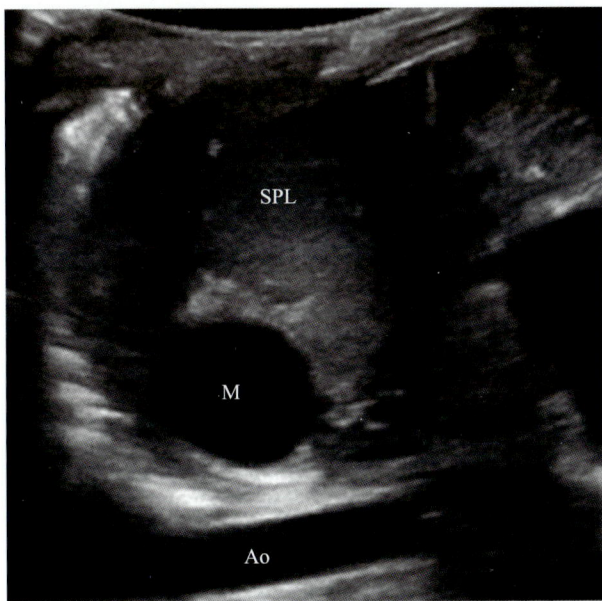

▲ **图 5-41 食管重复囊肿（新生儿，产前超声异常）**
产后复查超声，纵切面图像图显示脾脏内侧胃食管交界处囊性肿块（M）。手术证实为食管重复囊肿（SPL）。Ao. 主动脉

回声，可能包含代表囊性坏死或变性的低回声区以及钙化引起的高回声区（图 5-42）。彩色多普勒超声可见周围或中央血流信号。神经母细胞瘤可通过神经孔延伸，引起硬膜外脊髓压迫，这可以被超声识别。虽然超声检查可以显示椎管内肿瘤的范围，但 MRI 是评估椎管内肿瘤范围以制定治疗方案的首选影像学检查方法。

（四）心膈脚肿块

心包囊肿通常位于右心膈脚，但也可以在心包周围的任何地方被发现[53]。大多数是胸部 X 线检查时偶然发现，超声对确定病变的囊性是一项有价值的研究。它们通常表现为单房、圆形或卵圆形、边缘清晰的无回声或低回声肿块（图 5-43）。如果液体是出血性或蛋白性的，则内部回声增强。心包囊肿柔软，不推移或压迫邻近结构。

七、血管异常

（一）静脉血栓形成

胸内血管超声检查的常见指征是怀疑静脉血栓，常与留置血管导管有关。急性血栓表现为部分或完全充盈血管腔的高回声灶（图 5-44）。血栓的回声随着血红蛋白的再吸收，血栓消散和回缩而减低。慢性血栓超声表现为无回声或低回声的血凝块、侧支血管形成。由于血凝块在灰阶超声上可能是低回声或无回声的，类似于通畅的血管，因此多普勒超声显示其内部血流缺失对诊断很重要。

由于心脏和呼吸活动，未闭的中心静脉频谱显示明显的相位性，甚至在心房收缩时出现反向血流（图 5-8）。中心静脉血栓形成或狭窄的多普勒超声表现包括无血流信号、相位性丧失或减弱、远端流速增加和近端流速降低（图 5-45）。

（二）动脉狭窄和动脉瘤

动脉狭窄和动脉瘤形成可能与血管疾病有关，如川崎病、Takayasu 病、巨细胞动脉炎、感染或血管通路手术的并发症。动脉狭窄可以导致收缩期上行延迟、收缩期峰值血流量增加和舒张期血流量降低。动脉瘤的超声表现包括血管扩张和多普勒血流为湍流。

（三）胸廓内血管

胸廓内动脉扩张与主动脉缩窄、发绀型心脏病

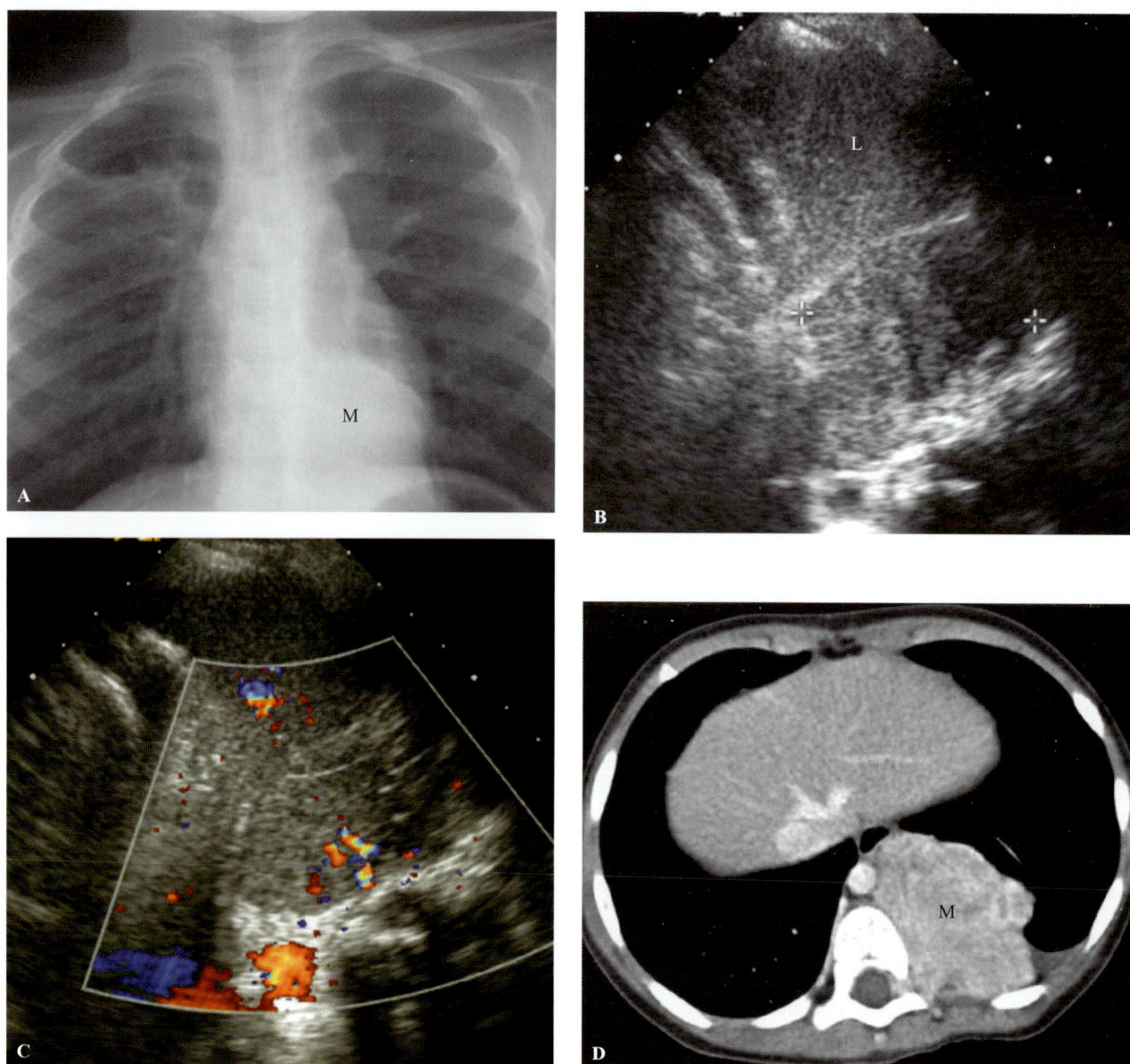

▲ 图 5-42　神经母细胞瘤（患者：男，4 岁，慢性肺病）

A. 胸部 X 线检查显示左侧椎旁肿块（M）；B. 下胸部横切面灰阶声像图显示左肺下叶（L）后方有实性等回声肿块（光标）；C. 彩色多普勒超声显示细微内部血流信号；D. CT 轴位图像显示左侧椎旁肿块（M），延伸到椎管内

姑息性外科分流有关。灰阶超声可显示扩张的乳腺动脉。缩窄时，胸廓侧支动脉的多普勒检查表现为血流逆转，收缩期峰值增宽，舒张期流速增高。

（四）完全性静脉回流异常

完全性肺静脉回流异常（total anomalous pulmonary venous return，TAPVR）是一种伴有整个肺静脉系统异常引流解剖的先天性发绀型心脏畸形。与部分性肺静脉回流异常（partial anomalous pulmonary venous return，PAPVR）形成对比，后者仅有部分肺静脉解剖异常。超声有助于确定心下型完全性肺静脉异位引流全程。在这种畸形中，肺静脉在左心房后方汇合形成一个共同的垂直静脉，垂直静脉下行穿过食管裂孔处的膈肌，然后与门静脉系统相连（图 5-46）。

八、膈肌病变

膈肌超声检查指征包括对可疑膈疝或膈膨升的评估，描述膈旁肿块，以及评估膈肌的运动。

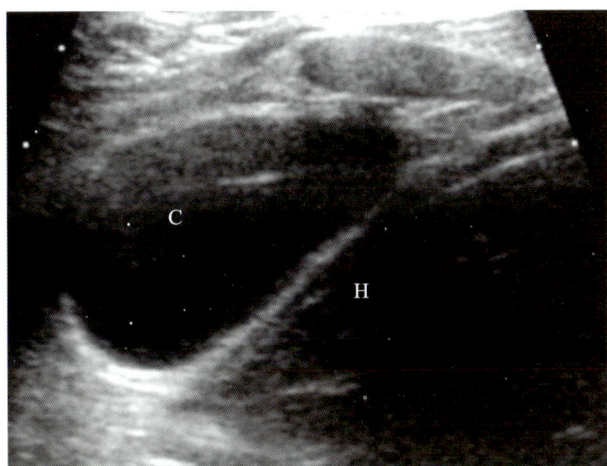

▲ 图 5-43　心包囊肿（新生儿，胸部 X 线检查显示右心膈肿块）
下胸部横切面灰阶声像图显示囊性肿块（C）毗邻心脏（H）

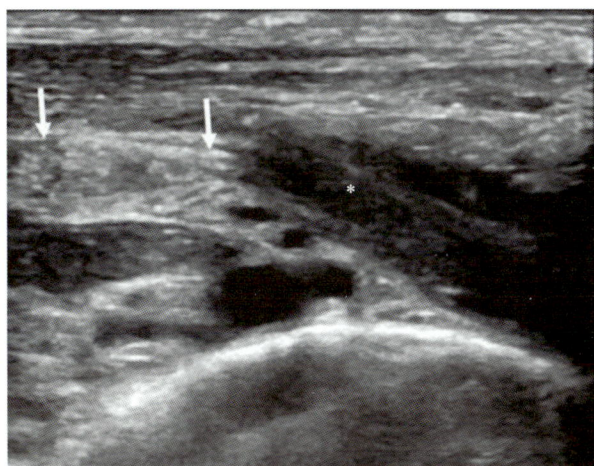

▲ 图 5-44　急性静脉血栓形成（患者：男，10 岁，上肢肿胀，曾接受上腔静脉留置导管）
横切面灰阶声像图显示左头臂静脉远端有闭塞性血栓（箭），非闭塞性血凝块（＊）存在于静脉的近端

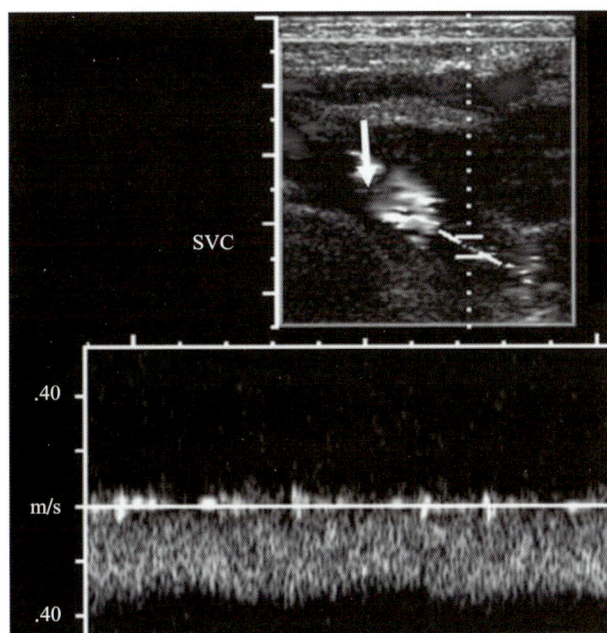

▲ 图 5-45　上腔静脉狭窄
上腔静脉（SVC）（箭）脉冲多普勒超声显示血管通畅，血流频谱缺乏正常相位性，随后静脉造影（未提供）提示上腔静脉狭窄，归因于留置血管导管（病例资料由 Brain Coley 提供）

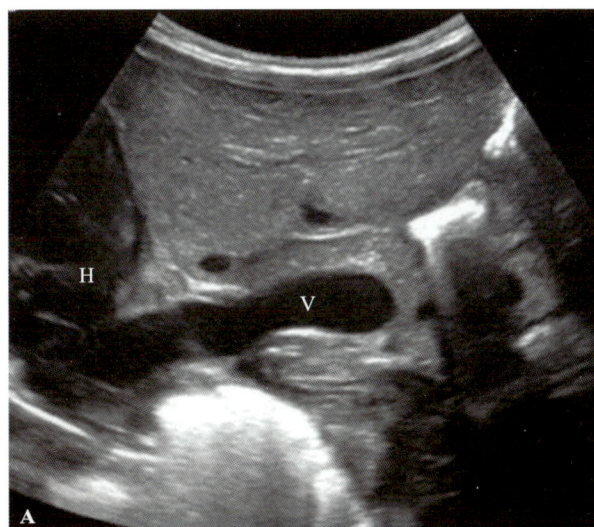

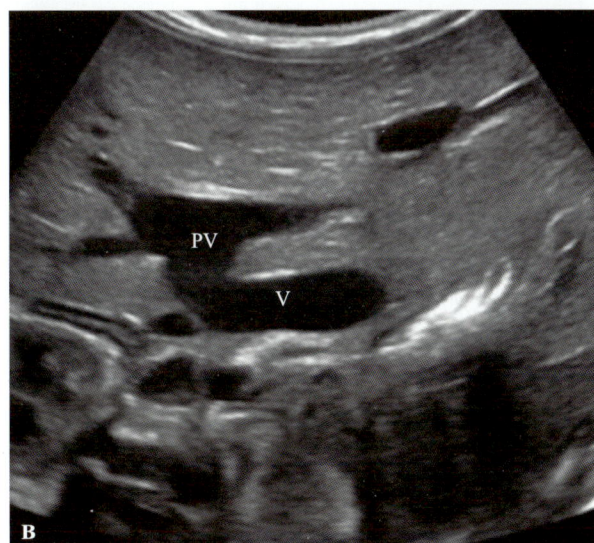

▶ 图 5-46　心下型完全性肺静脉回流异常
A. 纵切面灰阶声像图显示异常静脉（V）从心脏（H）向下延伸至肝脏；B. 横切面灰阶声像图显示静脉（V）引流至门静脉主干（PV）

（一）膈疝

膈疝通常是先天性的，而不是后天性的。先天性膈疝有 2 种类型：Bochdalek 疝和 Morgagni 疝。

1. Bochdalek 疝

Bochdalek 疝是由于胚胎期胸膜、腹膜的不完全闭合导致先天性膈肌后外侧缺损所致。左侧约占 80%，其余为右侧。双侧疝可以发生，但极为罕见[54]。Bochdalek 疝通常在产前超声或 MRI 检查时诊断，或在出生时出现严重呼吸窘迫时诊断。迟发发生率约为 10%[17]。产后胸部 X 线检查通常能确诊。然而，当肠管含有液体而不是空气，类似胸腔积液或实质性疾病时，诊断可能不明确。在这些情况下，超声可以明确诊断。

经左侧缺损疝入的内容物包括肝左叶、脾、胃、大肠、小肠或肾。经右侧缺损疝入的内容物包括肝右叶，偶尔还有其他腹部脏器。右侧缺损可伴有胸腔积液、腹水和布 – 加综合征，后者继发于膈肌缺损的游离边缘压迫或阻塞肝静脉或淋巴管。与 Bochdalek 疝相关的其他异常包括先天性心脏病、肠旋转不良和畸形综合征包括 18- 三体综合征、21- 三体综合征、Fryns 综合征（膈疝、面容粗鲁、巨大裂、肺发育不全和远侧肢体缺损）和四体 12p 嵌合体（颅面、皮肤以及神经系统表现）[54]。与 Bochdalek 疝相关的并发症是肺发育不全和与持续胎儿循环相关的肺动脉高压。

2. Morgagni 疝

Morgagni 疝发生在内侧胸骨和外侧肋骨之间的膈肌前部。它是由于肋骨和膈肌的剑突纤维肌腱成分的融合失败所致。Morgagni 疝单侧常见，多为右侧（90% 的病例）[17]。患有 Morgagni 疝的婴儿可能有症状，出现急性呼吸窘迫。年长儿通常无症状，这种病变是在其他临床适应证行胸部 X 线检查时偶然发现。

右侧 Morgagni 疝可包含肝右叶、横结肠和大网膜。脾脏可能存在于左侧疝中。疝内容物包含小肠和胃罕见。相关畸形包括唐氏综合征和 Cantrell 五联征（上腹中线脐膨出综合征）[54]。

3. 后天性疝

后天性疝是穿透性或钝性腹部外伤导致膈肌撕裂的结果。由于肝脏对右侧的保护，左半膈肌更容易受到钝性损伤。大部分撕裂都发生在肌腱和后叶交界处的膈肌周围。它们通常与其他损伤有关，包括脾和肾损伤。

4. 膈疝的超声表现

先天性和后天性膈疝的超声表现相似，包括正常线性膈肌回声的不连续性和同侧半胸内出现腹腔内容物（即肠、肝、脾、肾和网膜）（图 5-47 至图 5-50）[55]。疝的回声随内容物的不同而改变。疝内包含实质性脏器如肝、脾或肾则呈等回声，而包含充满液体的肠管则呈低回声。肝脏嵌顿时超声表现包括肝内静脉频谱缺失、胸腔积液、腹水和充满液体的腹膜囊。

疝内容物可表现为相对于肝脏的低回声，等回声或高回声。脉冲或彩色多普勒超声显示下胸部出现网膜血管。

（二）膈膨升

膈膨升是指完整的半膈肌部分或全部异常升高进入胸腔[55]，原因是其中央肌腱或肌层先天性薄弱，导致膈肌运动受损。部分性半膈肌膨升比完全性更常见。部分性膈膨升中右半膈前内侧最常累及，完全性膈膨升更多见于左侧[17]。膈膨升常无临床意义，胸部 X 线检查偶然发现。但新生儿期巨大的膈膨升可能导致呼吸窘迫。

超声表现为局部变薄但完整的膈肌向头侧突入同侧半胸腔，毗邻肝脏或脾脏（图 5-51）。膈肌运动减弱或消失。当膈肌非常薄时，超声可能无法区分膈疝、膈膨升或膈肌麻痹。

（三）膈肌麻痹

膈肌麻痹通常是心胸外科手术、产伤或外伤后膈神经损伤所致。不常见的病因包括肺下积液、膈下脓肿、肺炎和膈膨升。膈肌麻痹的灰阶或 M 型超声显示在深吸气和呼气时，膈肌运动消失或出现矛盾运动（图 5-52）。当出现矛盾运动时，瘫痪的半侧膈肌在吸气时向头侧移动，呼气时向尾侧移动；膈肌前部、中部和后部的偏移程度相似，而正常情况下中、后 1/3 的偏移大于前 1/3 的偏移。经剑突下横切面检查比较两侧半膈肌的位移特别有助于诊断矛盾运动。

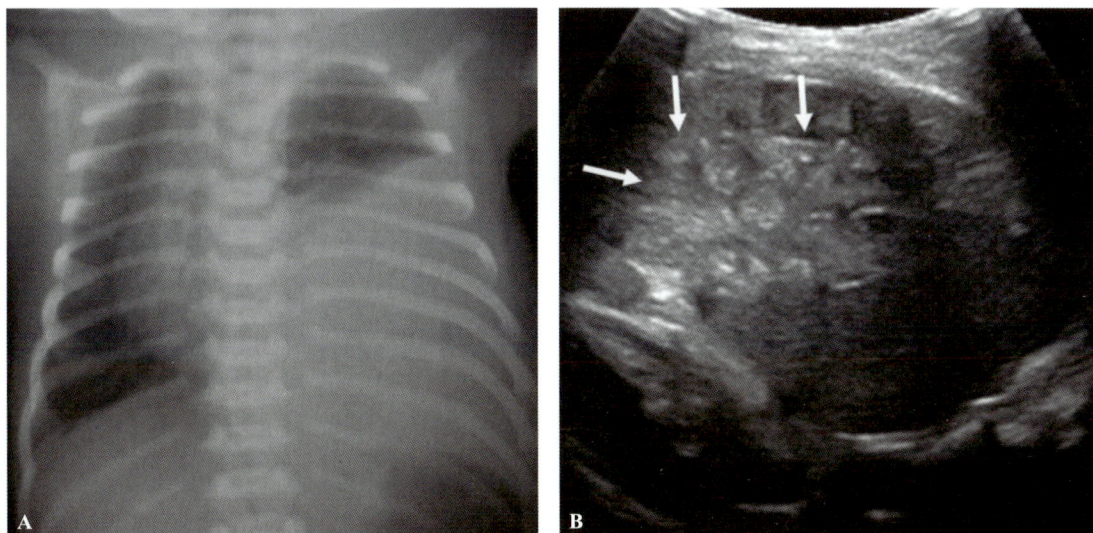

▲ 图 5-47　左侧 Bochdalek 疝（新生儿呼吸窘迫）
A. 胸部 X 线检查显示左下半胸模糊伴同侧半膈肌不清晰、纵隔向右移位；B. 横切面超声扫查显示左下半胸腔内有多个肠管环（箭），肠道内含胎粪呈高回声；C. 更内侧的纵切面声像图显示脾脏（SPL）位于下半胸腔

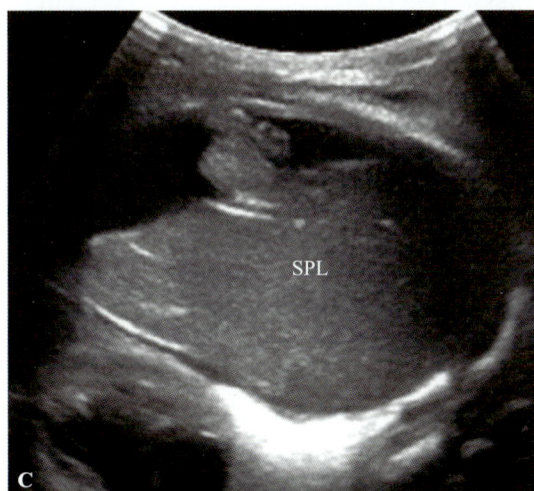

▲ 图 5-48　右侧 Bochdalek 疝（新生儿呼吸窘迫）
A. 胸部 X 线检查显示右侧半胸几乎完全模糊，纵隔向左移位；B. 横切面超声扫查显示肝脏（LIV）和肠管（B）经巨大的膈肌缺损处疝入右下胸腔后部（箭）

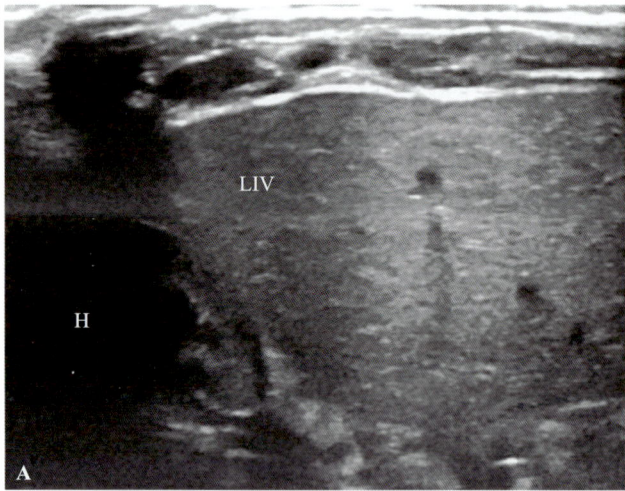

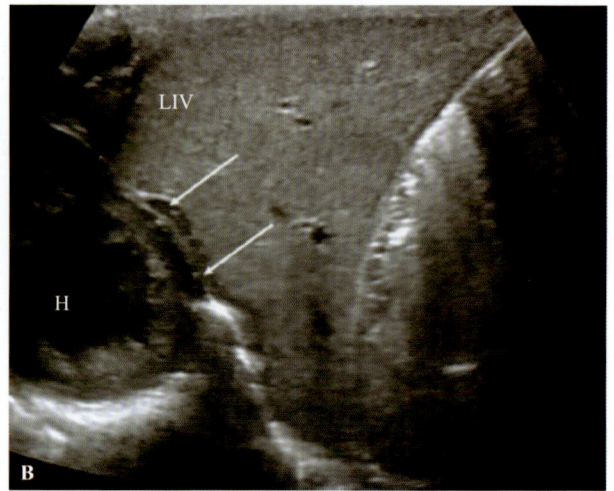

▲ 图 5-49　Morgagni 疝（患者：女，4 月龄，胸部 X 线检查显示右心膈脚肿块）

A. 纵切面超声扫查显示肝脏在前疝入胸腔，心脏（H）向后移位；B. 更侧位的纵切面灰阶超声图像显示膈肌缺陷（箭）。LIV. 疝入的肝脏

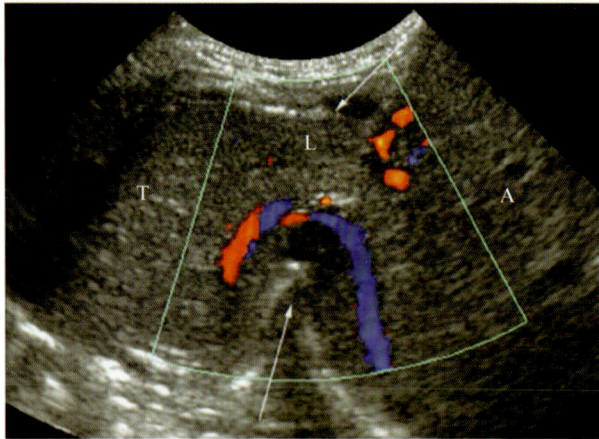

◀ 图 5-50　Morgagni 疝（患者，男，7 日龄）

纵切面彩色多普勒声像图显示肝脏（L）经膈肌前部缺损（箭）疝入。应注意肝静脉的异常走行。A. 肝脏的腹腔内部分；T. 肝脏的胸腔内部分［引自 Taylor GA, Atalabi OM, Estroff JA. Imaging of congenital diaphragmatic hernias. *Pediatr Radiol* 2009; 39:1–16.）

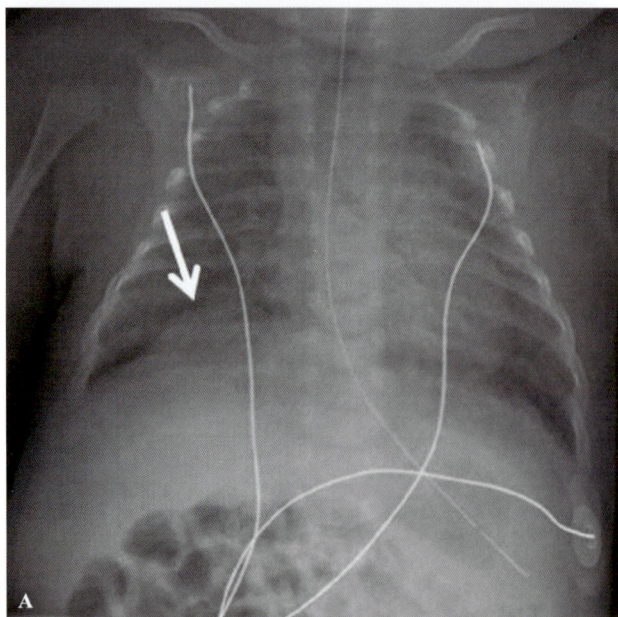

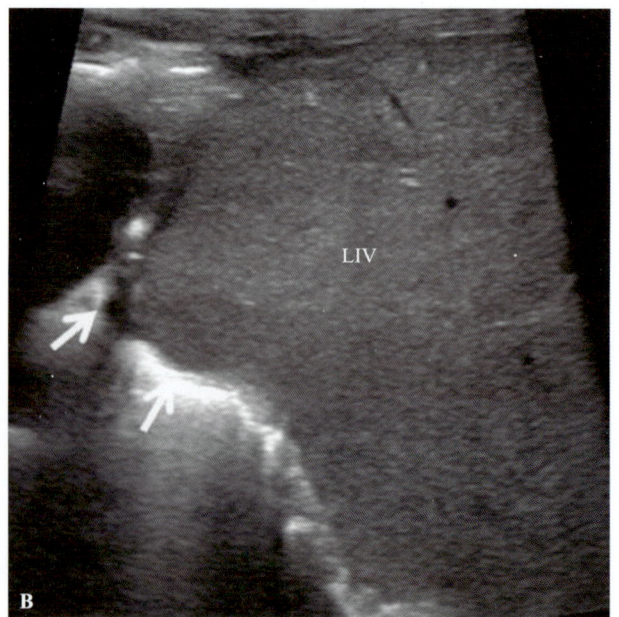

▲ 图 5-51　膈膨升（患者：男，1 月龄）

A. 胸部正位 X 线检查显示右半膈肌局部隆起（箭）；B. 纵切面超声扫查显示膈肌局部膨升（箭），膈肌完整。LIV. 膈下的肝脏

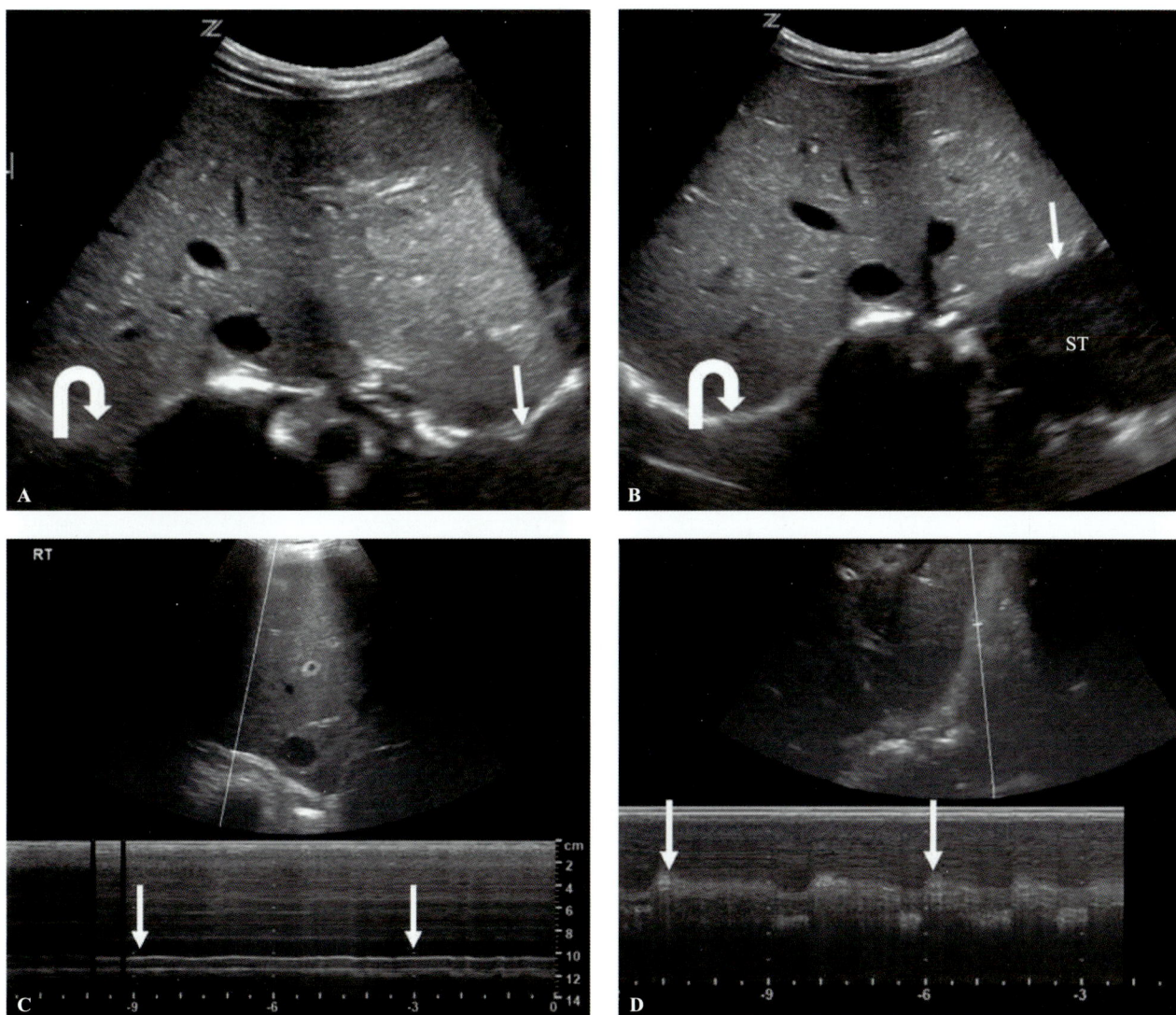

▲ 图 5-52　膈肌麻痹（患者：女，12 岁，近期曾接受肺移植，胸部 X 线检查显示左膈抬高）

A. 横切面声像图显示右（弯箭）和左（箭）半膈位置对称；B. 横切面声像图显示呼气时左半膈（箭）和胃（ST）前移，而右半膈（弯箭）并未前移，提示膈肌麻痹；C.M 型超声显示吸气时右半膈呈直线（箭），同样提示膈肌麻痹；D.M 型超声显示吸气时左半膈上移（箭）

（四）膈反转

膈反转与大量胸腔积液及巨大的胸腔肿块有关。超声评估在深吸气时最能显示倒置的膈肌。膈肌移动可能是正常的、减少的、矛盾运动或缺失。

（五）膈旁肿块

儿童膈肌肿瘤不常见[56]。男孩和女孩发病率相同，平均诊断年龄为 10 岁，左右两侧发病率相同。超过 3/4 的儿童原发性膈肌肿瘤是恶性的，最常见的是横纹肌肉瘤[56]。其他恶性病变包括原始神经外胚层肿瘤、尤文肉瘤和生殖细胞肿瘤，良性病变包括淋巴管瘤、血管瘤、脂肪瘤、肌纤维瘤、神经纤维瘤、间皮囊肿和包虫囊肿[56, 57]。

超声的价值在于确定肿块的内部回声，区分原发于膈肌还是累及膈肌的膈周异常，如肝脏或腹膜后恶性肿瘤和膈下脓肿。实质性肿块有回声，可能是均质或不均质（图 5-53）。良恶性肿瘤鉴别需要组织取样。间皮囊肿位于肝脏和后外侧胸壁之间，表现为薄壁囊肿[57]。

九、胸壁病变

（一）软组织肿块

儿童胸壁软组织肿块良性较恶性更常见[58]，囊性和血管性肿块较实质性肿块更可能是良性的，而

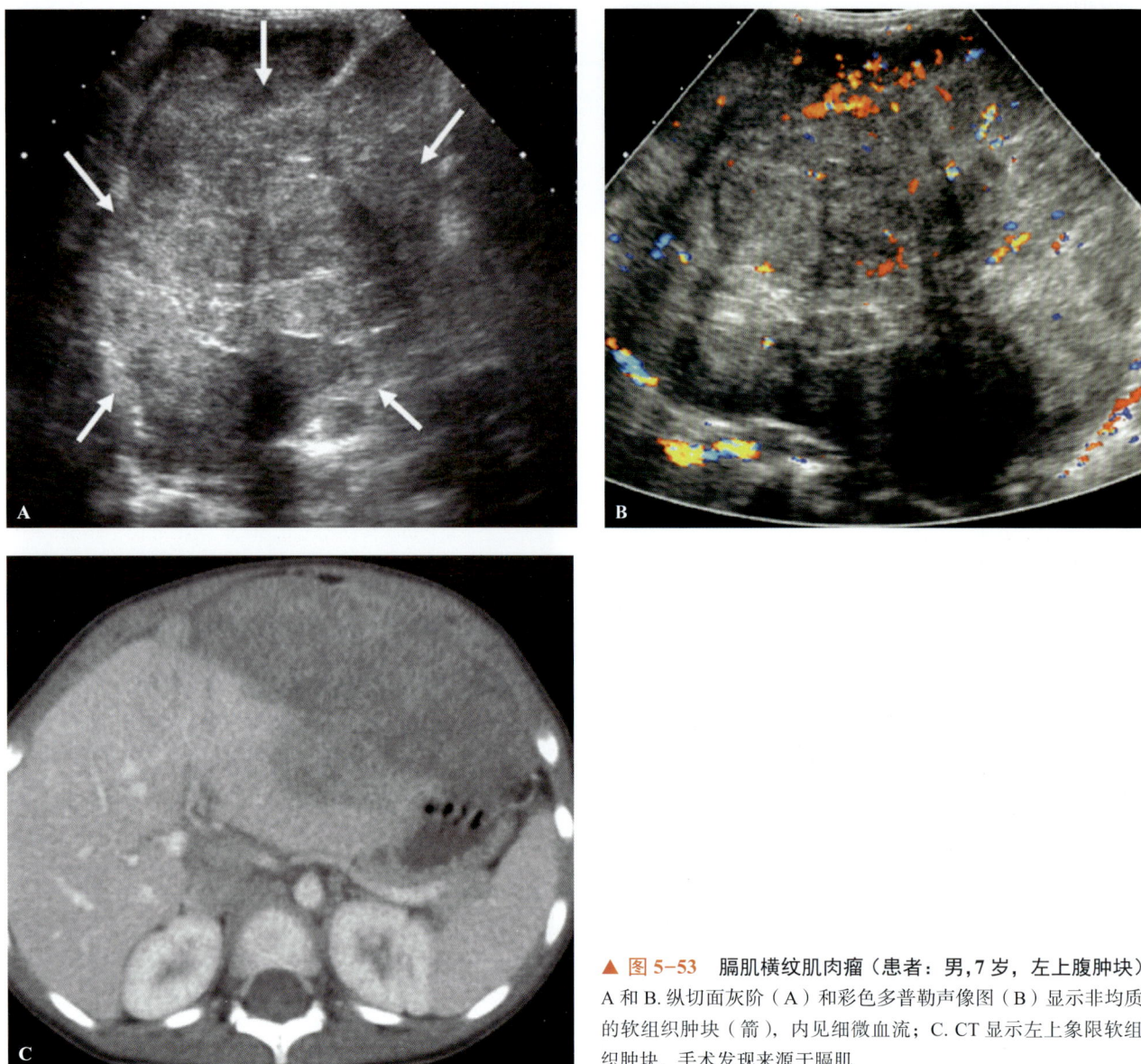

▲ 图 5-53　膈肌横纹肌肉瘤（患者：男，7 岁，左上腹肿块）
A 和 B. 纵切面灰阶（A）和彩色多普勒声像图（B）显示非均质的软组织肿块（箭），内见细微血流；C. CT 显示左上象限软组织肿块，手术发现来源于膈肌

后者恶性的可能性更高。高频多普勒超声成像对描述胸壁病变的囊性、实性或血管性以及病变的范围有价值。大多数胸壁实性肿块需要组织取样才能确诊，而囊性和血管性病变通常有其病理学表现，以避免进一步的检查。

1. 良性肿块

常见的胸壁良性肿块包括先天性病变（血管病变）、血肿、感染（蜂窝织炎、脓肿）和脂肪瘤。

(1) 血管病变：血管病变包括血管瘤和血管畸形[59-61]。血管畸形进一步分为高流量和低流量畸形。

① 血管瘤：血管瘤是婴儿期最常见的软组织肿瘤，常出现在婴儿期的最初几个月，皮肤可见红

色或蓝色色素沉着。血管瘤可分为婴儿型血管瘤、快速退化型血管瘤和无退化型先天性血管瘤三种类型[59-63]。婴儿型血管瘤由管壁内衬扁平内皮细胞的血管组成，其特征为在出生后 3～9 个月内快速增长，然后保持一个可变的稳定阶段，最后缓慢退化，整个过程常持续到 5—6 岁。

在灰阶超声中，血管瘤表现为边界清晰的浅表软组织肿块，相对于周围组织可以是低回声、等回声或高回声，回声分布是否均匀取决于血管通道的大小，血栓和脂肪间质的数量（图 5-54）。彩色多普勒超声显示内部血流信号和滋养血管（图 5-54B）。脉冲多普勒超声：a. 高血管密度（每 1cm² 有超过 5 条

血管）；b. 高多普勒频移（＞ 2kHz）；c. 低阻频谱；d. 无动静脉分流[63-65]。在退化期其内部血流减少，滋养血管数目减少，可见代表营养不良性钙化的高回声灶。

NICH 是一种罕见的血管肿瘤，在出生时就已发育完全，随患者的生长成比例生长，或随着时间的推移其大小稍有增加，并且不会退化[59-62]。这种生长模式将 NICH 与婴儿型血管瘤相区别，婴儿型血管瘤在出生后的前 6 个月至 1 年内迅速生长，随后逐渐退化。RICH 在出生时亦发育完全，但在出生后第 6 个月至 1 年内完全退化。仅凭超声检查无法区分这三种血管瘤。

② 血管畸形：血管畸形通常在出生时出现，类似于血管瘤，但与血管瘤不同，它们不会自然退化，而是随患者一起生长[59-61]。血管畸形的特征取决于其主要血管和流速，高流量动静脉畸形和低流量毛细血管、静脉、淋巴管或混合畸形。

动静脉畸形是一种高流量病变，其特征是具有异常的血管网（巢），由扩张的供血动脉和引流静脉相连[59-61, 64, 66]，缺乏正常的毛细血管床。灰阶超声表现为低回声病变，内含无软组织成分的血管团。彩色多普勒超声显示其内部血流和供血动脉。脉冲多普勒显示高收缩期血流、动静脉分流和静脉动脉化（图 5-55）。

静脉畸形为慢流性血管病变，以静脉异常，动脉成分正常为特征，其表现为柔软、可压缩的肿块，上覆皮肤呈蓝色。静脉血管畸形包括鲜红斑痣，见于 Trenaunay 综合征；葡萄酒色斑，见于 Sturge-Weber 综合征。超声表现为均质的低回声肿块。当存在伴声影的高回声静脉球时要高度怀疑静脉畸形。多普勒成像呈低速，单相的静脉血流频谱（图 5-56）。如果有潜在的血栓形成，血流可消失。

淋巴管畸形（即淋巴管瘤）是淋巴系统的先天性畸形[59-61, 64, 67]。它们是由内皮细胞排列的非交通性扩张的淋巴管组成。出生时即出现，几乎总在 2 岁时被发现，表现为柔软的无痛性肿块。超声表现为多房性肿块，囊腔大小不一，内可见高回声分隔（图 5-57）。囊液常呈无回声，但合并出血或感染时呈低回声。多普勒超声显示分隔上有血流信号，但囊性成分内无血流信号。

（2）外伤性病变：血肿是儿童较常见的软组织肿块。几乎都是在创伤后形成，很少起于潜在的出血性疾病。由于纤维蛋白的存在，急性血肿呈边界不清，分布不均匀的高回声。亚急性血肿有清晰的回声边界，伴有高回声和低回声区域的不均质改变，后者与血肿吸收有关（图 5-58）。慢性血肿为边界清楚的低回声肿块。在这个阶段，它们可能不易与脓肿或囊肿区分。所有阶段的多普勒超声成像都能显示肿块周围软组织的血流信号，与水肿有关，但血肿内没有血流信号。

（3）感染：与感染相关的可触及胸壁肿块表现为蜂窝织炎或脓肿形成。在免疫功能正常的儿童中，常见的致病菌是金黄色葡萄球菌和 A 族链球菌。在免疫功能低下的患者中，致病菌包括结核分枝杆菌、放

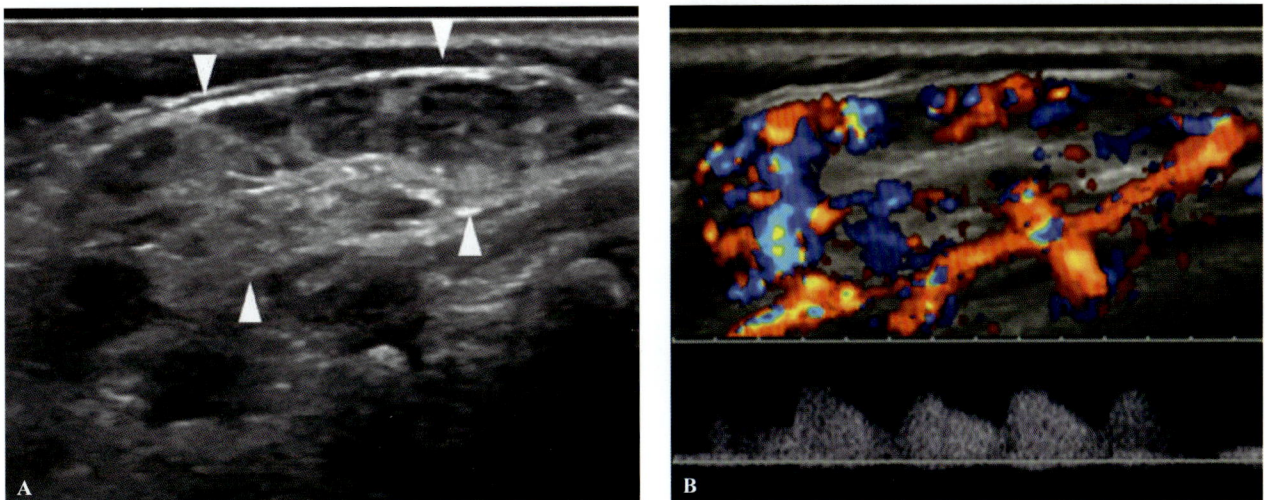

▲ 图 5-54　血管瘤（患者：女，11 月龄，右前胸壁肿块）

A. 横切面灰阶声像图显示边缘清晰的混合性肿块（箭头），包含低回声和高回声区；B. 横切面多普勒超声扫查显示血流进入多个血管，频谱为低阻动脉血流频谱

线菌、曲霉菌和念珠菌。蜂窝织炎是真皮深层皮下组织的感染。超声表现包括皮下组织回声增强，与沿筋膜界面剥离的水肿相关的网状无回声或低回声条纹，彩色多普勒超声显示血流信号增加（图 5-59）。

脓肿表现为以低回声主为混合性肿块，伴有内部回声、分隔或液平、厚壁、后部回声增强（图 5-60）。高回声病灶伴"模糊"声影提示脓肿腔内有气体，合并蜂窝织炎很常见。多普勒超声显示脓

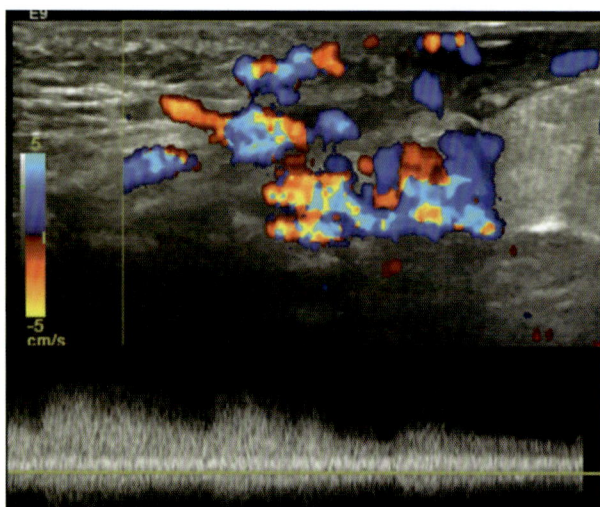

肿周边及周围软组织有血流信号，脓肿中央无血流信号。相邻肋骨皮质不规则增厚或破坏提示伴有骨髓炎（图 5-61）[68]。

(4) 异物：超声检查可检测各种软组织异物，包括木质碎片、玻璃、金属和塑料，并对相关软组织并发症进行评估。大多数异物在超声上呈高回声（图 5-62），周围炎性反应形成低回声缘，后方伴声影。

(5) 脂肪瘤：脂肪瘤是良性、含脂肪的肿瘤，超声显示为均匀的高回声肿块，边界清晰或不易察觉（图 5-63）。彩色多普勒超声显示极少量血流信号或无血流信号。

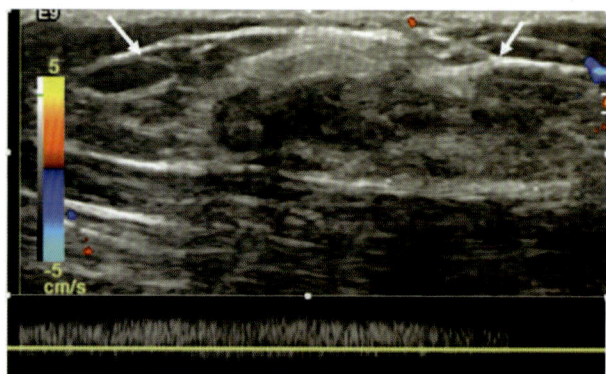

▲ 图 5-55 **动静脉畸形**
多普勒超声扫查显示多发血管扩张，周围无肿块回声，频谱为高收缩期血流和轻度动脉化静脉频谱

▲ 图 5-56 **静脉畸形**
纵切面多普勒超声扫查显示椭圆形非均质性肿块（箭），有低速单相静脉血流频谱

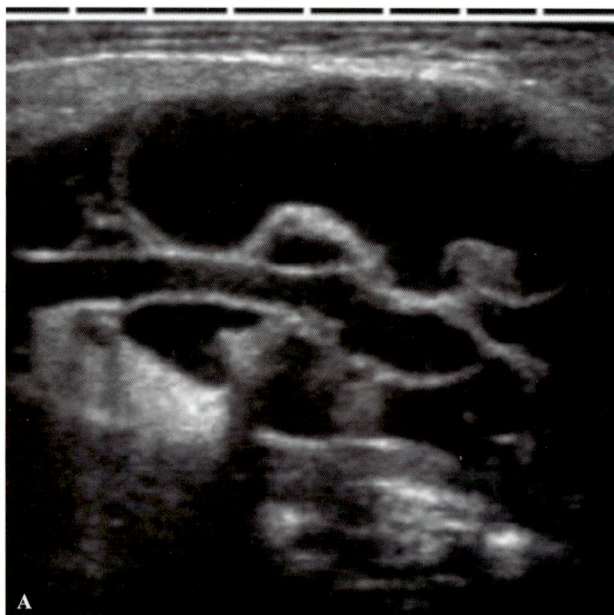

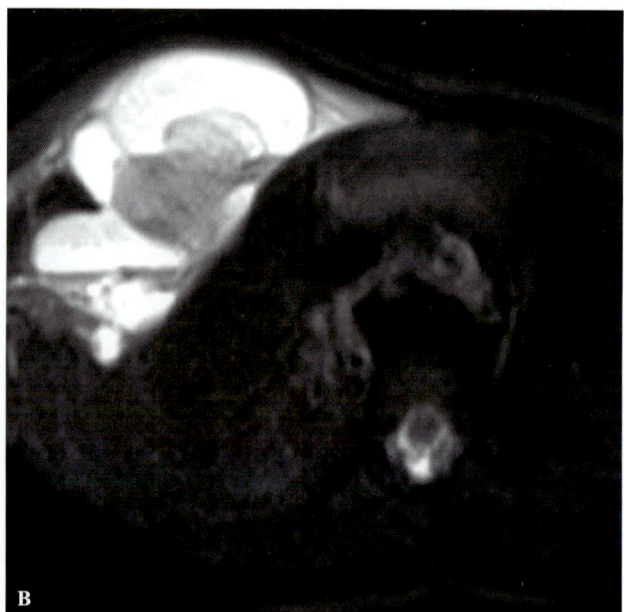

▲ 图 5-57 **淋巴管瘤**（患者：女，3 月龄）
A. 右侧胸壁横切面声像图显示多房低回声肿块，内有分隔；B. MRI 脂肪抑制 T₂WI 轴位图像显示右胸壁高信号、充满液体、有分隔的肿块

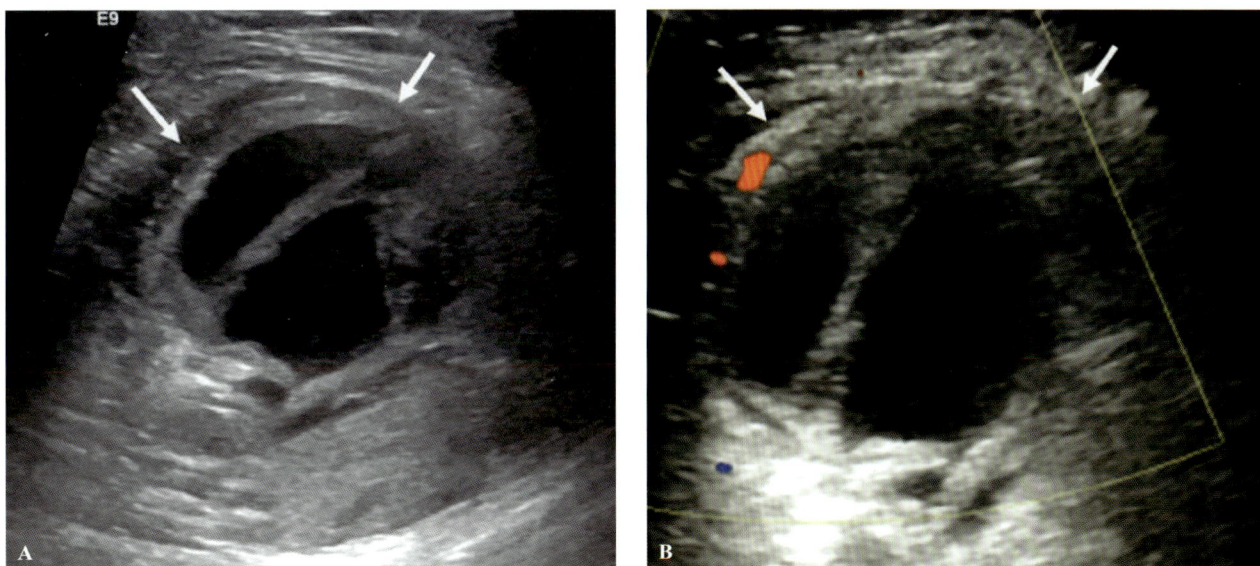

▲ 图 5-58　亚急性血肿

横切面灰阶（A）和彩色多普勒声像图（B）显示右胸外侧壁低回声为主混合性肿块、有分隔、无血流信号（箭）。7 天前患者曾有钝性胸壁外伤，超声检查出现低回声与血肿吸收的病理过程相符

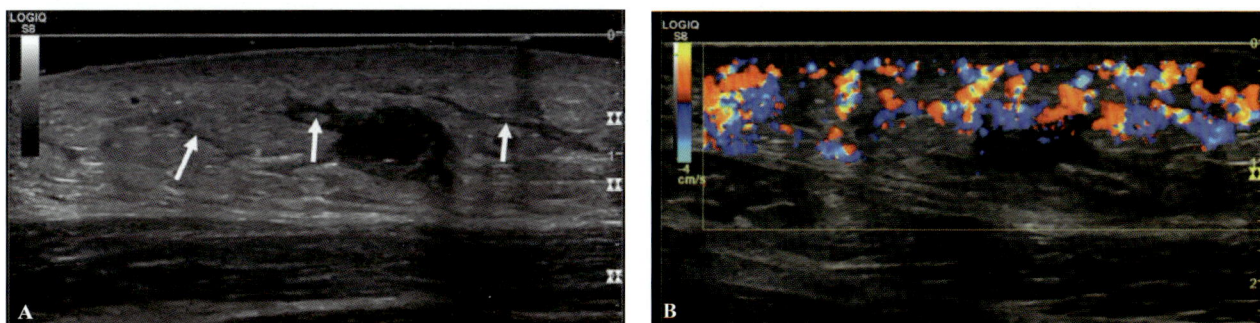

▲ 图 5-59　蜂窝织炎（患者：女，8 岁，左侧胸壁软组织红肿）

A. 纵切面灰阶声像图显示皮下组织增厚呈高回声，伴有与水肿有关的网状低回声条纹（箭）；B. 彩色多普勒声像图显示皮下组织血流增加。低回声区代表筋膜层内的积液

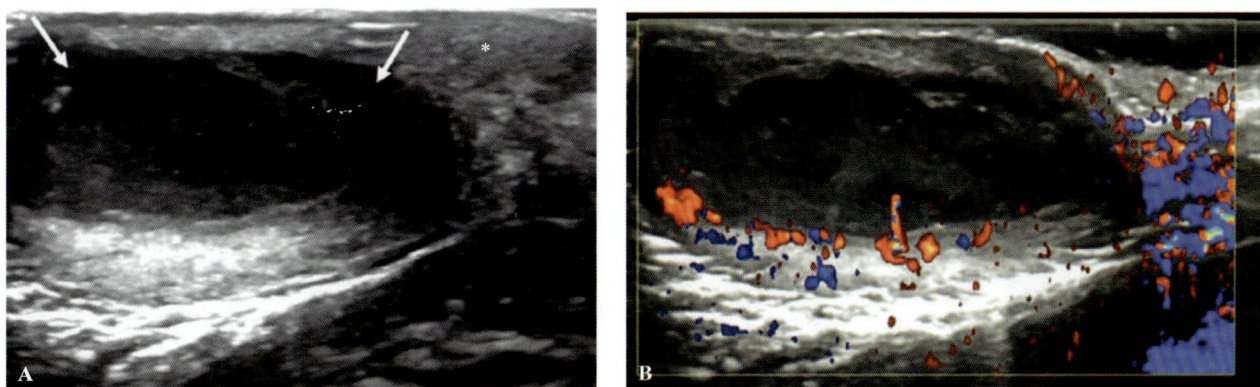

▲ 图 5-60　软组织脓肿（左前上胸壁红斑，有压痛和局部软组织肿胀）

A. 横切面灰阶声像图显示一低回声为主的混合回声区，其内有积液（箭）伴内部回声碎片；周围软组织蜂窝织炎引起皮下组织增厚和高回声（*）。B. 彩色多普勒声像图显示周围有血流信号。穿刺抽出脓性物质

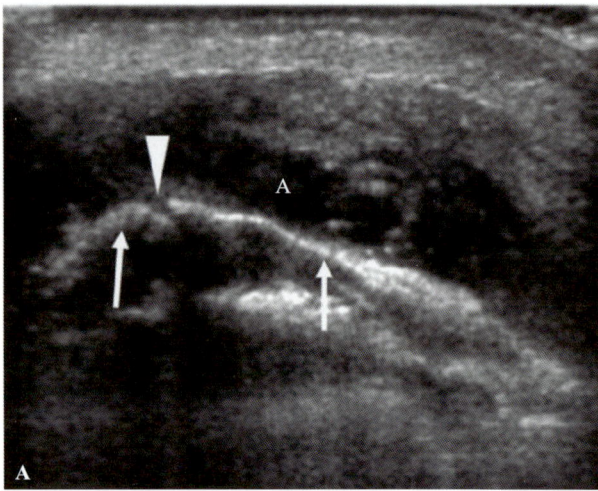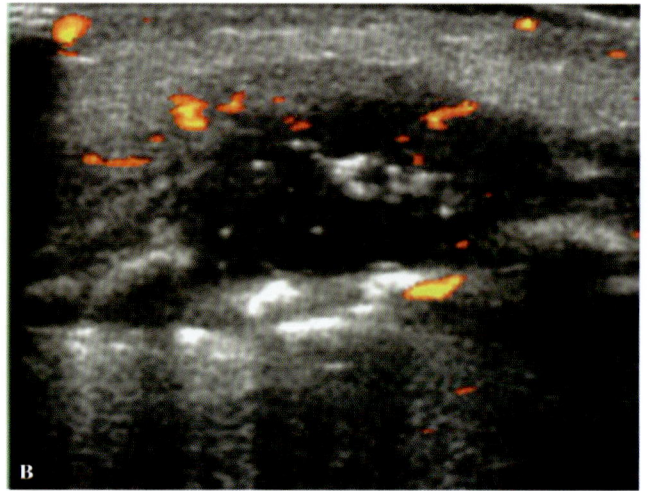

▲ 图 5-61　软组织脓肿伴骨髓炎

A. 左胸壁软组织肿胀区域横切面声像图显示，在左第9肋正前方有一低回声脓肿；肋骨（箭）皮质不规则且增厚，与骨髓炎一致；局灶性皮质破坏（骨折，箭头）。B. 彩色多普勒显示脓肿周围有散在的血流信号

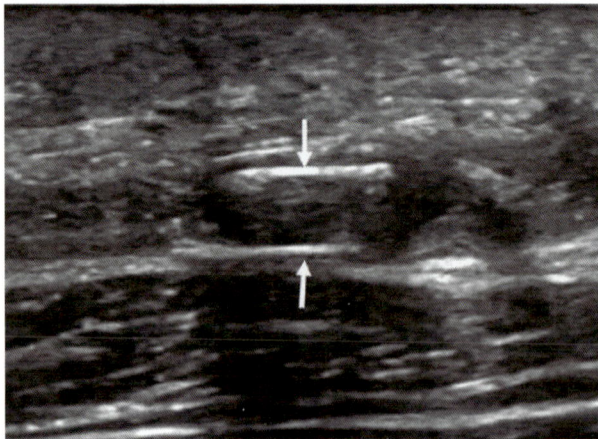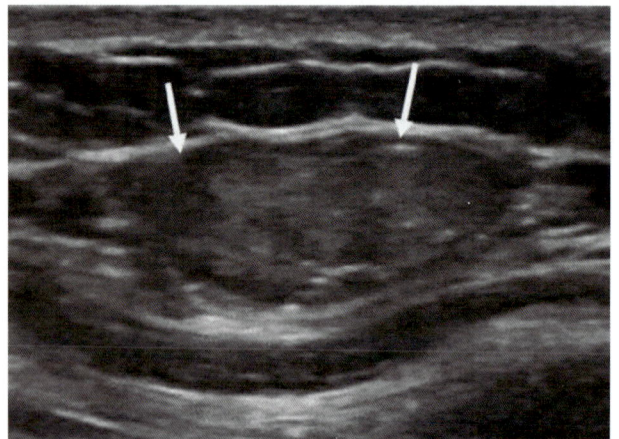

▲ 图 5-62　异物（青年患者，留置导管拔管后反复胸壁感染）

右上胸纵切面灰阶声像图显示两条线性高回声（箭）伴后方声影。手术取出异物，为残余导管

▲ 图 5-63　脂肪瘤

上背部横切面灰阶声像图显示一边界清晰、回声分布均匀的低回声肿块（箭），彩色多普勒声像图显示肿块无血流信号

2. 恶性肿块

　　恶性软组织肿瘤包括横纹肌肉瘤、纤维肉瘤、Ewing 肿瘤和淋巴瘤[69,70]，超声表现包括从低回声到高回声的不同回声，分布均匀或不均匀，边缘清晰或浸润。彩色多普勒超声显示肿块内不同数量的中央或周围血流（图 5-64）。相关发现还包括肋骨破坏和胸腔积液。值得注意的是，超声表现对恶性肿瘤并不具有特异性，一些良性病变如急性血肿和脓肿，也可有侵袭性改变。临床病史以及通过超声引导的组织取样是确诊的必要条件。

（二）骨性和软骨性病变

　　骨性和软骨性病变会导致胸壁不对称，或在体检时发现无症状、质硬的胸壁肿块。在这些患者中，超声是首选影像学检查方法。表现为胸壁肿块的常见软骨和骨异常包括不对称的软骨性肋软骨连接、肋骨末端增大、骨软骨瘤（也称为外生骨疣）和肋骨骨折愈合。软骨异常通常表现为相对于邻近肋骨皮质表面的高回声呈典型低回声（图 5-65）。急性肋骨骨折产生皮质破坏，可能有邻近血肿（图 5-66）[71]。骨折愈合表现为骨痂形成，表现为皮质增厚。

　　肋骨转移表现为可触及的肿块少见。肋骨转移的超声特征是不规则的骨质破坏和无血管的软组织肿块。

　　起源于肋骨的间叶性错构瘤是一种罕见的良性

胸壁病变，其具有典型的影像学、临床和组织学表现[72, 73]。它是正常、良性的骨骼过度生长的结果。病理检查显示具有骨样和软骨样成分组成的矿化基质以及扩张的出血间隙（与继发性动脉瘤样骨囊肿形成有关）。由于它是良性的，所以不存在局部侵袭或转移的风险。通常，在出生时它就表现为一个质硬、可触及的肿块。

超声显示肋骨的膨胀性肿块，周围高回声代表膨胀、破坏的肋骨；内部高回声与其矿化或钙化成分有关（图 5-67）。继发性动脉瘤性骨囊肿可见囊腔内液 – 液平面。

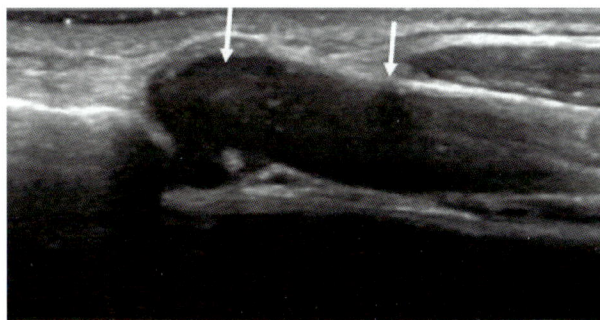

▲ 图 5-65　肋软骨突出（患者：男，3 岁，左胸壁无痛性肿块）

横切面灰阶声像图显示左前胸壁第 3 肋增大（箭），肋骨软骨部分呈低回声，而皮质呈高回声

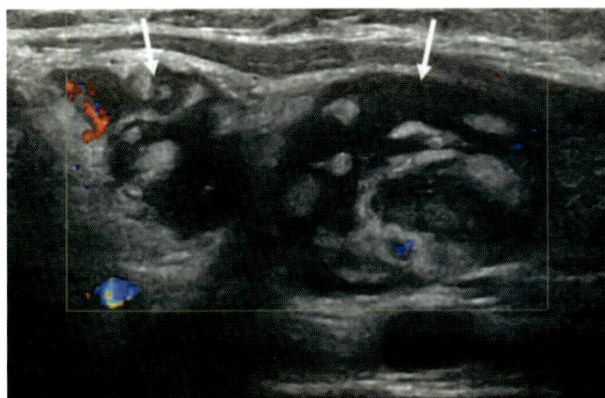

▲ 图 5-64　非霍奇金淋巴瘤

左侧胸部纵切面彩色多普勒声像图显示一双叶状低回声肿块（箭），内部回声分布不均匀，无内部血流信号。其表现为非特异性，与肉瘤、Ewing 肉瘤和血肿相似。

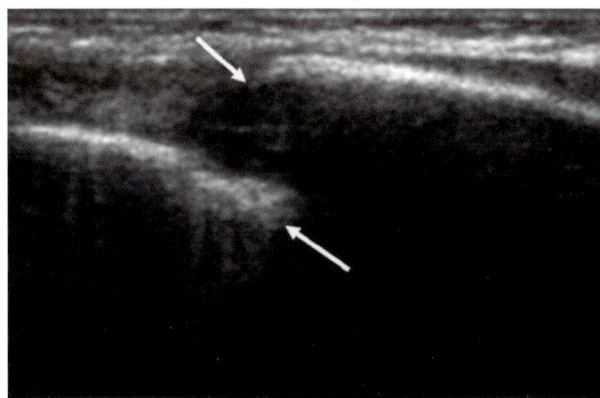

▲ 图 5-66　肋骨骨折（患者：男，5 岁，自行车事故后左胸痛性肿块）

横切面灰阶声像图显示左肋骨皮质不连续（箭），无骨痂形成，与急性肋骨骨折一致

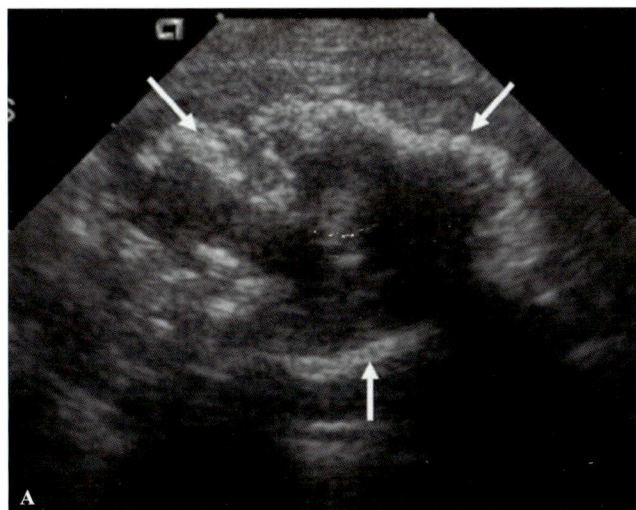

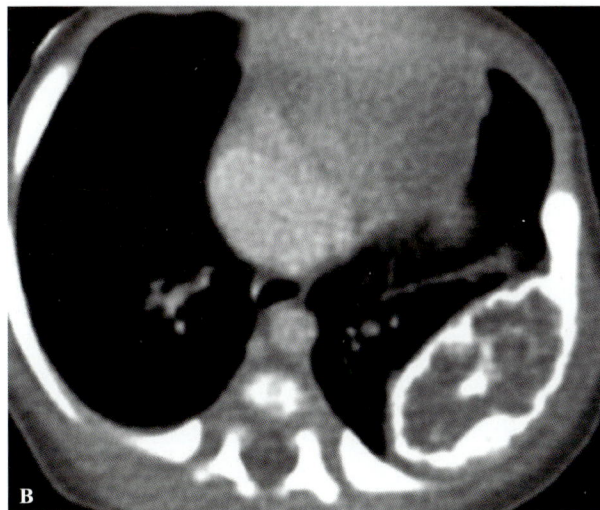

▲ 图 5-67　间叶性错构瘤（新生儿，男，左下胸壁质硬肿块）

A. 纵切面灰阶声像图显示不规则、膨胀的肋骨（箭），其中央高回声代表骨基质；B.CT 显示肋骨膨胀形成胸膜外肿块，突向胸腔，病灶中央含有粗大钙化

第6章

乳腺
Breast

Ellen M. Chung　Marilyn J. Siegel　著
王海荣　姚仲芳　译
许云峰　校

在儿科人群中，大多数乳腺肿块是良性和自限性疾病，通常采用保守的诊断和处理方法，而成人恶性肿瘤发病率相对较高，通常需要手术切除[1-6]。鉴别诊断也与成人有很大差异，许多肿块与正常乳腺发育的变异有关。本章阐述了正常青春期前和青春期乳腺的超声特征以及影响儿童乳腺发育的常见病理损害。超声特征也与重要的临床特征相关。

超声是评价儿科人群乳腺疾病的首选影像学检查，而成人乳腺筛查选择乳腺X线片。与乳腺X线片相比，超声检查的优点是无电离辐射，并且在检查年轻女孩相对致密的乳腺组织中的异常时具有更高的灵敏度。当怀疑病变累及胸壁或胸廓较深层结构时，MRI可用于确定病变范围。由于电离辐射的潜在风险，CT扫描在评估儿童乳腺病变中几乎没有作用。

由于活检会损伤发育中的乳腺，所以很少进行活检诊断。因此，儿科乳腺疾病的治疗通常采用保守治疗，包括临床和超声评价。

一、超声检查技术

乳腺超声检查需要高分辨率、线阵、实时探头（7.0～15.0MHz），应使用穿透乳腺的最高频率探头。使用非常高的频率（15MHz），可对直径小至2～4mm的肿块进行评估。如果病变是浅表的，则通过将病变定位在探头的聚焦区域中，用一个支撑垫可以提高清晰度。有时，可能需要频率较低的凸阵探头来评价更深层的结构，必须优化增益设置，以便区分液性和实性。这一点很重要，因为低增益无法识别实质性肿块内的低回声，而高增益可在囊性肿块内产生伪像。

多普勒超声有助于提高诊断特异性，内部血流的存在支持实质性肿块或混合性囊肿的诊断，而无血流则支持单纯性囊肿。

弹性成像已用于成年女性，以评价病变的硬度，因此，它有助于描述乳腺肿块的特征和评估恶性肿瘤的风险。临床上有两种基本的弹性成像技术：应变力和剪切波弹性成像。应变力弹性成像是基于对乳腺施加压力和测量形变效应。剪切波弹性成像是超声系统发射剪切波，不需要探头压缩。以上两种方法均可对病变的硬度进行无创评价。尽管弹性成像易于操作，但弹性成像在评价儿童乳腺肿块中的应用数据很少。尤其是不同阶段的儿童乳腺组织成分对弹性成像的影响。如上所述，儿童乳腺肿块几乎都是良性病变。即使病变在弹性成像上非常僵硬，仍然可能为良性病变。目前，弹性成像在评价小儿乳腺肿块方面的作用有限。

二、正常解剖

乳腺的声像图表现随年龄而变化。女性乳腺经历两个发育阶段[1]。第一阶段发生在子宫内，通常发生在妊娠第5～6周，形成一个包含初级乳腺嵴和导管（即乳管）的基本器官[1, 3-6]。乳腺嵴从腋窝延伸至腹股沟。正常情况下，大部分头骨和尾骨部分退化，在第四肋间仅留下一个嵴，这形成了由简单的导管网和结缔组织组成的基本乳腺[1-3]。

在新生儿中，母体雌激素会引起不同程度的乳腺增大。在出生后数周内，乳腺芽的直径为1～2cm。临床上，乳腺芽产生可触及乳晕下结节，通常在几个月后随着母体激素水平降低而消失[1, 3-6]。新生儿乳腺的声像图表现与Tanner Ⅰ期乳腺发育相似，见下文。婴儿期过后，乳腺组织逐渐退化直至青春

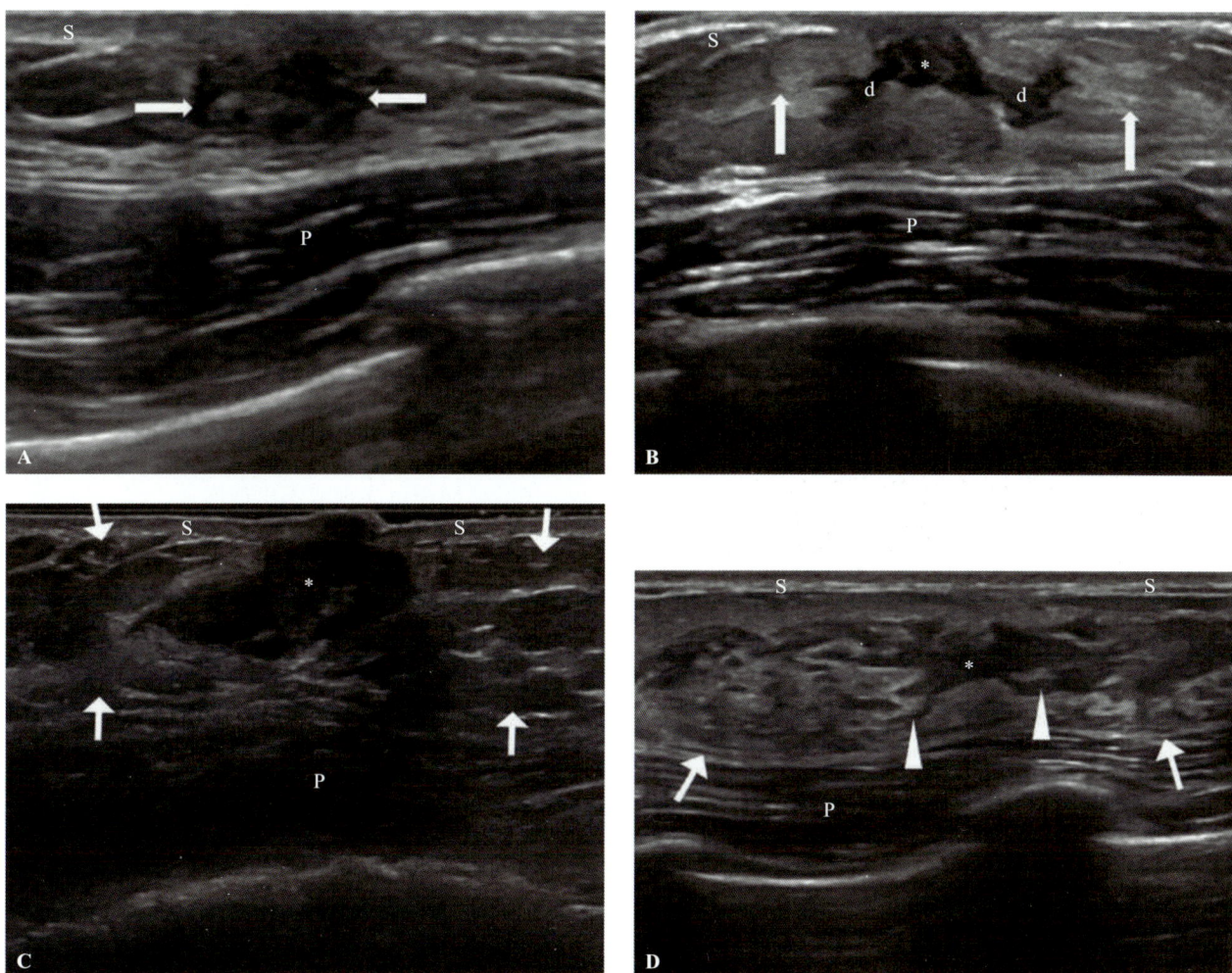

▲ 图 6-1　正常乳腺组织与 Tanner 分期

A. Tanner Ⅰ期，声像图显示乳晕后一小块相对较低回声的乳腺组织（箭）；B. Tanner Ⅱ期，声像图显示乳晕下低回声结节（＊）和分支状低回声结构（d），代表发育中的导管和乳腺组织回声（箭）；C. 与 Tanner Ⅱ期相比，Tanner Ⅲ期乳晕下低回声结节（＊）更大，脂肪组织（箭）增多；D. Tanner Ⅳ期，超声显示低回声结节（＊），与 Tanner 早期病变和纤维脂肪组织（箭）相比，变化不明显。导管（箭头）从结节放射至乳腺组织。P. 胸肌；S. 皮下组织

期。乳腺发育的第二阶段称为乳腺萌芽，发生在 8—13 岁，与雌激素和孕激素水平升高有关。

　　青春期乳腺发育分为 5 期，称为 Tanner 分期[2]。在 Tanner Ⅰ期，超声显示胸肌前方等回声至强回声的乳晕后组织，代表未受刺激的乳腺芽（图 6-1A）；在 Tanner Ⅱ期，乳晕下的乳腺芽增大。此期声像图表现为乳晕后低回声结节伴有分支状低回声管状结构，代表乳腺导管和周围乳腺组织（图 6-1B）；Tanner Ⅲ期临床特征为乳腺组织明显增大隆起。与 Tanner Ⅱ期相比，声像图表现为乳晕下较大的低回声结节，高回声腺体组织增多（图 6-1C），可再次观察到线性导管，从乳晕后结节延伸至乳腺组织；Tanner Ⅳ期临床特征为乳晕隆起，超声

显示低回声的乳晕下结节、从结节出来呈放射的导管，与 Tanner Ⅲ期相比有更多的纤维乳腺组织（图 6-1D）。与早期 Tanner 分期相比，结节不太明显。

　　Tanner Ⅴ期是成熟的乳腺。声像图显示乳腺呈现多个层次（图 6-2）[2]。从浅到深依次为乳腺前区（皮肤和乳腺脂肪）、乳腺区（乳腺腺体组织）和乳腺后区（主要是胸壁肌肉）。皮肤被认为是薄的高回声至等回声区，通常厚度≤2 mm。皮下脂肪（乳腺前脂肪）呈低回声。乳腺腺体实质回声不均匀，含有线状低回声分支结构，代表导管。大的低回声乳晕中心结节消失。乳头内含纤维组织，可见强回声结构，伴或不伴阴影，位于皮肤正下方。多普勒成像显示正常乳腺组织无血流信号。

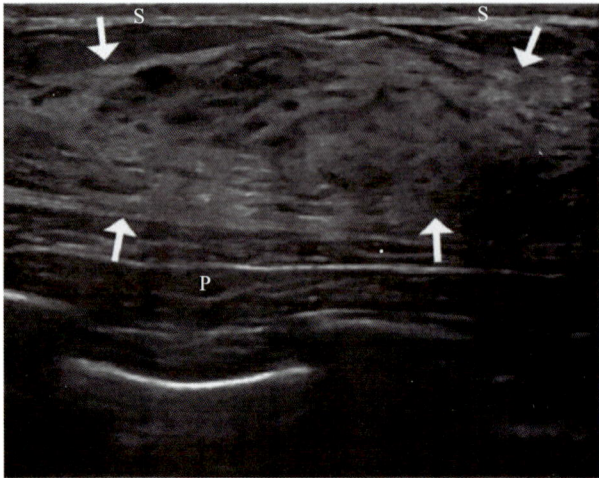

▲ 图 6-2　正常成熟乳腺组织，Tanner V 期

横切面灰阶声像图显示乳前区的皮下脂肪（S），中央为乳腺体组织（箭），后方为乳腺后区和胸肌（P）。腺体实质回声不均匀，内见导管呈线状低回声分支

胸肌在乳腺组织深部，其方向呈线性，平行于胸壁。肌肉实质内的肌束被薄的强回声分隔。肋骨和肋软骨与胸肌相邻。

三、乳腺超声检查的临床适应证

乳腺超声检查的常见指征是可触及肿块，可分为两大类：一类为乳腺发育正常或异常的肿块，另一类为与肿瘤、外伤或感染有关的肿块[1-8]。

四、常规乳腺超声检查

就乳腺病变而言，最重要的问题是肿块的定性。需要评估的特征包括形状、方向、边缘、回声、回声增强和对周围组织的影响[9]。

（一）形状

肿块可呈圆形、椭圆形或不规则形。囊肿通常呈圆形，而纤维腺瘤为椭圆形。恶性病变呈典型的不规则形。

（二）定位

定位是指相对于皮肤表面的位置。病变可以是横向，也可以不是横向。纤维腺瘤通常与体表平行，而囊肿和恶性肿瘤通常不平行于皮肤表面（前后径和宽径相等或前后径大于宽径）。

（三）边界

病灶边缘光滑或不规则，边界清楚或不清楚。

囊肿和纤维腺瘤边缘光滑，边界清楚。恶性肿瘤常表现为边界不清、形态不规则。

（四）回声

回声是指病变的内部回声，可呈无回声、低回声或强回声。无回声病变通常为单纯性囊肿。低回声病变可以是良性的，也可以是恶性的。高回声病变通常为良性，提示为血液、脂肪或纤维组织。

（五）回声增强

囊肿表现为最大的回声增强。纤维腺瘤回声也可有一定的增强，但增强程度不如单纯性囊肿。其他实体肿瘤回声可出现或不出现增强。

（六）对周围组织的影响

对邻近结构的影响包括水肿、皮肤增厚和正常血管扭曲。大多数良性病变不压迫周围结构，恶性肿瘤更容易压迫周围组织。

五、变异与发育异常

（一）乳头和乳腺发育异常

无乳腺或乳头缺如罕见，可能与 Poland 综合征（单侧胸肌发育不良）有关[8]。无乳腺畸形是指乳头下面没有乳腺组织。

人群中有 1%～2% 发生多余乳头，或称多乳症[8]。这种异常通常是单侧的，95% 的多乳头发现在腋窝或乳腺下皱襞的乳线上。多乳腺畸形（存在 2 个以上乳腺）较少见，最常见于腋窝[8]。

（二）副乳腺组织

副乳腺组织是一种较常见的先天性异常，除存在正常乳腺组织外，还可见副乳腺组织。这种正常的变异可以表现为沿胚胎乳腺嵴（腋窝至腹股沟区）走向的任何部位的肿块，但最常见于腋窝。虽然该组织在出生时就存在，但直到青春期才被发现，此时它与正常乳腺组织一起发育。副乳腺组织的超声表现与正常乳腺组织难以区分（图 6-3）[10]。

（三）乳腺发育早现

乳腺早发育是指女性乳腺在 8 岁前开始发育。可能是孤立事件或与性早熟有关。孤立性早发育一般发生在 1—3 岁女孩，表现为单侧或双侧可触及的乳晕下肿块。超声检查示胸壁肌肉组织前方皮下组织内低回声团块，代表发育中的乳腺芽（Tanner Ⅱ期）（图 6-4）。孤立性早发育除安慰外，无须治疗。

超声检查可用于评估性早熟儿童的乳腺发育情况，但在区分真性性早熟与单纯性性早熟方面的价值有限。需要结合激素水平，包括黄体生成素、卵泡刺激素和雌二醇[11]。对可疑性早熟的其他影像学评价包括骨龄评估和盆腔超声检查，以寻找子宫和卵巢成熟以及产生雌激素的卵巢病变的证据。除此之外，还应评价肾上腺是否存在女性化肾上腺皮质肿瘤。

（四）男性乳腺发育

男性乳腺发育是男性乳腺过度发育，临床表现为软的固定的乳晕下结节。生理性男性乳腺发育在 2 个时期出现峰值：新生儿期和青春期。在新生儿期，乳腺增大与母体宫内激素刺激有关，常为双侧[7]。多达 75% 的健康男孩，通常在 10—13 岁乳腺有一定程度的增大，通常在青春期开始后约 1 年开始，通常在数月至 2 年内消退[12]，通常是双侧的，但也可能是单侧的和家族性的，认为其原因是睾酮与雌激素水平的比值下降。

病理性男性乳腺发育与产生激素的肿瘤（女性化肾上腺皮质肿瘤、产生雌激素的睾丸肿瘤，如 Sertoli 或 Leydig 细胞肿瘤，以及分泌促性腺激素的肿瘤，如肝母细胞瘤）、Klinefelter 综合征、睾丸女性化综合征和 1 型神经性纤维瘤病有关。药物（包括外源性雌激素、合成代谢类固醇、洋地黄、皮质类固醇、三环类抗抑郁药和阿片类药物）也是乳腺

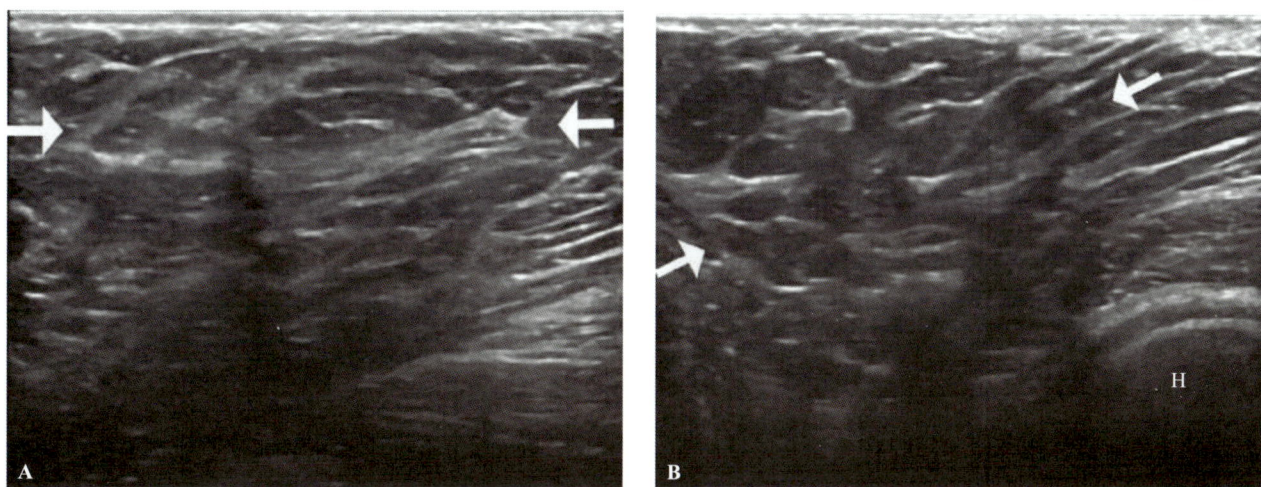

▲ 图 6-3 腋窝乳腺组织
右侧（A）与左侧（B）腋窝横切面灰阶声像图显示正常的乳腺脂肪组织（箭）。H. 肱骨头

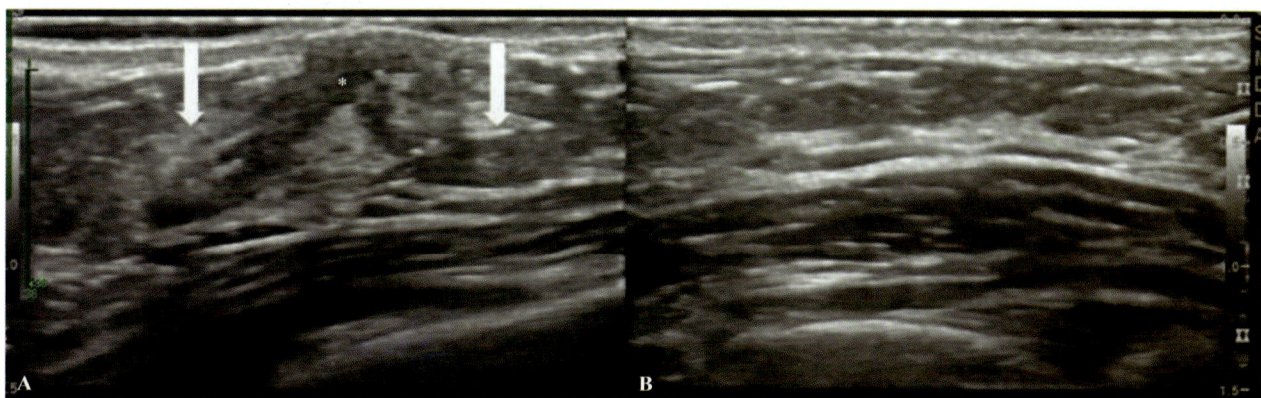

▲ 图 6-4 早产儿（患者：女，17 月龄，右乳晕下包块）
A. 右侧乳腺横切面灰阶声像图显示不清晰的高回声乳腺组织（箭）及乳晕下小结节（＊），符合 Tanner Ⅱ期的表现；B. 正常左侧乳腺声像图，用于对照

组织增加的原因[1, 3, 6, 12]。

无论何种原因，超声检查均显示乳晕下低回声乳腺组织，与早期发育的乳腺相似（Tanner Ⅰ 期；图 6-5）[12, 13]。极少数情况下，可出现毛刺状或树枝状突起[14]。

（五）幼年（处女）肥大

幼年型乳腺肥大症又称处女性肥大或巨乳症，其特征是在相对较短的数周至数月内发生明显的女性乳腺增大，常开始于初潮后不久或妊娠期间。通常为对称性和双侧性的，但也可以是不对称甚至是单侧的。患者往往有症状，表现为乳腺不适或与乳腺体积较大有关的疼痛。

超声表现为乳腺弥漫性增大，腺体组织正常。治疗使用抗雌激素药物。必要时，待生长稳定后行乳腺缩小成形术[15]。

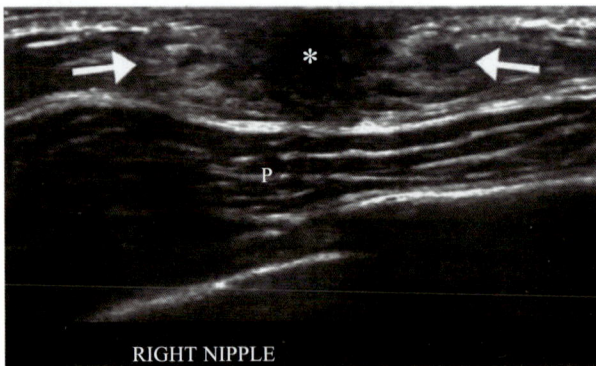

六、囊性病变

（一）乳腺导管扩张

当乳晕后的导管有液体时，就会发生导管扩张。该病症通常无症状，但部分青少年可表现为可触及肿块、乳头溢液、乳腺胀痛或炎症（导管周围乳腺炎）[1, 3-7]。扩张导管内的分泌物淤积易继发金黄色葡萄球菌或拟杆菌属感染，导致乳腺炎或脓肿[1, 3-7]。

扩张的导管表现为低回声、圆形或管状的乳晕下囊肿（图 6-6）。感染的导管可能含有细光点或隔膜[12, 13]。扩张导管内的细光点和分泌物增多，随后导管内容物钙化（图 6-6B）。多普勒显示囊肿无血流。导管扩张症可通过抗生素治疗缓解，但如果存在持续引流，则可能需要手术切除。

（二）乳晕后 Montgomery 囊肿

Montgomery 腺很小，位于乳晕边缘。腺体阻塞引起乳晕后囊肿，称为 Montgomery 囊肿。受影响的患者通常为青少年，表现为炎症、乳头溢液或无痛性肿块[16]。囊肿常为双侧，可为多发性。

超声表现为单个或多个、无回声、薄壁、圆形或椭圆形的乳晕后囊肿，直径通常 < 2cm。感染或出血性囊肿可能含有细光点、分隔或液 - 液分层[1, 3-6, 16]。彩色多普勒显像显示没有内部血流，但如果囊肿感染，可在囊壁观察到血流，大部分采取

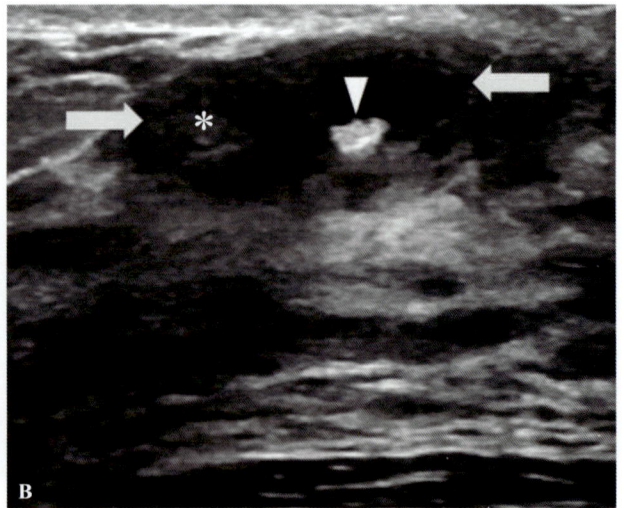

▲ 图 6-5 **男性乳腺发育（13 岁患者，右侧乳腺发育）**
纵切面灰阶声像图显示乳腺组织回声（箭）和乳晕下低回声结节（*），相当于 Tanner Ⅱ 期。P. 胸肌

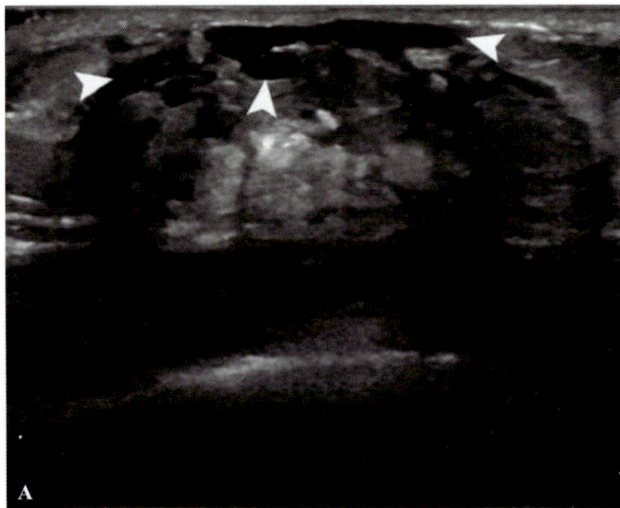

▲ 图 6-6 **乳晕后导管扩张症（2 例患者）**
A. 横切面灰阶声像图显示乳晕后区扩张的无回声导管（箭头）；B. 横切面灰阶声像图显示扩张的管道（箭）内含有细光点（*）和钙化（箭头）

保守治疗。超声无法鉴别 Montgomery 囊肿和导管扩张。

（三）积乳囊肿

积乳囊肿是由于乳管阻塞引起的潴留囊肿。通常积乳囊肿发生在年轻的哺乳期女性中，但也可能发生在任何性别的新生儿中[1, 2-6, 8]，表现为单侧或双侧增大的无痛性肿块。病理学上，它们被分泌性上皮细胞覆盖，并被含有脂肪和水的乳白色液体充填。

在新生儿，积乳囊肿表现为边界清楚的混合性的乳晕后肿块，伴有低回声区，代表扩张的导管（图 6-7）。新生儿积乳囊肿通常在数月内自行消退，通常采用停止母乳喂养的保守治疗方法。

在哺乳期女性中，根据水和脂肪的相对量，积乳囊肿具有不同的外观[17]。表现范围从以水为主要成分的低回声肿块，到囊实混合性肿块，到以脂肪为主时的高回声肿块（图 6-8）[13, 17]，偶尔可见到脂肪过多症。结合临床病史通常有助于明确诊断，但在可疑病例中，如果囊肿抽出乳白色液体即可诊断，抽吸也可以起到治疗作用。

（四）纤维囊肿病

纤维囊肿病见于青春期少女，组织学上表现为良性囊性和增生性改变。受累患者表现为周期性乳腺触痛，触诊时呈结节状[1-7]。月经前压痛最明显，月经期改善。在儿童人群中，单发囊肿比多发囊肿更常见。纤维囊肿病被认为是雌激素和孕激素失衡的结果[18]。

超声表现无特异性，包括单个或多个大小不等的囊肿，导管扩张，后方呈高回声区，代表纤维组织（图 6-9）[1-7]。

（五）血肿

血肿最常发生于钝性运动创伤或较少发生于诊断性或治疗性干预[1, 3-6]，超声表现随出血时间变化。急性血肿相对于周围组织呈高回声，随着凝块回缩和溶解，慢慢变成混合性回声伴分隔，最终呈无回声（图 6-10）。血肿壁最初可能模糊不清，随时间推移逐渐清晰。血肿和脓肿的鉴别需要结合临

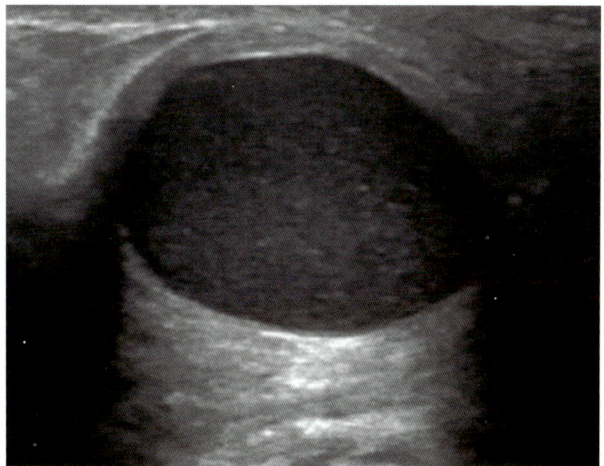

▲ 图 6-8　积乳囊肿（患者：女，19 岁）
横切面灰阶声像图显示一边界清楚的低回声团块，其内部回声均匀，透声清

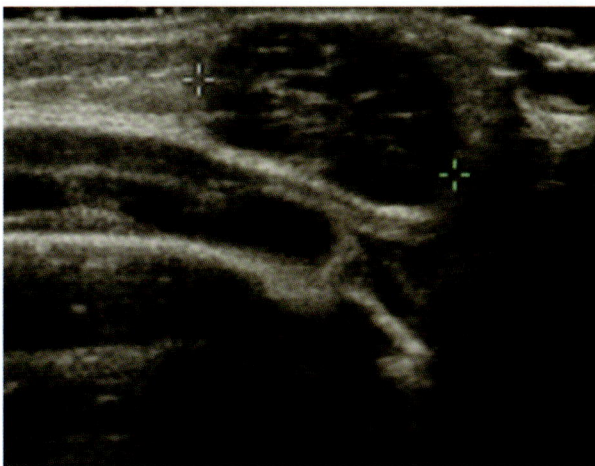

▲ 图 6-7　新生儿积乳囊肿
横切面灰阶声像图显示左侧乳晕下一混合性结节（光标），直径1.5cm。低回声区代表导管扩张

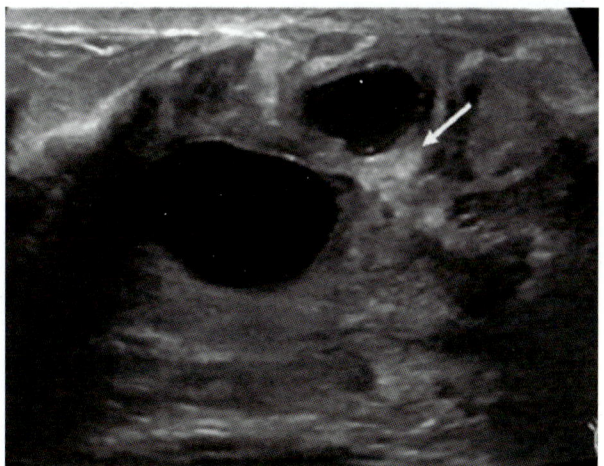

▲ 图 6-9　纤维囊肿病
乳腺横切面灰阶声像图显示有两个无回声囊肿，其中一个囊肿后方回声增强（箭）

床病史，有时需要病灶穿刺。

（六）乳腺炎和脓肿

乳腺炎最常影响哺乳期妇女，但可发生于 2 月龄以下婴儿和青少年。致病因素包括乳腺导管阻塞或扩张、蜂窝组织炎、免疫功能低下状态和乳头损伤，包括穿破。乳腺脓肿是急性乳腺炎的后遗症[1-6, 19, 20]。受累患者表现为乳腺触痛、硬结红斑。金黄色葡萄球菌和 A 族链球菌属是常见的病原菌[8]。

乳腺炎的超声表现为乳腺组织增厚、回声增强，与水肿和细胞浸润有关。多普勒成像显示软组织充血（图 6-11）。脓肿的超声表现为厚壁低回声或混合性回声肿块，内见分隔或液 – 液分层，伴有后方回声增强，皮肤回声增厚（图 6-12）。彩色多普勒显示周边少量血流或内部无血流信号，可能存

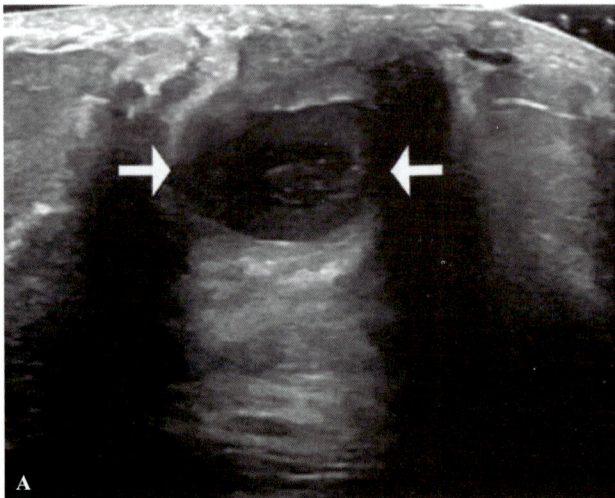

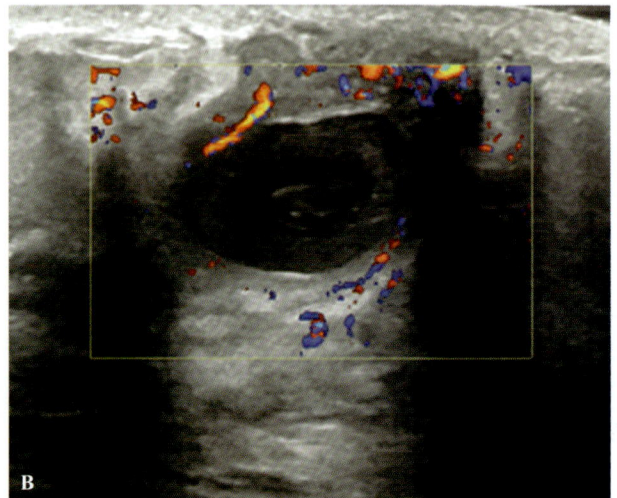

▲ 图 6-10 血肿（患者：女，14 岁，3 天前有直接外伤史）
A. 横切面灰阶声像图显示局限性低回声病灶（箭），内部回声较低，后方回声增强；B. 彩色多普勒声像图显示周围乳腺组织有血流，但未向血肿边缘或中心流动

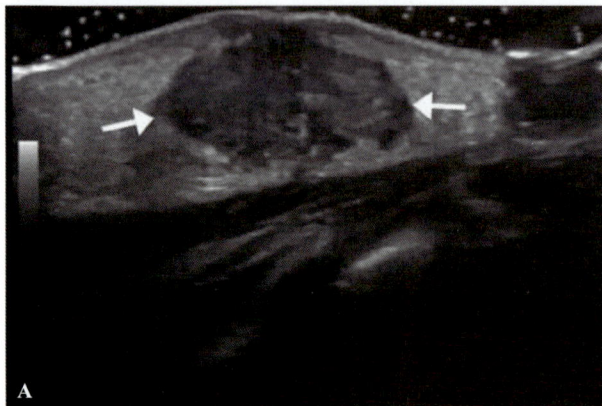

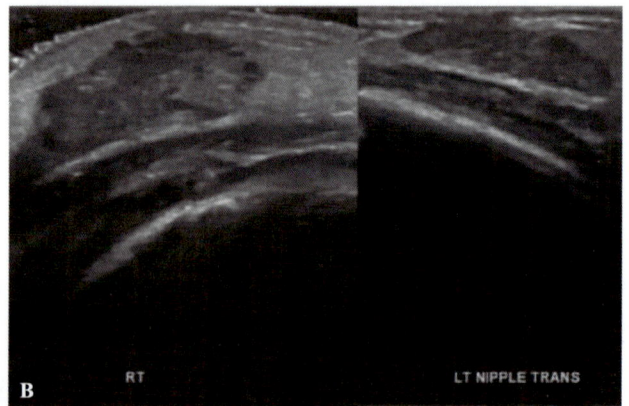

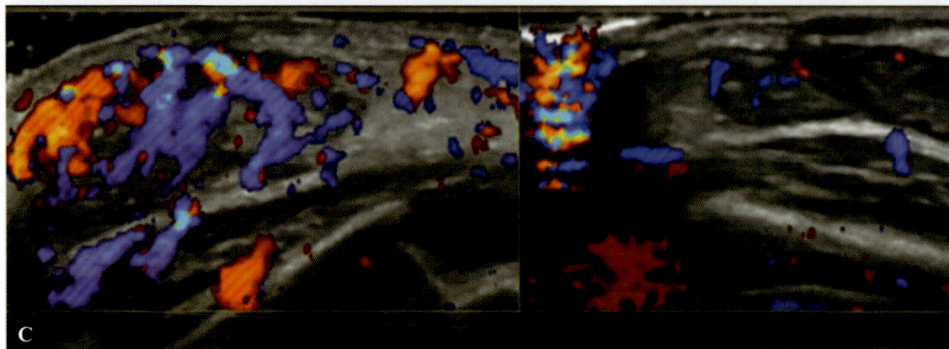

▲ 图 6-11 婴儿乳腺红肿
A. 右侧乳腺纵切面灰阶声像图显示乳头深处增大的低回声乳腺组织（箭）；B. 双侧乳腺横切面灰阶声像图（双幅）显示两侧乳腺不对称，右侧乳腺大于左侧；C 和 D. 相同部位的彩色多普勒声像图显示右侧乳腺血流增多

在反应性腋窝淋巴结肿大。超声可用于引导脓肿的穿刺。

七、良性肿瘤

（一）纤维腺瘤

纤维腺瘤是一种良性的乳腺上皮性肿瘤，也是儿科人群中最常见的乳腺肿瘤，占乳腺肿块的90%[1, 21]。典型的纤维腺瘤包含导管、上皮、间质和肌上皮成分，以间质成分为主。当导管成分占主导地位时，病变被称为管状腺瘤。大多数儿童患者在 15—17 岁出现无痛性、缓慢生长的肿块，通常

位于外上象限[1-7, 18, 20, 21]。15%～20% 的患者纤维腺瘤为多发性或双侧性，直径在 2～5cm 之间。

纤维腺瘤的典型超声表现为边界清楚的椭圆形低回声肿块，具有均匀的低回声，呈水平方向（与胸壁平行；图 6-13 和图 6-14）[1-6, 20, 21]。偶见肿瘤可出现近无回声。彩色多普勒成像通常显示极少的内部血流，尽管病变可能表现为无血流。（图 6-13和图 6-14）。

幼年型或巨型纤维腺瘤是一种组织学变异，其特征为体积大（直径＞5cm，范围 5～10cm），生长迅速，基质细胞过多，以基质成分为主。幼年型纤

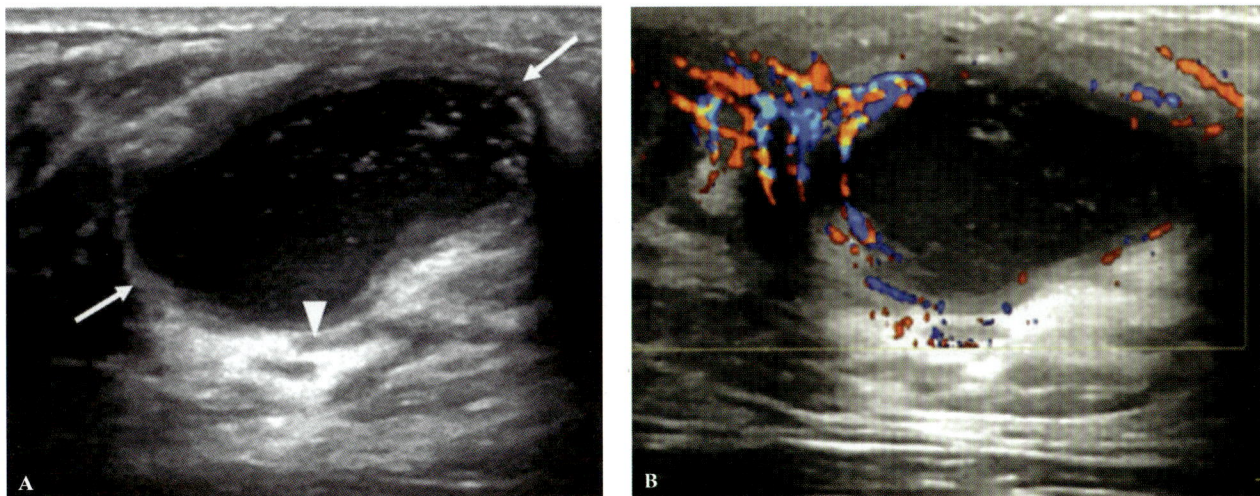

▲ 图 6-12　乳腺脓肿（患者：女，13 岁）

A. 纵切面灰阶声像图；B. 彩色多普勒声像图，乳腺内厚壁混合性肿块（箭）内可见密集细光点，伴后方回声增强（箭头），周边可见血流信号

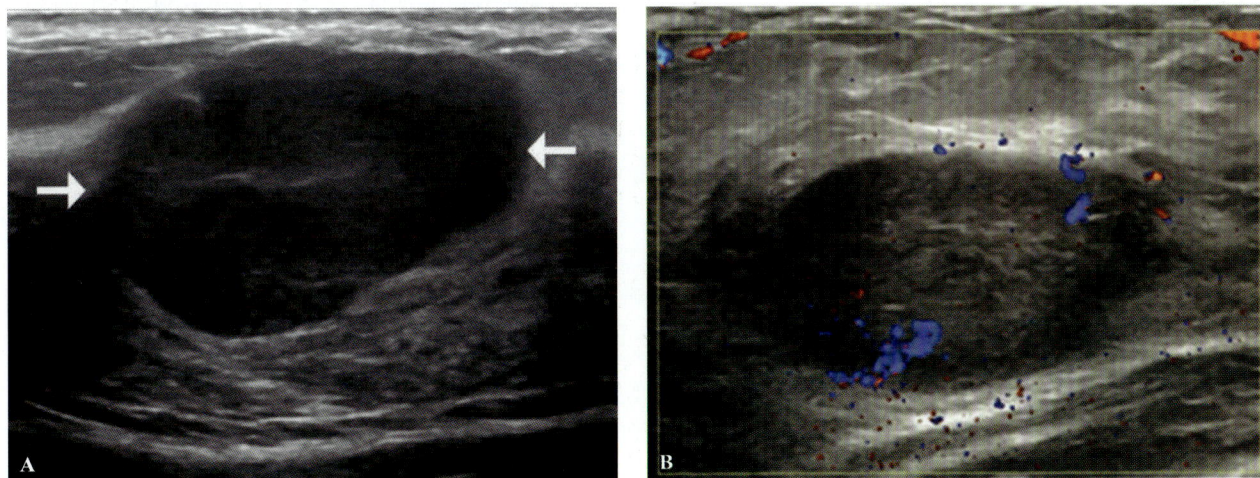

▲ 图 6-13　纤维腺瘤（患者：女，15 岁，乳腺肿块）

A. 左乳纵切面灰阶声像图显示一边缘锐利的低回声病灶（箭），内部回声偏低，肿块长轴与胸壁平行；B. 彩色多普勒声像图显示病灶内部血管极少

维腺瘤占所有纤维腺瘤亚型的 7%～8%[1, 20, 21]。除体积较大外，超声表现可与典型的纤维腺瘤相似。然而，在青少年纤维腺瘤中也可以看到融合成团的裂隙、坏死或营养不良性钙化（图 6-15）[1, 20, 21]。与典型的纤维腺瘤一样，为良性病变。

由于自然病程是缓慢生长和最终消退的过程，小于 5cm 的典型的无症状纤维腺瘤可保守治疗，临床和超声检查随访。有症状的和那些生长快的纤维腺瘤可以手术切除[22]。

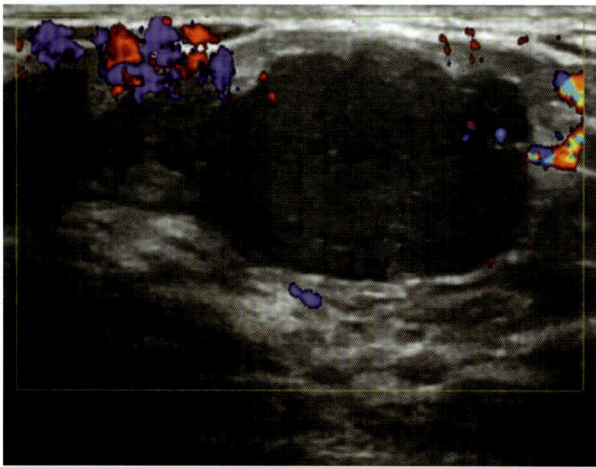

▲ 图 6-14　纤维腺瘤 - 管状腺瘤变异型
纵切面彩色多普勒声像图显示椭圆形低回声团块，直径 1.8cm，血流极少

（二）血管瘤

婴儿型血管瘤是婴儿期常见的乳腺肿块。与其他部位的血管瘤相似，通常在出生后最初的几个月内表现为逐渐增大的肿块。它通常经历初始生长阶段，通常直到婴儿 11—12 月龄，随后数月至数年内退化[23]。皮肤表面可能呈蓝色改变。组织学上，婴幼儿血管瘤含有扩张的血管通道，内衬丰富的内皮细胞，呈小叶状排列，周围有纤维分隔。

在灰阶图像上，血管瘤相对于邻近软组织可呈低回声或高回声[24, 25]。低回声区代表扩张的窦状间隙或血管通道，而高回声区对应脂肪或脂肪基质。边缘与周围分界清楚或模糊。彩色多普勒成像显示内部血流丰富（图 6-16）。

（三）泌乳性腺瘤

泌乳性腺瘤是妊娠晚期或哺乳期由于妊娠的生理变化而发生的良性肿瘤[8]。病理上表现为上皮增生，周围有基质成分。大多数腺瘤位于乳腺的前部，体检时可摸到能移动但无触痛感的硬块。

超声表现为边界清楚、光滑的实性肿块，回声均匀，后方回声增强，长轴与胸壁平行（图 6-17）。其特征可能与纤维腺瘤难以区分[26]。边缘可光滑或不规则，可观察到小的中央强回声灶，与肿瘤产生的乳汁中的脂肪相对应[26]。腺瘤在常规彩色多普勒

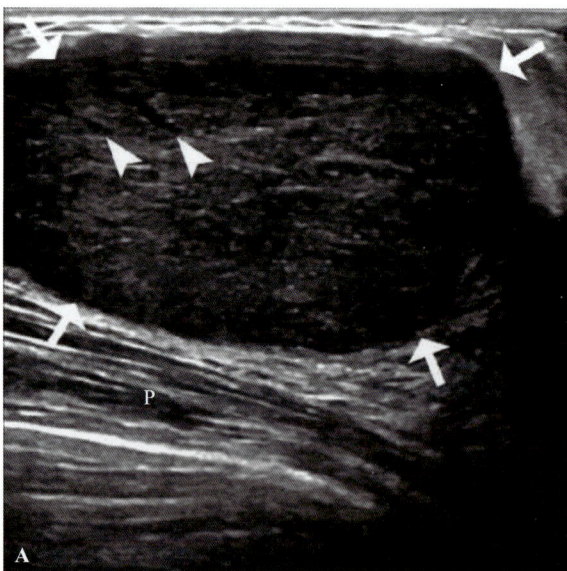

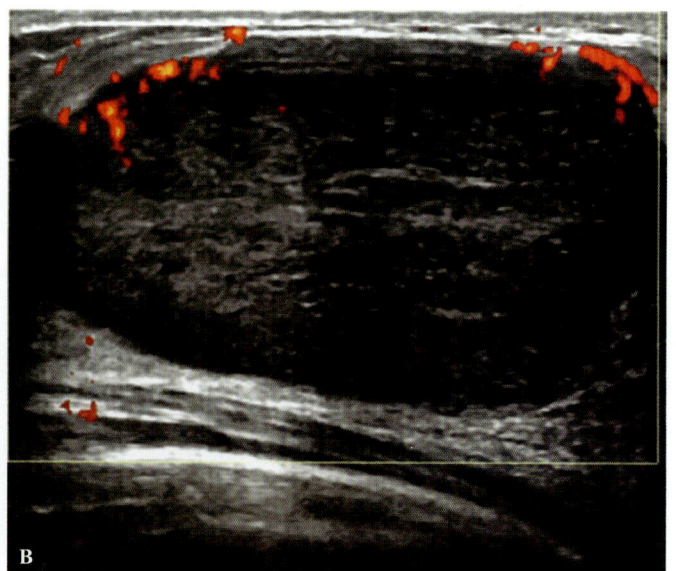

▲ 图 6-15　青少年纤维腺瘤
A. 横切面灰阶声像图显示边界清楚、均匀的低回声肿块（箭），最长径 8cm，长轴与胸壁平行，可见线状无回声裂隙（箭头）；B. 彩色多普勒声像图显示周边血流。P. 胸肌

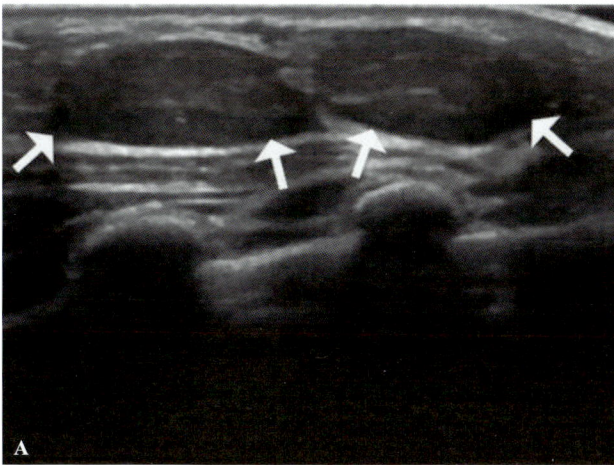

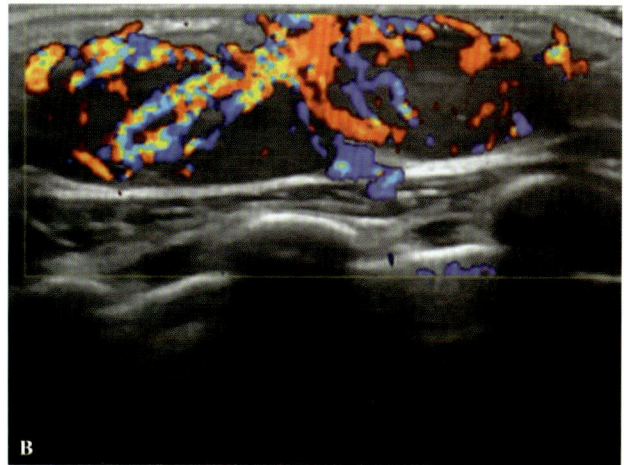

▲ 图 6-16　血管瘤（患者：女，15 月龄）
A.纵切面灰阶声像图显示两个边界清楚的低回声肿块（箭）；B.彩色多普勒声像图显示肿块内血流丰富

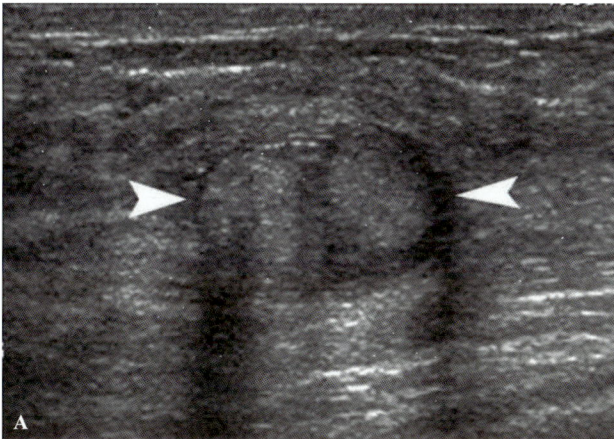

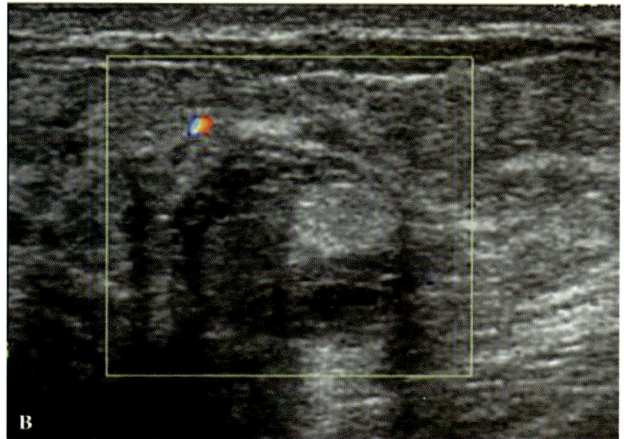

▲ 图 6-17　哺乳期泌乳性腺瘤（患者：女，17 岁）
A.横切面灰阶声像图显示与正常乳腺组织呈等回声的均匀肿块（箭头）；B.彩色多普勒声像图显示肿块内无血流

检查中是无血流的。泌乳性腺瘤通常在分娩或哺乳停止时消退。

（四）颗粒细胞瘤

颗粒细胞瘤是一种不常见的良性肿瘤（＜1%的小儿乳腺肿块），最常发生于皮肤和舌，但可发生于其他部位，包括乳腺[27]。5%～6% 发生于乳腺。颗粒细胞瘤被认为是神经起源（施万细胞），好发于绝经前的非洲裔美国女性[27]。临床上，肿瘤表现为可触及的坚硬的浅表肿块，偶伴皮肤回缩[28]。

超声表现多种多样，包括边界清楚或边界不清的低回声或高回声团块后方伴声影，边缘呈强回声（图 6-18）[1, 28, 29]。声像图表现与恶性肿瘤相似。弹性成像显示与纤维基质相关的高硬度值，类似恶性肿瘤。肿瘤采用手术切除。

（五）假血管瘤样间质增生

假血管瘤样间质增生（pseudoangiomatous stromal hyperplasia，PASH）是一种激素刺激的肌成纤维细胞增生，最常发现于绝经前女性，但可发生于青春期女孩，并在男性乳腺增生症中报道过[1, 30]。受累患者表现为无痛性、坚硬、橡皮样、活动性肿块。PASH 的组织学特征是网状通道或间隙，内衬由胶原基质包围的脂肪成肌纤维细胞[30-32]。

PASH 的超声表现无特异性，可类似纤维腺瘤，常见的表现为边界清楚的低回声卵圆形肿块，长轴与胸壁平行（图 6-19）[1, 30-32]，在极少数情况下，边界不清。后方回声增强是可变的，但通常情况下没有。

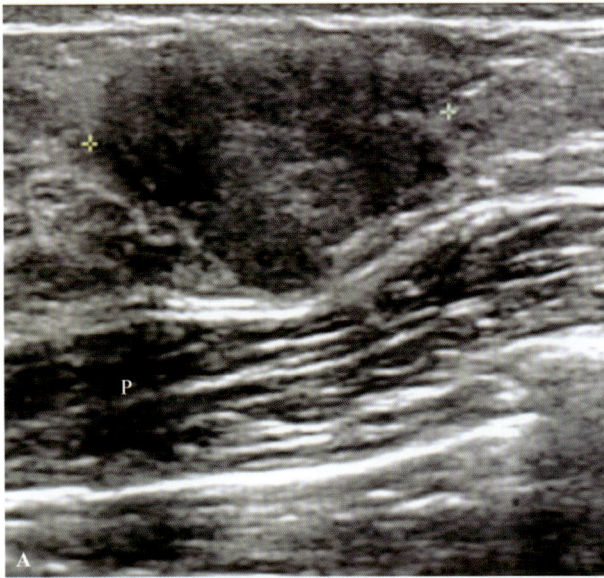

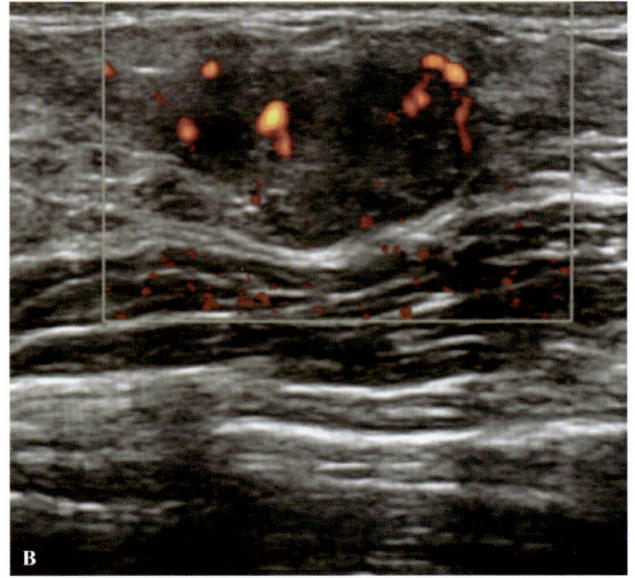

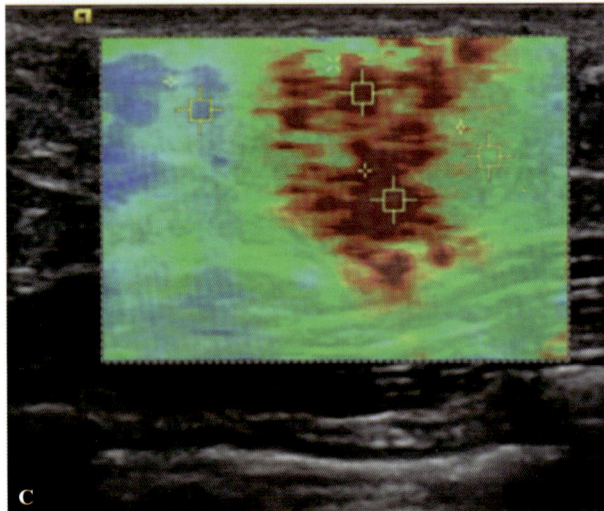

▲ 图 6-18　颗粒细胞瘤（患者：女，15 岁）

A. 横切面灰阶声像图显示不均质低回声团块，边界不规则（光标）；B. 能量多普勒超声显示病灶内部血流；C. 剪切波弹性成像，红色区域表示组织僵硬，正常乳腺组织显示为绿色或蓝色。肿瘤中的纤维组织是硬度增加的原因。P. 胸肌

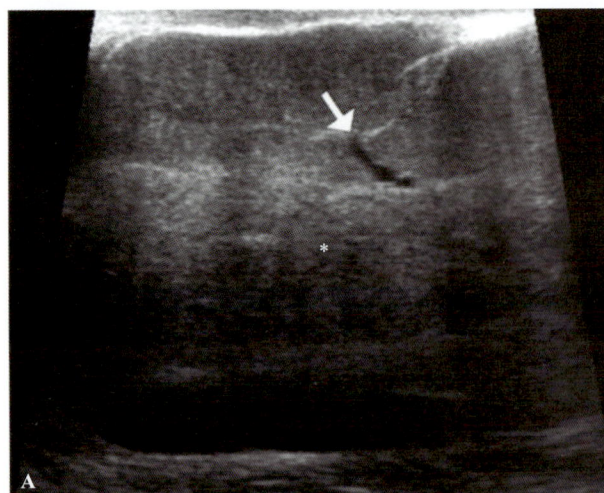

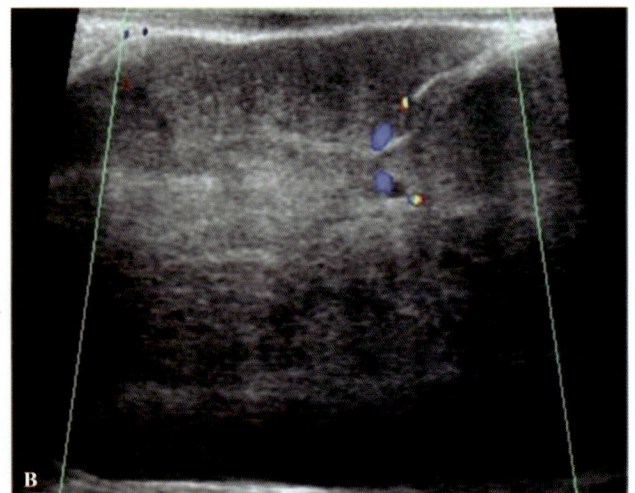

▲ 图 6-19　假血管瘤样间质增生（患者：女，19 岁）

A. 纵切面灰阶声像图显示一大而清晰的均匀肿块（＊），长轴与胸壁平行，肿块内可见线状无回声血管（箭）；B. 彩色多普勒超声可探及彩色血流信号

PASH 肿瘤和纤维腺瘤需要活检或切除来鉴别。由于 PASH 肿瘤有缓慢增大的趋势，故应将其切除。

（六）青少年乳头状瘤病

青少年乳头状瘤病是一种良性增生性疾病，影响年龄较大的青少年和年轻女性，诊断时患者平均年龄为 19 岁 [8]。目前发现肿瘤表现为坚硬，边界清楚，可移动的肿块，通常位于乳腺周围。组织学检查显示纤维间质中有巨囊和扩张的导管，形成了一种外观称为 Swiss 干酪病。虽然病情为良性，但与乳腺癌家族史有关（33%～58% 的病例）[1]。此外，5%～15% 的患者并发乳腺癌。

超声检查，青少年乳头状瘤病表现为混合性肿块，有多个小的无回声囊肿，囊肿常在周边，边界清楚或不清楚（图 6-20）[18, 33, 34]，可见小的高回声灶，代表微钙化。治疗方法为手术切除。

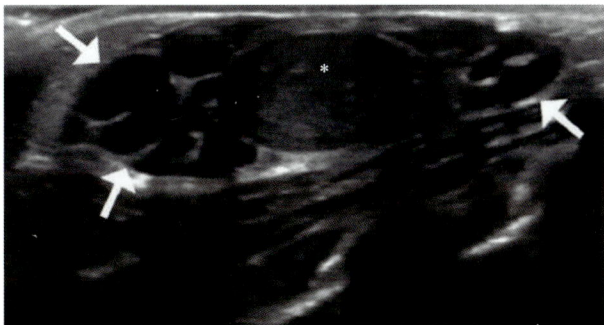

▲ 图 6-20　青少年乳头状瘤病（患者：女，3 岁）
纵切面灰阶声像图显示边界清楚的混合性肿块，中央为实性成分（＊），周围多个无回声囊肿（箭）

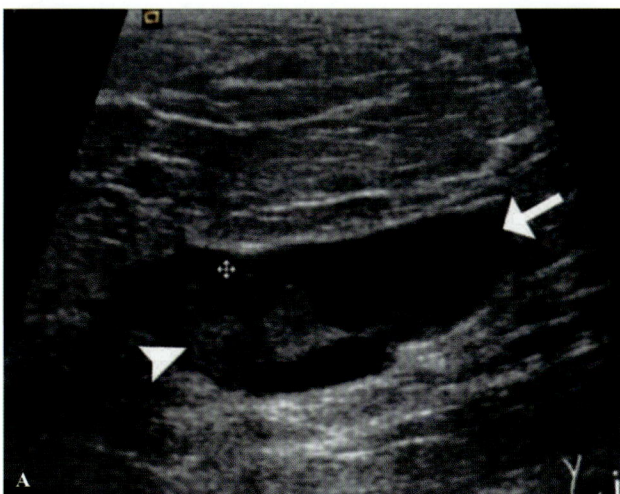

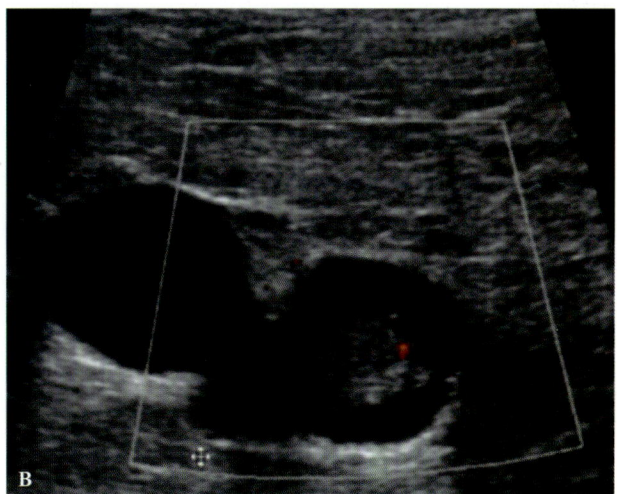

（七）导管内乳头状瘤

导管内乳头状瘤是导管上皮良性增生，延伸至乳腺中央导管的管腔。它通常是孤立性的，发生在较大的乳晕下导管，但它可以涉及较小的终末导管 [35]。患者表现为浆液性或血性乳头溢液 [1]。临床上表现为乳晕下肿块。

超声表现为导管内肿块，伴或不伴导管扩张。导管扩张程度可以从无到明显之间变化（图 6-21）[35]。导管内乳头状瘤可含有代表钙化的回声灶。彩色多普勒显像显示肿瘤血流丰富程度不一。

（八）硬纤维瘤

硬纤维瘤是引起乳腺肿块罕见的一种 [36]。它与 Gardner 综合征、硅胶隆胸和外科创伤有关，在年轻女性以及男性中均有报道。临床上，肿瘤表现为可移动的坚硬肿块。组织学上含有梭形细胞和不同数量的胶原蛋白。

超声表现可以与乳腺癌类似，包括边界不清的低回声肿块、分叶状轮廓、厚回声边缘和后方衰减（图 6-22）[36]。然而，一些良性特征，如边缘清晰和后方回声增强也有报道 [37]。

（九）乳腺内淋巴结

乳腺内淋巴结最常见于乳腺外上象限。超声表现与身体其他部位的淋巴结相似，表现为轮廓清晰的卵圆形结构，中央为有回声的淋巴门，多普勒成像见血流信号（图 6-23）。

▲ 图 6-21　导管内乳头状瘤
A. 纵切面灰阶声像图显示扩张的导管（箭）内有肿块（箭头）回声；B. 横切面彩色多普勒声像图显示病灶为无血流团块

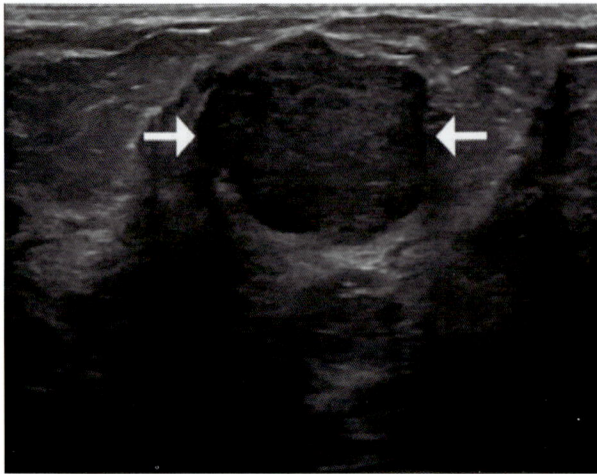

▲ 图 6-22　硬纤维瘤（患者：女，有多发性软组织硬纤维瘤病史）
纵切面灰阶声像图显示一边界清楚的圆形低回声肿块，边界稍不规则，呈分叶状（箭）

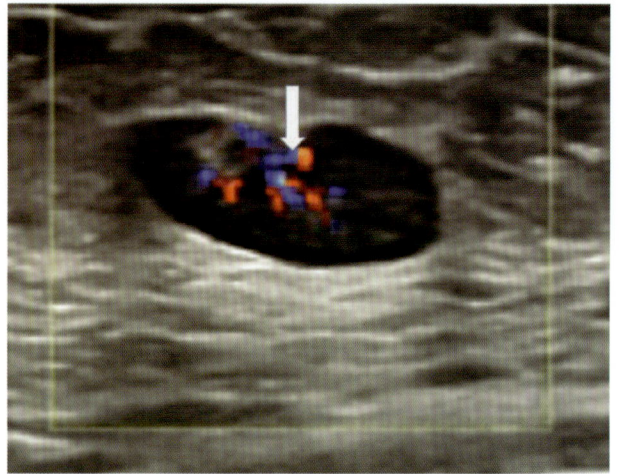

▲ 图 6-23　乳腺内淋巴结
横切面彩色多普勒声像图显示卵圆形低回声团块，内见血管门（箭）

八、恶性肿瘤

小儿乳腺恶性肿瘤在儿童和青少年中极为罕见。根据 1973—2004 年间被监测、流行病学和最终结果（Surevillance，Epidemiology，and End Results，SEER）登记的所有 19 岁及以下诊断患有恶性乳腺肿瘤的女性，恶性乳腺疾病在乳腺癌中所占比例小于 0.1%，在儿科癌症中所占比例小于 1%[38, 39]。儿童中两种常见的组织学类型是恶性癌和叶状肿瘤[38, 39]。除原发性恶性肿瘤外，儿童癌症治疗后的乳腺转移瘤和继发性乳腺恶性肿瘤在儿科人群中已有报道。

（一）乳腺叶状肿瘤

叶状肿瘤，又称叶状囊肉瘤，是一种上皮细胞肿瘤，由细胞间质和分支、上皮内衬 - 囊性间隙组成[4, 8]。受累患者表现为无痛性、生长迅速、活动、橡皮样肿块，叶状肿瘤的大小为 1～20cm，但多数直径为 8～10cm[4, 8]。

叶状肿瘤通常在青少年中呈良性（＞ 75%），但所有肿瘤均具有恶变能力，这取决于间质细胞、肉瘤成分、肿瘤边缘浸润和有丝分裂活性[4, 8, 38, 39]。转移虽然罕见，但最常转移至肺部。

叶状肿瘤的超声特征无特异性，与纤维腺瘤类似。肿瘤通常表现为边界清楚的圆形或卵圆形低回声肿块，边界常呈分叶状，后方回声增强[40-42]。叶状肿瘤的内部回声不均匀，这在纤维腺瘤中较少发生。无回声囊肿或裂隙的形成常提示为叶状肿瘤，但不具有特征性，也可见于青少年纤维腺瘤（图 6-24）[1, 20]。须进行组织活检以鉴别良、恶性肿瘤。治疗方法为广泛手术切除。

（二）乳腺癌

儿童原发性乳腺癌的常见组织学类型为分泌型（青少年）癌和导管内癌[38, 39]，患者表现为无痛性、坚硬肿块，直径通常小于 3cm。相关症状包括皮肤或乳头内陷、皮肤水肿、乳头溢液以及腋窝或锁骨

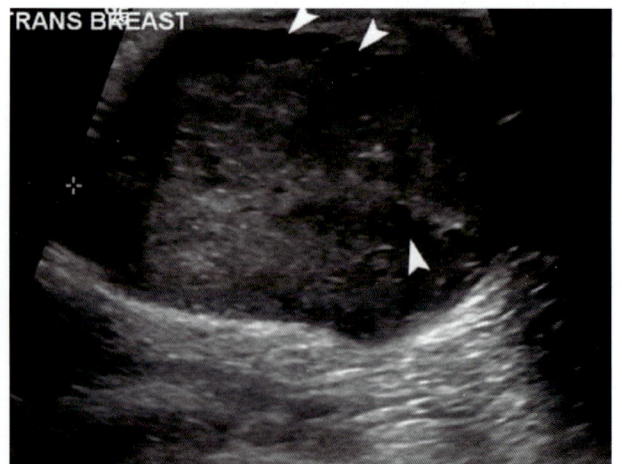

▲ 图 6-24　恶性叶状肿瘤（患者：女，9 岁）
横切面灰阶声像图显示不均质低回声团块内含无回声灶（箭头），病灶长轴与胸壁平行。液囊状的空隙存在提示叶状肿瘤，但也可见于青少年纤维腺瘤

上淋巴结肿大。就诊时，大约 70% 的患者有局部病变，30% 有区域性或远处转移[38, 39]。

危险因素包括遗传性癌症综合征，如 *BRCA1* 和 *BRCA2* 基因突变[8, 38, 39, 43]。既往胸部放射治疗是青少年继发性乳腺癌的危险因素[43, 44]。

乳腺癌的特征性超声表现为低回声肿块，边缘模糊不清、不规则或呈毛刺状，内部不均质，长轴垂直于胸壁（即纵径大于横径），后方伴声影（图 6-25）[1-6, 45, 46]。治疗采用手术和化疗。

（三）转移性疾病和血液恶性肿瘤

转移至乳腺的恶性肿瘤包括横纹肌肉瘤、神经母细胞瘤、肾细胞癌和血液系统疾病（淋巴瘤和白血病）[8, 47-50]。横纹肌肉瘤，特别是腺泡状亚型，是转移至乳腺的最常见肿瘤，大约 6% 的横纹肌肉瘤患者有乳腺转移[50]。乳腺转移瘤更常见于女孩，但也可发生于男孩。临床上表现为活动、迅速增大的肿块，可有疼痛，最常见的是孤立性肿块，但可以是双侧多发[8]。

在超声检查中，转移瘤显示与原发性乳腺癌相似的超声特征，包括不规则或分叶状边缘、内部

不均质和垂直于胸壁的长轴（图 6-26）[47, 51]，钙化相关的强回声灶和后方声影也很常见。转移性神经母细胞瘤可表现为以高回声为主的肿块。白血病和淋巴瘤可表现为均匀或不均匀、低回声或无回声肿块，边缘清楚或界限不清（图 6-27）[52, 53]。

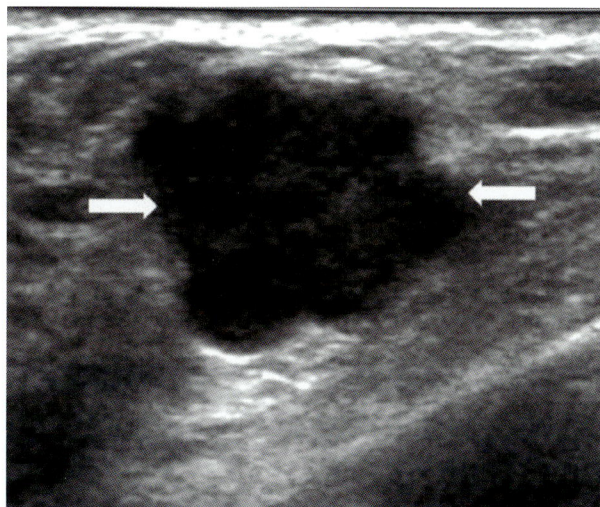

▲ 图 6-26 转移性恶性黑色素瘤
横切面灰阶声像图显示稍不均匀的低回声肿块（箭），边缘不规则，与胸壁垂直

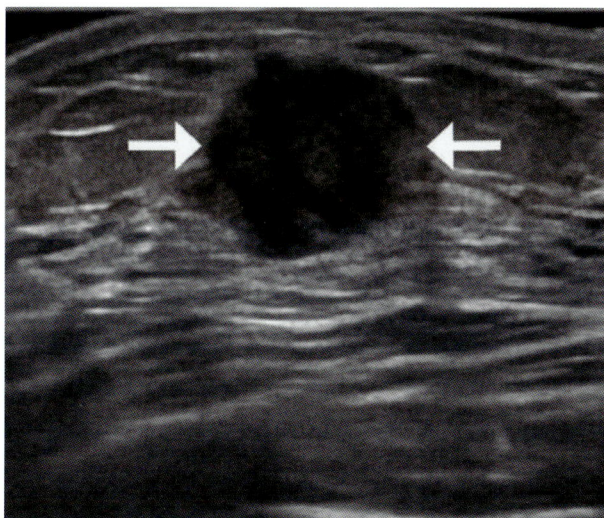

▲ 图 6-25 分泌性乳腺癌（年轻女性患者）
横切面灰阶声像图显示低回声肿块（箭），边缘不规则，异质性小，且与胸壁垂直

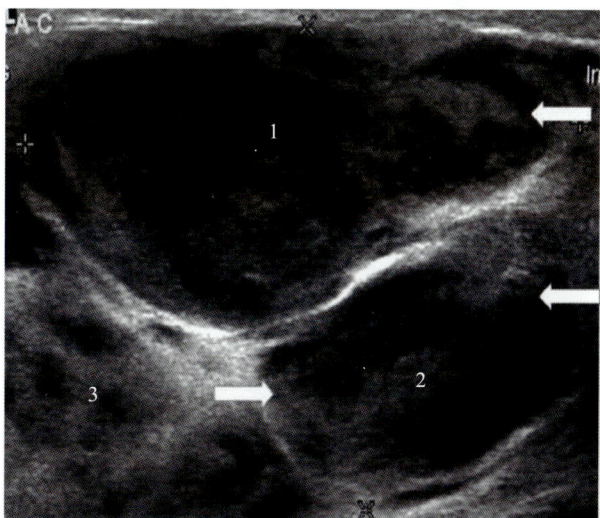

▲ 图 6-27 非霍奇金淋巴瘤（患者：女，14 岁）
横切面灰阶声像图显示 3 个较大的低回声肿块（1、2、3），中央回声增强，边界清晰

第7章

肝 脏
Liver

Marilyn J. Siegel　Prakash M. Masand　著

王海荣　胡慧勇　译

许云峰　校

超声检查是筛查肝脏局灶性和弥漫性病变的首选影像学方法。随着多普勒和超声造影成像的发展，超声检查可以有效地评价肝脏血管异常。

本章介绍超声技术评价儿童肝脏局灶性和弥漫性疾病的超声表现，同时重点介绍了常见疾病的临床和病理相关特征，为理解超声特征提供依据。

一、超声检查技术

超声检查肝脏时患者应禁食 4～6h，使胆囊充盈，减少肠道气体。对婴儿和较小的儿童，采用 5.0～7.5MHz 线阵或凸阵探头检查。对于体型较大的患者，可能需要 2.5～3.0MHz 的探头穿透较大的肝右叶。频率更高的线阵探头（7.5～12MHz）可用于对累及肝脏表面的浅表异常和弥漫性实质异常进行成像。

患者取仰卧位和左后斜位时，应进行纵切面、横切面和冠状切面扫查。肝脏通常可通过肋下扫查成像，但肋间扫查可优化对肝膈顶部的评价。此外，将探头向上倾斜并从肋下途径进行扫查可以优化肝穹窿的成像。通过平行于肋间隙长轴的斜面成像，可最大限度地减少肋骨阴影。脉冲（频谱）和彩色多普勒成像结合造影增强成像有助于区分胆管和血管，并有助于描述血管异常。

二、正常解剖

（一）肝叶、肝段和肝裂

根据血管解剖将肝脏分为几个节段。区分肝脏节段是很重要的，因为外科技术已经发展到可以切除肝脏节段。每个肝叶包含 4 个肝段，共 8 个肝段。肝中静脉将肝脏分为右半肝和左半肝。肝右静脉将

右半肝脏分为右前、右后两部分。肝左静脉将左半肝脏分为左内侧和左外侧两部分。门静脉左、右支将每一部分分为上下两段。尾状叶是第 1 段，当从腹侧观察肝脏时，其他节段（2～7）以顺时针方向编号（图 7-1 和图 7-2）。第四段分为 4a 段和 4b 段。

（二）肝韧带

当肝韧带含有脂肪组织或周围有腹水包绕时，超声检查可识别一些肝韧带。含有纤维脂肪组织的韧带相对于周围的实质呈高回声，并可能产生声影。

镰状韧带是腹膜的前后皱襞，走行于肝的前表面，从膈肌或体前壁延伸至肝下缘（图 7-3）。它

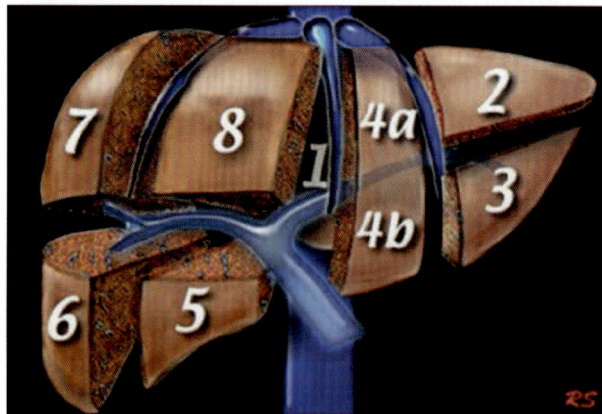

▲ 图 7-1　肝段解剖

在 Couinaud 肝脏解剖学分类中，肝脏分为 8 个功能独立的节段。各段中央有门静脉、肝动脉、胆管的分支。各段外周均有肝静脉的分支。肝静脉将肝脏分成 4 个部分。门静脉左右部分为头侧和尾侧段。分段是按顺时针编号的。第 1 段（尾状叶）位于后方。肝左叶由第 2、3、4 段组成，其中第 4 段由两部分（4a 段和 4b 段）组成。右叶由第 5、6、7 和 8 段组成。头侧段为第 2、7 和 8 段；尾侧段为第 3、5 和 6 段（图片由 Robin Smithus 提供）

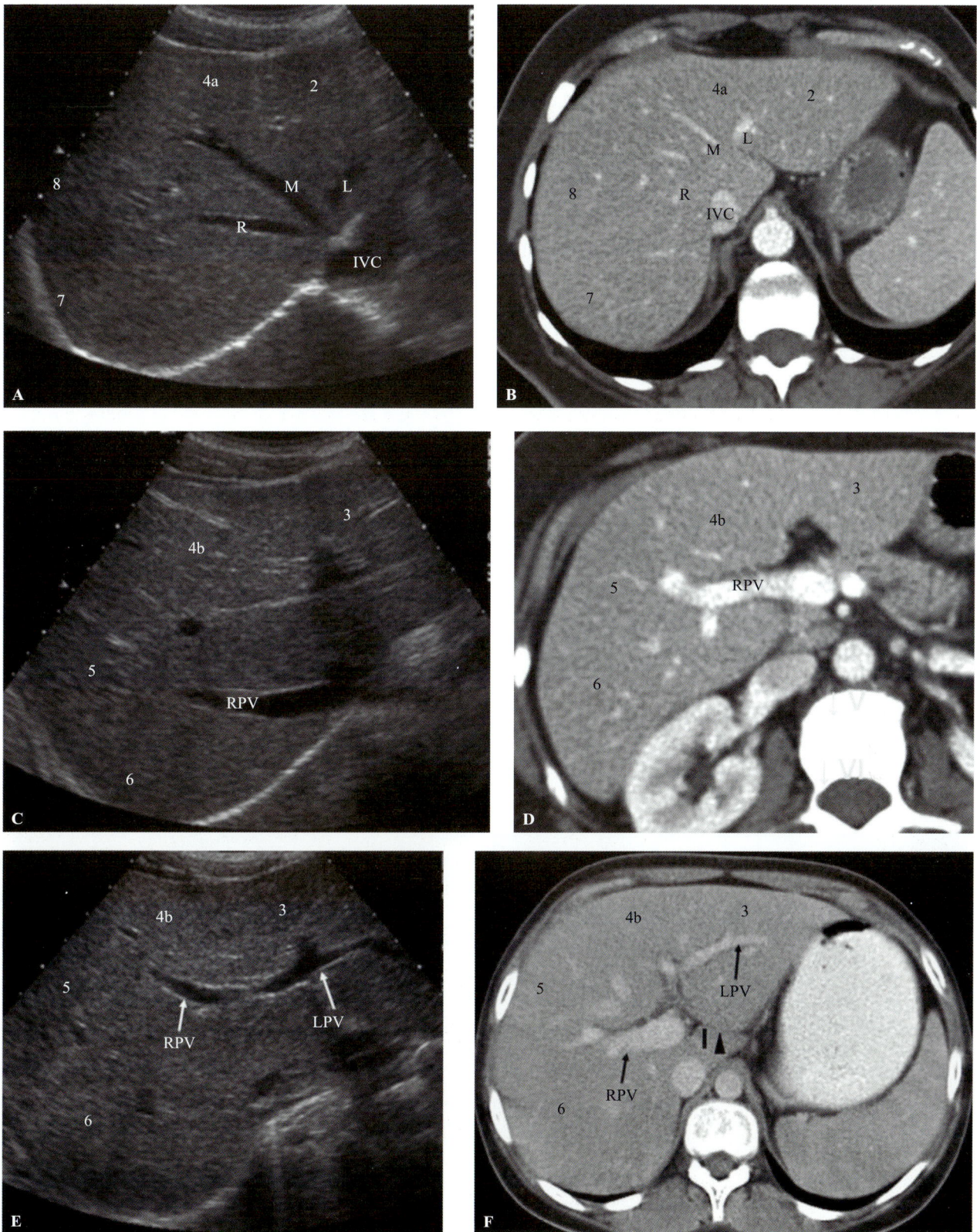

▲ 图 7-2　肝段和肝静脉解剖：超声与 CT 对比

横切面声像图（A、C、E）及 CT 轴位图像（B、D、F）显示肝静脉纵向将肝脏分为 4 个部分。门静脉左右分支将位于头侧的节段（第 2、7 和 8 段）与位于尾侧的节段（第 3、4 和 6 段）分开。门静脉左支平面将肝左叶内侧段（第 4 段）分为 4a 和 4b 段。箭头示静脉韧带裂。IVC. 下腔静脉；L. 肝左静脉；LPV. 门静脉左支；M. 肝中静脉；R. 肝右静脉；RPV. 门静脉右支；1. 尾状叶（第 1 段）

在胎儿发育过程中连接脐静脉和肝脏，走行在第 3、4 段之间。在横断面图像上，镰状韧带表现为高回声，垂直方向延伸至肝脏前表面（图 7-3B）。

圆韧带（又称肝圆韧带）代表胎儿脐静脉的残迹。在镰状韧带后下缘内走行，延伸至门静脉左支起始部（图 7-3A），横切面图像上表现为中线右侧圆形高回声区（图 7-4）。纵切面观察，可见沿肝脏下表面延伸至门静脉左侧的高回声线状结构。在正常人的圆韧带内附脐静脉的多普勒成像中，可观察到缓慢血流（≤ 4cm/s），不一定提示门静脉高压。这些血管的频谱为单相或轻度波状频谱，与正常门静脉频谱相似。

静脉韧带是胎儿循环闭塞的静脉导管的残迹。在子宫内，静脉导管将脐静脉的血液分流至下腔静脉。它沿肝脏下表面走行于第 1 段和第 2 段之间（尾状叶和左叶外侧段）。它可能与圆韧带相连。在横切面图像上，表现为尾状叶前方、左叶及门静脉左支后方的高回声线状结构（图 7-5）。

其他韧带，如冠状韧带和三角韧带，只有当它们被腹水包围时才能被识别。冠状韧带是腹膜的返折，从膈肌延伸到肝右叶的前后表面。左右三角韧带分别走行于左右半膈的外侧部和肝左右叶的上表面之间。

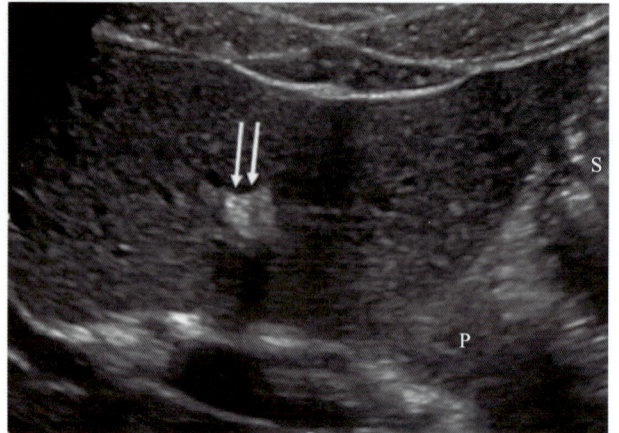

▲ 图 7-4 圆韧带

肝左叶横切面声像图显示圆形高回声区（箭），为圆韧带。圆韧带位于镰状韧带的游离下缘。应注意，后方声影为正常表现。P. 胰腺；S. 胃

三、灰阶超声肝血管解剖

（一）门静脉

肝脏由门静脉和肝动脉双重供血（图 7-1 和图 7-2）。门静脉主干将脾静脉和肠系膜上静脉的血液输送到肝脏。70%～75% 肝脏血液由门静脉供应。

在肝门区，门静脉主干分为尾状和右后门静脉，头状和左前门静脉。右门静脉分为前后两支，

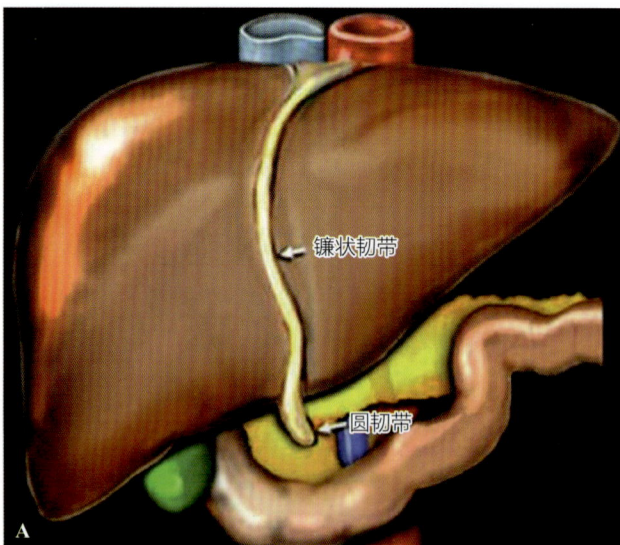

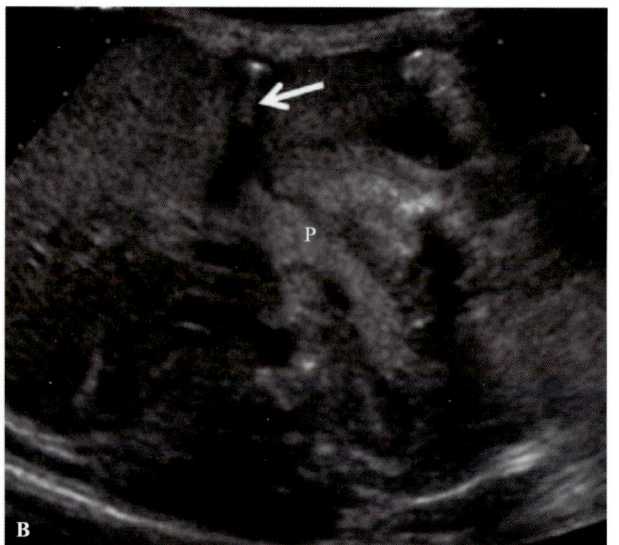

▲ 图 7-3 镰状韧带

A. 镰状韧带和圆韧带示意图（图片由 Robin Smithus 提供）显示，镰状韧带沿肝脏前表面走行，并从膈肌或体前壁延伸至肝脏下缘，圆韧带位于镰状韧带的下缘；B. 横切面声像图显示镰状韧带表现为高回声带状结构（箭），向肝前上缘及腹壁延伸。镰状韧带内含闭塞的脐静脉。P. 胰腺

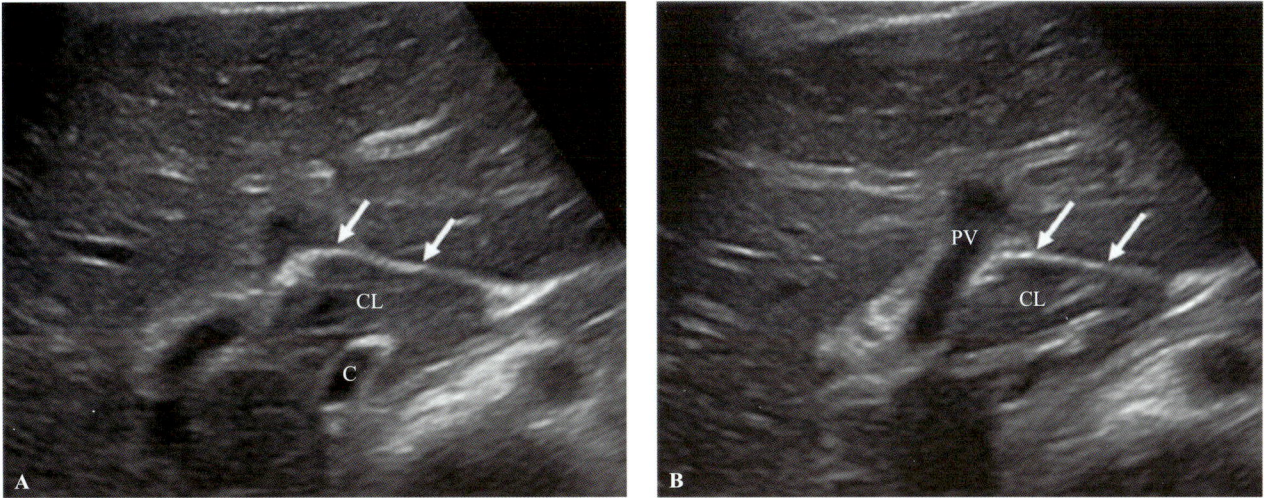

▲ 图 7-5　静脉韧带

横切面灰阶声像图（A 和 B）显示尾状叶（CL）前面的肝脏下表面上的线性高回声（箭）代表静脉韧带。C. 下腔静脉；PV. 门静脉左支

每一支又分为上下两支，供应相应的肝段。左门静脉在水平方向和尾状叶前走行，向外侧段（第 2 段和第 3 段）发出分支。然后，它分为上升和下降两个分支，供应第 4 段（图 7-6）。

门静脉主干、左支和右支由于比较粗大，管壁有回声，在声像图上容易辨认。10 岁以下儿童门静脉主干平均直径为（8.5±2.7）mm，10—20 岁为（10±2）mm[1]。门静脉在接近肝门时直径增大。门静脉直径在吸气时增大，呼气时减小。门静脉在实质内分支由于体积较小，在灰阶图像上很难辨认。

门静脉系统肝内分支的变异包括：①门静脉缺如，门静脉血液分流至腔静脉；②门静脉左支水平段缺如，门静脉右支供血；③门静脉主干三叉支；④门静脉右后段支起源于门静脉主干；⑤门静脉右前段支起源于门静脉左支；⑥门静脉右支、右前支缺如，门静脉主干和左支供血门静脉右后支（图 7-7）[2]。

（二）静脉导管

胎儿脐静脉血从脐静脉经门静脉左支、静脉导

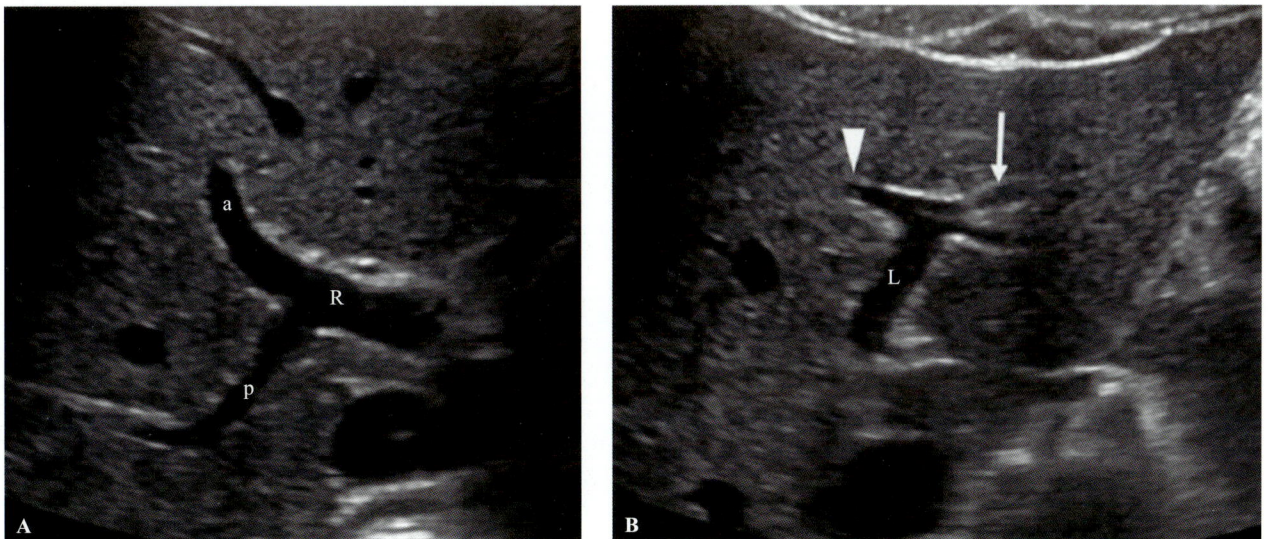

▲ 图 7-6　门静脉解剖

A. 门静脉右支（R）分为前（a）和后（p）两支，分别穿过右叶的前段和后段；B. 门静脉左支（L）向左叶第 2、3 段（外侧段，箭）和第 4 段（内侧段，箭头）发出分支

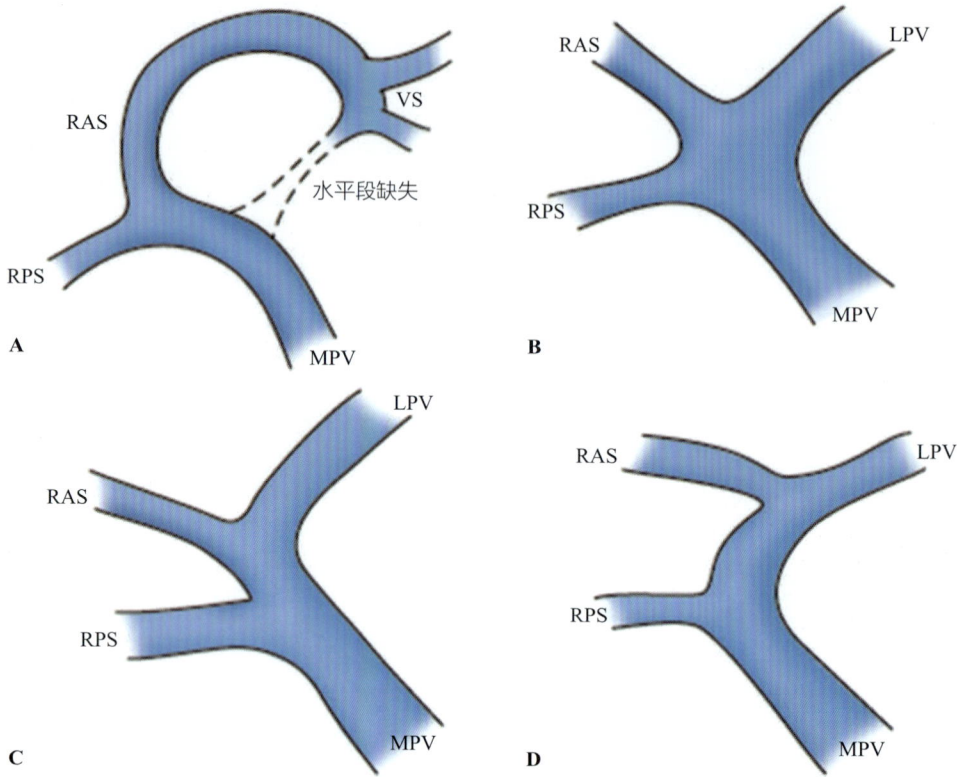

◀ **图 7-7　肝内门静脉变异示意图**
A. 肝左静脉水平部分缺失；B. 门静脉主干分叉；C. 门静脉右后支起源；D. 门静脉右前支起源。LPV. 门静脉左支；MPV. 门静脉主干；RAS. 右前段；RPS. 右后段；VS. 垂直段（引自 Fraser-Hill MA, Atri M, Bret PM, et al. Intrahepatic portal venous system: variations demonstrated with duplex and color Doppler US. *Radiology* 1990;177:523-526.）

管、下腔静脉，绕过肝脏流入右心房。静脉导管起源于门静脉左支，紧靠脐静脉插入部位的对面，向下腔静脉头侧走行。在出生后几分钟内发生功能性关闭，大多数足月新生儿在出生后第 1 周出现结构性闭合。早产新生儿需要更长时间才能关闭，出生后可能会开放几周。在超声上，静脉导管未闭表现

为一个与门静脉左支相连并向上延伸至下腔静脉的无回声通道（图 7-8）。它的长度为 1.1～1.9cm，直径为 1～2mm。几乎所有新生儿在出生前几天的静脉导管和门静脉左支内可见血流信号[3]。导管闭合后，在多普勒成像上表现为无血管的强回声管道。退化后，残余物钙化，形成线性强回声伴远端声影。

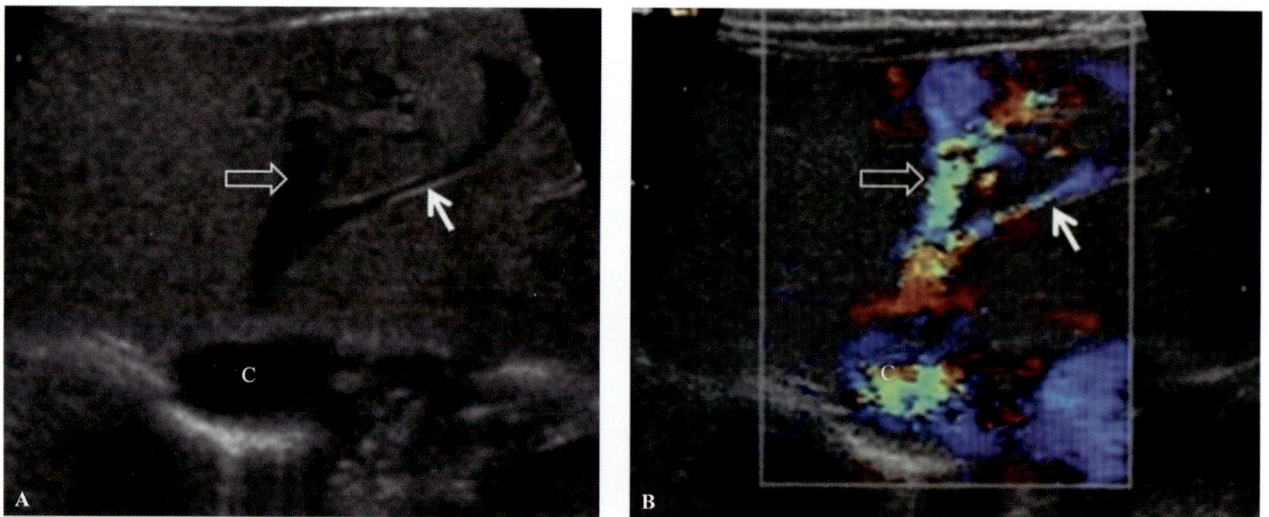

▲ **图 7-8　新生儿静脉导管**
横切面灰阶（A）和彩色多普勒声像图（B）显示未闭的静脉导管（空心箭）与门静脉左支（箭）相连，在肝脏前表面和下腔静脉（C）之间走行

（三）肝静脉

肝右、中、左静脉是肝脏的输出血管，将肝实质中的血液引流至下腔静脉。肝段之间有三条主要的肝静脉（见图 7-1 和图 7-2）。肝右静脉将第 5 段和第 8 段与第 6 段和第 7 段分开。肝中静脉在叶间静脉中，将第 4 段与第 5 段和第 8 段分开。肝左静脉将第 4 段与第 2 段和第 3 段分开。肝中静脉和肝左静脉常合并形成一个共同的主干，然后汇入下腔静脉。

肝静脉在图像上通过肝脏的头端部分最容易识别（图 7-9）。当它们接近汇入下腔静脉时变得更

大。肝静脉壁的回声与门静脉壁周围回声相比更不易显示。

副肝静脉是常见的解剖变异。高达 55% 的个体有 3 条以上的肝静脉，包括两条右肝静脉、中肝静脉或左肝静脉（图 7-10）。肝分支的变异也很常见，包括右肝静脉和中、左肝静脉的共同主干，左肝静脉、中肝静脉、右肝静脉独立引流至下腔静脉。

（四）肝动脉

腹腔干起源于腹主动脉，分为肝、脾和胃左动脉。肝总动脉向前向右走行，发出胃右动脉和胃十二指肠支。在肝门，肝动脉位于门静脉主干的前面和胆总管的中间（图 7-11），位于门静脉后面是相对常见的变异。肝门以外的肝内动脉结构因其细小而难以识别。

左右肝动脉的起源和走行过程的变异常见，包括替代肝动脉（供应部分肝脏的唯一血管来自异常起源）和副肝动脉（异常起源的额外血管）。这些包括来自肠系膜上动脉或腹腔动脉的替代肝右动脉（图 7-12A），来自胃左动脉的替代肝左动脉或副肝动脉（图 7-12B），以及直接来自腹主动脉的替代肝总动脉。

四、正常肝脏血流多普勒超声

（一）术语和血流概念

采用小的(通常是 2~4mm)取样容积来获取频谱。理想情况下，取样容积应放置在血管腔的中央而不是

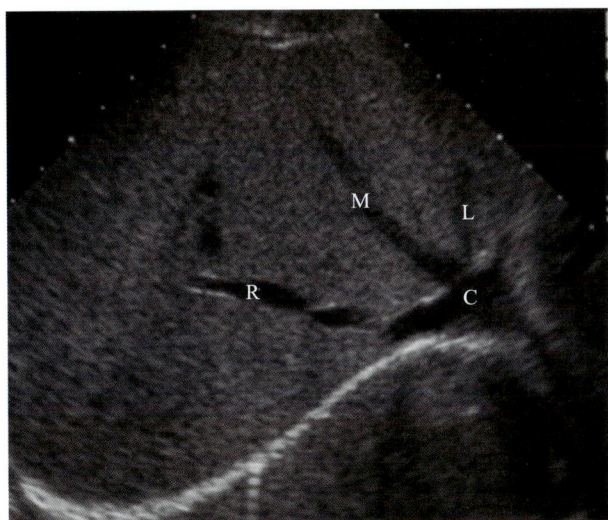

▲ 图 7-9 肝静脉

横切面灰阶声像图显示肝右静脉（R）、肝中静脉（M）和肝左静脉（L）汇入下腔静脉（C）。肝中静脉在叶间裂走行，将肝脏分为右叶和左叶

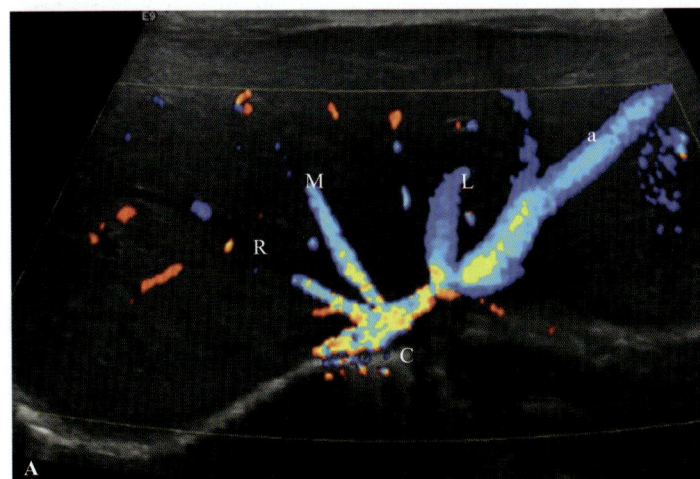

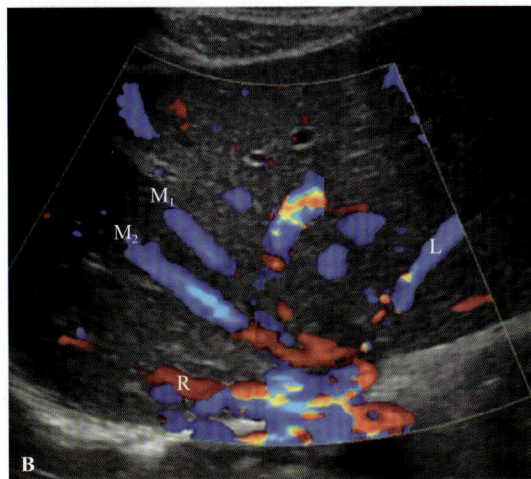

▲ 图 7-10 副肝静脉（不同患者）

A. 彩色多普勒声像图显示两条肝左静脉（L 和 a），肝中静脉（M）和肝右静脉（R）分别汇入下腔静脉（C）；B. 横切面彩色多普勒声像图显示 2 条肝中静脉（M_1 和 M_2），肝右静脉（R）与肝左静脉（L）分开

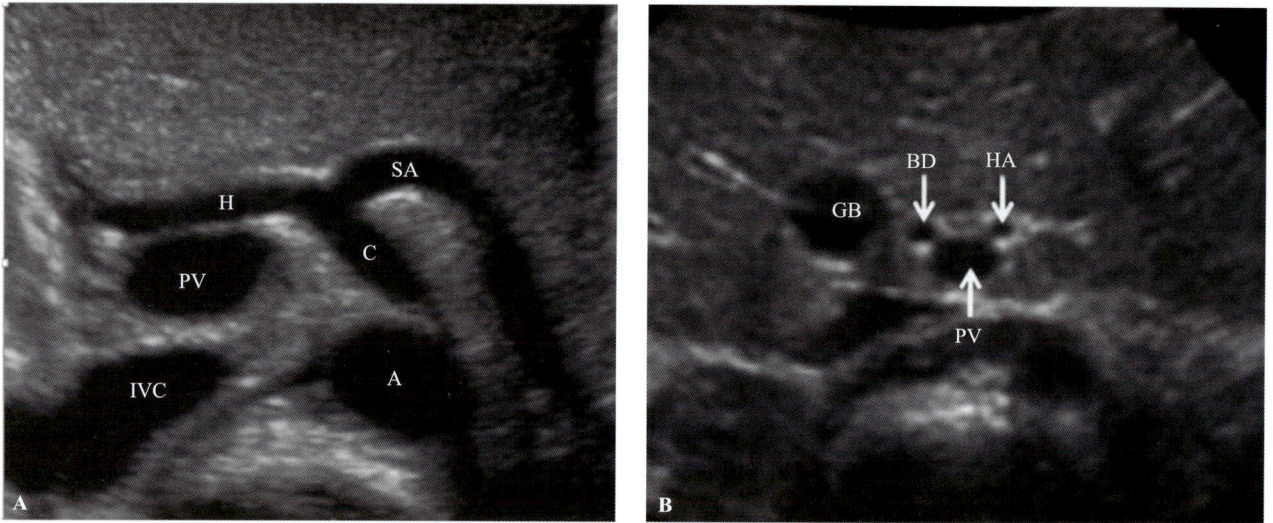

▲ 图 7-11　正常动脉解剖

A. 横切面灰阶声像图，腹腔动脉（C）自腹主动脉（A）发出，分支为肝总动脉（H）和脾动脉（SA）；B. 肝门部水平横切面灰阶超声图像，肝动脉（HA）位于门静脉主干（PV）前内侧和胆总管（BD）内侧。IVC. 下腔静脉；GB. 胆囊

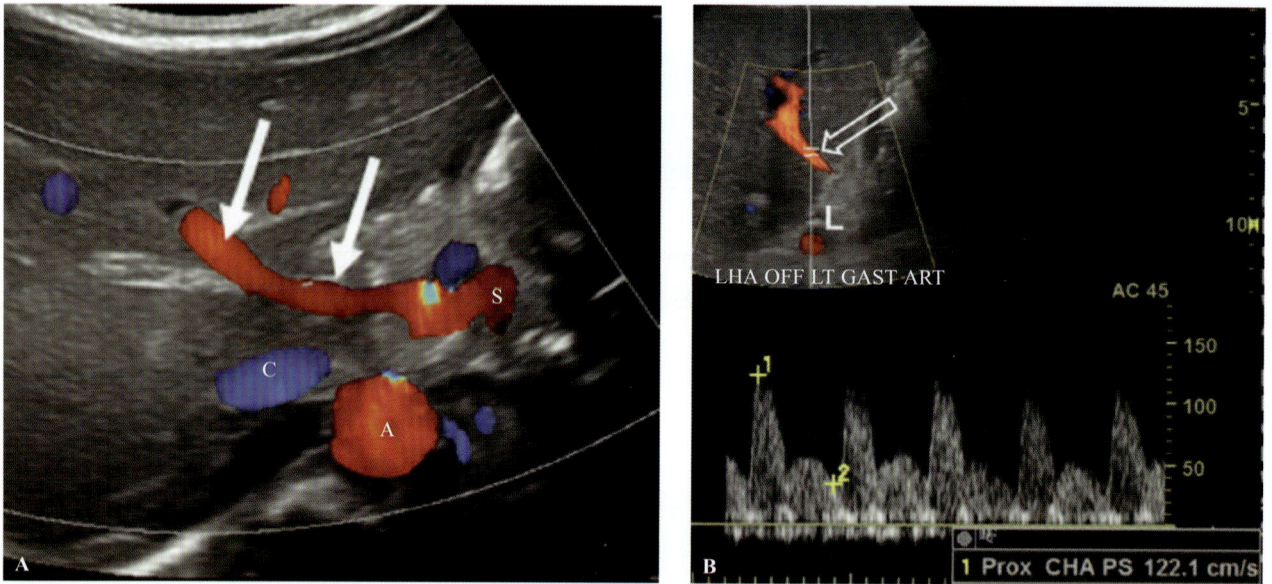

▲ 图 7-12　肝动脉变异，替代肝动脉

A. 横切面彩色多普勒声像图显示肠系膜上动脉（S）来源的替代肝右动脉（箭）；B. 可显示替代肝左动脉的横切面多普勒声像图，胃左动脉（L）出现低阻力频谱（空心箭）。A. 腹主动脉；C. 下腔静脉

周围，以获得最佳的层流评估[4]。多普勒的最佳评估扫查应平行于血管长轴，超声束与血流夹角 < 60°。

　　血流的方向可以根据循环系统或超声探头来描述[4]。对于循环系统，血流分为顺行血流和逆行血流。正常的肝静脉的血流主要是顺行流向心脏，门静脉和肝动脉的血流也是顺行流向肝脏的。对于超声探头，血流描述为朝向或远离探头移动。一般情况下，彩色多普勒成像显示朝向探头的血流为红

色，远离探头的血流为蓝色。在频谱多普勒成像中，朝向探头的血流显示在基线上方，远离探头的血流显示在基线下方[4]。配合检查的患者应在吸气末时进行多普勒评估，非自主呼吸的患者应在安静呼吸时获取图像。

（二）门静脉血流

　　门静脉主干和门静脉左支为向肝血流。频谱朝

向探头，显示在基线上方，并指定为红色。门静脉右后支的血流远离探头，在彩色多普勒图像上显示蓝色信号（图 7–13）。

频谱可能是单相频谱，或显示与呼吸和心脏运动相关的轻微相位性（图 7–13）[4, 5]。在吸气过程中血流略减少，但最小速度应保持在基线上方。禁食者的门静脉流速范围为 13～40cm/s[4, 5]，餐后流速增加。

门静脉血流异常可表现为以下 4 种情况：①搏动增强，表现为三尖瓣反流和右心衰竭；②门静脉血流缓慢（＜16cm/s），可诊断为门静脉高压；③离肝血流（基线下方逆行频谱），也诊断为门脉高压；④无血流，与良性或恶性静脉血栓形成有关[4]。见后续关于继发性静脉淤血、门脉高压和静脉阻塞的讨论。

（三）肝静脉血流

肝静脉的血流以离肝血流为主（远离肝脏，汇入下腔静脉），显示在基线下方，彩色多普勒成像显示为蓝色。然而，在基线上方有一个逆行血流成分[4]。

频谱是多相的，显示两个大的顺行波（向心），右心室收缩时的 S 波和右心房舒张时的 D 波，以及两个小的逆行波（离心），右心房收缩时的 a 波和右心室舒张时的 v 波（图 7–14）[4-6]。这种特征性波形在吸气末和安静呼吸时最为明显[6, 7]。在呼气期间和进行 Valsalva 操作时，可以看到非脉冲频谱，这与血液通过肝静脉回流到心脏有关[6]。在新生儿中有时可以看到单相频谱，并且是正常的[4]。饭后的相位模式没有变化。

肝静脉血流异可通过以下 3 种方式之一表现：①静脉搏动性增强，与三尖瓣关闭不全或右心衰竭引起的静脉充血有关；②搏动减少，与肝硬化、肝静脉血栓形成（布 – 加综合征）和肝静脉闭塞性疾病有关；③无频谱，可诊断静脉血栓形成（布 – 加综合征）。见随后关于被动静脉淤血、门静脉高压和肝静脉阻塞的讨论。

（四）肝动脉血流

肝动脉表现为低阻力，向肝血流（朝向肝脏）。在整个心动周期中，血流是顺行的，显示在基线上方，在彩色多普勒成像中呈红色。空腹成人正常动脉峰值流速为 30～50cm/s，舒张末期速度为 10～15cm/s[4, 5]。正常 RI 在 0.55～0.7（图 7–15）[4]。饭

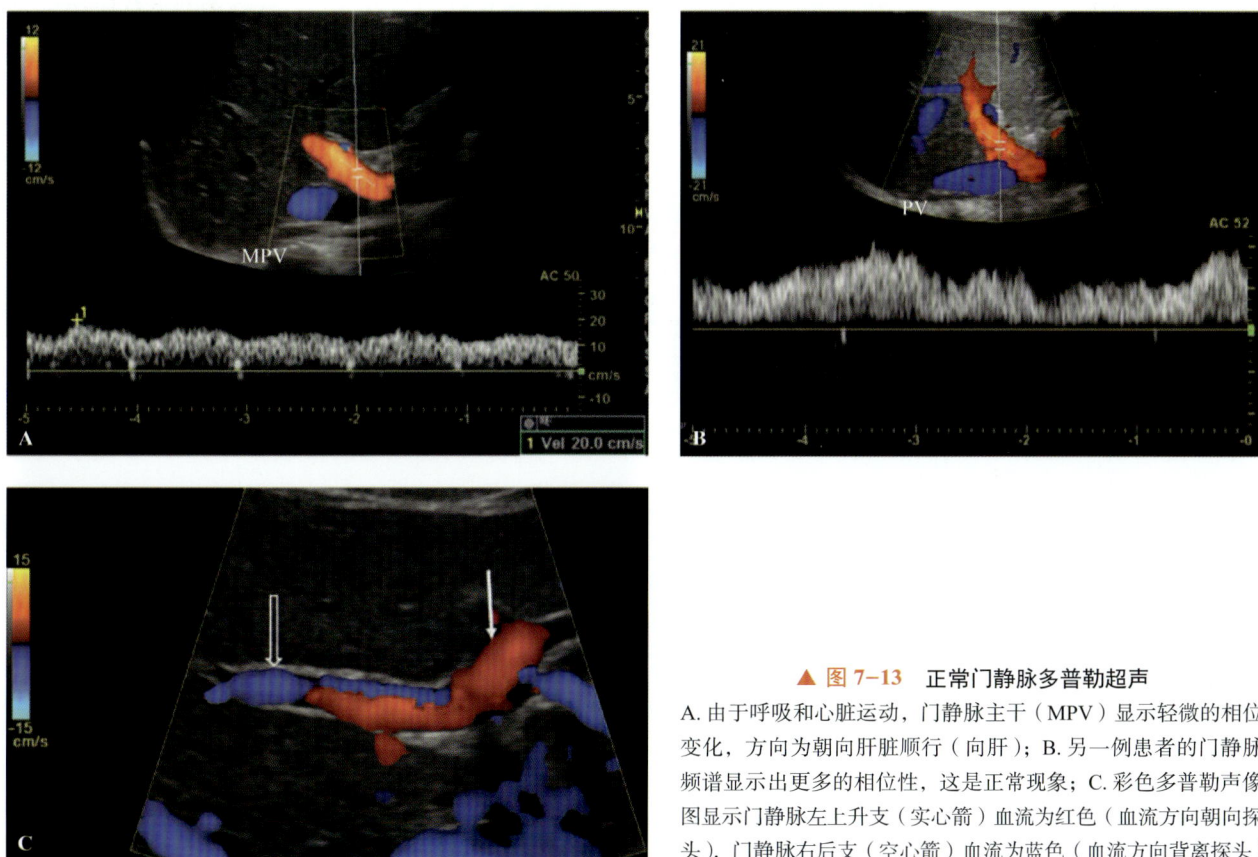

▲ 图 7–13　正常门静脉多普勒超声

A. 由于呼吸和心脏运动，门静脉主干（MPV）显示轻微的相位变化，方向为朝向肝脏顺行（向肝）；B. 另一例患者的门静脉频谱显示出更多的相位性，这是正常现象；C. 彩色多普勒声像图显示门静脉左上升支（实心箭）血流为红色（血流方向朝向探头），门静脉右后支（空心箭）血流为蓝色（血流方向背离探头）

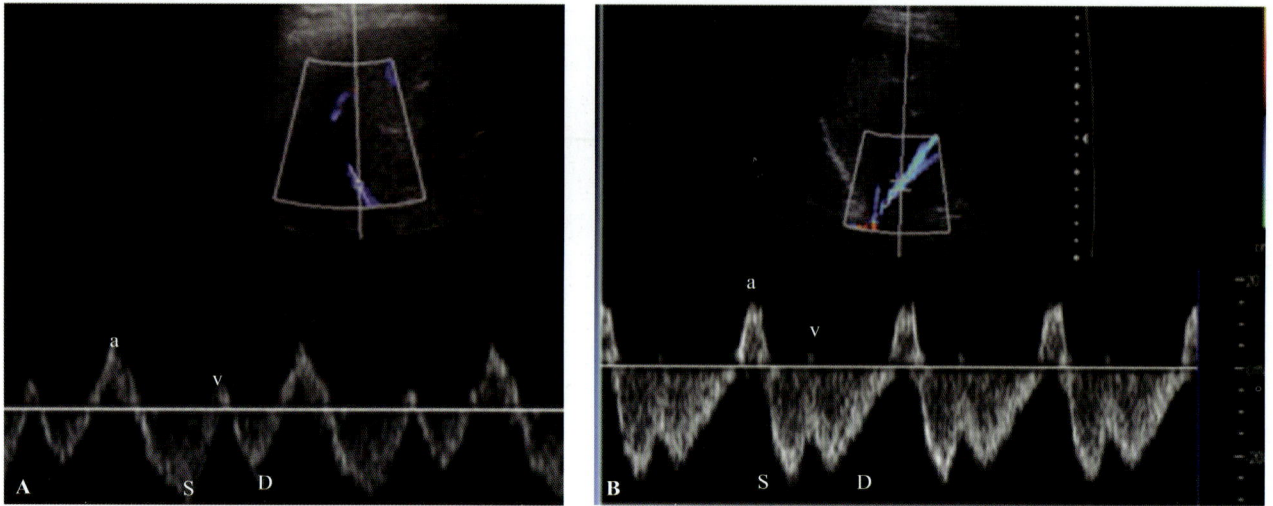

▲ 图 7-14　来自 2 例患者的正常肝静脉频谱

典型的四相波（A 和 B），涉及 4 个转折点：S 波（右室收缩）、D 波（右房舒张）、a 波（右房收缩）、v 波（右室舒张）。正常血流方向以顺行血流为主，以 S 波和 D 波为主

后 RI 可能增加。

　　肝脏疾病时肝动脉血流的变化可表现为 2 种方式：阻力升高（RI > 0.7）或阻力降低（RI < 0.55）。在餐后状态、肝硬化等慢性肝细胞疾病、肝静脉淤血和移植排斥反应中，可以看到动脉阻力指数升高[4]。动脉阻力指数降低与肝动脉狭窄和血管分流术（创伤后或医源性动静脉瘘）有关[4]。

五、弹性成像

　　弹性成像是一种非侵入性技术，通过测量声波在感兴趣组织中传播的速度来间接评估硬度。声波在硬组织（纤维化 / 肝硬化组织）中传播速度较快，

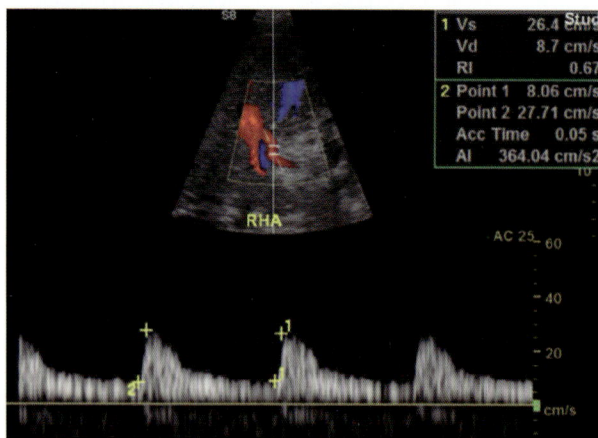

▲ 图 7-15　正常肝动脉频谱

肝右动脉（RHA）频谱为低阻力模式，舒张期持续顺行血流（阻力指数 =0.67）。血流方向朝向探头，显示为红色

在正常软组织中传播速度较慢[8]。超声弹性成像的评价方法主要有 3 种：TE、pSWE 和 2D SWE。在没有直接图像引导的情况下使用 TE，探头通常放置在第 9～11 肋间，探测约 6cm 深的肝脏感兴趣的特定区域（大约 4cm³）。TE 的优点是具有广泛的可获得性和良好的重现性[8]，缺点是缺乏灰阶图像指导来确定测量的位置，无法在测量的位置识别大血管以及由于腹水和肥胖导致测量失败。

　　pSWE 和 2D SWE 使用 ARFI 技术在肝脏中产生剪切波。两者都提供了灰度图像，并允许实时成像，因此可以监测肝组织因剪切波而发生的位移，识别和避免肿块和大血管，并可以用于系统地选择肝的不同部位进行采样。单点剪切波技术在感兴趣的小区域（0.5～1cm³）产生剪切波（图 7-16A）。2D SWE 是在一个很大的视野范围内执行的，这允许一个更大的感兴趣的区域（约 20cm³）用于测量平均值（图 7-16B）。波速的测量以 m/s 或 kPa 的形式报告，具体取决于技术参数。值得注意的是，即使是采用类似技术但由不同制造商制造的系统，其测量值也可能不同。这意味着不同研究的结果并不总是具有直接可比性。关于弹性成像技术特征的更详细讨论，见第 1 章。

　　上述方法患者取仰卧位或轻微的左侧卧位成像。右臂举过头顶，便于使用肋间声窗。当 ARFI 垂直肝包膜时，肝脏的横波位移量得到优化。理想

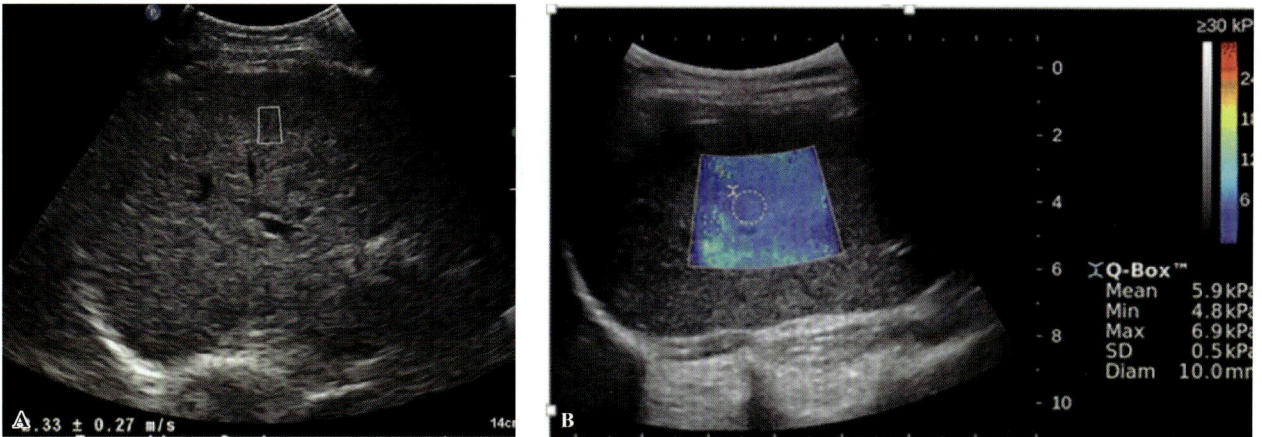

▲ 图 7-16　弹性成像

A. 单点剪切波弹性成像，白框为获得测量值的感兴趣区域，测量值以 m/s 为单位记录；B. 二维剪切波弹性成像，矩形框为获得横波测量值并对其进行彩色编码的视场，圆形是获得测量值的主要区域。测量值以 kPa 为单位记录

情况下，测量是在患者屏气的情况下进行的。按照惯例，获得 10 个测量值，并报告中位值。超过 60% 的测量值应该是"良好"；如果没有，则不应报告弹性值。一个"好"的测量值被定义为一个数值结果，而不是"x.xx"或"0.00"。

六、超声造影

　　与多普勒成像不同的是，超声造影可增加肿瘤血管的显示，并能连续显示血流，从而改善肝脏病变的功能特征显示。这项技术使用液体悬浮液，由充满气体的微气泡组成，这些微气泡包含在一个稳定外壳中。微泡直径小于 7μm，仅在血管内循环，无间质相。因此，它们不会在肺里被过滤，因为它们的大小与红细胞相当。微气泡产生高反射性，可以实时成像肝动脉、门静脉和延迟期的肝脏微循环（图 7-17）。持续的灌注评估反过来又可以分析增强模式，这可以帮助描述和诊断肝脏肿块和弥漫性病变，如肝硬化。

七、正常肝实质

　　正常肝实质回声均匀。在新生儿和幼儿中，肝实质和肾皮质的回声相同。到 6 月龄时，肝脏通常比右肾回声稍高，比脾脏回声稍低（图 7-18）。肝实质内散在微小的高回声区，代表门静脉周围的纤维脂肪组织，以及代表肝裂和韧带的高回声线状结构。

　　肝圆韧带和静脉韧带（图 7-4 和图 7-5）可能引起声影，使这些韧带后面的肝实质出现低回声，

类似于肿块。多切面扫查可以消除肝裂的声影，获得正常肝脏图像。

　　横膈肌插入部位突出或肥厚的横膈肌束可在肝脏表面产生高回声带。纵切面呈线性或楔形（图 7-18C），在横断面呈圆形。多切面扫查可以确定这些伪像的来源。

解剖变异

1. 位置变异

　　右叶通常大于左叶，通常向下延伸至右肾水平。然而，在某些个体中，右叶下缘延伸至肾脏下方，称为 Riedel 叶。

　　肝左叶的位置和大小变化比肝右叶更为常见。左叶可能完全位于腹部右侧，或者舌状突起可能穿过中线，直至左外侧腹壁，包绕脾脏（图 7-19）。其他变异包括内脏反位，肝脏位于腹部左侧（图 7-20）、多脾或无脾，水平肝，两叶对称。

2. 大小变异

　　已经报道了正常的肝脏纵切面测量与新生儿、婴儿、儿童的性别、年龄、体重、身高及体表面积有关[9]。这些可作为测量肝脏大小的参考标准。

　　肝左叶或肝右叶缺失，其余肝段代偿性肥大比较罕见。肝叶发育不全可伴有右侧膈部分或完全缺失、肠旋转不良和胆总管囊肿。

3. 副肝裂

　　副肝裂很少见，由腹膜内折引起，最常见的是肝下裂，由门静脉右后支下延至肝右叶下表面，将

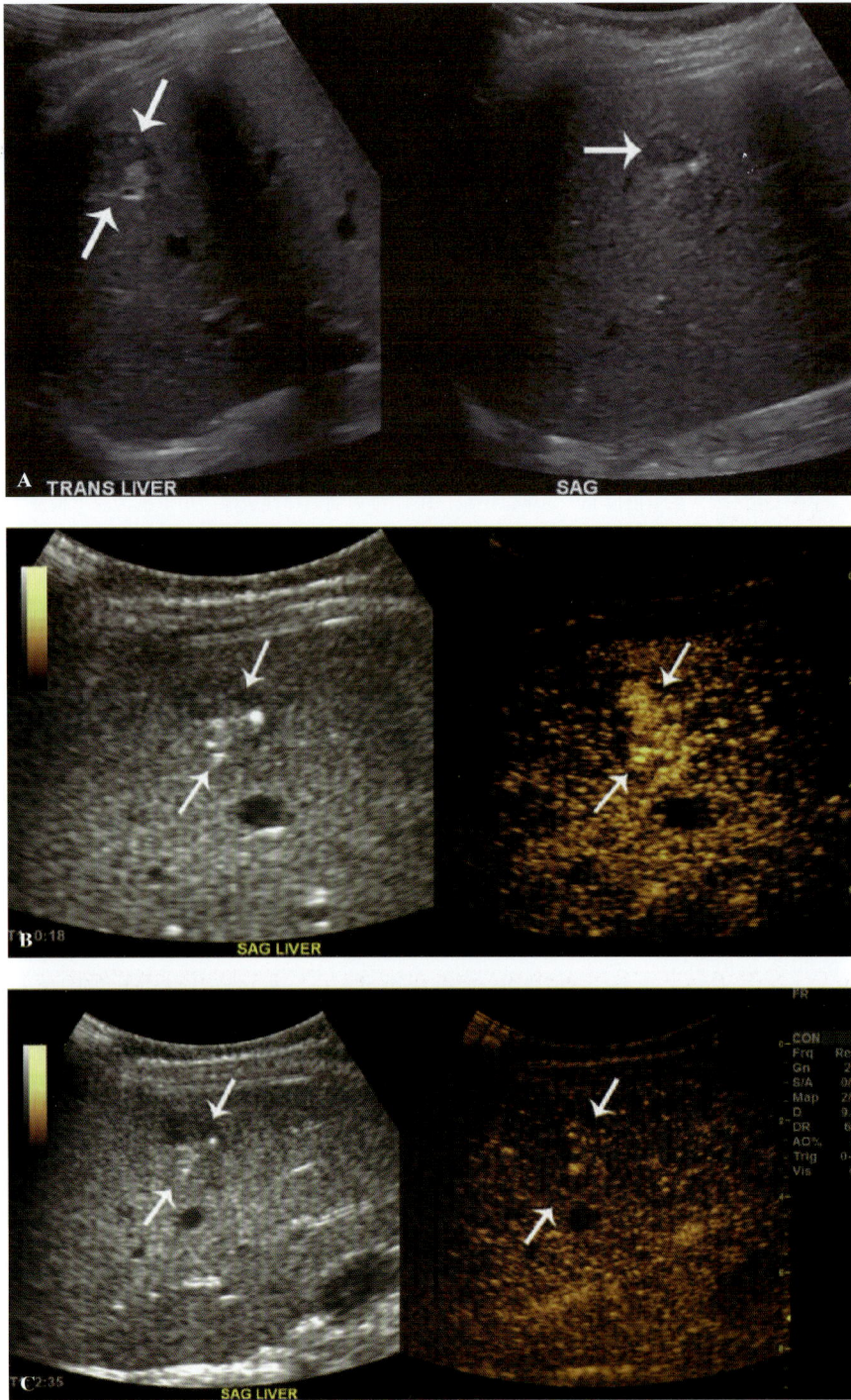

◀ 图 7-17　超声造影（患者，女，17 岁，因肾母细胞瘤接受治疗，常规超声检查发现肝脏有新的局灶性病变）

A. 横切面和纵切面灰阶声像图（双幅）显示一不均匀且边界不清的病变（箭）；B. 动脉期，对比增强灰阶（左图）和彩色多普勒声像图（右图）显示肝脏局灶性病变的高增强（箭）；C. 门静脉期，病灶有一些廓清，与正常肝脏相比呈等或稍高的增强（箭），表现为典型的局灶性结节增生（病例资料由 Beth McCarville, MD, Memphis, TN 提供）

后段分为前外侧叶和后内侧叶。副肝裂多无症状，很少发生扭转引起急性腹痛或呕吐[10]。扭转的声像图表现为一个低回声肿块，与肝脏相邻，内见有回声分支线，代表扭转肝脏组织内的血管。

八、肝脏肿瘤

肝脏肿瘤是仅次于肾母细胞瘤和神经母细胞瘤的第三常见腹部肿瘤。大约 2/3 的儿童原发性肝肿瘤是恶性的，其中大部分是肝母细胞瘤。肝细胞癌，包括纤维板层变异、未分化肉瘤、血管肉瘤、横纹肌样瘤和胆管横纹肌肉瘤，是较少见的恶性肿瘤。常见的肝脏良性肿瘤有血管内皮瘤、血管瘤和间叶性错构瘤，局灶性结节增生和腺瘤少见[11, 12]。

腹部肿块、肝大或腹痛是良恶性肿块的常见临

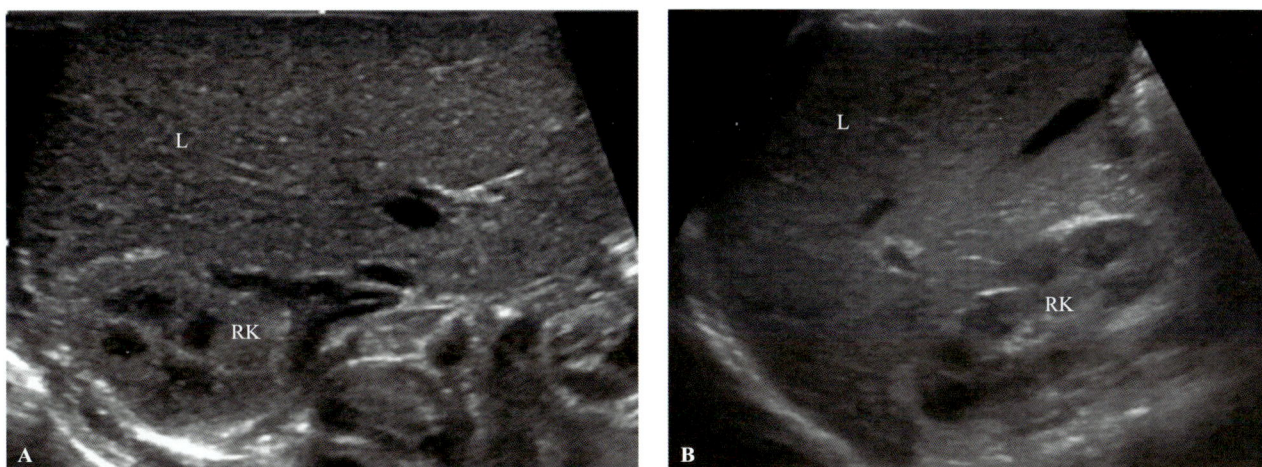

▲ 图 7-18　正常肝脏回声
A. 新生儿，肝右叶横切面声像图显示肝实质（L）与肾皮质（RK）的回声相同；B. 15 岁女孩，肝脏回声相对于肾皮质回声呈高回声；C. 膈肌突出，纵切面声像图显示一由膈膜束（D）引起的肝表面楔形病变

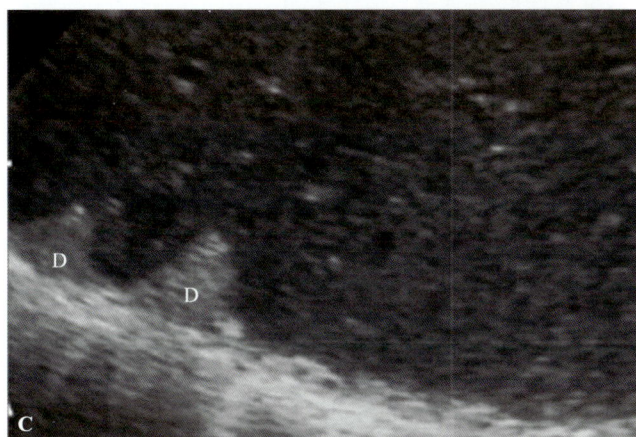

▲ 图 7-19　肝左叶突出
A. 纵切面视图，肝左叶（L）围绕脾脏（S）外侧缘延伸。肝脏比脾脏回声稍高。这种变异需要被识别，以免被误认为是包膜下血肿。有一个多囊性发育不良肾（光标）；B.CT 扫描显示肝脏（L）向脾脏（S）周围左侧延伸

床表现。与恶性肿瘤相关的其他疾病包括厌食、体重减轻、黄疸和肝母细胞瘤中与绒毛膜促性腺激素分泌相关的性早熟。良性病变也可能在对其他临床适应证的影像学研究中偶然发现。

年龄和血清甲胎蛋白（α-fetoprotein，AFP）水平是鉴别诊断肝脏肿瘤的重要因素[11]。婴儿血管瘤在出生后 6 个月内很常见。肝母细胞瘤和间叶性错构瘤通常发生在 5 岁前。未分化肉瘤通常出现在 6—10 岁，肝细胞癌、局灶性结节增生和肝腺瘤见于年龄较大的儿童和青少年[11, 12]。

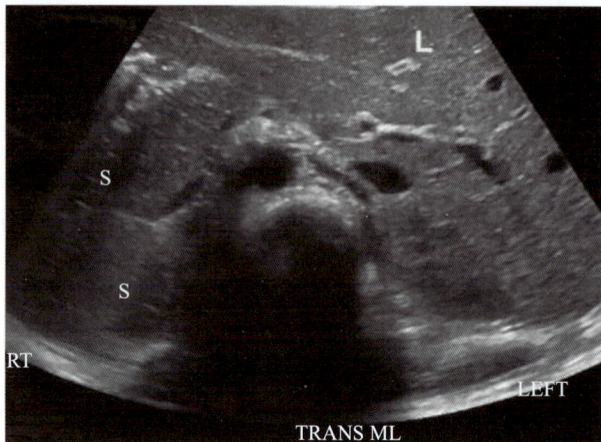

▲ 图 7-20　内脏反位

上腹部横切面灰阶声像图显示位于左上腹的肝脏（L）和位于右上腹的两个脾脏（S）

AFP 在肝母细胞瘤、肝细胞癌和生殖细胞肿瘤中常升高，在间叶性错构瘤和婴儿血管瘤等良性肝肿瘤中偶尔升高。

（一）肿瘤超声成像技术

由于超声易于操作和随时可用性，超声检查是确定可疑肝脏肿块存在和特征的首选检查。如果在超声上发现肿块，则首选 CT 或 MRI 来进一步确定病变特征，并确定病变范围和可切除性[13-17]。

肝脏肿瘤的超声特征是用灰阶、彩色或能量多普勒成像[18]。超声造影的应用可进一步帮助肝脏肿块的定性和诊断。与多普勒成像不同的是，超声造影增加了肿瘤血管的显示，可以连续性显示血流，从而改善肝脏病变的功能特征显示[19-22]。在肝动脉期，良性富血管性肿瘤（血管瘤和局灶性结节增生）和恶性肿瘤通常比正常肝脏血流丰富。在门静脉期，良性富血管肿瘤通常比恶性肿瘤增强更明显。

（二）恶性肝肿瘤

1. 肝母细胞瘤

肝母细胞瘤是儿童最常见的恶性肝肿瘤，90% 见于婴儿和 5 岁以下的儿童，大多数患者出现在出生后的最初几个月[11]。肝母细胞瘤在 15 岁后少见。肝母细胞瘤与 Beckwith-Wiedemann 综合征（巨大儿、巨舌症、内脏肿大、半侧肥大、脐疝或脐膨出）、孤立性半侧肥大、胎儿乙醇综合征、Garner 综合征（家族性大肠息肉病）、Prader-Willi 综合征（身材矮小、性发育不全，认知障碍、无法满足的

饥饿导致过度饮食和肥胖）、Li-Fraumeni 综合征（遗传性癌症易感综合征）、糖原贮积症和 18- 三体综合征等疾病有关。

病理学上，肝母细胞瘤包含小的原始上皮细胞，类似于胎儿肝脏、间充质组织和未分化成分[11, 12]。肿瘤通常是单发，最常累及肝右叶，但也可发生多灶性疾病或弥漫性浸润，与肝硬化无关。血管侵犯常见，门静脉受累比肝静脉受累更常见，可转移至肺、肝和骨。

2. 肝细胞癌

肝细胞癌是继肝母细胞瘤之后第二常见的儿童恶性肝脏肿瘤。在儿科年龄组，超过 2/3 的肝癌发生在 10 岁以上的儿童，5 岁以下的儿童中很少见[11]。约有一半的肝细胞癌患者有肝脏疾病史，包括慢性乙型或丙型肝炎感染、Ⅰ 型糖原贮积症、酪氨酸血症、家族性胆汁淤积性肝硬化（Alagille 综合征）、血色素沉着症、Wilson 病（肝、脑和其他组织中铜沉积过多）和 Ⅰ 型抗胰蛋白酶缺乏症。

病理学上，肝细胞癌含有分化程度不同的大的多形性多核细胞[11, 12]。肿瘤通常是单发的，右叶受累是左叶的 2 倍，但可能呈多灶性的或弥漫性肝脏浸润。血管侵犯常见，远处转移至肺、脑和骨骼。

超声表现：肝母细胞瘤和肝细胞性肝癌有相似的结构，表现为巨大的高回声肿块，回声均匀或不均匀，周围有低回声包膜（图 7-21 至图 7-23）[13-15, 18]，可能存在代表钙化的局灶性强回声区（图 7-24）和对应于坏死的囊性区，也可注意到由内间隔和低回声边缘形成的花瓣样图案（图 7-22）。较不常见的是，肿瘤主要是等回声或低回声的正常肝脏。多灶性疾病表现为多发性小肿块或大的优势肿块伴小卫星结节。弥漫性浸润肿瘤引起广泛的实质病变。

脉冲多普勒超声显示高速血流。彩色多普勒成像和对比增强成像可显示周围、中央或合并的血流或以周围血管环绕并向内穿透肿瘤为特征的"篮子"形态（图 7-21C 和图 7-22B）[18]。超声声像图显示恶性肿瘤在动脉期表现出早期、强烈的增强，动脉高增强后，肿瘤表现为"廓清"，导致门静脉期和延迟期出现等回声或低回声。

恶性肿瘤的继发性表现包括扩散至门静脉淋巴结和血管内蔓延。肿瘤血栓表现为腔内低回声病灶。可在肿瘤血栓内观察到彩色信号和动脉频谱

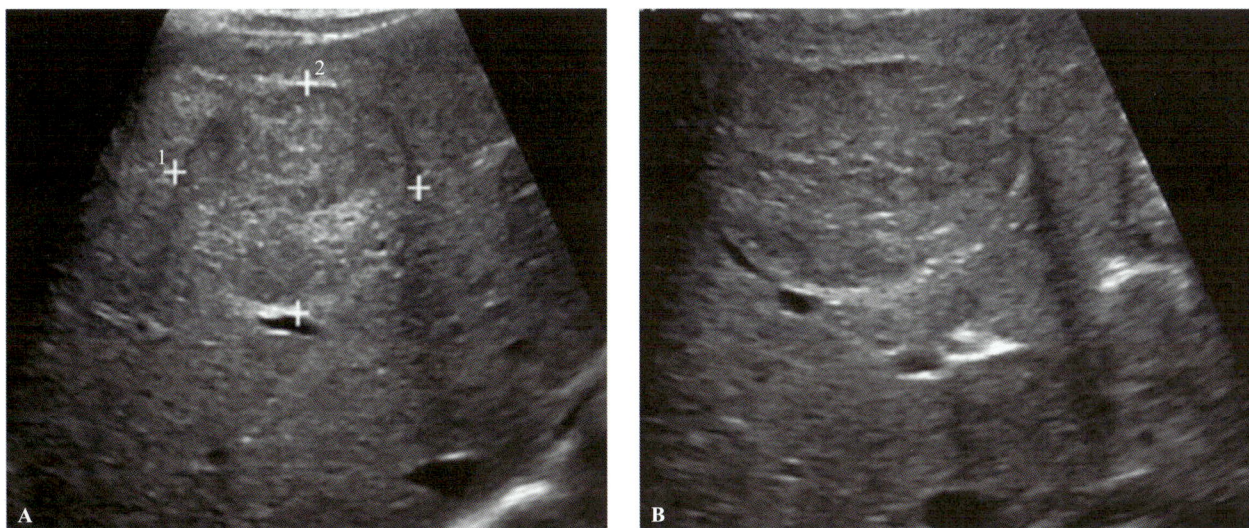

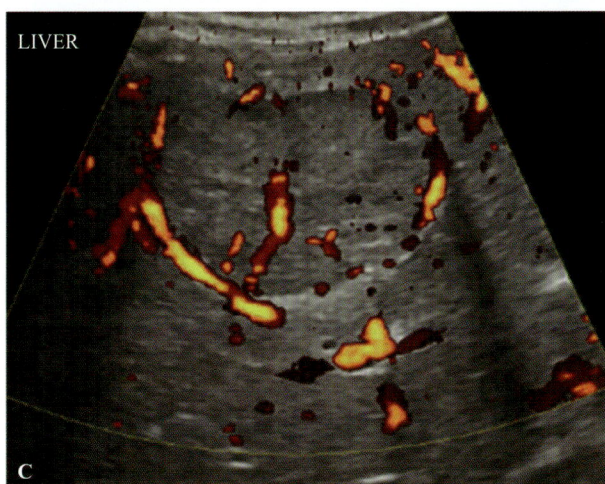

▲ 图 7-21　肝母细胞瘤

A 和 B. 横切面（A）和纵切面（B）灰阶声像图显示肝右叶边缘清晰的高回声肿块（光标）和低回声包膜；C. 彩色多普勒声像图显示血流增多，病变周围和病变内的分支形成一个"篮子"样外观

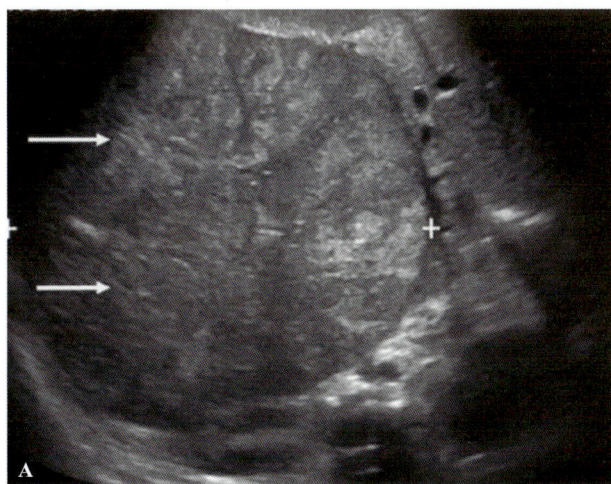

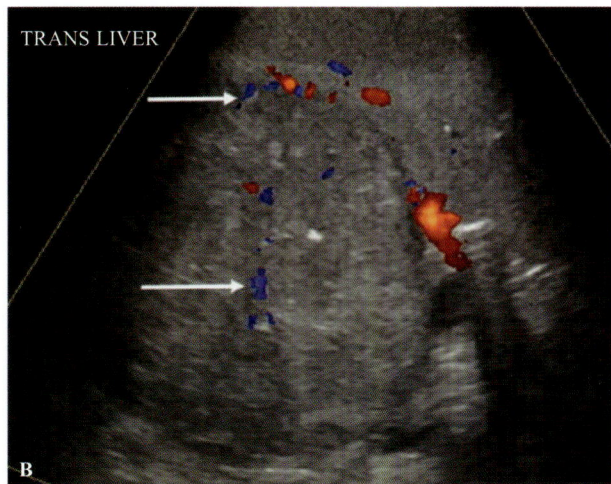

▲ 图 7-22　肝母细胞瘤

A. 肝右叶横切面灰阶声像图显示一巨大的回声不均肿瘤（箭），具有低回声的包膜和内部分隔，呈马赛克样外观；B. 彩色多普勒声像图显示周围血流和瘤内短状血流（箭）

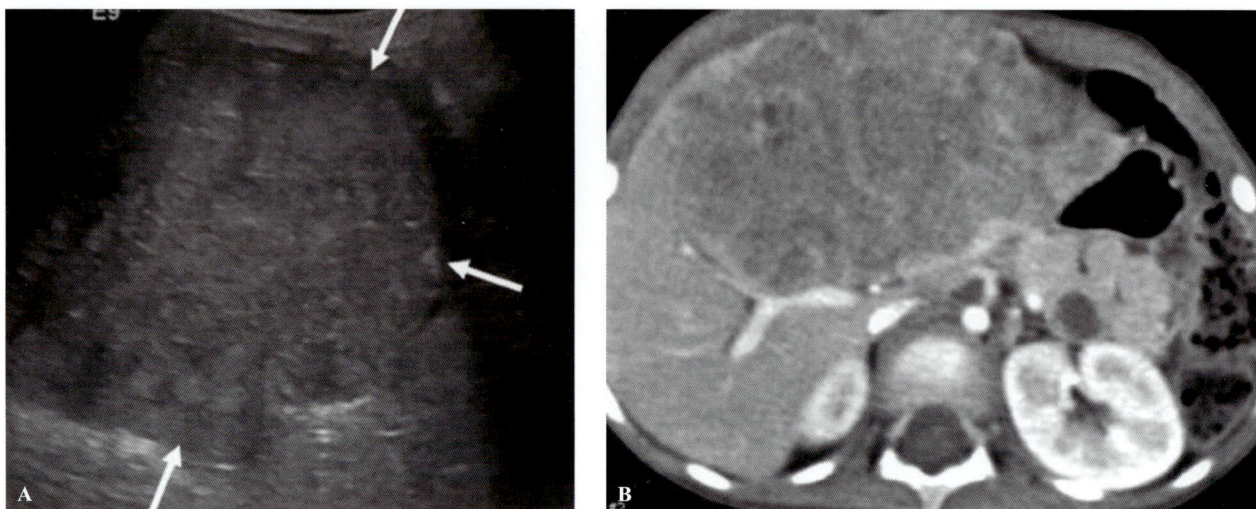

▲ 图 7-23 肝细胞癌

A. 横切面灰阶声像图显示一边界清楚、回声较均匀的肿块（箭）；B. CT 显示一巨大肿块累及肝脏两叶

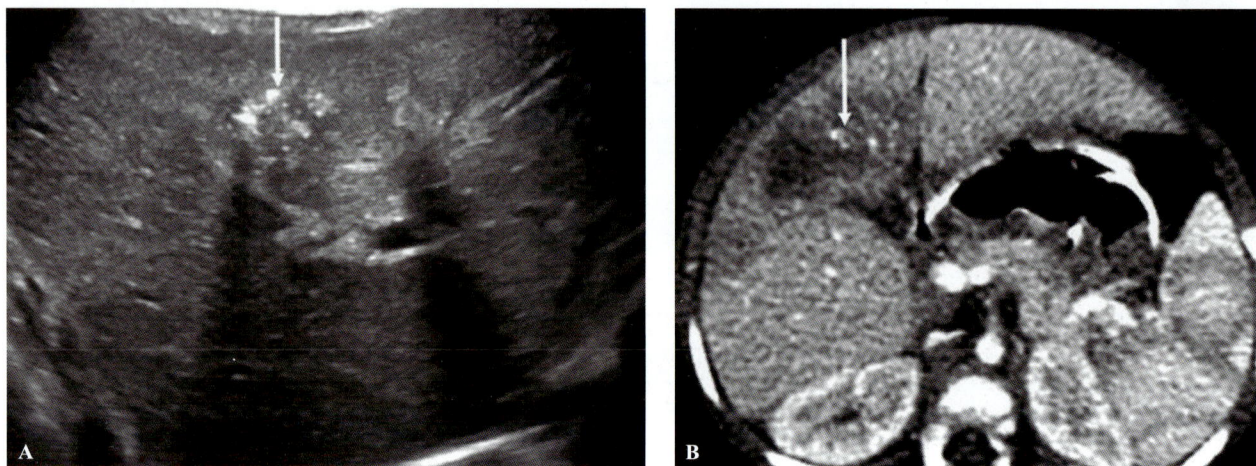

▲ 图 7-24 肝母细胞瘤

A. 横切面灰阶声像图显示一低回声性肿块，中心可见一强回声病灶（箭），伴后方声影；B. CT 显示肿块内钙化（箭）

（图 7-25）。

3. 纤维板层肝细胞癌

纤维板层癌是原发性肝细胞癌的一种组织学亚型，主要发生在青少年和青年人中，没有并存的肝脏疾病，其预后优于典型的肝细胞癌。在组织学上，其特征是充满嗜酸性肝细胞，并在肝细胞周围有大量平行排列的纤维条索，形成纤维板层状结构[11, 23]。

纤维板层癌通常是单发的，边缘清楚，易发生于肝左叶[11]。回声强弱不一，肿瘤相对于正常实质呈高回声、等回声或低回声（图 7-26）。高达 50%的患者有中央瘢痕，局灶性钙化也很常见。纤维板层肝细胞癌与典型肝细胞癌的影像学特征相似，确

诊需要活检。

4. 未分化胚胎肉瘤

未分化胚胎肉瘤（也称为恶性间叶瘤和肝间叶肉瘤）是一种间充质来源的侵袭性肝肿瘤，主要发生在 6—10 岁的儿童，90% 发生在 15 岁之前。组织学上，它包含黏液样基质中的原始未分化梭形细胞[11, 12]，被认为是恶性的肝间叶错构瘤（见后文讨论）。

未分化胚胎肉瘤是一种典型的单发肿瘤。超声表现为非特异性的外观，表现为大的实性为主的肿块，或是一个有囊性间隔，分隔和壁结节的混合性肿块（图 7-27）[24-26]。它们通常血流丰富（图 7-27C）。

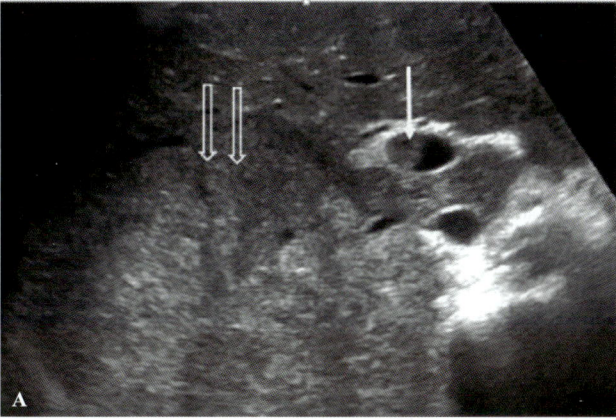

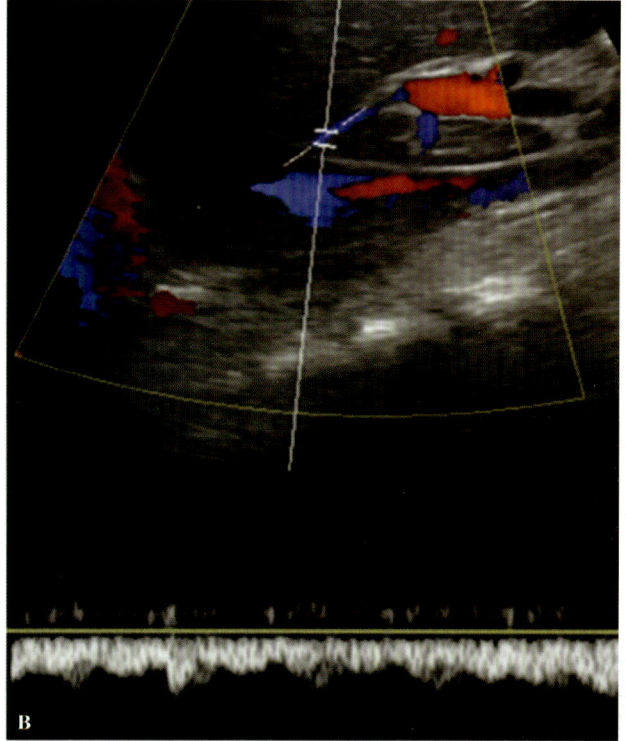

▲ 图 7-25　肝细胞癌，门静脉侵犯

A. 横切面灰阶超声图像显示肝右叶巨大肿块（空心箭）和门静脉右支内的低回声肿瘤血栓（箭）；B. 门静脉脉冲多普勒声像图显示栓塞血管内为动脉频谱，符合肿瘤血栓表现

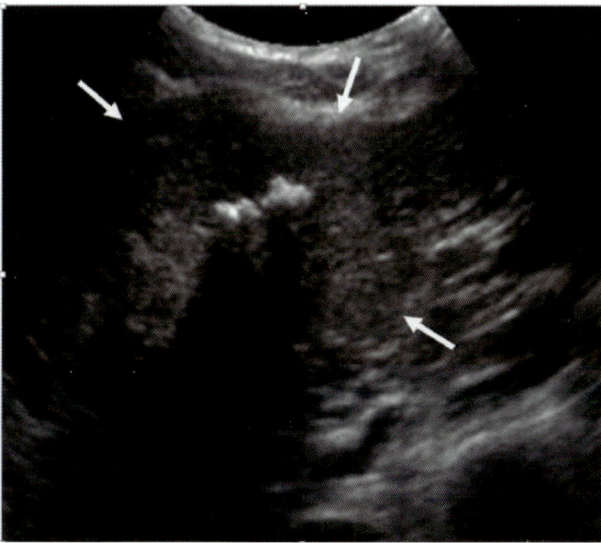

▲ 图 7-26　纤维板层癌

横切面灰阶声像图显示肝左叶等回声肿块（箭），中央强回声伴声影为钙化

5. 其他罕见肿瘤

　　较少见的恶性肿瘤包括横纹肌样瘤和肉瘤，如血管肉瘤、平滑肌肉瘤和横纹肌肉瘤 [27-31]。这些肿瘤通常为单发肿块，尽管肝血管肉瘤通常表现为多发性肿块。它们通常表现为大的不均匀的肿块，有囊性和实性成分（图 7-28 和图 7-29）。彩色多普勒显示实性成分中可见血流信号，偶尔伴钙化。影像表现无特异性，与肝母细胞瘤和未分化胚胎肉瘤类似，明确诊断需要组织活检。

　　除了肝脏外，横纹肌肉瘤还可以发生在胆管、胆囊、胆囊管、壶腹或胆总管囊肿。胆道病变将在第 8 章讨论。

（三）继发性肝肿瘤

1. 转移瘤

　　儿童恶性肿瘤常转移到肝脏的是肾母细胞瘤、神经母细胞瘤、横纹肌肉瘤和淋巴瘤。临床表现为肝大、黄疸、腹痛、腹部肿块或肝功能异常。

　　转移瘤可表现为单个或多个肿块 [32]。多数为低回声，边缘光滑、清晰（图 7-30A）。较大的病灶内可见散在内部回声，产生一个靶环征，与出血有关（图 7-30B）。多普勒超声检查，低回声转移灶通常血流不丰富。超声造影动脉期几乎没有增强，在门脉期和延迟期表现为低回声。

　　囊性或无回声转移与原始神经外胚层肿瘤、卵巢癌和转移性肉瘤有关 [33]。它们有不规则的厚壁、分隔或其他实体成分，可以与单纯性肝囊肿区别开来。它们在多普勒和对比增强成像上无血流。

　　高回声转移见于神经母细胞瘤（图 7-30C）、

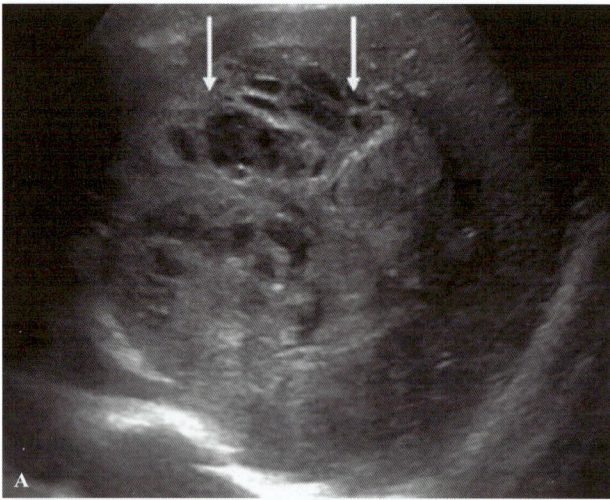

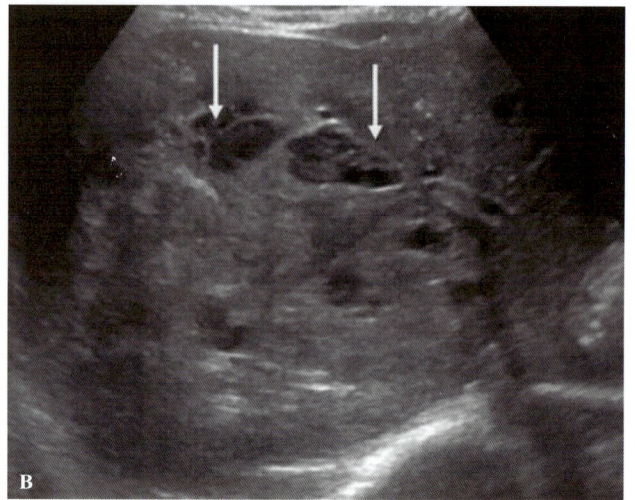

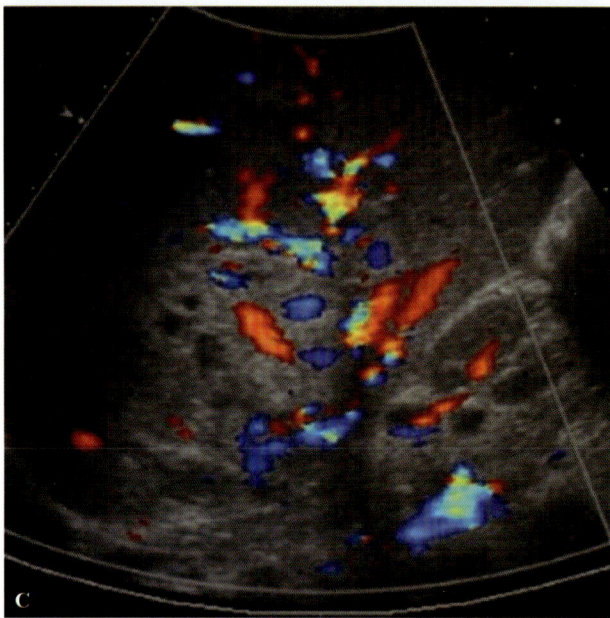

▲ 图 7-27　未分化胚胎肉瘤

A 和 B. 纵切面（A）和横切面（B）灰阶声像图显示肝右叶巨大、不均匀、等回声为主的肿块（箭），伴囊性区；C. 彩色多普勒声像图显示肿块内部血流丰富

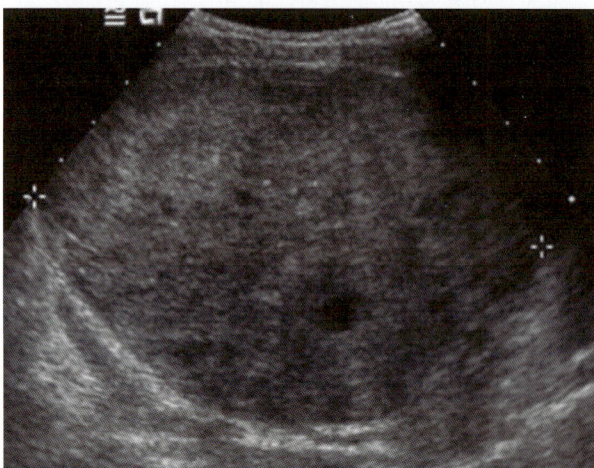

▲ 图 7-28　横纹肌样瘤

横切面灰阶声像图显示一巨大实性不均匀肿块（光标）和散在的囊性区

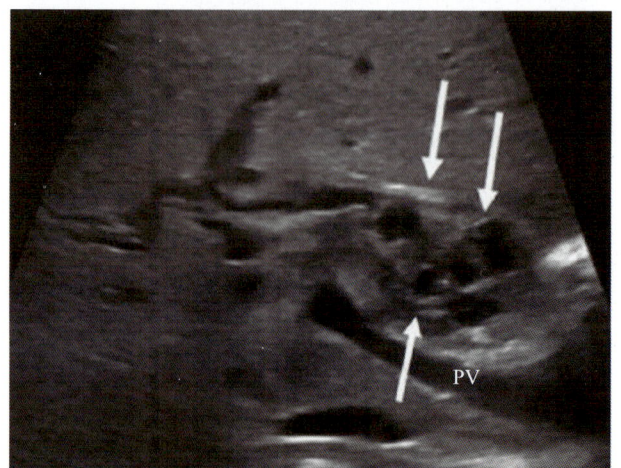

▲ 图 7-29　横纹肌肉瘤

横切面灰阶声像图显示混合性肿块（箭），较大的囊性区代表坏死。PV. 门静脉

胰腺神经内分泌肿瘤、类癌和绒毛膜癌。高回声是内出血、钙化或血管增生的结果。多普勒显像的高回声转移可以是血供丰富或不丰富血，超声造影动脉期表现出血供丰富，伴有门静脉期和延迟期廓清[19]。

肝实质弥漫性改变通常由神经母细胞瘤引起，较少由肝母细胞瘤和肝细胞癌引起。超声显示弥漫性回声不均匀，而不是散在的病灶（图 7-30C 和图 7-30D）[32]。影像学表现需与肝纤维化、肝硬化和脂肪浸润鉴别。

2. 移植后淋巴增殖性疾病

移植后淋巴增殖性疾病和淋巴瘤是实体器官移植的并发症[34, 35]。据报道，高达 70% 的腹部淋巴增生性疾病患者累及肝脏。超声表现为单个或多个低回声肿块，回声均匀或不均匀，边缘清晰（图 7-31）。其他类型包括弥漫性肿瘤浸润和门静脉周围低回声引起的广泛实质不均。门静脉周围炎可导致胆道梗阻。

3. 淋巴瘤

淋巴瘤累及肝脏通常继发于非霍奇金氏淋巴瘤而不是霍奇金淋巴瘤，超声表现为边界清晰、均匀、无回声或低回声结节及肝大（图 7-32）[36]。较大的病灶可能有分隔，或者有以等回声中心和周围低回声边缘为特征的靶环征。肝脾大也可能存在，但它不是肿瘤侵犯的特异性表现。另外，肝脏大小

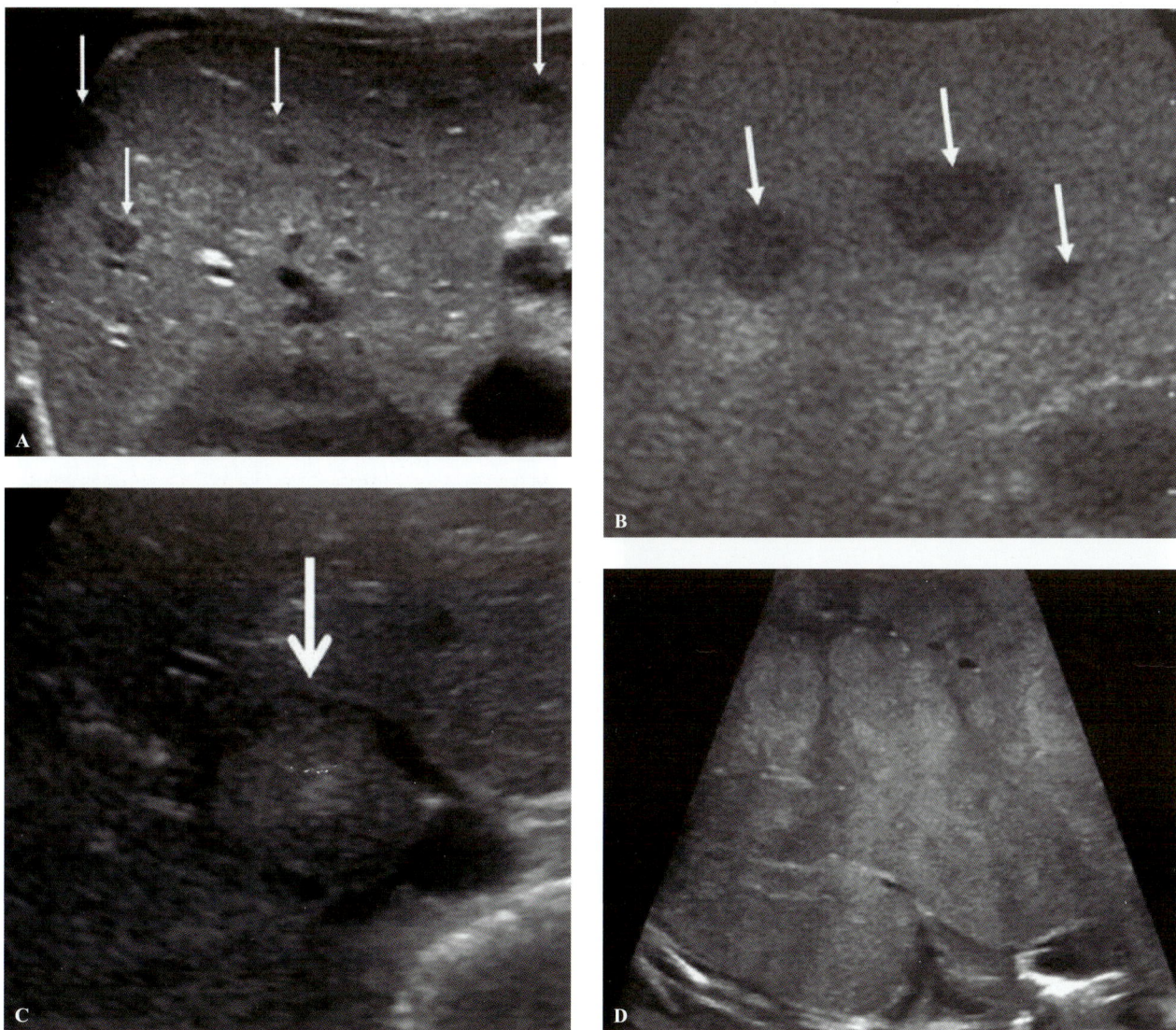

▲ 图 7–30 转移性肿瘤

A 和 B. 低回声转移灶，2 例肾母细胞瘤患者的转移灶均表现为均匀低回声肿块（箭）；C. 靶环征，横切面声像图显示一低回声肿块中央等回声，该征象与出血有关；D. 高回声转移灶，转移性神经母细胞瘤患者，纵切面声像图显示肝右叶多发高回声转移灶

正常的患者可有广泛的淋巴瘤浸润。

4. 白血病

肝大是急性淋巴细胞性白血病和髓细胞性白血病的常见表现[37, 38]，超声可显示肝脏弥漫性不均匀或散在的低回声或高回声病变。其他并发症包括脾大、主动脉旁淋巴结肿大和腹水[39]。

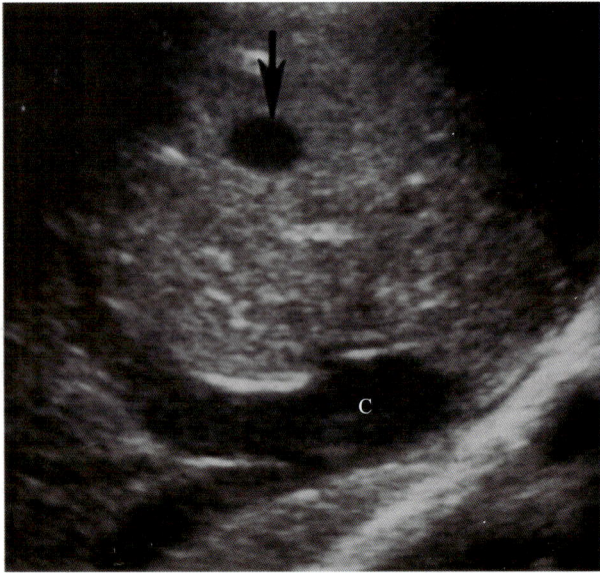

▲ 图 7-31　移植后淋巴增殖性疾病
肝右叶横切面灰阶声像图显示肝膈顶部均匀的低回声病变（箭）。C. 肝静脉

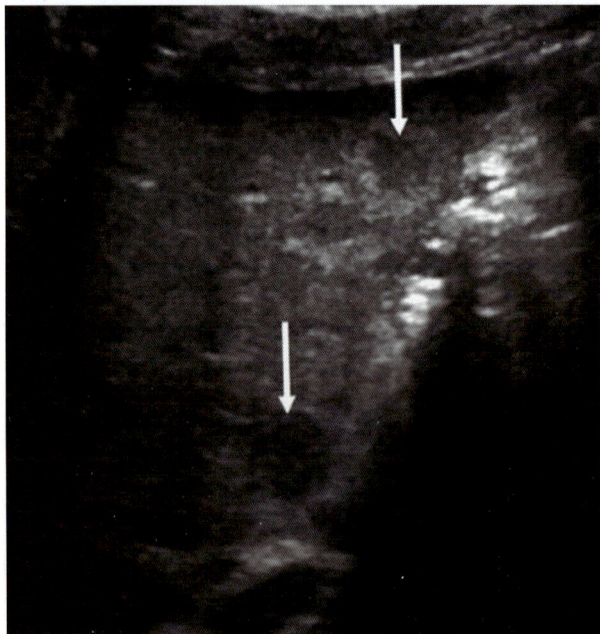

▲ 图 7-32　肝淋巴瘤
纵切面灰阶声像图显示肝左叶见数个低回声病变（箭）

（四）良性肝肿瘤

1. 婴儿血管瘤与血管畸形

血管瘤，既往称为血管内皮瘤，是小儿最常见的肝脏良性肿瘤。大多数出现在婴儿期的前 6 个月表现出先快速生长后在数月至数年内缓慢自发退化的特征性模式[11, 12, 40]。根据病理标志物 GLUT-1 免疫反应性，血管瘤有两种不同的临床表现。GLUT-1 阳性的婴儿血管瘤和 GLUT-1 阴性的肝血管畸形[13, 40, 41]。婴儿血管瘤通常无症状，在肝脏肿大或皮肤血管瘤（可能伴随内脏病变）的超声筛查中发现。先天性血管畸形通常有症状，在出生时或出生后不久出现心力衰竭、消耗性凝血病引起的血小板减少（Kasabach-Merritt 综合征）和自发性肿瘤破裂引起的腹腔积血[42, 43]。血清 AFP 水平通常正常，偶尔升高。

病理学上，GLUT 阳性和阴性的肿瘤都含有血管通道，血管通道由网状支撑的饱满内皮细胞构成[11]。通道很少是由不成熟的多形性细胞排列的，这种形式具有转化为血管肉瘤的恶性潜能，转移也被报道过。

超声表现：GLUT-1 阳性的血管瘤通常表现为多发小的低回声结节（图 7-33 和图 7-34）。GLUT-1 阴性的先天性血管畸形通常表现为一个巨大孤立、不均匀的肿块，伴有继发于纤维化、血栓或出血的低回声区，以及与钙化相对应的强回声灶[41, 44-47]（图 7-35）。这两种类型通常边界清楚，圆形或分叶状边界，可表现为回声增强。

在 GLUT-1 阳性和阴性的肿瘤中，彩色多普勒超声显示周围、中央或混合血流（图 7-33B 和图 7-35B）。脉冲多普勒显示高频收缩峰值和舒张期血流，收缩-舒张期血流变化减弱。3MHz 时的多普勒收缩位移峰值范围在 0.8～5.5kHz。腹腔干和肝动脉可能因动静脉分流而扩张。

2. 海绵状血管瘤

海绵状血管瘤在新生儿和婴儿中不常见，但在较大的儿童和青少年中也可能发生。大多数血管瘤小而无症状，在影像学上偶然发现。巨大的血管瘤会引起占位效应，导致肝脏肿大或腹部增大，很少血管瘤会出血或破裂，引起疼痛。AFP 水平通常正常，但偶尔也会升高。

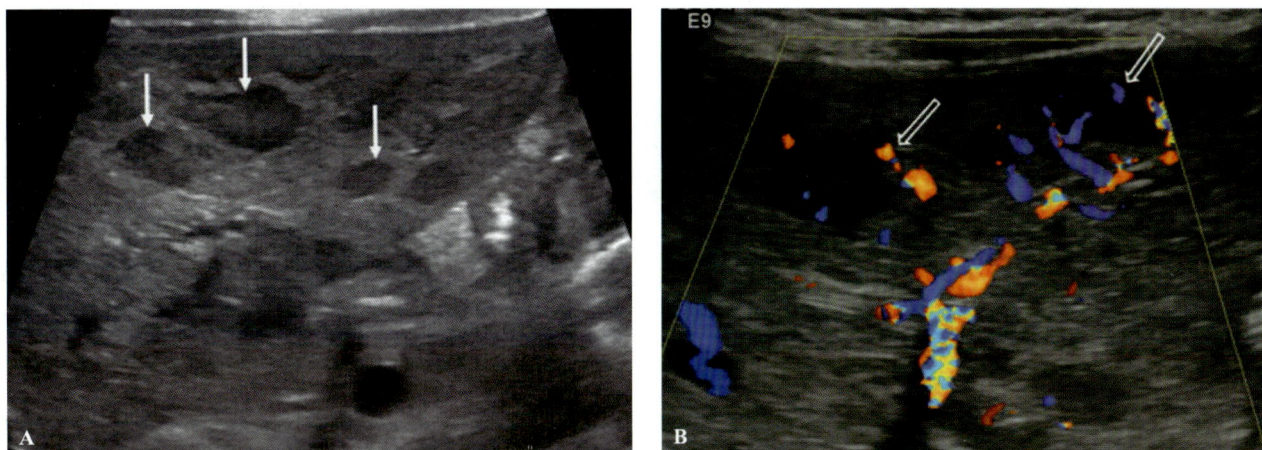

▲ 图 7-33 婴儿血管瘤（GLUT 阳性）

A. 横切面灰阶声像图显示肝右叶有多发低回声病灶（箭）；B. 彩色多普勒声像图显示病灶周边有血流

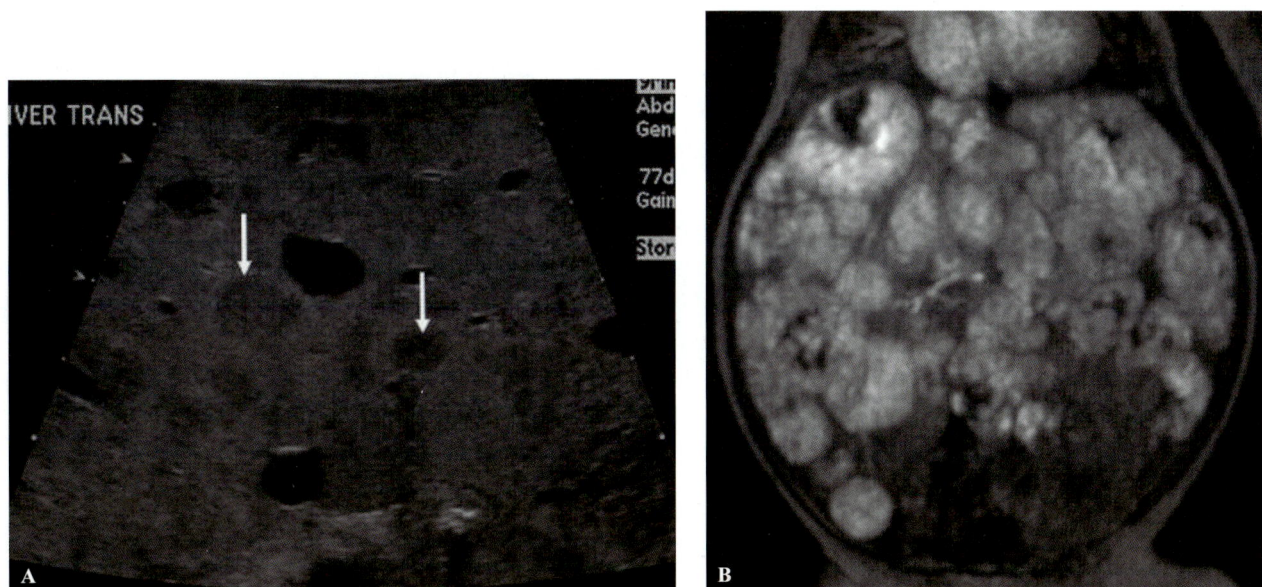

▲ 图 7-34 婴儿血管瘤（GLUT 阳性）

A. 横切面灰阶声像图显示肝右叶边缘清楚的低回声病灶（箭）；B. MRA 冠状位图像显示多发增强的血管病变

在病理学上，海绵状血管瘤含有由成熟的扁平内皮细胞排列，并被纤维间隔分隔的大的血管通道，纤维化、钙化、出血和囊性变常见。

典型的血管瘤表现为高回声，均匀的肿块，边缘清晰（图 7-36），高回声表现与血窦壁引起的众多界面反射有关。大的血管瘤可能表现为混合性肿块，伴中央低回声区与纤维化，血栓形成或坏死有关，并可表现为回声增强。其他表现包括周围低回声晕和回声增强。

血管瘤的特点是血流缓慢。脉冲多普勒成像显示收缩位移小于 0.7kHz，反映低速血流。彩色多普勒显示瘤周、瘤内或混合型血流。超声造影血管瘤在动脉期表现为周边球形强化，在门静脉期和延迟期表现为进行性向心填充，呈等回声而不是低回声[19]。小病灶可在动脉期快速填充，大的血管瘤门静脉期可见无增强的纤维化、血栓形成或坏死区域。

高回声肿块的鉴别诊断包括转移瘤和局灶性脂肪浸润。结合临床病史和影像学表现，通常可以明确诊断。如果诊断仍不确定，增强 CT、MRI 或标记红细胞的核素显像可有助于进一步评价。

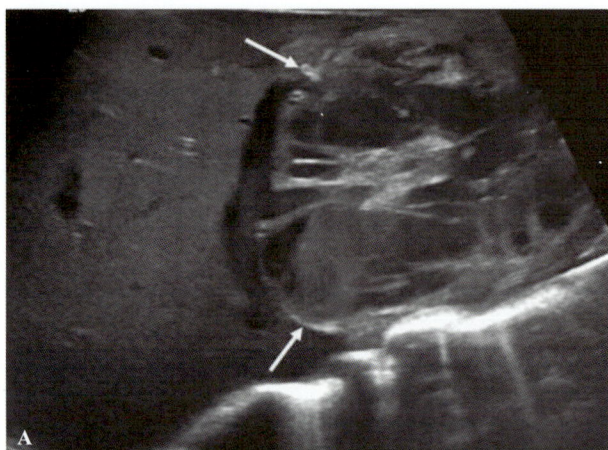

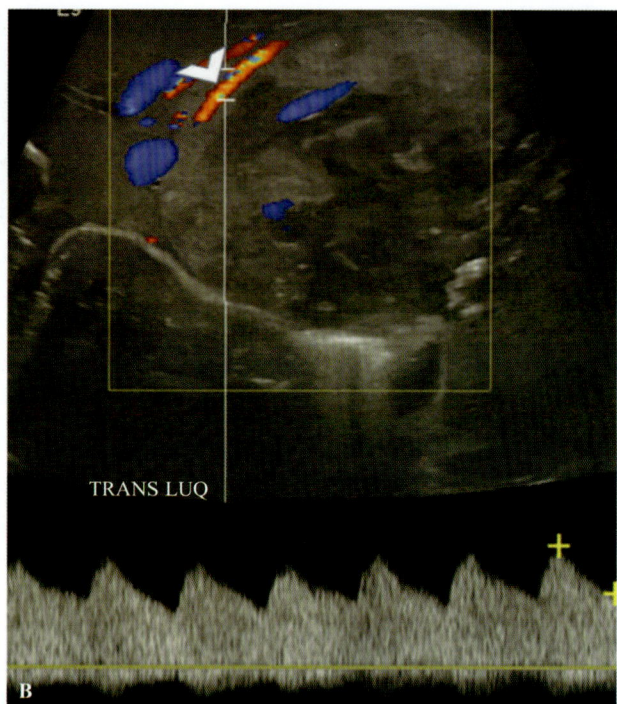

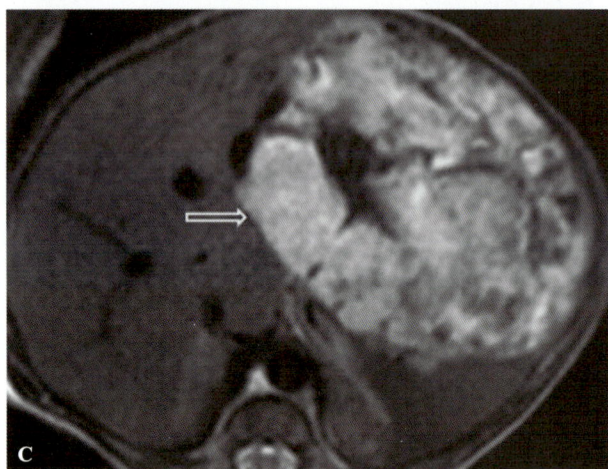

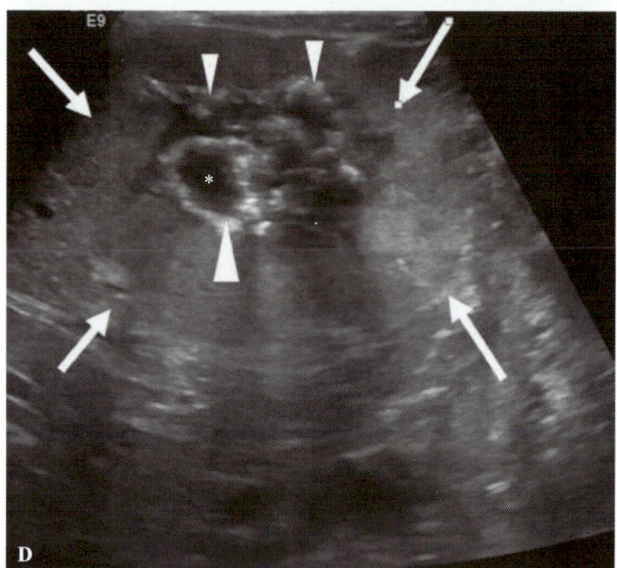

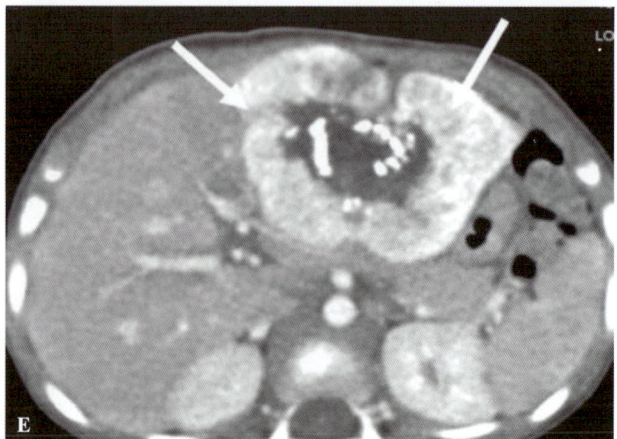

▲ 图 7-35　先天性血管畸形（GLUT 阴性，不同患者的声像图）

A. 横切面灰阶声像图显示婴儿肝左叶有一团巨大的混合性肿块（箭），伴囊性和实性区域；B. 肝左动脉（箭头）横切面多普勒超声显示动脉血流，具有高频收缩峰值和高舒张期血流；C. MRI T₂WI 显示高信号为主的肿块（空心箭），伴与坏死相关的低信号区；D. 另一幅婴儿的横切面灰阶声像图显示一团大而不均匀的肿块（箭），混合性的中心包含与纤维化（*）相对应的低回声区和与钙化有关的声影回声区（箭头）；E. 与图 D 来源同一患者，CT 证实为周围强化肿块（箭），伴有中央纤维化（非强化区）和钙化

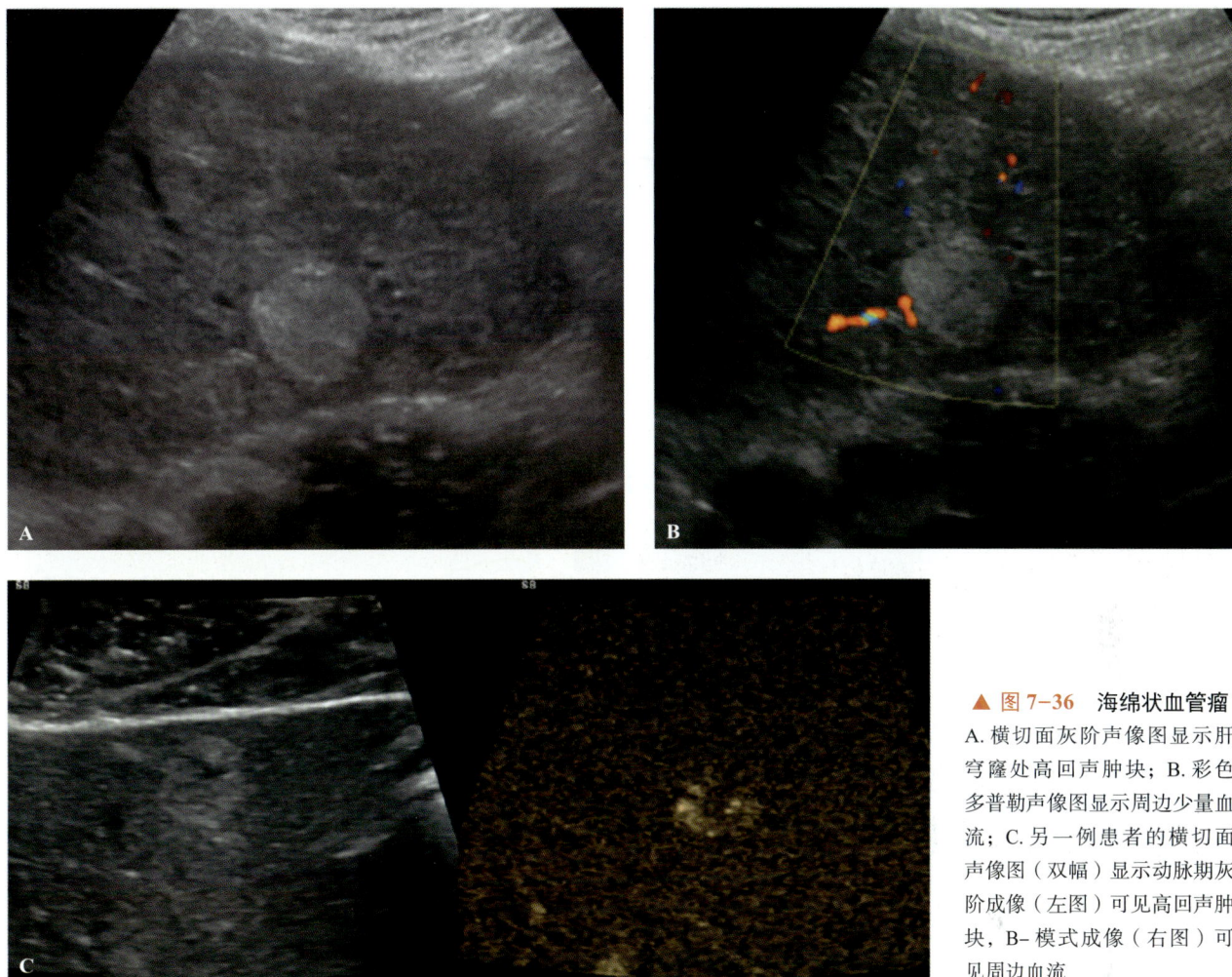

▲ 图 7-36　海绵状血管瘤
A. 横切面灰阶声像图显示肝穹窿处高回声肿块；B. 彩色多普勒声像图显示周边少量血流；C. 另一例患者的横切面声像图（双幅）显示动脉期灰阶成像（左图）可见高回声肿块，B- 模式成像（右图）可见周边血流

3. 间充质错构瘤

肝间充质错构瘤，又称淋巴管瘤、胆管细胞纤维腺瘤、错构瘤和囊性错构瘤，是一种良性肿瘤，被认为是起源于门静脉区结缔组织的先天性异常[11, 48, 49]。通常发生于 2—3 岁（范围 6 月龄至 7 岁）的儿童，多见于男性。受累患者表现为可触及的肿块或腹部增大，很少有因肿瘤动静脉分流引起的充血性心力衰竭。带蒂错构瘤可发生扭转，表现为急腹症[50]。可转化为恶性的未分化胚胎肉瘤，但罕见。

病理切片上，间充质错构瘤是一个大的（通常直径 > 8cm）包裹性肿块，由多个囊腔组成，囊腔内含有透明的黏液或胶质物质。间隙由纤维基质分隔。

超声通常显示边界清楚的多房性肿块，内含无回声区伴分隔（图 7-37）[44, 48, 49]。如果囊性区很小或液体成分含有大量蛋白或出血，则肿瘤表为以实性为主或呈高回声（图 7-38 和图 7-39）。肿瘤内动静脉分流可导致近端主动脉扩张和肝静脉增宽。钙化少见，可见于分隔。囊肿破裂可能伴有腹水。在彩色多普勒和超声造影中，肿块的实性部分可以显示血流，囊性部分无增强。

4. 局灶性结节增生

局灶性结节增生和肝腺瘤占不到 5% 的儿童肝脏肿瘤[11, 12]，局灶性结节增生可发生在所有儿童年龄组[44]。遗传性出血性毛细血管扩张症患者和肿瘤化疗患者局灶性结节增生的患病率增加，与已有的肝脏疾病没有很强的相关性。

局灶性结节增生的病理特征是边界清楚、无包膜的肿块，由正常肝细胞、胆管和 Kupffer 细胞的异常排列组成。其他典型的病理特征是中央纤维状星形瘢痕和排列成放射或辐状轮状的血管网[11, 12]。

超声检查，局灶性结节增生表现为边界清楚的病变，通常位于包膜下。多数与正常肝实质呈等

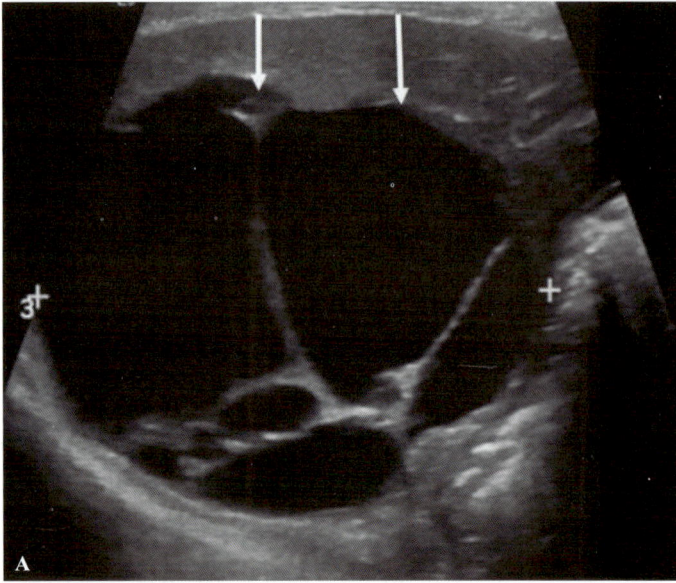

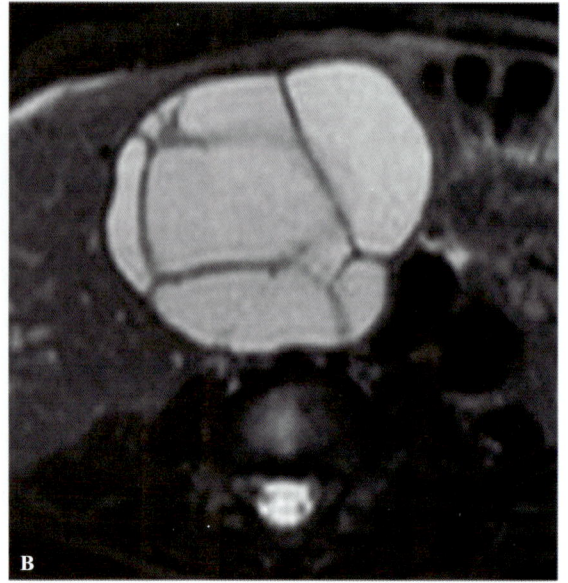

▲ 图 7-37　间充质错构瘤（患者：男，2 岁）

A. 横切面灰阶声像图显示一边界清楚的混合性肿块（箭），包含多个被分隔包围的无回声囊肿；B. MRI 脂肪抑制 T₂WI 轴位图像显示高信号多房性肿块伴分隔

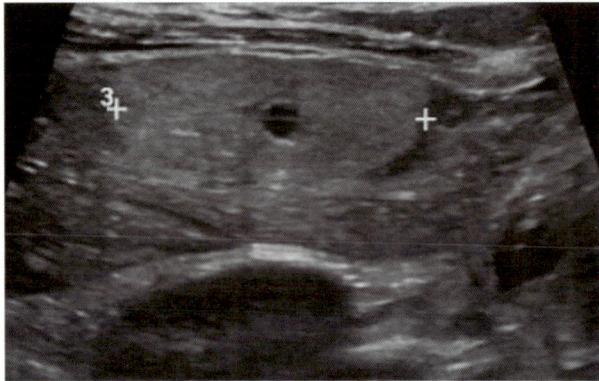

◀ 图 7-38　实性良性间充质错构瘤

纵切面灰阶声像图显示肝右叶有边界清楚、回声均匀的高回声肿块（光标）。病理检查显示多囊性肿块含稠厚的蛋白质

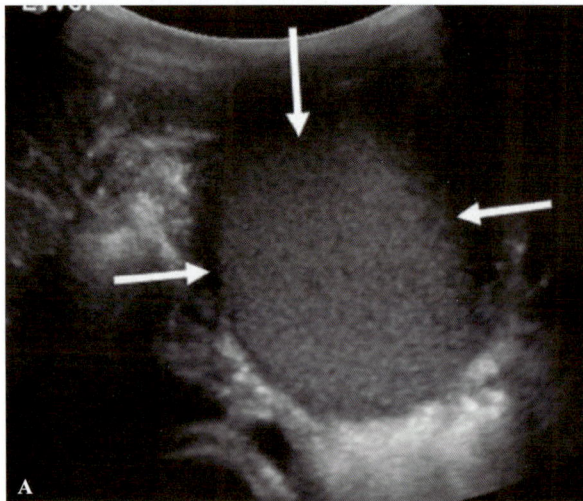

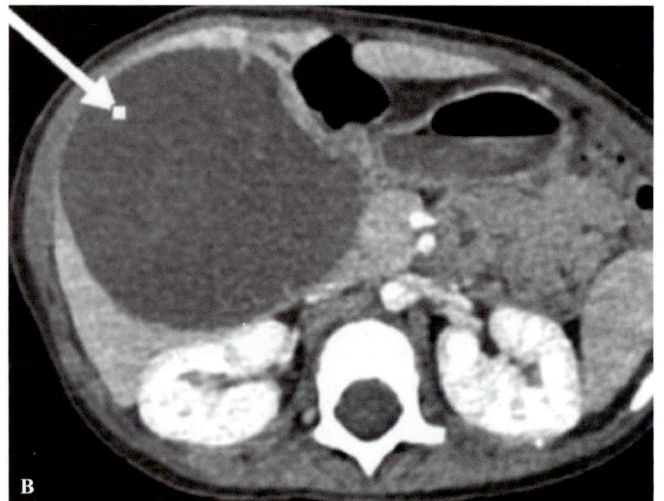

▲ 图 7-39　实性良性间充质错构瘤

A. 横切面灰阶声像图显示均匀的等回声肿块（箭），后方回声增强；B. CT 显示病灶为囊性肿块（箭）。组织病理学检查显示囊性错构瘤并伴有中央出血

回声或近似等回声，在灰阶成像中可显示，因为它们对邻近血管产生占位效应或使肝脏轮廓变形（图7-40）[51]。由于其呈等回声而可能难以检测，称为隐形病灶。中央瘢痕可见病灶中央的线状或星形回声区。

脉冲多普勒成像显示低阻力脉冲式动脉频谱。彩色多普勒成像可显示周边或弥漫性血流或呈放射状分布的内部血流。供血动脉呈放射状进入肿瘤是其特征，在肿瘤处形成放射状分支，呈星形或辐轮状排列（"辐轮"征）（图7-40B）。超声造影显示动脉期有富血供病灶，门静脉期和延迟期有高或等回声病灶[19, 51]，可见供血动脉迂曲和辐轮征[19, 52, 53]。

如上所述，局灶性结节增生在有化疗病史的儿童中发病率较高[54, 55]。恶性肿瘤与局灶性结节增生的诊断时间间隔为 9～27 年（平均 14.4 年）[51, 55]。肿瘤通常无症状，在影像学研究中偶然发现。在接受治疗的恶性肿瘤患者中，局灶性结节增生通常较小（直径＜ 3cm），多发，与周围实质呈高回声、等回声或低回声（图7-41）。病灶没有中央瘢痕。重要的是不要把这些病灶与转移相混淆。通常建议 MRI 或 CT 显示快速而强烈的动脉强化和完全的廓清，偶尔出现中心瘢痕来确诊。

5. 肝腺瘤

肝腺瘤是良性的肝脏肿瘤，通常见于青少年，女性多于男性。在儿童时期，它们与糖原贮积病 I

型（von Gierke disease）、范可尼贫血、半乳糖血症和合成代谢类固醇的使用有关[11]。患者可无症状，或因自发性肿瘤梗死、出血或破裂而出现肝大或腹痛，肝功能通常正常。病理上，肝腺瘤是一种边界清楚的包裹性肿瘤，由肝细胞组成，通常含有脂质和血液成分，无胆管和汇管区[11]。

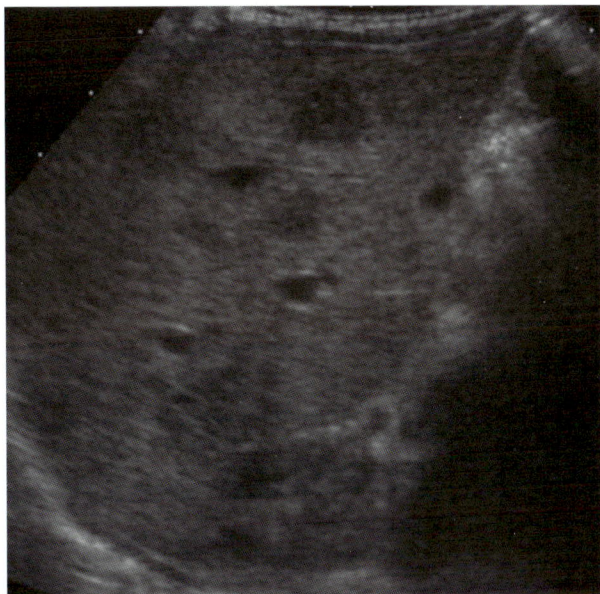

▲ 图 7-41 局灶性结节增生（患者 5 年前曾因神经母细胞瘤接受治疗）
横切面灰阶声像图显示多个较小（直径＜ 3cm）的低回声病灶，其外观无特异性

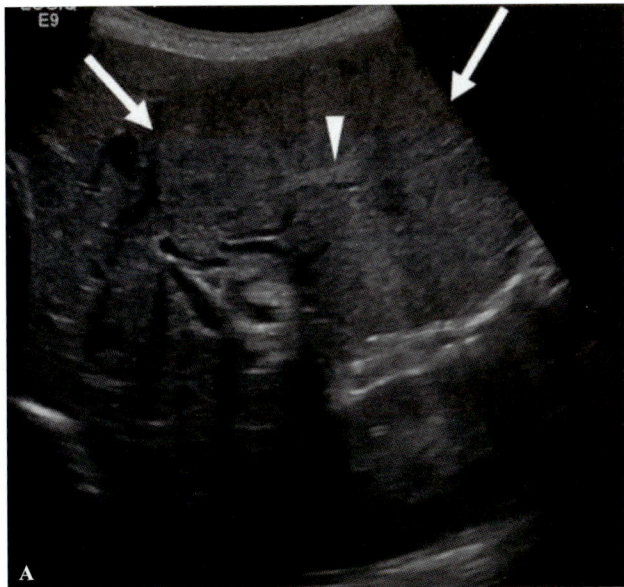

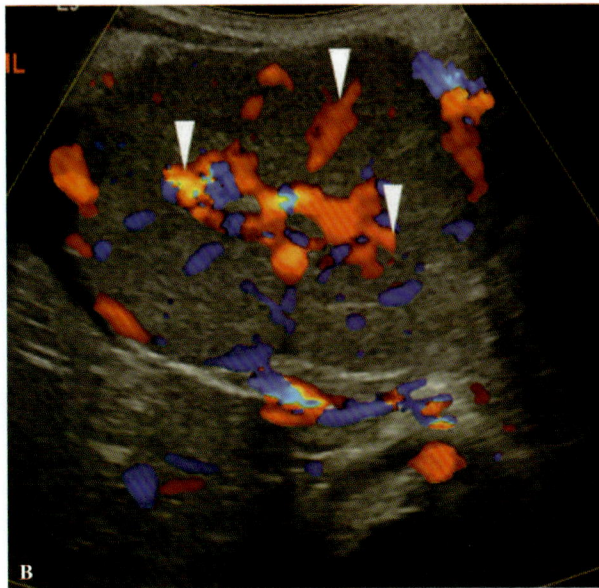

▲ 图 7-40 局灶性结节增生
A. 肝左叶纵切面灰阶声像图显示包膜下等回声肿块（箭），与邻近肝脏回声一致，隐约可见中央瘢痕（箭头）；B. 彩色多普勒声像图显示瘢痕处（箭头）中央血流，呈分支状（"辐轮"状）

肝腺瘤往往单发，边界清楚，偶尔带蒂的，相对于与邻近的肝实质呈低回声或高回声。在与糖原贮积病相关的弥漫性脂肪浸润的儿童中，腺瘤相对于周围肝组织呈低回声。由于出血、糖原或脂肪的存在，大多数回声不均匀（图7-42）[44]，无中央瘢痕。

脉冲多普勒成像显示高速低阻血流频谱。彩色多普勒超声可显示周围、中央或混合血流，肿块内血流呈点状随机分布。超声造影显示动脉期为均匀的富血供肿块，门静脉期为等回声病灶[56]。

6. 结节再生性增生

结节再生性增生是指肝脏中非肝硬化的再生结节性病变[11, 44, 57, 58]。结节大小不一，可从几毫米到几厘米不等。它可能是一种散发性疾病，但也可能与骨髓增生和淋巴增生综合征、免疫相关疾病以及长期使用类固醇和抗肿瘤药物等药物有关。患者可无症状，也可表现为肝大。受累儿童的中位年龄为8岁[58]。病理学上结节再生性增生的特征是肝细胞局部增生，可伴有少量门脉纤维化，病变从几毫米到几厘米不等。

声像图显示多发、小而清楚的结节，可能是等回声、低回声或高回声[57, 58]（图7-43）。彩色多普勒显示周边有血流。超声造影显示动脉期高或等回声病变，门静脉期和延迟期呈等回声。

7. 脂肪瘤

脂肪瘤包括畸胎瘤、血管平滑肌脂肪瘤和腺瘤（见前面的讨论）。原发性肝脏畸胎瘤是一种罕见的肿瘤，包含3个胚层的组织衍生物[11]。超声表现为一个混合性的肿块，囊性区和实性病灶对应脂肪、钙化或实性物质。

大多数儿童血管平滑肌脂肪瘤与结节性硬化有关[59]。通常无症状，在结节性硬化的影像随访中发现。超声表现包括两个方面：①单个或多个高回声肿块，伴不同程度的声影；②靶征，高回声中心代表脂肪瘤成分，低回声边缘代表血管瘤成分（图7-44）。

九、囊肿

儿童单纯性肝囊肿相对少见[60]，通常认为是由肝内胆管未能消退引起的。单纯性肝囊肿通常为单

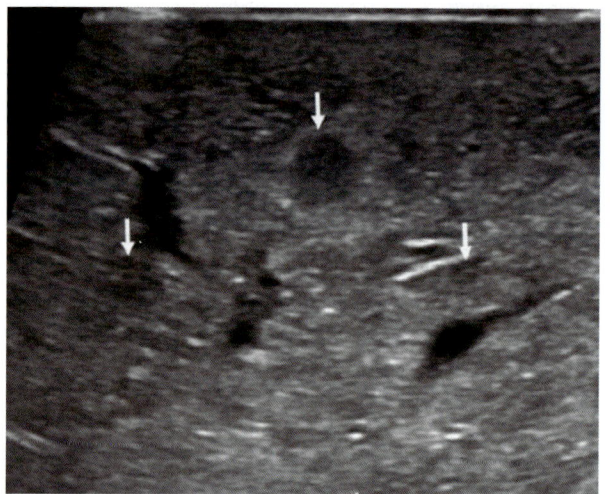

▲ 图7-43 结节再生性增生

上腹部横切面灰阶声像图显示多个等回声和低回声结节（箭）。该表现无特异性的，与血管瘤、转移瘤和脓肿类似

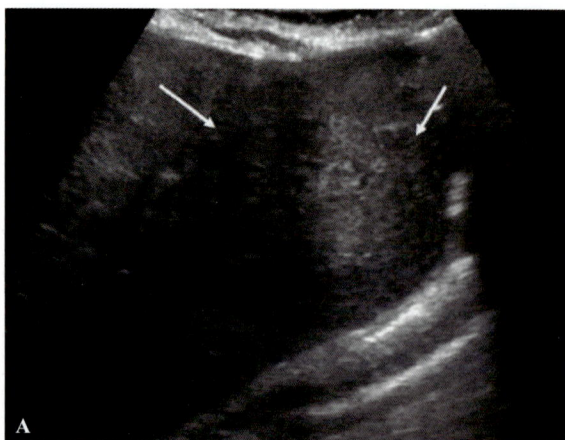

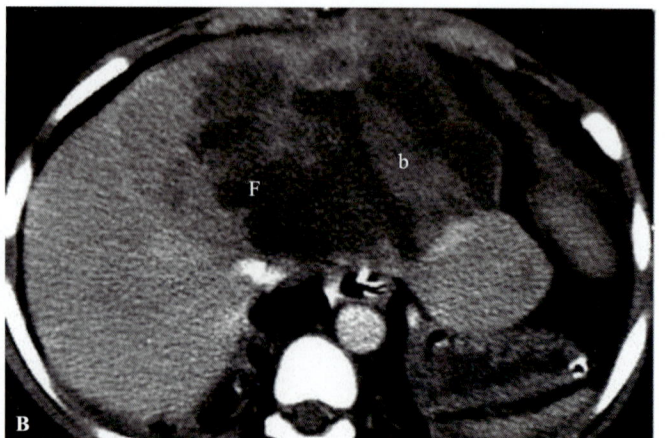

▲ 图7-42 肝腺瘤

A. 纵切面灰阶声像图显示右叶不均匀的肿块（箭头），比正常的实质回声稍低；B. 增强CT显示一团含有脂肪（F）和血液（b）的混合性肿块

发，内衬上皮，并含有浆液。通常在影像学检查中偶然发现，大的囊肿可表现为腹部肿块或肝大，或继发于占位效应、叠加感染或出血而引起腹痛。

单纯性肝囊肿的典型超声诊断标准为无回声腔、圆形或椭圆形、薄壁，后方回声增强（图7-45）。

出血或感染可引起弥漫性低水平回声、液平、分隔或壁增厚。囊肿很少有蒂，在手术探查前可能被误认为肠系膜囊肿、网膜囊肿或卵巢囊肿。多发性囊肿与遗传综合征相关，如常染色体隐性遗传或显性遗传性多囊病、von Hippel-Lindau 病、Byler综合征（家族性肝内胆汁淤积症）、Turner 综合征和

结节性硬化（图7-46）。

单纯囊肿的鉴别诊断考虑因素包括包虫病、脓肿、陈旧性血肿和上述遗传综合征。临床病史或患者的国籍或旅行史，特别是包虫病史，可以帮助明确诊断。当有疑问时，可能需要 CT、MRI 或经皮穿刺活检来诊断。

间皮囊肿是一种罕见的肝脏病变，来源于体腔残体，内衬间皮细胞，是肠系膜囊肿的一种[61]。通常位于肝右叶后外侧和膈肌之间。超声表现为薄壁的双房囊外囊肿（图7-47），但偶尔也可有单房囊肿。需要免疫组化分析来确定诊断和鉴别间皮囊肿与其他囊肿。

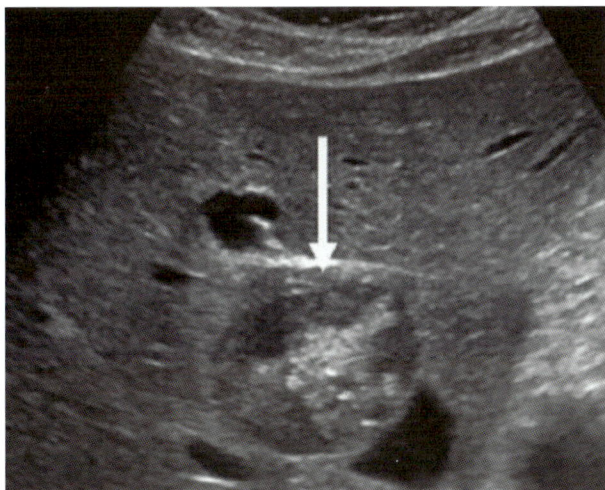

▲ 图 7-44　结节性硬化的血管平滑肌脂肪瘤
横切面灰阶声像图显示一混合性的肿块（箭），其高回声中心与脂肪相对应，低回声边缘代表血管瘤成分，即所谓的靶征。结节性硬化病史为诊断的依据

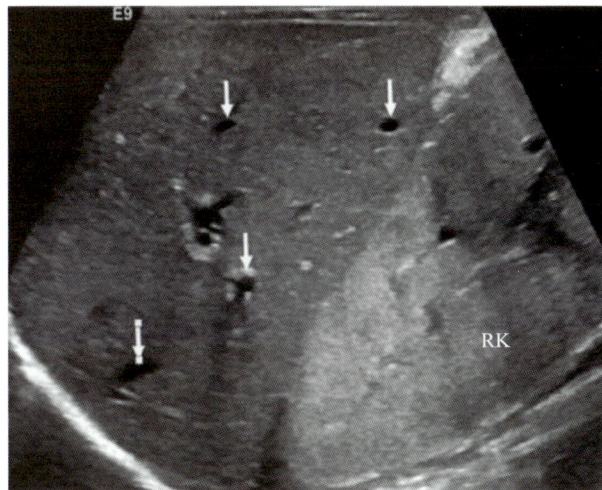

▲ 图 7-46　肝囊肿（常染色体隐性遗传性多囊病）
灰阶超声扫查可见肝内多发囊肿（箭），导管扩张。应注意右肾（RK）回声

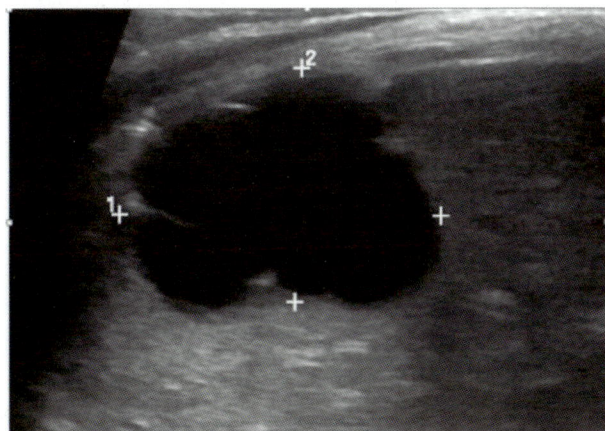

▲ 图 7-45　肝囊肿
纵切面灰阶声像图显示囊肿的典型表现（光标）。病灶边缘清楚，内部无回声，壁薄，后方回声增强

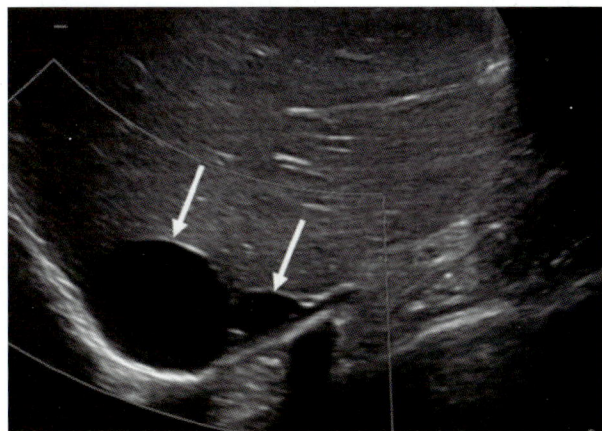

▲ 图 7-47　间皮囊肿
横切面灰阶声像图显示肝右叶与膈之间一团双房囊性肿块（箭）

十、感染

（一）病毒性肝炎

病毒性肝炎是一种炎症过程，通常是由 A、B、C、D 或 E 五种病毒中的一种引起的，其他许多其他病毒，如巨细胞病毒、单纯疱疹病毒、水痘带状疱疹病毒、EB 病毒、柯萨奇病毒和腺病毒也可导致肝炎[62]。甲型肝炎和戊型肝炎通过粪–口途径传播，而乙型、丙型和丁型肝炎是血源性感染。所有类型的病毒性肝炎临床症状相似，从无症状感染到急性暴发性致命感染。乙型、丙型和丁型肝炎可发展为慢性感染，而甲型和戊型肝炎一般不会。肝炎的非感染性病因包括药物、毒素、自身免疫性疾病和硬化性胆管炎。

组织学上，急性单纯性肝炎的特征是肝细胞肿胀和门静脉周围淋巴细胞浸润，通常转归较好。暴发性肝衰竭的特征是肝脏广泛的炎症、纤维化和结构破坏，预后取决于坏死程度。慢性肝炎是指生化异常持续 6 个月以上[63]，分为慢性持续性肝炎或慢性活动性肝炎。慢性持续性肝炎中门静脉周围有持续性炎症而无结构破坏，而慢性活动性肝炎中有广泛的炎症、纤维化和结构破坏。

对有临床证据支持急性肝炎诊断的患者，不需要进行超声检查，但当不确定黄疸的病因是胆汁淤积性还是梗阻性时，影像学检查是有用的。急性肝炎的超声表现为肝脏肿大、实质回声降低、门静脉壁回声增强（"星空"征）和肝门部淋巴结肿大（图 7-48）。然而，肝脏结构回声正常也很常见，尤

其是在轻度感染中。其他表现包括胆囊壁增厚、小胆囊内胆泥淤积和胆囊周围积液（图 7-48B）。超声表现无特异性，可见于浸润性肿瘤疾病，如白血病和非霍奇金淋巴瘤、右心衰竭患者和糖原储备耗尽后的禁食患者。诊断通常基于血清学和病毒学结果[64, 65]。

慢性持续性或慢性活动性肝炎肝脏实质回声增强，回声结构增粗或不均匀。门静脉主干回声随着实质回声的增强而降低。此外，胆囊表现为小胆囊，胆汁稠厚、胆泥淤积或结石形成。

（二）化脓性脓肿

化脓性肝脓肿可由穿透性损伤、邻近器官（如肺或肠）的播散、远处感染通过动脉或门静脉传播到肝脏，少数由上行性胆管炎引起。免疫抑制患者和慢性肉芽肿性疾病（一种以白细胞不能溶解吞噬细菌为特征的 X 连锁隐性疾病）患者更容易形成脓肿。婴幼儿和儿童常见的致病菌为金黄色葡萄球菌，新生儿常见的致病菌为大肠埃希菌。患者表现为发热、上腹部疼痛或压痛、肝大和肝功能升高。

化脓性脓肿可分为小脓肿（直径 ≤ 2cm）或大脓肿（直径 > 2cm）[67]。肝脏大脓肿表现为低回声或混合性病灶，具有不同程度的内部回声、分隔或液平和后方回声增强（图 7-49）。肝脏积气表现为强回声病灶，后方伴声影和混响伪像。彩色多普勒显示中央无血流。超声造影显示动脉期脓肿壁增强，门脉期和延迟期脓肿壁廓清，中央液化区无增强。超声表现无特异性，鉴别诊断包括包虫病或阿

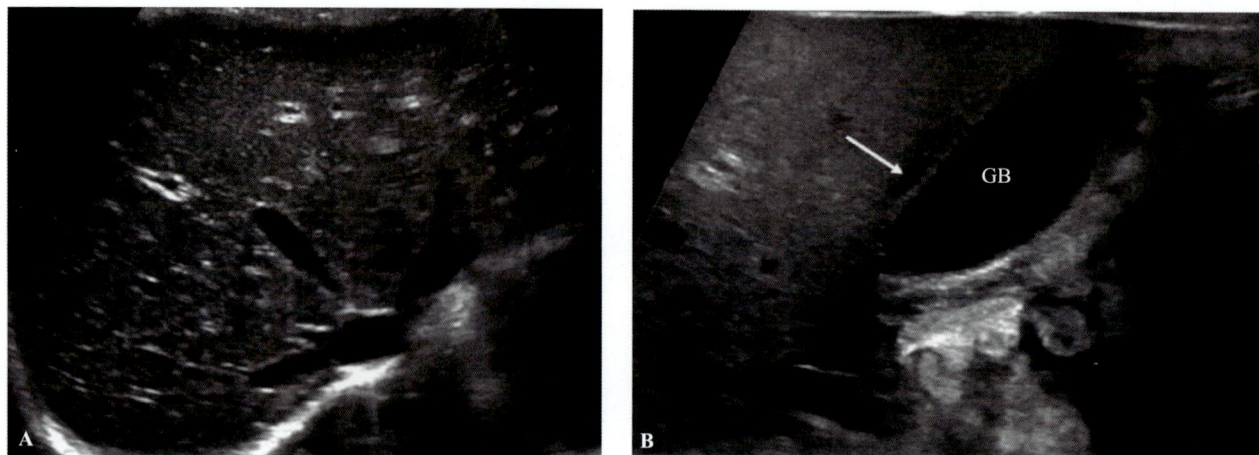

▲ 图 7-48 急性肝炎
A. 横切面灰阶声像图显示实质低回声，门静脉壁明亮（"星空"征）；B. 纵切面灰阶声像图显示胆囊壁（GB）增厚，胆囊周围积液（箭）

米感染、血肿、转移和坏死性肿瘤。经皮穿刺活检有助于明确诊断[66]。

化脓性微脓肿表现为多个广泛分散的病灶，与免疫抑制患者的真菌性小脓肿相似（见下文讨论）。超声检查，微脓肿表现为散在的低回声结节或肝脏回声不均匀[67]。

（三）真菌感染

真菌性小脓肿几乎只发生于免疫功能低下的儿童，常见的致病菌有白色念珠菌和曲霉菌。虽然可以观察到大的单个真菌脓肿，但真菌感染更常见的是引起多个小病灶。脓肿散在分布于整个肝脏，常累及脾脏，偶尔累及肾脏。

真菌感染常表现为多发小的低回声病灶，直径＜1cm（图 7-50）[67, 68]，其他声像图表现包括轮中轮征、牛眼征和均匀高回声。轮中轮征在感染早期可见，由坏死的中央低回声区、邻近的炎性细胞回声环和外层纤维化的低回声边缘组成。牛眼征或靶征病变发生在粒细胞恢复期间，此时中性粒细胞计数恢复正常（图 7-50B）。其特征是中央等回声病灶和周围低回声边缘。高回声病灶发生在感染后期，反映瘢痕组织内有无与愈合相关的钙化。

真菌感染的影像学表现为无特异性，与转移瘤、化脓性小脓肿、肉芽肿性感染、猫抓病和淋巴瘤相似。

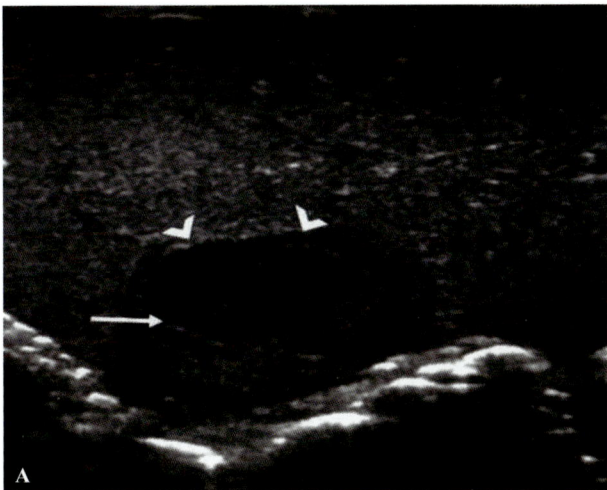

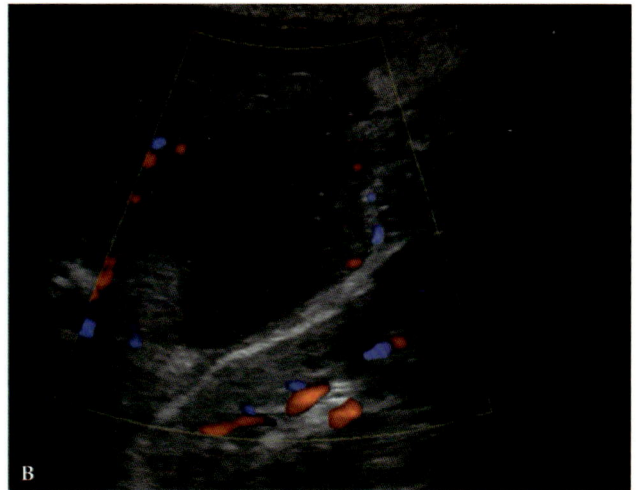

▲ 图 7-49　化脓性肝脓肿（来自不同患者的声像图）

A. 5 岁男孩，肝脏右叶纵切面灰阶声像图显示不均匀肿块，壁厚（箭头），有液平（箭）。血培养检查可见金黄色葡萄球菌。B. 新生儿（大肠埃希菌败血症），彩色多普勒声像图显示不规则的低回声病灶，内部可见细小光点状回声，无血流信号

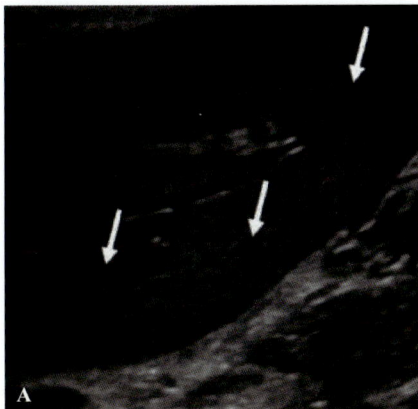

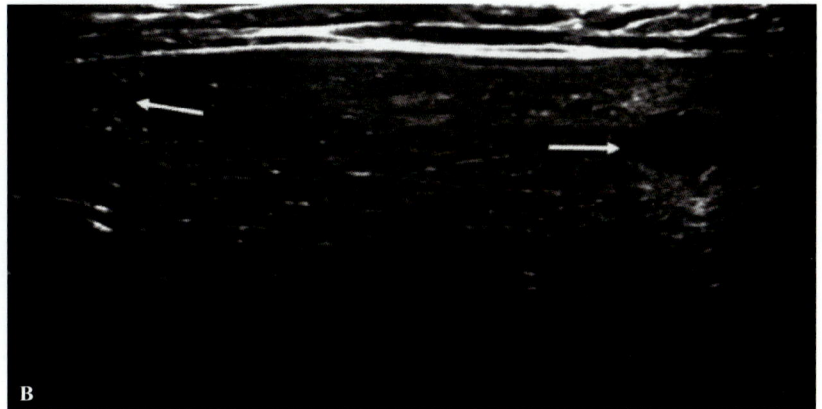

▲ 图 7-50　念珠菌小脓肿（2 例白血病患者的声像图）

A. 横切面灰阶声像图显示多个低回声病灶（直径＜1cm；箭）；B. 横切面灰阶声像图显示较小的低回声病灶（箭）和中央等回声病灶（牛眼征）

（四）寄生虫感染

1. 包虫感染

包虫感染（包虫病）是一种由细粒棘球蚴引起的寄生虫感染，少见于肺泡棘球蚴感染。人类通过食用被棘球蚴卵污染的食物而感染[67-70]。摄入的虫卵侵入肠黏膜壁，通过门静脉系统进入肝脏。肝脏是最常见的受累器官，但也可累及肺、脾、肾、中枢神经系统和骨骼。肝脏受累的患者表现为肝大和腹痛。大的囊肿可能阻塞胆管，引起黄疸。

细粒棘球蚴感染的超声表现包括单纯性囊肿、合并多个子囊肿的混合性囊肿、合并有分隔、弱回声细光点或浮膜的混合性囊肿（图 7-51）[67-72]。子囊肿表现为大量充满液体的小囊性区，在大的母囊内被厚壁包裹。子囊肿被认为是包虫病的特异性征象。囊壁或分隔处可见钙化。治疗后的超声表现包括囊肿缩小，囊肿膜脱离，与囊腔退化有关的后方回声增强。

肺泡棘球蚴累及肝脏时通常产生大的以实性为主的肿块，边缘不清，回声不均匀，包含多个高回声区和低回声区。不常见的类型是以囊性肿块为主，伴有弱回声细光点或实性区，可见钙化和胆管扩张。

2. 蛔虫病和血吸虫病

蛔虫病和血吸虫病对前往流行地区的旅行者构成健康风险[67]。蛔虫病在卫生条件差和营养不良的热带国家最为常见。它通常驻留在空肠，但可以迁移到胆管，引起胆道梗阻和继发性肝感染。超声显示蛔虫为管状结构，在胆管和胆囊内见强回声壁和内部低回声线，实时成像显示它们可活动。偶尔可见这些生物体穿透肝实质，形成脓肿[67, 73]。

血吸虫生活在肠腔内，在肠系膜静脉中产卵。卵细胞可栓塞门静脉，并感染门静脉分支。初期的声像图表现为门静脉壁增厚，实质不均匀。晚期表现为肝纤维化和门脉高压[67]。

（五）阿米巴脓肿

阿米巴病是由溶组织内阿米巴寄生虫引起的。阿米巴肝脓肿是阿米巴病最常见的肠外并发症。肝脏感染的发生是因为被感染的包囊在被污染的水或食物中溶解，滋养体定植于结肠，通常是盲肠和升结肠。然后，结肠滋养体穿透结肠黏膜，通过门静脉系统上升，侵入肝实质。患者表现为肝脏肿大和右上腹疼痛或压痛。

阿米巴脓肿通常单发，好发于肝脏周缘，特别是靠近肝右叶膈顶部，表现为圆形或椭圆形的低回声肿块，内部回声低，边界不清（图 7-52）[67, 68, 74]，偶尔表现为靶征。影像学表现与化脓性脓肿难以鉴别。到流行地区的旅行史、血凝滴度或经皮穿刺为诊断的必要条件。

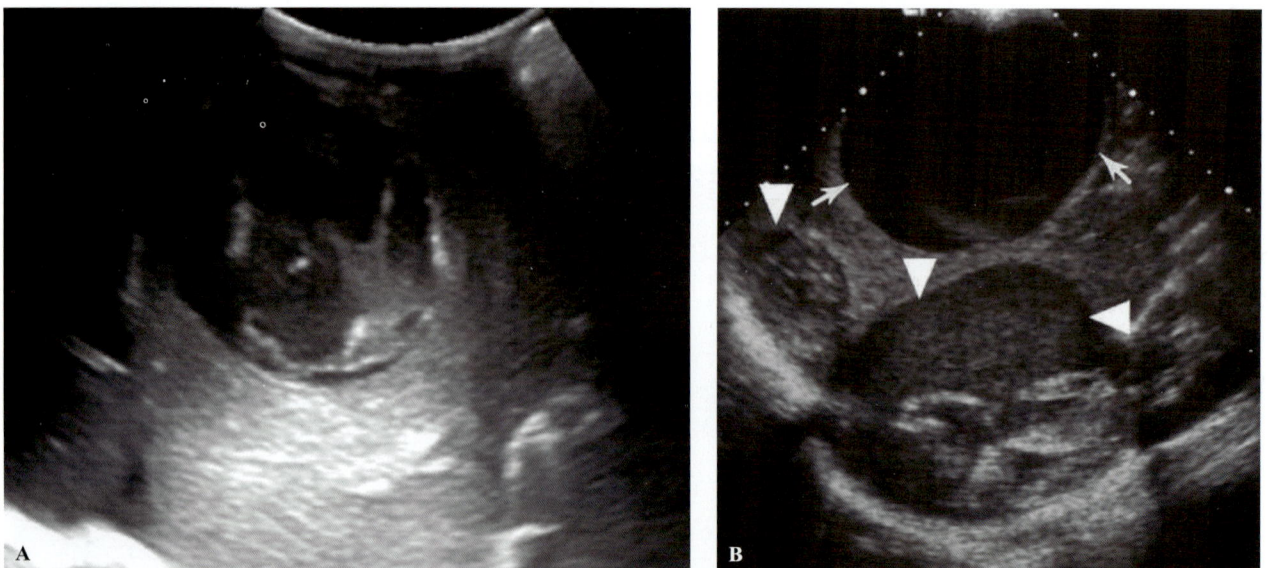

▲ 图 7-51　包虫病（不同患者的声像图）

A. 横切面灰阶声像图显示一混合性囊肿，包膜脱落，为包虫病的典型表现；B. 纵切面灰阶声像图显示多个囊肿，位置较前的病灶（箭）具有类似于单纯性囊肿的特征（如薄壁和内部无回声）；另两个为混合性囊肿（箭头），内含细光点状回声和分隔

（六）猫抓病

猫抓病是革兰阴性杆菌－汉塞巴尔通体引起的肉芽肿或化脓性反应。它影响被家猫抓伤的儿童和青少年。患者表现为发热和疼痛，接种部位附近单侧淋巴结肿大。不到 10% 的患者发生肝脏受累。

肝脏受累的超声表现是多发小的低回声病灶（直径 3mm 至 2cm），病灶边界清楚或不清，回声均匀或不均（图 7-53）[67, 68]。超声表现无特异性，鉴别诊断包括化脓性和真菌性脓肿，肿瘤性疾病包括转移性疾病和淋巴瘤，以及其他肉芽肿性疾病，如肺结核和结节病。

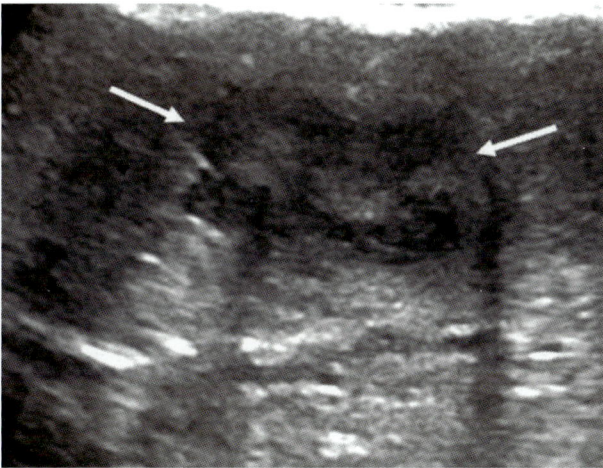

▲ 图 7-52　阿米巴脓肿
横切面灰阶声像图显示低回声为主的椭圆形肿块（箭），边缘不规则，中央有低回声

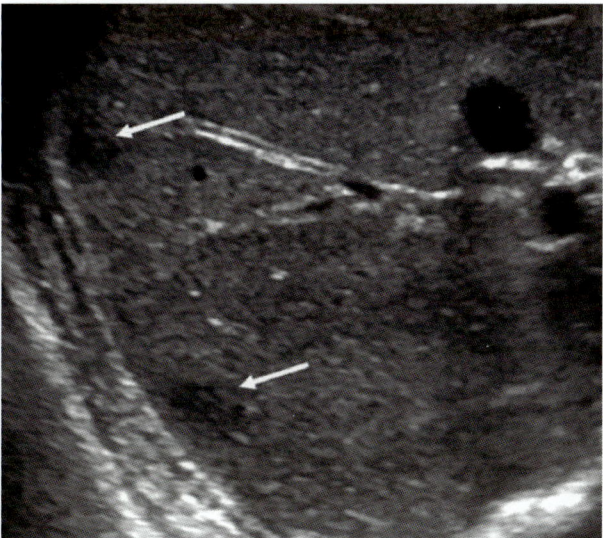

▲ 图 7-53　猫抓病
纵切面灰阶声像图显示肝右叶有两个边界不清的低回声病灶（箭）

（七）肉芽肿性感染

肉芽肿性肝炎是一种炎症性肝病，与肝肉芽肿形成有关。它最常见于肺结核和组织胞浆菌病[67]。肝结节病在成人中有报道，但在儿童中很少见。

结核

肝脏结核是结核分枝杆菌感染的结果。肝脏受累可分为粟粒型和大结节型，前者通常是全身粟粒型结核的一部分，后者代表肝脓肿或干酪样肉芽肿。粟粒性结节直径为 0.5～2mm，通常在影像学上检测不到；肝脏肿大可能是唯一的影像学异常。在康复阶段，超声可能显示肝内多个强回声钙化灶。大结节型表现为圆形的低回声或不均匀肿块，有报道低回声结节与中心区域强回声钙化，形成一个靶征样外观[75, 76]（图 7-54）。肉芽肿和脓肿的鉴别通常需要组织活检。组织胞浆菌病的超声诊断与肝结核类似。

（八）获得性免疫缺陷综合征

AIDS 患者有发生感染和肿瘤的风险。常见的传染源有卡氏肺囊虫、巨细胞病毒和细胞内鸟分枝杆菌。肝脏感染的超声异常包括肝大，多发不伴声影或伴声影的强回声钙化灶，与脂肪变性有关的弥漫性或斑片状回声灶，以及局灶性低回声病灶（图 7-55）[68]。后者可能是肿瘤（淋巴瘤）或感染（如脓肿）。胆道异常包括胆囊扩张和壁增厚、胆泥淤积或胆结石及胆道扩张或狭窄。

十一、弥漫性实质疾病

肝脏弥漫性病变的原因包括脂肪浸润（脂肪变性）、纤维化、肝硬化和血色素沉着病。

（一）脂肪变性

肝脂肪变性是由于肝细胞内三酰甘油过度沉积所致[77]。根据肝细胞内脂肪滴的大小，脂肪变性主要有两种类型：小空泡（小脂肪空泡）和大空泡（充满肝细胞的大脂肪空泡）。小空泡脂肪变性与妊娠期急性脂肪肝、Reye 综合征、囊性纤维化和大量四环素治疗有关，很少可逆。患者病情严重，表现为肝痛、呕吐、黄疸和昏迷。大空泡性脂肪变性通常无症状，并与营养异常（饥饿、肥胖、肠外营养、肠造瘘）、代谢紊乱（糖尿病、高脂血症、半

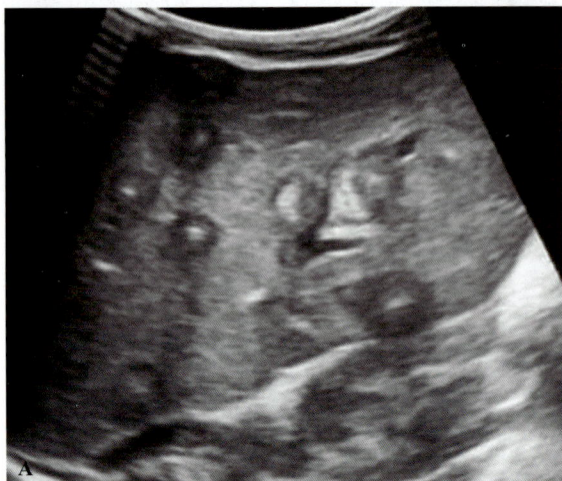

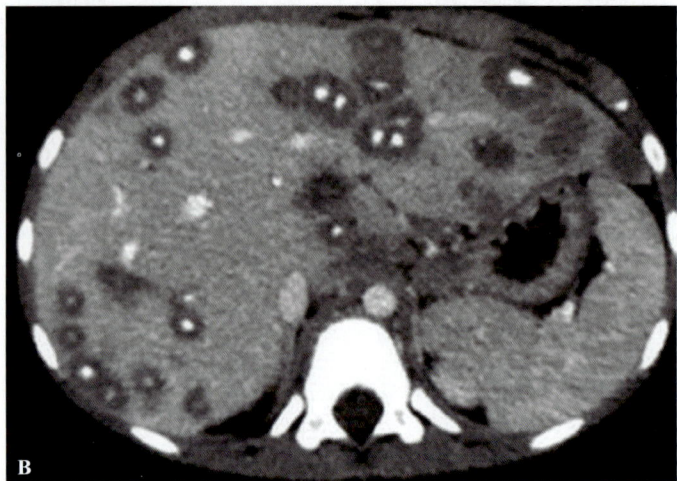

▲ 图 7-54　弥漫性结核累及肝脏

A. 横切面灰阶声像图显示多发低回声结节，中央见强回声，呈靶征外观；B. CT 显示低密度病灶伴中央钙化（引自 Kritsaneepaiboon S, Andres MM, Tatco VR, et al. Extrapulmonary involvement in pediatric tuberculosis. *Pediatr Radiol* 2017;47:1249–1259. ）

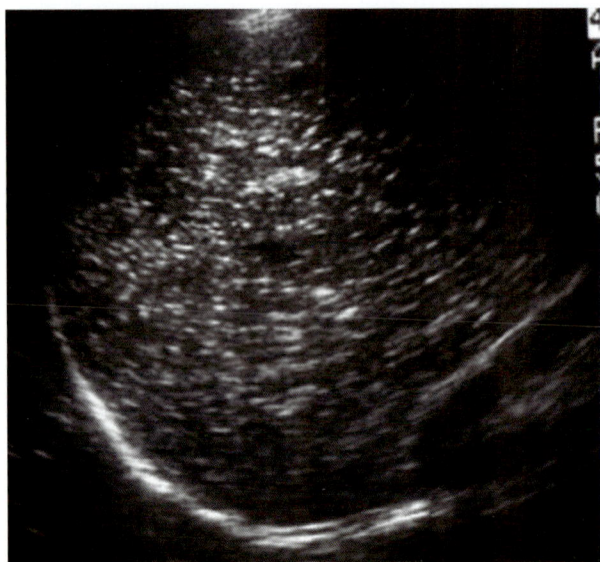

▲ 图 7-55　获得性免疫缺陷综合征

横切面灰阶声像图显示多个强回声结节，不伴声影。经 CT 检查证实为多发性钙化。菌培养检查见卡氏肺囊虫生长

乳糖血症、酪氨酸血症）、药物（外源性类固醇）、病毒感染、囊性纤维化和先天性全身脂肪营养不良有关，如果潜在的异常可以纠正，则脂肪变性是可逆的。

脂肪浸润可呈弥漫性或局灶性。弥漫性脂肪变性的超声表现包括肝脏肿大、实质回声增强（称为明亮肝）、后方衰减，导致肝内血管、肝脏后部和膈肌显示欠清（图 7-56）[77-79]。邻近的肾皮质回声比肝脏实质回声低。

肝脏脂肪变性的超声分级定义为：①轻度，特征是肝实质回声轻度弥漫性增强；血管和膈肌仍可见；②中度，特征是肝实质回声增强，血管和膈肌显示欠清；③重度，特征是肝回声明显增强，血管和膈肌显示不清。中重度脂肪变性，超声诊断的敏感性接近 100%[79]。

局灶性脂肪变性保留了正常肝实质的部分区域，可能类似于肿块性病变。缺血与门静脉血流减少有关，被认为是局灶性脂肪堆积的原因。局灶性脂肪变性的常见部位是沿胆囊窝、镰状韧带或叶间韧带周围、肝门附近的左叶内侧段和肝包膜下。脂肪区的边缘呈地图状或手指状，与周围分界清楚（图 7-57）。有助于将局灶性脂肪从肿瘤或其他占位性病变中鉴别出来的特征是：①典型的门静脉周围或韧带周围病变；②无占位效应、血管移位或肝轮廓隆起；③边缘锐利；④非球形。超声造影，由于血管保留，局灶性脂肪沉积在所有动态期的血流灌注与正常肝脏相同[19]。

（二）局灶性脂肪缺失

局灶性脂肪缺失是指在弥漫性脂肪浸润背景下的正常实质区域。超声检查显示低回声。原因尚不清楚，推测是门静脉血流减少导致三酰甘油向肝细胞输送减少。局灶性缺失，也称为跳跃区，与局灶性脂肪浸润发生在同一区域（图 7-58，见上文讨论）。彩色多普勒超声可显示异常静脉走向或围绕

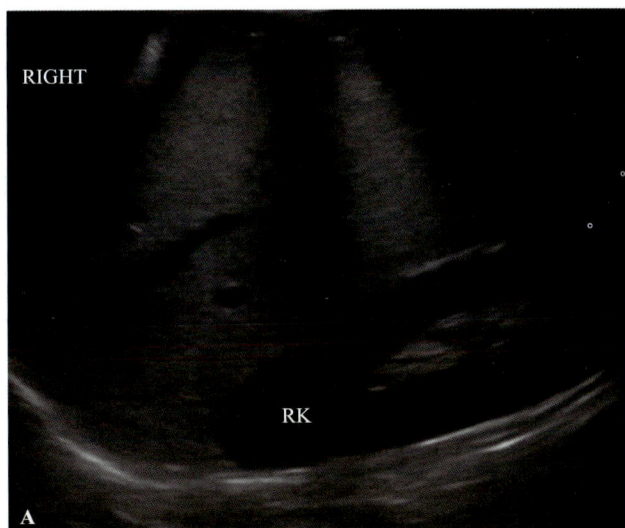

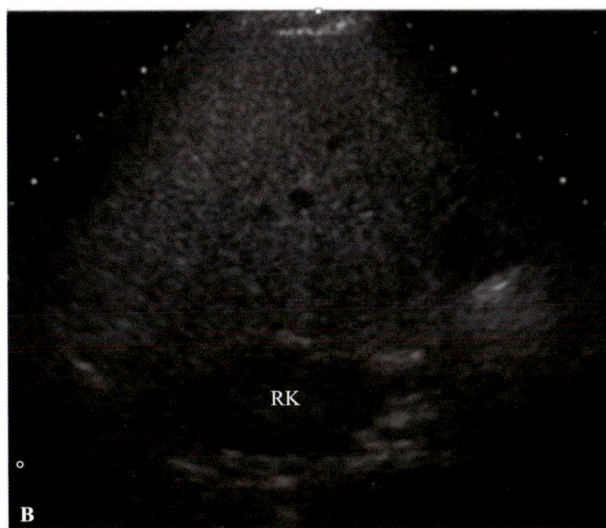

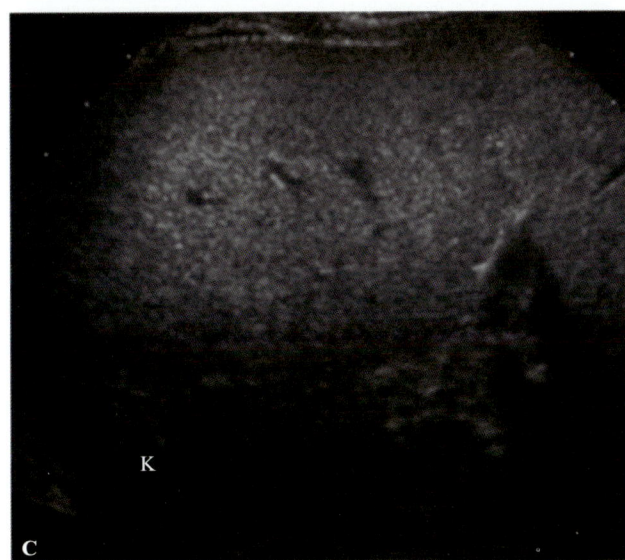

▲ 图 7-56　不同囊性纤维化患者的肝脏弥漫性脂肪浸润
A. 轻度，纵切面声像图，与右肾皮质（RK）相比，肝脏回声轻度增强，膈肌清晰可见；B. 中度，纵切面声像图，与右肾皮质（RK）相比，肝脏回声增强，血管和膈肌的显示欠清；C. 重度，与右肾相比（K），肝脏回声明显增强，血管显示不清晰，膈肌不显示

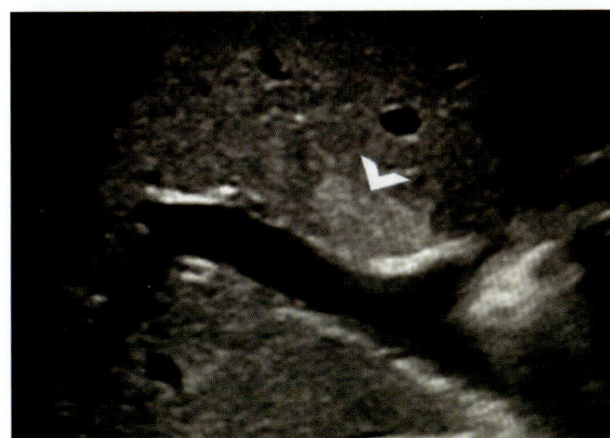

▲ 图 7-57　肝脏局灶性脂肪变性
纵切面声像图显示左叶靠近门静脉的一个局灶性脂肪变性区（箭头）

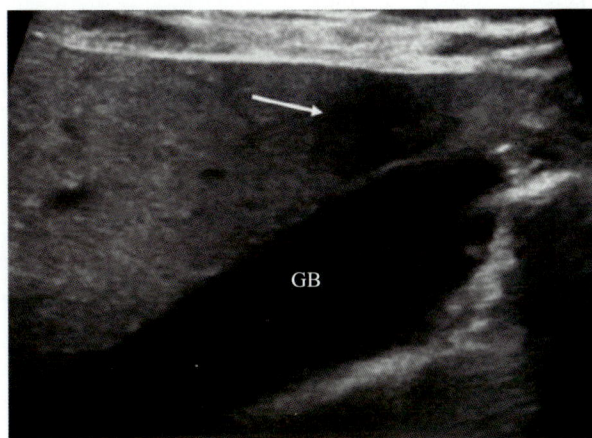

▲ 图 7-58　局灶性肝脂肪缺失
纵切面灰阶声像图显示肝包膜下胆囊（GB）前方局灶性低回声区（箭）。这种特征性的位置应提示局灶性肝脂肪缺失的诊断

该区域[80]。超声造影局灶性脂肪缺失与局灶性脂肪沉积一样，具有与正常肝脏相似的血流灌注[19]。

（三）肝纤维化

肝纤维化是慢性肝损伤的一种反应，可以发展为肝硬化和终末期肝病。在儿科人群中，它与慢性肝炎、胆道闭锁、先天性代谢异常（囊性纤维化、Wilson 病、糖原贮积症、酪氨酸血症、半乳糖血症、α_1 抗胰蛋白酶缺乏症）、溶酶体贮存障碍（戈谢病、尼曼 - 匹克病）、血色素沉着症、长期全肠外营养、布 - 加综合征、药物和常染色体隐性多囊性疾病有关[81]。它也可以作为常染色体隐性特质遗传[82]，患者可表现为肝大和门脉高压。如果没有肝硬化，肝功能可能正常。组织学上，肝小叶被致密的宽纤维带包围，压迫门静脉导致门脉高压，但无肝细胞损伤。

5 分 METAVIR 评分系统常用于评估纤维化的程度：0 期（F_0）= 正常，无纤维化；1 期（F_1）= 汇管区纤维化，但无纤维间隔的形成；2 期（F_2）= 汇管区纤维化，有少量纤维间隔；3 期（F_3）= 大量纤维间隔形成，无肝硬化；4 期（F_4）= 肝硬化[83]。第 1、2、3 级分别为轻度、中度和重度的纤维化。

肝纤维化的超声表现包括门静脉周围实质回声弥漫性增强和胆管扩张[83-85]（图 7-59）。灰阶超声

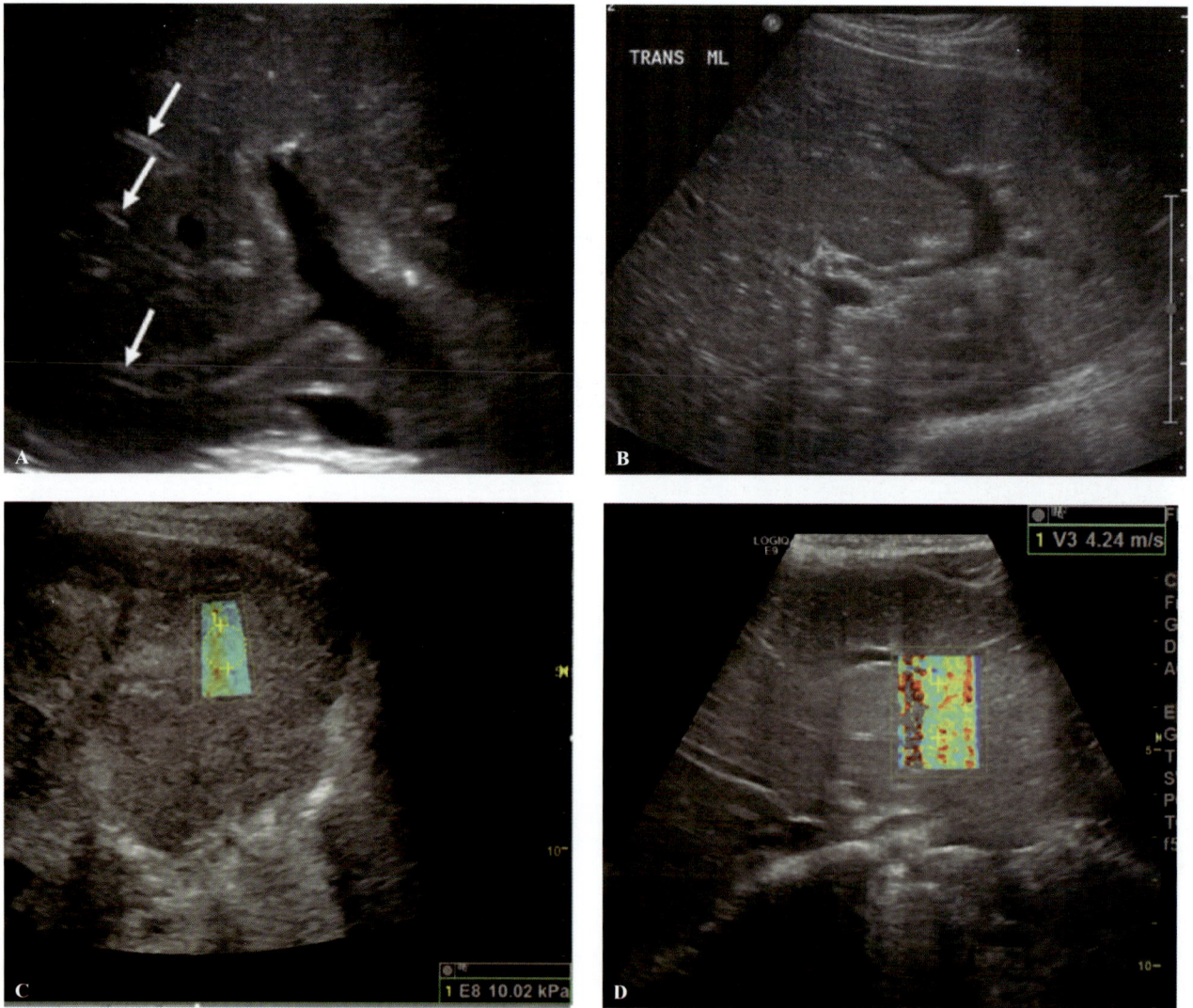

▲ 图 7-59　肝纤维化
A. 横切面灰阶声像图显示门静脉周围回声增强（箭）；B. 另一例患者的横切面灰阶声像图显示肝脏弥漫性回声增强；C. 剪切波弹性成像显示杨氏模量为 10.02kPa，提示中度纤维化；D. 剪切波弹性成像显示剪切波速度为 4.24m/s，提示肝硬化

不是预测纤维化的可靠指标，其主要作用是诊断肝硬化和门静脉高压。最近的研究证实了超声弹性成像在纤维化诊断中的应用。它是一种无创的成像技术，有可能将无或轻微纤维化的患者与重度纤维化或肝硬化患者区分开来[86-92]。

如上所述，有 3 种主要的弹性成像方法（TE、pSWE 和 2D SWE）。在大多数研究中，每个分期的纤维化报告有一个单独的截断值。然而，纤维化各期之间存在大量重叠，将硬度值视为一个连续体可能更合适[8]。例如，当肝硬度值 < 7kPa 或 < 1.5m/s 时，纤维化可能是轻度或无，而当硬度值 > 12.5kPa 或 > 2.2m/s 时，则可能是肝硬化[93-96]。弹性成像似乎也能准确地检测脂肪肝患者显著的肝纤维化 / 肝硬化[97]。

（四）肝硬化

肝硬化是一种以实质破坏、瘢痕形成、结节再生、小叶和血管结构紊乱为特征的慢性疾病[12]。其

原因与纤维化的原因（如上所述）相同。根据形态学表现，肝硬化可分为三型：小结节型、大结节型和混合型。在小结节性肝硬化中，结节大小相等，直径均 < 3mm。在大结节性肝硬化中，结节大小不等，但大多数直径 > 3mm。

1. 灰阶超声表现

肝硬化的超声表现包括以下几种：①肝右叶和左叶中段缩小，左叶外侧段和尾状叶代偿性肥大；②肝边缘结节样改变；③实质回声增粗或不均匀；④实质回声增强；⑤后方回声衰减；⑥低回声或高回声的再生结节；⑦胆囊小或不显示（图 7-60）。肝硬化的肝外表现包括腹水、脾大和门脉高压时的侧支血管形成。

2. 多普勒超声表现

无门脉高压的肝硬化的多普勒超声表现包括：①肝静脉搏动减弱；②门静脉血流缓慢或搏动频谱；③肝阻力升高（RI 升高）（图 7-60）。

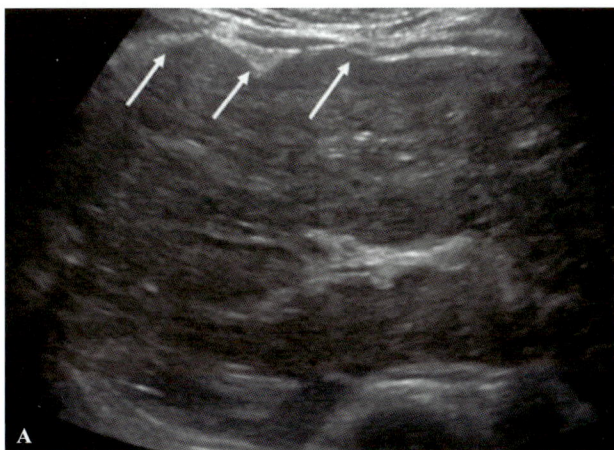

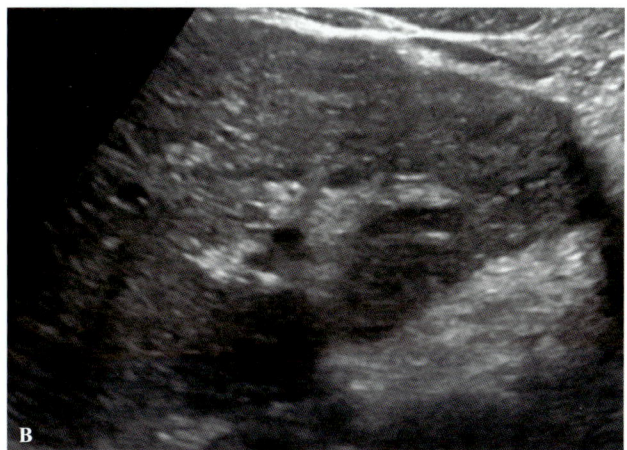

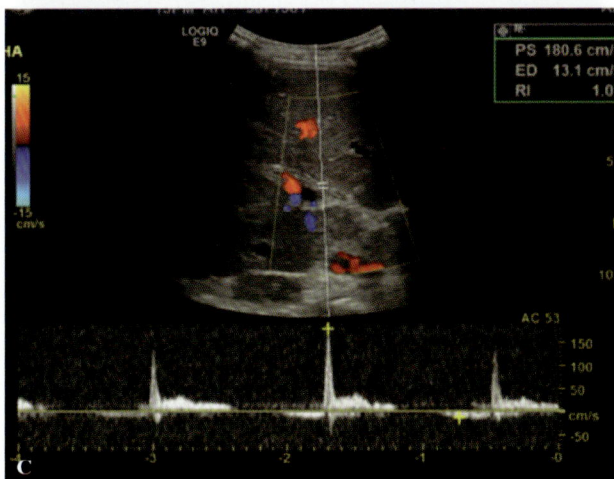

▲ 图 7-60　肝硬化
A 和 B. 纵切面灰阶声像图显示肝脏边缘不规则（箭），肝脏回声弥漫性增强；C. 多普勒超声显示肝阻力升高（阻力指数 =1.0）

弹性成像：见上文和图 7-59。

（五）铁血色素沉着症

肝铁血色素沉着症是指铁在肝内积聚增多。铁血色素沉着症有遗传性和继发性两种主要类型。继发性铁超负荷的原因是铁负荷性贫血、慢性肝病和输入铁超负荷[98]。

铁血色素沉着症可降低肝实质回声（图 7-61），但在大多数患者的肝脏表现正常。MRI 是确认铁沉积存在的最佳影像学检查。然而，轻度铁血色素沉着症的 MRI 通常是正常的，明确诊断需活检。

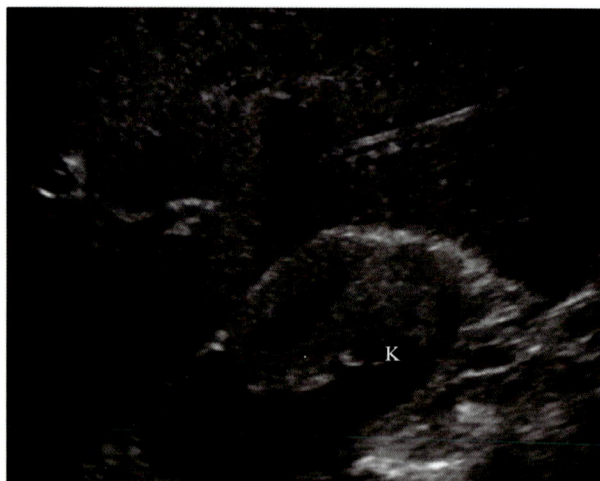

▲ 图 7-61　铁血色素沉着症（患者：男，18 岁，有多次输血史）
纵切面灰阶声像图显示肝脏相对于右肾（K）回声减低。这个年龄的患者肝脏回声应高于肾脏

十二、肝血管疾病

（一）门静脉高压

门静脉高压通常是肝内门静脉血流阻力增加的结果。门静脉血流梗阻可发生在三个层面：①肝前型，由门静脉或脾静脉血栓形成引起；②肝内型，继发于肝硬化；③肝后型，继发于肝静脉阻塞、充血性心力衰竭或缩窄性心包炎。少数门静脉高压是由于先天性或外伤后的动静脉瘘（也称为高动力性门静脉高压）导致门静脉血流量增加而引起的。门静脉高压的临床症状包括脾大、腹水、腹部静脉曲张（海蛇头）、食管静脉曲张引起的呕血、肝性脑病和脾功能亢进。

1. 血管畸形

门静脉高压患者早期门静脉内径增宽。静脉大小与静脉曲张的大小和数目有关，随着门静脉侧支的形成和血流从肝脏分流，门静脉内径减小[99]。单纯门静脉扩张对门静脉高压的诊断敏感性低，但特异性高（95%～100%）。呼吸运动对门静脉内径大小变化影响不大。

门静脉高压的多普勒表现包括早期门静脉血流减少或缓慢，随后变双向或逆向血流（图 7-62）。为了补偿门静脉血流的减少和维持对肝实质的灌注，肝动脉的内径增宽、收缩期和舒张期血流速度增加（即所谓的肝血供"动脉化"），RI 降低（图 7-63）。在严重的门静脉高压中，肝静脉搏动消失，形成单相血流模式（图 7-64）。

2. 门体侧支循环

由于肝内对门静脉血流阻力的增加，门脉系统侧支循环开放，形成新的侧支循环，将血液从肝脏转移到低压系统血管。门脉侧支有两种主要类型：支流型和再通型（图 7-65）。支流通常是引流门静脉系统的血管，如胃左或胃冠状静脉、胃短静脉、肠系膜上下静脉。它们通过腹膜后静脉、髂静脉、奇静脉和半奇静脉与全身静脉系统沟通。再通型是指先前存在的缺乏与门静脉系统功能性沟通的血管被重新开通，形成了侧支血管，包括附脐静脉、脾肾血管和脾腹膜后血管。

将血液分流到侧支循环的原理是血流从扩张的内脏静脉逆行进入扩张的全身静脉。检测侧支循环中的离肝血流（逆行）对门静脉高压的诊断特异性相对较高。当门静脉血流与肝动脉基线相反时，多普勒检查可识别出逆行血流。

3. 支流型侧支

冠状（胃左）静脉是最重要的门体静脉分流，是食管静脉曲张形成的主要原因。它起源于脾门静脉汇合处，并上升到胃食管交界处。在健康儿童中，胃左静脉很细，超声难以显示。肝硬化时，扩张的静脉出现在肝左叶后部（图 7-66）。

由冠状静脉和脾静脉分支扩大形成的胃食管侧支血管，在靠近横膈膜的胃食管交界处附近呈迂曲的低回声结构（图 7-67），探头成一定角度穿过肝左叶时食管静脉曲张显示最为明显。

胃短静脉起源于脾动脉，与胃左动脉和胃网膜

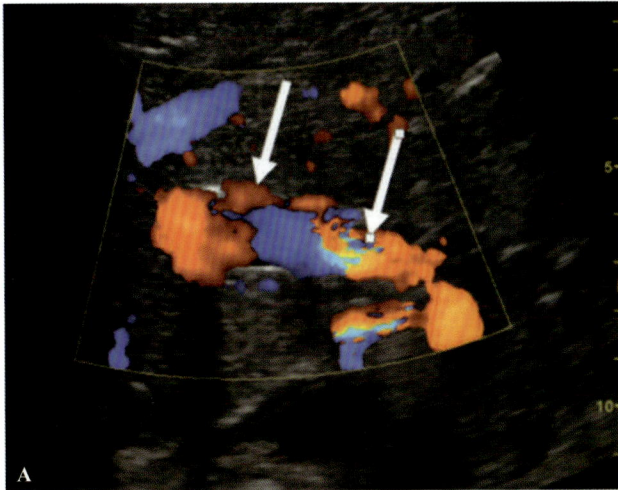

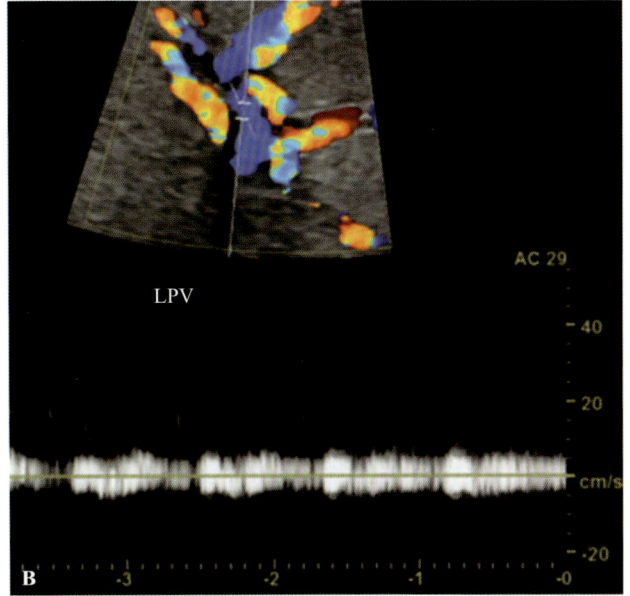

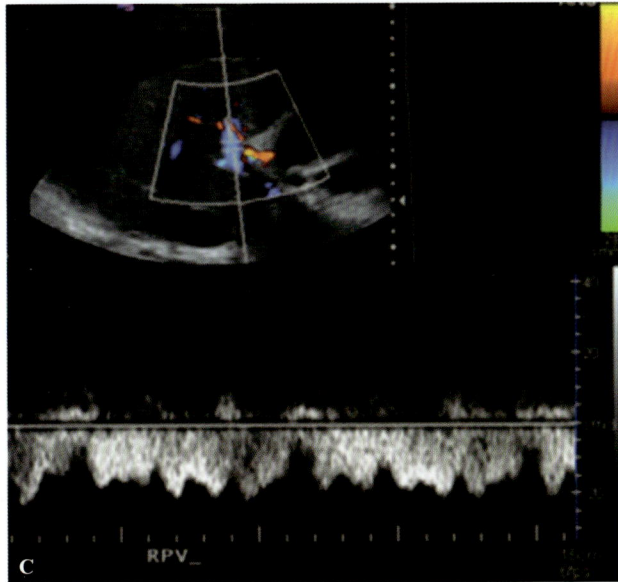

▲ 图 7-62　门静脉高压门脉血流改变（不同患者的声像图）

A. 横切面彩色多普勒声像图显示门静脉增宽，表现为红色和蓝色混合的双向血流（箭）；B. 门静脉左支（LPV）脉冲多普勒声像图显示门静脉左支（LPV）的双向血流（基线上方和基线下方）；C. 普勒超声显示门静脉右支出现逆向（离肝）血流（位于基线下方）

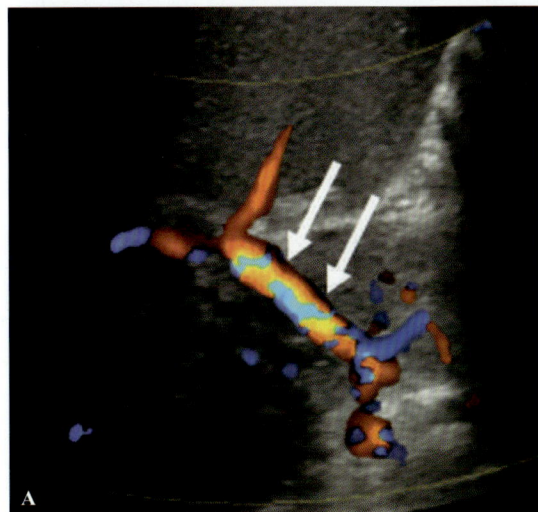

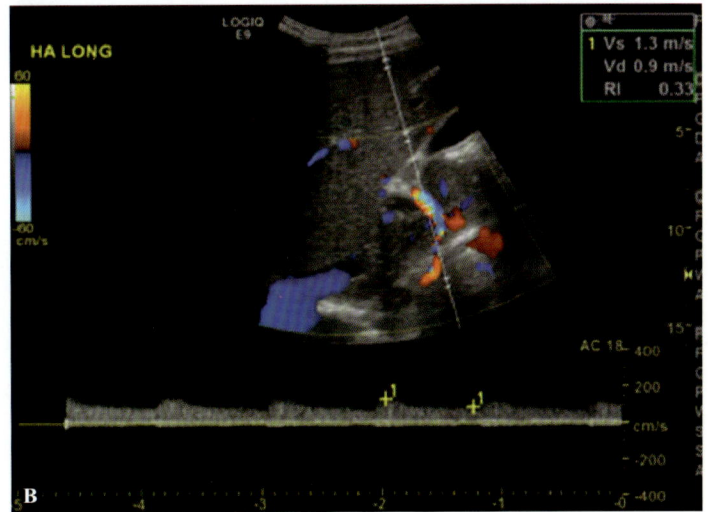

▲ 图 7-63　门脉高压（动脉血流动力学）

A. 横切面彩色多普勒声像图显示肝动脉增粗（箭），边缘呈锯齿状；B. 多普勒超声显示收缩期峰值流速增高（血流速度 180cm/s），舒张期流速降低，阻力指数 =0.33

动脉的分支相吻合，位于胃大弯处。肠侧支通过小肠肠系膜根部将血液从肠系膜上静脉分流到下腔静脉。肠系膜下静脉将内脏血液分流到直肠下静脉。

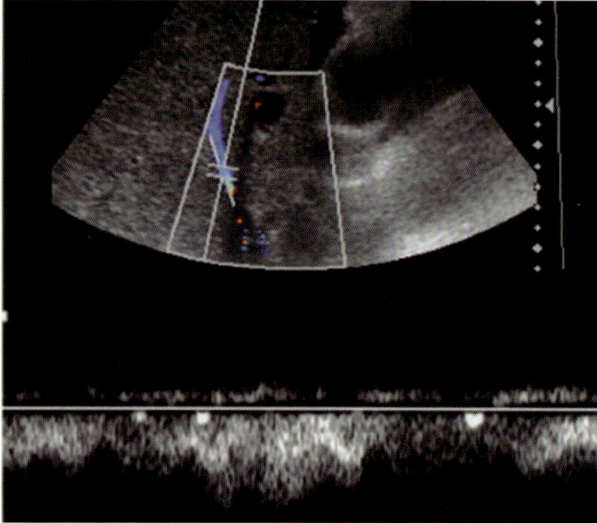

▲ 图 7-64　门脉高压（肝静脉血流改变）
多普勒超声显示肝右静脉搏动减弱

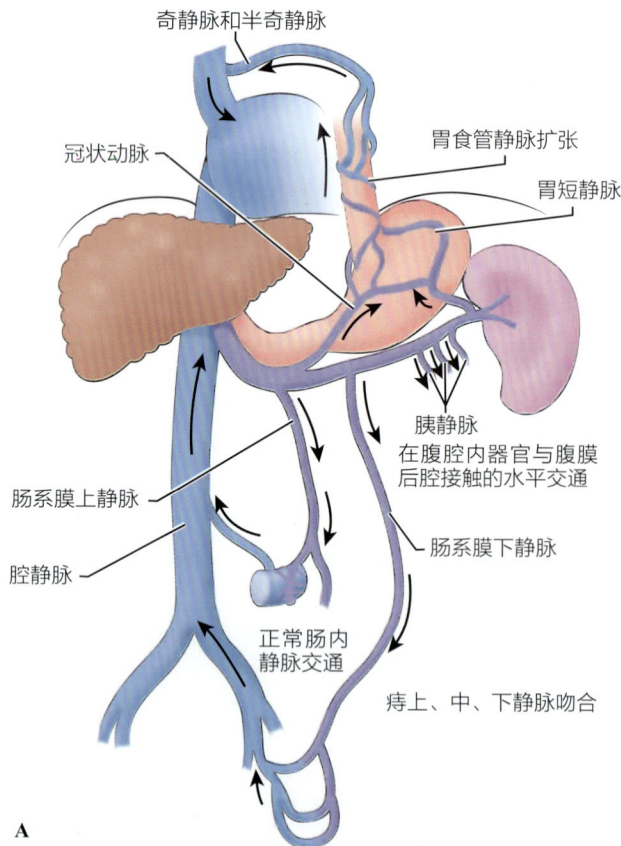

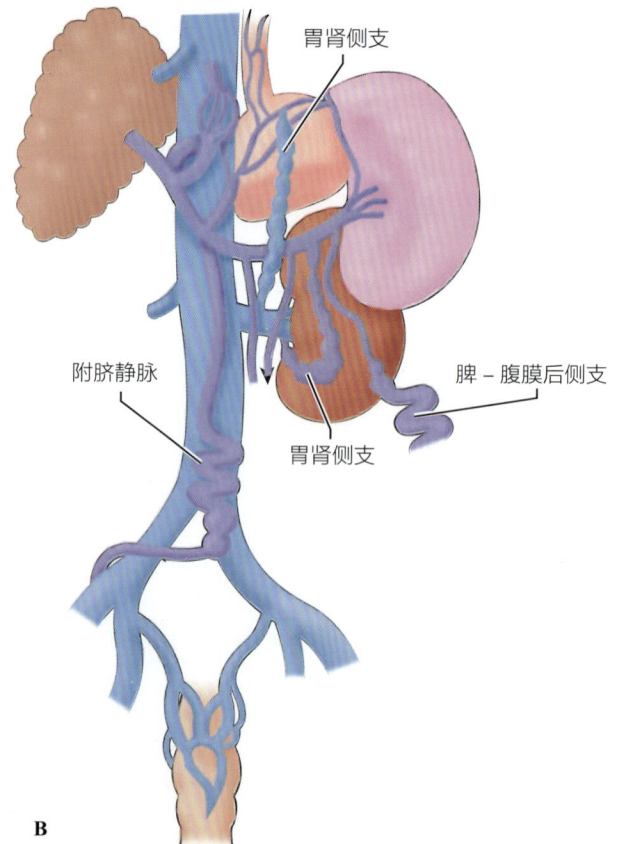

4. 再通型侧支

再通的附脐静脉与门静脉左支交通，在圆韧带中向脐部流动，在脐部与腹壁下静脉汇合，形成前腹壁静脉曲张（图 7-68）。经体格检查，扩张的腹壁静脉形成了称为海蛇头的临床征象，平均流速为 16cm/s（范围 7～33cm/s）[6]。在没有门脉高压的健康人中，有约 15% 的人在多普勒成像上可在圆韧带裂中看到残存的脐静脉[6]，但血流速度不超过 5cm/s，肝表面前方血流不明显。

脾肾侧支循环经脾肾韧带将血液从脾静脉分流至左肾静脉。脾静脉和左肾静脉之间的分流在横切面扫查时显示最佳（图 7-69）。

5. 其他并发症

门静脉高压的非血管性表现包括脾大、小网膜增厚、腹水和肝硬化征象。脾大是门脉高压的非特异性征象。脾静脉扩张和血流逆行可在多普勒成像上观察到（图 7-70）。

小网膜增厚是淋巴管阻塞以及流经大网膜的网

▲ 图 7-65　门静脉高压门体分流的两种主要类型
A. 支流型，支流侧支通常是与门静脉系统交通的血管，最常见的是胃左或冠状静脉、胃短静脉、肠系膜上下静脉。B. 再通型，再通的侧支来自于既往不是门静脉系统功能性支流的血管再通，最常见的是附脐静脉、脾肾及脾腹膜后血管

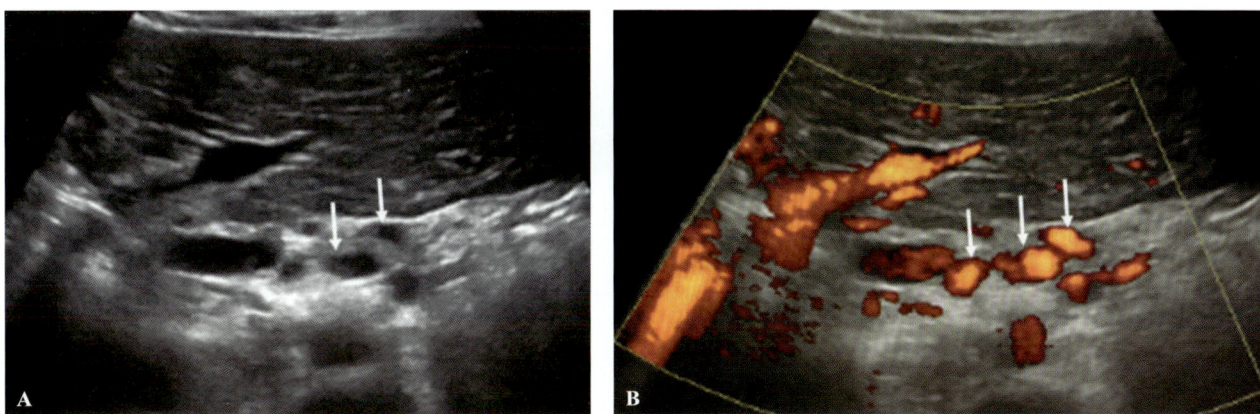

▲ 图 7-66　冠状静脉扩张

上腹部纵切面灰阶（A）和彩色多普勒声像图（B）显示肝左叶下方迂曲扩张的血管（箭）

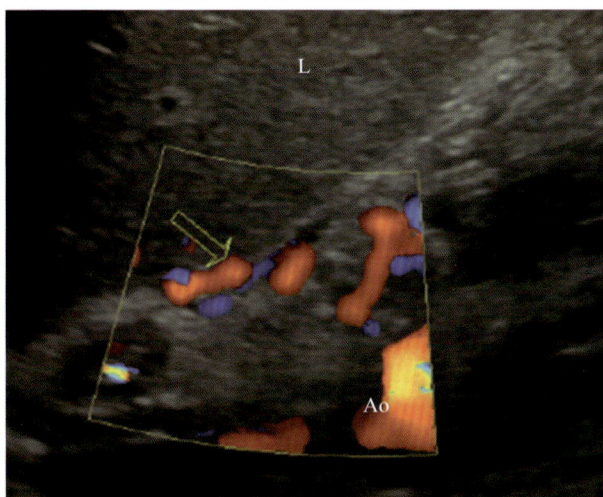

▲ 图 7-67　食管静脉曲张

胃食管交界处纵切面彩色多普勒声像图显示静脉迂曲扩张（空心箭）。Ao. 主动脉；L. 肝脏

膜静脉和冠状静脉扩张的结果。大网膜的厚度在纵切面上从腹腔干起点到肝脏下缘测量，应该小于同一水平主动脉直径的 1.7 倍。网膜厚度＞主动脉直径的 1.7 倍提示门脉高压（图 7-71）[100]。然而，网膜增厚作为一个孤立性表现无特异性，网膜增厚的其他原因包括肥胖、全身类固醇治疗和淋巴结肿大。

6. 经颈静脉肝内门体静脉分流术

经颈静脉肝内门静脉分流术（transjugular intrahepatic portosystemic shunt，TIPS）在治疗伴有难治性静脉曲张出血或腹水的严重门静脉高压时，实际上已经取代了外科门静脉分流术[101]。在 TIPS 手术中，将导管插入颈内静脉，然后进入肝静脉，在肝静脉中使用针头在肝内门静脉和肝静脉之间形成一条通路。然后置入支架，形成门体分流。分流

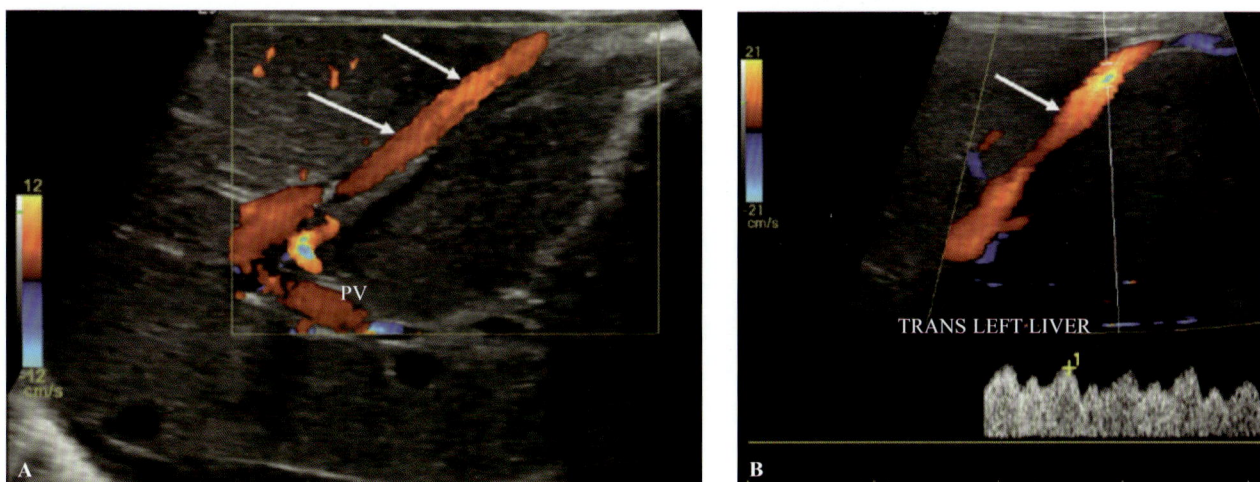

▲ 图 7-68　脐旁静脉再通

A. 横切面彩色多普勒超声显示附脐静脉（箭）从门静脉左支（PV）到前腹壁的血流；B. 脉冲多普勒超声显示附脐静脉（箭头）有离肝血流（远离肝脏）

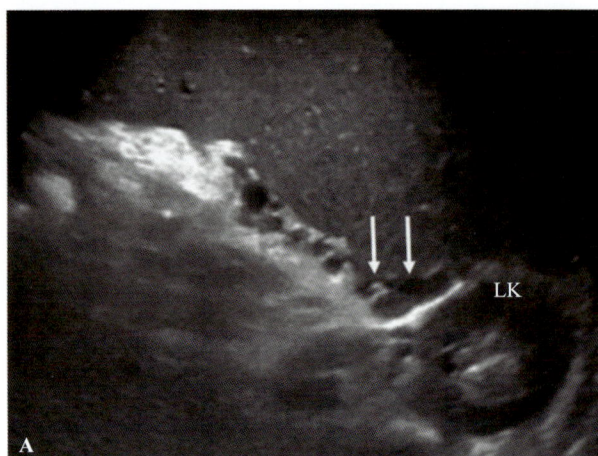

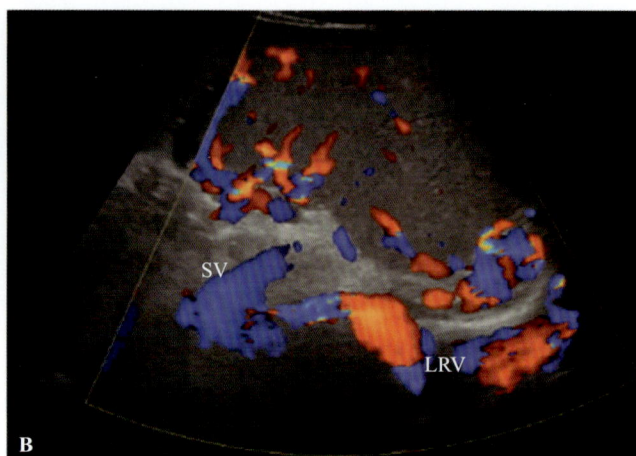

▲ 图 7-69　脾肾侧支

A. 横切面灰阶声像图显示脾门和左肾（LK）之间有多条血管（箭）；B. 彩色多普勒声像图显示脾静脉（SV）与左肾静脉（LRV）之间的交通

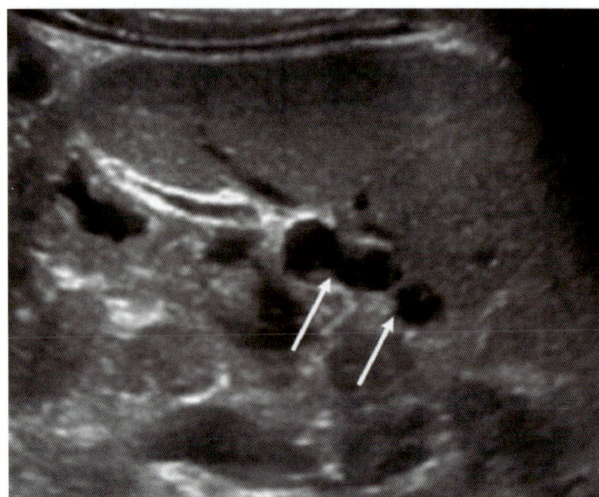

▲ 图 7-70　脾静脉曲张

脾脏冠状切面灰阶声像图显示迂曲扩张的脾静脉（箭）

▲ 图 7-71　小网膜增厚

纵切面灰阶声像图。小网膜的厚度是腹主动脉前壁（A）腹腔干水平（箭）和肝脏后表面之间的距离（白线）。该患者的网膜厚度为 3.5cm，主动脉直径为 1.3cm，网膜 / 主动脉比值为 2.7，提示门静脉高压

的头端最常见于肝右静脉与下腔静脉连接处附近，尾端位于门静脉右支[4]。然而，分流可以连接肝左静脉和门静脉。标准 TIPS 超声检查包括 3 项内容：①支架的头、中、尾部分；②任何介入的肝静脉段；③门静脉主干和左右支[4]。

支架很容易被识别，为连接门静脉和肝静脉的具有波纹状强回声壁的管状结构。分流器充满彩色血流信号（图 7-72）。分流通畅的其他多普勒表现为门静脉左、右支顺行血流（离肝），支架内无搏动或低相血流，支架内的峰值血流速度为 90～190cm/s，血流应该朝向分流器。

分流术的并发症包括支架内血栓形成或狭窄，

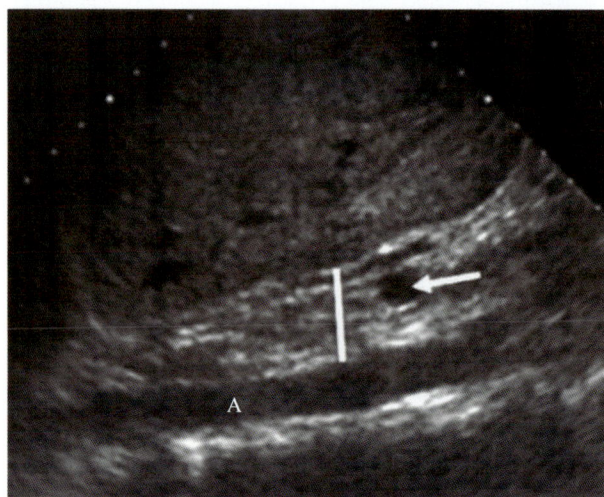

以及支架和下腔静脉之间的引流肝静脉狭窄[4, 101–105]。闭塞性支架血栓形成表现为腔内低回声，内无血流，无相位频谱（图 7-73），部分性血栓内可见血流（图 7-73B）。狭窄有以下征象：①支架内血流速度异常高（> 190cm/s）或异常低（< 90cm/s）；②分流速度暂时性降低 > 40cm/s 或较先前检查增加 > 60cm/s；③门静脉血流速度过低 < 30cm/s；④引流支架的肝静脉血流反向；⑤门静脉左右分支血流逆行（图 7-74）。彩色多普勒成像（图 7-74C）上可看到颜色混叠。分流功能障碍的继发征象包括腹水

再积聚和侧支血管的再出现。

（二）门静脉血栓形成

门静脉血栓形成可能是特发性的，也可能是肿瘤侵犯或良性血栓形成的结果。肿瘤侵犯最常发生于肝母细胞瘤和肝细胞癌。良性门静脉血栓形成的原因包括脐静脉置管、脱水或休克、败血症、门静脉炎、高凝状态、化疗、遗传性易栓症和门静脉高压[106, 107]。这些情况使门静脉流速降低，导致淤血并最终形成血栓。受累患者表现为急性或亚急性腹

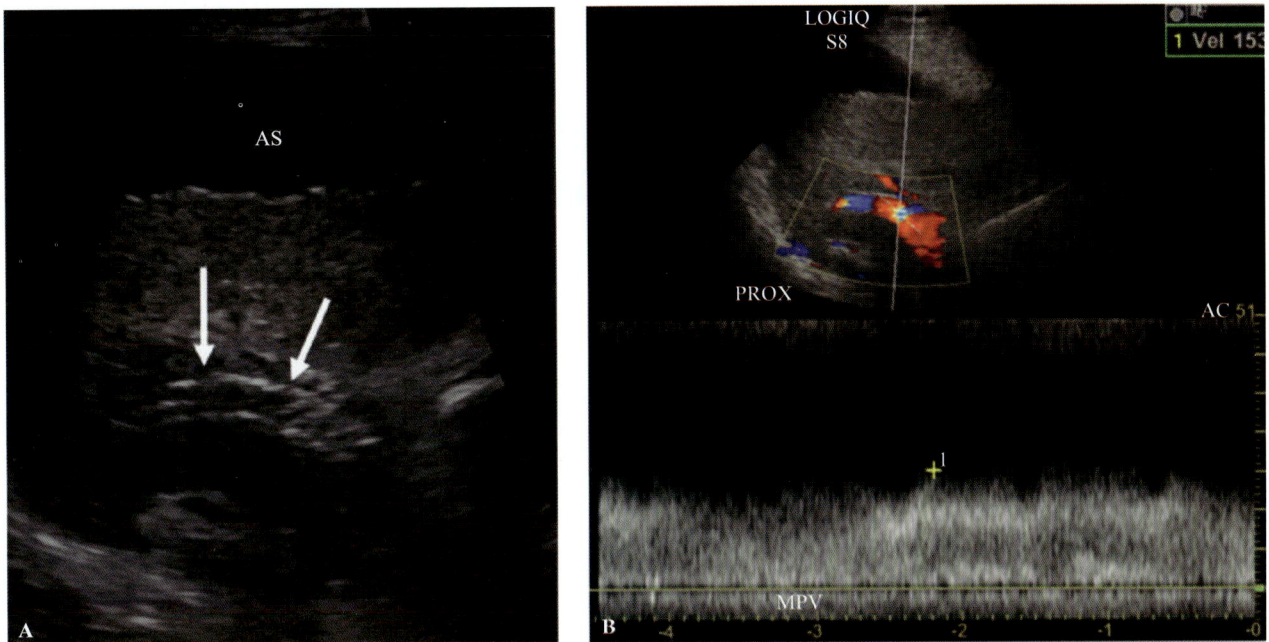

▲ 图 7-72　正常经颈静脉肝内门体分流术
A. 灰阶超声显示肝内支架（箭）；B. 门静脉主干多普勒超声显示峰值流速为 153cm/s。AS. 腹水

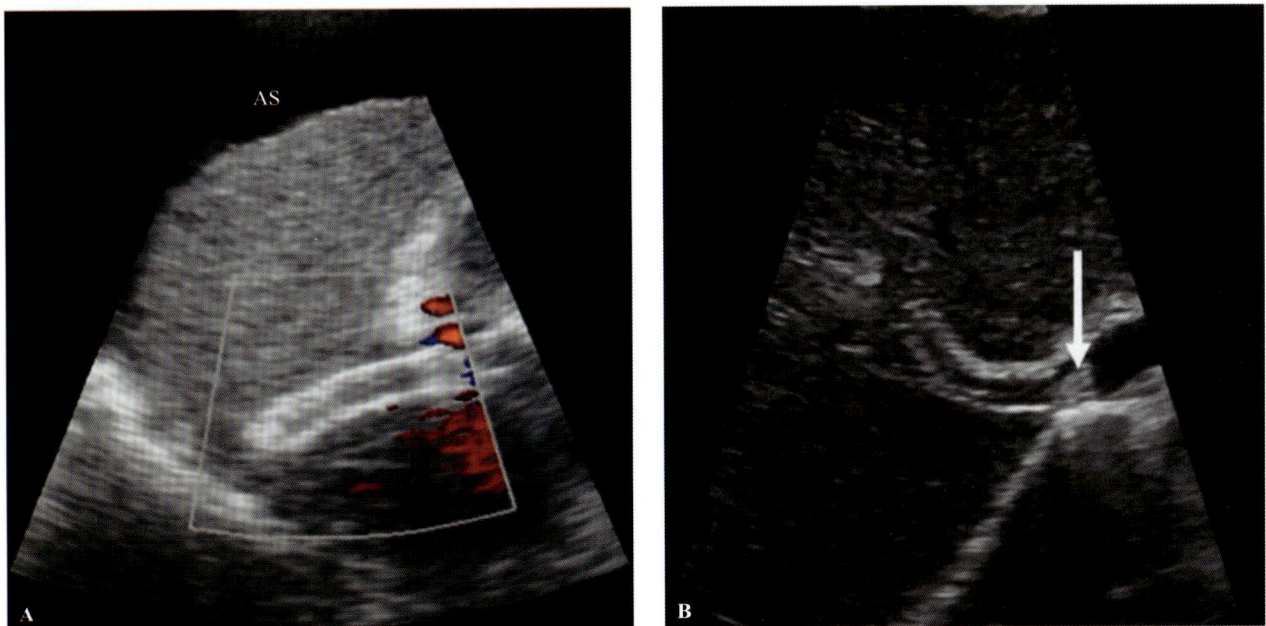

▲ 图 7-73　经颈静脉肝内门体分流术血栓形成
A. 闭塞性血栓，多普勒超声显示支架内无彩色血流信号；B. 非闭塞性血栓，多普勒超声显示门体支架远端较小的高回声病灶（箭）。AS. 腹水

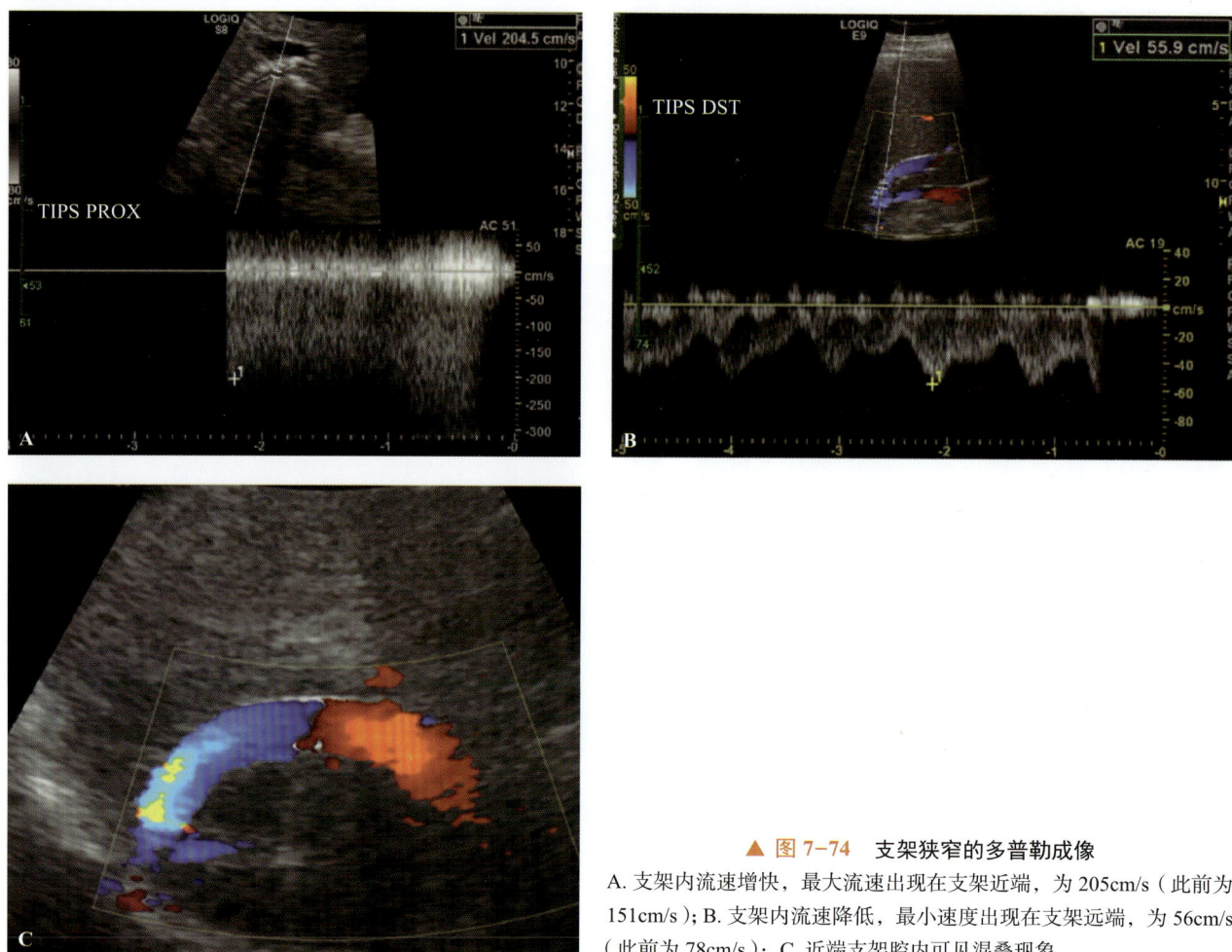

▲ 图 7-74　支架狭窄的多普勒成像
A. 支架内流速增快，最大流速出现在支架近端，为 205cm/s（此前为 151cm/s）；B. 支架内流速降低，最小速度出现在支架远端，为 56cm/s（此前为 78cm/s）；C. 近端支架腔内可见混叠现象

痛或压痛，偶见脾大。

1. 急性门静脉血栓形成

急性门静脉血栓形成的典型超声表现为静脉扩大，腔内血栓形成，彩色多普勒检查无血流信号[108]（图 7-75）。部分闭塞性血栓周围可见少量血流。充盈缺损不能区分良恶性血栓形成，因为两者充盈缺损的发生率相等。然而，如果脉冲或彩色多普勒超声能识别血栓内有动脉血流信号，则强烈提示肿瘤的诊断。良性血栓通常无血管，癌栓的频谱可显示动脉（搏动性）频谱，这认为是癌栓的征象[5]（图 7-75C）。

低速门静脉血流会引起假阳性诊断，这在超声检查时很难发现。假阴性诊断发生在血栓表现为无回声，酷似门静脉通畅时。在后一种情况下，多普勒超声检查可确定无血流，所有疑似静脉血栓形成的患者都应进行多普勒超声检查。

2. 慢性门静脉血栓形成

慢性闭塞性门静脉血栓形成的特点是侧支血管

形成，称为"门静脉海绵样变性"或"门脉海绵状瘤"。声像图表现为肝内多条血管迂曲，门静脉主干不显示。多普勒表现为海绵状瘤中的顺行性或双向门静脉频谱（图 7-76）[109]。肝动脉直径增粗，流速增快，以弥补门静脉血流量的减少。

门静脉血栓形成患者可发生其他肝内和内脏侧支循环形成，包括胃左 - 脾周侧支、肝静脉 - 门静脉侧支和胆囊周围静脉 - 门静脉侧支（即胆囊壁静脉曲张）。慢性门静脉血栓形成的继发性表现包括脾大、小网膜增厚和自发性脾肾分流。

（三）布 - 加综合征

布 - 加综合征是指在急性静脉阻塞情况下出现的临床和病理异常，是引起窦状隙高压的原因之一。患者表现为急性腹水、黄疸、右上腹疼痛和肝大。根据阻塞的部位，布 - 加综合征通常分为 3 种类型。1 型和 2 型最常见，分别累及肝静脉和腔静

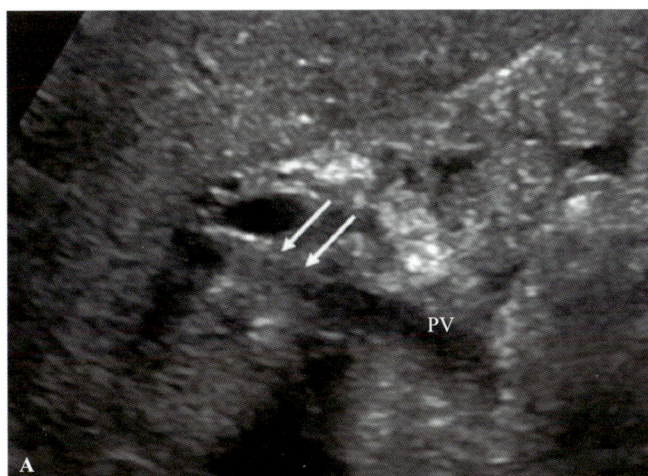

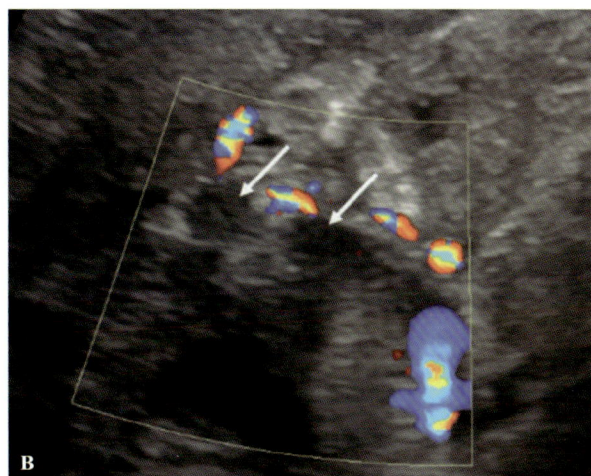

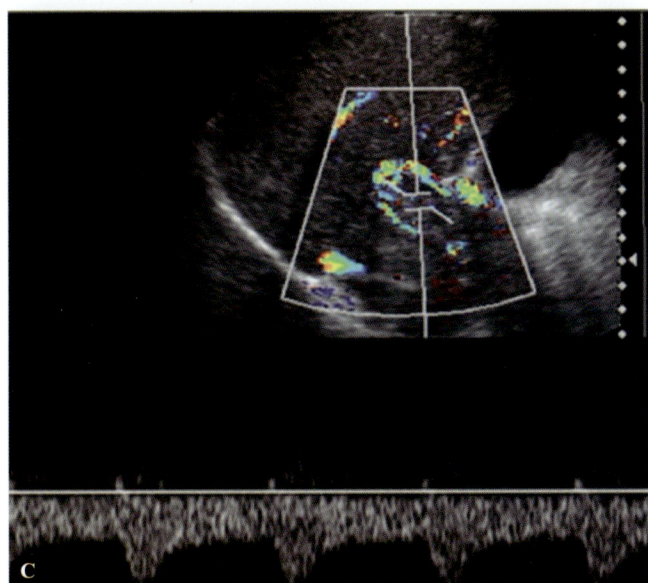

▲ 图 7-75　急性门静脉血栓

A. 纵切面灰阶声像图显示门静脉（PV）内的低回声（箭）；B. 彩色多普勒成像显示无血流信号（箭），证实有血栓；C. 另一例肝细胞癌合并门静脉血栓患者的脉冲多普勒成像显示血栓内出现动脉信号，提示肿瘤侵犯而非良性血栓

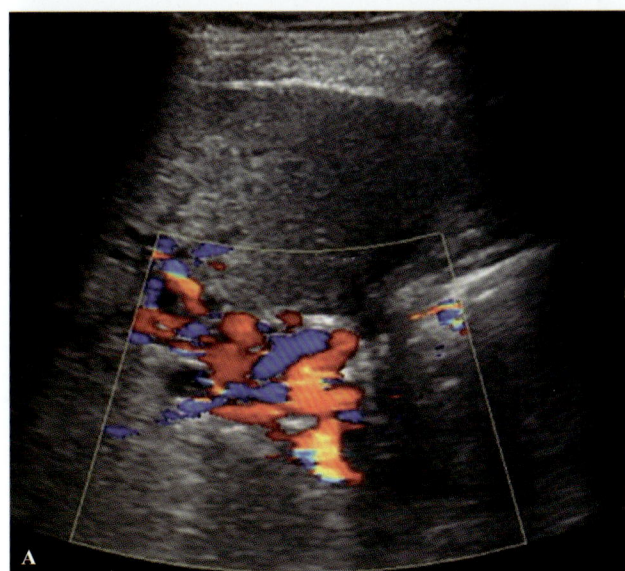

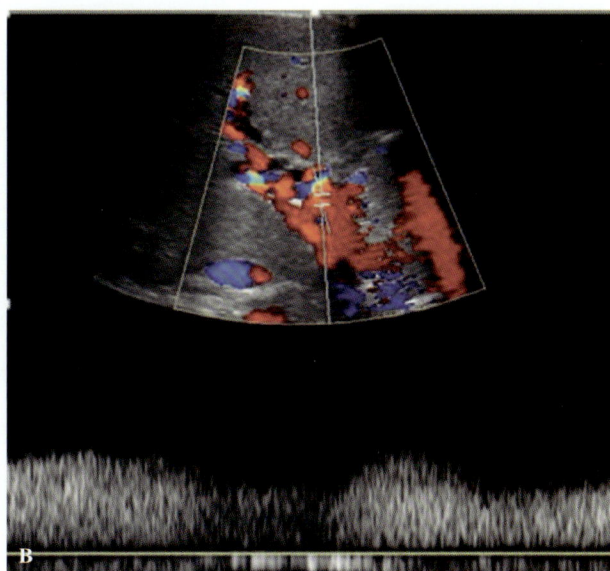

▲ 图 7-76　门静脉海绵样变性

A. 彩色多普勒超声显示肝门部多条血管。正常门静脉不显示；B. 脉冲多普勒超声显示海绵状瘤内门静脉血流

脉水平的阻塞[5]。3 型肝静脉阻塞，也称为肝小静脉闭塞病，较为罕见，发生在小静脉水平（见后续讨论）。

1. 肝静脉主干闭塞

肝静脉阻塞可为特发性的或继发于肿瘤侵犯。特发性或良性血栓形成的原因包括肝硬化、高凝状态、创伤、红细胞增多症和戈谢病[110-112]。恶性肝静脉侵犯通常是由邻近的肝实质母细胞瘤或肝细胞癌直接侵犯或由恶性腔静脉血栓形成（如肾母细胞瘤）扩散所致。

急性静脉阻塞的声像图表现为肝脏肿大，管腔内充盈缺损，彩色及频谱多普勒检查无血流（图 7-77）[5]。其他多普勒表现包括尾状叶均匀增强，其他肝节段可见斑片状实质血流，在肝静脉未闭塞节段出现逆行或湍流和搏动性丧失，门静脉血流减慢或逆转，以及侧支血管形成（图 7-77C）。潜在的侧支引流途径是肝内（即到其他肝静脉或尾状叶，通常有自己的肝静脉引流到下腔静脉）或肝外（即到包膜下引流静脉）。侧支循环的多普勒检查显示逆行性离肝血流。

如有恶性血栓，彩色多普勒和超声造影可见到瘤内彩色血流信号[3, 113-115]。肝静脉不完全阻塞时，

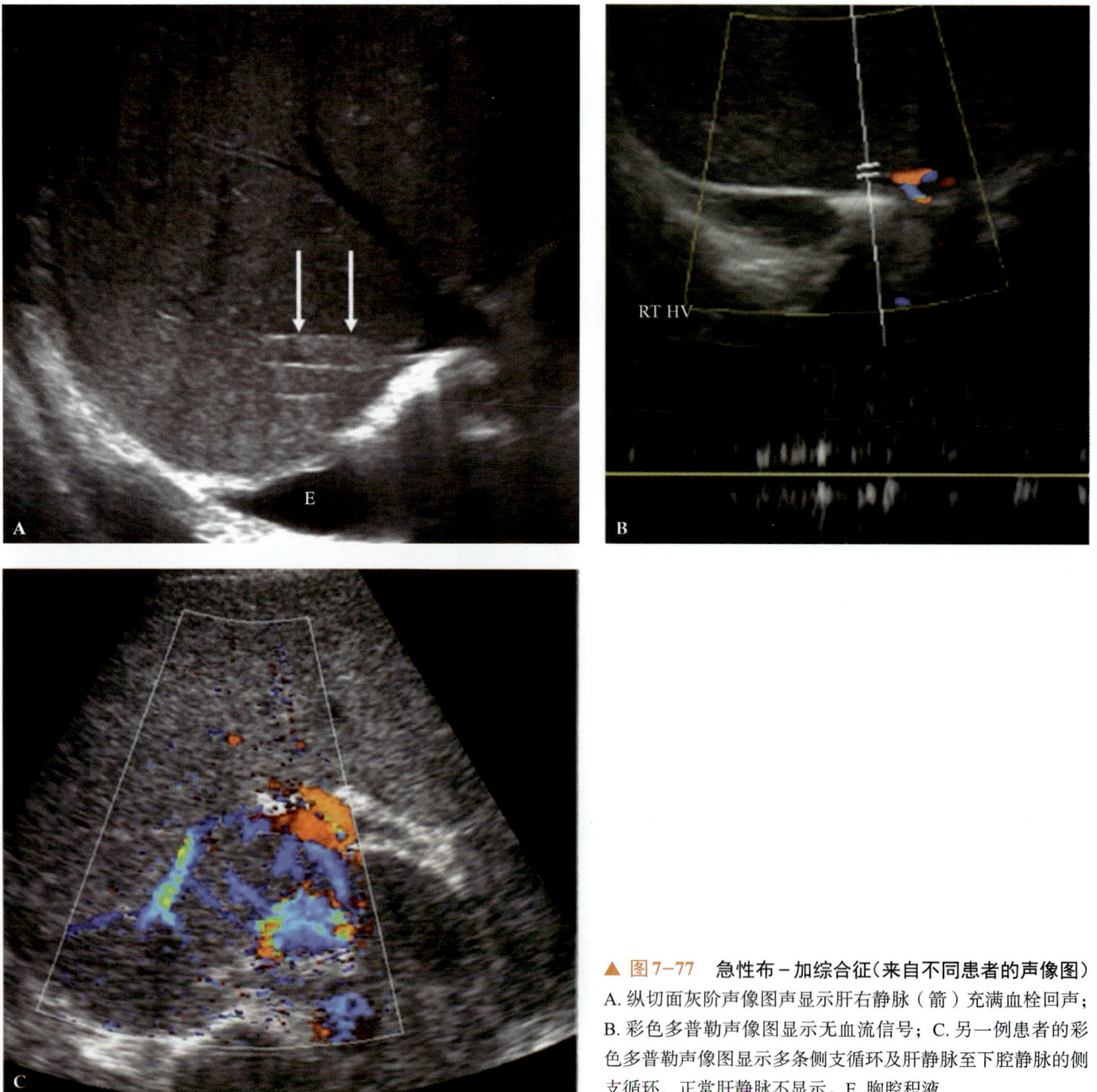

▲ 图 7-77 急性布 - 加综合征（来自不同患者的声像图）
A. 纵切面灰阶声像图声显示肝右静脉（箭）充满血栓回声；
B. 彩色多普勒声像图显示无血流信号；C. 另一例患者的彩色多普勒声像图显示多条侧支循环及肝静脉至下腔静脉的侧支循环，正常肝静脉不显示。E. 胸腔积液

彩色多普勒超声检查可见血栓周围有血流信号。继发性表现包括腹水、胸腔积液和胆囊壁水肿。

慢性布-加综合征的声像图表现为肝段或肝叶萎缩，作为静脉血流引流途径的尾状叶代偿性增大，以及与肝硬化和门静脉高压有关的异常（再生结节和门体侧支血管形成）。

2. 下腔静脉闭塞

下腔静脉闭塞的原因包括先天性隔膜或条索、来自肝肿瘤或肾母细胞瘤的肿瘤侵袭、肿瘤的外源性压迫和高凝状态的血栓形成。

与肝静脉血栓类似，急性下腔静脉血栓形成的超声表现为腔内等回声灶，多普勒超声无血流信号。肝静脉血流减少或逆转。阻塞下方的腔静脉段通常扩张，血流缓慢或反向，无搏动性频谱（图7-78）。阻塞膜表现为薄的高回声的腔内条带，伴或不伴声影[116]。

3. 肝小静脉闭塞病

小叶下静脉阻塞，也称为肝小静脉闭塞病，可以是特发性的，也可以继发于毒素、放疗和化疗[117]，最常见的原因是骨髓移植前给予化疗和放疗[117]。肝毒素导致肝水肿，门静脉和肝小静脉血流速度减慢，导致肝静脉淤血，进而形成血栓。化疗和放疗引起小静脉内皮细胞炎症，导致静脉管腔狭窄和血流阻力增加。

在一定的临床环境下，如果出现门静脉血流缓慢或反向、肝静脉单相频谱、肝动脉舒张期血流减少或逆转，或肝动脉 RI 升高，应怀疑有肝小静脉闭塞症[118, 119]（图7-79）。正常人的平均肝动脉阻力为 0.69，肝小静脉闭塞病为 0.81[118]。肝主静脉和下腔静脉通畅，血流状态正常。其他表现包括胆囊壁增厚、腹水和肝大。

（四）肝动脉阻塞

肝动脉疾病是导致肝脏功能不全的罕见原因，完全性阻塞通常是创伤造成的。多普勒超声显示无动脉血流，显著狭窄的多普勒表现为小慢波血流频谱。由于收缩期峰值的降低幅度大于舒张期血流量，因此 RI 降低。

（五）血管瘘

血管瘘表现为多条血管直接动静脉交通和分流，无毛细血管床。血管畸形包括肝动脉-门静脉畸形（快速血流病变）和门静脉-肝静脉或门静脉-下腔静脉畸形（慢速血流病变）。

它们可能是先天性的，也可能是继发于钝伤或穿透性创伤、医源性操作（经皮肝穿刺活检、胆道造影、肝胆外科手术）、肝细胞癌和肝硬化。先天性血管瘘与遗传性出血性毛细血管扩张（皮肤、肺、肝和中枢神经系统的毛细血管扩张、动静脉瘘和动

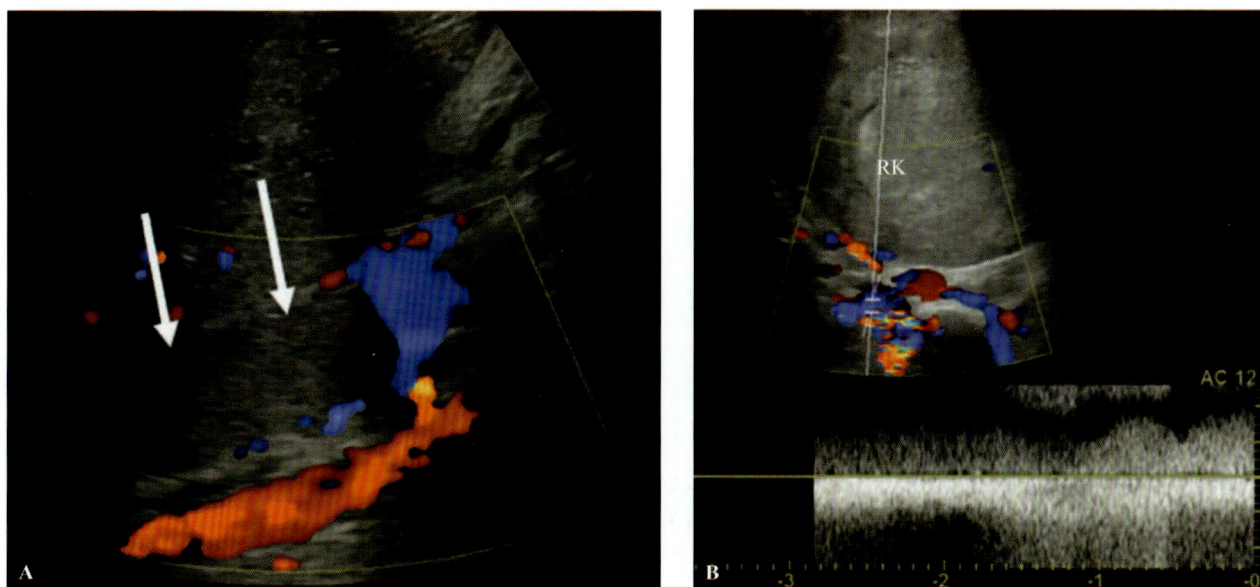

▲ 图 7-78　下腔静脉闭塞

A. 彩色多普勒声像图显示下腔静脉内等回声充盈缺损（箭），腔内血流消失；B. 多普勒超声显示下腔静脉非搏动性频谱。右肾（RK）可见巨大肾母细胞瘤侵犯肾静脉并延伸至下腔静脉

脉瘤）、Ehlers–Danlos 综合征和胆道闭锁有关[120-125]。

先天性肝内动脉 – 门静脉分流往往有症状，在婴儿期表现为高输出量充血性心力衰竭。获得性动静脉瘘可能无症状或表现为门静脉高压（胃肠道出血和腹水）、心力衰竭或肠缺血。门体分流患者更易出现代谢紊乱、脑病、黄疸和胃肠道出血。代谢异常包括高半乳糖血症和高氨血症。

灰阶超声显示受累血管迂曲扩张。脉冲和彩色多普勒超声检查可显示受累血管之间的直接交通，

血管瘘内可见湍流、反向血流或在门静脉、肝静脉或下腔静脉中出现搏动性频谱（双相或三相；图 7-80 至图 7-82）。在肝动脉 – 门静脉畸形中可观察到肝动脉化门静脉逆行（离肝）频谱（图 7-81）。在邻近血管瘘的肝实质中可能观察到振动伪像（彩色斑点）[120-123]。

门静脉 – 下腔静脉异常又称 Abernethy 畸形，又分为两型。1 型门静脉缺如，门静脉血完全流入腔静脉。2 型门静脉完整，但部分门静脉血流通过

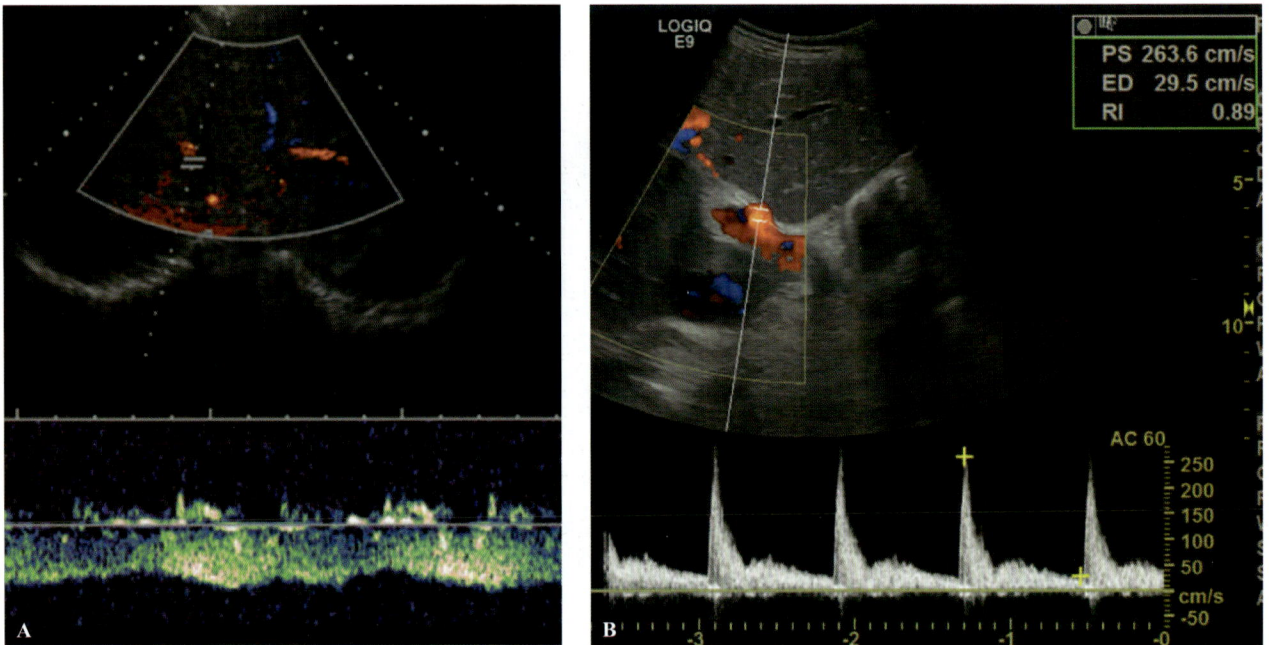

▲ 图 7-79 小静脉闭塞性疾病（骨髓移植前接受化疗和放射治疗的不同患者）

A. 肝静脉脉冲多普勒声像图显示静脉搏动消失，呈单相血流；B. 另一例患者的脉冲多普勒声像图显示高阻力动脉血流，舒张期血流减少，阻力指数 =0.89

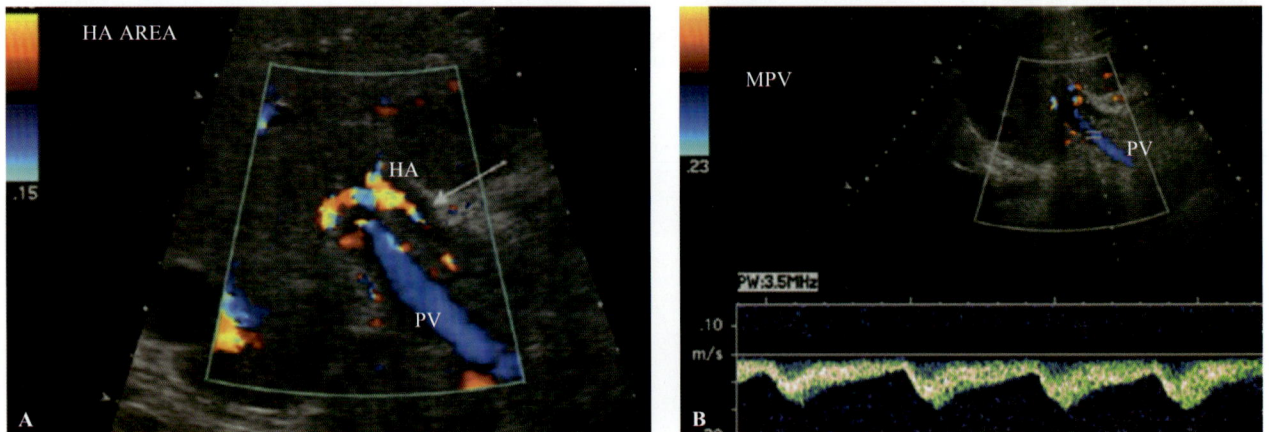

▲ 图 7-80 肝动脉 – 门静脉瘘

A. 肝门部横切面彩色多普勒声像图显示增宽的肝右动脉（HA，箭）与增宽的门静脉主干（PV）交通；B. 多普勒频谱显示门静脉主干（PV）内动脉化离肝血流

肝外交通流入腔静脉[122]。

（六）肝梗死

由于肝动脉和门静脉双重供血，肝梗死并不常见。虽然肝梗死可继发于门静脉闭塞，但更多的是与肝动脉阻塞有关。易致肝梗死的因素包括外伤、术中结扎肝动脉、脉管炎、高凝状态和休克等。临床症状包括腹痛、压痛和肝功能异常。

急性梗死的声像图表现为楔形、椭圆形或圆形的低回声区，边缘模糊，呈周边分布（图 7-83），很少位于中心位置。其他发现包括强回声灶，代表组织坏死产生的气体。随着时间的推移，梗死组织回声增强，可能钙化，边界更加清晰。慢性病变包括肝叶或肝段萎缩。

（七）肝紫癜

肝紫癜是一种罕见的良性病变，其特征为肝窦扩张[121, 126, 127]。它与血液系统疾病、HIV 感染（结核和巴尔通体感染）和药物（皮质类固醇、合成代谢类固醇、口服避孕药、硫唑嘌呤、6- 硫鸟嘌呤、

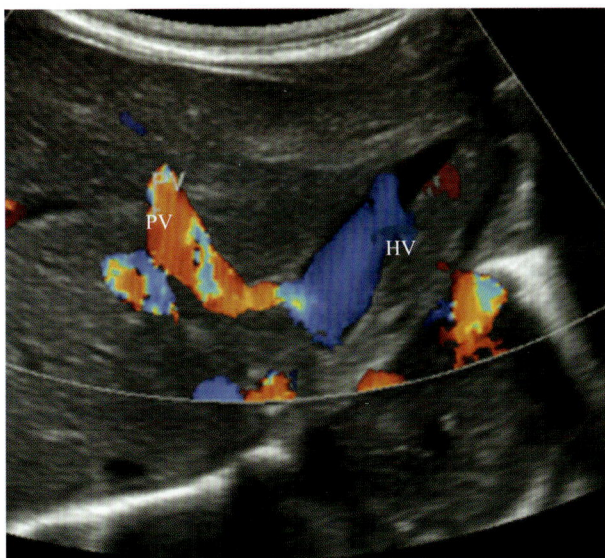

▲ 图 7-81　门静脉 – 肝静脉瘘
彩色多普勒超声显示肝左静脉（HV）与门静脉（PV）交通

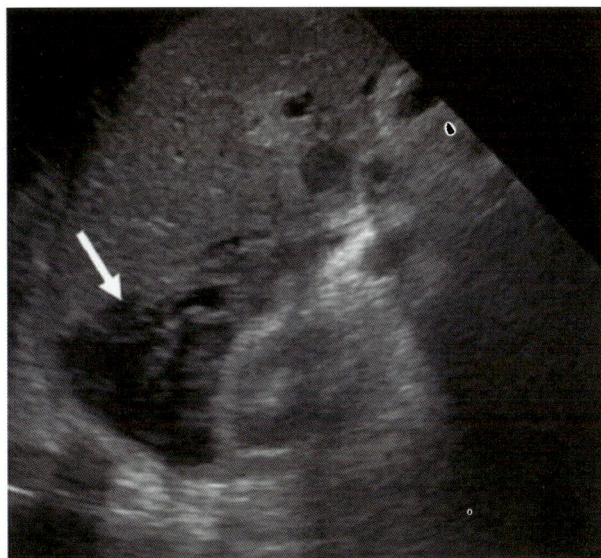

▲ 图 7-83　肝梗死（患者 3 个月前肝右叶创伤性破裂）
横切面灰阶声像图显示周边分布的楔形低回声区（箭）

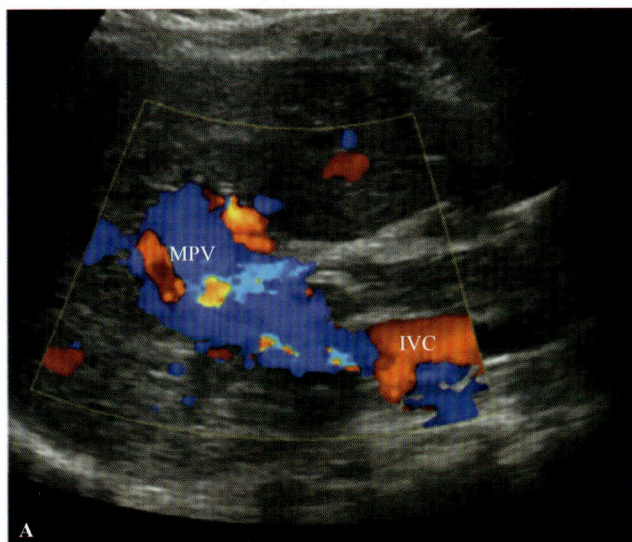

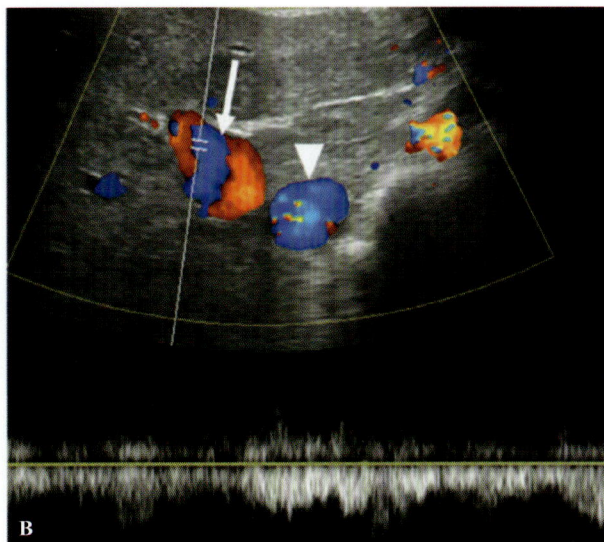

▲ 图 7-82　门静脉 – 下腔静脉瘘，2 型 Abernethy 畸形
A. 横切面彩色多普勒超声显示门静脉主干（MPV）与下腔静脉（IVC）交通；B. 门静脉主干（箭）脉冲多普勒超声显示典型的全身血流搏动频谱。箭头示下腔静脉

6- 巯基嘌呤和甲氨蝶呤）有关。肝紫癜可无症状，在影像学检查时偶然发现。然而，患者可有症状，表现为肝大、腹水、门静脉高压、急性肝衰竭或病变破裂和腹腔积血引起疼痛[121, 126, 127]。

肝脏通常回声不均匀，含有多个低回声病灶，范围从少数大病灶到无数小病灶[121, 126, 127]（图 7-84）。彩色多普勒显示结节周围或结节内血流[126, 127]。对比增强超声显示快速中央增强模式，类似"靶征"[128]。超声表现无特异性，与血管瘤有重叠。

（八）继发性静脉淤血

静脉淤血的常见原因是右心衰竭和三尖瓣关闭不全，缩窄性心包炎很少引起被动淤血。患者表现为压痛性肝大、肝功能检查异常或两者均有。

灰阶超声表现包括肝大、肝静脉和下腔静脉扩张。根据其不同的静脉频谱可区分三尖瓣反流和右心衰竭。三尖瓣关闭不全的表现为搏动性频谱伴异常高耸的逆行 a 波和 v 波以及 S 波减少，深度不如 D 波，甚至 S 倒置，后者在三尖瓣关闭不全严重时出现。反向 S 波高于基线，而不是下降到基线以下，与 a 波和 v 波融合形成一个大的逆行性 a-S-v 复合波群。当这种情况发生时，D 波是顺行性血流的唯一特征[5]（图 7-85A）。

三尖瓣功能正常（无反流）的右心功能衰竭的频谱特征为具有异常高的 a 波和 v 波的搏动频谱，S 波和 D 波之间的关系正常（S 波＞D 波）[5]（图 7-85B）。

右心衰竭和三尖瓣反流均可改变门静脉频谱。这些改变包括：①单相血流伴整个心室收缩期速度逐渐减慢；②逆行血流；③门静脉搏动性增加（图 7-85C）。

十三、门静脉积气

门静脉积气是指气体在门静脉及其分支的聚集。在新生儿中，病因包括脐静脉置管和坏死性肠炎。在年长儿童中，病因包括缺血性肠病和良性疾病，如炎症性肠病、肠道积气、肥厚性幽门狭窄、给予皮质类固醇治疗和 TIPS[129]。

实时超声表现为门静脉及其分支的管腔内可移动的强回声，伴或不伴声影，沿血流方向移动（图 7-86）。多普勒超声显示在正常的门静脉单相波形上不规则地叠加着尖锐的双向尖峰。积气也见于胆囊壁周围。

十四、辐射效应

肝脏通常不直接放射治疗，但是偶尔也包含用于包围邻近器官或骨肿瘤的放疗窗内。急性期在放射治疗结束后 2～6 周发病。患者可表现为急性肝脏肿大、黄疸和腹水，归因于静脉闭塞性损伤[130]。慢性期受照射的肝脏萎缩变小、纤维化。

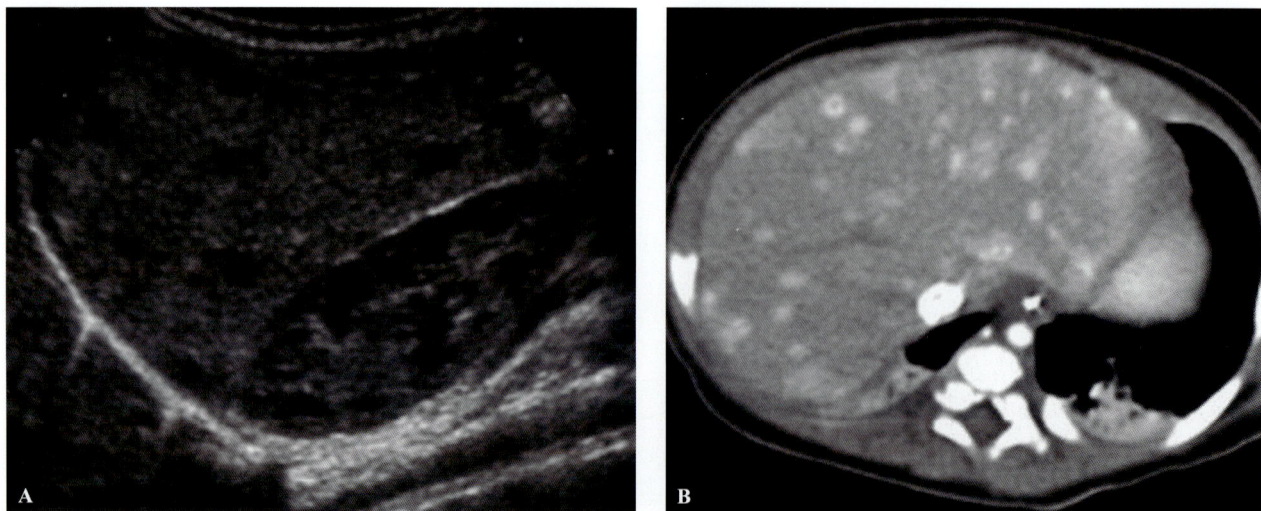

▲ 图 7-84 肝紫癜（来自不同患者的影像资料）

A. 3 月龄女婴，肾脏良性肿瘤，偶然发现肝脏病变。纵切面声像图显示多发低回声病灶；B. 另一例患者的 CT 扫描显示多个增强病灶。与血管瘤鉴别时，通常需进行组织病理学检查

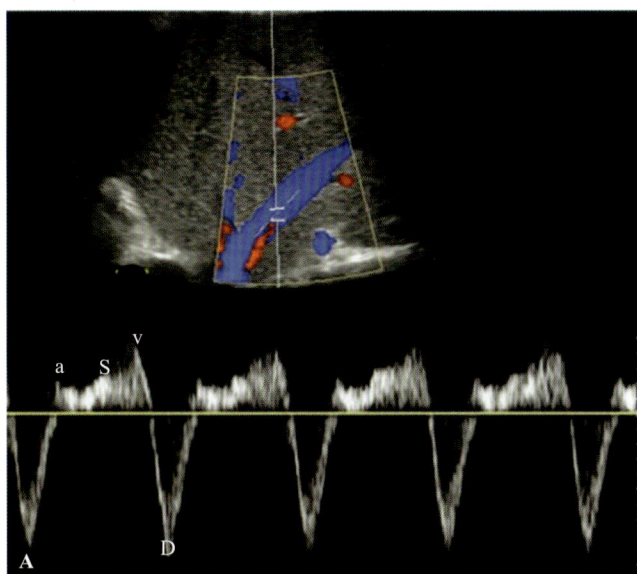

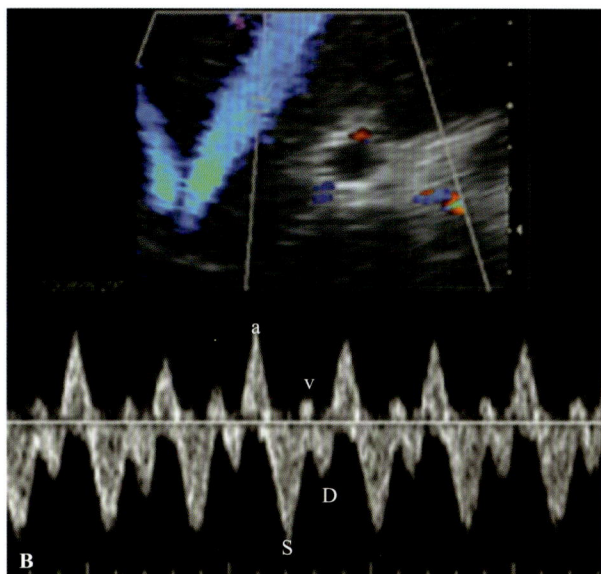

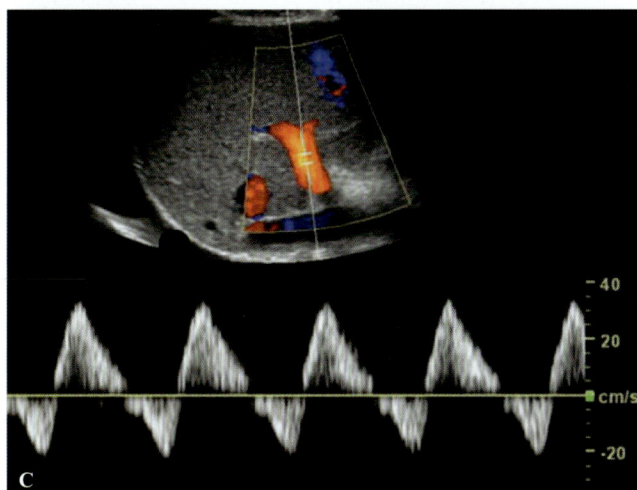

▲ 图 7-85　右心衰竭所致继发性淤血的脉冲多普勒频谱表现

A. 重度三尖瓣关闭不全，多普勒超声显示脉冲性频谱，有较大的 a-S-v 复合波或倒置的 S 波，D 波是顺行血流的唯一标志；B. 右心衰竭，无三尖瓣反流，多普勒超声显示高 a 波和 v 波的脉冲频谱，S 波和 D 波关系正常（S 波＞D 波）；C. 三尖瓣关闭不全，门静脉表现为顺行搏动性增加，血流在基线下方逆行

急性放射性肝损伤的特征表现为边界清晰的回声减低区，反映水肿和肝淤血[130, 131]。正常和异常肝脏之间的尖锐、直线分界，与预定的放射窗口相对应。远期效果不一，如果肝实质显示肝细胞再生，则影像学异常显著性降低或完全恢复正常。如果肝细胞不再生，可发展为慢性变化，如萎缩、纤维化或肝硬化[130]。

十五、肝脏外伤

肝脏是小儿腹部钝性创伤中最常见的腹部器官损伤之一[132]。钝挫伤最常见的原因是机动车事故，但其他原因包括自行车、滑板、山地车或摩托车事故、坠落、袭击等。肝右叶损伤多于左叶，肝右叶后段损伤多于前段。尾状叶损伤罕见，几乎总是伴随右叶或

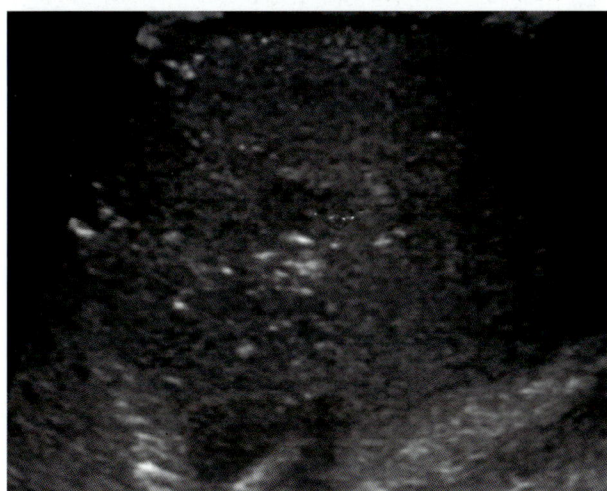

▲ 图 7-86　坏死性小肠结肠炎，新生儿门静脉积气

横切面灰阶声像图显示肝脏前部有大量点状强回声，部分伴声影

左叶损伤。在新生儿中，肝损伤的原因包括产伤、败血症相关的血小板减少和脐静脉置管[133, 134]。

腹部四象限扫查技术，称为创伤聚焦腹部超声检查（focused abdominal sonography for trauma，FAST），因其轻便、无创、快速等特点，正越来越多地应用于血流动力学稳定的儿童钝性腹部创伤的评估。FAST 评估腹腔游离积液，可能提示器官损伤[135-137]。然而，FAST 对检测实质损伤的敏感性有限。完整的腹部声像图可发现大的肝实质损伤，但在对小的病变敏感性不高。使用超声造影可进一步提高实质损伤的检出率[138, 139]。鉴于超声检查的局限性，CT 仍然是检测和量化肝损伤的首选诊断方法[136, 137, 140]，尤其是在美国。虽然超声检查在肝损伤的初步评估中的敏感性不高，但它可以在随访中发挥作用，以评估愈合情况。

（一）急性损伤

肝损伤包括包膜下和实质血肿、撕裂伤、破裂和血管损伤。包膜下血肿表现为凸透镜状积液，肝实质变平或凹陷，多数位于肝右叶前外侧缘。肝内血肿为圆形或椭圆形病灶，边界清楚或边缘模糊

（图 7-87）。肝撕裂伤导致线状或分支的肝实质缺损（图 7-88），可浅可深。肝脏破裂是指贯穿内脏两个表面的深部实质撕裂，导致肝段或肝叶撕脱。肝静脉或下腔静脉损伤可导致失血，是危及生命的病变，死亡率高。钝性腹部创伤后 1～2 天，继发于组织缺血和坏死，实质病灶内可能积气。

出血的回声随受伤时间的不同而变化。新鲜出血由于纤维蛋白的存在和血凝块的形成，相对于周围肝脏呈高回声（图 7-87A）。在 2～3 天内，血肿/撕裂伤变为低回声，后期随着血液液化和血红蛋白吸收，变为囊性（图 7-87B 和 C）。多普勒成像显示出血病灶内无血流。

与健康肝脏呈弥漫均匀回声相比较，超声造影显示损伤区灌注减少或无灌注区域（图 7-89），腹膜腔内对比剂外渗提示活动性出血。

肝损伤常伴有腹腔积血。积血可能很少，局限于右膈下和肝下间隙，或更广泛，积聚在结肠旁沟和盆腔直肠陷凹。

（二）脐静脉置管

脐静脉插管是新生儿肝损伤的原因之一。超声表

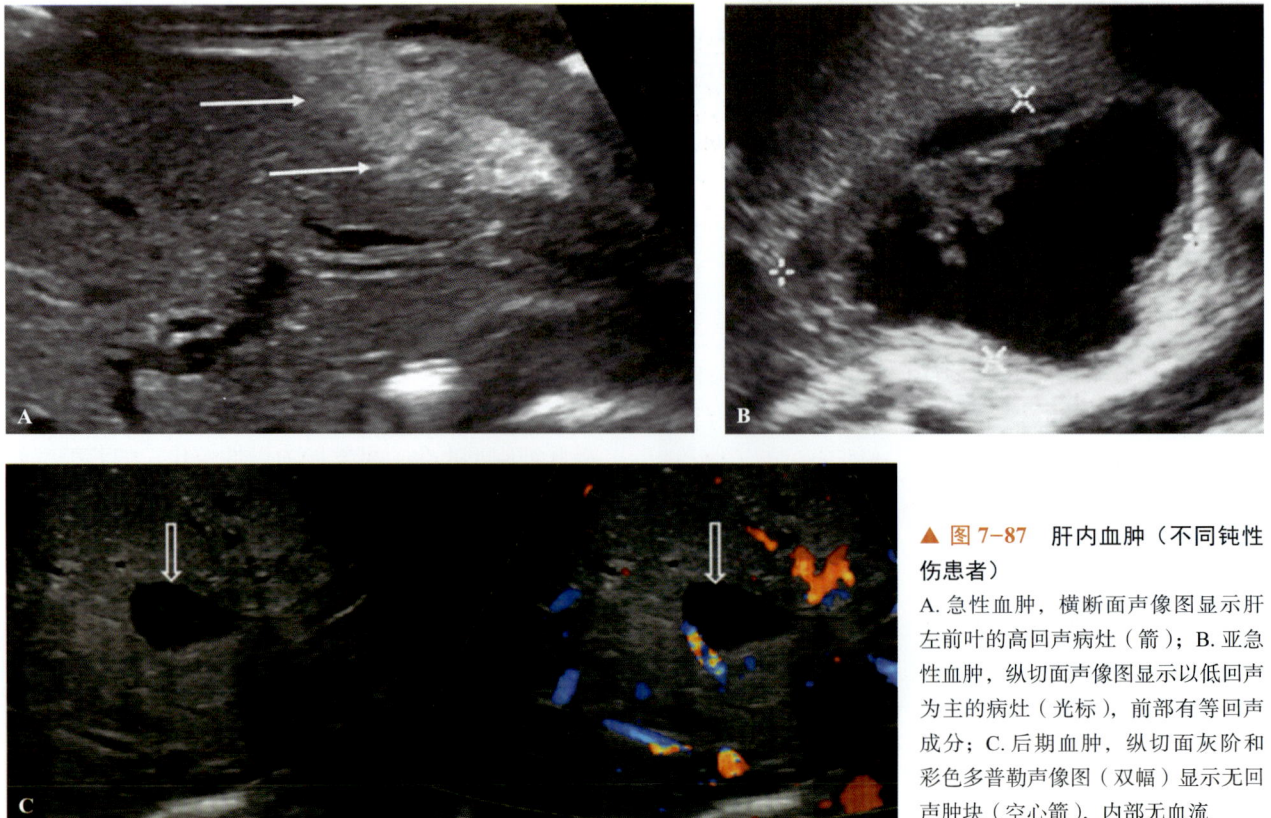

▲ 图 7-87 肝内血肿（不同钝性伤患者）

A. 急性血肿，横断面声像图显示肝左前叶的高回声病灶（箭）；B. 亚急性血肿，纵切面声像图显示以低回声为主的病灶（光标），前部有等回声成分；C. 后期血肿，纵切面灰阶和彩色多普勒声像图（双幅）显示无回声肿块（空心箭），内部无血流

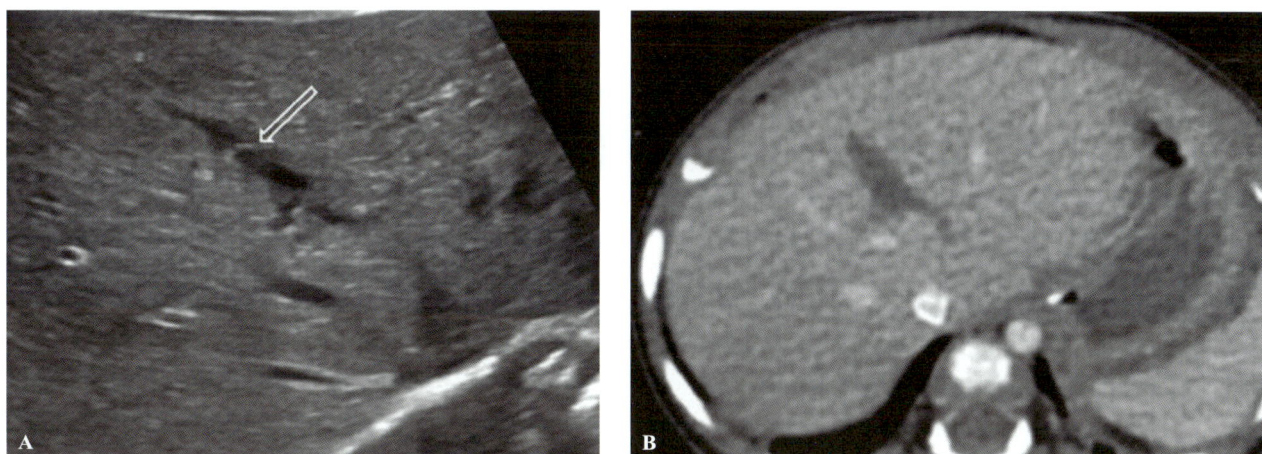

▲ 图 7-88　肝撕裂伤
A. 横切面灰阶声像图显示右叶线状低回声病灶（空心箭）；B. 7 天前 CT 显示肝右叶撕裂

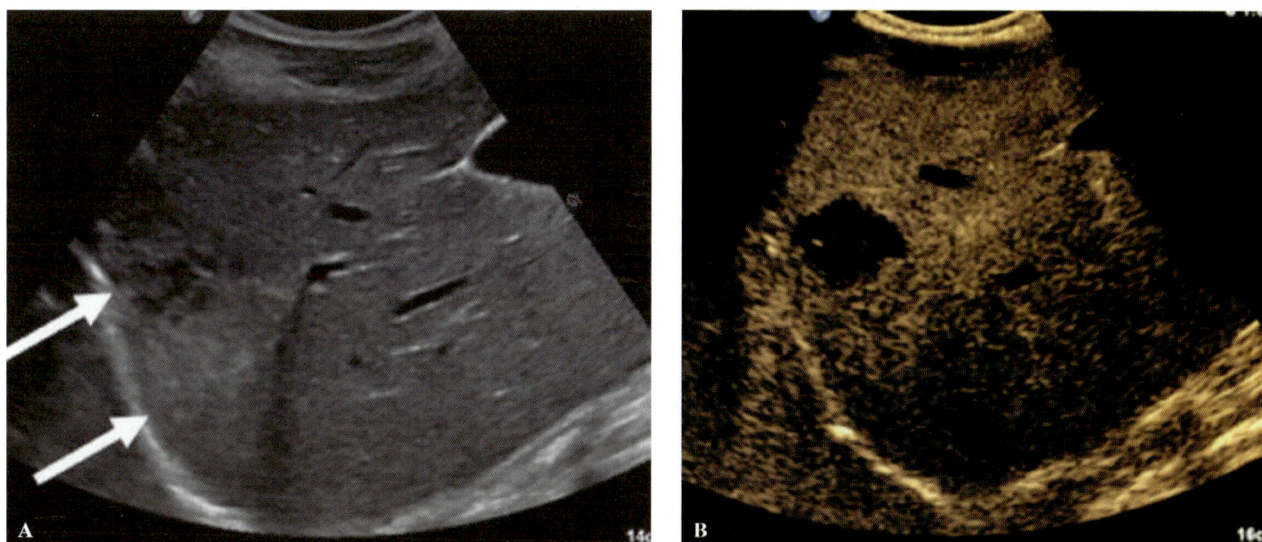

▲ 图 7-89　肝撕裂伤超声造影表现（15 岁男孩，骑自行车摔倒，右侧腹部着地）
A. 纵切面灰阶声像图显示肝右叶混合性低回声撕裂伤伴高回声血肿（箭）；B. 超声造影显示无增强区，符合 2 级裂伤（病例资料由 Kassa Darge, MD, Philadelphia, PA 提供）

现包括 4 个方面：①脐静脉导管叠加在肝脏上，而不在血管里；②门静脉积气；③肝内、包膜下或肝周混合性积液，代表血肿；④腹水，常含有细光点[141, 142]（图 7-90），血肿通常在拔除脐静脉导管后消退。

（三）晚期并发症

肝外伤的晚期并发症有胆汁瘤和假性动脉瘤[143, 144]。胆汁瘤是胆汁的包裹性聚集，在肝脏或腹膜腔内表现为均质、薄壁、无回声的积液，多数可自行消退。假性动脉瘤发生在肝动脉或其分支的破裂处，表现为低回声肿块，后方回声增强，可能

包含纤维蛋白或血凝块的密集细光点。脉冲或彩色血流多普勒成像能显示假性动脉瘤内的动脉血流。然而，如果腔血栓形成，则血流消失。局灶性脂肪浸润可能与局部血管损伤有关，钙化是肝外伤的其他晚期后遗症。

十六、肝移植

肝移植是对患有终末期肝病的儿童进行的。该年龄段肝移植最常见的临床适应证，按患病率降序排列。胆汁淤积性肝病（通常是胆道闭锁）约占肝移植的 50%。其次为代谢和遗传性疾病、暴发性肝

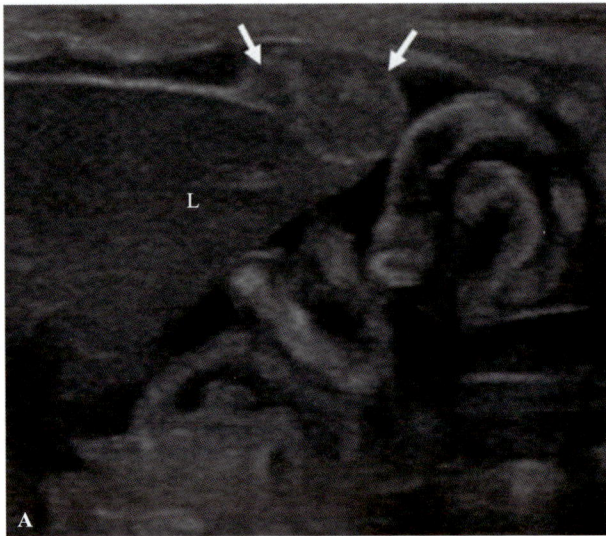

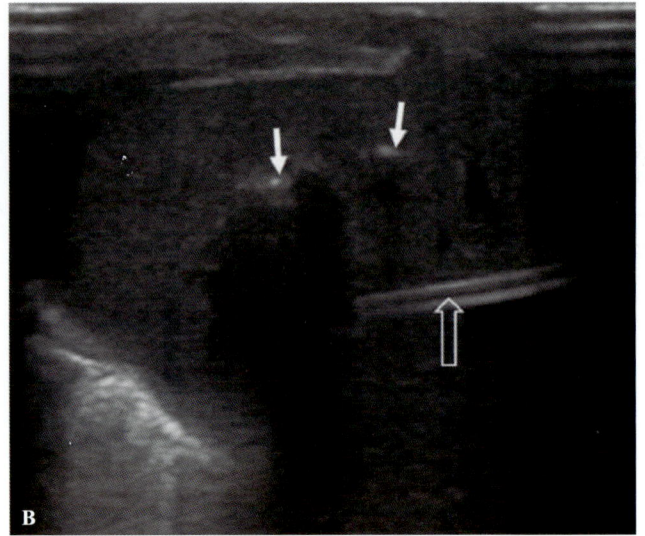

▲ 图 7-90　脐静脉导管侵蚀

A. 横切面灰阶声像图显示肝脏（L）前方有小血肿（箭）和腹水；B. 横切面灰阶声像图显示脐静脉导管（空心箭）穿过肝实质。同时注意门静脉内积气，其特征为强回声灶（实心箭）后方伴声影

衰竭和恶性肿瘤[145]。

3 种移植手术用于儿童：亲属供体肝移植、成人尸体节段性或劈离式肝移植和尸体全肝移植[145, 146]。在幼儿亲属活体供肝移植中，受体肝脏被替换为左叶的左外侧段或整个左叶。在较大的儿童和成人中，受体肝脏被替换为活体供体的右叶。在劈离式尸体异体肝移植中，供体肝的左外侧段被移植到儿童身上，右叶和左叶的其余部分被移植到较大的儿童、青少年或成人身上。

辅助性肝移植是急性肝功能衰竭和非肝硬化代谢紊乱患者的治疗选择[147]。这种形式的移植包括植入健康的移植肝，同时保留全部或部分原有肝脏，使原有肝脏有可能自然恢复，或者在遗传性或代谢性肝病的情况下未来有可能进行基因治疗。

（一）外科手术吻合

了解外科手术吻合对了解术后超声解剖和潜在并发症非常重要（图 7-91）。

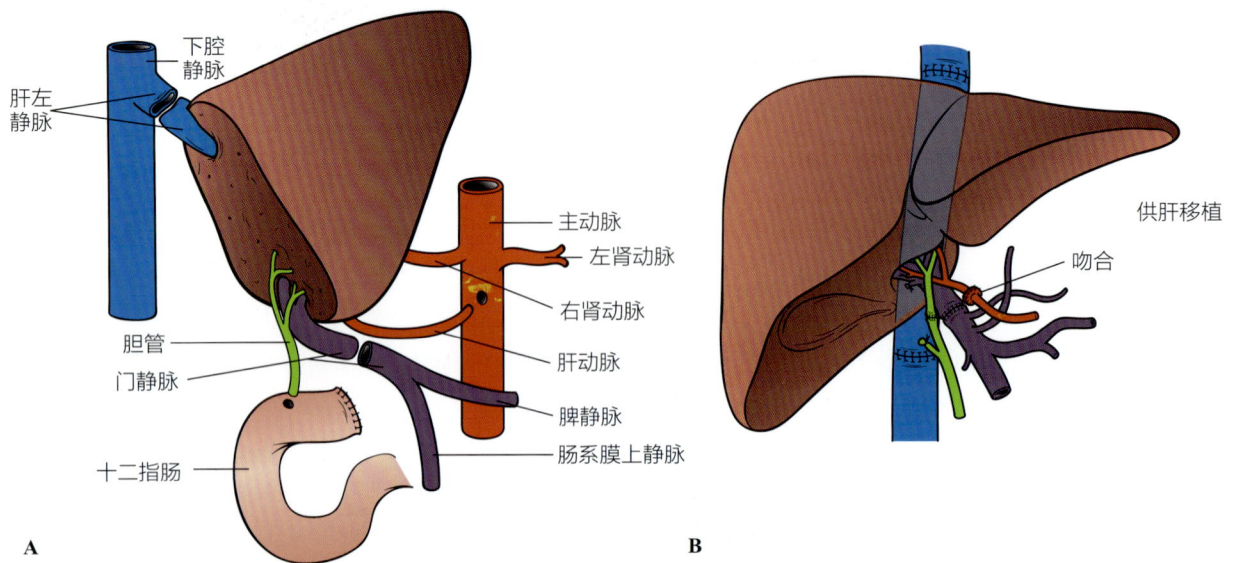

▲ 图 7-91　外科手术吻合

A. 活体供肝左外侧叶肝移植吻合。门静脉与肝动脉的端 - 端吻合，供体下腔静脉与受体肝静脉共同残端之间的端 - 侧吻合，胆管与小肠吻合（肝管 - 空肠吻合术）。B. 全肝移植吻合。肝动脉与门静脉端 - 端吻合，供受体下腔静脉间背驮式吻合，胆管端 - 端吻合

在亲属和劈离式尸体左外侧叶肝移植中，典型的连接方式是门静脉与肝动脉的端 – 端吻合、供体下腔静脉与受体肝静脉共同残端的端 – 端或端 – 侧吻合、胆管引流至小肠（Roux-en-Y 肝管 – 空肠吻合术）[145, 146]。

在尸体全肝移植中，供受体肝动脉与门静脉的端 – 端吻合，以及供受体下腔静脉之间的背驮式连接[145, 146, 148]，进行胆管端 – 端吻合（胆总管吻合术），或者如果胆管太细，则直接与小肠连接（Roux-en-Y 肝管 – 空肠吻合术）。

原位辅助性移植技术在很大程度上与用于左外侧叶移植技术相似。

（二）影像学检查指南

术前超声检查用于评估门静脉的解剖、大小和通畅性以及门静脉血流方向，肝动脉解剖，侧支血管，下腔静脉内径和通畅性。术前超声检查可发现其他具有临床意义的异常，特别是胆道闭锁的患者。这些异常包括部分或完全性肠旋转不良、多脾和血管异常，如下腔静脉或肝动脉缺如。

术后影像学检查用于发现移植相关并发症[145, 148, 149]。尸体和亲属活体供体移植的并发症相似，包括血管狭窄或血栓形成、胆道漏或狭窄、胆汁瘤、脓肿和移植后淋巴增生性疾病（见下文讨论）。在肝移植中，应评估血管、吻合口和实质[145]。

（三）正常移植肝超声检查

正常的同种异体移植肝脏回声均匀或稍不均匀。肝动脉显示以下情况：①收缩期快速上升，加速时间（从舒张末期至第一个收缩期峰值的时间）＜ 0.1s；②舒张期持续血流；③ RI：0.5～0.7[150]。门静脉主干呈顺行性血流，呼吸引起轻微搏动。肝静脉显示典型的多相频谱，反映了心动周期血流的变化。

在术后早期（前 72h），有许多可逆的表现，可自行消退，并不意味着术后出现严重并发症。短暂的血管外表现包括：①与再灌注水肿相关的星空样表现；②门静脉积气；③门静脉周围晕环，代表淋巴管破裂引起的淋巴水肿；④肝周和肝下间隙少量积液和血肿[151]。然而，需要注意到门静脉周围水肿也可见于急性排异反应和肝坏死。下文将详细讨论积液。

早期可逆性多普勒改变包括：①由于动脉吻合口水肿导致肝动脉流速升高；②动脉痉挛导致肝脏 RI 升高；③由于吻合口水肿导致 RI 降低伴收缩期加速时间延长（小慢波）；④与门静脉流速增快有关的搏动性门静脉血流；⑤由于移植物水肿导致的单相或双相肝静脉频谱[150, 151]。任何时点的频谱变化都不是典型的瞬态变化，需要进一步的血管造影评估。

（四）术后血管并发症

血管并发症包括血栓和狭窄，临床表现各异，从肝功能检查值轻度升高到肝衰竭。

1. 肝动脉

尽管肝动脉在维持正常肝脏的生存能力方面起的作用不大，但在移植肝脏，包括供肝胆管，高度依赖于肝动脉的灌注，因为动脉阻塞会导致肝坏死和死亡，超声检查发现肝动脉血栓形成通常是立即再移植的指征。

肝动脉血栓形成是肝移植术后最常见的血管并发症，发生率为 1%～26%[145]，最常累及吻合口部位。多普勒表现为两个方面：①肝固有动脉和肝内分支无血流信号；②侧支血管形成（图 7-92）。如果侧支血管形成，通常来自肠系膜上动脉，则可识别肝内动脉血流。侧支动脉的频谱表现为小慢波，RI ＜ 0.5[145]。多普勒超声诊断肝动脉血栓的敏感性＞ 90%。当动脉侧支血管重建肝内血流时，可导致假阴性诊断。假阳性的诊断出现在由严重肝水肿或全身性低血压引起的低血流状态和肝动脉严重狭窄时。超声造影显示肝动脉突然中断，通常在吻合口处[148]。

2%～11% 的肝移植术后发生肝动脉狭窄[145]，通常发生在吻合口，但也可能发生在远端，通常在移植后的头几个月就能确诊。动脉狭窄的多普勒征象包括以下方面：①狭窄段相对于狭窄前段的流速增加 3～4 倍以上；②收缩期加速时间延长；③狭窄处或其远端湍流；④肝内小慢波频谱伴舒张期流速升高；⑤ RI ＜ 0.5（图 7-93）[145, 148, 150]。假阳性诊断的原因是术后早期肝动脉痉挛和水肿，以及肝动脉轻度狭窄[148]。多普勒超声诊断动脉狭窄的敏感性为 80%～90%。

2. 门静脉

1%～2% 的肝移植受者发生门静脉狭窄和血栓形成，通常发生在吻合口处。左外侧叶肝移植较全

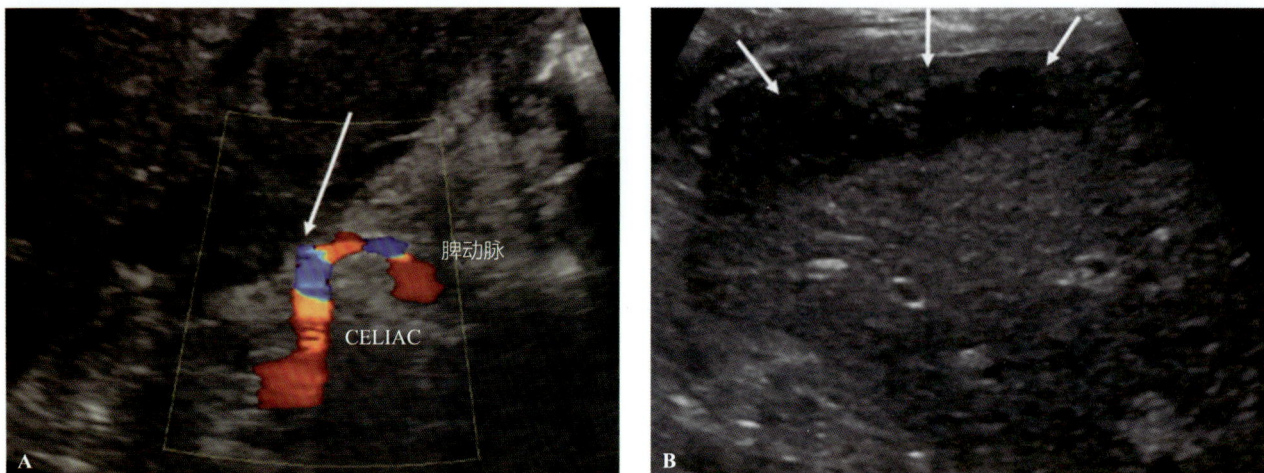

▲ 图 7-92　肝动脉血栓

A. 彩色多普勒超声显示腹腔干（CELIAC）分叉处的肝动脉突然中断（箭），远端无血流。术中可见血栓。B. 超声扫查还观察到前包膜下肝梗死（箭）

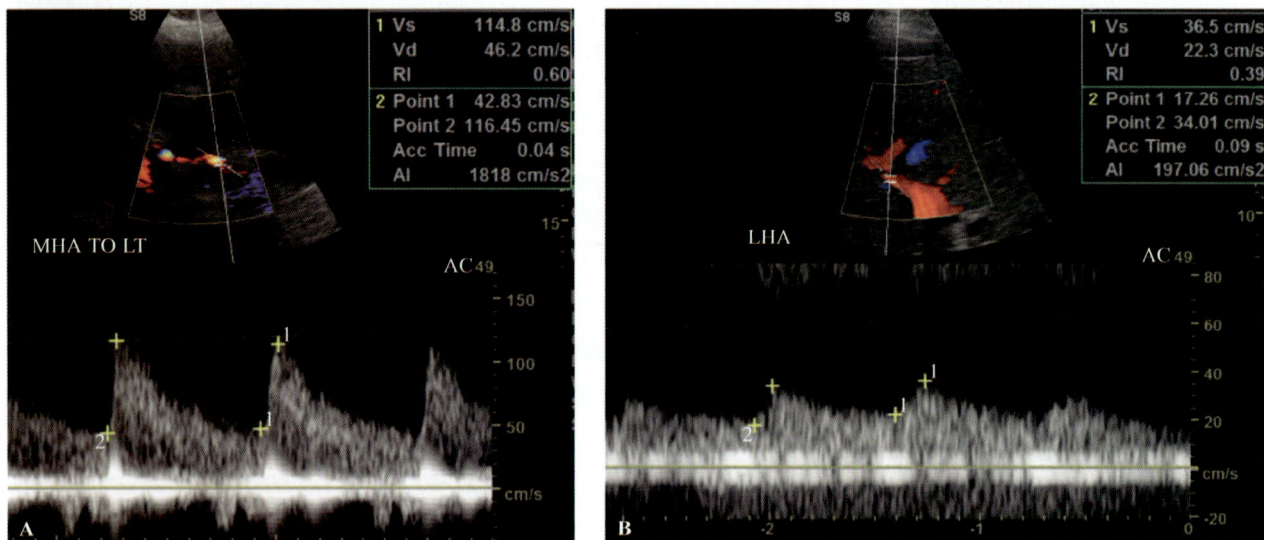

▲ 图 7-93　肝左叶移植术后肝动脉狭窄

A. 肝动脉主干至左肝动脉（MHA TO LT）吻合口处峰值流速为 114.8cm/s，阻力指数（RI）=0.60。应注意吻合处出现混叠现象（湍流）。B. 吻合口远端的左肝动脉（LHA）峰值流速为 36.5cm/s，RI=0.39。还应注意到收缩期峰值流速缓慢上升，舒张期流速加快，符合小慢波。肝动脉吻合口处流速增加 4 倍，左肝动脉 RI 降低，小慢波，提示吻合口狭窄

肝移植更常见[145]。门静脉血栓通常在移植后第 1 个月出现。灰阶超声表现为管腔内血栓和血管狭窄。多普勒表现包括：①闭塞性血栓形成者门静脉血流消失，部分性血栓形成者血流减少；②侧支血管形成；③偶尔在肝内分支出现逆行血流，与肝动脉门静脉分流的发生有关[145, 148]。

门静脉狭窄的灰阶超声表现为狭窄部位管腔内血栓形成和血管狭窄（图 7-94A）。多普勒成像表现包括以下几个方面：①狭窄段位相对于狭窄前段的流速增加 3～4 倍以上；②狭窄后段血流速度为

1～3m/s；③狭窄部位湍流或彩色混叠；④侧支血管形成（图 7-94）[145, 148, 152, 153]。无论是门静脉血栓形成还是门静脉狭窄，经包膜侧支血管在穿过肝包膜时均显示向肝血流，在与肝内门脉分支的交界处显示血流逆转[145]。

3. 肝静脉和下腔静脉

肝静脉和下腔静脉并发症的发生率低于其他血管并发症，发生率 < 1.5%[145, 154]。可由血栓形成或狭窄引起，通常发生在手术吻合口。

闭塞性血栓的声像图表现为腔内血栓回声，多

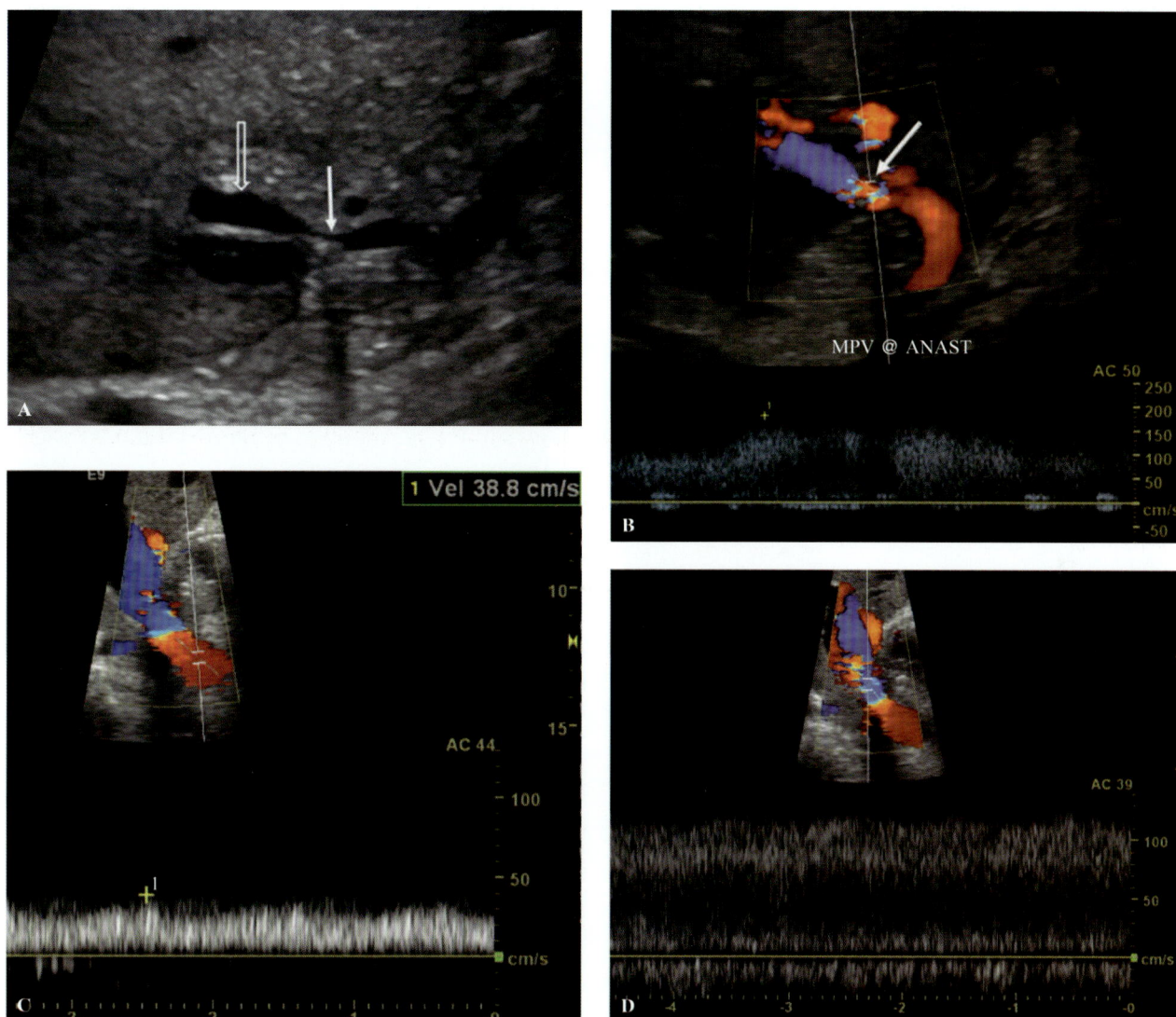

▲ 图 7-94　门静脉狭窄

A. 节段性肝移植术后门静脉灰阶声像图，显示供体和受体门静脉之间的吻合口变窄（箭）和狭窄后扩张（空心箭）；B. 门静脉主干（MPV）吻合口处脉冲多普勒频谱，显示湍流伴混叠，表现为狭窄段混合性红蓝信号（箭）和狭窄后扩张；C. 在另一例患者中，吻合口前方门静脉的最大流速为 38.8cm/s；D. 与图 C 来源于同一患者，吻合口处门静脉血流的峰值流速为 120cm/s，流速增加了近 3 倍，提示门静脉狭窄

普勒成像无血流[45]。如血栓未完全闭塞，腔内可见少量血流。

　　肝静脉和下腔静脉狭窄的灰阶超声表现为局灶性管腔狭窄和血栓回声。多普勒超声有以下表现：①狭窄段收缩期峰值流速增加，相对于狭窄前段增加 3~4 倍以上；②狭窄段湍流和混叠；③肝静脉或梗阻部位近端的下腔静脉搏动减弱；④肝内静脉血流反向或单相血流（图 7-95）[145, 148]。

4. 其他血管并发症

　　肝动脉假性动脉瘤和动静脉瘘可发生于吻合口

处或继发于肝实质活检。假性动脉瘤的灰阶表现为沿肝动脉走行的囊性肿块。多普勒超声检查显示湍流动脉血流，内部彩色信号呈旋涡状（图 7-96）[148]。肝移植动静脉瘘的表现与前述的自体动静脉瘘相同（图 7-80 和图 7-97）。

（五）胆道并发症

　　胆道并发症是移植肝功能障碍（仅次于移植肝排异反应）的第二大常见原因，儿童总发生率为 12%~40%[145]。通常发生在移植术后的前 3 个月，但也可能在术后数月或数年发生。胆道并发症包括

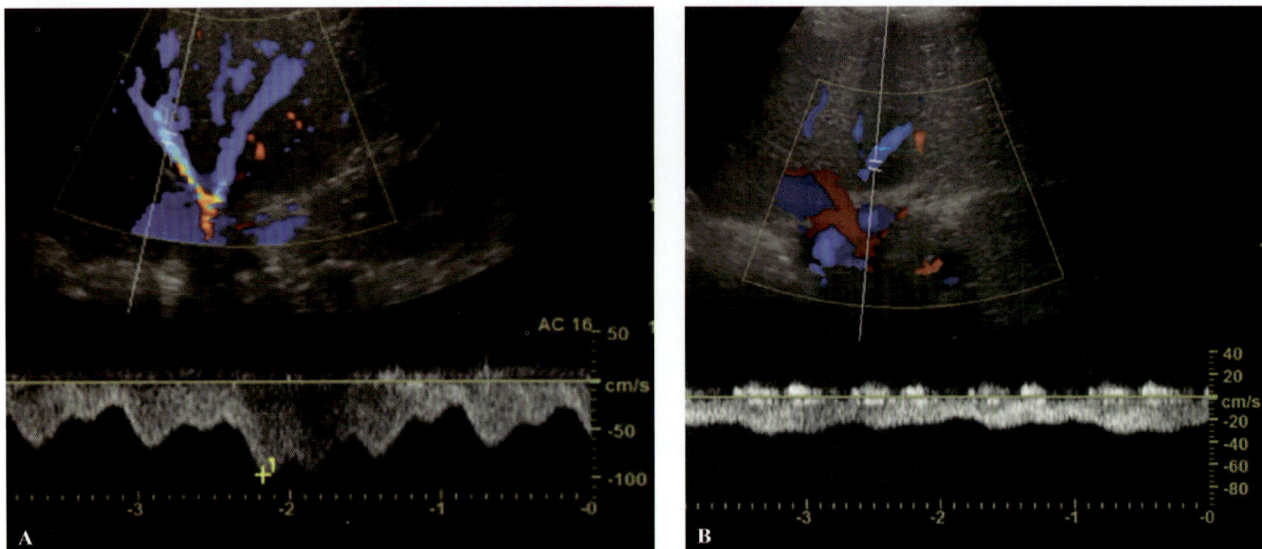

▲ 图 7-95　下腔静脉 / 肝静脉吻合口狭窄

A. 横切面彩色多普勒超声显示肝总静脉残端血流混叠，肝右静脉与下腔静脉吻合口处流速达 100cm/s，符合狭窄表现；B. 狭窄远端肝内肝左静脉多普勒超声显示单相血流，流速为 20cm/s

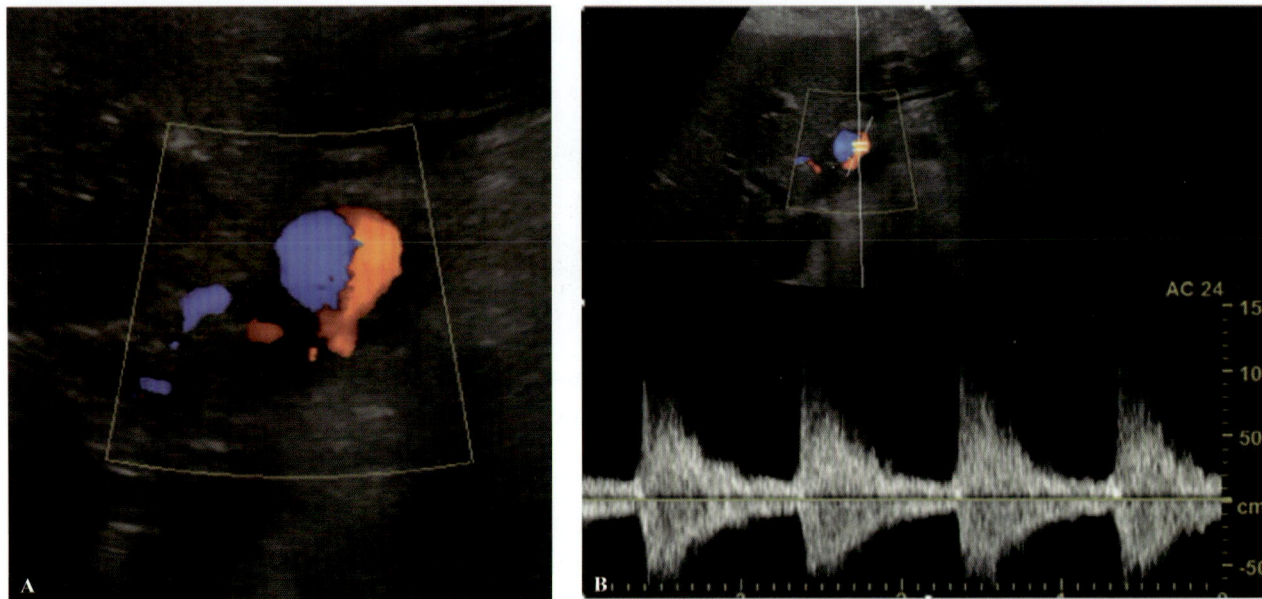

▲ 图 9-96　肝动脉假性动脉瘤

横切面彩色多普勒（A）和脉冲多普勒声像图（B）显示边界清晰的肿块，内部有血流，基线上下方有典型的往返血流，与既往活检有关

胆道狭窄（吻合口或非吻合口）、胆漏、结石形成、胆泥淤积和黏液囊肿。胆道狭窄和胆漏常发生在吻合口处。

胆道狭窄的超声表现为胆总管狭窄和肝内胆管扩张（图 7-98）。胆漏通常发生在 T 管插入处附近，表现为肝下积液。胆汁可进入腹腔，引起腹水。胆道结石和胆泥淤积在胆总管或肝内胆管内表现为强回声区，伴或不伴声影。胆囊管黏液囊肿发生于供体的胆囊管残余物因黏液而扩张时。超声检查，黏液囊肿表现为肝门附近圆形积液[145, 148]。

（六）实质并发症

排异反应是移植物衰竭最常见的原因。大多数排斥反应发生在移植后 1 年内。同种异体移植排斥反应是经活检证实的临床诊断。超声检查通常正常，偶可表现为实质不均匀、单相肝静脉频谱，以及动脉阻力增加引起的 RI 升高[155]。影像学的主要作用是检测其他原因引起的肝移植功能障碍。

同种异体移植物梗死通常继发于肝动脉血栓形成或狭窄引性的血流减少，梗死表现为类圆形或楔形低回声病灶，多普勒无血流信号或超声造影无增强[145, 148]，可见肝内积气，表现为小的强回声病灶伴混杂声影。

（七）局灶性积液

积液，如血肿、血清瘤和胆汁瘤，在术后立即出现，通常在几周内消退。呈低回声或高回声，常累及单叶或肝段移植患者的肝周和肝下间隙以及肝裸区（图 7-99）。

脓肿、血肿和胆汁瘤表现为囊性病灶，回声不均匀或均匀，多普勒或造影成像无血流信号。脓肿壁较厚，可能积气。鉴别这些积液可能需要穿刺抽吸，在抽吸之前，应通过多普勒超声评价积液，以排除假性动脉瘤。

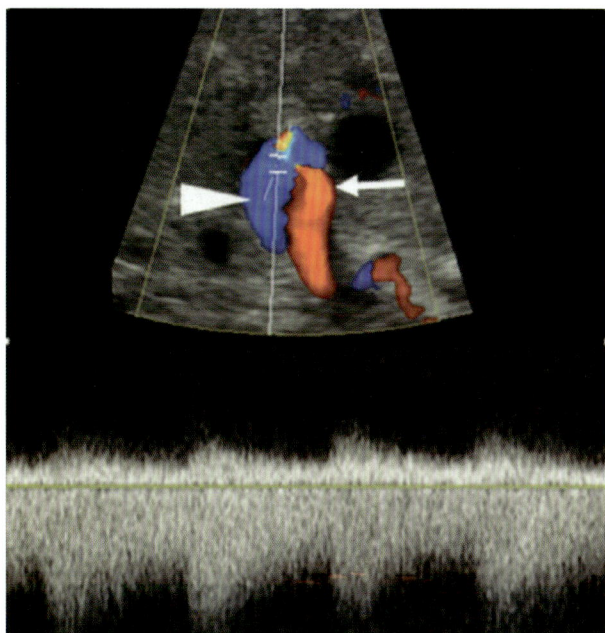

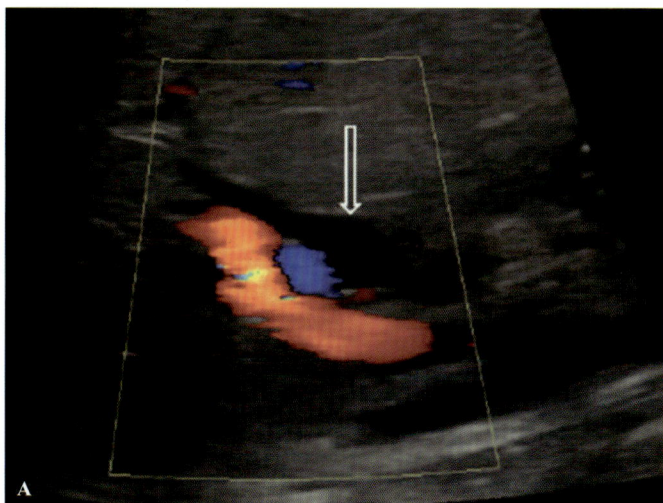

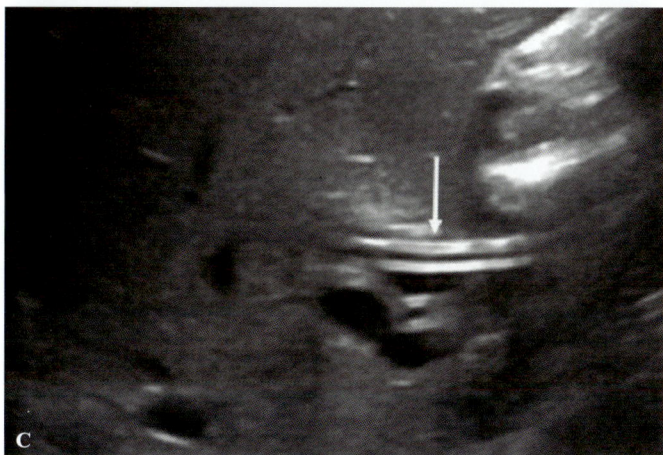

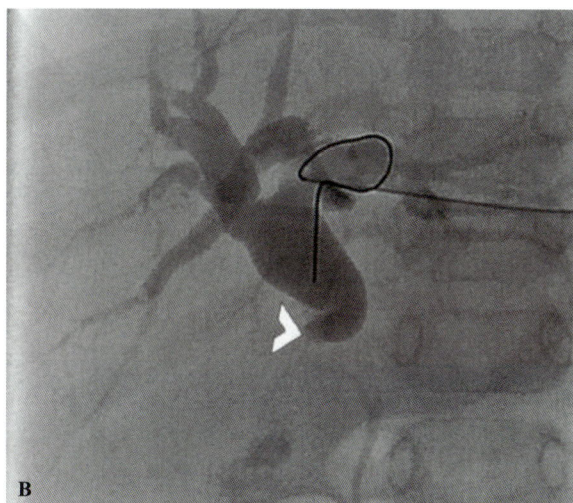

▲ 图 7-97 动静脉瘘

肝右叶横切面多普勒超声显示肝右动脉（箭）至门静脉右前支（箭头）瘘口，肝动脉和门静脉扩张，门静脉呈反向搏动性血流

▲ 图 7-98 胆道狭窄

A. 纵切面声像图显示肝内胆管扩张（空心箭）；B. 经皮胆管造影显示继发于吻合口狭窄的胆管扩张（箭头）；C. 导管扩张在支架置入后消退（箭）

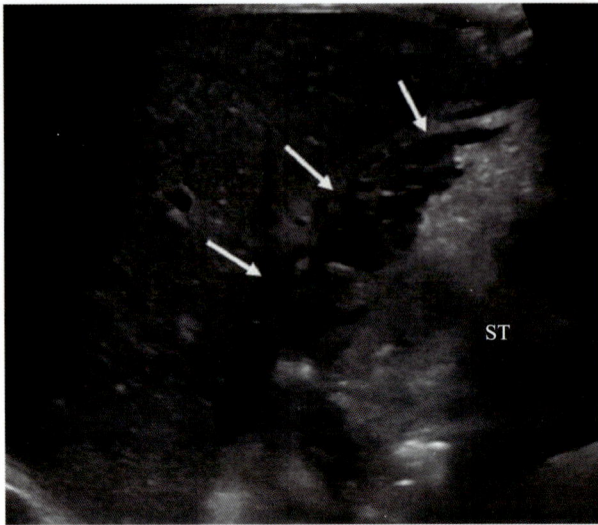

▲ 图 7-99　肝周积液

全肝移植术后 3 天横切面灰阶声像图显示积液，代表肝脏边缘的血清瘤 / 血肿（箭）。ST. 充盈的胃

（八）其他并发症

其他移植相关的并发症包括右肾上腺出血和移植后淋巴增生性疾病。右肾上腺出血是由于在进行下腔静脉吻合时夹闭肾上腺静脉所致。超声显示肾上腺有低回声或混合性肿块。

移植后淋巴增生性疾病是一种包含许多淋巴增生过程的疾病，包括淋巴瘤（见之前关于继发性肝脏肿瘤的讨论）。通常发生在移植后第 1 年，与 EB 病毒有关。肝脏受累可表现为肝门部软组织肿块、多发肝脏局灶性病变或弥漫性浸润（图 7-31），也可累及淋巴结、小肠、胃、肾和肠系膜。

胆囊与胆道
Gallbladder and Biliary Tract

Marilyn J. Siegel 著
耿天笑 潘华荣 译
许云峰 校

第8章

超声检查是评价胆囊和胆道疾病的初步影像学检查，诊断范围包括先天性畸形、结石病、胆汁淤积性疾病、胆道梗阻和肿瘤。本章主要介绍胆囊和胆道的正常解剖，与这些解剖结构相关的一些常见和不常见疾病的临床和超声特征，以及常见的诊断误区。

一、胆囊

（一）超声检查技术

检查胆囊通常使用 5.0MHz 或 7.5MHz 频率的探头。对于体型较大或肥胖的患者可能需要用 3.5MHz 的探头。配合良好的患者，应在屏气时检查胆囊。通常取仰卧位、左侧卧位或左后斜位进行检查。有时，直立或俯卧位检查可有助于胆囊结石的鉴别诊断。改变体位，结石和胆泥将随重力作用移动到胆囊较低的位置，而息肉则不能移动。检查胆囊时，应该多切面扫查胆囊的颈部、体部和底部。需特别注意胆囊颈部的显示，避免遗漏胆囊颈部嵌顿性结石。

理想情况下，患者在接受胆囊超声检查前应该禁食 4～6h，以确保胆囊充盈并减少上腹部肠道气体干扰。进食，特别是脂肪类食物，可刺激胆囊收缩，人为地造成胆囊壁的增厚，可能导致胆囊病变不能清晰显示而漏诊。

（二）正常解剖

胆囊的结构包括底部、体部和颈部（图 8-1）。底部为胆囊的球状远端，位于胆囊体和胆囊颈部的前外侧。胆囊体和胆囊颈部位于后内侧、胆囊底的左侧。胆囊颈是狭窄的近端，与胆囊管相连。胆囊管与肝总管汇合形成胆总管。

在短轴平面上（横切面），胆囊呈圆形或椭圆形结构，位于叶间窝后方或部分位于叶间裂内。在长轴平面上（纵切面），它呈椭圆形或梨形（图 8-2）。胆囊壁薄，光滑，呈高回声。空腹状态下，胆囊壁厚度不超过 3mm[1]。正常胆囊壁通常可见血流信号（图 8-3），不应仅以胆囊壁见血流一个特征作为急性胆囊炎的诊断。

进食后，胆囊收缩。正常胆囊餐后收缩时，壁厚通常 < 3mm（图 8-4）[2]。收缩的胆囊壁也可见彩色血流（图 8-4B）[3]。

小儿胆囊管通常不可见，除非扩张时。通常仅在其插入胆总管附近的胆囊管远端部分可见。检查胆总管最好在长轴平面上（纵切面）观察，患者取仰卧位或左后斜位。

1. 餐后超声

进食含脂餐有助于评估胆囊管的通畅性。在健康人中，胆囊的最大排空发生在脂肪餐后

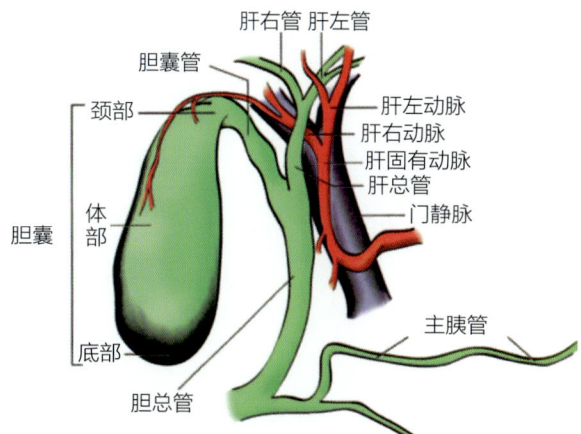

▲ 图 8-1 正常胆囊解剖示意图

胆囊分三段：底、体、颈。胆囊管引流胆汁，汇入肝总管后形成胆总管

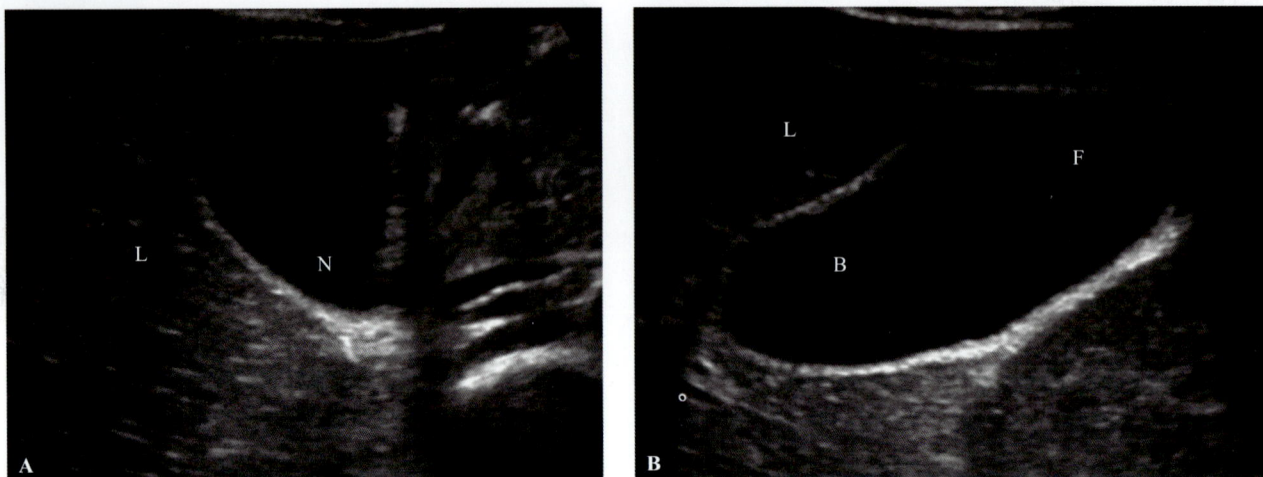

▲ 图 8-2　空腹状态下，正常胆囊的超声解剖

A.横切面声像图；B.左后斜位纵切面声像图，椭圆形胆囊，壁薄（厚度＜3mm），胆囊位于肝脏下缘（L）。B.体部；F.底部；N.颈部

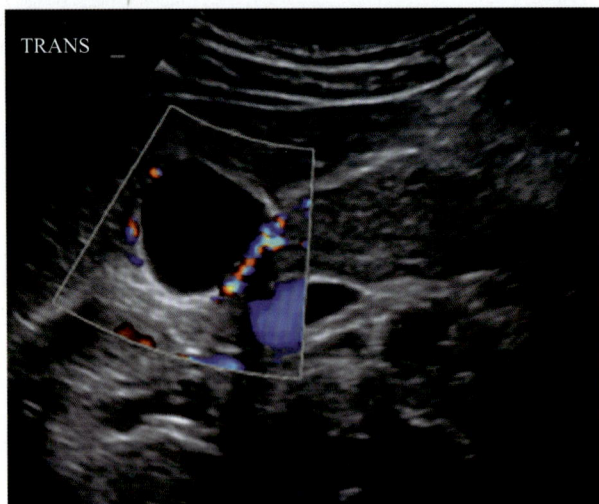

▲ 图 8-3　彩色多普勒图像显示胆囊颈部壁内见血流信号

45～60min，平均容积减少约60%。脂肪餐后胆囊收缩支持胆囊管通畅的诊断。

2. 胆囊大小

已有文献报道空腹状态下胆囊大小的正常测量值，最常使用的胆囊测量值是宽度和长度。在大多数情况下，识别异常不需要依靠测量大小。新生儿和1岁以下婴儿，胆囊长度正常值为1.5～3cm，胆囊宽度＜1cm[1]。2—16岁儿童，长度为3.0～8.0cm，宽度＜3.5cm[1]。胆囊体积可使用椭圆公式（厚度 × 宽度 × 长度 ×0.5）计算[1]。新生儿胆囊体积约为1.6cm³。体积测量可用来计算餐后胆囊收缩率。

3. 局部压痛

超声 Murphy 征阳性，即超声显示胆囊局部有

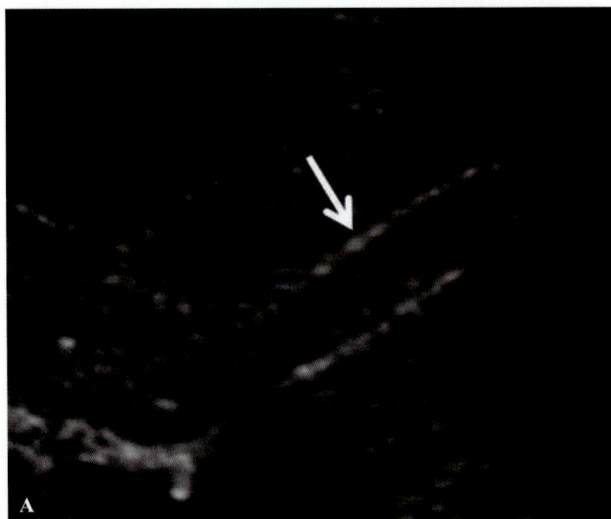

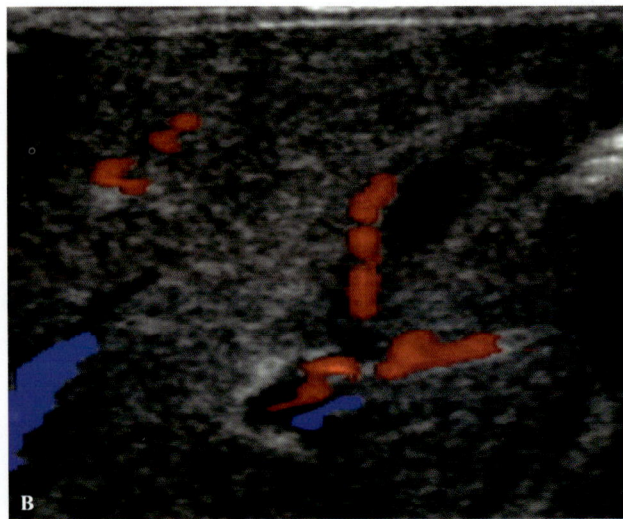

▲ 图 8-4　收缩的胆囊（5 岁男孩）

A.纵切面灰阶超声显示胆囊收缩，囊腔小，胆囊壁厚度（箭）正常，测量值为2mm；B.彩色多普勒超声显示胆囊壁内见血流

明显压痛，是急性胆囊炎患者的辅助表现。要检查 Murphy 征，探头应该直接地放在胆囊上。文献报道，急性胆囊炎超声 Murphy 征的敏感性和特异性分别为 63%～96% 和 35%～98%，阳性预测值和阴性预测值分别为 43%～73% 和 82%～90%[4]。

（三）正常变异

由于胆囊扭曲或折叠所形成的胆囊皱褶是常见的超声解剖变异。两个常见的皱褶部位是胆囊体颈部交界处和扁帽状胆囊（phrygian cap）（图 8-5）。扁帽状胆囊是胆囊底部折叠时产生的。皱褶与间隔、结石或息肉类似，可以通过多切面扫查来加以鉴别。

（四）先天性畸形

胆囊先天性畸形较少见，包括胆囊发育不良、胆囊异位、胆囊重复畸形和间隔胆囊。禁食状态，在胆囊窝或腹部的其他地方没有发现胆囊时，提示胆囊发育不良。胆囊发育不良与胆道闭锁有关。

胆囊异位的常见部位有肝后（肝右叶或左叶的后方）、肝内（通常在叶间裂上方）（图 8-6）和肝上（肝和膈之间）。少见部位有下腹部、腹膜后、前腹壁、小网膜囊和镰状韧带。

胆囊重复畸形分为完全性或部分性。完全性胆囊重复畸形表现为两个卵圆形的囊性结构，每个囊性结构都有一个单独的胆囊管（图 8-7）[5]。部分性胆囊重复畸形时，胆囊是双叶的，只有一个胆囊

管，三胆囊和四胆囊也有报道。胆囊重复畸形的并发症有结石形成、胆囊炎、瘘管、扭转和癌症[5]。

间隔胆囊，胆囊腔内可见分隔，它将胆囊腔分成两房或多房（图 8-8）。若分隔数量很多，相互交织，可形成蜂窝状外观（图 8-8B）[6]。胆囊结石形成、胆总管囊肿与多间隔胆囊有关。间隔看起来可以类似胆囊皱褶，但皱褶可以观察到胆囊外轮廓随着患者体位的改变而改变，而间隔胆囊外轮廓不随患者体位的改变而改变。

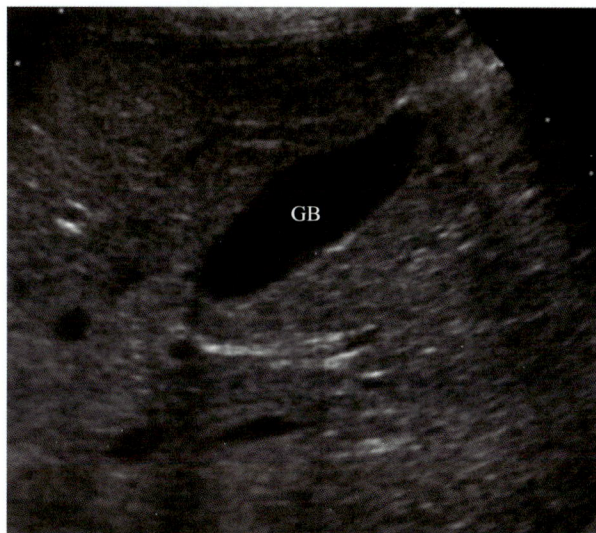

▲ 图 8-6　肝内胆囊

肝脏纵切面灰阶声像图显示完全被肝实质包围的胆囊（GB），胆囊在叶间裂上方

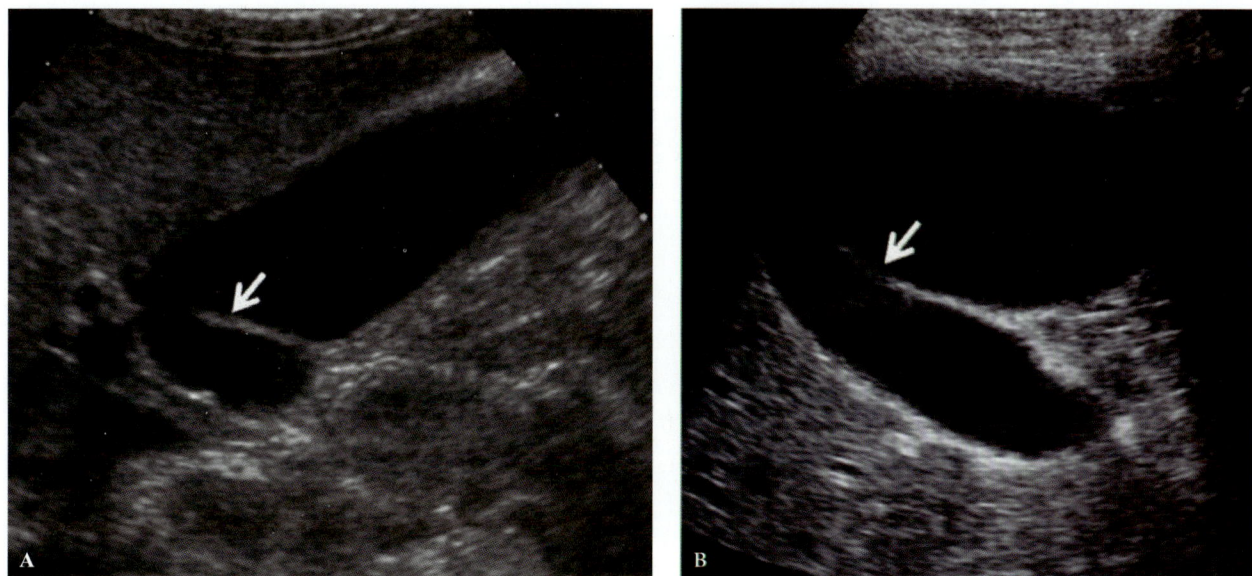

▲ 图 8-5　胆囊皱褶（不同患者）

A. 交界处皱褶。纵切面显示胆囊体和颈部之间的短线性回声（箭）；B. 胆囊底的扁帽状畸形（phrygian cap）。胆囊底部折叠形成分隔（箭）

胆囊固定畸形是一种罕见的异常。胆囊可完全腹膜化，仅由胆囊管和动脉形成的狭窄蒂附着。因此，它可以自由地悬挂在腹腔内，并易发生扭转。

（五）胆囊疾病的超声征象

1. 大小异常

在充分禁食的情况下，如果小于 1 岁的儿童胆

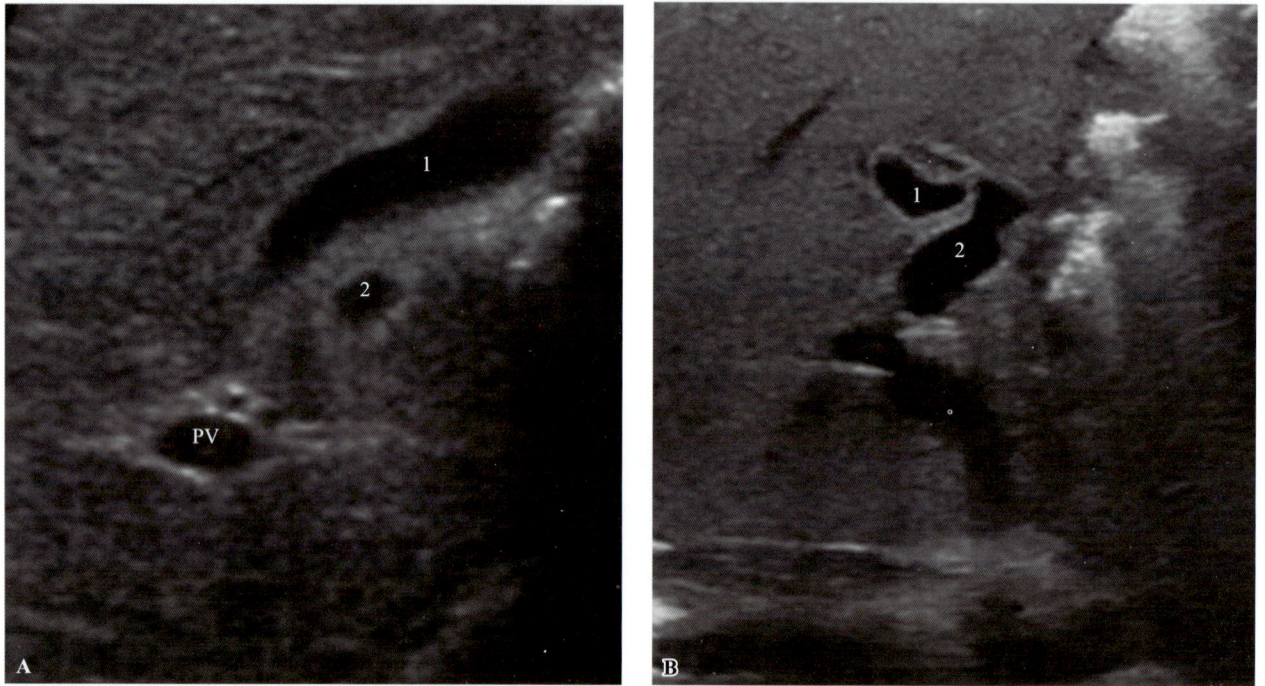

▲ 图 8-7　重复胆囊

纵切面灰阶声像图显示在 2 名新生儿（A 和 B）中分别可见 2 个非交通性的无回声结构（1 和 2）。PV. 门静脉

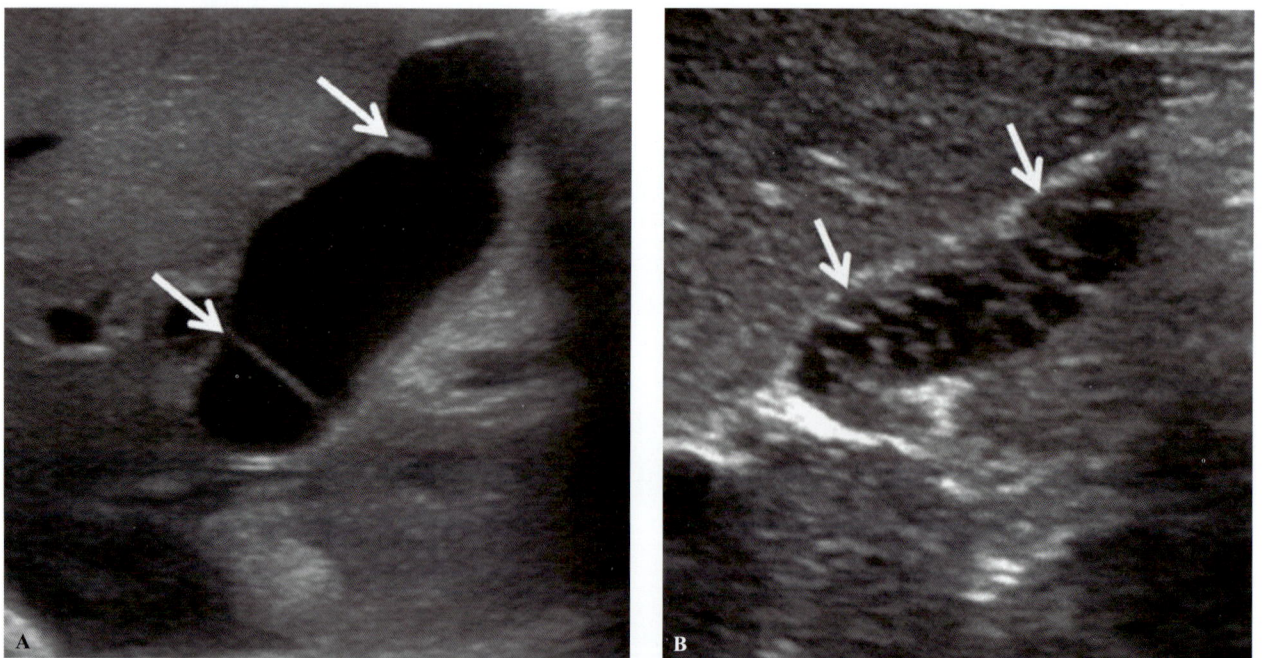

▲ 图 8-8　间隔胆囊

A. 纵切面声像图显示胆囊体中有两个间隔（箭）。相比之下，交界皱褶发生在胆囊体与颈部的交界处，而扁帽状胆囊发生在胆囊底部。

B. 多间隔胆囊（箭）内含有大量的薄分隔，呈蜂窝状

囊长度＜ 1.5cm，或＞ 1 岁的儿童胆囊长度＜ 3cm，则认为胆囊小于正常。胆囊缩小或胆囊收缩的原因包括餐后状态、先天发育不全、急性肝炎、囊性纤维化和慢性胆囊炎。多达 30% 的囊性纤维化患者中出现胆囊缩小（图 8-9）[7, 8]。而胆囊增大则与长期禁食、胆囊管或胆总管的狭窄或闭塞有关。

2. 胆囊不显示

在禁食的婴儿和儿童中，胆囊不显示通常是由胆道闭锁引起的，也可能是因为发育不良或异位。有时，充满胆泥的胆囊回声与肝脏相似，难以被识别。

3. 胆囊壁增厚

禁食患者的正常胆囊壁厚度一般≤ 3mm。胆囊壁弥漫性增厚是一种非特异性疾病，由多种疾病引起，包括急性和慢性胆囊炎、肝功能障碍（病毒性肝炎、肝硬化）、低蛋白血症、胰腺炎、充血性心力衰竭、骨髓移植、败血症、异染性脑白质营养不良、AIDS、胆管病、餐后生理性收缩（图 8-10）[9]。

弥漫性胆囊壁增厚可有几种超声表现：均匀回声型、弥漫性低回声型、"条纹"型（高低回声交替）。增厚的胆囊壁周围可能有积液。局灶性胆囊壁增厚不如胆囊壁弥漫性增厚常见，通常见于胆囊炎或胆囊腺肌症。

（六）胆石症

1.9%～4% 的儿童患有胆结石[10]。大约 10% 的结石发生在 6 月龄以下的婴儿，20% 发生在 6 月龄至 10 岁患者，70% 发生在青少年。大约 85% 的儿童患者有潜在的疾病易形成结石。其余患者的结石形成是特发性的。胆结石通常分为色素结石（48%）、胆固醇结石（21%）和碳酸钙结石（24%）[11]。单一成分的胆结石罕见，大多数结石含两种以上成分[10]。

在新生儿中，胆石症与先天性胆道畸形、全肠外营养、呋塞米疗法、光疗、脱水、感染、溶血性贫

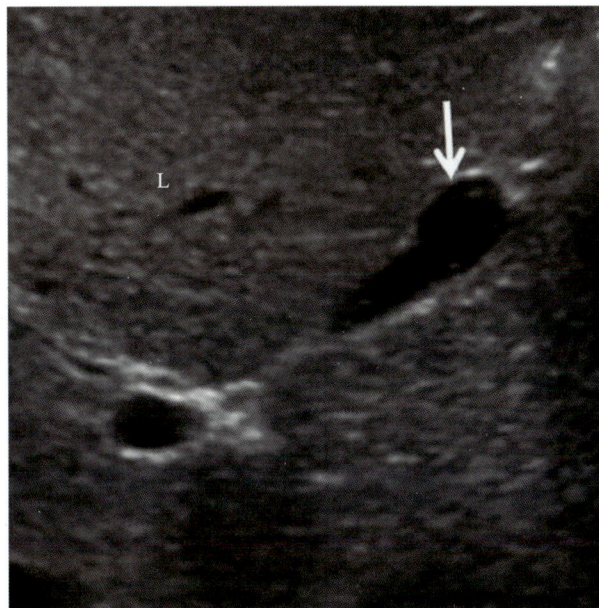

▲ 图 8-9　囊性纤维化患者的小胆囊（患者：女，7 岁，禁食后超声扫查）
横切面灰阶声像图显示一直径 1.2cm 的小胆囊（箭），胆囊壁厚度正常。L. 肝脏

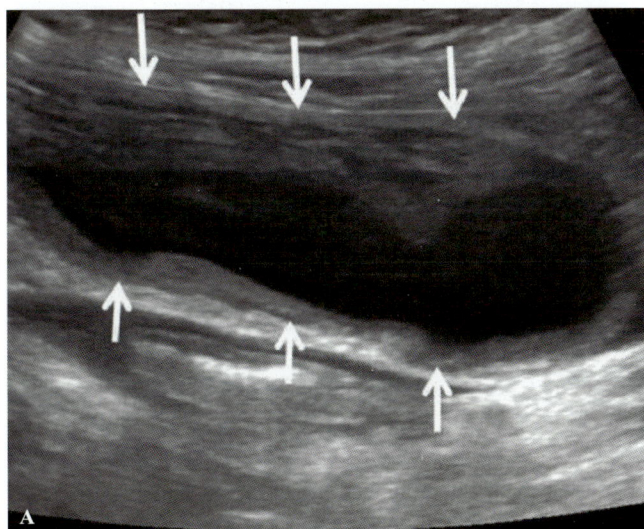

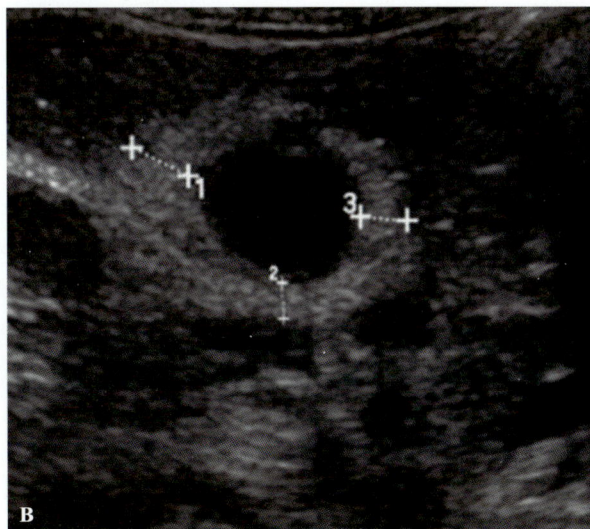

▲ 图 8-10　胆囊壁弥漫性增厚
A. 充血性心力衰竭患者，纵切面灰阶声像图显示增厚的条纹状胆囊壁（箭）呈高低回声交替，胆囊壁厚度为 6mm；B. 肝炎患者，横切面灰阶声像图显示均匀增厚的高回声胆囊壁（光标），厚度为 8mm

血和短肠综合征有关[12]。接受肠外营养的新生儿尤其容易患上胆石症，因为肠外营养会导致胆汁淤积。

在年龄较大的儿童和青少年中，胆石症的常见原因是囊性纤维化、吸收不良、全肠外营养、肝病、克罗恩病、肠切除和溶血性贫血[12, 13]。较少见的是药物相关胆结石，如头孢菌素和环孢素，以及异染性脑白质营养不良。异染性脑白质营养不良，又称为脑硫脂沉积病，是一种常染色体隐性遗传的鞘磷脂代谢紊乱，胆石症被认为是由于硫酸酯在胆囊壁积聚而引起的胆囊动力减弱。

大龄儿童结石的典型症状是右上腹或上腹部疼痛和呕吐。年幼的孩子往往表现出非特异症状，如黄疸或易怒[13]。结石病的并发症少见，包括有胆囊炎，胆总管结石，胆管炎，胆囊穿孔和胰腺炎[10]。除非有症状，否则胆结石可不需要手术治疗，也有不经治疗而自行消失。

1. 超声表现

胆囊结石最常见的超声表现为胆囊腔内随重力作用而移动的强回声病灶，后方伴有声影（图8-11）。胆囊结石产生的声影通常是"清晰的"，意

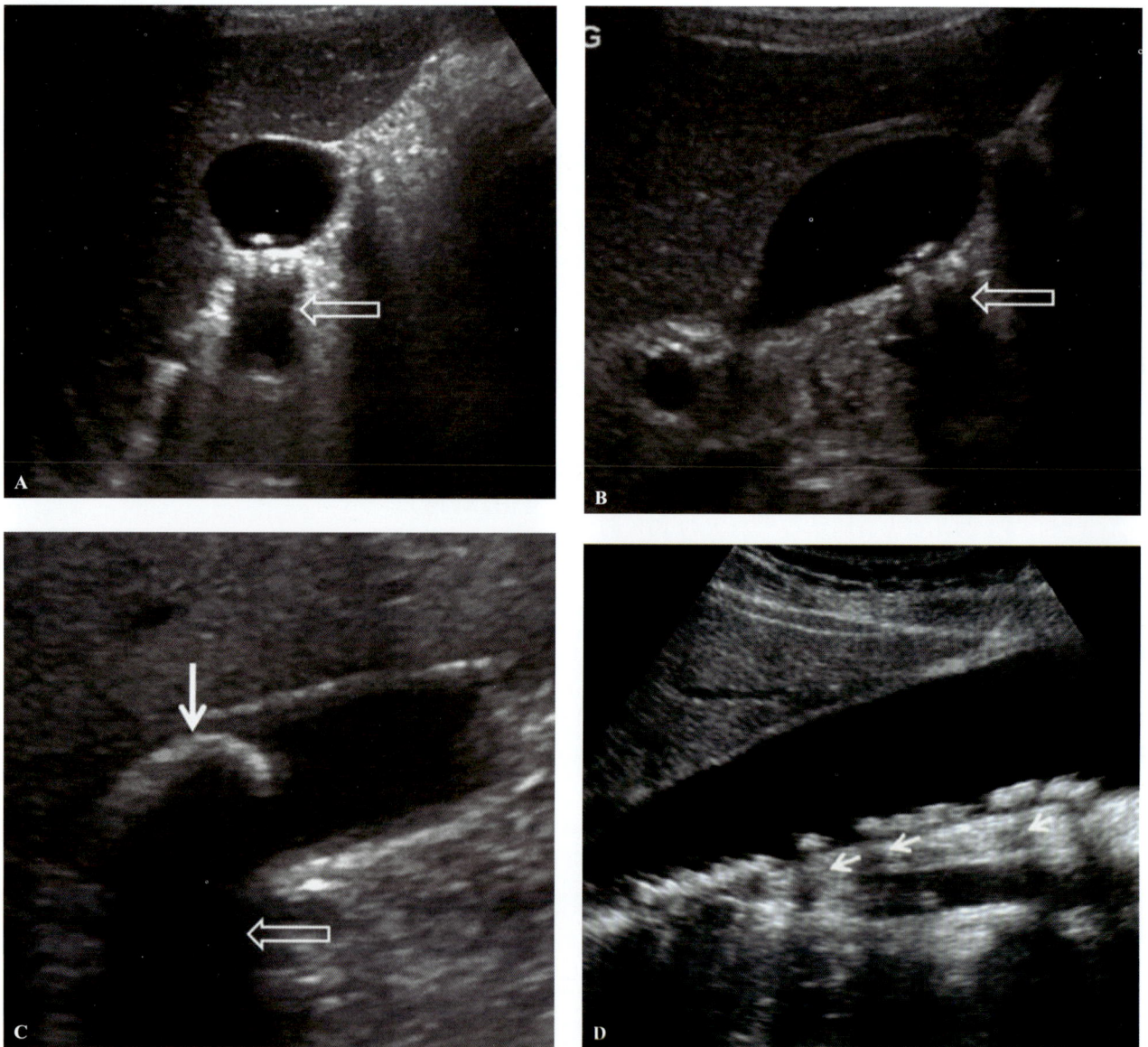

▲ 图 8-11 多名患者的胆囊结石

A 和 B. 横切面（A）和纵切面（B）声像图显示小的可移动结石，伴清晰的声影（空心箭）。C. 俯卧位纵切面声像图显示胆囊颈部有巨大的强回声结石（箭），伴清晰的声影（空心箭）。声衰竭影响了结石后部的图像显示。D. 纵切面声像图显示多个小结石伴声影（箭），结石沉积于胆囊壁

味着它有明显的边缘，无内部回声或混响伪像（图8-11）。含气的裂隙样结石可产生振铃效应伴混响回声。胆固醇结晶可产生非常短的振铃效应，称为彗星尾征（有关的详细讨论，请参见本书第2章）。

通常结石的比重都超过胆汁的比重而使得结石沉积于胆囊内的较低部位（图8-11）。然而，含有高胆固醇或气体的结石，其比重可能小于正常胆汁的比重，从而可以漂浮于胆汁中（图8-12）。有时也会因为结石阻塞在胆囊颈部或黏附在了胆囊壁上而无法移动。

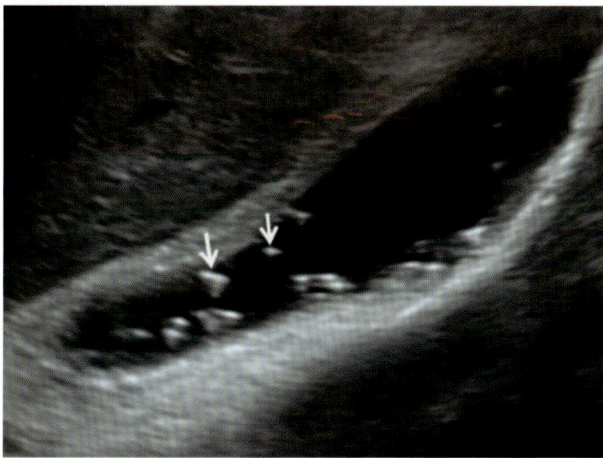

▲ 图 8-12　漂浮结石
胆囊内有多个结石沉积，另外一些结石漂浮于胆汁中（箭）。组织学检查提示胆固醇性结石

彩色多普勒成像可以见到在结石后方的快闪伪像，表现为结石后方出现快速交替的红色和蓝色信号（见第2章）[14]。大多数混合性结石和约1/2胆固醇性结石产生快闪伪像，然而大多数色素性结石没有[15]。快闪伪像不是胆结石的特异性表现，有报道与胆囊腺肌症有关（图8-13）[16]。当胆囊结石在灰阶上很明显时，彩色快闪伪像对诊断几乎没有帮助[16]。然而，如果对结石的诊断不明确，快闪伪像可能有助于确定结石的存在。

超声对胆结石的诊断灵敏度＞95%。后方声影的显示对诊断很重要，因为几乎所有胆石都有声影，而无声影的病灶可能是结石、息肉或其他肿块。

2. 胆石症诊断中的误区及伪像

（1）假阴性诊断：声影的产生取决于结石的大小、结石的表面特性（光滑或粗糙）以及结石在声束中的位置。声影不受结石成分的影响，钙化不是产生声影的必要条件。

声影主要取决于结石的大小。结石越大，就越容易产生声影。尽管使用最佳的技术，＜3mm的结石也可能检测不到声影（图8-14）。右侧卧位、左侧卧位和直立位扫查患者可能会使结石在胆囊内滚动并相互层叠，使得小结石聚集形成较大的石块，从而能够产生声影（图8-14）。表面粗糙的结石比表面光滑的结石吸收更多的声能，从而产生更明

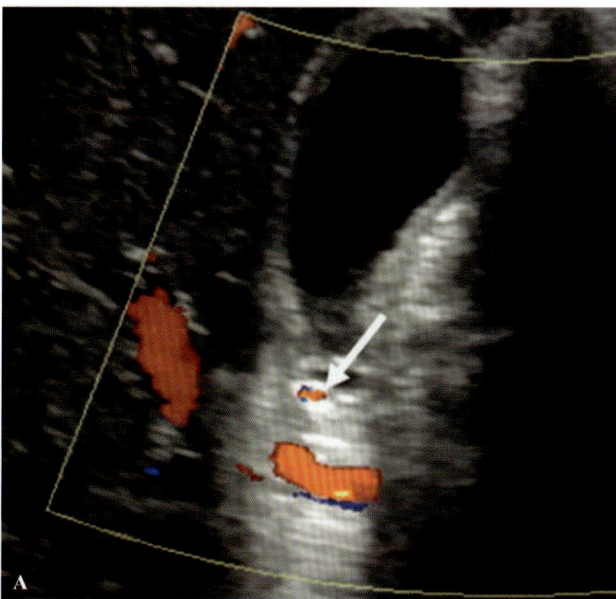

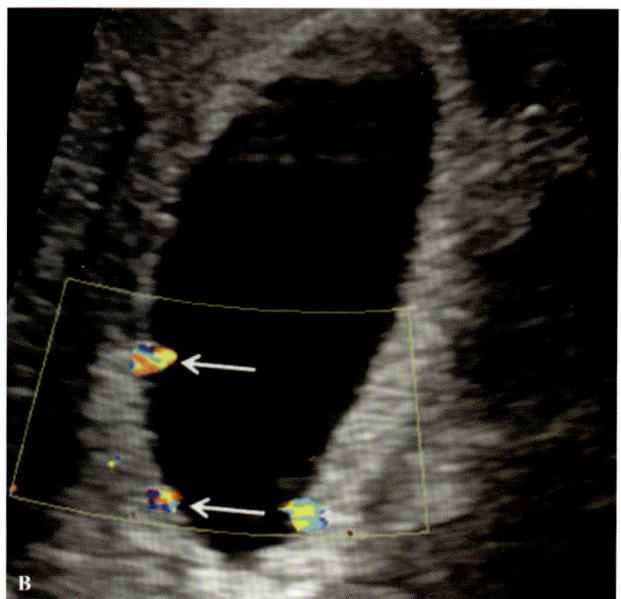

▲ 图 8-13　快闪伪像
A. 胆结石患者，纵切面彩色多普勒声像图显示胆囊颈部微小强回声病灶伴有快闪伪像（箭）；B. 胆囊腺肌症患者，纵切面彩色多普勒声像图显示胆囊黏膜结节性病灶（箭），部分伴有快闪伪像，胆囊壁稍增厚

显的声影。幸运的是，大多数结石表面都是粗糙的。

影响声影产生的另一个重要因素是聚焦区。如果结石阻挡了足够多的声束，就会产生声影。声束在探头的中心或聚焦区域最窄，如果结石位于聚焦区域，则声束被吸收并产生声影。如果声束击中结石的边缘，声束就会被反射，产生彗星尾征或混响伪像，而不是声影。与多聚焦相比，高频单聚焦波束宽度缩窄，可以更容易地检测出声影。

充满结石的胆囊比充满结石和胆汁混合物的胆

囊更难辨认。完全充满结石的胆囊呈弧形强回声结构，胆囊窝远端有声影，从超声图像上来看，很容易与肠襻相混淆。声影使胆囊内胆汁、较深位置的结石和胆囊后壁显示不清。由两条平行弧线组成的回声线被一个较窄的低回声腔隔开，这种囊壁 - 回声 - 声影（wall-echo-shadow，WES）征象证实了胆结石的诊断（图 8-15）。第一条回声线代表胆囊壁的外表面和胆囊壁与肝脏的界面，第二条回声线代表胆结石的强回声。中间的低回声线代表胆囊壁

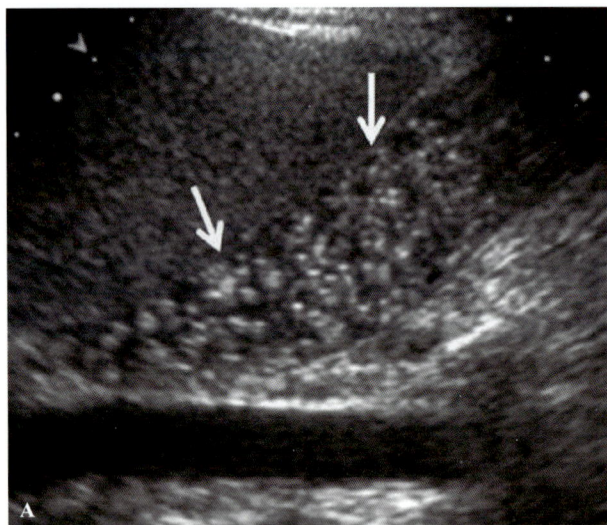

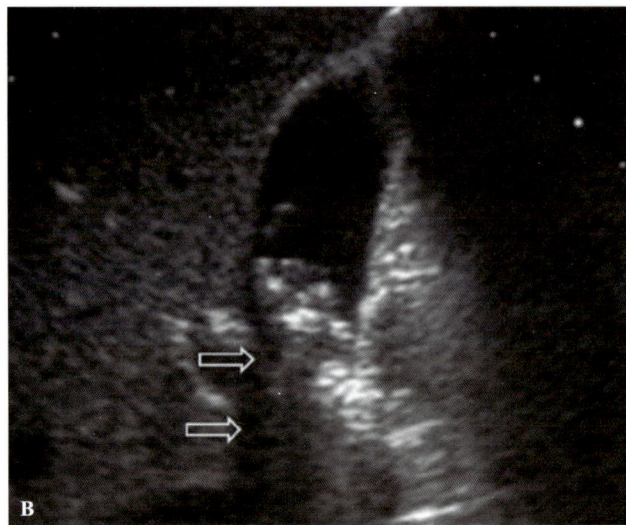

▲ 图 8-14 无声影结石

A. 纵切面灰阶声像图显示胆囊（箭）扩张，内含大量细小强回声灶（直径＜ 3mm），不伴声影；B. 改变患者体位可以让结石相互层叠聚集并形成后方声影（空心箭）

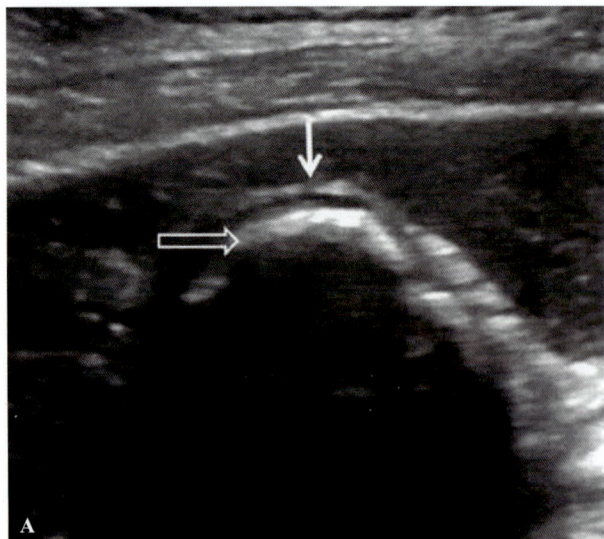

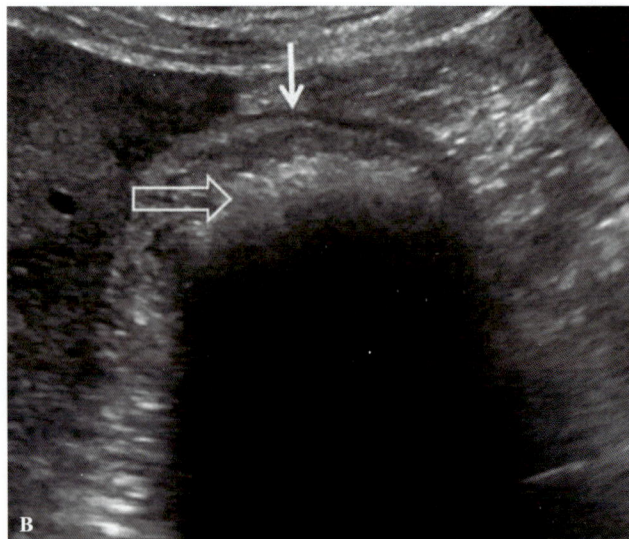

▲ 图 8-15 囊壁 - 回声 - 声影征

A. 胆囊充满型结石的囊壁 - 回声 - 声影征以两条平行的弧形强回声线为特征，中间有一条细的无回声间隙；B. 在另一例患者中也看到类似的表现，前回声线（箭）代表胆囊壁或胆囊壁与肝脏的界面。胆囊壁和结石之间或胆囊壁低回声部分之间的邻近无回声间隙是胆汁。后部较深的回声区为结石强回声（空心箭）所投射出的巨大声影

和胆囊结石之间的胆汁或胆囊壁的低回声肌层。有时，患者改变体位可以使结石在胆囊内重新分布，从而可以看到胆囊腔。

(2) 假阳性诊断：胆囊周围组织结构因部分容积效应会在胆囊内产生伪像，可能被误认为是结石或胆泥。但伪像不是恒定的，它与探头或患者位置的变化有关。同样，胆囊皱褶也可能被误认为为胆结石。

胆囊壁或胆囊腔内的气体回声也可以类似胆结石。当胆囊壁或胆囊腔积气时，将观察到明亮的振铃效应伴混响声（混杂声影而非清晰声影），部分胆囊后壁可能被遮挡（图 8-16）。

聚集或块状的胆泥（即胆泥团）是导致可移动的无声影团块状高回声的原因，它可以类似胆结石（图 8-17）。然而，动态图像观察胆泥团可改变形状或消失，而胆结石的形状则保持稳定或增大。

（七）胆泥

胆泥是指胆汁中存在颗粒物，由胆汁中的溶质沉淀时产生。通常，胆泥中含有胆红素钙颗粒和胆固醇晶体，形成黏稠的胆汁[10]。长期禁食、高营养、肝外胆管梗阻导致胆汁淤积是胆泥形成的主要因素。镰状细胞病、其他溶血性疾病和急性胆囊炎也容易导致胆泥淤积。可触及的增大胆囊可能是婴儿胆汁淤积形成的第一个临床征象。

胆泥的超声表现为胆囊内低至中等回声沉积，不伴声影（图 8-18），也可能表现为后方回声增强。由于其黏性，胆泥形成的液平面随患者体位的改变而缓慢移动。通常胆泥有胆汁 - 胆泥分层，但有时胆泥可充满整个胆囊腔，此时胆囊和肝脏回声基本相同，难以区分胆囊和肝脏，这种表现被称为胆囊肝样变（图 8-19）。如同时伴有炎症或水肿，胆囊壁可表现为正常或增厚。

有时胆泥不会形成液平，而是聚结成团，称为胆泥团。胆泥团在胆囊腔内呈可移动的团块，不伴声影（图 8-17 和图 8-20）。值得注意的是，由于胆汁的黏性，胆泥团在重力作用下移动可能会很缓慢。这类病变是暂时的，可自然消失。动态图像上观察到胆泥的移动性、溶解性有助于鉴别胆泥团和息肉样肿瘤。

胆泥诊断中的误区与伪像：胆囊腔内的低回声并不总是由胆汁中的颗粒物引起的。肠或肝的旁瓣伪像，也可以导致胆囊腔内显示低回声，称为假胆泥（图 8-21）。通过对患者进行不同部位的扫查，可以区分真性胆泥和假性胆泥。真性胆泥可移动和分层，而假性胆泥可消失，且不随着患者体位改变而分层。另外，假性胆泥的前表面可弯曲，而真性胆泥的前表面是平直的。

胆汁内的回声也可能是由于血液、脓液、胆汁中的炎性碎屑和钙乳形成。胆道出血的原因包括钝性肝损伤、穿透性损伤，最常见的有肝活检、出血性畸形和血管畸形。胆道急性出血是高回声的，亚

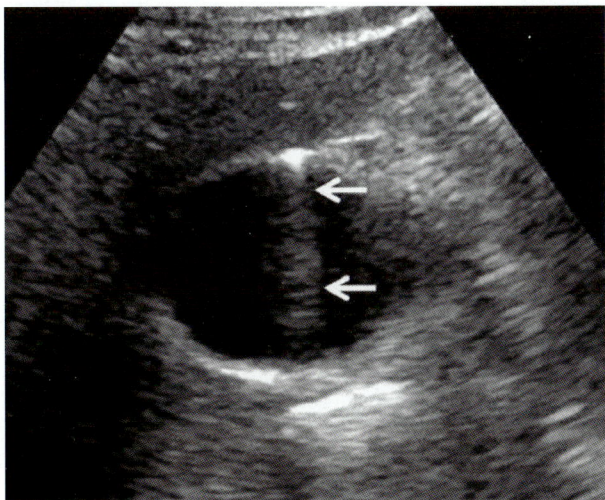

▲ 图 8-16 胆囊积气
胆囊壁积气会产生振铃效应伴明显的混响回声（混杂声影）（箭）

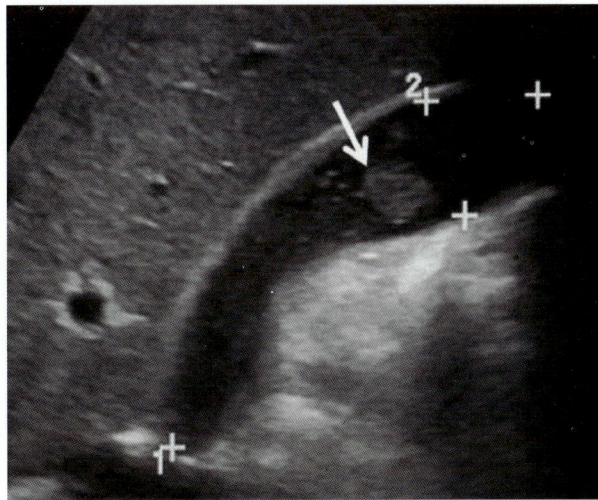

▲ 图 8-17 胆泥团（1 岁女孩，接受高营养支持治疗）
仰卧位纵切面灰阶声像图显示胆囊底部（光标）有一胆泥团高回声（箭），后方不伴声影

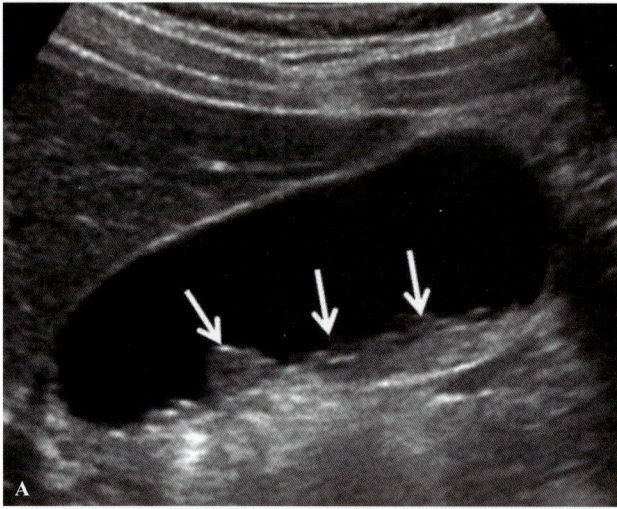

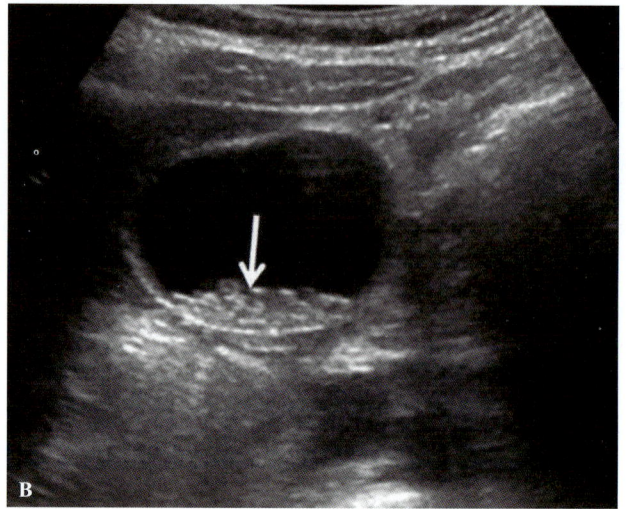

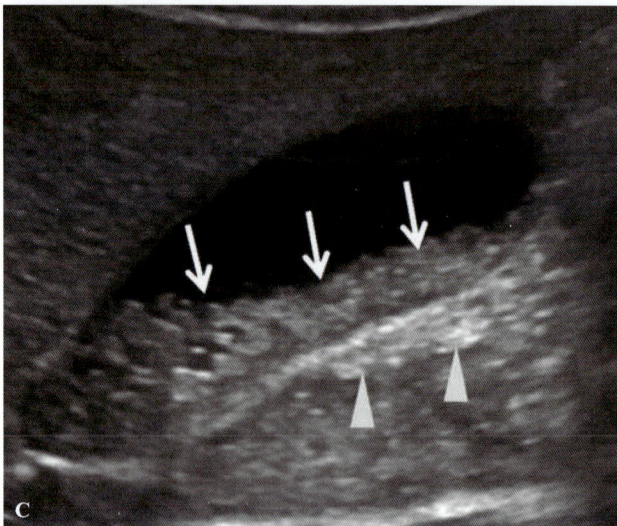

▲ 图 8-18　胆泥

A 和 B. 左侧卧位纵切面（A）和仰卧位横切面声像图（B）显示胆囊腔后壁低回声沉积物（箭），切面上有胆汁 - 胆泥分层；C. 另一例患者的纵切面声像图显示胆囊内有分层的胆泥沉积（箭），伴后方回声增强（箭头）

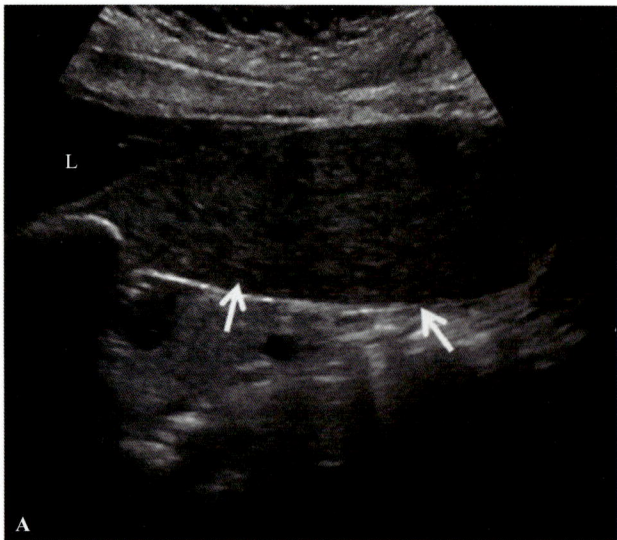

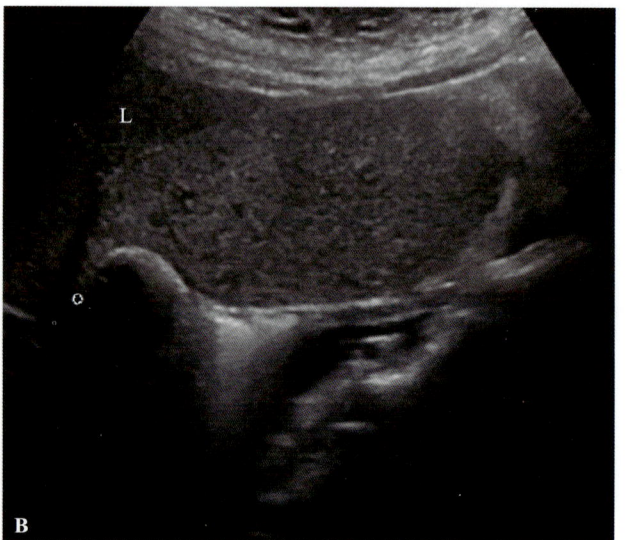

▲ 图 8-19　胆囊肝样变

纵切面（A）和横切面声像图（B）显示肿大的胆囊（箭）充满胆泥。胆泥回声与正常的肝脏回声相近

急性出血表现为不均匀或低回声可移动的无声影肿块，这代表了血栓的形成和血凝块的收缩。在这些情况下，患者的病史和体格检查有助于确定诊断。

胆汁钙乳症（又称石灰胆汁）是一种罕见的疾病，其特征是胆汁中含有高钙，病因可能是慢性胆囊炎和长期胆囊管梗阻所致的胆汁淤积。超声表现可以类似胆泥，包括无回声上清液和有回声下层沉积物。当存在大量钙乳时，可能会出现后方声影。

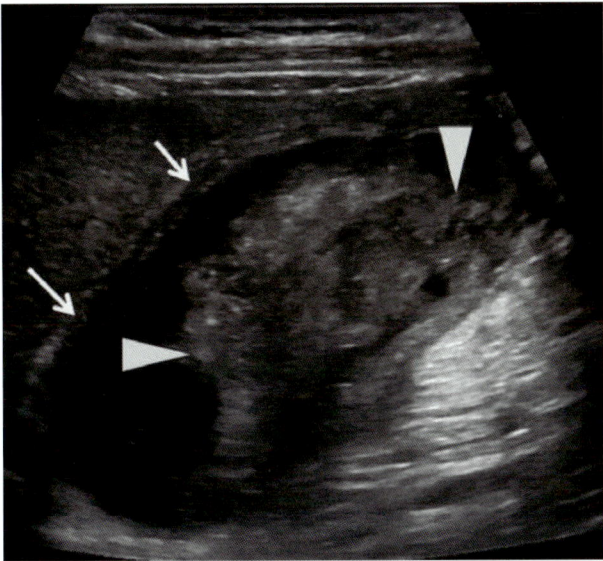

（八）胆囊炎

1. 急性结石性胆囊炎

胆囊炎是一种由胆囊炎症引起的疾病，通常继发于胆囊管或胆囊颈结石阻塞[10]，临床表现为右上腹部或上腹部疼痛、右上腹部压痛、黄疸、发热和白细胞增多[10]。

超声表现：①胆结石；②胆囊肿大；③胆囊壁增厚（厚度 > 3mm）；④胆囊周围积液；⑤胆囊局部压痛（超声 Murphy 阳性）（图 8-22）。孤立地看这些特征都是非特异性的，但是在适当的临床环境下结合这些超声征象诊断急性胆囊炎的敏感性可达 90% 以上。急性胆囊炎最可靠的诊断标准是胆囊压痛和胆结石的联合诊断，阳性预测值为 92%，阴性预测值为 95%[17]。彩色多普勒显像可显示胆囊壁的血流信号。

大多数急性胆囊炎患者胆囊壁增厚 ≥ 3mm。然而，超声并不能将胆囊炎引起的胆囊壁增厚与其他疾病引起胆囊壁增厚区分开来。胆囊周围水肿、积液通常位于胆囊底部附近，出现此表现通常提示胆囊炎晚期[2]。

急性胆囊炎的并发症：罕见的并发症包括胆囊

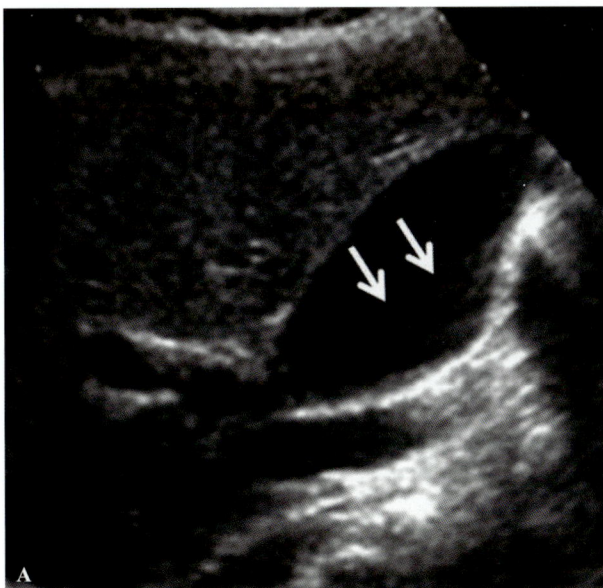

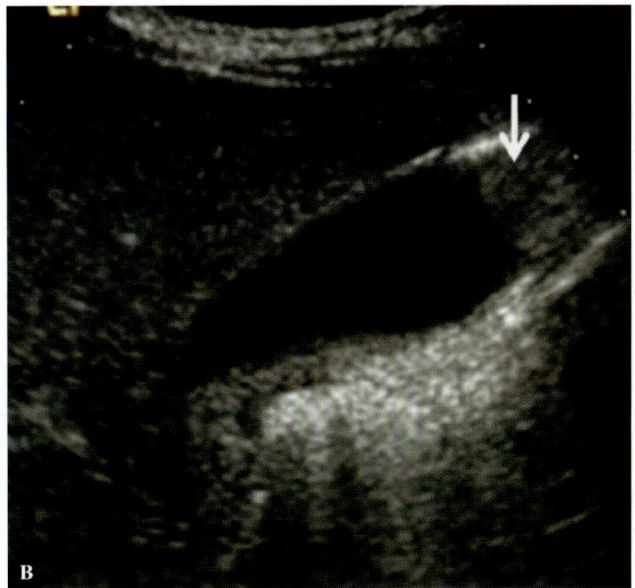

▲ 图 8-20 胆泥团

纵切面声像图显示急性胆囊炎引起的胆囊壁增厚（箭）和高回声的胆泥团（箭头），胆泥团不伴声影，且不随患者的体位改变而移动

▲ 图 8-21 旁瓣伪像导致的假性胆泥（主声束外周的声束产生的伪像）

A. 胆囊附近的充气肠管在胆囊底部产生伪像回声（箭）；B. 另一例患者的声像图显示邻近的肝左叶在胆囊腔内产生伪像回声（箭）。假性胆泥不随着患者体位的变化而出现分层

积气、坏疽和穿孔。胆囊炎胆囊积气是由胆囊壁或腔中的产气细菌感染引起的[18]。声像图表现为胆囊腔或胆囊壁高回声，伴有振铃效应或混杂声影（图8-23）[17, 18]。胆管中也可见气体。由气体引起的腔内高回声并不是急性胆囊炎的特异性表现，在坏死性小肠结肠炎中也可以看到，鉴别需结合临床病史。

胆囊腔内压力增高可引起胆囊壁缺血坏死，导致坏疽性胆囊炎。超声表现包括以下几个方面：

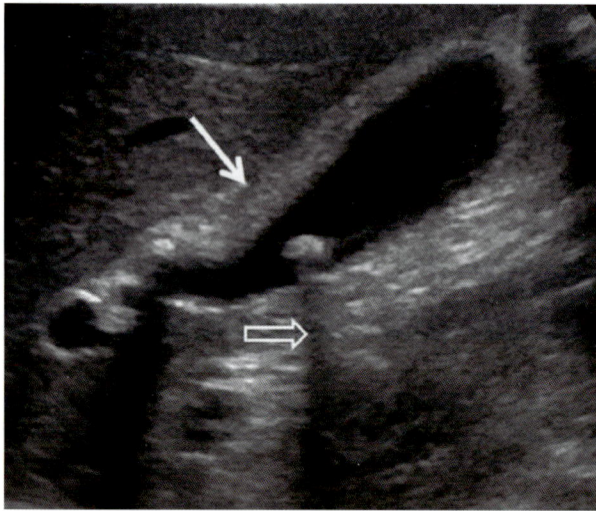

①胆囊壁不规则或不对称增厚；②代表脱落黏膜的胆囊腔内膜样回声；③胆囊壁溃疡灶；④胆囊周围水肿或积液（图 8-24）[2, 17-19]。由于支配胆囊的神经纤维的梗死和坏死，可能没有 Murphy 征。彩色多普勒显像可见胆囊坏死壁的血流灌注缺损和胆囊周围血供丰富的脂肪组织。

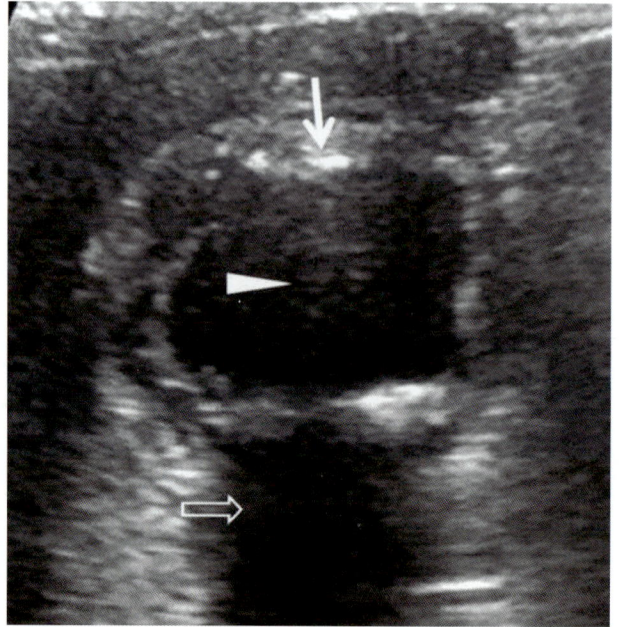

▲ 图 8-22 急性结石性胆囊炎（患者：女，18 岁，Murphy 征阳性）
纵切面声像图显示胆囊肿大、壁增厚（箭，5mm）、胆囊结石伴声影（空心箭）

▲ 图 8-23 胆囊炎胆囊积气
横切面声像图显示胆囊前壁强回声灶，代表积气（箭），伴有远端混响伪像（箭头）和混杂声影（空心箭）

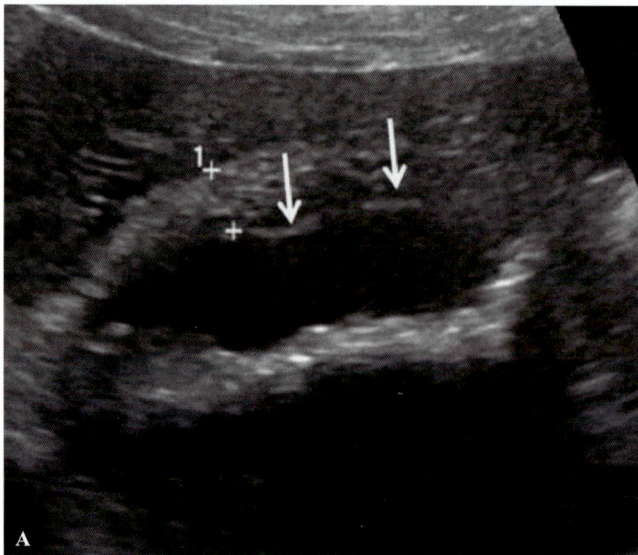

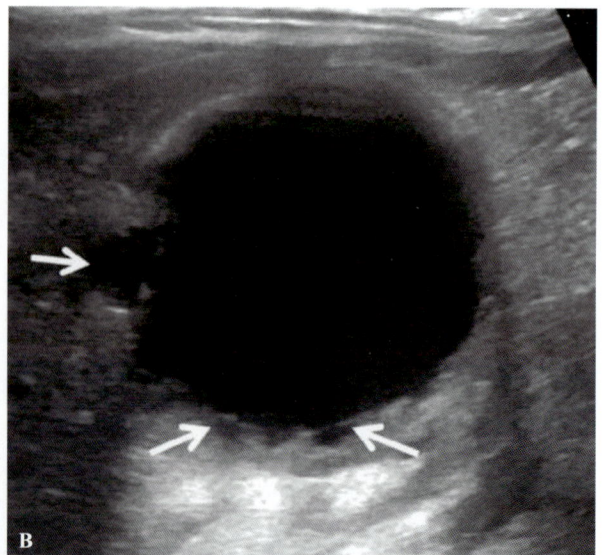

▲ 图 8-24 坏疽性胆囊炎
A. 纵切面声像图显示增厚的胆囊壁（光标）和特征性的胆囊腔内膜，代表胆囊腔内黏膜脱落（箭）；B. 另一例患者横切面声像图显示胆壁内溃疡形成（箭）

坏疽性胆囊炎可引起胆囊穿孔。胆囊底是最常见的穿孔区域，因为胆囊底是胆囊壁上血供最少的部分。胆囊穿孔的超声征象是穿孔处胆囊壁连续性中断（"孔征"）和胆囊周围积液（图 8-25）。胆囊炎穿孔可导致胆囊周围脓肿、胆汁性腹膜炎或胆囊 – 肠 – 十二指肠瘘或胆囊 – 近端横结肠瘘[18]。胆囊穿孔意味着更高的死亡率。

2. 慢性胆囊炎

儿童慢性胆囊炎是继发于胆结石、囊性纤维化

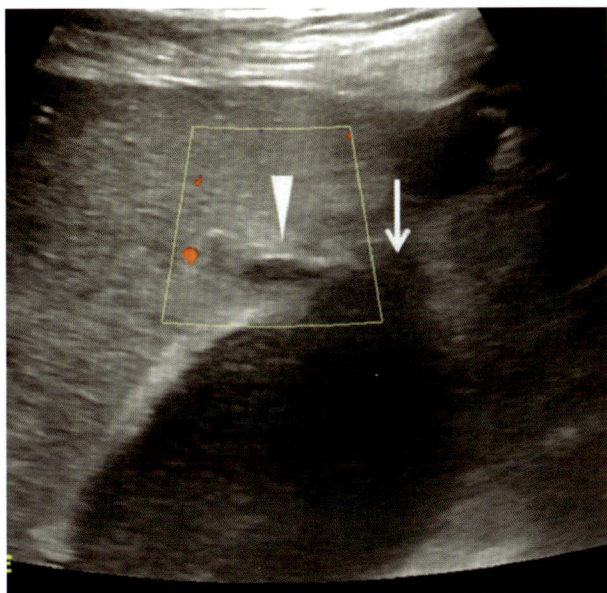

▲ 图 8-25　胆囊炎穿孔
纵切面声像图显示胆囊壁缺损（箭），局限性胆囊周围积液（箭头）

或急性胆囊炎反复发作引起的。超声表现包括胆囊缩小、胆泥形成、胆结石和胆囊壁局灶性或弥漫性增厚。慢性胆囊炎通常无充血和 Murphy 征。慢性胆囊炎可导致胆囊钙乳症或胆囊壁钙化（即所谓的陶瓷样胆囊）[10]。轻度钙化的胆囊壁会产生部分声影，胆囊后壁依然可见，而胆囊壁弥漫性增厚会形成弧形强回声，致密的后方声影使得胆囊后壁显示不清。

3. 非结石性胆囊炎

无胆结石的急性胆囊炎被称为非结石性胆囊炎，主要发生在危重的患者，特别是近期手术、烧伤、败血症或长期虚弱的患者[10, 20]。长时间的胆汁淤积可造成胆汁黏稠度增加和胆囊管阻塞。梗阻腔内的微生物侵入黏膜和胆囊壁时，引起炎症反应。临床表现为发热、右上腹疼痛和黄疸。

非结石性胆囊炎的超声诊断标准与急性结石性胆囊炎相似，但无结石。声像学表现包括胆囊增大、胆囊壁增厚（＞ 3mm）、胆囊周围积液和胆囊周围脂肪炎性改变（图 8-26）。胆泥形成可有或无（图 8-27）。胆囊收缩功能减弱或无。彩色多普勒超声显示胆囊壁和胆囊周围软组织中的血流信号增加（图 8-27B）。

（九）胆囊积水

胆囊积水是指胆囊增大而没有炎症。通常在没有结石的情况下，由于胆囊壁增厚、黏稠的胆汁导

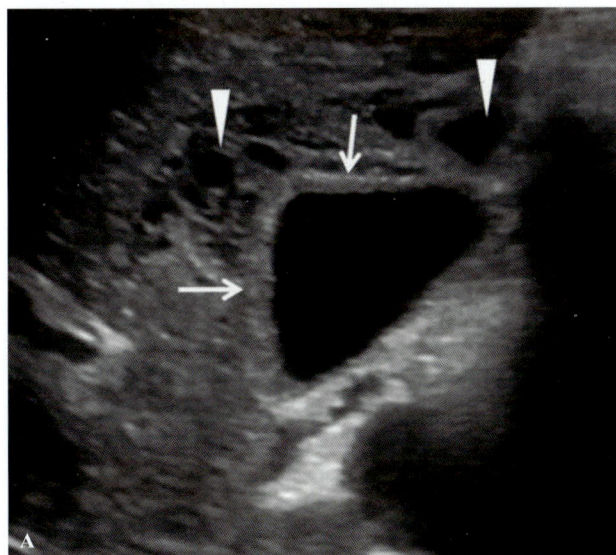

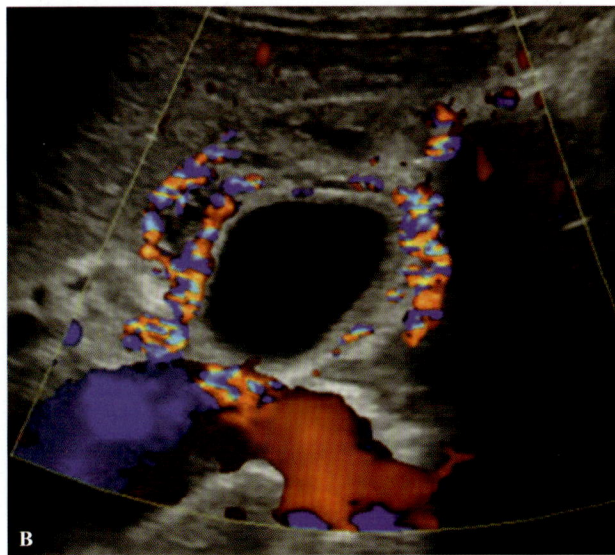

▲ 图 8-26　非结石性胆囊炎（患者：男，11 岁，急性上腹部疼痛，低热，呕吐）
A. 横切面灰阶声像图显示胆囊扩张，胆囊壁增厚（箭）及胆囊周围积液（箭头）；B. 彩色多普勒声像图显示胆囊壁充血，血流信号增多

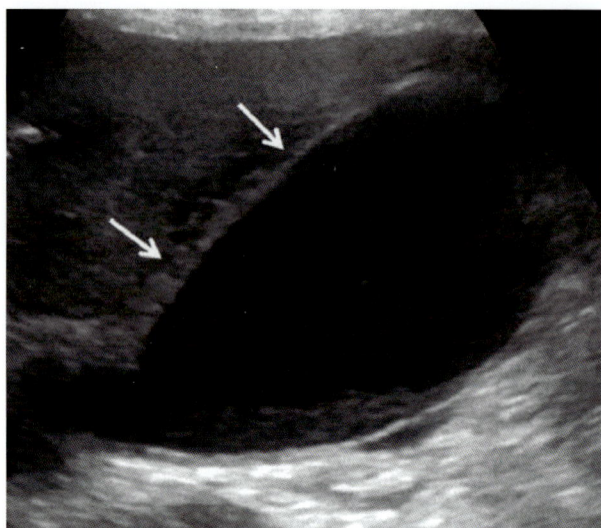

▲ 图 8-27　急性非结石性胆囊炎（患者：男，13 岁，严重烧伤）
纵切面声像图显示胆囊增大（12cm×7cm），胆囊壁增厚（箭），胆囊周围积液，后壁胆泥形成

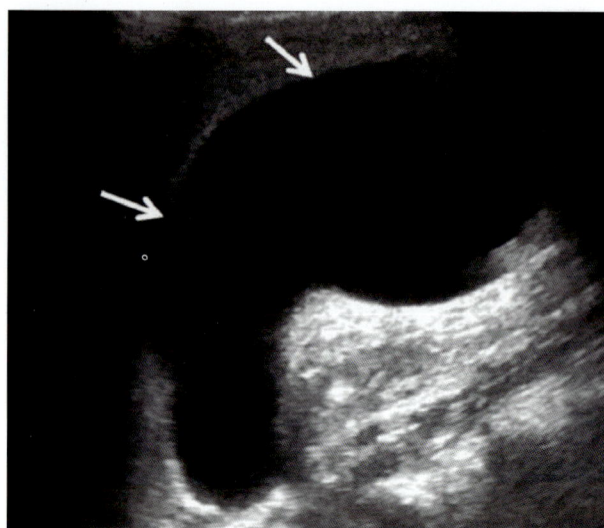

▲ 图 8-28　胆囊积水（新生儿）
纵切面声像图显示胆囊明显增大（箭），胆囊壁厚度正常，胆囊长 4.0cm

致短暂的胆囊管阻塞而引起[10]。胆囊积水可能无症状，也可能表现为右上腹部肿块或疼痛，患者一般无发热，可借此鉴别积水和急性胆囊炎。补液和解决相关疾病通常可以使胆囊自发性减压[12]。

新生儿胆囊积水通常发生在败血症、高营养、先天性免疫溶血性肝炎、休克和充血性心力衰竭的临床环境中。在较大的婴儿和儿童中，胆囊积水与川崎病（皮肤黏膜淋巴结综合征）、钩端螺旋体病、蛔虫病、伤寒、家族性地中海热、败血症和全肠外营养有关。

超声表现为胆囊增大（1 岁以下的婴儿长度 > 3cm，较大的儿童长度 > 8cm），壁厚度正常（图 8-28）[10, 12]。胆泥可有或无。肝内外胆管结构正常。胆囊穿孔是川崎病并发胆囊积水的一种罕见并发症。

（十）胆囊扭转

胆囊扭转罕见，是胆囊活动性增加的结果，与悬吊胆囊的肠系膜过长或缺失有关。患者表现出与急性胆囊炎相似的症状。超声显示在远离胆囊窝的异常水平方向探及一个柔软、扩张、厚壁的胆囊。此外还可以观察到胆囊动脉旋涡征和胆囊管呈螺旋状改变[21]。结石可能偶然存在，但一般认为在扭转中不起作用。

（十一）胆囊息肉

胆囊息肉的特征是胆囊壁的附着物[22]，它们通常是超声检查中偶然发现的。常见的胆囊息肉是胆囊腺肌症、胆固醇息肉和炎性息肉。

1. 胆囊腺肌症

胆囊腺肌症和胆固醇沉着症是胆囊增生性疾病的表现形式[23]，以胆囊壁增生为特征。

胆囊腺肌症是指黏膜增生，肌层增厚，肌层深部憩室形成，被称为胆囊罗 - 阿氏窦[10]。窦内通常含有胆固醇晶体，但也可能含有胆汁。胆囊腺肌症的声像图特征包括胆囊壁弥漫性或局灶性增厚，伴有壁内憩室，如果含有胆固醇晶体，则可能是高回声伴短彗星尾征；如果含有胆汁，则可能呈无回声（图 8-29）[22, 23]。彩色多普勒成像可见快闪伪像（图 8-13B）。

2. 胆囊胆固醇沉着症

胆固醇沉着症的特征是在胆囊黏膜和黏膜下层三酰甘油、胆固醇酯和胆固醇前体积聚而形成胆固醇息肉。超声检查，胆固醇息肉表现为近胆囊内壁小的无声影、有回声的腔内肿块，不随患者体位的改变而移动（图 8-30）。尽管它们通过细长的蒂附着在壁上，但很少能显示它的蒂[22]。它们与胆囊结石的区别在于其不伴声影和可移动性。

3. 炎性息肉

炎性息肉被认为是由胆固醇在胆囊壁的慢性沉积和随后的黏膜刺激引起的，并导致肉芽组织和纤维组织的形成。在超声检查中，它们无特异性表

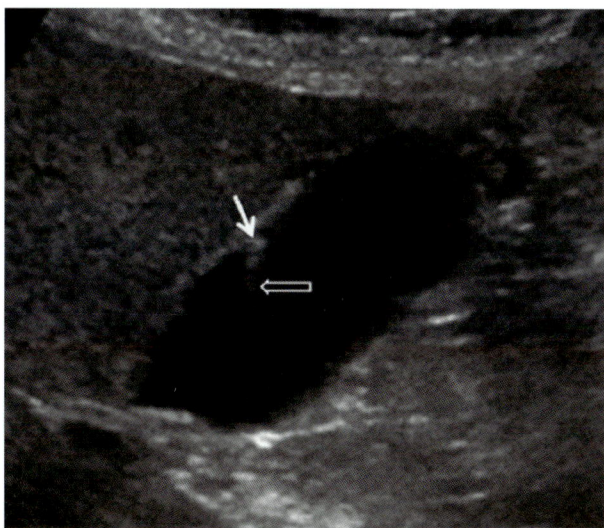

▲ 图 8-29　胆囊腺肌症
纵切面声像图显示较小壁内结节（箭）伴彗星尾征（空心箭）

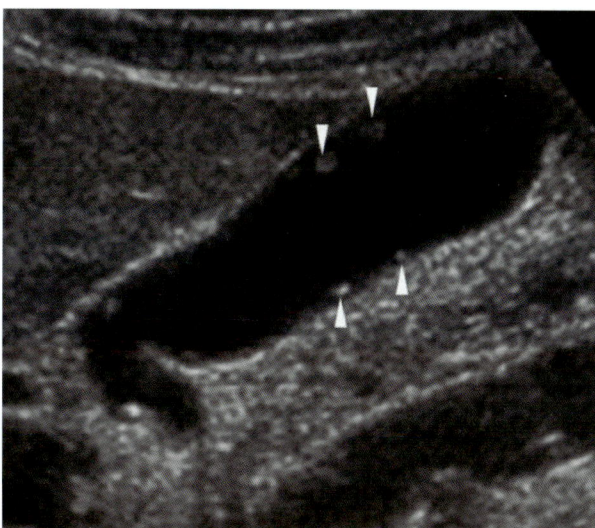

▲ 图 8-30　胆固醇息肉
纵切面声像图显示胆囊前后壁多发较小（直径＜ 5mm）的无声影肿块（箭头）

现，也表现为附着在胆囊壁上的肿块（图 8-31）[22]，确诊需组织活检。

（十二）其他息肉样肿块

胆囊的其他息肉样肿块包括腺瘤、乳头状瘤、错构瘤、纤维上皮息肉[22, 24-26]、黏液潴留囊肿、异位胰腺和胃组织以及腺癌。这些情况甚至比胆囊腺肌症和胆固醇沉着症更罕见。这些病变表现为高回声肿块，可能有蒂或无蒂。巨大的肿块可以填满胆囊腔（图 8-32）。邻近肿块的胆囊壁增厚增加了其

为恶性肿瘤的可能性。确诊仍然需组织活检。

（十三）其他疾病

1. 胆囊静脉曲张

胆囊静脉曲张是门静脉高压症或门静脉血栓形成的罕见并发症。门静脉高压造成胆囊静脉和全身腹前壁静脉或肝内门静脉分支之间的门体分流[27]。超声表现是增厚的胆囊壁内含有扩张的静脉血管（图 8-33）。多普勒超声通过显示胆囊壁内有门静脉波形的血管来证实对静脉曲张的诊断。

2. 胆囊外伤

钝性腹部创伤患者中，胆囊外伤的发生率为 2%～3%[28]。胆囊损伤分为挫伤、撕裂伤、穿孔和完全性撕脱伤。超声表现包括胆囊周围积液、胆囊腔内胆汁产生回声、胆囊壁增厚、空腹患者胆囊塌陷和胆囊壁不连续（图 8-34）[28]。相关损伤包括肝裂伤、十二指肠穿孔和脾裂伤。

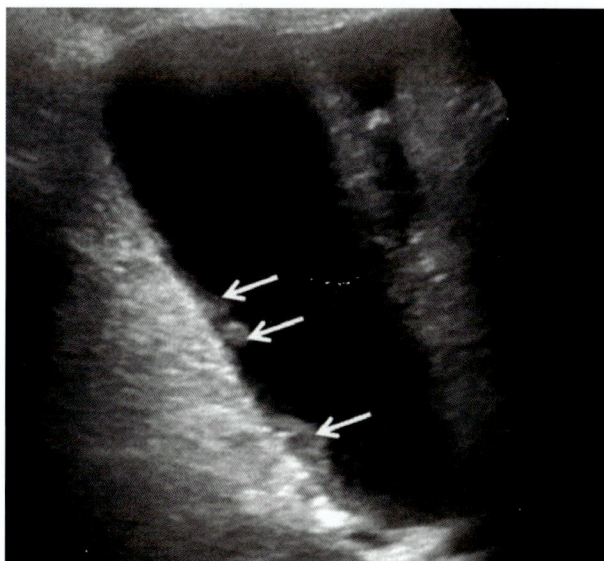

▲ 图 8-31　炎性息肉
纵切面声像图显示胆囊壁有多个息肉样肿块附着（箭），且位置不会随患者体位改变而移动

二、胆管

（一）超声检查技术

胆管的超声检查通常使用 5.0MHz 或 7.5MHz 的探头。对于体型大或肥胖患者，可能需要 3.5MHz 的探头。在合作患者中，检查应在屏气时进行。需要矢状面和横切面扫查。患者仰卧位、左后斜位或左卧位检查近端胆总管（肝门水平）。左侧卧位时，略向肝脏中间移位，可形成一个透声

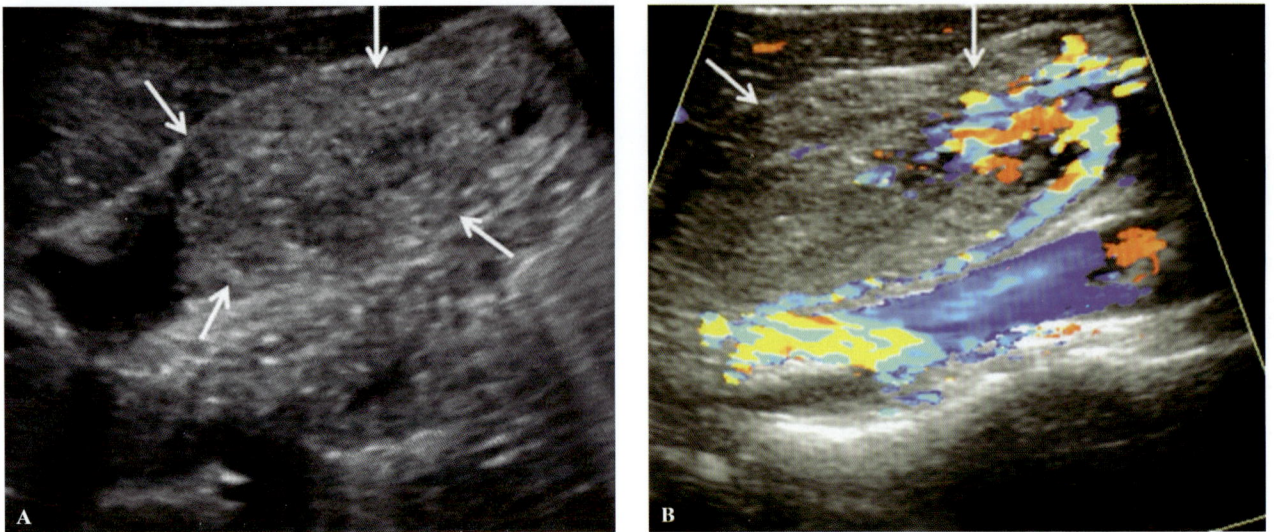

▲ 图 8-32　纤维上皮息肉

A. 纵切面灰阶声像图显示胆囊腔内含一个较大（5cm×4cm）的高回声肿块（箭）；B. 彩色多普勒超声显示肿块内有血流信号，这有助于将其与无血管的胆泥团鉴别。胆囊壁薄而无血流（箭）

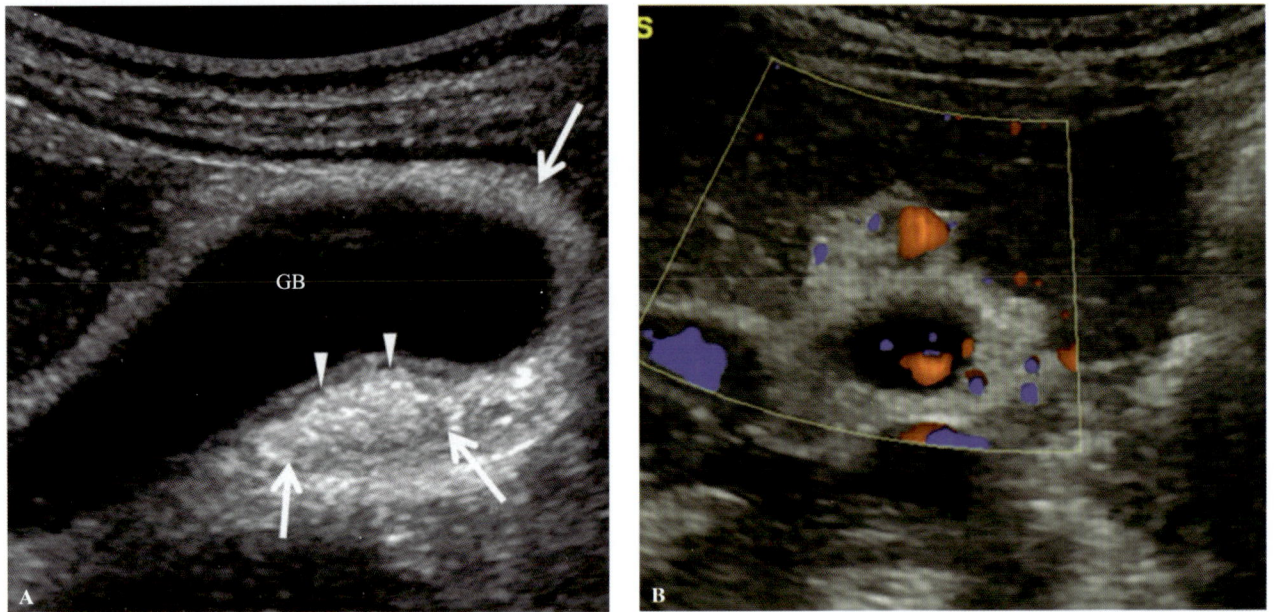

▲ 图 8-33　儿童门静脉海绵样变性，胆囊静脉曲张

A 和 B. 纵切面灰阶超声（A）和横切面彩色多普勒超声（B）显示胆囊（GB）壁增厚（箭），壁内有无回声管道结构（箭头，多普勒成像显示为血管）

窗。门静脉是识别胆总管的重要标志。

　　胆总管的远端位于胰头的后方和右侧，最好在患者仰卧和右后斜位时进行扫查。在右后斜位，空气从十二指肠进入胃。直立位扫查患者可以改善远端胆总管的显示，因为该体位时，胃窦和十二指肠中的空气上升，液体排空到远端的胃窦和十二指肠。胃窦内的液体可作为一个声窗。在左后斜位或

左外侧卧位也很有用，此时胆囊直接位于胰头上方，这样胆囊就可以用作一个透声窗。

（二）正常解剖

　　胆管由肝内胆管、肝总管和胆总管组成（图 8-1）。肝内胆管位于门静脉和肝动脉旁，形成门静脉三联体。它们从肝脏的边缘到肝门，在那里汇合

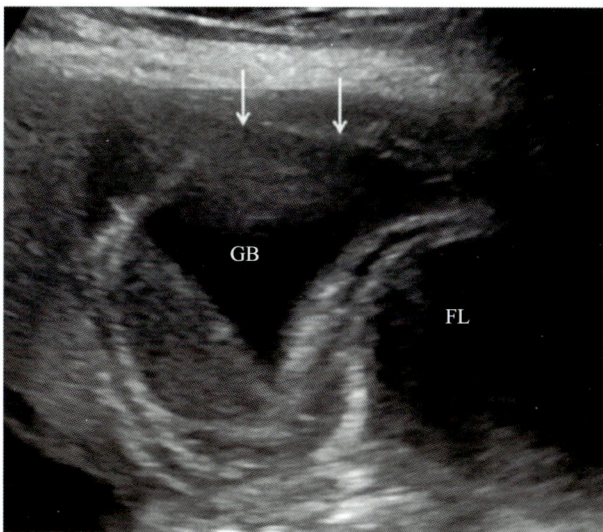

▲ 图 8-34　钝性外伤后胆囊穿孔（CT 提示胆囊穿孔，行超声检查以进一步评估）

横切面灰阶超声显示胆囊（GB）底部胆囊壁撕裂（箭）。胆囊内部的回声代表血液。FL. 腹腔游离积液

形成左右肝管。由于其体积小，正常肝内胆管和胆囊管在超声图像上不常见。

左、右肝管汇合形成肝总管，即肝外胆管尾端至左、右肝管汇合处，靠近胆囊管插入处的部分。胆总管是肝外胆管的一部分，从胆囊管和肝总管的交界处延伸到 Vater 乳头的水平面，在那里与主胰管相连。它通常位于门静脉主干和右肝动脉的前面（图 8-35）。在 10%～15% 的个体中，胆总管位于右肝动脉的后方。彩色多普勒成像可有助于胆总管、肝动脉和门静脉的鉴别。

在 60%～70% 的个体中，胆总管和胰管通过 Vater 乳头内的一个共同开口合流，偶尔可见一个圆形或椭圆形盲端结构，插入十二指肠腔[29]。在其余的个体中，胆总管和胰管分别进入十二指肠。

在肝门的横切面上，胆总管、门静脉和肝动脉的位置关系形似米老鼠的外形，门静脉是头，胆总管是右耳，肝动脉是左耳（图 8-35C）。

（三）超声测量

胆总管的直径在矢状面上测量。在新生儿胆总管直径的上限不应超过 1mm，1 岁以下的婴儿不应超过 2mm，1—10 岁的儿童不应超过 4mm，青少年不应超过 6mm[30]。胆总管的远端通常比近端大。在深吸气和 Valsalva 动作中，胆总管大小可增加 1mm 或更多[31]。胆囊切除术后胆总管直径也会增加。

（四）胆汁淤积性疾病概述

黄疸是胆道和胆囊疾病的常见症状之一。新生儿黄疸通常为生理性的，与未结合胆红素水平升高有关，通常在出生后 2 周内消退[32]。在合并高胆红素血症的新生儿中，需要考虑是否存在其他潜在的异常，如胆道闭锁、新生儿肝炎综合征和胆总管囊肿。它们占非生理性新生儿胆汁淤积症的 70%～80%[33, 34]。新生儿胆汁淤积其他较少见的原因有 Alagille 综合征、先天性免疫溶血性肝炎和肝外胆管自发性穿孔。

在年龄较大的儿童和青少年中，黄疸最常见的原因是肝细胞疾病，如肝炎和肝硬化（见第 7 章）。少部分是由于胆总管囊肿、胆道感染、肿瘤、胆石症或其他罕见病因引起的狭窄，常见的引起的胆道梗阻的肿瘤有横纹肌肉瘤、淋巴瘤或神经母细胞瘤[12]。

结合肝功能的实验室检查和相关的病史、临床表现，有助于区分梗阻性和非梗阻性黄疸的病因。超声检查有助于确认梗阻是否存在，显示梗阻的程度和原因。如超声检查肝内和肝外胆管正常，很少需要进一步的放射学评估。超声检查结果模棱两可或不能诊断时，或者在手术前需要提供更多的解剖细节时[35, 36]，CT 和 MRI 成像起着重要作用。同位素肝胆显像有助于确诊可疑的胆总管囊肿、胆道闭锁和新生儿肝炎。

（五）胆道闭锁和新生儿肝炎

先天性胆道闭锁是一种先天性的肝内或肝外胆管阻塞，大约每 16 000 名新生儿就有 1 名患有先天性胆道闭锁[37]。它被认为是由胎儿期血运障碍或炎性损伤引起的，其导致肝门重构失败和胎儿胆管的持续存在。在组织学上表现为肝内和肝外胆管的破坏。10%～20% 的胆道闭锁患者合并有其他异常，包括胆总管囊肿、多脾、十二指肠前门静脉、下腔静脉与奇静脉延续、膈疝、内脏反位、肾积水和先天性心脏病[37]。

新生儿肝炎综合征是指非特异性肝炎，可能继发于宫内感染（巨细胞病毒、单纯疱疹、弓形虫、原生动物、梅毒）、代谢缺陷（α_1 抗胰蛋白酶抑制剂缺乏、半乳糖血症、糖原贮积症、酪氨酸沉积症）和 Alagille 综合征[38]。

胆道闭锁和新生儿肝炎综合征通常在出生后

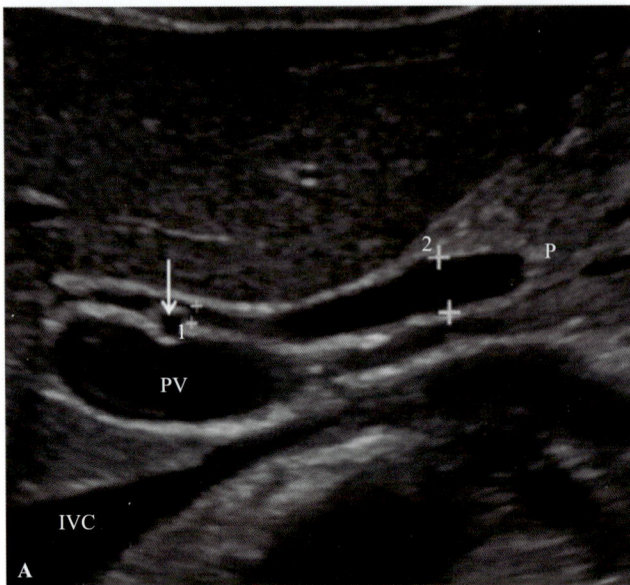

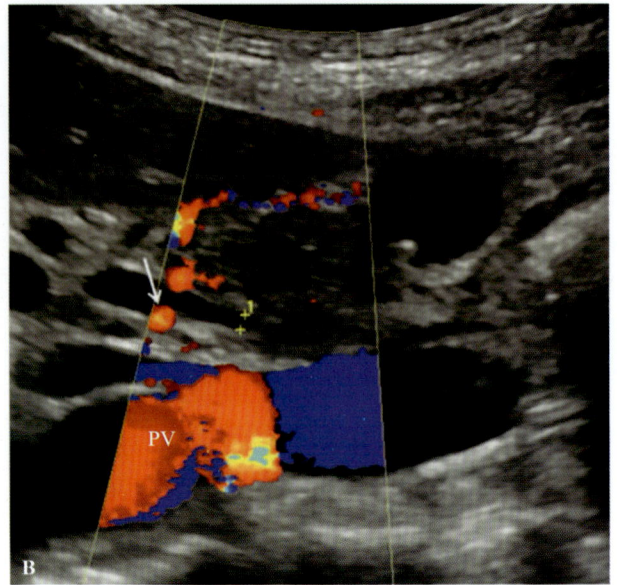

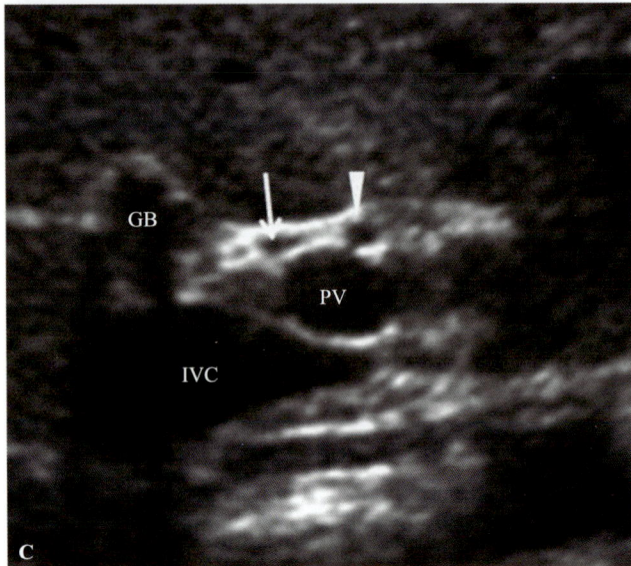

▲ 图 8-35　正常胆总管解剖

A. 纵切面灰阶超声显示胆总管近端，位于门静脉主干（PV）前，宽 2mm（光标 1），肝右动脉（箭）位于这两个结构之间。胆总管远端宽 6mm（光标 2），进入胰腺（P）。B. 彩色多普勒超声显示右肝动脉（箭）和门静脉（PV）的血流和无血流的胆总管（光标）。C. 肝门横切面灰阶超声显示门静脉（PV）位于胆总管（箭头）和肝动脉（箭）的后方，形成米老鼠征。GB. 胆囊；IVC. 下腔静脉

3～4 周出现黄疸。两种情况下的肝功能检查均显示血清转氨酶和胆红素水平升高。

　　新生儿肝炎和胆道闭锁的鉴别至关重要，因为新生儿肝炎是内科处理的，而胆道闭锁需要早期手术干预，以防止胆汁性肝硬化。手术治疗因梗阻部位不同而不同。当梗阻位于胆总管远端时（患者数 < 15%），将肝外胆管未闭部分与空肠直接吻合（Roux-en-Y 胆总管空肠吻合术）。当闭锁延伸到肝门部胆管时，选择的手术是 Kasai 肝门肠吻合术，其中一段小肠连接在肝门区，从而让胆汁持续从未闭的小胆管中排出 [33, 39]。Kasai 手术的成功率在 2月龄以下的婴儿中为 90%，2—3 月龄为 50%，超过3 月龄则 < 20% [33]。Kasai 手术失败的儿童可能需

要肝移植。

1. 超声表现

　　（1）胆道闭锁：胆道闭锁的灰阶图像包括：①无胆囊或胆囊小（长度 < 1.5cm）；②胆囊壁不规则或胆囊形状不规则；③喂奶后胆囊不收缩；④ "三角条索" 征，表现为在门静脉主干前的肝门区呈三角形或管状的强回声结构，厚度大于 4mm（图8-36）[40-43]。"三角条索" 征被认为是肝外胆管残余物，诊断胆道闭锁的敏感性为 73%～93%，特异性为 96%～100% [40-43]。无胆囊或胆囊小诊断胆道闭锁的敏感性和特异性分别为 79% 和 87% [43]。胆囊不收缩诊断胆道闭锁的敏感性为 85%～89%，特异性为 73%～79%，胆囊壁不规则或胆囊形状不规则诊

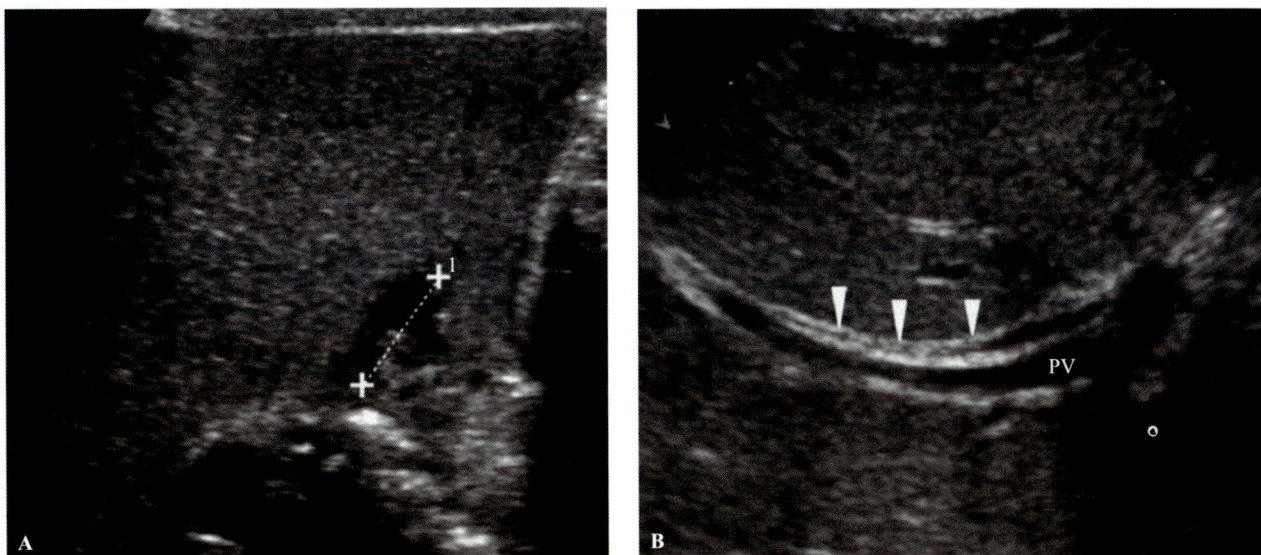

▲ 图 8-36　胆道闭锁

A. 横切面灰阶声像图显示正常肝实质回声，小而不规则的胆囊，直径 1cm（光标）。胆总管未显示；B. 三角条索征，经肝门部纵切面超声扫查显示门静脉（PV）前有一条高回声条索（箭头），代表肝外胆管的残余

断胆道闭锁的敏感性为 83%，特异性为 94%[42, 43]。值得注意的是，正常大小的胆囊（直径 > 1.5cm）可以发生在胆囊管插入远端闭锁。肝脏大小和实质回声可能正常或增强。

胆道闭锁的多普勒血流图像表现为肝动脉增粗、肝包膜下血流增加（图 8-37）[44, 45]。肝动脉平均直径为 2.48mm（SD ± 0.6mm），而其他原因引起新生儿胆汁淤积的新生儿肝动脉平均直径为 1.91mm（SD ± 0.6mm）。肝包膜下血流增多的超声图像诊断胆道闭锁的敏感性为 96%～100%，特异性为 86%～96%[44, 45]。以肝包膜下血流增加诊断胆道闭锁的假阳性原因为肝炎和全肠外营养引起的胆汁淤积。

(2) 新生儿肝炎：新生儿肝炎时，胆囊可增大、正常或缩小（图 8-38）。母乳喂养后胆囊明显收缩表明肝总管和胆总管通畅，则支持新生儿肝炎的诊断，而非胆道闭锁。肝脏大小和实质回声正常或增强。

然而，单纯依靠超声检查并不能完全鉴别胆道闭锁和新生儿肝炎，超声主要是用来排除其他原因引起的胆汁淤积，如胆总管囊肿。明确诊断仍然需要进行同位素肝胆显像（99mTc-IDA）或行术中胆道造影。

2. 术后表现

文献报道胆道闭锁患者在门肠吻合术后存在肝内囊肿[46]。胆道闭锁合并囊肿的患者患胆管炎的风

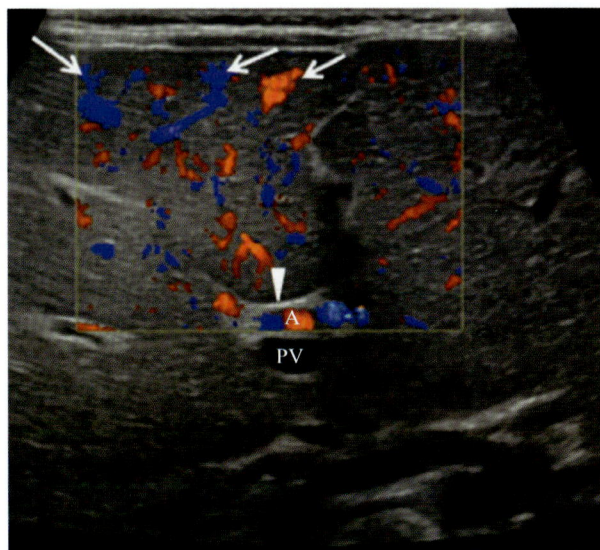

▲ 图 8-37　胆道闭锁

横切面彩色多普勒声像图显示肝动脉（A）和门静脉（PV）前方的高回声索（箭头）及肝包膜下血流增多（箭），胆总管不显示，肝动脉增粗

险更高。

（六）遗传性胆汁淤积综合征

一旦排除胆道闭锁和新生儿肝炎，持续性高胆红素血症的鉴别诊断则需要包括肝内胆汁淤积症的遗传和代谢方面病因。遗传性疾病包括肝内胆管缺失或缺乏，主要表现为 Alagille 综合征和 Byler 病（进行性家族性肝内胆汁淤积症）。胆汁淤积症的鉴

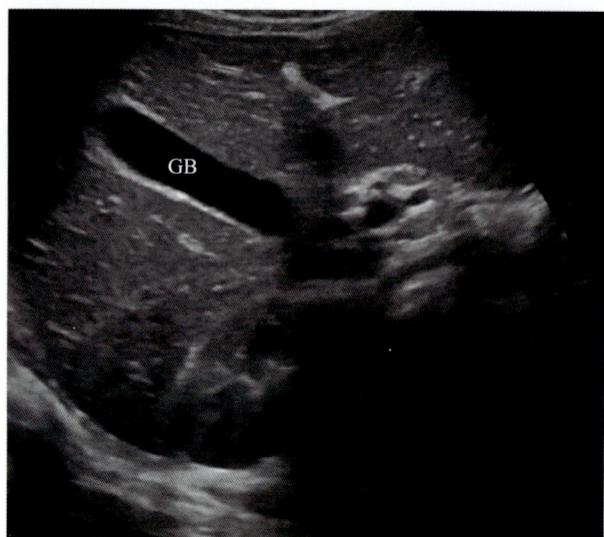

▲ 图 8-38　新生儿肝炎
纵切面声像图显示肝脏实质回声正常，胆囊（GB）大小正常。明确诊断需要结合其他影像学检查和组织学活检

别通常是基于临床、实验室检查和组织病理学的结合，而不是依靠影像学检查。

1. Alagille 综合征

Alagille 综合征（也称为动脉 - 肝脏发育不良综合征或肝内胆管缺乏综合征）是一种常染色体显性遗传性疾病，伴有心脏异常（法洛四联症、肺动脉狭窄、间隔缺损、主动脉缩窄）、骨骼（蝶骨和半椎骨）、眼、肾和外貌异常（前额突出、眼球深陷、鼻尖呈球状和尖下巴）[32, 33, 37, 38]。病理上表现为小叶间胆管缺失或缺乏。该综合征的遗传缺陷是 Jagged 1（JAG1）突变[37]。新生儿期出现黄疸的患者。这种病可能发展成肝硬化。Alagille 综合征影像学表现与新生儿肝炎相似，其临床特点有助于与胆道闭锁及新生儿肝炎综合征相鉴别。

2. Byler 病

Byler 病（也称为进行性家族性肝内胆汁淤积症）是一种常染色体隐性遗传性疾病，见于阿米什族儿童[32]。非阿米什族的儿童，据说也有临床上类似 Byler 综合征的报道[32]。组织学上，Byler 病表现为肝细胞小、胆管少、胆汁淤积和胆管周围囊肿，症状包括黄疸和肝大，通常在出生后第一年末时出现。这种病可能发展成肝硬化。

Byler 病的声像图表现为多发囊肿性病变，部分囊肿内有含强回声点（"中心点征"）（图 8-39）。强回声点表示被液体包围的门静脉[47]。与 Caroli 病

不同（见后面的讨论），Byler 病的囊肿不与胆管交通。

（七）囊性病变

1. 胆总管囊肿

胆总管囊肿是一种先天性的肝内外胆管异常，其特征是节段性胆管扩张、胆汁淤积和高胆红素血症[32]。30% 的患者在出生后的第 1 年，50% 在 1—10 岁，20% 在出生后的第二个 10 年[48]。典型的临床表现是黄疸、腹痛和肿块，但是这种三联征仅出现在 20%～50% 的患者中[48]。其发病原因被认为是胆总管与胰管的异常连接，这使得胰酶可以被注入胆管，导致胆管炎，胆管炎会刺激胆管壁，最终导致囊肿形成。

已知的几种类型胆总管囊肿（图 8-40）[32, 37, 48-50]：Ⅰ型囊肿发生率为 80%～90%，分为 Ⅰa 型，胆总管囊样扩张；Ⅰb 型，局灶性节段性胆总管扩张；Ⅰc 型，胆总管梭形扩张。Ⅱ型约占 2%，是一种起源于胆总管的憩室。Ⅲ型囊肿，占病例的 1%～5%，也称为胆总管囊肿脱垂，是指延伸至十二指肠壁内的远端胆总管的扩张。Ⅳ型囊肿又分为Ⅳa 型（多发性肝外胆管囊肿同时合并肝内胆管囊肿）和Ⅳb型（多发性肝外胆管囊肿）。Ⅴ型囊肿是肝内胆管的囊性扩张，也称为 Caroli 病（见下文）。一部分学者认为 Caroli 病属于胆总管囊肿，另一部分学者则将其归类为一种单独的疾病。胆总管囊肿可能与胆道闭锁并存。

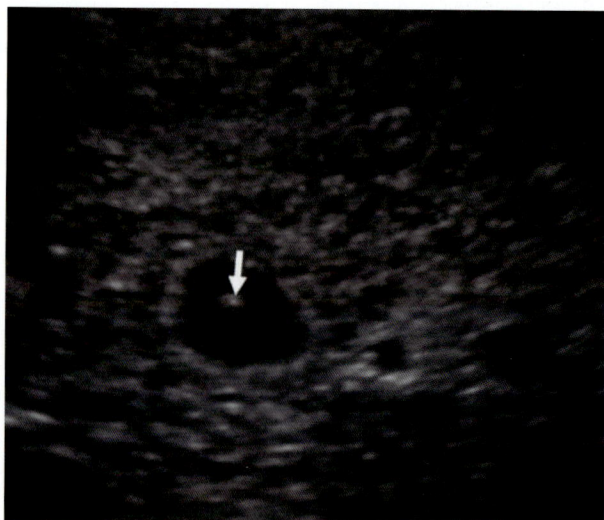

▲ 图 8-39　Byler 病
纵切面声像图显示囊性区域，内含强回声点（箭），代表被液体包围的门静脉

在超声检查中，Ⅰ 型囊肿表现为肝门区一个与肝外胆管连续、与胆囊分离、形态良好的囊性肿块（图 8-41）[48, 50]。大的囊肿可能有胆泥沉积。大

约 1/2 的患者存在肝内胆管扩张，但仅限于左右肝管的主干部分，不存在广泛的肝内胆管扩张和典型的获得性梗阻。Ⅱ 型囊肿表现为胆总管的偏心性扩

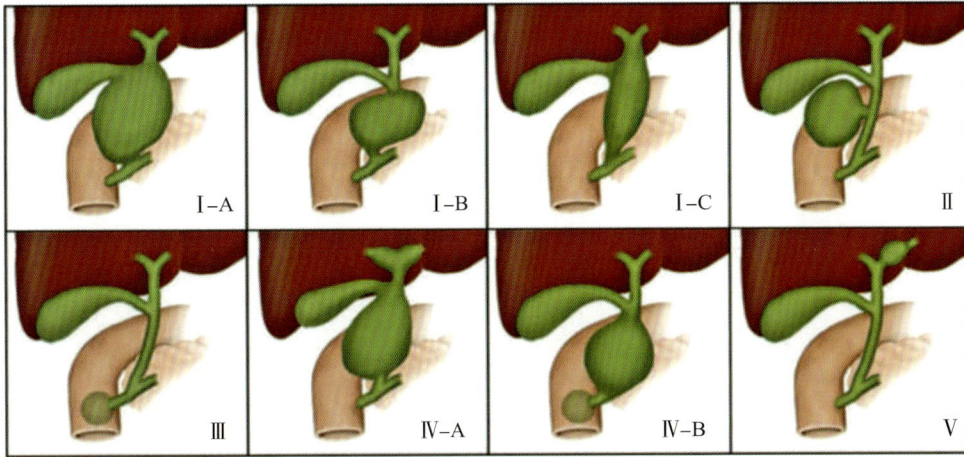

▲ 图 8-40　胆总管囊肿的分类方案

讨论见正文（引自 Hussain AN, Stocker JT, Dehner LP, eds. *Pediatric pathology*, 4th ed. Philadelphia, PA: Lippincott Williams and Wilkins, 2016: 654-762.）

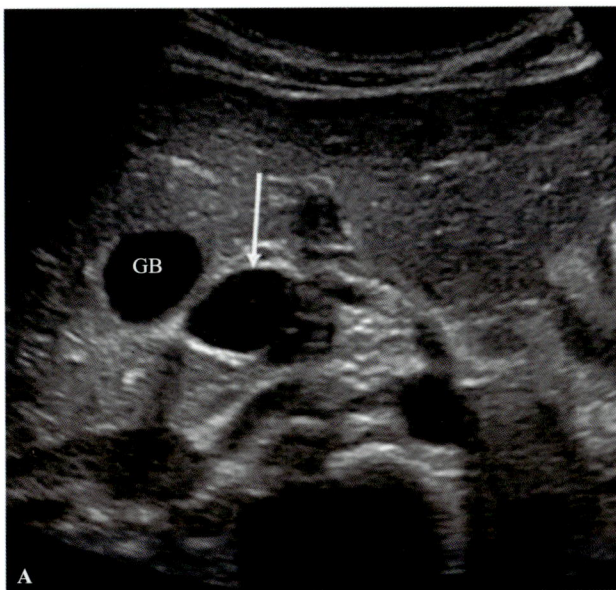

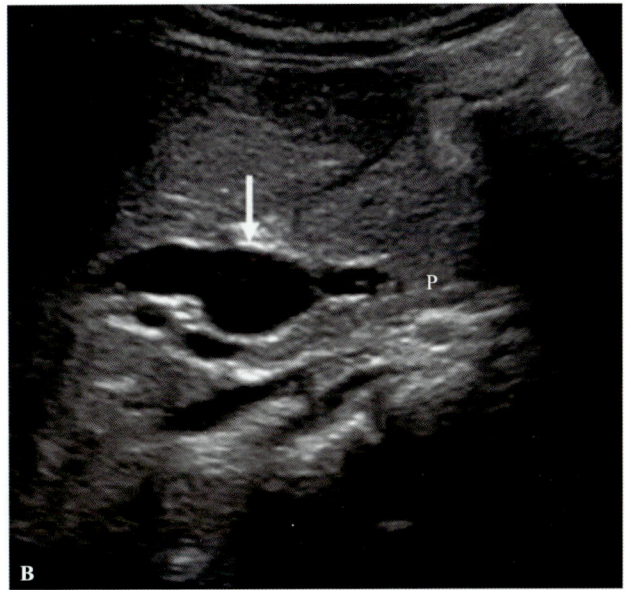

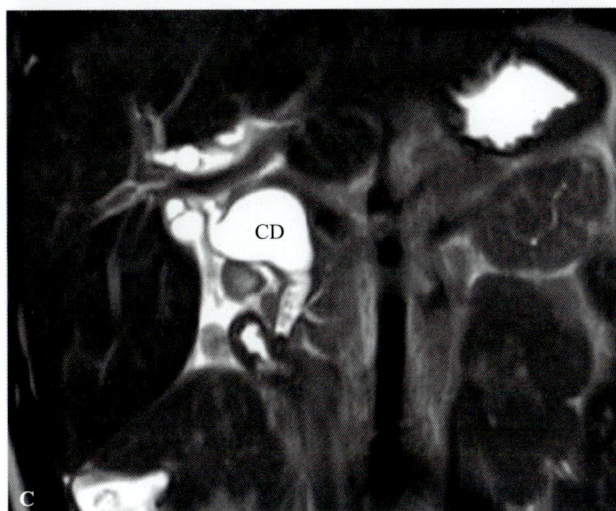

▲ 图 8-41　Ⅰ 型胆总管囊肿（患者：女，4 岁）

A. 横切面声像图显示扩张的胆总管（箭）与胆囊（GB）分隔；B. 纵切面声像图显示扩张的胆总管（箭）延伸至胰头（P）；C.MR 胆道造影显示胆总管（CD）囊样扩张

张。Ⅲ型胆总管囊肿表现为一个向十二指肠壁突出的囊性肿块（图8-42）。Ⅳ型囊肿为多发性肝内胆管和肝外胆管囊肿。伴发胆道闭锁时，胆总管囊肿往往较小，可能不伴有胆管扩张。

与胆总管囊肿相关的并发症有囊肿内、胆囊内或胰管内结石形成、上行性胆管炎、肝内脓肿、胆汁性肝硬化、胰腺炎和肿瘤[48]。腺癌是最常见的相关肿瘤，恶性肿瘤的风险随着患者年龄的增加而增加。大的胆总管囊肿可引起十二指肠梗阻[51]，最初的治疗方法是通过Roux-en-Y吻合术行胆道引流。

胆总管囊肿的鉴别诊断包括其他囊性病变，如肠重复畸形、胰腺假性囊肿和肝动脉瘤。多切面仔细扫查和彩色多普勒成像应该可以鉴别。肠重复畸形具有特征性的内部强回声黏膜层和外部低回声肌环（肠的特征）。胰腺假性囊肿通常与胰腺肿大、回声不均匀有关。肝动脉瘤在多普勒超声上显示动脉血流信号。

2. Caroli病

Caroli病（Ⅴ型胆总管囊肿）的特点是肝内胆管囊状扩张，肝外胆管不受累。它有两个亚型。一个亚型以结石形成和胆管炎为特征，患者通常表现为疼痛、发热或黄疸。第二个亚型是先天性肝纤维化，导致门脉高压和静脉曲张出血，无结石形成和胆管炎或二者仅形成于病程晚期。两种Caroli病都

与肾囊性疾病相关[52]。在一部分患者中，主要的临床特征可能是肾衰竭而不是胆道疾病。该病使患者患胆管癌的风险增加。

Caroli病的声像图征象是单个或多个肝内囊肿向肝门汇合，相当于散在分布的扩张胆管。扩张的胆管内可能存在由壁或分隔带、桥引起的腔内突出物。另一个声像图征象是中心点征，当扩张段的胆管环绕邻近的肝动脉和门静脉时，肝动脉和门静脉在扩张的胆管中心形成一个点状回声（图8-43）[53]。患者出现肝纤维化后可能存在门脉高压。清晰显示囊肿与胆管的连续性对于排除Byler病、常染色体显性遗传性肾囊肿病、多囊肝和单纯性肝囊肿非常重要。

肾脏表现包括肾脏增大、皮质或髓质囊肿，以及高回声的髓质锥体。

（八）自发性肝外胆管穿孔

自发性肝外胆管穿孔是导致婴幼儿黄疸和腹水的原因之一[37]，最常发生于出生后第1年内。其发病机制尚不清楚，但有人认为，由于狭窄、受压、胆结石或浓缩的胆汁导致的胆总管扩张，或者由于局部的先天性缺陷，使得胆管壁变薄。远端胆总管发生阻塞，进而导致胆管压力升高，原本就薄弱的胆管壁可能因进一步扩张而破裂。此外还有其他诸如缺血性改变等病因。穿孔的结果是胆汁性腹水或

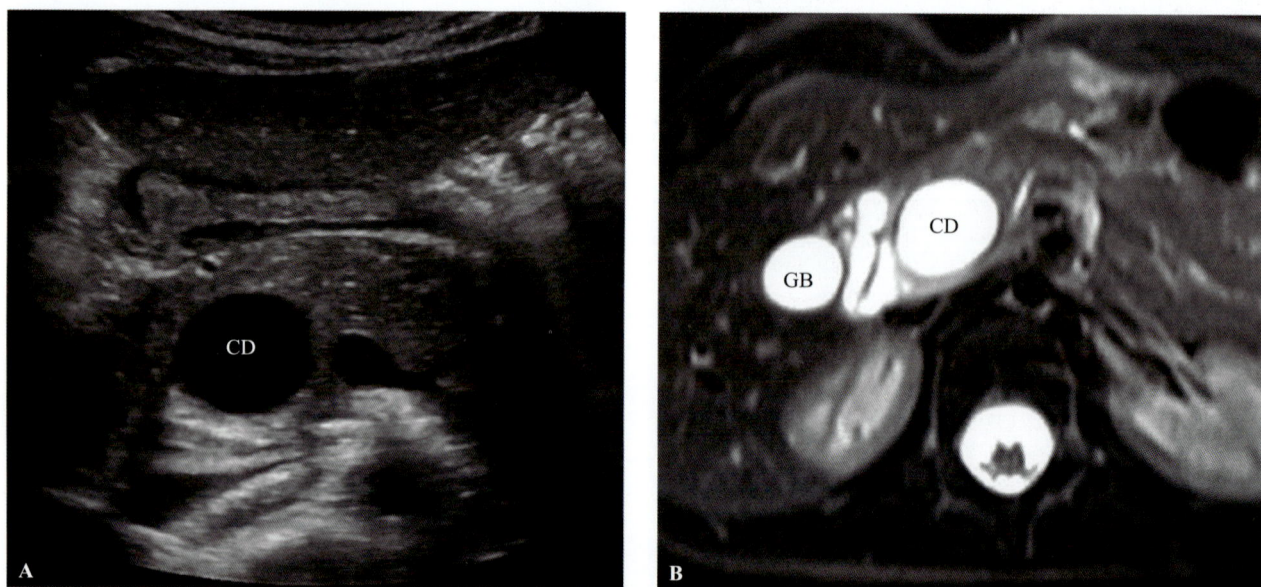

▲ 图8-42　Ⅲ型胆总管囊肿（患者：男，5岁）

A. 横切面声像图显示胆总管（CD）扩张，在靠近胰头部的十二指肠降部测量直径为2.0cm；B. MRI T$_2$ HASTE胆道造影显示Vater壶腹水平胆总管（CD）下段囊性扩张。GB. 胆囊

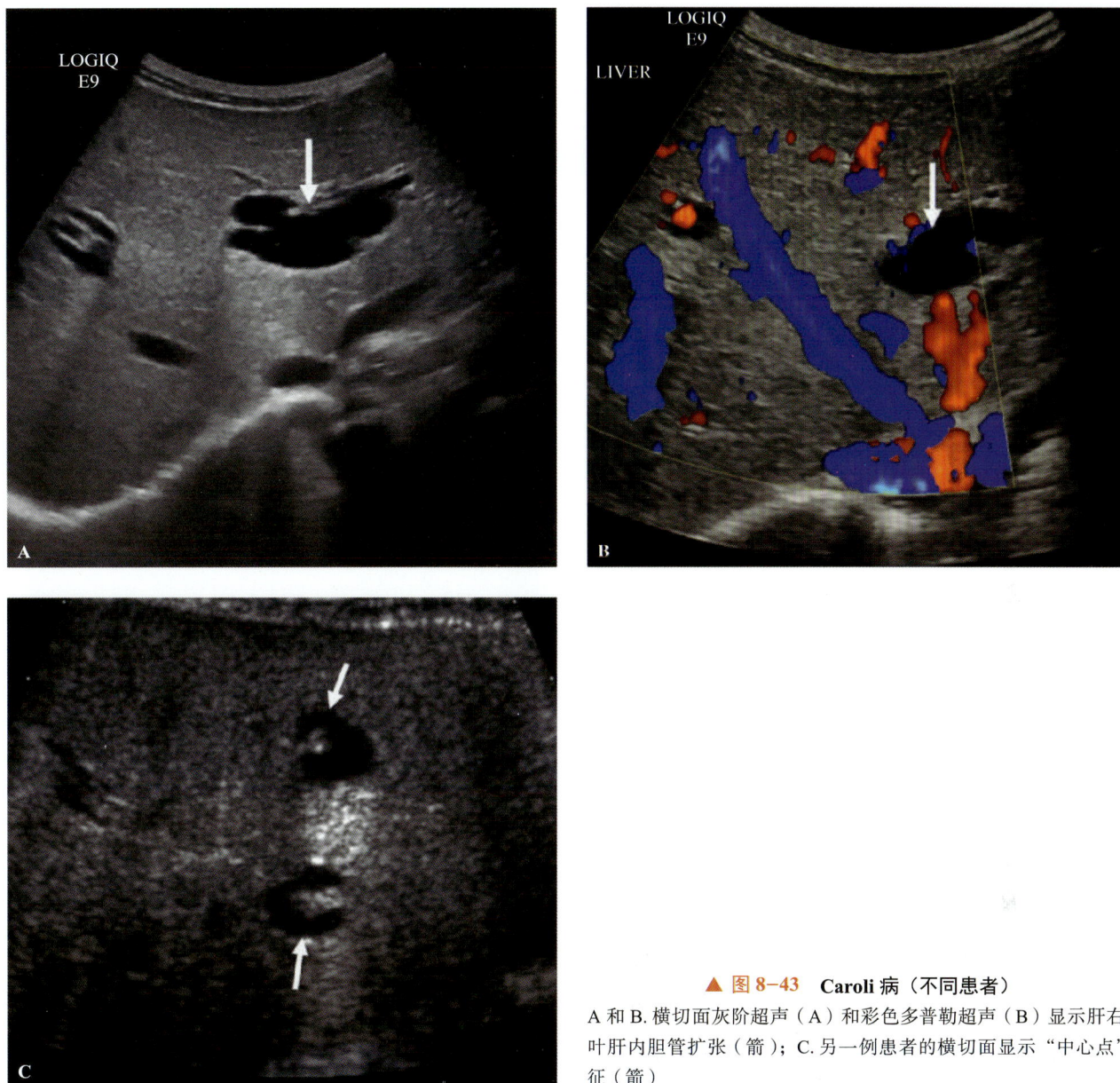

▲ **图 8-43 Caroli 病（不同患者）**
A 和 B. 横切面灰阶超声（A）和彩色多普勒超声（B）显示肝右叶肝内胆管扩张（箭）；C. 另一例患者的横切面显示"中心点"征（箭）

是胆汁包裹性囊肿（即胆汁瘤），胆汁瘤随后也可能破裂进入腹腔。最常见的穿孔部位是胆囊管和胆总管的交界处，很少累及肝总管、胆囊或胆囊管与胆囊交界处[54]。

自发性肝外胆管穿孔最常见的症状是腹胀或黄疸[54]。血清胆红素水平可能升高，而其他肝功能检查通常正常。这一特征有助于其与新生儿肝炎和胆道闭锁相鉴别，后者虽具有相似的临床表现，但存在肝功能异常[54]。

声像图表现为胆管不扩张和广泛性腹水或肝门区局限性积液（图 8-44）。腹水中可能存密集细光点或分隔，也可发现胆囊、胆总管远端或腔外结石。胆管没有阻塞，所以没有扩张。

在穿孔处放置引流管通常可以自发性闭合，很少需要缝合或放置肝内支架。

（九）胆管壁增厚

正常胆管壁呈细亮线，代表管壁与管腔内胆汁间的反射。胆管壁变厚时，表现为一条低回声组织带，与正常壁反射分开。胆管壁增厚是一种非特异性表现，其原因包括胆道炎性疾病，如硬化性胆管炎、AIDS 性胆管病、胰腺炎和留置支架等。

1. 硬化性胆管炎

硬化性胆管炎的特点是肝内外胆管的闭塞性纤

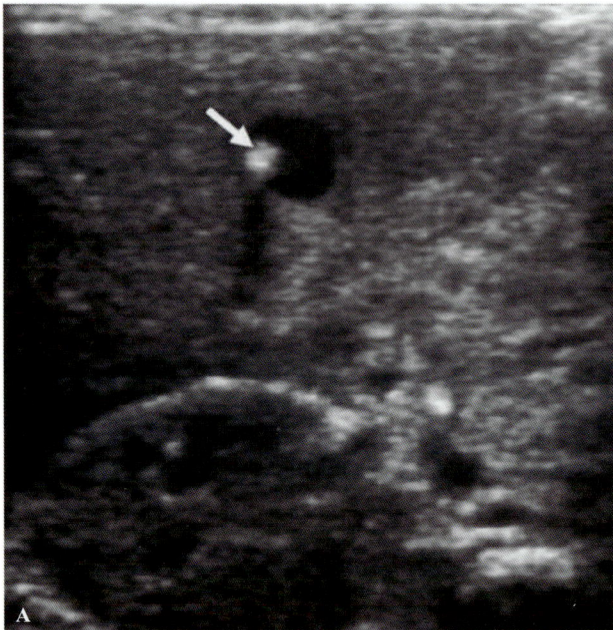

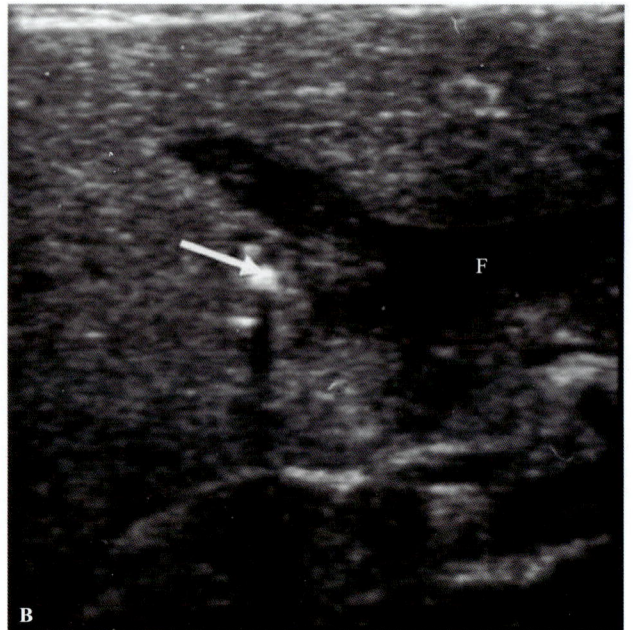

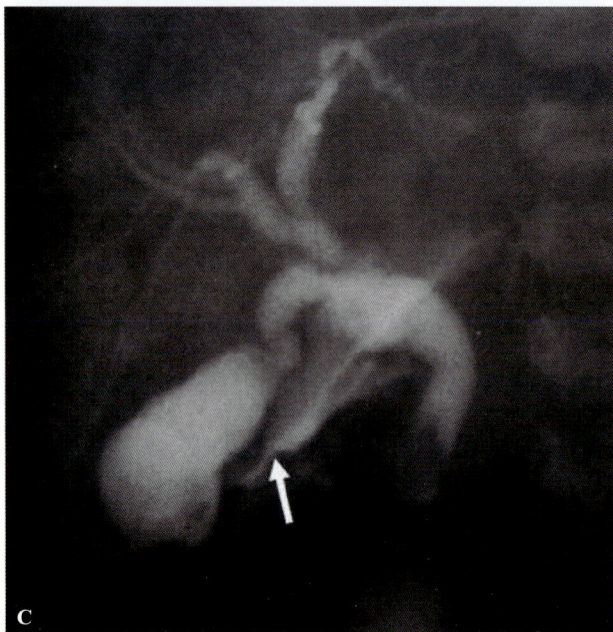

▲ 图 8-44　胆总管自发性穿孔
A. 上腹部横切面声像图显示胆囊颈部结石（箭）；B. 肝门部尾端可见局限性积液（F）和腔外结石（箭）；C. 术中胆道造影证实胆总管与胆囊管交界处穿孔（箭）

维化，可导致胆汁性肝硬化和门静脉高压。常见于青少年和成人，新生儿或幼儿也可发病[37]。其与慢性炎症性肠道疾病有关，尤其是溃疡性结肠炎，70%～80% 的硬化性胆管炎患者有炎症性肠道疾病。其他相关疾病有朗格汉斯细胞组织细胞增多症（15% 病例）和免疫缺陷症（10% 病例）[32, 37]。组织学检查显示胆管多节段性狭窄，狭窄区之间形成憩室，胆管壁增厚。临床表现包括黄疸和右上腹部疼痛。肝功能检查显示胆汁淤积。

超声表现有肝内胆管、肝总管和胆总管的管壁增厚、结节样改变、狭窄和扩张（图 8-45A 和 B）。其他表现有胆囊和胆管内结石和胆囊壁增厚。疾病长期存在时，超声可见肝硬化和门脉高压。

2. AIDS 性胆管病

其他导致胆管壁增厚的原因有艾滋病胆管病变、胰腺炎和留置支架。AIDS 性胆管病最常见的病因是机会性病原菌感染，如巨细胞病毒、隐孢子虫或鸟胞内分枝杆菌。超声表现可类似硬化性胆管炎（图 8-45C），包括扩张的厚壁肝内胆管伴节段性狭窄和厚壁胆囊[55]。另一个表现是胆总管远端的

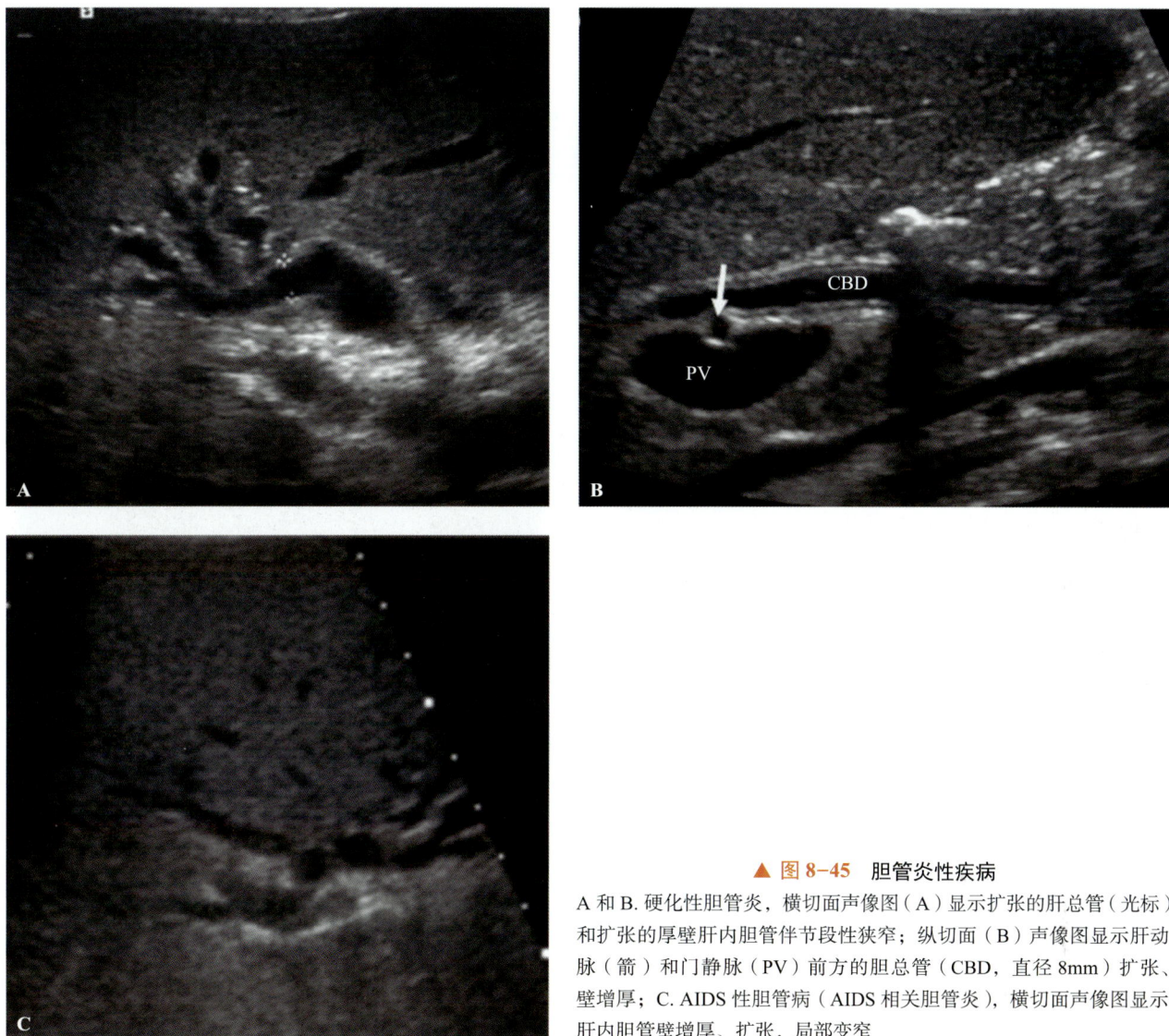

A 和 B. 硬化性胆管炎，横切面声像图（A）显示扩张的肝总管（光标）和扩张的厚壁肝内胆管伴节段性狭窄；纵切面（B）声像图显示肝动脉（箭）和门静脉（PV）前方的胆总管（CBD，直径 8mm）扩张、壁增厚；C. AIDS 性胆管病（AIDS 相关胆管炎），横切面声像图显示肝内胆管壁增厚、扩张，局部变窄

高回声结节，由 Vater 乳头水肿引起[56]。

（十）获得性肝外胆道梗阻

超声诊断胆道梗阻的依据是肝内或肝外胆管扩张（图 8-46）。如果肝内胆管的直径超过 2mm 或大于相邻门静脉直径的 40%，则认为肝内胆管扩张。扩张的肝内胆管呈多发、无回声的分支结构，接近肝门时扩张显著。使用多普勒技术可以更准确地诊断肝内胆管扩张（图 8-46A）。

1. 特殊检查技术

（1）Valsalva 动作：在安静呼吸和 Valsalva 动作中测量门静脉主干水平处的胆总管直径的变化。正常和无阻塞胆总管的直径减少＞1mm。在有肝外胆管梗阻的情况下，胆总管的大小无变化。

（2）脂肪餐：高脂肪饮食后，Oddi 括约肌松弛并允许胆汁排出。在超声检查中，畅通的胆管管径不变或缩小。梗阻时，胆总管常增粗（＞2mm）。

2. 肝外梗阻病因

获得性梗阻性黄疸的病因包括胆总管结石、胆汁浓缩、肿瘤、肝门肿大的结节、急性胰腺炎和胆管狭窄。超声检查中，从扩张的胆管到狭窄或闭塞的胆管交界点的出现可能有助于明确诊断。从明显扩张的胆总管到胆总管完全消失，管径出现突然改变常提示有肿瘤或狭窄。而轻度或中度扩张的胆总管逐渐平滑变细进入胰头则是胰腺炎的特征。恶性病变的其他特征有肝门或胰腺肿块、胆囊扩张、邻近血管或其他腹膜后结构侵犯。胆总管结石常导致

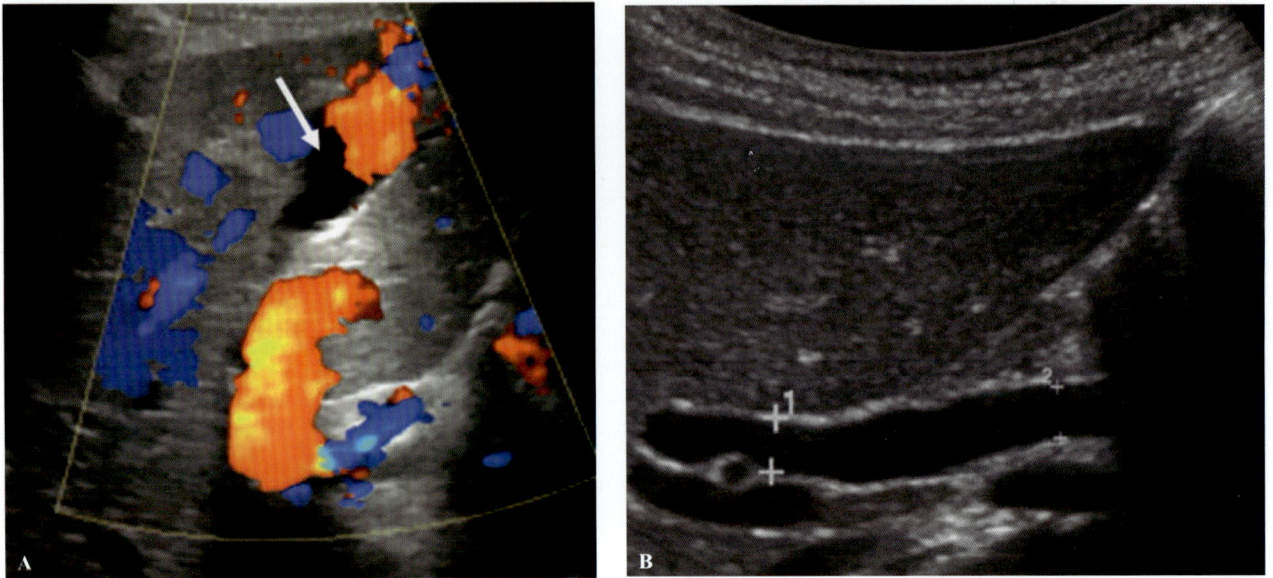

▲ 图 8-46　肝内胆管扩张（患者：男，13 岁，自身免疫性肝炎）

A. 横切面彩色多普勒声像图显示左肝内胆管扩张（箭）。B. 纵切面灰阶声像图显示胆总管扩张；胆总管近端（光标 1）和远端（光标 2）的宽度均为 10mm

胆总管逐渐变细，并在结石水平突然终止。

（十一）黄疸

胆总管结石通常起源于胆囊并移动至胆总管远端。结石可以阻塞胆管的任何地方，但大多数位于胰头附近的胆总管远端（图 8-47）。临床表现包括右上腹部疼痛、黄疸和发热。与胆囊结石相似，胆总管结石的典型表现为胆总管内强回声结构伴声影。

诊断误区：十二指肠第一和第二部分的气体可能会遮挡胆总管，使结石难以识别。此外，当胆总管结石位于被胰头包围的胆管远端时，可能缺乏后方声影（图 8-48）。在不同的体位扫查患者，包括斜卧位或直立位，可以提高远端胆管结石的检出率。

假阴性检查（即胆道梗阻但胆管宽度测值正常）可发生在完全梗阻早期、部分梗阻或间歇性梗

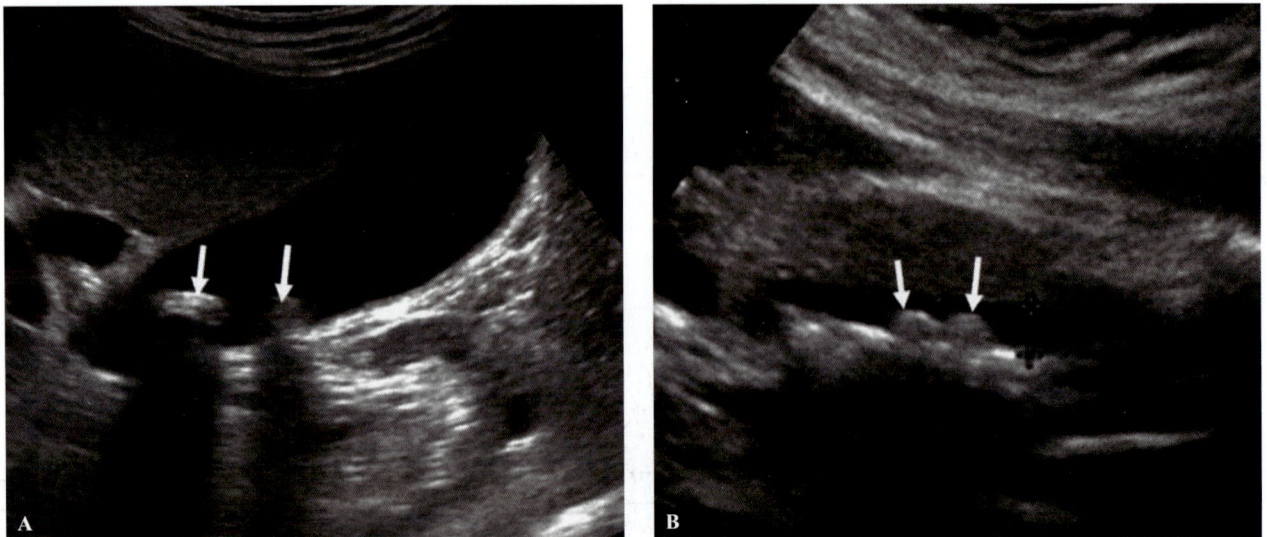

▲ 图 8-47　胆总管结石

A. 纵切面声像图显示胆囊结石（箭）伴声影；B. 纵切面声像图显示扩张的胆总管远端有多个小结石（箭）伴声影（直径 7mm）

阻时。脂肪餐或 Valsalva 动作假阴性反应的原因可能是管壁纤维化或硬化使管径无法改变。

靠近胆管的肠道气体可能与胆管结石表现相似。这种伪像可以通过改变体位，或通过仔细跟踪胆管的行程来识别。而且充气的肠管会移动或蠕动。肝右动脉可以压迫近端胆总管，产生回声，可能被误认为是胆管内结石。但它没有声影，使用彩色多普勒成像可以证明回声的起源是肝动脉。

（十二）浓缩胆汁综合征

浓缩胆汁综合征（又称胆栓综合征）是婴儿黄疸的一种罕见病因，其特征是由于胆泥淤积引起的胆管阻塞。产生胆泥的因素包括溶血、全肠外营养和各种肠道疾病（先天性巨结肠、肠闭锁和狭窄）。超声显示扩张的肝内或肝外胆管内有明亮的回声（胆泥）。胆泥不会引起声影，胆囊腔内也可见胆泥（图 8-49）。

（十三）胆道肿瘤

横纹肌肉瘤虽然少见，但却是儿童胆道最常见的肿瘤。肿瘤有 2 个发病年龄高峰，第一个发生在 2—6 岁，第二个发生在 14—18 岁。通常发生在肝门部，伴有梗阻性黄疸[57]。超声诊断为肝内外胆管扩张和肝门处肿块（图 8-50）。扩张的胆管于肿瘤水平突然终止。

颗粒细胞瘤是一种罕见的良性肿瘤，可以发生在胆管走行的任何地方，它倾向于年轻的非裔美国

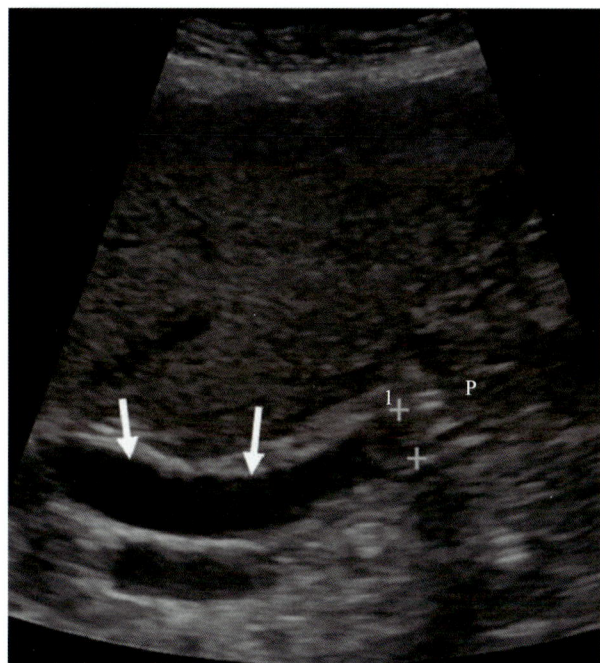

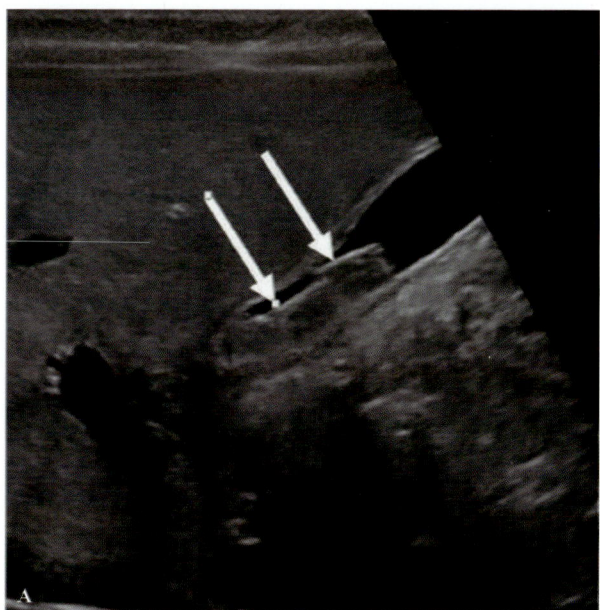

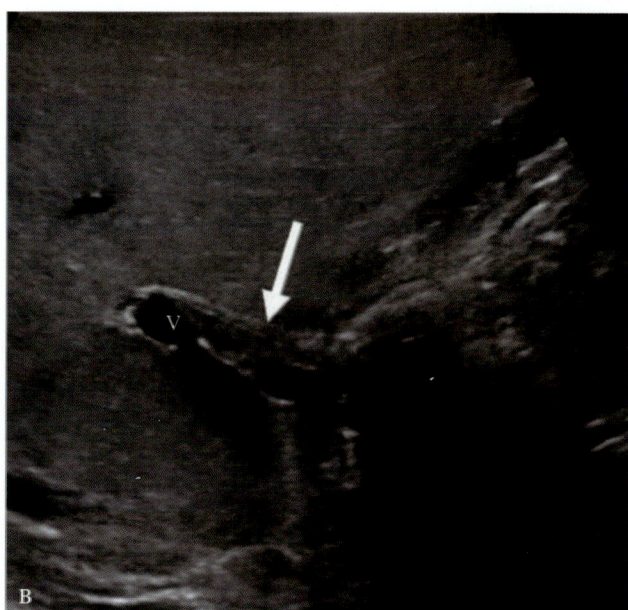

▲ 图 8-48　胆总管结石
纵切面声像图显示胆总管远端扩张（箭），直径为 8mm，远端胆管结石嵌顿（光标）。结石具有与胰头（P）相同的回声，使其边缘难以辨认

▲ 图 8-49　浓缩胆汁（黄疸婴儿，完全肠外营养）
A. 纵切面声像图显示胆囊内见胆泥团（箭）；B. 肝门部纵切面声像图显示胆总管（箭）扩张，内有胆泥。V. 门静脉

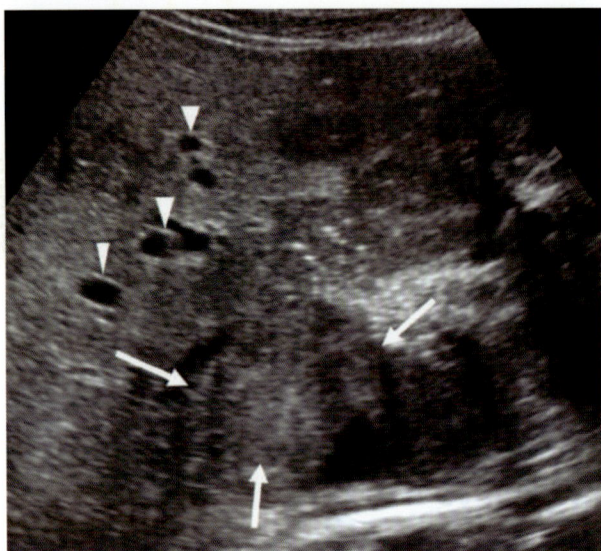

▲ 图 8-50　横纹肌肉瘤
横切面声像图显示肝门部低回声肿块（箭），肝内胆管扩张（箭头）

女孩发病[58]。肿瘤为胆管内低回声肿块，靠近肿瘤的肝内外胆管和胆囊扩张。鉴别诊断包括横纹肌肉瘤，诊断需组织活检。

（十四）胆道狭窄

胆道狭窄在儿童中并不常见，但对于无其他梗阻性病变的胆道梗阻患者，需要考虑其诊断。从扩张的胆管突然转变到正常管径的胆管，提示有狭窄。

（十五）Mirizzi 综合征

Mirizzi 综合征是继发于胆囊管结石嵌顿压迫胆管造成胆管狭窄及梗阻性黄疸。超声表现包括胆囊管内结石和肝内胆管扩张（图 8-51）。

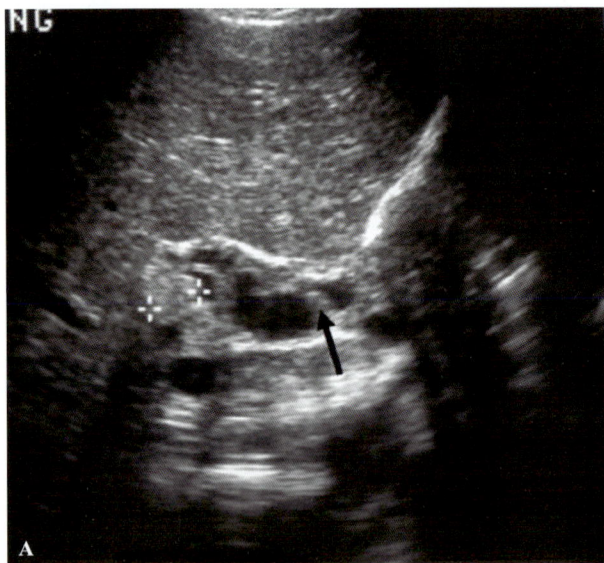

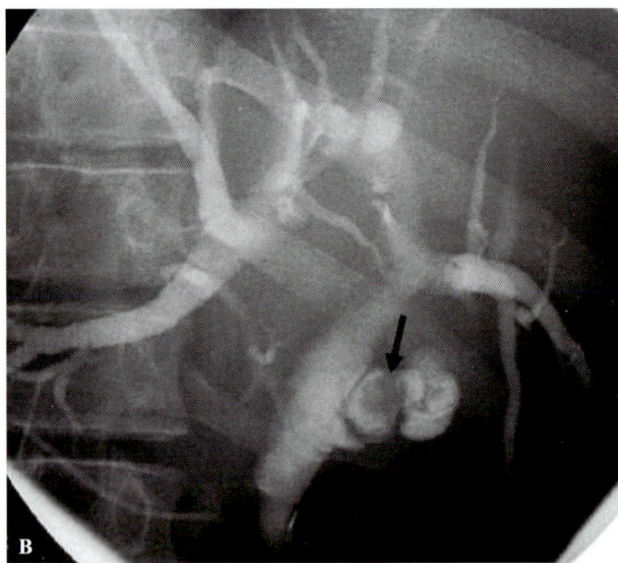

▲ 图 8-51　Mirizzi 综合征 / 胆囊管结石
A. 肝门水平纵切面声像图显示扩张的胆囊管中一个大的强回声结石（光标）。在扩张的胆总管中发现一个较小的结石（箭）。B. 术中胆道造影显示胆囊管结石（箭）

脾脏与腹膜腔
Spleen and Peritoneal Cavity

Oscar M. Navarro Marilyn J. Siegel 著

张号绒 胡慧勇 译

许云峰 校

第 9 章

一、脾脏

脾脏很少是原发疾病的部位，但常继发于其他部位的感染、炎症和肿瘤。超声为脾脏异常提供了一种简单的筛查手段，通常是评估脾脏可疑疾病的首选影像学检查方式[1]。

（一）超声检查技术

脾脏检查一般采用仰卧位。如果患者胃或结肠胀气，仰卧时脾脏显示不清，可采用右侧卧位。常进行横切面及纵切面检查，婴幼儿使用 5.0MHz 或 7.5MHz 的探头，较大的儿童和青少年使用 3.0MHz 的探头。高分辨率的线阵探头可以提供更多的实质细节，并有利于扫查小的多灶性病变。

超声造影，通常用于评估成人肝脏局灶性病变，也可以用于儿童。与肝脏相似，脾脏具有隔离和保留超声对比剂微泡的特性，这使得脾脏非常适用于这种造影成像技术[2]。两种第二代超声对比剂已用于儿童，包括六氟化硫气体微泡（Sonovue or Lumason—Bracco SpA，Milan，Italy）和全氟化气体微泡（Optison—GE Healthcare Inc.，Princeton，NJ），前者已被美国食品药品管理局（Food and Drug Administration，FDA）批准用于儿童肝脏[3]。使用这些对比剂检查脾脏仍然被认为是超说明书用药，在临床使用之前，可能需要参考当地法规或指南。此外，必须认识到使用这些药物的禁忌证，帮助医务人员做好应急准备和处理不良反应。这些药物应用于成人腹部是安全的，在儿童中应用的数据有限，但现行研究表明和成人一样安全[2-4]。对比剂微泡采用快速静脉推注，然后注射生理盐水。由于脾脏的实质强化明显，可使用比肝脏更小剂量的

对比剂进行脾脏成像。腹部造影检查的具体设置包括低机械指数和谐波成像[2]。

（二）大体解剖和功能

脾脏是由淋巴组织、红细胞和网状内皮细胞组成的腹腔器官，是人体最大的淋巴组织单位，具有参与免疫反应和过滤血液两大功能。

脾脏位于左上腹，胃底和膈肌之间。有一层弹性纤维包膜，发出许多纤维小梁。脾髓由白髓和红髓两部分组成。白髓是包围动脉的淋巴组织鞘，内含有淋巴滤泡和网状内皮细胞。红髓由充满血的窦道（血窦）和单核吞噬细胞组成，是在血液循环中去除异常或衰老的红细胞之前进行过滤的地方。虽然脾脏是胎儿期红细胞生成的活跃部位，但在儿童期和成人，脾脏造血功能不活跃。造血功能可以在出生后患有某些疾病时恢复，如珠蛋白生成障碍性贫血和骨质疏松症。

（三）超声扫查解剖

正常脾脏呈倒"逗号"形，上外侧凸起，与左半膈肌的形状一致，下表面凹陷，与左肾形状一致。其他毗邻结构包括胃（位于脾脏的前部和内侧）和胰尾（位于脾门的内侧）。

低频探头（5.0～7.5MHz）采集的灰阶图像显示，脾脏回声分布均匀，高于肾脏回声，等于或略高于肝脏回声（图 9-1）。然而，在大约 5% 无脾脏异常的儿童中使用凸阵探头扫查时，可见低回声带弥漫分布于脾脏中[5]（图 9-2），称为"斑马纹"，这不应误认为脾脏病变。它类似于超声造影、CT 和 MRI 在动脉期显示的斑马纹样改变，可能与脾实质内复杂的动静脉有关。使用高频探头（12MHz

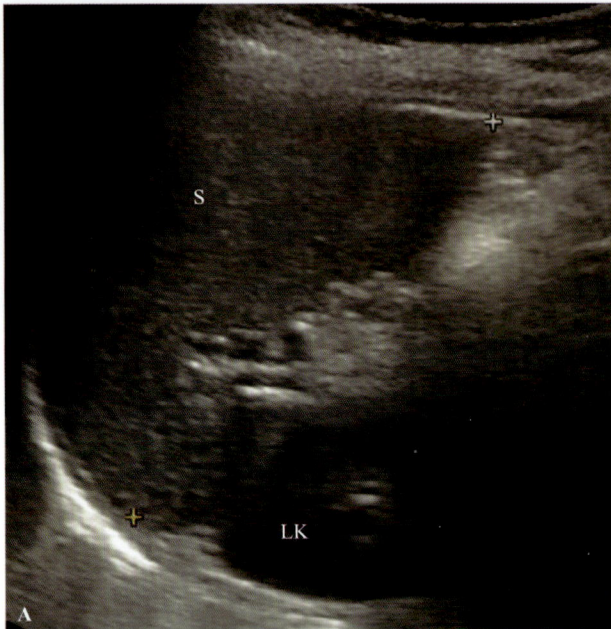

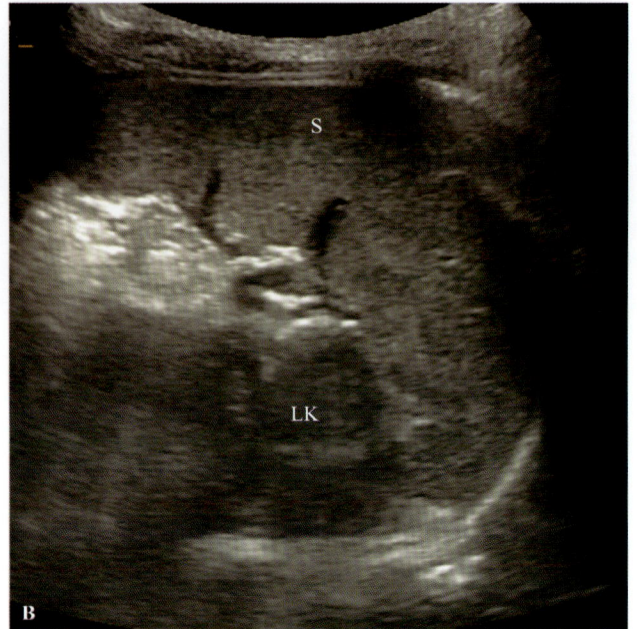

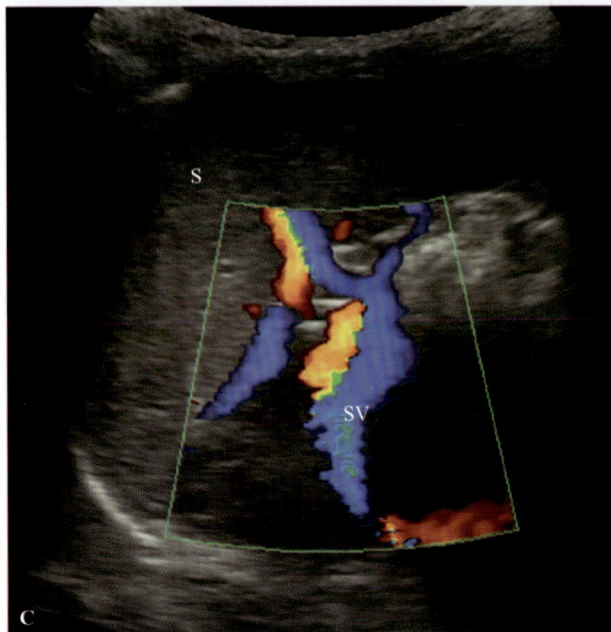

▲ 图 9-1　正常脾脏（2 名儿童）

A 和 B. 采用低频探头扫查，左上腹纵切面（A）和横切面灰阶声像图（B）显示脾脏（S）相对于正常左肾呈均匀的高回声；C. 彩色多普勒声像图显示脾静脉（SV）和脾门区的部分脾动脉发出分支进入脾实质

或更高）可在脾实质中发现小的低回声结节（图 9-3），这些结节可能代表白髓淋巴滤泡[6]。这种微结节样改变在脾大时更为明显，不应被误诊为感染或肿瘤。

超声造影时，脾脏实质的表现取决于增强的不同阶段。成人动脉期一般在注射后 12～18s 开始，而儿童动脉期可能提前 5～6s 开始。在这一阶段，脾脏显示出类似于 CT 和 MRI 在动脉期显示的斑马纹。这种不均匀的超声表现持续 1min，可能会使局灶性病变模糊，导致误诊。为了避免这种误诊，建

议将此阶段图像保存，以便稍后查看[2]。静脉期成像的评估有助于避免误诊。静脉期实质增强从注射后 50s 开始，脾脏实质表现为分布均匀明显的回声增强。静脉期持续增强 5min 以上，在此期间扫查应间歇进行，以避免破坏微泡。

脾静脉和脾动脉直行通向脾门，在胰腺体尾部的后方横向走行。彩色多普勒超声检查可见它们进入脾门，并在脾实质内发出分支（图 9-1C）。

脾脏几乎完全被腹膜包绕，由胃脾韧带和脾肾韧带固定，在一定程度上由脾结肠韧带和脾膈韧带

固定[7]。这些韧带允许脾脏有轻微活动，但防止出现实质性移位。超声检查不能显示正常韧带。

脾脏大小可以通过测量脾脏长径或体积来评估。脾脏长径和体积随着患者年龄和体型的增加而成比例增加[8]。脾脏长径的测量比脾脏体积的测量更容易，因此在临床实践中应用更为频繁。脾脏长径在经脾门水平的冠状切面上测量。不同年龄的脾脏长径平均值见表 9-1[8]。虽然可以测量，但目测

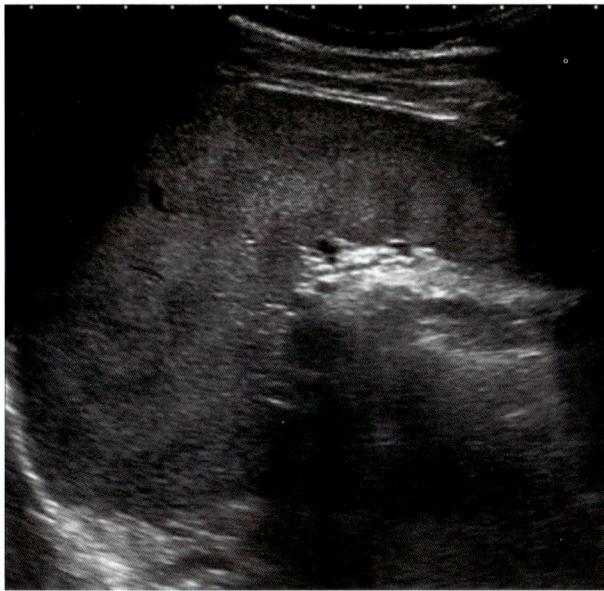

▲ 图 9-2 脾脏斑马纹
采用低频探头扫查，纵切面灰阶声像图显示脾实质内分布不均匀的低回声带，类似于超声造影、CT 和 MRI 检查在动脉期显示的"斑马纹"，这是一种正常变异，可能反映脾内的动静脉分支

通常足以确定脾脏是否肿大。脾脏肿大的征象有脾脏向左肾下缘或肝右叶下缘延伸、内侧向主动脉前延伸，以及脾脏表面凹陷消失。

（四）解剖变异

1. 位置异常

脾脏足够柔软和柔韧，所以左上腹的肿块可以引起脾脏移位或变形。同样，当邻近器官特别是左肾因手术切除或先天性缺如时，会导致脾脏下移。先天性膈膨升或膈疝可导致脾脏进入胸腔。

2. 分叶脾和脾裂

偶尔脾组织小叶从脾脏下极向内侧延伸，也可在左肾上极前方看到。意识到这种变异，就不会误认为脾脏是肾上腺或肾脏的肿块。脾裂常见，通常发生在脾脏外侧或上方膈肌部分[7]，因其边缘清晰，且无血肿，容易与撕裂伤鉴别。

3. 脾周假性肿块

在某些个体，肝左叶延伸至左上腹，包绕脾脏，类似于脾周肿块或积液（见第 7 章图 7-19）。肝左叶内的门静脉三联征，肝左叶与其余肝实质的连续性，或肝左叶在脾上随呼吸运动而运动，可诊断正常肝左叶的延伸。

（五）先天性异常

1. 游走脾和脾扭转

游走脾是指没有正常固定韧带附着（胃脾韧带、脾肾韧带、脾结肠韧带和脾膈韧带）的脾脏[7]。韧

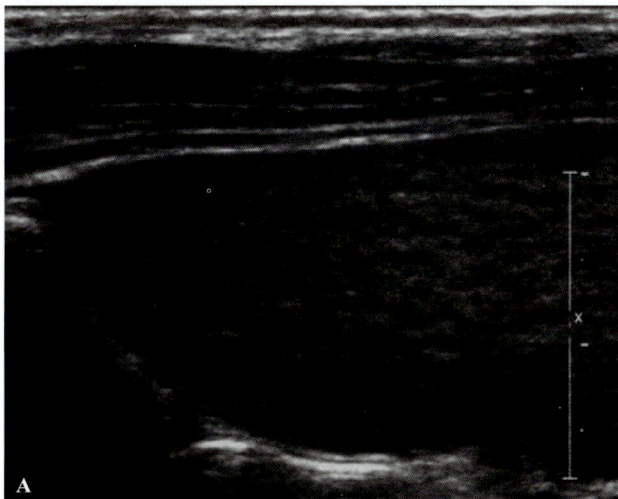

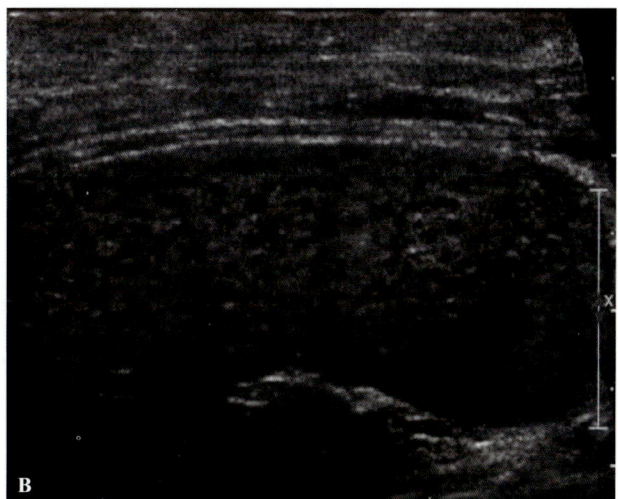

▲ 图 9-3 高频探头显示正常脾脏白髓
A. 横切面声像图显示脾脏实质内白髓呈微小、弥漫性分布的网状低回声结节；B. 纵切面声像图显示网状结节更明显，小的低回声更清晰，代表正常白髓，不应被误诊为多灶性结节

表 9-1　不同年龄和性别的正常脾长径（cm）

年龄与性别	均　值	标准差
0—3 月龄		
女	4.4	0.57
男	4.5	0.84
3—6 月龄		
女	5.2	0.47
男	5.8	0.65
6—12 月龄		
女	6.3	0.68
男	6.4	0.78
1—2 岁		
女	6.3	0.69
男	6.8	0.72
2—4 岁		
女	7.5	0.83
男	7.6	1.07
4—6 岁		
女	8	0.74
男	8.1	1.01
6—8 岁		
女	8.2	0.99
男	8.9	0.91
8—10 岁		
女	8.7	0.92
男	9	1.02
10—12 岁		
女	9.1	1.09
男	9.8	1.05
12—14 岁		
女	9.8	1.02
男	10.2	0.81
14—17 岁		
女	10.3	0.69
男	10.7	0.9

引自 Megremis SD, Vlachonikolis IG, Tsilimigaki AM, et al. Spleen length in childhood with US: normal values based on age, sex and somatometric parameters. radiology 2004; 231:129–134.

带附着被拉长，导致脾脏移动活跃，可能改变其在腹腔的位置。移动的脾脏常向中心或向下旋转。儿童游走脾可能无症状，在体格检查时表现为可触及的肿块，当脾脏出现间歇性扭转和自发扭转时，可能表现为间歇性腹痛，脾扭转合并梗死时，可能表现为急腹症 [9-11]。有症状的儿童通常在 3 月龄至 10 岁，大多数患者在 1 岁以下。

超声表现为正常位置脾脏缺如，腹部其他部位有肿块，其大小、形状和回声与正常脾脏相似 [9, 10]，脾门向前。脾大（图 9-4）、实质回声不均匀、脾蒂扭曲、胰尾呈旋涡状，以及腹水提示脾扭转 [9, 10, 12]。多普勒超声显示脾内和脾门处脾动脉无血流信号 [10]，脾脏逐渐液化坏死并缩小，随访时脾内显示无回声区。

脾梗死的并发症包括脓肿形成、腹膜炎、肠梗阻、胰腺炎和胰尾坏死 [10]。慢性脾扭转伴静脉淤血与胃静脉曲张、脾大和脾功能亢进有关 [13]。对无并发症的游走脾的治疗是脾固定术，脾切除术通常用于脾梗死 [9, 10]。

2. 副脾

副脾是一种常见的解剖学变异，是由胃背侧系膜的部分脾组织胚胎芽融合失败而引起的 [14]。约 15% 的儿童尸检中发现副脾 [15]。多数副脾位于脾门附近，但可以沿脾血管走行或位于胰尾 [15, 16]。由于脾脏的发育与中肾和左侧性腺原基有密切的关系，它们常出现在阴囊或附着在左侧卵巢，这种情况称

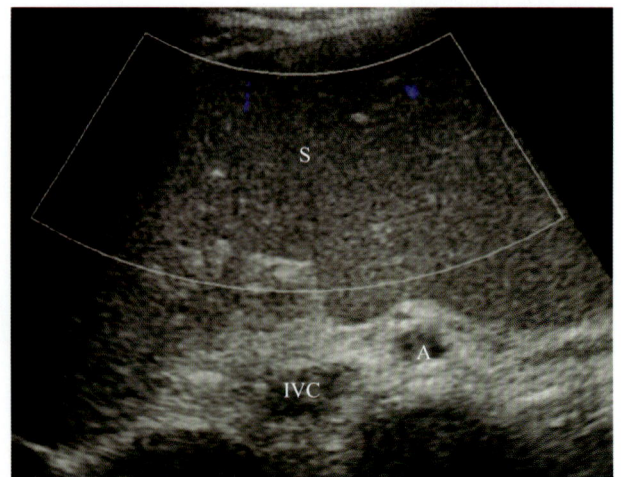

▲ 图 9-4　游走脾
横切面彩色多普勒声像图显示脾脏（S）肿大，位于正中腹、脾旋转不良。虽然实质回声正常，但血流减少，提示游走脾扭转，血管损害。A. 主动脉；IVC. 下腔静脉

为脾性腺融合。虽然副脾大部分只有一个，但约2%的患者至少有 2 个副脾[16]。

副脾一般很小且为偶然发现，无临床意义。然而，因血液病（如特发性血小板减少性紫癜和溶血性贫血）而进行脾切除术的患者中，副脾可代偿性肥大，从而导致血液病复发[17]。副脾肥大可达 5cm或以上。偶尔副脾蒂扭转，表现为急腹症[14, 18]。

副脾的超声表现为圆形或椭圆形实性结构，直径一般 2～3cm，回声与正常脾脏相似（图 9-5）。副脾从不位于脾脏上方，极少数位于脾的侧面[16]。多普勒超声可以看到供血动脉或引流静脉。扭转相关的超声表现包括脾回声正常，多普勒超声早期无血流信号[19]（图 9-6A）。一旦持续的血流受阻导致副脾坏死，将变成均匀的低回声[14, 20]。彩色多普勒超声显示血管蒂呈螺旋状或扭曲是诊断副脾扭转的有用线索（图 9-6B）[14, 20]。

3. 脾组织植入

脾组织植入是由于外伤后脾破裂或外科手术后自体脾组织移植所引起的。腹腔是脾组织植入最常见的部位，但在腹部或胸部的其他地方也可发现脾脏组织。脾外伤或手术到诊断腹腔脾组织植入的平均时间为 10 年，这在一定程度上解释了脾组织植入在儿童罕见的原因[21]。超声检查，脾组织植入的脾结节为圆形肿块，与副脾难以区分[22]。脾脏外伤

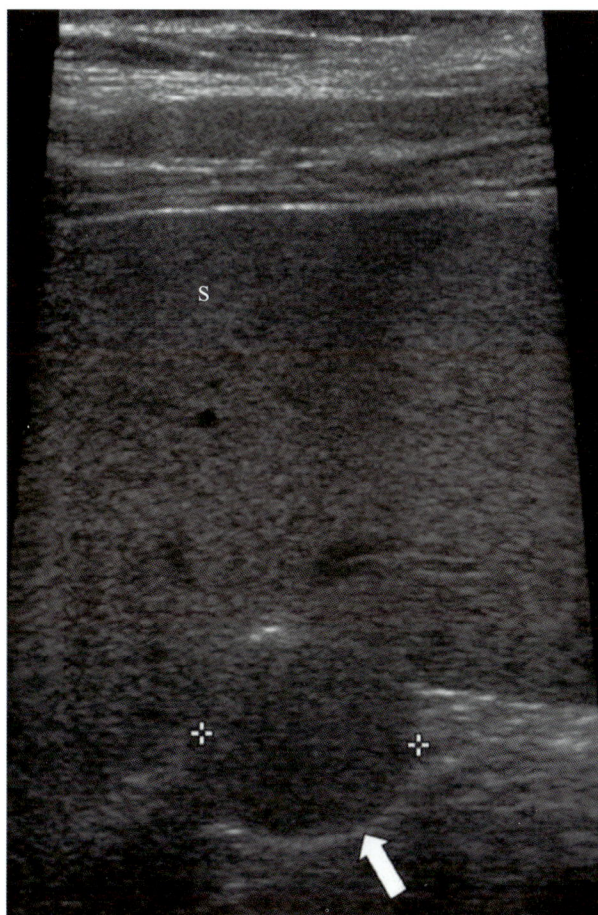

▲ 图 9-5 副脾

纵切面灰阶声像图显示脾门处有一个较小的圆形结节（箭），回声与邻近脾（S）实质相当

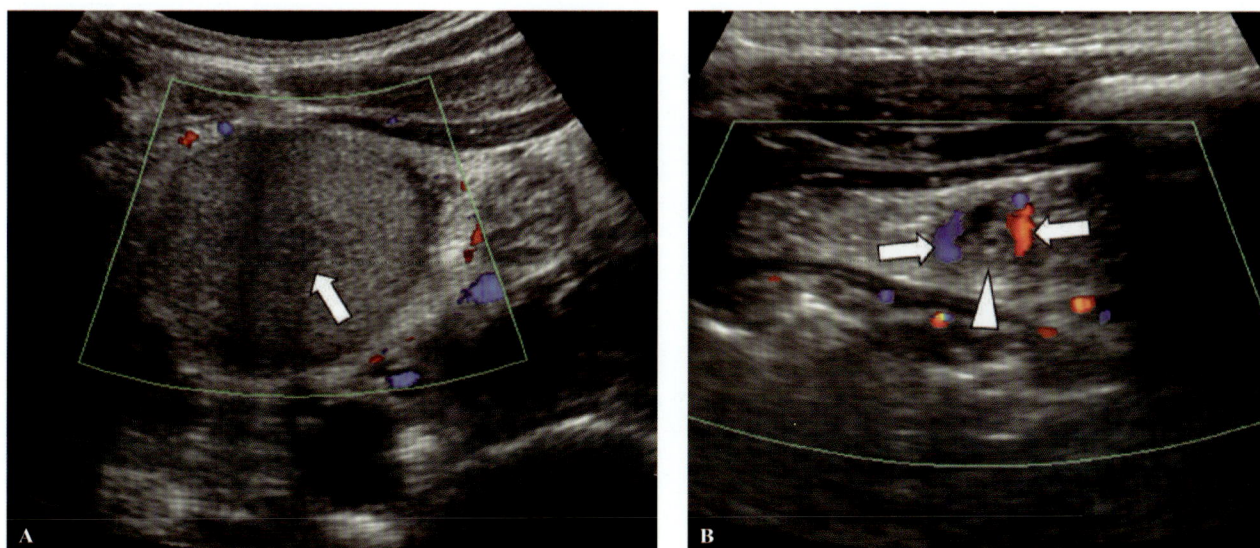

▲ 图 9-6 副脾扭转

A. 左中腹横切面彩色多普勒声像图显示副脾增大，离脾稍远，无血流信号，除了与早期坏死性改变相符的中央的稍低回声区（箭）外，其余实质回声正常。反应性水肿导致周围软组织回声增强。B. 横切面彩色多普勒声像图显示副脾蒂扭转、蓝色和红色的静脉（箭）环绕中心动脉（箭头），红色和蓝色反映相对于探头的血流方向

或脾切除手术史有助于脾组织植入的诊断，而缺乏这些临床特征时则偏向于诊断为副脾[22]。此外，脾组织植入肿块分布于腹膜及腹膜后，而副脾常位于靠近脾门的左侧腹部。

4. 多脾和无脾

多脾和无脾是属于内脏异位和心脾综合征异常疾病谱的一部分，与心脏和肺异常以及内脏异位有关。

(1) 多脾：多脾症以多发脾结节为特征，与之相关的腹部异常包括下腔静脉离断伴奇静脉异位引流、短胰腺、肠旋转异常、肾发育不良或发育不全[17]。胸部异常包括双侧左肺（两个肺叶和动脉下支气管）、部分型肺静脉异位引流、双上腔静脉和心脏异常包括房、室间隔缺损、大血管错位、肺动脉狭窄或闭锁[23]。

超声显示多个类似正常脾脏回声的小结节，位于胃的同一侧，最常见于右上腹（图 9-7），但也可见于左上腹（图 9-8）[17]。脾脏通常大小正常，但也可以有一个或两个大脾脏和多个小脾脏。其他发现包括：下腔静脉离断，短胰腺、胰腺体尾部小或缺如，肠旋转异常，通常不旋转或反向旋转。

(2) 无脾：无脾的特征是脾组织缺如。相关的

腹部异常包括全部或部分内脏反位、水平肝、小胃、肠旋转不良和肾异常。胸部异常包括双侧右肺（三叶肺）和复杂发绀性心脏病包括单心室、房室间隔缺损、大血管错位和完全型肺静脉畸形引

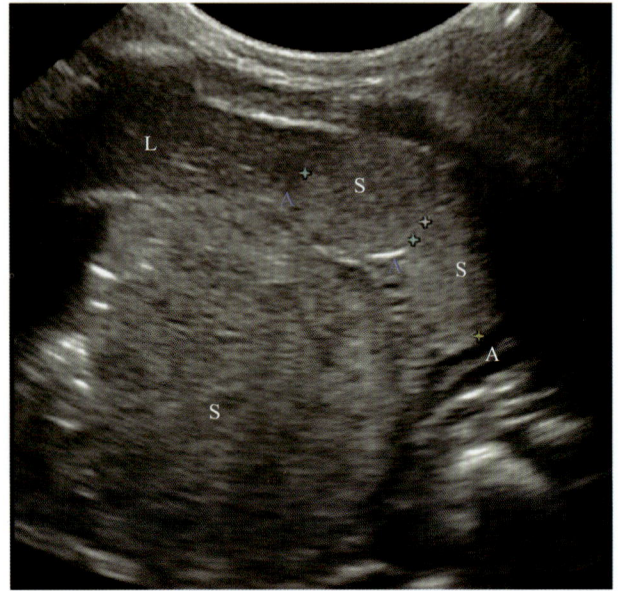

▲ 图 9-8　左上腹多脾伴右位心、左心房异构、左室发育不全、双上腔静脉，下腔静脉离断伴奇静脉异位引流
横切面声像图显示肝左叶（L）和左侧肾上腺（A）之间有 3 个脾脏（S）

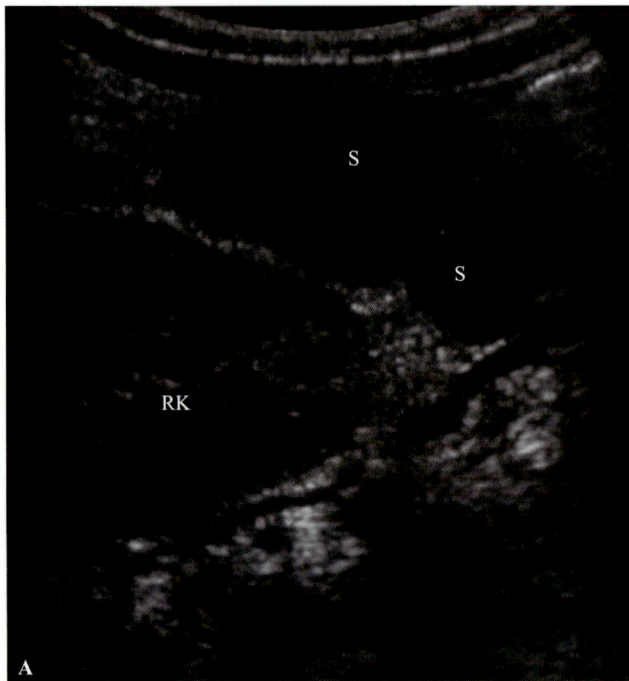

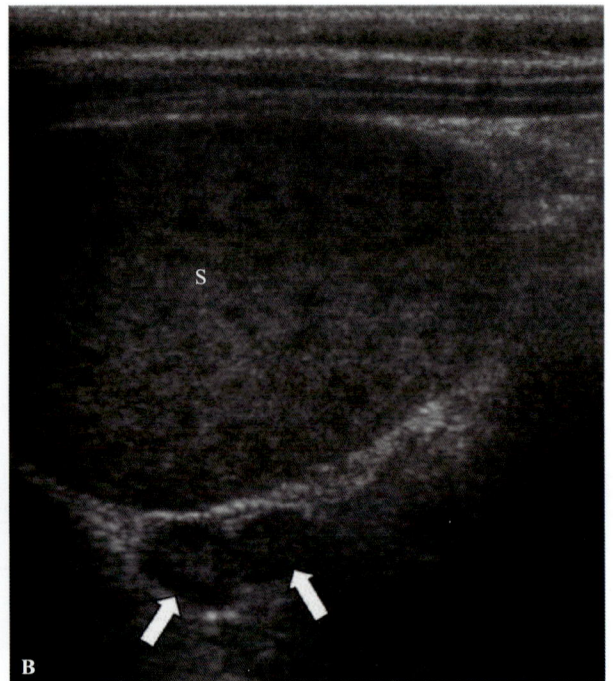

▲ 图 9-7　多脾综合征，右上腹异位脾合并胆道闭锁
A. 采用低频探头扫查，纵切面声像图显示右肾（RK）旁有两个脾脏（S）；B. 采用高频探头扫查，横切面声像图显示图 A 所示的大的脾脏（S）中反映白髓的正常实质呈网状结节样改变，后方另有两个小脾脏（箭）

流^[7, 23, 24]。无脾的诊断很重要，因为患病儿童败血症风险增加，需要预防性抗生素治疗。

无脾的超声表现为脾脏缺如及上述相关异常（图 9-9）。肝左叶常越过中线（即水平肝），延伸至脾窝，注意切勿误认为脾脏。

5. 内脏反位

内脏反位是指内脏和血管位于镜像位置。脾脏位于右上腹，回声正常。

（六）脾大

儿童期脾大的常见病因是感染性病变，通常包括 EB 病毒感染和猫抓病、血红蛋白病，血液恶性肿瘤如白血病和淋巴瘤，以及门脉高压。脾脏肿大的其他原因包括门静脉血栓形成、代谢障碍如 Gaucher 病和 Niemann-Pick 病，以及继发于 ECMO 的血液病学因素，可能与 ECMO 期间脾内红细胞淤积受损有关。

巨脾在超声上表现很明显，明显增大的脾脏远大于左肾，诊断一般不需要测量（图 9-10）。当脾脏轻度肿大时，测量脾脏长径有助于诊断。如前所述，已确立不同年龄正常脾长径的最大值（表 9-1）^[8]。

虽然脾大是一种非特异性的表现，但通常也有其他表现可以提示特异性的诊断。肝脏回声不均匀，形态不规则或呈结节状，左叶增大及门静脉扩张提示肝硬化的诊断。门体静脉侧支血管的表现可以确定脾大的病因是门脉高压（图 9-11）。脾内低回声灶可见于感染，包括猫抓病和系统性念珠菌

病、淋巴瘤、转移性疾病和脾梗死。腹膜后和肠系膜淋巴结肿大和脾大是淋巴瘤的可疑表现。

急性脾隔离：急性脾隔离是纯合子镰状细胞性贫血的偶然表现。其特征是由于血窦淤积导致脾脏迅速增大，伴有红细胞压积水平突然下降^[1, 25]。超声表现为脾脏肿大、回声不均匀，出现与出血和梗死相关的回声强弱区域（图 9-12）。

（七）脾脏囊肿

脾脏囊肿可以是先天性、感染性或外伤后引起

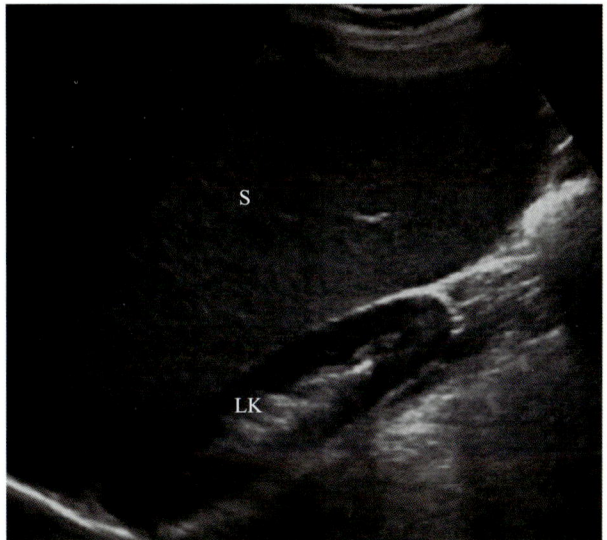

▲ 图 9-10 脾大（遗传性球形红细胞增多症患者）
左上腹纵切面声像图显示脾（S）肿大，延伸至左肾（LK）下缘以下

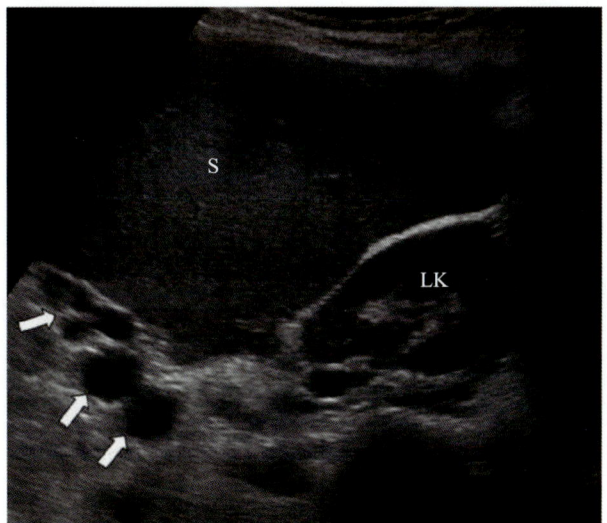

▲ 图 9-9 无脾
横切面声像图显示肝脏（L）延伸至左上腹，填充空的脾窝，右侧为胃（S）。A. 肾上腺；LK. 左肾；P. 胰腺；RK. 右肾

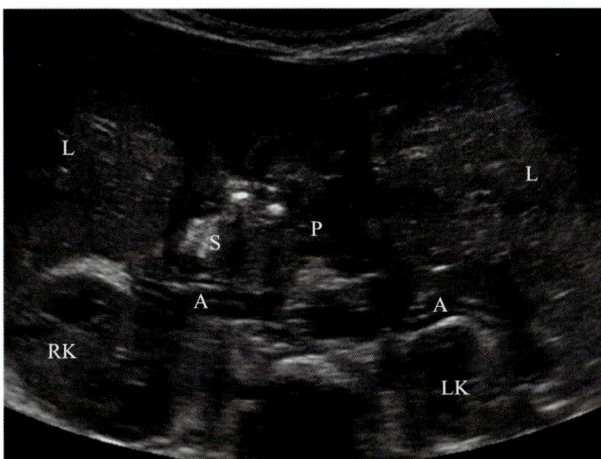

▲ 图 9-11 原发性硬化性胆管炎和继发门脉高压患者的脾大
横切面声像图显示脾（S）周围静脉曲张（箭），提示门脉高压是脾大的原因。LK. 左肾

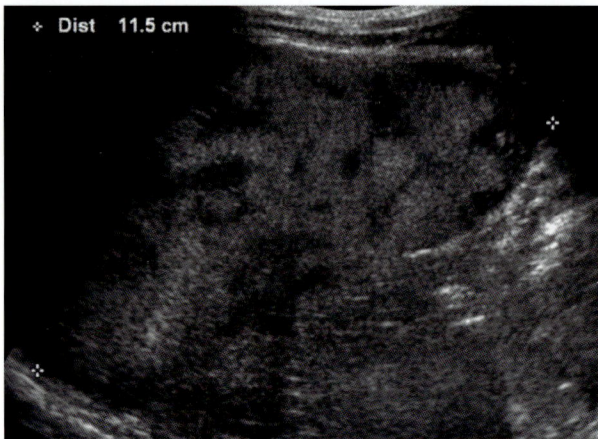

▲ 图 9-12　脾隔离（患者：女，5 岁，纯合子镰状细胞病，表现为急性贫血和血小板减少）
超声扫查显示脾大，回声不均匀，其内有多个不规则低回声区对应梗死灶

的 [26]。患者可无症状或出现上腹胀，左上腹扪及肿块或因压迫邻近器官引起的慢性轻微疼痛。感染或囊肿破裂可引起急性疼痛 [27, 28]。在北美，大多数脾囊肿是先天性的或外伤后引起，而在发展中国家，由棘球蚴感染引起的寄生虫感染约占脾脏囊肿的 2/3 [28]。

先天性囊肿，又称表皮样囊肿或真性囊肿，由上皮细胞构成，并被纤维壁包围。通常为单发，钙化少见。囊肿内的液体可以是透明或混浊的，可能含有蛋白质、血液、脂肪或胆固醇结晶。由于缺乏上皮细胞内衬，外伤后囊肿通常被认为是假性囊肿。

脾脏囊肿的特征性超声表现为边界清晰、球形、低回声或无回声肿块，内壁光滑，内部透声佳 [27, 28]。部分囊肿周围通常可见脾脏组织的边缘，有助于确定其为脾脏来源。彩色多普勒超声无血流信号。当囊肿内含有胆固醇结晶或血红蛋白分解产物时，可见具有内部回声的混合性肿块伴分隔或液平（图 9-13）或呈均匀的低回声肿块。如果大的囊肿内合并有子囊肿，囊性病变内含有塌陷的膜，或者在其他器官发现囊性病变，则应考虑棘球蚴囊肿的诊断 [29, 30]。在流行地区，任何脾脏囊肿，即使是单纯的无回声囊肿也可能是棘球蚴囊肿。外伤性囊肿和寄生虫性囊肿中可见边缘钙化。如果囊肿边缘不连续，有游离腹水，应怀疑囊肿破裂（图 9-14）。

脾脏囊性病变的鉴别诊断包括脓肿、血肿、淋巴管瘤、囊性或坏死性转移、脾内胰腺假性囊肿和脑脊液假性囊肿。脑脊液假性囊肿是脑室 – 腹腔分流术的并发症，当临床或实验室数据不能明确诊断时，超声引导下细针穿刺抽吸囊肿内容物有助于诊断和引流。

（八）良性肿瘤

大多数儿童脾脏肿瘤是良性的，包括血管瘤、淋巴管瘤和错构瘤。患者通常无症状，病灶为偶然发现，或者体格检查时触及肿块，或是其他适应证的影像学检查中偶然发现。大的病灶由于压迫邻近器官、出血或破裂而产生疼痛。

通常，各种肿块的超声表现互相重叠或与临床相关，需要其他影像检查，如 CT 检查、MRI 检查或活检才能确诊。

1. 血管瘤

血管瘤一词通常用于描述不同类型的血管畸形，如婴儿血管瘤和脉管畸形，特别是静脉亚型。后者有时被称为海绵状血管瘤。该术语反映了影响临床和影像学特征的不同病理状态。婴儿血管瘤是高流量的肿瘤，具有内皮细胞增生和退化的特征阶段，而静脉畸形是低流量、有丝分裂静止的病变，不退化。文献中描述的大多数脾血管瘤似对应静脉畸形，由不规则扩张的血管通道组成，这些通道由扁平的内皮细胞排列并充满红细胞。脾静脉畸形可视为孤立性病变或作为 Klippel-Trénaunay 综合征（与软组织和骨骼过度生长有关的毛细血管、淋巴管和静脉畸形）的一部分，少见于 Beckwith-Wiedemann 综合征 [31-33]。与这些血管病变相关的并发症包括脾破裂和脾功能亢进 [31]。

脾静脉畸形的影像学表现取决于病变中血管的数量和大小。病灶往往边界清晰、均匀，相对于正常脾实质呈高回声，当病灶小（直径＜ 2cm）时可以呈低回声，大的病灶呈混合性回声，有囊性和实性成分，可出现周围或中央钙化伴声影（图 9-15）[31]。多普勒超声显示病变内低速血流。多普勒检查时，探头按压，血流信号消失，按压解除时立即出现血流信号，这是静脉畸形的共同特征。在动脉期病灶较脾实质有高或中等等增强，在静脉期晚期有持续增强化，因此病灶回声与脾实质相同呈等回声 [2]。

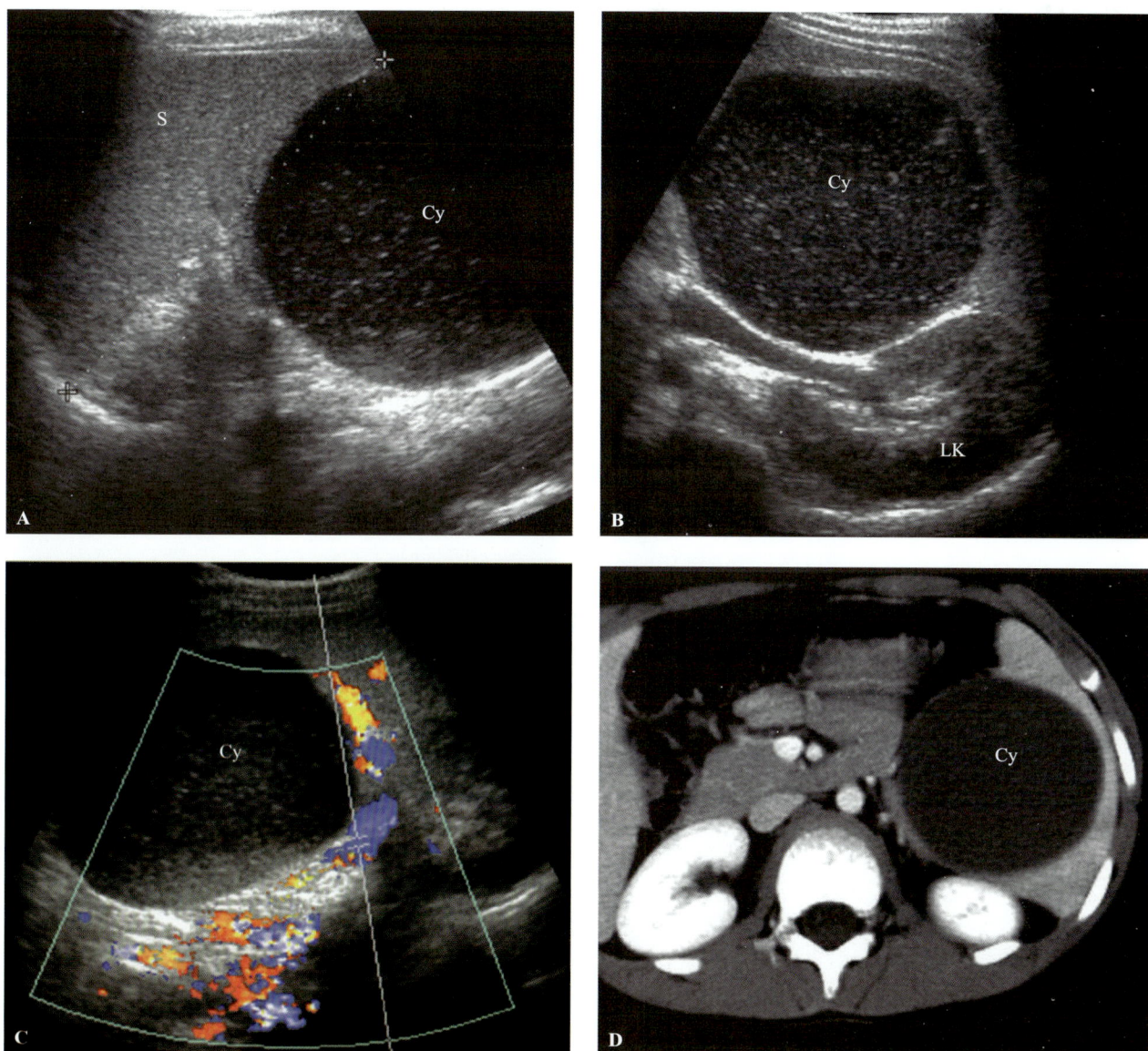

▲ 图 9-13　脾上皮囊肿（患者：男，9 岁，因血尿就诊，偶然发现脾上皮囊肿）

A 和 B. 纵切面（A）和横切面灰阶声像图（B）显示脾脏（S）下极大的圆形囊肿（Cy），边界清晰，囊肿内含低回声，可能代表胆固醇结晶；C. 彩色多普勒声像图显示囊肿内无血流，邻近的脾脏和肾血管有血流信号；D. 增强 CT 显示脾脏下极低密度肿块，与囊肿（Cy）一致。手术切除证实为上皮囊肿。LK. 左肾

文献中称为血管瘤的病灶，基于儿童在诊断时的年龄小、临床进展和显示病灶内富血供，似乎符合真正的婴儿血管瘤[34, 35]，这些可能与肝脏的多发性婴儿血管瘤有关[35]。

2. 卡波西样血管内皮瘤

卡波西样血管内皮瘤（kaposiform hemangioe-ndothelioma，KHE）是一种局部侵袭性血管肿瘤，多见于 1 岁以下儿童，有时在产前诊断[36]。最常累及软组织，尽管身体的其他部位也会受累，内脏受累罕见，仅有少数位于脾脏的病例报道[36]。KHE

并不是之前认为的血管瘤，显示出与卡萨巴赫 - 梅里特现象（KasabachMerritt phenomenon）相关，其特征是严重的血小板减少、贫血、凝血障碍和不良预后。

KHE 的超声表现为回声不均匀的肿块，内含低回声的锯齿状区域，代表大血管。彩色多普勒超声显示大部分病灶内血流丰富[36]（图 9-16）。

3. 窦岸细胞血管瘤

窦岸细胞血管瘤（littoral cell angioma）是一种罕见的血管肿瘤，通常是良性的，偶有一些恶性特

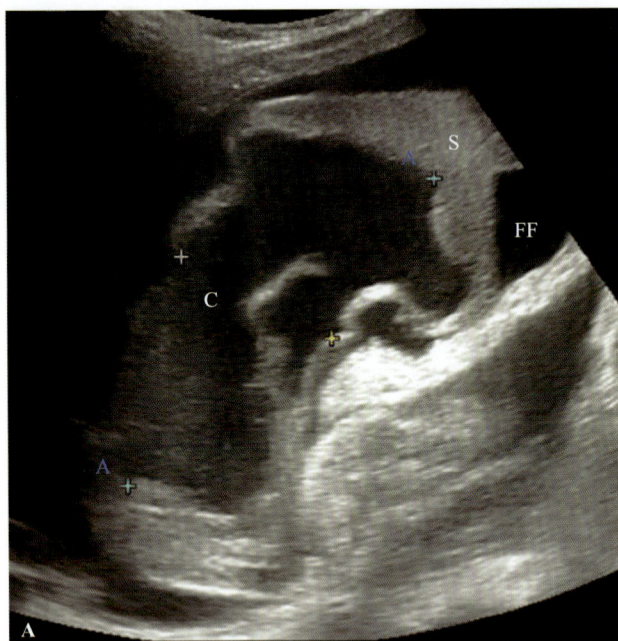

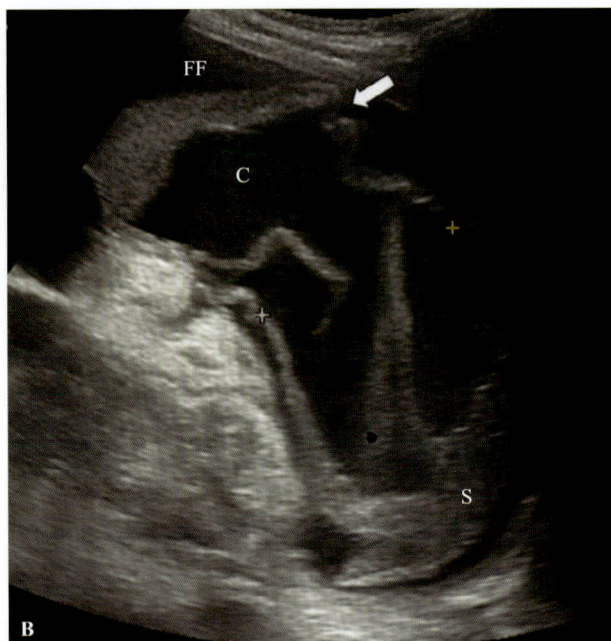

▲ 图 9-14 脾脏上皮囊肿破裂（患者：男，13 岁，腹部外伤后）

纵切面（A）和横切面声图像（B）显示大囊肿（C），由光标描出其轮廓。病灶形态不规则，内见线状高回声，周围可见正常脾脏（S）实质包绕，囊肿和脾实质边缘（箭）局部不连续、大量游离腹腔积液（FF）提示囊肿破裂

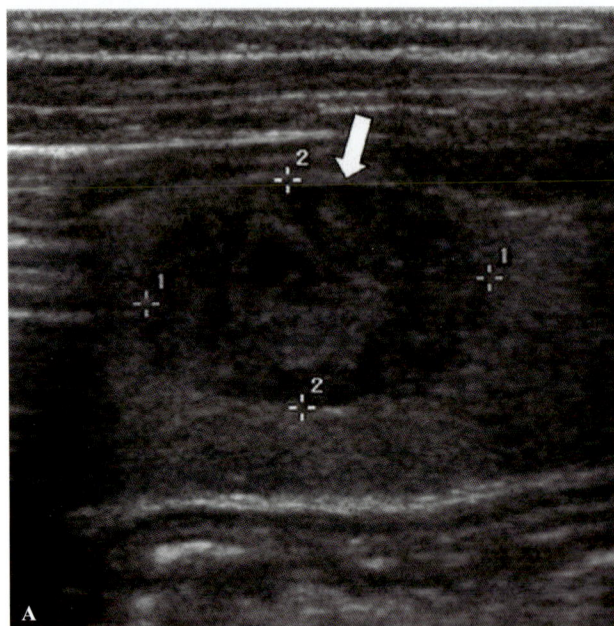

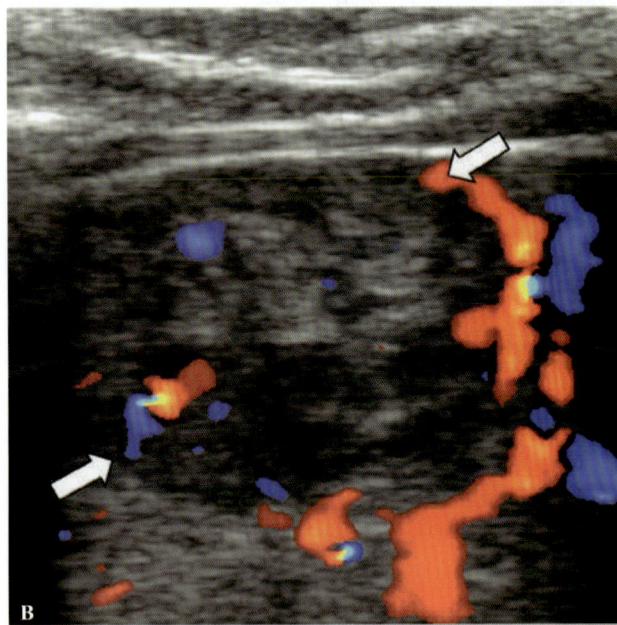

▲ 图 9-15 脾静脉畸形

A. 横切面灰阶声像图显示边界清晰，内部回声不均匀的包膜下肿块（箭，光标）；B. 纵切面彩色多普勒声像图显示肿块周边血流丰富，内部少量血流（箭）

征[31, 37]。起源于脾脏红髓窦的内衬（littoral）细胞。组织学检查显示有内皮细胞排列的分支血管通道的多发结节。恶性表现有不典型细胞，侵犯周围器官。

超声表现为脾大和大小不等的多发性病灶，相对于正常脾实质呈等回声、低回声或高回声（图

9-17）[31, 37, 38]。彩色多普勒超声显示肿块内有血流信号（图 9-17B）。

4. 脾紫癜

脾紫癜罕见，其特征是脾窦扩张、内充满血液，无内皮细胞衬里。它与 HIV 感染、播散性肺结

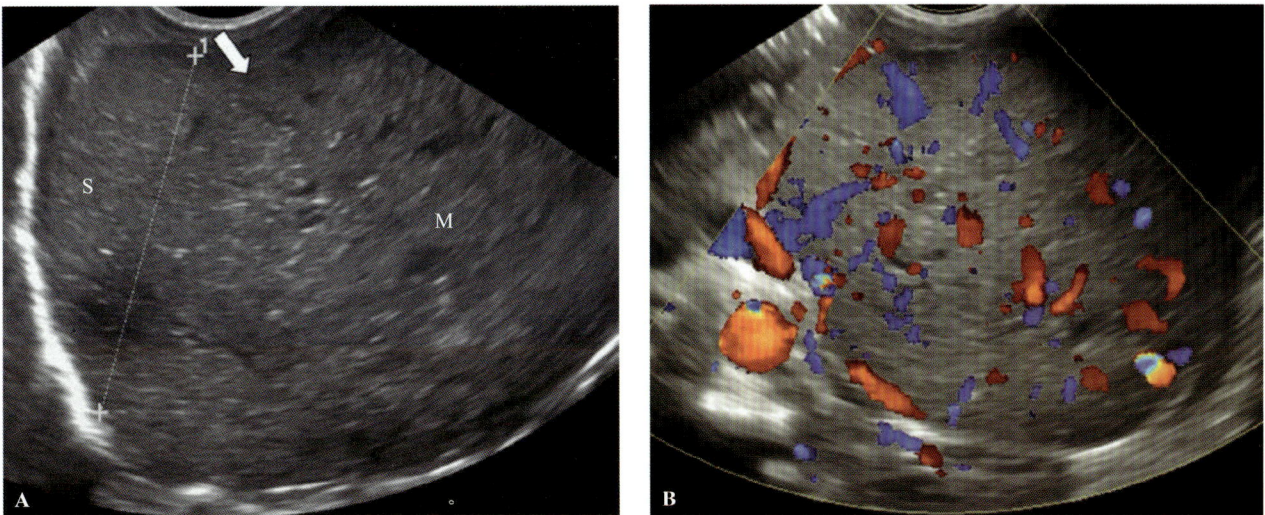

▲ 图 9-16　新生儿卡波西样血管内皮瘤（产前诊断为脾脏卡波西样血管内皮瘤，出生后 5 天出现 Kasabach-Merritt 综合征）

A. 纵切面灰阶声像图显示脾脏下极（S，光标）有一较大肿块（M），前缘可见部分清晰边界（箭），但大部分与相邻脾实质边界不清；肿块相对于正常脾实质以等回声为主，包含大量与血管相对应的低回声区。B. 彩色多普勒超声显示肿块内部血流丰富（感谢 Dr. Juan C. Infante, Jackson Memorial Hospital, University of Miami, Miami, FL）

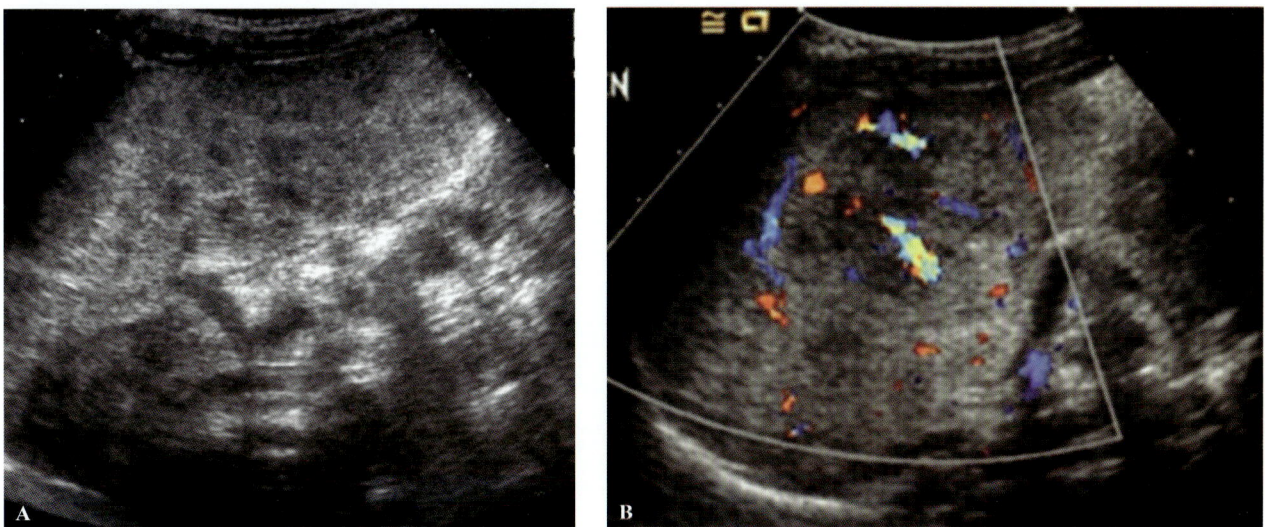

▲ 图 9-17　窦岸细胞血管瘤

A. 纵切面灰阶声像图显示脾内回声分布不均匀，伴多发低回声肿块；B. 彩色多普勒声像图显示肿块内血流信号

核、血液系统恶性肿瘤和合成代谢类固醇的使用有关 [1, 31]。超声表现为多发的小低回声病灶，小病灶可以合并成一个较大的有分隔的多房性肿块 [31]。

5. 淋巴管瘤

淋巴管瘤是淋巴系统的先天性畸形，由充满淋巴和纤维带分隔的内皮细胞排列的空间组成 [31]。可能单发或多发，通常与复杂的淋巴管畸形有关，包括 Klippel-Trénaunay 综合征 [31, 32, 39]。

超声检查，淋巴管瘤常见于脾脏周围或脾门附近，表现多样，包括低回声或无回声合并分隔的多房囊肿、单房囊肿和混合性回声肿块（图 9-18 至图 9-20），如果囊液是出血性或高蛋白质，可见内部回声（图 9-18 和图 9-19），囊壁或分隔可见钙化。多普勒超声显示病灶内无血流信号，分隔上可见动脉和静脉血流。

6. 脾错构瘤

脾错构瘤是一种良性实质性病变，由正常淋巴组织（白髓）和杂乱充血的脾窦（红髓）的混合物组成，与结节性硬化症有关 [31, 40]。通常为单发，但也可能为多发病灶。

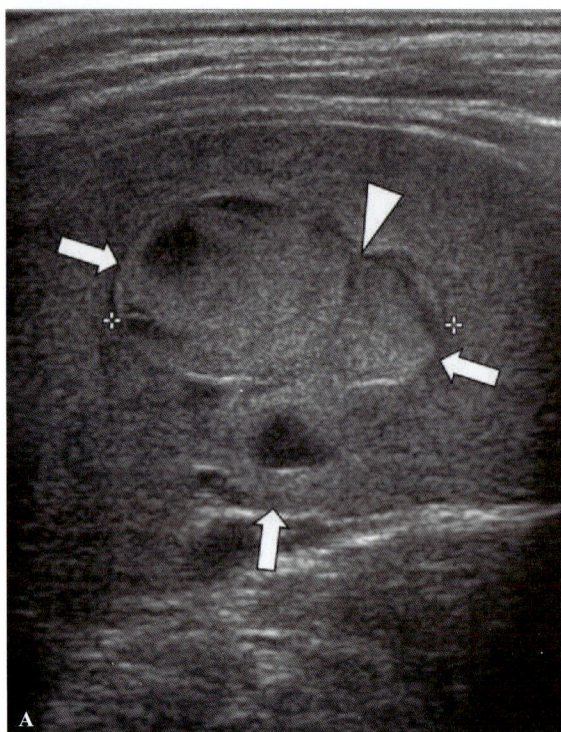

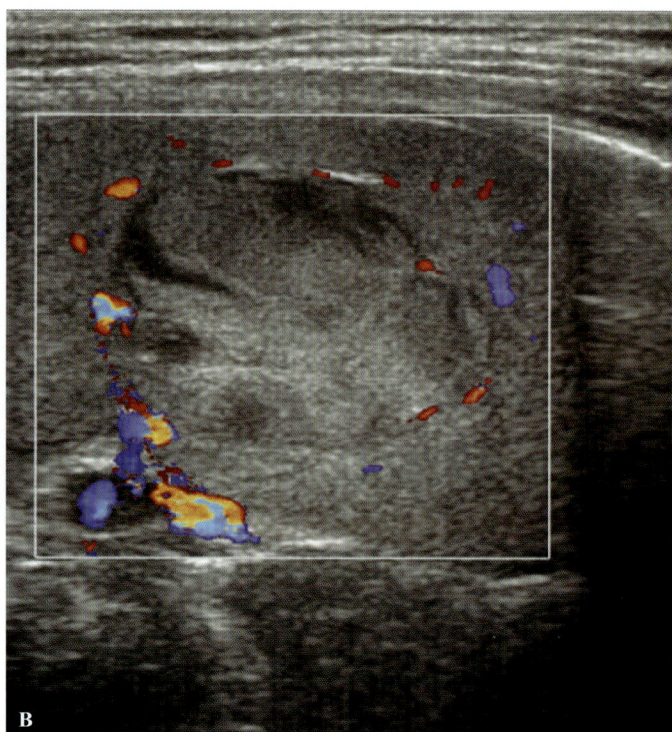

▲ 图 9-18 脾淋巴管瘤

A. 横切面灰阶声像图显示脾实质内呈分叶状、分布不均匀的肿块（箭），大部分相对于周围实质呈高回声，但有小部分低回声区；高回声成分反映出血或蛋白质，肿块内见细分隔（箭头）。B. 彩色多普勒声像图显示病灶周边有血流信号，内部无血流

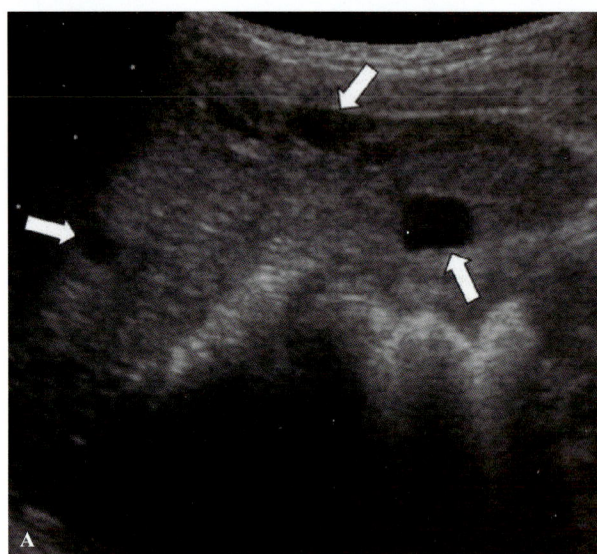

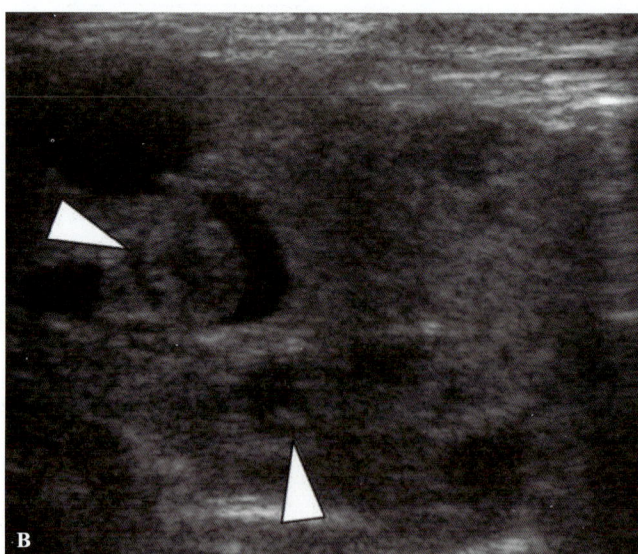

▲ 图 9-19 脾淋巴管瘤

A. 采用低频探头扫查，纵切面声像图显示有多个囊性病变，较大的为箭所示；B. 采用高频探头扫查，纵切面声像图可更清晰地显示脾脏的局灶性病变，其中一些有回声成分（箭头）可能代表出血或蛋白质

超声检查，错构瘤通常表现为边界清晰、回声强度不同的肿块[31, 41]（图 9-21），偶尔表现为混合性回声伴囊性变或钙化[42]。多普勒超声显示肿瘤内部见血流信号[15]（图 9-21）。

7. 炎性肌成纤维细胞瘤

炎性肌成纤维细胞瘤，又称炎性假瘤，是一种罕见的病变，由肌成纤维细胞梭形细胞和胶原纤维基质中的急性和慢性炎症细胞组成[43]。病因尚不清楚，但据推测其代表炎症病变的修复过程。超声表现为边界清晰、回声分布均匀或不均匀的低回声或高回声肿块[42, 43]，在病灶内或壁内可见钙化（图9-22）[42, 43]。彩色多普勒成像显示血流信号增多。

8. 镰状细胞病患者残余脾组织

在镰状细胞病中，由于红细胞变形能力差和高黏度血液导致脾脏反复出血和梗死，导致纤维化和脾脏体积进行性缩小，常被称为自体脾切除术[25]。在这个相对漫长的过程中，可能有残存的岛状脾组织或再生结节，表现为局灶性结节性病变。21 岁以下的患者中有 17.5% 在超声检查中发现结节[44]。

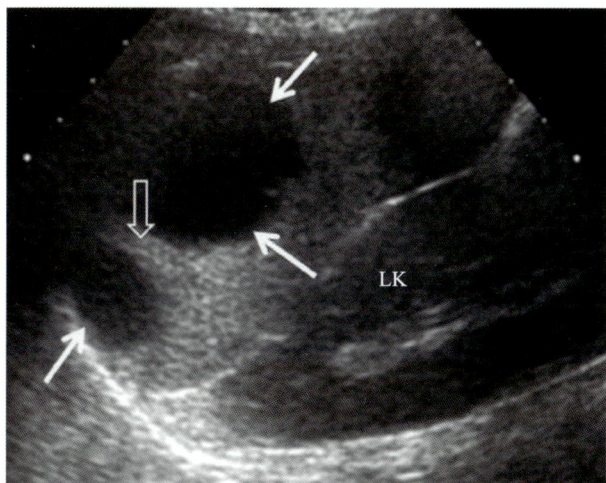

▲ 图 9-20　脾淋巴管瘤

横切面灰阶声像图显示脾脏下极无回声肿块（箭）伴一分隔（空心箭）。LK. 左肾

超声检查，结节大小不一，回声与正常脾脏相似。但与邻近异常高回声脾实质相比，常表现为低回声（图 9-23）。彩色多普勒超声结节通常较邻近脾脏血流增多。超声随访，这些结节大小不变，增大或变小[45]。

9. 髓外造血

髓外造血是指骨髓外生成血液，是红细胞生成失败的结果。在儿童常继发于血红蛋白病，特别是镰状细胞性贫血和珠蛋白生成障碍性贫血。脾脏曾经是胎儿造血的部位，可能成为髓外造血的一个部位[46]。髓外造血为弥漫性病变，可导致脾大，偶尔导致脾脏局灶性肿块，表现为边界清晰的实性高回声结节，有时伴局灶性低回声区[47]（图 9-24）。

（九）恶性肿瘤

1. 朗格汉斯细胞组织细胞增生症

朗格汉斯细胞组织细胞增生症可导致脾大，或脾脏内多发低回声结节[1]。

2. 淋巴瘤

淋巴瘤是最常见的脾脏恶性肿瘤，霍奇金病和非霍奇金淋巴瘤均可发生。受累脾脏可能肿大或不肿大，相反，切除的脾脏未发现肿瘤，也可能出现轻至中度脾大。然而，当脾大明显时，淋巴瘤的可能性很高。

淋巴瘤的超声表现从脾大到单发或多发性肿块。肿块通常为低回声或无回声，无后方回声增

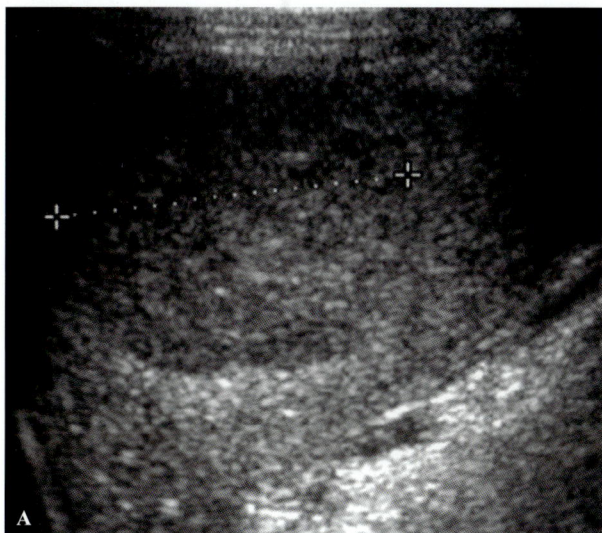

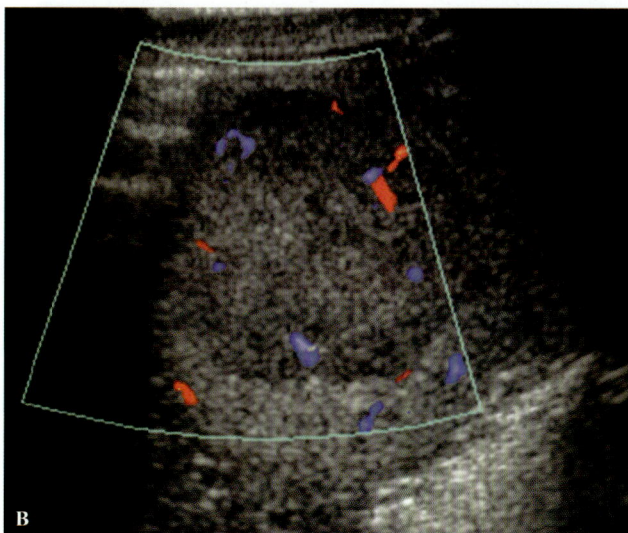

▲ 图 9-21　脾错构瘤

A. 纵切面灰阶声像图显示边界清晰的低回声肿块（光标）；B. 彩色多普勒超声显示病灶内见血流信号

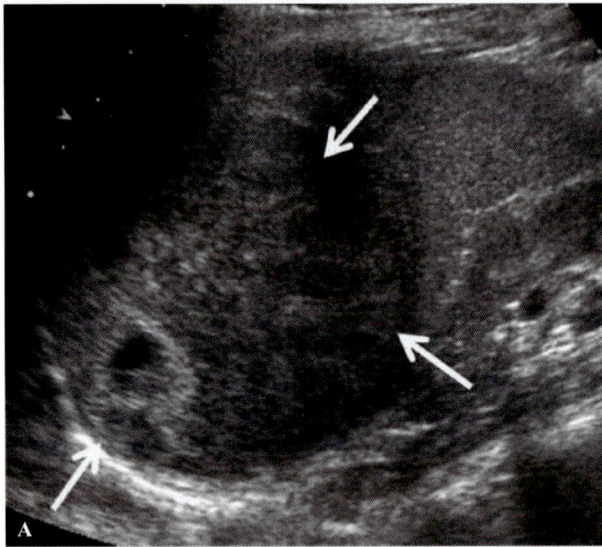

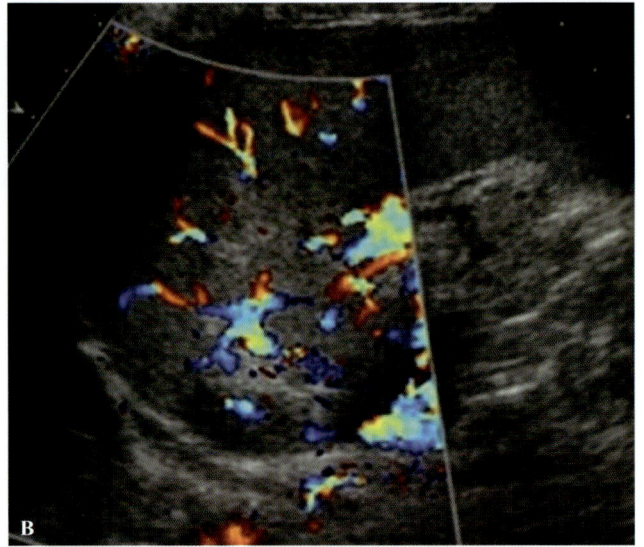

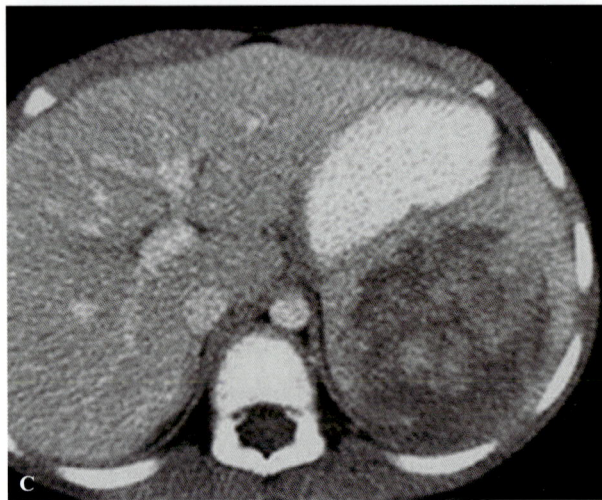

▲ 图 9-22　炎性肌成纤维细胞瘤
A. 纵切面灰阶声像图显示脾脏上极有一边界清晰的低回声肿块（箭），内部回声欠均匀；B. 彩色多普勒超声显示肿块内血流丰富；C. 增强 CT 显示肿块不均匀强化

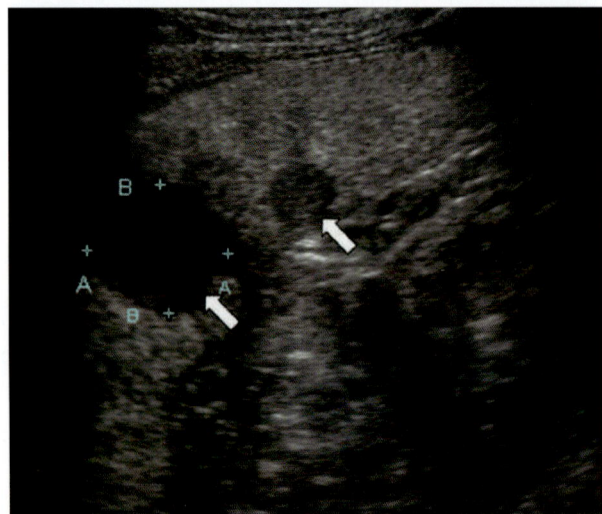

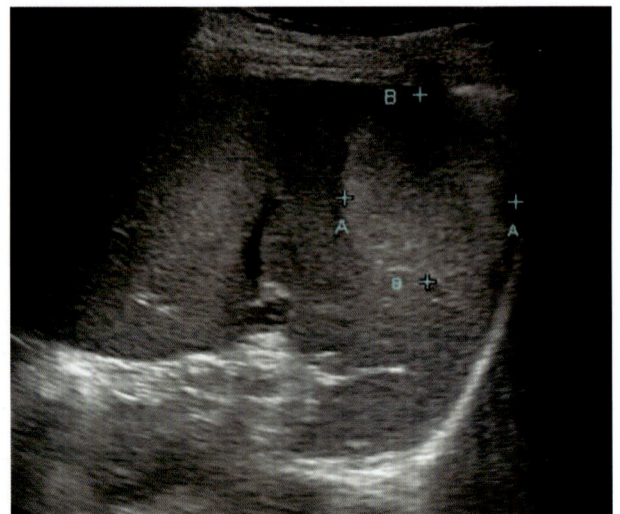

▲ 图 9-23　镰状细胞病患者残余脾脏组织
弥漫性回声增强的脾脏内有两个边界清晰的低回声结节（箭，光标）。结节代表岛状残存的脾组织，邻近脾实质呈高回声是先前梗死和出血继发纤维化、铁沉积和钙化的结果

▲ 图 9-24　髓外造血（慢性输血引起血红蛋白 E-β 珠蛋白生成障碍性贫血患者）
横切面声像图显示脾大，内含一个边界清晰、回声不均匀、以高回声为主的结节（光标）

强[15]（图 9-25）。多普勒超声显示无血流信号或少量血流信号。超声造影肿块无增强[2]。脾门、肠系膜和腹膜后可见相关淋巴结病变。

3. 白血病

白血病脾脏浸润可发生在疾病的活动期或缓解期。病理上白血病主要累及红髓，与淋巴瘤相比，离散性结节并不常见[31]。脾大通常是唯一的影像学表现。如果受累及，副脾也会肿大。脾脏回声可能正常（比肾脏高）（图 9-26）或回声减弱（等于或低于肾脏）（图 9-27）。脾脏实质回声一般均匀，很

少发现局灶性肿块，还可能有周围淋巴结病（图 9-27）。治疗期间脾脏缩小，回声恢复正常。

4. 血管肉瘤

血管肉瘤是一种非常罕见的脾脏恶性肿瘤，由排列不规则的大核内皮细胞和高有丝分裂率的不规则血管通道组成[31, 48]，常早期广泛转移到肝、肺、骨和淋巴结。超声表现为实质性或混合性肿块[48]。多普勒显像肿瘤实质性部分见血流信号。

5. 转移性疾病

脾转移很少在生前诊断，尽管在尸检研究中脾

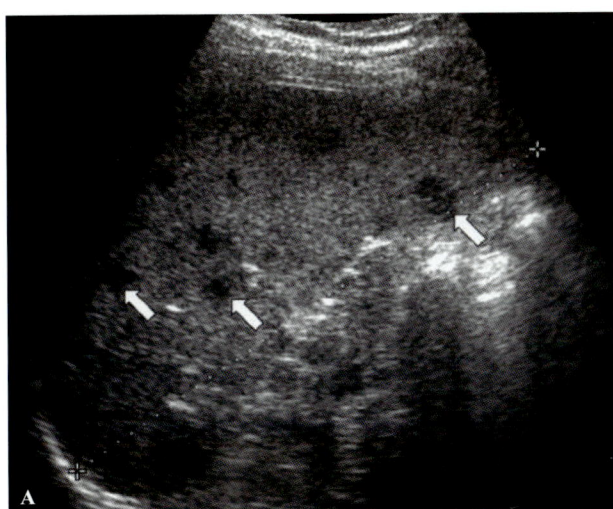

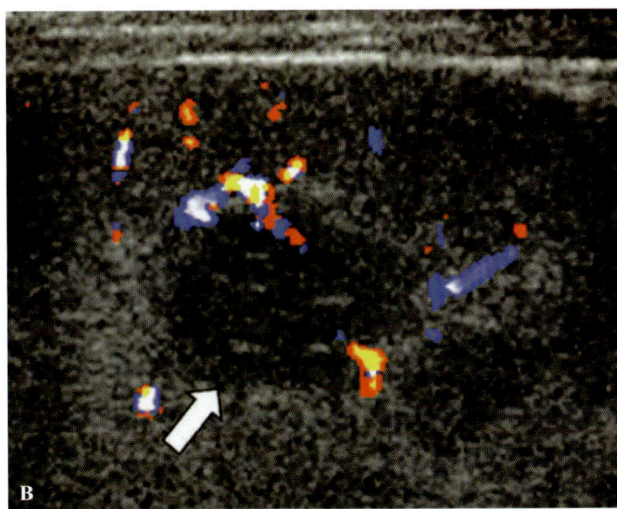

▲ 图 9-25　霍奇金淋巴瘤
A. 脾脏纵切面灰阶声像图显示多发低回声结节（箭）；B. 彩色多普勒声像图显示病灶周围实质内有血流信号，内部仅见少量血流信号（箭）

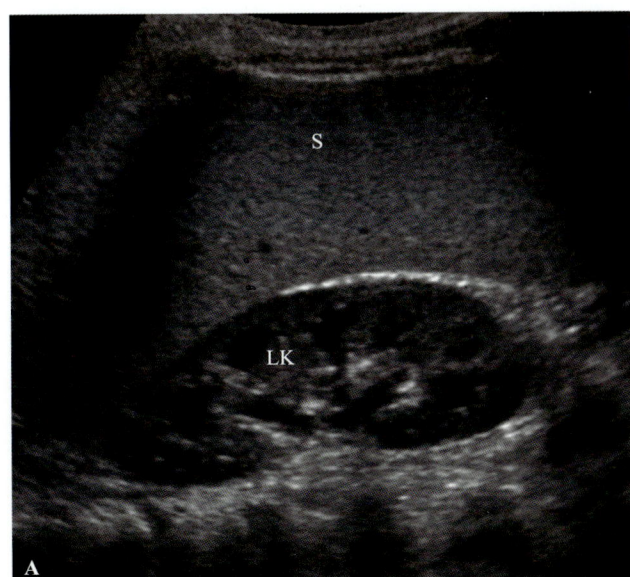

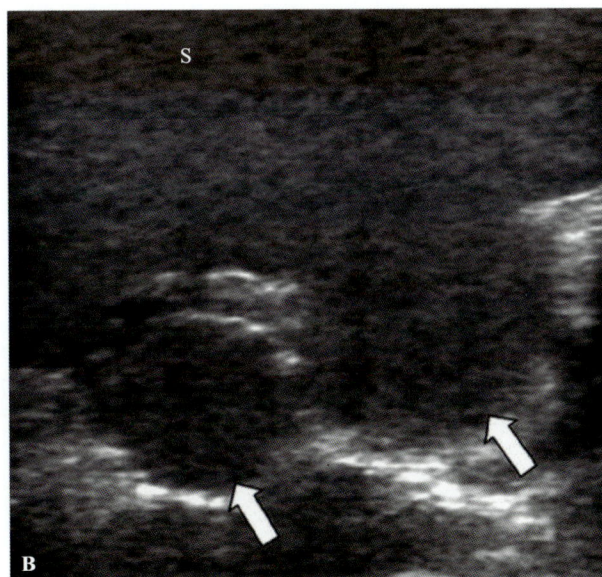

▲ 图 9-26　白血病浸润
A. 纵切面灰阶声像图显示脾脏（S）向左肾（LK）下缘以下延伸，提示脾大，脾脏回声正常，相对于肾脏呈高回声；B. 纵切面灰阶声像图显示白髓微小结节，可见明显的副脾（箭）白血病浸润

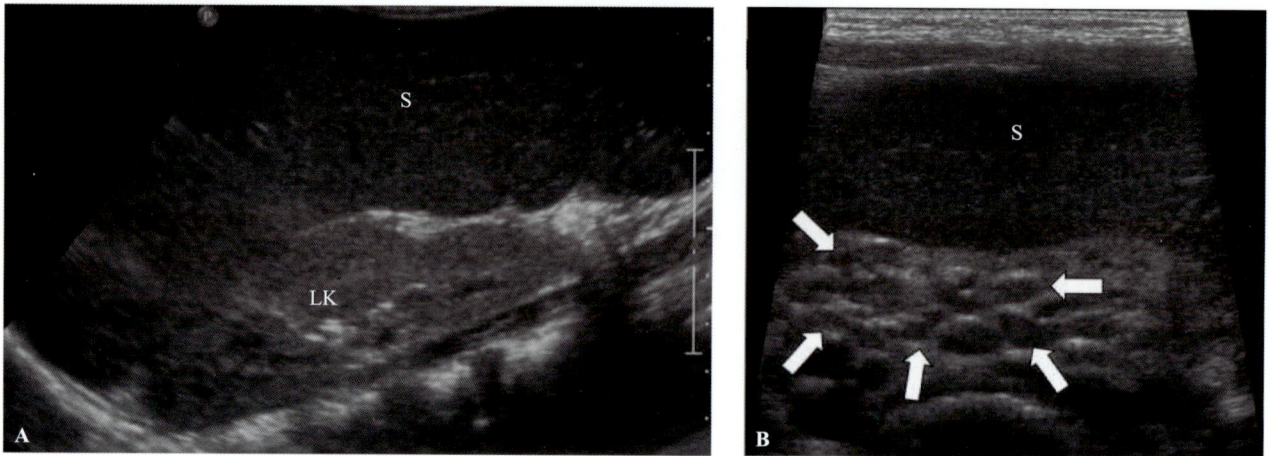

▲ 图 9-27　白血病浸润

A. 纵切面灰阶声像图显示脾脏（S）延伸至左肾（LK）下缘以下，提示脾大，脾脏相对于肾脏呈低回声；B. 横切面灰阶声像图显示低回声、肿大的脾脏（S）和几个脾周淋巴结（箭）伴白血病浸润

脏转移并不罕见。神经母细胞瘤可能是脾脏转移性疾病的最常见原因[15]。转移灶通常很小，脾脏可能增大或不增大，病灶相对于正常实质表现为低回声为主，也可能是等回声或高回声，内部回声均匀或呈混合性回声，内含囊性实性成分。

（十）感染

　　脾脏可能涉及各种化脓性、肉芽肿性、真菌性、阿米巴性和机会性感染。脾脏感染患者表现为发热，腹部、左肩、胸部或侧腹部疼痛，脾大。

1. 化脓性脓肿

　　化脓性脓肿通常是由感染血行性播散引起，少数由邻近器官（通常是肾脏或胰腺）直接播散引起。

化脓性感染的常见病原体是金黄色葡萄球菌、链球菌和革兰阴性菌，如沙门菌。

　　化脓性脾脓肿的超声表现与其他实体器官脓肿相似，表现为以低回声为主的混合性肿块，内可见液平或分隔（图 9-28），边缘不规则或光滑。如果脓腔内有气体，则可见病灶回声增强伴声影或振铃伪像，这是脓肿的特异性表现，但不常见。多普勒超声周边见血流信号，但无中心血流信号。超声造影，边缘和分隔（如有）回声增强，尤其是在静脉期，而病灶中央无增强。

　　猫抓病是细菌性脓肿的另一个原因。它会影响被家猫抓伤的儿童，是由一种革兰阴性杆菌 *Bartonella henselae* 引起，它会引起肉芽肿或化脓性

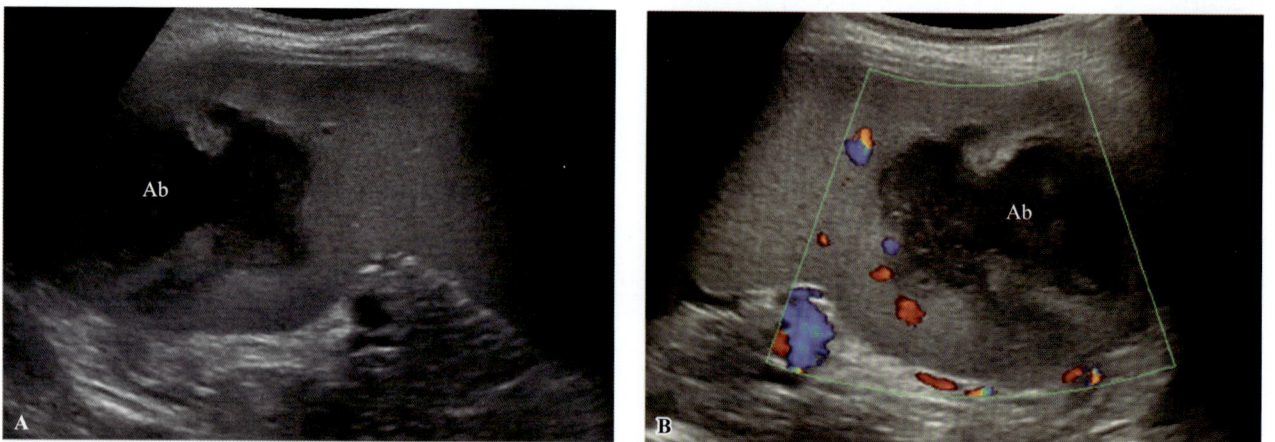

▲ 图 9-28　白血病患者化脓性脾脓肿

A. 纵切面灰阶声像图显示脾上极脓肿（Ab），形态不规则，内部回声不均匀，病变区相对于周围脾实质以低回声为主，强弱不等；B. 彩色多普勒声像图显示邻近实质内有血流信号，但脓肿（Ab）内无血流信号，提示以囊性为主的混合性脓肿。血液培养提示金黄色葡萄球菌

反应。患者在接种部位出现疼痛性淋巴结肿大，通常位于上肢或颈部。5%～10% 患者在脾脏和肝脏中发展成播散性疾病。超声显示脾脏多发小的低回声区[15,49]（图 9-29），慢性病变和病变治疗后可见钙化[1,49]。

2. 结核

结核在北美并不常见，但在发展中国家的许多地区，尤其是那些受 AIDS 流行影响较严重的地区，结核患病率正在上升[50]。儿童腹部结核常与肺结核同时出现[51]，可能对治疗有重大影响。在有症状但胸部 X 线检查无可疑发现的患者中，腹部结核的发现可能导致肺结核意外确诊，并可能导致已知肺结核患者的治疗方案发生改变，因为腹部结核的存在意味着病变更严重或更广泛，尤其是 HIV 感染儿童[51]。

脾脏是儿童腹部继淋巴结之后的第二常见受累部位，虽然腹部常见多个部位受累。患者可表现为脾大，尤其是粟粒性播散。粟粒样结节通常太小，超声检查难以发现，唯一的发现通常是脾脏弥漫性高回声[52]。肺结核还可以表现为脾脏的局灶性病灶，表现为微脓肿，在确诊或临床诊断为肺结核的儿童中有 25% 的病例报告[51]。微脓肿表现为多发低回声结节（图 9-30)[22,50-52]，偶见高回声结节，认为是与治愈相关的晚期疾病的表现[2]。长期随访可见小的残余钙化灶（图 9-30C），低回声结节和钙化结节可同时存在[50]。

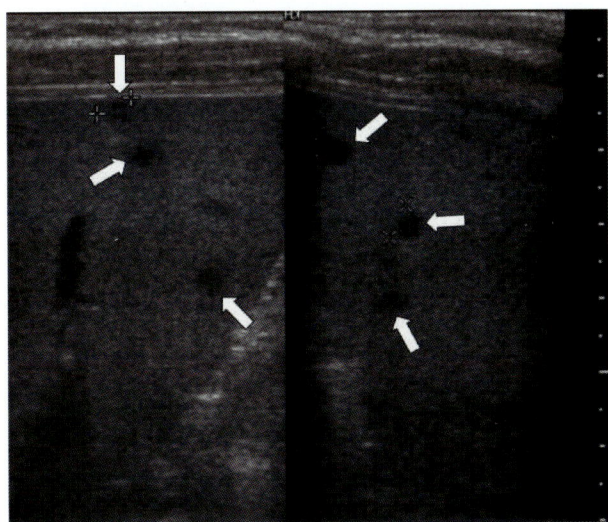

▲ 图 9-29　猫抓病

脾脏纵切面（左图）和横切面（右图）灰阶声像图（双幅）显示多个直径＜ 0.5cm 的低回声结节（箭）（图片由 Dr. Cristián García, Catholic University of Chile Hospital, Santiago, Chile. 提供）

3. 真菌性脓肿

真菌性脓肿最常见于白色念珠菌感染，主要发生在免疫抑制的患者，通常是急性白血病、淋巴瘤或慢性肉芽肿性疾病患者，其他导致脾脏脓肿的真菌包括曲霉菌和隐球菌。超声检查，真菌性脓肿通常多发，直径＜ 2cm[53]。有 4 种真菌性脓肿的超声表现：①"轮中轮"（wheel within a wheel）表现（低回声中心被交替的高回声和低回声环包围）（图 9-31）；②牛眼征（中心高回声区被低回声环包围）（图 9-31）；③均匀低回声病灶；④强回声灶伴声影[53]。后一种声像图在治疗后更常见。

4. 获得性免疫缺陷综合征

AIDS 患者发生多灶性脓肿的风险增加，常见的感染微生物有卡氏肺孢菌、巨细胞病毒、白色念珠菌、结核分枝杆菌和鸟 - 胞内分枝杆菌。超声表现与真菌感染和猫抓病难以区分，范围从脾大到多发性小病灶。弥散性肺孢菌在肝脏、脾脏、肾脏、胰腺和肠系膜淋巴结中表现为微小的高回声病灶[54]。脾脓肿治疗后可出现钙化，肝脏、肾脏、胰腺和淋巴结内也可见钙化。

（十一）胰腺炎累及脾脏

虽然少见，但因为脾脏和脾血管与胰尾的解剖关系密切，胰腺炎可累及脾脏。最常见的异常是脾周积液、脾静脉血栓形成（图 9-32）、脾梗死和包膜下出血[15,55]。脾脓肿和假性动脉瘤形成也有报道。靠近脾门的胰腺尾部假性囊肿有时可延伸至脾实质。胃、食管和结肠静脉曲张，可伴有脾静脉血栓形成。

（十二）脾梗死

脾梗死是由脾脏动脉或其分支阻塞引起。血红蛋白病如镰状细胞病或中海贫血是儿童脾梗死的主要原因，较不常见的梗死原因包括心血管源性栓塞，脾脏扭转（见上文），门脉高压，以及手术并发症和浸润性疾病，如戈谢病、淀粉样变性、白血病和淋巴瘤。小的梗死可无症状，大面积梗死可引起左上腹或全腹部疼痛和发热。

脾梗死超声表现因梗死时间而异。典型的急性梗死表现为脾脏边缘出现楔形低回声病灶[15]（图 9-33）。病变顶端指向脾门，底部与脾脏包膜下表面平行。然而，梗死表现为圆形或不规则低回声区

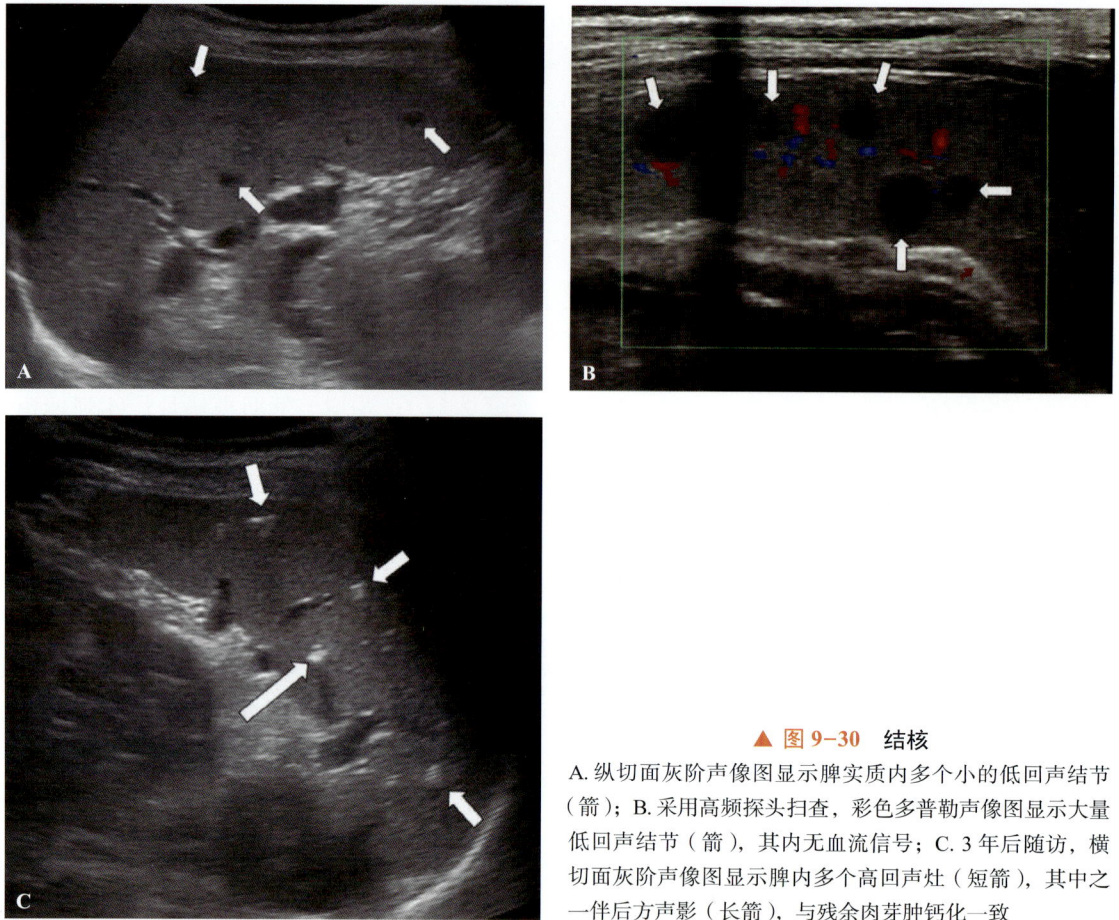

▲ 图 9-30 结核

A. 纵切面灰阶声像图显示脾实质内多个小的低回声结节（箭）；B. 采用高频探头扫查，彩色多普勒声像图显示大量低回声结节（箭），其内无血流信号；C. 3 年后随访，横切面灰阶声像图显示脾内多个高回声灶（短箭），其中之一伴后方声影（长箭），与残余肉芽肿钙化一致

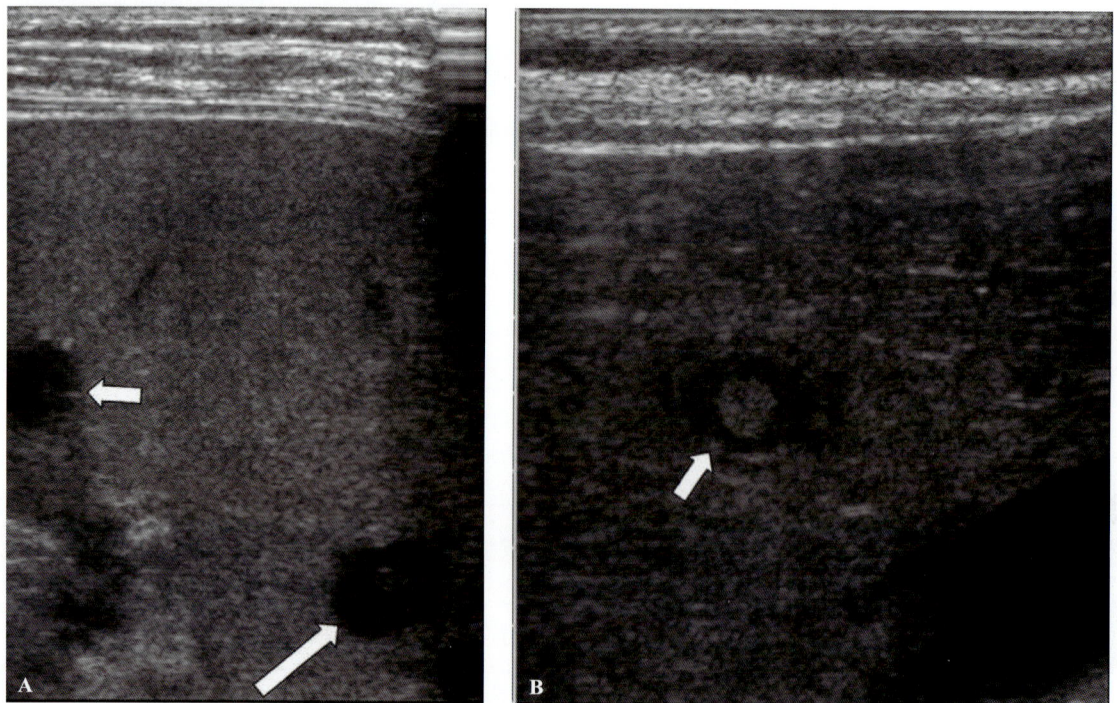

▲ 图 9-31 接受化疗的白血病儿童念珠菌病

A. 横切面灰阶声像图显示脾实质内有两个小的低回声结节（短箭），其中一个有中心高回声，呈"牛眼征"（长箭）；
B. 纵切面灰阶声像图显示脾脏结节，呈"轮中轮"表现，中央高回声，低回声和高回声环交替（箭）

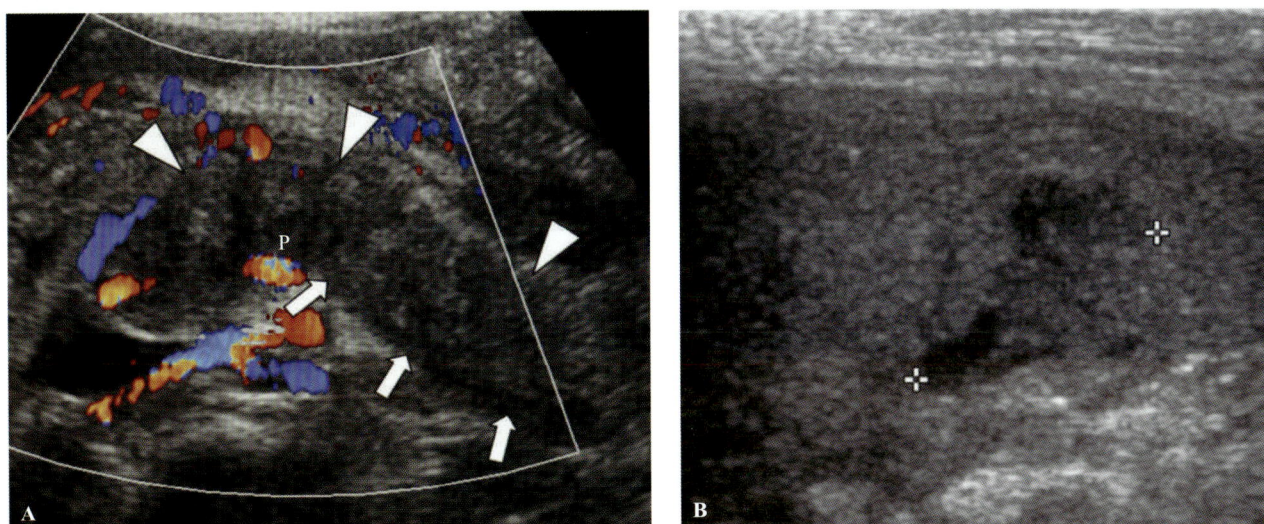

▲ 图 9-32　胰腺炎（脾静脉血栓形成）

A. 横切面彩色多普勒声像图显示脾静脉（箭）无血流信号提示血栓闭塞，在脾门静脉汇合处（P）有血流信号，血栓不再闭塞。胰腺肿大且回声不均匀（箭头），符合胰腺炎表现；B. 与图 A 来源于同一患者，脾脏纵切面灰阶声像图显示不规则的低回声病灶（光标），符合梗死改变

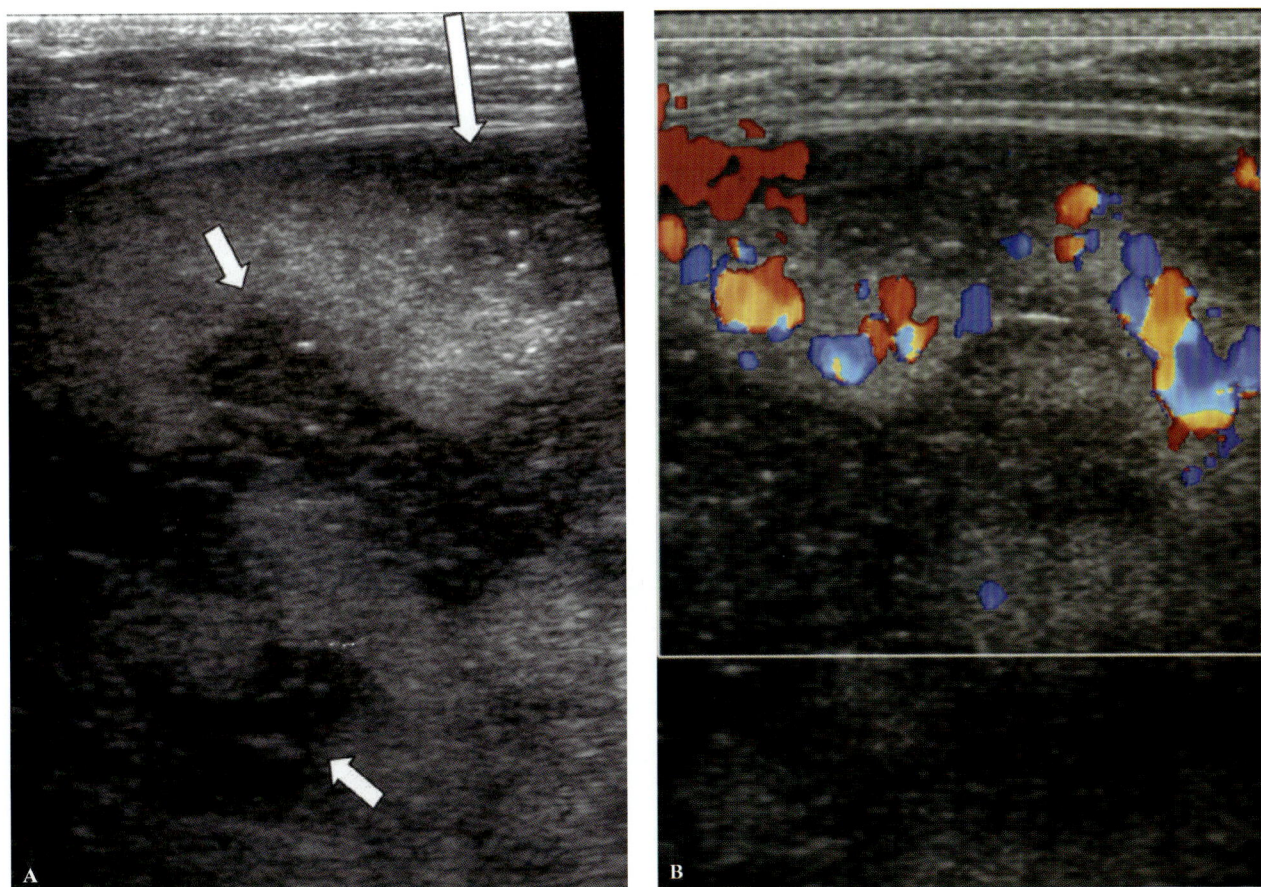

▲ 图 9-33　镰状细胞病儿童急性脾梗死

A. 纵切面声像图显示多发低回声病灶，呈平行的高回声线（箭），称为"亮带征"，与梗死灶一致。一个典型病灶（长箭）位于脾脏边缘位置并呈楔形，而其他不同形状的病灶则位于实质的中央，这在梗死中并不少见；B. 彩色多普勒超声显示脾实质内有血流信号，梗死区内无血流信号

也很常见，有时梗死出现在脾脏中心部位，而不是边缘区域（图 9-12、图 9-32 和图 9-33）。鉴别脾梗死与其他局灶性病变的一个有用征象是至少有两条细的脾内高回声线相互平行或几乎平行，并在梗死区域内与声束垂直(图 9-33)，即"亮带征"（bright band sign）[56]。组织学切片显示梗死灶内残余的脾脏小梁可产生明亮的条带征。多普勒超声显示梗死区域无血流信号[15, 56]。注射对比剂后，梗死区域无增强[2]。有时，由于液化坏死，梗死可导致脾实质囊性变（图 9-34）。

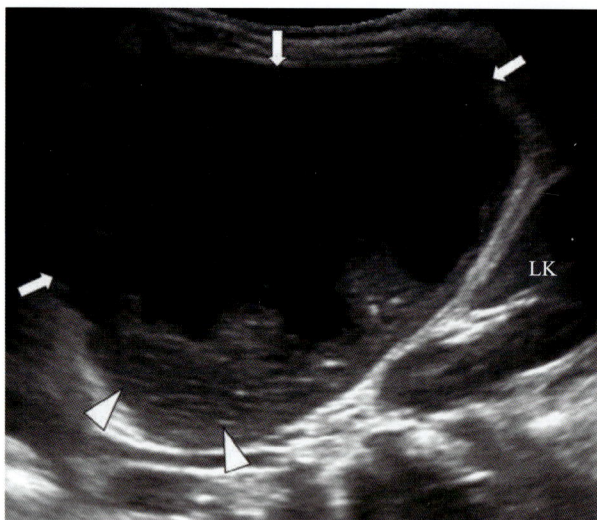

随着梗死时间延长，受累脾实质回声增强、萎缩。最终，脾脏轮廓因瘢痕和纤维化而收缩。纯合子镰状细胞性贫血患者的慢性脾梗死常导致脾脏整体缩小、致密钙化（图 9-35）。

（十三）静脉血栓形成

脾静脉血栓形成是胰腺炎最常见的结果，也可能是肿瘤侵犯的结果。超声表现包括脾大、脾静脉腔内充盈缺损（图 9-36）或静脉不显示（图 9-32）。脾静脉血栓形面可导致胃、食管和结肠静脉曲张。

（十四）贮积性疾病

戈谢病（Gaucher disease）是一种罕见的常染色体隐性遗传病，由溶酶体 – 葡萄糖脑苷酶缺乏引起，导致巨噬细胞内葡萄糖神经酰胺聚积[57]。戈谢病患者超声表现为脾明显肿大，内部回声均匀或不均匀，并伴不同回声强度的结节[58]，后者代表 Gaucher 细胞簇，有时伴纤维化[59]。治疗后，这些病变可能完全消失而无后遗症或因梗死而出现钙化[59]。其他贮积性疾病包括 NiemannPick 病和黏多糖贮积症，表现与戈谢病相似。

（十五）结节病

结节病是一种来源不明的多系统肉芽肿性疾病。有儿童腹部病变的报道[60]。影像学表现包括脾大和较少见的多发性小的低回声结节[53]，也可见腹部淋巴结肿大和肝脏肿大。

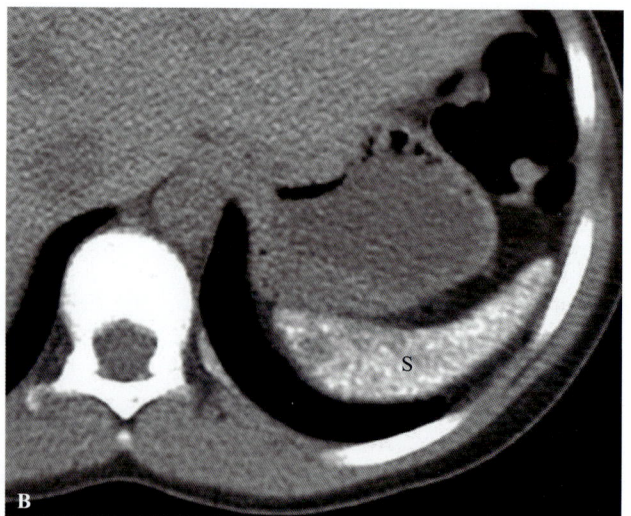

▲ 图 9-34　胃部手术后脾动脉血栓形成引起脾梗死
纵切面灰阶声像图显示一巨大的囊性区占据脾脏（箭）大部分，代表液化坏死，后方残余的脾实质可见低回声区，内含与梗死（箭头）相对应的高回声线。LK. 左肾

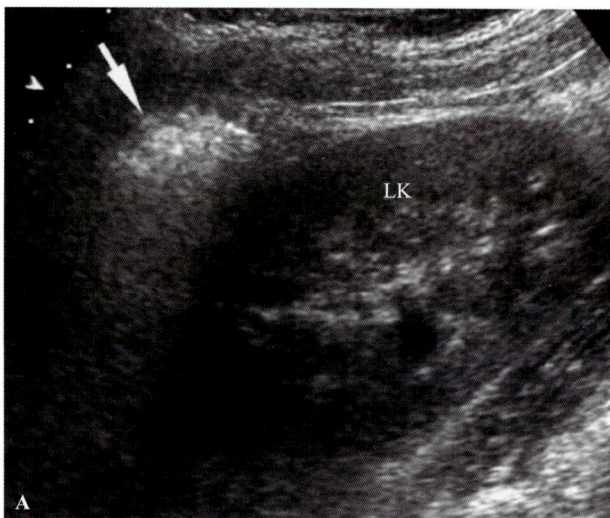

▲ 图 9-35　镰状细胞病患者慢性脾梗死
A. 纵切面灰阶声像图显示脾脏小（箭），相对于左肾（LK）呈高回声；B.CT 平扫可见小且有钙化的脾脏

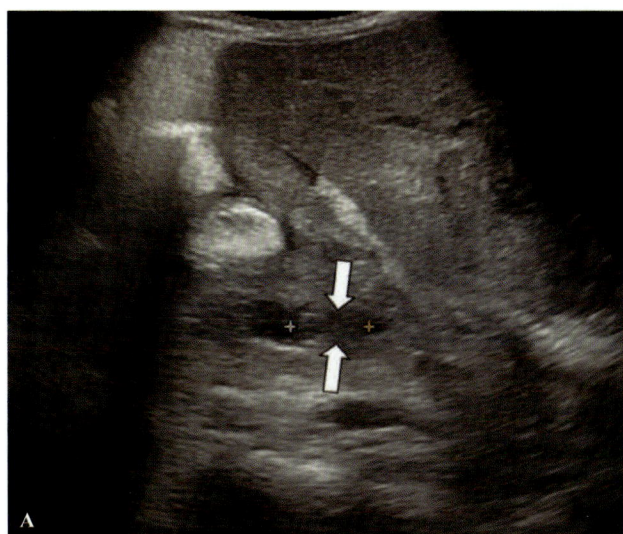

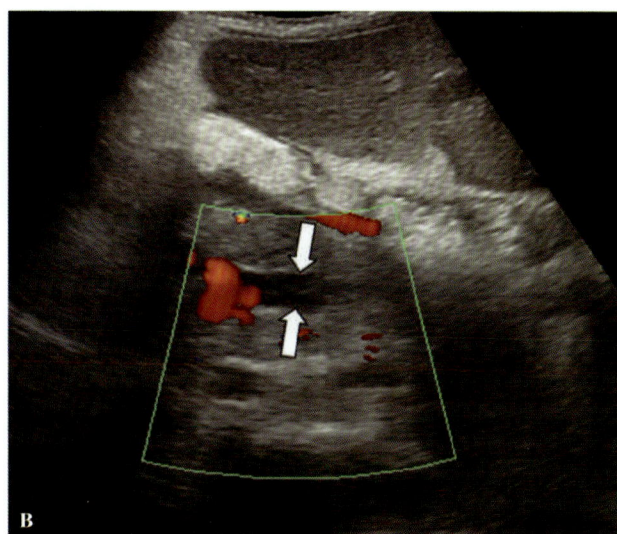

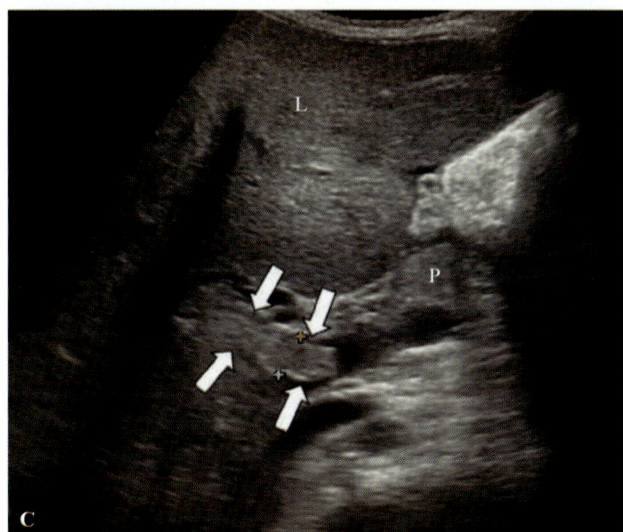

▲ 图 9-36　肝细胞癌患者脾静脉血栓形成

A. 横切面灰阶声像图显示脾静脉（箭）腔内有高回声血栓；B. 彩色多普勒声像图显示脾静脉血栓闭塞，该段（箭）无血流信号，血流信号仅见于脾门静脉汇合处；C. 纵切面灰阶声像图显示门静脉主干的高回声血栓（箭）。L. 肝脏；P. 胰腺

（十六）外伤

　　CT 通常是用于评估血流动力学稳定患者腹部实质性钝性创伤的首选影像检查方法。虽然超声可用于诊断血肿、裂伤和腹腔积血，但与 CT 的对比研究表明，常规超声对排除儿童腹部损伤血流动力学稳定的敏感性低，阴性预测值低[61, 62]。然而，最近的研究表明，超声造影可能在脾外伤的诊断和随访中发挥作用[63-66]。

　　实质内血肿表现为圆形或椭圆形病灶（图 9-37和图 9-38）。脾脏裂伤通常累及脾脏的外侧缘，可呈线性（单纯性）或分支状（混合性）（图 9-37 和图 9-39），脾破裂贯穿整个脾实质，包膜下血肿通常呈新月形（图 9-38 和图 9-39）。大的包膜下血肿可能会使正常的脾外侧凸缘变平。脾外伤的其他表

现包括脾大和左侧胸腔积液。

　　脾脏实质损伤的回声随出血的时间而变化。24h 以内的急性血肿呈高回声，随着时间的推移、血红蛋白的再吸收和血块的溶解，血肿回声逐渐减低。

　　彩色多普勒超声可通过显示局灶性脾实质无血流区来提高病变的显示。脾周积液或脾脏边缘不连续或不规则也支持脾损伤的诊断。脾脏损伤可完全愈合，无残余缺损，或在损伤部位留下瘢痕或囊肿。瘢痕的超声表现为表面不规则。

　　强有力的证据表明，与常规超声相比，超声造影可以提高急性脾损伤的诊断准确性。即使是常规超声难以识别的伤口和血肿，也可以通过对比剂轻易识别，表现为增强晚期灌注减少或无灌注的局灶性区域[2, 63, 64]（图 9-40）。超声造影也可以通过显示

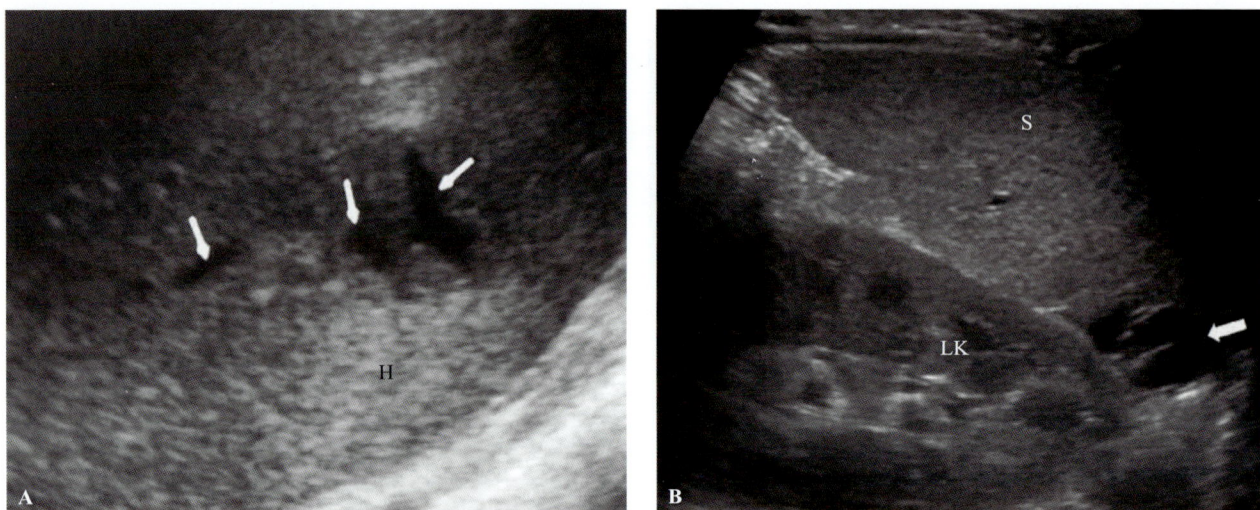

▲ 图 9-37　钝性腹部外伤后急性脾脏血肿

A. 横切面灰阶声像图显示圆形、高回声的实质内血肿（H），低回声的线状撕裂伤（箭）；B. 另一例患者的横切面灰阶声像图显示脾后部圆形、内有分隔的低回声病灶（S），符合血肿液化表现（箭）。LK. 左肾

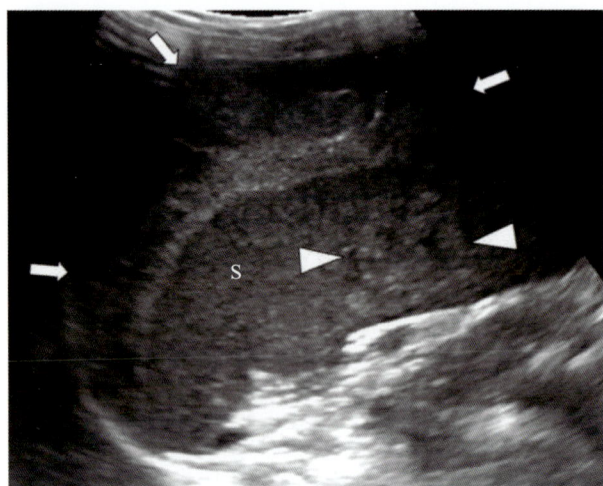

◀ 图 9-38　脾脏包膜下和实质内血肿

纵切面灰阶声像图显示脾脏（S）旁新月形混合性回声区、内部回声不均匀、含高低回声积液（箭），符合包膜下血肿表现。脾脏下极有一边界不清的高回声区（箭头），符合实质内血肿表现

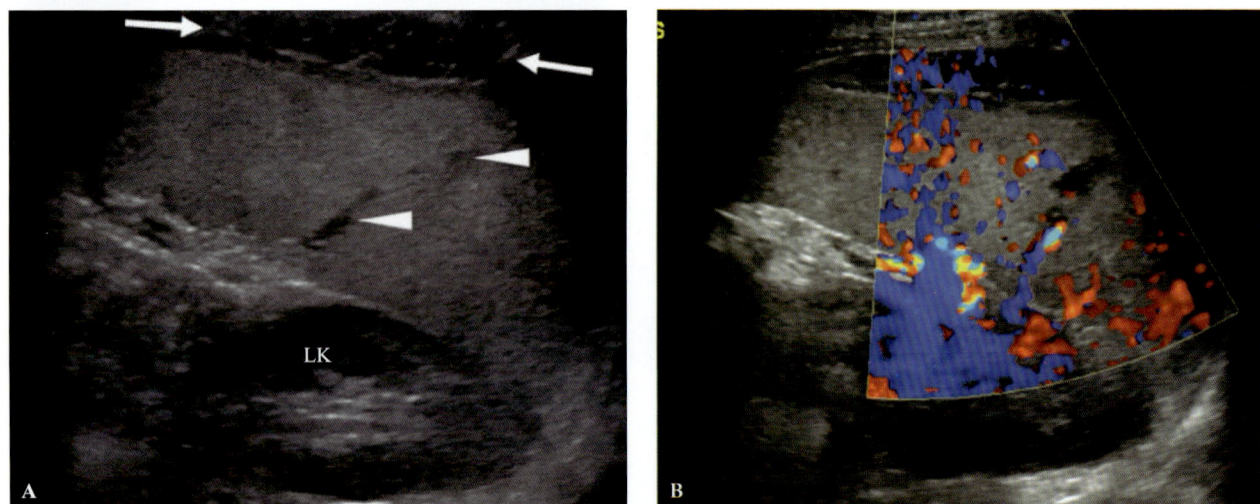

▲ 图 9-39　脾裂伤和脾包膜下血肿

A. 横切面灰阶声像图显示脾脏中部（箭头）有一边界不清、形态不规则的带状低回声区，符合撕裂伤表现，另见包膜下血肿（箭）；
B. 彩色多普勒声像图显示脾实质有血流信号，撕裂伤处无血流（箭头）。LK. 左肾

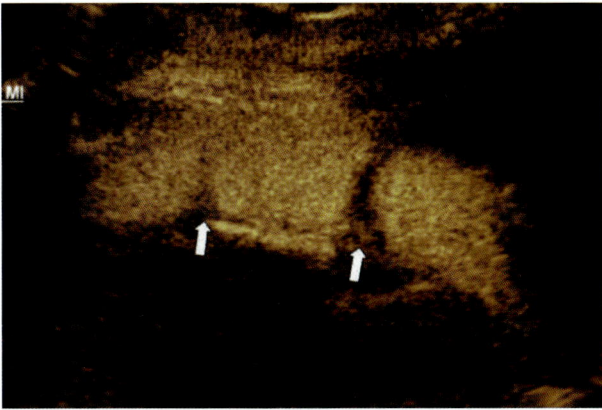

▲ 图 9-40　脾脏损伤的超声造影
横切面声像图显示造影增强晚期脾实质内两个无增强的带状区域，延伸至脾脏包膜，符合撕裂伤表现（箭）（图片由 Dr. Susan Back and Dr. Kassa Darge, The Children's Hospital of Philadelphia, Philadelphia, PA 提供）

病灶内微泡的淤积或聚集来帮助诊断活动性出血，尽管与 CT 造影增强相比灵敏度较低[64]，表现为病灶局部有微泡渗出或聚集。超声造影在外伤性脾假性动脉瘤的诊断和随访中也有一定的价值[65]。

二、腹膜腔

儿童原发性腹膜腔异常罕见。然而，腹膜腔及其特殊的皱褶、肠系膜和大网膜，常受到源自腹部或盆腔其他部位的感染性、肿瘤性和外伤性疾病的侵犯。

（一）超声检查技术

腹膜腔常使用标准频率探头，患者取仰卧位检查。检查视野应包括整个腹膜腔深度。必要时可将患者改为侧卧位，如区分游离液与局部积液或充满液体的囊性结构。初步检查完成后，采用高频线阵探头评估腹膜腔和肠道较浅的部位。

（二）正常解剖

腹膜为浆膜，由间皮细胞排列而成，从腹腔一直延伸到盆腔，由壁和脏腹膜组成，壁腹膜贴近腹壁，脏腹膜覆盖在实质性和空腔脏器上。腹膜腔位于两层之间，它包含一系列交通间隙，在影像上通常看不见，除非被液体充盈扩张。

1. 韧带和系膜

韧带是腹膜的皱褶，为腹膜腔内的结构提供支撑。连接小肠或部分结肠与后腹壁的韧带称为肠系

膜。连接胃和其他结构的韧带称为网膜[67]。韧带、大网膜和肠系膜可以作为病变在腹膜腔内扩散的途径。

肠系膜包围空肠、回肠、横结肠和乙状结肠，是肠系膜的外层覆盖物，并将这些肠系膜与后腹壁相连。小肠肠系膜的根部从左上象限的十二指肠 – 空肠曲延伸到右下象限的回肠与盲肠交界处。内含肠系膜上动、静脉及其分支、数目不等的淋巴结和脂肪。

横结肠和乙状结肠的肠系膜称为横结肠和乙状结肠系膜。横结肠系膜连接十二指肠的第二部分、胰头与横结肠，内含结肠中动、静脉。乙状结肠系膜从降结肠延伸至盆腔，包含乙状结肠与直肠肛门周围的血管。阑尾周围还有一个肠系膜，称阑尾系膜，它附着在小肠肠系膜下端，包含阑尾动、静脉。

小网膜是由连接肝和胃的胃 – 肝韧带和连接肝和十二指肠的肝 – 十二指肠韧带组成[68]。大网膜（也称为胃结肠韧带）连接胃大弯和横结肠（图 9-41）。

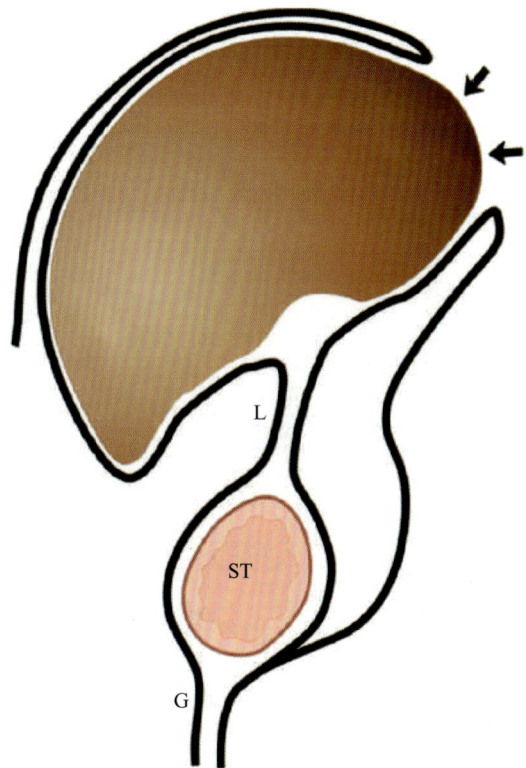

▲ 图 9-41　大网膜（G）、小网膜（L）和肝裸区（箭）的矢状切面（纵切面）示意图
ST. 胃

腹膜包绕肝脏并形成纤维囊和韧带。在肝右叶的后部有一块裸区，没有腹膜覆盖[69]（图9-41）。肝脏裸区通过冠状韧带与膈肌膜相连。脾脏有一层腹膜覆盖，局限在脾门的内侧，也形成一个裸区[69]。这些裸区导致器官在创伤、感染或炎症过程产生的液体可以进入腹膜腔或腹膜后间隙。

上腹部还有其他几个重要的韧带：镰状韧带、十二指肠韧带、胃脾韧带和脾肾韧带。镰状韧带连接肝脏和前腹壁。其他韧带的解剖分布可根据特定韧带的名称明确。

2. 腹膜腔分区

横结肠系膜将腹腔分成两个不相等的部分：结肠上区和结肠下区[67-69]。

(1) 结肠上区：肠系膜将结肠上区分为左、右腹膜间隙（图9-42）。左腹膜间隙进一步被分成4个部分：肝前后间隙和膈下前后间隙。肝前间隙位于肝脏前方，以镰状韧带为界。左肝后间隙沿左叶外侧段下表面延伸，以肝胃韧带为界。膈下左前间隙位于胃底和膈肌之间，脾脏周围为膈下后（或脾周）间隙。在脾脏下方，膈结肠韧带将膈下后间隙与腹腔的其余部分隔开。

右侧腹膜间隙主要分为两部分：右肝周间隙和小网膜囊[67-69]（图9-42），这两个间隙通过网膜孔

（Winslow孔）交通。右肝周间隙由膈下间隙和肝下间隙组成。膈下间隙沿肝脏前外侧表面走行，左侧以镰状韧带为界。肝下间隙继续在肝右叶脏面下向内侧延伸，然后向前延伸到右肾。肝周间隙的后隐窝称为Morison囊，是肝下间隙最低的部分。小网膜囊包含两个主要部分：右侧较小的内侧室（也称为上隐窝），环绕尾状叶的内侧面；左侧较大的外侧室（下隐窝），位于胃、脾脏和胰腺的脏面之间。

(2) 结肠下区：结肠下区被小肠肠系膜分为较小的右结肠下间隙和较大的左结肠下间隙[69]。右结肠下间隙以升结肠内侧为界，下方以回盲部为界。左结肠下间隙的侧缘为降结肠，下缘为乙状结肠及其腹膜返折。Douglas隐窝位于膀胱后方、直肠和乙状结肠远端前方，是最低的腹膜腔隐窝。

（三）腹腔积液

儿童腹部超声检查时腹腔中常发现游离积液，与选择的探头相关，使用高频线阵探头明显[70]。6%～12%的无症状儿童的直肠膀胱隐窝或子宫直肠隐窝见少量游离积液[70-72]。10%的儿童在右肝下间隙的后隐窝（Morison囊）和22%的儿童肠间隙也可见少量游离积液[70]。这种生理性的游离积液呈无回声，在肠间隙发现时，其形态随肠蠕动而改变。

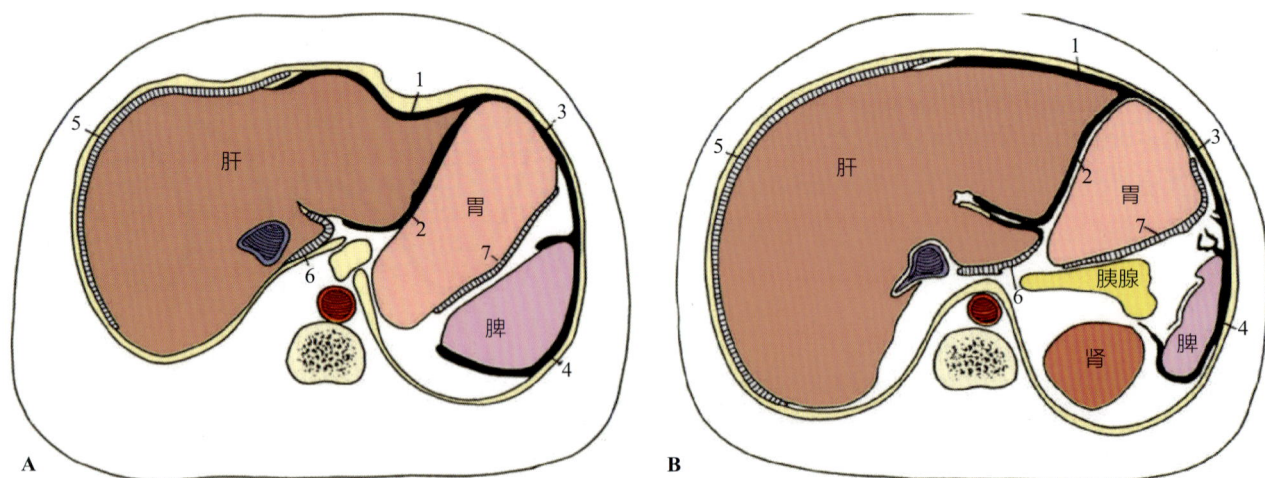

▲ 图9-42　上腹部腹膜间隙示意图（左侧腹膜间隙以粗黑线表示，右侧腹膜间隙以垂直影线表示）

A和B. 左腹膜间隙的4个分区（1～4）：左肝前间隙（1）位于肝脏前方，内侧以镰状韧带为界；左肝后间隙（2）位于肝脏脏面的后方；膈下前间隙（3）位于胃底和膈肌之间；膈下后（脾周）间隙（4）包绕脾脏。右腹膜间隙由肝周间隙和小网膜囊组成：肝周间隙（5）以镰状韧带前内侧为界，后内侧由肝脏裸区分界；小网膜囊包括上隐窝（6）和下隐窝（7）两部分（引自 Heiken JP, Menias CO, Elsayes K. Abdominal wall and peritoneal cavity. In: Lee KTL, Sagel SS, Stanley rJ, et al., eds. *Computed body tomography with MRI correlation*. 4th ed. Philadelphia, PA: Lippincott Williams & Wilkins, 2006:1101-1153.）

积液流动路径：腹膜液的自然流动途径由肠系膜和腹膜返折决定（图 9-43）[69]。脓肿和转移往往流向最低的隐窝。腹腔最低的隐窝位于盆腔。因此，大多数积液在男孩的直肠膀胱陷凹或女孩的子宫直肠陷凹（也称为 Douglas 腔或隐窝），或外侧膀胱旁隐窝（图 9-43）。

积液一旦进入盆腔，就可以通过左右结肠旁沟流入上腹部。流入结肠上区的积液优先经由右结肠沟进入右肝下间隙，尤其是后隐窝或 Morison 囊。液体从右肝下间隙可以流入右膈下间隙，肝脏的镰状韧带和冠状韧带阻止积液通过中线直接扩散到左膈下间隙。与右结肠旁沟相比，积液沿着左结肠旁沟的流动较慢且较弱，并且向头侧延伸的液体受膈结肠韧带的限制[67-69]。

（四）腹水

腹水是腹膜腔内液体的异常聚积，是由于产生的液体增多或回流功能受损造成的。腹水的原因包括低蛋白血症、"第三间隙"（液体转移到腹膜腔，通常继发于休克）、充血性心力衰竭、肝硬化、腹膜炎和恶性肿瘤。超声是腹腔积液定位的敏感检查方法。无并发症的腹水呈无回声或低回声，内部有回声提示血液、渗出物、乳糜或肿瘤细胞的存在（图 9-44）。

少量腹水可能仅局限于 1~2 个间隙，如右肝下后间隙（Morison 囊）、直肠膀胱陷凹、子宫直肠陷凹或膀胱外侧旁间隙（图 9-44）。中等到大量积液可以延伸到整个腹腔隐窝（图 9-44 和图 9-45）。当出现大量腹水时，小肠襻向腹部中央移位，液体

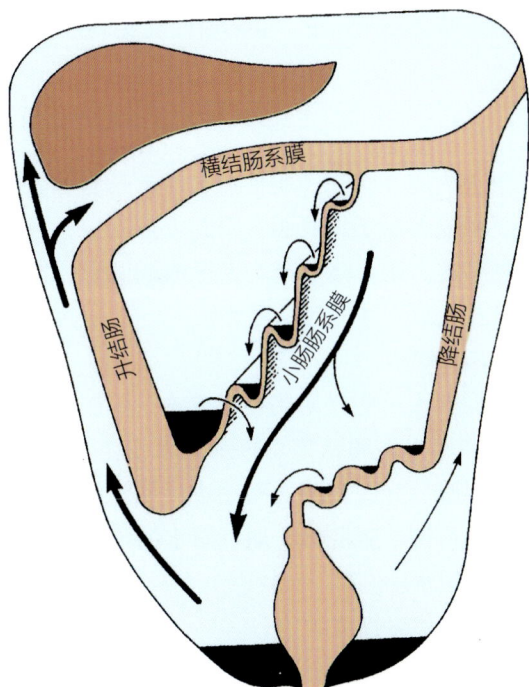

▲ 图 9-43　腹腔积液流动

腹腔积液的自然流动途径由肠系膜和腹膜返折决定，结肠下区的积液先流入盆腔，积聚在直肠膀胱隐窝或子宫直肠隐窝和外侧膀胱旁间隙。右侧结肠下间隙中的液体沿着小肠肠系膜的隐窝流动，然后在回盲部聚集。左侧结肠下间隙中的积液在溢出骨盆前聚集在乙状结肠系膜系膜内。积液一旦流入盆腔，可通过左右结肠旁沟流入上腹部（引自 Heiken JP, Menias CO, Elsayes K. Abdominal wall and peritoneal cavity. In: Lee KTL, Sagel SS, Stanley rJ, et al., eds. *Computed body tomography with MRI correlation*. 4th ed. Philadelphia, PA: Lippincott Williams & Wilkins, 2006:1101-1153.）

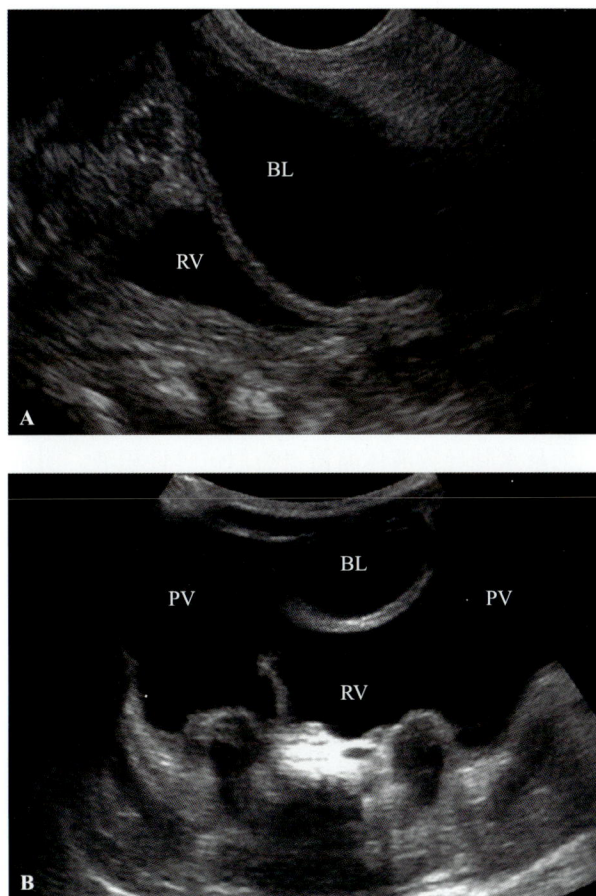

▲ 图 9-44　盆腔腹膜间隙腹水

A. 盆腔纵切面声像图显示肠穿孔婴儿的直肠膀胱隐窝（RV）有少量弱回声腹水；B. 儿童盆腔大量乳糜腹水，横切面声像图显示在直肠膀胱隐窝（RV）和膀胱旁间隙（PV）有弱回声的游离积液。BL. 膀胱

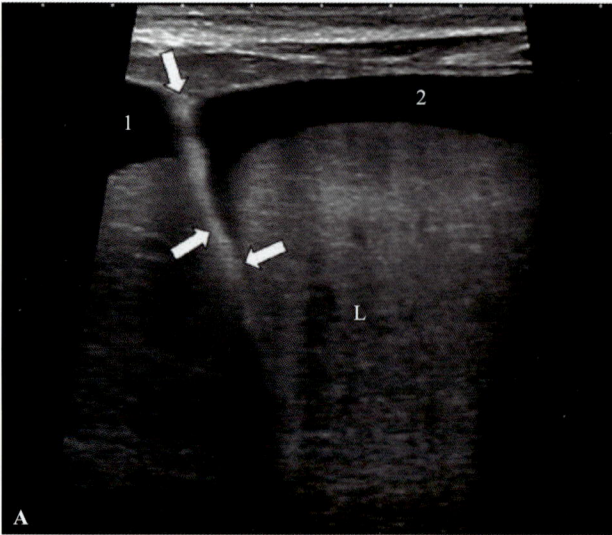

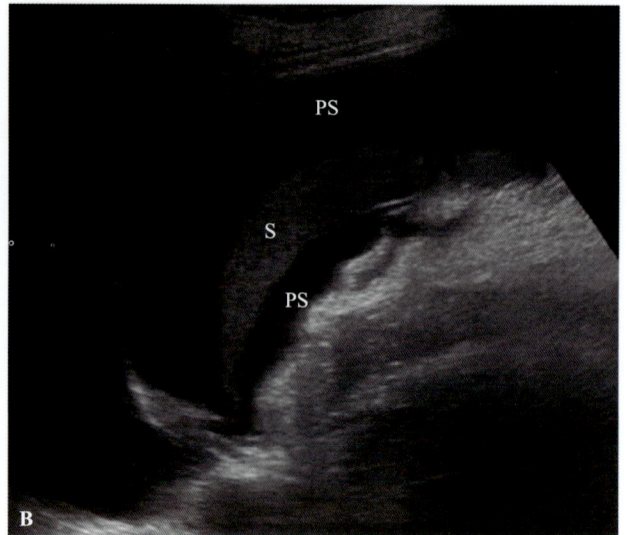

▲ 图 9-45　上腹部腹膜间隙腹水

A. 横切面灰阶声像图显示右膈下肝周间隙（1）和左肝前间隙（2）腹水，由镰状韧带（箭）分隔；B. 左上腹部纵切面灰阶声像图显示脾周间隙（PS）腹水。L. 肝脏；S. 脾脏

就会在肠襻周围和肠间隙积聚（图 9-46）。小肠系膜襻变得更加明显，显示为朝向腹部中心辐射的一系列线状高回声结构。

　　改变体位检查有助于鉴别游离性积液或包裹性积液。游离性积液无明显边界，形态随腹膜腔及周围脏器的形状改变，无占位效应。包裹性积液有离散的边界，可有占位效应，推移和压迫毗邻结构，还可见内部条索和分隔。包裹性积液类似重复囊肿、尿道囊肿、淋巴管瘤、淋巴囊肿、胆汁瘤、血肿、脓肿和脑脊液假性囊肿。腹腔内和腹膜后软组织大量水肿导致液体潴留也类似包裹性积液。明确

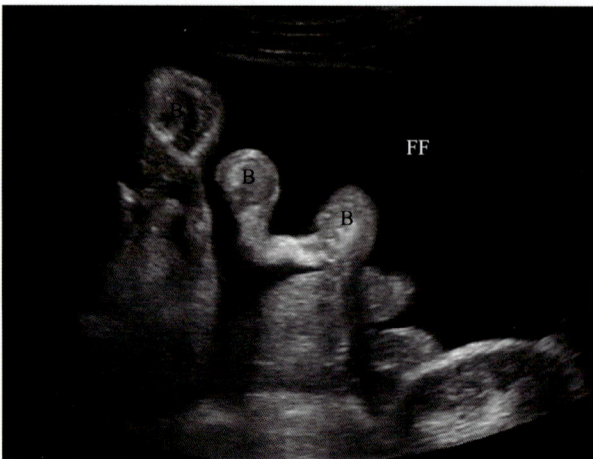

▲ 图 9-46　腹水

横切面灰阶声像图显示大量游离积液（FF），肠管（B）向中央和后方移位

诊断需要结合临床病史，必要时经皮穿刺抽吸。

（五）积液

1. 胆汁瘤

　　腹膜内胆汁聚积（胆汁瘤）通常是胆道系统外伤或手术损伤的结果。胆汁引起炎症反应，导致积液包裹粘连。胆汁瘤表现为圆形或椭圆形积液，通常位于右上腹，其他部位也可见。

2. 尿性腹水

　　尿性腹水可能是尿路梗阻或肾、输尿管、膀胱外伤或手术损伤的结果。腹水通常发生在腹膜后，但如果腹膜后和腹膜腔之间的边界受到外伤或手术破坏，也可位于腹腔内。尿性腹水的表现类似于无并发症的腹水。

3. 脑脊液假性囊肿

　　腹腔内脑脊液由脑室 – 腹腔分流术导致，通常分布在整个腹膜腔。当分流导管周围发生粘连时，会产生局部包裹（称为脑脊液假性囊肿）。粘连限制了脑脊液在腹膜腔中的分布，影响其吸收。脑脊液假性囊肿的超声表现为边界清晰的无回声肿块（图 9-47）。导管常在包裹性囊肿内或附近，表现为线性高回声结构（图 9-47），可有后方声影。

4. 腹膜包涵囊肿 / 囊性腹膜间皮瘤

　　腹膜包涵囊肿和囊性腹膜间皮瘤表现为单一肿块。两者称谓不一反映了关于其起源的持续争议，一

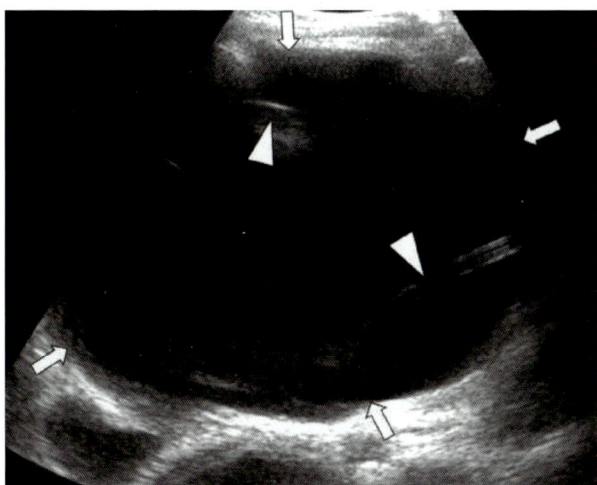

▲ 图 9-47 脑脊液假性囊肿

下腹部横切面灰阶声像图显示一较大、无回声包裹性积液（箭），包裹性积液内的线状高回声为引流管（箭头）。手术引流囊肿抽出脑脊液

些学者认为它是间皮性肿瘤，因为它可能局部复发但很少恶变，而其他学者认为它是反应性间皮增生[73]。

成年女性更常见，尽管有发生于成年男性和儿童尤其是青少年女性的报道[73, 74]。青少年常有腹部手术史[74]，临床表现为慢性或间歇性腹痛。间皮细胞增殖发生在腹膜浆膜层，形成充满浆液的多囊性肿块，常见于盆腔的卵巢和子宫周围。

超声表现为多房囊性肿块，可能对邻近结构产生占位效应，但无浸润的迹象（见第 13 章图 13-

6)[73, 75]。卵巢在多囊性病灶中，被称为"网中蜘蛛"征[74, 76]。主要的鉴别诊断包括淋巴管瘤、输卵管积水和卵巢恶性肿瘤[76]。

5. 膈肌间皮囊肿

膈肌间皮囊肿是一种罕见的良性病变，起源于体腔，内衬间皮细胞，发现于膈肌腹膜表面，通常位于肝右叶和胸腹壁之间[77-79]。因为其所在位置，可能被误诊为单纯性肝囊肿或流行区的包虫囊肿[78, 79]。通常无症状，在影像学检查中偶然发现，超声表现为薄壁、无回声单纯性囊肿，偶见内部分隔或呈双叶状（图 7-4 和图 9-48）。随访检查可能保持不变或消退。

6. 肠系膜淋巴管畸形

淋巴管畸形（既往称为淋巴管瘤，通常称为肠系膜囊肿）由扩张的淋巴管组成，形成不同大小的囊腔，与其余淋巴系统无交通[39, 80-83]。在病理上，囊肿壁薄，内含乳糜液或浆液[80, 82]。淋巴管畸形可以是大囊、微囊或混合型。大小标准尚不明确，通常出现 > 1~2cm 的囊肿被认为是大囊型淋巴管畸形。大多数淋巴管畸形发生在小肠肠系膜内，但也可出现在大网膜或结肠系膜内。患者常因可扪及腹部肿块就诊，如病变发生扭转、破裂或出血，或合并邻近小肠扭转时，可表现为急性腹痛[84]。

大囊型淋巴管畸形典型超声表现为薄壁、多分

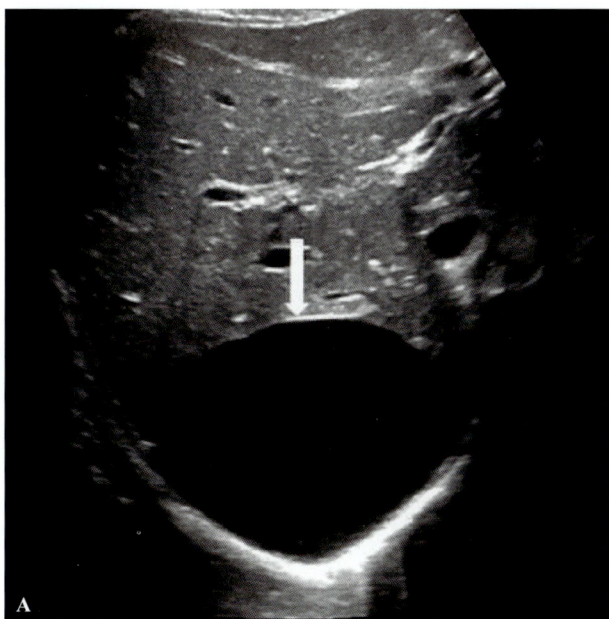

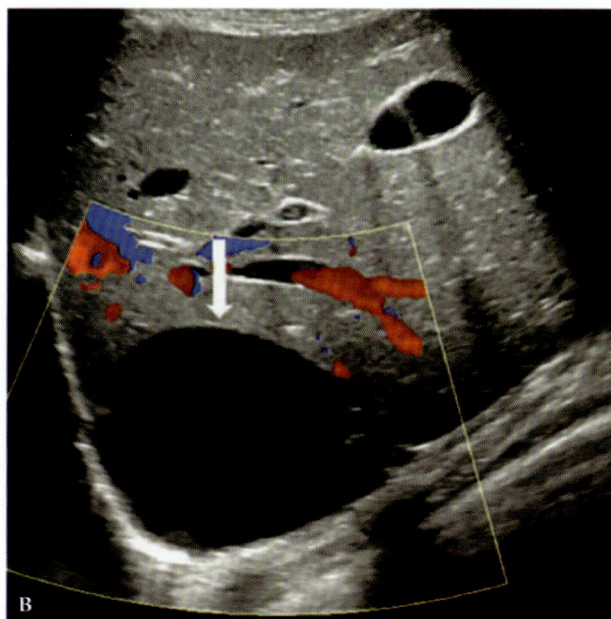

▲ 图 9-48 膈肌间皮囊肿

灰阶（A）和彩色多普勒声像图（B）显示膈肌与肝右叶之间囊性肿块（箭）

隔、充满液体的肿块（图 9-49 和图 9-50），偶尔可表现为单房囊性肿块。液体可以是无回声或有回声，后者反映高蛋白质或出血性内容物（图 9-51），有时可见液平面。病变的边缘与毗邻结构的形状一致，如果液体呈无回声且内部分隔未被识别时，囊肿可能与游离性积液混淆。如果囊肿破裂，可以表现为相应的腹腔积液。当合并肠扭转时，可在肠襻周围看到淋巴管畸形[84]。钙化很少见。彩色多普勒超声显示无血流信号或在血流局限于病灶周边、分隔或血流信号穿过病变区（图 9-51C）。

多种病变类似大囊型肠系膜淋巴管畸形，包括卵巢囊肿、脑脊液假性囊肿、肠重复囊肿、腹膜包涵囊肿和胰腺周围假性囊肿。

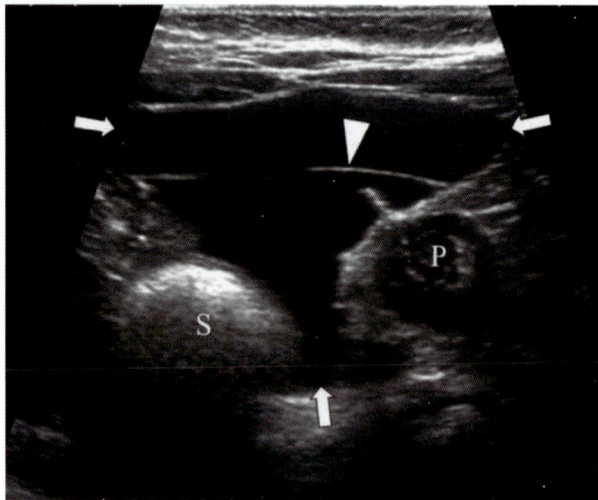

▲ 图 9-49 肠系膜淋巴管畸形
左下腹横切面灰阶声像图显示无回声囊性肿块（箭）与内部分隔（箭头）。如果它们的形状与相邻结构的形状相符，则单纯的淋巴管畸形类似游离腹腔积液。对内部分隔的识别和改变体位声像图无变化有助于明确诊断。P. 腰肌；S. 乙状结肠

微囊型淋巴管畸形已在肠系膜章节描述，在腹膜腔并不常见[85]。由于囊肿很小，有时在超声检查中显示不清，可表现为弥漫性高回声而被误认为是实性肿瘤。

（六）良性肿瘤

1. 血管瘤

血管瘤是由增生的内皮细胞排列并充满红细胞的血管肿瘤。大多数发现在皮肤或皮下软组织，但也有位于内脏部位，包括肠系膜和大网膜的报道[77, 85, 86]。婴儿血管瘤在出生最初几个月内生长并快速增殖，随后缓慢消退。超声检查可显示分叶状或结节状肿块，相对于邻近软组织呈低回声、高回声或混合性回声（图 9-52）。彩色多普勒表现为收缩期高速低阻的富血供肿块[77, 85, 86]。

2. Castleman 病

Castleman 瘤又称血管瘤性淋巴样错构瘤，是一种原因不明的罕见疾病，其特征是淋巴组织的肿块样增生[85]。最常见于纵隔，也可出现在肠系膜。腹腔内疾病可累及肠系膜、腹膜后或两者，且可能局限或广泛。在儿童中，局部型也称为单中心型，更为常见。

超声表现多样，表现为散在肿大的肠系膜淋巴结，或呈一团杂乱分布的淋巴结肿大（图 9-53）。淋巴结相对于周围组织通常表现为回声均匀的低回声结节，具有薄的高回声分隔的不均匀结节也并不少见[87]。偶见钙化，表现为后方回声增强[87]。彩色多普勒超声可见明显血流信号[85, 87]。

3. 炎性肌纤维母细胞瘤

炎性肌纤维母细胞瘤，也称为炎性假瘤，是

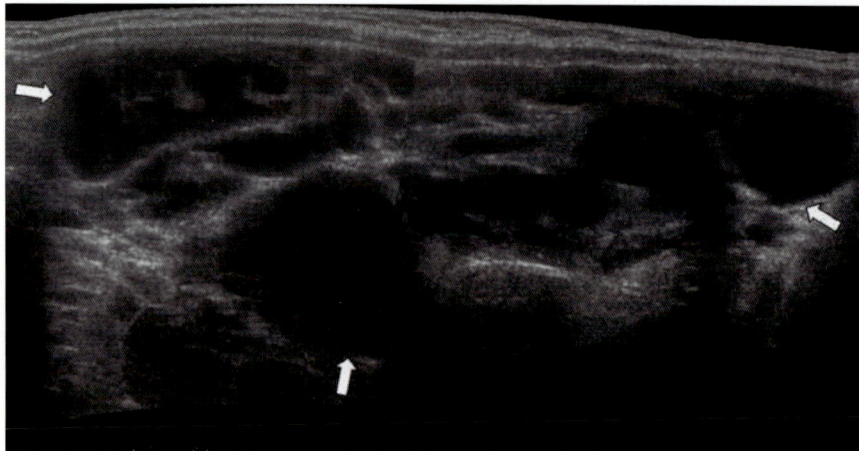

◀ 图 9-50 肠系膜淋巴管畸形
左上腹纵切面宽景成像显示一较大肿块（箭头），由多个大小不等的囊性区组成，内见薄分隔

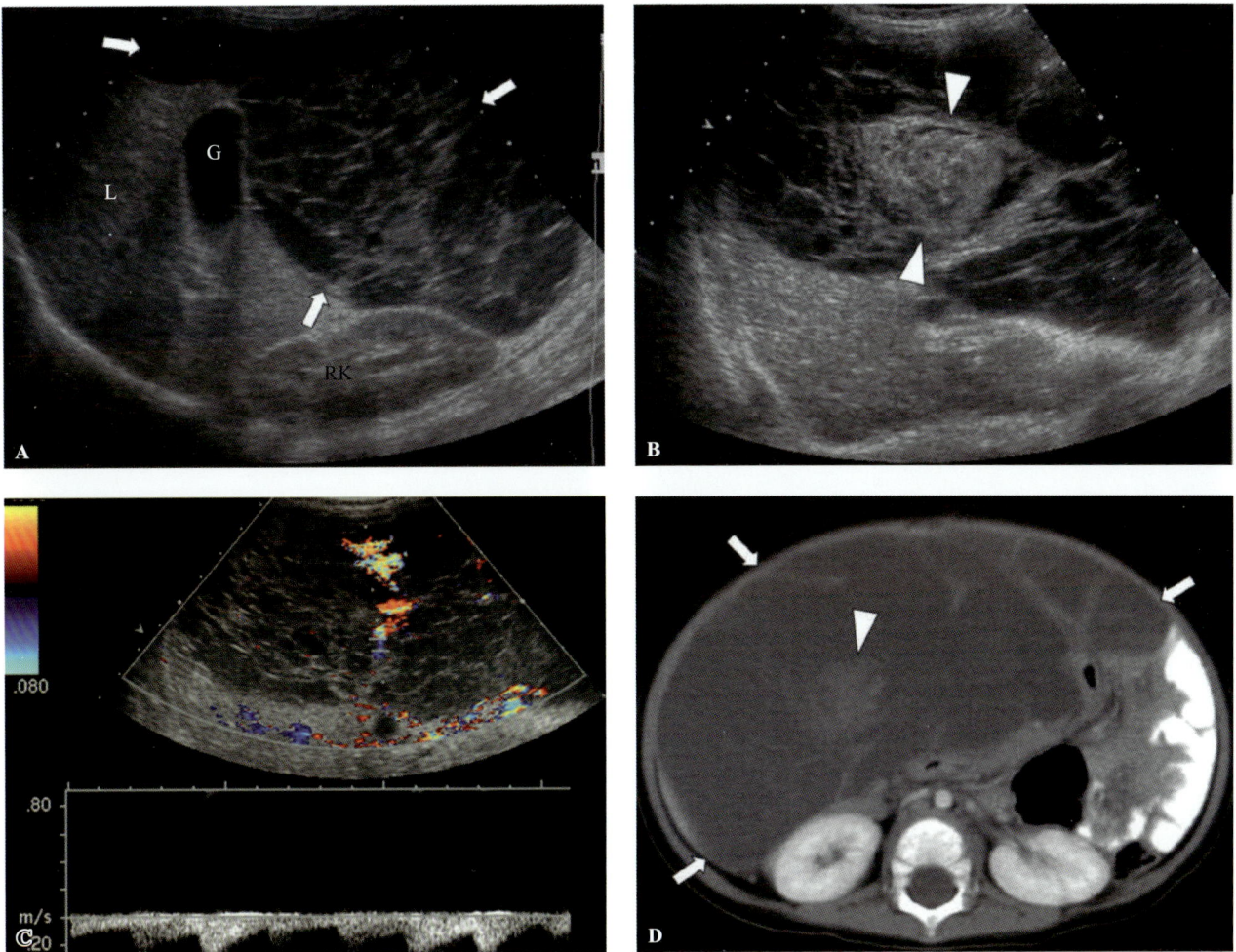

▲ 图 9-51　大网膜淋巴管畸形

A. 右侧腹部纵切面灰阶声像图显示一个大的肿块（箭），由多个大小形状不一的囊性区组成，部分内部有回声；B. 横切面灰阶声像图显示多囊性肿块，其内圆形高回声（箭头）代表急性出血；C. 彩色多普勒超声显示肿块分隔上有动脉血流信号、囊腔内无血流信号；D. 增强CT 显示一巨大且多分隔的低密度肿块（箭），其内高密度区域（箭头）代表出血，对应图 B 中的超声表现。G. 胆囊；L. 肝脏；RK. 右肾

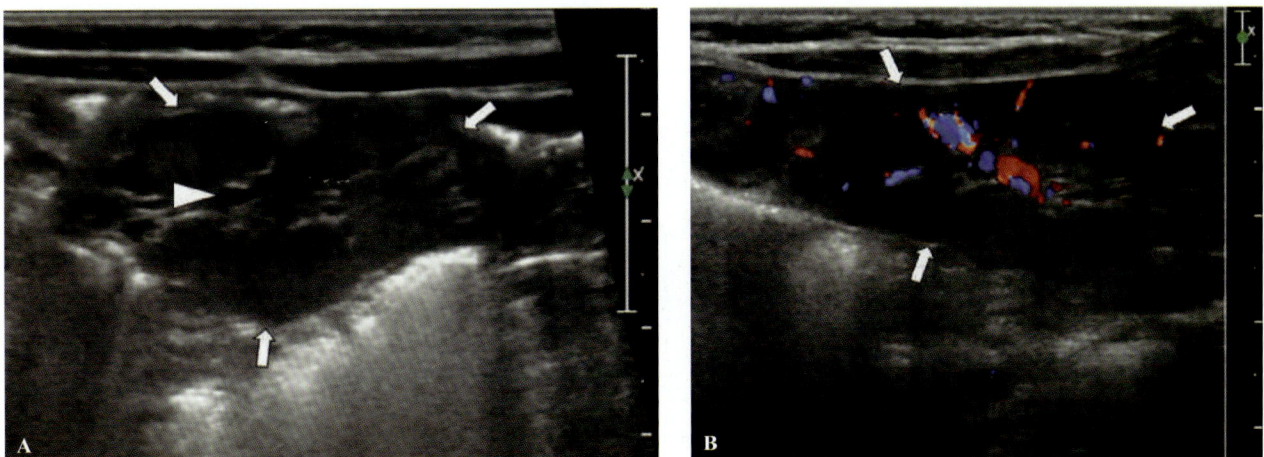

▲ 图 9-52　大网膜婴儿血管瘤（患者：女，5 月龄）

A. 腹部正中纵切面灰阶声像图显示位于前腹壁下方的分叶状低回声肿块（箭），有明显的内部血管（箭头）；B. 彩色多普勒声像图显示肿块内血流丰富（箭），符合血管瘤的特征（图片由 Dr. Peter Strouse, C. S. Mott Children's Hospital, Ann Arbor, MI 提供）

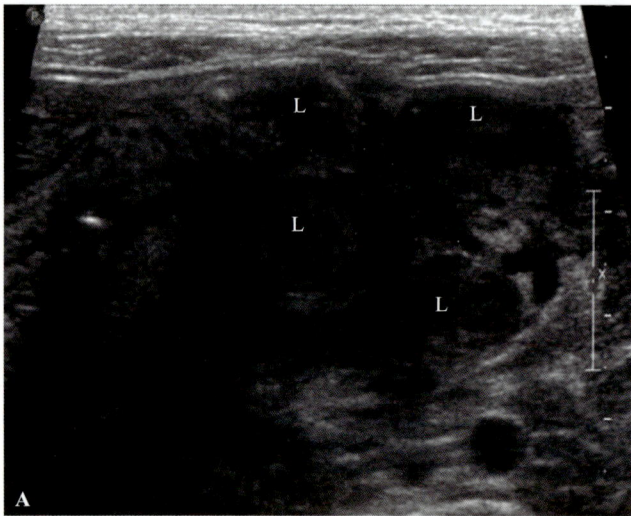

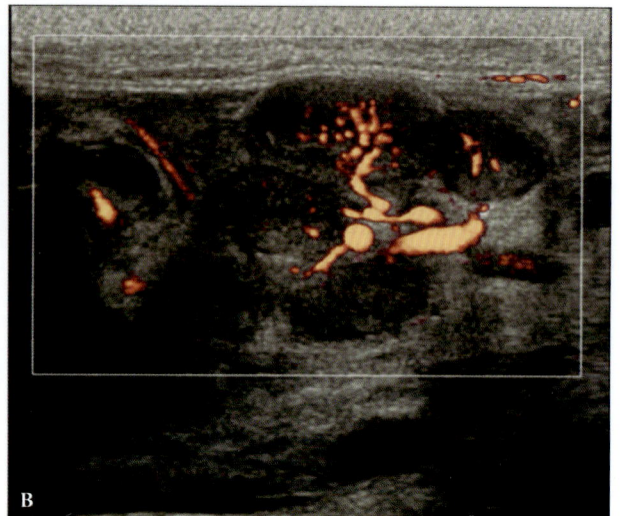

▲ 图 9–53 肠系膜 Castleman 病

A. 右下腹横切面声像图显示一团杂乱的卵圆形淋巴结（L），回声不均匀，周围的肠系膜呈高回声；B. 能量多普勒声像图显示受累淋巴结及邻近的肠系膜充血

一种交界性肠系膜肿瘤，主要发生在青少年或青壮年，更常见于女性[43, 85]。在病理学上，病变由肌成纤维细胞梭形细胞和胶原纤维基质中的急慢性炎症细胞组成[43]。患者通常表现为发热和腹部肿块，其他的临床表现包括不适、体重减轻、贫血、血小板增多和多克隆高丙种球蛋白血症。超声表现无特异性，病变表现为浸润性肿块或有明显边界的腹膜肿块，内部回声不均匀，呈低回声或高回声，可包绕肠襻[85]（图 9–54）。彩色多普勒超声显示肿块内血流增多[88]。

4. 硬纤维瘤病

肠系膜硬纤维瘤病是一种局部侵袭性疾病，具有侵袭和复发的倾向，但不转移。病理表现为胶原或黏液样间质中含有成纤维细胞的无包膜肿块[85, 89]。可偶发，但约 13% 的硬纤维瘤病与家族性腺瘤性息肉病有关，特别是 Gardner 综合征，尤其发生在接受过腹部手术的患者中[89]。临床表现包括腹痛、可触及肿块、小肠梗阻、肠穿孔或胃肠道出血。超声表现为肠系膜实质性肿块，邻近器官移位，边界清楚或边缘不规则，延伸至肠系膜脂肪，

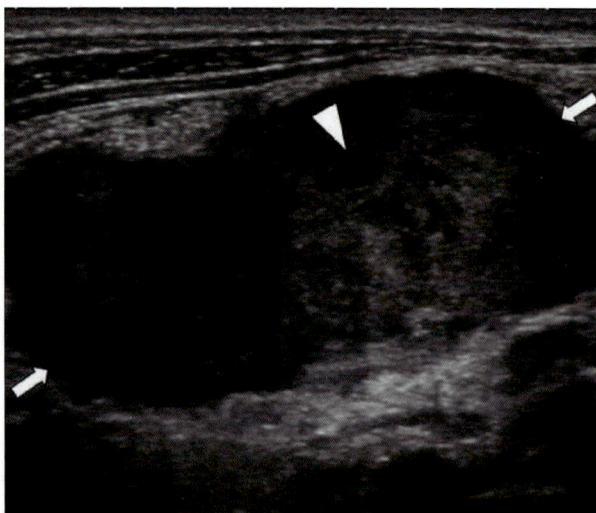

▲ 图 9–54 炎性成肌纤维细胞瘤

右上腹横切面灰阶声像图显示双叶状肿块（箭），内部回声不均匀，伴因坏死形成的小囊性区（箭头）

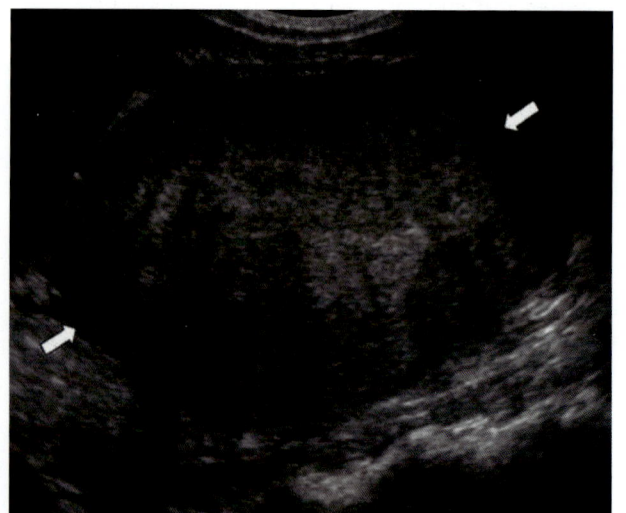

▲ 图 9–55 肠系膜硬纤维瘤病

左侧腹部纵切面灰阶声像图显示边界清楚的卵圆形实性肿块，回声欠均匀（箭）

内部回声均匀或不均匀（图 9-55），包含与肿瘤的黏液样成分相关的囊性区[85]。

（七）脂肪（脂肪细胞）肿瘤

1. 脂肪瘤

良性脂肪瘤可发生在肠系膜、大网膜或脏腹膜。小的脂肪瘤可能是影像学检查中偶然发现。大的脂肪瘤可表现为腹部肿块，或因肿块压迫邻近脏器或出现并发症如小肠扭转引起腹痛[90-93]。超声表现为明显的高回声肿块，反映脂肪成分。

弥漫性浸润性脂肪瘤病是肠系膜脂肪增加的另一个原因，代表正常肠系膜脂肪的过度生长，通常是特发性的，但可能与类固醇治疗相关。超声检查显示弥漫性高回声脂肪堆积。

2. 脂肪母细胞瘤

脂肪母细胞瘤为良性肿瘤，几乎只发生于 5 岁以下的婴幼儿[94-96]。病理上包括不同分化程度的脂肪细胞、原始间充质细胞、黏液样基质和纤维小梁[94]。脂肪母细胞瘤病是指浸润性较强，无明确包膜的脂肪母细胞瘤。超声常表现为高回声肿块，由肿块内脂肪和其他成分形成（图 9-56）。脂肪肉瘤可用于脂肪肿块的鉴别诊断，但在幼儿中极为罕见[94]。脂肪母细胞瘤和脂肪肉瘤的鉴别需要组织活检。

3. 丛状神经纤维瘤

1 型神经纤维瘤病可发展为单发或多发神经纤维瘤，也可罕见地发展为肠系膜内的大丛状神经纤维瘤。后者往往生长缓慢，但在幼儿期、青春期、妊娠期出现加速生长，或发生恶变，常无症状或表现为非特异性腹痛[97]。超声表现为大的分叶状低回声肿块，由多个小结节组成，部分被细的高回声线分隔（图 9-57）。肿块可侵犯肠系膜血管和肠襻，并延伸至肠壁[77]。彩色多普勒超声可显示肿块内的血流信号。

（八）恶性肿瘤

1. 淋巴瘤

淋巴瘤是肠系膜和大网膜最常见的恶性肿瘤[86]。在霍奇金淋巴瘤和非霍奇金淋巴瘤中，肠系膜淋巴结受累都很常见，而在非霍奇金淋巴瘤中，腹膜和大网膜受累比霍奇金病更常见[98]。Burkitt 淋巴瘤是儿童中最常见的非霍奇金淋巴瘤，在儿童中有 54% 的肠系膜淋巴结肿大，39% 的儿童出现腹水[99]。

肠系膜淋巴瘤超声表现为多个散在的肿大淋巴结，或大块或一团杂乱的肿块使肠襻移位，毗邻结构边缘模糊（图 9-58 和图 9-59）。淋巴瘤淋巴结相对于周围器官和软组织以无回声或低回声为主。彩色多普勒超声显示肿块内无血流信号，或显示中心或周边血流信号（图 9-58B）。在放疗或联合放化疗前后，可以在肠系膜肿块中看到钙化。肠和肠系膜广泛浸润时可有腹膜种植[86,100]（图 9-59 和图 9-60；

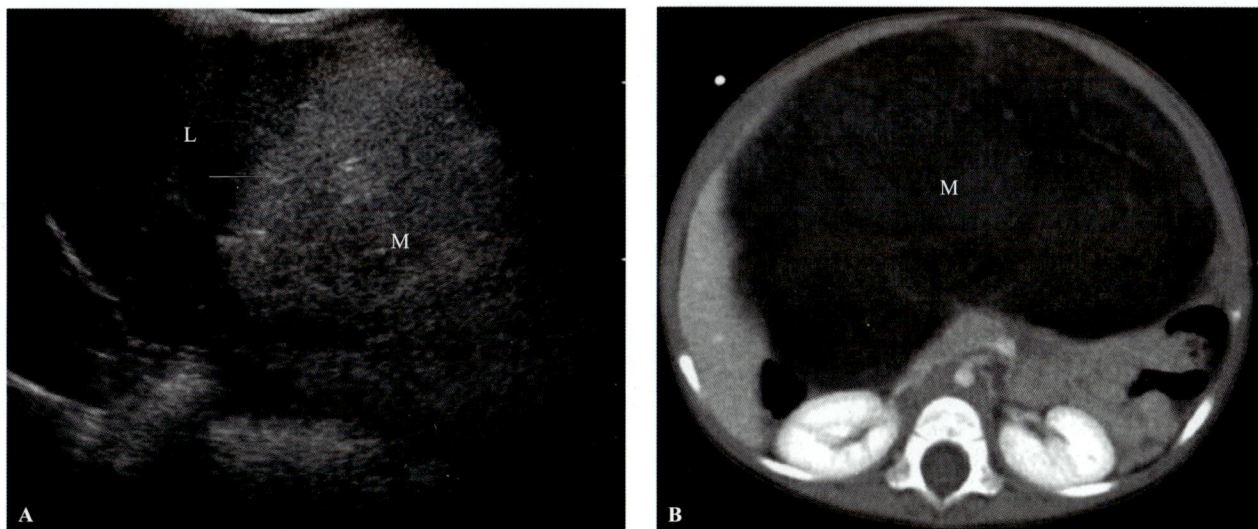

▲ 图 9-56　大网膜脂肪母细胞瘤

A. 右上腹纵切面灰阶声像图显示肝脏（L）下方大的高回声肿块（M）；B. 增强 CT 显示密度欠均匀的肿块（M）占据前腹部的大部分。肿块具有大面积的脂肪衰减，代表脂肪母细胞瘤成熟的脂肪细胞成分

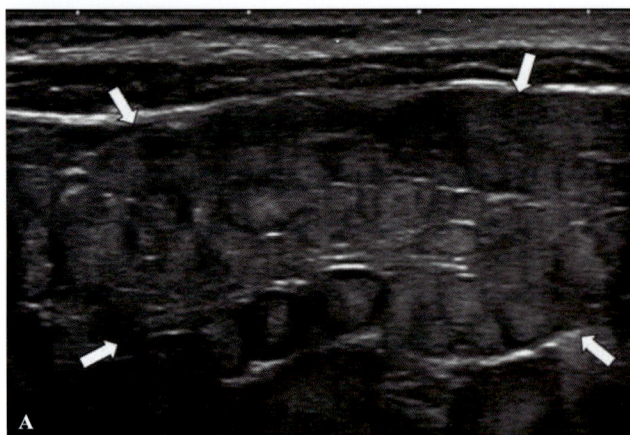

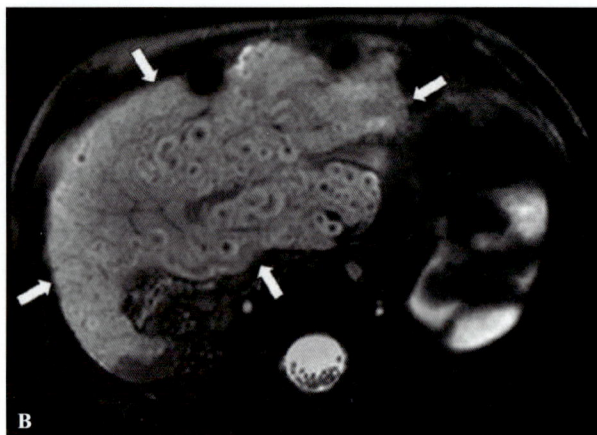

▲ 图 9-57　1 型神经纤维瘤病患者的肠系膜丛状神经纤维瘤

A. 横切面灰阶声像图显示由多个结节组成的不均匀肿块（箭），周围有低回声边缘。部分结节被细的高回声线分隔；B.MRI 脂肪抑制 T_2WI 显示高信号肿块，有丛状神经纤维瘤病（箭）特征性的"靶环征"（低信号中心的高信号结节）

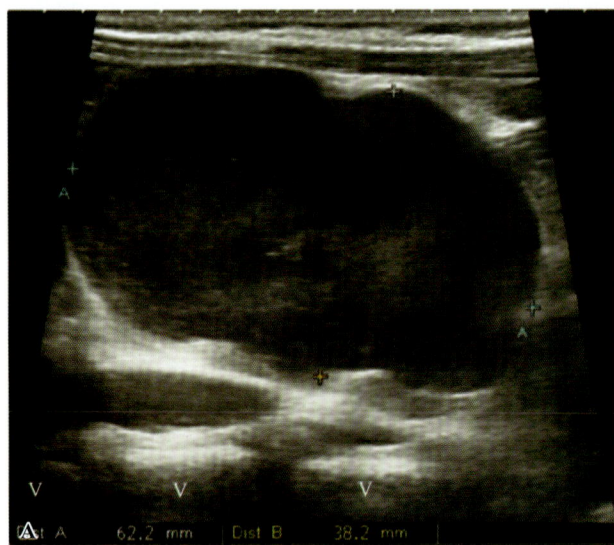

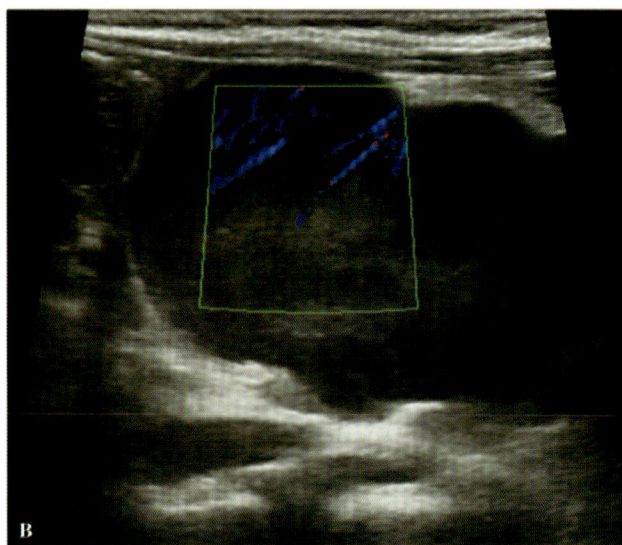

▲ 图 9-58　心脏移植患者移植后淋巴组织增生性疾病中的伯基特淋巴瘤

A. 左侧腹部纵切面灰阶声像图显示一较大、分叶状不均匀回声实性肿块（光标），相对于邻近肠系膜以低回声为主；B. 彩色多普勒超声显示肿块内可见血流信号。V. 椎体

详见后面的讨论）。

　　小的肠系膜淋巴结为非特异性表现。肠系膜淋巴结肿大的其他原因包括原发性和继发性肠系膜感染和炎症过程（见后面的讨论）。

2. 其他恶性肿瘤

　　大多数儿童恶性肿瘤累及腹膜、网膜和肠系膜，由于肿瘤主要累及的器官包膜破裂或手术时腹膜种移而发生转移[101]。儿童原发性恶性肿瘤非常罕见，包括恶性间皮瘤（图 9-61）和促结缔组织增生性小圆细胞瘤（图 9-62）[101-103]。淋巴瘤和横纹肌肉瘤（图 9-63）可以是原发性或继发性肿瘤[86, 100, 104]。

转移性疾病还包括 Wilms 瘤（图 9-64）、未成熟性卵巢畸胎瘤、生殖细胞肿瘤、神经母细胞瘤、肠腺癌和胃肠道间质瘤以及颅内肿瘤，可经脑室腹腔分流转移至腹膜[101, 105]。

　　恶性腹膜肿瘤的超声表现为一个或多个分叶状混合性的软组织肿块（图 9-58 和图 9-62），或弥漫性肠系膜和大网膜不规则增厚，无离散性肿块。肿块沿肠系膜延伸，使小肠移位，腹膜扩散方式与成人腹膜癌扩散模式相似（图 9-60 至图 9-64）。腹膜扩散表现包括腹水，腹水内可能含有回声或内部条带；腹膜壁层或脏层表面局灶性低回声或高回声植

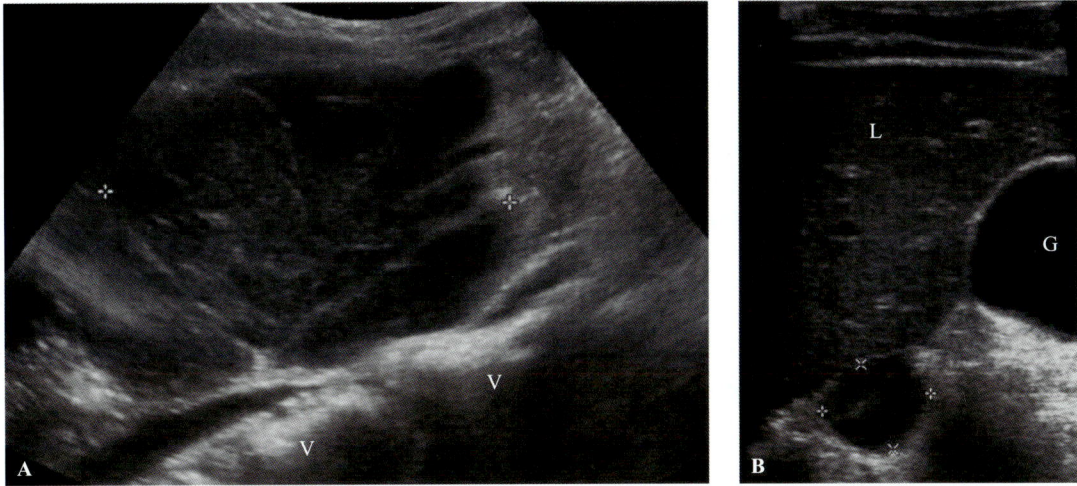

▲ 图 9-59　Burkitt 淋巴瘤

A. 腹部正中纵切面灰阶声像图显示肠系膜内大的分叶状不均匀实性肿块（光标），肿块回声不均匀，以低回声为主，包含线状和点状高回声区；B. 右上腹横切面灰阶声像图显示右肝下间隙低回声结节（光标），内含小的高回声区，提示肝脏腹膜表面淋巴瘤种植（L）。V. 椎体；G. 胆囊

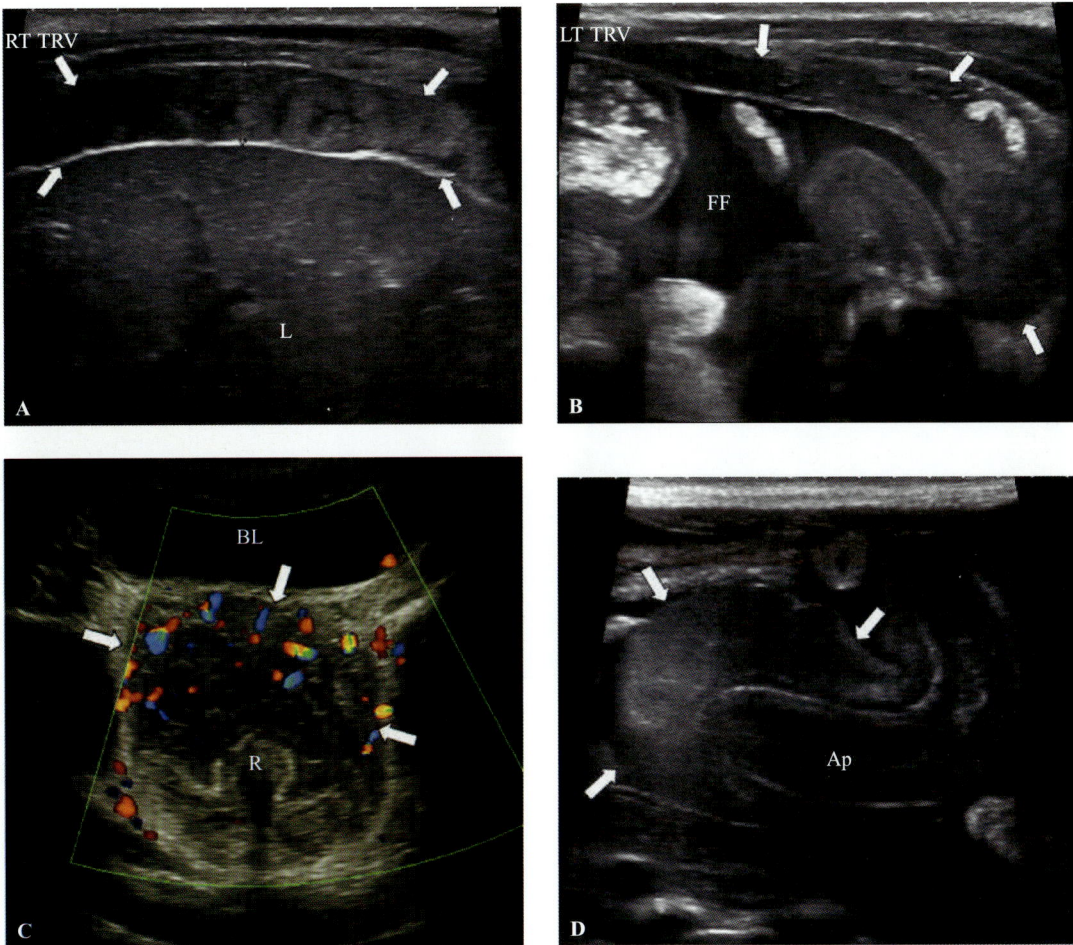

▲ 图 9-60　Burkitt 淋巴瘤广泛腹膜种植

A. 右上腹横切面灰阶声像图显示肝脏前表面（L）与腹壁间的实性肿块（箭），为右膈下间隙肿瘤种植；B. 左侧腹横切面灰阶声像图显示沿左结肠旁沟的壁腹膜（箭）明显增厚。周围有无回声积液（FF）；C. 盆腔横切面彩色多普勒超声显示直肠膀胱陷凹的实性肿块（箭），部分环绕直肠（R），肿块内血流信号明显；D. 右下腹横切面灰阶声像图显示阑尾系膜（箭）明显增厚，回声不均匀，相邻的阑尾（Ap）呈弥漫性低回声和增厚，这也是淋巴瘤累及所致。BL. 膀胱

入物；或腹膜弥漫性增厚，呈片状或不规则的高回声肿块（图9-59、图9-60和图9-64）[106]。大网膜明显增厚，形成所谓的"网膜饼"征，呈高回声或不均匀回声（图9-63）。增厚的网膜可具有"漂浮"外观，前后都有腹水围绕，或者大网膜可能位于靠近壁腹膜的位置，腹水将大网膜与肠管分离，或者大网膜附着在肠壁上，腹水将大网膜与腹膜分离。其他表现包括腹腔和盆腔淋巴结肿大，部分梗阻导

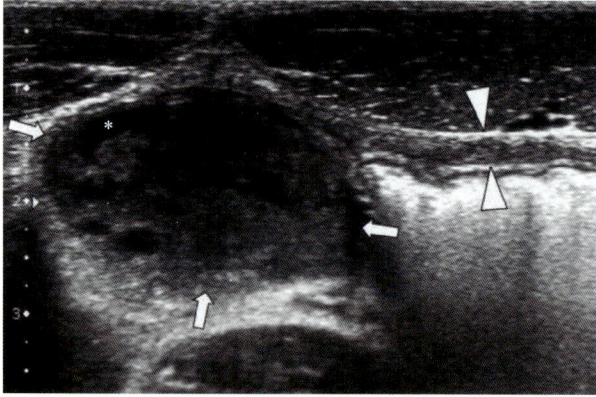

▲ 图 9-61　恶性腹膜间皮瘤
右下腹横切面灰阶声像图显示壁腹膜（箭）肿块样增厚，伴少量包裹性积液（*）。增厚的壁腹膜稍向内侧延伸（箭头）

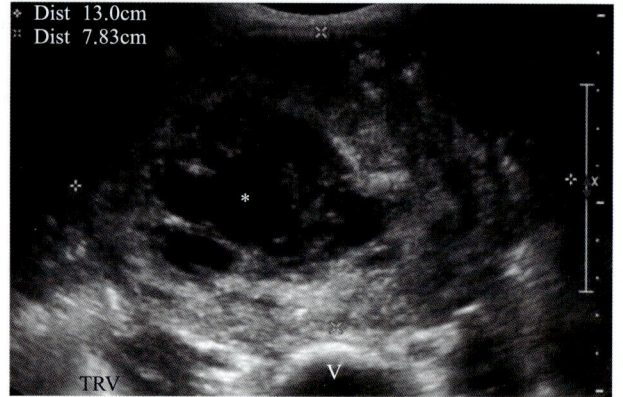

▲ 图 9-62　促结缔组织增生性小圆细胞瘤
下腹部横切面灰阶声像图显示较大的不均匀肠系膜肿块（光标），内含有不规则囊性区（*）代表坏死。V. 椎体

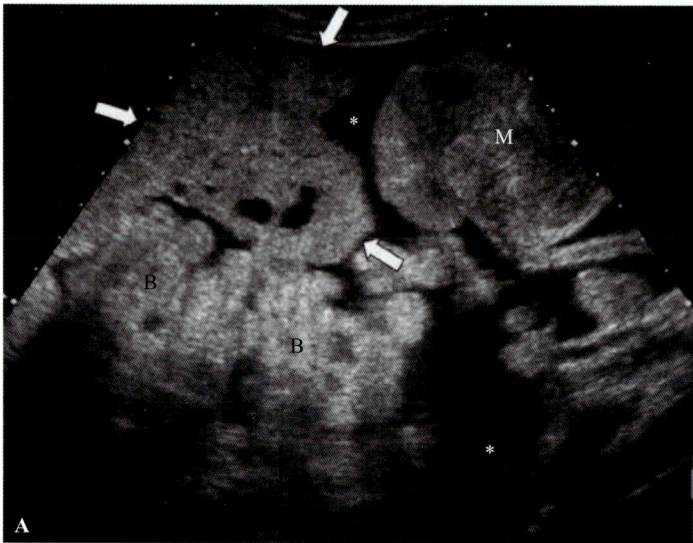

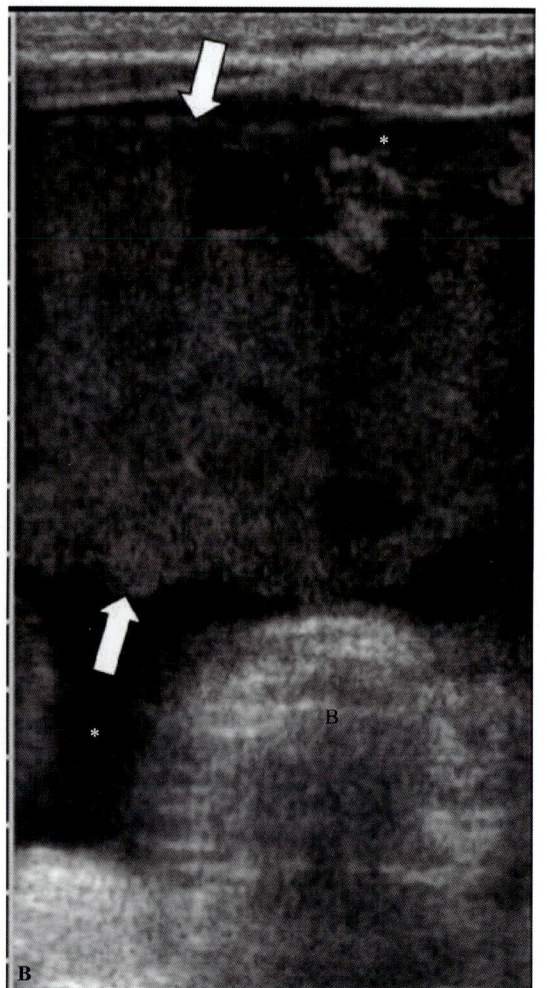

▲ 图 9-63　腹膜横纹肌肉瘤
A. 左侧腹部纵切面声像图显示较大不均质腹膜肿块（M），大网膜增厚即所谓的"大网膜饼"（箭），可见腹水（*）；B. 采用高频线阵探头扫查，横切面声像图更清晰地显示了增厚的大网膜，其内包含由于坏死形成的囊性区域。腹水（*）位置靠后，位于大网膜前。B. 肠襻

致的肠管扩张和肝转移。

（九）感染

1. 脓肿

小儿腹腔内脓肿通常由阑尾炎或克罗恩病引起，但也可能发生在盆腔或腹部手术或外伤后，或由盆腔炎引起的。患者表现为发热、白细胞增多和腹痛，尽管慢性包裹性脓肿患者的临床症状或体征不太明显。肝下、膈下间隙和盆腔是脓肿形成的常见部位。

超声检查，脓肿表现为低或弱回声，边缘呈高回声（图 9-65 和图 9-66），内见分隔、液平（图 9-65）或积气（图 9-66）。积气表现为微小密集的强回声伴后方混响或振铃伪像。彩色多普勒超声检查显示脓肿壁上见血流信号。

最适合超声检查可疑脓肿的部位是右上腹、左上腹和盆腔，因为肝脏、脾脏和膀胱分别作为透声窗。尤其是术后患者，由于麻痹性肠梗阻、开放性伤口，引流管和敷料导致肠内大量积气，影响了超声波传播，能见度受限，超声检查在中腹部尤其有限。此时，CT 通常是确定脓肿范围和指导治疗的首选检查方法，快速 MRI 平扫也被认为是这种情况下的另一种成像方式[107]。

2. 腹膜炎

腹膜炎是脏腹膜的炎症。原发性腹膜炎发生于免疫力低下的患者。继发性腹膜炎通常是阑尾炎或腹部手术的并发症。非感染性腹膜炎，通常由胰腺炎引起，比感染性腹膜炎少见

腹膜炎超声表现为游离或包裹性腹水，其内有时含细光点，空气或分隔；肠壁增厚；腹膜、肠系膜或网膜增厚，呈高回声（见第 10 章图 10-82）。

3. 硬化性包裹性腹膜炎

硬化性包裹性腹膜炎是一种后天性疾病，其特征是含有炎性细胞的厚纤维胶原膜部分或不完全包裹小肠，临床上常表现为肠梗阻[105, 106, 108]。这种情况是腹膜炎症的结果，腹膜炎很少是原发的，更常见的是继发于全身或局部原因。原发性硬化性包

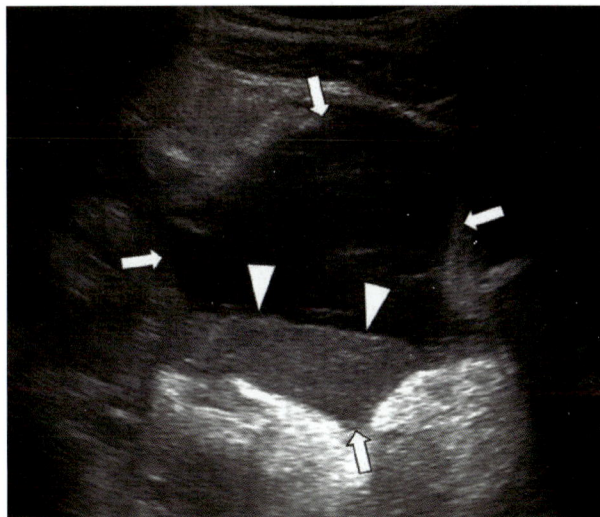

▲ 图 9-65　腹腔脓肿

阑尾切除术后，盆腔中部横切面灰阶声像图显示低回声占位（箭），有液平（箭头）和高回声边缘

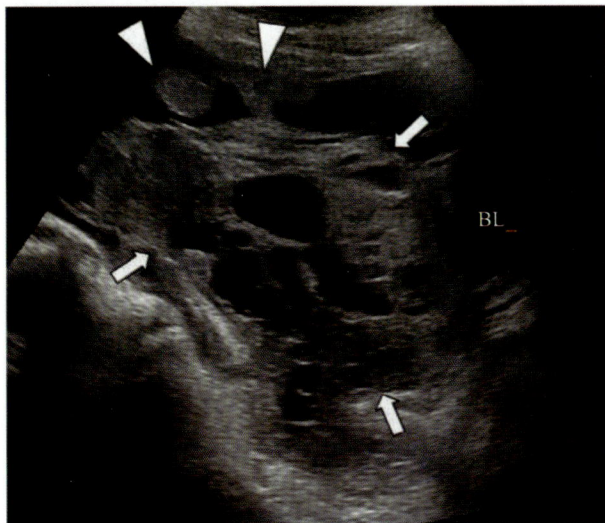

▲ 图 9-64　Wilms 瘤腹膜复发

盆腔纵切面灰阶声像图显示直肠膀胱隐窝大的不均匀肿块（箭），内含囊性区。在壁腹膜（箭头）上另见肿瘤种植。BL. 膀胱

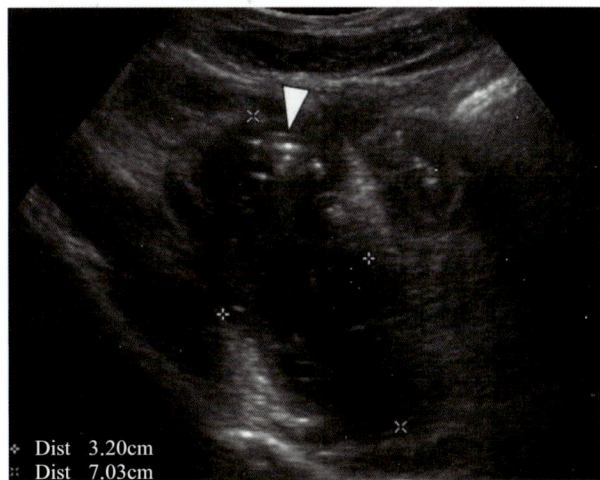

▲ 图 9-66　腹腔脓肿（阑尾炎穿孔患者）

右下腹横切面灰阶声像图显示低回声肿块（光标），其内见细光点和游离积气（箭头），后者表现为强回声伴后方混响伪像

裹性腹膜炎，也被称为"腹茧综合征"，是一种特发性腹膜炎，常见于热带和亚热带国家的青少年女性。继发性硬化性包裹性腹膜炎通常与腹膜透析有关，发生在近 2% 的接受透析的儿童中，并且随着透析时间的延长而增加 [105, 106, 108, 109]。硬化性包裹性腹膜炎也可能继发于结核或其他不太常见的原因，包括肝移植、子宫内膜异位症、异物和穿透性腹部外伤 [108]。

超声表现包括腹水、包裹性腹腔积液和附着在后腹壁上的杂乱肠襻（图 9-67），脏腹膜和肠壁钙化明显，随着疾病的进展，小肠肠管前方可见 1～4mm 厚的高回声膜。

（十）节段性大网膜梗死

大网膜节段性梗死是儿童急性腹痛的罕见原因 [110, 113]。大多数大网膜梗死是特发性的，可能与既往手术、创伤或大网膜扭转有关。最常见于右侧，被认为与右侧大网膜血液供应的胚胎变异有关，容易导致静脉血栓形成和梗死。节段性梗死通常累及大网膜的前外侧，也可以累及大网膜的其他部分。

节段性梗死的典型超声表现为前腹壁下方和结肠前外侧的腹膜腔前方出现卵圆形或饼状的高回声肿块 [110-113]（图 9-68），相对于周围腹膜脂肪和实质脏器呈高回声，内部回声均匀或不均匀，伴边界不清的低回声区与出血性梗死相对应 [111]。局部梗死的大网膜不随呼吸移动，可使相邻结构移位，探头加

压不变形。彩色多普勒超声显示无血流信号或少量血流信号。然而，有报道当梗死继发于大网膜扭转时，有一个包括无血管低回声管状结构的充血高回声肿块，代表扭转梗死的大网膜 [111]。回声性网膜肿块的主要鉴别诊断考虑是由其他腹腔内炎症引起的大网膜脂肪发炎，特别是急性阑尾炎。这就突出了在大网膜梗死患者超声检查中识别正常阑尾的重要性。

（十一）肠系膜淋巴结病

原发性肠系膜淋巴结炎是一个有争议的诊断，用于伴有急性下腹痛、疑似急性阑尾炎但超声发现阑尾正常的常见替代诊断 [114]。病毒感染是原发性肠系膜淋巴结炎的常见原因，但也见于小肠结肠炎耶尔森菌、空肠幽门螺杆菌、沙门菌和志贺杆菌等细菌感染 [115]。

肠系膜淋巴结炎的典型 CT 诊断基于右下腹肠系膜至少 3 个淋巴结，短轴＞ 5mm，阑尾正常，有时回肠远端肠壁轻度增厚（＜ 5mm）。然而，该定义不适用于儿童，因为据报道约 64% 没有腹痛的健康儿童超声检查时可发现短轴＞ 5mm 的淋巴结 [116]。因此，有学者建议采用短轴测量截断值为 8 或 10mm [116, 117]。

超声检查显示右侧肠系膜多个淋巴结，部分肿大，常在回盲部、右侧腰大肌前方和主动脉旁成簇状分布。淋巴结呈卵圆形，回声均匀，相对于周围软组织呈等回声或低回声（图 9-69）。可见中央淋

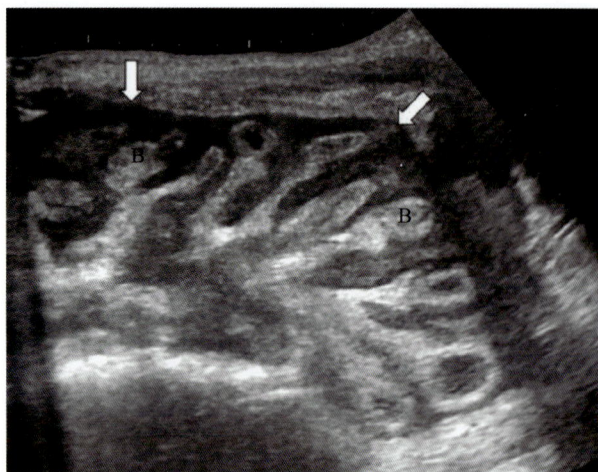

▲ 图 9-67　原发性硬化性包裹性腹膜炎
腹部纵切面灰阶声像图显示杂乱的小肠（B）环，部分被低回声的物质（箭）部分包裹，代表典型的纤维胶原膜

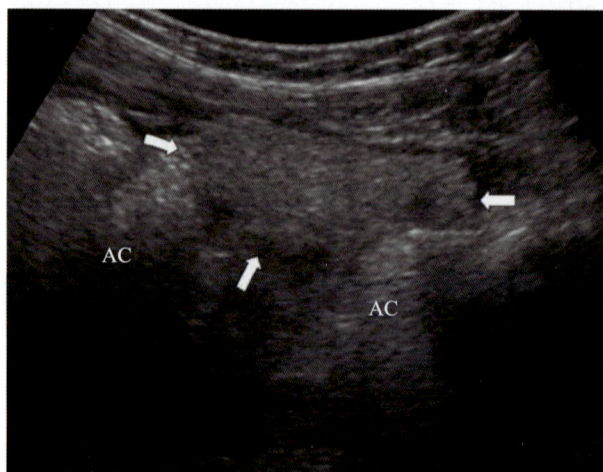

▲ 图 9-68　节段性网膜梗死
右侧腹部横切面灰阶声像图显示高回声肿块（箭），位于升结肠（AC）前方、前腹壁下方

巴门，彩色多普勒显像见血流信号。探头加压可变形。其他表现包括继发于淋巴样增生的回肠末端肠壁轻度增厚和呈低回声结节状。偶尔邻近的肠系膜可呈高回声。

肠系膜淋巴结炎是肠道炎症过程的继发反应，最常见的是急性阑尾炎和炎症性肠病。因此，原发性肠系膜淋巴结炎应被认为是一种排除性诊断，只有在阑尾正常且肠壁无明显增厚时才提示。肠系膜淋巴结肿大的其他原因包括结核、组织胞浆菌病、Castleman 病、AIDS 和系统性风湿病。如上所述，肠系膜淋巴结肿大是儿童肺结核患者腹部最常见的异常表现[51]。

（十二）外伤

外伤后腹腔积液可能是血液、尿液、由于积极液体复苏产生的腹水或肠内容物。腹腔积血最初在出血部位附近聚集，然后流入腹膜腔深处。在超声检查中所见的腹膜积血量并不是持续出血衡量指标。它表示从受伤时间到进行超声检查之间发生的累计出血量。急性腹腔积血可表现为无回声或混合性回声，实时检查中可见随机运动。如果患者在一段时间内保持静止状态，其内可出现液平。血凝块通常是大的组织血肿导致，呈高回声无血流信号的肿块。随着时间的推移，腹腔积血表现出更不均匀

的回声，伴腔室形成、分隔和内部细光点[106]。

腹腔积血通常在损伤后 1 周明显减少或消退，受伤后 3～7 天腹腔积血保持不变或容量增加，应注意腹腔内持续出血的存在。

基于腹膜腔出现游离积液反映有腹腔内损伤的原理，FAST 被广泛用于成人创伤中心。该检查对 4 个特定间隙的快速评估，包括右肝下间隙后隐窝（Morison 囊）、脾周间隙、肠间、男孩的直肠膀胱陷凹或女孩的子宫直肠陷凹以及剑突下区域以评估心包积液[118]。然而，FAST 在儿科中的应用较成人有限，已经发现 FAST 作为筛查试验灵敏度和阴性预测值低[118, 119]，并且它对改善钝性腹部外伤儿童的血流动力学稳定的护理没有影响[120]。

（十三）气腹

气腹可能是评估外伤或腹痛时的偶然发现，也可见于疑似肠穿孔的患者中。线阵探头有助于显示病变。在肝脏和前腹壁之间更易识别，表现为线状高回声称为"腹膜条纹征"，与后方混响或振铃伪像有关[121]（图 9-70）。然而由于肠襻充气，在腹部其他部位尤其是腹中线部位更难显示。腹水患者气腹超声表现为腹水内存在微小的可移动高回声灶（见第 10 章图 10-82）。因空气随体位移动，患者仰卧位、直立位和斜位进行扫查有助于确诊气腹。

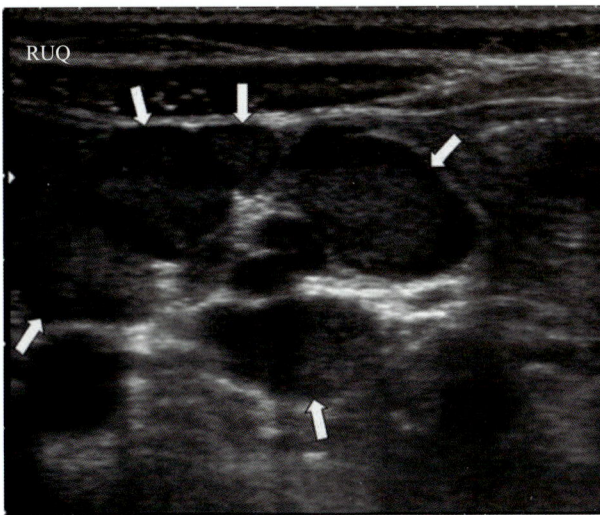

▲ 图 9-69　肠系膜淋巴结炎
右侧腹部横切面灰阶声像图显示数个卵圆形低回声淋巴结（箭），部分肿大

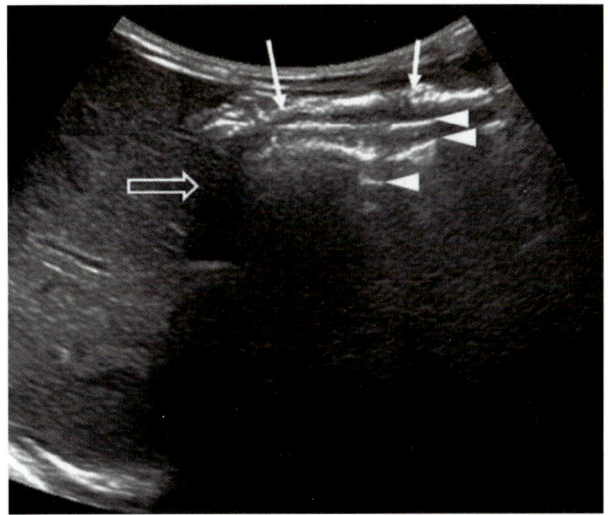

▲ 图 9-70　气腹
横切面灰阶声像图显示高回声线（箭），称为"腹膜条纹征"，位于肝脏前方、前腹壁下方，伴声影（空心箭）和混响伪像（箭头）。腹膜积气使肝脏后方显示模糊

第 10 章

胃肠道
Gastrointestinal Tract

Oscar M. Navarro　Marilyn J. Siegel　著
侯艳青　朱慧毅　译
许云峰　校

分级加压法的应用以及灰阶和彩色多普勒超声技术的不断改进，提高了超声检查在评价儿童胃肠道疾病中的应用[1, 2]。尽管透视造影检查和内镜检查仍然是评价黏膜和肠腔异常的主要手段，但它们提供的关于肠壁和肠壁外异常的信息有限。超声可提供有关胃肠道、肠系膜和其他周围结构的有用信息。在某些情况下如幽门狭窄、肠套叠、急性阑尾炎等已成为诊断的首选影像学检查。

了解正常胃肠道的声像图表现对认识异常具有重要意义。本章讨论了胃肠道各段的检查方法以及胃肠道的正常结构和病理表现。

一、食管

（一）超声检查技术及正常解剖

食管超声评价局限于食管最远段和胃食管连接处。检查时应采用肋下或剑突下入路，以肝脏作为透声窗。取仰卧位或右侧卧位，线阵或凸阵高频探头，将探头放置于膈肌水平中线或稍偏左位置约成45°，采集食管远端和胃食管连接处的长轴和短轴图像。

纵切面扫查食管呈管状、可见分层，其特征为：中央高回声的管腔气体和黏膜浅层、低回声黏膜深层、高回声黏膜层、低回声的固有肌层、高回声的外层结缔组织（图 10-1）。在食管腔内可见少量液体和气体。胃食管连接处横切面扫查呈牛眼征或靶征。

（二）胃食管反流

婴幼儿的胃食管反流是一种正常的生理现象，每天可发生数次，其特点是胃内容物逆行进入食管，通常在 2 岁时缓解。胃食管反流病是指胃食管反流合并大量的呕吐、咽下困难、吐血、发育不良、反复肺炎，喘息和呼吸暂停等并发症。尽管食管钡餐造影和连续 pH 监测一直是评价胃食管反流的主要方法，但超声检查也可以用于诊断胃食管反流，尤其是在婴儿期[3]。在其他疾病如幽门狭窄声像图上也可以检测到反流，因此需要识别其声像图特征。

胃食管反流的超声检查需要实时成像，给予婴儿相当于正常喂养量的液体后进行。胃食管反流的声像图表现因液体和气体的相对量不同而不同。单纯液体反流时呈无回声或低回声。合并有气体时，反流液包含代表气泡的高回声（图 10-2）。反流的另一个征象是食管腹段或胃食管连接处缩短（图

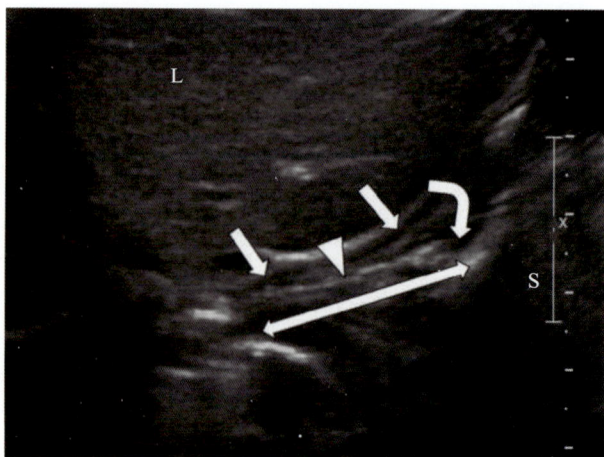

▲ 图 10-1　正常胃食管连接处
左侧正中纵切面声像图显示食管腹段（直箭）和肝（L）左叶后方的胃食管连接处（弯箭），食管壁呈分层状外观，外层高回声代表结缔组织，邻近的低回声代表深层黏膜和固有肌层，中央高回声代表管腔气体和黏膜浅层（箭头）；管腔内可见少量气体呈高回声；食管腹段长度正常（双头箭）。S. 胃

10-2）[4]。在＜1个月、1—6个月和6—12个月的健康新生儿中，食管腹段的平均长度分别为22mm、25mm和27mm，与之相比，而具有反流症状的相同年龄患者分别为17mm、21mm和24mm。彩色多普勒成像可以使反流液体显示彩色信号，有利于超声对比剂的应用[5]。超声造影检查时，食道中出现微气泡时可以诊断为反流。以pH监测作为参考标准，超声检查的灵敏度范围为76%～100%，特异性较低，因为它不能区分酸性和非酸性反流[3, 5, 6]。

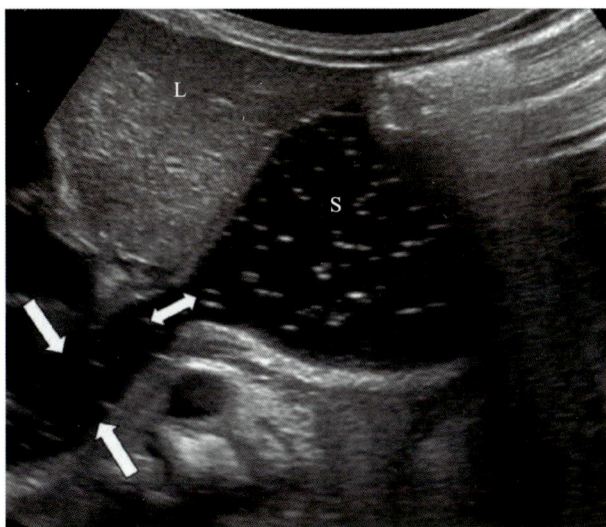

胃食管反流的超声评价在技术上是困难的。如患者哭闹或移动，要保持一个良好的声窗来连续观察食管可能相当困难，另一个局限是缺乏对胃食管反流程度分级的标准。因此，这项检查并没有得到广泛的普及。

二、胃

（一）超声检查技术及正常解剖

胃充盈是观察胃的最好时机。检查胃体、胃窦和幽门区时，患者取右侧卧位，以肝右叶作为透声窗，显示胃底以肝左叶或脾脏作为透声窗。横切面和纵切面平行扫查，横切面显示胃窦部长轴，而纵切面显示胃窦部短轴。

横切面胃窦部呈靶征或牛眼征，反映了肠壁的生理分层。胃腔内与液体相对应的内部无回声中心被多层壁包绕。高分辨率成像可观察到5层结构：最内层高回声黏膜层围绕中央液体内容物，其次是低回声黏膜肌层、高回声黏膜下层、低回声固有肌层和最外层高回声浆膜层（图10-3）。从壁的内缘到外缘进行测量，壁的正常厚度≤3mm。低回声肌层≤2mm。为避免与胃窦收缩导致的肌层异常增厚混淆，应在液体充盈扩张时测量胃窦肌层厚度。

超声也可用于定量胃排空。在给予预定量的胃液体后进行排空评估。该技术耗时且技术困难，因此，与胃食管反流病一样，尚未广泛应用。

▲ 图 10-2　胃食管反流（新生儿）

纵切面声像图显示含无回声液体和高回声气体的胃内容物向扩张的食管（箭）内反流。食管腹段缩短（双头箭）是反流的另一征象。L. 肝脏；S. 胃

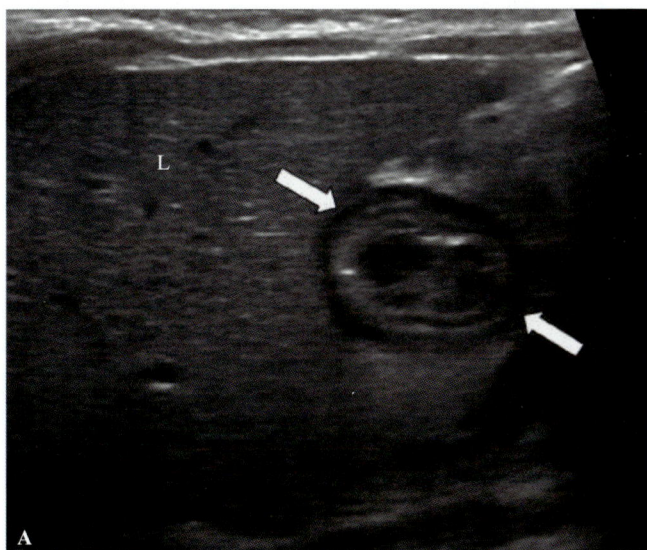

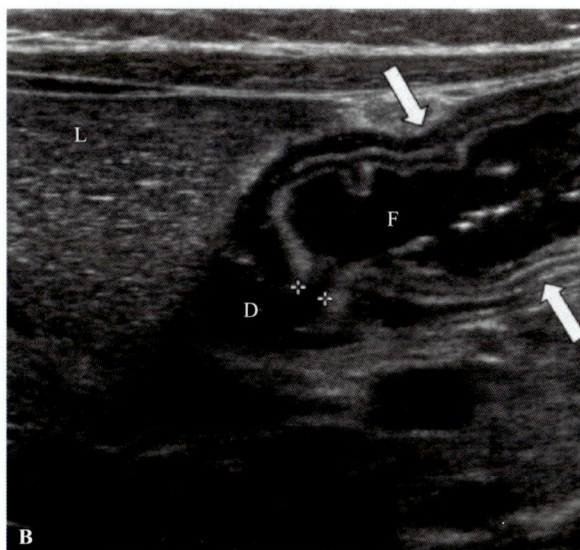

▲ 图 10-3　正常胃窦

A. 胃远端横切面声像图显示胃壁的分层外观（箭），低回声肌层围绕高回声胃黏膜层和低回声胃内容物，形成靶征或牛眼征外观。外部肌层厚度＜2mm。B. 胃远端纵切面声像图显示充满液体的胃窦腔（F），被分层的胃壁包绕（箭）。光标示幽门。D. 十二指肠球部；L. 肝脏

（二）先天性畸形

1. 小胃

小胃是一种罕见的畸形，其特征是胃体形小且发育不良。伴随的畸形包括多脾、无脾、结肠神经节细胞缺乏症、中肠旋转不良和骨骼异常。超声表现为一个小的管状中线胃，以及食管扩张。充盈时，超声检查可发现位于正中的小胃。

2. 胃闭锁

胃闭锁通常累及幽门或胃窦，是一种罕见的先天性畸形，可孤立存在，也可合并食管或肠闭锁以及大疱性表皮松解症（epidermolysis bullosa，EB）。胃闭锁有 3 种类型：Ⅰ型最常见，由介于胃窦和十二指肠球部之间的隔膜构成，常被称为胃窦隔膜，膜可以有中心或偏心孔；Ⅱ型表现为胃窦与十二指肠之间有一纤维束；Ⅲ型指胃窦与十二指肠之间存在间隙。患者在出生后第 1～2 天出现非胆汁性呕吐，如果Ⅰ型隔膜开口相对较大，仅引起部分梗阻，则可能在以后才出现临床表现。

Ⅰ型胃闭锁超声表现为胃充盈，梗阻隔膜远端的十二指肠塌陷，幽门区可见回声分层的隔膜[7]（图 10-4）。Ⅱ型胃闭锁超声检查可显示胃窦部扩张，幽门区可见条索状结构，但无正常的胃壁结构[8]。Ⅲ型胃闭锁时，胃窦与十二指肠间无连接。所有类型的胃闭锁由于排空障碍，可观察到明显的胃蠕动。

（三）后天性梗阻

1. 肥厚性幽门狭窄

肥厚性幽门狭窄（hypertrophic pyloric stenosis，HPS）是以幽门环形肌肥厚，导致幽门管狭窄，胃出口梗阻为特征。HPS 的发病率约为 3‰，男孩的发病率是女孩的 4～5 倍。有家族倾向，首发病例为女性的患者中约 20% 的患者的儿子和 7% 的女儿发病，而首发病例为男性的患者中约 5% 的患者的儿子和 2% 的女儿发病。该病患者在出生后 2～6 周出现非胆汁性呕吐，通常为喷射性呕吐。症状很少出现在出生第 1 周内或出生 5 个月后[9]。当在上腹部触及橄榄形肿块时，可以做出临床诊断，尽管在最近的文献报道中橄榄形肿块仅见于 13%～54% 的患者[10, 11]。通过腹壁可见胃蠕动亢进。

超声是诊断 HPS 的首选检查方法[9, 12, 13]。经婴儿右后斜位获得纵切面和横切面图像（图 10-5），这使得胃底的液体流入胃幽门区，充盈该区域[14]。不应事先排空胃，因为这会使胃窦区的辨认变得困难。如果胃窦含液体量不足，可口服或经鼻胃管给予葡萄糖溶液或水。

超声表现：横切面上，肥厚的肌层呈靶征或牛眼征，增厚的低回声肌层包绕着高回声的黏膜（图 10-5）。纵切面扫查显示幽门肌层增厚和幽门管延长（图 10-5）[9, 12-14]。HPS 的辅助征象包括胃窦乳头征（antral nipple sign），指幽门管黏膜脱入胃窦（图 10-5）；"双轨征"，指黏膜间隙内出现液体低回声条纹（图 10-6）；胃窦部蠕动亢进；胃扩张；无胃排空或偶发性胃排空；胃食管反流[9, 12-15]。多普勒检查发现增厚的幽门肌层血流丰富（图 10-5）[16]。

HPS 的超声特征是幽门肌层增厚和幽门管延长。然而，文献中诊断为 HPS 的幽门肌层增厚和幽门管延长程度各不相同。幽门壁厚度异常≥ 4.5mm，幽门管长度＞ 16mm[9, 12-15, 17-22]。幽门肌层厚度为 3～4mm，幽门肌层长度 15～18mm 的灵敏度为 100%，特异性为 97%～99%[9, 12-15, 17-22]。有经验的医生确定幽门狭窄的诊断时，测量变得不那么重

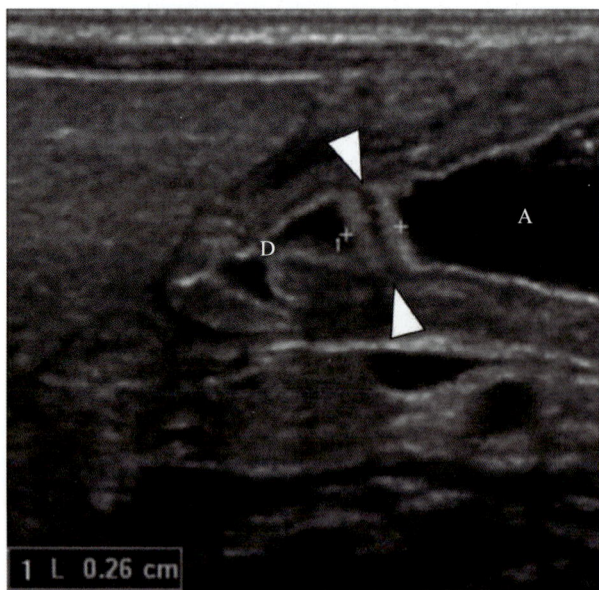

▲ 图 10-4　Ⅰ型幽门闭锁（新生儿，临床表现为喂养不耐受和非胆汁性呕吐）

经胃远端横切面声像图显示胃幽门部（箭头）隔膜（光标），厚 2.6mm。A. 胃窦；D. 十二指肠球部（引自 O'Dell MC, Logsdon G. Neonatal gastric outlet obstruction. *Ultrasound Q* 2013; 29:251–252.）

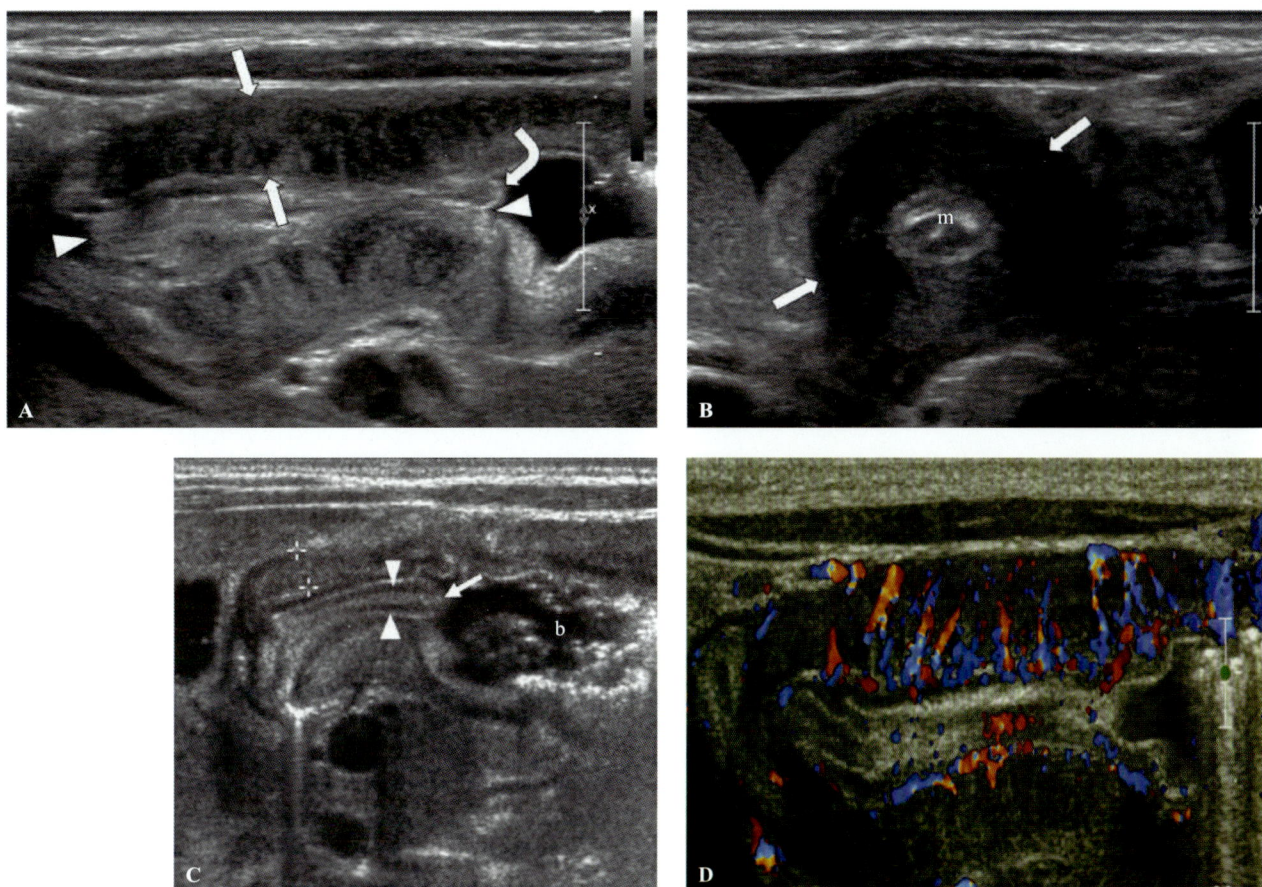

▲ 图 10-5　幽门狭窄

A. 纵切面灰阶声像图显示幽门肌层增厚（箭）及幽门管延长（箭头），壁厚 5mm，管径 24mm。多余的幽门黏膜突入扩张的充满液体的胃腔（弯箭），形成胃窦乳头征。B. 横切面灰阶声像图显示中央管腔周围增厚的低回声幽门肌层（箭），中央管腔充满受压的黏膜高回声（m）。C. 胃窦乳头征和双轨征，幽门多余黏膜突入扩张的充满液体的胃腔，产生胃窦乳头征（箭）。黏膜皱襞裂隙内少量低回声液体形成双轨征（箭头）。光标示增厚的幽门肌层。D. 纵切面彩色多普勒声像图显示增厚的幽门肌层及其下方黏膜下层血流信号增多。b. 胃体

要，因为幽门的整体外观和实时扫查时胃排空的评价足以确定诊断。值得注意的是，与年龄较大的 HPS 患者相比，早产儿和较小的 HPS 患者（＜3 周龄）更可能具有临界肌层厚度（＜3mm）[17, 18, 23]。这些婴儿与幽门管长度、幽门肌厚度相关的其他表现如胃排空不良和蠕动亢进可有助于幽门狭窄的诊断 [17]。这些患者也可能受益于超声随访，最终将显示出典型的诊断外观 [23]。

　　HPS 超声诊断错误的潜在原因是胃过度充盈和扫查切面不是真正的正中纵切面。胃的过度充盈导致幽门向后移位，使得幽门管的识别和测量更加困难（假阴性诊断，图 10-6）。偏离正中切面可导致出现肌层增厚的错误诊断（假阳性诊断）。

　　许多综合征与 HPS 有关。文献报道，与普通人群相比，HPS 婴儿出现至少一种先天性畸形的患

病率更高 [24]。在 HPS 婴儿中，肾脏畸形的发生率增加，包括肾盂输尿管连接部梗阻、原发性巨输尿管、重复肾、肾发育不良或异位、肾母细胞瘤和马蹄肾。HPS 与前列腺素诱导的特发性小凹上皮增生有关，后者被认为是幽门肌层切开术后持续呕吐的原因 [22]。胃内积气和门静脉积气也与 HPS 相关，但为良性改变，不应改变患者的治疗方案 [25]。

　　HPS 的治疗方法是幽门环形肌切开术（即 Ramstedt 手术），即在不损伤黏膜的情况下纵切面切开肥厚的幽门肌层。幽门肌厚度可在成功幽门环形肌切开术后 12 周内保持异常 [26, 27]。

2. 幽门痉挛

　　幽门痉挛又称胃窦运动障碍，是一种以胃窦和幽门管一过性痉挛为特征的疾病，是婴儿胃排空延迟和非胆汁性呕吐的常见原因。超声表现可能与

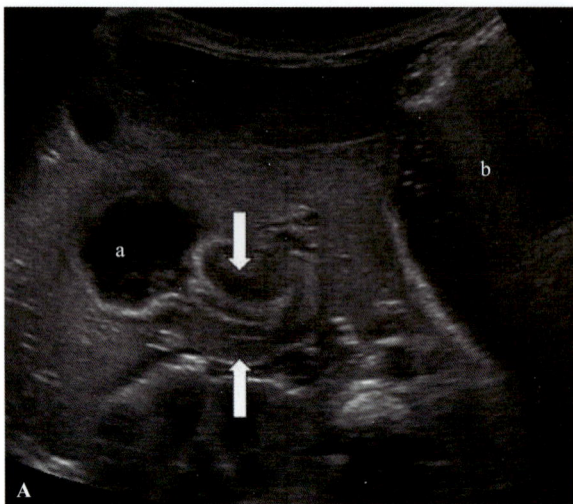

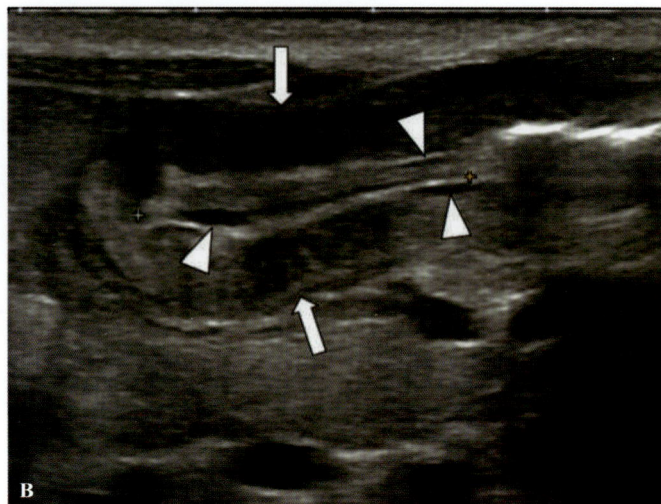

▲ 图 10-6　幽门狭窄（假阴性诊断）

A. 横切面声像图显示胃体（b）和胃窦（a）过度充盈导致幽门向后移位（箭）。幽门（箭）在长轴上不明显，难以获得准确的测量结果；B. 经鼻胃管部分排空胃后，横切面声像图更好地显示出较表浅的幽门（箭），证实了肥厚性幽门狭窄的诊断。双轨征（箭头）提示黏膜皱襞的裂隙中存在少量液体

HPS 重叠，包括幽门肌层厚度和幽门管长度增加、胃窦狭窄和胃排空延迟[15, 28]。然而，这些表现往往在检查过程中发生改变，这是与 HPS 区分的关键，HPS 是不变的（图 10-7）[28]。

3. 前列腺素 E 诱导的小凹上皮增生

在患有发绀型心脏病的新生儿中用于维持动脉导管通畅的前列腺素 E 可导致胃黏膜增生，从而引起胃出口梗阻。超声检查显示胃壁呈息肉样或冗余，肌层不增厚（图 10-8）。这一表现在与 HPS 的鉴别中具有重要意义，尤其是当前列腺素引起小凹上皮增生导致幽门管异常延长时[29]。

（四）胃壁增厚

1. 胃炎和胃溃疡

幽门螺杆菌感染是儿童胃炎最常见的病因。患

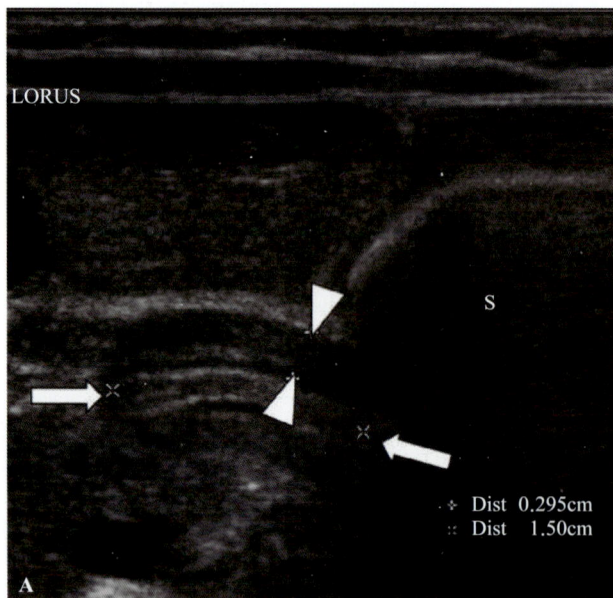

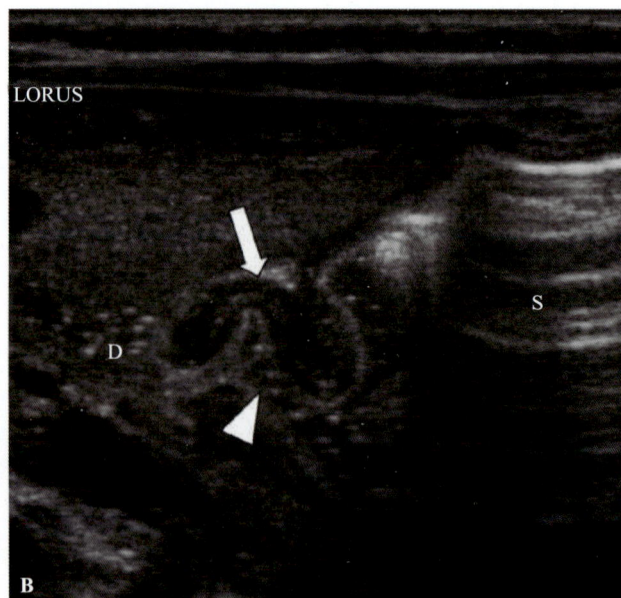

▲ 图 10-7　幽门痉挛

A. 纵切面声像图显示胃腔（S）积气扩张，胃壁厚度正常。幽门管（箭）和幽门肌层（箭头）测量值分别约为 15mm 和 3mm，怀疑幽门狭窄，但不足以明确诊断；B. 患者饮用葡萄糖水数分钟后，纵切面声像图显示幽门形态改变，幽门肌层变薄（箭），胃内容物通过幽门管（箭头），提示图 A 中显示的初始一过性表现为幽门痉挛所致。D. 十二指肠球部

者表现为腹痛、恶心和呕吐。超声表现包括胃窦壁增厚、胃黏膜高回声、胃壁失去正常分层、胃排空延迟和溃疡火山口状[30]。管壁增厚通常呈环状，但可以是局灶性的和不对称性的。在胃壁增厚的区域内，火山口状溃疡充满气体呈高回声，伴振铃伪像。病情严重时火山口状溃疡可超出管壁或穿孔。

消化性溃疡的主要并发症包括梗阻和穿孔。胃穿孔的超声表现包括穿孔部位出现低回声、混合回声或高回声积液、腹水、脓肿形成和气腹[31]。气腹表现为前腹壁与肝前表面之间出现灶状高回声区或线状高回声，后方伴混响伪像（图 9-70）。患者改变体位时，游离气体的位置发生改变。

2. Menetrier 病

Menetrier 病又称短暂性蛋白丢失性胃病，以胃黏膜巨大肥厚为特征。它与巨细胞病毒感染相关，在某些情况下与幽门螺杆菌感染相关[32, 33]。小儿 Menetrier 病常见于 10 岁以内的儿童，突然起病，呈良性过程，数周或数月内可自行缓解[33]。临床症状包括四肢和眼睑水肿、腹水、胸膜腔积液和腹痛。

Menetrier 病的超声特征包括胃壁增厚、分层和突入胃腔大的迂曲的低回声皱襞，尤其是胃底和胃体[32, 34]。肌层可正常或增厚，黏膜下层也可出现增厚和不均匀[34]。彩色多普勒成像显示血流增多。Menetrier 病保留胃壁的层次，这有助于与淋巴瘤和其他没有胃壁分层的肿瘤相鉴别（图 10-9）。

3. 慢性肉芽肿性疾病

儿童慢性肉芽肿性疾病是一种 X 连锁或较少见的常染色体隐性遗传性吞噬细胞溶菌酶紊乱，导致多核形白细胞杀菌活性缺陷，主要影响男孩。患者表现为淋巴结肿大、肝脾大、肺炎或腹痛。胃窦是胃肠道最常受累的部位，高达 16% 的患者中可观察到管腔狭窄[35, 36]。偶见胃底及幽门部受累。组织

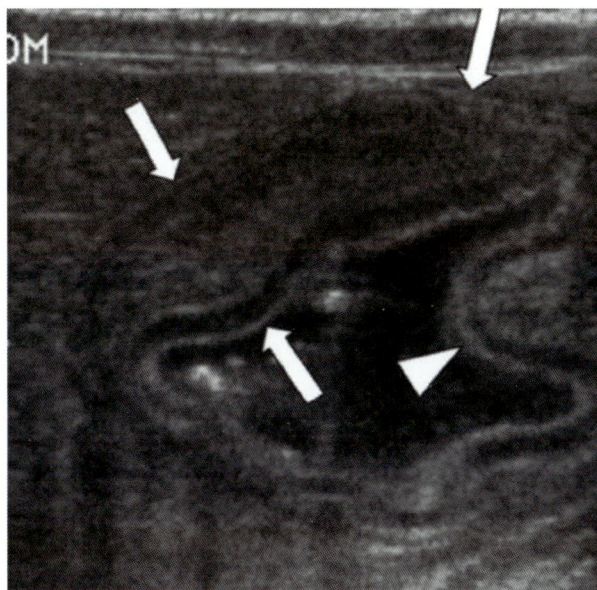

▲ 图 10-9 Ménétrier 病

纵切面声像图显示胃壁增厚（箭），皱襞突入胃腔形成假性息肉样外观（箭头），可见胃壁层次

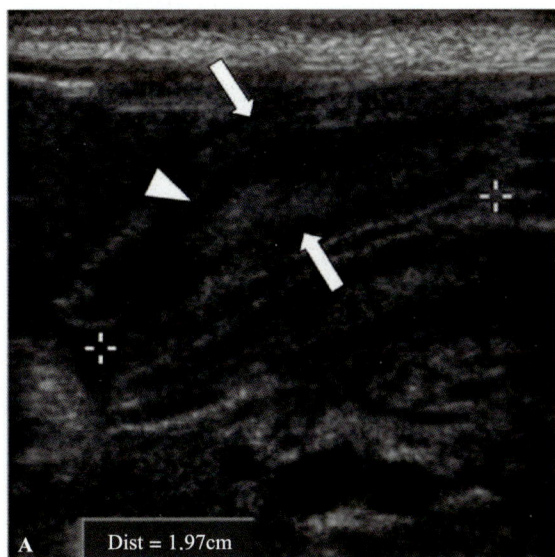

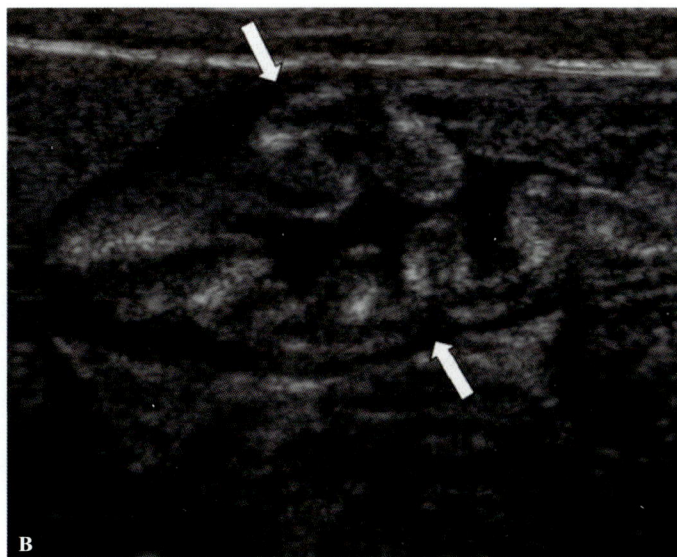

▲ 图 10-8 3 周大的先天性心脏病患者，前列腺素诱导的小凹上皮增生

A. 幽门横切面声像图显示幽门管延长，测量值近 20mm（光标），管壁增厚（箭），但肌层无增厚（箭头），这有助于与肥厚性幽门狭窄的鉴别；B. 纵切面声像图显示胃窦壁增厚（箭），黏膜冗余

学检查发现胃壁各层均有炎性和肉芽肿性改变。超声显示胃窦环形狭窄、壁增厚，可延伸至幽门（图 10-10）[35, 36]。

4. 嗜酸性胃肠炎

嗜酸性胃肠炎的特征为反复发作的非胆汁性呕吐、吸收不良、腹痛伴外周嗜酸性粒细胞计数升高、胃肠道壁的一层或多层嗜酸性粒细胞浸润。其根本原因尚不清楚，推测可能是对饮食蛋白的迟发型超敏反应。

典型的超声表现是胃和小肠壁增厚（图 10-11）[37]。胃窦是最常受累的部位。在婴儿期，嗜酸性粒细胞性胃肠炎可表现为幽门肌层增厚和幽门管延长，类似于幽门狭窄，尽管在嗜酸性粒细胞性胃肠炎中也存在黏膜层和黏膜下层增厚[19]。本病的浆膜型可出现腹水。超声检查可用于评价治疗效果。

（五）良性肿块

1. 胃重复畸形

重复畸形是一种球形或管状结构，内衬胃肠道上皮，囊壁含有平滑肌。重复畸形可发生于胃肠道的任何部位，通常直接附着于胃肠壁上，与受累胃肠段有共同的血供。胃重复畸形占所有胃肠道重复畸形的 7%[38]。它们的特点是位于胃大弯或胃窦部，不与胃相通。临床特征包括腹部肿块、腹痛和胃肠道出血，胃肠道出血是由于重复畸形内胃黏膜溃疡所致。

胃重复畸形的超声表现为单房囊性肿块，胃壁有明显的肠腔特征，表现为内层代表黏膜的高回声和外层代表肌层的环状低回声（图 10-12）[2, 39]，每层厚度为 1～2mm。如果囊肿内容物为血性、蛋白性或反复感染，内部回声可增强。"肠管征"有助于与其他腹部囊肿相区别。然而，并不总能显示肠壁的两层，胃酶引起的溃疡可破坏黏膜层。

2. 畸胎瘤

畸胎瘤含有来自外、中、内三个胚层的细胞。

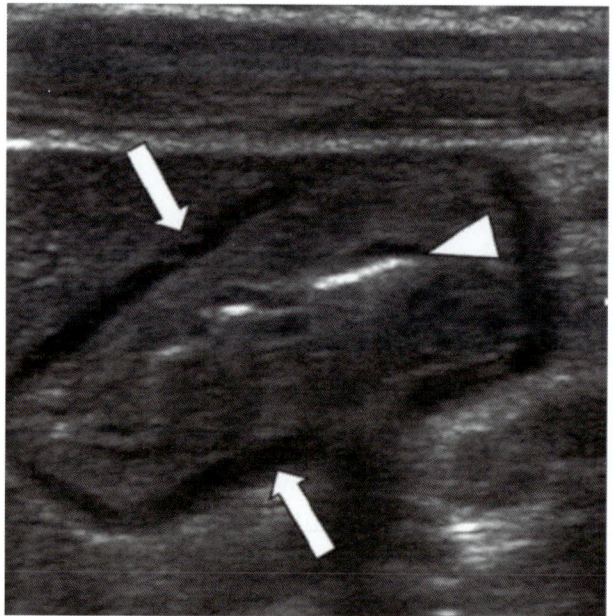

▲ 图 10-11　嗜酸性胃炎
纵切面声像图显示增厚的低回声胃窦壁（箭），管腔变窄（箭头）

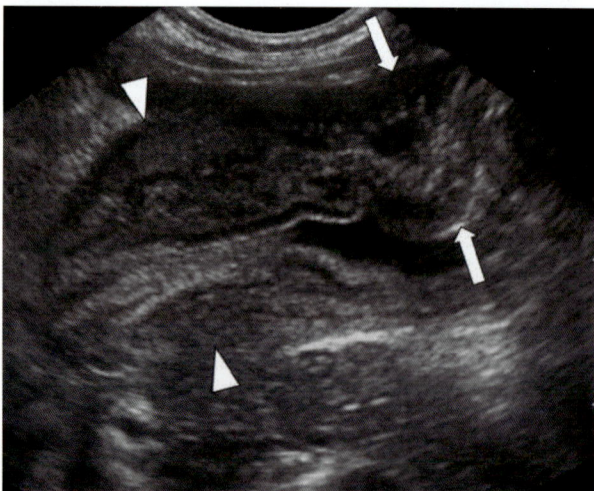

▲ 图 10-10　慢性肉芽肿性疾病
横切面声像图显示胃窦（箭）和幽门（箭头）管壁明显增厚，失去正常的管壁层次

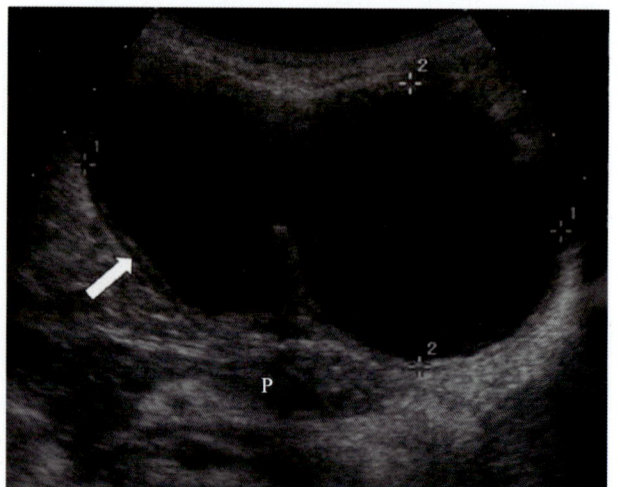

▲ 图 10-12　胃重复畸形
左上腹横切面声像图显示胃大弯双叶囊肿（光标），囊肿内见继发于沙门菌感染的回声性内容物。肠腔特征（箭）表现为内层代表黏膜的高回声和外层代表肌层的低回声（箭）。P. 胰腺

胃畸胎瘤占所有儿童畸胎瘤的不到1%[40]。通常生长于胃大弯处，呈外生性生长，含有液体、脂肪和钙化的混合物，几乎总是良性病变。超声表现为含有囊性和高回声成分的混合性肿块；囊性区代表皮脂，在体温下呈液态；高回声区可以代表钙化、骨或脂肪（图10-13)[40]。

3. 炎性肌纤维母细胞瘤

炎性肌纤维母细胞瘤又称炎性假瘤或浆细胞肉芽肿，是一种罕见病变，由与炎性细胞相关的肌纤维母细胞梭形细胞组成，包括淋巴细胞、浆细胞和嗜酸性粒细胞[41]。在儿童，可发生于胃的任何部位，可延伸至幽门或食管下段[41]。炎性肌纤维母细胞瘤超声可表现为边缘不规则的分叶状低回声肿块，继发于出血和坏死的混合性肿块或弥漫性胃壁增厚[42]，亦可见肿大淋巴结。肿瘤具有侵袭性，如切除不彻底易复发。

4. 局灶性胃小凹上皮增生

局灶性胃小凹上皮增生是胃肿块的一个罕见原因。正常的胃小凹是胃深部腺体排空时进入的黏膜凹陷处。可能是对损伤的反应，中心凹伸长并扩张，使中间隆起呈乳头状外观。这种多余的黏膜导致息肉样肿块的形成。患者可出现胃出口梗阻或上消化道出血的症状和体征。局灶性小凹上皮增生的声像图表现为息肉样高回声肿块，通常起自胃窦部，可延伸至幽门和十二指肠球部[43]。彩色多普勒

成像显示下方深部黏膜及黏膜下层充血[44]。

5. 其他胃良性肿块

其他胃部肿块包括肌瘤病、息肉、血肿、平滑肌瘤、神经纤维瘤、静脉畸形、类癌和脂肪瘤[43, 45]。这些病变可表现为息肉状、黏膜肿块或局灶性胃壁增厚。超声不易区分这些病变，特异性诊断需要结合临床病史和组织活检。

（六）恶性肿块

1. 淋巴瘤

淋巴瘤是儿童期最常见的胃肠道恶性肿瘤。大多数淋巴瘤是非霍奇金淋巴瘤亚型。临床表现包括可触及肿块和腹痛。超声表现为胃壁增厚或体积较大的息肉状肿块，向壁内和壁外延伸（图10-14)[46, 47]。与正常胃壁相比，淋巴瘤通常呈低回声。其他表现包括脾大、肠系膜或腹膜后淋巴结肿大。

2. 胃肠道间质肿瘤

胃肠道间质肿瘤（gastrointestinal stromal tumor, GIST）被认为起源于固有肌层的Cajal间质细胞，向胃壁、壁外和壁内延伸。20岁以下患者仅占所有GIST患者的0.4%左右[48]。在儿童中，最常见的GIST类型被称为儿童型或野生型，表现出与成人GIST不同的特征，包括多发于女孩，淋巴结转移率较高，易累及胃（85%），具有不同的组织学类型（上皮型和混合型），大多数情况下缺乏KIT

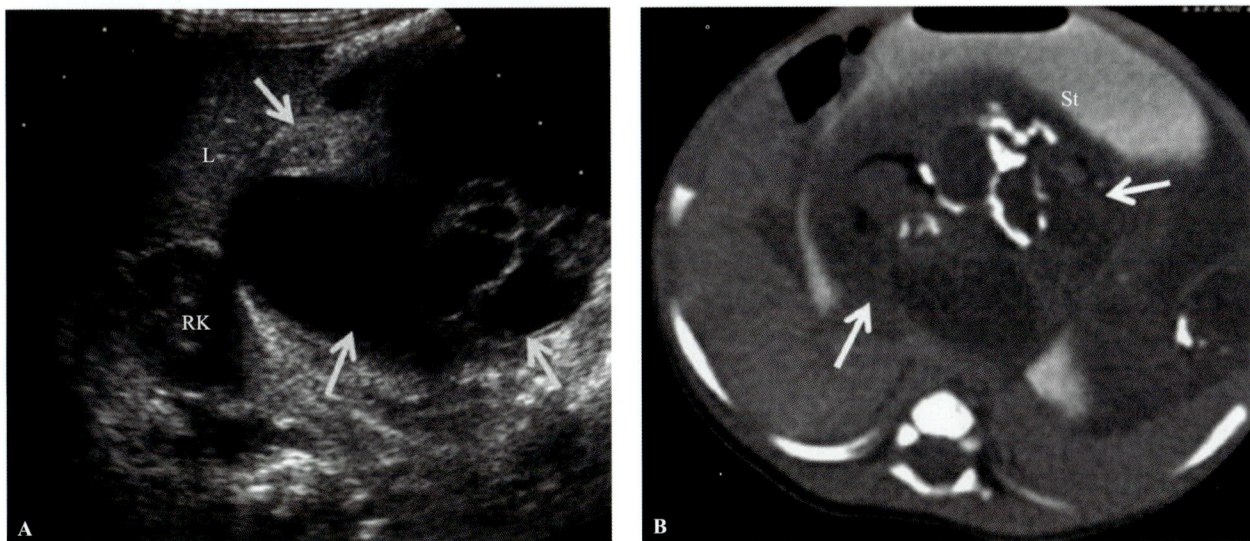

▲ 图 10-13　胃畸胎瘤

A. 上腹部肝（L）与右肾（RK）水平横切面声像图显示一囊实混合性肿块（箭）；B.CT轴位图像显示一囊性肿块（箭），内含钙化、脂肪和液体混合物，胃（St）向前移位，肿瘤来源于胃大弯

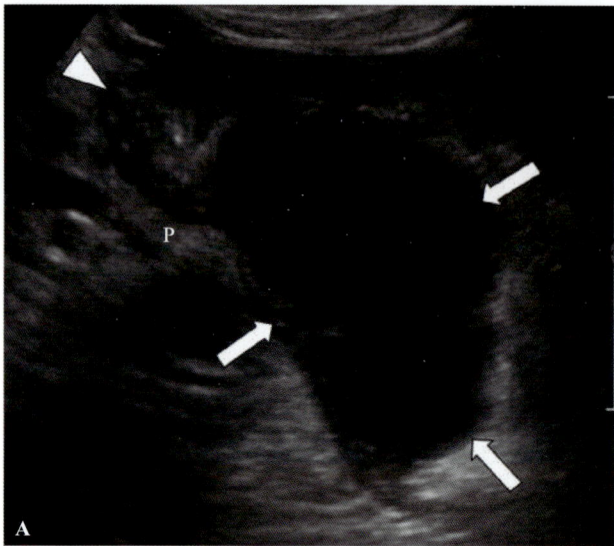

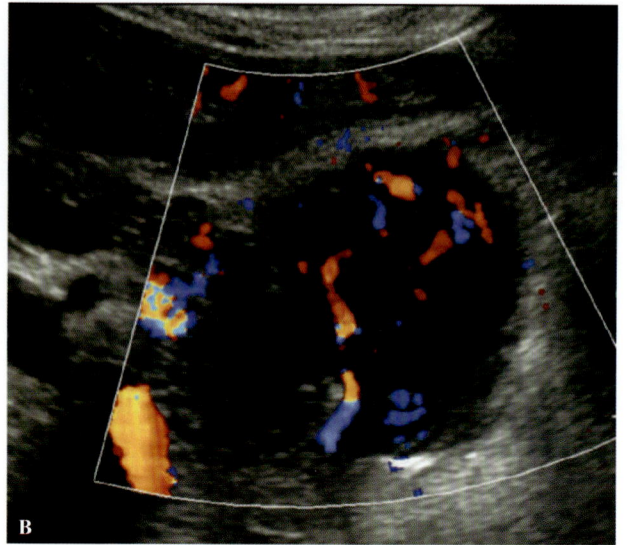

▲ 图 10-14　胃淋巴瘤
A. 横切面灰阶声像图显示一团巨大、呈分叶状的极低回声肿块，累及胃体和胃窦近端（箭），未侵犯胃窦远端（箭头）；B. 横切面彩色多普勒超声显示肿块内血管分布，符合肿瘤特性。P. 胰腺

或 *PDGFRA* 基因突变。儿童就诊时的中位年龄为 14 岁 [49]。临床表现包括腹痛或不适、呕血、黑便和消化道出血引起的贫血。肿瘤可单发或多发。儿童 GIST 最常见的部位是胃窦和胃体。约 26% 的患者在就诊时可见转移灶，转移灶常见于肝脏、网膜和小肠 [50]。小儿 GIST 可以是孤立的，也可以是 Carney 三联征（GIST、肺软骨瘤和副神经节瘤）和 Carney-Stratakis 综合征（GIST 和副神经节瘤）的一部分 [48, 49]。

超声表现包括位于胃窦或胃体部的含多种回声的非均质性肿块（图 10-15），常呈结节状，或出现与出血或坏死相关的囊性区 [51, 52]，可见气 - 液分层征和液平 [52]。

3. 其他恶性肿瘤

腺癌是一种罕见的肿瘤，可累及胃。该肿瘤可表现为息肉样肿块或局灶性壁增厚，酷似淋巴瘤和良性肿块。

（七）胃石症

胃石症是由摄入的异物组成的胃肿块，通常是毛发（毛发性胃石）或植物（胃结石）。儿童时期毛发性胃石比胃结石常见。胃石在胃中形成，并可延伸到小肠，阻塞肠腔。临床表现包括上腹肿块、呕吐、易饱和体重减轻。

毛发性胃石的特征性声像图表现为沿胃石前壁

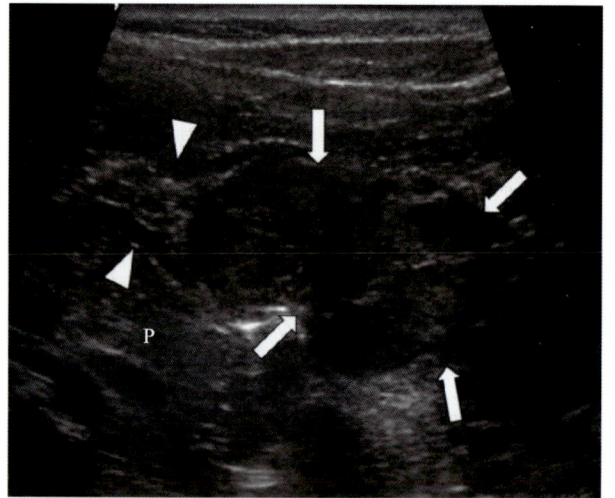

▲ 图 10-15　胃肠道间质肿瘤
横切面声像图显示胃体及胃窦近端（箭）向腔内生长的分叶状、不均匀的低回声肿块，胃窦远端不受累（箭头）。P. 胰腺

呈弧形高回声带，后方有明显声影（图 10-16）[53]。这种表现容易与胃胀气相混淆，结合临床病史能做出正确诊断。弧形高回声带与存在于头发纤维或食物中的空气有关。毛发性胃石也可表现为混合回声团块，内含可移动的内容物。胃结石具有与毛发性胃石相似的特征，但不伴声影。

乳酸胃石是一种不常见的胃石类型，因食用高热量和高渗透压牛奶成分，尤其是冲奶粉加水不足所致。多见于早产儿，但也可发生于足月儿。表现为腹胀、呕吐，如不治疗可导致胃内积气、胃穿

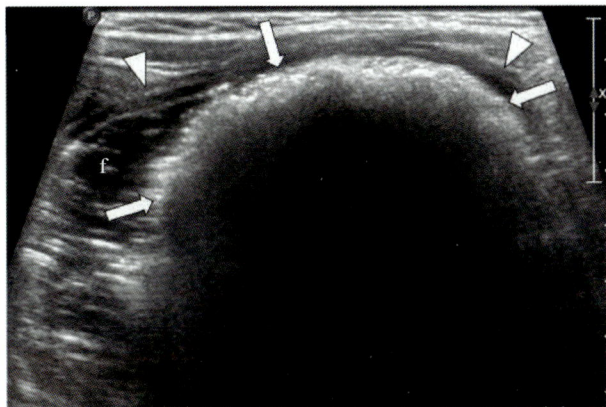

▲ 图 10-16　毛发性胃石

纵切面声像图显示在胃石前面有一弧形高回声带（箭），有明显的声影，反映了毛发内空气的存在；胃石前方可见胃壁（箭头）的层次；胃腔内的液体（f）有利于胃石轮廓的显示

孔。超声检查显示边界清晰、非均质性肿块，其内明显的高回声代表胃石内滞留的空气[54, 55]。

三、小肠

（一）超声检查技术及正常解剖

腹部四个象限均应扫查。初始检查采用 5.0～7.0MHz 线阵或凸阵探头。分级加压法推挤气体，可增加异常肠襻的清晰性。如果检测到增厚的肠壁，则换用 7.5～17MHz 线阵或凸阵高频探头进行灰阶和彩色多普勒超声详细评估。急性腹痛患者不需准备。无急性症状的患者，至少禁食 4～5h，可有助于减少肠腔内过多的气体。谐波成像有助于肠壁层次的识别。

十二指肠球部应采用右侧卧位、探头置于右上腹部或上腹中线位置检查（图 10-3）。这种体位可使十二指肠球部的液体移动到十二指肠降部和水平部，很容易识别。十二指肠升部超声检查较难识别。

根据位置（小肠位于中央，大肠位于外周）、解剖结构（小肠存在皱褶）和蠕动（通常存在于小肠，大肠无或极少），可以区分小肠和结肠。小肠皱褶表现为腔内线状高回声，之间相距 3～5mm。空肠皱褶相对较长。回肠皱褶少而短。

使用高分辨率超声检查，可以看到十二指肠和小肠的五层结构（图 10-17）：高回声浅层黏膜、低回声深层黏膜、高回声黏膜下层、低回声固有肌层及高回声浆膜层。在肠腔充盈液体时显示最好，而

当肠道充气时，仅可识别一层或两层。

正常十二指肠和小肠壁的平均厚度为 2～3mm，肠壁厚度 > 3 mm 为肠道病变的标志。彩色多普勒超声成像可用于评估肠道感染[56]。正常肠壁在彩色多普勒超声上几乎不显示血流信号。正常肠壁内每平方厘米可见 1～2 条血管。急性炎症时彩色多普勒超声可显示肠壁血流信号增加[57]。

（二）小肠梗阻

传统上认为，超声在检查机械性肠梗阻方面的作用有限。腹部 X 线检查通常是评估疑似肠梗阻的首选检查方式。如果腹部 X 线不能诊断，或需要更精确的梗阻点定位或确定阻塞原因时，可采用 CT 检查。超声检查对显示梗阻原因如阑尾炎或肠套叠也能起到一定作用（见后文讨论）。随着床旁超声在急诊科应用的日益广泛，超声检查在肠梗阻诊断中的作用正在被重新评估[58]。成人研究表明，超声对小肠梗阻的诊断准确率与 CT 和 MRI 相当[59, 60]。

小肠梗阻的超声特征包括肠管扩张，直径 > 2.5cm，梗阻远端小肠襻或结肠塌陷，扩张肠腔内内容物蠕动异常，表现为来回或旋转运动[58]。区分近端和远端小肠基于是否存在皱褶，小肠皱褶存在于空肠中，回肠中小肠皱褶缺失。肠蠕动消失、肠间积液或肠壁增厚 > 3mm，提示肠管壁缺血[58]。值得注意的是，部分性小肠梗阻比完全性小肠梗阻更难在超声检查中发现。

1. 十二指肠闭锁、蹼和狭窄

先天性十二指肠梗阻的发病率为 1/10 000～

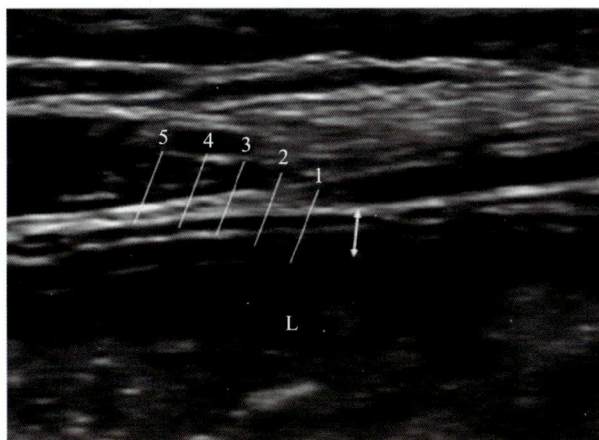

▲ 图 10-17　肠壁层次（双头箭），肠腔征

1. 高回声浅层黏膜；2. 低回声深层黏膜（固有层和肌层）；3. 高回声黏膜下层；4. 低回声固有肌层；5. 高回声浆膜层；L. 肝脏

1/5000[61]。十二指肠闭锁是新生儿先天性十二指肠梗阻最常见的原因，先天性十二指肠梗阻较少见的原因有十二指肠蹼、十二指肠狭窄和环状胰腺。一般认为十二指肠闭锁和狭窄与胎儿发育期间十二指肠腔再通失败有关，梗阻位置总是在 Vater 乳头水平或稍低。大约 1/2 的十二指肠闭锁患者患有唐氏综合征，其他伴发的异常包括胃肠道闭锁、肾脏异常和先天性心脏病。患有先天性十二指肠梗阻的新生儿常在出生后 24h 内出现胆汁性呕吐。

十二指肠闭锁有 3 种解剖类型：Ⅰ型最常见，其特征是十二指肠内可见蹼或隔膜；Ⅱ型闭锁中，十二指肠的闭锁端由纤维束连接；Ⅲ型闭锁中，闭锁段完全分离。

十二指肠闭锁和高度狭窄的典型 X 线征象是胃和十二指肠明显扩张，呈"双泡征"。这种征象可避免进一步的影像学评估。超声检查有价值的十二指肠闭锁的类型是合并有食管闭锁但不伴有气管食管瘘的十二指肠闭锁。在这种情况下，由于腹部没有气体，用传统的 X 线检查很难确诊。由于远端食管、胃和十二指肠内充盈液体，提供了极好的超声透声窗，超声检查很容易显示过度充盈扩张的胃和十二指肠近端（图 10-18）。

十二指肠蹼或隔膜又可称Ⅰ型十二指肠闭锁，是发生于十二指肠壶腹部附近的腔内隔膜。隔膜可以是完全的，也可以是部分的，取决于是否存在小孔。如果隔膜完整，患者表现为胆汁性呕吐和 X 线平片"双泡征"，与十二指肠闭锁无明显区别。如果蹼不完整，腹部 X 线片可正常。十二指肠蹼的声

像图表现为扩张的十二指肠近端有一弧形带状高回声，通常两侧有液体流动，随十二指肠蠕动而形态改变（图 10-19）[62]。

2. 空回肠闭锁或狭窄

空回肠闭锁和狭窄是新生儿肠梗阻的原因。闭锁较狭窄多见，被认为是由于宫内缺血所致。患者在出生后 24h 内会出现呕吐、腹胀和胎粪排出障碍，相关异常包括中肠旋转不良、腹裂、十二指肠闭锁和气管食管瘘。

超声检查一般不能提示新生儿小肠闭锁，除非临床上怀疑中肠扭转或临床表现不典型可能提示腹部肿块。空肠和回肠闭锁的声像图表现为多发肠管扩张（直径 16～40mm）、肠腔内充满气体和液体。肠蠕动常增加。远端肠管内径较小，横切面呈"靶征"[62]。

3. 胎粪性肠梗阻

胎粪性肠梗阻是一种先天性肠梗阻，由小肠末端异常浓稠而坚硬的胎粪潴留而引起的。几乎都是囊性纤维化的表现，10%～20% 的囊性纤维化患者在新生儿期出现胎粪性肠梗阻。其临床表现与回肠闭锁相似。

胎粪性肠梗阻的声像图表现包括高回声的肠内容物、肠管扩张、肠蠕动减弱，反映了浓稠而坚硬的胎粪所造成的梗阻（图 10-20）。邻近回肠黏膜的肠腔内胎粪分层表现可酷似肠壁增厚，故称肠壁假

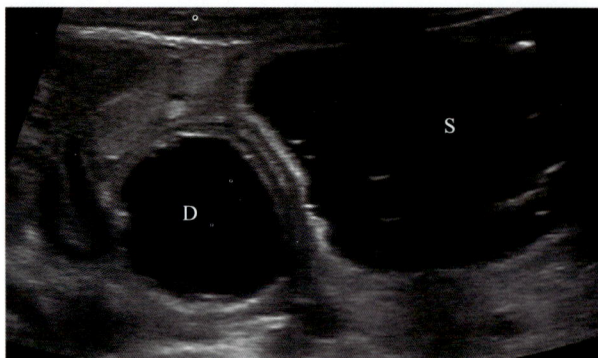

▲ 图 10-18　十二指肠闭锁合并食管闭锁
上腹部横切面声像图可见十二指肠球部（D）和胃（S）扩张，十二指肠壁厚度正常

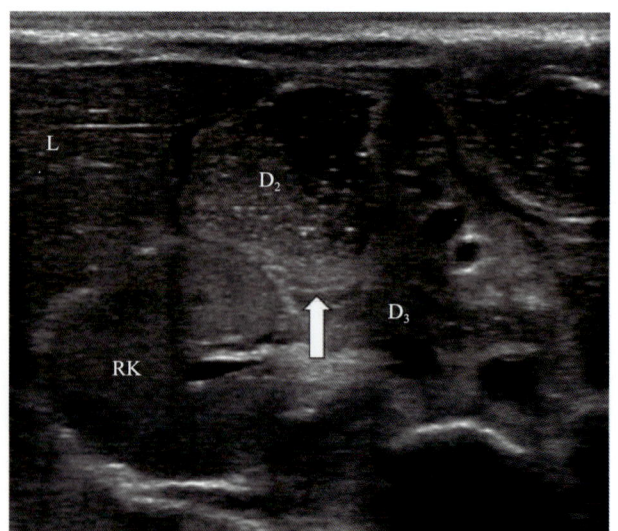

▲ 图 10-19　十二指肠蹼
上腹部横切面声像图显示十二指肠降部（D₂）扩张，紧邻十二指肠塌陷的第三段（D₃）近端有一薄的高回声蹼（箭）。L. 肝脏；RK. 右肾

性增厚。肠腔内高回声可能有助于区分胎粪性肠梗阻和远端肠闭锁，如为远端肠闭锁通常没有高回声肠内容物。远端回肠内径较小，继发粪球呈靶环样外观[62]。结肠的直径非常小（被称为微小结肠）。

4. 胎粪性腹膜炎和假性囊肿

胎粪性腹膜炎是产前肠穿孔、无菌胎粪进入肠外的结果，产生非细菌性化学性腹膜炎，导致营养不良性钙化，与肠闭锁及胎粪性肠梗阻有关。在所有胎粪性肠梗阻的病例中，高达 1/2 并发胎粪性腹膜炎。早在宫内穿孔后 12h 即可发生钙化。胎粪性腹膜炎的声像图表现包括腹膜表面高回声灶（即钙化灶），伴不同程度的声影（图 10-21）和弥漫性腹膜及肠系膜高回声，称为"暴风雪样"外观，还可能出现混浊的腹水[62]。

胎粪假性囊肿是由于排出的胎粪被纤维粘连包裹时形成的囊肿样肿块。肿块内只含有胎粪或胎粪与陷于其中的肠襻的混合物，管壁钙化常见。声像图表现为一边界清楚的肿块，内容物回声强弱不等，与混合的气体和胎粪有关（图 10-22）。壁钙化表现为周边明显强回声伴声影。腔内气体呈强回声，偶尔伴远端阴影或振铃伪像。

5. 中肠旋转不良

旋转不良是指一系列的旋转异常，包括旋转失败（结肠在左边，小肠在右）、反向不旋转（小肠在左边，结肠在右边）、反向旋转 [十二指肠在肠系膜上动脉（superior mesenteric artery，SMA）前

方，结肠在肠系膜上动脉后方，小肠在右边，盲肠错位] 和不完全旋转（不旋转和正常旋转之间的一系列异常）。旋转不良时肠管的附着点异常短，导致肠系膜蒂变窄、Treitz 韧带位置异常[63]。这种异常可与其他先天异常相关，包括脐膨出、腹裂、膈疝、十二指肠闭锁或蹼以及内脏异位。

旋转不良患者的症状由于外源性腹膜带（Ladd 带）穿过十二指肠水平段导致近端肠梗阻、中肠扭转或两者皆有。患者通常在出生后第 1 个月出现呕吐，几乎都是胆汁性呕吐，但他们也可能在晚年才出现症状或一生均无症状，因其他临床指征进行的影像学检查时偶然发现而诊断。中肠扭转是一种危及生命的急症，必须及时诊断和治疗，因为在其发

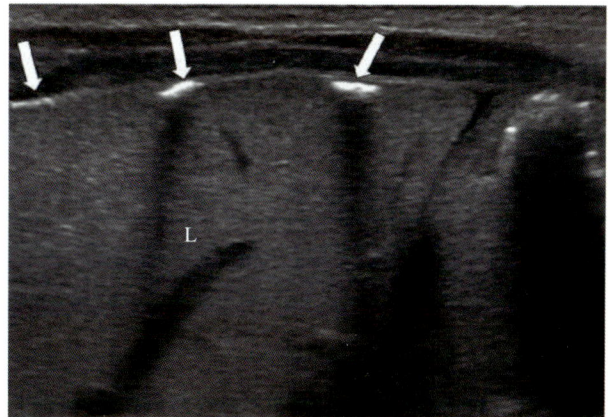

▲ 图 10-21 胎粪性腹膜炎

横切面声像图显示在肝脏（L）的腹膜表面有几个强回声灶（箭），部分伴声影，反映营养不良性钙化

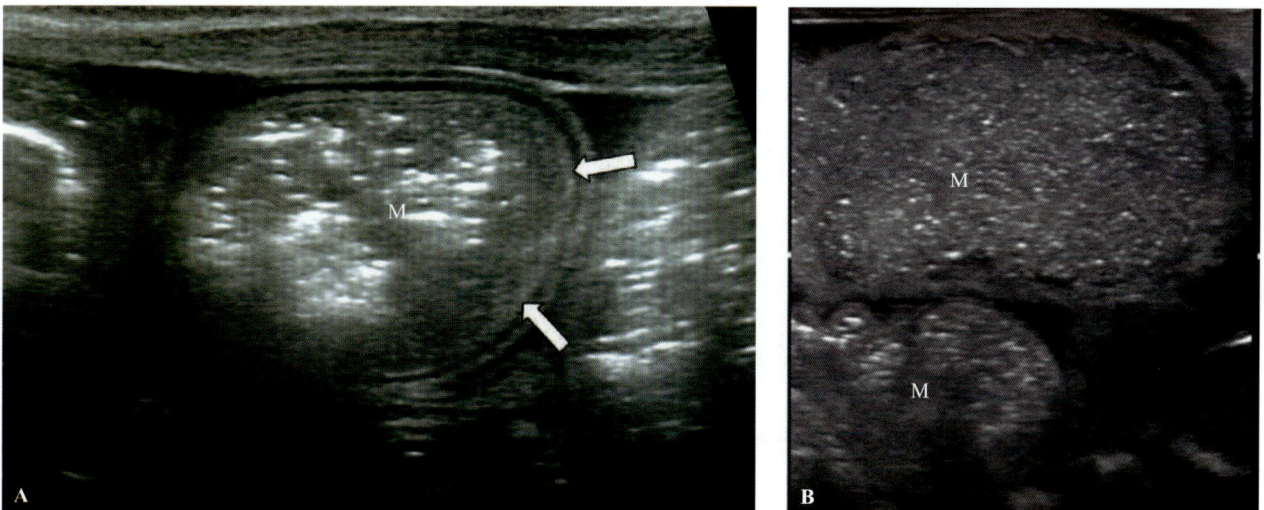

▲ 图 10-20 胎粪性肠梗阻（2 例新生儿）

上腹部横切面声像图（A 和 B）显示扩张的高回声小肠，内含小的高回声灶，代表气体滞留在浓稠的胎粪（M）内。图 A 中靠近黏膜周围干燥的胎粪（箭）与邻近黏膜呈分层状外观，导致肠壁假性增厚（图 B 由 Norehlhoda Tahon，Cairo，Egypt. 提供）

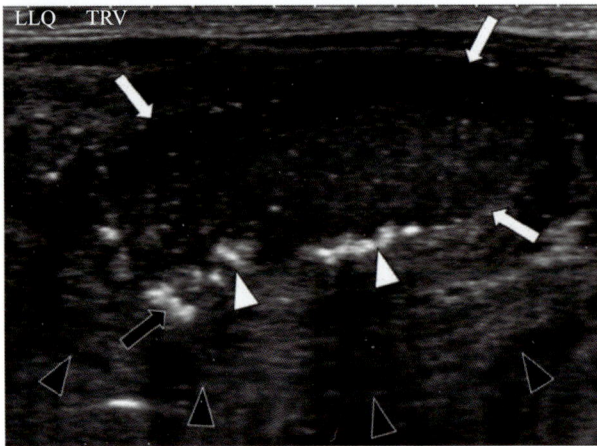

▲ 图 10-22　胎粪假性囊肿

左下腹横切面声像图显示囊性为主的混合性肿块（白箭），内部低回声代表胎粪，点状高回声灶代表钙化或空气。囊壁可见许多强回声灶（白箭头），部分后方伴声影，代表钙化。囊肿后方邻近的回肠（黑箭头）近端壁上也可见钙化（黑箭）

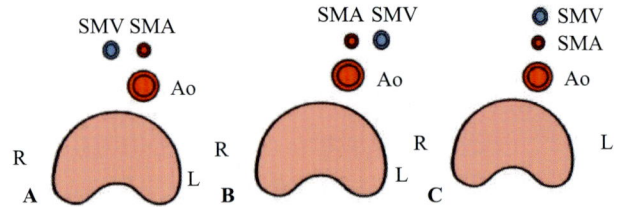

▲ 图 10-23　肠系膜血管关系示意图

A. 正常肠系膜血管关系为肠系膜上静脉位于肠系膜上动脉右侧；
B. 肠系膜血管关系反位：肠系膜上静脉位于肠系膜上动脉左侧；
C. 肠系膜上静脉位于肠系膜上动脉的前方。Ao. 主动脉；L. 左侧；R. 右侧；SMA. 肠系膜上动脉；SMV. 肠系膜上静脉

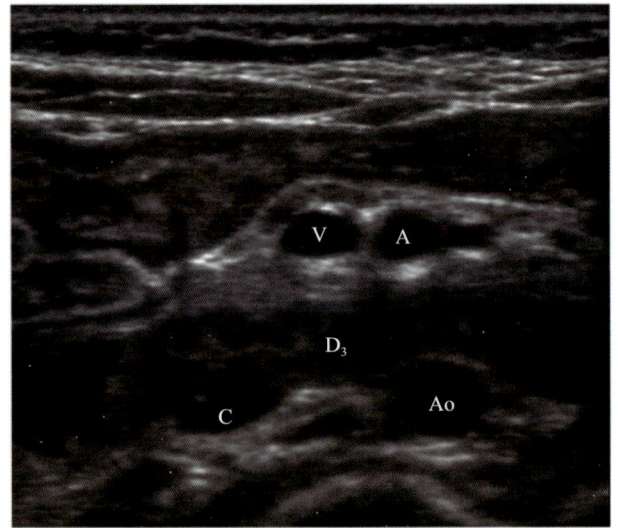

▲ 图 10-24　正常肠系膜血管关系，十二指肠第三段位置正常

上腹部横切面显示肠系膜上静脉（V）位于肠系膜上动脉（A）右侧，十二指肠第三段（D₃）的腹膜后位置从右至左走行于主动脉和肠系膜上动脉之间。Ao. 主动脉；C. 下腔静脉

病后的短时间内即存在发生肠坏死的风险，肠坏死可在肠扭转后的短时间内发生。

上消化道造影是传统诊断旋转不良的首选影像学检查方式。但超声检查越来越多地被用于旋转不良的诊断，因为它可以避免透视检查、辐射暴露和将患者运送到透视室的需要，同时提供足够的信息来指导手术。当上消化道系列检查诊断不明确时，超声检查也可以补充信息[64]。

中肠旋转不良的超声诊断是基于评估肠系膜上动脉和肠系膜上静脉（superior mesenteric vein，SMV）的相对位置（图 10-23）[63, 65]。肠系膜上动脉起源于腹主动脉，肠系膜上静脉起源于门静脉汇合处。正常情况下，肠系膜上静脉位于肠系膜上动脉的右前方（图 10-24）。当肠系膜上静脉位于肠系膜上动脉左侧时，这种关系发生逆转，提示中肠旋转不良（图 10-25）。但部分旋转不良患者的肠系膜上动脉和肠系膜上静脉位置正常，而部分血管关系异常的患者却无旋转不良[65-68]。此外，肠系膜上静脉可以位于肠系膜上动脉的前方，这种模式在正常和异常旋转的患者中都可以看到。15%～20% 的中肠旋转不良患者肠系膜上静脉位于肠系膜上动脉前方。血管反位诊断中肠旋转不良的敏感性为44%～87%[63, 65]，特异性约98%[68]。

准确评估肠系膜上动脉和肠系膜上静脉关系的一个重要技术是通过中线入径扫查，有时由于肠道气体遮挡了血管而难以进行。利用肝脏作为声窗斜切面可能导致肠系膜上静脉和肠系膜上动脉的关系假性异常（图 10-26）[69]。如果中线入径受到肠道气体的限制，评估肠系膜上静脉与主动脉 - 肠系膜上动脉连线的关系可能是有用的，并可提高准确性。内脏异位患者如有肠旋转不良，其肠系膜上动脉和肠系膜上静脉的相对位置是可变的，因此在旋转不良的诊断中无用[70]。

另一个有助于诊断或排除旋转不良的声像图特征是记录十二指肠第三段的位置[71]。十二指肠第三段正常位于腹膜后，发生在胚胎期肠旋转和融合的晚期，是正常旋转的标志。中肠扭转时，十二指肠的第三段位于腹腔内。在超声检查中，十二指肠第三段腹膜后位置位于主动脉和肠系膜上动脉之间从

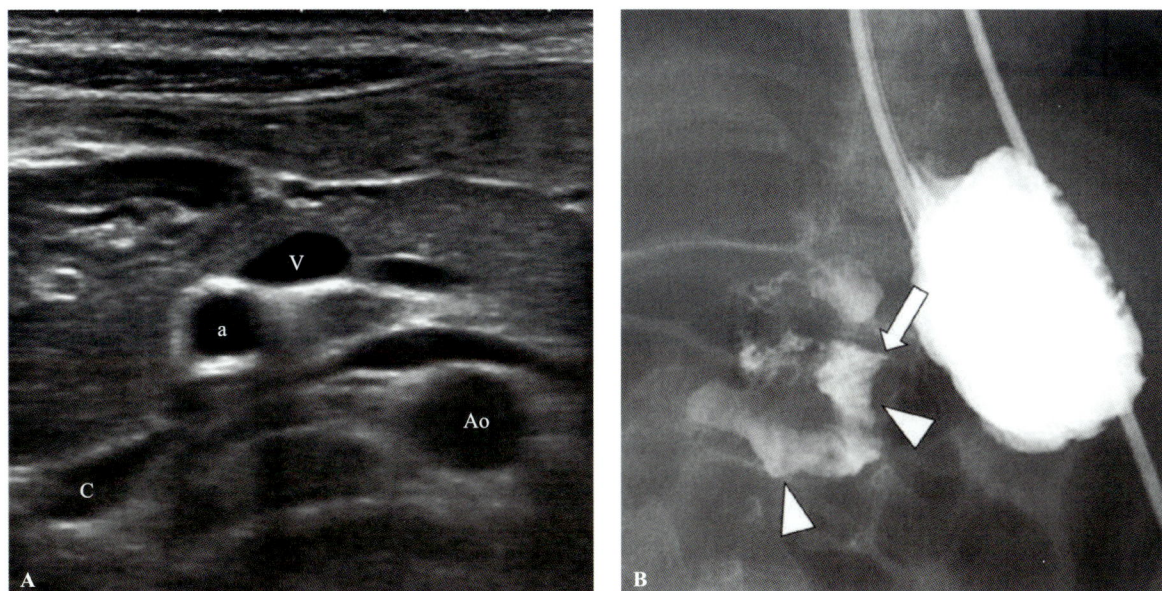

▲ 图 10-25　中肠旋转不良

A. 经上腹部横切面声像图显示肠系膜上血管位置颠倒。肠系膜上静脉（V）在肠系膜上动脉（a）的左前方；B. 上消化道造影显示十二指肠空肠段低位（箭），位于左侧椎弓根的右侧，近端空肠处于中线位置并向下走行（箭头）。术中证实为中肠旋转不良。Ao. 主动脉；C. 下腔静脉

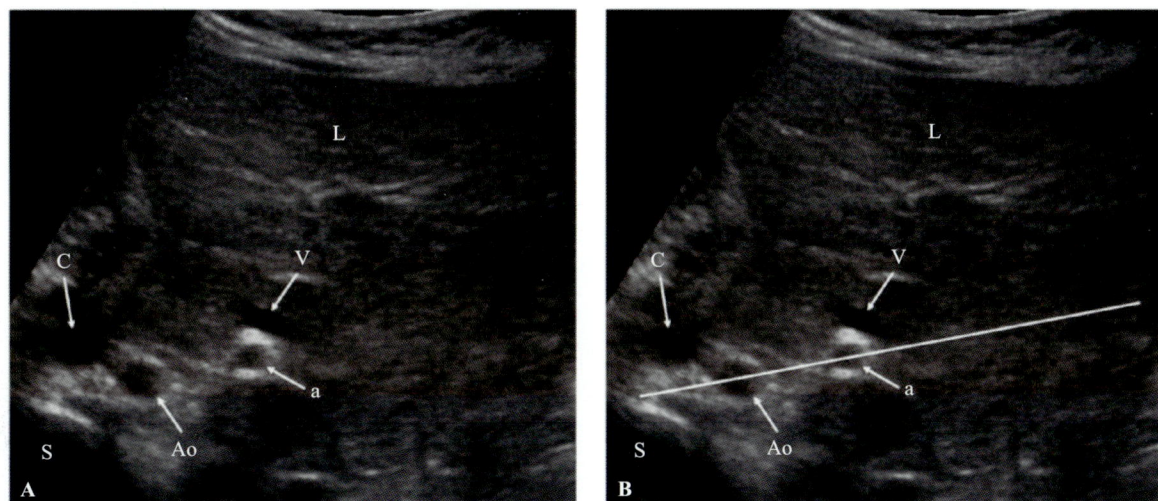

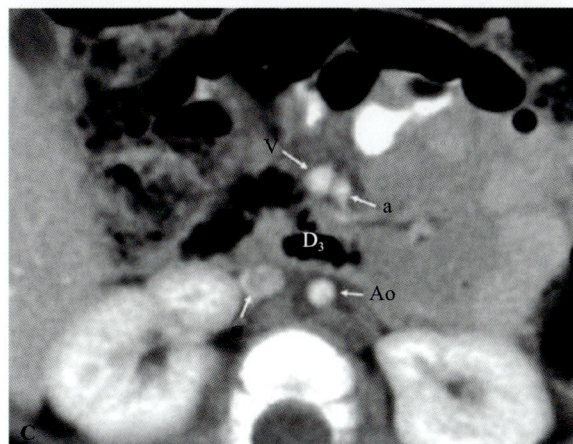

▲ 图 10-26　肠系膜上血管关系的变化，评价误区

A. 上腹部横切面声像图显示肠系膜上静脉（V）位于肠系膜上动脉（a）的前方。B. 主动脉和肠系膜上动脉（a）画线显示肠系膜上静脉（V）正常位于肠系膜上动脉（a）的右侧。肠系膜上血管明显异常定位是由于以肝脏（L）为声窗斜向扫查而不是经正中线入路扫查的结果。C. 随后的 CT 检查显示肠系膜上静脉（V）相对于肠系膜上动脉（a）的正常位置。十二指肠第三段（D₃）的腹膜后位置也正常。L. 肝脏；S. 脊柱；Ao. 主动脉；C. 下腔静脉

327

右到左走行（图 10-24）[68, 71, 72]。为了便于显示十二指肠第三段，可经鼻胃管注入液体，使十二指肠充盈扩张[73]，可以更好地显示其走行。

肠扭转的超声表现为十二指肠近段扩张积液，远端逐渐变细、肠系膜上静脉围绕肠系膜上动脉顺时针旋转（旋涡征）（图 10-27），腹腔积液、因出血或水肿而引起的肠壁增厚、回声增强，以及肠系膜上动脉搏动性增强[74]。正常变异中，肠系膜上静脉的空肠分支以逆时针方向部分包绕肠系膜上动脉，不应与扭转的旋涡征混淆（图 10-28）[69]。

基于超声诊断中肠扭转的高度特异性，在急诊疑似旋转不良时，超声的使用率有所增加。如果肠扭转呈阳性，则需手术，不需要进行其他影像学检查。如果呈阴性，上消化道造影则成为诊断或排除旋转不良的首选检查方式。

旋转不良通过 Ladd 手术治疗。该手术包括切除腹膜束带和坏死的肠管，复位扭转的肠管，右侧腹部放置小肠，左侧腹部放置结肠。

6. 肠套叠

肠套叠是近端肠管套入远端肠管[75]，是幼儿最常见的急腹症。大约 90% 有症状的肠套叠为回结型肠套叠，其余病例为回 - 回 - 结型肠套叠、结 - 结型肠套叠或回 - 回型肠套叠。90% 以上的肠套叠无

病理性诱因，是回肠末端淋巴滤泡增大所致。其余诱因包括 Meckel 憩室、肠息肉、肠重复畸形、淋巴瘤等。另外，以肠壁增厚性疾病为诱因的包括过敏性紫癜、囊性纤维化和小肠吸收不良症[76, 77]。

肠套叠最常发生于 3 月龄至 3 岁的小儿。发病高峰在 5—9 月龄，75% 的患者在 2 岁以下。典型的临床表现为阵发性腹痛、呕吐、果酱样血便（含有血液和黏液）和可触及的腹部肿块[78]。

采用分级加压法进行肠套叠的超声诊断。结肠从右到左依次检查。对整个腹部和盆腔进行纵切面和横切面检查。在横切面声像图上，肠套叠表现为高、低回声交替的同心圆混合性团块（甜甜圈征或靶征），代表肠壁和陷入的中央高回声肠系膜（图 10-29），而肌层为低回声[69, 75, 78]。陷入的肠系膜上可含有与肠系膜淋巴结相对应的低回声结节。肠套叠内套入肠管有两部分：中心套入和外周折返肠段，后者与肠套叠套鞘肠管相连续。肠套叠周围套鞘肠壁变薄。回结型肠套叠的最大直径通常超过 3cm。

纵切面肠套叠类似于肾脏外观，"肾皮质"代表水肿的套入部分低回声，"肾窦"相当于陷入的肠系膜脂肪（即所谓"假肾征"，图 10-29）。彩色多普勒超声可显示肠套叠的肠管、肠系膜及淋巴结内的

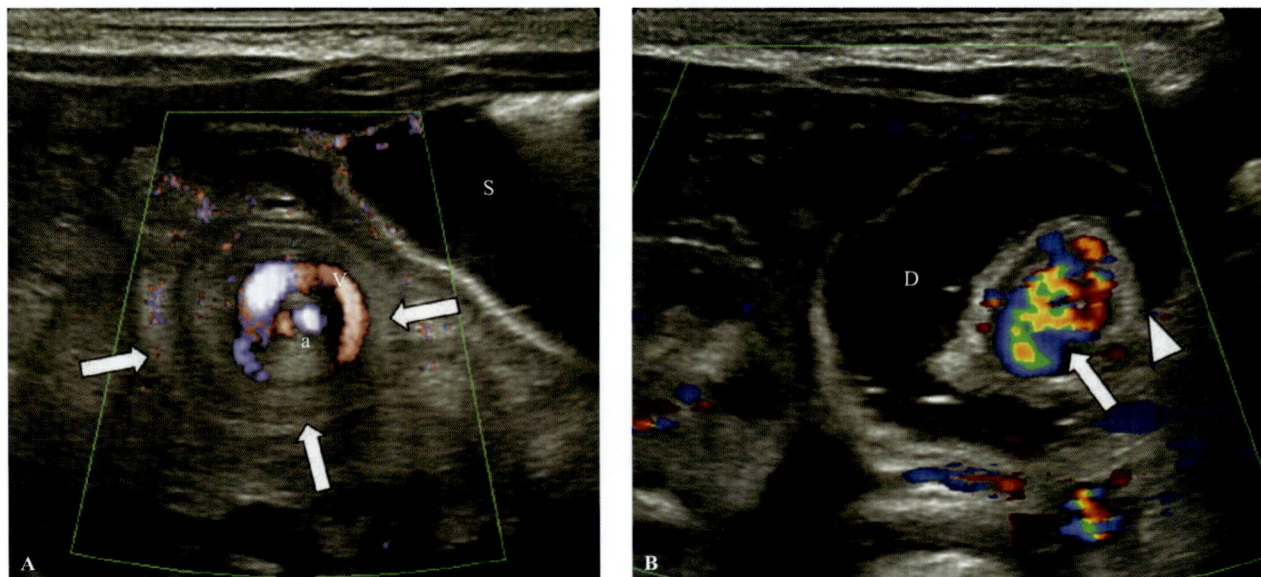

▲ 图 10-27　中肠扭转

A. 横切面彩色多普勒声像图显示肠系膜上静脉（V）围绕肠系膜上动脉（a）顺时针扭转，肠系膜上动脉位于肠扭转的中心（箭），同时可见塌陷的肠管和肠系膜；另见扩张充盈的胃（S）。B. 充盈扩张的十二指肠（D）在肠扭转水平发生梗阻时远端逐渐变细（箭头）。在肠扭转中心再次观察到旋转的肠系膜上血管（箭）

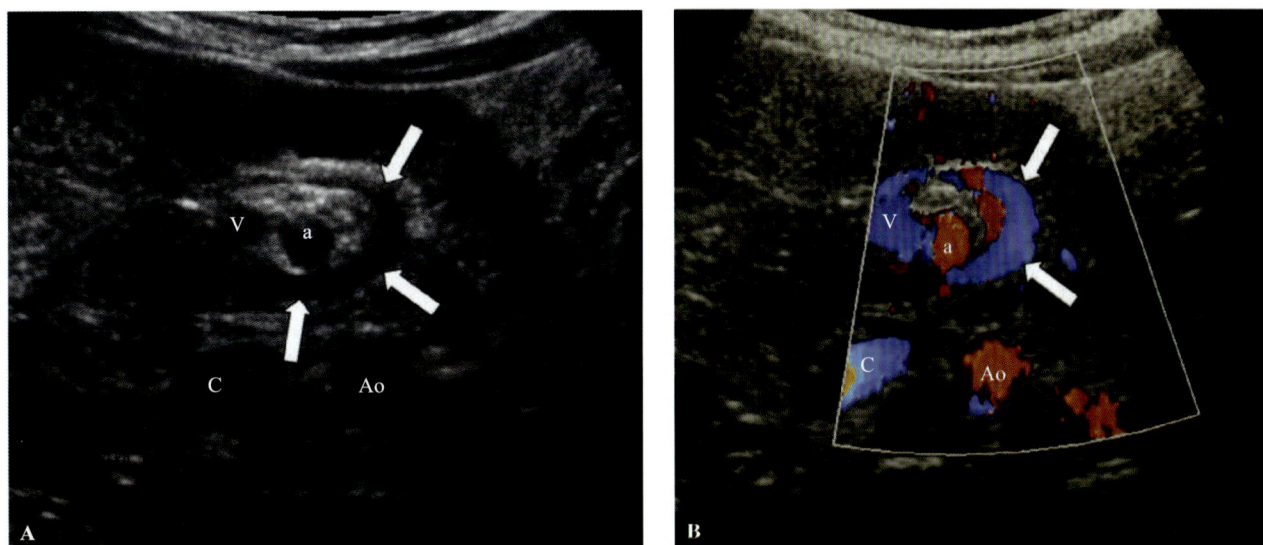

▲ 图 10-28　中肠扭转，与肠系膜上静脉空肠支有关的诊断误区

A. 正中上腹部横切面灰阶声像图显示空肠静脉（箭）逆时针走行，最初在肠系膜上静脉（V）的后方，然后在肠系膜上动脉（a）的后方、左侧和前方（箭）。肠系膜上静脉（V）仍位于肠系膜上动脉（a）的右侧。B. 彩色多普勒超声显示肠系膜上动脉（a）周围空肠静脉（箭头）呈旋涡状，但与中肠扭转的顺时针方向相反，呈逆时针方向。C. 随访上消化道造影显示十二指肠空肠端（箭）位置正常，证实中肠旋转正常。Ao. 主动脉；C. 下腔静脉

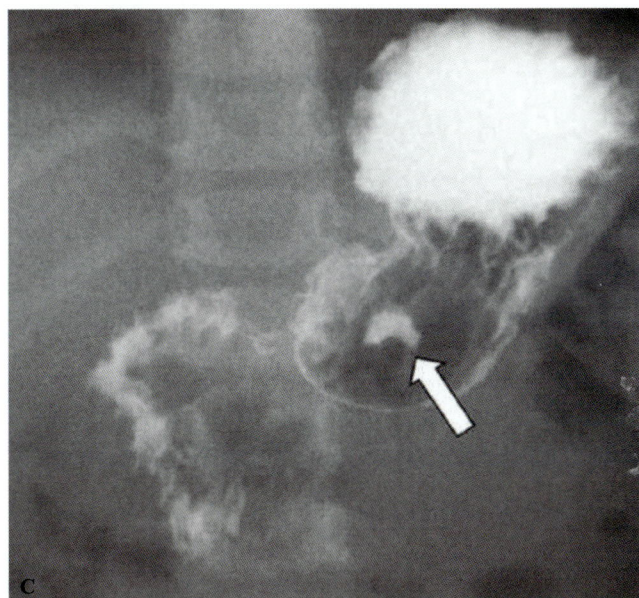

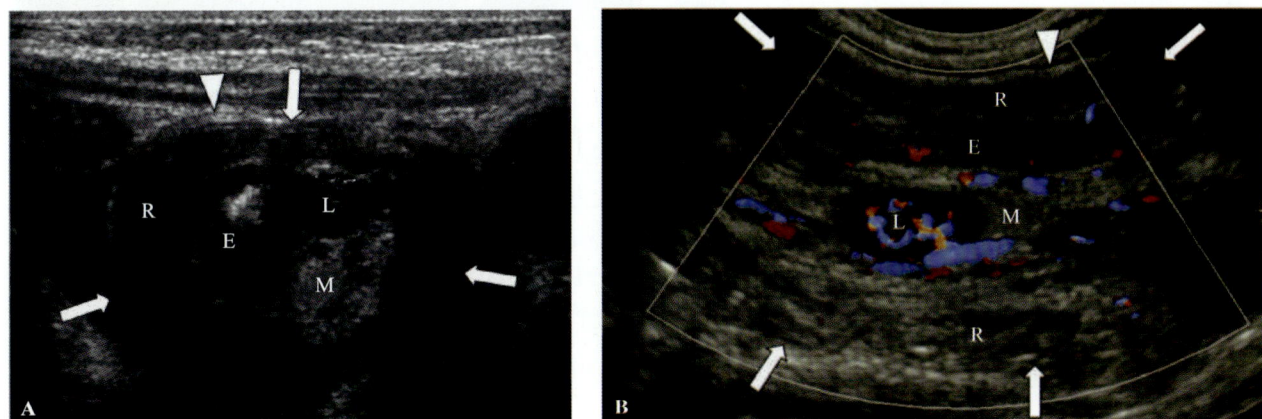

▲ 图 10-29　回结型肠套叠

A. 上腹部纵切面灰阶声像图显示肠套叠短轴，呈巨大的混合性肿块（箭）；B. 纵切面彩色多普勒声像图显示肠套叠呈肾形外观（箭）。基于灰阶及多普勒超声，可分别肠套叠的结构，包括折返肠襻（R）、中央套入肠襻（E）、陷入的高回声肠系膜（M）和肠系膜淋巴结（L）。肠套叠套鞘肠管是肠套叠外层的一个薄的高回声结构（箭头），肠套叠的不同部位可见血流信号，肠套叠短轴直径和长度分别＞ 3cm 和 5cm

血流信号。与肠套叠有关的其他征象有小肠近端扩张梗阻、腹腔积液，少部分可见肠系膜血管反转。

超声检查可发现 50% 以上的诱发肠套叠的局灶性团块[77]，位于肠套叠的远端（图 10-30 至图 10-33）[76,77]。Meckel 憩室最常见，表现为盲端、充满液体的厚壁肠管（图 10-30）[76]。重复囊肿因其囊性外观很容易被识别（图 10-31）[76]。肠息肉常表现为低回声肿块，合并小的囊性区（图 10-32）[79]。淋巴瘤表现为低回声的实质性肿块（图 10-33）[76,77]。重要的是要认识到，肠套叠内浆膜层间的积液也可以表现得像囊肿或 Meckel 憩室（图 10-34）。

肠套叠的治疗方法为透视或超声引导下空气或水压灌肠复位。彩色多普勒超声见血流信号提示肠套叠复位和肠管存活，但不排除肠套叠内的坏死区域[77,80]。虽然罕见，但无血流信号提示肠套叠复位的可能性较低而缺血的可能性较高（图 10-34）。长段型肠套叠，肠壁增厚＞1cm，肠套叠内大量积液（图 10-34），以及直径＞1cm 的淋巴结与肠套叠复位率较低有关[78,80-82]。

已证实采用超声引导复位，效果良好[83-86]。超声实时监测下给予液体或空气灌肠，随着注入的物质通过大肠内，直到肠套叠不再显示，回肠末端和小肠末端内充满液体或空气（图 10-35）。彩色多普勒超声也可通过显示流动的液体通过回盲瓣的混叠现象来证实复位成功[87]。

超声诊断肠套叠的敏感性在 95%～100%，特

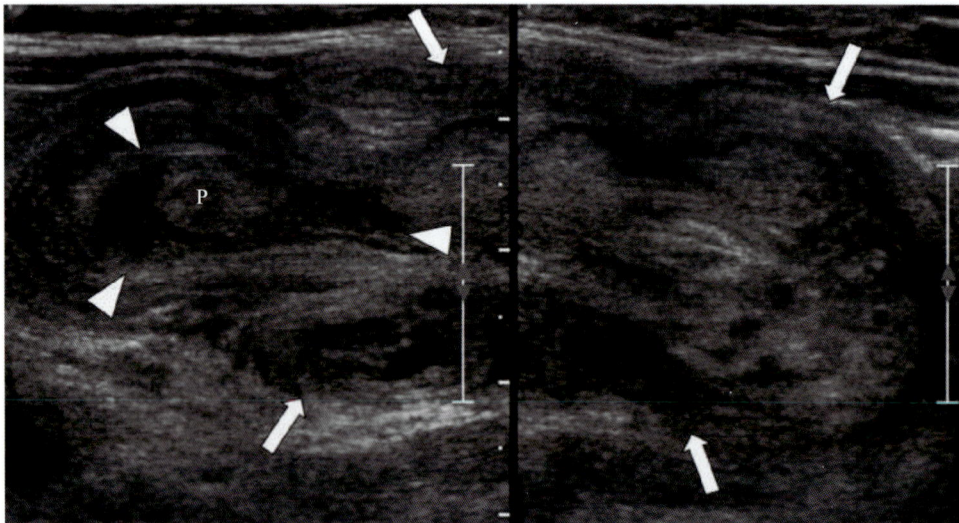

▲ 图 10-30 继发于 Meckel 憩室的回结型肠套叠

右侧腹部纵切面声像图（双幅）显示一巨大复杂的肠套叠（箭），内含泪滴状以低回声为主的肿块（箭头）。经手术证实为 Meckel 憩室。Meckel 憩室内的高回声结节经组织病理学检查诊断为异位胰腺组织（P）

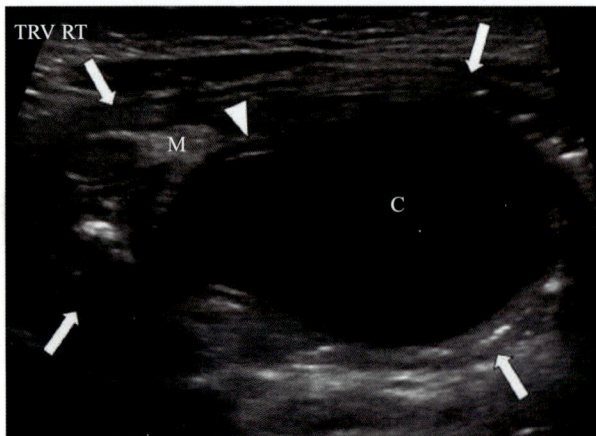

▲ 图 10-31 继发于肠重复畸形的回结型肠套叠

右下腹横切面声像图显示巨大肠套叠（箭）内可见充满液体的无回声囊肿（C）。部分囊肿壁可见肠管征（内高回声层和外低回声层）（箭头），符合肠重复畸形的诊断。套入的高回声肠系膜（M）见于囊肿外侧的肠套叠内。此肠套叠需手术复位

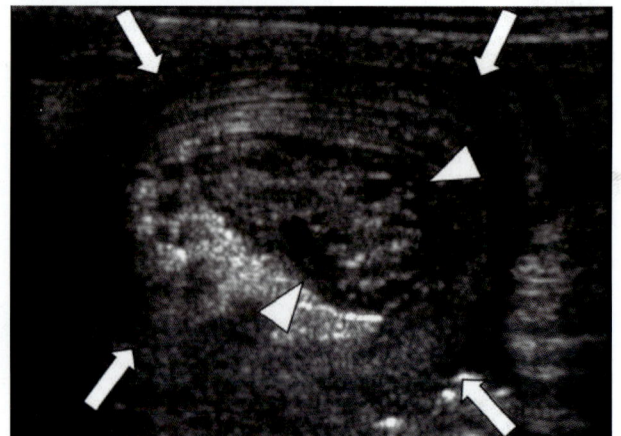

▲ 图 10-32 继发于幼年息肉的小肠套叠

左侧腹部横切面声像图显示肠套叠（箭），具有特征性的靶征，内含新月形套入的肠系膜。套叠肠管内可见一低回声结节（箭头），内包含微小的囊性区，为典型的幼年息肉

异性在 88%～100%[78,88]。假阳性诊断是由粪便内容物、肠管炎性疾病、壁内血肿引起的，少数也可由穿孔性阑尾炎引起（图 10-36）[89]。

7. 小肠套叠

小肠套叠因其处理方式不同，需与回结型肠套叠鉴别。小肠套叠可进一步分为短暂性小肠套叠和持续性小肠套叠。

短暂性小肠套叠常见，特别是在肠蠕动亢进时。它往往发生在幼儿（平均年龄 4 岁），小肠近端常见[90]。许多短暂性小肠套叠无症状，尽管它们有时可能表现出与回结肠套叠相似的临床症状，包括腹痛、呕吐和腹泻[76]，无可触及的肿块及果酱样便。

短暂性小肠套叠常见于脐旁或左上腹[91]，而回结型肠套叠常位于右上腹或下腹。短暂性小肠套叠往往比回结型肠套叠短。短暂性和回结型肠套叠

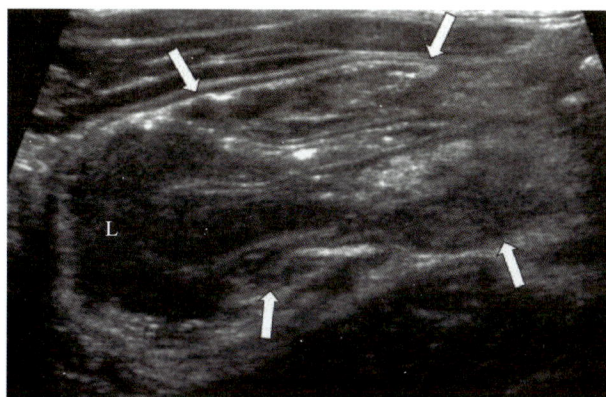

▲ 图 10-33　继发于淋巴瘤的回结型肠套叠

右侧腹部横切面声像图显示巨大肠套叠（箭）。肠套叠远端见低回声团块，代表累及回肠远端的淋巴瘤（L）

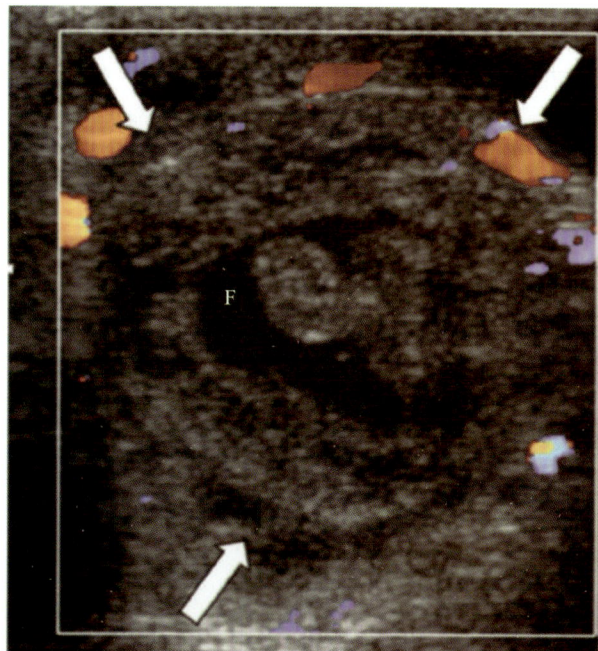

▲ 图 10-34　回结型肠套叠伴坏死和积液

正中盆腔横切面彩色多普勒声像图显示延伸至乙状结肠的长段型肠套叠（箭）远端，积液（F）被包绕在肠套叠内，肠套叠肠管内无血流，尝试空气灌肠复位失败。术中发现肠管坏死，需要切除

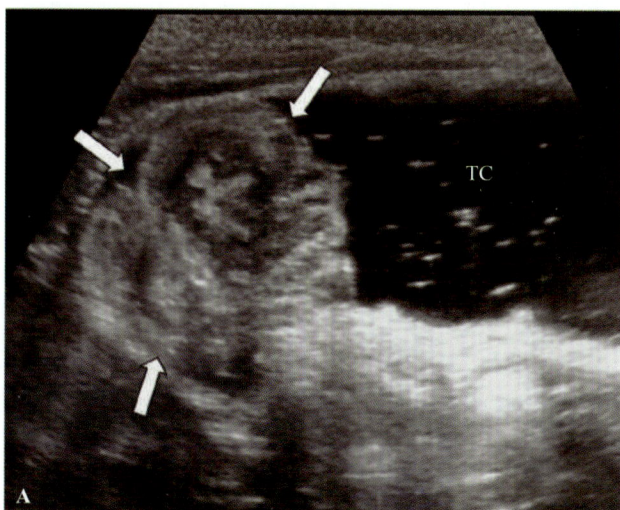

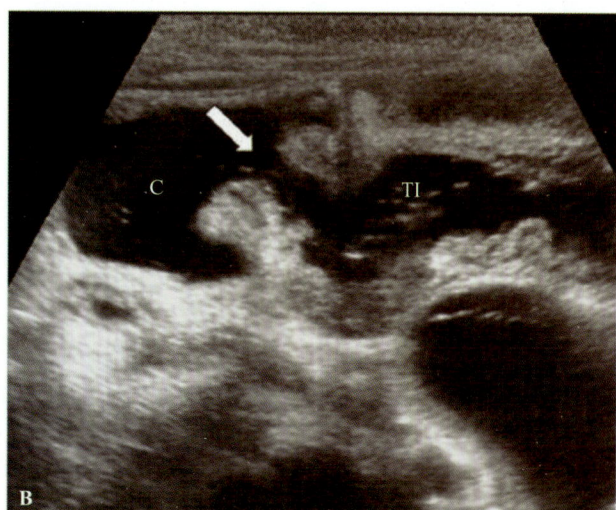

▲ 图 10-35　超声引导下肠套叠复位

A. 经直肠灌注的盐水已进入横结肠（TC），回结型肠套叠部分减少（箭头）进入右肝曲；B. 进一步灌注生理盐水，肠套叠复位成功，液体从盲肠（C）经回盲瓣进入回肠末端（TI），而肠套叠消失（病例资料由 Dr. Emili inarejos, Hospital Sant Joan de Déu, Barcelona, Spain 提供）

的平均长径分别为 2.5cm（范围为 1.5～6.0cm）和 8.4cm（范围为 5.0～12.5cm）[91]。短暂性小肠套叠的平均短径为 1.5cm，而回结型肠套叠的平均短径为 2.0～3.8cm（图 10-37）。与回结型肠套叠相比，短暂性小肠套叠往往肠系膜脂肪相对较少，淋巴结较少[92]。一般情况下，短段（＜3cm）、小直径（＜2cm）、无症状小肠套叠往往可自行缓解，无须进一步影像学检查或干预。

持续性小肠套叠常有症状，累及肠段较长（＞3.5～4cm），与自然消退的短暂性肠套叠相比，平均直径较大（＞2cm）[93, 94]。它们也更多地与病理

性诱因的存在相关，并可出现梗阻以及腹水的特征[94]。有时很难与回结型肠套叠鉴别，除非有单独的正常回盲瓣（图 10-38）。常需要对这些有症状的小肠肠套叠进行超声随访，如在超声随访期间不自行消退而持续存在则表明需要手术治疗。

小肠套叠的一个特殊类型是发生在喂养管周围的小肠肠套叠，特别是胃空肠吻合术后喂养管，鼻空肠喂养管周围较少见[76]。这些是顺行性肠套叠，最常见发生于空肠。临床上患者可出现胆汁性呕吐。超声检查常在左上腹显示长短可变化的肠套叠，其内包含肠喂养管（图 10-39）。肠喂养管可表

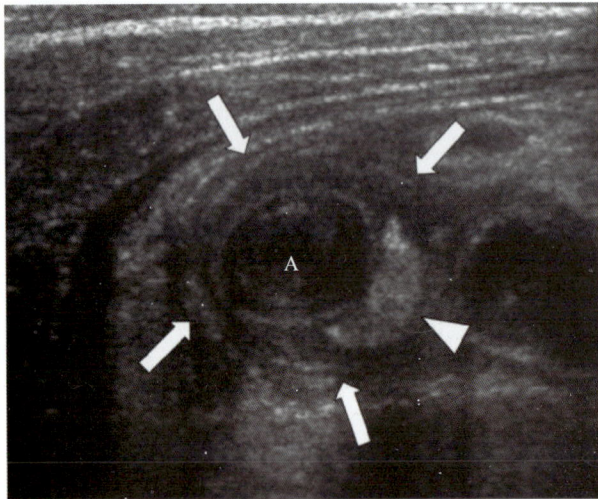

▲ 图 10-36　肠套叠（假阳性诊断）

右下腹横切超声扫查可见同心圆结构，类似肠套叠的靶征（箭）。空气灌肠显示肠套叠阴性。手术探查提示为阑尾炎。回顾分析发现，声像图所示低回声中心对应的是发炎的阑尾（A）。外层同心圆环与阑尾周围炎有关，包括阑尾系膜炎（阑尾周围的腹膜，箭头）

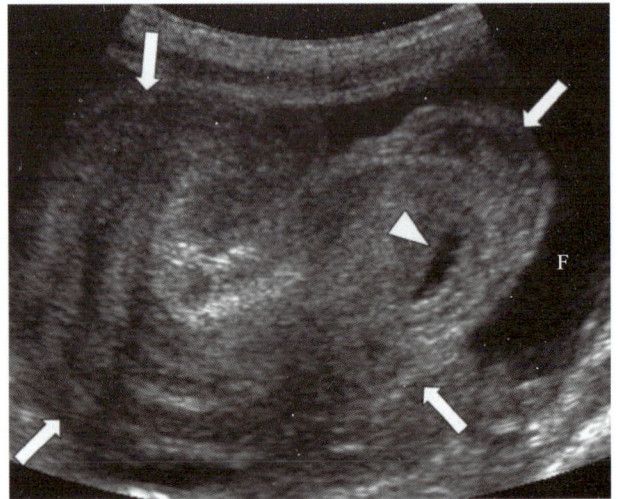

▲ 图 10-38　继发于过敏性紫癜的持续性小肠套叠

右下腹纵切面声像图显示一个大的复杂的回型肠套叠（箭），短径 3cm，长径 ＞ 9cm。肠套叠腔内可见小片无回声区（箭头）。术中见肠管存活的，予以手法复位肠套叠。F. 腹腔积液

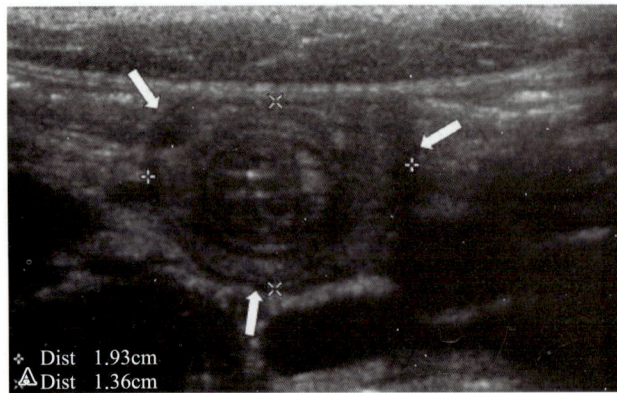

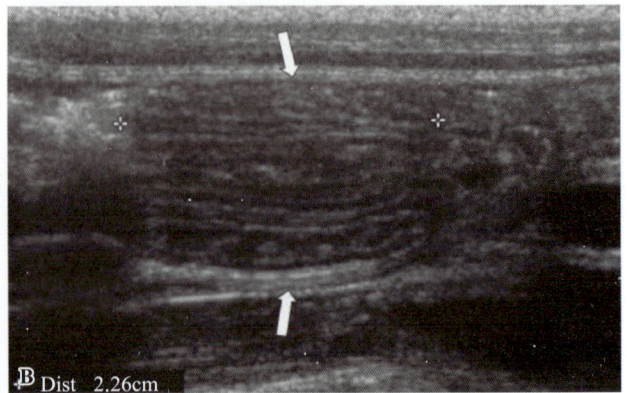

▲ 图 10-37　短暂性小肠套叠

左下腹横切面（A）和纵切面（B）声像图显示肠套叠（箭和光标）典型的靶征和假肾征，短轴直径 1.4cm，长径 ＜ 2.3cm，其尺寸比回结型肠套叠小，为典型的短暂性肠套叠，无须进一步干预

现为线状高回声结构或有声影[76]。治疗方法是拔除喂养管。

（三）小肠壁增厚

小肠壁增厚定义为肠壁厚度 ≥ 3mm，可由炎症、感染、缺血或肿瘤引起。超声用于定位异常并确定相关并发症，但在没有结合病史和组织活检的情况下，超声很少进行特异性诊断。

1. 克罗恩病

克罗恩病或节段性肠炎是最常见的小肠炎性

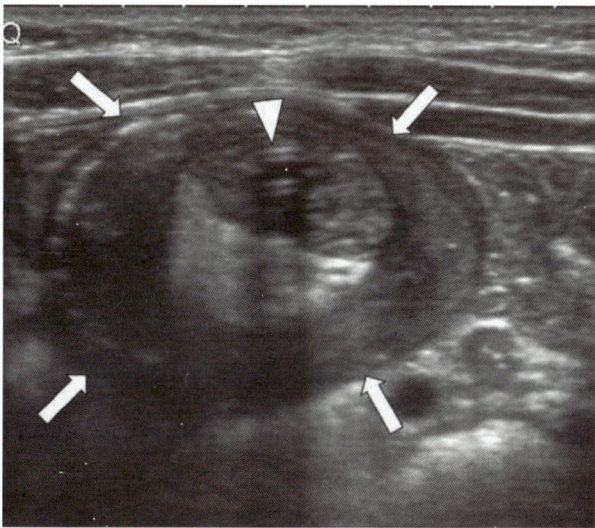

▲ 图 10−39　胃空肠吻合术喂养管周围小肠套叠

左上腹横切面声像图显示肠套叠（箭）累及空肠，在肠套叠的肠管内可见胃空肠喂养管（箭头），表现为成对的线状高回声，伴后方声影

疾病。大多数克罗恩病患者就诊时年龄超过 10 岁。全身症状为体重减轻、生长障碍（身材矮小、骨龄延迟）、厌食、不适和不明原因发热。常见的胃肠道症状为腹痛（急性或慢性）、腹泻（伴或不伴血液和黏液）和恶心或呕吐。其他临床发现包括性成熟延迟和骨质减少或骨质疏松。急性期病理改变为淋巴滤泡增大、水肿和口疮样溃疡；慢性期伴有透壁纤维化和狭窄。

内镜检查仍然是黏膜和肠腔内异常的主要诊断工具，尽管其无法充分评估小肠。MRI 肠道造影已成为评估小肠的首选影像学诊断方法，因为其可提供关于感染程度和相关并发症的信息。超声检查可在以下方面发挥作用：①基于 MR 异常的随访评价；②有造影禁忌证或无法配合肠道造影患者的肠道评估；③当肠道造影不明确时；④对有症状或体征提示并发症，尤其是有脓肿或蜂窝织炎形成的急症患者，应尽早进行影像学评估。

（1）超声表现：克罗恩病的特征是全肠道节段性病变。虽然胃肠道的任何部位均可受累，但以回肠末端和结肠近端常见。与成人相比，儿童单纯结肠受累而回肠末端保持正常的概率更高。典型的表现为同心圆状增厚的肠壁（图 10−40 至图 10−42）[95-99]。肠壁增厚合并实验室检查异常（粪钙卫蛋白、抗酿酒酵母菌抗体和核周染色抗中性粒细胞抗体）对诊断炎性肠病有较高的阳性预测值（99.5%）[100]。在疾病早期，肠壁层次存在，但

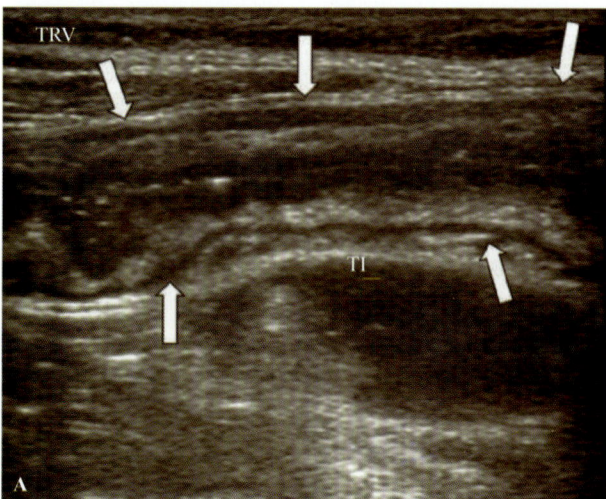

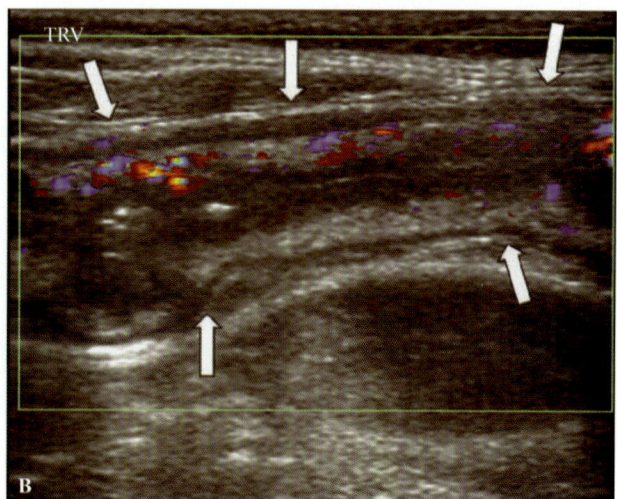

▲ 图 10−40　早期克罗恩病

A. 右下腹横切面灰阶声像图显示回肠末端壁增厚（箭，TI），壁层次可见；B. 横切面彩色多普勒声像图显示回肠末端（箭）壁充血，提示活动性疾病

随着疾病进展和纤维化的发展，肠壁层次消失（图 10-40 至图 10-42）。异常肠段部分不可压缩，肠蠕动存在，但常减弱。

在早期或轻度病变中，彩色多普勒成像显示受累肠段黏膜和黏膜下层的血流信号增加（图 10-

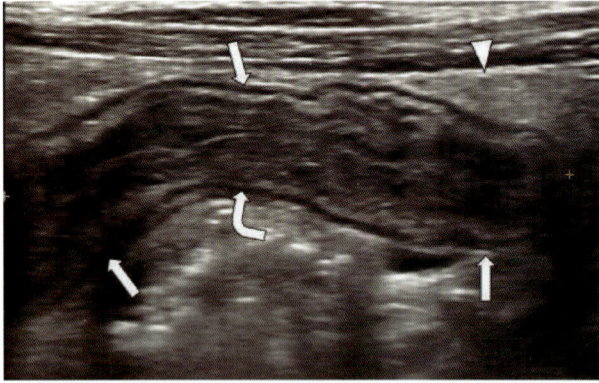

40）[57, 101, 102]。严重或慢性疾病可出现跨壁充血（图 10-42）。肠壁血管丰富（每 1cm² 有超过 3 条血管）常提示有活动性病变。彩色多普勒超声检测肠道充血的灵敏度特异性分别 67%～78%、78%～83% [101-104]。与非活动性病变患者和健康志愿者相比，有活动性病变患者肠系膜上动脉血流量增加，分别为（1588 ± 576）ml/min vs.（288 ± 113）ml/min 和（417 ± 147）ml/min [105]。但肠系膜上动脉血流评估在技术上具有挑战性且难以进行 [106]。

小肠超声造影（small intestinal contrast ultraso-nography，SICUS）是另一种评估炎性肠病的技术，口服 250～500ml 无回声对比剂（渗透性聚乙二醇）以扩张小肠管腔。已证明，即使在没有狭窄前扩张的情况下，SICUS 在检测活动性疾病以及狭窄的部位和长度方面优于传统超声检查 [107]。SICUS 诊断小儿克罗恩病的敏感性和特异性与 MR 小肠造影相当，因此，当 MR 小肠造影不可用时，SICUS 是 MR 小肠造影的合理替代方法 [108]。

克罗恩病的其他超声表现包括异常肠段邻近的

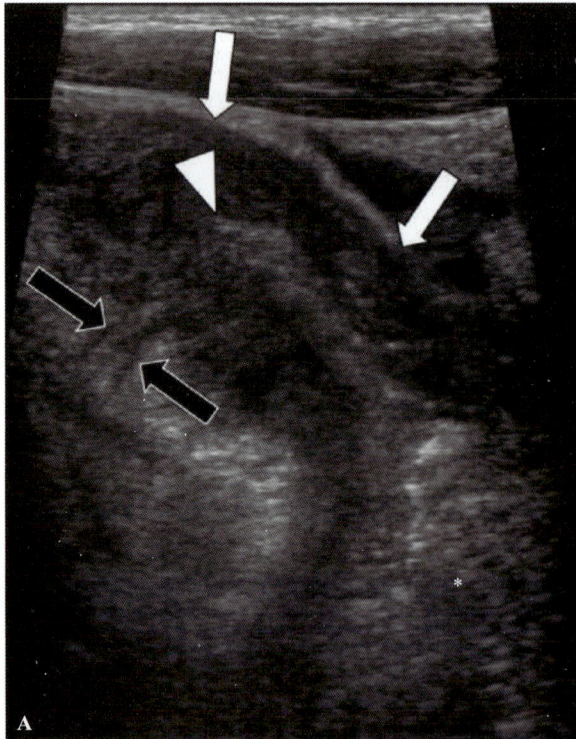

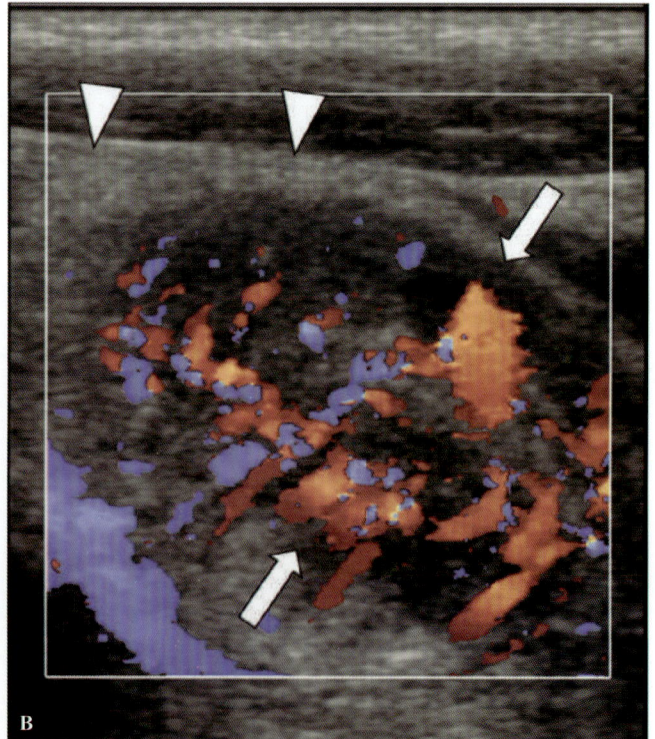

▲ 图 10-41 慢性克罗恩病（脂肪爬行征）

右下腹横切面灰阶声像图显示回肠末端壁增厚（箭），肠壁层次部分消失（弯箭），提示慢性疾病和纤维化改变。邻近肠系膜脂肪（箭头）回声增强，称为脂肪爬行征

▲ 图 10-42 克罗恩病的灰阶和彩色多普勒超声表现

A. 右下腹横切面灰阶声像图显示回肠末端增厚，失去正常的肠壁层次（白箭）。远端管腔狭窄（箭头）导致近端回肠明显扩张（*）。从回肠壁延伸至邻近肠系膜的线状低回声代表窦道（黑箭）。B. 横切面彩色多普勒声像图显示回肠末端（箭）跨壁充血，累及肠壁和邻近肠系膜，提示存在严重的活动性炎症。邻近的肠系膜呈高回声（脂肪爬行征，箭头）

肠系膜回声增强和充血，出现纤维脂肪增生或"脂肪爬行征（creeping fat）"（图 10-41 和图 10-42），以及肠系膜淋巴结数量增加[96,98,99]。受累的肠系膜淋巴结直径通常≤1cm。儿童期，超声诊断克罗恩病的敏感性和特异性分别为 74%～88% 和 78%～93%[97]。

21% 的克罗恩病患者有阑尾受累的描述[109]，声像图表现为阑尾壁增厚充血（图 10-43）。这些表现与急性阑尾炎难以区别，同时出现的回肠末端增厚和充血支持克罗恩病的诊断，而不是急性阑尾炎。

（2）并发症：克罗恩病的并发症包括蜂窝织炎、脓肿、窦道、瘘管和狭窄形成[96,98,99]。蜂窝织炎表现为边界模糊的不规则高回声团块，邻近发炎的肠管（图 10-44）。脓肿表现为边界清晰，厚壁、充满液体的团块（图 10-44）。脓肿内可见高回声，代表气体。

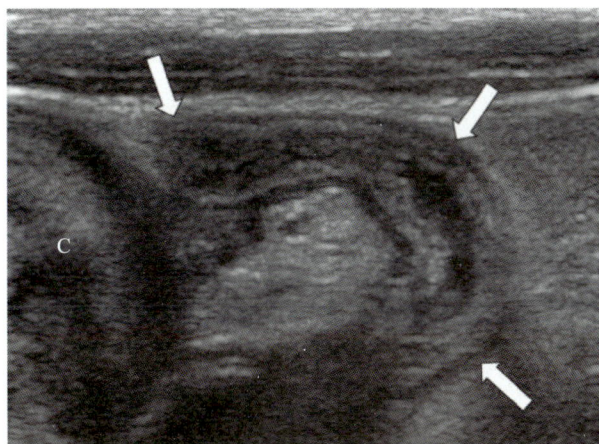

▲ 图 10-43　克罗恩病累及阑尾

纵切面灰阶声像图显示阑尾增粗（箭），短轴直径 7mm，盲肠（C）壁增厚，周围肠系膜呈高回声。回肠末端也有炎症（未显示），有助于与急性阑尾炎鉴别

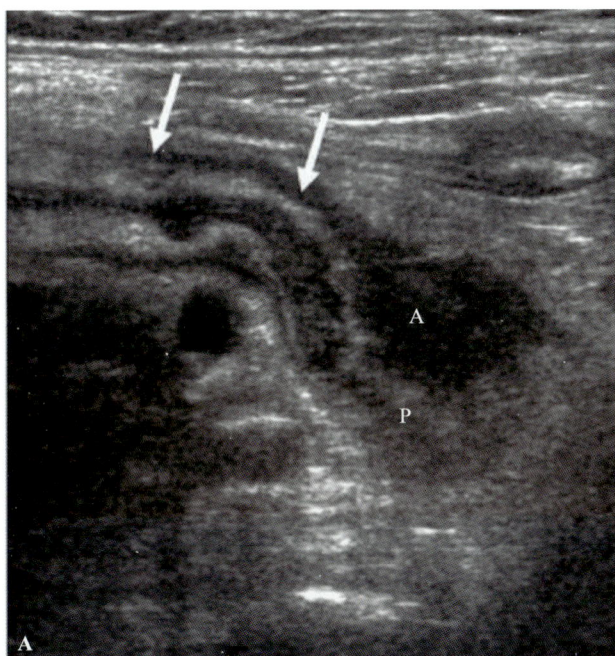

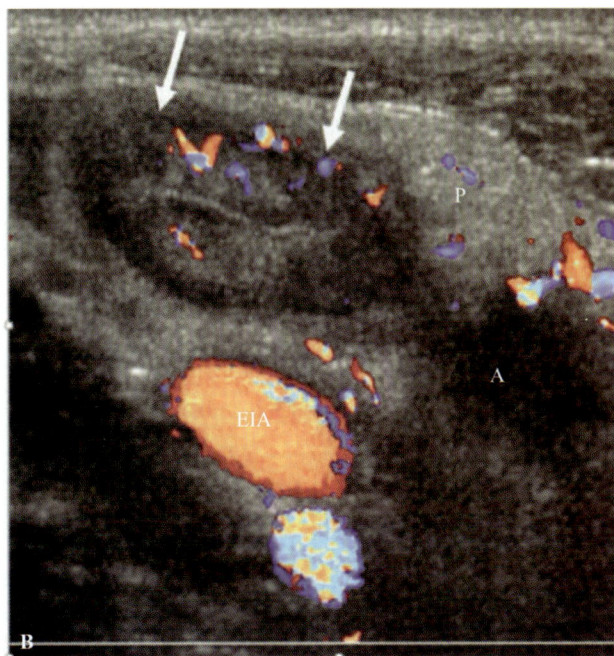

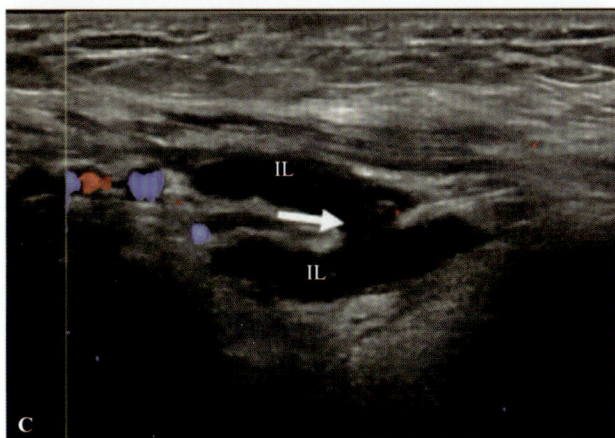

▲ 图 10-44　克罗恩病伴蜂窝织炎、脓肿和肠瘘形成（不同患者）

A 和 B. 2 例患者的右下腹纵切面灰阶和彩色多普勒声像图显示增厚的回肠末端附近有一充满液体的肿块，为脓肿（A），还可见边界模糊的高回声病灶，为蜂窝织炎（P）。周围肠系膜呈高回声。在回肠末端可见血流信号，提示为活动性病变。C. 另一例患者的横切面彩色多普勒声像图显示右下腹两个回肠肠襻（IL）之间有一低回声的充满液体的肠瘘（箭）。EIA. 髂外动脉

瘘管形成是克罗恩病的标志改变，尽管它也可以从异常肠段延伸至其他肠段、膀胱或皮肤，但最常见是回肠末端和盲肠之间。瘘管表现为邻近活动性炎性肠段的线带状或管状低回声（充液）或高回声（充气）（图10-44）[96, 98, 99]。在膀胱、阴道、腹膜后或软组织中可见气体。窦道类似瘘管，但不与其他肠管或器官相连，而是表现为有盲端的低回声束，延伸至邻近的肠系膜或软组织中（图10-45）。狭窄表现为肠腔固定区域变窄（图10-42和图10-46）[96, 98, 99]，狭窄段近端可见肠管扩张和蠕动增加（图10-42和图10-46）。

（3）治疗后评价：多普勒成像显示肠道受累长度、肠壁厚度和肠道血管密度的减少最早可在抗肿瘤坏死因子-α药物（如利昔单抗）生物治疗后2周观察到，与疾病活动标志物（如粪钙卫蛋白）的变化相关性良好[110]。另外，新的或进行性肠壁增厚或复发性充血和肠系膜上动脉高血流速度是疾病复发的表现。超声显示治疗后复发的敏感性和特异性分别约为80%和100%[111]。在临床缓解期间，彩色多普勒超声检查显示残留充血似乎与复发风险增加相关[101]。

2. 感染性肠炎（急性末端回肠炎）

急性感染性肠炎通常是病毒性的，是小儿急性腹痛最常见的原因。通常这些患者不需要影像学检查，因为临床上可以做出诊断。偶尔，病毒性胃肠炎可与急腹症相似，可能要求超声检查作为诊断检查的一部分。超声检查结果通常无特异性，包括蠕动亢进、肠腔积液和暂时性小肠肠套叠。肠壁增厚并不常见，尽管在诸如病毒感染中已有描述，常累及空肠（图10-47），在一定程度上累及十二指肠和回肠，不累及结肠[112]。病毒感染及偶尔一些细菌可引起回肠远端淋巴组织增生，超声表现为回肠皱襞轻度增厚和迂曲，黏膜肌层低回声结节，形成"鹅卵石样"改变（图10-48）[113]。

急性细菌性肠道感染影响回盲部的细菌包括小肠结肠炎耶尔森菌、空肠弯曲菌、沙门菌属、假结核耶尔森菌和金黄色葡萄球菌[114]，常影响青少年。患者常表现为轻度胃肠炎，尽管在某些情况下疼痛可能类似于急性阑尾炎[115]。

回肠炎的声像图表现包括末端回肠和盲肠壁增厚，特别是累及黏膜下层和黏膜层（图10-49），蠕动减弱，肠系膜淋巴结增多，其中一些淋巴结肿大[115]。淋巴结为低回声，并保持中央门高回声。彩色多普勒成像显示肠黏膜内血流信号增加。

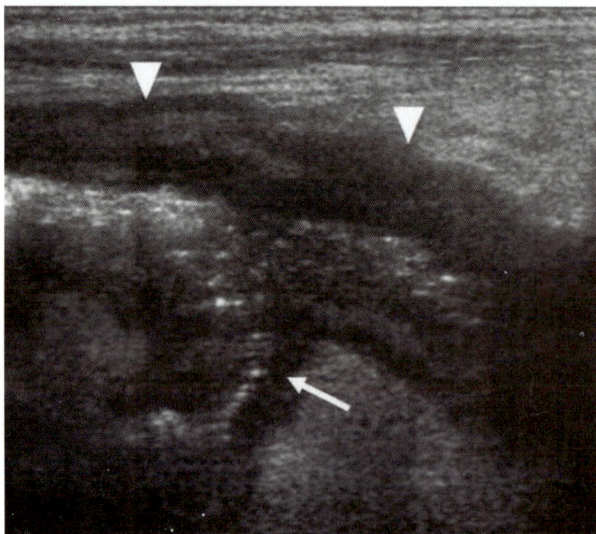

▲ 图 10-45　克罗恩病伴窦道
纵切面灰阶声像图显示回肠末端（箭头）增厚和盲端管道（箭）向后延伸进入软组织（图片由 Brian Coley MD 提供）

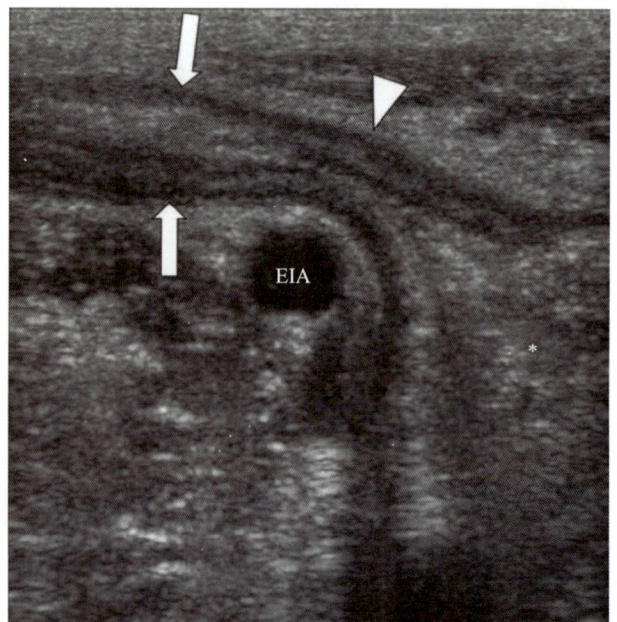

▲ 图 10-46　克罗恩病伴狭窄形成
横切面灰阶声像图显示髂外动脉（EIA）前方回肠末端（箭）增厚，增厚的肠壁导致管腔狭窄（箭头），在超声扫查过程中该表现持续存在。近端回肠明显扩张（＊）。实时成像显示蠕动亢进。邻近的肠系膜回声增强（脂肪爬行征）

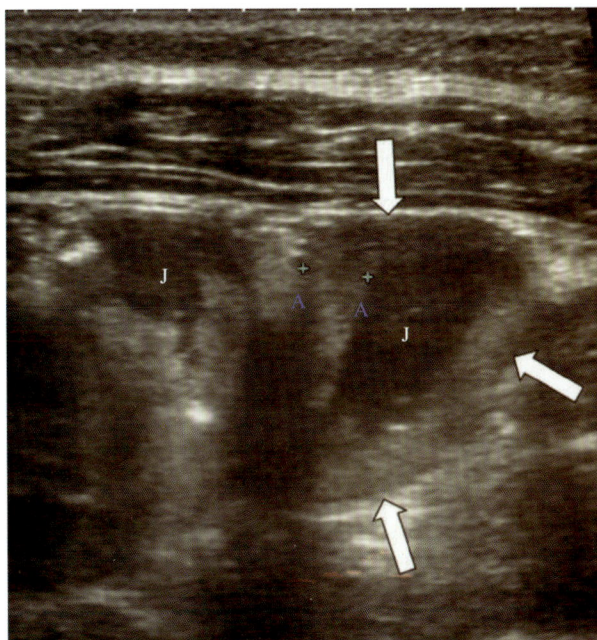

▲ 图 10-47　病毒性肠炎

横切面灰阶声像图显示空肠（J）数个相邻肠襻（箭）增厚，壁厚＞3mm（光标）。粪便培养提示诺如病毒生长

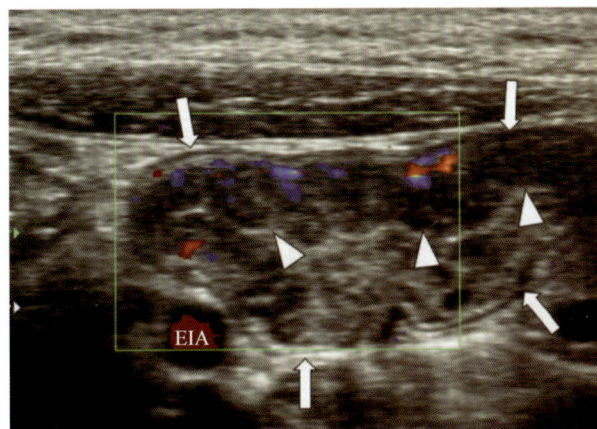

▲ 图 10-48　回肠末端淋巴增生

彩色多普勒超声显示回肠末端（箭）管壁增厚，伴有淋巴滤泡增生所致的低回声结节，肠壁增厚导致管腔变窄（箭头）。EIA. 髂外动脉

3. 过敏性紫癜和小肠出血

儿童的肠壁内出血通常是由于意外或非意外创伤或过敏性紫癜引起。出血倾向和内镜手术，后者常见于患有出血性疾病的儿童，是较少见的出血原因[116]。

过敏性紫癜是一种以皮肤和肾脏含有抗体 IgA 的免疫复合物沉积为特征的系统性血管炎，主要影响幼儿。典型的临床表现为非血小板减少性紫癜、关节炎、腹痛和肾炎[117]。腹痛是由于肠壁出血或肠

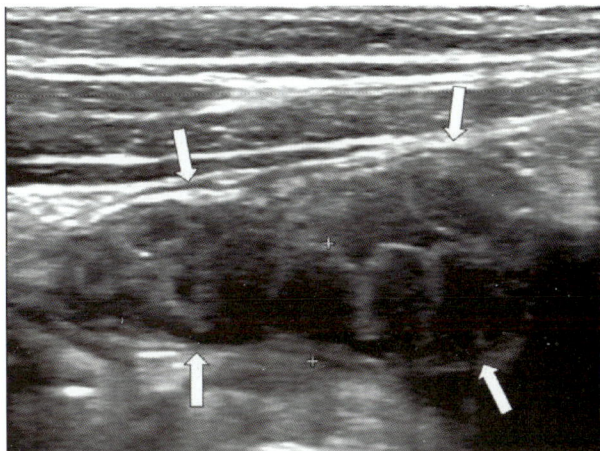

▲ 图 10-49　沙门菌回肠炎

横切面灰阶声像图显示回肠末端管壁明显结节状增厚（箭），主要累及黏膜，盲肠壁也增厚（未显示）；大便培养沙门菌阳性

套叠合并血肿导致。大约一半的病例小肠受累，胃和大肠受累较少。腹痛可先于皮肤病变出现，酷似急性阑尾炎。

声像图表现包括十二指肠、空肠或回肠肠壁环形增厚（＞3mm），常为不对称性、多发（图 10-50），壁内血肿表现为壁局灶性增厚[2, 19, 69, 117, 118]。血肿诱发肠套叠。彩色多普勒超声显示血流信号增多，可为周围型或不常见的跨壁型（周围和中央均有）[118]。

4. 创伤性壁内血肿

创伤性血肿是由于直接打击或因肠道对脊柱的剪切力作用所致。血肿的常见部位是紧靠脊柱前方的十二指肠腹膜后部分和近端空肠，此处由 Treitz 韧带固定。血肿可使肠腔狭窄或完全阻塞。患者常表现为腹痛和呕吐，呕吐与血肿相对于 Vater 壶腹的位置有关，可能是胆汁性的，也可能是非胆汁性的。

外伤性血肿的声像图表现为局灶性肠壁增厚或肠壁内肿块（图 10-51）[19, 116]。出血的回声与出血时间有关。急性出血为高回声，亚急性血肿为高低混合回声（图 10-51），慢性血肿是无回声的，邻近近端肠管积液扩张。彩色多普勒成像显示血肿无血流信号（图 10-51）。

5. 其他疾病

嗜酸性胃肠炎、淋巴管扩张症、囊性纤维化、川崎病和移植物抗宿主病（graft-versus-host disease，GVHD）是儿童期小肠壁增厚的其他原因。

嗜酸细胞性胃肠炎的详细讨论见"胃""胃壁增厚"部分。影像学表现主要与胃肠道壁嗜酸性粒细胞浸润有关。在小肠中，虽然任何肠段均可受累，但近端受累更为常见。声像图上表现为壁环形增厚，壁的分层可见（图 10-52）[37]。在少见的浆膜型中，可见腹水及壁腹膜上结节样沉积。

原发性肠淋巴管扩张症是一种以肠绒毛内淋巴管扩张为特征的先天性蛋白丢失性肠病，肠系膜肿瘤阻塞节段淋巴管可引起继发性淋巴管扩张。超声表现包括肠壁增厚、腹水和肠系膜水肿（图 10-

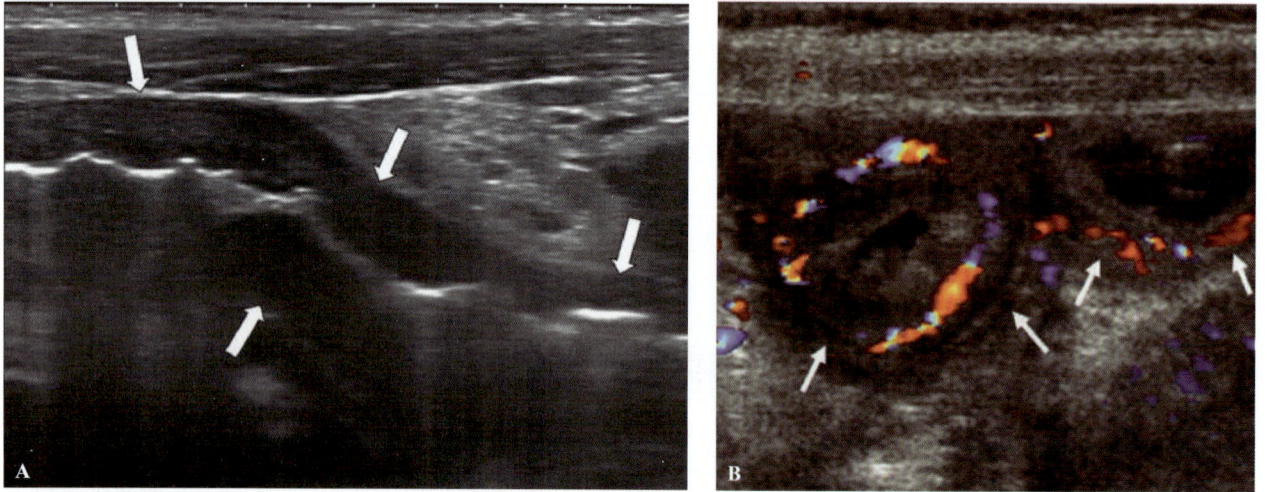

▲ 图 10-50　过敏性紫癜

A. 横切面灰阶声像图显示回肠末端（箭）管壁环状增厚，管壁分层消失；B. 另一例患者的彩色多普勒声像图显示空肠血管环（箭）

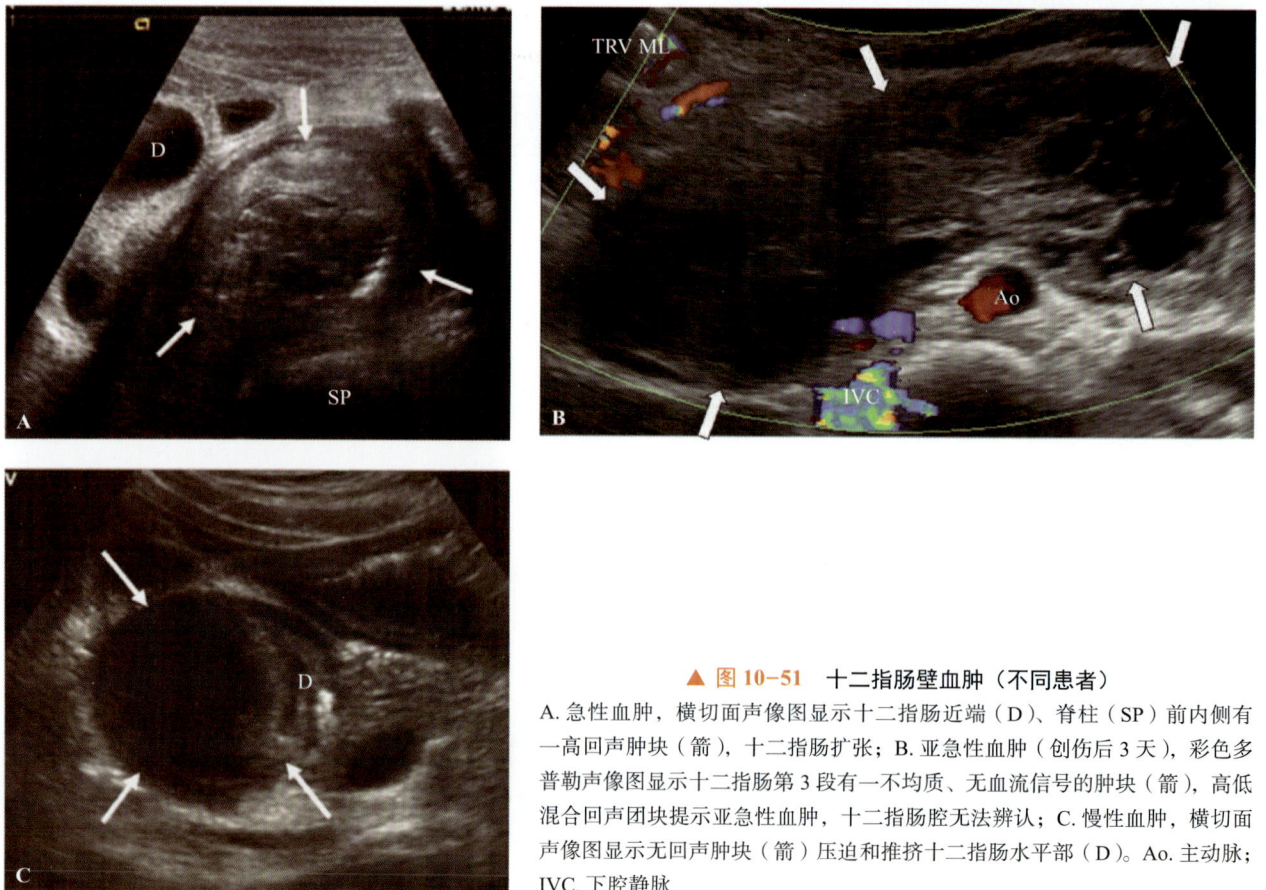

▲ 图 10-51　十二指肠壁血肿（不同患者）

A. 急性血肿，横切面声像图显示十二指肠近端（D）、脊柱（SP）前内侧有一高回声肿块（箭），十二指肠扩张；B. 亚急性血肿（创伤后 3 天），彩色多普勒声像图显示十二指肠第 3 段有一不均质、无血流信号的肿块（箭），高低混合回声团块提示亚急性血肿，十二指肠腔无法辨认；C. 慢性血肿，横切面声像图显示无回声肿块（箭）压迫和推挤十二指肠水平部（D）。Ao. 主动脉；IVC. 下腔静脉

53）。肠系膜淋巴管扩张也偶尔可见。彩色多普勒成像可将这些与肠系膜血管区分。

在囊性纤维化中，超声可显示回肠远端肠壁增厚，内含高回声内容物；肠套叠，以回结型最常见，是一种偶发并发症，与浓缩的粪便有关。

川崎病是一种累及中等大小动脉的急性全身性血管炎。超声检查可见节段性肠壁增厚（图 10-54），常部分缺失正常肠壁的层次[119]。

移植物抗宿主病是异基因造血干细胞移植的并发症，高达 59% 的同种异体移植受累[120]。供体 T 淋巴细胞可选择性损伤受体靶器官的细胞壁，通常是皮肤、肝脏和胃肠道。移植物抗宿主病可累及十二指肠至直肠的整个肠道，但累及小肠更常见，尤其是回肠[120, 121]。声像图表现为肠腔积液扩张和肠壁增厚，常在 3～5mm。肠壁增厚是黏膜下层和肌层扩张的结果（图 10-55）[121]，肠壁层次常存在。此外，在黏膜层和肠腔之间可能检测到额外的高回声层，可能与黏膜严重溃疡、黏膜表面被脱落膜覆

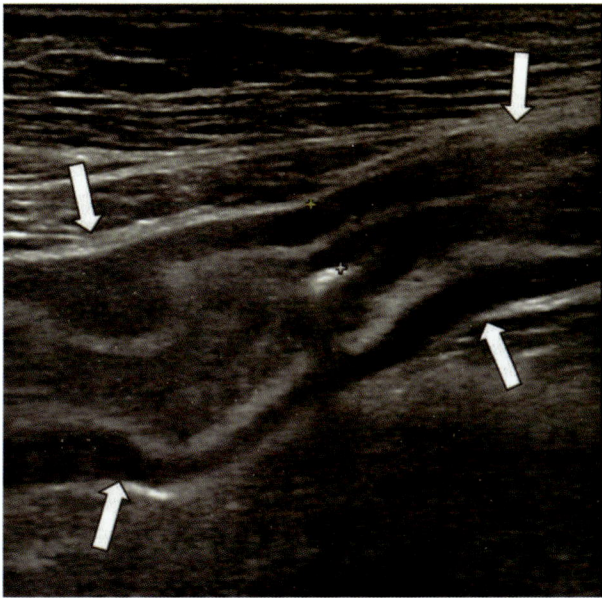

▲ 图 10-52　嗜酸性肠炎
横切面灰阶声像图显示回肠末端（箭）肠壁环形增厚（光标），肠壁层次可见

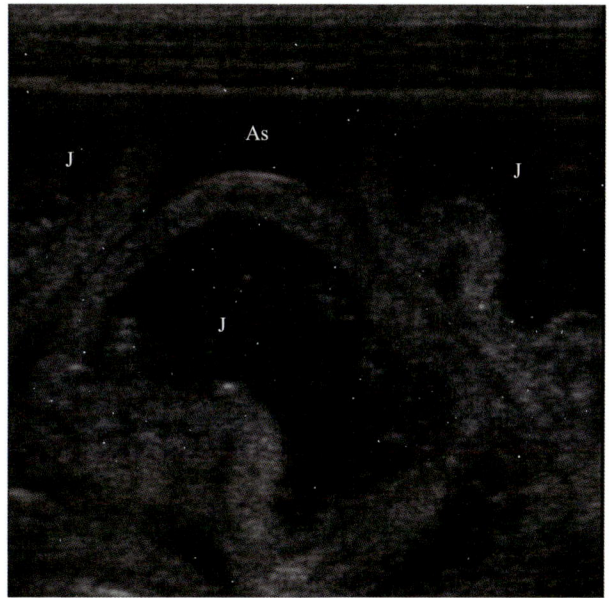

▲ 图 10-53　肠淋巴管扩张
左上腹横切面灰阶声像图显示空肠壁增厚，呈高回声（J），壁的正常层次消失。相邻的游离液体代表乳糜液（As）

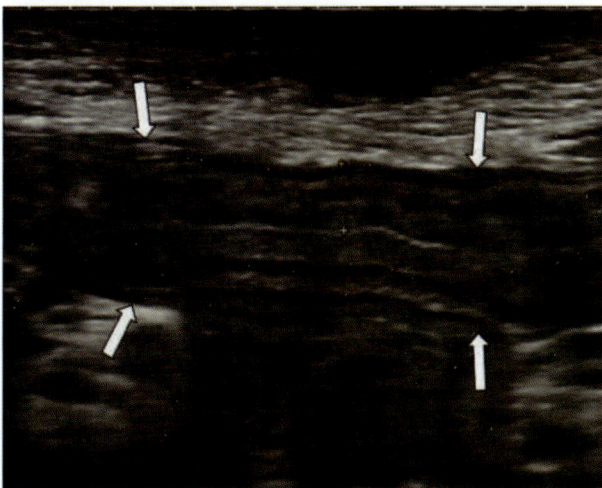

▲ 图 10-54　川崎病
中腹部横切面灰阶声像图显示近端回肠肠壁增厚（箭），壁的层次部分缺失

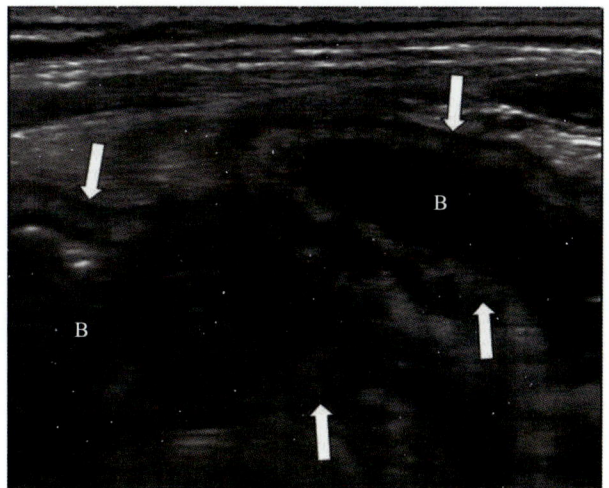

▲ 图 10-55　移植物抗宿主病
右侧横切面声像图显示肠腔积液，并可见肠壁稍增厚的肠襻（B）。增厚的肠壁因黏膜下层扩张而表现为高回声（箭）

盖有关[122]。

（四）良性肿块

1. 肠重复畸形

肠重复畸形是以肠壁重复为特征的先天性异常。囊壁包括所有正常肠道黏膜层、黏膜下层和肌层。肌层通常与邻近的肠壁共用，但黏膜层是分开的。也可含有异位胃黏膜、淋巴细胞聚集、神经节细胞和淋巴组织。小肠重复畸形囊肿最常见于回肠[39]。大多数重复畸形不与胃肠道腔相通。

重复畸形可能是影像学检查的偶然发现，也可能具有临床症状和体征，包括腹痛、腹胀或可触及肿块、呕吐和消化道出血。消化道出血是由于囊肿内胃黏膜溃疡所致。肠重复囊肿可能是肠套叠的一个诱因[76]。如果它们靠近 Vater 壶腹并阻塞胰管引流，则可诱发胰腺炎。

重复畸形囊肿的声像图表现为边界清楚的球形或管状低回声团块，内可见黏膜高回声，外侧可见低回声肌层（图 10-31 和图 10-56）[39, 123]。囊性肿块合并壁的分层高度提示重复畸形，一般可排除其他缺乏黏膜壁的囊性肿块。但这种双层表现对诊断重复畸形囊肿并不完全特异，在 Meckel 憩室、卵巢囊肿扭转、卵巢成熟囊性畸胎瘤和肠系膜囊肿中也有描述[123]。一个更具特异性的表现是共享固有肌层分裂引起的囊肿壁与邻近肠壁呈 Y 形融合[124]。由于这种分裂，囊肿的低回声肌层与肠管的低回声平滑肌层是相连。另一个特异性征象是由于囊肿

壁的肌层蠕动、收缩导致囊肿形状改变[124]。此外，黏膜层可被胃酶继发溃疡破坏，结果，高回声层缺失，囊肿的外观与其他囊性病变重叠。偶尔由于出血或浓缩碎屑，囊肿可能表现为混合性回声。

2. 息肉

息肉是儿童最常见的小肠肿瘤。它们可以是孤立的，也可发生于多发性息肉病综合征，如 Peutz-Jeghers 综合征、Cronkhite-Canada 综合征和 Gardner 综合征。息肉声像图上表现为腔内低回声结节包含小的囊性区，彩色多普勒成像可见血流信号[79]。它们可以诱发肠套叠（图 10-32）。

（五）恶性肿块

1. 淋巴瘤

淋巴瘤，常为非霍奇金淋巴瘤，是儿童时期最常见的原发性小肠恶性肿瘤，也可视为移植后淋巴组织增生性疾病的表现。受累儿童表现为可触及腹部肿块，或因肠梗阻导致腹痛和呕吐。儿童期小肠是淋巴瘤最常累及的部位，回肠是小肠中最常受累的部位。十二指肠是最不常累及的部位，多部位受累并不少见。

超声检查，淋巴瘤累及的肠管表现为肠壁环形增厚呈低回声（图 10-57）、局灶性低回声或混合性肿块（图 10-58），其内可包含与坏死相关的无

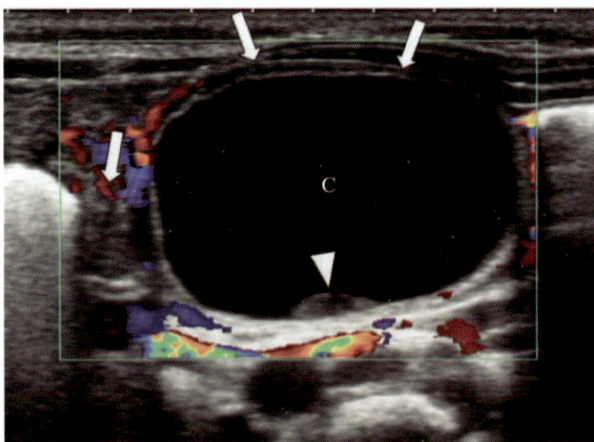

▲ 图 10-56 十二指肠空肠端重复畸形
左上腹横切面声像图显示一边界清晰的无回声囊肿（C），囊壁呈"肠管征"（箭），特征为高回声黏膜内层和低回声肌层外壁，在囊肿后壁可见少量碎片（箭头）

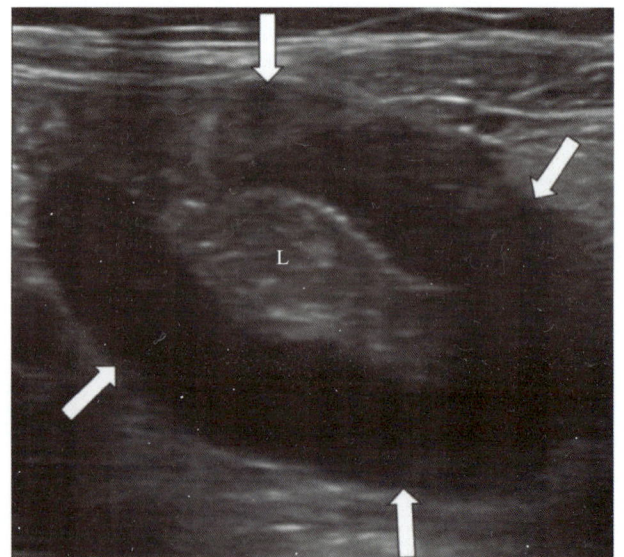

▲ 图 10-57 与移植后淋巴增生性疾病相关的非霍奇金淋巴瘤
右下腹横切面声像图显示回肠远端壁环形增厚（箭）、回声减低，管腔（L）动脉瘤样扩张

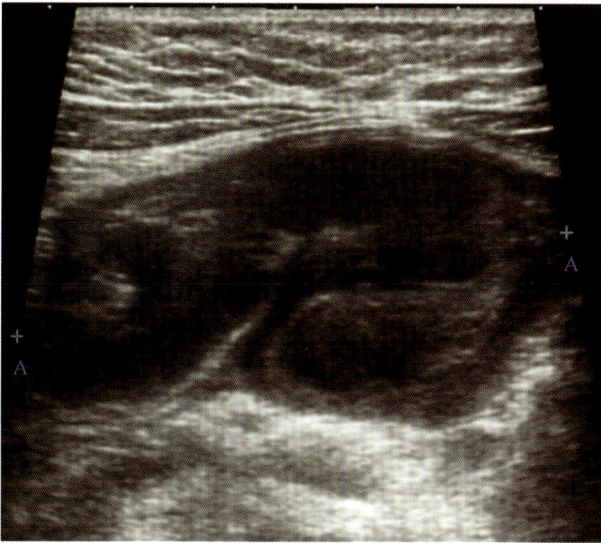

▲ 图 10-58　非霍奇金淋巴瘤

中腹部横切面声像图显示空肠局灶性不均匀低回声肿块（光标），肠腔消失

回声区[125]。壁厚常超过 1cm。管腔可因外源性压迫而狭窄，也可有动脉瘤样扩张，继发于黏膜的侵犯和凹陷。肠套叠是淋巴瘤的偶发并发症（图 10-33）[46, 47, 76, 77]。其他腹内表现包括脾大、肠系膜和腹膜后淋巴结病，肿大的淋巴结通常为低回声，可能缺乏正常的高回声淋巴门。

2. 其他恶性肿瘤

有关于儿童期平滑肌肉瘤和腺癌的报道，但极为罕见。这些肿瘤声像图表现为带有坏死灶的巨大的实质性肿块。

四、肠系膜淋巴结炎

肠系膜淋巴结肿大可单独出现，也可合并阑尾炎或肠道疾病（见第 9 章的讨论）。

五、阑尾

急性阑尾炎是大龄儿童和青少年最常见的外科急症[126-128]。其病因很可能是多因素的，包括细菌过度生长、粪便嵌顿或阑尾结石导致阑尾管腔阻塞和缺血性黏膜损伤[129]。除非得到治疗，否则最终阑尾坏死，导致穿孔、脓肿形成和腹膜炎。典型的临床表现为脐周至右下腹转移性疼痛、腹部压痛、发热和白细胞增多。但也有大约 1/3 的儿童临床症状并不典型[126, 127]。

超声检查已成为诊断儿童阑尾炎的首选影像学检查方式，既为了确诊阑尾炎，也为了排除可能类似该疾病的其他腹部或盆腔疾病[126-129]。

采用分级加压法对疑似阑尾炎的患者进行评估，线阵探头逐级压迫右下腹[128, 129]。这种方式有利于消除覆盖的肠气，并缩短探头与阑尾间的距离。正常的充气肠襻很容易被压缩并从右下腹移位，而阻塞的阑尾则不可被压缩。检查开始时，要求患者指出疼痛和最大压痛的部位，这种自我定位加快了对阑尾，尤其是位置异常的阑尾的搜索，减少检查的时间[130]。显示髂血管和腰大肌时说明加压充分，因为阑尾通常位于这些结构的前方。大多数患者可以加压充分，如存在严重疼痛、明显腹水或肥胖可能使挤压失败。谐波成像可能有助于显示阑尾和周围组织异常[131]。

（一）正常阑尾

超声检查中，81% 的健康儿童和 86% 没有阑尾炎的急性腹痛儿童的正常阑尾可以完全显示[132-134]。它是可压缩的，末梢为盲端，且测量的最大直径常 ≤ 6mm。长轴呈管状，横切面呈靶形。与胃肠道的其他部分相似，阑尾壁具有多层外观，其特征是外壁明显低回声代表固有肌层、因固有层存在淋巴组织而形成突出的低回声黏膜深层（图 10-59）。偶尔在管腔内可见少量的液体或气体[135]。彩色多普勒成像常没有或仅有少量血流信号[136]。

（二）急性阑尾炎

纵切面典型发炎的阑尾为充满液体、不可压缩、盲端、直径 ≥ 6mm 的管状结构（图 10-60）[126, 127]。

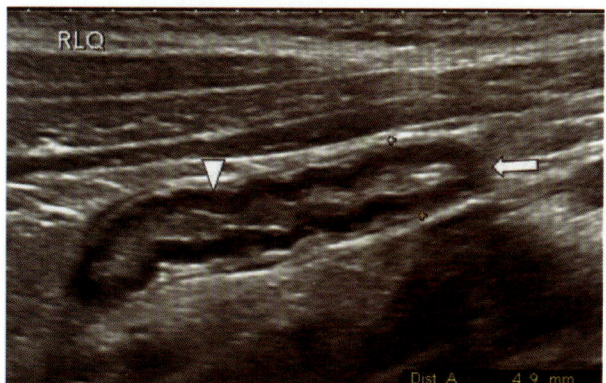

▲ 图 10-59　正常阑尾

右下腹纵切面声像图显示正常大小的阑尾（光标），直径 4.9mm。阑尾壁的多层外观与黏膜深层相对突出的低回声固有层（箭头）可辨认。箭示阑尾末端

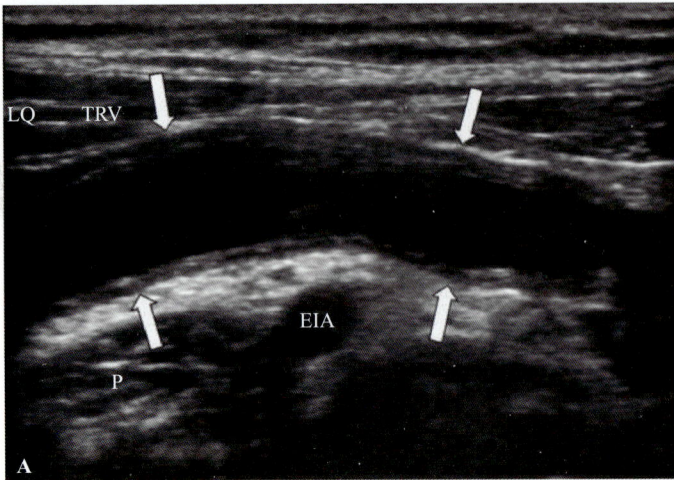

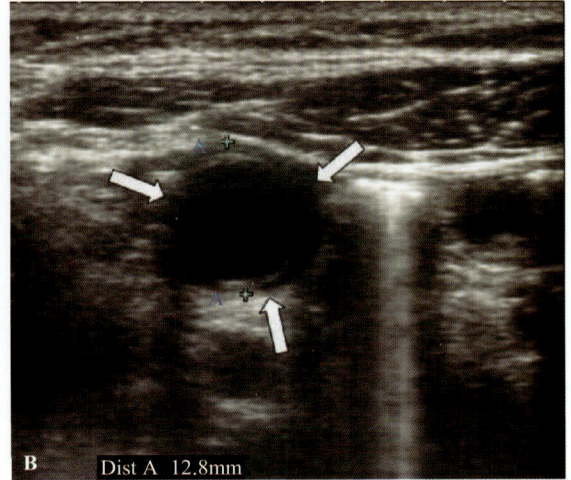

▲ 图 10-60　急性阑尾炎

A. 横切面声像图显示扩张且充满液体的阑尾（箭）位于右侧腰大肌（P）和右髂外动脉（EIA）的前方；B. 纵切面声像图显示扩张阑尾的短轴呈靶样外观（箭），直径 12.8mm（光标）

但偶尔管腔由于壁增厚而塌陷（图 10-61），常与淋巴增生相关（见下文讨论）。

　　由于超过 1/3 的非阑尾炎患者的阑尾横径范围在 6～8mm，因此使用 6mm 作为临界值来区分正常阑尾和阑尾炎存在争议[137]。最近的文献表明，使用 7 或 8mm 作为临界值可以提高阑尾炎诊断的准确性[137, 138]。也有人建议，阑尾直径≤ 6mm 为正常，6～8mm 为可疑，＞ 8mm 为阳性，与二分类模式（≤ 6mm 或＞ 6mm）相比，可更明确地排除和诊断阑尾炎[137, 138]。

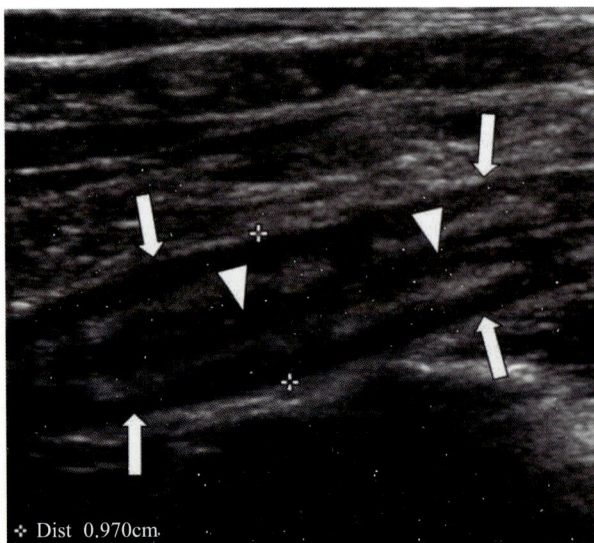

　　阑尾炎横切面呈靶面征，反映充满液体的中心和周围多层壁。完整的黏膜下层高回声常与非穿孔性阑尾炎相关。阑尾炎的其他表现包括：阑尾粪石表现为强回声灶后方伴声影（图 10-62）；盲肠或阑尾周围积液；肠系膜淋巴结肿大；阑尾周围回声增强代表肿胀的脂肪（图 10-62 和图 10-63）、脓肿和腹膜炎。周围回声增强是诊断急性阑尾炎、腹膜炎最有用的征象之一[133]。

　　阑尾炎彩色多普勒超声检查时有时显示充血（图 10-64）。然而，超过 1/3 的阑尾炎病例可见少量或不显示血流，常代表坏死[136, 139]。频谱多普勒超声检查阑尾壁内动脉收缩期峰值流速＞ 10cm/s，RI ＞ 0.65，对诊断阑尾炎有价值[140]。

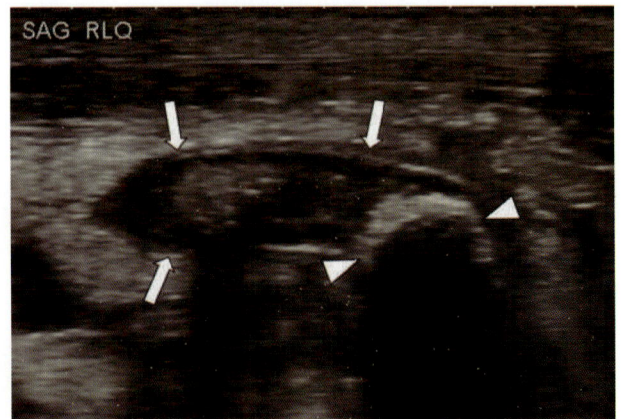

▲ 图 10-61　急性阑尾炎，不典型表现

横切面声像图显示阑尾增粗（箭），壁增厚；管壁增厚导致管腔受压（箭头）；阑尾直径 9.7mm（光标）

▲ 图 10-62　急性阑尾炎，阑尾粪石

纵切面声像图显示阑尾（箭）增粗，腔内可见强回声伴后方声影（箭头），阑尾周围回声增强是诊断急性阑尾炎有价值的征象

小儿阑尾炎有 20%～30% 发生穿孔。非穿孔性与穿孔性阑尾炎的鉴别对选择不同治疗方式如使用抗生素药物治疗或需要手术治疗是有价值的。但穿孔性阑尾炎的诊断是困难的，因为穿孔阑尾可能已减压，甚至分解，因此在超声检查中不能被识别。40%～60% 儿童阑尾炎可见穿孔。当阑尾可见时，与穿孔相关的超声特征为阑尾周围混合性积液或脓肿、黏膜下层高回声消失和阑尾粪石[141-143]，其他发现包括肠襻扩张和肝门静脉周围回声增强[142]。阑尾腔内积液扩张可提示无穿孔[143]。诊断穿孔性阑尾炎超声检查特异性高（93%），但敏感性低（44%）[143]。

脓肿可局限于右下腹，也可向下延伸至盆腔或向上延伸至上腹部腹膜间隙。阑尾脓肿表现为低回声或含有内部回声、分隔、气体或阑尾结石的混合性肿块（图 10-65）。偶尔，减压的阑尾显示为一高回声管状结构，突入脓肿内（图 10-65）。彩色血流多普勒超声可显示脓肿壁及周围软组织血流。超声可用于引导脓肿引流[144]。

腹膜炎表现为肠管扩张、肠壁增厚、腹水。彩色多普勒显示肠壁和邻近软组织血流增加。

门静脉炎或化脓性门静脉内膜炎是阑尾炎的少见并发症。超声检查发现包括门静脉内血栓形成及肝内门静脉分支扩张。门静脉炎可并发肝脓肿形成[145]。

1. 诊断误区

阑尾炎出现假阴性诊断原因是局灶性阑尾炎、位于盲肠后或盆腔深部的阑尾炎和穿孔性阑尾炎（见上文讨论）。局灶性阑尾炎的炎症局限于远端（图 10-66）。因此对阑尾全长进行成像非常重要，以避免假阴性诊断。阑尾末端可根据盲端进行识别。盲肠后位阑尾可能很难显示（图 10-67），特别是在升结肠充气的情况下。分级加压常可以消除覆盖的气体，但是如果显示不成功，可以换用较低频率凸阵探头右侧腹部不加压检查有助于识别盲肠后阑尾[146]。为了增加盲肠后阑尾显示，也可从右肋下背侧检查和采用患者左侧卧位检查[129, 147]，因为回肠远端的气体和乙状结肠内容物的遮盖，位于盆腔深处的阑尾也很难辨认。此外，阑尾与探头之间距离增加也会限制检测，在这种情况下，使用频率较低的凸阵探头可能有帮助（图 10-68）。

假阳性的原因有将正常阑尾误认为异常阑尾；

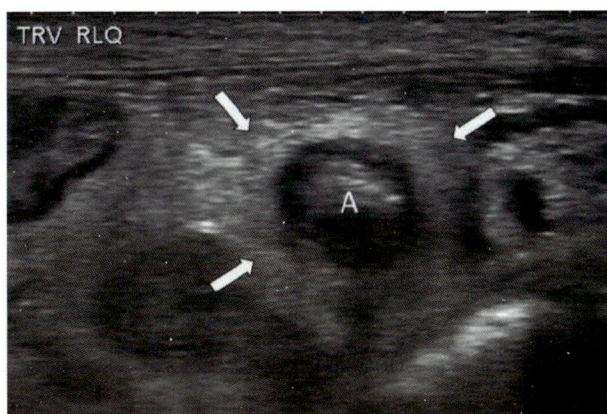

▲ 图 10-63　急性阑尾炎
右下腹横切面声像图示阑尾（A）增粗，周围软组织呈高回声（箭），高度提示急性阑尾炎

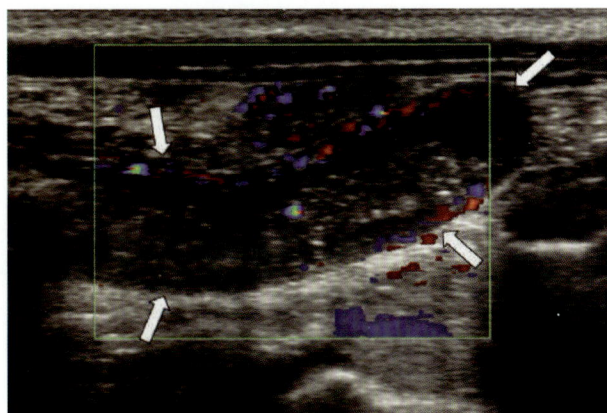

▲ 图 10-64　急性阑尾炎多普勒超声表现
纵切面彩色多普勒声像图显示增粗的阑尾盲端（箭），腔内有碎屑及积液。阑尾壁血流增多，为炎症表现

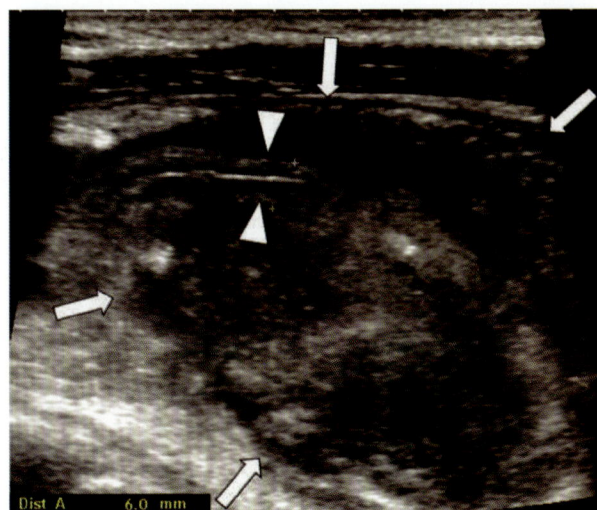

▲ 图 10-65　阑尾炎穿孔合并阑尾周围脓肿
纵切面灰阶声像图显示直径 6mm（光标）的阑尾（箭头）穿孔，形成一非均质混合性肿块（箭），符合脓肿表现

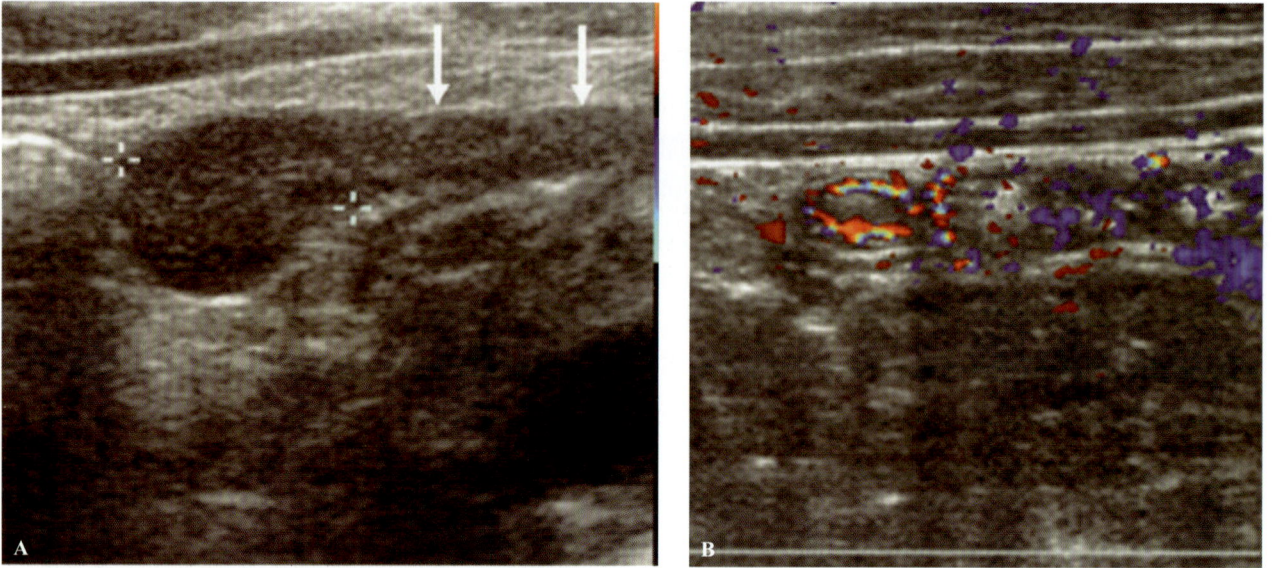

▲ 图 10-66　局灶性阑尾炎

A. 纵切面灰阶声像图显示阑尾近端和中段管径正常（箭），阑尾末端（光标）增粗，直径 1cm，管壁层次消失，邻近脂肪回声增强；
B. 彩色多普勒声像图显示阑尾末端充血

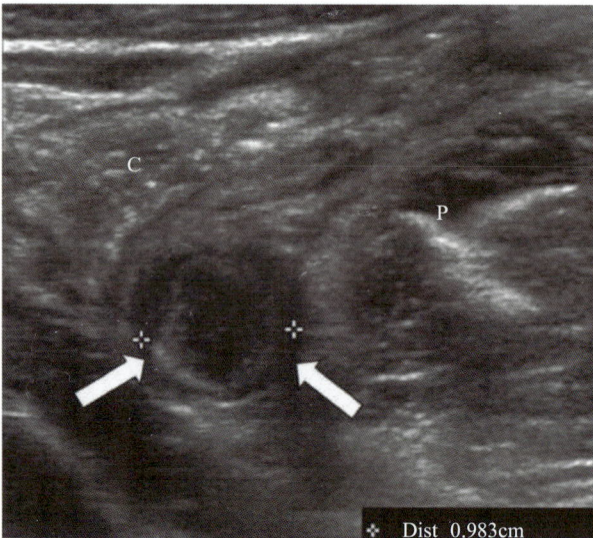

▲ 图 10-67　盲肠后位阑尾炎

右下腹横切面声像图显示阑尾（箭）增粗，位于盲肠后方，最大径 9.8mm（C）。P. 腰大肌

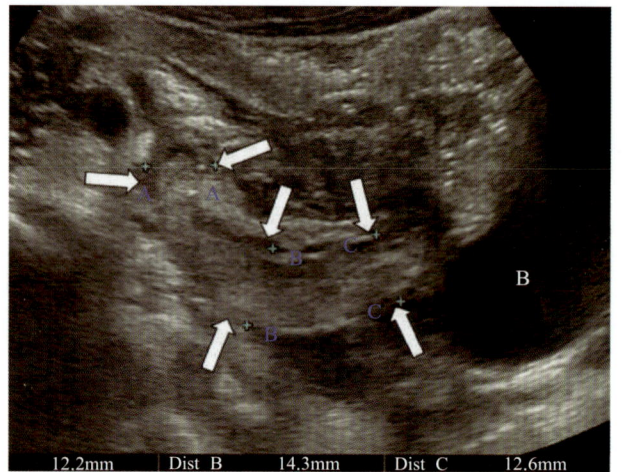

▲ 图 10-68　盆腔阑尾炎

采用低频凸阵探头扫查，骨盆纵切面声像图显示阑尾（箭）位置较深，最大径 14.3mm，由于位置较深，采用更高频率的线阵探头无法显示阑尾。A 处光标代表阑尾末端；B 处光标代表阑尾最大径；C 处光标代表阑尾近端。B. 膀胱

由于淋巴组织增生或囊性纤维化引起阑尾肿大；继发于其他感染性疾病如克罗恩病、盆腔感染性疾病或 Meckel 憩室感染引起的阑尾炎症。阑尾淋巴增生是指固有层淋巴滤泡增大，常继发于病毒感染之后，可导致管壁增厚，从而导致阑尾直径增大，超过 6mm。因为患有这种疾病可出现腹痛，超声表现为急性阑尾炎。与急性阑尾炎相比，支持淋巴组织增生的声像图特征包括壁分层存在、深层低回声黏

膜增厚、腔内无积液和缺乏阑尾周围炎性改变（图 10-69）[148, 149]。但有报道表明高达 19% 的小儿急性阑尾炎有淋巴组织增生。这种情况通常会出现急性阑尾炎的继发性超声征象[149]。

没有腹痛的囊性纤维化患者阑尾可扩张，测量直径≥ 6mm，常是阑尾内含黏液样内容物膨胀的结果（图 10-70）[150, 151]。阑尾周围炎性病变、彩色多普勒成像显示充血和阑尾局部压痛点有助于鉴别囊

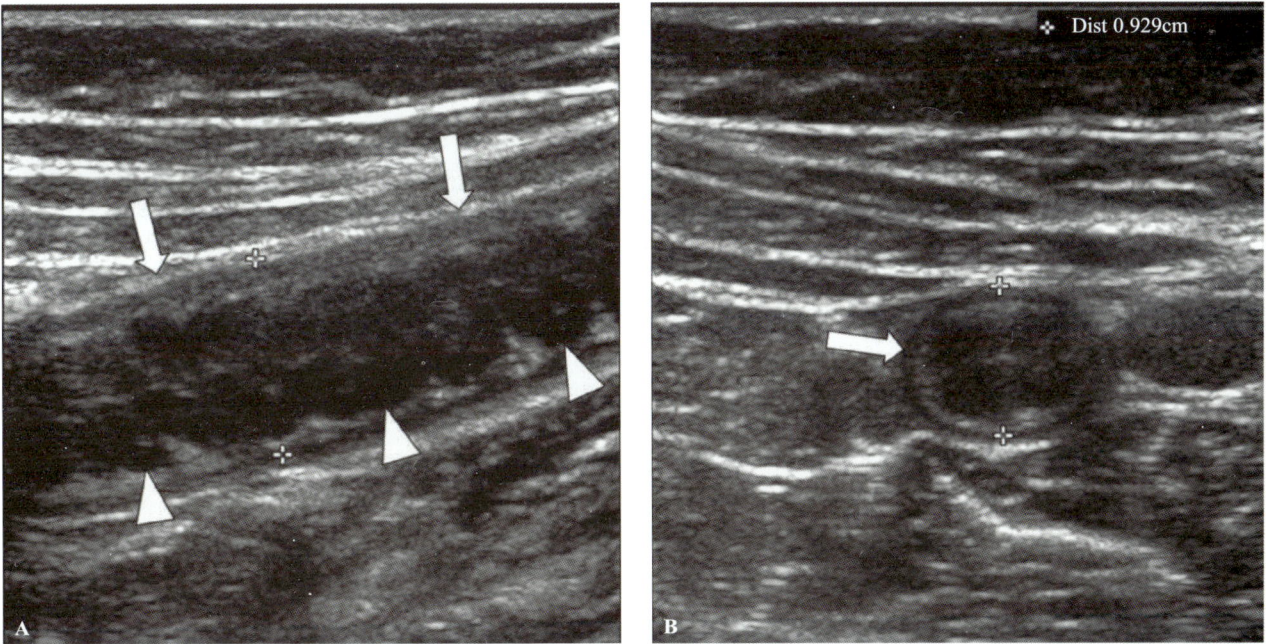

▲ 图 10-69　阑尾淋巴组织增生

纵切面（A）和横切面声像图（B）显示增厚的阑尾（箭）增粗，最大径＞9mm（光标）。黏膜明显弥漫性结节状增厚，提示淋巴组织增生（箭头）。管腔塌陷，无阑尾周围炎性改变。保守治疗成功

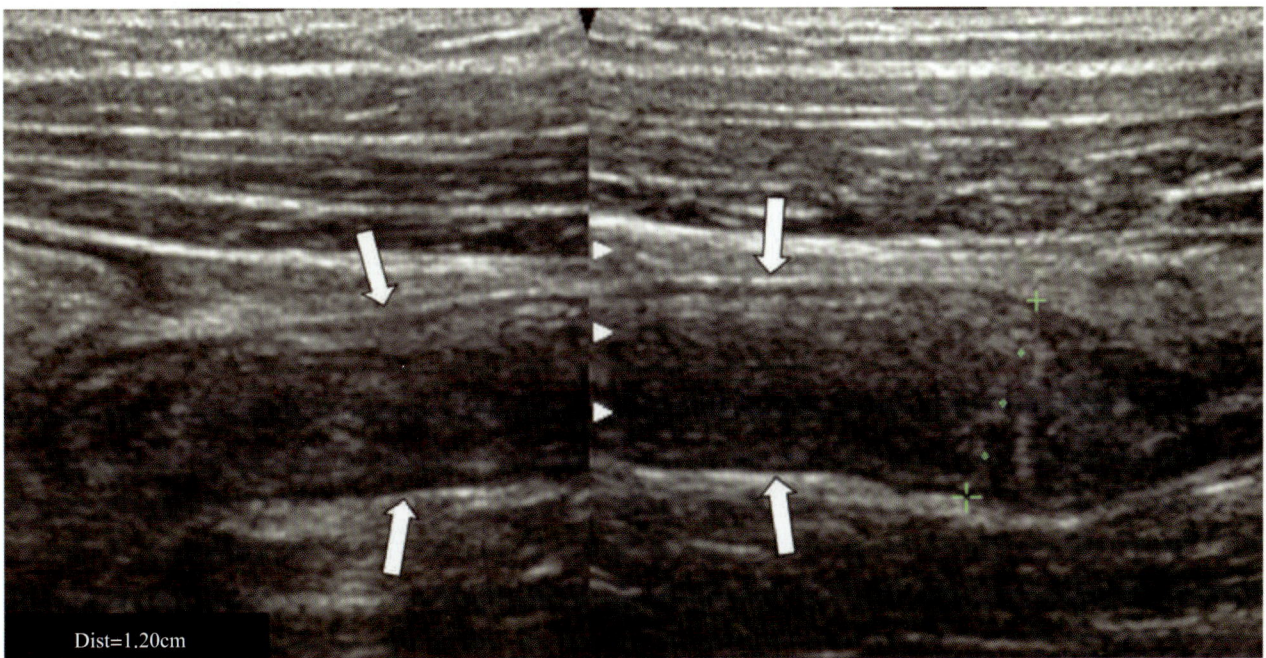

▲ 图 10-70　阑尾囊性纤维化

纵切面声像图显示阑尾（箭）增粗，由于管腔内黏液内容物的聚积，最大径 1.2cm（光标）；无阑尾周围炎性改变和压痛点，这有助于与急性阑尾炎的鉴别

性纤维化和急性阑尾炎。

克罗恩病患者可发生阑尾感染，导致阑尾直径增大（图 10-43）。对成人患者的研究表明，克罗恩病通常伴有回肠壁增厚，近半数病例还伴有盲肠壁增厚，其他肠段管壁增厚也很常见[109]。超声检查其他肠段受累有助于与急性阑尾炎鉴别，因为局限于阑尾的克罗恩病在儿童中罕见[109, 152]。其他有助于鉴别阑尾克罗恩病与急性阑尾炎的声像图特征包

括回肠末端和瘘管周围的纤维脂肪增生[109]。

2. 诊断效能

1990—2004 年间发表的文献综述表明，超声诊断儿童阑尾炎的灵敏度为 88%，特异度为 94%[153]。虽然彩色多普勒超声检查并不能显著提高检查的敏感性，但它使灰阶超声结果解释更容易，并能增加检查者对阑尾炎诊断的信心。

传统上，阑尾不显示通常不能排除阑尾炎。然而，在没有继发体征的情况下，阑尾不显示表明阑尾炎的可能性较低，有经验的医生可视为检查阴性[154, 155]。

1/4～1/3 的可疑阑尾炎患者行超声检查时为阑尾炎声像图改变；另外 1/4～1/3 为其他诊断，如妇科疾病、胃肠道异常和肾脏疾病；其余儿童的腹痛在没有明确诊断时就已得到缓解[126, 127, 156]。当超声检查没有发现阑尾炎表现时，进行上腹部和盆腔的检查是很重要的，特别是在女性青少年，因为妇科疾病常常与阑尾炎相似。

六、Meckel 憩室

卵黄管是胎儿宫内在回肠水平连接中肠与卵黄囊的管状结构[157, 158]，通常存在于妊娠早期。当卵黄管回肠末端保持开放时，形成 Meckel 憩室。患者可因憩室诱发肠套叠而出现腹痛，或因憩室内存在异位胃黏膜形成溃疡导致出血。无并发症的 Meckel 憩室在影像学上很难被诊断。

Meckel 憩室的声像图表现为低回声的管状或厚壁的囊样结构，位于回肠肠系膜对侧缘，距回盲瓣 60cm 以内（图 10-71）[157, 159]。多普勒超声显示憩室壁充血[160]，偶尔憩室为实性团块，可见同心圆状低回声和高回声环，类似肠套叠（图 10-72）。来源于小肠而不是盲肠应提示 Meckel 憩室而不是阑尾炎的诊断[159, 161]。

七、结肠

（一）技术

分级加压技术用于推挤邻近肠襻并识别异常肠襻。灰阶和彩色多普勒超声成像均采用线阵或凸阵高频探头。

（二）正常解剖

结肠位于腹腔两侧，管腔含气，蠕动极少或无

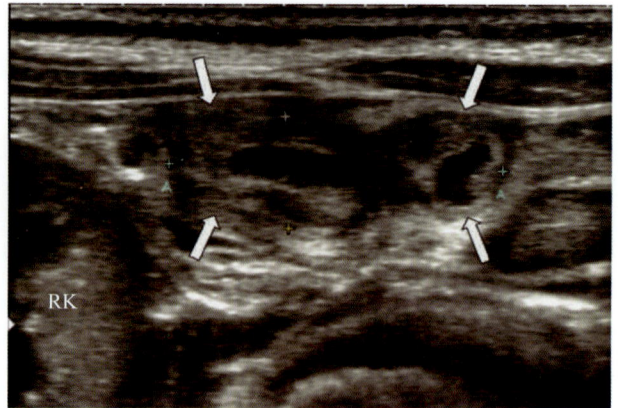

▲ 图 10-71 Meckel 憩室
右侧腹部横切面声像图显示有盲端的肠襻（箭头），来源于小肠，与正常阑尾分离（未显示）。手术证实为 Meckel 憩室。RK. 右肾；光标 . 憩室边缘

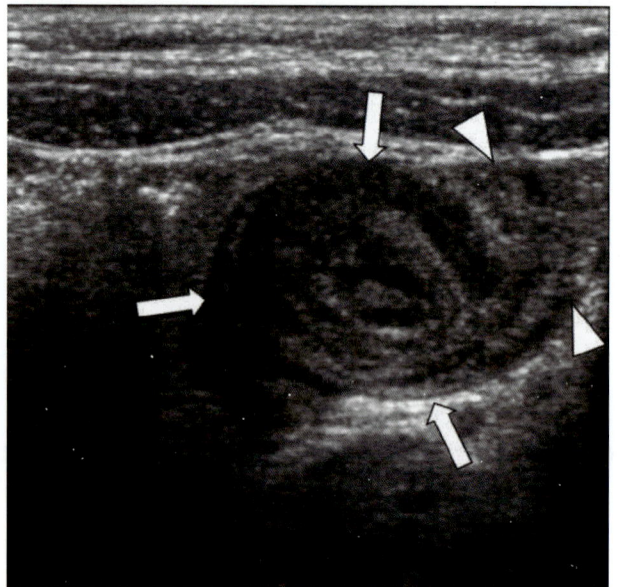

▲ 图 10-72 Meckel 憩室
右下腹横切面声像图显示一圆形团块（箭），有同心圆层及小的中央腔，中央腔起始于相邻的小肠襻（箭头）。多层外观类似肠套叠的靶面征，但无新月形内陷的肠系膜。手术证实为 Meckel 憩室

蠕动。回盲瓣是盲肠内侧的高回声皱襞。阑尾是盲肠末端向下的具有盲端的管状结构。

当结肠管腔充满液体时，可见肠管高低回声交替的肠壁层次，包括中等回声黏膜表层、低回声黏膜深层、稍高回声的黏膜下层、低回声的肌层和外层高回声的浆膜层。结肠袋呈金字塔形，呈均匀稍高回声，间隔规则。临界值 3mm 常用于区分正常结肠壁和增厚结肠壁[1]。部分结肠可能不适合超声检查，因为粪便内容物和气体产生强烈反射，伴声

影。横结肠常因胀气而难以评价，有时可与胃混淆。由于直肠在盆腔的位置较深，检查起来也很困难。

（三）肛门直肠畸形

肛门直肠畸形又称肛门闭锁，是由于后肠从泌尿生殖系统分离异常，从而导致后肠分离异常终止的结果。肛门直肠畸形根据直肠终止于肛提肌以上、肛提肌或肛提肌以下分为高位、中位或低位。高位闭锁的男孩，直肠常合并后尿道瘘或极少数膀胱瘘。高位闭锁的女孩常合并直肠阴道瘘或前庭瘘。低位闭锁时，直肠与泌尿生殖道常无交通。部分低位闭锁的患者可能会有一个相对于肛门正常位置前方的孔或直肠可完全覆盖。

高位和中位肛门闭锁的外科治疗是先行结肠造瘘，然后行延期肛门直肠成形术。低位肛门闭锁的手术常为出生后不久行一期经会阴肛门成形术。

经会阴超声检查用于确定梗阻的直肠盲端，是高位、中位或低位，以及相关的瘘管[162-166]。婴儿处于截石位，经会阴正中纵切面扫查获得纵切面图像。直肠末端为充满胎粪或气体的盲端结构（图10-73和图10-74）。为确定是高位、中位或低位畸形，检查者将手指放置于会阴部肛门隐窝，测量直肠盲端至会阴部的距离。高位和中位闭锁直肠扩张末端距会阴距离至少为15mm（图10-73），因此这被认为是与低位畸形鉴别的临界值（图10-74）[163]。直肠盲端距会阴距离＞15mm，经会阴超声检查的灵敏度为100%，特异性为86%，鉴别低位和高位畸形的准确率为95%[163]。但是，由于一些低位闭锁直肠盲端至会阴距离＞15mm，也可用于对瘘管进行分型，其有助于对闭锁类型进行分类（见上文关于瘘管部位的讨论）。高位闭锁的其他征象是膀胱内的高回声灶，代表气体或钙化和粪石。

在正常婴儿，直肠向后走行朝向肛门，男孩直肠与尿道分离，女孩直肠与阴道分离。瘘管通常表现为低回声的线状管道，有时因气体而呈线状稍高回声，越过稍高回声脂肪平面，从直肠延伸至膀胱、阴道或前庭。

在肛门直肠畸形的评价中，也可使用经尾骨下入路检查，通过将探头放置在尾骨正下方和肛门后方的横切面位置获得[166-168]，目的是显示耻骨直肠肌与远端直肠袋的关系。耻骨直肠肌可能在低位闭

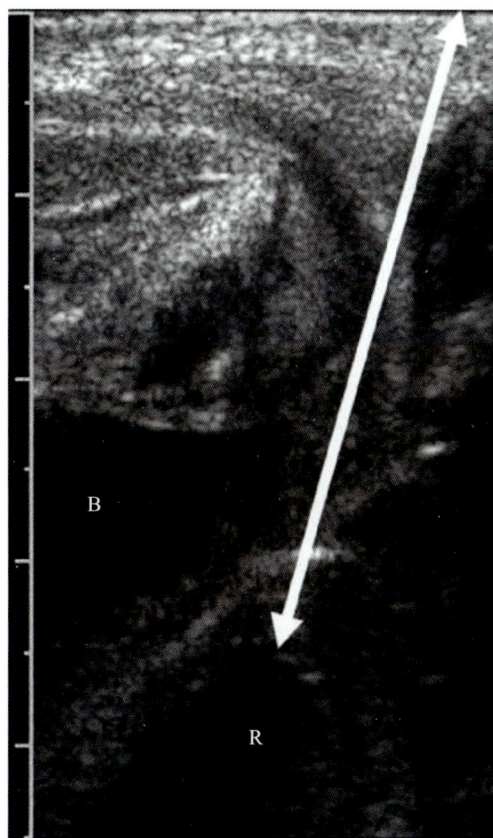

▲ 图 10-73 高位肛门闭锁

纵切面经会阴声像图显示扩张的充满胎粪的直肠（R），突然终止于膀胱后方（B）。双头箭表示直肠盲端到肛门隐窝的距离＞3cm，提示高位肛门直肠畸形

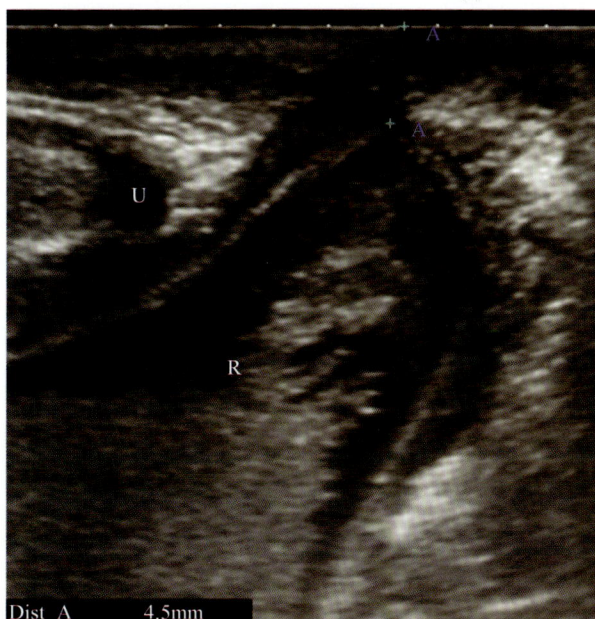

▲ 图 10-74 低位肛门闭锁

纵切面声像图显示扩张的充满胎粪的直肠（R），盲端距离皮肤＜5mm（光标），提示低位肛门直肠畸形。U. 尿道

锁中被识别，表现为 U 形低回声带，可以看到远端直肠袋穿过肌肉。高位闭锁通常无法识别耻骨直肠肌[166-168]。

（四）坏死性小肠结肠炎

坏死性小肠结肠炎（necrotizing enterocolitis, NEC）是一组以胃肠道节段性炎症为特征的不同病理过程。典型改变常见于早产儿，其特征是胃肠道节段性严重炎症，常进展为坏死[169]。其发病机制很可能是多因素导致，包括缺血、感染、食物进入肠道以及对正常肠道细菌易位导致免疫系统的过度反应、细胞因子的释放导致广泛炎症[170]。NEC 的一种变异型是自发性肠穿孔，往往表现为炎症少、病灶多、出现早。NEC 的另一种变异型发生于足月儿，通常与易发生肠道灌注不足和缺血的疾病有关，如心脏病、败血症和肠梗阻[169]。NEC 开始于黏膜和黏膜下层，并可能延伸至肠壁所有层次。虽然该病可发生在整个结肠的任何部位，但远端回肠和右半结肠最常受累。患者表现为腹胀、呕吐、便血、烦躁。

腹部平片仍然是 NEC 诊断的传统方法，但当平片诊断不明确时，超声检查可能有助于确诊[171-175]。在已知 NEC 的患者中，超声检查也可用于评价是否存在并发症，包括肠坏死和穿孔[171-181]。

超声检查应使用高频线阵探头进行，包括腹部所有四个象限，因为肠道受累通常是不连续的。评价肠道有无积气、肠壁增厚或变薄、回声和蠕动。肠壁积气表现为明亮、局灶性或弥漫性的肠壁内高回声（图 10-75 和图 10-76）[171, 172]。小肠襻可能表

现为增厚和高回声，伴有小肠皱襞水肿导致出现条纹状外观，被称为"斑马纹"（图 10-77 至图 10-79）[171, 172]。肠壁变薄可能是肠管明显扩张或肠壁各层坏死、脱落的结果。有肠蠕动提示肠管有活力，而肠蠕动消失可能提示肠梗阻或肠坏死。疾病早期的彩色多普勒超声显示肠壁充血（图 10-80）[171, 172]。血流信号缺失是透壁坏死和肠管无活力的征象（图 10-78）[171, 172, 176, 178]。

超声检查也可用于显示肠外积液和积气，无回声游离性积液无特异性（图 10-77），而游离积液呈混合回声则与肠坏疽和穿孔有关（图 10-81）[171, 172, 176, 177, 182]。局灶性积液常反映脓肿形成，提示肠穿孔（图 10-79）[171, 172, 176]。门静脉积气表现为门静脉系统内可移动的强回声灶，有时在肝内周围区域呈分支状分布（图 10-82）。门静脉积气的多

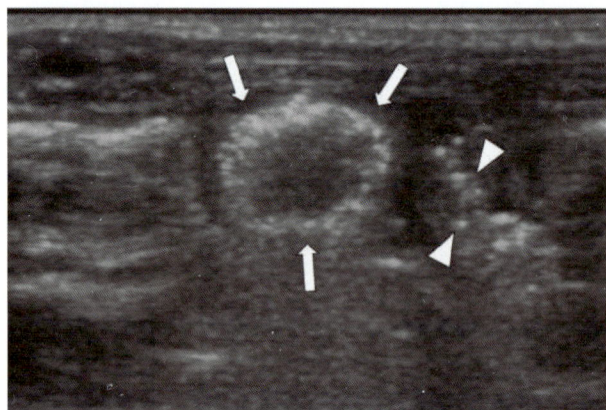

▲ 图 10-76 坏死性肠炎
左侧腹部横切面声像图显示肠壁广泛积气，表现为肠壁内环状混杂强回声灶（箭），邻近肠襻也可见积气（箭头）

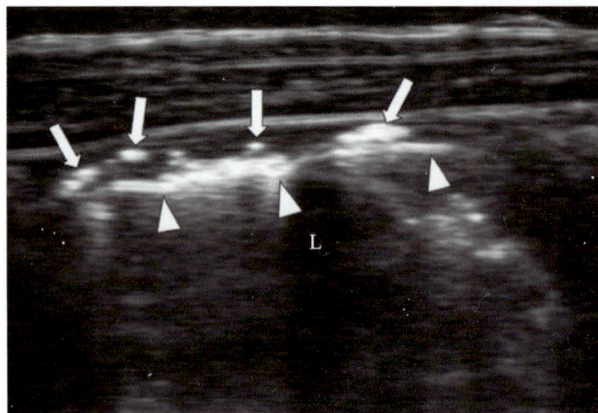

▲ 图 10-75 坏死性肠炎导致肠壁积气
右半结肠横切面声像图显示肠管前侧壁内多个强回声灶（箭），符合肠壁积气表现。在前侧浅层肠壁出现该征象有助于鉴别肠壁积气与肠腔（L）积气（箭头）

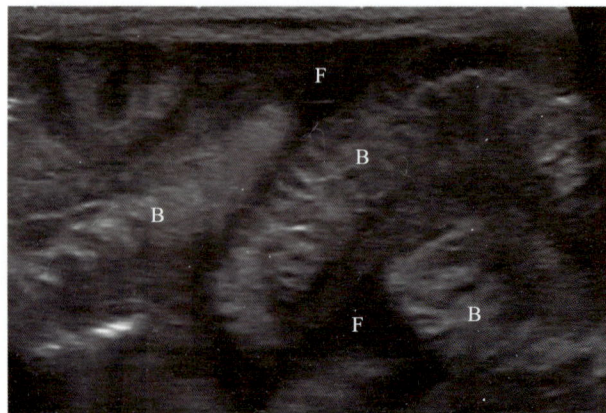

▲ 图 10-77 坏死性肠炎
横断面声像图显示数个增厚的小肠襻（B），呈"斑马纹"，提示小肠皱襞水肿，存在相关的无回声游离积液（F）

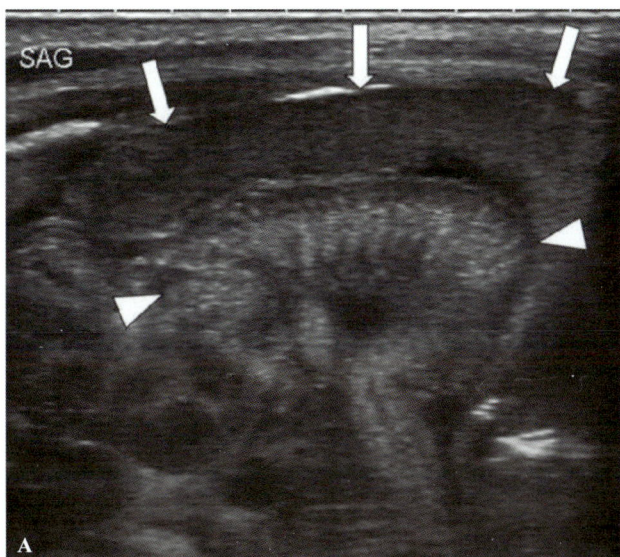

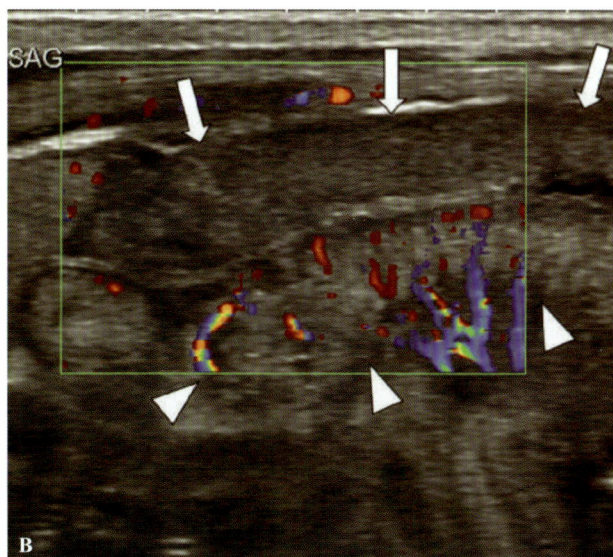

▲ 图 10-78　坏死性肠炎

A. 右侧腹部纵切面声像图显示 2 个小肠襻声像图表现不同。位置较深的肠襻（箭头）肠壁斑纹状增厚；位置较浅的肠襻（箭）为弥漫性低回声，管壁与管腔无法区分。B. 彩色多普勒超声显示位置较深的肠襻（箭头）充血，表明其存活；位置较浅的肠襻（箭头）无血流信号，提示其已坏死。后经手术证实超声诊断

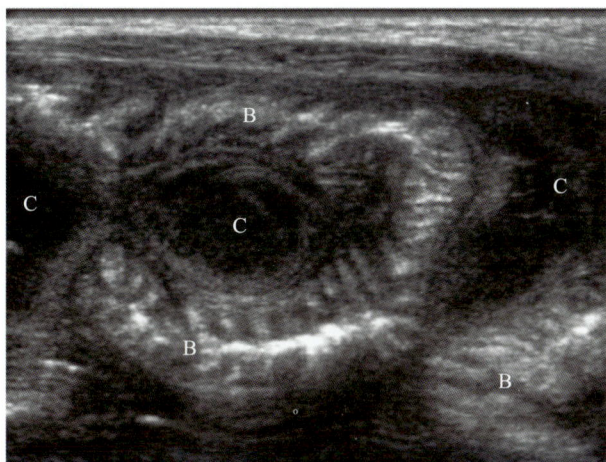

▲ 图 10-79　坏死性肠炎

右下腹纵切面声像图显示增厚的小肠襻（B）呈"斑马纹"，低回声的积液（C）代表脓肿，提示肠穿孔

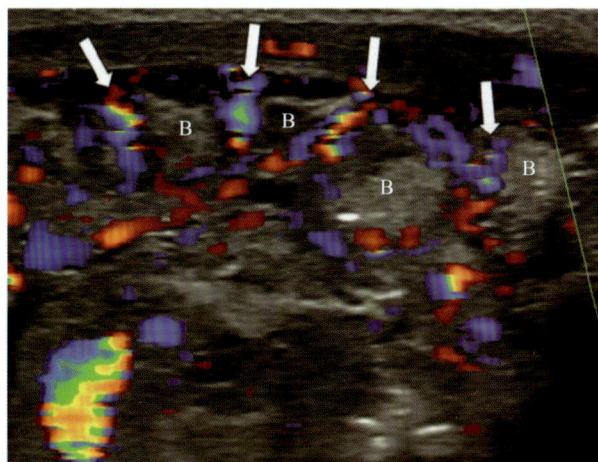

▲ 图 10-80　坏死性肠炎

左侧腹部纵切面彩色多普勒超声显示多个肠襻（B）肠壁充血（箭），为活动性感染的早期表现，提示肠道存活

普勒表现为门静脉频谱上叠加有明显的双向多普勒位移。

　　气腹提示肠穿孔，常表现为可移动的强回声灶伴混响伪像所致声影，或在肝脏前表面与腹壁之间出现"腹膜条纹征"（图 10-82），偶尔表现为漂浮在腹膜腔游离积液内的无支撑的高回声灶[172, 176]。

（五）结肠壁疾病

　　结肠壁增厚可由炎症、传染性、缺血性或肿瘤性疾病引起。超声检查的作用是确认结肠疾病的存在，并识别腔外异常，如瘘管、窦道和脓肿，而不是明确特异性诊断[95, 96, 113]。

1. 肉芽肿性结肠炎

　　肉芽肿性结肠炎或克罗恩病是一种炎症疾病，其特征是累及右半结肠、回肠末端和直肠，正常肠道区域（即跳跃区域）介于两者之间。病变特征性的呈节段性分布。临床特征为腹泻、腹痛、体重减轻和发育不良。

　　声像图表现包括肠壁呈低回声增厚、结肠周

围脂肪呈高回声、脓肿和瘘管（图 10-83 和图 10-84）[95, 96, 113]。结肠壁厚度在 5～15mm，急性期常保持结肠壁的正常分层（图 10-83）；晚期，特别是出现纤维变性时，管壁分层消失（图 10-84）。活动期彩色多普勒超声检查可见黏膜和肌层充血。

2. 溃疡性结肠炎

溃疡性结肠炎是一种特发性炎性疾病，其特征为开始于直肠，向近端扩展呈连续性，逐渐累及部分或整个结肠。常见的临床表现有血性腹泻和腹痛，其他发现包括关节炎、脊椎炎和硬化性胆管炎。

超声显示肠壁增厚，直径通常在 6～10mm[95, 96, 113]。溃疡性结肠炎的肠壁增厚不如克罗恩病明显，通常

▲ 图 10-81　坏死性肠炎
右侧膈肌横切面声像图显示大片无回声区（F），有多个肠襻（B），部分可见与积气一致的附壁高回声灶（箭头）。手术证实为肠穿孔

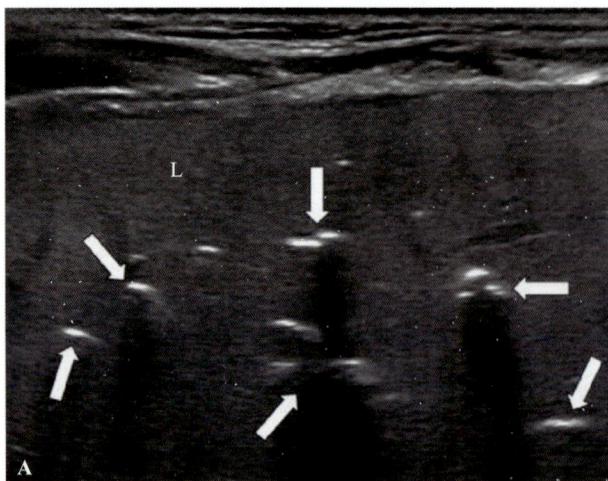

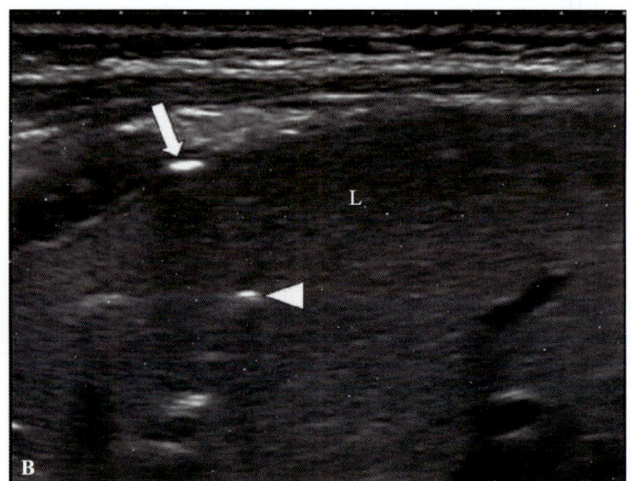

肠壁分层存在（图 10-85）。脓肿形成和瘘管不常见。彩色多普勒超声检查可显示肠壁黏膜层及肌层血流信号增多。

3. 假膜性结肠炎

假膜性结肠炎一般是由产生毒素的艰难梭菌引起的传染性疾病[113, 183]。毒素攻击细胞膜和黏膜细胞，导致出血、炎症、细胞坏死和蛋白质丢失。它几乎只发生在接受抗生素治疗的患者中，抗生素治疗改变了结肠的微生物群落，促进了艰难梭菌的定植。症状为发热、恶心、呕吐，严重者出现与肠梗阻或结肠穿孔有关的腹痛。经内镜检查显示结肠黏膜上特征性的黄色斑块或假膜，或实验室检查在粪便中发现艰难梭菌确诊。

因为这些患者都是急性患者，常需要床边超声检查来评估结肠受累的存在和程度。超声表现为中度至明显的非层状结肠壁增厚，伴有明显的隆起、肠腔消失和腹膜腔游离积液（图 10-86），结肠各段均可受累。彩色多普勒超声检查可显示黏膜层及固有肌层充血。巨细胞病毒性结肠炎可产生与艰难梭菌感染相似的改变。

4. 中性粒细胞减少性小肠结肠炎

中性粒细胞减少性小肠结肠炎是一种坏死性肠病。最常见于接受化疗、免疫抑制、AIDS 导致中性粒细胞严重减少的儿童。本病通常局限于盲肠和升结肠，统称为盲肠炎。然而，它也可以累及阑尾、其他结肠段和小肠，尤其是回肠末端[184, 185]。

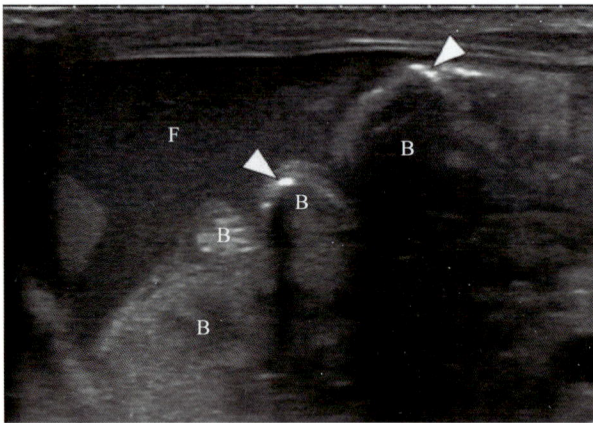

▲ 图 10-82　坏死性肠炎
A. 肝脏（L）横切面声像图显示肝内多个高回声灶（箭），部分后方伴声影，符合门静脉积气。该并发症与更严重的疾病相关。B. 纵切面声像图显示肝脏（L）表面伴后方声影（箭）的高回声灶，符合气腹表现，并提示肠穿孔。门静脉积气（箭头）表现也很明显

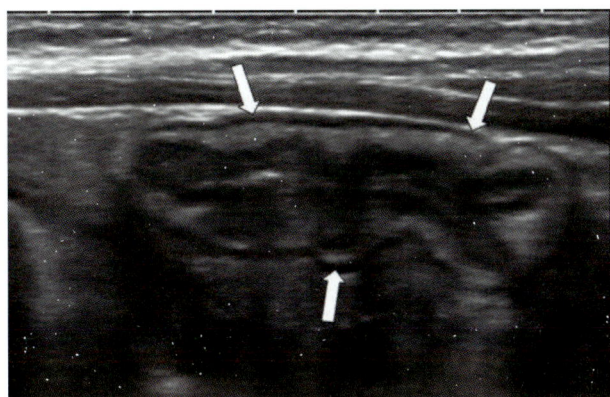

▲ 图 10-83　肉芽肿性结肠炎
左侧结肠横切面声像图显示降结肠（箭）肠壁增厚，保留肠壁层次结构，提示疾病处于急性期

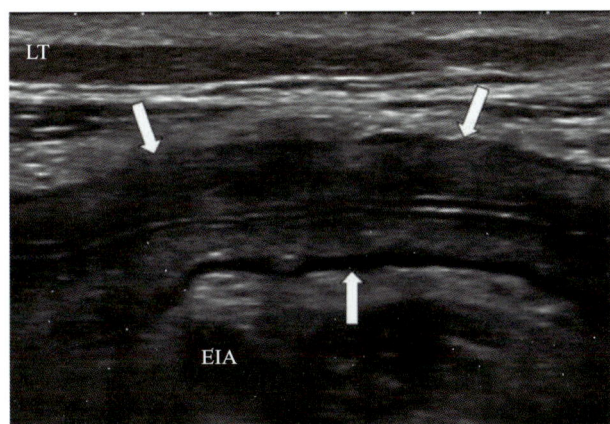

▲ 图 10-84　肉芽肿性结肠炎
左下腹横切面声像图显示乙状结肠肠壁增厚（箭），失去正常的肠壁分层，表明疾病已发展至晚期，结肠周围脂肪回声增强。EIA. 髂外动脉

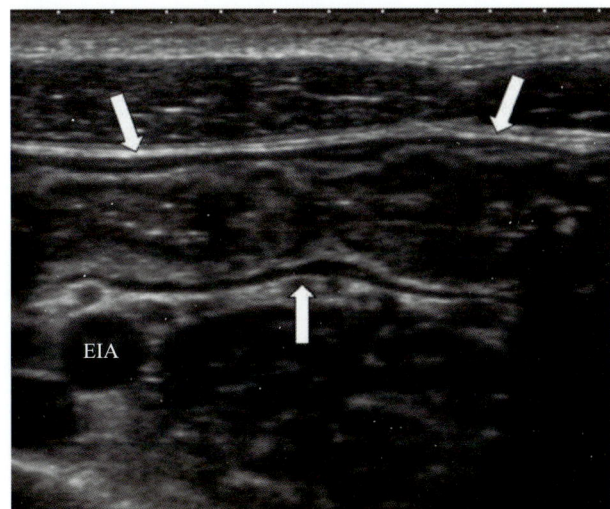

▲ 图 10-85　溃疡性结肠炎
左下腹横切面声像图显示乙状结肠肠壁增厚（箭），肠壁分层存在，具有突出的低回声深层黏膜层。EIA. 髂外动脉

盲肠和升结肠是最容易受累的部位，因为这些部位容易淤滞和扩张，淋巴组织丰富，血管分布较少[184]。受累儿童中性粒细胞减少，临床表现为发热、血性腹泻和腹痛。

　　超声表现包括右侧结肠、回肠远端和阑尾壁增厚（图 10-87），周围回声增强代表水肿和周围脂肪炎症。彩色多普勒成像显示黏膜层和肌层血管增多[113, 183]。通常为跨壁性受累。

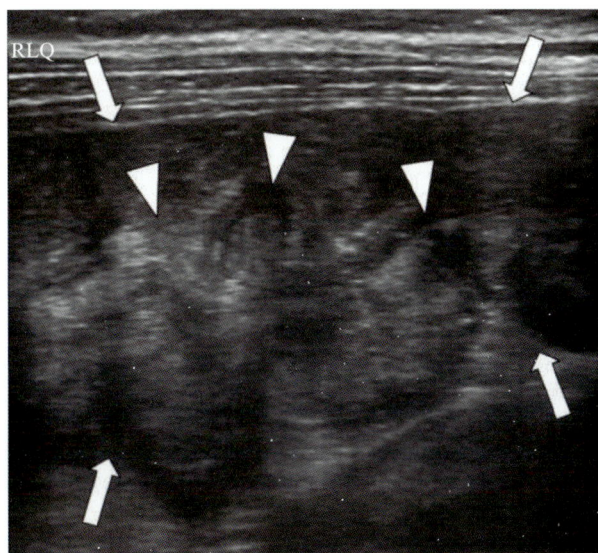

▲ 图 10-86　假膜性结肠炎
纵切面灰阶声像图显示增厚的右半结肠（箭），有明显的隆起，壁层次消失，管腔部分消失，呈波浪状弯曲（箭头）

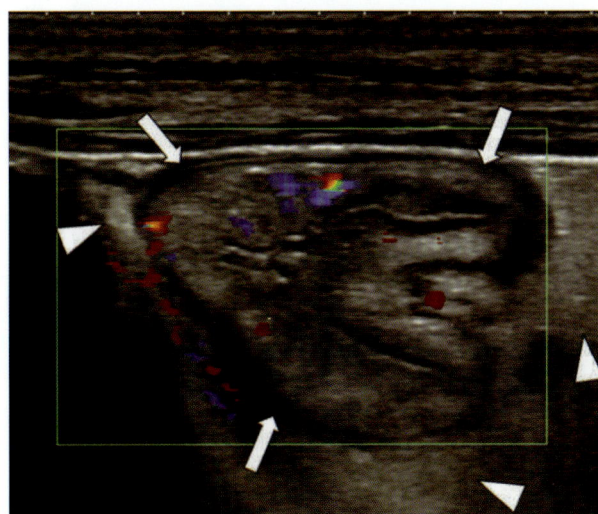

▲ 图 10-87　中性粒细胞减少性结肠炎（盲肠炎）
横切面彩色多普勒声像图显示升结肠增厚、充血（箭），肠壁层次消失，结肠周围脂肪回声增强（箭头）

5. 溶血性尿毒症综合征

溶血性尿毒症综合征是一种以血性腹泻为前驱症状，继而出现急性肾衰竭、溶血性贫血和血小板减少为特征的疾病[113]。其原因被认为是细菌毒素引起的抗原 – 抗体反应，大肠埃希菌血清型 157：H7 是最常见的病原体之一。该血清型产生一种附着在内皮上的志贺毒素，造成血管损伤，进而引起纤维蛋白血栓在多个器官微血管中沉积。

声像图表现为结肠壁明显增厚、层次消失，通常累及从盲肠到肛门的整个结肠（图 10-88）[113]。前驱期结肠血流稀少，恢复期肠壁血流丰富，并显示管壁层次。

6. 感染性结肠炎

除了病毒和真菌，多种细菌包括小肠结肠炎耶尔森菌、沙门菌、志贺菌、弯曲杆菌和大肠埃希菌均可导致结肠炎[113]。声像图表现包括肠壁增厚（图 10-89），通常为分层、肠腔充满液体、肠系膜淋巴结肿大和腹膜腔游离积液。彩色多普勒超声显示黏膜层，偶尔也包括肌层血流信号增多。回肠相关感染并不少见。

7. 寄生虫感染性阿米巴结肠炎

阿米巴病是指由溶组织阿米巴引起的感染，通过被污染的食物和水传播。症状从轻度腹泻到严重的痢疾，大便带血和黏液。阿米巴能进入血流，并可能影响其他器官，特别是肝脏。超声表现包括肠壁增厚、黏膜下层和肌层血管增多。所有结肠段均可受累或感染局限于右半结肠。肠壁增厚与克罗恩病和溃疡性结肠炎的肠壁增厚相似，但在流行地区旅行或居住的临床病史应怀疑阿米巴结肠炎[186]。

8. 囊性纤维化

囊性纤维化是一种常染色体隐性遗传疾病，以

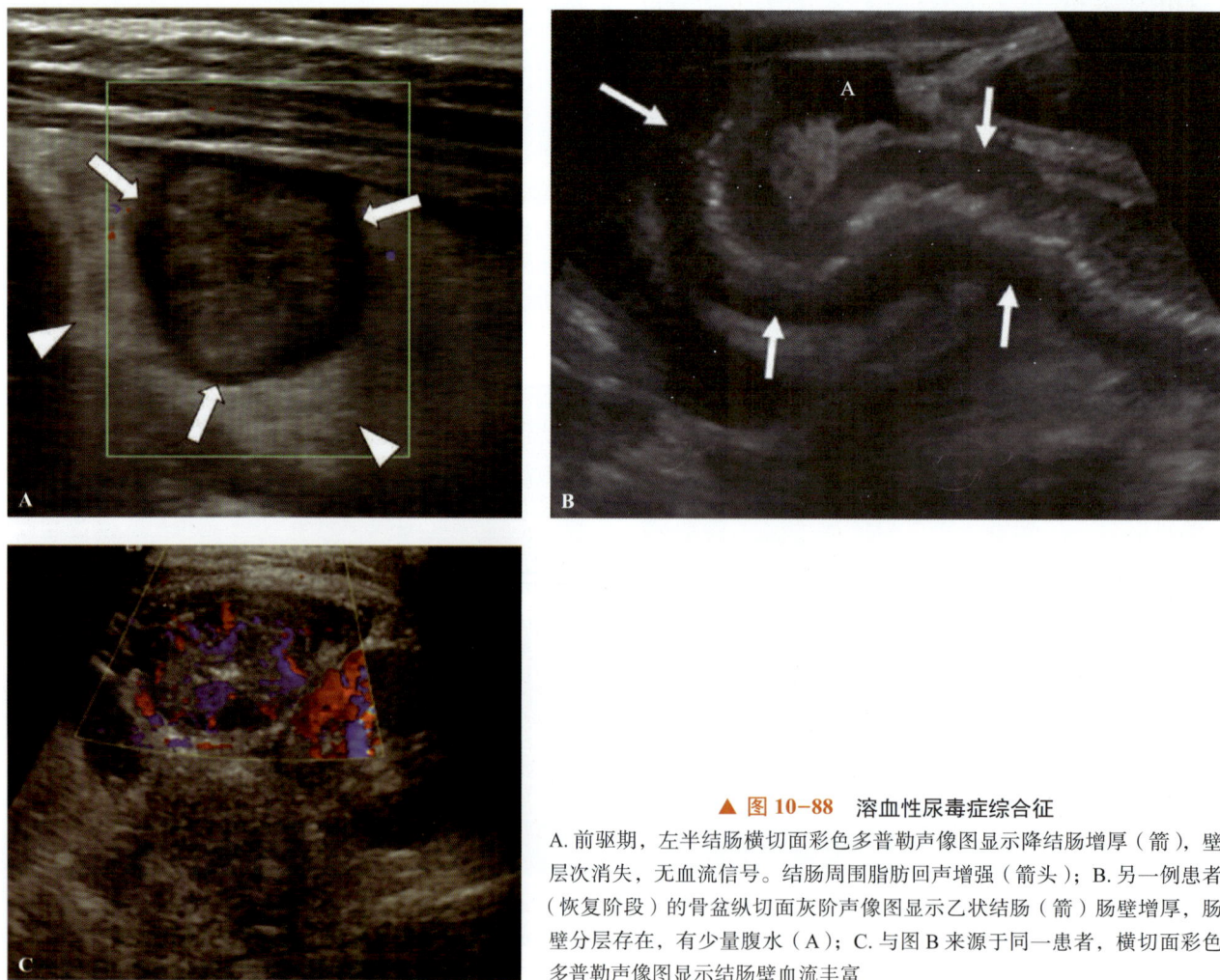

▲ 图 10-88 溶血性尿毒症综合征

A. 前驱期，左半结肠横切面彩色多普勒声像图显示降结肠增厚（箭），壁层次消失，无血流信号。结肠周围脂肪回声增强（箭头）；B. 另一例患者（恢复阶段）的骨盆纵切面灰阶声像图显示乙状结肠（箭）肠壁增厚，肠壁分层存在，有少量腹水（A）；C. 与图 B 来源于同一患者，横切面彩色多普勒声像图显示结肠壁血流丰富

外分泌腺普遍功能障碍为特征。其结果是粪便内容物浓缩，肠壁继发炎症改变。临床表现包括腹痛、便秘和右下腹可触及肿块。

主要的肠道表现包括升结肠、盲肠和远端小肠增厚，保留了肠壁的分层，多普勒成像肠壁血流信号增加（图 10-90）。其他表现有腹水、结肠周围和肠系膜脂肪回声增强、肠系膜淋巴结肿大[187-189]。阑尾可增大，直径 > 6mm，管腔内含有高回声黏液样内容物[150, 151]。狭窄、窦道、瘘管、脓肿和广泛

的小肠受累不是囊性纤维化的典型特征，但有助于将其与克罗恩病鉴别。

（六）良性肿块

1. 幼年息肉

幼年息肉是儿童期最常见的良性结肠肿瘤。它们是错构瘤性病变，在组织学上表现为平滑肌、固有层和内衬正常上皮的腺体组成的树枝状网[190]。幼年性息肉常发生于直肠乙状结肠区，较大（1～5cm），有蒂，但也可较小或无蒂。受累儿童通常在 2—10 岁，表现为无痛性鲜红色直肠出血或息肉直肠脱垂。

声像图表现为单个或多个低回声肿块突入肠腔，内含小囊性区，彩色多普勒显示其内可见血流信号（图 10-91）[79]。可以诱发结 - 结型肠套叠，息肉须与高回声的粪便鉴别。但粪便是可移动的，在结肠中位置会改变，而息肉不会。

息肉通常在有症状的儿童结肠镜检查时被发现，但也可能无特殊症状在超声检查时被发现，或者可能是偶然发现[79]。

2. 肠重复畸形

虽然重复畸形以小肠多见，但也发生在结肠。结肠重复畸形的外观与其他胃肠道重复畸形相似（见上文讨论）。声像图表现包括具有肠道征象

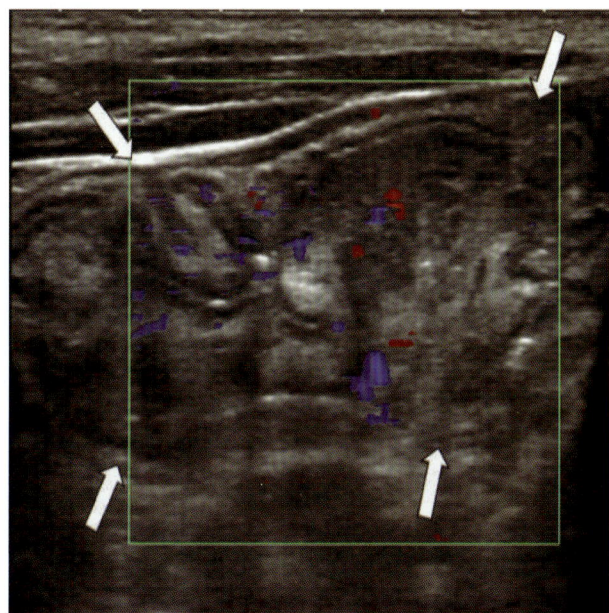

▲ 图 10-89　感染性结肠炎

横切面彩色多普勒声像图显示盲肠向心性肥厚（箭），伴肠壁充血，部分失去正常肠壁分层。细培养检查发现空肠弯曲菌

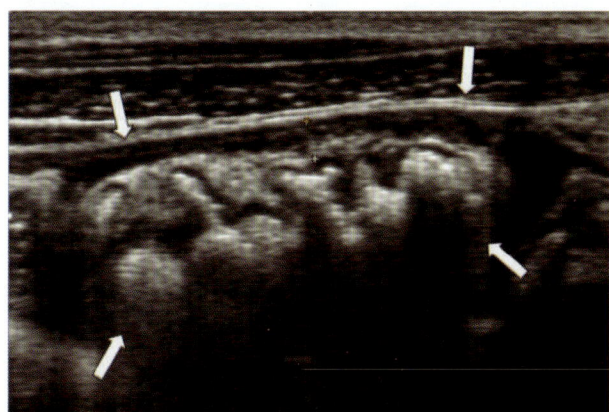

▲ 图 10-90　囊性纤维化

右半结肠横切面灰阶声像图显示升结肠肠壁增厚（箭头），肠壁层次存在

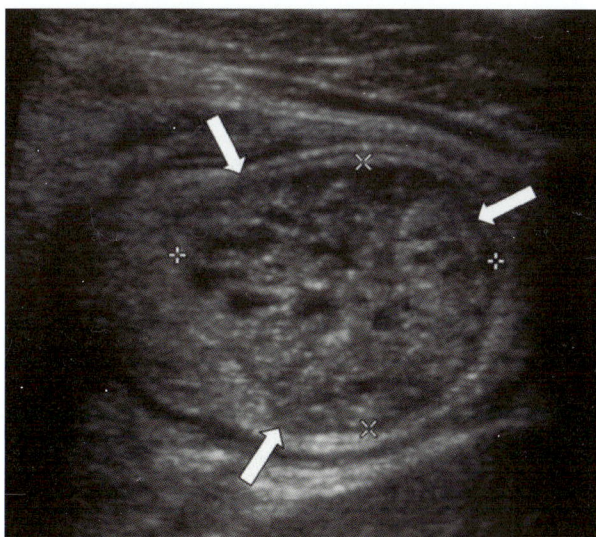

▲ 图 10-91　幼年息肉

左上腹横切面声像图显示非均质肿块伴囊性灶占据降结肠管腔（箭，光标）。多个微小的囊性区域是息肉的典型特征，内镜检查证实为幼年息肉

的低回声圆形或管状肿块（即内部高回声壁和外部低回声缘），共享的固有肌层分裂导致囊肿壁与邻近肠壁呈 Y 形，偶见囊肿壁蠕动，可导致囊肿形状改变[124]。

（七）恶性肿块

1. 淋巴瘤

淋巴瘤累及结肠罕见，发生于盲肠最常见。如前所述，大多数儿童肠道淋巴瘤是非霍奇金淋巴瘤亚型。声像图上表现为肠壁增厚，呈低回声[47]。壁增厚可以呈偏心状或环形，邻近肠管的肠系膜淋巴结肿大。结肠淋巴瘤的并发症包括肠套叠、黏膜溃疡和穿孔。

2. 癌

腺癌是儿童时期罕见的肿瘤，可见于息肉综合征，也可单独发生。常在有直肠出血症状的儿童做结肠镜时发现。某些情况下，肿瘤可能是儿童可触及肿块进行影像学检查时的意外发现。腺癌的声像图表现包括结肠壁偏心状或环状增厚（图 10-92）、肠壁外生性肿块、管腔狭窄、邻近肠系膜脂肪回声增强提示肿瘤浸润和肠系膜淋巴结炎。

八、异物定位

虽然传统的 X 线摄影在检测吞入的不透 X 线的异物方面是敏感的，但在确定异物的精确位置方面，特别是在肠腔内还是在腹膜腔内，它可能并不可靠。超声检查凭借其高分辨率，有时可以确定摄入异物的准确位置，从而促进手术取出异物（图 10-93）[19, 191-195]。异物的可视性取决于其尺寸，并且当物体的长轴垂直于超声束并产生具有混响伪像的清晰强回声结构时最佳[193]。后方声影是可变的，这取决于异物的成分和超声束的入射角。如果异物阻挡了足够多的声束，从而阻止了声束传播，则会出现后方声影。彗尾伪像是金属异物的特征。

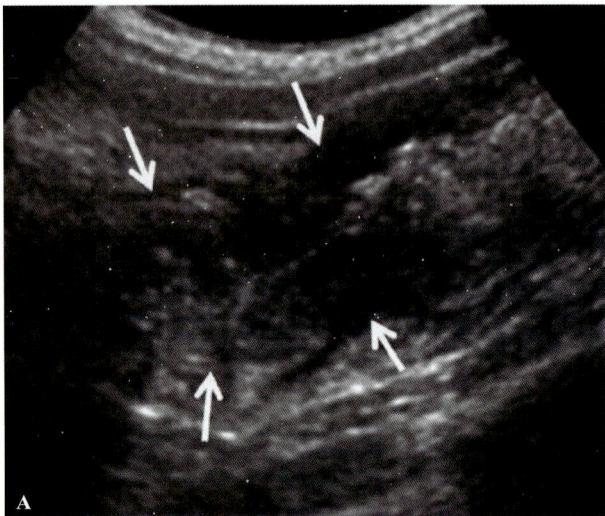

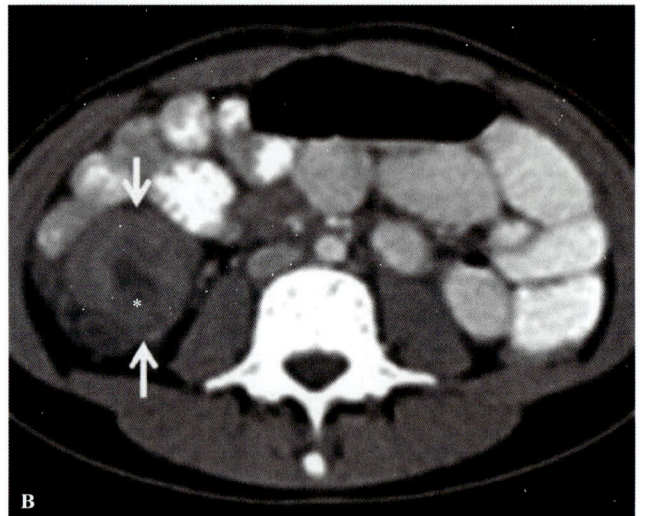

▲ 图 10-92 腺癌

右半结肠纵切面声像图显示升结肠肠壁增厚（箭）；B. 增强 CT 显示升结肠肠壁环状增厚（箭），肿瘤突入肠腔（*）

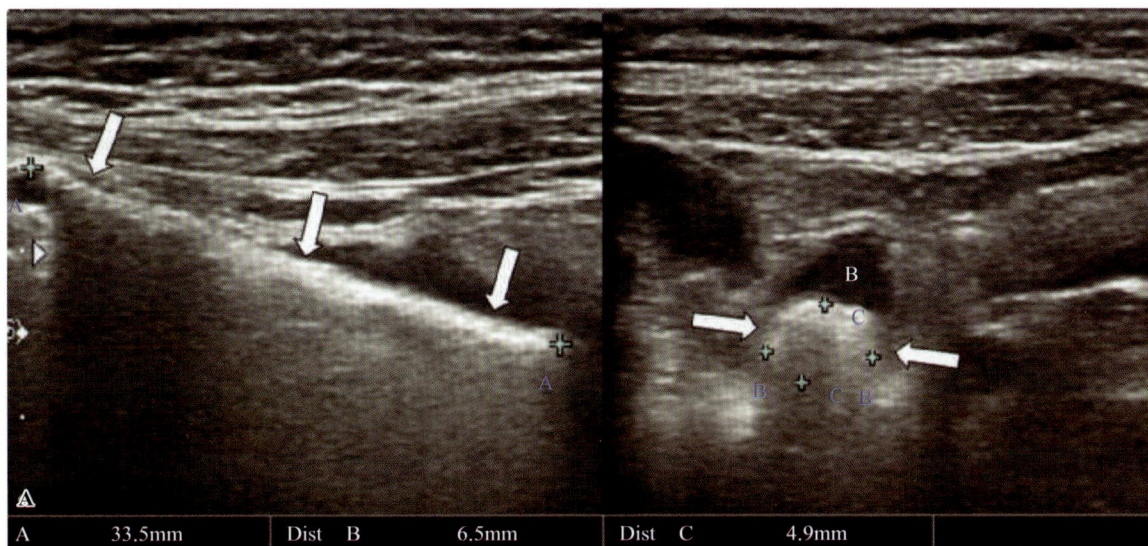

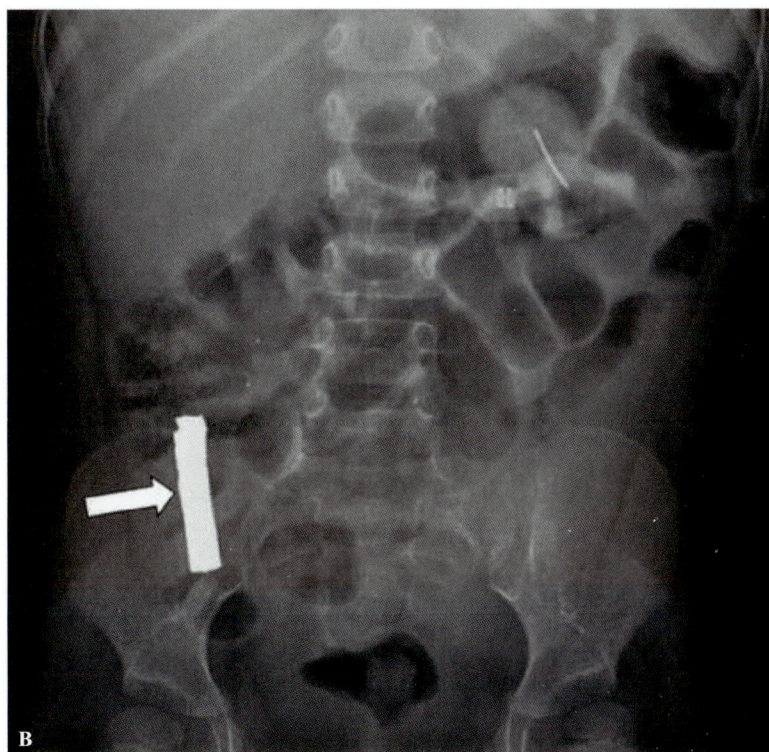

▲ 图 10-93 异物

A. 左半腹纵切面（左）、横切面（右）声像图显示强回声结构（箭），长度为 3.3cm，伴后方声影，横切面声像图显示病变位于小肠内（B），光标标记异物的边缘；B. 超声检查数小时后腹部 X 线检查显示金属异物，显示是螺钉的一部分，覆盖在结肠上

第 11 章

泌尿系统
Urinary Tract

Kassa Darge　Marilyn J. Siegel　**著**

胡慧勇　李传旭　**译**

许云峰　**校**

　　超声是儿童泌尿系统疾病评估的首选影像学检查方法，尤其是对肾积水、肾肿瘤和尿路感染（urinary tract infection，UTI）的评估。其他适应证包括肾衰竭、肾血管疾病、结石、肾移植和膀胱畸形等。本章将讨论儿童泌尿系统疾病的超声和临床特征。

一、超声检查技术

　　采用高频凸阵或线阵探头，最大限度提高分辨率。新生儿和婴儿一般采用 7.5～12MHz 的探头，较大的青少年使用 3.0～5MHz 的探头以提供足够的穿透力。焦点位置调整到图像中感兴趣区域的水平，双侧肾脏均行横切面和纵切面扫查。

　　右肾在患者取仰卧位或左侧卧位时检查最佳，利用肝脏作为透声窗。左肾在患者仰卧位或右侧卧位时检查最佳，用脾脏作为透声窗。肠道气体遮挡肾脏时可让患者俯卧位进行扫查，有助于显示肾脏。部分患者采用肋间和肋下进行扫查，可改善肾上极的显示。检查图像应包括部分肝脏和脾脏，以评估肾脏回声。

二、正常灰阶超声解剖

（一）测量

　　肾脏长度和体积与患者年龄、体重、身高或体表面积有关，超声测量有助于评估异常肾脏[1-3]。患者仰卧位或对侧卧位时肾脏长度的测量值略高于患者俯卧位时的测量值。

（二）解剖

1. 新生儿

　　新生儿和婴儿肾脏有 3 个特征，这些特征将其与较大年龄的儿童和成年人的肾脏区分开来[4]。首先，足月儿肾皮质的回声通常与肝脏或脾脏的回声相等或略高（图 11-1），而年长儿和成人的肾皮质

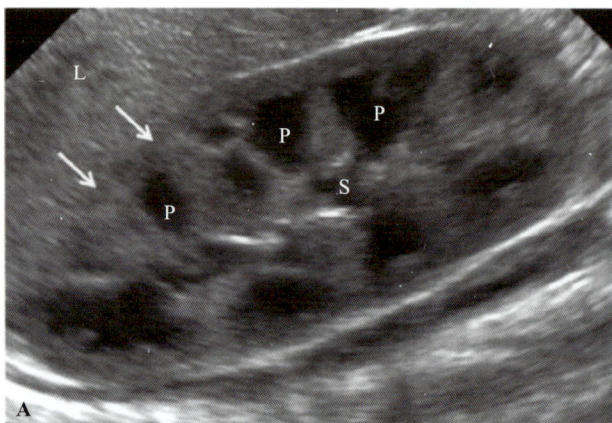

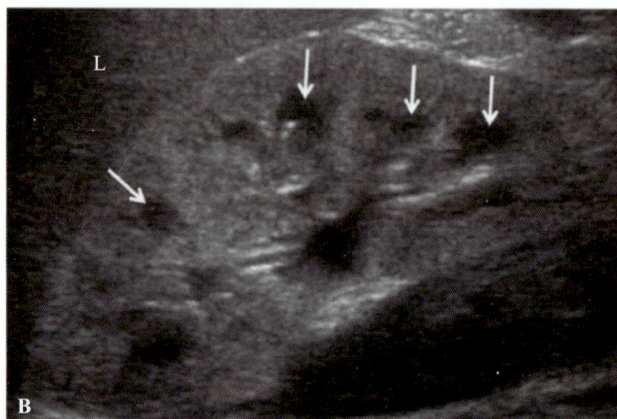

▲ 图 11-1　正常肾脏解剖（不同新生儿，肾脏纵切面声像图）

A. 皮质（箭）回声与邻近肝脏（L）回声相等，肾锥体（P）突出。应注意肾窦中央（S）呈无回声；B. 早产儿皮质回声比肝脏（L）回声更强。应注意突出的肾锥体（箭）

回声应与肝脏的回声相等或略低，实质回声低于脾脏的回声。与成年人相比，新生儿肾脏肾小球占皮质体积的比例更大。相对增多的肾小球导致更多的声学界面，这被认为是皮质回声增强的原因。早产儿的肾皮质相对于肝脏呈高回声。事实上，婴儿越早产，肾皮质回声增强的可能性越高（图 11-1B）。到 12 月龄时，肾皮质的回声通常比肝脏或脾脏低。

新生儿和婴儿肾脏与成人肾脏的第二个特征是前者的肾髓质锥体是中度或显著的低回声，并且非常明显（图 11-1）。这被认为反映了与年龄较大的儿童和成人相比，新生儿的髓质体积更大，皮质体积更小。当婴儿长到 12 月龄时，肾锥体就不那么突出了。

新生儿和小婴儿肾脏的第三个独特特征是肾窦回声低于年龄较大的青少年和成人，因为该区域缺乏纤维脂肪组织（图 11-1）。肾窦回声随年龄增长而增强。

正常肾盂前后径可高达 10mm。直径 > 10mm 者更易合并梗阻性尿路病变[5]。肾门血管可类似扩张的肾盂，但是可以通过彩色多普勒成像来识别。

2. 儿童和青少年

如上所述，出生后的第 1 年，肾皮质回声减低，与邻近的肝脏和脾脏相比呈低回声或等回声，相对于皮质，肾髓质呈极低回声。肾窦在第一个 10 年的后半段开始出现中央回声区（图 11-2）。

肾盂可随着患者体位的改变而扩张。仰卧位时肾盂集合系统未扩张的患者在俯卧位时可显示扩张的肾盂。这种扩张可能反映了俯卧位时尿液从正常

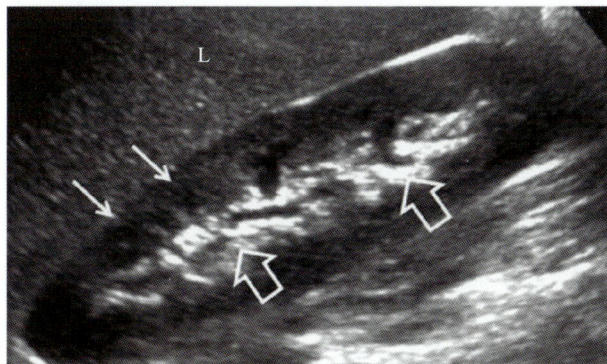

▲ 图 11-2　正常肾脏解剖（较大年龄儿童）
右肾纵切面声像图显示较成熟的形态。肾皮质（箭）的回声低于肝脏（L），肾锥体不显示，中央肾窦（空心箭）有中等回声

大小的肾盏转移到多余的肾盂。肾盂最大前后径测量应 < 10mm。

三、血管成像与解剖

（一）解剖及多普勒成像

肾脏通常由单支肾动脉供血，肾动脉主干起自腹主动脉的侧面，紧邻肠系膜上动脉起点的远端。右肾动脉走行于下腔静脉后方，左肾动脉走行于肾静脉后方，到达各自的肾门，然后发出实质分支供应髓质和皮质。

肾内支包括位于肾门内的节段性肾动脉，沿锥体两侧走行的叶间动脉，围绕皮髓质交界处走行的弓形动脉，将锥体底部与皮质分开，以及向皮质辐射至肾包膜的小叶间动脉。

彩色和脉冲多普勒以及三维容积渲染图像可用于评价肾血管的解剖结构和完整性以及血管阻力[6, 7]。目前最先进的彩色多普勒技术可显示从髓质区到包膜边缘的血流，包括肾门的节段动脉、小叶间动脉和弓形动脉（图 11-3）。肾锥体相对无血管。副肾动脉并不少见，因此彩色显像应包括肾脏的各个部位（图 11-3C）。

肾静脉主干位于肾动脉前面，汇入下腔静脉。左肾静脉走行于肠系膜上动脉和主动脉之间并汇入下腔静脉。右肾静脉较左肾静脉短，从肾门直接汇入下腔静脉。肾内静脉与动脉伴行。

（二）脉冲多普勒成像

来自肾动脉主干的脉冲多普勒显示低阻力频谱，收缩期快速上升，收缩峰尖锐，舒张期逐渐下降，在基线上方持续正向流动[6, 7]（图 11-4A）。新生儿肾动脉主干 PSV 为 30~52cm/s，大龄儿童和青少年的收缩期 PSV 可高达 100~150cm/s[8]。小叶间动脉和弓形动脉也可见低阻力频谱，但肾内血管的收缩期 PSV 低于肾动脉主干。收缩期加速时间（acceleration time，AT）通常 ≤ 0.07s，即从收缩期上行开始到收缩期第一个或早期收缩峰值（early systolic peak，ESP）的时间。对主肾静脉和肾内静脉的多普勒超声检查显示，在整个心脏周期内存在连续血流。方向和颜色信号与肾动脉方向相反。静脉频谱可以显示与心脏和呼吸运动相关的速度波动（图 11-4B）。

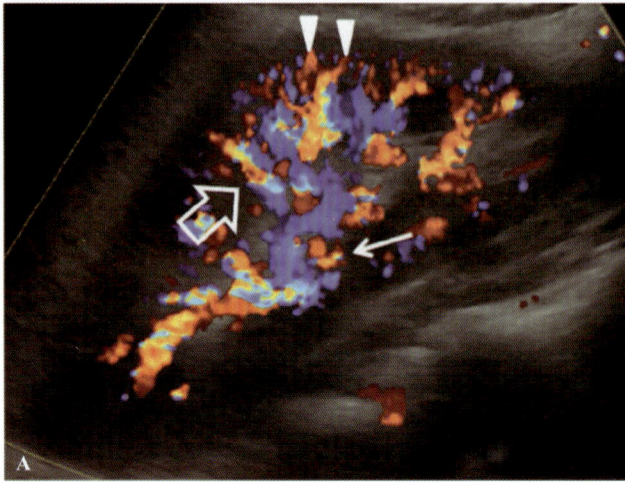

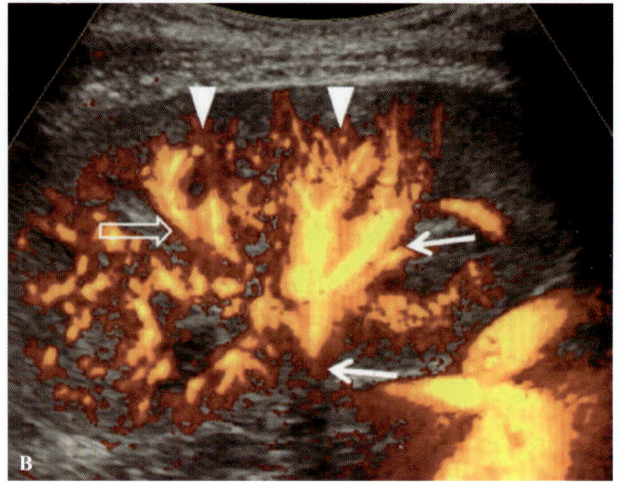

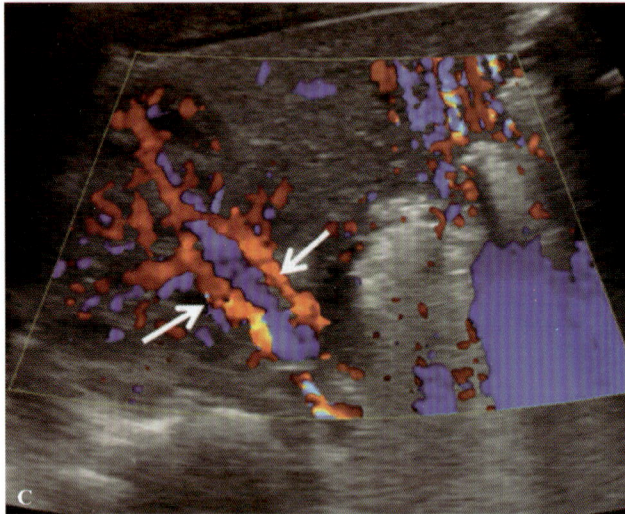

▲ 图 11-3　多普勒超声（来自不同患者）

A 和 B. 彩色多普勒超声（A）和能量多普勒超声（B）可见肾门段动脉（箭）、沿锥体两侧的叶间动脉（空心箭）和皮髓质分界处的弓形动脉（箭头）；C. 右肾横切面彩色多普勒声像图显示两条肾动脉（箭）

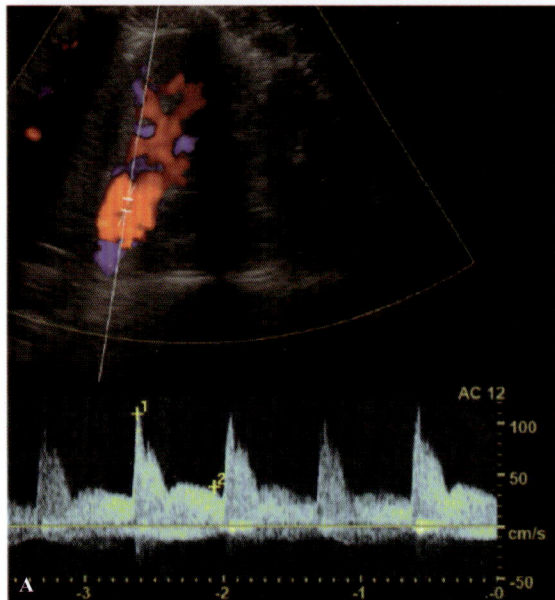

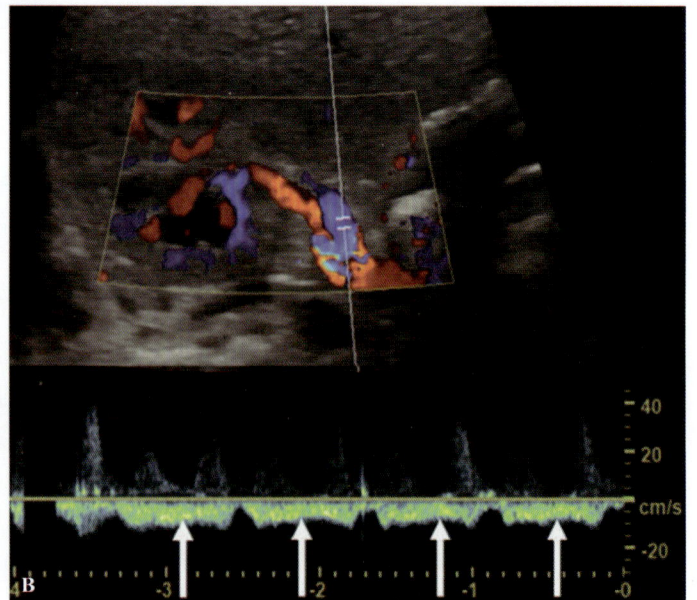

▲ 图 11-4　正常脉冲多普勒频谱

A. 动脉频谱。主肾动脉呈低阻力频谱，收缩期急剧上升，逐渐下降，舒张血流持续高于基线，收缩期峰值流速为 109cm/s，收缩期加速时间为 0.07s；B. 静脉频谱。连续的静脉血流（箭），与呼吸运动相关的流速变化最小

RI（收缩期峰值频移减去舒张期最小频移除以收缩期峰值频移）提供了动脉阻力的估计值。RI 可在主肾动脉、肾实质内弓形动脉和小叶间动脉中获得。为了获得平均 RI，至少应对肾脏的 3 个不同区域进行采样。在早产儿中，RI 高达 0.9 是正常的。对于出生后 4 个月以内的足月新生儿，RI 高达 0.85 也是正常的。RI 随年龄增长逐渐降低，到 1 岁时低于 0.70（范围为 0.50~0.67）[9]。动脉导管未闭、主动脉缩窄、内源性肾脏疾病、肾血管性疾病、肾积水，大量肾包膜下或肾周积液会由于舒张期血流减少或逆转而使肾内 RI 升高。动脉导管未闭时，舒张期血流在导管闭合后重新出现。

四、超声造影

使用超声对比剂可以帮助鉴别局限性肾损害，评估恶性肿瘤对治疗的反应，评估血管病变的存在，以及描述钝性腹部创伤中实体器官损伤的存在和程度[10]。技术详情参见第 1 章 "物理原理和仪器"。

五、弹性成像

超声弹性成像是一种无创的非电离成像方法，用于测量组织硬度（图 11-5）。在自体肾和移植肾中与慢性肾病相关的肾实质纤维化中描述了肾硬度改变。然而，肾脏中组织硬度的定量很复杂。探头施加在腹壁上的压力以及组织各向异性和血管化增加了测量值的变异度[11]。

六、输尿管

输尿管从髂总动脉或髂外动脉的前方进入膀胱，在膀胱壁内呈斜行。输尿管膀胱连接处是输尿管最狭窄的部分。正常不扩张的输尿管在灰阶图像上难以辨认，除非有蠕动波通过或者看到输尿管喷射。彩色多普勒超声能很好地显示输尿管喷射现象（图 11-6），表现为间歇性的声流，从输尿管口向前内侧进入尿液充盈的膀胱。喷口应两侧对称。喷射的持续时间范围为 0.4~7.5s，并随液体摄入量的变化而变化[12]。耦合剂和膀胱充盈增加了检查的敏感性。

七、解剖变异

（一）胚胎期分叶状肾

肾脏由胚胎实质团块发育而来，被称为 "小肾"（renunculi），在妊娠中期发生。每个 "小肾" 由一个大的中央锥体组成，被包含有肾小球的皮质层包围。"小肾" 融合产生单个肾脏，边缘呈分叶状，称为胚胎期分叶状肾。妊娠晚期，肾脏表面变得光滑，但胎儿分叶也可能在出生后仍然存在（图 11-7）。不应将胚胎期分叶状肾误认为肾瘢痕，肾瘢痕通常位于肾盏上方，并伴有实质损伤，而胚胎期分叶状肾发生于肾锥体之间，无实质损伤。

（二）肾柱

相邻的小肾皮质融合形成一层较厚的皮质，称为肾柱。融合的实质通常在子宫内发育过程中再吸收。如果再吸收不完全，肾柱可肥大并突入肾窦，酷似肿块，通常位于肾脏的中 1/3 处。在超声检查中，肾柱表现为与肾皮质相连续的圆形或椭圆形肿块，回声与肾皮质相似（图 11-8）。它从皮质延伸

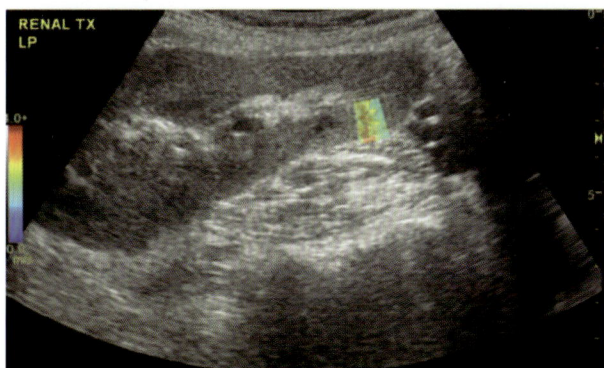

▲ 图 11-5　移植肾剪切波弹性成像
肾下极感兴趣区的平均杨氏模量正常（1.45kPa）

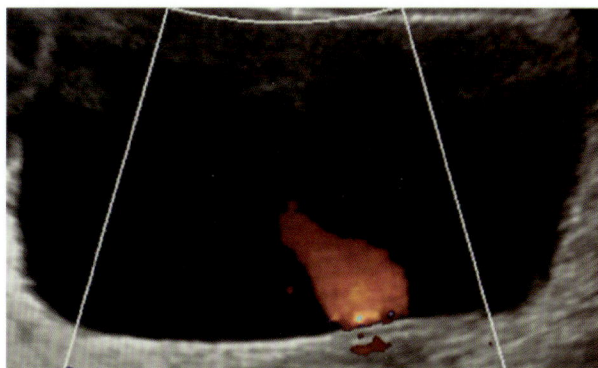

▲ 图 11-6　输尿管喷射
彩色多普勒声像图显示信号来自左输尿管喷射，向右前方喷射，右输尿管喷射（未显示）向左前方喷射

到肾窦，位于两个髓质锥体之间。肾脏轮廓正常是鉴别肥大肾柱与真正肿块的有用特征。

（三）皮质融合缺损

连接部实质缺损和实质线（也称肾盏间隔）代表肾盏之间的胚胎融合平面。连接部实质缺损表现为三角形的高回声病灶，通常位于肾上、中 1/3 交界处。连接部实质线显示为一条高回声线，从连接部缺损处延伸至肾门或肾髓质（图 11-9）。连接部实质缺损及线在右侧较左侧多见。不应将连接部缺损误认为肾实质瘢痕。瘢痕伴实质变薄；连接部缺损与实质缺损无关。

（四）复合肾盏

复合肾盏见于肾的上、下极，与复合锥体有关。在超声检查中，它们表现为肾脏极区明显的无回声或低回声区（图 11-10）。根据其特征性的位置、无占位效应、肾盂扩张和皮质变薄，可与重复肾的

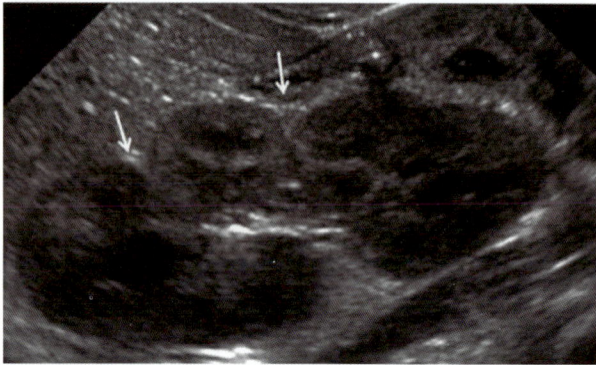

上极梗阻、局灶性肾盏扩张、单纯性肾囊肿或低回声肿块相鉴别。

（五）单驼峰征

单驼峰征是左肾中极外侧边缘的隆起（图 11-11）。与驼峰相邻的肾盏较其他肾盏向皮质深入，并且驼峰回声结构与周围正常实质回声相似。

八、肾脏先天性异常

先天性异常可分为数量异常（肾发育不全）、位置异常（下垂或异位）和融合异常（马蹄肾、交叉性融合异位肾和重复肾）[13, 14]。

（一）肾发育不良

肾发育不良定义为肾组织完全缺如，相应的输尿管和膀胱半三角区也缺如，偶尔可以发现远端输

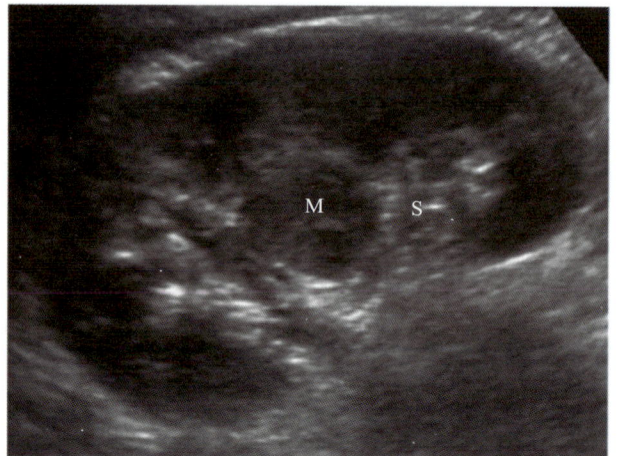

▲ 图 11-7 胚胎期分叶状肾

右肾纵切面灰阶声像图显示分叶状肾缘（箭）。胚胎期分叶状肾位于肾锥体或肾盏之间，与直接位于肾盏上方的肾皮质瘢痕不同

▲ 图 11-8 肾柱肥大

纵切面灰阶声像图显示肿块样区域（M），代表从肾皮质到肾窦的肾柱。肥大肾柱的回声特征与正常肾皮质相似

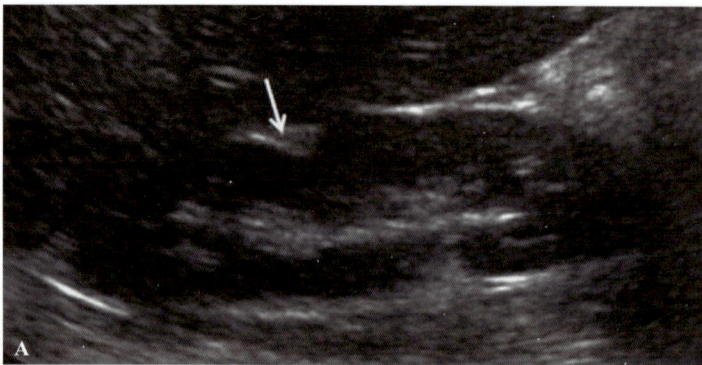

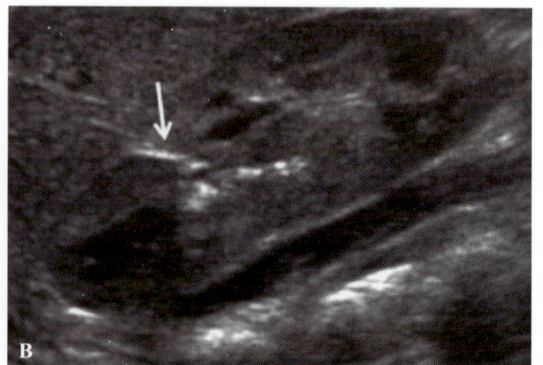

▲ 图 11-9 融合线

A. 连接部实质性缺损，右肾纵切面声像图显示上极实质周围呈三角形高回声灶（箭），无皮质损失；B. 连接部实质线，表现为肾上极的斜行高回声线（箭）

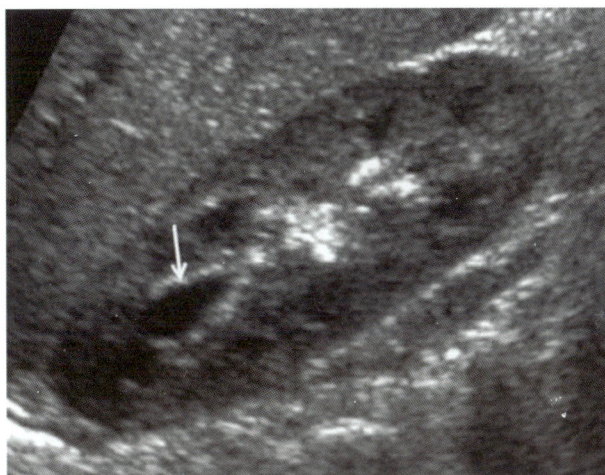

▲ 图 11-10　复合肾盏

左肾纵切面灰阶声像图显示肾上极低回声区（箭），代表复合锥体

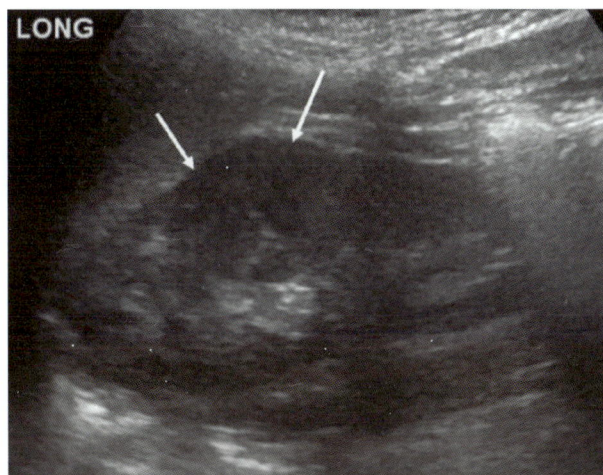

▲ 图 11-11　单驼峰征

纵切面灰阶声像图显示肾皮层隆起（箭），回声强度与周围实质相似

尿管的一小段残余，但肾动脉缺如。

　　双肾发育不良罕见，新生儿发生率为0.1/1000～0.3/1000[14]。受累婴儿通常为死胎或在出生后不久因呼吸功能不全或肾衰竭死亡。由于羊水过少和子宫压迫胎儿胸廓，几乎所有患者均有肺发育不全。超声检查时，肾脏、输尿管和肾动脉缺如，膀胱小或缺如。肾上腺通常存在，但由于肾脏未成形而变长。

　　每 2000 例活产婴儿中就有 1 例发生单侧肾发育不良[14]。受累个体可能伴有心血管、胃肠道或骨骼系统异常。生殖器异常也很常见，包括精囊或输精管缺如、附睾和精囊囊肿、睾丸下降不全、单角子宫和双角子宫以及阴道闭锁[13, 14]。

　　肾发育不良的超声表现为空虚的肾窝、肾动脉缺如、小膀胱和沿脊柱伸长的同侧肾上腺，称为"肾上腺平卧征（lying down adrenal sign）"（图 11-12）。在右侧，近端小肠、肝曲、肝脏或胰头可填满空虚的肾窝。在左侧、小肠襻、脾曲或胰尾填满了相应的间隙。对侧肾脏在出生时大小正常，但在出生后 6—12 个月内通常开始出现代偿性肥大。

（二）肾发育不全

　　肾发育不全是指正常形成但较小的肾脏（大约比预期年龄均值低两个标准差）[13, 14]。通常为单侧发病，表现为肾叶、锥体、肾盏和肾单位的数目减少。单侧发育不全的患者往往无症状，这种异常是偶然发现的。双侧肾发育不全患者可出现肾功能不

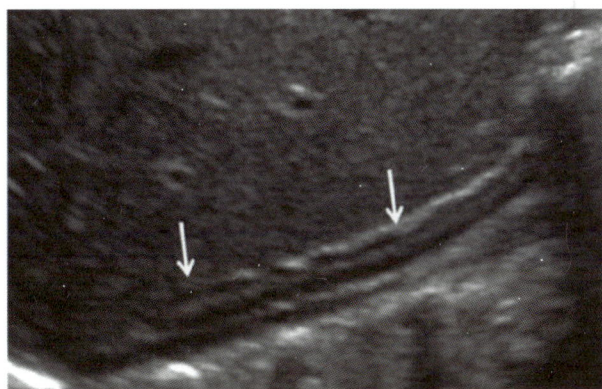

▲ 图 11-12　肾发育不良

纵切面灰阶超扫查可见一长而扁平（平卧征）的右肾上腺（箭），右肾显示不清

全。超声检查，发育不全的肾脏位于肾窝内，体积较小，但外观正常。对侧肾脏代偿性增大。

（三）异位肾

1. 单纯性异位肾

　　在子宫内，肾脏在骨盆内形成，然后向头侧迁移。在妊娠第 8 周，胎儿肾脏已达到其在肾窝的预期位置。当完全上升失败时，就会发生异位肾。

　　异位肾可以是单纯性的，也可以是交叉性的。单纯性异位肾中，肾脏和输尿管位于脊柱两侧。单纯性异位肾最常见的形式是盆腔肾，肾脏位于骶骨前面的小骨盆。盆腔肾通常较小，旋转不良，形态畸形，如饼状、圆盘状或肿块状（图 11-13）。肾盂位于靠近肾脏表面的前方，而不像正常肾脏那样位

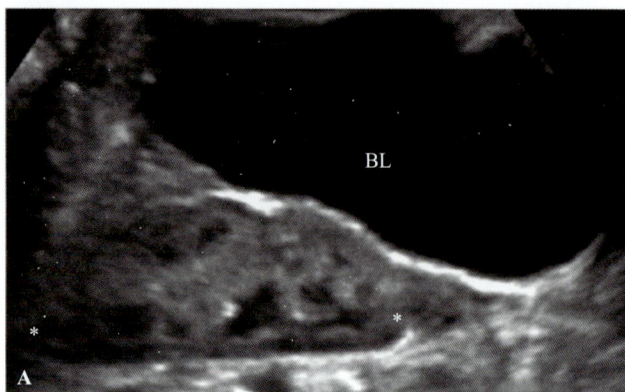

▲ 图 11-13　盆腔肾

A. 横切面声像图显示异位肾（*）位于膀胱（BL）后方，上腹部扫查右肾未显示；B. 另一例患者的横切面声像图显示膀胱（BL）后的盆腔肾，扩张的肾盂（RP）位于实质的前方。正常位置左肾未显示。c. 扩张的肾盏

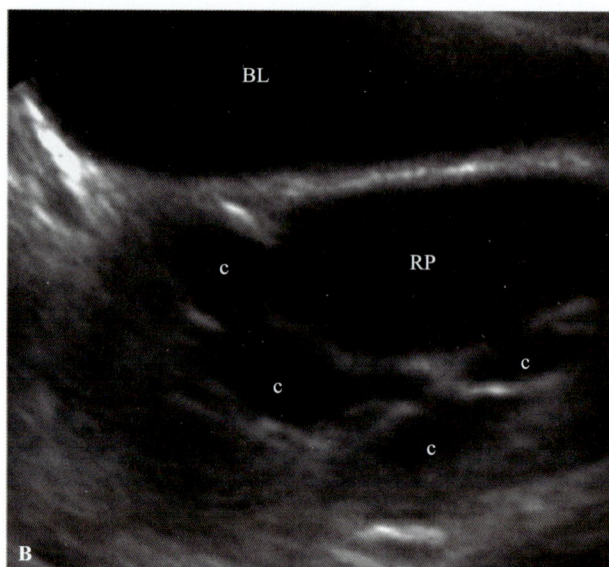

于较深的实质内。正常的肾窦回声复合体缺如或偏心性，输尿管较短。供血来自区域动脉，通常为髂总动脉或髂内动脉，常见多支动脉。

异位肾罕见于后胸，左侧胸腔较右侧更易受累。先天性胸腔肾被一层薄膜所覆盖，这与 Bochdalek 疝或创伤性膈破裂所致的胸腔肾不同，后者缺乏膜性覆盖物。

2. 交叉异位肾

在交叉、融合的异位肾中，双肾位于脊柱的同侧，左肾比右肾更容易发生异位。交叉异位肾小于正常肾，伴旋转不良，位于正位肾的尾部。通常，异位肾的上极与正位肾单位的下极融合。引流异位肾的输尿管越过中线返回并在对侧三角区进入膀胱，而正位部分的输尿管进入同侧三角区。多囊性肾发育不良、肾积水、感染和结石形成在交叉异位肾的发生率增加。交叉肾异位的很少出现临床症状，患者可能表现为腹痛、脓尿或尿路感染。

交叉融合异位肾的超声表现包括有两个肾窦的 C 形或 S 形肿块，对侧肾窝无肾。融合的上肾单位位于中间，向前延伸至脊柱（图 11-14）。远端输尿管均位于预期位置。在患有囊性肾发育不良的患者中，多囊性肿块与正位肾的下极相邻（图 11-15）。

（四）马蹄肾

马蹄肾的双肾通常偏向一侧，但有融合的下极，通过峡部连接，峡部可能包含有正常功能的实质或纤维组织，输尿管横跨峡部前方，由位于前方

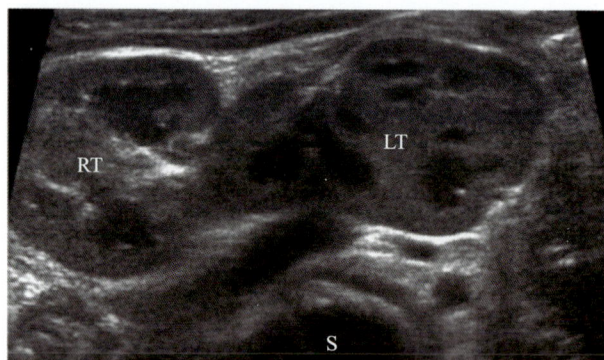

▲ 图 11-14　交叉融合异位肾（新生儿）

右下腹斜切扫查显示正常右肾（RT）下极与异位左肾（LT）上极融合，后者越过脊柱前方中线（S）

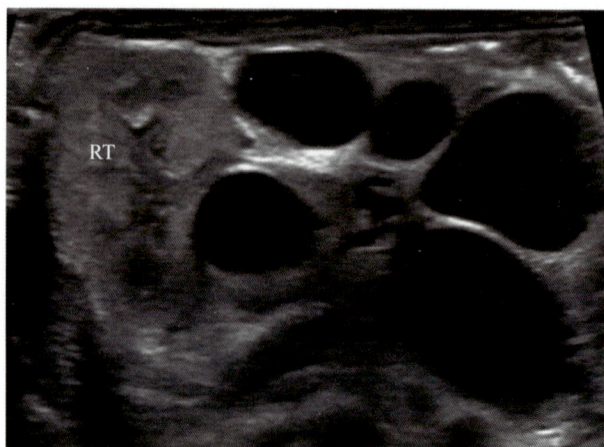

▲ 图 11-15　交叉融合异位肾伴部分肾发育不良

上腹部横切面扫查显示在中腹部脊柱前方和右侧多个大小不等的囊肿，囊肿间有肾实质。囊性肿块与正常位置的右肾（RT）下极融合。左肾窝内未见左肾

的肾盂下行。马蹄肾血供多变，可能来自肾动脉的分支，也可能直接来自腹主动脉下段、肠系膜下动脉或髂动脉[13]。该疾病有 1/3 的患者伴有泌尿生殖系统、胃肠道、心血管和骨骼系统的异常[14]。泌尿生殖系统异常包括肾盂输尿管连接部（ureteropelvic junction，UPJ）梗阻、膀胱输尿管反流、重复肾和肾发育不良。肾母细胞瘤和肾细胞癌的发生率也略有增加，患者通常无症状，但也可能出现梗阻、感染或肾结石。

超声表现包括肾轴向异常，肾下极居中，肾盂位于前方，峡部组织越过脊柱和大血管前方的中线（图 11-16），偶见肾盂扩张和结石形成。

（五）重复肾

重复肾是上尿路最常见的先天性畸形，发病率

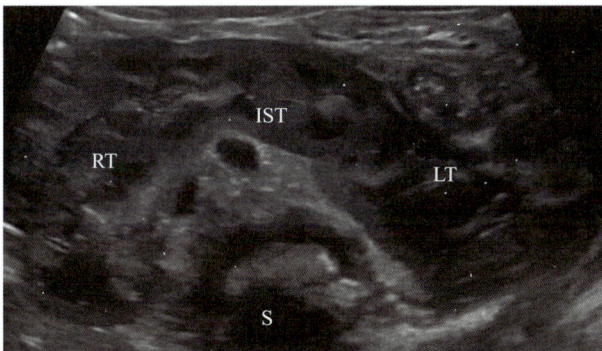

▲ 图 11-16 马蹄肾
横切面灰阶声像图显示在连接肾脏下极的脊柱（S）前方的峡部组织（IST）。LT. 左肾；RT. 右肾

为 0.8%[14]，指在同一肾脏中存在两个独立的肾盂，并伴有不完全或完全的输尿管重复畸形，前者较为常见，占重复肾的 95% 以上。

超声检查，不完全型重复肾大于单个集合系统的肾脏，它有两个肾窦回声，中间有肾实质和一个单一的远端输尿管（图 11-17），可能有一个单独的输尿管离开肾盂，也可能有两个输尿管，沿着它们的走行在某处融合，形成一个共同的远端输尿管。不完全型重复肾一般临床意义不大，这些患者的感染发生率与一般人群无显著差异。

完全型重复肾是指形成 2 个肾盂肾盏系统（被称为部分）和 2 条分别插入膀胱或其他盆腔结构的输尿管。下肾输尿管通常插入膀胱三角区，易形成反流，来自上肾的输尿管通常异位插入，常形成梗阻。完全型重复肾将在本章后面更详细地讨论。

（六）肾血管变异

在大约 30% 的个体中，单侧或双侧肾脏由一个以上的肾动脉供血。副肾动脉通常起源于靠近主肾动脉的腹主动脉，但也可以起源于腹主动脉下方和髂总动脉，它们通常低于主肾动脉。右侧副肾动脉较左侧副肾动脉更容易被超声检出（图 11-3C）。

主动脉后方左肾静脉是另一种常见的血管变异，它从主动脉后方穿过，而不是在主动脉和肠系膜上静脉之间。纵切面上表现为主动脉后方无回声的卵圆形结构。肾静脉可能在主动脉周围，在到达

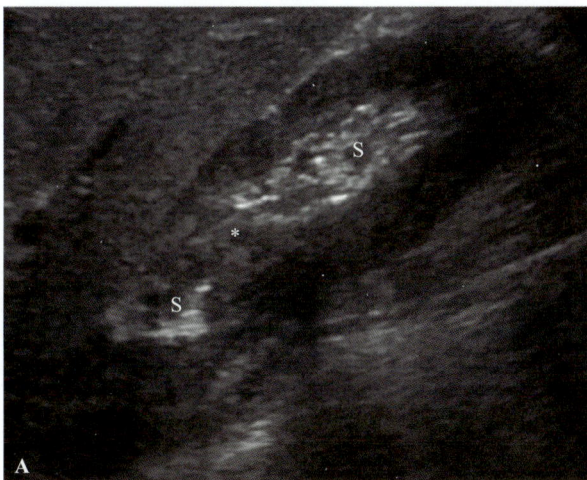

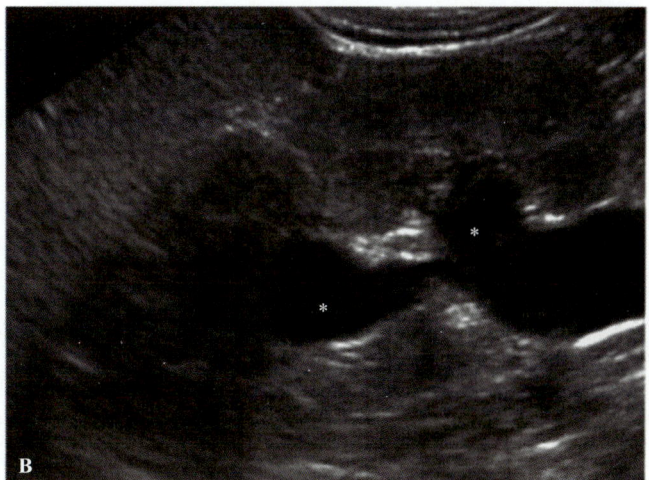

▲ 图 11-17 不完全型重复肾（来自不同患者）
A. 纵切面灰阶声像图显示两个肾窦（S）回声，中间有正常肾实质（*）；B. 分叉型输尿管，右肾纵切面声像图显示不完全重复的集合系统，有一个分叉型肾盂，肾盂两部分轻度扩张（*）。它们在肾门处汇合，并在远端形成一个共同的输尿管

主动脉之前，一个分支在主动脉前方，另一个分支在主动脉后方。

九、先天性肾积水

先天性肾积水可继发于机械性或功能性原因。机械性梗阻的病因包括肾盂输尿管连接部梗阻、先天性巨输尿管、重复肾和后尿道瓣膜。功能性病因包括梅干腹综合征和膀胱输尿管反流。先天性肾积水几乎都是在产前超声确诊，出生后，患者表现为可触及的腹部肿块或伴有梗阻并发症，包括腹痛、血尿和尿路感染。

（一）成像方法

当诊断为宫内肾盂积水时，应做产后超声检查以确定诊断。不建议在产后 4~5 天内进行超声检查，由于分娩后立即处于脱水状态和肾小球滤过率下降，早期进行的超声检查可能呈假阴性或低估了肾盂积水的严重程度。生后几天患者补液后，肾小球滤过率增加，从而增加尿流量，继发于梗阻性病变的肾盂肾盏扩张则更为明显（图 11-18）。

如果出生后超声显示中度或重度肾积水，进一步地评估通常采用排泄性膀胱尿道造影（voiding cystourethrogram，VCUG）。出生后声像图正常或呈轻度扩张时，可在 6 周时复查。如随访超声检查显示轻度肾积水，则通常进行 VCUG 检查。

肾盂积水的诊断基于识别与扩张肾盂相通的肾盏扩张。扩张程度取决于梗阻持续时间、尿量及集合系统有无自发性减压。本文描述了肾盂积水的三个等级：1 级（轻度肾盂积水）是指集合系统轻微或轻度扩张；2 级（中度肾盂积水）是指集合系统明显扩张，但无皮质变薄；3 级（重度肾盂积水）是指集合系统严重扩张，伴有皮质变薄。

如上所述，扩张的集合系统不是梗阻的特异性表现，可能由其他进程引起，包括膀胱输尿管反流、感染和尿崩症。膀胱过度充盈和妊娠是肾盂积水的其他原因。膀胱过度充盈时，应获得排尿后的图像，因为肾盂积水可能消退或改善。此外，肾门部突出的血管可类似轻度肾盂积水，多普勒检查可鉴别真正的肾盂扩张。

新生儿的 RI > 0.85，儿童和青少年的 RI > 0.70，支持肾梗阻的诊断。在阻塞情况下，血管活性物质（肾素和血管紧张素）的释放引起小动脉血管收缩，从而减少舒张期动脉血流量并升高 RI。然而，RI 升高并不是梗阻的特异性指标，也可见于内科肾脏疾病。此外，RI 在急性或部分梗阻及严重慢性梗阻时均可正常。因此，RI 的使用尚存在争议，RI 未广泛用于诊断梗阻。

重度输尿管梗阻时无输尿管喷射。值得注意的是，轻度部分梗阻可能存在输尿管喷射，并导致假阴性检查结果。

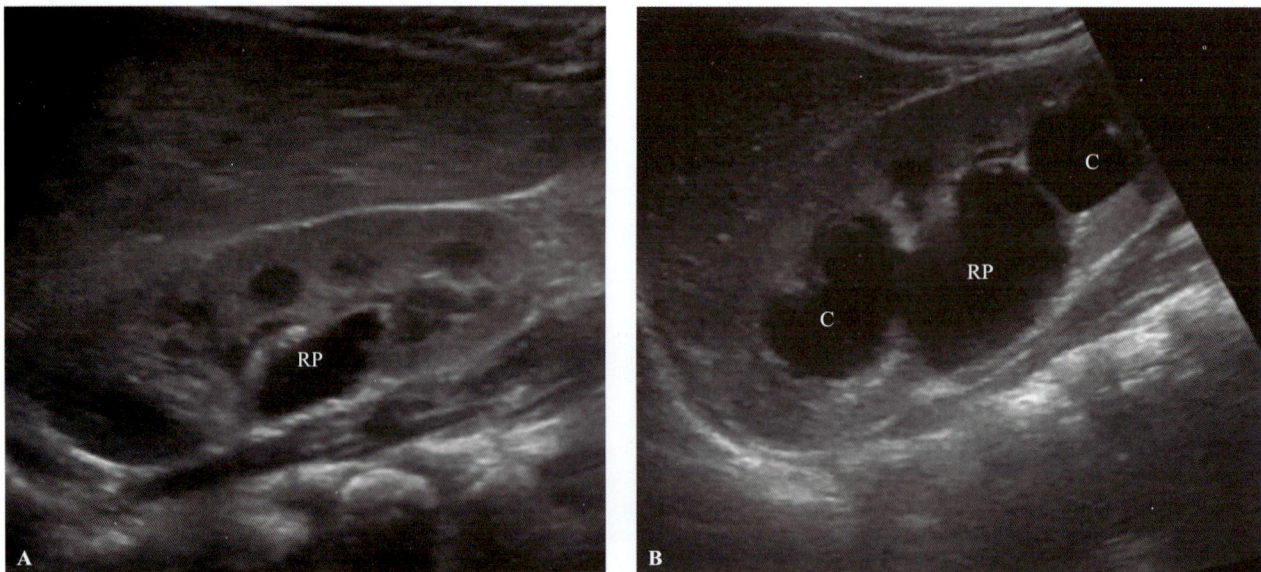

▲ 图 11-18 产前肾盂积水（新生儿）
A. 出生后第 1 天左肾纵切面声像图显示肾盂（RP）轻度扩张；B.1 周后超声复查显示肾盂（RP）和肾盏（C）明显扩张

（二）输尿管肾盂连接部阻塞

肾盂输尿管连接部梗阻是先天性尿路梗阻最常见的原因，可能是由于近端输尿管的固有狭窄或外在因素，如穿过输尿管上段或肾盂的索带、粘连或迷走血管[13, 14]，相关的泌尿生殖系统畸形包括膀胱输尿管反流、输尿管膀胱连接部梗阻、马蹄肾和重复肾。重复肾的梗阻多发生在上肾部。肾盂输尿管连接部梗阻也有 CHARGE（缺损、心脏异常、后鼻孔闭锁、发育迟缓以及生殖器和耳异常）综合征的报道。

超声特征性表现为多个扩张的肾盏，大小一致，与中等或较大的肾盂相通；可见厚薄不均的肾实质；远端输尿管不显示；膀胱正常（图 11-19）。肾盂扩张超过肾盏。因膀胱输尿管反流或远端输尿管梗阻而导致同侧输尿管扩张的病例并不多见。严重的宫内梗阻与肾发育不良有关，表现为皮质回声增强和皮质囊肿（详见下文后尿道瓣膜讨论）。

勿将较大的肾外肾盂误认为肾盂输尿管连接部梗阻（假阳性诊断）。前者实质厚度正常，肾盏不扩张（图 11-20），肾盂输尿管连接部梗阻肾盂肾盏

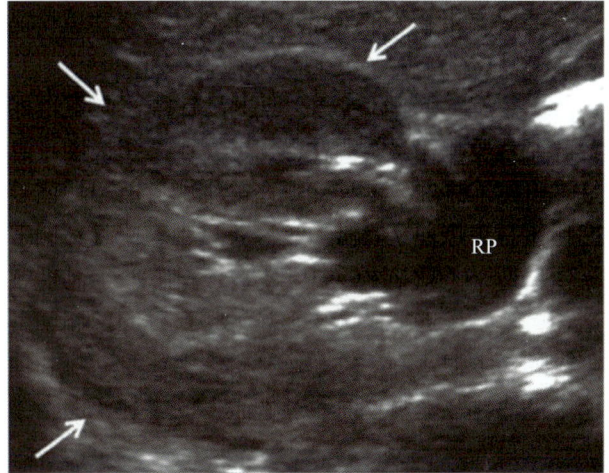

▲ 图 11-20　肾外肾盂
左肾横切面声像图显示一明显的肾外肾盂（RP）。无肾盏扩张和皮质厚度正常排除了梗阻性尿路疾病。箭示肾脏边缘

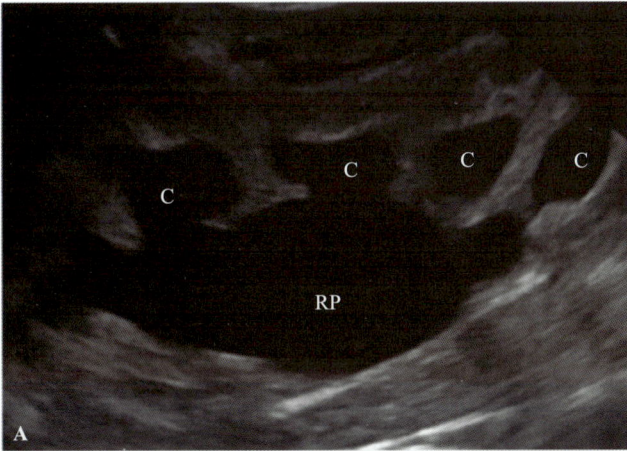

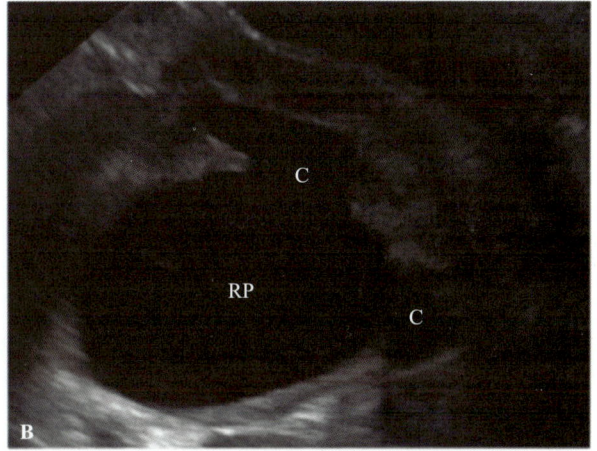

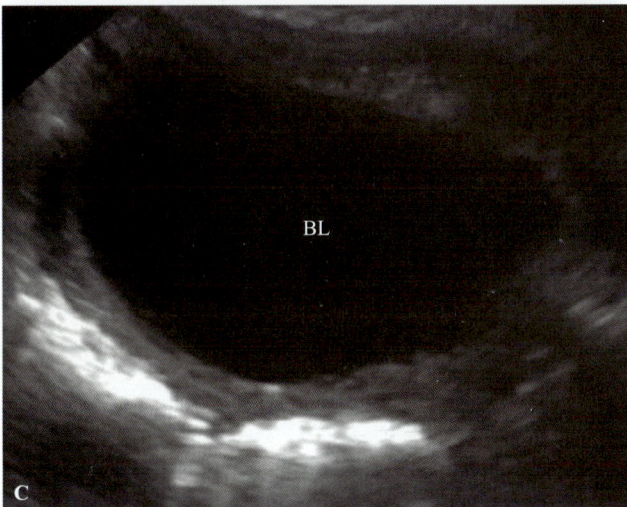

▲ 图 11-19　肾盂输尿管连接部梗阻
A 和 B. 左肾纵切面（A）和横切面（B）声像图显示中度扩张的肾盏（C）与明显扩张的肾盂（RP）相通，扩张的集合系统周围有一层薄的正常实质；C. 经盆腔扫查输尿管未显示。BL. 膀胱

扩张，有时伴有实质损失。假阴性诊断不常见，但如超声检查在新生儿相对脱水的产后期（见上文）过早地进行，可能会出现假阴性。

离断性肾盂成形术是治疗婴幼儿肾盂输尿管连接部梗阻的常用方法，年龄较大的儿童和青少年可采用腹腔镜肾盂成形术、逆行肾盂成形球囊扩张术和内镜下肾盂切开术。由于输尿管周围组织的盲目切开，腔内切开术有较高的血管并发症的风险。彩色多普勒成像可以显示肾盂输尿管连接部的交叉血管，因此可以帮助规划手术治疗[15]。

（三）原发性巨输尿管

巨输尿管是指输尿管扩张，进一步细分为三类：①原发性梗阻性巨输尿管；②原发性反流性巨输尿管；③非反流非梗阻性巨输尿管。

在原发性梗阻性巨输尿管中，输尿管最远端 0.5～4cm 狭窄，不能传导蠕动波，导致功能性梗阻。组织学研究显示神经节细胞缺失，部分病例肌肉发育不全和萎缩，附壁纤维化，无动力性节段胶原沉积增加。

当输尿管壁内段较短且插入角度不正常时，就会导致反流性巨输尿管。这些结构异常导致输尿管膀胱连接处功能不全，继而导致输尿管反流（见下文讨论）。特发性、非反流非梗阻性巨输尿管与正常的膀胱输尿管连接部有关，病因尚不清楚，但尿量增加、输尿管成熟延迟或亚临床梗阻可能促进巨输尿管的发生。

原发性梗阻性巨输尿管的超声表现为输尿管扩张，伴不同程度的肾盂和肾盏扩张[16]。实时检查显示输尿管末端狭窄段无动力。原发性巨输尿管的典型表现是患侧输尿管远端 1/3 在插入膀胱前呈梭形扩张（图 11-21）。近端输尿管通常扩张，可显示蠕动正常或增强。多普勒检查显示同侧输尿管喷射缺如或流速降低。反流性和非反流性非阻塞性巨输尿管，远端输尿管扩张而无局灶性狭窄。

中、重度原发性巨输尿管患者通常采用输尿管再植术治疗。轻度原发性巨输尿管症患者可进行临床随访，不进行再植术。特发性巨输尿管症通常采用保守性治疗（观察和治疗感染）。

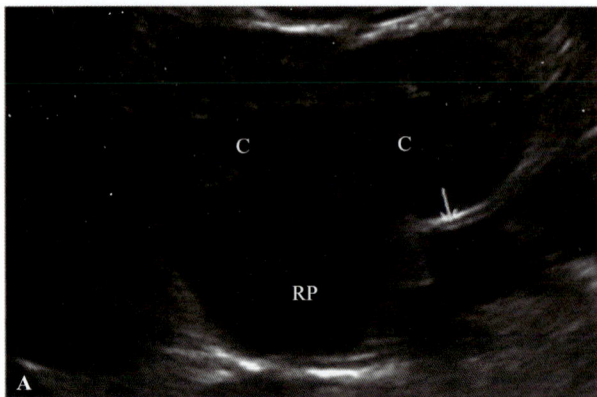

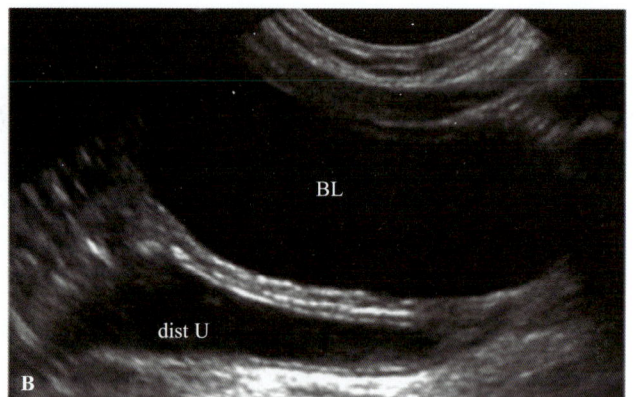

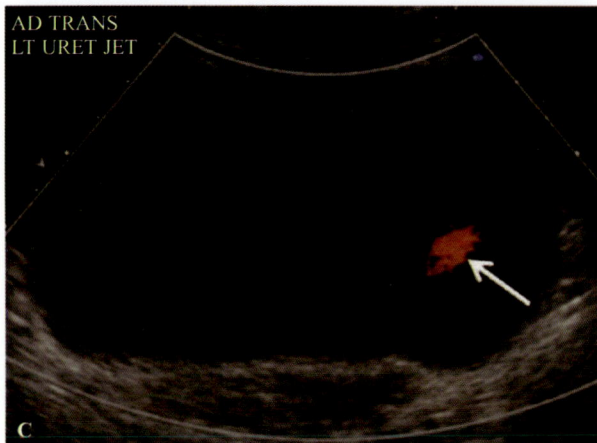

▲ 图 11-21 巨输尿管
A. 右侧纵切面灰阶声像图显示扩张的肾盏（C）与扩张的肾盂（RP）和扩张的近端输尿管（箭）相通；B. 盆腔下部纵切面灰阶声像图显示右输尿管远端（dist U）扩张，在膀胱（BL）后方逐渐变细；C. 彩色多普勒超声显示正常的左侧输尿管喷射（箭头）。右侧输尿管喷射缺如

输尿管扩张的次要原因有神经源性膀胱、后尿道瓣膜、输尿管囊肿、结石以及高尿量，如尿崩症等引起的输尿管梗阻。

（四）膀胱输尿管反流

膀胱输尿管反流是指尿液从膀胱逆行流入输尿管或肾集合系统。正常输尿管以斜角进入膀胱，并经黏膜下进入输尿管口。大多数反流是原发性的，是由于输尿管远端插入膀胱的角度异常和黏膜下病程缩短，导致抗反流瓣 – 瓣膜机制功能不全。反流的次要原因包括膀胱出口梗阻、排尿功能障碍、神经源性疾病和梅干腹综合征。本节将介绍反流的超声特征。与尿路感染相关的反流并发症将在本章后面讨论。膀胱输尿管反流的严重在于，在感染的情况下，它容易发生肾盂肾炎和瘢痕形成。

各种超声技术可用于诊断膀胱输尿管反流，包括非造影灰阶和彩色多普勒成像以及超声造影技术。输尿管、肾盂、肾盏或合并尿路扩张是反流的非造影灰阶超声表现，排尿或导尿后可能增加或减少[16]（图 11–22）。根据反流的 VCUG 阳性，提示反流的灰阶超声异常的敏感性和特异性分别为 11%～91% 和 15%～94%[16, 17]。大约 25% 的超声检查正常的肾脏患者在 VCUG 上有中度到重度的反流。

反流的彩色多普勒超声表现包括：①尿液从膀胱逆行流入远端输尿管，可见彩色信号改变；②输尿管开口的位置。在反流患者中，输尿管开口到中线的平均距离为（10.25±2.40）mm（SD），而在非反流对照组中为（7.98±2.40）mm（SD）[18]。

超声微泡是另一种诊断反流的技术，包括膀胱导管插入术和膀胱内灌注生理盐水或对比剂。反流的诊断是基于检测膀胱充盈或排尿期间微泡从膀胱逆行进入输尿管或肾盂[19-21]（图 11–23）。在超声造影检查中增加谐波成像似乎可提高反流的检测[22, 23]。总体上，无论采用何种技术，孤立的超声结果尚不足以可靠地用于反流的常规临床研究，VCUG 仍然是首选的诊断方法。

原发性反流，尤其是轻度反流，在大多数患者中可自行消退。更严重的反流可能需要手术干预。

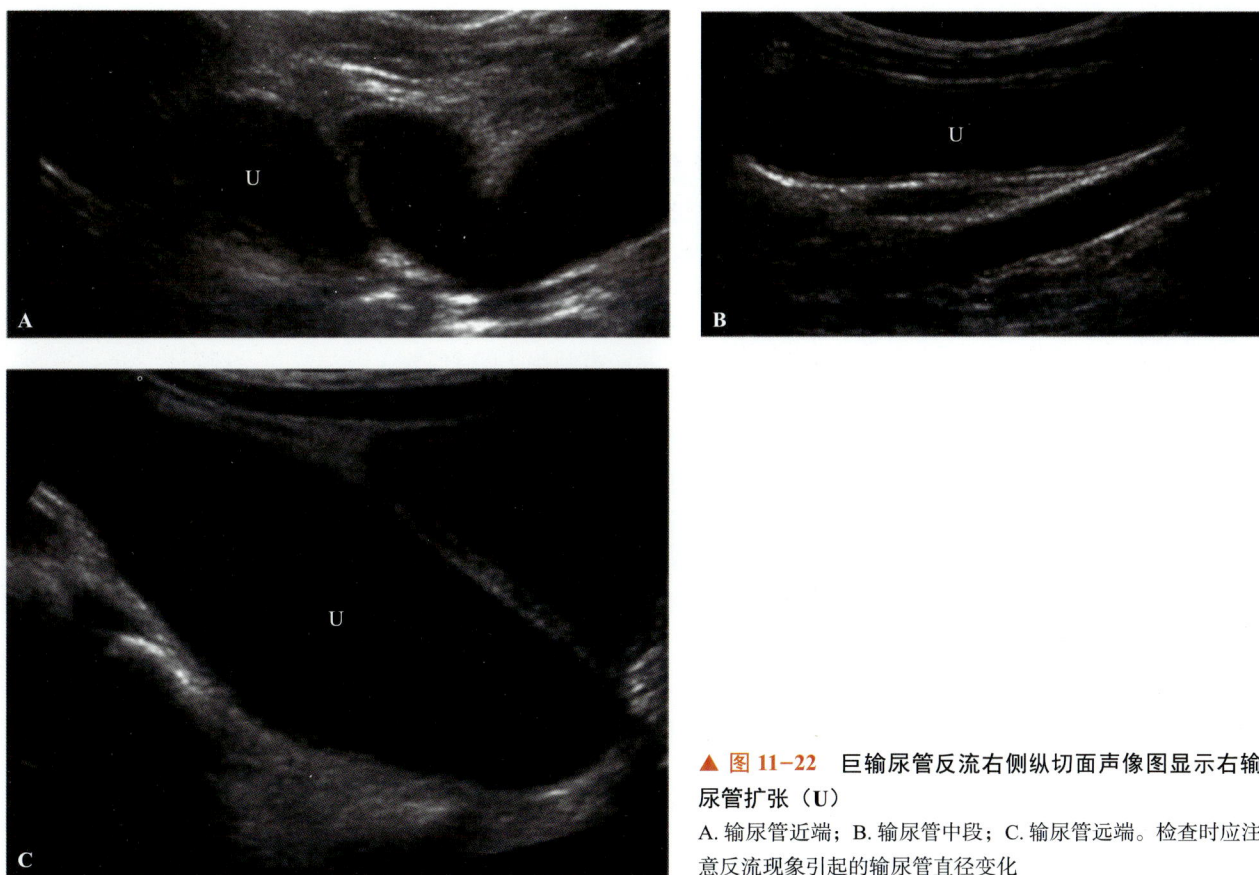

▲ 图 11–22 巨输尿管反流右侧纵切面声像图显示右输尿管扩张（U）
A. 输尿管近端；B. 输尿管中段；C. 输尿管远端。检查时应注意反流现象引起的输尿管直径变化

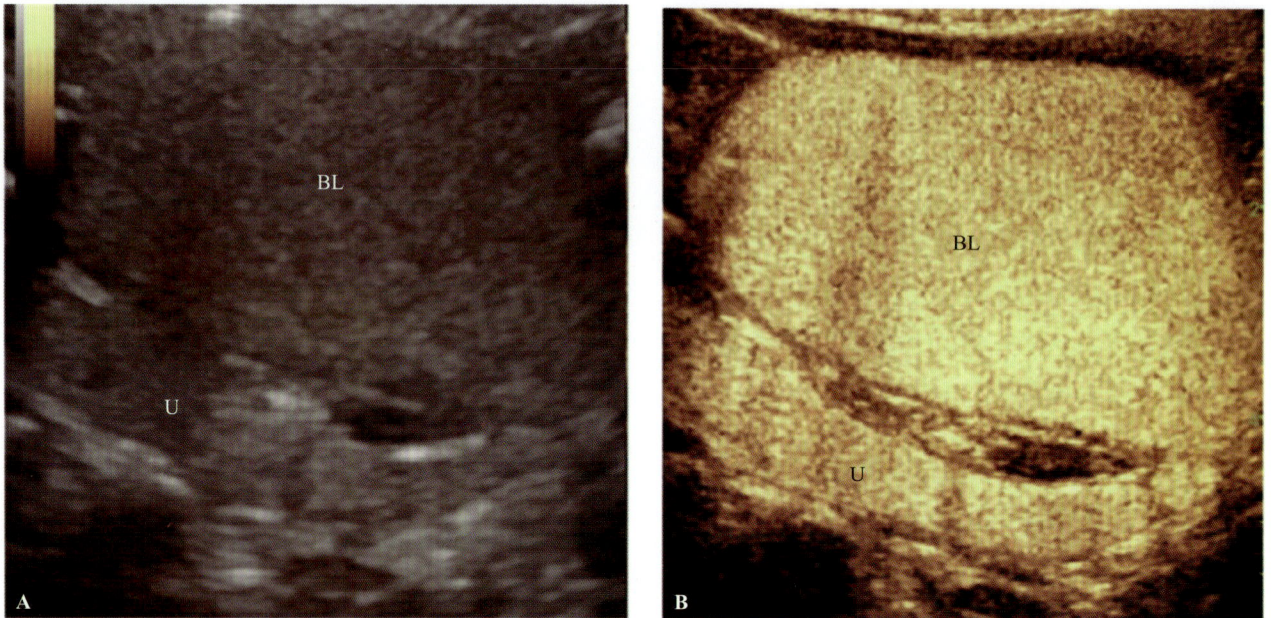

▲ 图 11-23 输尿管反流

A. 灰阶声像图；B. 膀胱超声造影，扩张输尿管（U）和膀胱（BL）均有对比剂回声，提示反流

（五）梗阻性输尿管重复畸形

完全型肾盂输尿管重复畸形有 2 个独立的集合系统和 2 个输尿管，每个有各自的输尿管开口和插入位置。上肾部输尿管在下肾部输尿管的内侧和下方异位插入（称为 weigert–Meyer 法则）。下肾部分的输尿管正位插入膀胱三角区，位于输尿管外侧上方，引流上肾部。上肾部输尿管末端可能为输尿管囊肿或异位输尿管（输尿管不终止于三角区的正常位置），通常与梗阻有关，而下肾部输尿管更可能与反流有关。

完全型重复畸形女孩多于男孩。女孩异位输尿管可能在外括约肌下方插入前庭、阴道、宫颈、子宫或尿道，导致尿失禁。男孩异位输尿管可进入膀胱颈、后尿道或生殖器官（即射精管、精囊或输精管）。生殖器官异位与前列腺炎或附睾炎有关。

梗阻性输尿管重复畸形的超声特征包括上肾部集合系统和输尿管扩张，皮质变薄（图 11–24 和图 11–25）。偶尔上肾部会因发育不良而出现高回声的小囊肿，也可能是发育不全，而不是扩张，并有一个较小的输尿管。下肾部和输尿管可能正常，或因反流而扩张。肾盂输尿管连接部梗阻已在重复肾的下极中描述。

输尿管囊肿表现为膀胱内的类圆形薄壁无回声肿块（图 11–24C）。如果输尿管囊肿外翻或套叠进入或邻近自身输尿管，可酷似膀胱憩室。大多数输尿管囊肿位于膀胱底部，但大的输尿管囊肿可充满膀胱，阻塞对侧输尿管或膀胱颈。异位输尿管表现为扩张的输尿管，末端在膀胱内三角区下方或膀胱外（图 11–25）。

异位输尿管囊肿采用内镜下切开术及去顶术治疗。对于严重的上肾部积水及肾功能不佳的患者，可行半肾切除术。对于轻度肾盂积水的患者，可以将上肾部的输尿管重新植入下肾部分的输尿管中。去顶术后，输尿管囊肿塌陷，表现为膀胱底部低回声肿块（图 11–26）。

（六）单纯性输尿管囊肿

原位输尿管囊肿发生在膀胱三角区的正常位置，称为单纯性输尿管囊肿或成人型输尿管囊肿[13]。一般很少或无梗阻，但有时可因先天性狭窄或炎性狭窄而造成输尿管开口梗阻。单纯性输尿管囊肿与单一的集合系统有关，可无症状，并在其他临床指征的检查过程中偶然被发现，也可以表现为感染，重度梗阻可伴有肾发育不良[24]。

超声显示膀胱内类圆形囊性肿块，与输尿管相连，位于膀胱三角区附近（图 11–27）。实时超声检查中，可观察到输尿管囊肿在输尿管蠕动时完

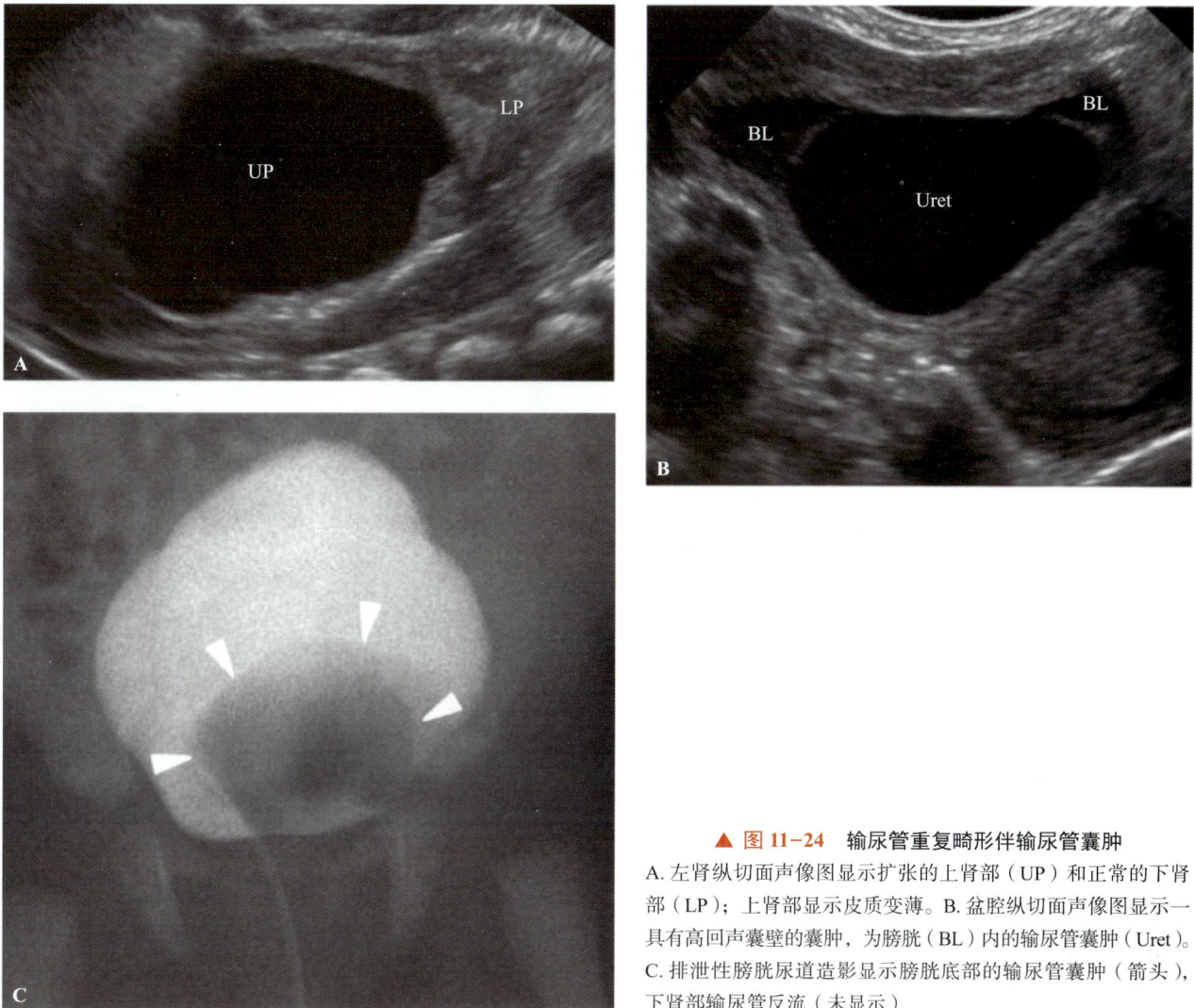

▲ 图 11-24　输尿管重复畸形伴输尿管囊肿

A. 左肾纵切面声像图显示扩张的上肾部（UP）和正常的下肾部（LP）；上肾部显示皮质变薄。B. 盆腔纵切面声像图显示一具有高回声囊壁的囊肿，为膀胱（BL）内的输尿管囊肿（Uret）。C. 排泄性膀胱尿道造影显示膀胱底部的输尿管囊肿（箭头），下肾部输尿管反流（未显示）

全或部分塌陷，相关的表现包括肾盂积水和输尿管积水。

（七）后尿道瓣膜

后尿道瓣膜是男孩尿道梗阻最常见的原因[25]。后尿道瓣膜有三种类型。Ⅰ型瓣膜是最常见的，它的皱褶从尿道膜部的底部一直延伸到尿道壁。这些瓣膜起到帆的作用，在排尿时膨胀，导致出口阻塞。Ⅱ型瓣膜为从精阜上方延伸至膀胱颈的黏膜皱襞。Ⅲ型瓣膜是一个具有中心针孔的隔膜，位于尿道前列腺部的精阜远端。后尿道瓣膜增加对尿液流出的阻力，导致尿道近端扩张，膀胱壁和膀胱颈部肌肉肥大。严重梗阻时，前列腺囊、前列腺管、射精管扩张。

新生儿的临床表现包括可触及的增大肾脏和继

发于母体羊水过少的肺发育不全。婴儿期和儿童期的临床发现包括尿路感染、排尿异常（如尿频、尿流不畅和尿失禁）以及发育不良。

典型超声表现为双肾盂和输尿管积水，实质变薄，膀胱扩张，壁增厚，尿道前列腺部扩张[25]（图11-28）。经腹扫查，使用充盈的膀胱作为透声窗或经会阴成像可提高扩张的尿道和瓣膜的显示[25-27]。理想情况下应在排尿期间进行检查，此时近端尿道扩张，瓣膜在扩张的后尿道内呈线性高回声。

其他表现包括输尿管反流高压所致的肾发育不良、尿性腹水和肾包膜下或肾周的尿瘤（图11-29和图11-30）。肾发育不良的超声特征是肾脏回声增强，伴有皮质囊肿，皮髓质分界不清（图11-30）。肾发育不良的存在意味着预后不良。

当发生肾盏破裂时，会导致尿性腹水和尿瘤

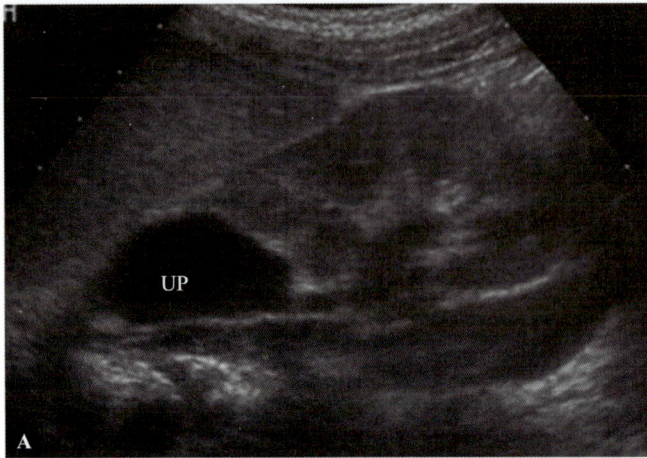

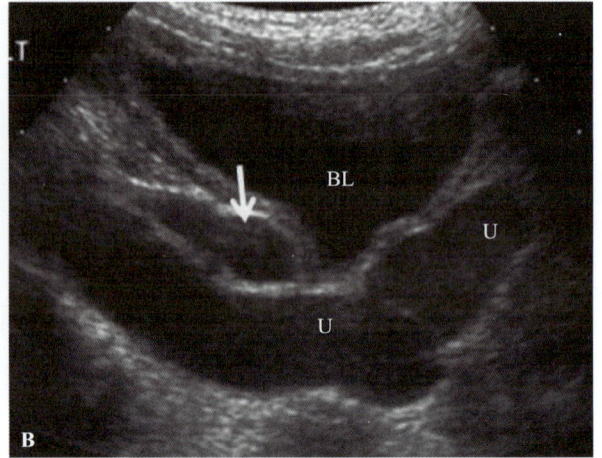

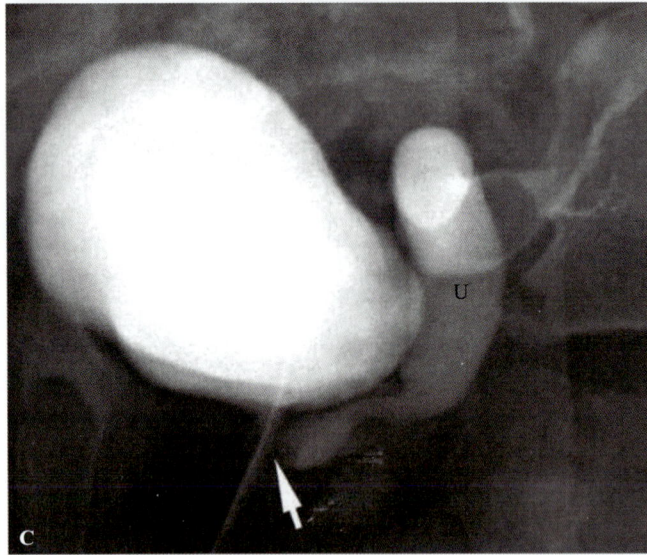

▲ 图 11-25　输尿管重复畸形伴异位输尿管

A. 右肾纵切面声像图显示上肾（UP）部集合系统扩张；B. 盆腔纵切面声像图显示从膀胱（BL）底部下方延伸的上肾部扩张的右输尿管远端（U），下肾部输尿管下段扩张的反流输尿管（箭）插入膀胱三角区；C. 排泄性膀胱尿道造影显示右侧输尿管（U）异位插入尿道前列腺部（箭）

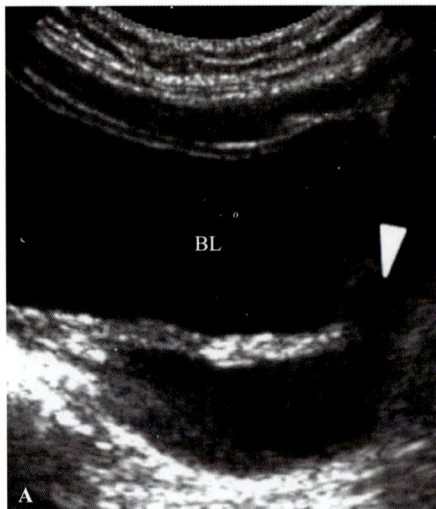

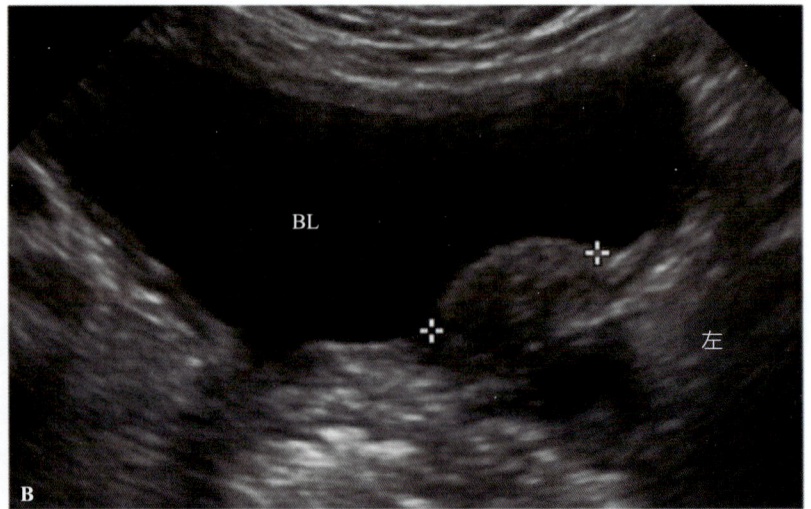

▲ 图 11-26　输尿管囊肿术后

A. 术前横切面声像图显示膀胱底部输尿管扩张和小的输尿管囊肿（箭头）；B. 输尿管囊肿术后，声像图显示一有回声的肿块（光标），为塌瘪的输尿管囊肿。BL. 膀胱

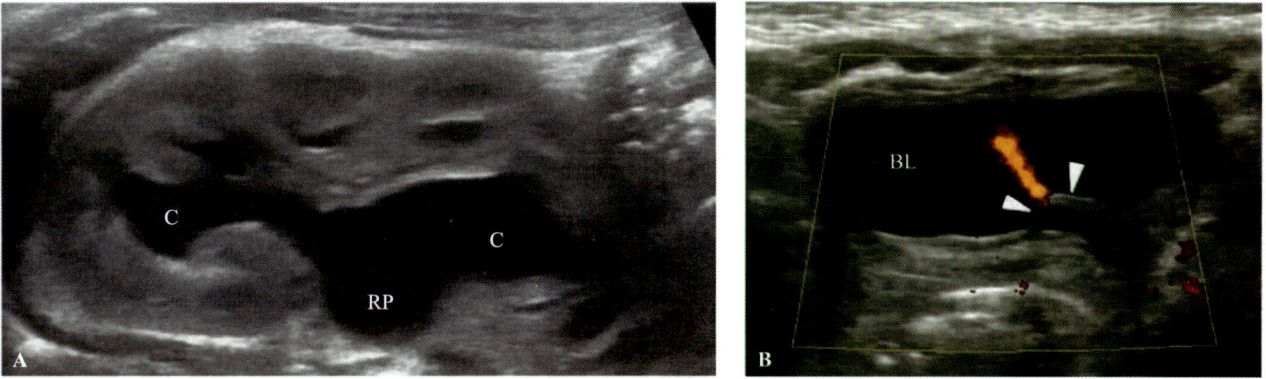

▲ 图 11-27 单纯性输尿管囊肿

A. 左肾纵切面声像图显示非重复集合系统的肾盏（C）和肾盂（RP）轻度扩张；B. 膀胱（BL）纵切面声像图显示膀胱三角区水平的左侧输尿管囊肿（箭头）高回声壁，伴输尿管喷射

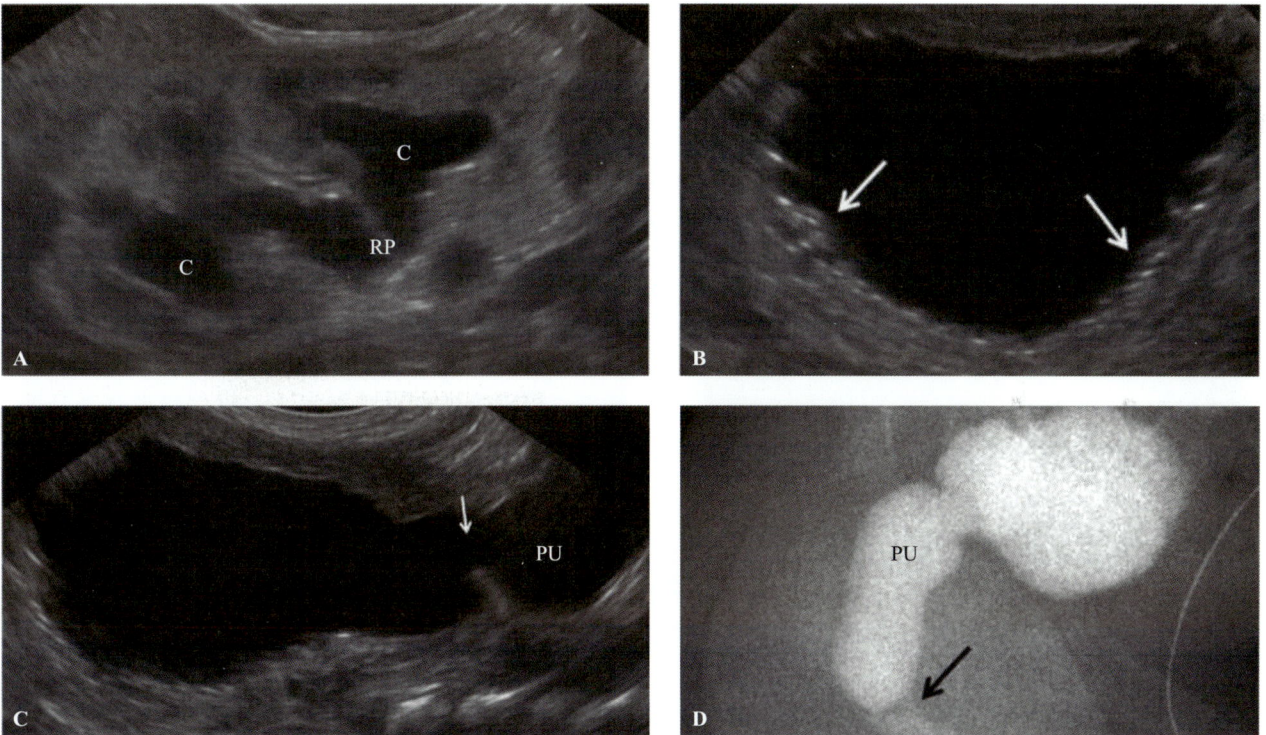

▲ 图 11-28 新生儿后尿道瓣膜

A. 右肾纵切面声像图显示扩张的肾盏（C）和肾盂（RP）；B. 盆腔纵切面声像图显示膀胱壁增厚，小梁形成（箭）；C. 纵切面声像图显示膀胱颈变窄（箭），尿道前列腺部（PU）扩张；D. 排泄性膀胱尿道造影显示膀胱颈狭窄，尿道前列腺部（PU）扩张。箭示瓣膜

的形成（图 11-30）。极高压的远端梗阻导致肾盏穹窿破裂，使尿液进入肾包膜下或肾周间隙。尿液可停留在这些间隙中，产生尿瘤，或由于肾包膜撕裂或渗出而进入腹膜后和腹膜腔。肾包膜下和肾周的尿瘤表现为肾周围无回声的积液。尿性腹水表现为腹腔内积液。穿孔可作为集合系统减压的一种方法，因此，声像图上肾盂积水可能很少或几乎没有。

产前治疗包括膀胱羊膜分流术，绕过梗阻的尿道，使尿液通过分流管排出膀胱。出生后的治疗主要是经尿道瓣膜切除术。

（八）梅干腹综合征

梅干腹综合征又称为 Eagle-Barret 综合征，是一种罕见的先天性综合征，以典型的腹肌缺如、睾丸下降不全和泌尿道异常三联征为特征。泌尿道异

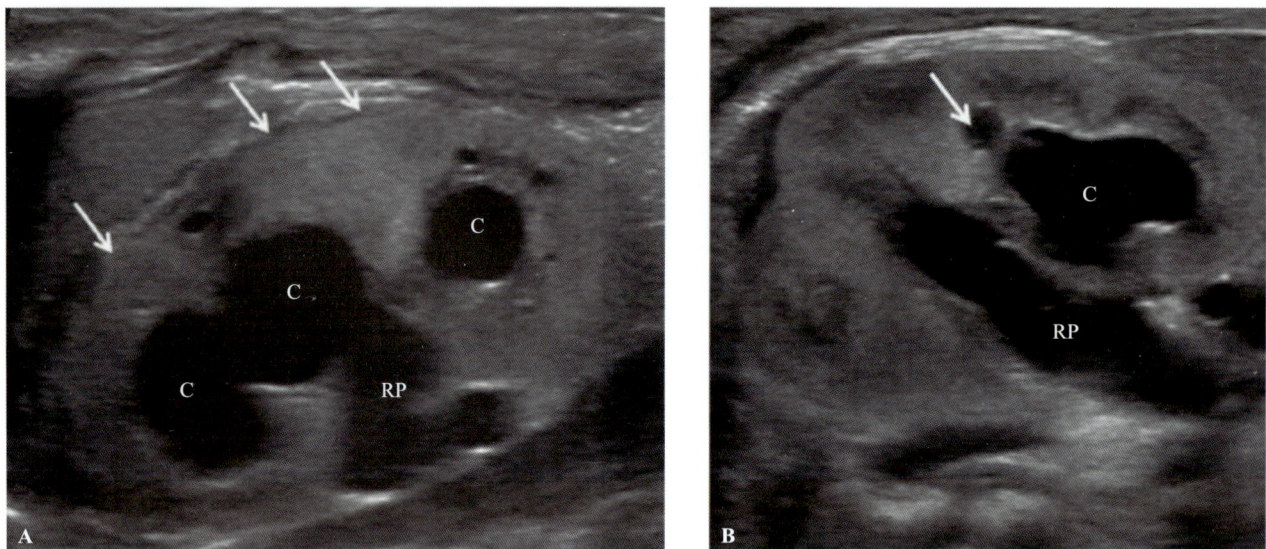

▲ 图 11-29　后尿道瓣膜，相关发育不全
右肾纵切面（A）和横切面声像图（B）显示肾盂肾盏扩张，皮质回声弥漫性增强，伴有继发于肾发育不良的小囊肿（箭），皮髓质分界不清。RP. 扩张的肾盂；C. 扩张的肾盏

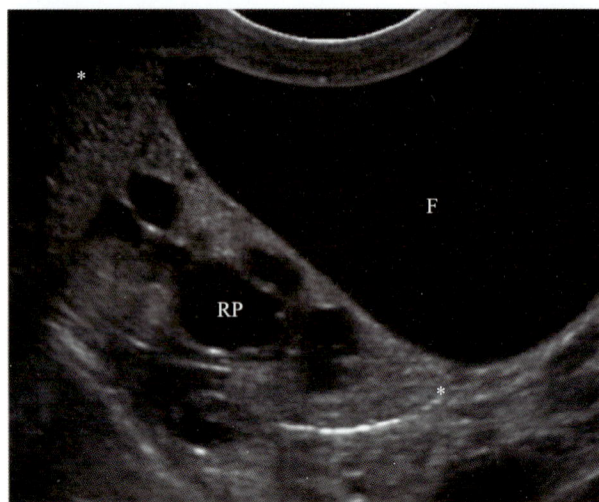

▲ 图 11-30　后尿道瓣膜伴包膜下尿瘤和肾实质发育不全
右肾纵切面声像图（*）显示肾盂（RP）轻度扩张和巨大包膜下积液（F），提示尿瘤。尿瘤可能与重度梗阻的肾盏破裂有关

常影响肾脏、输尿管、膀胱和尿道。虽然腹肌缺如在女性中已经被描述过，但是完整的综合征只在男性中出现[13]。病理结果包括肾单位数量减少、实质发育不良、输尿管和膀胱平滑肌缺失。

该综合征通常在新生儿期体检时表现明显。被覆的皮肤有一个类似于李子干的皱褶外观。在严重病例中，宫内肾发育不良和羊水过少可导致肺发育不全。这些婴儿可能死产，或在出生后不久因呼吸或肾脏并发症而死亡。较轻的肾脏疾病患者可能存活于婴儿期，但可能有复发性尿路感染或发展为肾功能不全。相关异常包括 18- 三体综合征和 13- 三体综合征、肠旋转不良或闭锁、肛门闭锁、先天性巨结肠、先天性心脏病、马蹄内翻足和先天性髋关节脱位。

超声表现包括肾盂积水、输尿管扩张和迂曲、膀胱增大、脐尿管憩室、后尿道或前尿道扩张（巨尿道）和前列腺囊扩张（图 11-31）。由于伴有发育不良，肾实质可有高回声，内含小囊肿。值得注意的是，膀胱壁较薄（< 3mm），与之相比，后尿道瓣膜患者的膀胱壁较厚。

治疗取决于症状的严重程度。严重的患者可能需要膀胱造瘘术或一期尿路重建，以提供足够的尿液引流，并避免复发性感染，可能还需要进行腹壁重建和睾丸固定术。

（九）下腔静脉后输尿管

下腔静脉后输尿管也称环腔静脉输尿管，是一种罕见的先天性畸形，是由于右上主静脉系统未能发育所致。相反，右后主静脉持续存在，下腔静脉最终穿过输尿管前方。该异常临床上可无症状或产生与右侧输尿管部分梗阻有关的症状或因尿液淤积而反复发生尿路感染。

在超声检查中，输尿管近端走行于下腔静脉后方，然后出现在主动脉的右侧，在进入正常位置的

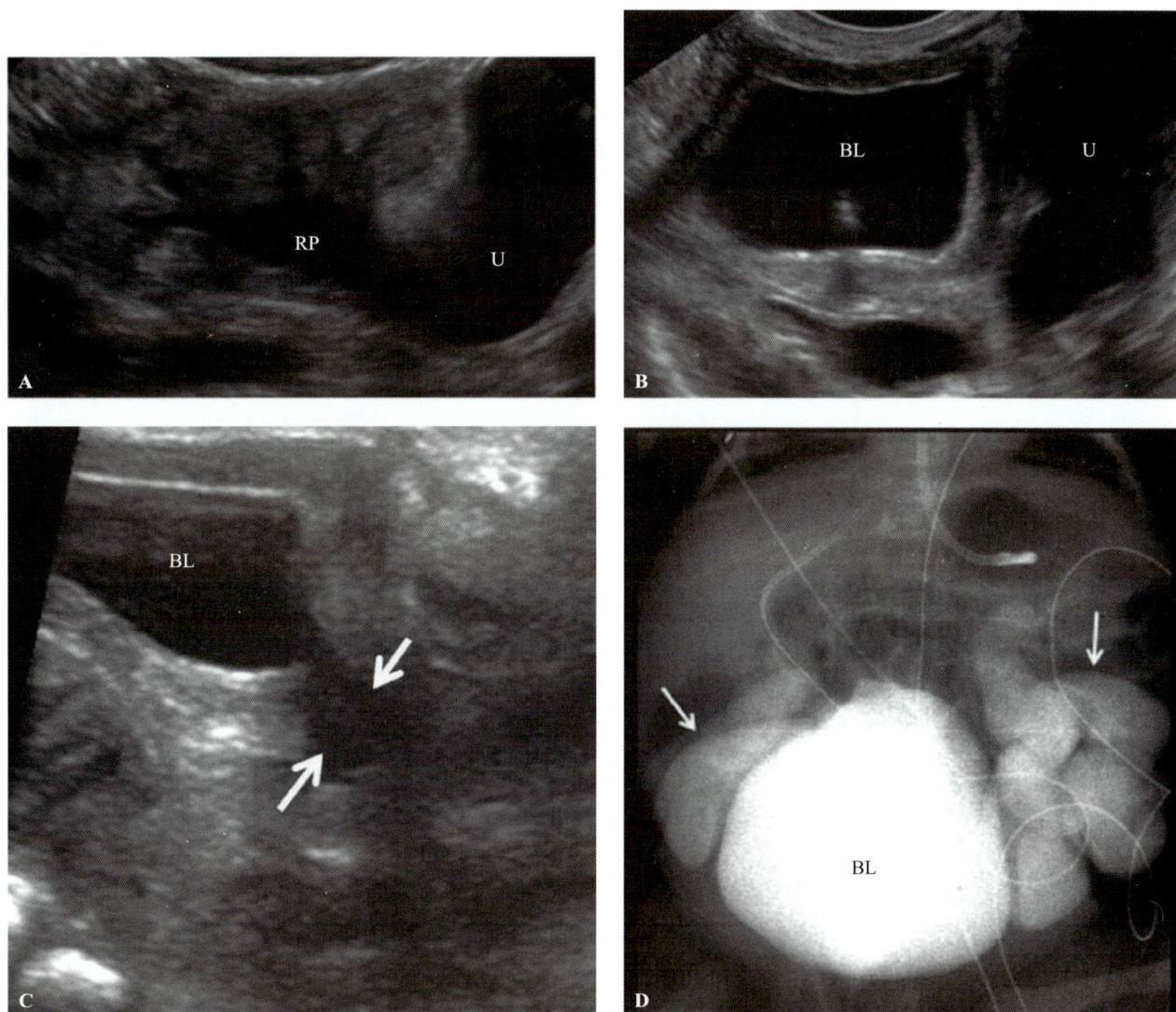

▲ 图 11-31 梅干腹部综合征

A. 右肾纵切面声像图显示扩张的肾盂（RP）和近端输尿管（U）；B. 盆腔纵切面声像图显示膀胱（BL）后方输尿管（U）远端扩张。注意膀胱是薄壁的，与后尿道瓣膜的厚壁膀胱形成对比；C. 扩张的后尿道（箭）可在尾部扫查时显示；D. 排泄性膀胱尿道造影可见扩张的膀胱（BL）和输尿管（箭）

膀胱前位于右侧髂血管的前方。根据输尿管受压程度的不同，可能会注意到相应的肾输尿管积水[28]。

十、获得性输尿管梗阻

获得性输尿管梗阻可以是内源性的，也可以是外源性的。内源性梗阻的原因包括结石、血凝块和良性息肉。灰阶图像显示扩张的输尿管和腔内肿块回声，伴有不同程度的远端声影（图 11-32）。高度梗阻的彩色多普勒显示病侧输尿管无喷射或流速减慢（见上文讨论）。急性梗阻时，输尿管喷射立即消失，梗阻解除后立即重新出现。轻度梗阻时，输

尿管血流可正常或减少。在尿路结石的情况下，可观察到闪烁伪像，表现为红色和蓝色混合。

外源性输尿管梗阻的原因包括炎症性病变，如脓肿或蜂窝织炎，最常见继发于阑尾炎或克罗恩病、腹膜后肿瘤和神经源性膀胱。

十一、肾囊性疾病

肾囊性疾病可以是遗传性的，也可以是散发性的，可以是单侧的，也可以是双侧的，在出生时就有症状，或者在以后的生活中被发现[29-31]。本节将从单侧和双侧疾病的角度探讨鉴别诊断。

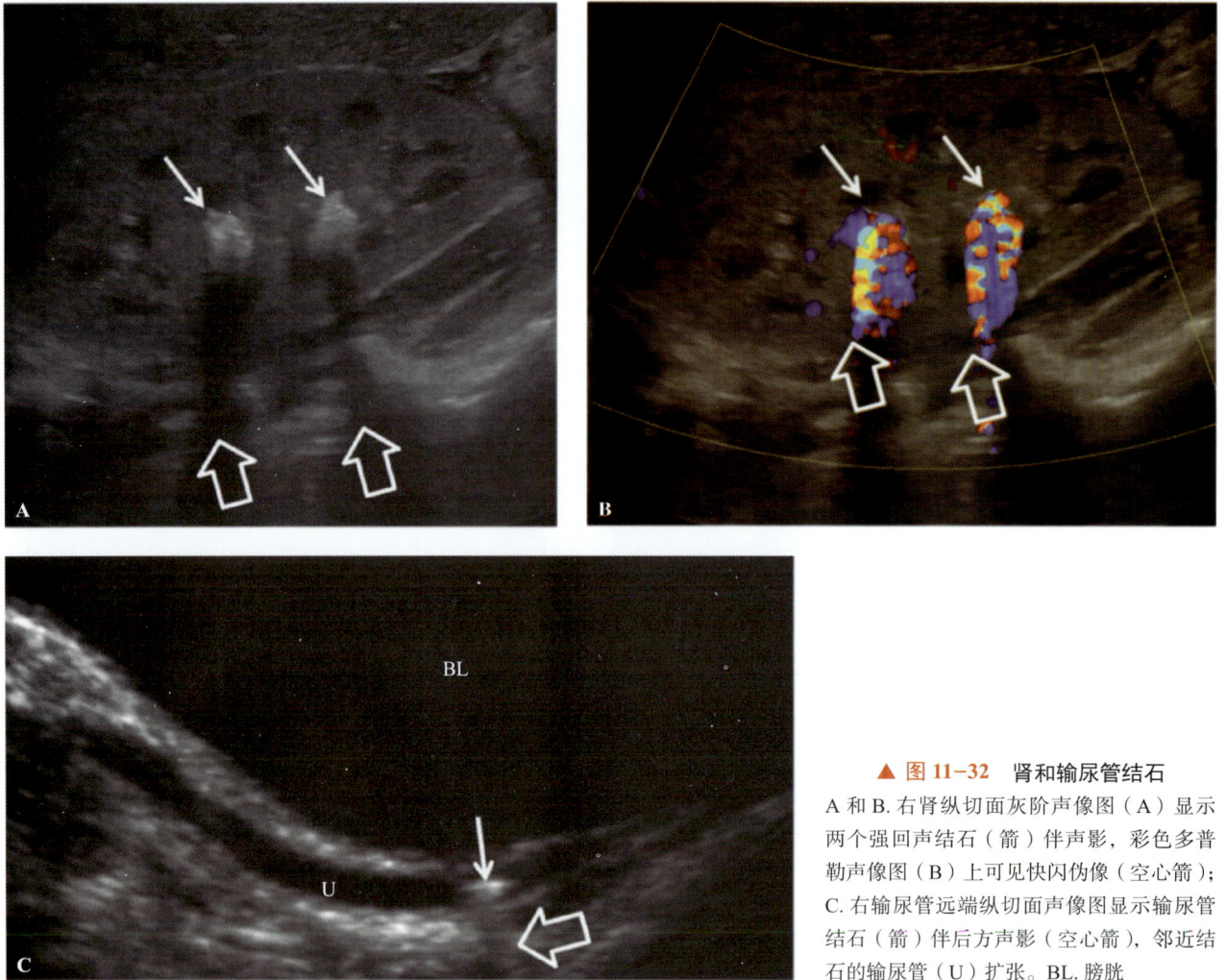

▲ 图 11-32　肾和输尿管结石

A 和 B. 右肾纵切面灰阶声像图（A）显示两个强回声结石（箭）伴声影，彩色多普勒声像图（B）上可见快闪伪像（空心箭）；C. 右输尿管远端纵切面声像图显示输尿管结石（箭）伴后方声影（空心箭），邻近结石的输尿管（U）扩张。BL. 膀胱

（一）双侧囊性疾病

1. 常染色体隐性遗传性多囊性疾病

常染色体隐性遗传性多囊性肾病，以往称为婴儿型多囊肾，顾名思义，是一种隐性遗传性疾病。病理上，在髓质内可见大量直径 1~2mm 的小囊肿。显微解剖研究表明，这些囊肿主要是扩张的集合小管，呈放射状排列，从髓质延伸至包膜下皮质，肾单位正常或轻度改变[14, 29-31]。实际上，所有常染色体隐性遗传性囊性疾病的患者都有肝脏异常，以胆管板病变为特征，尤其是胆道扩张和门静脉周围纤维化。新生儿往往肾脏疾病较重，肝脏疾病较轻，度过新生儿期并在后期进行临床观察的患者则肾脏疾病较轻，肝脏疾病（通常为肝硬化和门静脉高压）较重。

超声表现取决于患者的年龄。在新生儿，超声表现包括双侧肾脏回声增强，皮髓质分界不清，低回声的皮质组织边缘变薄，小的圆形髓质囊肿和集合管扩张[29, 31-33]（图 11-33 和图 11-34）。实质回声增强是由于超声波从扩张的集合管的流体管状壁界面反射产生的，而低回声的边缘被认为是无集合管扩张的被压缩的皮层组织的残余。

在年龄较大的儿童中，超声表现包括实质回声增强，特别是在肾锥体、皮髓质分界消失和髓质囊肿（即集合管扩张）。肾脏可正常大小或轻中度肿大[34]（图 11-35）。

肝脏的表现也随年龄而异。新生儿的表现包括胆管扩张和肝实质回声增粗。年龄较大的儿童和青少年常合并肝硬化和门静脉高压。超声可显示增粗的实质、结节状肝脏边缘、扩张的胆管、脾大和静脉曲张（图 11-36）。

2. 常染色体显性遗传性多囊性疾病

常染色体显性遗传性多囊性疾病，以往称为成

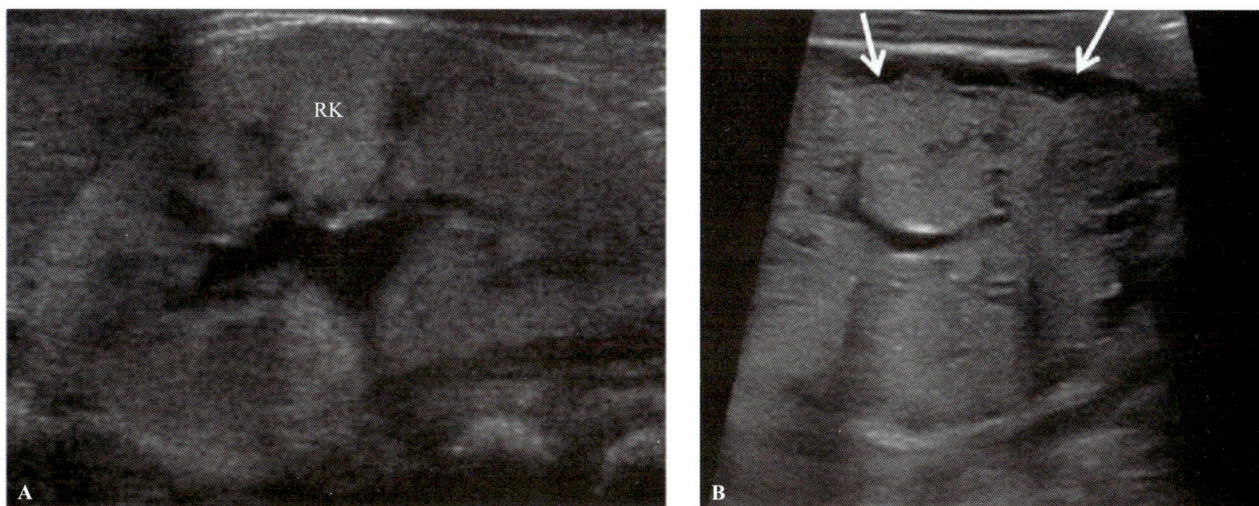

▲ 图 11-33　新生儿常染色体隐性遗传性多囊性疾病（不同患者）

A. 右肾（RK）纵切面声像图显示肾脏增大，实质回声弥漫性增强，皮质髓质分界不清；B. 纵切面超声扫查显示肾脏增大，实质回声增强，皮质髓质分界消失，多个小髓质囊肿，边缘薄而低回声（箭）

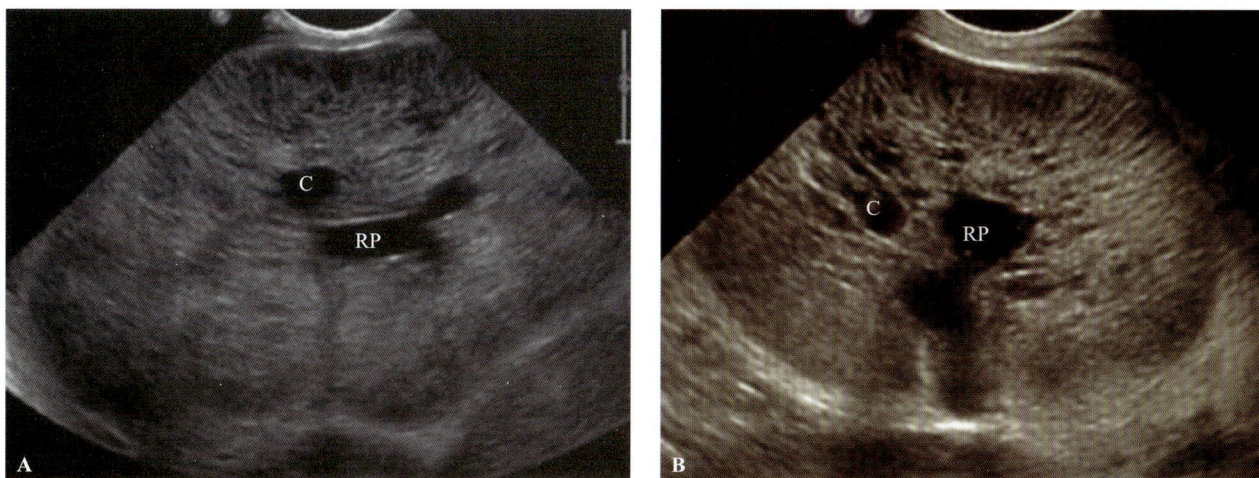

▲ 图 11-34　新生儿常染色体隐性遗传性多囊性疾病（不同患者）

双侧肾纵切面声像图（A 和 B）显示肾脏增大，皮质髓质分界消失，肾小管由髓质向皮质扩张，以及小髓质囊肿（C）。RP. 肾盂

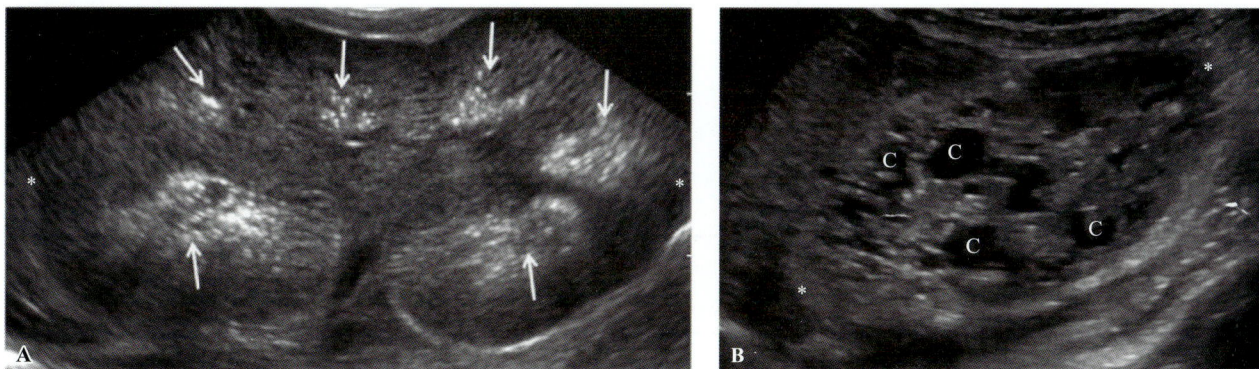

▲ 图 11-35　儿童常染色体隐性遗传性多囊性疾病（不同患者）

A. 纵切面声像图显示右肾增大（＊）伴高回声髓质锥体（箭）；B. 另一例患者的声像图显示右肾（＊）有多个小的髓质囊肿（C）

人型多囊肾，是最常见的遗传性肾多囊性疾病。虽然它是通过常染色体显性遗传传播的，其外显率为 100%，但由于表达的可变和自发突变，高达 50% 的患者可能没有肾脏疾病的家族史。常染色体显性遗传性多囊性疾病有 2 种类型，Ⅰ型基因（PKD1）源于 16 号染色体短臂的缺陷（85%～90% 的病例），Ⅱ型基因（PKD2）位于 4 号染色体的长臂上，占病例总数的 10%～15%[14, 30, 31]。

病理上，大小不等的囊肿存在于皮质和髓质

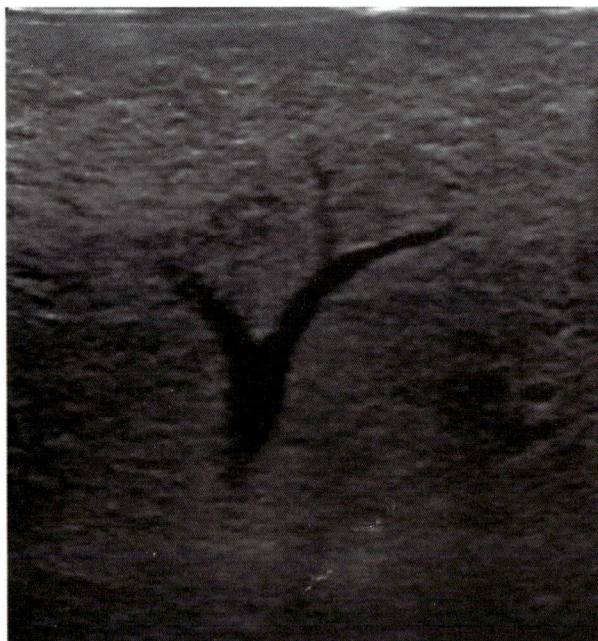

▲ 图 11-36 新生儿常染色体隐性遗传性多囊性疾病及肝纤维化
横切面声像图显示肝内扩张肝内导管和不均匀回声肝实质

中，正常组织岛状分布于囊性区域之间。显微解剖研究表明，囊肿与肾单位和集合管相通[14]。该病对肾脏的影响程度大于其他器官，但囊肿也可发生于肝脏、胰腺、肺、脾脏、卵巢、睾丸和精囊。常染色体显性遗传性多囊病通常在老年人中表现明显，但在新生儿和儿童中也有表现。临床发现包括新生儿可触及的腹部肿块，以及儿童和青少年的高血压、腹痛和血尿。

超声表现包括肾脏增大伴多发性双侧皮质囊肿（图 11-37）。出血进入肾囊肿内可导致内部呈低回声、液 - 血平面、分隔和厚壁，后期可见囊壁钙化。囊肿也可见于其他器官，特别是肝脏。在新生儿中，影像学表现可能与常染色体隐性遗传性多囊性疾病相似，诊断需依靠家族史或肾活检。采用超声检查对发病家庭中的患者进行筛查。诊断该病的标准包括在一个肾脏中存在至少 2 个囊肿或每个肾脏中存在 1 个囊肿[35]。

3. 肾小球囊肿病

肾小球囊肿病是一种罕见的囊性肾脏疾病，它通常作为孤立性肾脏疾病发生[30]，但也可能与其他畸形一起发生，如脑肝肾综合征、13- 三体综合征、口 - 面 - 指综合征和肾 - 视网膜发育不良。组织学检查显示肾小囊腔（bowman spaces）囊性扩张，近端集合管不同程度扩张，髓质正常。少数患者可见门静脉周围肝纤维化、胆管增生和扩张以及肝囊肿。受累新生儿表现为可触及的增大肾脏和肾衰竭，这种疾病后期的体征和症状是肾衰竭。

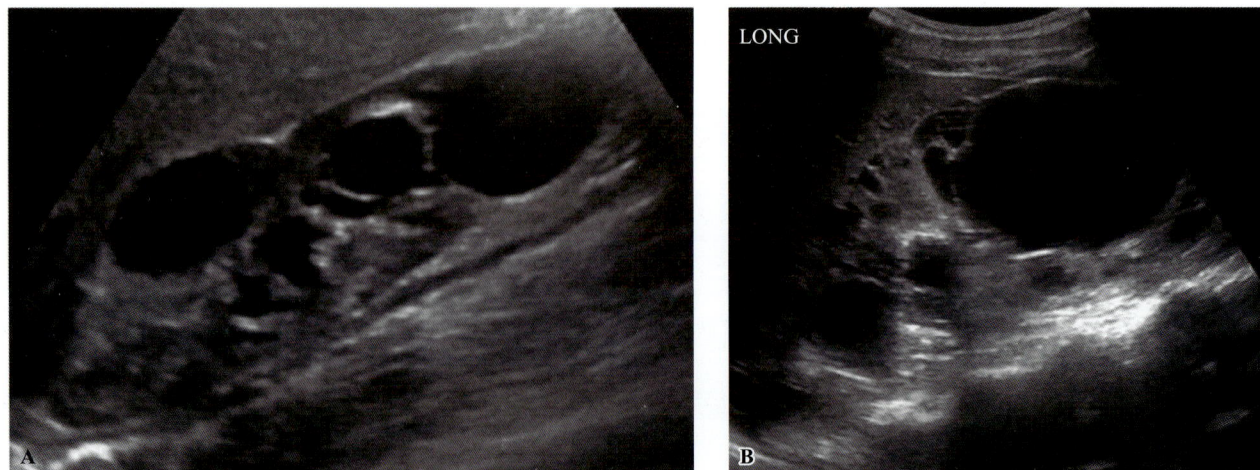

▲ 图 11-37 常染色体显性遗传性多囊性疾病（不同患者）
A. 新生儿；B. 青少年。纵切面声像图显示肾脏增大，伴多个大小不等的单纯性皮质囊肿

超声表现包括肾脏肿大、回声增强、多发性皮质小囊肿、直径 ≤ 1cm、皮髓质分界不清等[36]。囊肿主要位于包膜下或外周皮质，尽管整个皮质都可能受累（图 11-38）。其他异常包括肝腺瘤和囊肿[36]。

4. 髓质囊性病

髓质囊性病包括髓质海绵肾、青少年肾结核和尿毒症髓质囊性疾病。髓质海绵肾又称髓质小管扩张症，是一种散发性而非遗传性疾病。病理上肾锥体区集合管呈囊性扩张。除非发生感染或尿石症，否则无症状。有症状的患者表现为肾绞痛、腹痛或血尿。单纯性肾小管扩张在超声上难以识别，在肾钙质沉着的情况下可见高回声的锥体（图 11-39）。

青少年肾结核和尿毒症髓质囊性病是一种以多尿、多饮、盐耗、严重贫血，最终导致终末期肾病为特征的遗传性疾病[30, 31]。病理上肾脏体积较小或正常大小，髓质内含数量不等的小囊肿。青少年肾结核为常染色体隐性遗传，在儿童期或青春期出现。尿毒症性髓质囊性病为常染色体显性遗传，通常在 30 岁左右发病。两种情况下的超声检查均显示皮髓质分界消失、实质回声增强，以及小的髓质或皮髓质囊肿（图 11-40）。肾衰竭早期肾脏大小正常，终末期肾脏变小。

5. 肾囊肿综合征

结节性硬化症是一种由 9 号染色体缺陷引起的常染色体显性遗传性疾病。典型的临床特征是癫痫发作、精神发育迟滞和皮脂腺瘤。其他异常包括心脏病变（横纹肌瘤）、肺部病变（淋巴管肌瘤病和实质囊肿）、中枢神经系统病变（脑室周围室管膜下胶质结节、巨细胞星形细胞瘤、视网膜和皮质错构瘤）和肾脏病变。除了结节性硬化症患者中发现的血管平滑肌脂肪瘤外，肾囊肿的发生率也有所增加，通常为多发和双侧囊肿（图 11-41）。

Von Hippel-Lindau 病是由于 3 号染色体短臂发生错误所致的一种遗传性常染色体显性遗传性疾病，临床上与视网膜及中枢神经系统血管网状细胞瘤、胰腺囊肿、胰岛细胞瘤和嗜铬细胞瘤等有关，肾细胞癌的发病率增加。大约 60% 的患者出现肾囊肿，大小为 0.5～3.0cm，且多为多发性和双侧性。

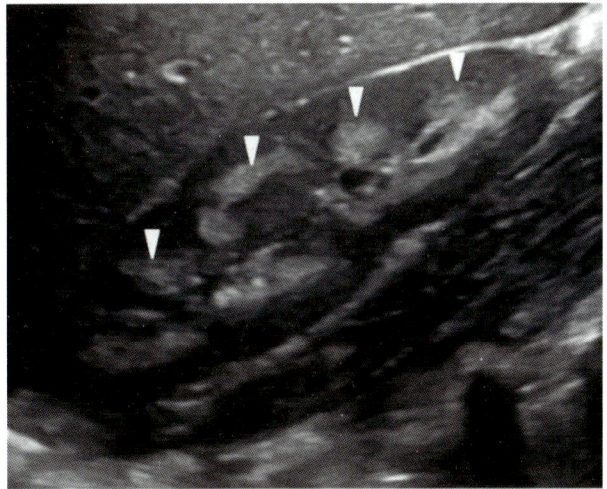

▲ 图 11-39　髓质海绵肾
右肾纵切面声像图显示高回声肾锥体（箭头），因多发性小结石

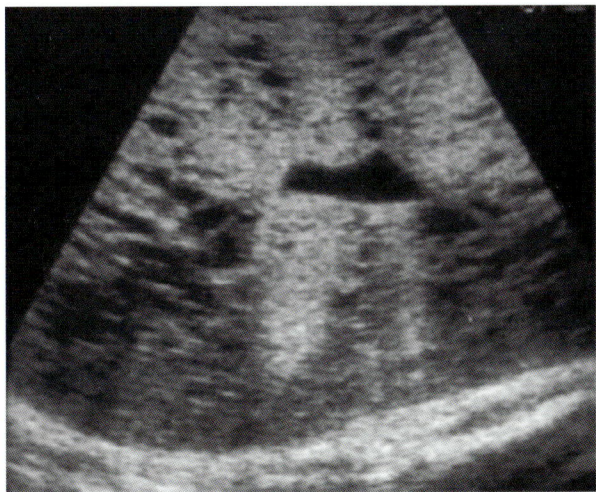

▲ 图 11-38　新生儿肾小球囊肿病
新生儿左肾纵切面声像图显示增大的高回声肾脏，内含多个皮质囊肿

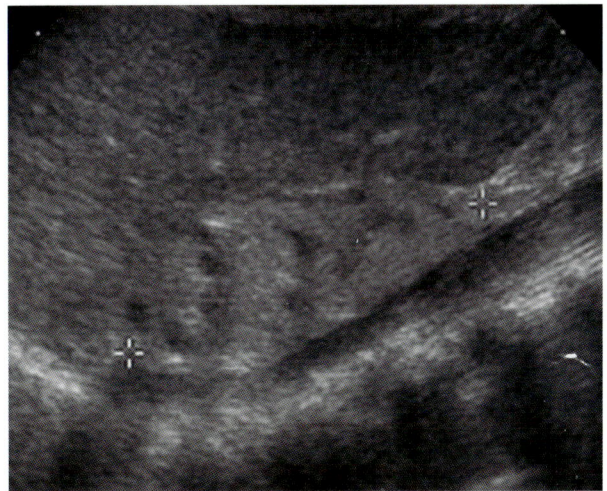

▲ 图 11-40　青少年肾结核（女性患者）
纵切面声像图显示右肾小（光标），皮质髓质分界消失、实质回声增强，并有微小的髓质囊肿

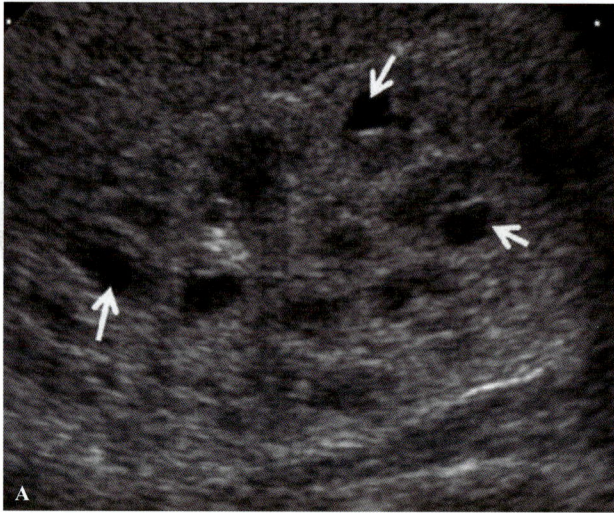

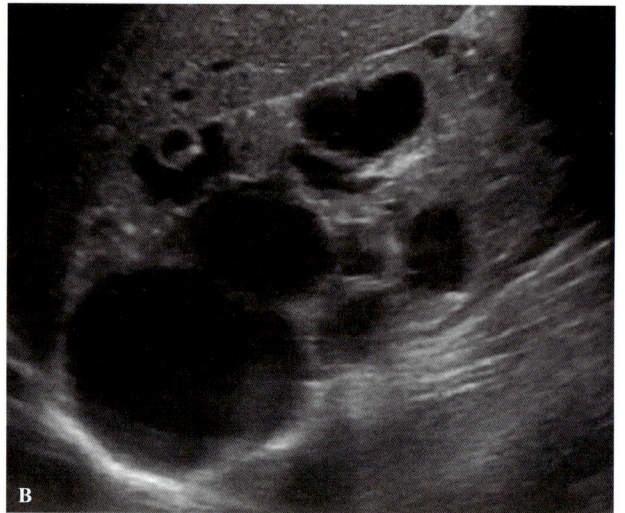

▲ 图 11-41　结节性硬化症（不同患者）

A. 纵切面声像图显示多个小的皮质囊肿（箭）；B. 另一例患者的声像图显示较大的皮质囊肿取代了大部分的实质

肾囊肿还与其他多种综合征有关，包括 Turner 综合征（图 11-42）、Meckel 综合征 [小头畸形、多指（趾）、后脑膨出]、Jeune 窒息性胸廓营养不良（小胸、呼吸衰竭和肾发育不良）、口 – 面 – 指（趾）综合征和 Zellweger 综合征（脑肝肾综合征）。它们的超声特征与单纯性囊肿相同，根据临床表现的相关性通常可以做出正确的诊断。

6. 获得性肾囊肿

获得性肾囊肿发生于长期血液透析的慢性肾衰竭患者，发病率随透析时间的增加而增加，在透析 3 年后为 10%～20%，5～10 年后增加至 90% [31]。其原因被认为是肾小管上皮增生导致肾单位扩张。病理检查显示皮质和髓质中有多个小囊肿。

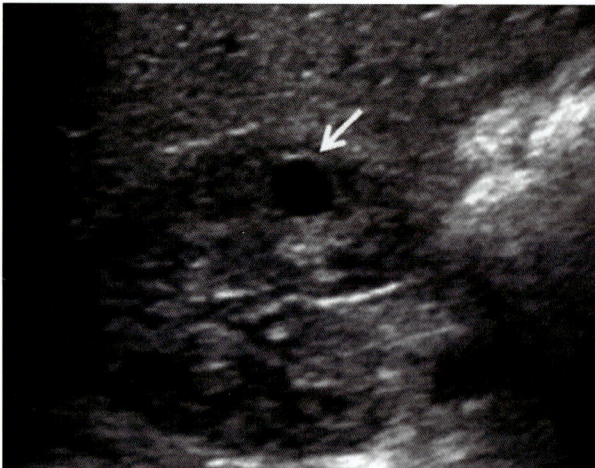

超声显示肾脏体积较小甚至正常，回声增强，内含多个肾囊肿（图 11-43）。并发症包括囊肿出血、包膜下间隙或肾周间隙出血以及发展为肾细胞癌。肾出血性囊肿和肾细胞癌表现为高回声肿块。多普勒成像显示内部血管的存在提示肿瘤，而无彩色血流更符合出血性囊肿。钙化也可发生在囊壁或肾间质。获得性肾囊肿的囊肿与肾脏隔绝，其他器官不属于这种情况。

（二）单侧囊性疾病

1. 单纯性肾囊肿

与成人相比，儿童的单纯性囊肿并不常见。病理上为单房，由单层扁平上皮排列，并含有透明的浆液。单纯性囊肿多发生于肾皮质，与集合系统不相通，且单发多于多发。通常无症状，并在其他适应证的影像学检查中检测到。但非常大的囊肿可表现为可触及的腹部肿块。

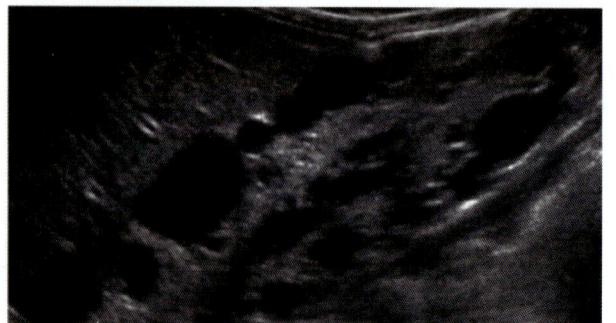

▲ 图 11-42　**Turner** 综合征

横切面声像图显示右肾下极无回声囊肿（箭）

▲ 图 11-43　获得性肾囊肿（长期透析的青少年患者）

纵切面声像图显示较小的肾内有多个实质囊肿

典型的超声表现为无回声腔，壁薄或不易察觉，后壁清晰，边缘光滑，后方回声增强（图 11-44）。如果存在这些超声表现，一般不需要进行额外的评估。

单纯性囊肿偶尔并发腔内出血或感染。此时超声检查可显示具有厚壁、内部低回声、有包膜或液平的混合性肿块。在这种情况下，囊肿穿刺和超声引导下经皮穿刺抽吸可进行诊断和治疗。出血和感染可导致细小，弧形的周围钙化，并伴后方声影。

灰阶成像上可以类似单纯性囊肿的病变包括动脉瘤、假性动脉瘤、淋巴瘤、肾盏憩室和重复肾上极。彩色多普勒显像可确认前两种病变的血管性质。淋巴瘤可表现为无回声，但通常无后方回声增强。囊肿与肾盂或肾盏相通时应怀疑肾盏憩室。重复肾上肾部可以通过输尿管扩张和远端输尿管异位或输尿管囊肿的相关表现来鉴别。

2. 多囊性肾发育不良

多囊性肾发育不良是一种非遗传性发育异常，被认为是早期宫内尿路梗阻的结果。当这种情况发生在妊娠前 10 周，肾盂和近端输尿管发生闭锁，产生典型的多囊性肾发育不良。如果在妊娠晚期发生梗阻，则会导致更为罕见的积水型多囊性肾发育不良，在这种情况下，输尿管闭锁，但肾盂肾盏不闭锁，可互相交通。这两种类型的组织学检查均显示不同大小的囊肿，被含有原始发育不良成分的纤维组织分隔。囊肿被认为代表集合管重度扩张。对侧肾脏异常包括膀胱输尿管反流、肾盂输尿管连接部梗阻、原发性巨输尿管和梗阻性重复肾。

典型的多囊性肾发育不良的超声特征为大小不等的多发性囊肿，呈随机分布，囊肿之间无交通，无可辨识的肾盂或窦，肾实质缺如或发育不良（图11-45）。多囊性肾发育不良偶可表现为肾窝内的孤

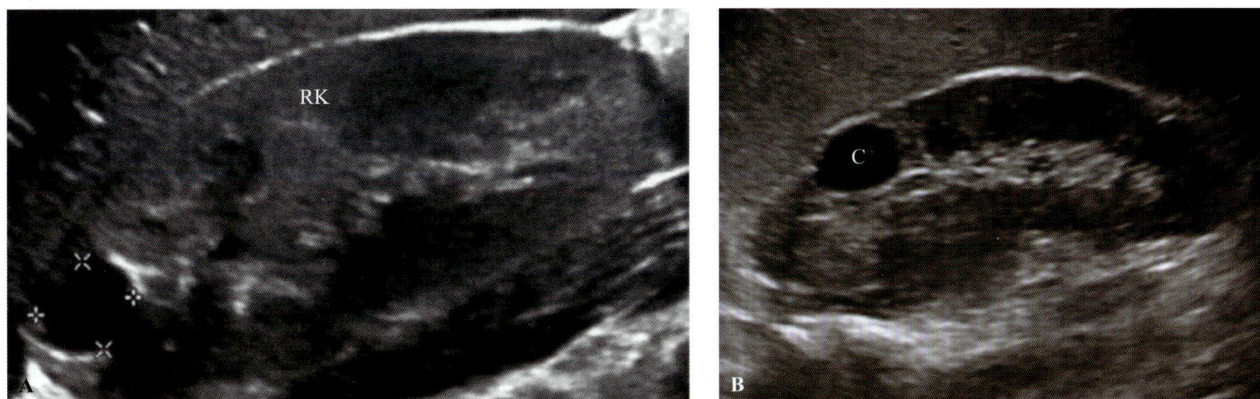

▲ 图 11-44 单纯性肾囊肿（不同患者）
A. 纵切面声像图显示右肾（RK）上极有一个无回声囊肿（光标）；B. 另一例患者的声像图显示中极皮质囊肿（C）

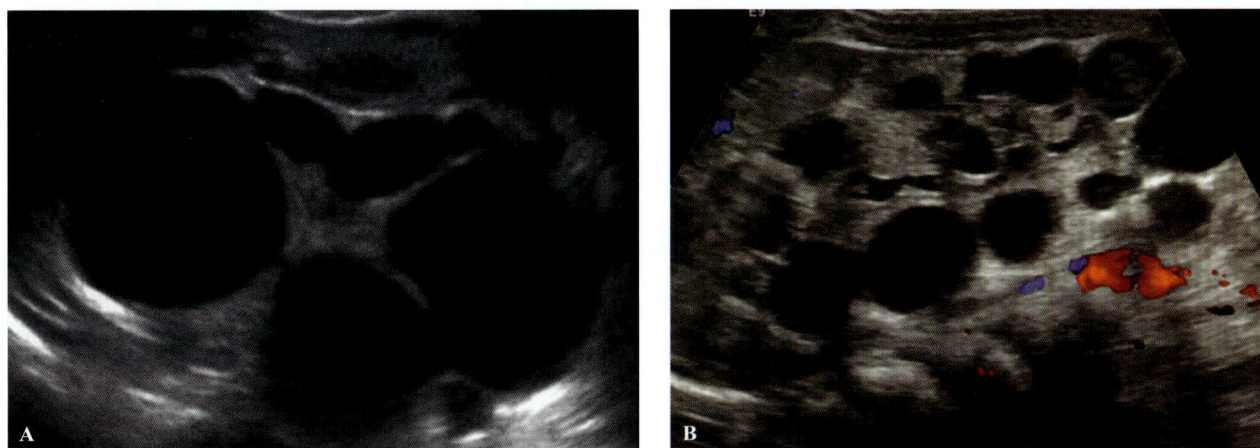

▲ 图 11-45 多囊性肾发育不良（不同患者）
A. 新生儿，纵切面灰阶声像图显示右肾窝有多个大小不一的椭圆形和圆形囊肿，不规则分布，未见中心肾盂或正常肾实质；B. 另一例患者，彩色多普勒声像图显示大小不等的囊肿呈不规则分布，发育不良的肾实质内无血流

立性囊性肿块。囊壁或囊肿间的分隔处可见钙化，对侧肾脏通常表现为代偿性增大，脉冲多普勒成像显示肾实质内无血流或血流减少，血流速度较慢，收缩期峰值流速较低，舒张期无血流（图 11-45B）。积水型多囊性肾发育不良表现一个肿块，周围有多个小囊肿和一个较大的中央囊肿。

多囊性肾发育不良通常累及整个肾脏。在极少数情况下，可能局限于肾脏的一部分。大多数节段性发育不良发生在交叉融合异位肾（图 11-16）或重复肾的上肾部[37]。声像图表现与典型的多囊性肾发育不良相似。

多囊性肾发育不良可采用非手术治疗，因为其自然病程是出生后 1 年内体积的自然缩小，推测可能与囊肿内残余尿液的逐渐吸收有关（图 11-46）。如因巨大囊性肾压迫胸腔而出现呼吸窘迫，或出现与邻近器官压迫有关的感染、高血压或疼痛等并发症，则行手术治疗。

3. 多房囊性肾肿瘤

多房囊性肾肿瘤，既往称多房囊性肾瘤、良性囊性肾瘤、囊性错构瘤、囊性肾母细胞瘤、囊性淋巴管瘤和部分多囊肾，是一种非遗传性囊性肿块。病变的年龄和性别呈双相分布，影响 4 岁以下男孩和 40 岁以上女性，体征为非疼痛性腹部肿块或血尿，这是由于一部分肿瘤突入肾盂所致。病理检查肿瘤为一包裹性肿块，内含多个由纤维分隔开的非交通性上皮内衬囊肿。组织学上有两种不同类型：①囊性肾瘤，以成熟的间隔成分为特征；②部分分化的囊性肾母细胞瘤，含有不成熟的间隔成分（即胚芽细胞）或罕见的 Wilms 瘤灶[38, 39]，大体检查或影像学检查无法区分这两种类型。

超声表现为边界清楚的肿块，有多个充满液体的囊肿，其内可见分隔（图 11-47）。如内容物为

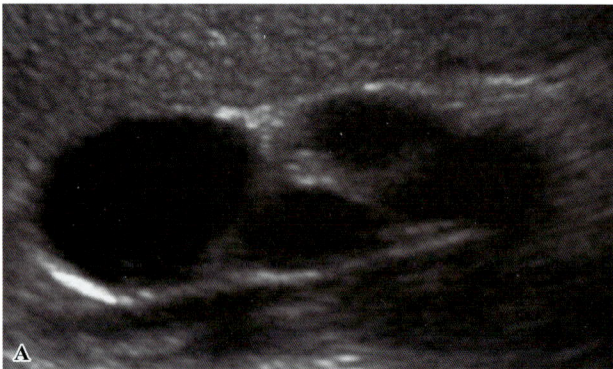

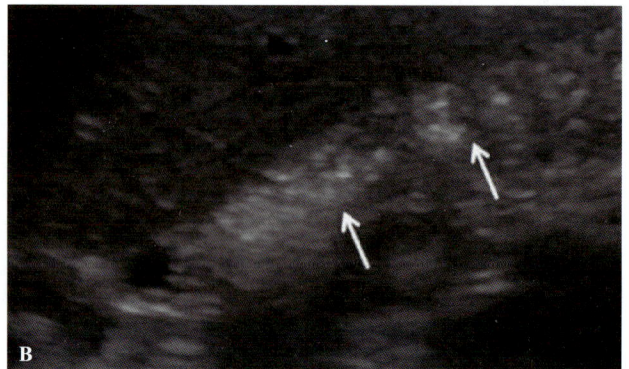

▲ 图 11-46 多囊性肾发育不良
A. 经右肾窝纵切面扫查显示多个囊肿，囊肿间不相通；B. 超声随访显示肠襻（箭）充填空的肾窝

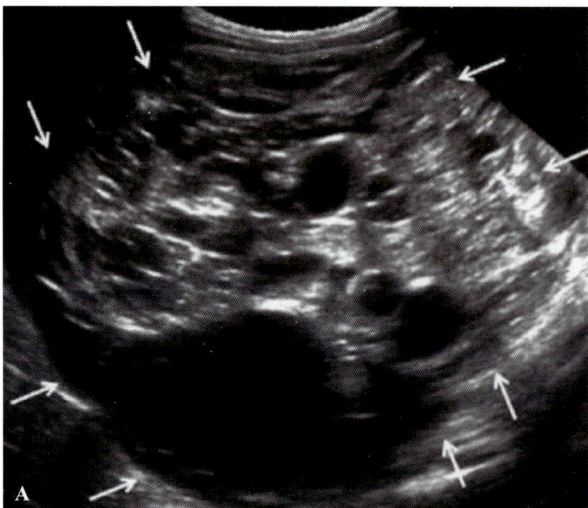

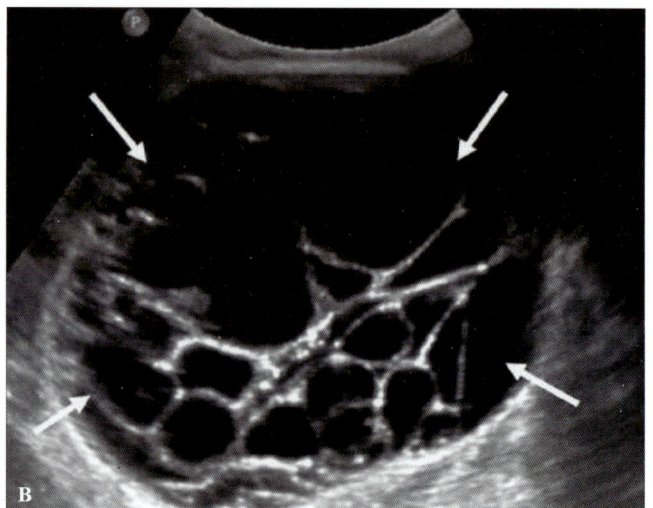

▲ 图 11-47 多房囊性肾肿瘤（不同患者）
横切面声像图显示一混合性肿块（箭）内含多个无回声囊肿，并可见分隔

出血性或蛋白质性，则囊肿回声可增强。囊肿较小或含有黏液样物时，多房性可不明显，肿瘤内部可出现回声，类似于其他实质性肾肿瘤。此时 CT 或 MRI 可能有助于明确诊断。在囊壁内或间隔内可见弧形钙化。由于存在恶性肿瘤的可能性，多房囊性肾瘤通常采用肾切除术或半肾切除术治疗。

十二、肾盏憩室

肾盏憩室或肾盂源性囊肿是肾实质内含尿液的囊腔，内衬移行上皮，通过狭窄的峡部与肾盂或肾盏相通。这通常是影像学检查偶然发现的，但也可能是憩室内结石形成反复感染引起症状，导致腹痛和血尿，高达 50% 的肾盏憩室含有结石或钙乳。超声显示囊性肿块，与肾窦或肾盏相连，可能含有浮动、有回声的细光点或钙化（图 11-48）。

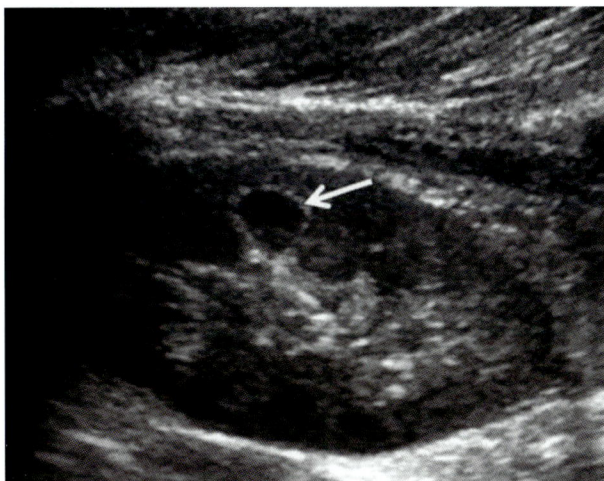

▲ 图 11-48　肾盏憩室
纵切面声像图显示与肾窦相连的囊性肿块（箭）。单纯性囊肿与集合系统不相连

十三、肾恶性肿瘤

（一）肾母细胞瘤

肾母细胞瘤是儿童最常见的肾脏恶性肿瘤，至少占所有儿童肾脏恶性肿瘤的 90%[14, 40]。受累儿童通常在 5 岁前出现（平均年龄 3 岁）[39-42]。通常，患者表现为可触及的腹部包块。高达 30% 的患者出现腹痛、发热、镜下或肉眼血尿和高血压。高血压可能是由于肿瘤产生的肾素或肾门血管受压引起的肾缺血。偶尔，患者因肿瘤、肺栓塞或精索静脉曲张（当肿瘤阻塞性腺静脉时发生）侵犯肝静脉继发

布加综合征而就诊。

肾母细胞瘤发病率增加的综合征包括 Beckwith-Wiedemann 综合征、先天性半侧肥大、WAGR 综合征（肾母细胞瘤、散发性无虹膜、生殖器畸形和发育迟缓）、Drash 综合征（男性假两性畸形和肾炎）和 Perlman 综合征（胎儿过度生长、新生巨大胎儿、大头畸形、面部畸形、内脏肥大、肾母细胞瘤病）[40-44]。

大多数肾母细胞瘤发生在正常的肾脏。然而，它们可发生于异常肾脏，如马蹄肾或多囊性肾发育不良，也可发生于肾外部位，如腹股沟管、骶尾部、生殖器官、腹膜后及胸壁。肾母细胞瘤是一个巨大的肿块（平均 12cm），由压缩的肾组织组成的假包膜清晰可见。它产生于皮质内，以外生性方式生长，肿瘤的大部分从肾脏突出。它通常含有出血或坏死区域，很少有脂肪或钙化[14]。

在美国，肾母细胞瘤的分期取决于手术结果。儿童肿瘤协作组（Children's Oncology Group，COG）采用的是北美国家肾母细胞瘤研究组（National Wilms Tumor Study Group，NWTSG）的分期系统，最常用于描述肾母细胞瘤的分期（表 11-1）[40]。在欧洲，肿瘤国际协会（Société Internationale d'Oncologie Pédiatrique，SIOP）的分期系统用于肿瘤分期（表 11-2）。它与 NWTSG 的不同之处在于所有患者术前都接受化疗。

1. 超声表现

（1）原发性肿瘤：肾母细胞瘤的声像图表现为①大的回声均匀或不均肿块，不均匀回声与出血、坏死、脂肪或钙化区域相关（图 11-49）；②低回声或高回声边缘（假包膜）代表肿瘤周围受压的肾实质；③继发性特征，如肾静脉或下腔静脉扩张或浸

表 11-1　国家肾母细胞瘤研究组（NWTSG）分期系统

I 期	肿瘤局限于肾脏，包膜完整且完全切除
II 期	肿瘤超出肾脏，但已完全切除
III 期	残留肿瘤局限于腹部 　　A. 淋巴结位于肺门、主动脉周围或更远处 　　B. 腹膜表面植入 　　C. 显微镜下或肉眼观察，肿瘤位于手术切缘以外
IV 期	血行转移到肺、肝、骨和脑
V 期	术前或术中诊断累及双侧肾脏（每侧单独分期）

润、淋巴结肿大和转移[39, 45, 46]。极少数情况下，肾母细胞瘤会沿输尿管向下延伸并突入膀胱，形成一个葡萄状的肿块[47, 48]。肾外肾母细胞瘤表现与肾内肾母细胞瘤相似。彩色多普勒超声显示受压实质（假包膜）内血流增加，肿瘤本身可见不同数量的

表 11-2　SIOP 肾母细胞瘤分期系统

Ⅰ期	肿瘤局限于肾脏或被纤维性假包膜包裹且完全切除
Ⅱ期	肿瘤超出肾脏 • 穿透肾包膜 / 假包膜进入肾周脂肪 • 浸润性肾窦或肾血管 • 浸润邻近的器官或腔静脉 已全部切除
Ⅲ期	肿瘤完全切除（术后肉眼或显微镜下肿瘤残留） • 出现任何腹腔淋巴转移 • 腹膜植入或穿透腹膜表面 • 切除边缘的肿瘤血栓 • 肿瘤在术前或术中破裂 • 肿瘤进行了手术（而非穿刺）活检
Ⅳ期	血行转移（肺、肝、骨、脑等）或腹盆腔区域外淋巴结转移
Ⅴ期	诊断为双侧肾肿瘤

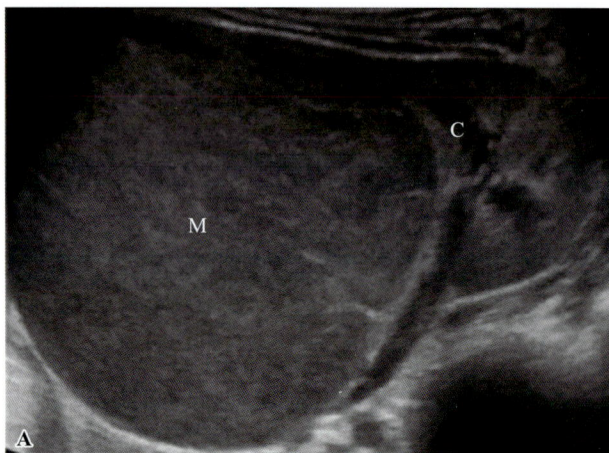

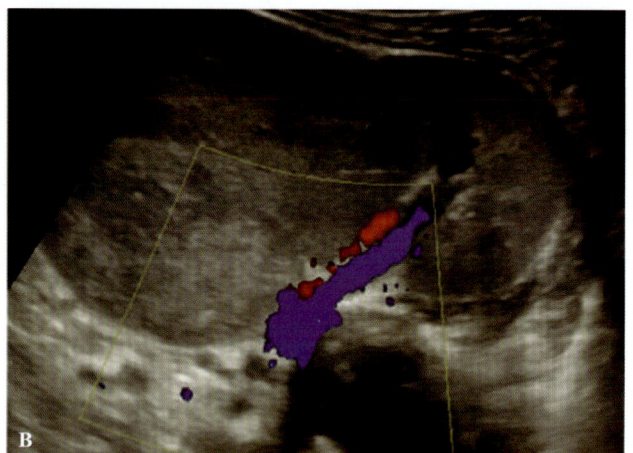

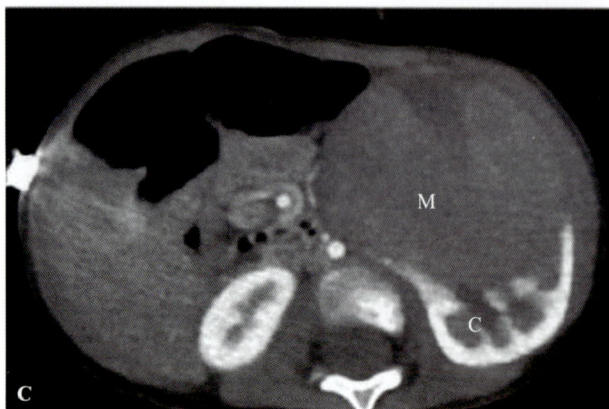

新生血管或动静脉血流（图 11-49B）。

（2）局部肿瘤扩散：肾母细胞瘤经肾包膜直接进入肾周组织、邻近器官或淋巴结，侵犯肾静脉和下腔静脉，或转移至肺、肝或远处淋巴结。肾周扩散表现为肾包膜增厚或肾周间隙内结节状或条状回声，少量的肾周扩散超声检查难以显示。

约 20% 的病例会扩散至局部淋巴结，幼儿的腹膜后通常看不到淋巴结，发现肺门、主动脉周围、腔静脉旁或其他腹膜后淋巴结，无论大小，均应视为异常并怀疑肿瘤转移。

超声难以显示肿瘤对肾内静脉的侵犯，但可发现主肾静脉和下腔静脉的侵犯。肾静脉侵犯发生在 5%~10% 的肾母细胞瘤患者中。肿瘤血栓也可以从下腔静脉延伸到右心房。如果血栓可以切除，血管侵犯不会对预后产生不利影响，但会改变手术方法。术前了解肝静脉以上的肿瘤扩散情况很重要，因为切除可能需要体外循环，以防止肿瘤栓塞到肺。肝静脉以下的肿瘤单用腹部入路即可切除。肝静脉以下的肿瘤通过腹部切除单独接近。静脉血栓形成的灰阶诊断是基于局灶性肾静脉或下腔静脉扩

▲ 图 11-49　肾母细胞瘤
A. 右肾纵切面图像显示肾中极回声均匀的巨大肿块（M），肾盏（C）扩张变形；B. 彩色多普勒图像显示被压缩的正常实质（即假包膜）边缘有血流，而肿瘤内部无血流信号；C.CT 扫描显示右肾上极软组织肿块（M）和肾盏扩张（C）

张伴腔内低回声团块（图 11-50）。完全性腔静脉闭塞可能伴有椎旁侧支的产生，彩色多普勒显示闭塞血管内无血流。在某些情况下，彩色多普勒超声扫查可能显示血栓内的血管分布，证实肿块代表的是肿瘤血栓而不是单纯的血栓。

双肾肿瘤患者的发生率为 5%～10%，因此必须对双侧肾脏进行评估。超声可以显示一个肾脏的优势肿块，另一个肾脏有较小的肿块或者双侧均有一个较大的优势肿块（图 11-51）。

肿瘤破裂的表现为肿瘤边界不清、肾周脂肪堆积、腹膜后积液、同侧胸腔积液，以及腹腔积液延伸至同侧隐窝。

(3) 转移性疾病：肾母细胞瘤转移至肺、肝和远处淋巴结。高达 10% 的患者在诊断时发生肝转移，通常表现为低回声肿块，CT 是检查肺转移的首选方法。

2. 治疗

在美国，肾母细胞瘤的治疗方法是先进行根治性肾切除术，然后进行化疗或者放射治疗。对于双侧发病，累及孤立肾或马蹄肾的肿瘤，先给予术前化疗，待肿瘤缩小后延期切除。对于单侧较小肿瘤的患者，部分肾切除术、保留肾单位手术或射频消融术可能是完全肾切除术的替代方法[40]，局限于腹部的疾病的 5 年生存率超过 90%[40]。

3. 影像随访

超声可用于治疗后监测局部复发和肝转移。肿瘤切除不全、淋巴结受累和血管侵犯的患者复发风险最高。提示局限性复发的特征为空肾窝内软组织肿块，淋巴结肿大和同侧腰大肌肿大。如手术时发生肿瘤播散可见腹膜或盆腔包块，肾内复发可能与部分肾切除术有关。

肾母细胞瘤和其他恶性肿瘤的初步数据表明，超声造影测量肿瘤增强峰值、增强速率和达峰时间可能有助于描述儿童早期抗血管生成疗法血流的变化，这些变化可能预测疾病进展的时间。这项影像学研究可能有助于在常规测量之前识别较差的反应者，从而能够早期干预和改变管理[49]。

4. 高危患者的影像学监测

对有高危综合征（Beckwith-Wiedeman 综合征、非家族性无虹膜、先天性半侧肥大和 Drash 综合征）的患者进行肾母细胞瘤筛查，从 6 月龄开始进行超声检查，随后每 3～4 个月进行一次超声检查，直至患者 8 岁[43, 44]。肾肿大是 Beckwith-Wiedemann 综合征患者发生肾母细胞瘤的强危险因素[43]。接受肿瘤筛查的儿童几乎都是 1 期或 2 期疾病，而未接受筛查的儿童几乎有 50% 是 3 期或 4 期[44]。

（二）肾源性残余和肾母细胞瘤病

肾源性残余是一种肾源性异常，其特征为妊娠 36 周后胎儿肾胚基持续存在或肾源性残余[39-41, 50]。它们本身并非恶性，但有可能发展成肾母细胞瘤。当它们呈多灶性或弥漫性时，被称为"肾母细胞瘤病"。在肾母细胞瘤患者中，20%～40% 的肾脏和

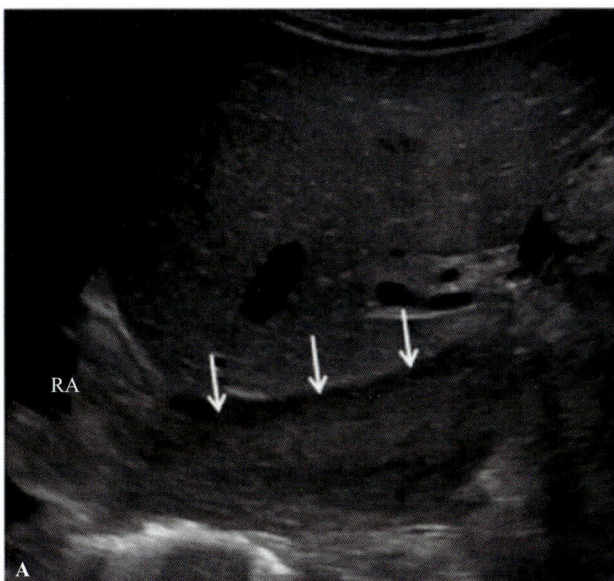

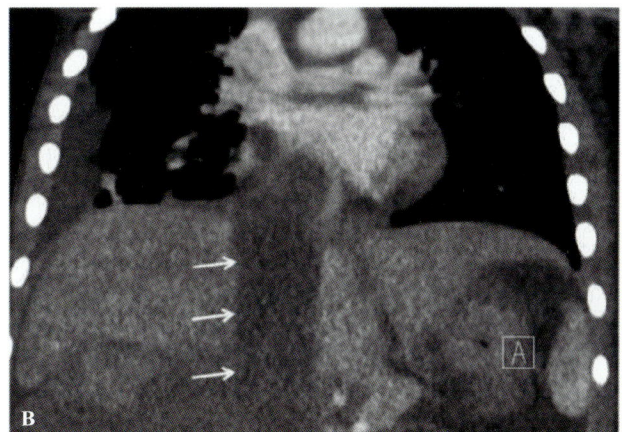

▲ 图 11-50 **肾母细胞瘤侵犯下腔静脉**
A. 下腔静脉纵切面声像图显示腔内癌栓（箭）；B. 增强 CT 扫描显示下腔静脉血栓（箭）。RA. 右心房

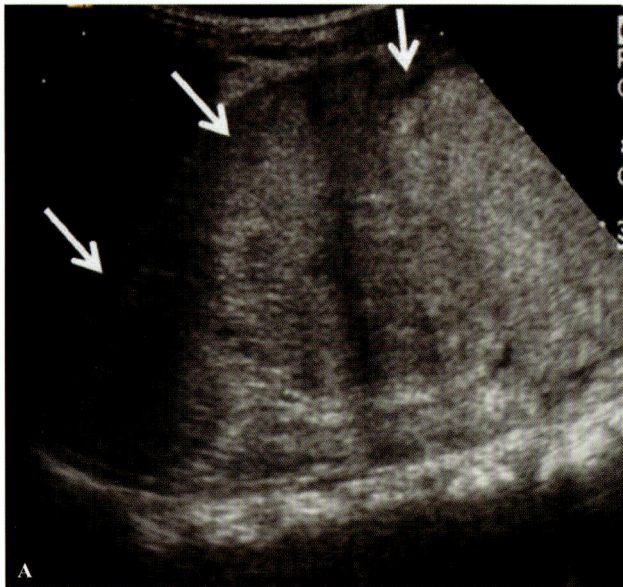

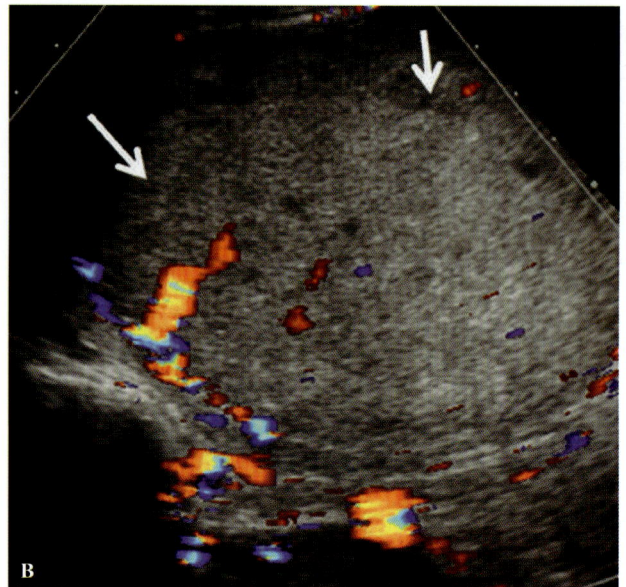

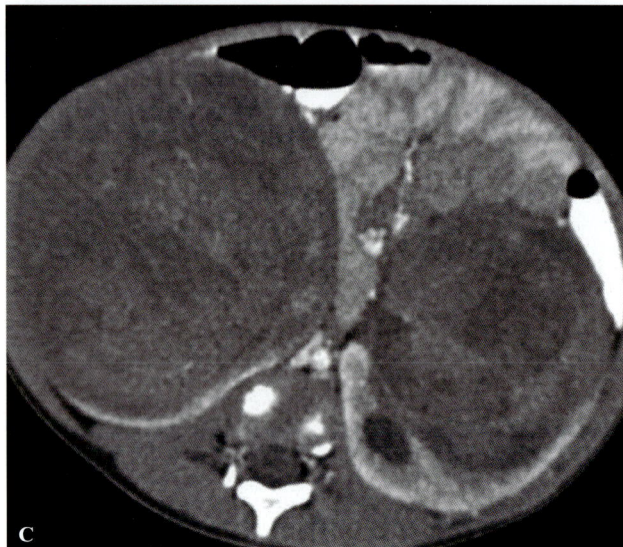

▲ 图 11-51 双侧肾母细胞瘤
A 和 B. 右肾灰阶声像图（A）和左肾彩色多普勒声像图（B）显示巨大高回声肿块（箭）取代大部分实质，受压实质内有血流信号；C. 增强 CT 扫描显示双侧巨大肾母细胞瘤

1% 的围产期尸体解剖中会遇到这种情况 [14]。肾源性残余见于 Beckwith Wiedemann 综合征、偏侧肥大、Perlman 综合征（大头畸形、内脏肥大、新生巨大胎儿、畸形面容）、11p15 和 11p13 位点染色体异常、散发性无虹膜和 Drash 综合征。

肾源性残余分为叶内型和叶周型 [14]。叶内型残余发生在肾小叶内，可见于皮质深部、肾盂壁或肾窦。叶周型残余发生在肾小叶周边，位于肾包膜下或肾柱内 [14]。两种类型都可以是局灶性、多灶性或弥漫性残余。弥漫性残余的婴儿通常在 2 岁以下，表现为单侧或双侧肿块，局灶性和多灶性残余通常无症状，在肾母细胞瘤影像学评估或高危患者的筛查中发现，它们不一定会导致肾肥大。

弥漫性病变的超声表现包括肾肥大、低回声包膜下肿瘤压迫肾髓质和皮髓质分界消失。肾脏形态正常，但体积增大（图 11-52）。局灶性病变通常表现为低回声肿块（图 11-53），但与正常肾实质相比呈等回声或高回声 [45, 50]。等回声病灶只有在肾轮廓改变或集合系统移位时才能检测到。肿瘤位于包膜下则高度提示肾母细胞瘤病。

肾源性残余的治疗存在争议。一些肿瘤学家主张化疗，而另一些学者则反对化疗，并建议密切间隔的影像随访。保留肾单位手术是另一种可供选择的治疗方法。

（三）肾细胞癌

肾细胞癌是一种罕见的肿瘤，占所有儿童恶

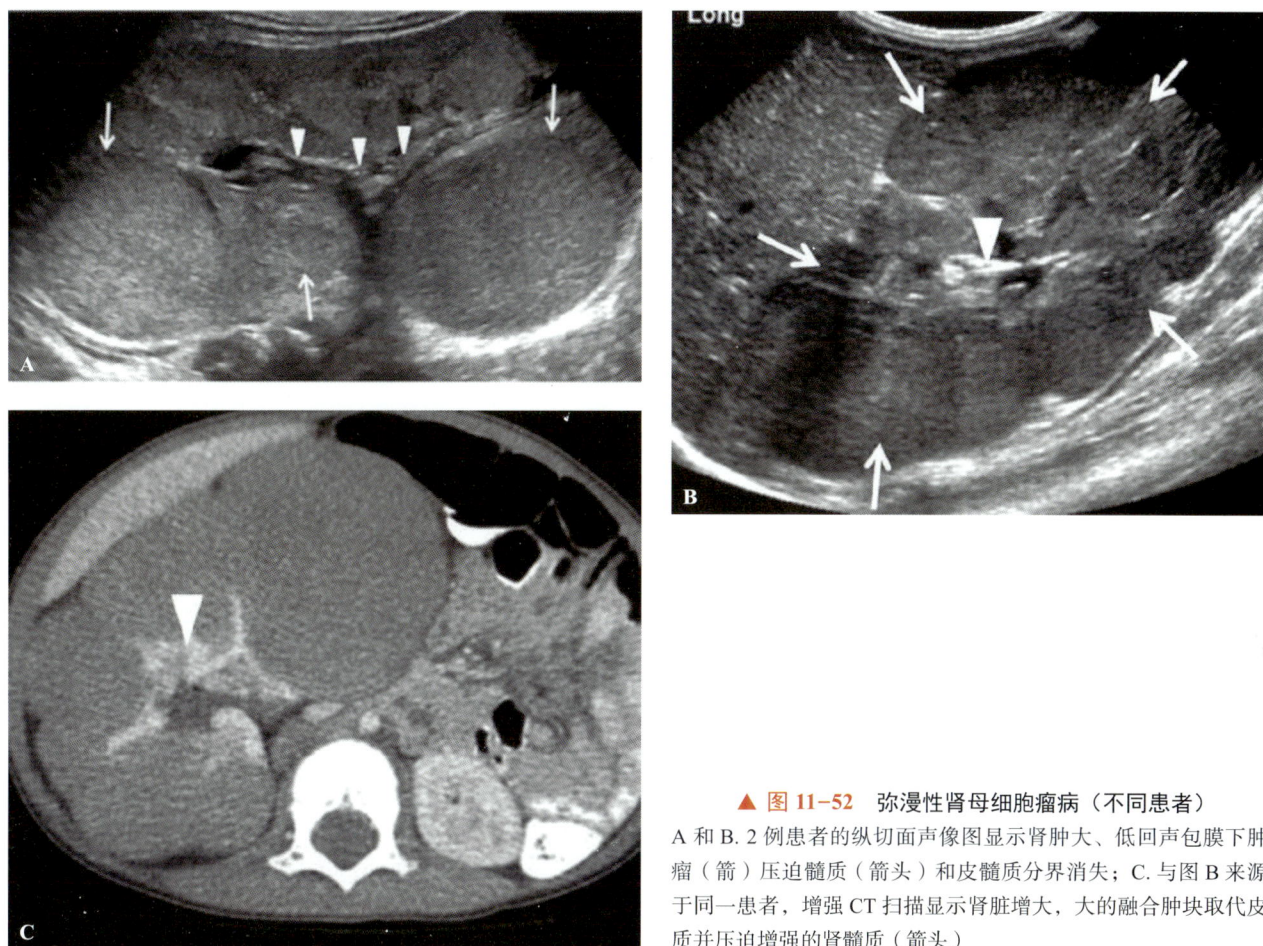

▲ 图 11-52　弥漫性肾母细胞瘤病（不同患者）

A 和 B. 2 例患者的纵切面声像图显示肾肿大、低回声包膜下肿瘤（箭）压迫髓质（箭头）和皮髓质分界消失；C. 与图 B 来源于同一患者，增强 CT 扫描显示肾脏增大，大的融合肿块取代皮质并压迫增强的肾髓质（箭头）

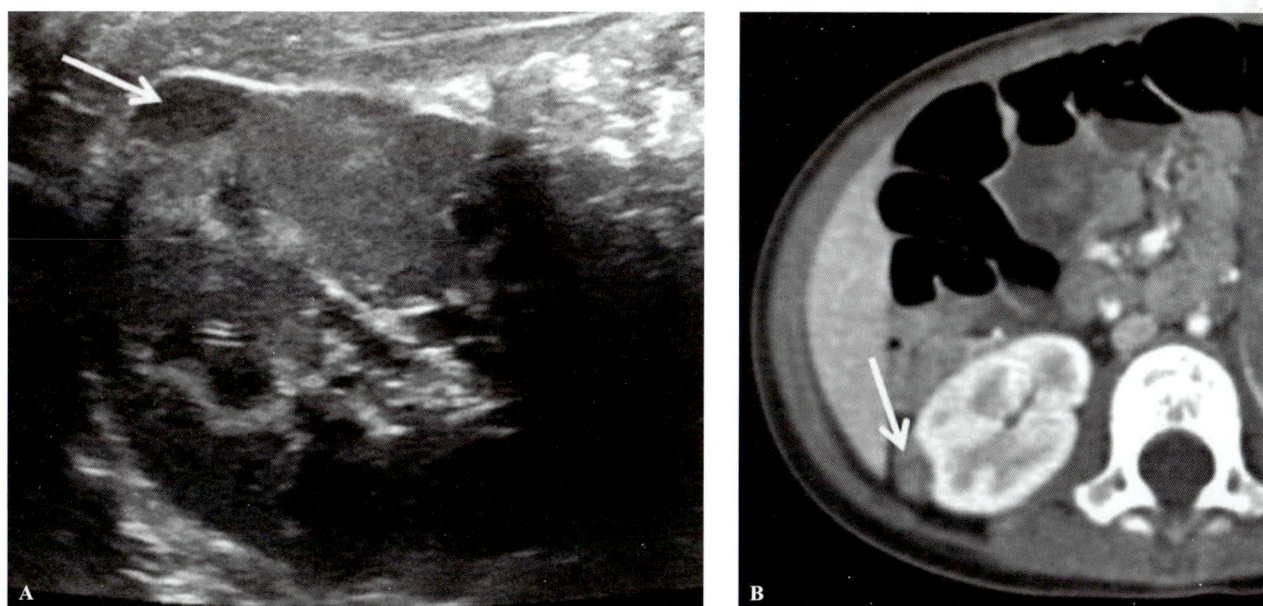

▲ 图 11-53　局灶性肾母细胞瘤病（患者：女，3 岁，左侧肾母细胞瘤）

A. 横切面声像图显示右肾上极有一回声不均匀且形态不规则的包膜下肿块（箭）；B. 增强 CT 扫描显示软组织包膜下肿块（箭）

性肾肿瘤的 2%～6%[14, 39, 40, 51, 52]。患者中位发病年龄为 10—15 岁[51-53]，男女比例为 2∶1。临床表现包括腹部或侧腹部疼痛、腹部可触及肿块、高血压和发热。肾细胞癌与 von Hippel-Lindau 综合征、结节性硬化症、泌尿生殖系统畸形、Beckwith-Wiedemann 综合征、非综合征性偏侧肥大、已治疗的神经母细胞瘤和畸胎瘤有关[52-55]。可转移至肺、肝、淋巴结和骨骼，透明细胞和乳头状组织是肾细胞癌的常见亚型[40, 51-53]，肾静脉侵犯常见，诊断时的平均直径为 4cm。

超声显示一个边界清楚的肿块，相对于周围正常实质呈低、等或高回声[39]（图 11-54）。由于坏死、出血和钙化，肿瘤内部呈均匀或不均匀回声，肿瘤常侵犯腹膜后、肾静脉和下腔静脉。肾细胞癌的超声表现与肾母细胞瘤相似，但年龄较大的患者应做出明确诊断。治疗方法为肾癌根治术，小的肿瘤可行保留肾单位的部分肾切除术。

（四）淋巴瘤

肾脏受累是淋巴瘤的晚期表现，非霍奇金淋巴瘤较霍奇金淋巴瘤更常见[56, 57]。受累患者通常在 5 岁以上，由于肾脏不含淋巴组织，淋巴瘤累及肾脏可能是血行播散或腹膜后肿瘤直接扩散所致。该病一般无症状，通常在影像学检查或尸检时发现。

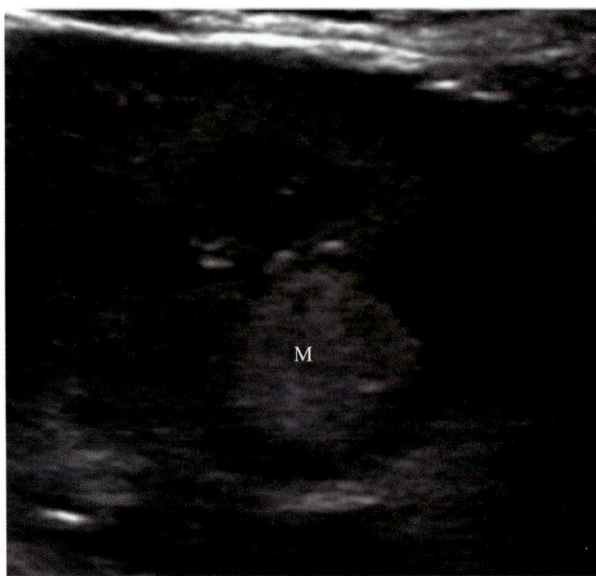

▲ 图 11-54 肾细胞癌
纵切面声像图显示左肾中极高回声肿块（M）。考虑到患者年龄较大，肿瘤较小，超声提示肾细胞癌的诊断，而不是肾母细胞瘤

淋巴瘤累及肾脏有 4 种类型：多发性皮质肿块（60%～70%）、直接侵犯邻近淋巴结（10%～20%）、孤立性肾脏肿块（5%～10%）和弥漫性浸润（5%～10%）[58]（图 11-55）。此外，还可观察到肾周肿瘤压迫肾皮质（图 11-55A），如腹膜后淋巴结压迫输尿管可观察到肾积水和输尿管扩张。

典型的淋巴瘤回声均匀，呈低回声或无回声，无回声表现类似肾囊肿，但无后方回声增强提示肿块为实性而非囊性。孤立性低回声肿块的超声表现类似其他肾内实质性肿块，但当同时存在脾脏肿大或广泛的淋巴结肿大时，可提示诊断该病。

（五）白血病

急性淋巴细胞白血病是儿童最常见的恶性肿瘤，通常发生于 3—5 岁的儿童。白血病在疾病活动期，可累及肾脏，或者在骨髓缓解期，肾脏可作为疾病的避难所。白血病累及肾脏通常具有临床隐匿性，但可导致腹痛、血尿、高血压或肾衰竭。

肾脏受累可呈弥漫性或局灶性，前者多见。弥漫性白血病表现为肾脏肿大，肾轮廓光滑，实质回声正常、减低或增强，皮质髓质分界消失（图 11-56A），肾脏保持其正常形态[59]。局灶受累表现为单发或多发肿块（图 11-56B），由于腹膜后淋巴结肿大造成输尿管梗阻，可出现肾积水。

（六）髓样肿瘤

1. 横纹肌样瘤

横纹肌样瘤是一种罕见的高度恶性肿瘤，发生于肾髓质，约占儿童肾脏恶性肿瘤的 2%，诊断时平均年龄 18 月龄，80% 发生于 2 岁以下儿童[14, 39-41, 60]。临床主要表现为腹部肿块、血尿、发热、高血压和高钙血症，以及转移性症状（80% 的确诊患者），主要累及肺、肝和脑[60-62]。横纹肌样瘤常并发脑肿瘤，通常为原始神经外胚层肿瘤（primitive neuroectodermal tumors，PNET），但也可发生非典型畸胎样和横纹肌样肿瘤[14, 60]。颅内肿瘤通常发生在中线附近和颅后窝[41]。

横纹肌样瘤的超声表现与肾母细胞瘤相似。但有几个特征高度提示诊断，例如，包膜下积液代表出血或坏死，无假包膜，肿瘤边缘模糊，肾门浸润和钙化（66% 的病例，图 11-57）[41, 45, 60-63]。肿瘤种植可能存在于周围积液中[62]，肿瘤可侵犯肾静脉或下腔静脉[63]。具有高度侵袭性，预后较差[14, 40]。

2. 透明细胞肉瘤

透明细胞肉瘤是一种发生于肾髓质的侵袭性肿

瘤，占儿童原发性肾肿瘤的 4%～5%[39, 40, 60, 61]。1—4 岁为发病高峰，主要累及男孩（比例 2：1），通常表现为腹部肿块。它也称儿童的"骨转移性肾肿

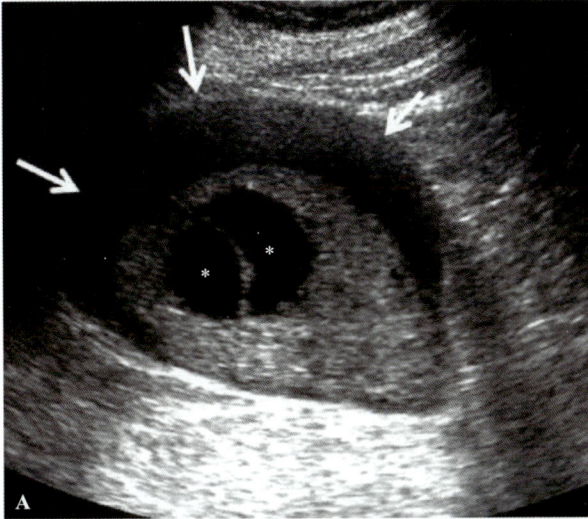

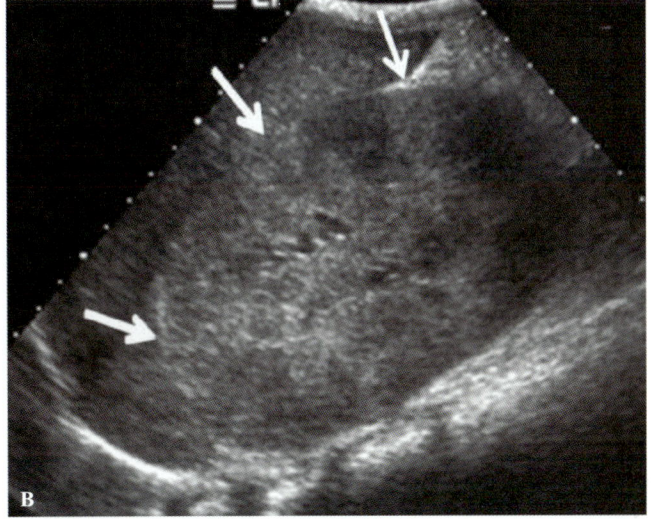

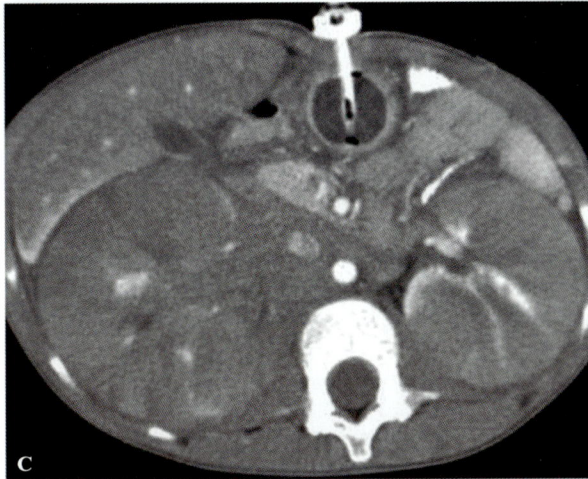

▲ 图 11-55　淋巴瘤（不同患者）

A. 局灶性肿块。非霍奇金淋巴瘤患者纵切面声像图显示左肾内两个无回声肿块（*）和肾周低回声肿块（箭）；B. 弥漫性受累。非霍奇金淋巴瘤患者的纵切面声像图显示右肾增大、回声增强（箭）；C. 另一例患者的增强 CT 扫描显示双肾增大

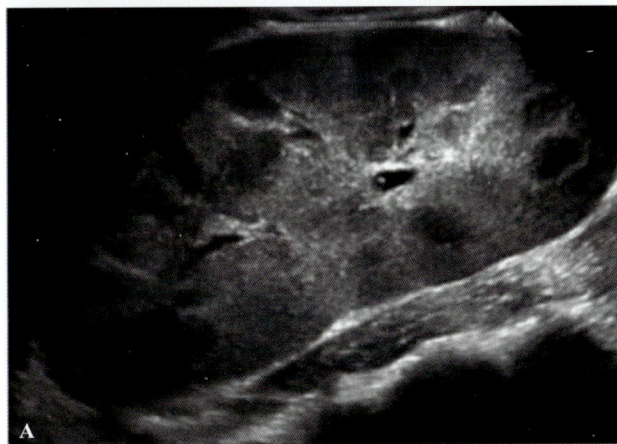

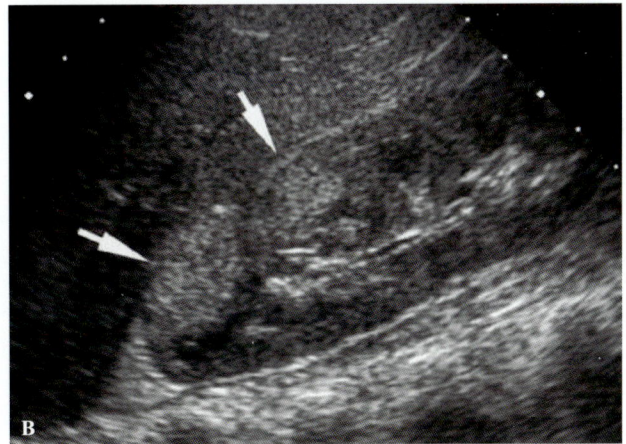

▲ 图 11-56　急性淋巴细胞白血病（不同患者）

A. 弥漫性疾病，右肾纵切面声像图显示肾脏体积明显增大，皮质回声增强，皮髓质分化消失；B. 局灶性疾病，另一例患者的右肾纵切面声像图显示高回声肿块（箭）

瘤"，因为高达 60% 的患者发生骨转移[60]，也可发生淋巴结、肺、脑和肝转移。

透明细胞肉瘤的超声特征为边界不清的不均匀肾内肿块，伴有囊性改变，表现为囊肿和黏液样物，以及肾髓质和肾盂的浸润[61]（图 11-58）。预后因分期而异，1 期生存率＞ 95%，4 期生存率＞ 50%[14, 41]。

3. 肾髓质癌

肾髓质癌是一种起源于髓质的高度恶性上皮源性肿瘤，常发生于镰状细胞特征性病变或血红蛋白 SC 病变的患者，而不发生于纯合子血红蛋白镰状细胞病变[60, 61, 64]。发病年龄范围 5—39 岁，平均年龄 20 岁[60]。患者表现为腹痛或血尿，偶尔可触及肿块、体重减轻或发热。

肾髓样癌的超声表现为实性、乏血管性肿块，常伴有出血和坏死，但也可表现为均匀性肿块，常侵犯肾盂和肾盏[39, 60]，也可侵犯肾周脂肪、区域淋巴结、腹膜后软组织和肾静脉，并传播至下腔静脉，远处转移至肺和肝。血红蛋白病史是诊断的线索。预后极差，大多数患者确诊时已属晚期。

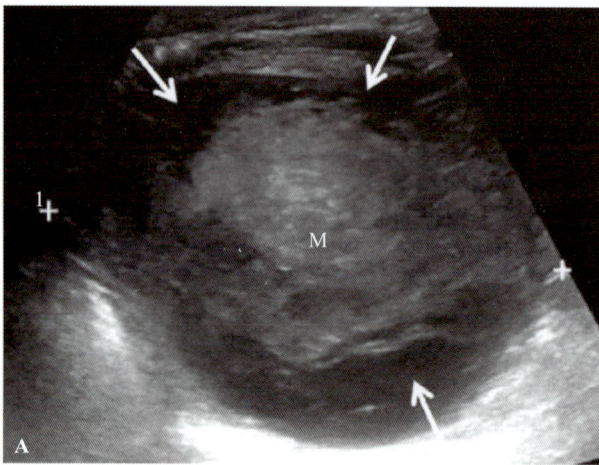

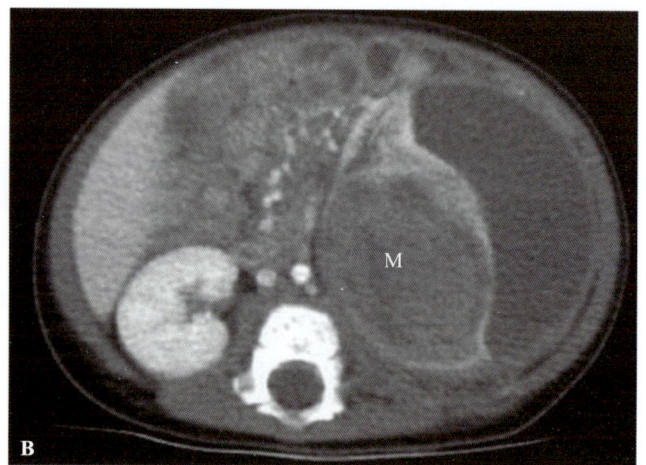

▲ **图 11-57　横纹肌样瘤**

A. 右肾纵切面声像图（光标）显示边界不清的不均质团块（M）取代肾实质并充盈肾门。肿块周围有包膜下积液（箭）；B. 增强 CT 扫描证实肿块（M）伴包膜下积液

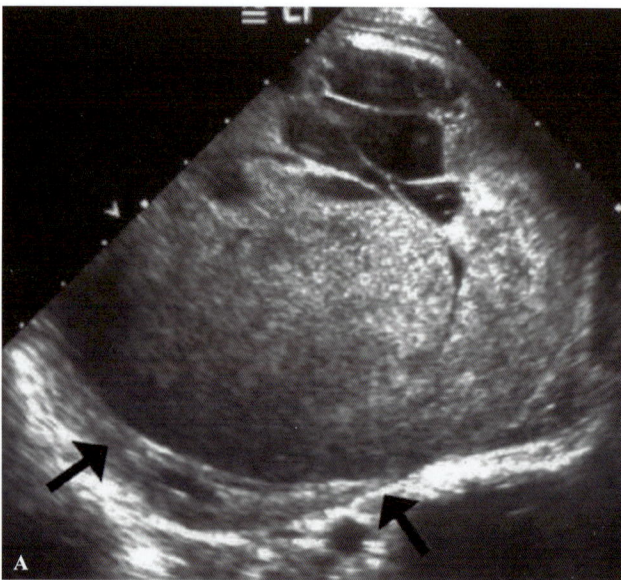

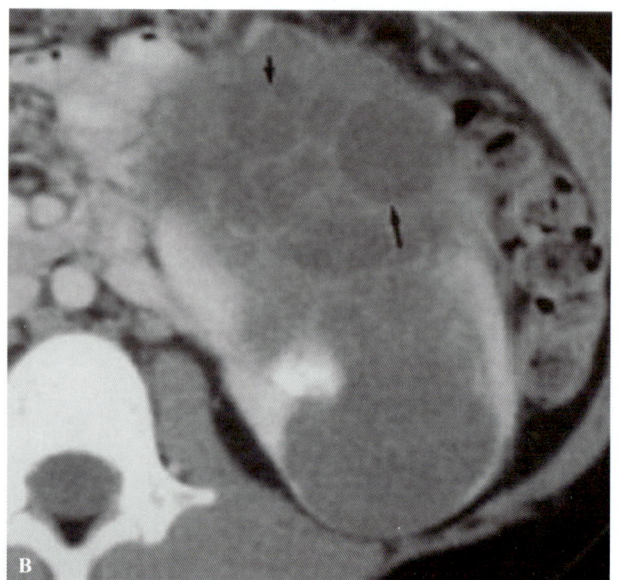

▲ **图 11-58　透明细胞肉瘤（2 岁男孩）**

A. 横切面声像图显示一巨大、不均匀肿块，其囊性部分取代了左肾的大部分。肾组织边缘（箭）延伸至肿瘤周围；B.CT 扫描也显示囊性改变（箭）和边缘强化的肾组织

（七）其他罕见肾恶性肿瘤

PNET 是一种小的蓝色细胞肿瘤，属于 Ewing 家族肿瘤，偶发生于年长儿和成人的肾脏中[14]，与 11~22 号染色体的组织易位有关[65]，临床表现包括腹痛、血尿和可触及的肿块超声显示边界不清、低回声或等回声浸润性肿块，可见与钙化相关的高回声灶和表示坏死或出血的低回声区。与其他肾脏恶性肿瘤相似，它可延伸至肾静脉和下腔静脉。影像学表现无特异性，确诊需要组织活检。

原发性肾肉瘤包括平滑肌肉瘤、血管肉瘤、血管外皮细胞瘤、横纹肌肉瘤、纤维肉瘤和骨肉瘤[61]。它们可能表现为边界清楚的膨胀性肿块，也可能表现为弥漫性浸润性肿瘤，伴广泛的淋巴结和全身转移。确诊需要组织活检。

（八）继发性肿瘤（转移）

肾转移瘤并不常见，尽管有报道称儿童原发肿瘤在其他部位有广泛转移[66]。转移到肾脏的常见原发肿瘤是未分化的肉瘤：骨肉瘤和神经母细胞瘤。肾转移瘤的典型表现为体积较小、无轮廓变形的低回声或高回声肿块。

十四、肾良性肿瘤

（一）中胚层肾瘤

中胚层肾瘤又称胎儿肾错构瘤、平滑肌瘤性错构瘤和婴儿间充质错构瘤，占所有小儿肾肿瘤的 3%~10%，是婴儿常见的肾肿瘤，通常在出生后 3 个月内出现[14, 41, 39-60]。通常表现为可触及的腹部包块，高血压继发于肿瘤内包埋的肾脏成分，可发生高钙血症[14, 60]。中胚叶肾瘤被认为主要是良性病变，但也有一些恶性潜能[45]。

大体上肿瘤无包膜，呈螺旋状，与子宫平滑肌瘤相似，可出现囊肿、出血和坏死[14]。它有经典型和细胞型 2 种组织学亚型[14, 41]。经典型表现为交叉的梭形细胞束，包埋肾小球和肾小管，异型性极小[14]。细胞型与邻近的肾脏有明显的边界，具有有丝分裂、凋亡细胞、坏死和高细胞含量，是典型的肉瘤性肿瘤。该细胞变异具有更大的局部侵袭性、复发和向肺、肝、脑转移的潜能。

典型的中胚层肾瘤通常表现为完全或总体上均匀的实性肿块（图 11-59A 和 B），呈同心圆的高

回声和低回声环也很常见[41, 67, 68]（图 11-59C）。细胞型主要是囊性或囊实混合性成分，后者提示出血、坏死和囊肿形成[41, 67, 68]（图 11-60）。但是经典型和细胞型中胚层肾瘤的超声表现有重叠，细胞型可表现为均匀实性和环状。支持细胞型诊断的肾外表现包括包膜外扩散、局部浸润和包裹血管[41, 67]。两种类型彩色多普勒超声检查均显示肿瘤实质内的血流。

治疗方法为肾切除术。肿瘤未完全切除者、局部复发或转移的患者保留化疗。

（二）血管平滑肌脂肪瘤

血管平滑肌脂肪瘤，又称肾错构瘤，是一种良性肾脏肿瘤，包含成熟的脂肪组织，平滑肌和血管。在普通儿童人群中是罕见的孤立病变，但在多达 80% 的儿童结节性硬化症（智力低下、癫痫、皮脂腺瘤）中存在。在结节性硬化症患者中，血管平滑肌脂肪瘤通常为双侧、较小、无症状，在影像学检查中偶然发现，而在无结节性硬化症的患者中，肿瘤通常为单发的，体积较大。体积较大的肿瘤可伴有血尿、腹痛或继发于瘤内或腹膜后出血的贫血，病灶直径超过 3.5cm 时出血风险增加，肾衰竭并不常见，但如果肿瘤取代了大部分肾实质，也可能发生。

典型的肾血管平滑肌脂肪瘤超声表现为肾皮质内大小不等的高回声病灶。它们可以是多发（更常见）或者单发（图 11-61）。肿瘤可扩散至区域淋巴结或下腔静脉[69]。结节性硬化症的临床病史应提示血管平滑肌脂肪瘤的诊断。

（三）罕见肾良性肿瘤

1. 后肾腺瘤

后肾腺瘤，也称为胚胎性腺瘤、后肾腺纤维瘤和肾源性腺纤维瘤，其病理范围包括不同比例的上皮和间质成分[70, 71]。临床特征包括侧腹部肿块、疼痛、血尿、高血压、高钙血症和红细胞生成素分泌增加导致的红细胞增多症。

在超声检查中，后肾腺瘤通常表现为小而清晰的圆形实性肿块，相对于正常软组织可以是等回声、低回声或高回声，可能包含与砂粒样钙化相关的高回声区，或与坏死或黏液样内容物相关的低回声病灶[39, 71]。彩色多普勒超声显示肿瘤血供不

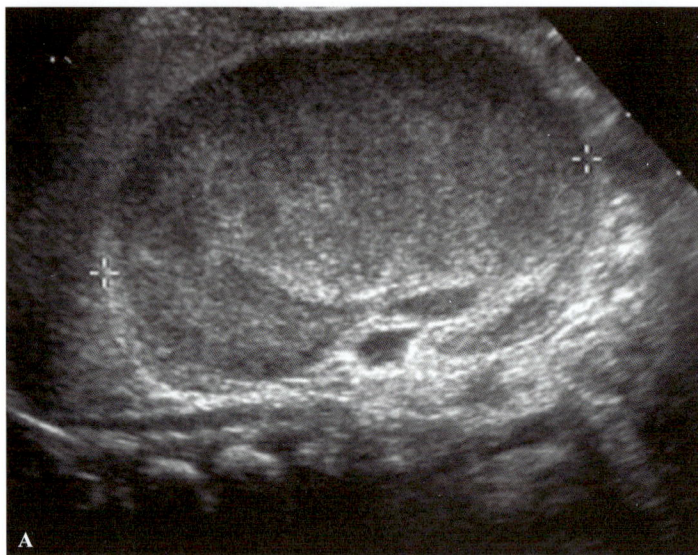

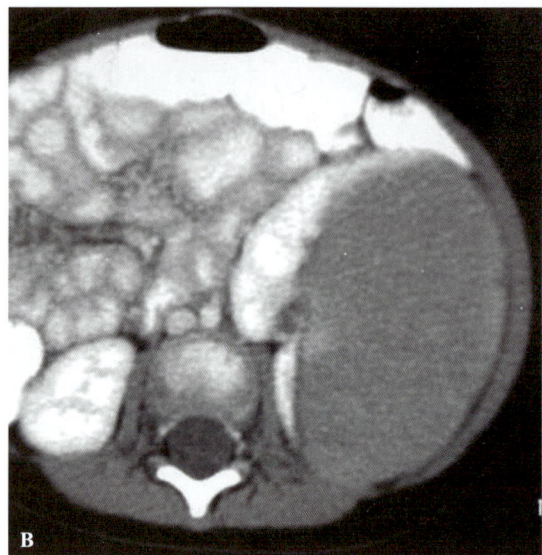

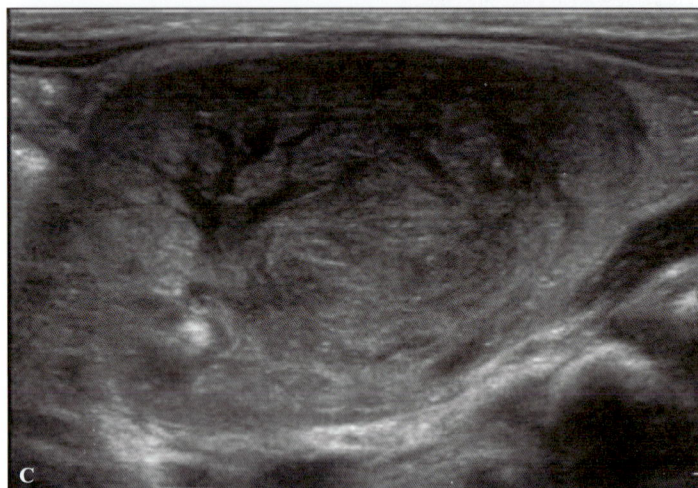

▲ 图 11-59　不同新生儿经典型中胚层肾瘤
A. 纵切面声像图显示左肾内均匀肿块（光标）；B. 增强 CT 扫描显示左肾内实质性肿块；C. 旋转模式。纵切面图像显示巨大的肿块，内见多个低回声和高回声环

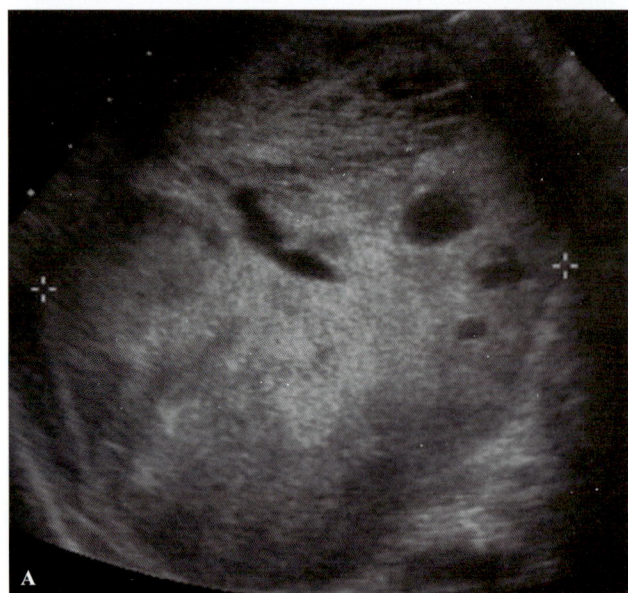

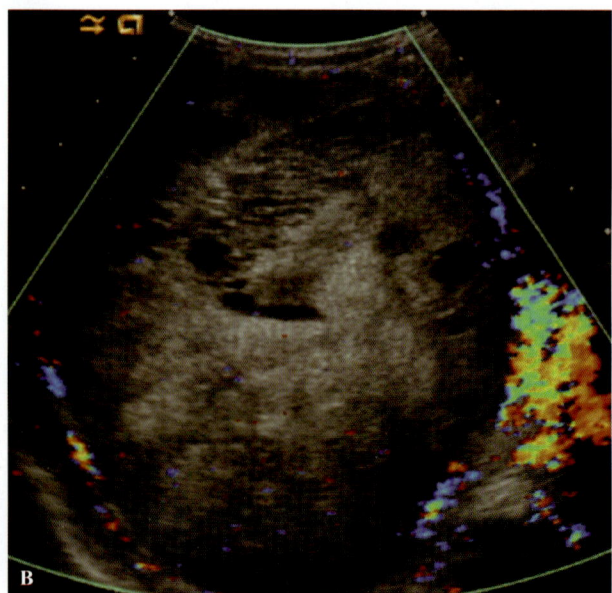

▲ 图 11-60　细胞型中胚层肾瘤
横切面灰阶声像图（A）和彩色多普勒声像图（B）显示较大的不均匀回声肿块（光标），部分呈囊性，周围血流以右肾为中心

丰富。

2. 婴儿骨化性肾肿瘤

婴儿骨化性肾肿瘤是一种罕见的良性肿瘤，表现为可触及的腹部肿块或血尿[72]。大体上表现为肾盂内的钙化性肿块[14]。组织学上，它含有类骨质、成骨细胞和梭形细胞。超声表现为实性低回声肿块，具有强回声伴声影（即钙化灶），伴或不伴肾积水[45]

（图 11-62）。治疗方法是肾切除术或半肾切除术。

3. 炎性假瘤

炎性假瘤，也称为炎性成肌细胞瘤、浆细胞肉芽肿和假肉瘤纤维黏液样瘤，其特征为梭形细胞和炎性细胞的混合物，包括浆细胞、淋巴细胞和组织细胞[73, 74]。临床特征包括血尿和腹痛。超声表现无特异性，肿瘤表现为实质或肾盂内均匀或不均匀的

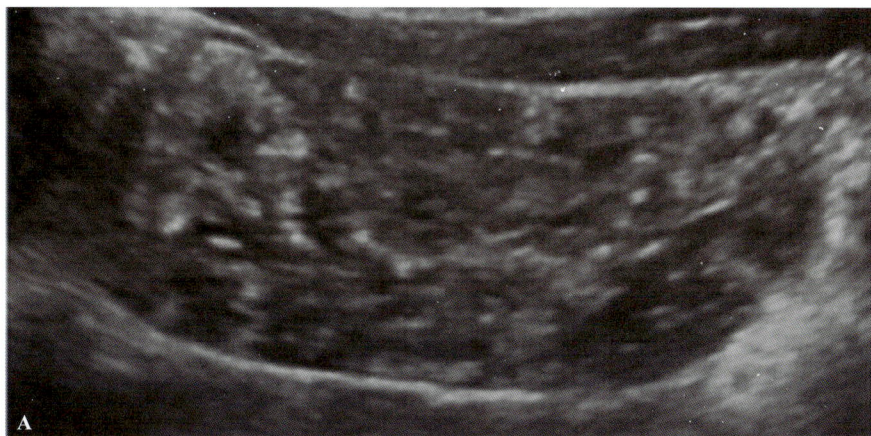

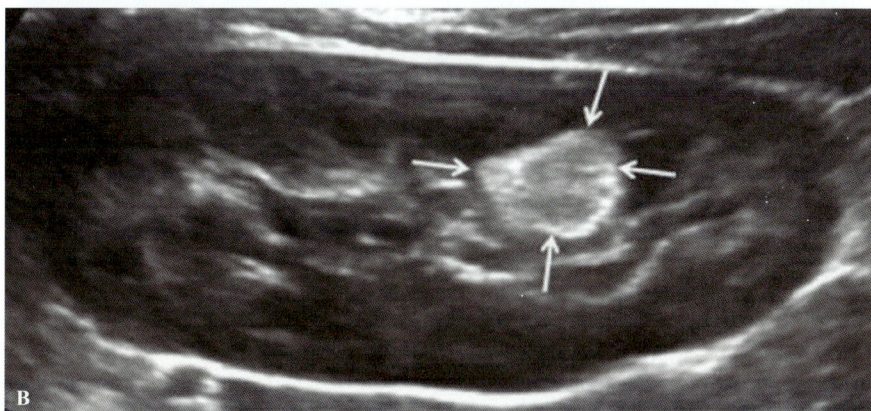

◀ **图 11-61** 血管平滑肌脂肪瘤（来自不同的结节性硬化症患者）

A. 纵切面声像图显示右肾内高回声肿块；B. 另一例患者的纵切面声像图显示右肾下极孤立性高回声血管平滑肌脂肪瘤（箭）

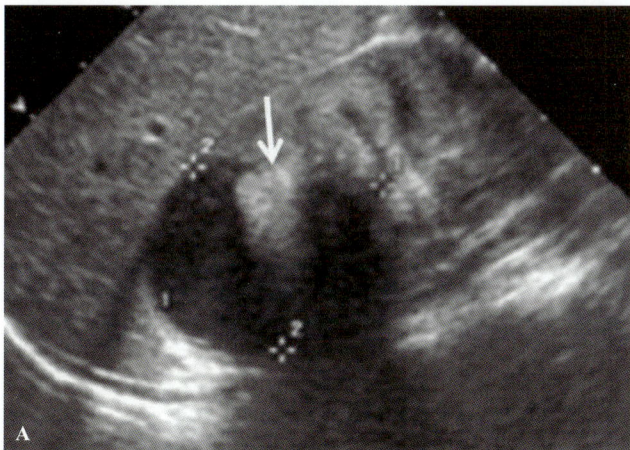

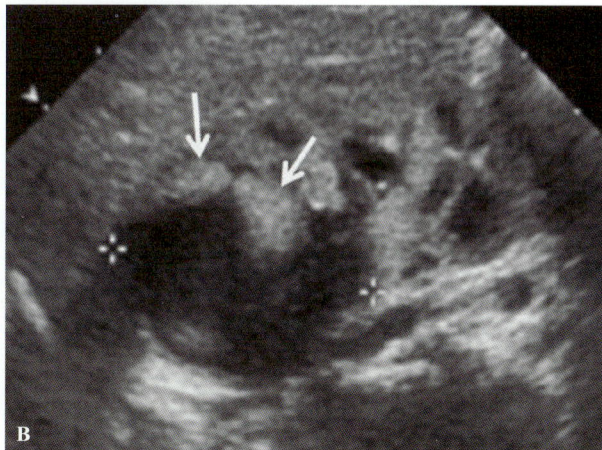

▲ **图 11-62** 婴儿骨化性肾肿瘤（患者：女，5 月龄，血尿）

纵切面（A）和横切面（B）声像图显示右肾上极低回声肿块块（光标），伴强回声钙化灶（箭）

肿块[74]。明确诊断需组织活检。

4. 淋巴管瘤

这种罕见的肾脏病变最常累及肾窦或肾周间隙，被认为是淋巴系统的发育异常。大多数患者无症状，很少需要治疗[41]，超声表现为多房囊性肿块。

（四）多普勒超声

恶性病变多普勒频移常超过2.5kHz。良性肾肿块表现为较小的多普勒频移（0.57±0.65）或无多普勒信号。然而，收缩期频率升高并不是恶性肿瘤的特异性改变，也可见于炎性肿块。

十五、急性尿路感染

感染是儿童泌尿道最常见的疾病。尿路感染易累及上尿路（肾）、下尿路（膀胱）或两者同时受累。在大多数情况下，临床症状和实验室检查可提供诊断。超声的作用不是诊断急性肾盂肾炎，而是识别潜在的易于感染的解剖因素，如肾盂积水和膀胱输尿管反流，以显示由此产生的瘢痕，或诊断感染的并发症，如肾脓肿或脓肾。

（一）影像学指南

目前的做法是评价所有婴儿和5岁以下的儿童的首次发热性尿路感染[75-80]。在这个年龄组，采用排泄性膀胱尿路造影评估反流、膀胱和尿道异常，采用超声成像评估肾脏异常。由于大龄儿童和青少年中出现反流的可能性较低，因此通过超声检查来评估肾脏的异常，而反流的影像学检查通常只适用于出现肾脏结果（如瘢痕）的患者，提示存在反流。

（二）急性细菌性肾盂肾炎

急性细菌性肾盂肾炎是集合系统和肾实质尿路上皮的感染。它通常是由于细菌沿输尿管逆向迁移，并与膀胱输尿管反流有关[80, 81]，常见的致病微生物是大肠埃希菌。

症状和体征因患者年龄而异。新生儿和2岁以下婴儿通常表现为非特异性全身表现，如体温不稳定或发热、烦躁、呕吐、黄疸、喂养不良、体重不增等。大龄儿童和青少年通常表现为腰部疼痛、发热和脊肋角压痛。

超声表现：急性单纯性肾盂肾炎的超声表现包括肾脏弥漫性或局灶性肿大，实质回声增强，肾盂或输尿管内尿路上皮增厚和回声增强，肾周脂肪回声增强[81, 82]（图11-63和图11-64）。继发于炎性

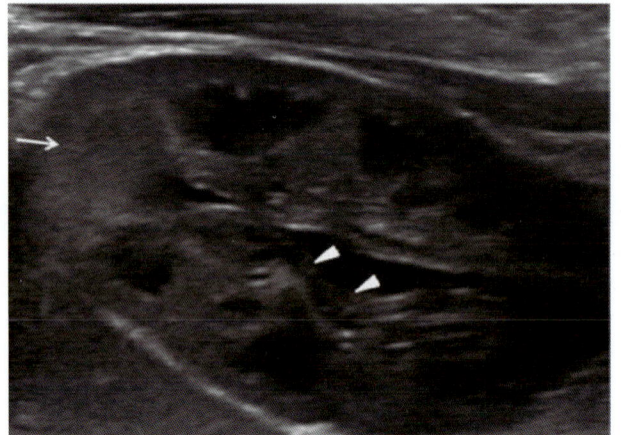

▲ 图 11-63 急性肾盂肾炎，局部受累
纵切面声像图显示右肾上极高回声区（箭），无占位效应。肾盂尿路上皮轻度增厚（箭头）

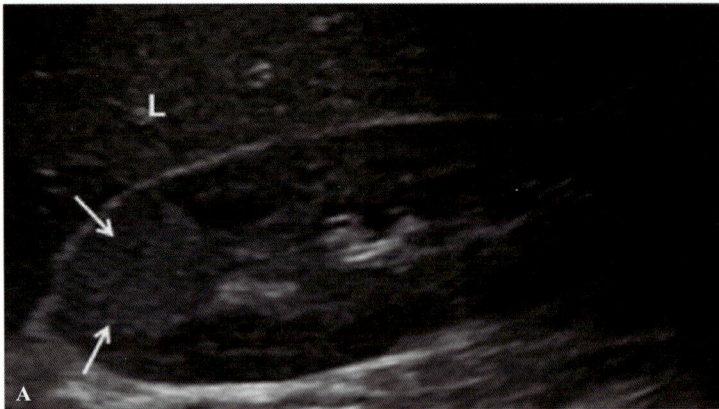

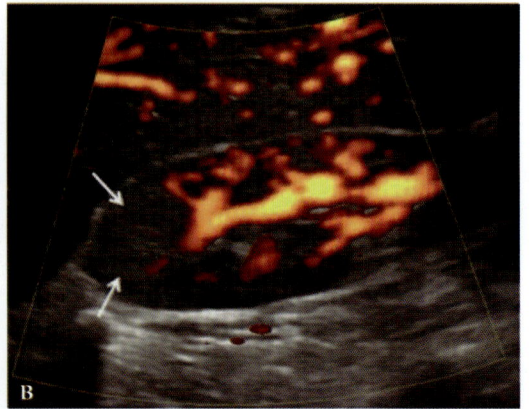

▲ 图 11-64 急性肾盂肾炎（局部受累）
A. 纵切面灰阶声像图显示右肾上极局灶性回声增强区（箭），无液化，回声强于肝脏（L）；B. 能量多普勒声像图显示右肾上极血流减少（箭），其余肾实质中可见正常血流

细胞压迫血管，多普勒超声显示受累区域血流减少（图 11-64B）。

灰阶超声诊断肾脏炎症的敏感性为 25%~40%。彩色和能量多普勒超声的加入可使灵敏度提高至 75%[82, 83]，增加组织谐波成像，可使灵敏度进一步提高至 > 95%[84]。

（三）脓肿

脓肿是充满脓性物质的坏死腔。肾脓肿可分为肾内或肾周脓肿，临床上很难与肾盂肾炎相鉴别。

肾内脓肿表现为混杂囊性肿块、壁厚、不规则，内部有分隔或碎屑，常伴后方回声增强（图 11-65），如为产气菌感染，则脓腔内可有高回声灶，伴混杂声影，肾周脂肪回声增强可能与水肿有关。多普勒超声显示脓肿内部无血流，脓肿壁上血流不一。肾周脓肿超声表现与肾内脓肿类似。

小脓肿采用抗生素保守治疗。大脓肿一般采用经皮穿刺或手术引流治疗。在这种情况下，超声可用于引导经皮穿刺引流和监测脓肿。

（四）脓肾

脓肾是在梗阻的肾集合系统内积聚的化脓性渗出物。在儿童中，常见的病因是先天性梗阻性尿路疾病，远端输尿管结石或狭窄较少见。脓肾通常是泌尿外科急症，需要经皮穿刺或手术引流。

超声表现为集合系统扩张，内部回声可移动、液体-碎片分层或代表气体强回声伴混杂声影[82]（图 11-66）。假阴性诊断发生于脓性物质主要为无回声时，而假阳性诊断发生于集合系统含有非炎性蛋白或碎屑似脓液时。超声检查可用于引导诊断穿

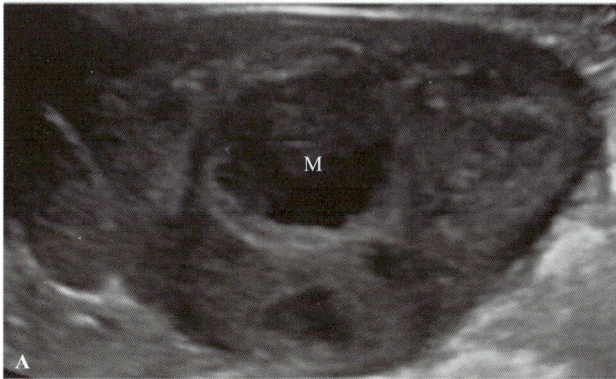

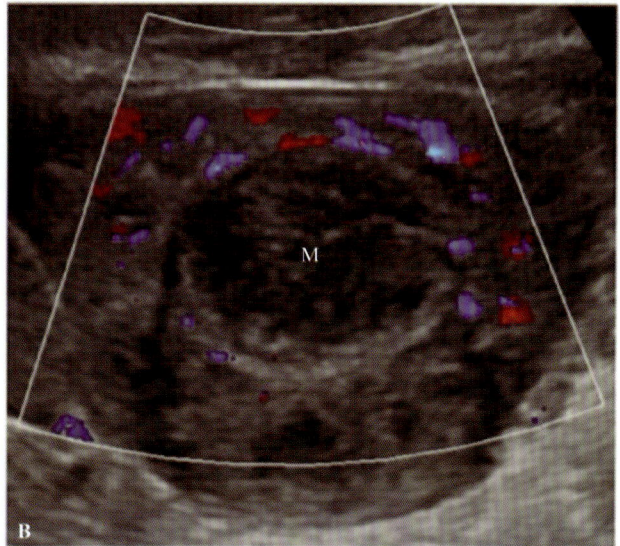

▲ 图 11-65　肾脓肿
A. 纵切面灰阶声像图示左肾内低回声团块（M）伴内部回声；B. 彩色多普勒声像图显示肿块内无血流（M），周围实质内血流正常

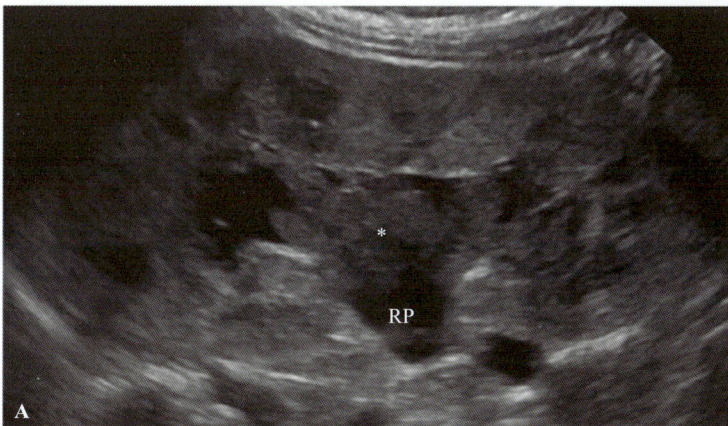

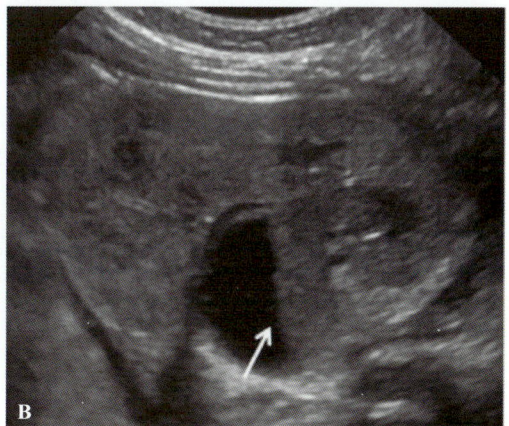

▲ 图 11-66　肾积脓
A. 纵切面声像图显示扩张的肾盂（RP）内含细小光点（*）；B. 横切面声像图可见随体位移动的液平（箭）

刺和引流。

（五）真菌感染

婴儿和儿童留置导管进行高营养或免疫抑制或免疫功能低下者（移植受者、AIDS 患者、恶性肿瘤患者）的尿路真菌感染的风险增加。大多数真菌感染是血行播散的结果，常见的微生物是白色念珠菌。早期病理表现为肾皮质、肾间质和肾小管的小脓肿和炎性浸润。后期表现包括坏死性乳头炎和真菌球形成（由于菌丝聚集成团）。

超声表现与急性细菌性肾盂肾炎相似，包括肾脏增大、回声增强和肾周脂肪回声增强。小脓肿和真菌球高度提示真菌感染。小脓肿表现为肾实质内多发的小病灶（图 11-67）。真菌球在扩张的肾盂、肾盏或膀胱内表现为无声影的高回声团（图 11-68），它们可能随着患者体位改变位置，并可能阻塞集合系统，相关表现是脾和肝脏小脓肿。

（六）获得性免疫缺陷综合征

AIDS 患者易患卡氏肺孢菌、细胞内分枝杆菌

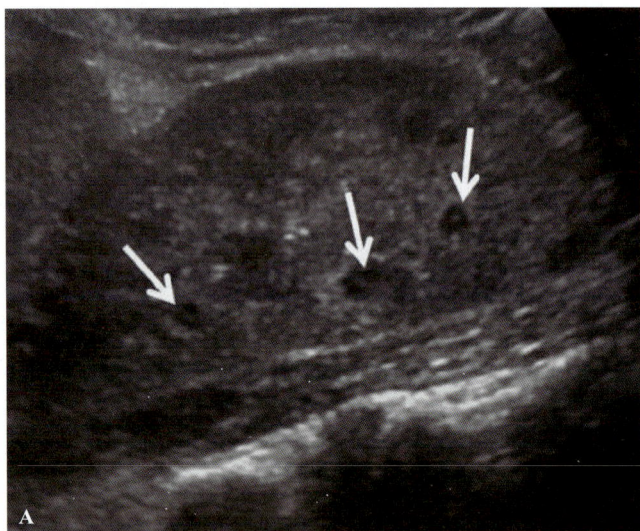

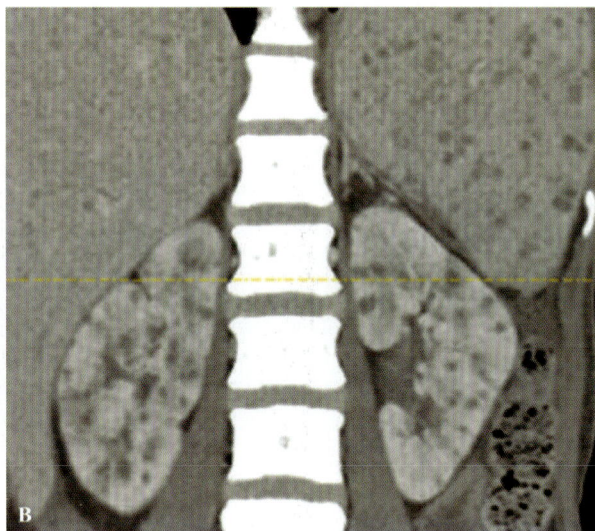

▲ 图 11-67 肾念珠菌病、小脓肿
A. 纵切面声像图显示多个微小的低回声团块，中央有低回声灶（箭）；B. CT 扫描冠状位图像显示双肾和脾脏小脓肿

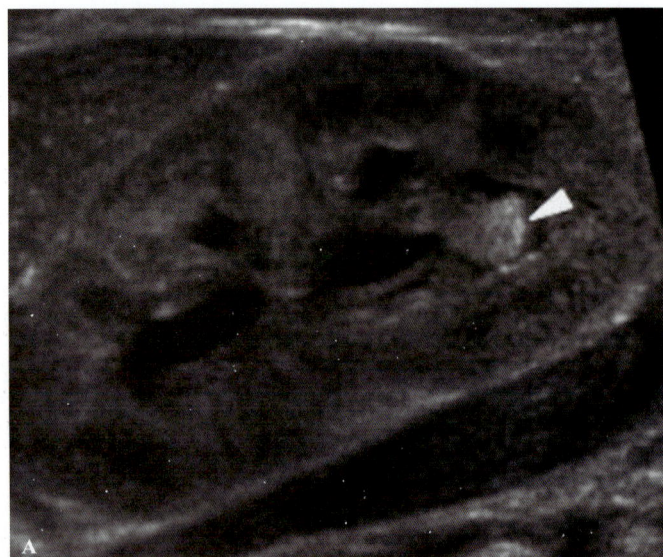

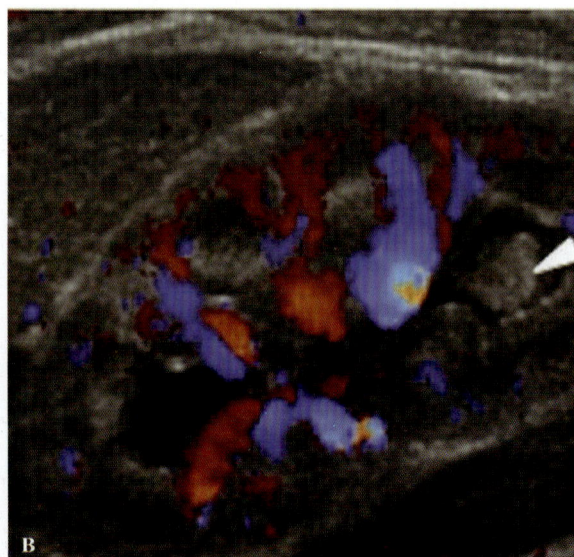

▲ 图 11-68 肾念珠菌病（婴儿，真菌球）
纵切面灰阶（A）和彩色多普勒声像图（B）显示右肾集合系统轻度扩张，内含无声影的高回声团块（箭头），提示真菌球。该团块随患者体位改变而移位

和巨细胞病毒等多种机会性感染。超声表现为非特异性，类似于细菌和真菌感染，包括肾脏增大，回声增强、与钙化相关的强回声小病灶和真菌球[81]，钙化也可见于淋巴结和其他腹腔脏器。

十六、慢性肾脏感染

（一）慢性肾盂肾炎

慢性肾盂肾炎与肾实质瘢痕形成有关，可为单侧或双侧，通常累及肾脏的极性区域。超声表现包括肾脏缩小、局灶性或弥漫性皮质萎缩、肾盏扩张以及肾皮质髓质分界消失（图11-69），正常实质代偿性肥大发生在肾瘢痕区之间。

肾脏轮廓不规则的主要诊断考虑是胎儿分叶肾。胎儿分叶肾的皮质凹陷呈两极间分布，没有实质损失，其下方的肾盏是正常的（图11-7）。慢性肾盂肾炎的皮质瘢痕呈极性分布，覆盖在变钝的肾盏上。小肾脏的其他诊断考虑包括原发性肾发育不全和继发于肾静脉血栓形成（见下文讨论）、缺血、梗阻或辐射后的肾萎缩。在这些情况下，肾脏较小，但表面光滑，有均匀的实质损失，肾盏形态正常。

（二）黄色肉芽肿性肾盂肾炎

黄色肉芽肿性肾盂肾炎是一种慢性肉芽肿性疾病，常因尿路梗阻而反复感染[82, 85, 86]。病理上，肾实质被破坏，坏死的肾实质被大量的炎症细胞和充满脂肪的巨噬细胞（黄瘤细胞）所取代[82]。在儿童，该病通常局限累及上极或下极，因其酷似肿块而被

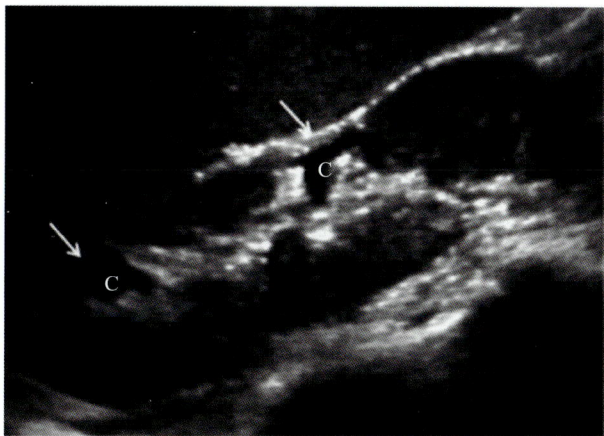

▲ 图 11-69　慢性肾盂肾炎
纵切面灰阶声像图显示左肾回声增强，肾盏扩张（C），实质萎缩（箭）呈多灶性分布

称为肿胀性黄色肉芽肿性肾盂肾炎。这个过程不太常见，涉及整个肾脏（成人更为典型的模式）。症状非特异性，包括发热、腹痛和血尿。最常见的微生物是变形杆菌和大肠埃希菌。

局灶性黄色肉芽肿性肾盂肾炎的超声表现包括皮质低回声团块、扩张肾盏内结石声影和实质钙化[81, 82, 85, 86]，其余肾脏正常。弥漫性炎症的表现为肾肥大、肾盂结石声影（鹿角状结石）、肾盏扩张、皮质变薄和肾周炎症[81, 82, 86]。治疗通常是弥漫性病变行全肾切除术，局灶性病变行部分肾切除术。

十七、膀胱输尿管反流治疗程序

反流患者通常接受预防性抗生素治疗。除非有解剖结构异常，大多数低级别膀胱输尿管反流可自行消失。在预防性使用抗生素期间未能保持无菌尿液或在合理时间内反流尚未消退的患者，可进行输尿管再植术或内镜下注射膨胀剂。这可以抬高输尿管口和远端输尿管，缩小输尿管口，防止尿液倒流，但仍允许尿液顺行流动。膨胀剂包括聚四氟乙烯（PTFE 或 Tefon）、胶原蛋白、自体脂肪、硅胶和聚糖苷 / 透明质酸（deflux）。

输尿管再植术和内镜下注射膨胀剂的超声表现包括膀胱壁局部增厚和与再植输尿管走行一致的高回声结节（图11-70），减积剂可产生声影。两种手术的并发症均包括一过性输尿管梗阻、感染、尿性囊肿和血肿。颗粒迁移至输尿管可能是减积手术的并发症。反流物质表现为集合系统内的强回声伴后方声影。

十八、肾脏内科疾病

肾脏内科疾病由肾组织损伤引起，是急性或慢性肾衰竭的原因之一[87, 88]。急性肾衰竭是肾功能突然急剧恶化，慢性肾衰竭的特征是肾功能逐渐进行性丧失。临床体征包括尿量减少或消失、血尿、蛋白尿和高血压。治疗通常是支持性的，根据需要进行透析。

肾实质疾病可分为肾前性、肾性（内源性的）或肾后性。肾前性损伤由低血压引起，与血容量不足有关，通常与严重脱水、休克、败血症、烧伤、出血或心力衰竭相关。低灌注肾可表现正常或回声增强。

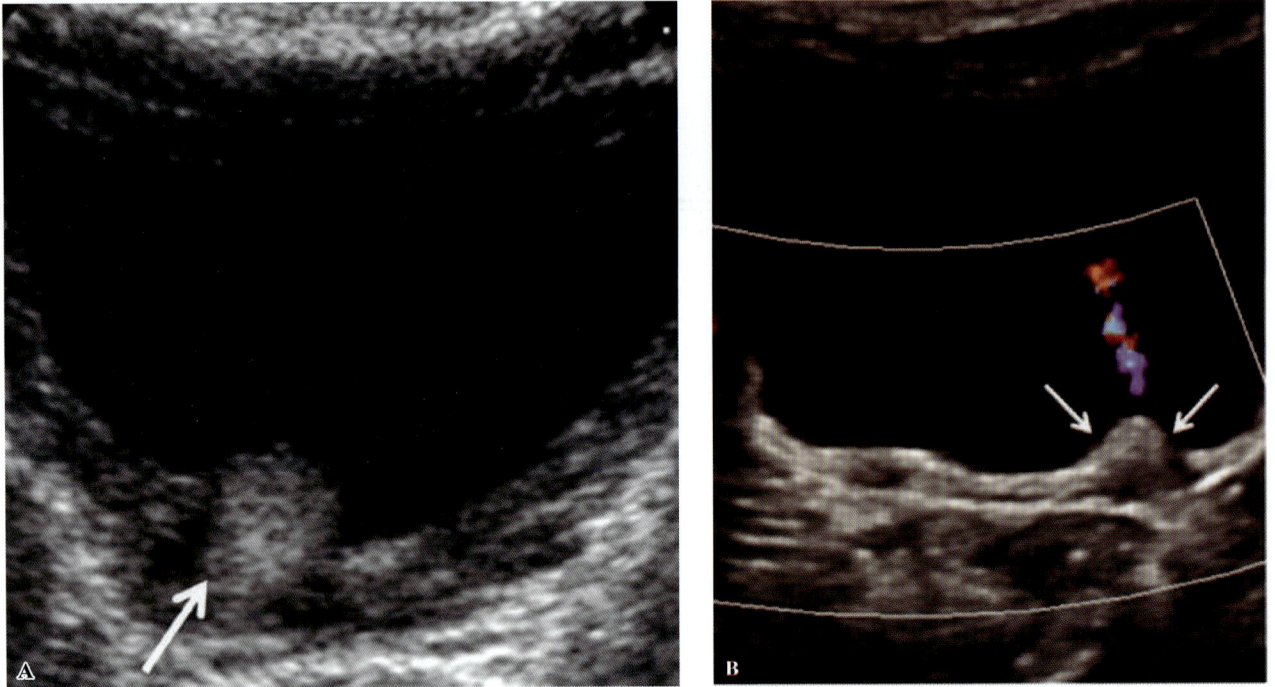

▲ 图 11-70　反流治疗

A. 输尿管再植术，横切面声像图显示右侧输尿管远端预期走行中的高回声结节（箭）；B. 内镜下注射膨胀剂，横切面声像图显示圆形高回声灶（箭）突入膀胱腔，并伴有左侧输尿管喷射

内源性肾损害可能由肾小管、肾小球、间质或血管损伤引起（见下文详细讨论）。肾小管损伤通常是由于淤血肾病或急性肾小管坏死（acute tubular necrosis，ATN）。肾小球损害通常是急性肾小球肾炎和药物毒性或系统性红斑狼疮的结果。间质损害通常是由急性间质性肾炎引起的。血管损伤由溶血性尿毒症综合征、过敏性紫癜和肾动脉或静脉血栓形成引起（后两种情况将在"肾血管疾病"章节讨论）。

肾后性损伤通常由输尿管或膀胱出口梗阻（即后尿道瓣膜）引起。参见本章前面的讨论。

（一）常规超声表现

超声的作用是排除解剖结构异常作为肾衰竭的病因。内科肾脏疾病的超声表现无特异性。急性期肾脏轻度肿大或正常大小，实质回声常增强，但在轻症患者可能是正常的（图 11-71）。当肾脏回声高于肝或脾时，认为回声增强。回声增强的程度与疾病的严重程度呈弱相关，但与特定的组织病理学诊断不相关。其他表现包括皮质髓质分界消失和肾周低回声边缘，考虑为水肿[89]。在慢性期，肾脏萎缩，回声增强，皮质厚度变薄。

多普勒血流和 RI 在肾前性疾病和轻度肾实质病变中通常是正常的（平均 RI 为 0.58~0.67）[90]。在更严重的疾病中，收缩期和舒张期血流可减少、消失或反向，RI 可能升高（平均 RI > 0.75）。在成人中，弹性成像肾脏硬度已被证明在慢性肾脏疾病中高于自体肾脏和健康对照。弹性值的大小可能与纤维化程度相关[91]。

（二）常见疾病的超声表现

1. 肾小管损伤

（1）淤血性肾病（Tamm-Horsfall 蛋白尿）：淤血性肾病是由于肾小管内糖蛋白沉积（如 Tamm-Horsfall 蛋白）导致一过性肾小管阻塞的结果。主要影响出生后不久就出现少尿的新生儿。典型的超声表现是与蛋白沉积相关的髓质锥体回声增强（图 11-72），肾脏大小正常。淤血性肾病通常在出生后第一周内自行缓解。

（2）急性肾小管坏死：急性肾小管坏死可由肾小管的肾毒性或缺血性损伤引起。肾毒性损伤与使用抗生素、非甾体抗炎药和化疗药物相关。急性期超声表现为肾脏增大、皮质高回声、肾锥体增大呈低回声（图 11-71A）。缺血性损伤所致肾小管坏死

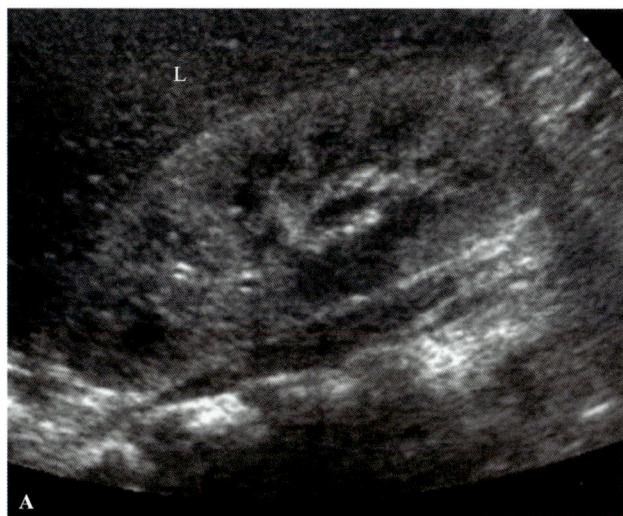

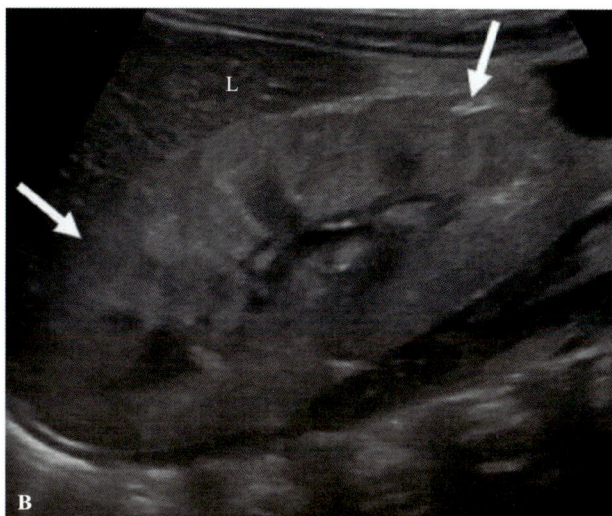

▲ 图 11-71　内科肾病（来自不同患者）

A.急性肾小管坏死；B.急性间质性肾炎，纵切面声像图显示肾脏回声增强（箭），皮质回声高于肝脏（L）

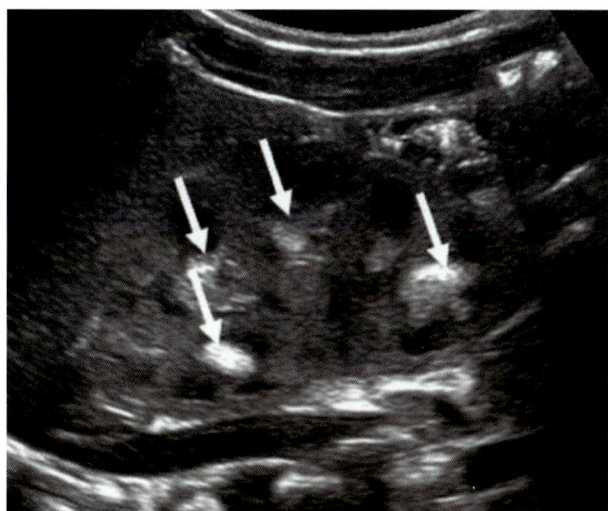

▲ 图 11-72　继发于 Tamm-Horsfall 蛋白沉淀的淤血性肾病

纵切面声像图显示高回声肾锥体（箭）。新生儿肾实质回声总体正常

的声像图通常正常。

2. 肾小球损伤

急性肾小球肾炎通常由免疫复合物介导。病理检查显示肾小球簇状细胞浸润和间质水肿。患者表现为急性肾衰竭、血尿和高血压。急性期的超声表现包括双侧肾脏增大、皮质回声增强和髓质萎缩（即皮髓质分界正常）。药物治疗成功后，肾脏大小和回声可恢复正常。

3. 间质损伤

急性间质性肾炎是肾衰竭中相对少见的原因，

通常是由于药物毒性所致。超声显示肾脏增大，回声增强（图 11-71B）。肾衰竭通常在药物治疗终止后消退。

4. 血管损伤

(1) 溶血性尿毒症：溶血性尿毒症综合征是一种血管炎，认为是由细菌毒素的抗原抗体反应引起的，最常见的是大肠埃希菌 0157∶H7 菌株[92]。组织学上，小动脉和毛细血管因血栓、内皮细胞肿胀和内膜炎症而狭窄和阻塞。多数患者年龄在 5 岁以下，表现为腹泻前驱期，腹泻性质以血性为主，随后出现肾衰竭。患者具有微血管病溶血性贫血、血小板减少和肾衰竭三联征。临床上以多尿为特征，常在 3 周内发生。

在少尿或无尿的急性期，超声表现为肾脏正常或稍增大，皮质回声明显增强，肾锥体呈低回声。脉冲多普勒表现包括高阻力频谱的收缩期血流消失或减少、RI 升高、舒张期血流消失、反向或减少（图 11-73）。恢复期舒张期血流和 RI 恢复正常。大多数患者从急性损伤中恢复。长期并发症为高血压，通常在发病后 5 年内发病。

(2) 过敏性紫癜：过敏性紫癜是一种免疫介导的血管炎，由 IgA 沉积于皮肤、胃肠道和肾脏小血管壁所致。受影响儿童年龄大多在 10 岁以下。临床表现包括血尿、急性肾衰竭、皮疹、腹痛、关节痛或关节炎。肠套叠是偶见的并发症。超声表现为肾实质回声增强，RI 升高，与其他内科肾脏疾病相

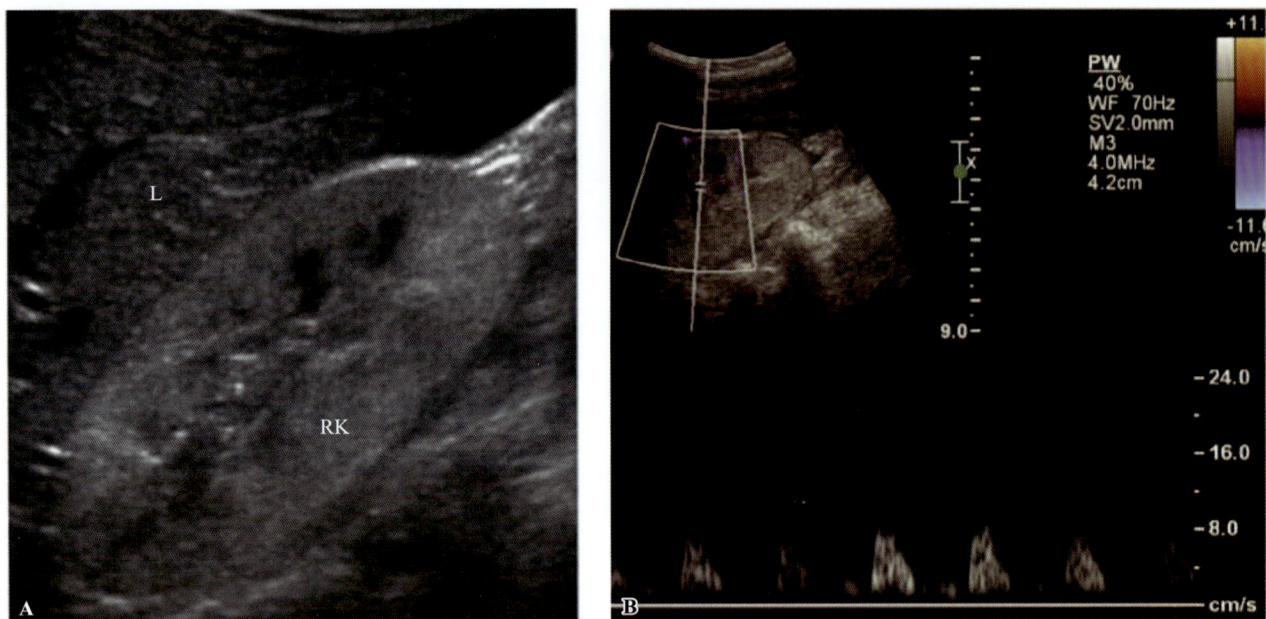

▲ 图 11-73 溶血性尿毒症综合征

A. 右肾（RK）纵切面声像图显示肾皮质回声相对于肝脏（L）增强；B. 节段性动脉的脉冲多普勒频谱显示收缩期和舒张期动脉血流减少，提示高阻力

似。本病趋向于自限性，无严重后遗症。

十九、肾血管疾病

（一）肾动脉狭窄

肾动脉狭窄约占儿童高血压的 5%～10%。纤维肌发育不良是儿童肾动脉狭窄最常见的原因，占 50%～70% [93-95]。在这种情况下，狭窄主要累及肾动脉主干的中段和远端部分，偶尔扩展到节段性分支。其他原因包括血管炎（大动脉炎、烟雾病）、神经纤维瘤病、主动脉中段综合征（主动脉缩窄）、结节性硬化症和 William 综合征（特发性婴儿高钙血症）[93, 94]。

肾动脉狭窄的灰度超声表现是由于双肾缺血和小肾动脉引起的大小差异 [96]。高血压患者双肾长径相差 > 1cm 为异常。

脉冲多普勒超声显示主肾动脉明显狭窄（即血管直径狭窄 > 60%），包括①狭窄部位的收缩期峰值流速增加（> 150cm/s）；②双向血流（基线水下上方和下方）；③肾动脉与主动脉收缩期峰值流速比（RAR）> 3.5 [6, 96-98]（图 11-74A）。肾内动脉的多普勒表现包括收缩期上升速度减慢和动脉频谱衰减，被称为小慢波（tardus-parvus waveform）（图 11-74B）和收缩期加速时间延长 > 0.07s [6, 96, 97]。肾

内血流模式并非肾动脉狭窄所特有，也可见于胸腹主动脉缩窄 [99]。

主肾动脉狭窄的彩色多普勒表现包括管腔狭窄、双向血流和局部血管周围组织振动，表现为狭窄附近实质中随机的颜色分配 [6]（图 11-75）。

多普勒结果假阴性的原因包括多支肾动脉和肾内节段性狭窄 [100]。超声检查对发现副肾动脉或小分支血管的狭窄不太敏感。

（二）肾动脉血栓形成和梗死

肾动脉血栓形成见于糖尿病母亲的婴儿及败血症、脱水、血液浓缩和留置脐动脉导管的婴儿。在年长儿童中，血栓形成是创伤性夹层、血管炎或来自留置动脉导管或心脏瓣膜赘生物栓子的并发症 [101]。临床特点是急性腹痛和血尿。血栓可能累及主肾动脉或节段动脉 [102]。

肾动脉急性完全闭塞时，肾脏大小保持正常，但有出血和水肿时出现回声改变。供血动脉管腔内可见到回声性血栓，脉冲、彩色和增强多普勒超声显示肾动脉主干和节段动脉无血流（图 11-76A 和 B）。

如果血栓形成是非闭塞性的，则肾内动脉血流维持，可能正常或减少（图 11-76C 和 D），RI 可正常或升高，肾脏大小正常。急性节段性动脉血栓形

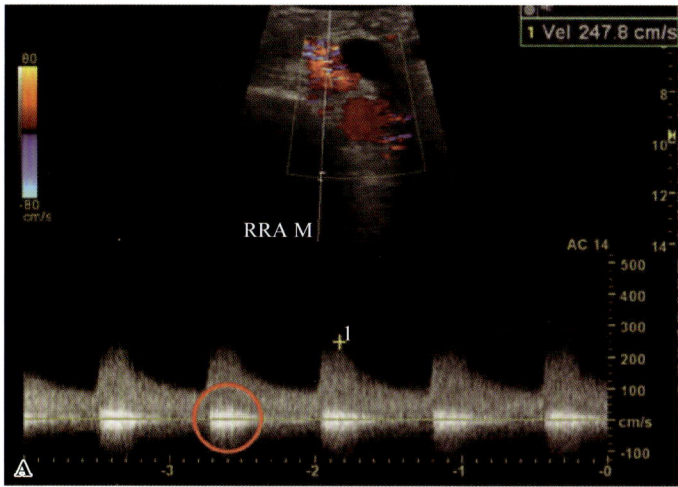

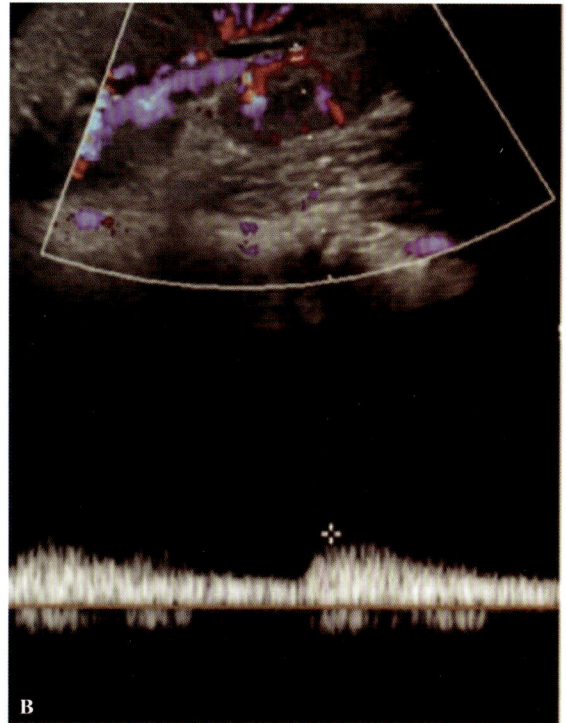

▲ 图 11-74　肾动脉狭窄（青春期女孩，高血压伴纤维肌发育不良）
A. 脉冲多普勒频谱显示右侧主肾动脉狭窄处收缩峰值流速增加（247.8cm/s）和双向血流（红圈）；B. 肾内动脉的脉冲多普勒频谱显示延迟的上升支振幅降低和收缩期峰值低平（小慢波）

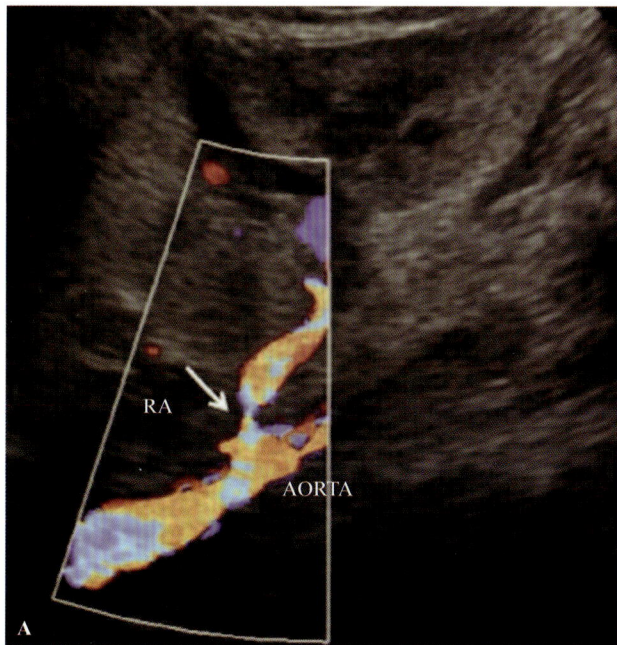

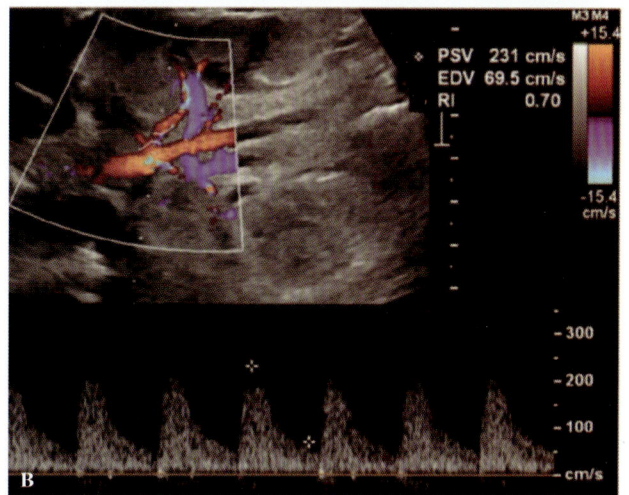

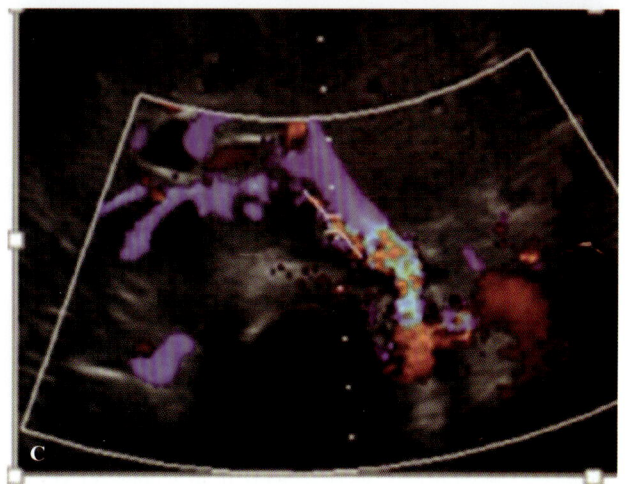

▲ 图 11-75　肾动脉狭窄（不同患者）
A. 纵切面彩色多普勒声像图显示右肾动脉主干节段性狭窄（RA，箭）；B. 收缩期峰值流速为 231cm/s；C. 另一例患者的彩色多普勒声像图显示右肾动脉主干狭窄处双向流速

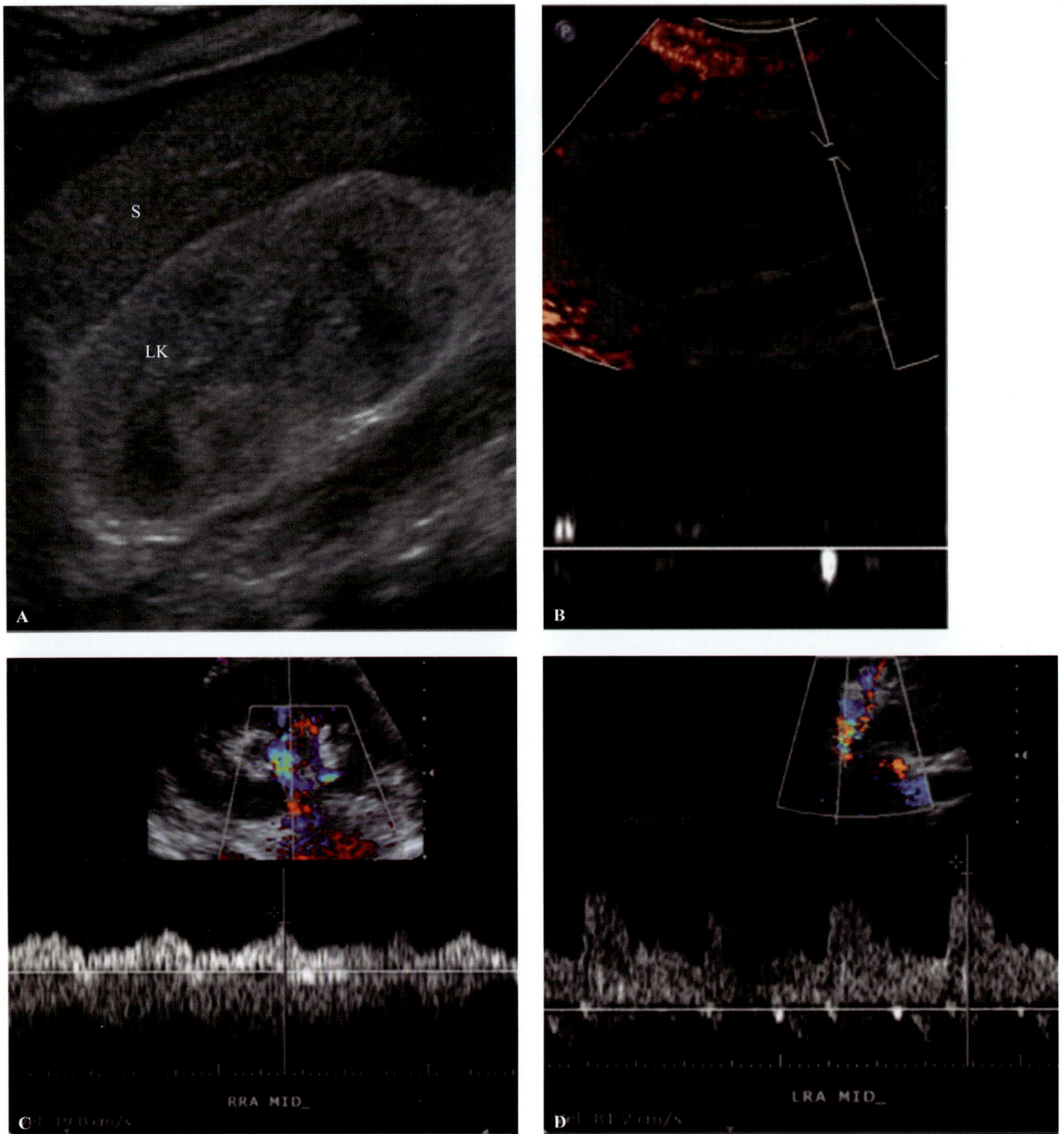

▲ 图 11-76　肾动脉血栓形成（不同患者）

A. 闭塞性血栓（新生儿），纵切面灰阶声像图显示左肾（LK）肾脏大小正常，回声增强；B. 外周肾内动脉横切面脉冲多普勒声像图显示无动脉血流；C. 非闭塞性血栓，右侧肾动脉多普勒声像图显示低阻力频谱（流速 19.0cm/s）；D. 正常左肾动脉频谱（流速 81.2cm/s），用于对照。S. 脾

成的灰阶和多普勒超声表现除呈局灶性分布外，与肾动脉主干闭塞（实质回声和多普勒信号消失）相似。

　　肾动脉主干闭塞的最终结果取决于损伤程度以及有无再通和侧支循环。无侧支形成时，终末期肾脏较小，轮廓光滑，回声增强或正常。局灶性肾内血栓的晚期后遗症是皮质肿块回声和皮质损失。

（三）动静脉瘘

　　动静脉瘘（arteriovenous fstula，AVF）是指动脉和静脉之间的异常直接连接，而没有中间的毛细血管网[6]。大多数动静脉瘘是由于活检或穿透性损伤导致[103]。小的动静脉瘘无症状，大的动静脉瘘可能出现血尿和腹痛症状，可能需要结扎或栓塞。

灰阶成像可能看不到动静脉瘘，但多普勒成像可以看到血流动力学变化。脉冲多普勒成像表现包括：①供血动脉的高速收缩期和舒张期血流（图11-77）；②连接部位的湍流；③引流静脉的动脉化或湍流[103]。彩色多普勒显示邻近动静脉瘘的血管周围软组织振动，RI 可能降低。

（四）动静脉畸形

在肾动静脉畸形（arteriovenous malformation，AVM）中，动脉和静脉之间的连接是血管病灶。与肾动静脉畸形相似，无毛细血管床。小的动静脉畸形可无症状，大的动静脉畸形可引起高血压、血尿或高排血量心力衰竭。

灰阶超声显示无回声的肾内团块。多普勒成像表现与动静脉畸形相似：①供血动脉内的高速血流；②动静脉畸形中的湍流；③引流静脉的动脉化[6]（图11-78）。彩色多普勒显示供血动脉和引流静脉扩张（图11-81B），RI 可能降低。

（五）假性动脉瘤

假性动脉瘤是由穿透性创伤引起的，通常与经皮穿刺活检有关。多数临床隐匿，但如果破入肾周间隙或进入集合系统可产生出血。

灰阶超声图像显示低回声肿块[104]。多普勒成像显示病灶内涡流、湍流，高速动脉血流和搏动性静脉频谱，即"阴阳"模式（图11-79）。在假性动脉瘤的颈部中可以看到血流的"to-and fro-flow"模式（图11-79B）。"to"代表在收缩期动脉血进入假性动脉瘤囊，而"fro"代表在舒张期血液从假性动脉瘤囊流出。

（六）肾静脉血栓

肾静脉血栓形成主要发生在新生儿，尽管它也可以发生在任何年龄组，包括胎儿[105, 106]。凝血因子 V Leiden 杂合子是宫内肾静脉血栓形成的危险因素。在新生儿中，肾静脉血栓形成通常是继发于失血、腹泻或败血症的严重脱水和相关血液浓缩的并发症。糖尿病母亲的婴儿由于相对缺水，也容易形成血栓。在年龄较大的儿童中，肾静脉血栓形成发生在创伤、脱水、凝血障碍、肾病综合征和肾脏肿

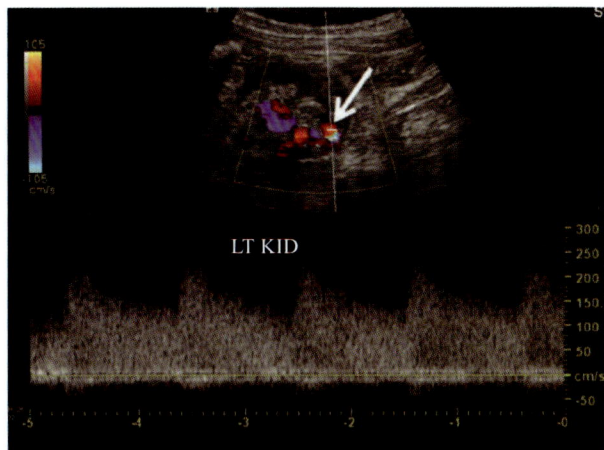

▲ 图 11-77　创伤后动静脉瘘（肾活检后血尿患者）
脉冲多普勒超声显示肾下极动脉（箭）收缩期流速较高（峰值流速 250cm/s），舒张期流速升高

瘤侵犯血管的情况下。

临床表现为腹痛、可触及的腹部包块、血尿和蛋白尿。肾上腺出血可同时存在，特别是左肾静脉受累时，因为左肾上腺静脉直接汇入左肾静脉。

肾静脉血栓形成的影像学表现取决于静脉闭塞的程度（完全性或部分性）和静脉侧支循环的形成。急性完全性静脉闭塞后，灰阶图像显示肾脏增大、回声增强，皮质髓质分界清失。其他表现包括高回声的髓质条纹，代表小叶间血管血栓，以及肾静脉或下腔静脉血栓[107]（图11-80）。多普勒成像显示节段性动脉中无或减少的静脉血流和减少的动脉血流，导致高阻力动脉频谱（图11-80C）。

接下来的1~2周内肾脏回声减低，肾实质表现为不均匀的低回声区和高回声区。随着水肿消退，肾脏体积缩小。如果早期有侧支循环形成，则预后较好，如果无侧支静脉，则梗死和肾萎缩的发生率较高。终末期肾脏较小，边缘光滑，呈高回声，它可能包含血管钙化，典型表现为平行于肾内静脉走行的线状条纹（图11-81A）。肾静脉和下腔静脉中也可见钙化血栓[108-110]（图11-81B）。

二十、尿路钙化

（一）肾钙质沉着症

肾钙质沉着症是指肾实质内钙的病理性沉积，髓质钙化比皮质钙化更常见。在新生儿和婴儿中，肾髓质钙质沉着症的常见原因是慢性利尿剂治疗支气管肺发育不良、皮质类固醇的使用和代谢紊乱，

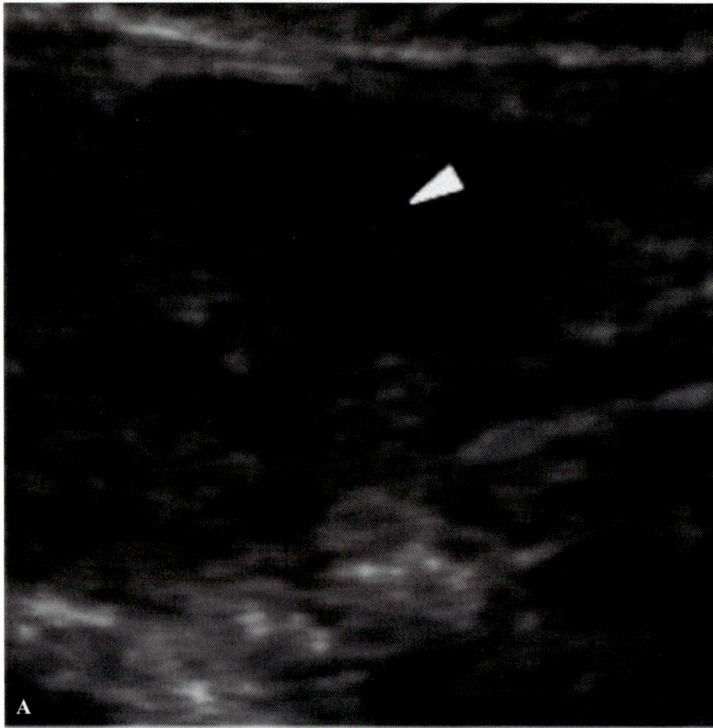

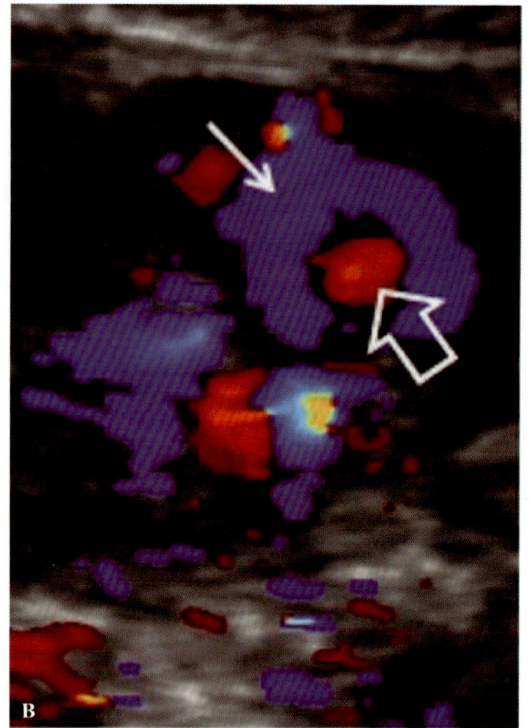

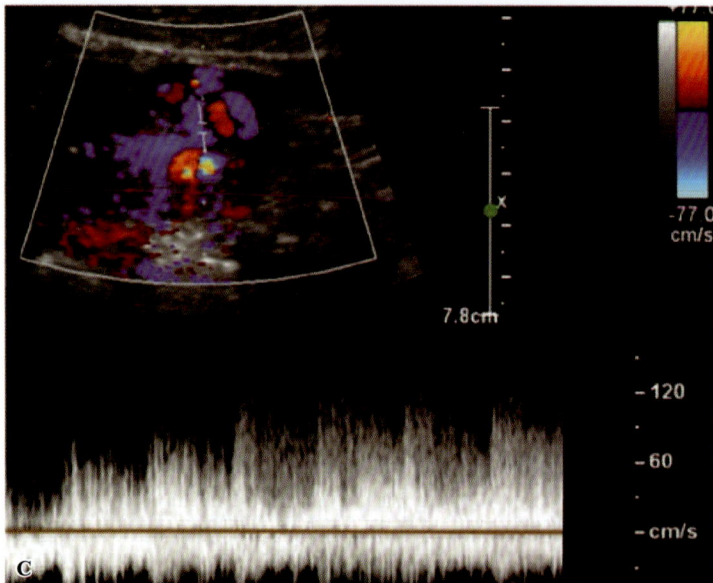

▲ 图 11-78　活检术后动静脉畸形

A. 纵切面灰阶声像图显示左肾下极无回声病灶（箭头）；B. 彩色多普勒声像图显示病灶内动脉血管（空心箭）和静脉血管（箭）的混合合流信号；C. 脉冲多普勒声像图显示动脉与静脉连接之间的异常高速血流和静脉的动脉化

如高钙尿和高钙血症[111, 112]。其他病因包括肾小管酸中毒（renal tubular acidosis，RTA）、Bartter 综合征（遗传性 Henle 综合征，以低钾血症、代谢性碱中毒和正常至低血压为特征）和 Williams 综合征（特发性婴儿高钙血症）。在大龄儿童和青少年中，髓质钙化的原因包括以下几种：①代谢性疾病，如高草酸尿、高钙血症状态（甲状旁腺功能亢进、维生素 D 过多症、Williams 综合征）、胱氨酸尿和肾小管酸中毒；②引起淤血 / 阻塞的结构异常，如先天性肾积水、常染色体隐性和显性肾脏疾病以及髓质海绵肾；③感染[111, 112]。约 25% 的患者原因不明[111]。

皮质钙化罕见，但可发生于高钙血症状态、慢性肾小球肾炎、急性皮质或肾小管坏死、肾静脉血栓形成和卡氏肺孢菌、鸟 - 胞内分枝杆菌和巨细胞病毒感染。

（二）尿石症

尿石症是指肾集合系统或输尿管内存在结石。

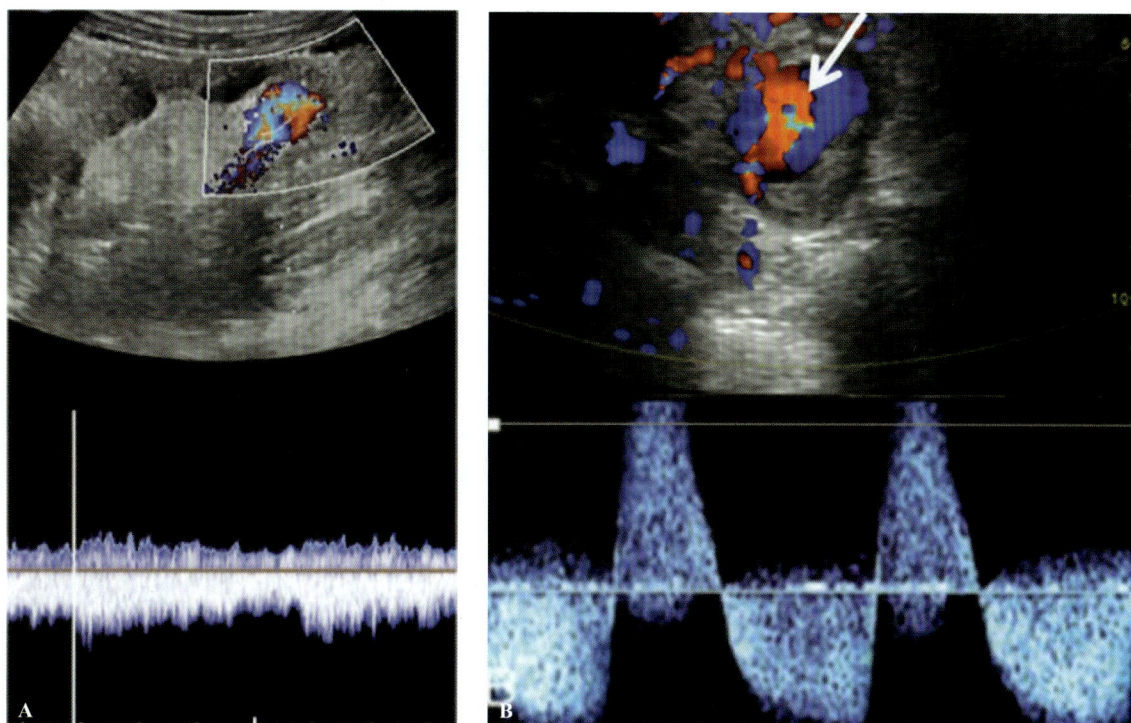

▲ 图 11-79 假性动脉瘤

A. 纵切面脉冲多普勒声像图显示右肾下极内的血管病变，内部血流呈涡流和搏动性静脉频谱（基线下方）；B. 假性动脉瘤颈脉冲多普勒频谱显示呈典型的"to- and fro-flow"模式

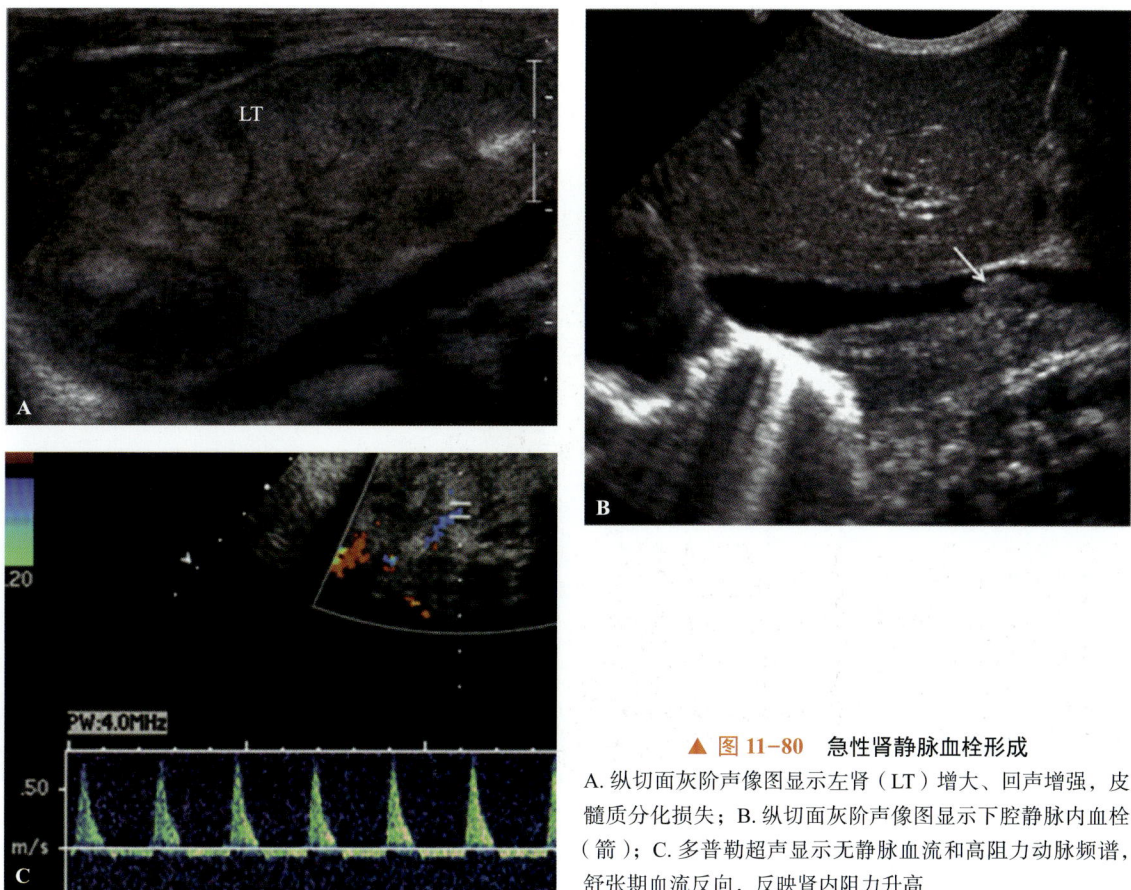

▲ 图 11-80 急性肾静脉血栓形成

A. 纵切面灰阶声像图显示左肾（LT）增大、回声增强，皮髓质分化损失；B. 纵切面灰阶声像图显示下腔静脉内血栓（箭）；C. 多普勒超声显示无静脉血流和高阻力动脉频谱，舒张期血流反向，反映肾内阻力升高

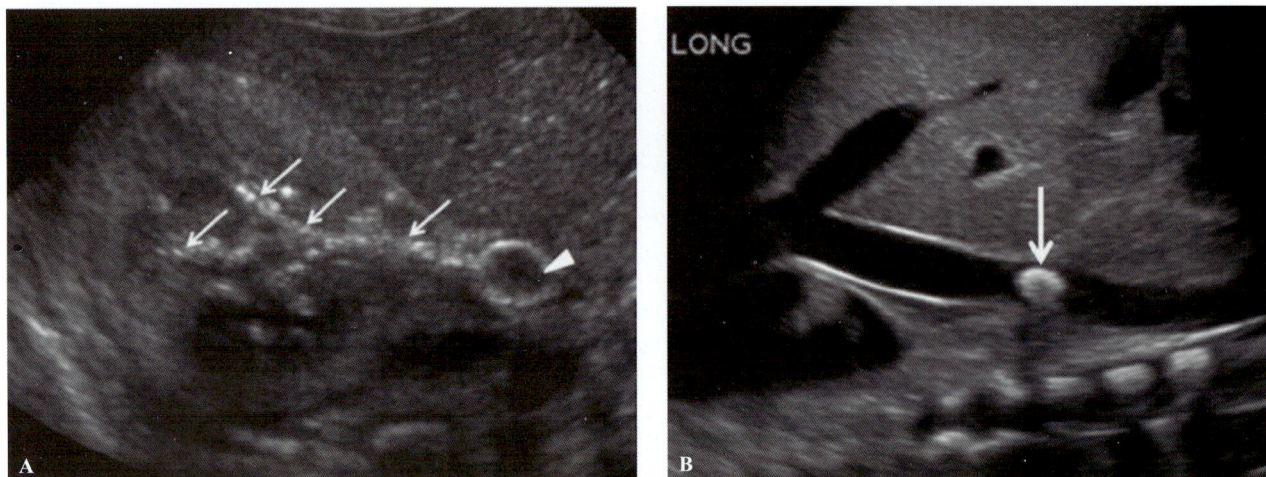

▲ 图 11-81　慢性肾静脉血栓形成（不同患者）

A. 纵切面声像图显示多个管状、树枝状的强回声结构（箭）与肾动脉走行平行，并延伸至下腔静脉（箭头），代表慢性血栓形成的右肾静脉及其分支钙化；B. 下腔静脉可见钙化血栓（箭），伴声影

通常为特发性，但也可能是潜在的尿路梗阻和相关感染、长期制动、肾小管综合征（肾小管酸中毒、胱氨酸尿、甘氨酸尿）、酶代谢紊乱（高草酸尿、黄嘌呤尿）、尿酸紊乱（遗传性高尿酸尿 Lesch-Nyhan综合征）、骨髓增生状态、高钙血症状态和肠道异常的并发症。最常见的结石类型是草酸钙，其次是磷酸钙、磷酸铵镁和半胱氨酸结石。输尿管膀胱连接处的远端输尿管是结石嵌塞的常见部位。

（三）超声表现

肾钙质沉着症和尿路结石的超声表现为回声增强区域，伴或不伴声影和快闪伪像（也称为"彩色彗星尾征"），指的是紧贴强回声结石后立即出现快速的颜色变化（图 11-82 和图 11-83）[113-115]。直径＞ 5mm 的结石比直径较小的结石更易产生声影，尤其是当它们不在探头的聚焦区域时。在成人中，超声文献的汇总综述提示检测输尿管结石的敏感性

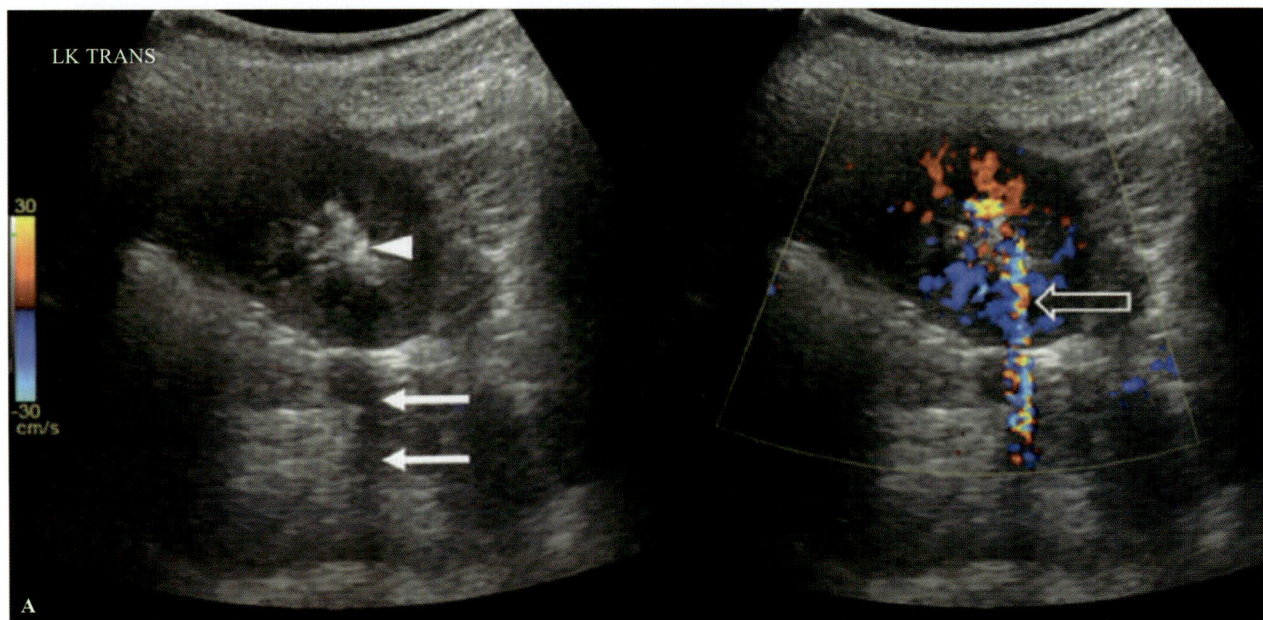

▲ 图 11-82　肾髓质钙质沉着症（不同患者）

A. 7 岁男孩，肾小管酸中毒，左肾纵切面灰阶和彩色多普勒声像图（双幅）显示肾下极锥体强回声灶（箭头）伴声影（箭）。在彩色多普勒声像图上可见闪烁伪像（空心箭）

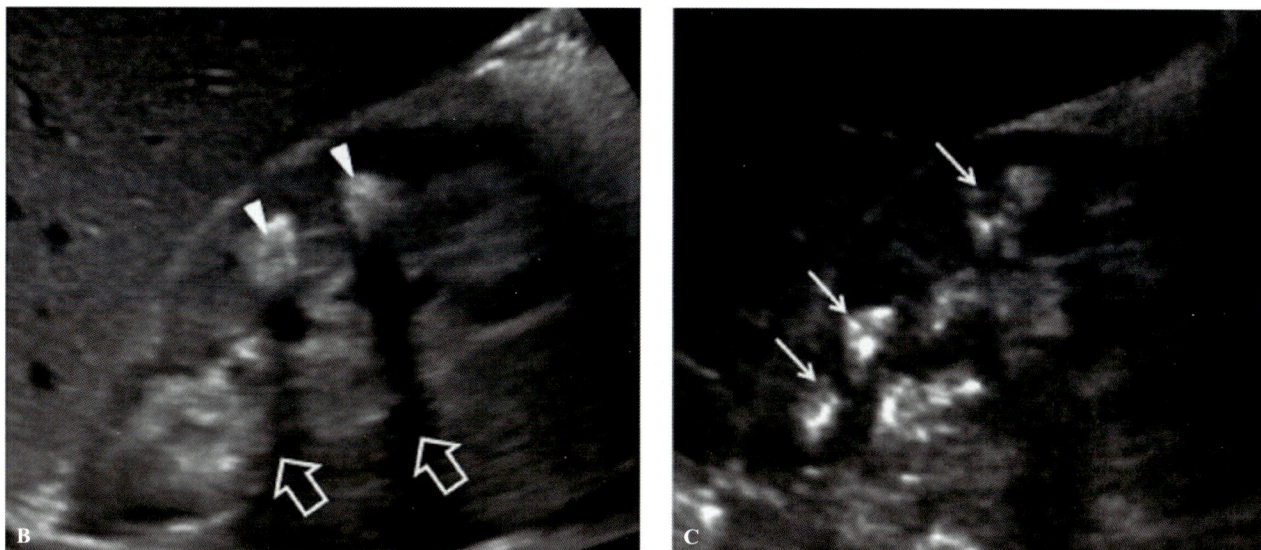

▲ 图 11-82（续）　肾髓质钙质沉着症（不同患者）

B. 另一例患者的纵切面灰阶声像图显示肾中极锥体两个强回声灶（箭头），伴声影（空心箭）；C. 第三例患者的纵切面灰阶声像图显示强回声肾锥体（箭），不伴声影

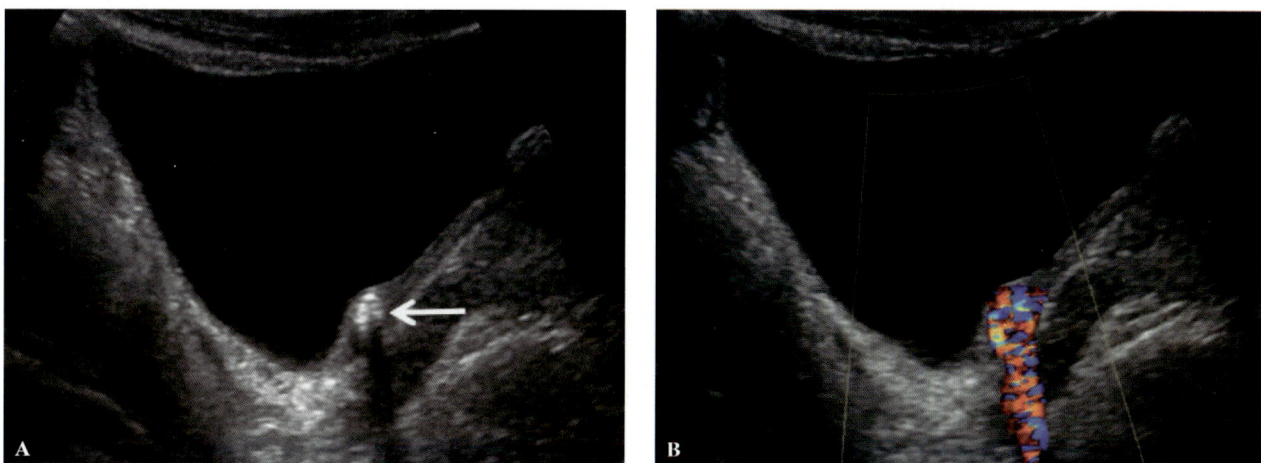

▲ 图 11-83　尿石症

A. 纵切面灰阶声像图显示清晰的强回声灶（箭），伴远端声影，代表远端输尿管结石；B. 彩色多普勒超声可见闪烁伪像

和特异性分别为 45%、94%，检测肾结石的敏感性和特异性分别为 45%、88%[116]。结石成分对敏感性影响不大。不透明结石（如尿酸结石）可能产生与透明结石或含钙结石一样多的声影。

诊断误区：并非所有的高回声肾锥体都是结晶沉积的结果，尽管这可能导致最明亮的髓质锥体。髓质回声增强也可见于脱水状态、Tamm-Horsfall 蛋白尿、镰状细胞贫血、肾乳头坏死、常染色体隐性遗传性多囊病和白色念珠菌肾盂肾炎。

类似于尿石病的症状是空气进入集合系统，通常与尿流改道有关。空气使回声增强，伴有混杂或边界不清的声影（图 11-84），而尿路结石声影清晰或锐利。

二十一、肾创伤

肾脏是腹部钝性伤的第三个最常见的损伤器官，仅次于肝脏和脾脏。超声检查并不是评估肾损伤的常规手段，因为增强 CT 在检测创伤后病变及其程度方面更有优势。绷带、肠梗阻、肋骨断裂等也使获得高质量的声像图变得困难。然而，在 FAST 评估或评估其他临床问题时，可能会遇到创伤后异常。此外，超声可用于随访肾损伤的病程，因此，需要认识肾损伤的超声表现。

肾脏损伤包括实质挫裂伤、血管损伤、肾盂输尿管连接部撕脱伤、肾包膜下和肾周血肿等。延伸至肾盂的严重损伤可能与尿外渗有关。灰阶声像图上，挫伤为圆形或卵圆形实质病变。裂伤表现为肾实质内线状或分支状缺损（图 11-85）。肾包膜下和肾周血肿为新月形积液[117]（图 11-85 和图 11-86）。

与身体其他部位的血肿相似，肾脏血肿的回声回声随着血液产物的吸收而变化，在几天内从最初的无回声变为不均匀和混合性回声，在 2～3 周后变为囊性为主（图 11-85 和图 11-86）。多普勒成像显示肾损伤内无血流。由于血肿位于封闭空间内，可对自身肾脏产生占位效应，血流减少。

最近的报道提示，在描述儿童实体器官和血管损伤方面，超声造影优于传统的灰度和彩色多普勒成像，并且几乎和 CT 造影一样准确[118]。在超声造影图像上，脏器损伤表现为实质回声均匀的低回声区（图 11-87A）。实质或包膜外病变内的微气泡提示活动性出血（图 11-87B）。

二十二、肾移植

（一）外科技术

儿童肾移植几乎都是异位同种异体移植[119]。

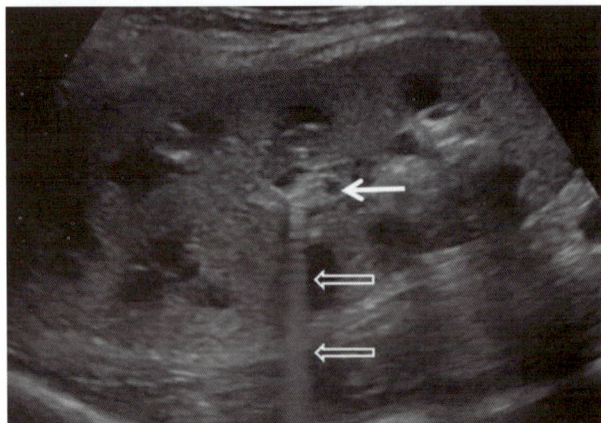

▲ 图 11-84 肾集合系统积气
左肾横切面灰阶声像图显示强回声灶（箭），后方声影混杂（空心箭），肾盂内有积气

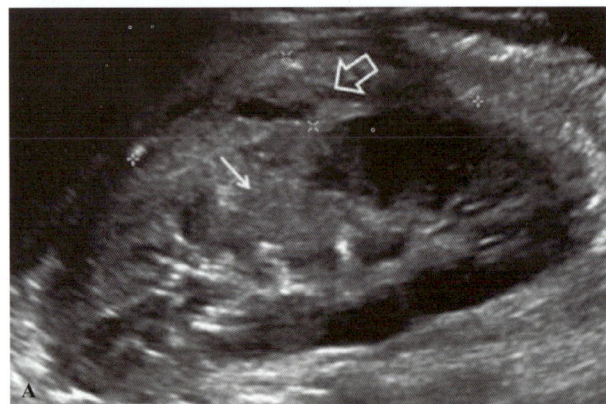

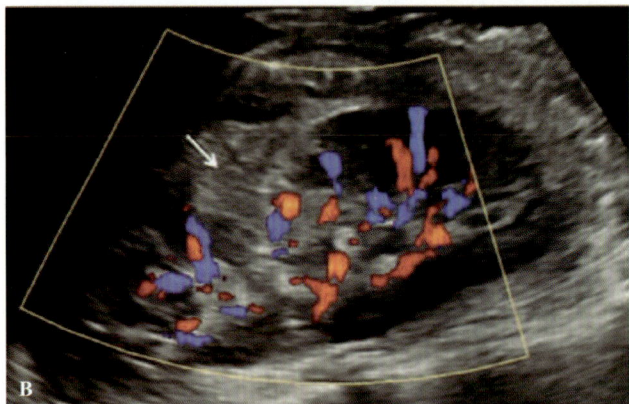

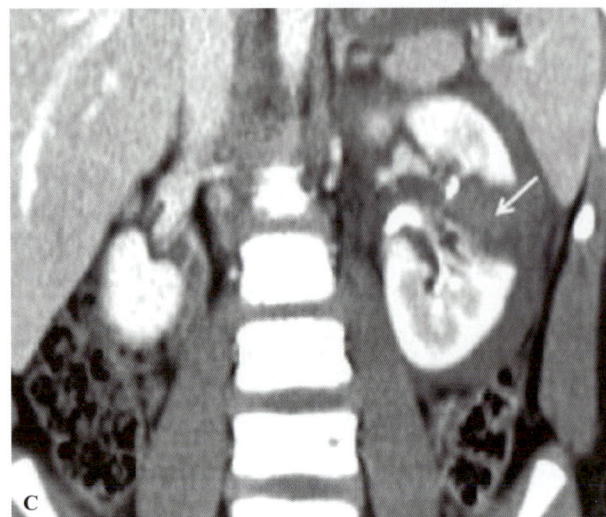

▲ 图 11-85 急性撕裂伤
A. 纵切面灰阶声像图显示左肾中极及肾周（空心箭）回声增强（箭）。血液相对于正常肾实质呈高回声，符合急性损伤；B. 彩色多普勒声像图显示中极实质内无血流（箭）；C. 增强 CT 扫描显示断裂线将肾脏分为两部分（箭）

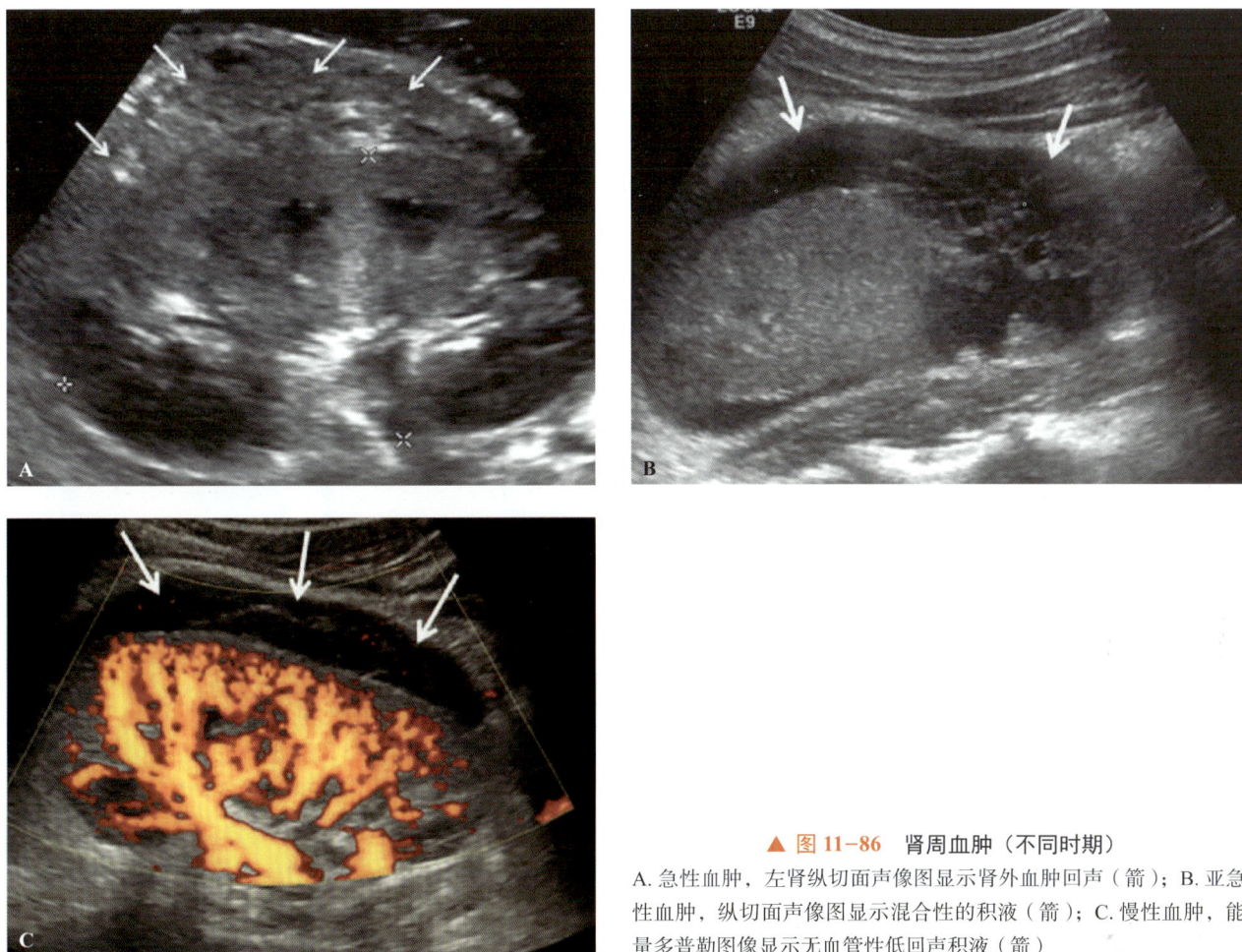

▲ 图 11-86　肾周血肿（不同时期）
A. 急性血肿，左肾纵切面声像图显示肾外血肿回声（箭）；B. 亚急性血肿，纵切面声像图显示混合性的积液（箭）；C. 慢性血肿，能量多普勒图像显示无血管性低回声积液（箭）

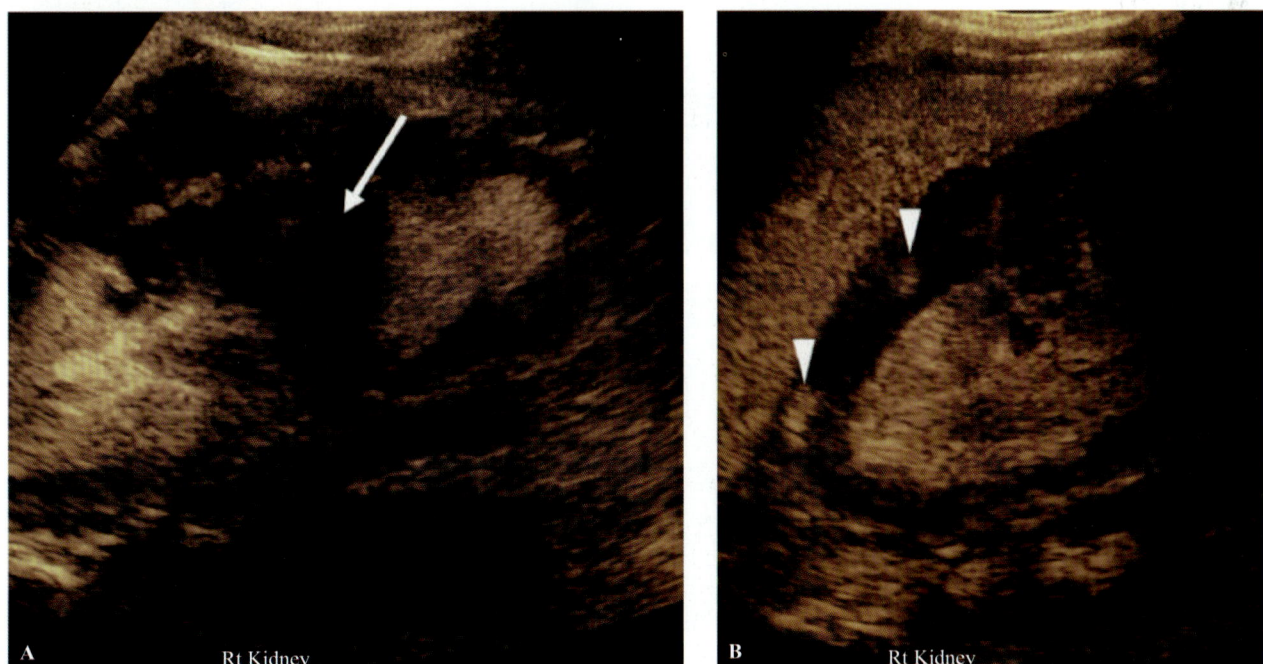

▲ 图 11-87　肾裂伤超声造影
A. 右肾超声造影显示从肾皮质延伸至集合系统的撕裂（箭）内无血流；B. 纵切面声像图显示微气泡外渗进入肾周间隙（箭头）

在幼儿中，将移植肾置于腹内（即腹腔内），供体肾动脉和静脉分别与受体主动脉和下腔静脉远端吻合（图 11-88A）。在较大儿童中，将同种异体移植肾置于腹膜后位置的髂窝内，并将供体肾动脉和静脉分别与髂外动脉和髂外静脉吻合（图 11-88B）。通过输尿管膀胱吻合术将供体输尿管植入受体膀胱内。输尿管端 - 端吻合术是一种替代方法[119]。

（二）正常同种异体移植

同种异体移植肾的超声外观与正常的自体肾相似，但由于其非常接近体表，其形态更容易辨认。正常的同种异体移植肾表面光滑，皮髓质分界清楚，围绕肾盂的含脂肪的肾窦呈高回声[119]（图 11-89A）。彩色和能量多普勒成像容易显示移植肾血管

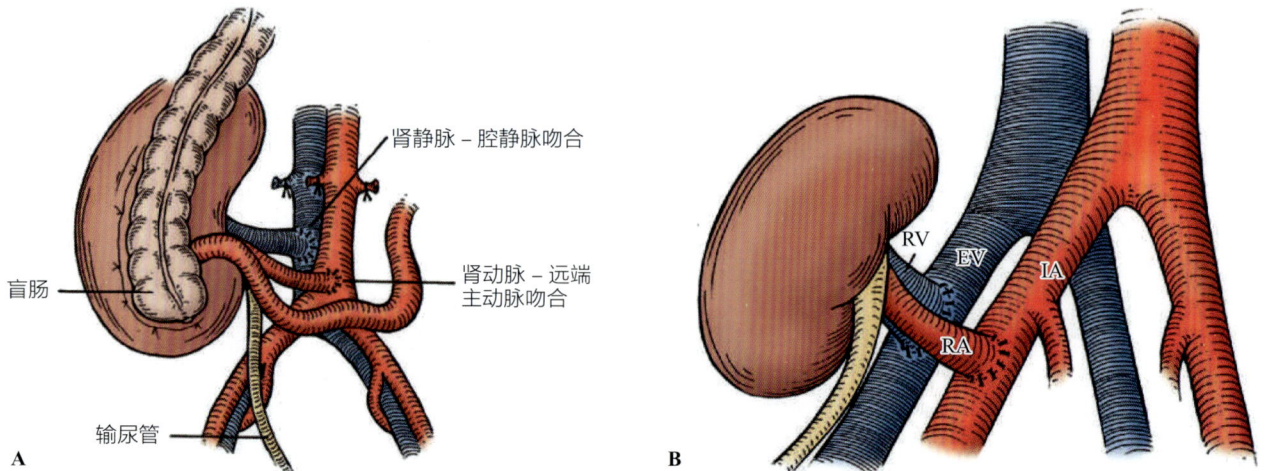

肾静脉 – 腔静脉吻合

肾动脉 – 远端
主动脉吻合

盲肠

输尿管

▲ 图 11-88 **肾移植手术吻合口示意图**
A. 对于幼儿，血管吻合在主动脉远端与供体肾动脉之间以及下腔静脉与供体肾静脉之间；B. 对于大龄儿童，在髂外动脉（IA）和供体肾动脉（RA）之间，以及髂外静脉（EV）和供体肾静脉（RV）之间进行吻合

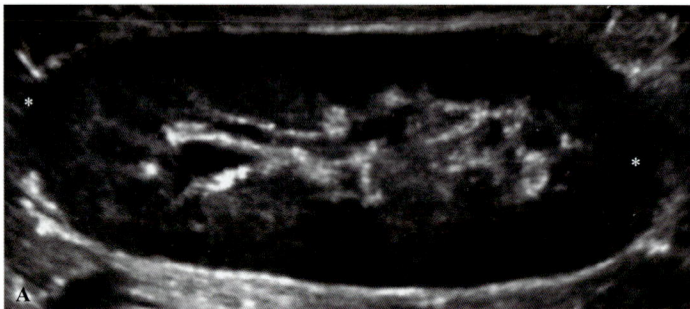

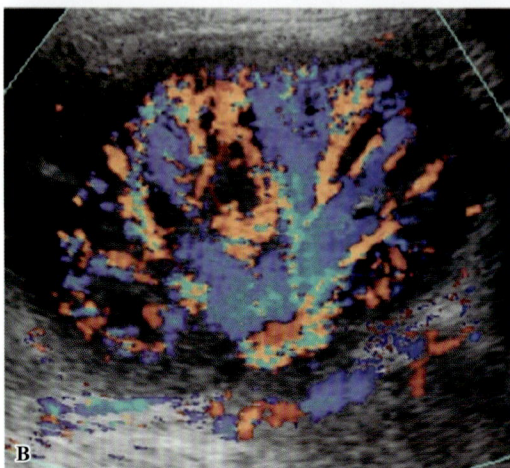

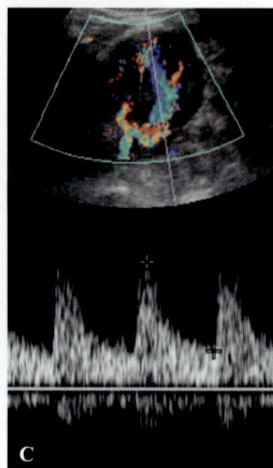

◀ 图 11-89 **正常同种异体移植肾**
A. 纵切面灰阶声像图显示腹膜外同种异体移植肾（＊），边缘光滑，皮髓质分界清楚，肾窦脂肪呈高回声；B. 彩色多普勒声像图显示肾门段动脉、小叶间动脉和弓形动脉的血流；C. 主肾动脉的脉冲多普勒声像图显示收缩期急剧上升，随后舒张期逐渐下降。主肾静脉（基线下方）可见随呼吸变化的连续血流

（图 11-89B）。脉冲多普勒成像显示在整个心动周期内存在低阻力毛细血管床和连续正向血流[119, 120]（图 11-89C），平均 RI 为 0.6（范围为 0.5～0.8）。肾静脉显示持续正向血流，与呼吸和心脏运动相关的波动极小。

（三）并发症

超声在肾移植患者评估中的作用是鉴别并发症，如肾盂积水、移植肾周围积液和肾血管并发症[119-122]。超声在显示实质并发症（急性和慢性排异反应、急性肾小管坏死、药物毒性）方面不够准确，肾活检仍然是诊断实质并发症的金标准。移植肾衰竭的临床表现包括少尿、发热、移植肾肿大、压痛以及血清肌酐水平升高。

（四）实质并发症

1. 排异

Banff 和美国国家卫生研究院（National Institutes of Health，NIH）工作组的建议将组织病理学上的同种异体移植肾排异反应描述为体液或细胞性排异反应[119, 120]。体液性排异反应又称血管性排异反应，是由抗体介导的，与在移植肾血管内皮上的抗原结合的循环抗移植物抗体有关。这种排异反应的特点是内皮细胞损伤，导致血管壁损伤、血栓形成和管腔闭塞。体液性排异反应又分为超急性、急性和慢性排异反性。细胞性排异反应又称间质性排异反应，是 T 细胞介导的。这种排异反应的特点是以 T 细胞为主的淋巴细胞浸润、肾小管炎和动脉炎。细胞性排异反应包括急性和慢性细胞性排异反应。

根据时间模式，移植肾排异可分为超急性、加速、急性或慢性排异反应。超急性排异反应几乎在移植后立即发生，并且发生在因之前的输血或移植而致敏的受者身上。这类排异反应极为罕见，由于术中诊断明确，几乎从未进行影像学检查，几乎总是导致移植肾衰竭[119]。

急性排异反应，无论是细胞介导的还是体液介导的，在移植后的任何时间都可能发生，甚至在移植后第一周就出现在预先致敏的个体中[119]。急性排异反应的超声表现包括肾脏增大、皮质回声增强、皮质髓质分界消失、锥体突出、肾盂壁增厚和轻度肾积水（图 11-90）。多普勒成像可显示高阻力频谱，

收缩期峰值流速升高，舒张期流速降低或反向，RI 升高[119-125]（图 11-91）。超声表现无特异性，与肾盂肾炎、急性肾小管坏死、药物毒性和肾静脉血栓形成的声像图表现重叠。

慢性排异反应发生于移植后 3 个月至数年，是以往急性排异反应未经治疗或治疗不成功的后遗

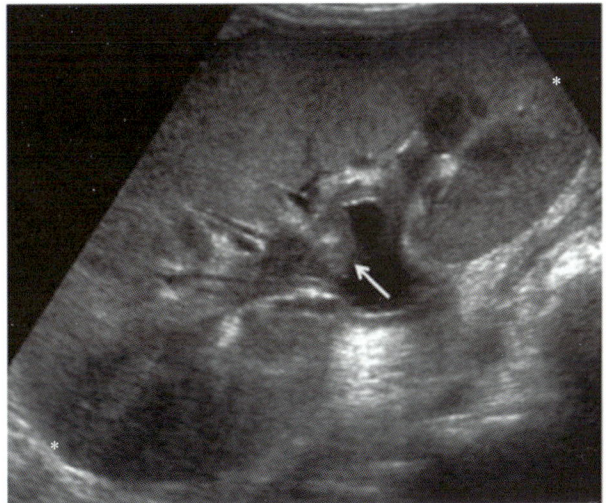

▲ 图 11-90　急性排异反应

同种异体移植肾（*）增大，肾盂壁增厚（箭）。皮髓质分界不清。移植肾排异的表现是非特异性的，与其他实质并发症的表现重叠

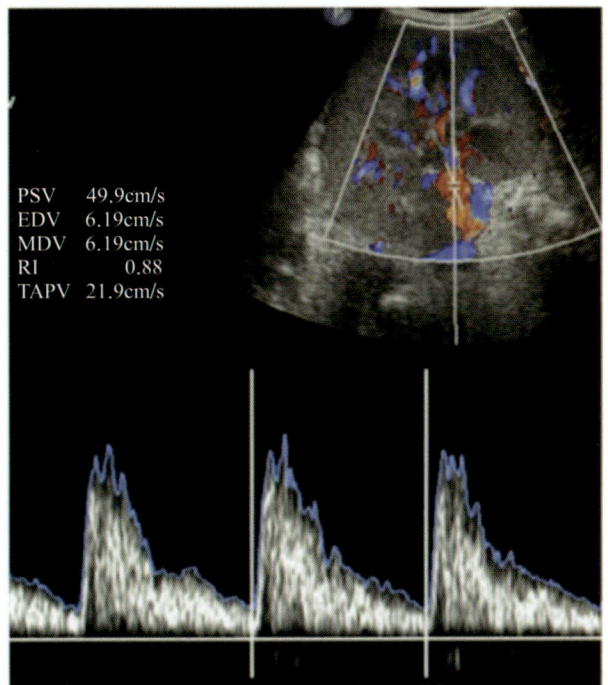

PSV	49.9cm/s
EDV	6.19cm/s
MDV	6.19cm/s
RI	0.88
TAPV	21.9cm/s

▲ 图 11-91　急性血管性排异反应

肾动脉脉冲多普勒频谱显示高阻力导致的舒张期流速降低。阻力指数（RI）升高（RI=0.88）。PSV. 收缩期峰值流速；EDV. 舒张末期流速；MDV. 平均舒张流速；TAPV. 时间平均峰值流速

症。超声显示同种异体移植肾缩小，弥漫性皮质萎缩常伴有局部皮质瘢痕、皮质回声增强、皮髓质分界不清和皮质钙化（图 11-92）。即使无梗阻的情况下，也可见集合系统扩张。RI 通常正常的（范围为 0.4～0.85，平均值 0.59），但在某些情况下可能升高[120]。

2. 肾小管坏死和药物毒性

急性肾小管坏死通常发生在移植后的第一个 24h，是移植肾长时间缺血的结果[120-122]。组织学上，肾小管细胞肿胀和破坏，周围实质不同程度的水肿和炎症。这个过程通常是自限性的。

肾移植术后患者常用的免疫抑制剂有环孢素和他克莫司[119]。这些药物可产生急性和慢性肾毒性。

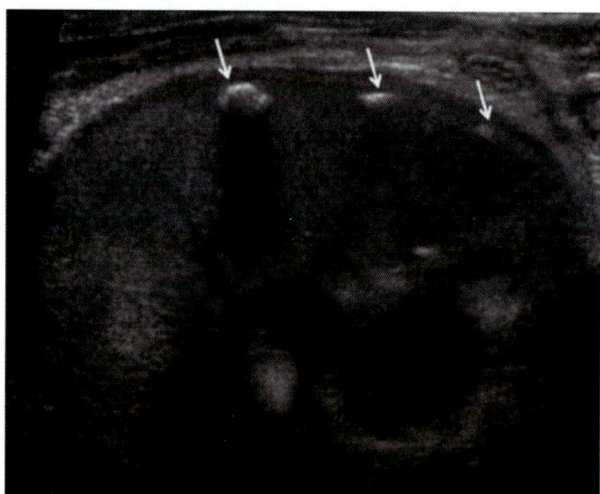

▲ 图 11-92 慢性同种异体移植排异反应
纵切面声像图显示肾皮质回声增强，皮髓质分界不清。在移植肾皮质内可见一些小的表面营养不良性钙化（箭），与陈旧性梗死一致

组织学上表现为肾小管损伤、间质性肾炎、肾小球血栓和内皮细胞肿胀。

与急性排异反应相似，急性肾小管坏死和药物毒性的影像学表现也无特异性，且随损伤的严重程度而变化。同种异体移植肾可表现为体积增大、皮质回声增强和皮髓质分界不清，舒张期血流减少或反向以及 RI 升高[119-122]（图 11-93）。

（五）血管并发症

血管并发症包括肾动脉血栓形成和狭窄、动静脉瘘、假性动脉瘤和肾静脉血栓形成，影响 5%～10% 的儿童肾移植患者[119]。临床表现包括急性尿量减少、移植部位疼痛和压痛、高血压和血尿。

1. 肾动脉血栓形成和梗死

1%～4% 的同种异体移植肾发生肾动脉血栓形成，可累及主干或节段动脉[119-122]。主肾动脉血栓形成通常发生在移植术后48h 内。致病因素有肾动脉扭曲或扭结、术中内膜损伤、超急性或急性排异反应以及高凝状态。多支肾动脉的同种异体移植肾偶可发生节段性梗死。

超声检查，主肾动脉血栓形成几乎总是与肾梗死相关，表现为低回声或高回声肾实质呈弥漫性或节段性分布。多普勒成像显示肾血管和肾实质内无彩色血流和脉冲多普勒频谱，呈弥散性或局灶性（图 11-94）。

2. 肾动脉狭窄

肾动脉狭窄是肾移植术的后期并发症，多发生在术后数周至几年后。虽然发生于少数病例，但在

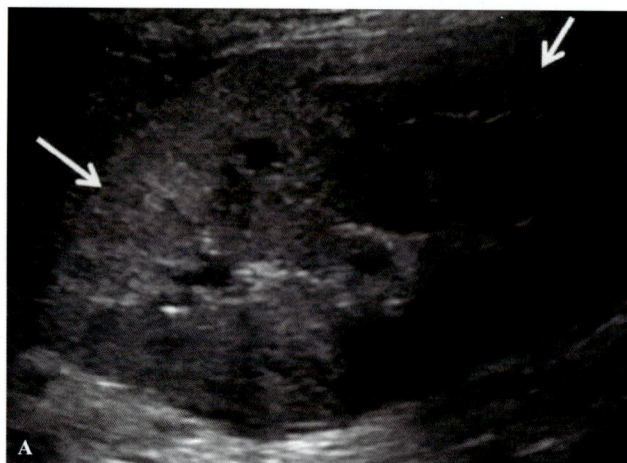

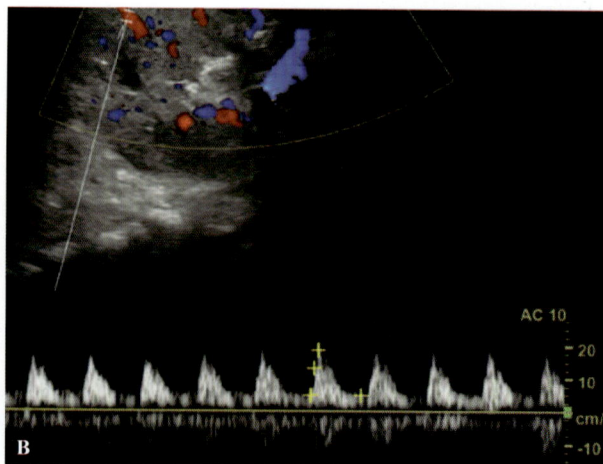

▲ 图 11-93 急性肾小管坏死
A. 灰阶超声显示肾脏（箭）增大，皮质回声增强；B. 多普勒频谱显示舒张期血流减少，阻力指数（RI）为 0.85

移植后患有高血压的儿童中发病率为 5%～15%[119]。最常发生于吻合口部位，但也可发生在供体或受体动脉的任何部位。

灰度超声通常是正常的。彩色多普勒成像显示狭窄段的颜色混叠，周围软组织振动。狭窄段脉冲多普勒成像评估显示收缩期流速升高（＞200cm/s）、狭窄后湍流和血管周围软组织振动。在下游肾内动脉中观察到肾内动脉频谱变钝和小慢波[119]（图 11-95）。

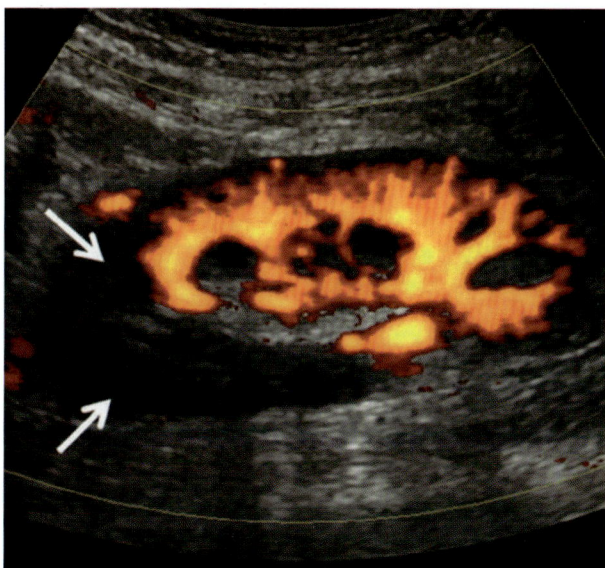

▲ 图 11-94　移植肾节段性动脉血栓
纵切面灰阶声像图和叠加的能量多普勒声像图显示同种异体移植肾上极无血流（箭）。经肾核素扫描证实肾梗死

3. 动静脉瘘

动静脉瘘通常是肾活检的并发症，在活检手术中的发生率高达 8%[119]。大多数是小的而且无症状，可自行消退[119-122]。极少数情况下，会导致血尿或高排量衰竭，对有症状的动静脉瘘可进行栓塞治疗。

动静脉瘘灰阶图像通常是正常的，但在多普勒成像时明显。彩色多普勒成像显示彩色信号紊乱和软组织振动。脉冲多普勒显示为低阻力频谱，在供血动脉和引流静脉的动脉化有较高的收缩期和舒张期血流（图 11-96）。

4. 假性动脉瘤

假性动脉瘤是肾移植活检的另一个并发症，往往无症状，大多数自行缓解。

假性动脉瘤在灰阶成像时表现为低回声肿块，彩色多普勒成像显示假性动脉瘤管腔内动、静脉血流紊乱，即典型的双向"阴阳"血流模式[119-122]（图 11-97）。假性动脉瘤颈部的脉冲频谱分析显示了基线上下的高速来回血流（图 11-79）。

5. 肾静脉血栓

肾静脉血栓形成是一种罕见的并发症，通常是吻合部位静脉壁缺血坏死的结果[119-122]。通常发生在术后第 1 周，几乎所有病例均发生在术后第 1 个月内[119]。

灰阶超声表现为同种异体移植肾增大和皮质回声增强。主肾静脉的多普勒超声显示，如果静脉完

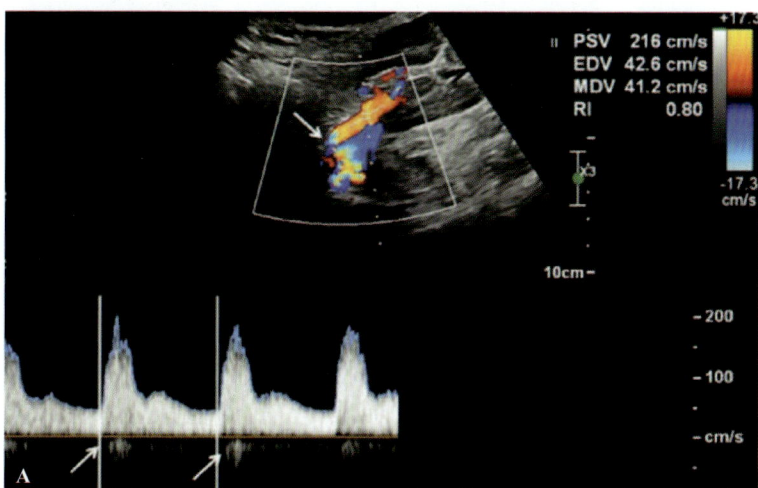

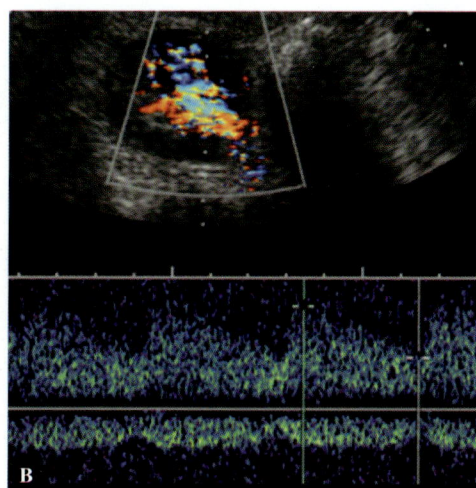

▲ 图 11-95　移植肾，主肾动脉狭窄（不同患者）
A. 多普勒频谱显示狭窄段收缩期流速升高（216cm/s），舒张期流速降低。血流湍流导致血管周围软组织振动，表现为基线下方的低频反射（箭）；B. 另一例患者的肾内动脉多普勒频谱显示小慢波

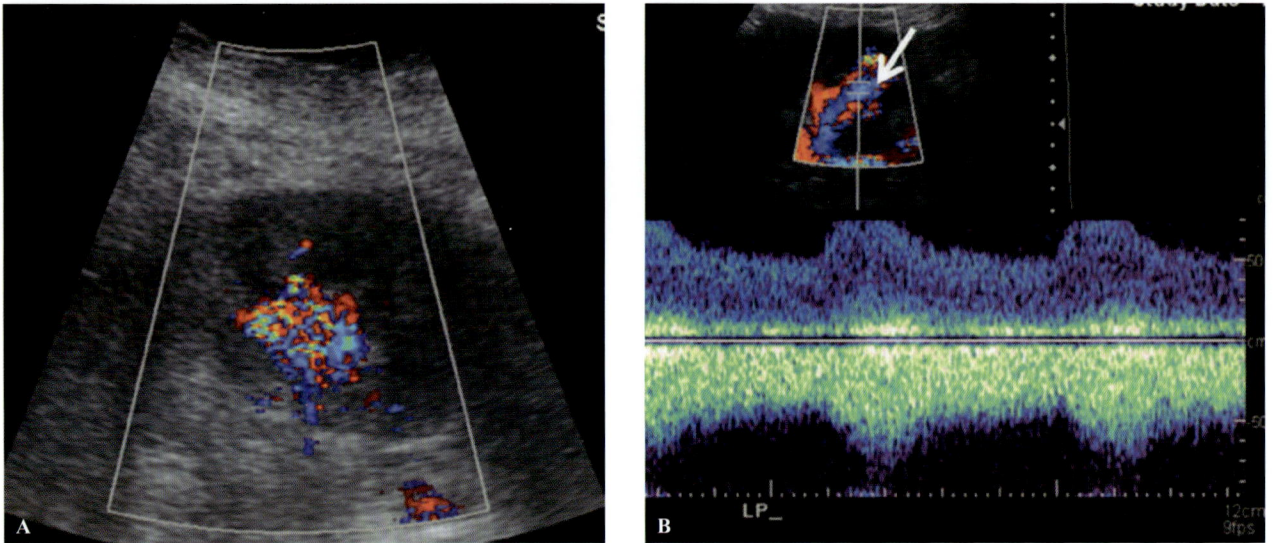

▲ 图 11-96　动静脉瘘

A. 彩色多普勒声像图显示移植肾下极强烈的软组织振动；B. 同一区域（箭）的脉冲分析显示静脉高速、低阻力血流和动脉化频谱

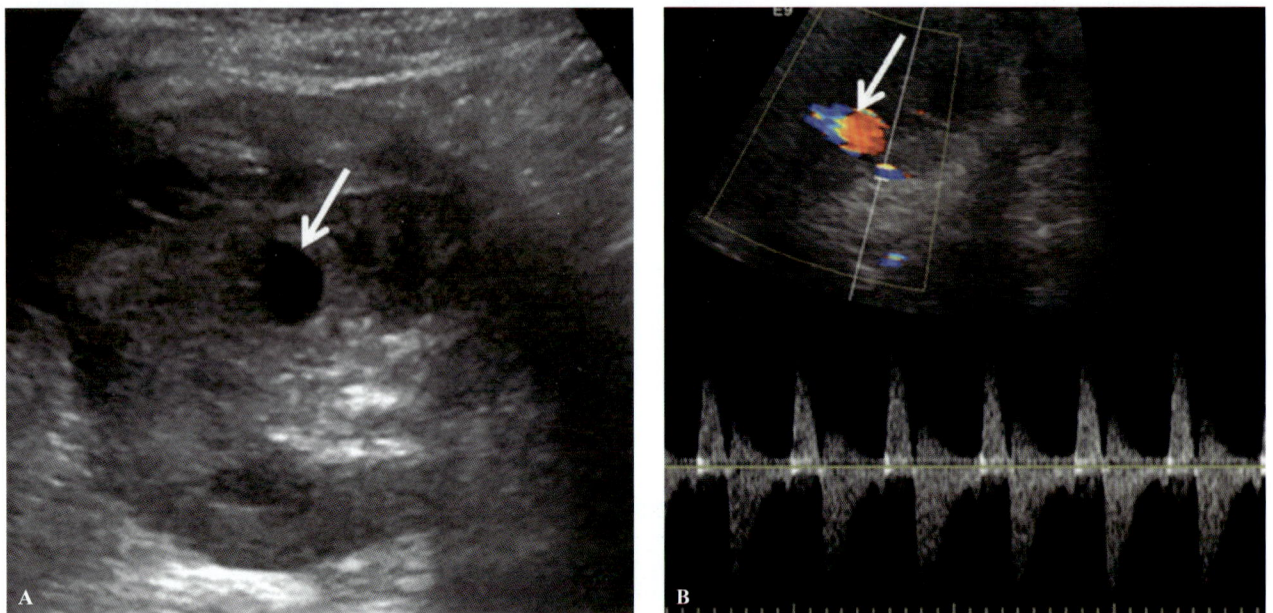

▲ 图 11-97　假性动脉瘤

A. 灰阶超声显示移植肾上极低回声肿块（箭）；B. 彩色及脉冲多普勒显示病灶内双向湍流（箭），血流呈"阴阳"模式

全闭塞，则无血流，如果存在非闭塞性血栓，则血流减少。多普勒超声显示主肾动脉和肾内动脉的高阻力动脉频谱，舒张期无血流或反向血流[120, 122]（图 11-80）。

（六）肾周积液

肾周积液包括淋巴管瘤、尿瘤、血肿和脓肿[119-122]。这些积液的超声表现重叠，诊断往往需要临床病史或穿刺抽吸。但有些超声表现可能提示

诊断，如下所述。

1. 淋巴管瘤

淋巴管瘤是最常见的肾周积液，大约 20% 的移植中发生[120]。它们是由于淋巴管破裂造成的淋巴液渗漏，通常在手术后 2～8 周内发生[119-122]。小的淋巴管瘤往往无症状，大的淋巴管瘤可产生可触及的盆腔或腹股沟肿块，因髂静脉受压引起同侧下肢水肿，或继发于输尿管受压引起的肾功能减退。

超声表现为边界清楚的低回声或无回声积液，常包含有多个薄的分隔，也可表现为单房。肾周积液通常位于移植肾和膀胱之间的内下方（图 11-98）。如淋巴管瘤压迫输尿管可见肾积水。

2. 尿性囊肿

尿性囊肿发生在约 3% 的肾移植，最常出现在移植后的前 2 周。它们是由于输尿管膀胱连接处的手术吻合口破裂或由于移植时血供中断导致缺血引起的输尿管坏死所致。临床表现包括少尿、疼痛和肿胀，以及同种异体移植肾压痛[119-122]。

超声显示在移植肾和膀胱之间有一个边界清楚的无回声的肾周积液。与淋巴管瘤相比，它们不太可能有内部分隔（图 11-99）。巨大尿性囊肿可压迫输尿管，导致肾积水。

3. 血肿

肾周血肿作为手术的后遗症，通常在术后立即发生，尽管它们可能作为之后经皮穿刺活检的并发症发生。它们可以位于肾周、包膜下或肾内。大的血肿可能导致红细胞压积降低，输尿管受压导致尿量减少，移植肾和背部疼痛。

肾周血肿表现为新月形肾周积液，回声强度随出血时间的变化而变化。急性血肿呈高回声（图 11-100），亚急性血肿呈混合性回声，慢性血肿呈低回声。包膜下血肿可引起肾实质受压，导致灌注不足。在这种情况下，如果舒张期血流明显减少，则 RI 升高。彩色多普勒显示血肿内部无血流信号。

4. 脓肿

脓肿可由淋巴管瘤、血肿、尿性囊肿或移植肾盂肾炎并发症的混合感染引起。多数在术后 1～2 个月内表现出来。患者表现为发热、白细胞增多和同种异体移植肾疼痛。

超声表现为混合性的肾周积液，内含碎屑或分隔。伴声影的高反射回声提示有产气菌。彩色多普勒成像显示典型的周围充血。

（七）输尿管梗阻

1%～10% 的移植肾发生输尿管梗阻，通常在

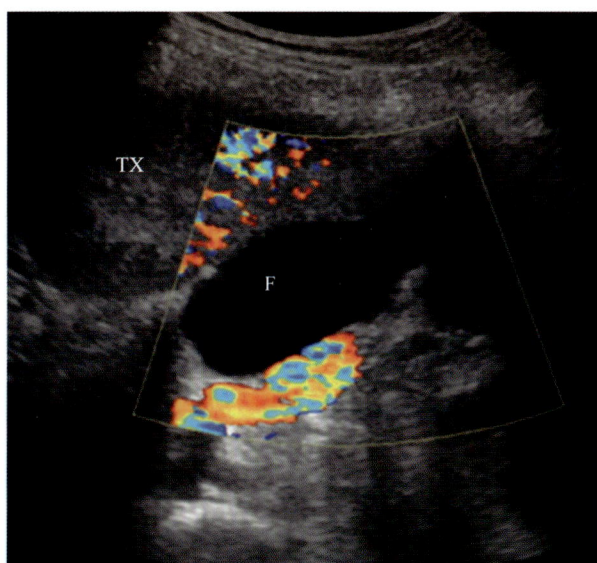

▲ 图 11-99　尿性囊肿
纵切面声像图显示移植肾（TX）下方的单房积液（F）

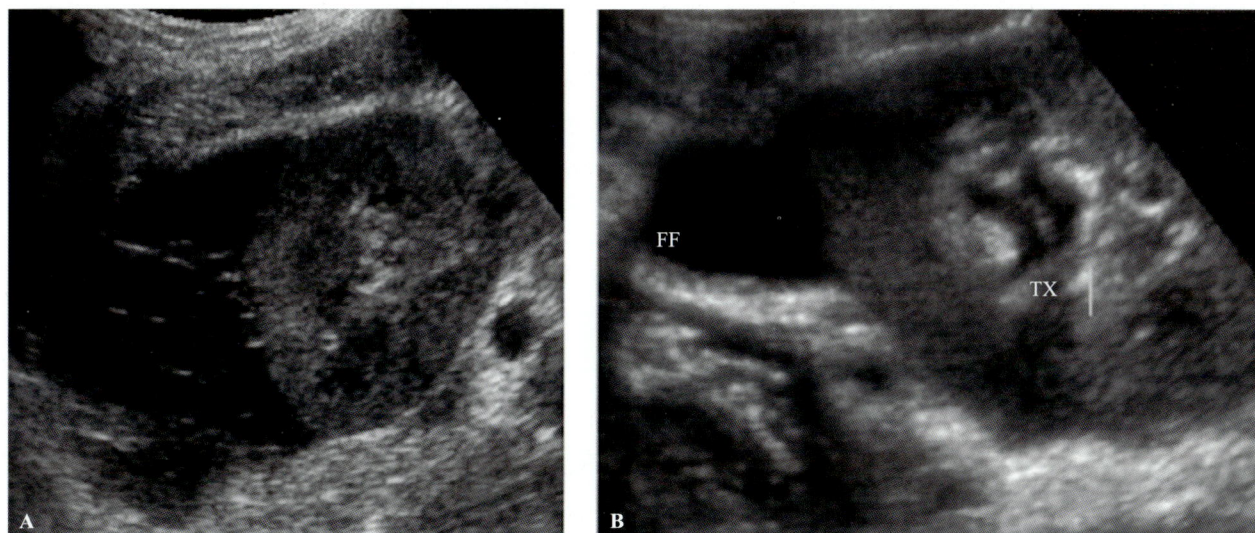

▲ 图 11-98　淋巴管瘤（不同患者）
A. 纵切面声像图显示移植肾下方有分隔的混合性积液；B. 纵切面声像图显示移植肾（TX）下方单房积液（FF）

术后几个月内出现，但也可能发生在移植术后几年[119, 120]。在术后早期，梗阻可能由血凝块、输尿管水肿、输尿管膀胱吻合口狭窄、同种异体移植肾摘取时输尿管去神经支配导致的蠕动减少、缺血导致的输尿管坏死或淋巴管瘤、尿性囊肿或血肿造成的外源性压迫引起。输尿管狭窄是晚期并发症，大多数狭窄（80%～85%）累及输尿管膀胱连接处附近的远端输尿管。临床症状为肾功能恶化，移植肾疼痛和压痛。超声检查容易发现扩张的集合系统（图 11-101）。

轻度肾积水和输尿管扩张无特异性，可见于膀胱过度充盈和急性排异反应。后者输尿管肌肉水肿和细胞浸润导致蠕动减弱和输尿管扩张。在膀胱过度充盈的情况下，充盈的膀胱增加了对膀胱排空的阻力。扩张通常在患者排空膀胱后消退。随着时间的推移，中重度输尿管扩张和肾积水增加可能提示尿路梗阻。

（八）淋巴增生性疾病

移植后淋巴增生性疾病（posttransplant lympho-proliferative disorder，PTLD）是伴随器官移植的慢性免疫抑制的结果。它代表了一系列异常淋巴细胞增生，从多形增生到单形病变和淋巴瘤[126, 127]。PTLD 或淋巴瘤可表现为等回声或低回声肿块或弥漫性皮质增厚（图 11-102）。

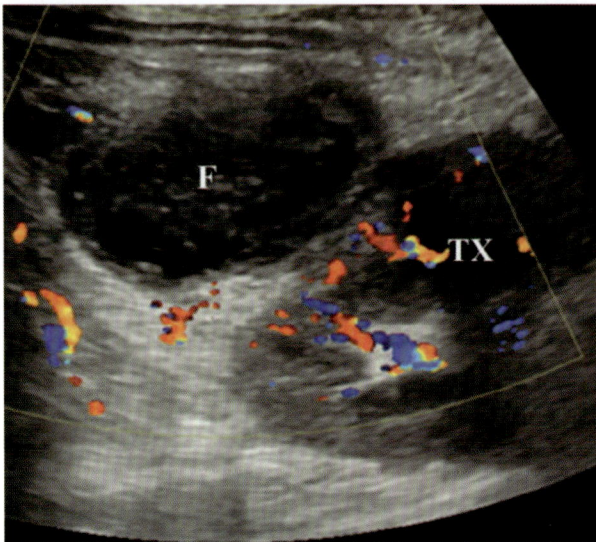

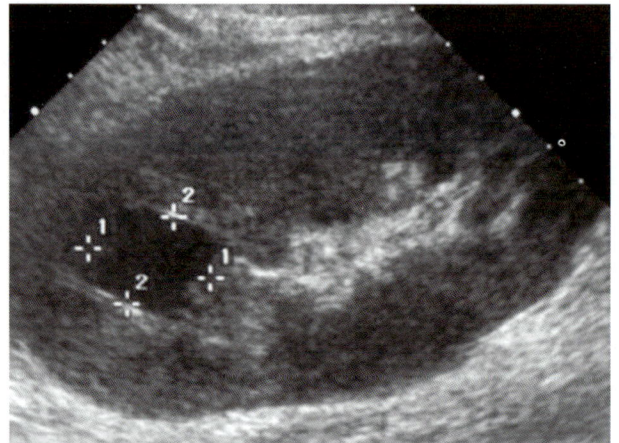

▲ 图 11-100 活检后血肿
纵切面声像图显示移植肾（TX）附近的弱回声积液（F）。内部高回声提示急性出血

▲ 图 11-102 同种异体移植后淋巴增生性疾病
纵切面图像显示移植的右肾局灶性低回声肿块（光标），大小为 2.6cm×2.0cm。活检证实为淋巴增生性疾病

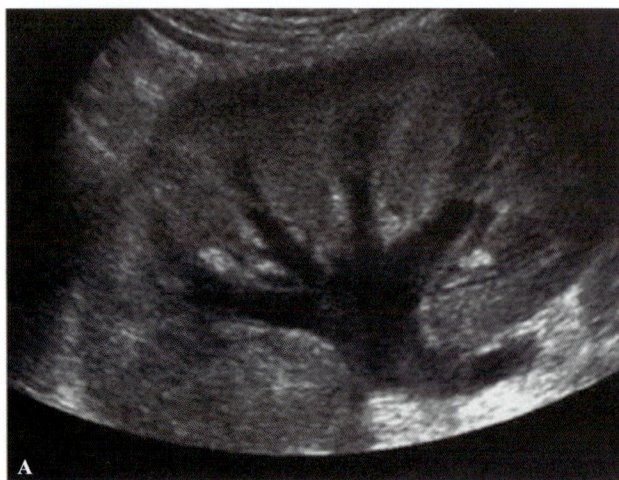

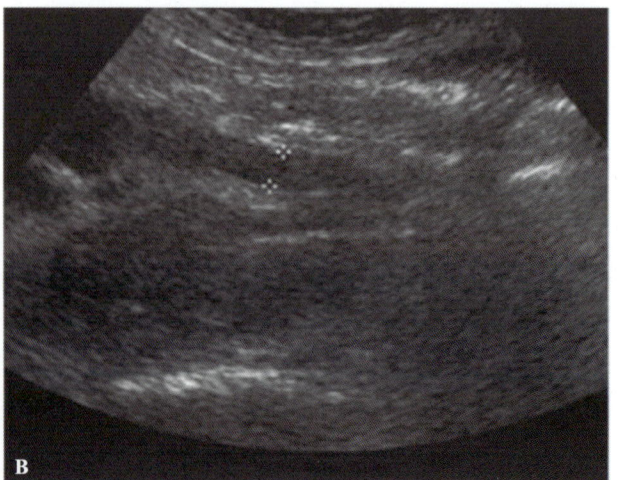

▲ 图 11-101 输尿管狭窄
A. 移植肾声像图显示肾盂、肾盏扩张；B. 移植肾下方纵切面声像图显示远端输尿管扩张（光标）

（九）其他并发症

钙化是晚期并发症（移植术后 6 个月以上），发生率＜ 1%[120]。危险因素包括活检、复发性尿路感染、输尿管狭窄、梗死和钙代谢改变（肾小管酸中毒、高钙血症、低磷血症）。与自体肾结石相似，超声表现包括肾实质或肾集合系统的强回声灶伴声影，以及闪烁伪像。

肾盂肾炎可能是早期或晚期并发症[120-122]。移植肾轻度感染时超声检查通常正常。较严重的肾盂肾炎的影像学表现为同种异体移植肾增大、实质回声增强伴多普勒成像血流减少（图 11-103）、尿路上皮增厚和肾积水。

二十三、膀胱与尿道

（一）超声检查技术及正常解剖

1. 膀胱

膀胱在中度充盈时进行评价最佳，可以通过让患者在检查前几小时内不排尿或通过导尿管向膀胱内注入无菌水来实现，应避免膀胱过度充盈，因为它会增加患者的不适感。采用高频线阵或凸阵探头获得膀胱的横切面和纵切面图像。

膀胱为卵圆形结构，位于腹膜腔的前下方，部分位于耻骨后方。正常膀胱壁光滑，厚度均匀，膀胱充盈时测量＜ 3mm，排空时可达 6mm（图 11-104）。膀胱容积的估算公式为：深度 × 高度 × 宽度 ×

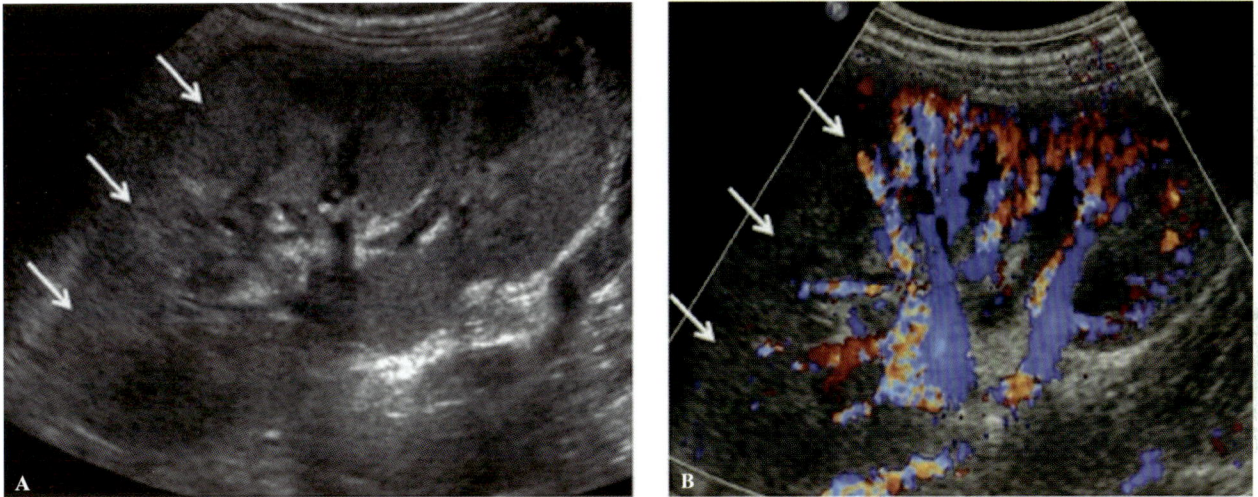

▲ 图 11-103 同种异体移植肾感染
A 和 B. 右下腹同种异体移植肾的纵切面灰阶和彩色多普勒图像显示一个区域的斑片状回声增强（箭），血流减少

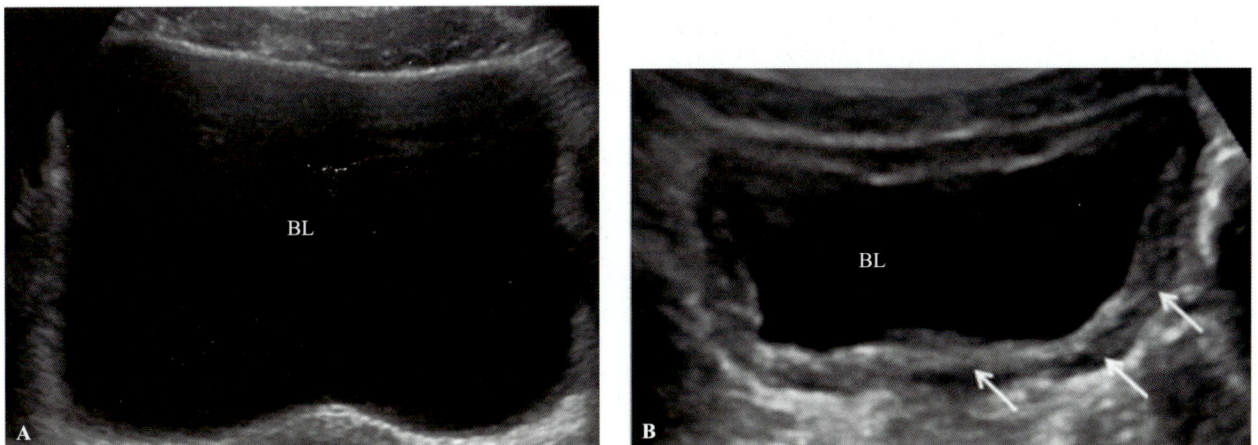

▲ 图 11-104 正常膀胱
A. 横切面声像图显示充盈的膀胱（BL），壁薄；B. 随着膀胱（BL）充盈程度下降，壁厚增加（箭），测量为 5mm。应注意这种表现，以免误诊为病变

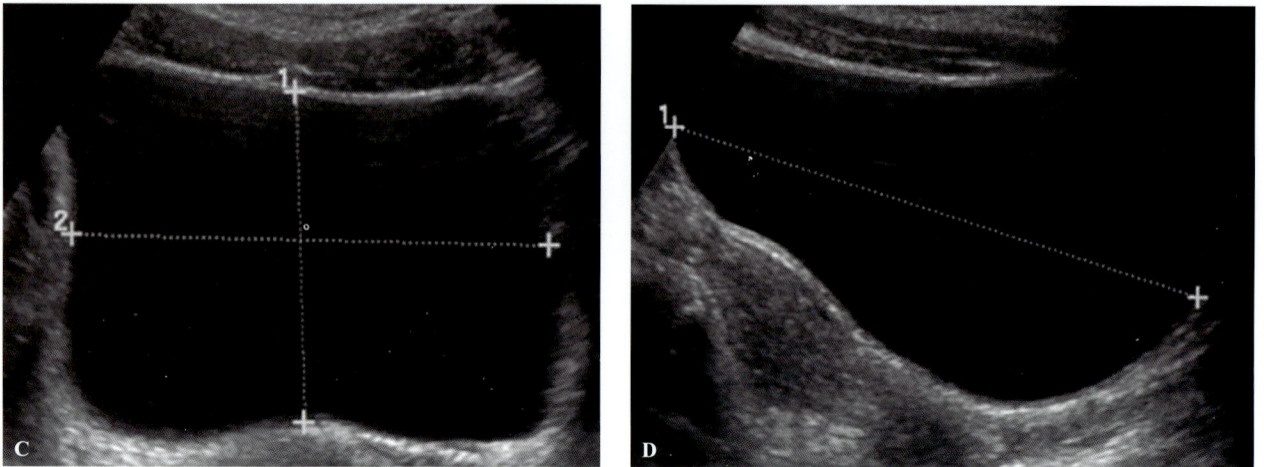

▲ 图 11-104（续） 正常膀胱
C 和 D. 膀胱体积的超声测量，包括高度、深度及长度

校正因子[128]（图 11-104C 和 D）。膀胱功能障碍，如脊髓脊膜膨出、骶骨发育不全、脊髓炎等可导致残余尿量增多[129]。

2. 前列腺、精囊、尿道

对于尿道及精囊和前列腺进行超声扫查时可采用经腹途径，探头尾端成角，或经会阴途径扫查[26, 27, 130]（图 11-105）。经会阴超声检查最好采用高频线阵或凸阵探头（≥ 8MHz）。患者取仰卧位，检查女童时探头纵向放置在会阴上，检查男童时探头位于阴囊正下方，尿道、海绵体、直肠前壁和膀胱底部包括在视野范围内，女童的阴道位于直肠和膀胱之间[130]。

（二）病理学

膀胱异常可能是先天性、炎性、肿瘤、手术后或创伤后导致。

（三）先天性膀胱畸形

1. 重复膀胱

重复膀胱极为罕见，其特征为 2 个不同的膀胱腔，每个膀胱腔由单独的尿道引流。重复膀胱可呈矢状位或冠状位重复，冠状位重复畸形，两个膀胱前后并排，由一肌间隔分开，矢状位重复畸形中，两个膀胱左右并列，中间被肌壁分开[131]。

2. 膀胱憩室

膀胱憩室是膀胱黏膜通过逼尿肌纤维突出，通常继发于输尿管反流、神经源性膀胱或尿道梗阻，也可以是先天性的。继发性膀胱憩室往往多发，先天性憩室倾向于单发，常大于继发性憩室。先天性

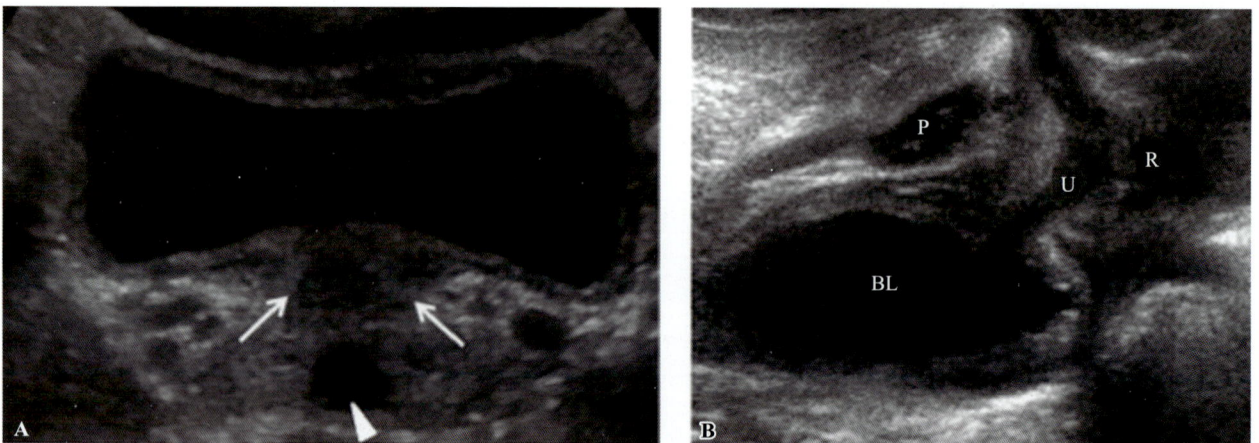

▲ 图 11-105 正常前列腺和尿道
A. 经腹超声横切面扫查显示前列腺回声（箭），囊性区域代表正常前列腺囊（箭头）；B. 另一男婴的经会阴超声纵切面声像图显示尿道（U）、膀胱（BL）、耻骨（P）和直肠（R）（图 B 由 George A. Taylor, MD 提供）

憩室与 Menkes 综合征（铜代谢异常）、皮肤松弛症、Williams 综合征和 Ehlers-Danlos 综合征有关。膀胱憩室可无症状，或患者可出现尿路感染、尿失禁或尿潴留，巨大憩室可导致膀胱出口梗阻。

膀胱憩室超声表现为膀胱底部或输尿管口周围的圆形或椭圆形无回声肿块。先天性憩室与膀胱的光滑壁有关，而后天性憩室与膀胱壁增厚和小梁形成有关（图 11-106）。输尿管膀胱梗阻或反流可导致远端输尿管扩张。并发症包括感染、在憩室腔内产生回声和结石形成。

3. 膀胱外翻

膀胱外翻是由于脐下腹壁中线闭合失败，从而导致膀胱前壁暴露，膀胱颈和尿道也可外露。膀胱较小，但出生时正常。体检时膀胱外翻明显，诊断不需要超声检查，但超声可用于发现因膀胱排空不良而伴发的肾积水。

治疗方法是一期关闭腹壁和膀胱扩大术。膀胱扩大术中，一段肠管连接到膀胱，充当膀胱底部或颈部。超声表现为形状不规则的膀胱，内衬代表肠黏膜的回声，实时显像时可呈蠕动，外壁呈低回声代表肌肉，即肠管的特征。腔内回声可由肠黏膜产生的黏蛋白引起（图 11-107）。

4. 脐尿管畸形

在胎儿发育过程中，脐尿管将膀胱壁穿窿与靠近脐部的尿囊管相连。脐尿管通常在妊娠第 4 个月

或第 5 个月闭合[132]。脐尿管管腔不完全闭合可导致脐尿管瘘、脐窦、脐尿管憩室或脐尿管囊肿。当脐尿管管腔闭合失败，在膀胱和脐之间形成一条开放的通道，形成脐尿管瘘。脐尿管腔在脐端不能闭合时形成脐窦。脐尿管瘘或脐窦患者通常表现为脐部渗液或脐周感染。当膀胱末端的脐尿管管腔未闭时，便形成脐尿管憩室。脐尿管囊肿形成于脐和膀胱闭合，中间部分保持通畅并充满液体的时候。脐尿管憩室和囊肿可无症状或表现为可触及的肿块[132]。

超声检查显示，脐尿管表现为连接脐部与膀胱的管状通道（图 11-108）。脐窦在脐部为梭形的盲端管状结构，与膀胱无连接。脐尿管憩室表现为从

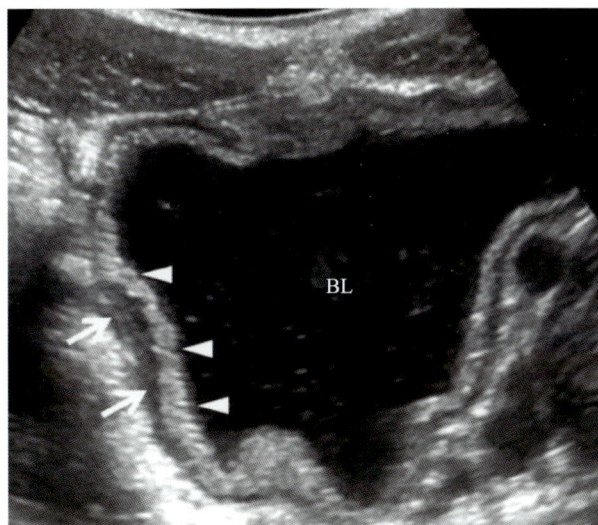

▲ 图 11-107 膀胱扩大术

横切面声像图显示正常大小的膀胱（BL），膀胱壁不规则，具有肠管的特征，内腔表现为黏膜的内衬回声（箭头）和肌层的外壁呈低回声（箭）。内部回声反映肠黏膜产生的黏蛋白

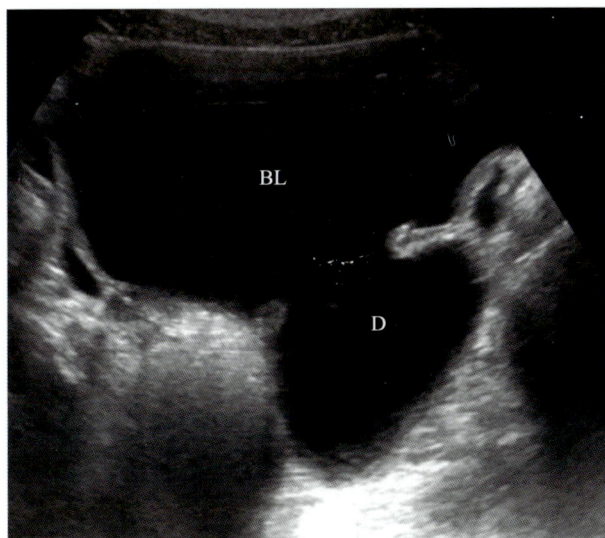

▲ 图 11-106 先天性膀胱憩室

纵切面声像图显示薄壁且充盈的憩室（D）起源于膀胱（BL），膀胱壁光滑

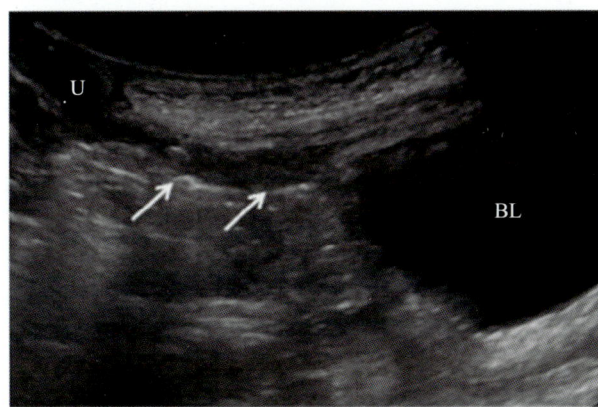

▲ 图 11-108 脐尿管瘘

纵切面声像图可见从膀胱（BL）延伸至脐部（U）的无回声管道（箭）

膀胱穹窿向前凸出，呈融合状，与脐不相通，排空膀胱后出现排空（图 11-109）。脐尿管囊肿表现为位于脐部和膀胱顶之间的中线、薄壁、充满液体的肿块[132]（图 11-110）。如果憩室和囊肿伴感染或结石，均可见内部回声或碎屑。

与脐尿管残迹相关的并发症包括感染（脐尿管积脓）和罕见的腺癌。脐尿管积脓的表现包括与膀胱穹窿相连的回声性肿块、腹直肌增厚、腹腔内脓肿、腹水和膀胱壁增厚（图 11-111）。脐尿管腺癌可以有类似的表现，但临床症状通常有助于与感染鉴别。由于慢性尿潴留，脐尿管囊肿和憩室也可形成结石[132]。

5. 前列腺囊

前列腺囊是在膀胱和直肠之间中线处残留的缪勒管系统。正常的前列腺囊长 8~10mm，在精阜处有一个小孔（2mm）。小的前列腺囊通常无症状，在影像学检查（图 11-105A）或尿道下裂评估时偶然发现。严重尿道下裂、睾丸下降不全和肾发育不良时可见增大的前列腺囊。大的前列腺囊可出现膀胱出口梗阻征象。超声显示膀胱底部后方和尾部有或没有内部回声的中线囊肿[130]（图 11-112）。

6. 先天性巨膀胱

先天性巨膀胱症、巨膀胱 - 输尿管综合征、巨结肠 - 小结肠 - 蠕动增强综合征为功能性失调病

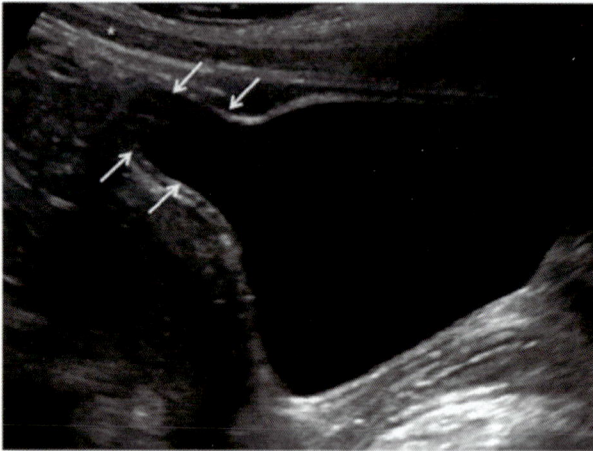

▲ 图 11-109　脐尿管憩室
纵切面声像图可见由膀胱穹窿发出的管状积液（箭），与腹壁不相通

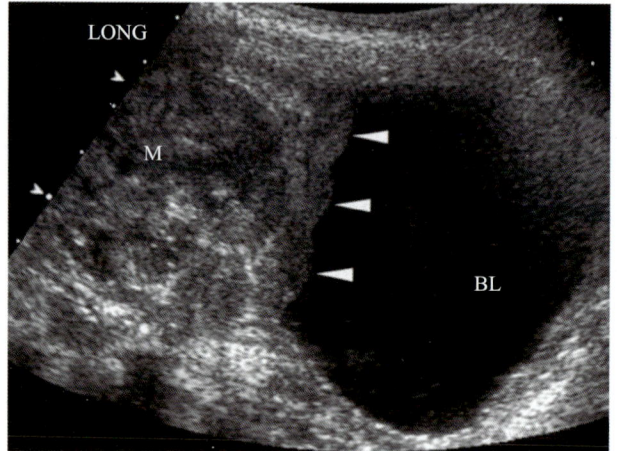

▲ 图 11-111　脐尿管积脓
纵切面声像图显示位于膀胱穹窿（BL）上方的回声性肿块（M）内含碎屑，膀胱壁增厚（箭头）

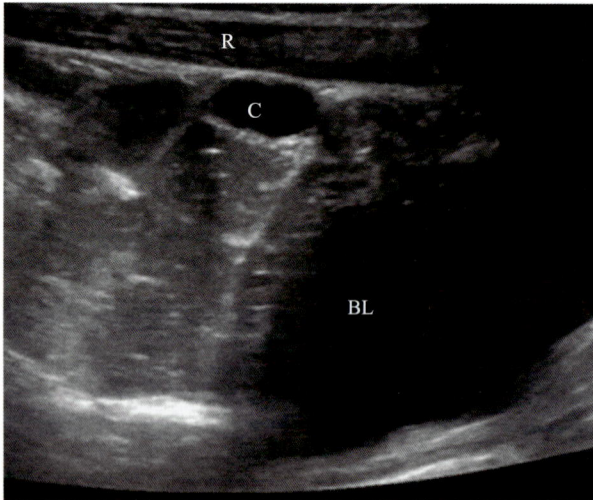

▲ 图 11-110　脐尿管囊肿
纵切面声像图可见骨盆中线的圆形囊肿（C），位于膀胱（BL）的头侧和腹直肌（R）下方，囊肿与膀胱或腹壁不相通

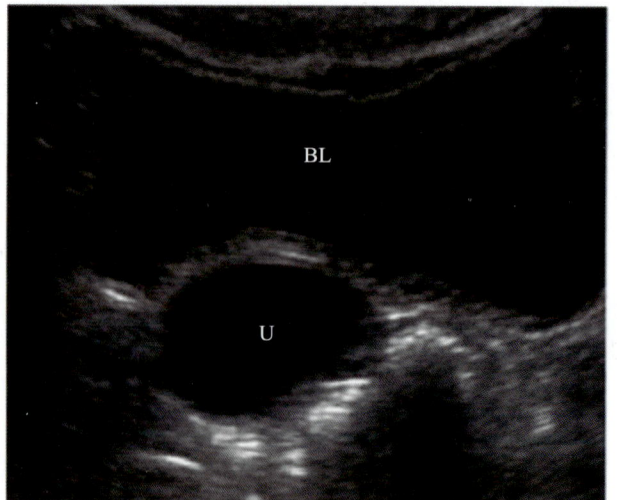

▲ 图 11-112　会阴部尿道下裂婴儿的前列腺囊
纵切面声像图显示膀胱（BL）中线底部后方的充满液体的小囊（U）

变。先天性巨膀胱症的特点是膀胱巨大，无其他病理。巨膀胱 – 巨输尿管综合征是指大膀胱和扩张的反流输尿管。排尿时，大量尿液从膀胱反流回输尿管。在排尿周期之间，尿液流回膀胱，最终形成无张力、薄壁和扩张的膀胱。

巨膀胱 – 小结肠 – 蠕动增强综合征又称 Berdon 综合征，表现为膀胱扩张、输尿管积水、肾积水、小结肠和小肠扩张。整个胃肠道蠕动减弱，该病的死亡率很高。

（四）尿道畸形

最常见的尿道畸形是后尿道瓣膜（见先天性肾脏畸形的讨论）。罕见的畸形包括前尿道瓣膜、重复尿道和尿道部分发育不良或缺如。

（五）神经源性膀胱

神经源性膀胱是由于逼尿肌和内外括约肌机制失调引起。典型的神经源性膀胱与脑膜膨出、脊髓脊膜膨出或骶骨发育不全有关。获得性病因较少见，包括外伤性截瘫、脑炎或脑膜炎。下运动神经元病变导致光滑、大容量、薄壁的膀胱。骶骨隐窝上方的病变形成一个小梁状、小而厚壁的膀胱，伴有多个憩室（图 11-113），可发现膀胱结石。排尿后影像可用于评价膀胱排空，通常是不完全的。可进行膀胱扩大术，以增加小的或高压的神经源性膀胱的容量（见上文讨论）。

（六）膀胱结石

膀胱结石形成的危险因素包括膀胱内异物、尿素裂解菌感染（通常是变形杆菌）、膀胱外翻、膀胱扩大术、尿潴留和高钙尿。受影响患者出现感染或出口梗死体征。

膀胱结石表现为强回声灶，伴声影及闪烁伪像（图 11-114）。随着患者体位的改变而改变位置。内镜下黏膜下注射膨胀剂治疗反流可引起高回声灶，伴远端声影，类似膀胱结石，但当患者改变体位时膨胀剂位置不变。

（七）肿瘤

1. 恶性肿瘤

儿童膀胱肿瘤较少见，恶性多于良性，以横纹

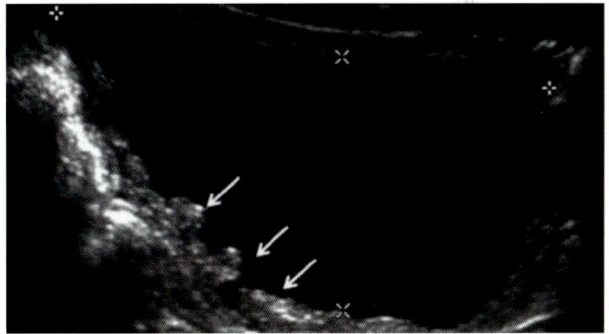

▲ 图 11-113　神经源性膀胱
排尿后，横切面声像图显示不规则的厚壁膀胱内的残余尿（光标测量范围），伴有多个憩室（箭）

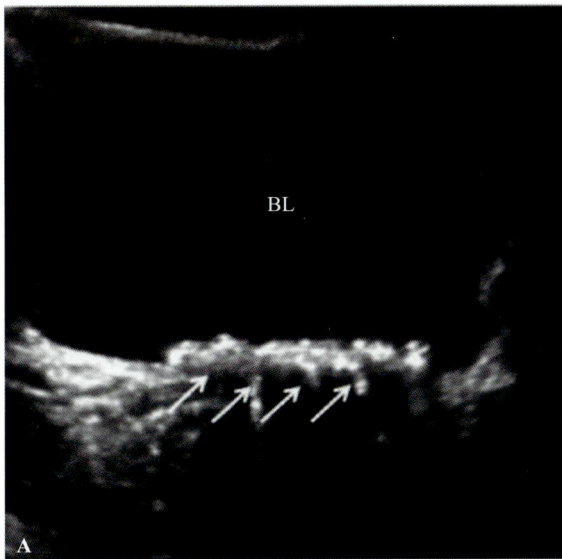

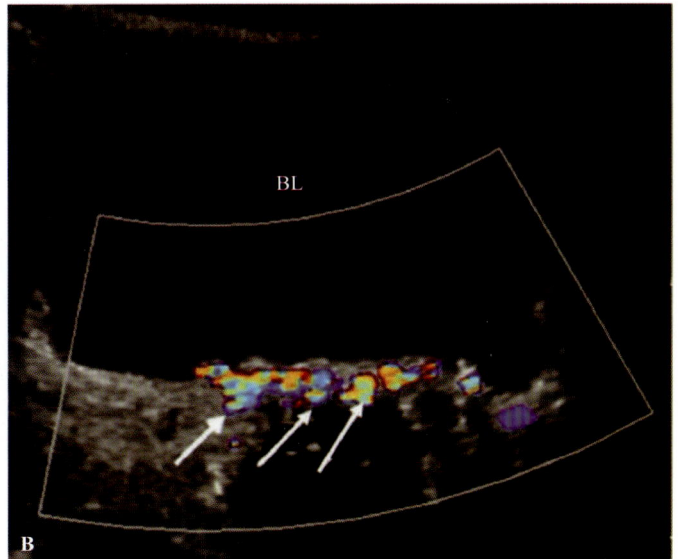

▲ 图 11-114　膀胱结石
A. 横切面灰阶声像图显示结石伴声影（箭）；B. 彩色多普勒声像图显示闪烁伪像（箭）。BL. 膀胱

肌肉瘤最常见。横纹肌肉瘤通常累及膀胱三角区的黏膜下区域，较少累及膀胱穹窿。它有 2 个发病年龄高峰：第一个在 2—6 岁，第二个在 14—18 岁[133, 134]。受累儿童表现为尿潴留或无痛性肉眼血尿。

横纹肌肉瘤的超声表现为突入膀胱腔内的息肉样肿块回声，呈葡萄状或"葡萄串"状外观（图 11-115），很少表现为局部膀胱壁增厚。膀胱壁变形、僵硬，膀胱容量减少。也可见肾盂积水和膀胱周围结构侵犯，当受累淋巴结肿大时应怀疑盆腔淋巴结转移。

移行细胞癌和平滑肌肉瘤是罕见的儿童膀胱肿瘤[133]，也表现为膀胱腔内息肉样肿块或膀胱壁增厚。

2. 良性肿瘤

膀胱良性肿瘤包括血管瘤、神经纤维瘤、副神经节瘤（嗜铬细胞瘤）、乳头状瘤、肾源性腺瘤、平滑肌瘤、假肉瘤样肌纤维细胞增生等。超声检查，这些肿瘤表现为边界清楚、无蒂或息肉状肿块，从膀胱壁突入膀胱腔[133, 135, 136]，可观察到与陈旧性出血或坏死相对应的囊性区域和与急性出血相关的高回声区（图 11-116）。

当多普勒成像显示血管丰富时，应考虑血管瘤或副神经节瘤的诊断，排尿晕厥史也提示副神经节瘤。肿瘤沿神经血管束的分布是诊断神经纤维瘤病的线索。在大多数情况下，明确诊断需要组织活检。输尿管再植术、黏膜下注射膨胀剂或感染所致的膀胱壁增厚可被误认为膀胱肿瘤，相应的临床病史可资鉴别。

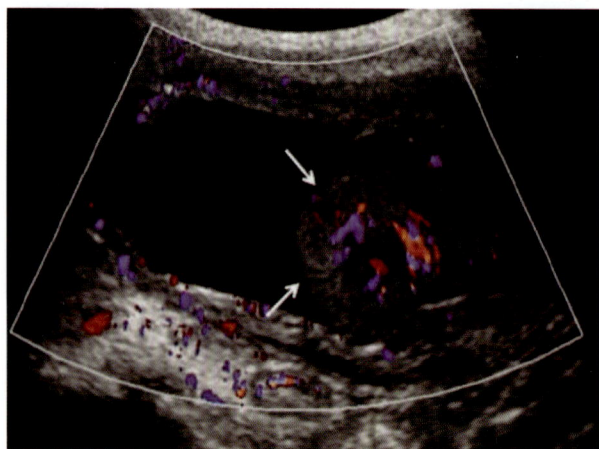

▲ 图 11-115　膀胱壁横纹肌肉瘤

纵切面彩色多普勒声像图显示膀胱内息肉样肿块回声（箭），膀胱底部血流增多

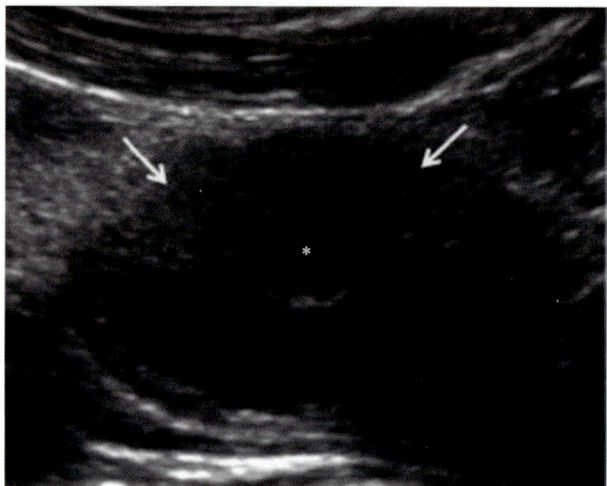

▲ 图 11-116　膀胱良性肿瘤

横切面声像图显示沿膀胱右侧中央的低回声肿块（箭），内见囊性成分（*）。病理证实为假肉瘤样肌纤维细胞增生

3. 尿道息肉

先天性尿道息肉是最常见的尿道肿瘤。组织学上，它是由被上皮覆盖的纤维组织组成。它生长在精阜附近，并通过一蒂与之相连，带蒂息肉可以脱垂进入膀胱，阻塞膀胱颈或尿道。症状包括血尿、尿潴留、感染和遗尿。尿道息肉表现为膀胱、前列腺或尿道球部的低回声肿块。

（八）膀胱炎

膀胱炎或膀胱感染通常由细菌或病毒引起，典型的临床表现为排尿困难。膀胱炎的非感染性原因包括化疗、放射治疗和留置导尿管引起的异物性膀胱炎[137]。非感染性膀胱炎患者，尤其是接受过化疗或放疗的患者，可出现血尿以及排尿困难。

膀胱炎的声像图表现为弥漫性膀胱壁增厚（即 > 3mm）和膀胱腔内有回声性碎屑或血凝块（图 11-117）。较少情况下，膀胱炎表现为膀胱壁局部增厚或息肉样肿块回声（炎性假瘤），单凭影像学发现很难与肿瘤鉴别，确诊通常需要活检。多普勒成像显示，感染性膀胱炎膀胱壁血流丰富，非感染性膀胱炎膀胱壁无血流或少量血流。

（九）创伤

儿童膀胱和尿道损伤最常发生于钝器伤，但也可能是手术或异物穿透所致。膀胱损伤的表现包括局灶性或弥漫性膀胱壁增厚、腔内血凝块（图 11-118），以及盆腔或腹腔的游离积液。

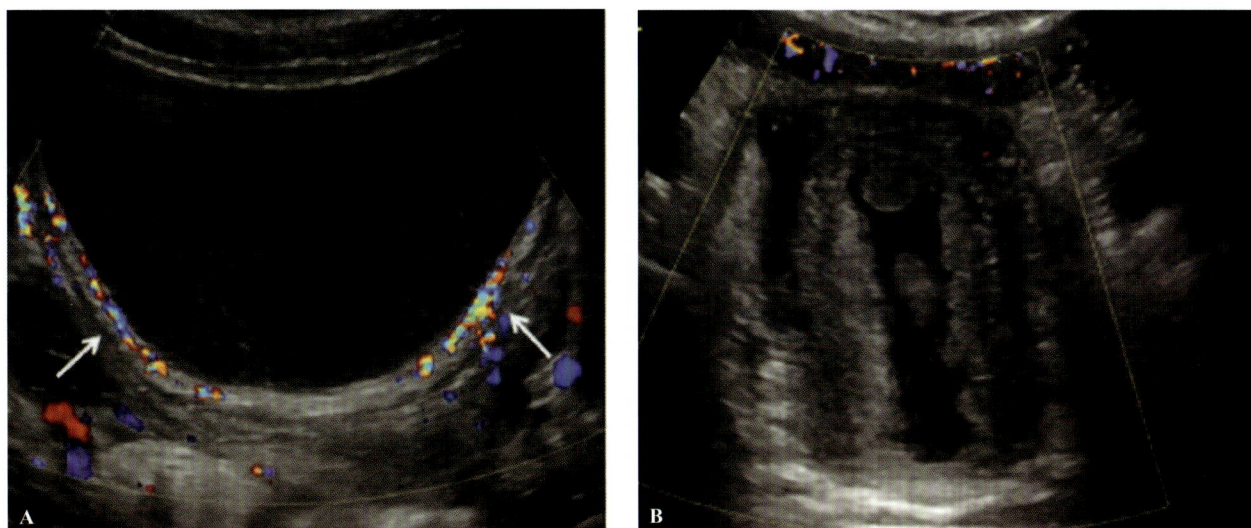

▲ 图 11-117 膀胱炎

A.感染性膀胱炎，横切面彩色多普勒声像图显示弥漫性膀胱壁增厚，血管增多（箭）在膀胱腔内观察到回声碎片；B.化疗引起的出血性膀胱炎，横切面声像图显示明显增厚、水肿及无血管的膀胱壁。膀胱腔内存在凝血块

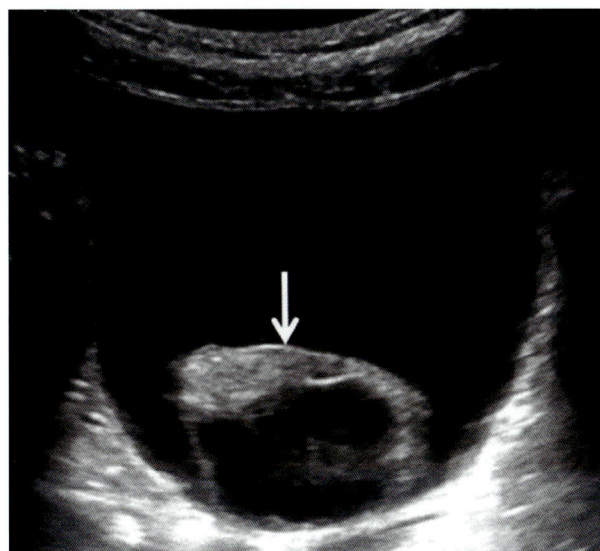

◀ 图 11-118 数天前钝性骨盆损伤后膀胱血块

横切面声像图显示膀胱内不均匀回声的肿块（箭），随着患者体位改变而改变。混合性回声结构提示亚急性血块

第 12 章

肾上腺、胰腺及其他腹膜后结构
Adrenal Glands, Pancreas and Other Retroperitoneal Structures

Marilyn J. Siegel　Ellen M. Chung　著

胡慧勇　王海荣　译

许云峰　校

腹膜后上方以膈肌为界，下方以骨盆缘为界，前方以壁腹膜为界，后方以横筋膜为界。腹膜后有较大的结构，如肾上腺、胰腺、肾和输尿管、十二指肠、升结肠和降结肠以及大血管及其分支，也有较小的结构，如淋巴结、淋巴管和神经。本章回顾了肾上腺、胰腺、腹膜后血管、淋巴结和软组织结构的正常解剖和常见病理改变。肾脏、十二指肠和结肠的疾病在本书的其他地方已经有所涉及。

一、肾上腺

（一）超声检查技术

在新生儿和婴幼儿中，右肾上腺可通过前外侧或右侧扫查，以肝右叶作为透声窗。左肾上腺通常应从左侧扫查。在年龄较大的儿童和青少年中，右肾上腺可以通过肋间或肋下扫查，利用肝脏作为声窗。左肾上腺应从剑突前扫查或左冠状肋间扫查，以脾脏或左肾作为透声窗，采用肋间扫查进行评估。理想情况下，患者在检查开始前几个小时内禁食，以尽量减少肠道气体的干扰。

（二）正常解剖

肾上腺被肾周筋膜包绕。右侧肾上腺位于右侧膈脚外侧，肝右叶内侧，下腔静脉（inferior vena cava，IVC）后方，右肾前上方。左侧肾上腺位于主动脉和左侧膈脚外侧，脾脏内侧，脾血管和胰尾后方，左肾前内侧（图 12-1）。

肾上腺由外层的皮质和内层的髓质两部分组成。皮质产生盐皮质激素（醛固酮）、糖皮质激素（皮质醇）和雄激素[1]。肾上腺髓质产生儿茶酚胺。肾上腺皮质激素合成需要完整的下丘脑 – 垂体 – 肾

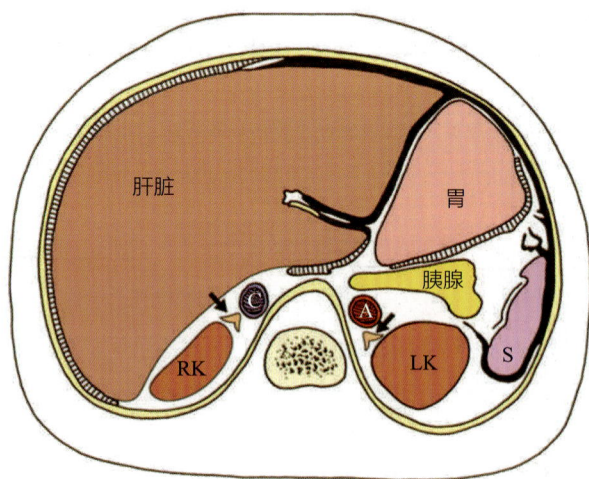

▲ 图 12-1　肾上腺与周围器官和软组织结构的正常解剖关系
箭示肾上腺。A. 主动脉；LK. 左肾；RK. 右肾；S. 脾；C. 下腔静脉

上腺轴。下丘脑分泌促肾上腺皮质激素释放激素，刺激垂体分泌促肾上腺皮质激素（adrenocorticotropic hormone，ACTH），进而刺激肾上腺皮质产生三大类激素。

1. 形态

新生儿横切面图像上，腺体可呈线状、V 形或 Y 形（图 12-2）。在冠状切面及纵切面上，肾上腺呈 V 形或 Y 形。肾上腺髓质相对薄而回声强，周围有较厚的低回声皮质[2, 3]（图 12-2）。与儿童时期的肾脏相比，出生时肾上腺的体积相对较大，外层皮质较厚。

出生后皮质几乎立即开始萎缩，到 1—3 岁时肾上腺接近成人形态[1]。此时肾上腺呈细线状或三角形结构，与肝脏呈等回声，皮髓质分界不清（图 12-3）。

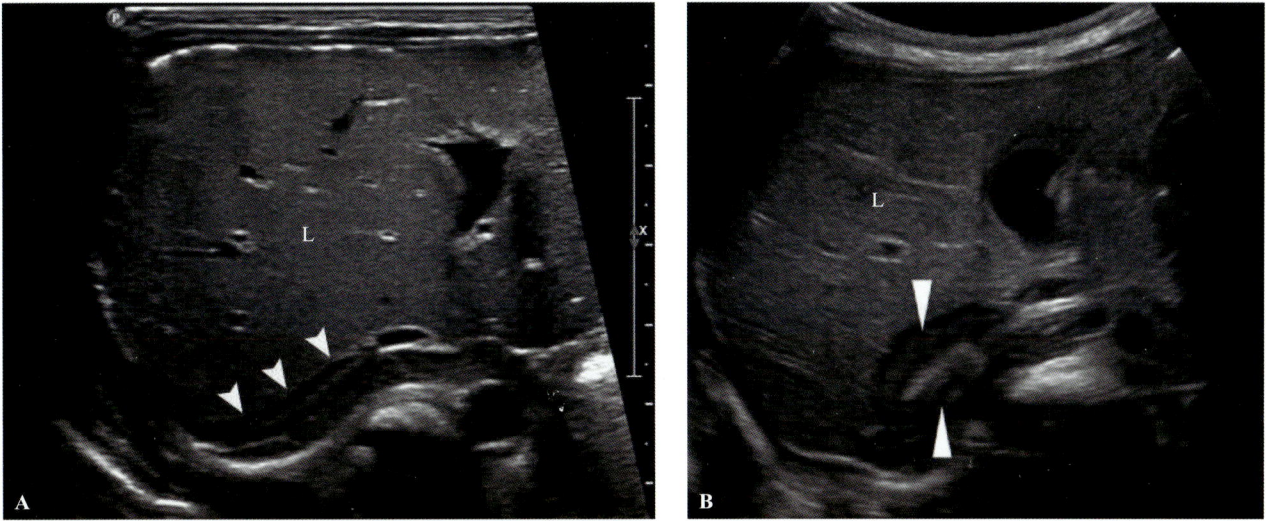

▲ 图 12-2　正常新生儿肾上腺形态变异

A. 横切面声像图显示右肾上腺呈线状；B. 纵向声像图显示右肾上腺呈 V 形；C. 另一名新生儿的右肾上腺，在纵切面声像图上表现为倒 Y 形结构。新生儿髓质回声丰富，周围有低回声皮质包绕。箭头示肾上腺。L. 肝脏；K. 肾脏

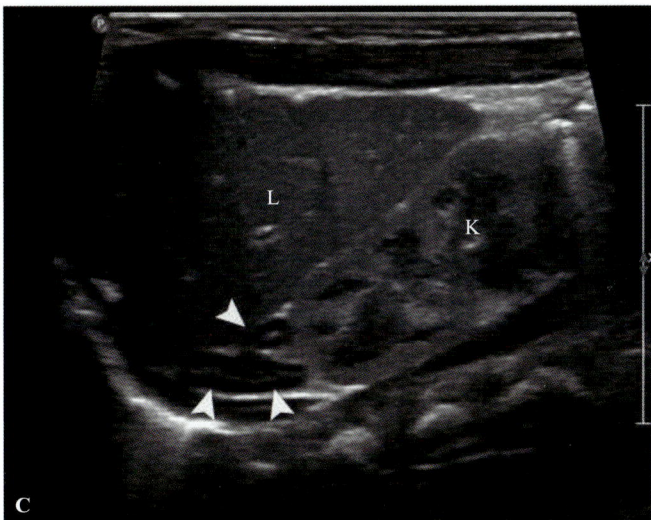

▲ 图 12-3　正常肾上腺（13 岁男孩）

A. 横切面声像图显示右肾上腺为细长线状结构（箭），相对于肝脏（L）呈等回声。应注意无皮髓质分化。腺体位于下腔静脉的后方（C）。B. CT 扫描显示相似的解剖结构，箭示右肾上腺。PV. 门静脉；SP. 脊柱；C. 下腔静脉

2. 大小

测量腺体长度和宽度的方法如图 12-4 所示。新生儿肾上腺的长度在 0.9～3.6cm（平均 1.5～1.7cm），宽度在 0.2～0.5cm（平均 0.3cm，图 12-3）[4]。双侧腺体的大小差异无统计学意义。较大儿童及成人肾上腺长 4～6cm，厚 0.2～0.6cm，宽 2～3cm。四肢厚度均匀，但腺体顶端除外，两者在该处融合，显得较厚。

总体上，通过主观评估腺体的形状、边缘和相对大小可确定肾上腺疾病的存在与否。观察腺体局灶性或弥漫性增大比任何测量更重要。腺体表面光滑，无结节状隆起，四肢粗细均匀。

（三）先天性异常

1. 发育不良

双侧肾上腺发育不良在无脑儿和产前有中枢神经系统变性疾病的婴儿中已有报道，推测可能继发于 ACTH 生成不足导致胎儿肾上腺皮质不能正常发育[1]。单侧肾上腺发育不良可能与同侧肾发育不良有关[1]。

2. 融合异常

肾上腺融合异常：① 1 个腺体的两翼融合，产生 1 个"肾周"肾上腺；② 2 个肾上腺跨中线融合，形成 1 个"马蹄形"肾上腺[5]。在"肾周"肾上腺，融合的肢体环绕同侧肾脏上极。在"马蹄形"肾上腺，四肢由腺体组织的峡部相连（图 12-5）。后者常与马蹄肾、肾发育不全、神经管畸形和无脾综合征有关[2, 5]。

3. 肾上腺肥大伴肾发育不良

在肾发育不良中，同侧肾上腺可能缺如，如上所述，但通常位于其正常位置。通常情况下，肾上腺伸长，厚度增加，失去 Y 形或 V 形，并呈现出肥大或盘状结构（图 12-6）[2, 5]。新生儿肥大时左、右侧肾上腺的平均长度分别为 3.4cm、2.9cm（正常 1.5cm）；每个腺体的平均厚度为 0.5cm（正常 0.3cm）[6]。腺体保留其皮髓质分化。

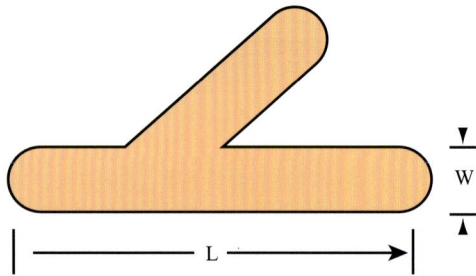

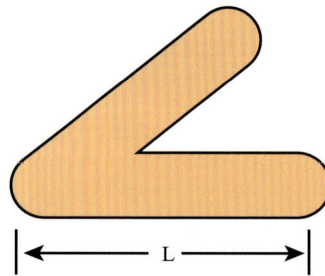

◀ **图 12-4** 冠状切面及纵切面超声扫查正常新生儿肾上腺测量示意图

L. 长度；W. 宽度（引自 Oppenheimer EH, Carroll BA, Yousem S. Sonography of the normal neonatal adrenal gland. *Radiology* 1983; 146: 157–160.）

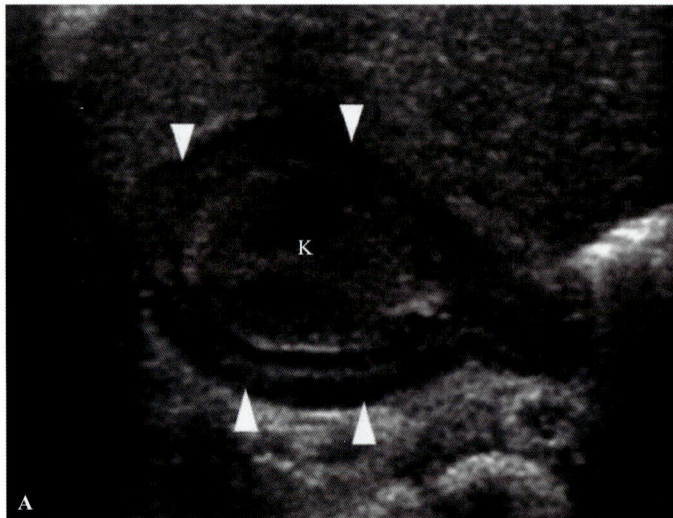

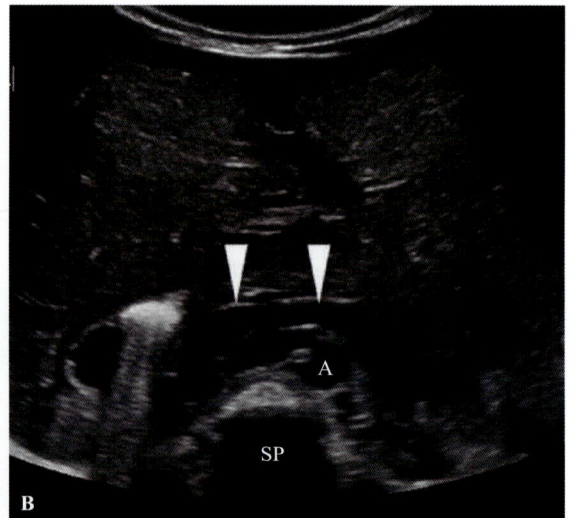

▲ **图 12-5** 融合异常

A. 肾周肾上腺，右肾上腺横切面声像图显示两个肢体（箭头）围绕右肾上极（K）融合；B. 马蹄形肾上腺，横切面声像图显示左右两侧肾上腺（箭头）越过中线融合。该患者同时有水平肝和脾缺如。A. 主动脉；SP. 脊柱

肾切除患者的肾上腺仍保持正常形态。其他器官，如肠、胰尾和脾脏可能进入空的肾窝。

4. 肾上腺残基

副肾上腺又称肾上腺残基，当神经嵴细胞在子宫内迁移时，组织碎片与肾上腺分离而产生[7]。它们可能含有皮质和髓质组织，或者仅只有皮质组织。大多数肾上腺残基在腹腔神经丛附近，但可随性腺向尾部移行，见于腹膜后、卵巢、阔韧带、睾丸和腹股沟管。其余通常是手术或尸检时偶然发现，很少大于 5mm，临床症状不明显[7]。然而，由于肾上腺皮质激素水平过高，与先天性肾上腺增生和库欣综合征有关，可以形成肿瘤样肿块。在性腺下降过程中的软组织肿块鉴别诊断中应考虑异位肾上腺组织。

（四）肾上腺髓质肿瘤

肾上腺肿瘤可来自肾上腺髓质或皮质，以前者多见。肾上腺髓质肿瘤包括成神经细胞瘤（神经母细胞瘤、节细胞神经母细胞瘤、节细胞神经瘤）和嗜铬细胞瘤[8, 9]。

1. 神经母细胞瘤

神经母细胞瘤是神经嵴肿瘤的一种。神经嵴肿瘤也包括节细胞神经母细胞瘤和节细胞神经瘤，虽然它们都来自神经嵴细胞，但它们是独立的实体，具有不同程度的细胞成熟度和生物学行为。

神经母细胞瘤是 3 种神经母细胞肿瘤中最常见和恶性程度最高的一种，发病率仅次于急性白血病

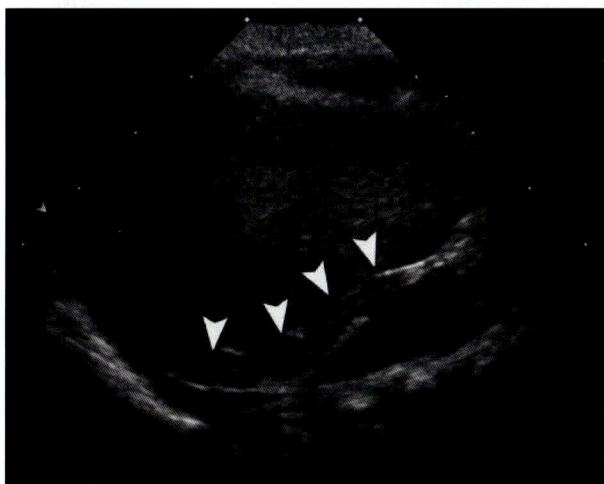

▲ 图 12-6　肾发育不良时肾上腺肥大
纵切面声像图显示右肾上腺（箭头）细长，呈盘状，皮髓质分界清楚

淋巴瘤和原发性脑肿瘤，占 15 岁以下儿童所有癌症的 7%～8%[1, 10]。高达 75% 的神经母细胞瘤发生在腹部，其中 2/3 发生在肾上腺髓质，其余的腹部肿瘤通常发生在椎旁交感神经节。大多数神经母细胞瘤是散发的。1%～2% 的病例为家族性，呈常染色体显性遗传模式[10, 11]。神经母细胞瘤与 1 型 NF、Beckwith-Wiedemann 综合征、先天性巨结肠症（结肠无神经节细胞症）和 Turner 综合征有关[1]。

在大体切片上，神经母细胞瘤虽然没有包膜，但边界清楚。通常包含坏死、出血、囊性变和钙化。显微镜下肿瘤内有小而深染的圆形细胞，呈特征性的玫瑰花环排列，平均直径约为 8cm。

通常，神经母细胞瘤患者就诊年龄在 1—4 岁，确诊时的中位年龄为 19 个月。然而，这种肿瘤可以出现在新生儿中，并且可以在宫内成像中检测到。临床表现包括可触及的肿块、邻近器官侵犯引起的腹痛、椎管内侵犯引起的神经功能障碍以及转移性疾病的继发症状。常见的转移部位有肝脏、骨骼、骨髓和皮肤。与转移性疾病相关的症状包括肝大、皮肤损伤和骨痛。罕见的表现为：①眼阵挛 - 肌阵挛 - 共济失调综合征，表现为"眼球跳动"（快速、不规律的眼球运动）、肢体和躯干的不自主抽动和共济失调；②血管活性肠肽（vasoactive intestinal peptide，VIP）综合征，表现为顽固性水样腹泻伴低钾血症和脱水[1, 10, 12, 13]。大约 90% 的患者血清香草扁桃酸（vanillylmandelic acid，VMA）水平升高。

神经母细胞瘤的分期：①国际神经母细胞瘤分期系统（International Neuroblastoma Staging System，INSS），使用基于肿瘤可切除性的术后分期系统（表 12-1 和表 12-2）；②国际神经母细胞瘤危险组分期系统（International Neuroblastoma Risk Group Staging System，INRGSS），基于影像学和是否存在影像危险因素（image-defned risk factor，IDRF；表 12-2）[1, 14, 15]。影像危险因素是在影像检查中检测到的手术危险因素，在诊断时使得肿瘤全切除有危险或难以切除（即在 2 个体腔内的同侧肿瘤扩散、血管包绕、椎管内肿瘤扩散和邻近结构炎症）[10]。神经母细胞瘤的治疗是在较有限的疾病中进行手术和化疗，包括放射治疗、骨髓移植和生物基础治疗，如维 A 酸或免疫调节剂[1, 10, 14, 15]。

表 12-1　国际神经母细胞瘤分期系统（INSS）

1 期	局限性肿瘤，完全切除，有或无显微镜下残留病变；显微镜下肿瘤代表性同侧淋巴结阴性
2A 期	局限性肿瘤，不完全大体切除；显微镜下肿瘤代表性同侧非附着淋巴结阴性
2B 期	局限性肿瘤伴或不伴全切；显微镜下肿瘤同侧代表性非附着性淋巴结阳性，对侧淋巴结阴性
3 期	不可切除的单侧肿瘤浸润中线，有或无区域淋巴结受累；局限性单侧肿瘤伴对侧区域淋巴结受累。中线肿瘤，双侧浸润（不可切除）或淋巴结受累
4 期	任何原发性肿瘤，播散到远处的淋巴结、骨髓、肝脏、皮肤或其他器官（4S 期除外）
4S 期	局限性原发性肿瘤（定义为 1 期、2A 期或 2B 期），播散局限于皮肤、肝脏或骨髓。骨髓受累应尽量少（< 10% 有核细胞在骨髓活检或骨髓穿刺中被诊断为恶性）。仅限于婴儿（年龄 < 1 岁）

表 12-2　国际神经母细胞瘤危险组分期系统（INRGSS）

L1 期	无影像学危险因素的局限性病变
L2 期	CT 或 MRI 发现有影像学危险因素的局限性病变
M 期	远处转移
MS 期	特殊的转移性疾病（类似于 4S 期）：年龄 < 18 月龄的婴幼儿，肿瘤播散局限于皮肤、肝脏或骨髓（< 10% 骨髓受累）

（1）原发性肿瘤的超声评价：超声检查的作用是确认肿块的存在及其来源。根据来源部位不同，神经母细胞瘤表现为肾上腺或脊柱旁肿块。典型的灰阶表现是均匀或不均匀回声肿块，后者伴有代表钙化的强回声和代表出血或坏死的低回声区（图 12-7 和图 12-8）[8, 9, 16, 17]。肿瘤边缘可光滑或不规则。彩色多普勒超声常见外周或中心血流。

值得注意的是，在新生儿中，神经母细胞瘤可以是明显的低回声，甚至可以表现为囊性（图 12-9）[18, 19]。在病理切片上，这种外观反映了肿瘤的退行性改变或肿瘤细胞中的微囊簇，钙化在囊性肿瘤中相对少见。

（2）肿瘤腹腔内播散：肿瘤的腹腔内播散模式包括中线播散、血管移位和包绕、扩散至区域淋巴结、椎管内和肝转移（图 12-10 和图 12-11）。彩色多普勒超声检查有助于显示血管包绕及移位情况。

少见的播散形式包括腹膜种植伴腹水和血管内侵犯。肾萎缩可由原发肿瘤包裹或压迫肾血管引起梗死，也可由手术创伤、化疗或放射治疗后引起。

肝转移瘤可呈散在或弥漫性，也可以孤立或多灶性。散在的肝脏病变可以表现为强回声、低回声或无回声（图 12-11）。弥漫性转移引起肝大，肝实质回声不均匀。

腹部肿块超声检查确诊后，进行 CT 或 MRI 和间碘苄胍（meta-iodobenzyl-guanidine，MIBG）成像，以全面检测局部和转移性疾病[10, 20]。

2. 节细胞神经母细胞瘤和节细胞神经瘤

节细胞神经母细胞瘤包含类似于神经母细胞瘤和成熟细胞的原始细胞混合物。临床和影像学表现与神经母细胞瘤相似（见上文讨论），按恶性肿瘤处理（图 12-12）。

节细胞神经瘤是由成熟的节细胞组成的良性肿瘤。多发生在出生后 20 岁之前，通常无症状，因其他原因行影像学检查时偶然发现。超声表现为实性肿块，回声均匀或不均匀，内含囊变区及钙化区（图 12-13）。超声表现无特异性，与神经母细胞瘤或其他肾上腺肿瘤的鉴别需要组织活检。

3. 嗜铬细胞瘤

嗜铬细胞瘤是一种起源于交感神经系统的嗜铬细胞分泌儿茶酚胺的肿瘤[1, 21, 22]，最常见起源于肾上腺髓质，但也可发生于肾上腺外部位，包括椎旁交感神经链、主动脉旁体和膀胱壁。当分泌儿茶酚胺的肿瘤出现在肾上腺外部位时，被标记为副神经节瘤，大多数为良性，但也可能为恶性，可转移到骨、肝、淋巴结和肺。

儿童时期嗜铬细胞瘤的平均诊断年龄为 12—15 岁[1]，症状包括高血压、头痛、心动过速、焦虑、心悸、出汗、潮红和腹泻。膀胱壁副神经节瘤患者可发生排尿性晕厥。多发性内分泌肿瘤（multiple endocrine neoplasia，MEN）Ⅱ型（甲状腺髓样癌和甲状旁腺疾病）、结节性硬化、Sturge Weber 综合征、神经纤维瘤病和 von Hippel-Lindau 病患者的嗜铬细胞瘤发病率增加[1]。这些综合征中多发或双侧肿瘤的可能性较大。嗜铬细胞瘤的诊断是建立在生化检测的基础上，检测尿液或血清儿茶酚胺或其代谢物水平升高。

大的嗜铬细胞瘤（直径 > 2cm）通常回声不均

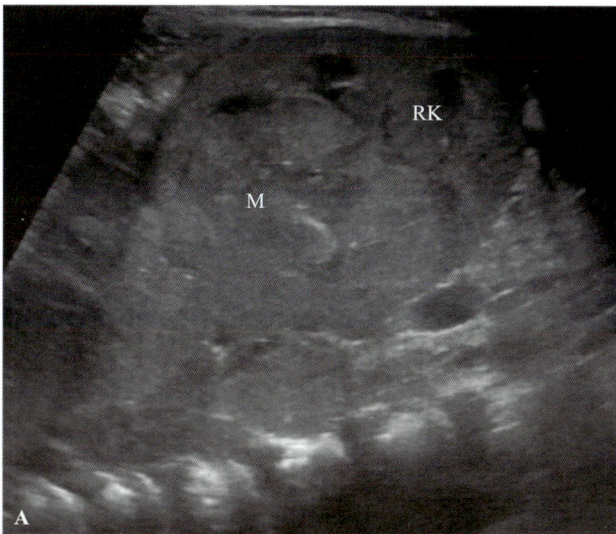

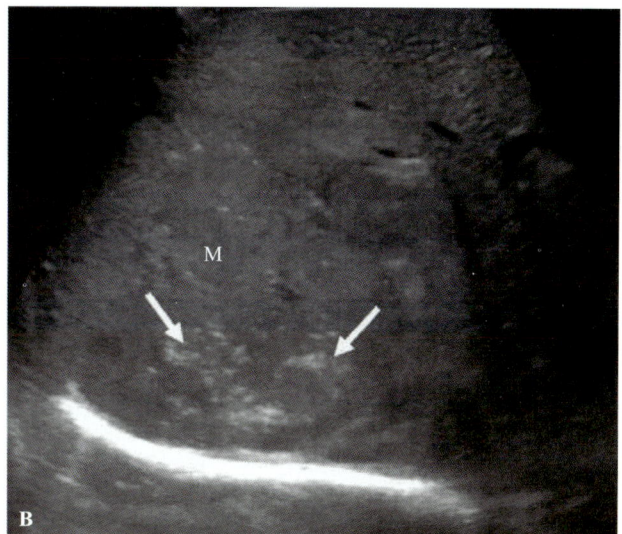

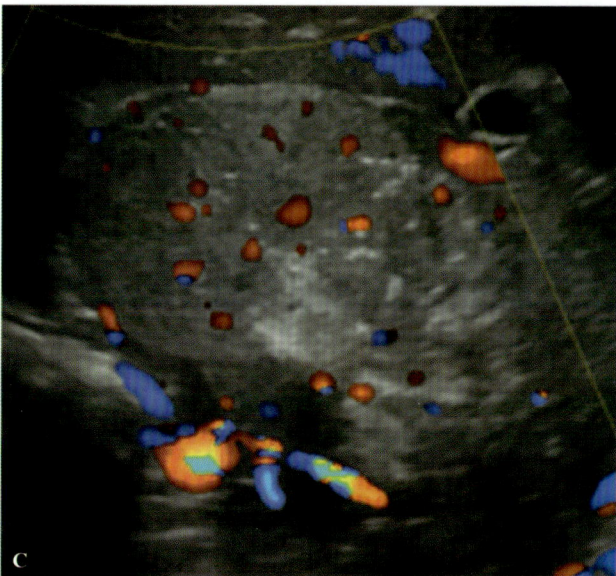

▲ 图 12-7　神经母细胞瘤

A 和 B. 纵切面（A）和横切面声像图（B）显示肾上肿块（M）回声，右肾（RK）受压并向下移位。强回声灶（箭）代表钙化；C. 彩色多普勒声像图显示肿瘤内部散在血流信号

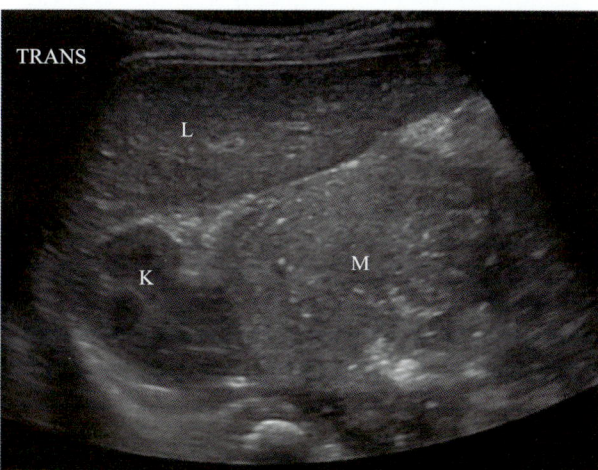

▲ 图 12-8　肾上腺外神经母细胞瘤

横切面声像图显示一均匀回声肿块（M），右肾（K）受压并向外侧移位。点状强回声灶代表钙化。L. 肝脏

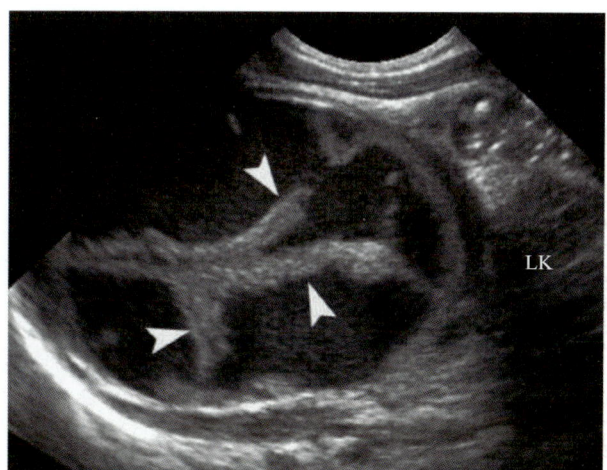

▲ 图 12-9　囊性神经母细胞瘤（患者：男，2 日龄）

纵切面声像图显示肾上腺囊性为主的肿块内含粗分隔（箭头）。LK. 左肾

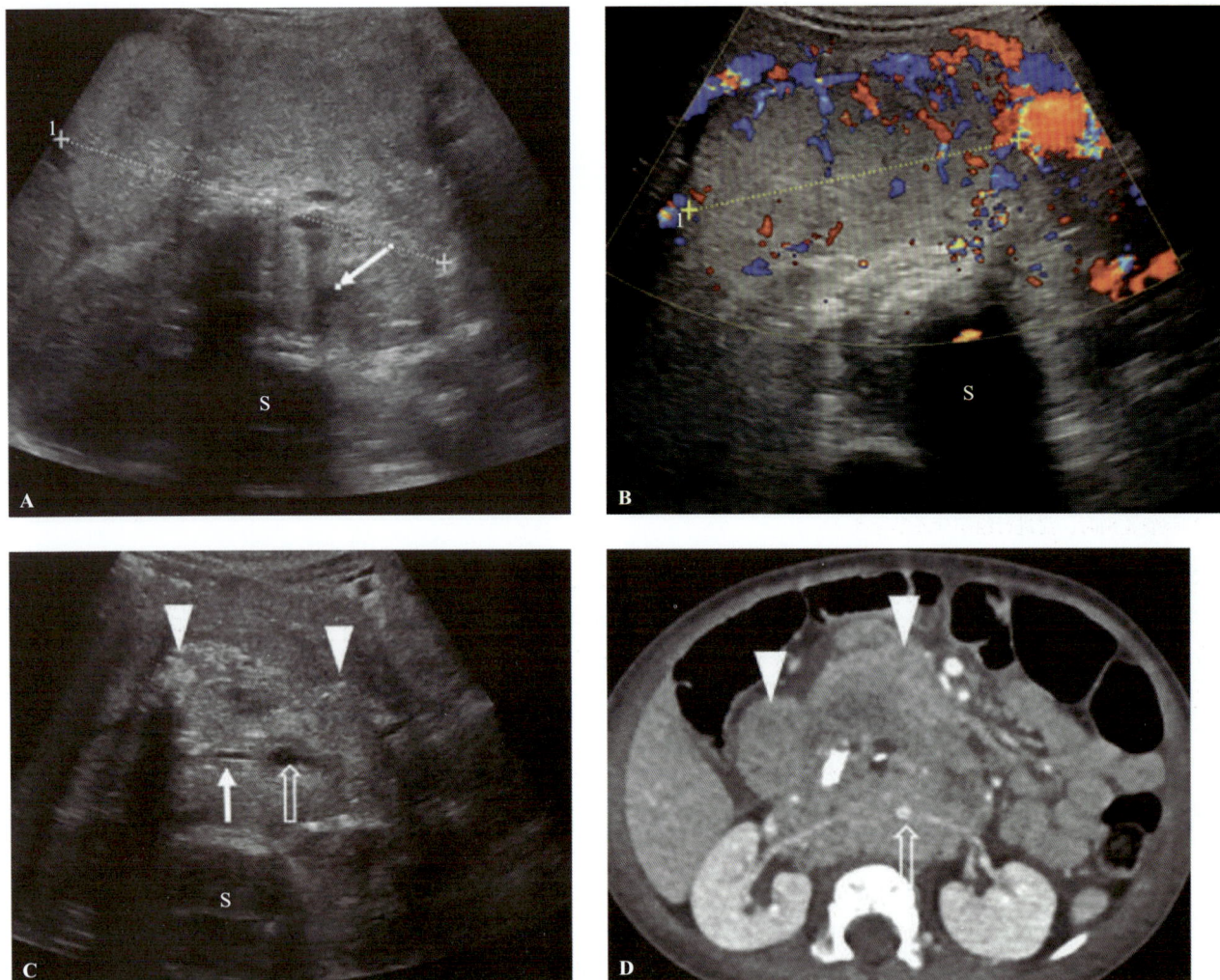

▲ 图 12-10　肾上腺神经母细胞瘤腹腔内扩散，不同患者中线扩散和血管包绕

A 和 B. 横切面声像图显示右侧肾上腺一巨大肿块（光标），穿过主动脉（箭）和脊柱前方的中线，主动脉向前移位；C. 另一婴儿的横切面声像图显示肿瘤向中线扩散（箭头），包绕下腔静脉（实心箭）和主动脉（空心箭）并向前移位；D. CT 扫描显示肿瘤（箭头）包绕主动脉（空心箭）和双侧肾动脉。S. 脊柱

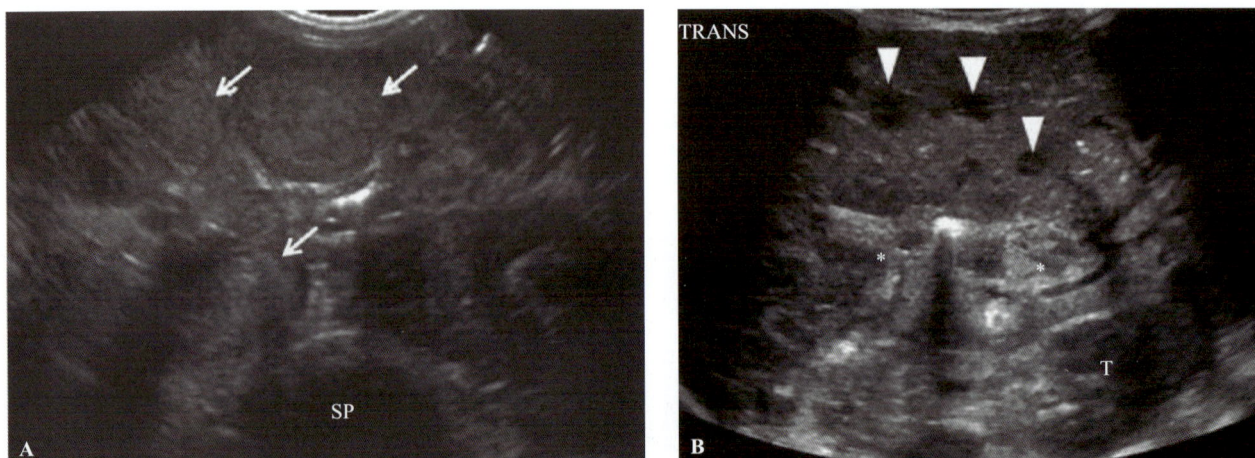

▲ 图 12-11　肝转移

A. 新生儿，横切面声像图显示肝脏内多个等回声病灶（箭）；B. 8 月龄男婴，横切面声像图显示肝脏内小低回声转移灶（箭头），左肾上腺原发性肿瘤（T）和腹膜后腺病（*）。SP. 脊柱

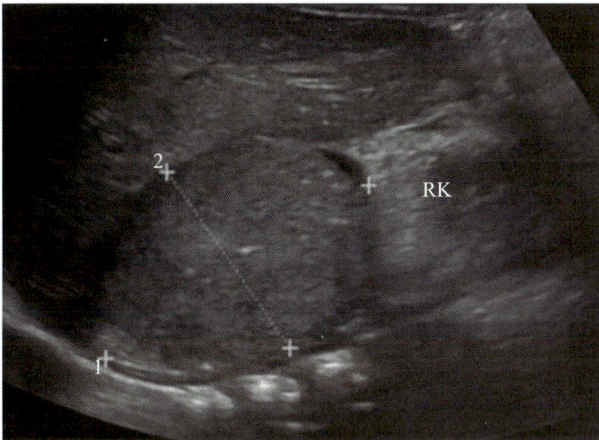

▲ 图 12-12　节细胞神经母细胞瘤（患者：女，5 岁）
纵切面声像图显示右肾（RK）上方高回声肿块（光标）。与神经母细胞瘤鉴别时，需进行组织病理学检查

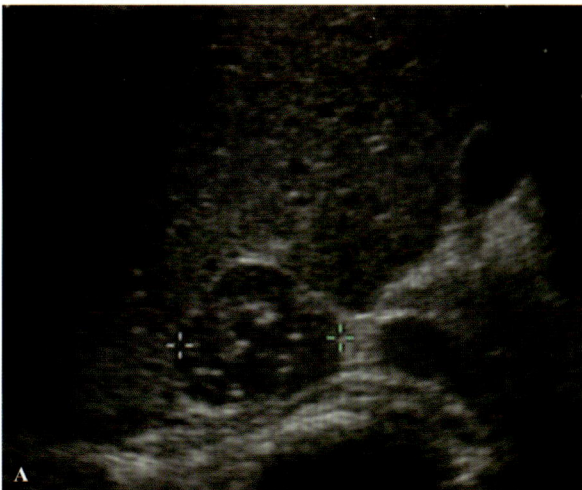

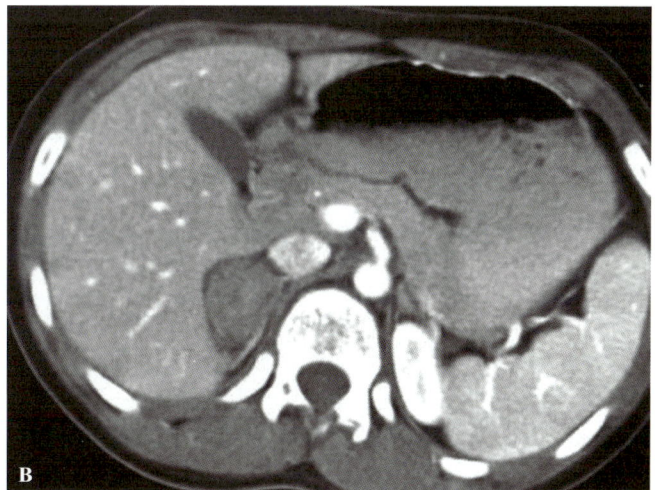

匀，伴有坏死、出血和钙化区（图 12-14）[23]。较小的肿瘤回声均匀。嗜铬细胞瘤在多普勒成像上可显示内部血流。恶性肿瘤的征象包括局部浸润、淋巴结肿大和远处转移。转移性疾病是恶性肿瘤唯一可靠的诊断。嗜铬细胞瘤的声像图表现无特异性，与其他肾上腺肿瘤的鉴别需生化检查。

（五）转移

儿童肾上腺转移瘤罕见。淋巴瘤累及肾上腺可产生实性、均匀的低回声肿块。

（六）肾上腺皮质肿瘤

儿童肾上腺皮质肿瘤包括肾上腺皮质癌和腺瘤。

▲ 图 12-13　节细胞神经瘤（患者：男，17 岁，血尿，偶然发现肾上腺肿块）
A. 横切面声像图显示右肾上腺占位（光标），回声不均匀；B. CT 扫描显示肾上腺肿块。外观是无特异性，与其他肾上腺肿瘤的鉴别需要组织活检

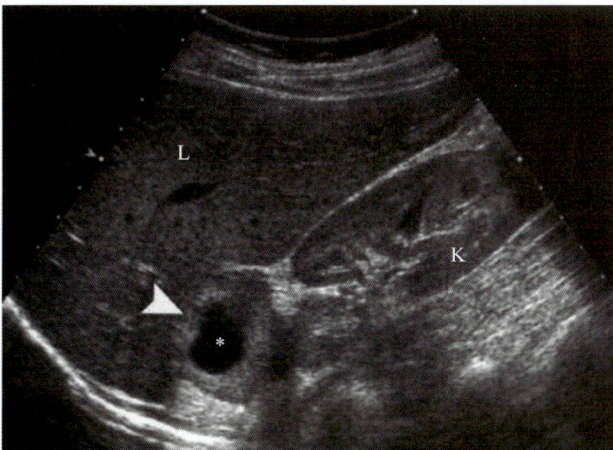

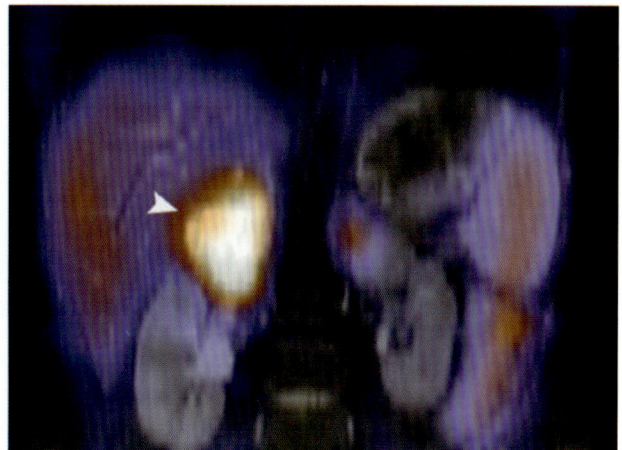

▲ 图 12-14　嗜铬细胞瘤（患者：男，11 岁）
A. 纵切面声像图显示不均匀的右肾上腺肿块（箭头）与中央坏死（＊）；B：冠状位 MRI-MIBG 融合图像显示右侧肾上腺肿瘤明显摄取放射性药物（箭头）。K. 右肾；L. 肝脏

1. 肾上腺皮质癌

肾上腺皮质癌是一种罕见的恶性肿瘤，占所有儿童恶性肿瘤的比例小于 1%。患者平均诊断年龄为 9 岁。肾上腺癌通常具有激素活性，引起女孩男性化和男孩假性性早熟。库欣综合征、女性化和醛固酮增多症较少见[1, 24, 25]。肾上腺皮质癌与 Beckwith–Wiedemann 综合征、Li Fraumeni 综合征（遗传性癌症易感综合征）、Caney 综合征（常染色体显性遗传，以心脏和皮肤多发性肌瘤、皮肤色素沉着和内分泌过度活跃为特征）、家族性腺瘤性结肠息肉病、MEN Ⅰ 型和偏侧肥大有关。诊断男性化肿瘤的生化标准是尿 17- 酮类固醇水平升高和尿皮质醇水平正常至轻度升高。肿瘤可侵犯下腔静脉并扩散至局部淋巴结，远处转移到肺、肝和淋巴结。

就诊时肾上腺癌通常较大，直径＞ 5cm。体积较大的肿瘤往往表现为不均匀的低回声区，相当于坏死区，高回声区代表出血或钙化（图 12-15）。小肿瘤回声均匀。多普勒成像可观察到内部血管分布[1, 24, 26]。也可观察到侵犯下腔静脉、肝脏及局部淋巴结肿大[27]。

2. 肾上腺皮质腺瘤

肾上腺皮质腺瘤可能是偶发的，或表现为与肾上腺皮质产生过量皮质醇相关的库欣综合征，或由于盐皮质激素醛固酮产生过量导致的原发性醛固酮增多症（Conn 综合征）[28]。

库欣综合征的临床特征包括全身性或躯干性肥胖、肌肉萎缩、多毛症、高血压和腹纹。生化异常包括 24h 尿皮质醇和 17- 羟皮质类固醇升高。Conn 综合征的临床表现包括高血压、肌无力和手足搐搦。生化异常为血浆肾素水平降低和低钾血症。

产生皮质醇的腺瘤直径通常在 2～5cm。倾向于均匀的低回声肿块，边界清楚，回声与肝脏相似（图 12-16）。如果它们含有大量脂肪组织，可能相对于肝脏呈高回声。彩色多普勒超声检查显示腺瘤极小，产生醛固酮的腺瘤表现为小的（通常直径＜ 2cm）、圆形或椭圆形低回声肿块。

（七）肾上腺髓样脂肪瘤

肾上腺髓样脂肪瘤是一种罕见的无功能性肿瘤，包含脂肪和骨髓成分。肿瘤通常是在检查其他临床适应证时被偶然发现的。回声取决于肿瘤成分的相对比例[29]。脂肪成分是高回声的，可以衰减并产生部分阴影（图 12-17）。当髓质成分占优势时，病灶相对于肝脏呈低回声或等回声，如伴有出血可出现囊变。

畸胎瘤是另一种罕见的含脂肪的肾上腺肿瘤。在超声检查中，它是一个包含囊性区域、脂肪成分或钙化的混合性肿块[30, 31]。见后文腹膜后肿瘤讨论。

（八）肾上腺血管内皮细胞瘤

肾上腺间质瘤少见，最常见的是血管内皮瘤[32]，声像图表现为低回声的肾上腺肿块，多普勒

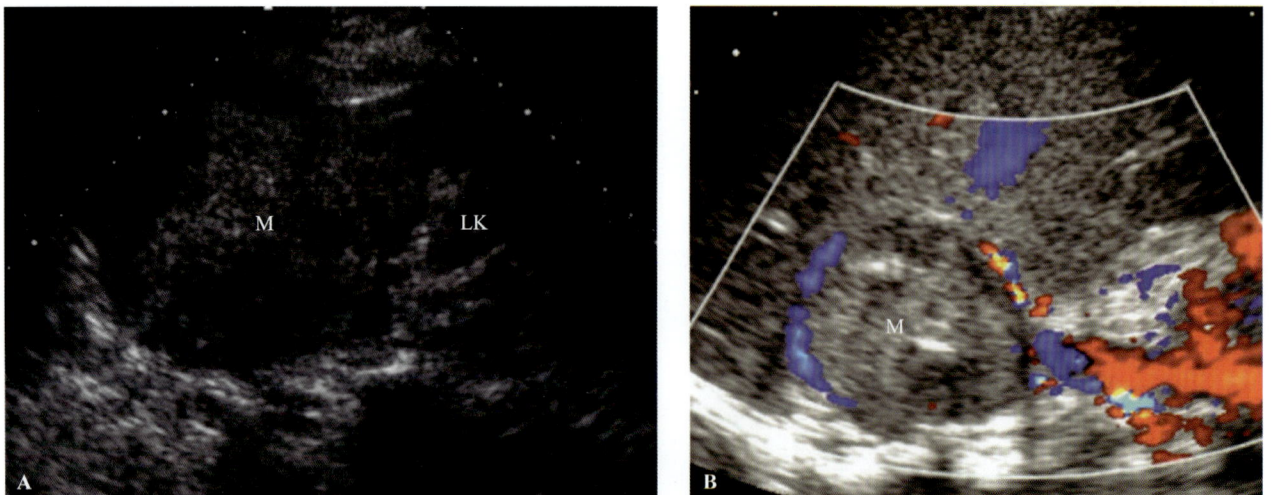

▲ 图 12-15 肾上腺皮质癌（2 例男性化女孩）

A. 纵切面声像图显示左肾（LK）上方有一不均质肿块（M）；B. 纵切面声像图显示该病灶为无血管团块（M），内含与钙化相对应的强回声灶

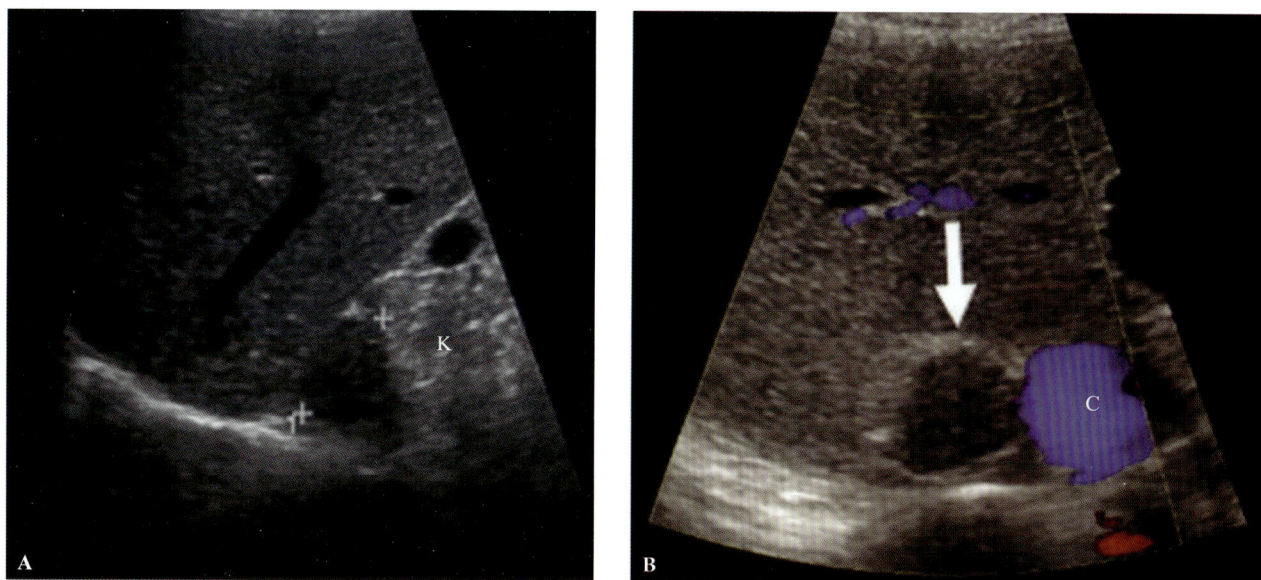

▲ 图 12-16　肾上腺腺瘤（患者：女，9 岁，因腹痛就诊，意外发现肾上腺腺瘤）

A. 纵切面灰阶声像图显示右肾（K）上方有一较小（2.5 cm）的均质性肿块（光标）；B. 横切面彩色多普勒声像图显示肿块内无血流（箭）。C. 下腔静脉

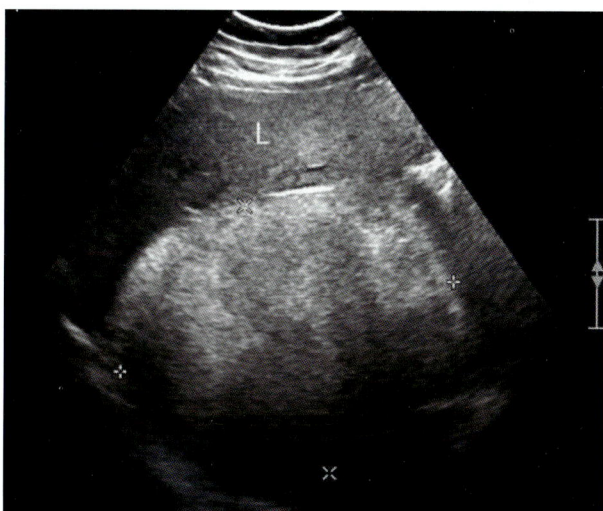

▲ 图 12-17　肾上腺髓样脂肪瘤（青年患者）

纵切面声像图显示肝脏（L）后方一明显的高回声肿块（光标）

成像显示血流丰富。

（九）肾上腺出血

1. 新生儿肾上腺出血

　　儿童年龄组肾上腺出血主要发生在继发于产伤或围产期缺氧的足月新生儿。新生儿肾上腺出血有两种发病机制。一种机制是分娩过程中由于长时间腹部压迫导致下腔静脉压迫，引起肾上腺静脉压升高和静脉怒张，随后血管破裂。另一种是在围产期缺氧或窒息时血液从内脏和内脏床反射分流，引起

出血性梗死。新生儿肾上腺出血也可见于糖尿病母亲的婴儿以及败血症和抗凝治疗的环境中[2, 3]。出血可为单侧或双侧[8]。

　　临床表现为可触及的上腹肿块、贫血和黄疸。不常见的并发症包括由于增大的出血性肾上腺压迫肠道引起的肠梗阻、高血压和肾功能受损，通常继发于相关的肾静脉血栓形成。即便是在双侧肾上腺出血，肾上腺功能不全（Addison 病）也较罕见。

　　典型的影像学表现为圆形、椭圆形或三角形肾上腺肿块，取代整个肾上腺。较少见的是局限于一侧腺体的一部分，表现为邻近正常腺体的局灶性肿块。急性出血相对于周围组织呈等回声或强回声（图 12-18A）。几天后，随着血肿液化，血肿体积减小，回声减弱，最终形成囊性血肿（图 12-18B）。在接下来的几周内，肿块逐渐消退并最终消失，通常留下钙化灶（图 12-19）。多普勒成像显示无血流。出血可能会拉伸或破坏肾上腺皮质，导致腹膜后或腹膜内出血。

　　新生儿神经母细胞瘤和肾上腺出血的鉴别很困难，特别是因为神经母细胞瘤可并发出血。连续的超声检查有助于区分这两种病变。肾上腺血肿体积缩小，囊性，最终消退，而神经母细胞瘤回声不变并保持稳定或增大。另外一个有利于神经母细胞瘤

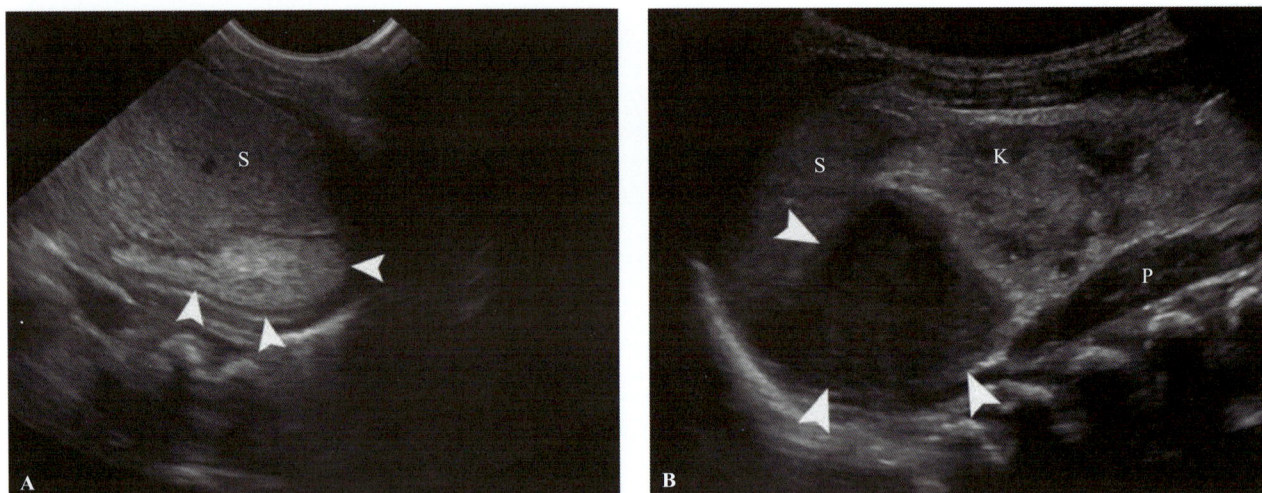

▲ 图 12-18　新生儿肾上腺出血

A. 急性出血，黄疸儿左侧腹部横切面显示肾上腺增大，与脾脏相比呈高回声；B. 亚急性血肿，另一新生儿的纵切面声像图显示在左肾上区域有一个三角形的低回声团块（箭头）；C. 与图 B 来源于同一新生儿，彩色多普勒声像图显示病灶内无血流。K. 肾；P. 腰大肌；S. 脾

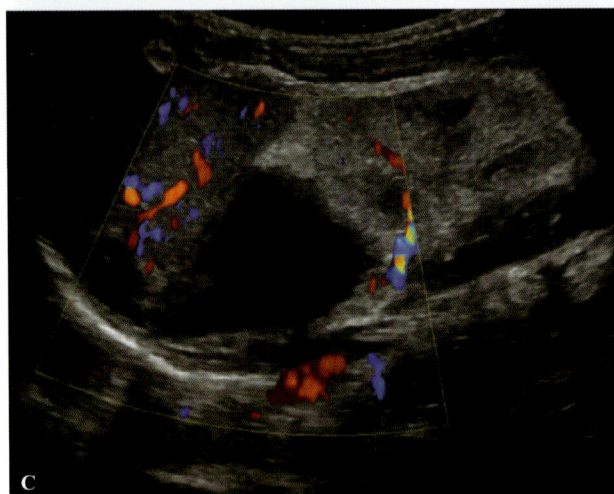

▲ 图 12-19　前期肾上腺出血导致的钙化（不同患者）

A 和 B. 横切面声像图显示弧形强回声区（箭，A；光标，B），肝脏（L）后方可见声影

而不是出血的特征是早期影像学上的钙化和多普勒成像的内部血流。约 90% 的神经母细胞瘤患者尿液儿茶酚胺或其代谢物水平升高也增加了诊断的特异性。由于新生儿神经母细胞瘤预后较好，延迟诊断无危害，如果临床和实验室资料不能确诊，连续超声是一种有效的鉴别这两种病变的方法。

另一个可与新生儿神经母细胞瘤或肾上腺出血相混淆的病变是膈下肺叶外型肺隔离症。肺叶外型肺隔离症主要发生在左侧，通常位于胸椎旁膈肌下方，表现为清晰的回声肿块。如果伴有先天性肺气道畸形，则可出现小囊肿。超声检查发现与肾上腺分离的肿块、主动脉供血和支气管充气引起的混响伪影可诊断肺隔离症（图 12-20）。

2. 大龄儿童出血

在年龄较大的儿童中，肾上腺出血通常是由于腹部创伤所致，但也可作为非意外创伤、凝血病、败血症、肝移植的并发症发生。脓毒症、循环衰竭和凝血病情况下的双侧肾上腺出血被称为 Waterhouse-Friderichsen 综合征，最常与脑膜炎球菌血症相关[1]。在移植手术中，需要切除一部分受者的下腔静脉，需要结扎和分割右肾上腺静脉，这可能导致右肾上腺静脉淤血和出血性梗死。

出血的超声特征与新生儿相似，最初，出血表现为高回声性肿块（图 12-21）。系列报道显示血肿变小，并转化为囊性外观，最终消退，偶见钙化。

（十）肾上腺囊肿

肾上腺囊肿通常是由肾上腺出血或感染（最常见为棘球蚴）引起的假性囊肿（无上皮内衬）。真

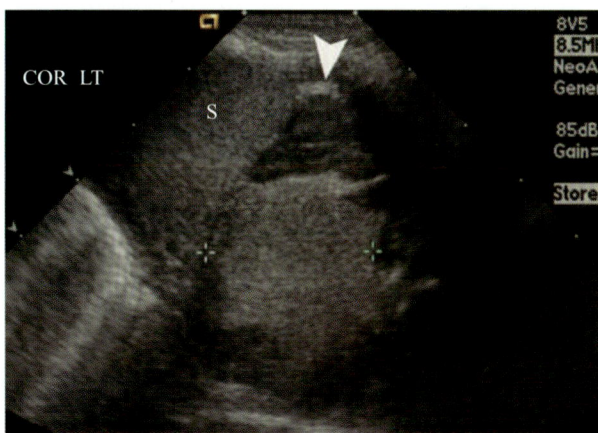

▲ 图 12-20　新生儿膈下肺叶外型肺隔离症
冠状切面声像图显示一个实性高回声肿块（光标），与正常肾上腺（箭头）分离。S. 脾脏

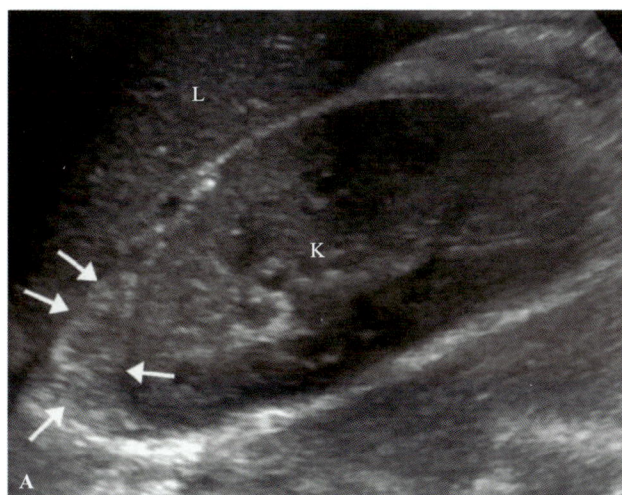

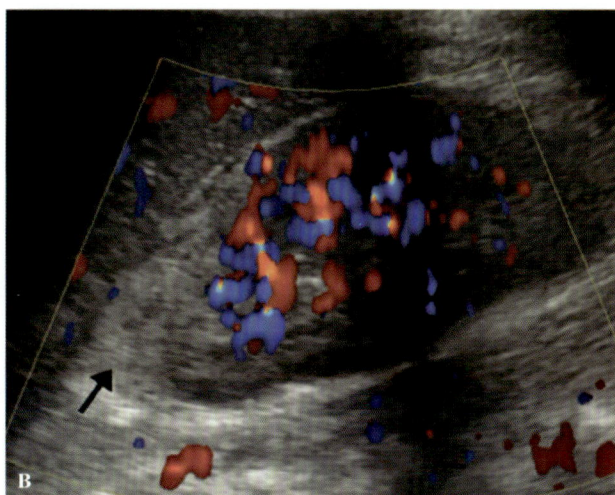

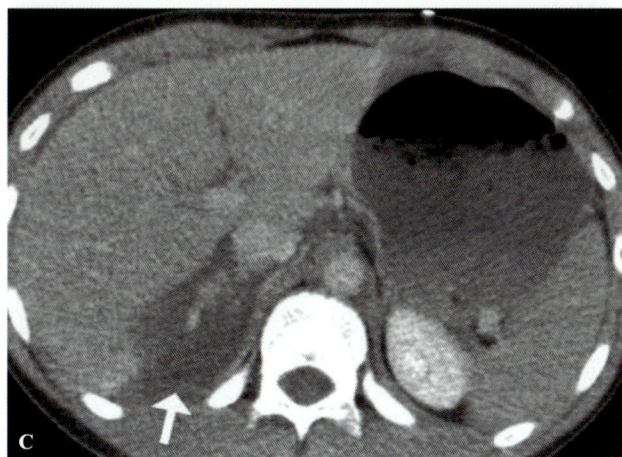

▲ 图 12-21　车祸后肾上腺血肿（患者：男，14 岁）
A. 纵切面灰阶声像图显示右侧肾上腺增大（箭），与急性血肿一致；
B. 纵切面彩色多普勒声像图显示肾上腺无血流（箭）；C. CT 扫描显示无强化的积液（箭），提示急性血肿。K. 右肾；L. 肝脏

正的上皮囊肿很少见，但也会发生[1, 33]。Beckwith-Wiedemann 综合征中描述了可能为出血性的多发性囊肿[34]。

肾上腺囊肿的超声表现为边界清楚的无回声肿块，壁薄，透声清，多普勒超声无血流信号。分隔、液-液分层和囊壁钙化可能与既往出血或感染相关。Beckwith-Wiedemann 综合征中可见大的多房性囊性肿块（图 12-22）。

（十一）感染

1. 肾上腺脓肿

肾上腺脓肿是一种非常罕见的肾上腺肿块，由菌血症引起的血行播散感染或腹腔内感染直接传播，如阑尾炎穿孔[3, 35]。临床表现为可触及肿块、

发热和白细胞增多。

超声检查，肾上腺脓肿表现为厚壁、不均匀的囊性病变，内部回声较低，彩色多普勒成像显示周边血管丰富。它可能包含密集细光点，随着患者体位的变化而移动和分层，或者由于产气菌引起的高回声灶。肾上腺脓肿与出血或神经母细胞瘤的鉴别需结合临床，并常需穿刺或活检。

2. 其他感染

其他可感染肾上腺的微生物有单纯疱疹病毒 I 型、结核、组织胞浆菌病、脑膜炎球菌和肺囊虫。急性感染的声像图表现包括两个方面：①局灶性或弥漫性腺体肿大；②与脓肿相关的混合性肿块。钙化灶是慢性感染或感染愈合的后遗症（图 12-23）。

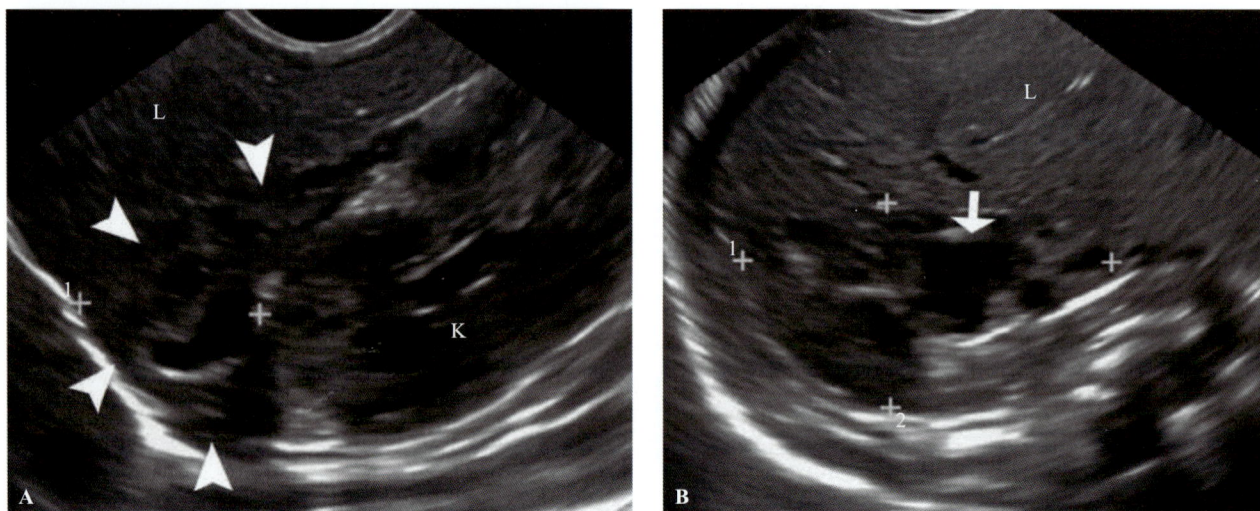

▲ 图 12-22　Beckwith-Wiedemann 综合征多房性囊肿
纵切面（A）和横切面声像图（B）显示包含囊性和实性成分的混合性右肾上腺肿块（箭头，光标）。箭示无回声囊肿。K. 右肾；L. 肝脏

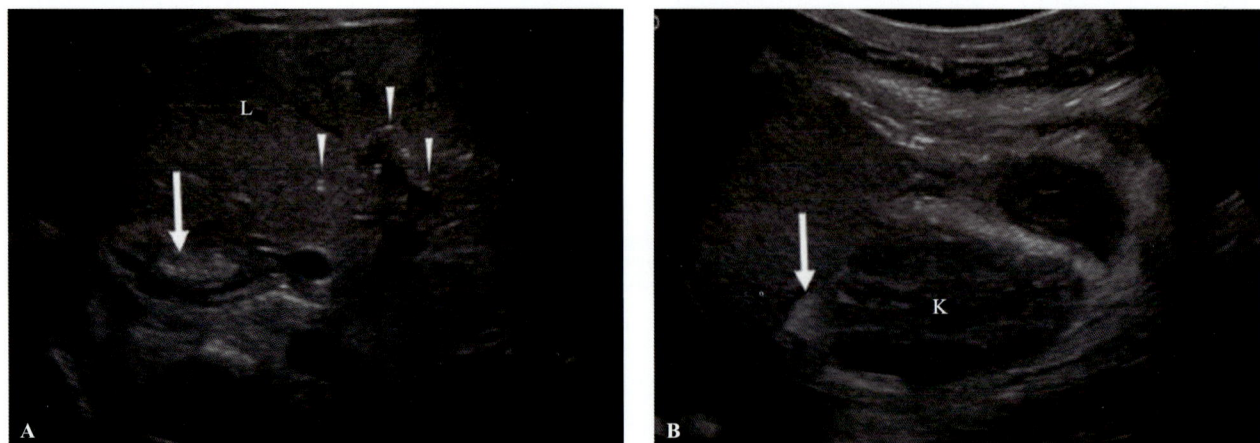

▲ 图 12-23　肾上腺钙化（患者：男，2 岁，先天性单纯疱疹病毒感染）
A. 肝脏横切面声像图显示右肾上腺（箭）钙化，肝脏（L）内的点状钙化（箭头）；B. 左肾（K）纵切面声像图显示左侧肾上腺（箭）钙化回声

慢性表现包括腺体萎缩和钙化。

黄色肉芽肿性疾病是一种罕见的肾上腺炎症过程，超声表现为混合性、实性、囊性肿块，边界不清，彩色多普勒成像可显示肿块实性部分血流增多[36]。

（十二）肾上腺增生

1. 先天性肾上腺皮质增生

先天性肾上腺皮质增生症（congenital adrenal hyperplasia，CAH）又称肾上腺生殖综合征[28, 37]，是一组常染色体隐性遗传疾病，由在肾上腺皮质激素合成过程中所需酶的先天缺陷所致。类固醇水平下降导致垂体分泌过多 ACTH，进而导致肾上腺的慢性刺激，导致皮质增生。临床和生化特征取决于哪种激素缺乏和中间激素过量产生的生物学特性。

21- 羟化酶缺乏约占所有 CAH 病例的 95%[1, 28]，其余的 CAH 病例通常是由于 11β- 羟化酶和 3β- 羟基类固醇脱氢酶生成缺乏所致。大多数 CAH 患者，无论哪种酶的缺乏，均表现在婴儿期。

通常，21- 羟化酶缺乏在遗传女性中表现为性器官不明确，在男孩中表现为盐耗危机。11β- 羟化酶缺乏在遗传女性中表现为生殖器不明确；受累男性在新生儿期通常是正常的，但在以后可能表现为性早熟。3β- 羟基类固醇脱氢酶缺乏表现为盐耗、女性男性化和男婴早熟。

CAH 的超声表现为肾上腺增大，仍呈三角形（图 12-24）[2, 3, 37]，皮髓质分化可能存在或不存在。肾上腺平均长度 ≥ 20 mm 和平均宽度 ≥ 4mm 提示诊断。肾上腺轮廓可能变得不规则，有皱褶，也就是所谓的"脑回状"形态[38]（图 12-24C）。对肾上腺肿大的识别很重要的，因为除了 CAH 以外，引起婴儿外生殖器不明确的其他病因中肾上腺大小正常。

迟发型 CAH 出现在青春期，表现为女性闭经，男性性早熟或不完全男性化[1]。大龄儿童 CAH 未经治疗，肾上腺可有结节状或正常外观。诊断需要结

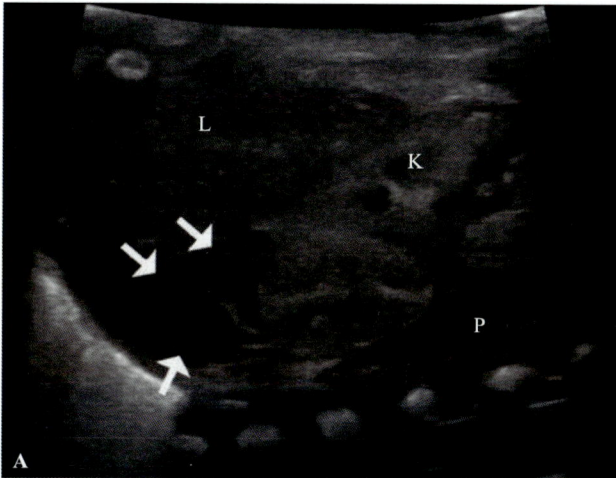

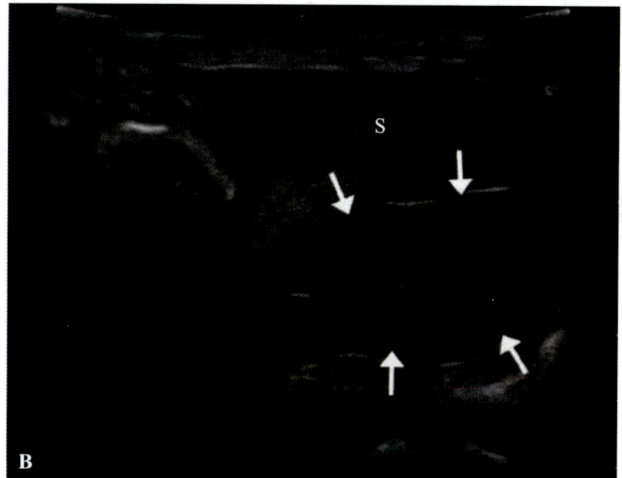

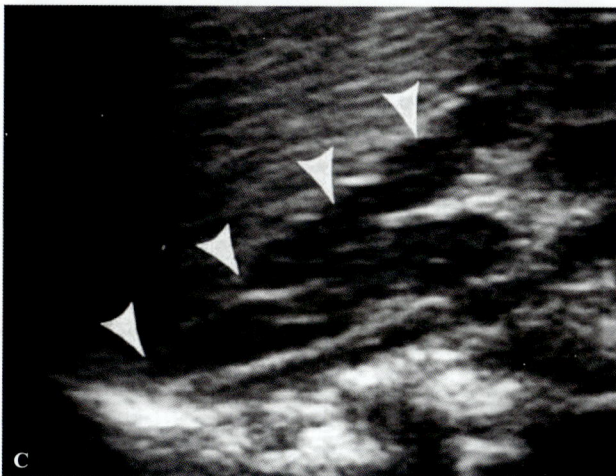

▲ 图 12-24　21- 羟化酶缺乏导致的先天性肾上腺皮质增生（不同患者）

A 和 B. 纵切面（A）和横切面声像图（B）分别显示外生殖器不明确的新生女婴左、右肾上腺（箭）。双侧肾上腺均增大，但维持正常的三角形或 V 形结构。皮髓质分界不清。C. 患有盐耗综合征的新生男婴，纵切面声像图显示肾上腺增大，"脑回样"皮质皱褶（箭头）。K. 右肾；L. 肝脏；P. 腰大肌；S. 脾脏

合实验室检查结果。

2. 类脂性肾上腺增生

类脂性肾上腺增生是一种罕见的 CAH，导致所有肾上腺和性腺类固醇合成缺失[28]。患者在婴儿期的临床表现与上述 CAH 相似。超声检查，由于胆固醇和胆固醇酯的蓄积，肾上腺明显增大。与常见的 CAH 相鉴别需要结合生化分析。

（十三）沃尔曼病（酸性脂肪酶缺乏所致溶酶体贮积病）

沃尔曼病（Wolman disease）是由于溶酶体酸性脂肪酶缺陷，导致胆固醇酯和三酰甘油在体内大多数组织中大量蓄积，是一种常染色体隐性遗传性脂代谢缺陷病[28]。出生后第一周患者出现明显的肝脾大、呕吐、腹泻、脂肪泻和贫血。病理上，肾上腺皮质富含脂质细胞，伴坏死和钙化区域。肾上腺髓质不受累。大多数患者在 1 岁内死亡。

超声显示双侧肾上腺增大，呈三角形，强回声钙化伴声影（图 12-25）。其他表现为高回声增厚肠壁和肝脾大伴脂肪浸润。

肾上腺钙化也可见于先天性肾病综合征，如先天性感染（图 12-23）、先天性心脏病和 Beckwith-Wiedemann 综合征的后遗症[1]。

二、胰腺

（一）超声检查技术

应使用能提供足够穿透力的高频率探头，通常

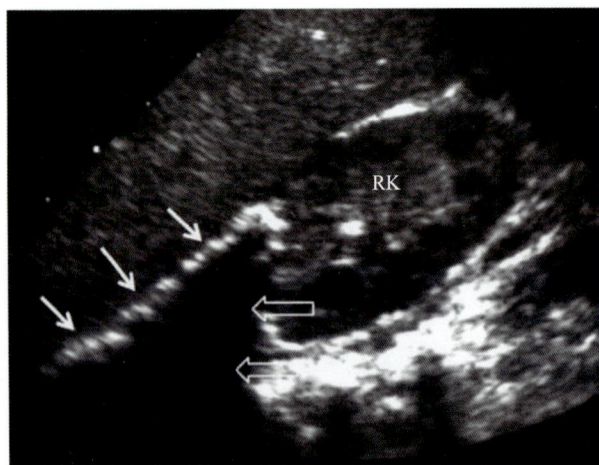

▲ 图 12-25　沃尔曼病（新生儿，肝大）
纵切面声像图显示右侧肾上腺增大，高回声边缘（箭），伴后方声影（空心箭）。RK. 右肾

是 5.0～7.5MHz 探头，但在体型偏大中可能需要频率较低的探头，识别脊柱或大血管。

超声检查前患者应禁食，以尽量避免肠道气体干扰而影响胰腺显示。患者仰卧位，对胰腺进行横切面和纵切面扫查。以肝左叶为声窗的剑突下扫查通常能更好地看到胰腺颈部和体部。胰头和钩突最好用剑突下或右肋下扫查。在冠状位扫查中，以脾或左肾作为声窗，胰尾的显示效果最好。患者右侧卧位进行扫查，或让患者喝水并用充盈的胃作为声窗，可以改善胰腺远端体部和尾部的显示。

两次扫查均应包括肝脏部分，以便比较胰腺和肝脏的回声。扫查应至少向头侧延伸至腹腔干，尾侧延伸至门静脉水平，以确保覆盖整个腺体。

（二）正常解剖

胰腺呈斜行，从十二指肠降部延伸至脾门，在解剖学上又分为头、颈、体、尾和钩突。几个血管结构可作为有用的标志，以帮助超声定位胰腺（图 12-26）。胰头位于门静脉和胰十二指肠动脉的前方，肠系膜上动静脉的右侧。钩突从头部向内下方延伸，位于肠系膜上动静脉后方。颈部位于肠系膜上动静脉的前方，胃十二指肠动脉的后方。胰体位于肠系膜动静脉左侧，走行于脾动、静脉后方。尾端向前延伸至脾血管，向上、向后延伸至脾门，在此处变为腹膜内，且距离较短。

几种非血管解剖关系有助于了解疾病的传播。胰腺位于肾旁前间隙，与肾筋膜相连（图 12-27）。胃位于胰腺的前方，由壁腹膜和小囊与胰腺分隔。横结肠系膜沿胰腺腹侧面走行。这些关系在急性胰腺炎中非常重要，因为腹膜后和腹膜相通可作为炎性渗出液扩散的途径。

胰腺由外分泌组织和内分泌组织组成。胰腺外分泌部约占胰腺组织的 80%，含有腺泡和导管成分。内分泌（胰岛）细胞约占腺体的 2%。其余的实质是含血管、淋巴管和神经的淋巴间质[39]。

1. 胰腺回声

正常小儿胰腺边缘清晰，回声均匀。在新生儿中，正常胰腺相对于肝脏呈高回声（图 12-28A）。新生儿期后，回声等于或略高于肝脏（图 12-28B）[40]。这种回声被认为与胰腺中相对较多的腺体组织有关，很少有纤维化或脂肪，这也是老年

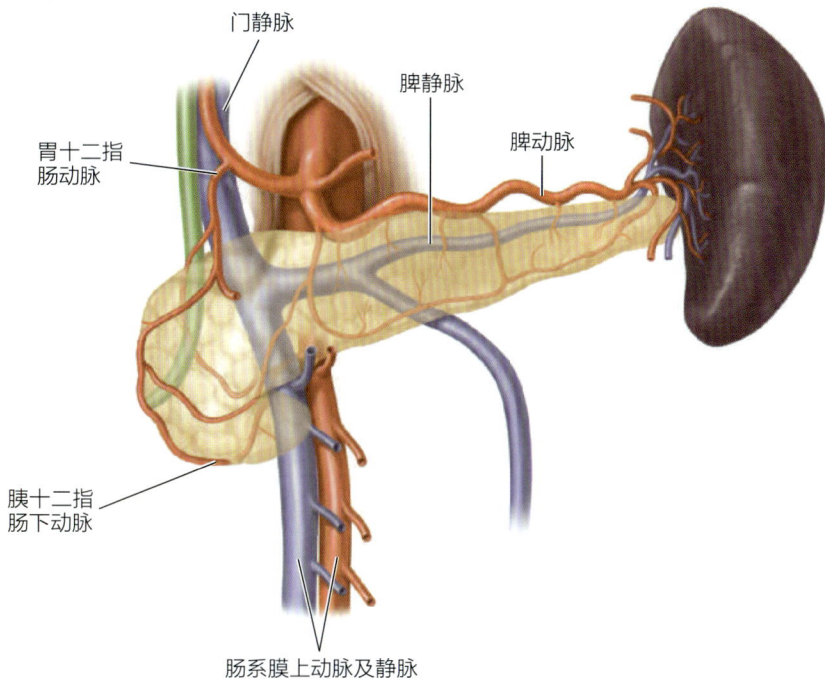

门静脉

脾静脉

胃十二指
肠动脉

脾动脉

胰十二指
肠下动脉

肠系膜上动脉及静脉

◀ 图 12-26　正常胰腺与毗邻器官
和结构的血管关系

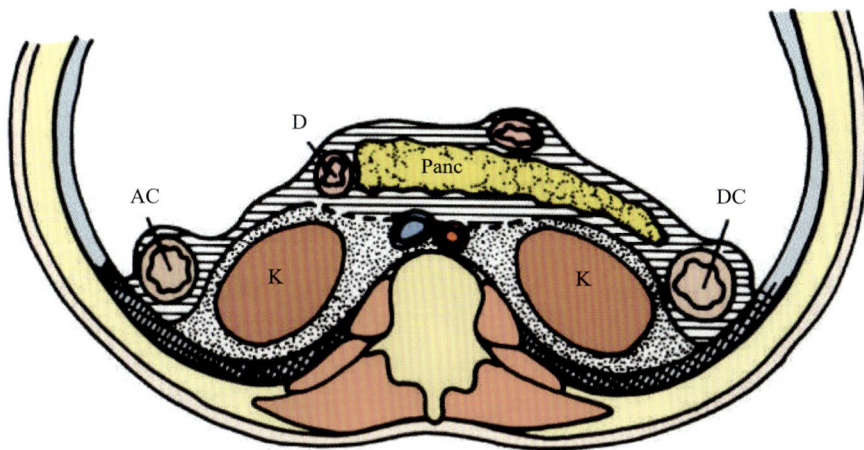

◀ 图 12-27　正常腹膜外解剖结构
肾旁前间隙（水平线）位于肾筋膜前方，
内含胰腺（Panc）、十二指肠（D）和
升结肠（AC）、降结肠（DC）。肾周间
隙（虚线区域）位于肾前筋膜和肾筋膜
之间，包含肾脏（K）。肾旁后间隙（交
叉线）位于肾筋膜后方〔引自 Meyers
MA. The extraperitoneal spaces: normal
and pathologic anatomy. In: Meyers MA,
ed. *Dynamic radiology of the abdomen:
normal and pathologic anatomy*, 4th ed.
New York, NY: Springer Verlag, 1994;
219–342.〕

患者胰腺回声增强的原因。新生儿期后的胰腺高回
声通常提示脂肪替代过程，如囊性纤维化（cystic
fibrosis，CF）、类固醇治疗、化疗、慢性胰腺炎、
肥胖。

2. 胰腺导管

　　高达 85% 的健康儿童可见部分正常胰管[41]。
在身体中央的横断面上最容易显示，此处管道垂直
于声束，位于头部的胰管在超声上较难显示。健
康儿童胰管平均直径为（1.65±0.45）mm（范围
1～3mm）。导管呈细管状结构，管壁光滑平行，腔
内无回声（图 12-29）[41]。

　　主胰管和胆总管单独或作为共同通道汇入后开
口于十二指肠的降部。在进入十二指肠之前，偶可

在超声上看到胰主管与胆总管的交界处。

3. 外形尺寸

　　胰腺的测量方法如图 12-30 所示。胰腺的前后
径在整个腺体内因年龄而异。胰腺在出生后第一年
大幅度生长，而在 1—18 岁生长较慢。胰头和胰尾
通常大小接近，比颈部和体部大（表 12-3）[40]。

4. 诊断误区和伪像

　　如果肝脏因脂肪浸润而出现异常回声，胰腺
相对于肝脏呈低回声，提示胰腺炎。如果不能显示
由脂肪组织勾勒出的门静脉三联体回声而肝脏透声
差，应提示肝脏脂肪变性。相反，如果急性肝炎导
致肝脏异常低回声，胰腺可出现高回声，提示脂肪
替代或慢性胰腺炎。肝门三联体的显示度增加，产

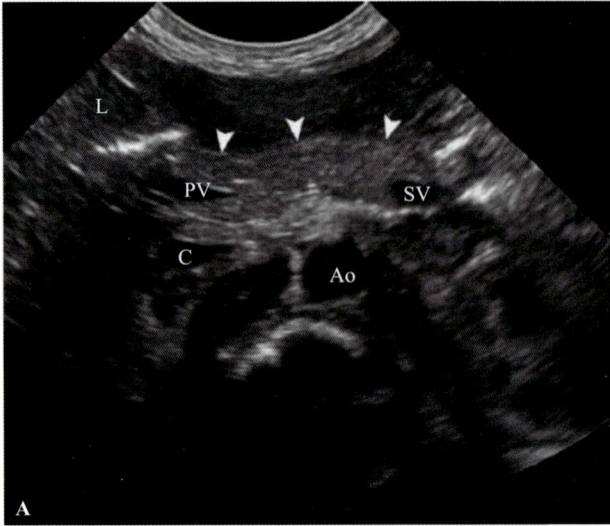

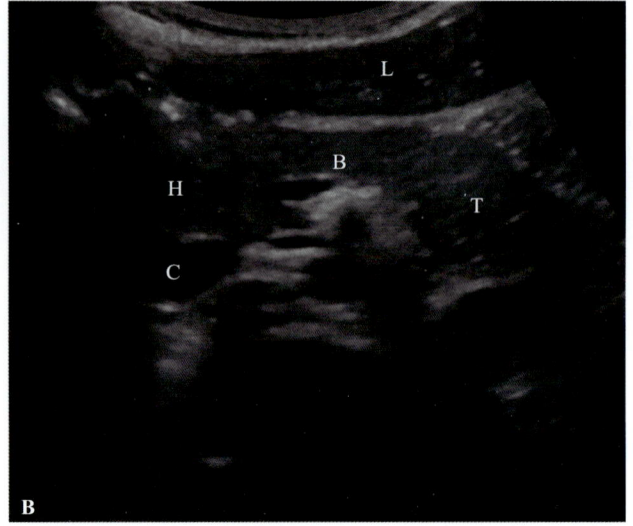

▲ 图 12-28　正常胰腺横切面声像图

A. 新生儿，胰腺（箭头）相对于肝脏（L）呈高回声；B. 11 岁女孩，胰腺相对于肝脏（L）呈等回声。通常情况下，胰头（H）和胰尾（T）的大小接近，且大于体部（B）。Ao. 主动脉；C. 下腔静脉；PV. 门静脉；SV. 脾静脉

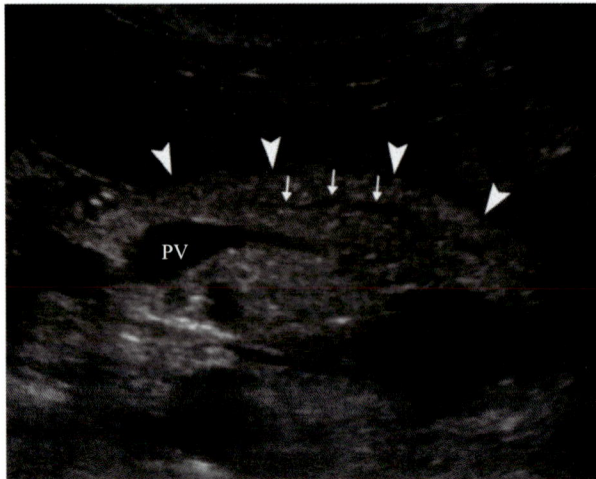

▲ 图 12-29　正常胰管横切面声像图显示胰管为细长的低回声管状结构（箭），箭头示胰腺边缘

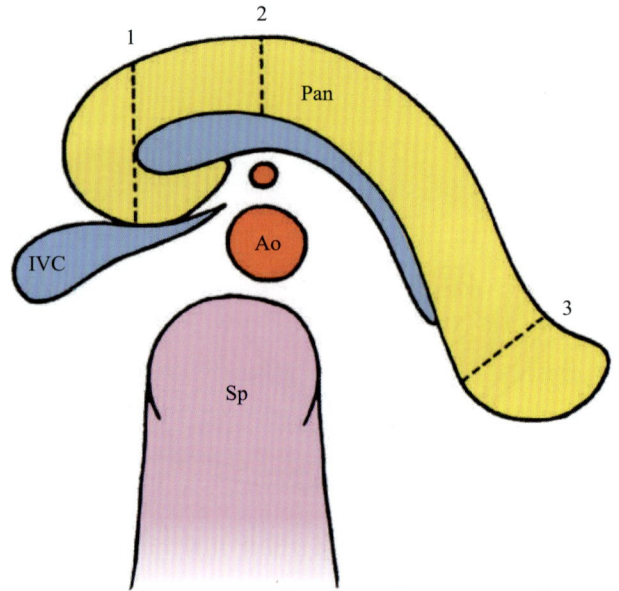

PV. 门静脉

▲ 图 12-30　正常小儿胰腺（**Pan**）示意图

显示最大前后径的测量。1. 头部；2. 体部；3. 尾部；Ao. 主动脉；IVC. 下腔静脉；Sp. 脊柱

生"星空状"外观，是诊断肝炎的线索。

（三）先天性畸形

1. 胰腺分裂

胰腺分裂（pancreas divisum，PD）是一种先天性的胰腺导管解剖变异，其中单个胰腺导管不能形成。在超过 90% 的健康人群中，背侧胰管和腹侧胰管融合在一起形成一个单一的管道系统，即 Wirsung 的腹胰管，汇入 Vater 壶腹的主乳头[42, 43]，Santorini 背侧胰管失去与十二指肠的交通。然而，

在大约 10% 的人群中，腹胰管和背侧胰管不能融合，导致胰腺分裂（图 12-31A）。

胰腺分裂是胰腺导管系统最常见的先天性异常，在人群中发生率为 4%～14%[42]。在这种异常中，腹胰管（Wirsung 管）仅通过主乳头引流腹侧胰腺腺体，背侧胰管（Santorini 管）通过小乳头引流大部分腺体。两根管道可能相通或不通（图 12-

31B 和 C)。

胰腺分裂通常无症状，但少数患者发展为胰腺炎。有人认为，背侧胰管和小乳头太小，不足以传

表 12-3 不同年龄段的胰腺测量值（cm，M±SD）

年　龄	头	体	尾
＜1 月龄	1.0 ± 0.4	0.6 ± 0.2	1.0 ± 0.4
1 月龄至 1 岁	1.5 ± 0.5	0.8 ± 0.3	1.2 ± 0.4
1—5 岁	1.7 ± 0.3	1.0 ± 0.2	1.8 ± 0.4
5—10 岁	1.6 ± 0.4	1.0 ± 0.3	1.8 ± 0.4
10—19 岁	2.0 ± 0.5	1.1 ± 0.3	2.0 ± 0.4

测量值为最大前后径（引自 Siegel MJ, Martin KW, Worthington JL. Normal and abnormal pancreas in children:US studies. *Radiology* 1987;165:15–18.）

输必须通过的胰腺分泌量，结果是一个功能性狭窄和分泌物积聚，导致胰腺炎。

超声检查胰腺整体大小可正常或胰头增大，腹侧导管和背侧导管分开（图 12-32）。

2. 胰腺发育不良和发育不全

胰腺发育不良极为罕见，一般无法生存[42]。孤立的背侧胰腺原基发育不良导致胰腺发育不全，只有胰头发育，超声表现为邻近十二指肠的短胰头和其他胰腺组织的缺如[41]，多脾症可能与之相关。由于大部分胰岛细胞位于胰腺远端，因此该病患者患糖尿病的风险增加[44]。

3. 环形胰腺

环形胰腺是腹侧胰腺胚芽分裂的结果。分离的腹侧部分环绕十二指肠降部，导致不同程度的十二

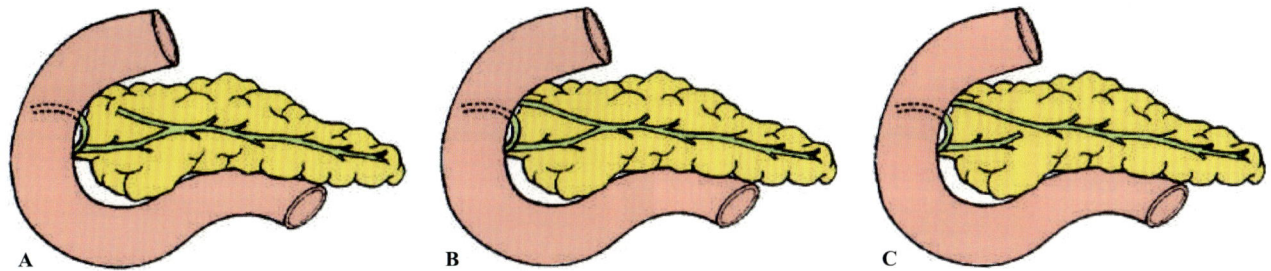

▲ 图 12-31　胰腺导管解剖常见变异

A. 单管引流（最常见模式），背侧和腹侧导管融合，Wirsung 腹胰管通过主乳头引流大部分胰腺。Santorini 管不与十二指肠相通。B. 胰腺分裂，交通导管引流，通过 Wirsung 腹导管在主乳头引流，也通过 Santorini 背侧导管在小乳头引流。C.胰腺分裂，非交通性导管引流，背侧和腹侧导管尚未融合，背侧胰腺通过小乳头引流，腹侧胰腺通过主乳头引流。背侧胰管占引流的大部分（引自 Schulte SJ. Embryology, normal variation, and congenital anomalies of the pancreas. In: Freeny PC, Stevenson GW, eds, *Alimentary tract radiology*. St. Louis: Mosby, 1994:1039–1051.）

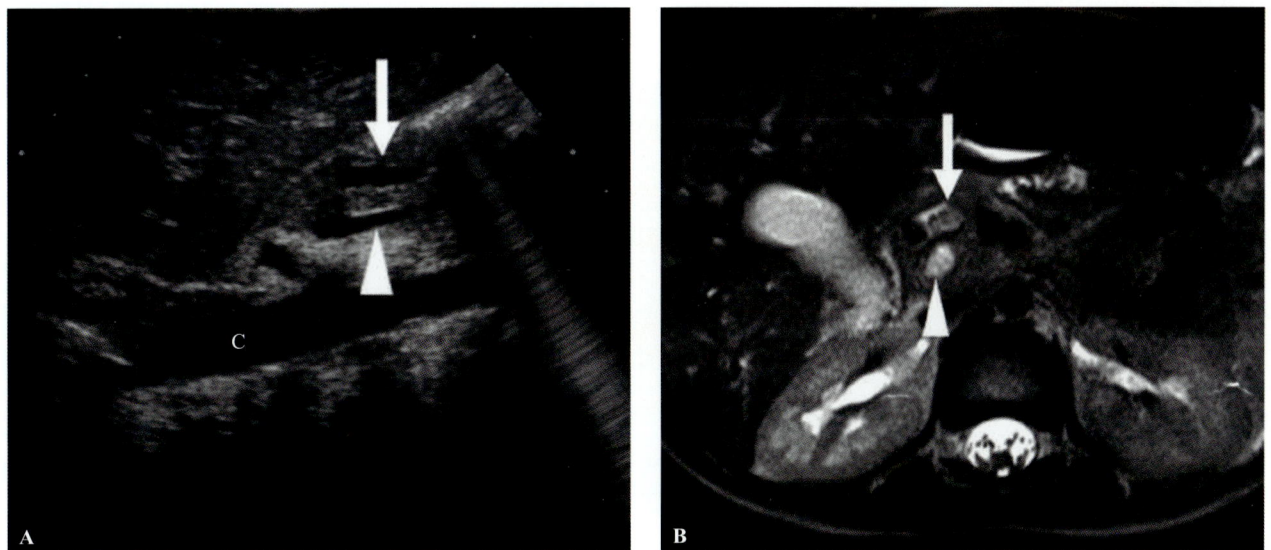

▲ 图 12-32　胰腺分裂

A.纵切面声像图显示背侧（箭）和腹侧（箭头）胰管；B.MRI 显示背侧（箭）和腹侧（箭头）胰管。C.下腔静脉

指肠梗阻。新生儿完全性梗阻在腹部平片上表现为"双泡"征，不完全性梗阻常在其他临床指征的影像学检查或尸检时偶然被发现[42]。超声检查，环形胰腺表现为环绕十二指肠降部的环状组织回声，可见充盈和扩张[42]。

4. 胰胆管共同通道

胆总管和胰管的连接发生在十二指肠外，形成一个长的共同通道[45]。胰胆管排列异常与胆总管囊肿、感染性疾病如胰腺炎，胆管炎，以及胆管癌的发生率增高有关。相关异常被假设为继发于胰腺分泌物进入胆总管[42, 45]。超声诊断基于十二指肠外的胰胆管共同通道长度 > 1.0cm。

5. 异位胰腺

异位胰腺是胰腺本身以外的组织部分，与主胰腺缺乏解剖和血管连续性。大约80%在胃窦和十二指肠中发现，其余发生在小肠的其他区域[42]。异位胰腺组织通常位于黏膜下层。临床上通常无症状，但由于黏膜溃疡、胰腺炎、肠梗阻或肠套叠可出现腹痛或出血等症状。超声检查异位胰腺组织呈不均匀的低回声肿块。

（四）脂肪替代

1. 囊性纤维化

囊性纤维化是由7号染色体长臂上发现的常染色体隐性基因引起的，该基因编码跨膜传导调节因子（CFTR）[46]。CFTR的作用是通过氯离子的分泌促进水和溶质的运动，从而促进胆汁流动。在囊性纤维化中，这种调节基因的缺陷会损害氯离子跨膜转运，导致管腔分泌物异常浓稠。这些分泌物反过来导致胰管和导管阻塞，最终导致腺体萎缩、纤维化和脂肪替代[47, 48]。受累患者有胰腺外分泌功能障碍，表现为腹痛、脂肪不耐受、脂肪泻和发育迟缓。

囊性纤维化的胰腺表现包括脂肪沉积、囊肿形成（称为胰腺囊肿病）、钙化和萎缩。脂肪替代导致胰腺回声弥漫性增强，胰腺大小正常（图12-33）[48-50]。如伴有胰腺炎，胰腺可增大，尽管这是少见的并发症。囊肿的超声表现为薄壁的低回声肿块，范围1～9cm（图12-34）[48-51]。囊肿是由上皮覆盖的真性囊肿，被认为是浓缩的分泌物导致导管

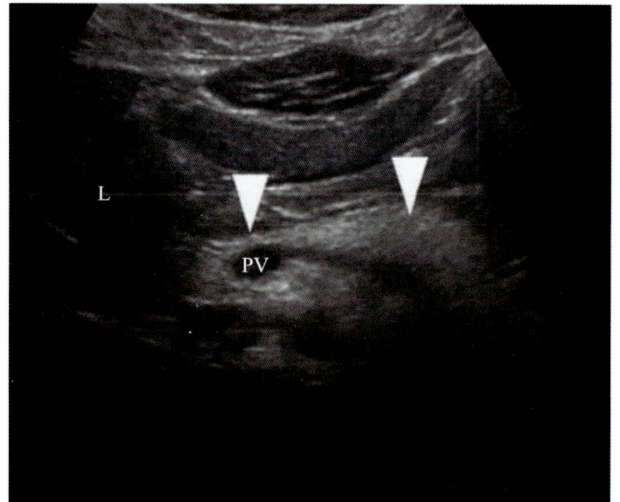

▲ 图 12-33 囊性纤维化

由于胰腺外分泌组织的脂肪替代，胰腺（箭头）相对于肝脏（L）呈高回声。PV. 门静脉

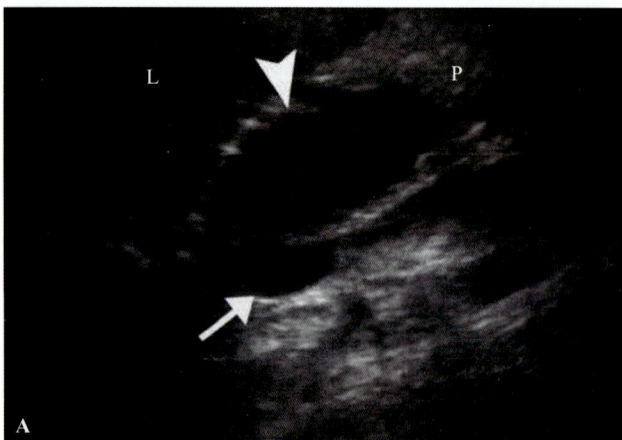

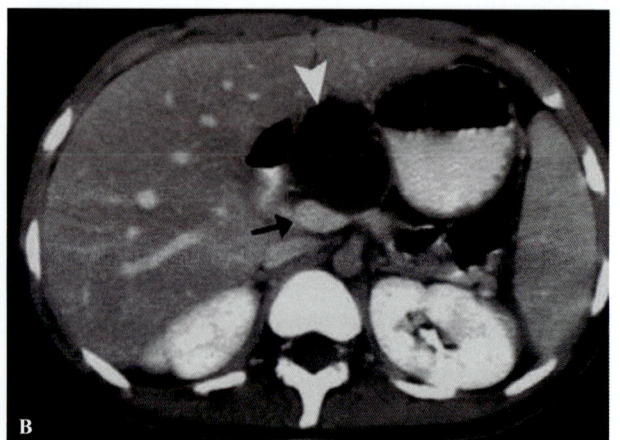

▲ 图 12-34 囊性纤维化伴胰腺囊肿（患者：女，16岁）

A. 纵切面声像图显示在门静脉汇合处（箭）前方的胰体（P）有一局限性的无回声囊肿（箭头）；B. 增强 CT 扫描显示胰腺囊肿（箭头）位于门静脉汇合处（箭）前方。L. 肝脏

阻塞和扩张的结果。囊性纤维化引起的钙化相对少见，但通常为粗糙钙化。萎缩的胰腺较小，因纤维组织和脂肪导致呈高回声。

相关的胆道异常包括小胆囊和胆结石[52]。肝脏异常包括脂肪变性、纤维化和肝硬化[53]。

2. Shwachman-Diamond 综合征

Shwachman-Diamond 综合征是儿童时期胰腺功能不全的第二常见遗传性原因[46]。它是一种常染色体隐性遗传病，以胰腺外分泌功能障碍、骨髓功能障碍（以中性粒细胞减少为主）、干骺端骨发育不良和侏儒症为特征[54]。临床表现为脂肪泻、发育不良、腹泻和身材矮小。组织学研究显示保留导管的腺泡被脂肪替代[46]。超声表现为胰腺弥漫性回声增强，与囊性纤维化相似，但与囊性纤维化不同的是，胰腺钙化和囊肿形成不是 Schwachman-Diamond 综合征的特征。正常的出汗试验也排除了囊性纤维化。

胰腺脂肪增多症的其他病因包括 Johanson-Blizzard 综合征（先天性鼻翼发育不全、耳聋、甲状腺功能低下、侏儒症和吸收不良）、慢性胰腺炎、类固醇治疗、库欣综合征和肥胖[46]。明确诊断需结合临床和生化检查结果。

（五）先天性综合征伴多发性囊肿

1. Von Hippel-Lindau 病

Von Hippel-Lindau 病是一种外显率可变的常染色体显性遗传病，以视网膜血管瘤病；小脑、髓质和脊髓血管网状细胞瘤；嗜铬细胞瘤；以及各种器官的囊肿，特别是胰腺、肾脏、肝脏、附睾和肾上腺为特征。胰腺病变通常为单纯性囊肿，但可发生浆液性微囊性腺瘤和腺癌[55]，胰腺囊肿通常无临床症状，在常规筛查时发现。超声检查为单纯性囊肿的声像图表现（图 12-35）。

2. 常染色体显性多囊性疾病

常染色体显性多囊性疾病是一种遗传性疾病，具有 100% 外显率但可变表达。肾囊肿是主要的临床特征，但囊肿也可见于肝、脾、肾上腺和胰腺。声像图表现与 VHL 综合征类似。

伴有胰腺囊肿的其他系统疾病包括 Beckwith-Wiedemann 综合征（脐膨出、巨舌和巨人症）[56]。声像图表现为单个或多个、边界清楚的无回声囊

肿，散在分布于整个胰腺。

（六）先天性高胰岛素血症

先天性高胰岛素血症，既往称为胰岛母细胞增生症，是一种罕见的以胰岛细胞增殖导致高胰岛素血症和低血糖为特征的疾病[56, 57]。症状开始于出生后数小时，严重而持久。有两种组织学形式：一种是弥漫性（称为弥漫性腺瘤病），见于大多数病例；另一种是局灶性（称为局灶性腺瘤病），考虑为剩余病例[56, 57]。低血糖症通常对药物治疗无效，弥漫性的治疗为接近全胰腺切除术（95%），局灶型的治疗为病灶切除。

先天性高胰岛素血症的声像图可能正常或表现为：①胰腺增大，回声弥漫性增强；②局灶性均匀

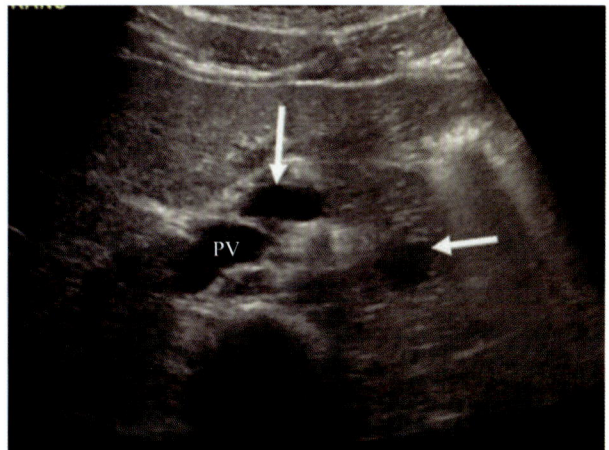

▲ 图 12-35　**Von Hippel-Lindau 病**
胰腺横切面声像图显示胰腺体尾部囊肿（箭）。PV. 门静脉

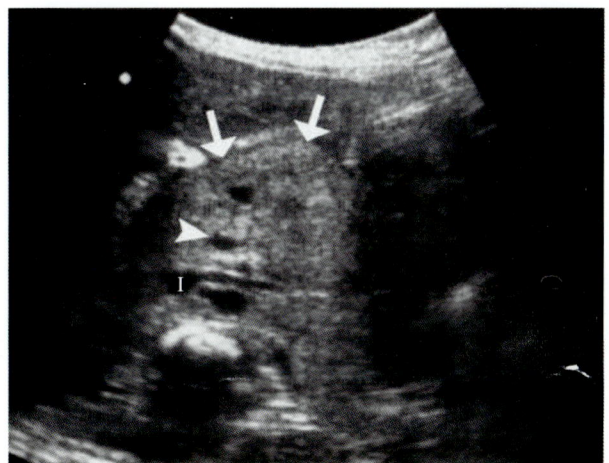

▲ 图 12-36　**胰腺局灶性腺瘤病（患者：女，1 月龄，持续高胰岛素血症性低血糖症）**
横切面声像图显示含有囊性病灶的胰体（箭）局灶性肿大。箭头示肠系膜上静脉。I. 下腔静脉

或不均匀肿块伴囊性区（图 12-36）。近全胰腺切除术后胰腺再生已有报道[58]。

（七）胰腺实体肿瘤

胰腺肿瘤在儿童中很少见，占所有儿童肿瘤的 0.2%[56]。组织学上可分为外分泌型、神经内分泌型（胰岛细胞）和非上皮性肿瘤。

1. 外分泌型肿瘤

比较常见的外分泌型肿瘤有胰母细胞瘤、腺癌和实性假乳头状瘤。

（1）胰母细胞瘤：胰母细胞瘤（pancreaticoblas-toma）是一种婴儿型胰腺癌，其组织病理学特征与发育第 8 周胎儿胰腺相似[39, 56, 59]。诊断时患者的平均年龄为 4.5 岁，但肿瘤可出现在胎儿和新生儿以及老年患者中。先天性病例与 Beckwith-Wiedemann 综合征有关[60]。胰母细胞瘤通常是一个巨大的、孤立的肿块，大小为 1.5~20cm（平均 10.6cm）[56]。它是一种低度恶性肿瘤，预后良好。少数可侵犯邻近血管，转移至肝脏、邻近和远处淋巴结。临床表现通常为腹部巨大肿块，但可出现腹痛、恶心、呕吐、黄疸等症状。

声像图显示一个巨大的、边界清晰的回声性团块（图 12-37）[56, 61-63]。较大的病灶可有不均匀的囊实性区。肿瘤在多普勒成像上通常可见血流。其他相关表现包括胰胆管扩张，可能存在局部淋巴结肿大、肝转移和腹水，提示转移性疾病。

（2）腺癌：胰腺癌（pancreatic adenocarcinoma）可为导管或腺泡来源，以前者多见[56]。诊断时患者平均年龄为 6 岁。腺癌通常为巨大肿块，大小为 2~30cm（平均 10cm），确诊时常见局部扩散或转移。症状包括腹痛、体重减轻和黄疸。

超声表现常为边界不清、均匀或不均匀的回声性团块（图 12-38），可见胆道和胰管扩张。恶性肿瘤的其他表现包括血管包绕和侵犯周围器官和组织浸润、腹水。

（3）实性假乳头状瘤：胰腺实性假乳头状瘤是一种低度恶性肿瘤，最常见于青春期女孩和年轻女性，平均年龄 22 岁[56, 64-66]，但也可在幼儿中出现。肿瘤较大（平均直径 9.0cm），边界清楚，位于胰尾，但胰腺的任何部位均可受累[56]。组织学上包含实性、假乳头状和囊性区。临床表现包括可触及的腹部肿块、腹痛，黄疸少见。手术切除预后良好。

肿瘤超声表现为边界清楚的病灶，回声强弱不等，可见以实性为主、以囊性为主，或者为囊实混合性肿块（图 12-39）[56, 67]，可能伴钙化、分隔和密集细光点，在实性成分可见彩色血流。

2. 神经内分泌瘤

胰腺神经内分泌肿瘤是内分泌分化良好的肿瘤[68]。临床上分为功能性肿瘤和无功能性肿瘤。功能性肿瘤产生胰岛素、胃泌素、胰高血糖素、血管活性肠肽和生长抑素。受累患者的临床表现与产生的显性激素或发现的转移性疾病症状有关。神经内分泌肿瘤可与 MEN Ⅰ 型、1 型 NF、Von Hippel-

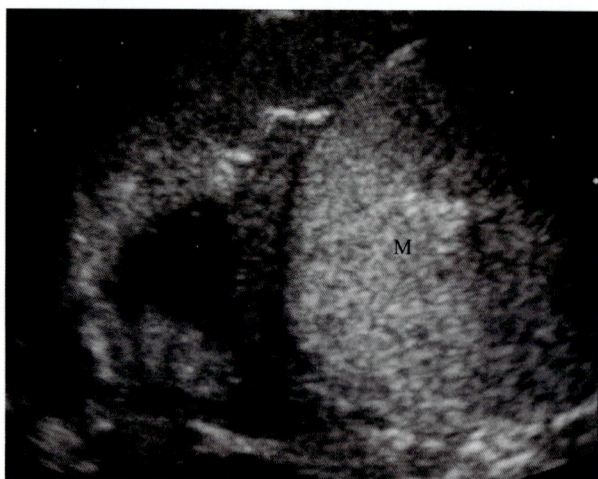

▲ 图 12-37 胰母细胞瘤（患者：女，2 岁）
纵切面声像图显示一边界清楚的均匀回声肿块（M），来自胰尾

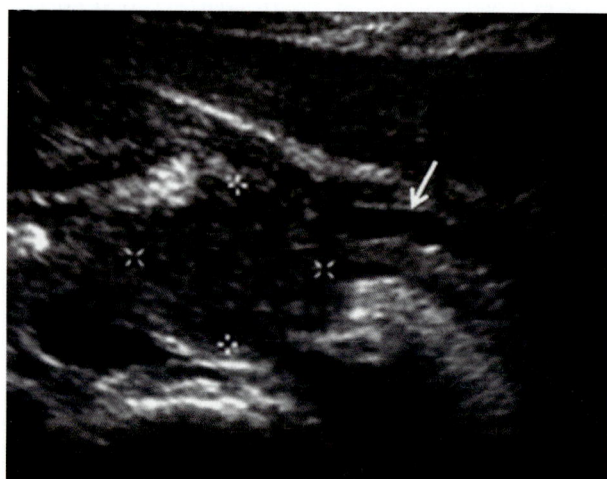

▲ 图 12-38 胰腺癌
横切面声像图显示可见胰头（光标）处边缘不规则的等回声肿块，远端胰管（箭）阻塞扩张

Lindau 病和结节性硬化症有关。

（1）功能性胰岛细胞瘤：胰岛素瘤是最常见的功能性神经内分泌肿瘤[59]。患者表现出与低血糖相关的症状，血清胰岛素水平升高。胰岛素瘤通常较小（＜2cm），单发，良性。囊变和坏死少见。超声检查通常为均匀的低回声肿块，并可有高回声包膜（图 12-40）。彩色多普勒超声显示血供丰富[56, 68-70]。

胃泌素瘤（gastrinomas）产生过量的胃泌素[59]。症状包括消化性溃疡和腹泻。胃泌素瘤比胰岛素瘤大（平均直径 4.2cm），常见回声不均匀，伴坏死和钙化区[56, 68, 70]，比胰岛素瘤有更高的恶性潜能。

胰高血糖素瘤（glucagonoma）、生长抑素瘤

（somatostatinoma）和血管活性肠肽瘤（分泌血管活性肠肽）被发现时往往相对较大（直径＞5cm），且不均匀，伴有囊性区和钙化[56, 68, 70]。它们也比胰岛素瘤有更高的恶性潜能，提示恶性肿瘤的表现包括局部浸润、血管侵犯和淋巴结肿大。肝转移倾向于高回声肿块。

（2）无功能性胰岛细胞瘤：激素失活的肿瘤可以被检测到，是因为它们产生可触及的肿块或因占位效应引起疼痛或与转移相关的症状[68, 70]。无功能性肿瘤通常大于功能性肿瘤（平均直径约 8cm）。它们具有非胰岛素分泌高功能肿瘤的共同特征，包括体积大、回声不均匀、钙化、囊性变和恶性行为

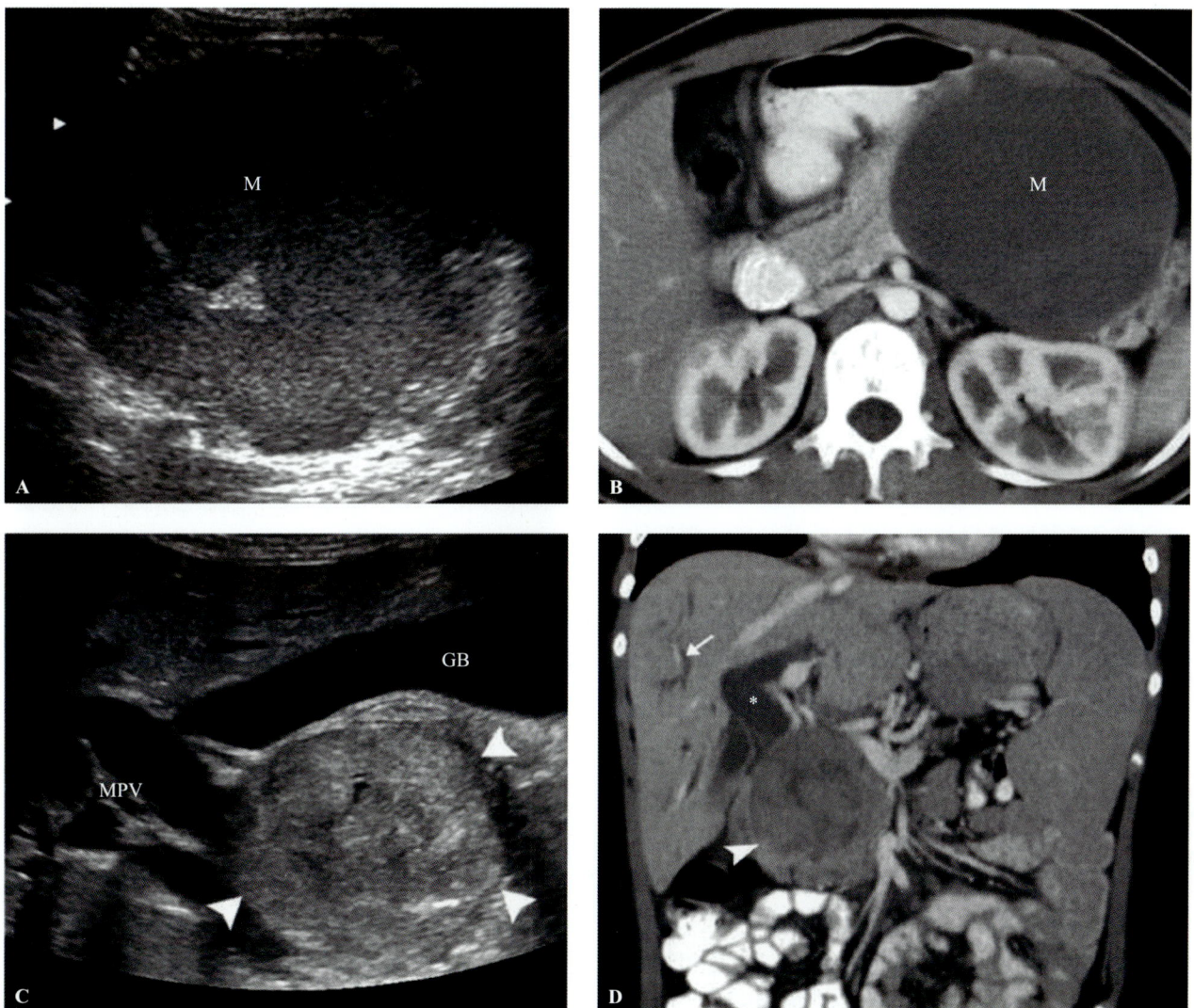

▲ 图 12-39　实性假乳头状瘤（不同表现）

A. 纵切面声像图显示分叶状囊性肿块（M），内部有细光点和分隔；B. CT 扫描显示胰尾部边界清楚的囊性肿块（M）；C. 另一例青少年患者的纵切面声像图显示紧邻门静脉主干（MPV）和胆囊（GB）的胰头（箭头）中有一边界清楚的不均匀实性肿块；D. 冠状位 CT 扫描显示胰头实性肿块（箭头），胆总管（＊）和肝内胆管（箭）扩张

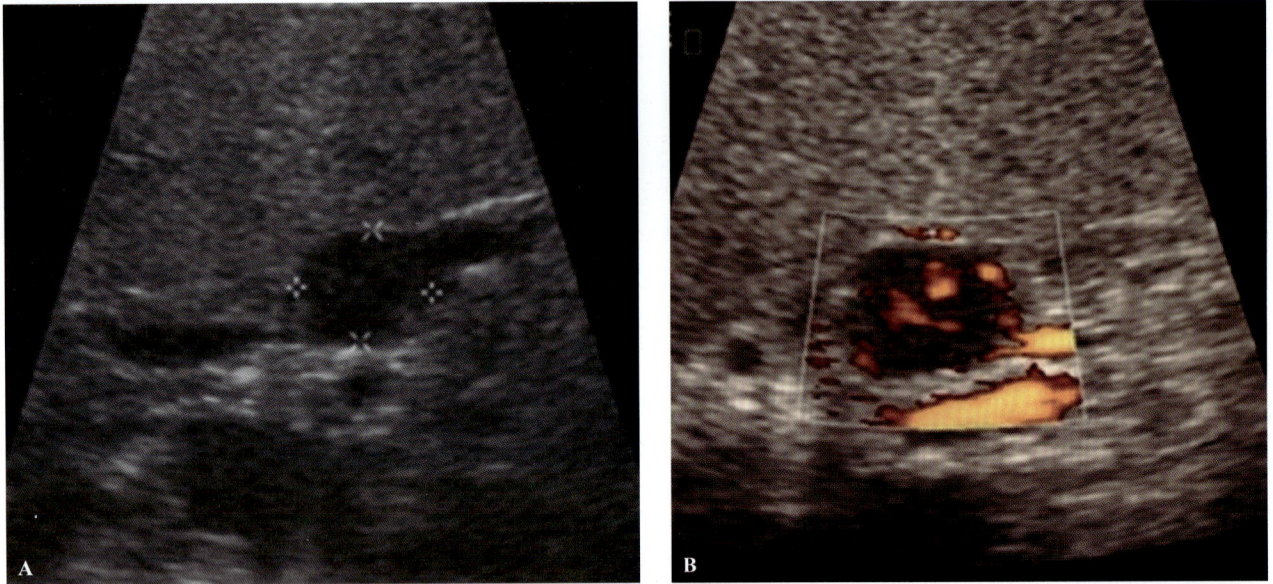

▲ 图 12-40 胰岛素瘤，严重低血糖患者

A. 横切面灰阶声像图显示胰头部小的低回声肿块（光标）；B. 彩色多普勒声像图显示内部血流分布

（图 12-41）[68, 70]。

3. 非上皮性肿瘤

(1) 淋巴瘤：胰腺淋巴瘤在儿童中很少见，几乎总是发生在疾病广泛的情况下[56, 71]，非霍奇金淋巴瘤比霍奇金淋巴瘤多见。超声表现包括弥漫性低回声、胰腺肿大、单发或多发均匀的低回声肿块（图 12-42）。同时存在脾大或弥漫性淋巴结肿大有助于确定淋巴瘤的诊断。

(2) 转移瘤：发生于其他器官的肿瘤继发性侵犯胰腺通常是腹膜后肿瘤直接扩散的结果，常见的有神经母细胞瘤或肉瘤。由血行播散引起的胰腺转

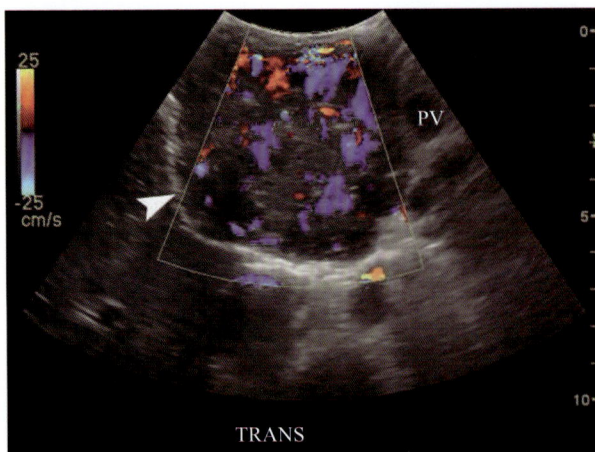

▲ 图 12-41 无功能性神经内分泌瘤（患者：女，18 岁）

横切面彩色多普勒声像图显示胰头巨大的非均质性肿块（箭头），内见彩色血流。PV. 门静脉

移极为罕见，但有神经母细胞瘤和肺泡横纹肌肉瘤的报道[72, 73]。

(3) 其他肿瘤：罕见的良性非上皮性肿瘤包括炎性假瘤、血管内皮瘤、平滑肌瘤、脂肪瘤、神经纤维瘤和神经鞘瘤[74, 75]。罕见的恶性肿瘤包括原始神经外胚层肿瘤（primitive neuroectodermal tumor，PNET），现已被纳入尤文氏肉瘤肿瘤家族[76]、横纹肌肉瘤[77]、恶性神经鞘瘤、纤维组织肉瘤、脂肪肉瘤和恶性纤维组织细胞瘤[56]。这些肿瘤外观相似，体积较大，边界不清，常伴有不均匀的囊变或坏死区（图 12-43）。可呈低回声、等回声或相对于周围结构呈高回声。彩色多普勒显像显示无血流或少量血流。明确诊断需要组织活检。

（八）胰腺囊性肿块

囊性病变可以是先天性的、肿瘤性的或炎症性的。最常见的囊性肿块是假性囊肿（见急性胰腺炎章节）。其他囊性病变包括淋巴管瘤、畸胎瘤、先天性胰腺囊肿、实性假乳头状瘤和与遗传综合征相关的囊肿（见先前讨论）[56, 78]。

1. 淋巴管瘤

淋巴管瘤是由于胎儿淋巴管阻塞所致的先天性肿块[56]。病理检查为多囊性，内含浆液或乳糜液，周围有薄包膜。淋巴管瘤超声表现为低回声肿块伴分隔（图 12-44）。如内容物出血或感染可见内部回

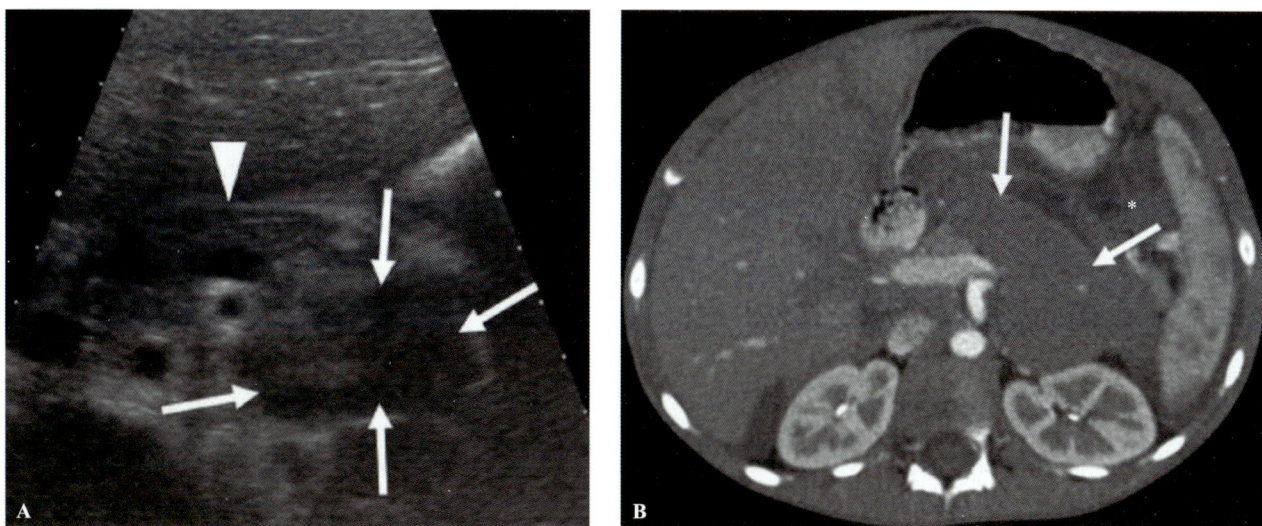

▲ 图 12-42　高分化 B 细胞淋巴瘤（患者：男，7 岁）

A. 横切面声像图显示胰尾巨大肿块（箭），箭头示正常胰体；B. CT 扫描显示肿块（箭），并可见肠系膜淋巴结肿大（＊）

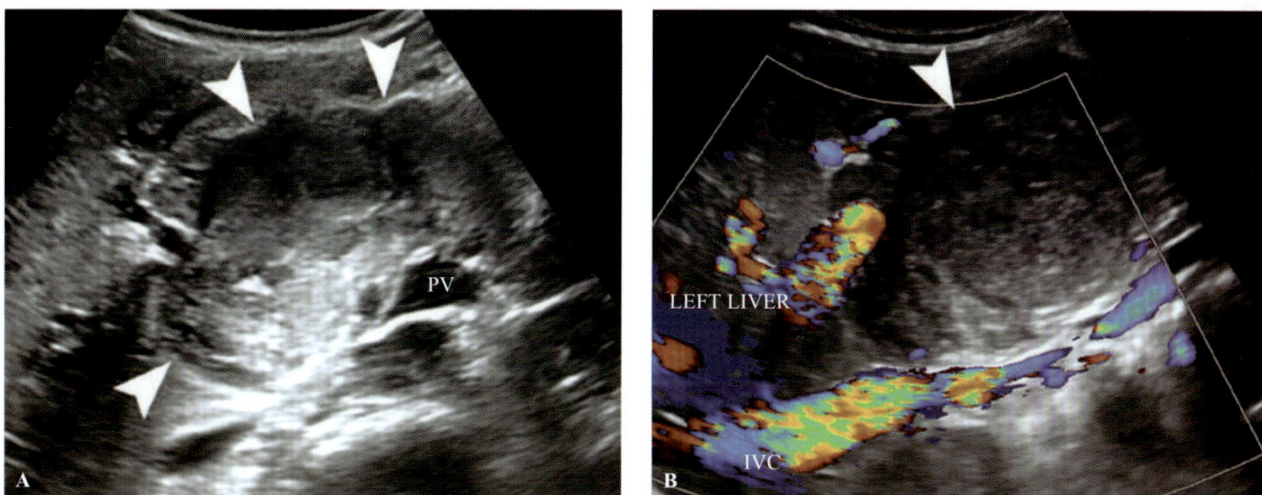

▲ 图 12-43　胰腺横纹肌肉瘤（患者：男，10 岁）

A. 横切面声像图显示胰头（箭头）区等回声团块，边缘不规则；B. 纵切面彩色多普勒声像图显示肝左叶（LEFT LIVER）后方和下腔静脉（IVC）前方无血流等回声肿块（箭头）。PV. 门静脉

声或细光点。鉴别先天性分隔囊肿（见下文）和淋巴管瘤需要组织活检。

2. 囊性畸胎瘤

囊性畸胎瘤由胚胎外胚层残余的多功能造血干细胞发展而来[79]。这类肿瘤较大，常可触及。超声显示以囊性肿块为主，伴有数量不等的脂肪、钙化、骨和软组织[79]（见后续章节的图 12-72 和图 12-73）。

3. 先天性胰腺囊肿

先天性胰腺囊肿被认为是原始导管系统异常分割的结果[56, 80]，常见于 2 岁以下的儿童，但也可见于任何年龄[80, 81]，大多数累及胰尾。临床表现包括腹部肿块或腹胀、呕吐和与压迫邻近结构有关的黄疸。典型者为薄壁、单房的无回声团块（图 12-45），偶尔有分隔或密集细光点。相关的畸形包括多指（趾）、多囊肾和肾小管扩张，以及肛门直肠畸形[80, 81]。

4. 其他囊性病变

儿童浆液性和黏液性囊腺瘤及导管内乳头状黏液性肿瘤非常罕见[82]。前者为良性，而后者为恶性或具有恶性潜能。超声检查均表现为囊性肿块为主，黏液性囊腺瘤常见分隔，囊壁不规则、壁结节、实性成分提示为恶性肿瘤。导管内乳头状黏液性肿瘤表现为分支导管囊性扩张，主胰管弥漫性扩张。

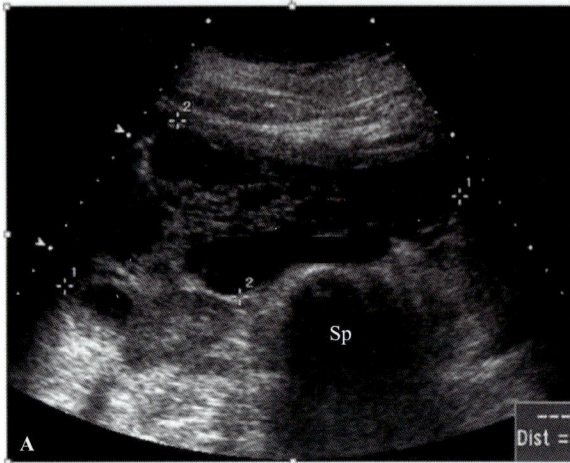

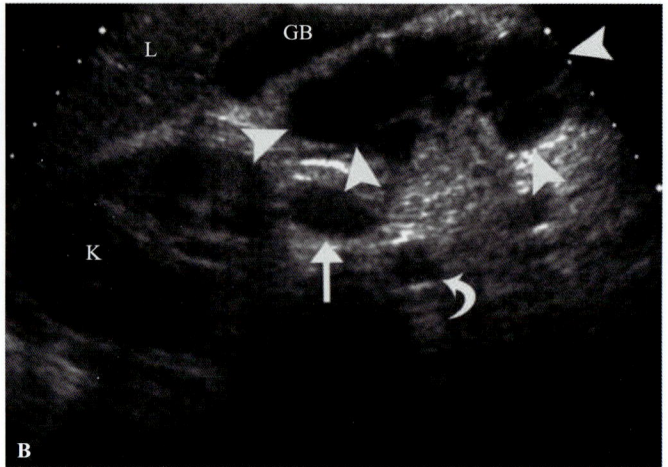

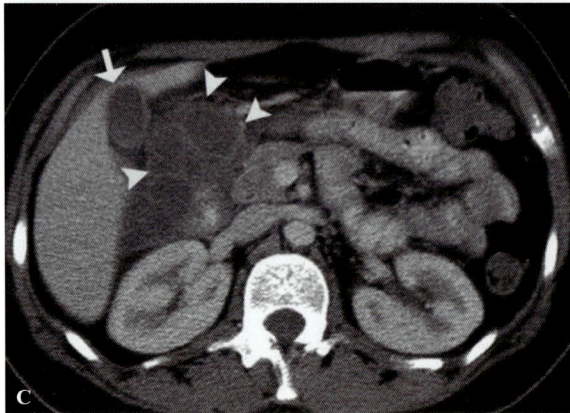

▲ 图 12-44　胰腺淋巴管瘤（不同患者）

A. 17 岁女孩，横切面声像图显示胰腺颈部和体部（光标）多房囊性肿块，内部有较厚的分隔；B. 5 岁男孩，超声扫查显示胰头和胰体以囊性为主的肿块（箭头）伴细分隔，直箭示下腔静脉，弯箭示主动脉；C. CT 扫描证实胰头存在囊性、多房性肿块（箭头），箭示胆囊。Sp. 脊柱；K. 右肾；L. 肝脏；GB. 胆囊

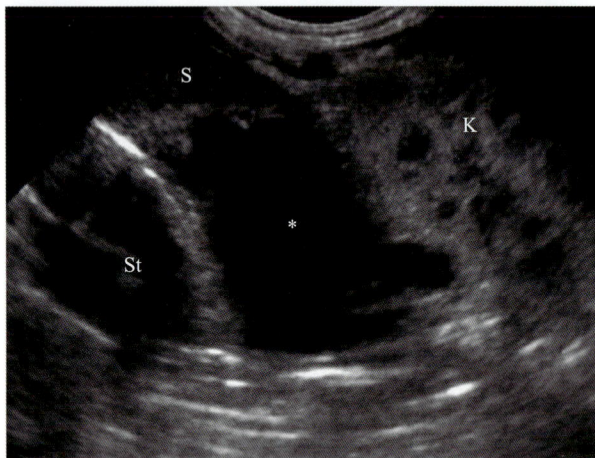

▲ 图 12-45　新生儿先天性胰腺囊肿

纵切面声像图显示胰尾无回声囊肿（*）。K. 左肾；S. 脾；St. 胃

（九）急性胰腺炎

急性胰腺炎是一种可逆性胰腺炎症过程，可累及其他局部组织。儿童胰腺炎的主要病因是意外和非意外的腹部创伤[83, 84]，其他原因包括药物、感染（病毒、HIV、蛔虫病）、改变胰腺分泌物引流的结构异常（胰腺分裂、环形胰腺、十二指肠重复畸形、胆总管囊肿）、遗传病、遗传性疾病（囊性纤维化和遗传性胰腺炎）、自身免疫性胰腺炎、多系统疾病（Reye 综合征、川崎病、炎性肠病）和胆系结石[83-85]。30% 的儿童病因不明[84]。

1. 分类和术语

亚特兰大分类描述了急性胰腺炎的 2 种形态：间质水肿（轻型）和坏死（重型）[86-88]。轻型胰腺炎时，胰腺炎症和水肿，重症胰腺炎时，胰腺坏死，可只累及胰腺实质，也可只累及胰周组织，或同时累及胰腺实质和胰周组织，包括毗邻器官。

儿童胰腺炎通常是轻微的自限性疾病，对保守治疗反应迅速，48～72h 内临床症状改善，无明显并发症。严重坏死性胰腺炎及相关的并发症、多器官功能障碍、衰竭以及消化道出血在儿童中极为罕见。尽管临床诊疗技术的进步已使预后得到一定程度的改善，重症急性胰腺炎患者仍具有较高的死亡率。

2. 影像学检查

根据修订后的亚特兰大分类系统，急性胰腺炎在临床上被定义为一种以腹痛（典型部位是上腹部并放射到背部）和血清淀粉酶或脂肪酶水平高于正常水平 3 倍以上为特征的疾病。如果存在这些特征性表现，则无须进行影像学诊断。急性胰腺炎患者影像学检查适用于以下情况：①当出现临床症状或血清淀粉酶检查结果不典型时；②当胰腺炎的潜在病因不明或怀疑结石或解剖结构异常时；③如经治疗后患者病情未改善或恶化，用于及时检测并发症[86-88]。

在儿童中，超声是最初的影像学检查，当临床表现模棱两可时可确诊为胰腺炎，并可检测出易患原因，如结石。CT 和 MRI 是诊断和评价坏死性胰腺炎演变的首选影像学检查。超声因肠道气体干扰在这种评价中的作用有限。

3. 急性轻型胰腺炎的超声表现

在早期很轻微的病变时，超声检查往往是正常的。伴随更严重的炎症，表现为胰腺局灶性或弥漫性增大，边缘整齐或不规则（图 12-46）[40]。局灶性扩大通常涉及胰头，但可能累及任何部位（图 12-47）。胰腺回声减低常见，但也可能正常或增强[89]。胰管可能扩张（1—6 岁时 > 1.5mm；7—12 岁时 > 1.9mm；13—18 岁时 > 2.2mm）[41]。彩色多普勒图像显示胰腺实质内血流减少或消失。

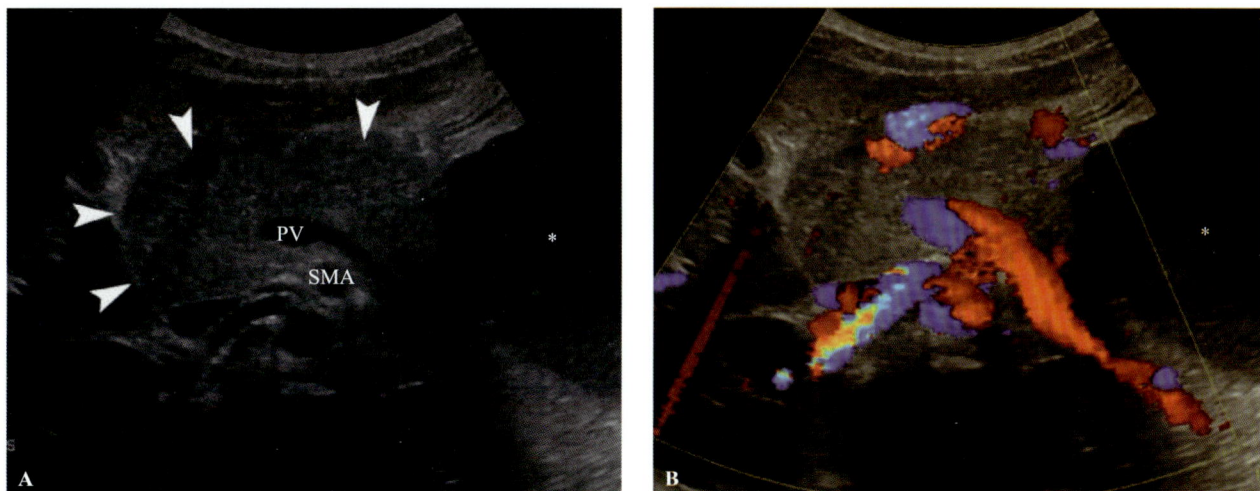

▲ 图 12-46　急性轻型胰腺炎（腹痛病史 1 周）
A. 横切面灰阶声像图；B. 彩色多普勒声像图显示胰腺弥漫性肿大（箭头），回声正常，内部血流极少。胰腺尾部无壁的巨大囊性肿块（＊）提示急性积液。PV. 门静脉；SMA. 肠系膜上动脉

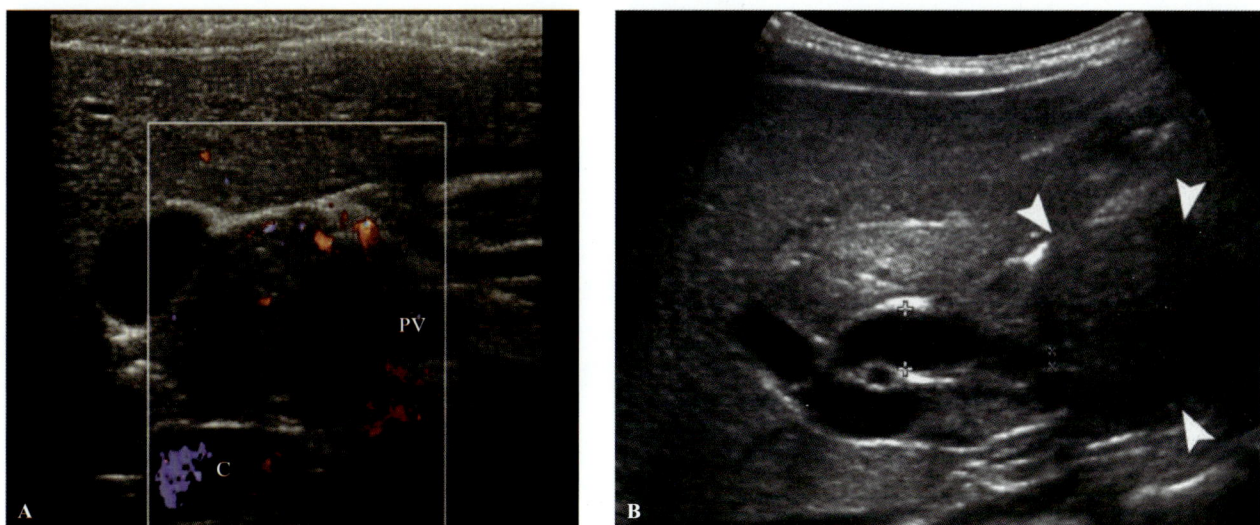

▲ 图 12-47　局灶性胰腺炎（不同患者）
A. 横切面彩色多普勒声像图显示胰头增大，呈低回声，彩色血流极少；B. 另一例患者的横切面灰阶声像图显示胰腺尾部低回声肿块（箭头），近端胆总管扩张（光标）。C. 下腔静脉；PV. 门静脉

4. 坏死性胰腺炎的超声表现

当胰腺实质的任何区域显示低回声区时，应怀疑胰腺坏死（图 12-48）。除坏死区外，胰腺肿大，轮廓不清，可发生胰周坏死，但在超声上很难识别，CT 更容易显示。

5. 胰腺炎相关积液

急性间质性胰腺炎有 2 种类型的积液：急性胰周积液和假性囊肿[86, 87]。急性胰周积液在急性间质水肿性胰腺炎发病后 4 周内形成，且无明显的壁。超声表现为均匀的无壁囊性肿块，靠近胰腺或小囊

（图 12-46）[90]。

假性囊肿是晚期（发病后 4 周以上）形成的积液，随着时间的推移由急性胰周积液发展而来。超声表现为均匀的囊性肿块，有回声壁，透声清（图 12-49A）。时间（诊断后 4 周以上）和有壁可将其与急性积液区分开来。不同于急性积液，假性囊肿自然消退的可能性较小。

在胰腺坏死的情况下，在发病后 4 周内形成的积液，壁连续，称为急性坏死积液[86-88]。4 周后持续存在并形成不连续壁的坏死称为"壁状坏死"

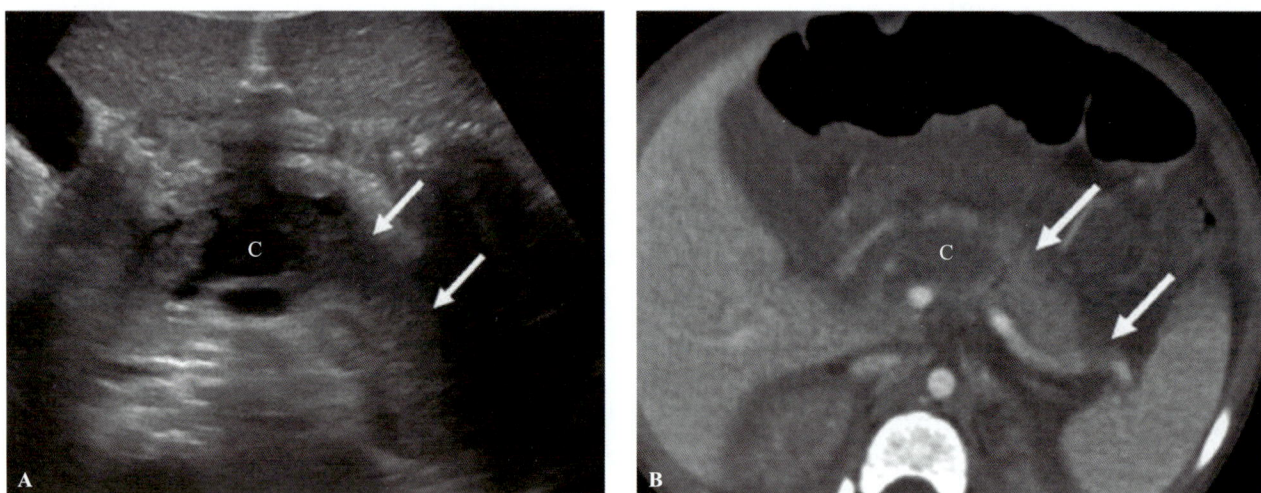

▲ 图 12-48　坏死性胰腺炎（患者：女，3 岁，发热，腹痛加剧）

A. 横切面声像图显示胰头增大，内含积液（C）。急性坏死的超声表现具有特征性；B. CT 扫描显示胰头内积液（C）无强化（箭），胰周和肾旁隙中积液。箭示正常胰尾

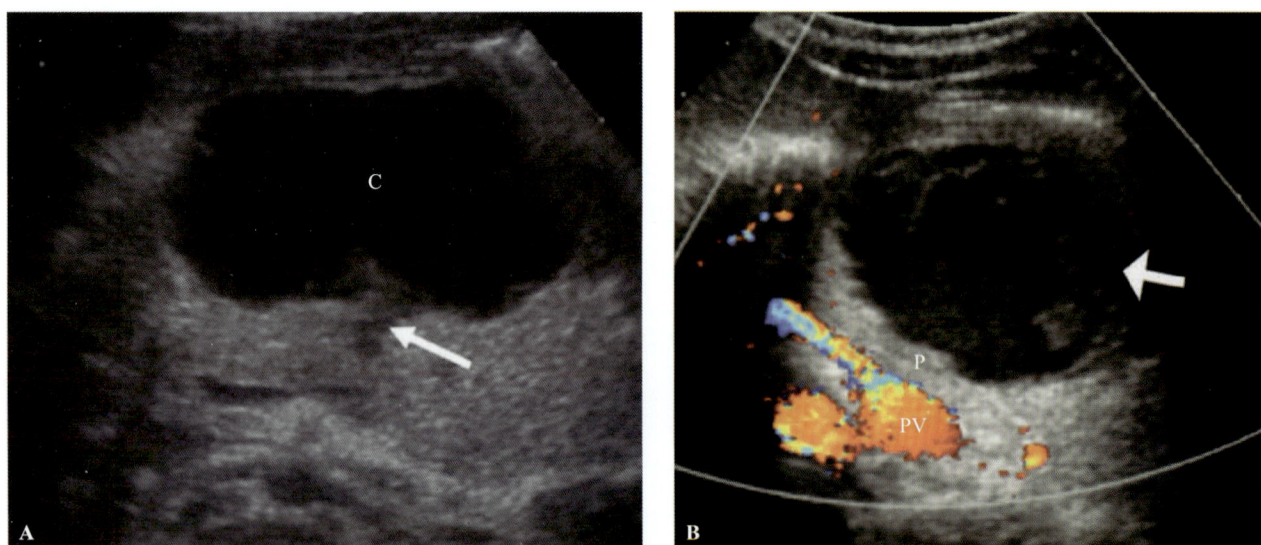

▲ 图 12-49　胰腺炎相关积液（不同患者，胰腺炎病史＞ 4 周）

A. 2 岁女孩，创伤性胰腺炎后出现假性囊肿，横切面声像图显示无回声的均质性囊肿（C），邻近胰腺体有回声壁，箭示胰腺撕裂；B. 3 岁女孩，坏死性胰腺炎，壁状坏死积液，横切面彩色多普勒声像图显示一边界清楚的囊肿，囊壁（箭）有回声及内部细光点。如果胰周积液呈异质性，应优先考虑坏死性积液，鉴别诊断需进行穿刺抽吸组织学检查。PV. 门静脉；P. 胰尾

（walled-off necrosis）。急性坏死积液和包裹性坏死的影像学特征与急性胰周积液和假性囊肿的影像学特征相似，并且这两种积液可以表现为同质性。然而，如果积液表现出异质性，坏死要比单纯的积液有利（图 12-49B）。任何占据或替代胰腺实质的积液都应被认为是坏死（图 12-48）[88]。值得注意的是，坏死和非坏死性积液均可能发生感染，并包含内部细光点或分隔。此外，出血可引起非均质回声，类似坏死（见下文讨论）。与临床病史相关，在某些情况下，需通过积液穿刺明确诊断。

6. 坏死性胰腺炎的血管并发症

假性动脉瘤形成和静脉血栓形成在儿童中很少见。假性动脉瘤是胰腺蛋白水解酶侵蚀邻近动脉的结果，是胰腺坏死的并发症[88, 91]，脾动脉最常受累。假性动脉瘤可发生于胰腺内或邻近胰腺，也可发生于假性囊肿内。在声像图上，假性动脉瘤表现为一个混合性的肿块，类似于假性囊肿。多普勒成像有助于显示肿块内的湍流动脉血流，提示假性动脉瘤。

静脉血栓形成可由静脉血流减少（淤滞）或邻近坏死组织或假性囊肿对静脉的占位效应所致。脾静脉和肠系膜静脉是最常受累的血管[88]。急性血栓形成表现为静脉腔内回声增强区。慢性血栓可表现为低回声或无回声，可伴胃周和肠系膜侧支循环。

（十）慢性胰腺炎

慢性胰腺炎是由急性胰腺炎反复发作导致的以胰腺实质进行性破坏为特征的炎症过程，通常为特发性或与遗传性胰腺炎（常染色体显性遗传病，以急性胰腺炎反复发作为特征）有关。其他原因包括胰胆管异常（如胰腺分裂、胆总管异常插入）、阻碍胰腺分泌物引流、囊性纤维化、甲状旁腺功能亢进和自身免疫性胰腺炎[83, 85]。受累儿童表现为反复腹痛。

特发性纤维化胰腺炎是慢性胰腺炎的另一原因。组织学上，胰腺实质被纤维组织替代。除复发性胰腺炎的症状外，如果纤维组织使胆总管变窄，则纤维化胰腺炎可引起梗阻性黄疸[92]。纤维化胰腺炎与炎性肠病相关。与其他慢性胰腺炎相关疾病不同，它不具有急性胰腺炎发作或假性囊肿形成的特点。

超声表现：慢性胰腺炎的超声特征是胰腺钙化，可能位于导管内或实质内（图 12-50）。钙化表现为局灶性高回声区，伴或不伴声影[93]，慢性炎症的其他表现：胰管扩张、不规则（图 12-51）、腺体萎缩和假性囊肿。胰腺实质回声一般不均匀，继发于脂肪替代或纤维化后回声增强[93]。

（十一）创伤

胰腺损伤是第四大常见的实质性脏器损伤，仅次于脾、肝、肾的损伤。最常由于机动车事故、自

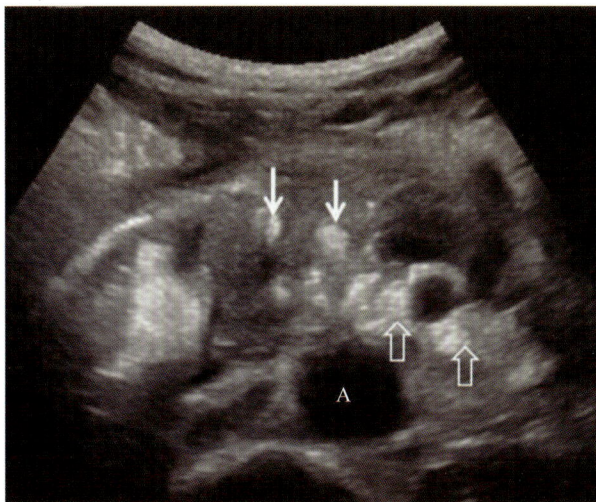

▲ 图 12-50　慢性胰腺炎（患者：男，15 岁，遗传性胰腺炎）
横切面声像图显示胰体部多发钙化（箭），空心箭示充气的空肠。A. 主动脉

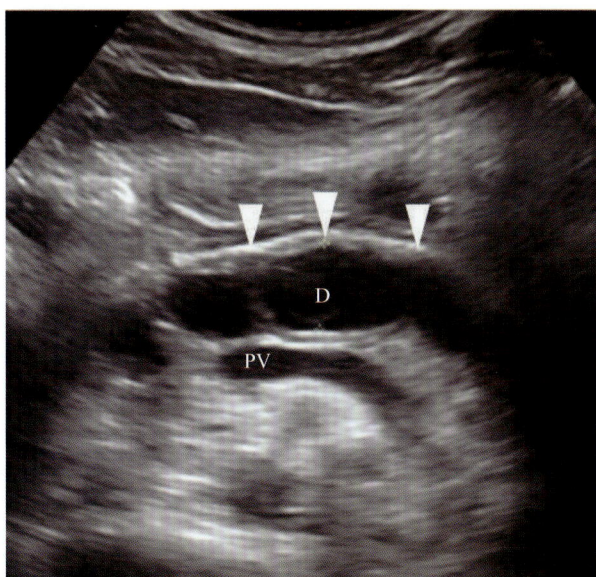

▲ 图 12-51　慢性胰腺炎
横切面声像图显示胰腺体变薄、实质（箭头）萎缩和胰管（D）扩张。PV. 门静脉

行车车把或虐待儿童所致[94]。

外伤性胰腺损伤包括胰腺炎、血肿、撕裂伤、骨折等。创伤性胰腺炎的声像图表现与非创伤性胰腺炎相同，包括弥漫性或局灶性腺体增大、实质呈低或高回声和胰周积液（图 12-52），胰腺边缘不清，呈乳糜样血肿。撕裂和破裂是实质内低回声的线性区域，通常与腺体长轴垂直（图 12-49A）。十二指肠壁血肿可能为相关因素。

三、腹膜后血管

（一）超声检查技术

通过腹前壁中线扫查通常可以很好地显示下腔静脉和腹主动脉的上部。通过双侧冠状切面扫查可以更好地显示这些血管的下段。应使用能够提供足够穿透力的高频率探头。理想情况下，患者应禁食后进行扫查，以尽量减少肠道气体干扰。

（二）主动脉

1. 解剖

腹主动脉起始于膈肌裂孔，向尾端前方并稍向左侧腰椎椎体延伸。在第四腰椎水平，分为成对的髂总动脉。在实时灰阶成像中，主动脉呈搏动性，管壁有回声，管腔内无回声（图 12-53）。脉冲多普勒频谱显示高阻力的血流模式，伴随着快速的上升和急剧的收缩期峰值，随后速度快速下降，舒

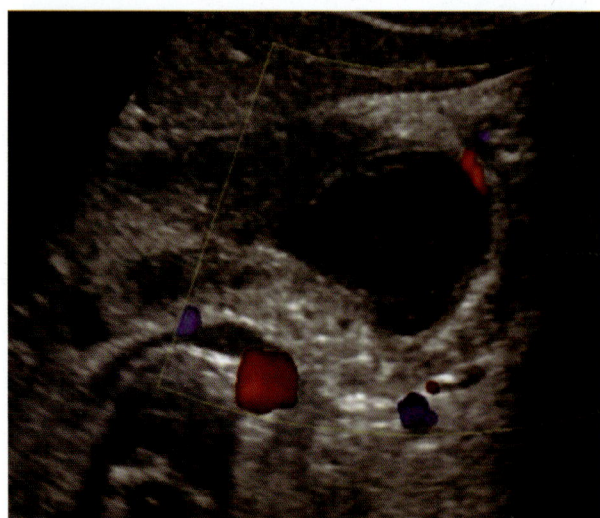

张早期短暂的反向血流，以及收缩晚期持续的低速顺流（图 12-54）[95, 96]。主动脉分支中供应肾、肝和餐后肠的血流模式通常表现为低阻力模式和连续顺流。

2. 脐动脉导管定位

超声检查能可靠地定位腹内脐动脉导管的位置。导管被视为主动脉腔内的明亮回声线状或平行管壁结构（图 12-55）。导管的理想位置是在主动脉弓下方的胸主动脉或在肾动脉和肠系膜动脉起点下方的腹主动脉。

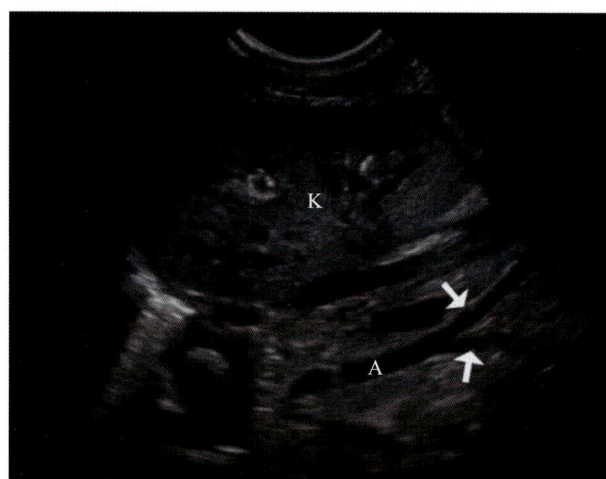

▲ 图 12-53 新生儿正常主动脉
左侧冠状切面声像图显示主动脉（A）分为两支髂总动脉（箭）。K. 左肾

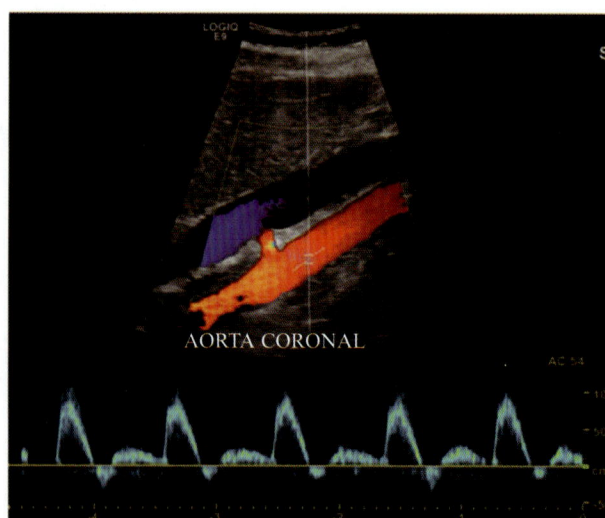

▲ 图 12-52 非意外性损伤导致胰腺炎并发胰腺假性囊肿（患者：女，3 岁）
横切面彩色多普勒声像图显示邻近胰尾部的边界清楚、无血管的混合性囊性肿块。需结合临床病史与包裹性坏死积液相鉴别

▲ 图 12-54 主动脉彩色及脉冲多普勒检查
主动脉编码为红色，下腔静脉编码为蓝色。主动脉频谱表现为收缩期正向血流速度急剧增加，随后舒张早期血流反向，随后舒张剩余部分出现低速正向血流

3. 血栓形成

主动脉血栓最常见于新生儿，也是主动脉置管的并发症。较少的情况下，它们是由于凝血障碍或由心血管畸形引起的血栓栓塞所致。使用脐带导管导致血栓形成的诱发因素包括导管输液中的钙、导管置于肾动脉水平以上以及使用小号（3.5Fr）导管（＜ 1500g）。如果血栓累及肾动脉，患者可表现为下肢水肿、血管损害、血尿或高血压等临床症状，但在许多患者中，血栓是无症状的和偶然被超声发现。长期并发症包括肾血管性高血压和腿生长障碍。

对疑似有血栓的婴儿的超声检查应包括对整个腹主动脉和双侧肾脏的扫查。急性血栓表现为部分或完全覆盖血管腔的回声团块（图 12-56）。溶解性或慢性血栓表现为漂浮在主动脉腔内的一个薄的线性瓣状结构。彩色和脉冲多普勒成像可了解血栓是否完全闭塞及侧支血管的形成情况。与正常主动脉的收缩期急剧上行和三相高阻力血流相比，侧支血管常表现为低速频谱，上行延迟和舒张期流量增加是由于下游小动脉扩张所致。经纤溶治疗后，多普勒超声可显示管腔再通后血流恢复。

4. 主动脉瘤

动脉瘤是主动脉壁的永久性扩张。不同年龄段儿童腹主动脉在超声图像上的正常标准已经建立，当怀疑主动脉扩张时可以借鉴[97]。主动脉应从外壁到外壁测量。从纵切面获得前后径测量结果，从冠状切面获得横径测量结果。横切面视图中的测量值可能不如其他平面中的测量值可靠，因为无法确定其是否垂直于主动脉长轴。

婴儿主动脉瘤最常与脐动脉插管有关。大多数为霉菌性，与菌血症有关，尤其是金黄色葡萄球菌感染[98, 99]。然而，它们也可以是先天性的，可能在宫内超声检查中检测到[100, 101]。在较大儿童中，髂总动脉瘤通常与结缔组织疾病（马方综合征或 Ehlers Danlos 综合征）、大动脉炎、感染或创伤相关[102]。在马方综合征中，常伴有胸主动脉的动脉瘤或扩张。川崎病时，可有多个部位的动脉瘤形成，包括腹主动脉、髂动脉、股动脉和内脏动脉、冠状动脉等。大动脉炎虽然可导致动脉瘤形成，但更多的是导致狭窄和血管闭塞[103]。

灰阶超声显示主动脉局灶性或弥漫性扩张（图 12-57）。彩色多普勒成像可显示动脉瘤腔内的湍流或漩流。脉冲多普勒显示高峰值收缩期频移和双向血流（图 12-57B）。附壁血栓，也可能被注意到，通常为低到中等回声。

5. 主动脉瓣狭窄或闭塞性疾病

儿童主动脉闭塞或狭窄最常继发于多发性大动脉炎、中段主动脉发育不良综合征、William 综合征和神经纤维瘤病[103, 104]。多发性大动脉炎是一种大血管炎，中段主动脉综合征是一种先天性疾病，其特征为非炎症性主动脉炎导致主动脉发育不全。

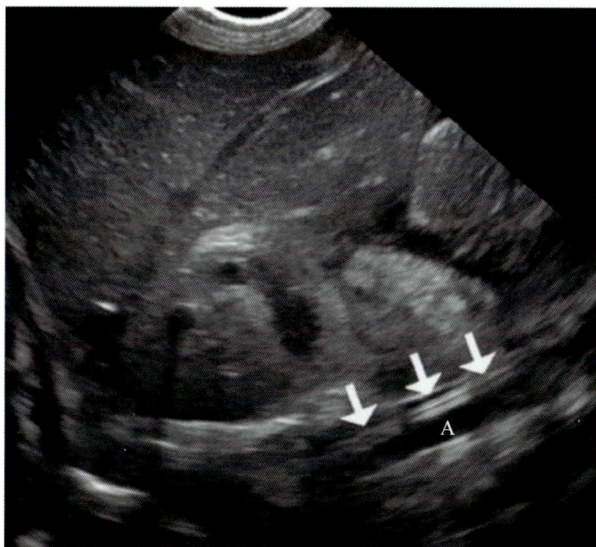

▲ 图 12-55　脐动脉导管
冠状切面声像图显示导管回声（箭），主动脉腔内有一无回声的中央通道（A）

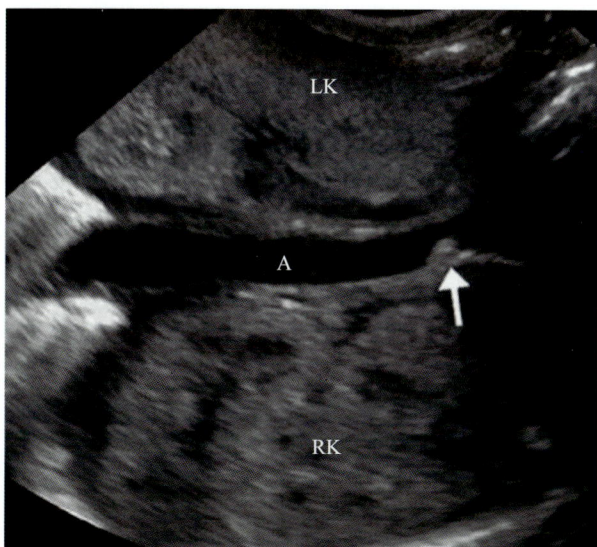

▲ 图 12-56　新生儿主动脉血栓（既往有脐动脉导管）
纵切面声像图显示主动脉（A）腔内局灶性高回声非闭塞性血栓（箭）。LK. 左肾；RK. 右肾

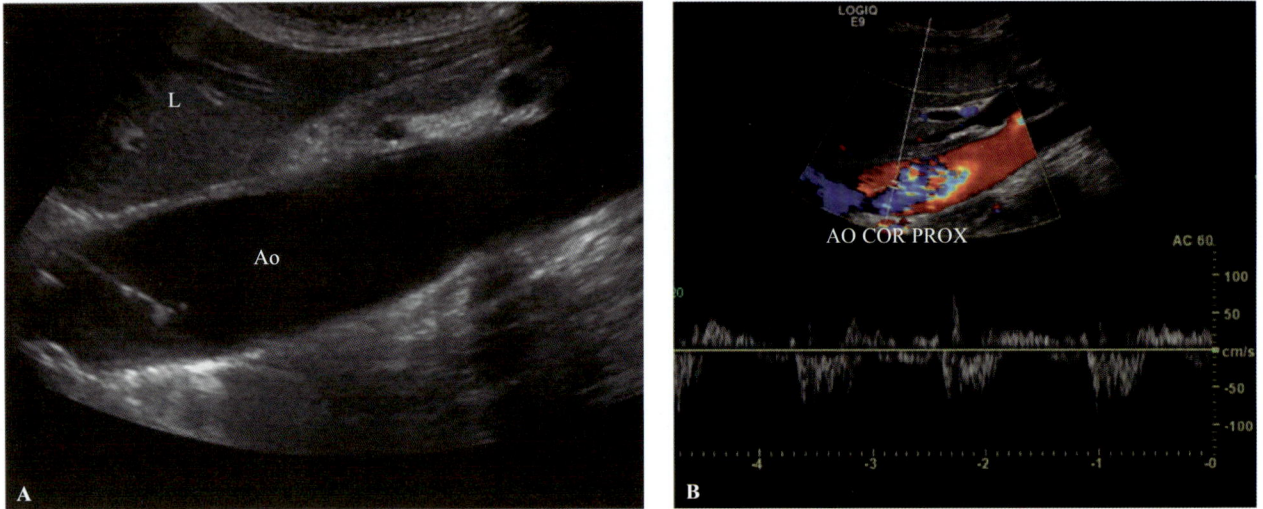

▲ 图 12-57 **主动脉瘤（青春期男孩，马方综合征）**

A. 纵切面灰阶声像图显示近端腹主动脉（Ao）动脉瘤样扩张，最大前后径 4.5cm。相比之下，髂总动脉（未显示）的最宽前后径 1.2cm。

B. 多普勒超声显示动脉瘤腔内旋涡状血流，呈双向血流。L. 肝脏

主动脉瓣狭窄患者表现为全身高血压，可有腹部杂音、腹痛或股动脉搏动减弱或消失。大动脉炎患者也可有心绞痛、跛行、晕厥和视力损害。

灰阶和彩色多普勒超声显示腹主动脉变窄（图 12-58）。主要分支血管特别是肾动脉变窄，侧支血管形成。动脉壁增厚可能存在于大动脉炎，但不存在于中段主动脉综合征。多普勒成像显示狭窄处血流速度升高和混叠，远端血流速度减慢。

6. 主动脉夹层

主动脉夹层在儿童极为罕见。最常伴有马方综合征，但也可以是特发性或医源性。马方综合征的腹主动脉夹层几乎都与胸主动脉夹层有关。急性主动脉夹层的诊断由 CT 确诊。但是，在动脉瘤超声随访评估的图像上可以看到内膜瓣（图 12-59）。

7. 特发性动脉钙化

婴儿特发性动脉钙化症是一种原因不明的罕见疾病[105]，组织学上表现为内弹力层破坏和营养不良性钙化及片状内膜增生和纤维化，管腔狭窄导致缺血。钙化可发生在体循环、肺和冠状动脉。多数患者在婴儿期或幼儿期出现心力衰竭和呼吸窘迫。超声检查，腹主动脉壁及其主要分支呈明显高回声，后伴明显声影。渡过新生儿期的婴儿常在出生后第一年内死于冠状动脉受累引起的心肌缺血。

（三）下腔静脉

1. 解剖

下腔静脉起始于第 5 腰椎水平两侧髂总静脉的交汇处。在右膈脚前方上行于椎体前方、主动脉

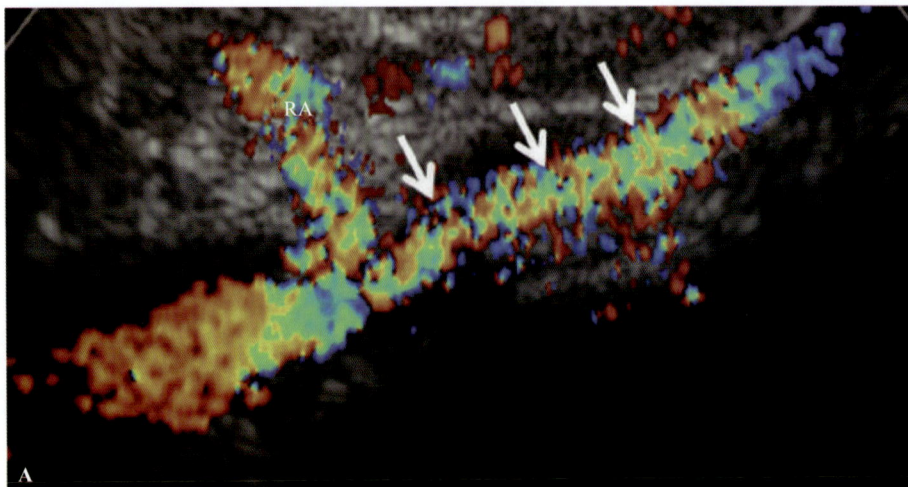

◀ 图 12-58 **主动脉瓣狭窄**

A. 多发性大动脉炎，纵切面彩色多普勒声像图显示主动脉轻度狭窄（箭）伴肾动脉（RA）起点远端湍流（彩色混叠）

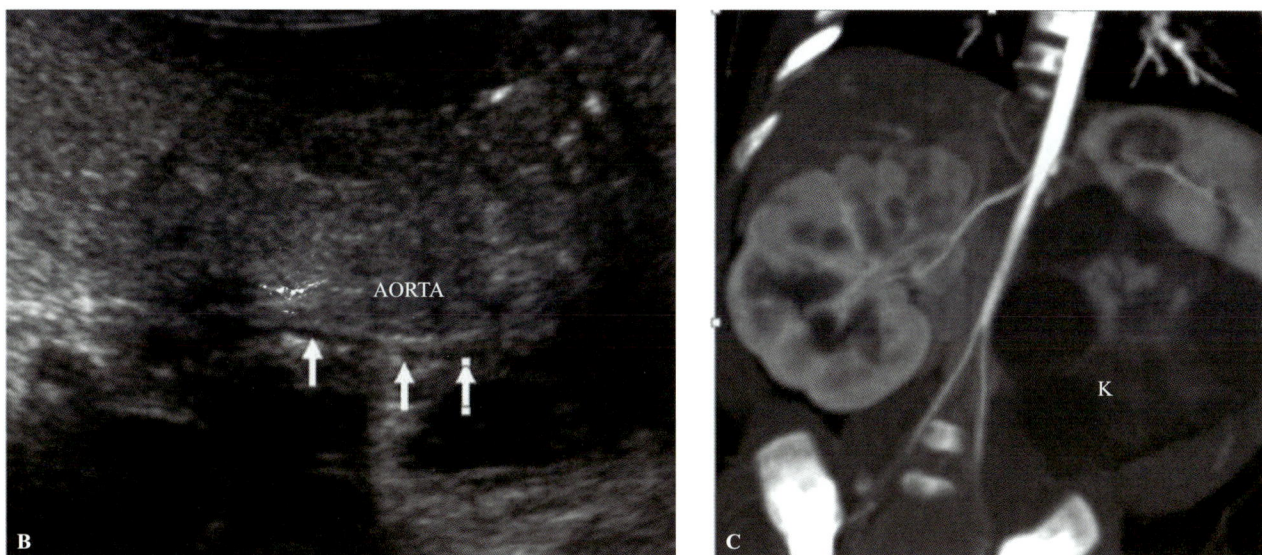

▲ 图 12-58（续） 主动脉瓣狭窄

B. 中段主动脉综合征（患者，女，3 月龄，高血压）。纵切面声像图显示微小主动脉（箭）。C. 冠状位 CT 扫描显示主动脉长段狭窄。患者还患有左侧多囊性发育不良肾（K）

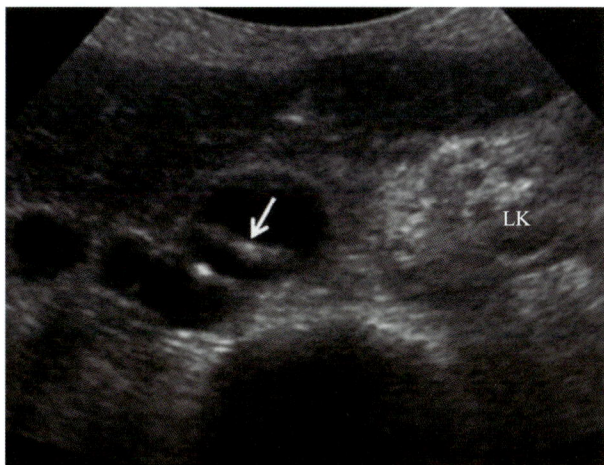

▲ 图 12-59 马方综合征主动脉夹层

横切面声像图显示扩张的腹主动脉内有一回声增强的瓣膜（箭）。LK. 左肾

▲ 图 12-60 正常下腔静脉

肝脏水平纵切面声像图显示右心房搏动引起的搏动性血流频谱。在远侧，心脏搏动对血流的影响较小

右侧，穿过肝脏，流入右心房。腔静脉壁较主动脉壁薄，回声弱，其大小随呼吸和腹内压的变化而变化。随着深吸气和 Valsalva 动作，静脉回流减少，下腔静脉直径增加。深呼气时，静脉回流增加，下腔静脉管径减小。

下腔静脉腔内呈无回声。脉冲多普勒频谱随位置而变化[95, 96]。下腔静脉近端部分的三相频谱与肝静脉类似，反映右心房搏动（图 12-60）。远端频谱可为单相或轻微搏动。右侧心力衰竭、三尖瓣关闭不全和心脏压塞时下腔静脉直径增宽（图 12-61），多普勒频谱振幅增大。相反，低血容量性休克引起

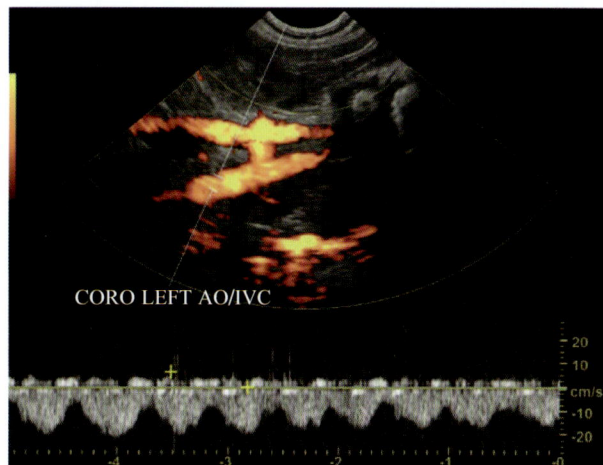

下腔静脉频谱振幅变小和更多的单相血流频谱。

2. 先天性异常

下腔静脉和奇静脉 – 半奇静脉系统是由 3 对主静脉相继发育退化而成（图 12-62）[106, 107]。下腔静脉肝下段离断，奇静脉或半奇静脉延续是由于肝静脉和肾前（心下）静脉融合失败所致。肝静脉直接流入右心房。这种异常在先天性心脏病和内脏异常（如无脾和多脾综合征）患者中的发生率增加，但也可作为一种孤立的缺陷被发现。

下腔静脉中断的特征性超声表现为下腔静脉肝内段缺失，肝静脉回流至右心房，右侧奇静脉或

左侧半奇静脉扩张，以及奇静脉腹侧的肾动脉扩张（图 12-63）[107]。与半奇静脉系统交通的左肾静脉增粗，可呈反向血流。

影响下腔静脉的不常见发育异常包括下腔静脉缺如或重复畸形、左侧下腔静脉和下腔静脉后输尿管[107]。在没有下腔静脉的情况下，影像学上无法识别腔静脉，可能存在明显的静脉侧支循环。下腔静脉重复畸形的特点是右下腔静脉高于肾静脉水平，双侧腔静脉低于肾静脉水平。左侧下腔静脉与左肾静脉汇合，越过中线与右腔静脉汇合。与重复下腔静脉相似，孤立的左侧下腔静脉向腹主动脉左侧头端走行，与左肾静脉汇合，并汇入至正常的肾

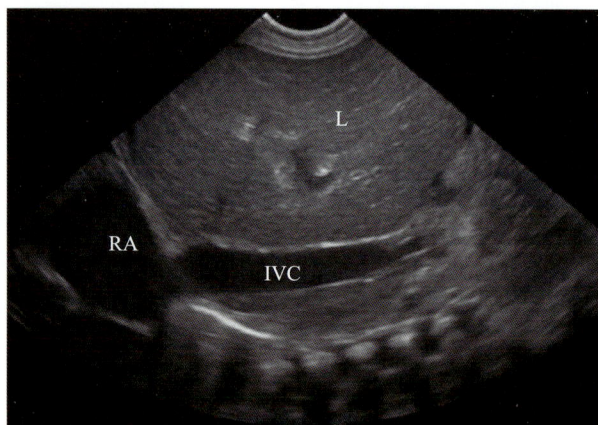

▲ 图 12-62　参与下腔静脉、奇静脉和半奇静脉形成的胚胎节段示意图
下腔静脉肝段和肾前段不能汇合时，下腔静脉肝下段离断。右侧（奇静脉）或左侧（半奇静脉）上主静脉中段持续存在分别导致奇静脉或半奇静脉延续

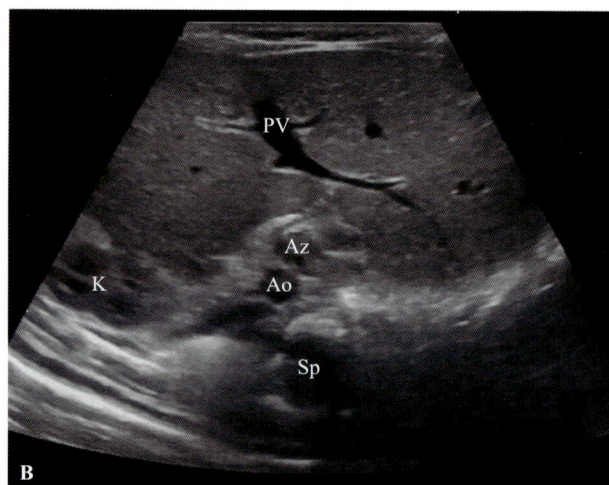

▲ 图 12-61　右心衰竭致肝内下腔静脉增宽
右心压力升高引起的被动充血导致下腔静脉（IVC）增宽。L. 肝脏；RA. 右心房

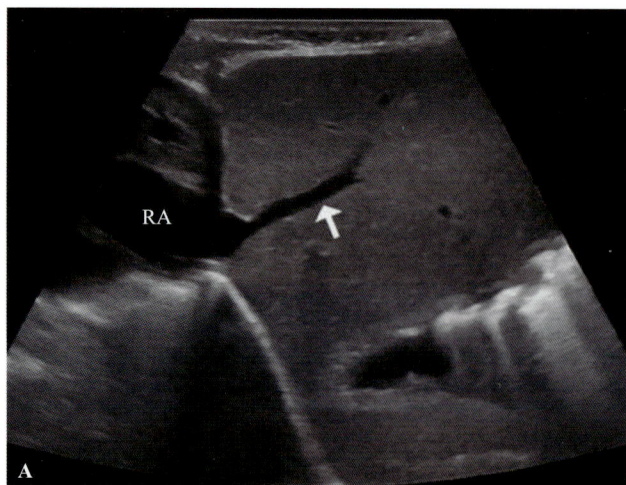

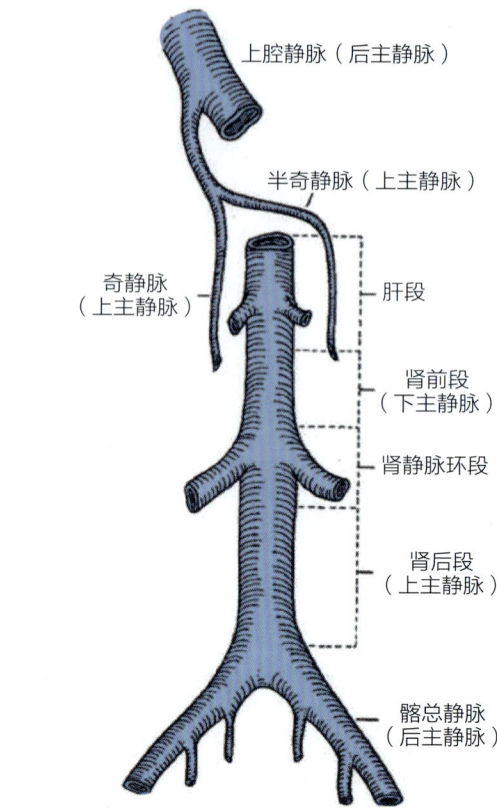

▲ 图 12-63　右位心合并脏器异位的 4 日龄女孩下腔静脉肝下段中断
A. 肝脏纵切面声像图显示肝内下腔静脉缺如，肝静脉（箭）直接汇入右心房（RA）；B. 横切面声像图显示肝中线和主动脉（Ao）前方扩张的左半奇静脉（Az）。K. 右肾；PV. 门静脉；Sp. 脊柱

上腺下腔静脉。下腔静脉后输尿管通常位于右侧，走行于下腔静脉后方，并下降至主动脉右侧。

3. 下腔静脉血栓形成和闭塞

下腔静脉血栓形成可以是恶性的，也可以是良性的。良性原因包括置管、凝血障碍、脱水、败血症、肾病综合征、同型胱氨酸尿症、静脉炎或外周静脉炎以及肾静脉或盆腔静脉血栓形成。恶性血栓与肾肿瘤（肾母细胞瘤、肾细胞癌和血管平滑肌脂肪瘤）、肝细胞癌、肾上腺皮质癌、嗜铬细胞瘤以及腹膜后肉瘤和生殖细胞肿瘤有关[107, 108]。

超声检查，良性的和恶性的血栓表现为回声灶完全性或部分性充填管腔（图 12-64 和图 12-65）。由于新生血管形成，恶性血栓在多普勒成像上可显示内部血流。良性血栓是典型的无血管血栓，尽管有时由于血栓再通而呈线状。血栓远端腔内的多普勒频谱在管腔完全闭塞时消失，如存在部分阻塞或通过侧支血管引流，则多普勒频谱减低。

腔静脉血栓可完全溶解，留下一个线性皮瓣或钙化（图 12-66）。钙化血栓表现为细长的腔内高回声肿块伴声影。

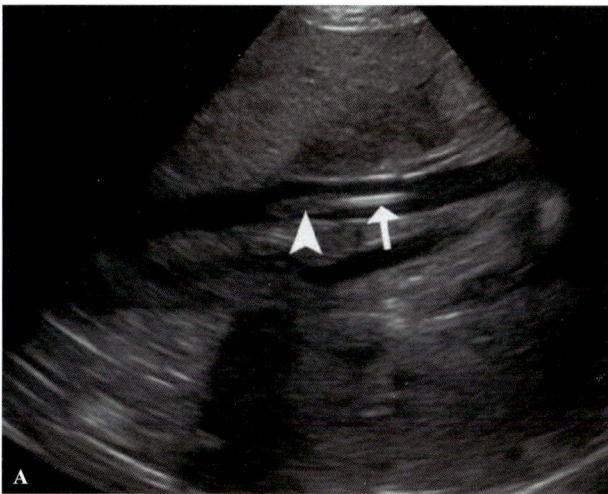

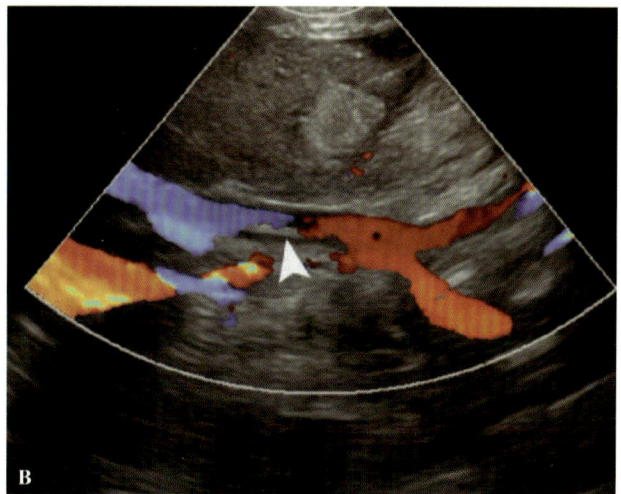

▲ 图 12-64　良性下腔静脉血栓

A. 下腔静脉纵切面灰阶声像图显示中心静脉导管（箭）尖端等回声血栓（箭头）；B. 纵切面彩色多普勒声像图显示非闭塞性血栓和导管（箭头）周围血流

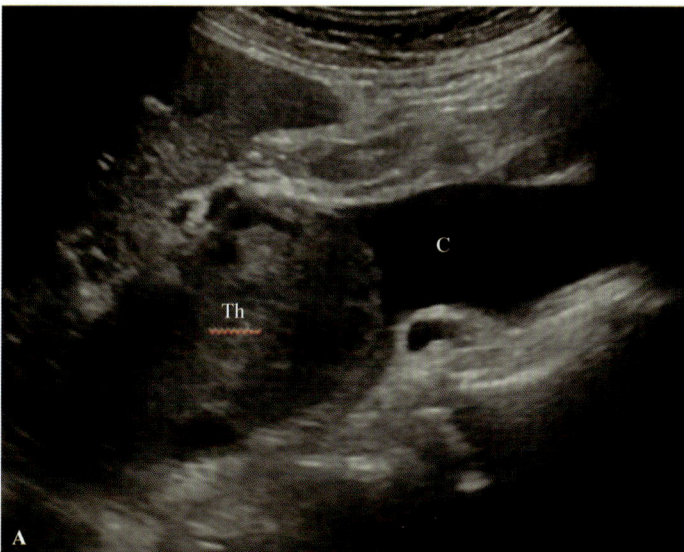

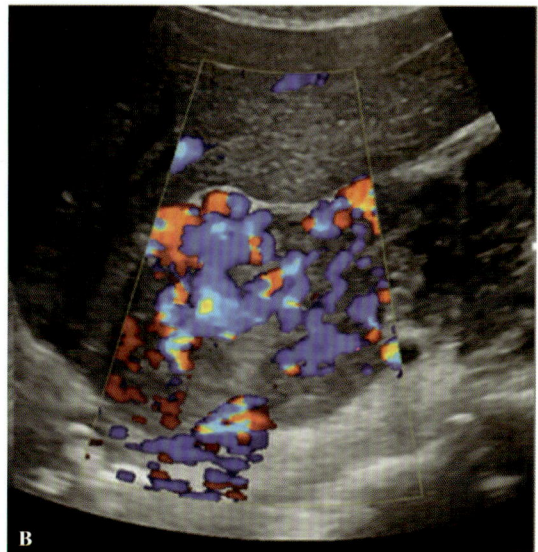

▲ 图 12-65　恶性肿瘤血栓（肾癌侵犯下腔静脉）

A. 肝脏水平纵切面灰阶声像图显示低回声血栓侵犯近端下腔静脉，血栓（Th）下方的下腔静脉（C）阻塞扩张；B. 纵切面彩色多普勒声像图显示通过下腔静脉的血栓内的彩色血流

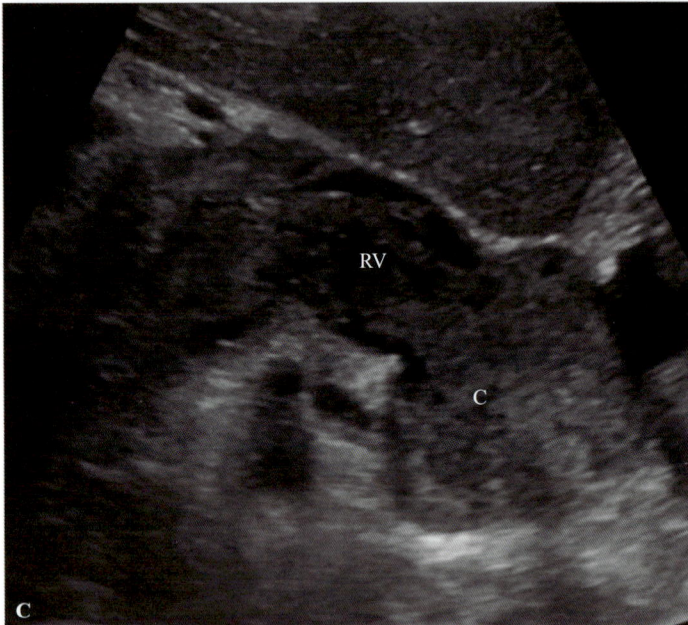

◀ 图 12-65（续） 恶性肿瘤血栓（肾癌侵犯下腔静脉）
C. 横切面声像图显示右肾静脉（RV）内的低回声血栓侵犯下腔静脉（C）

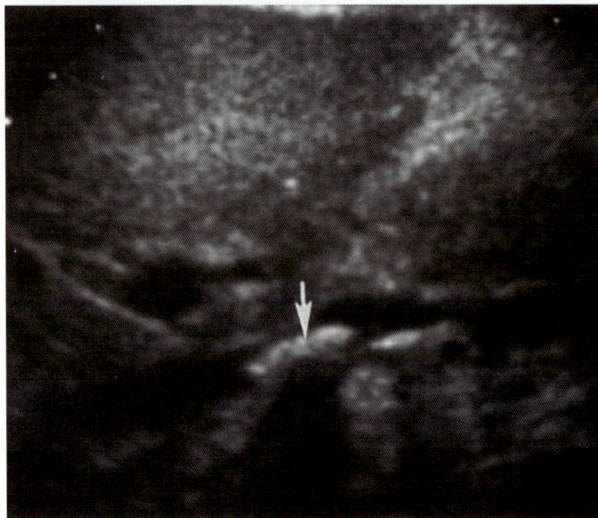

▲ 图 12-66 下腔静脉钙化血栓
纵切面声像图显示强回声下腔静脉血栓（箭），后方伴声影。患者有脐静脉置管史

下腔静脉与右心房交界处膜性充盈缺损的鉴别诊断包括 Chiari 网脱垂。Chiari 网是静脉窦右瓣膜不完全重吸收的结果，在右心房产生一个细膜网络[109]。它通常无临床症状，在影像学上是偶然发现，表现为右心房内的一个可移动的薄回声膜，在心房收缩期向三尖瓣移动，在舒张期远离三尖瓣。三尖瓣关闭不全时，瓣膜可能在心房舒张过程中脱垂至下腔静脉，产生类似血栓的瓣状腔内结构。

四、膈脚及腰肌

（一）正常解剖

1. 膈脚

膈脚是延伸至膈下的两个腱性结构，附着于上腰椎体和椎间盘[110, 111]。膈脚包绕膈脚后间隙，包括主动脉、胸导管、淋巴结、奇静脉和半奇静脉以及脂肪组织。右膈脚通过第 3 腰椎体附着于第一腰椎，而左膈脚则附着于第 1 和第 2 腰椎。

横向扫查，下肢在上腰椎前外侧，在下腔静脉和主动脉旁显示为拉长的低回声结构（图 12-67）。纵向扫查，下肢呈细长结构，尾部延伸至腹部主动脉前方。

2. 腰大肌和腰方肌

成对的腰大肌在椎旁从第 12 胸椎横突下行进入髂窝，在此与髂肌合并成为髂腰肌。腰大肌下降到骨盆时，肌肉增大。横切面上，肌肉头端呈三角形，尾端呈卵圆形或圆形。纵切面扫查，腰大肌是尾端膨大的细长结构（图 12-68）。邻近腰大肌的是腰方肌，它起于最后一根肋骨的下缘，并插入上 4 个腰椎的横突内。横切面上，肌肉扁平，呈四边形（图 12-68）。纵切面上，它们是头侧宽于尾侧的细长结构。

腰大肌和腰方肌均为低回声结构。应注意不要把纵切面扫查时的低回声腰大肌误认为是扩张的输

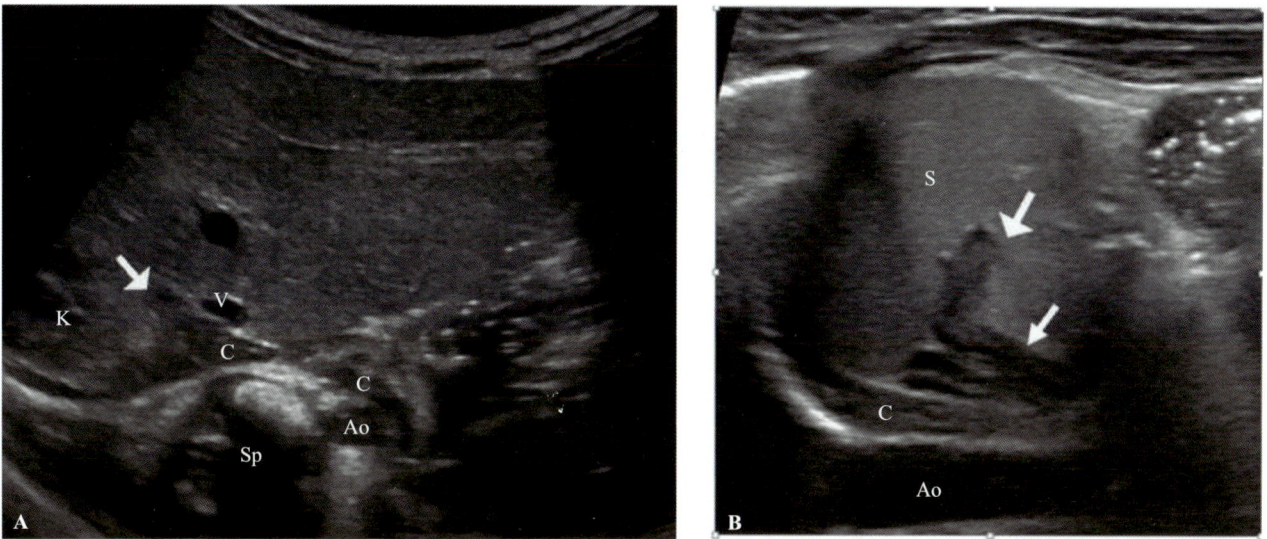

▲ 图 12-67　正常膈脚

A. 右肾上腺水平横切面声像图（箭）显示左侧、右侧膈脚（C）均可见脊柱（Sp）前方的细长低回声结构；B. 在纵切面声像图上，左脚（C）表现为主动脉（Ao）前方和左肾上腺（箭）后方的线状低回声结构。K. 右肾；V. 下腔静脉；S. 脾

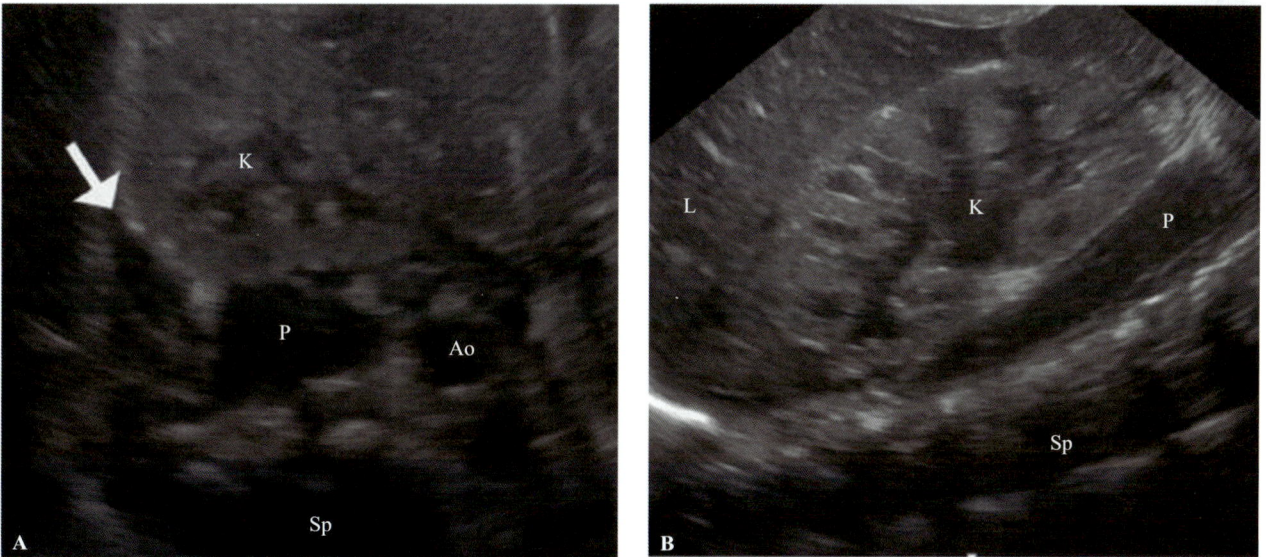

▲ 图 12-68　正常腹膜后肌肉

A. 横切面声像图显示右肾（K）后方三角形腰大肌（P）头端。腰方肌（箭）位于腰大肌外侧；B. 纵切面声像图显示右肾（K）后方的腰大肌（P）在脊柱（Sp）尾侧前方走行时增大。Ao. 主动脉；Sp. 脊柱；L. 肝脏

尿管或腰方肌误认为积液。对侧扫查有助于区分，因为肌肉通常是对称的。

（二）病理

　　腰大肌紧贴腹膜后的其他结构，如淋巴结、肾脏、胰腺、十二指肠、升结肠和降结肠及椎体。因此，累及腹膜后的疾病进程也可累及腰大肌。累及腰大肌的病变包括脓肿、肿瘤和血肿。

　　腰大肌脓肿可由血行播散引起，也可由炎症性疾病直接蔓延而来，如阑尾炎、炎性肠病、肾脏感染、椎骨骨髓炎或椎间盘炎。超声显示腰大肌内边缘增强的低回声肿块[112]。脓腔内可有内部细光点或分隔（图 12-69）。

　　虽然横纹肌肉瘤可发生于腰大肌，但肿瘤累及腰大肌通常是由腹膜后肿瘤直接扩散而来，常见的有肾母细胞瘤、神经母细胞瘤或淋巴瘤。肿瘤侵

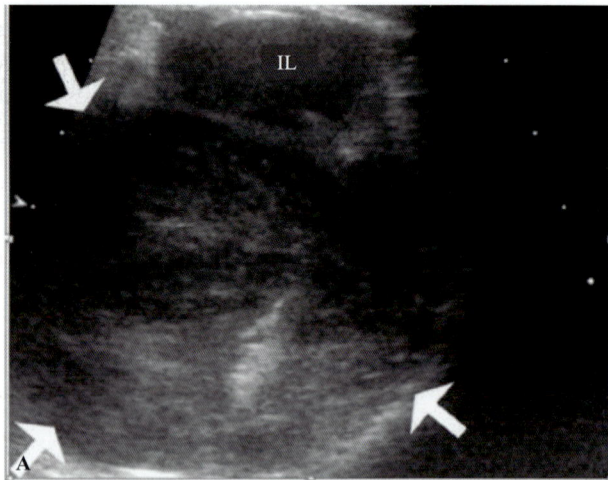

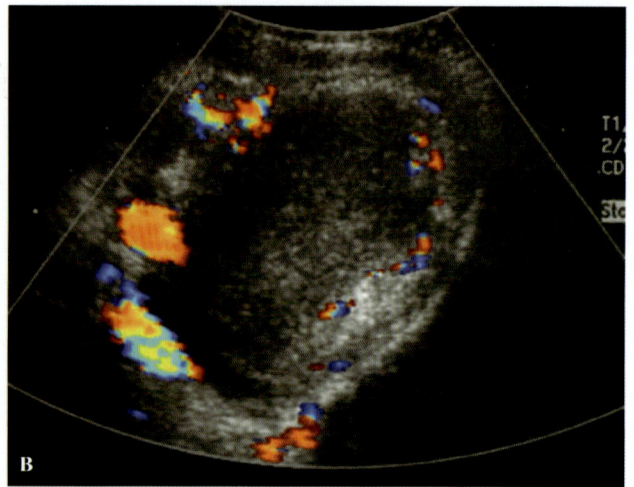

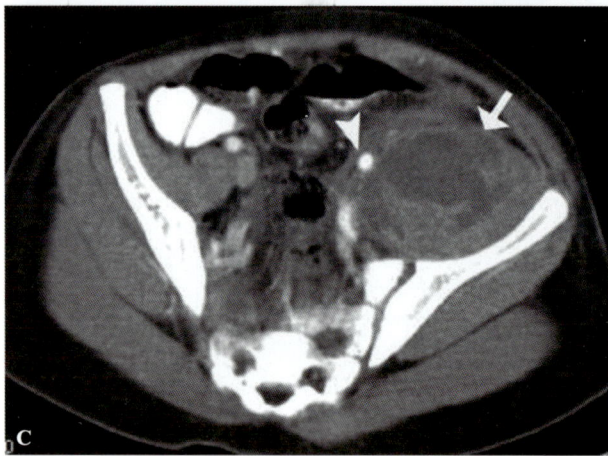

▲ 图 12-69　腰大肌脓肿
A. 横切面灰阶声像图显示髂肌（IL）后方的低回声积液（箭）；
B. 横切面彩色多普勒声像图显示周边血流；C. CT 扫描显示增大髂腰肌内的低密度积液（箭）。箭头示向内侧移位的髂外动脉

犯的超声特征为腰大肌增大，边缘不规则或边界不清，可见代表坏死的低回声区。

出血可继发于创伤、出血性疾病或抗凝治疗。超声检查可提示身体任何部位的血肿。出血最初是高回声的，随着时间的推移变成低回声。超声对肿瘤，脓肿和血肿的鉴别比较困难，特异性诊断需要结合临床。

五、腹膜后淋巴结

（一）正常解剖

腹膜后淋巴结在婴儿和幼儿的超声检查中并不常见，因此，任何淋巴结，无论大小，均应该被怀疑，并与临床症状相关。在青少年患者中，短轴直径＜ 10mm 的小结节可能是正常的表现。多个短轴直径＞ 10mm 的结节或膈脚后区域的结节有可能出现异常，超声检查结果应结合临床和实验室数据。

正常腹膜后淋巴结表现为散在的扁平状或椭圆形结构，与邻近肌肉呈等回声或低回声。

（二）病理

淋巴瘤、肾母细胞瘤和神经母细胞瘤是儿童恶性腹膜后淋巴结病的常见原因，其他肿瘤如横纹肌肉瘤、卵巢和睾丸恶性肿瘤也可累及这些淋巴结。

淋巴瘤和转移性淋巴结往往呈圆形，边缘清楚，淋巴门消失。转移性淋巴结病变相对于肝脏呈低回声、等回声或强回声，内部回声不均匀（图 12-70）。典型淋巴瘤淋巴结节相对于肝脏呈低回声或无回声，内部回声均匀（图 12-71）。无回声或假性囊肿回声结构类似囊性积液，但与真性囊肿不同的是，无回声淋巴结透声较差。结节内钙化在恶性腹膜后淋巴结病和淋巴瘤淋巴结中均不常见，但治疗后在淋巴瘤淋巴结中偶见钙化。多普勒成像在转移和淋巴瘤淋巴结的外周和或中央可见血流信号。

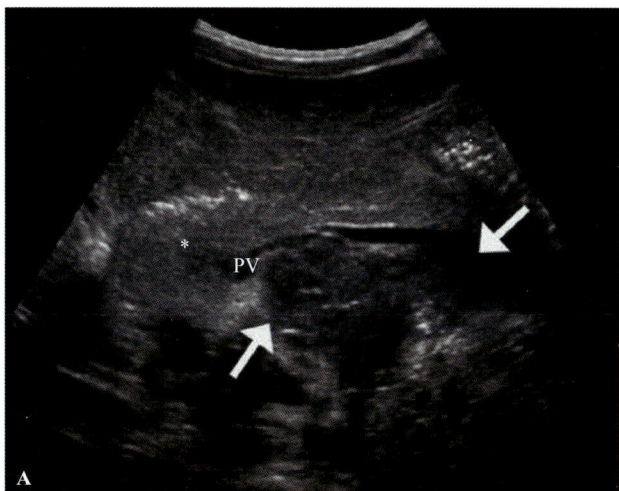

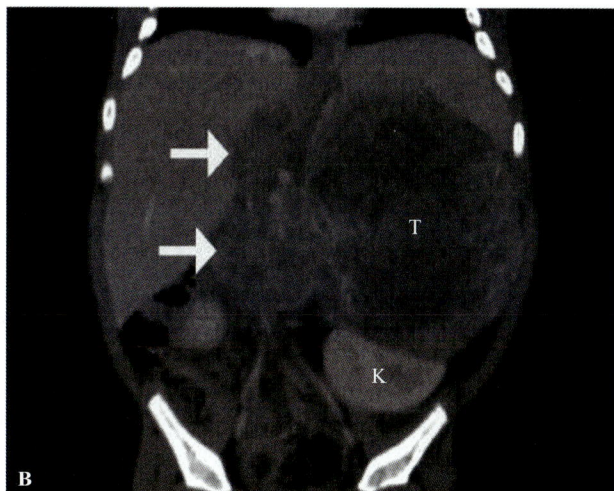

▲ 图 12-70　神经母细胞瘤的腹膜后淋巴结病（患者：女，8 月龄）

A. 胰头（*）横切面声像图显示圆形肿大的腹膜后淋巴结（箭），内部回声不均匀，无淋巴门；B. 冠状位 CT 扫描显示大肿瘤（T）沿腹膜后淋巴结向下，左肾（K）移位（箭）。PV. 门静脉

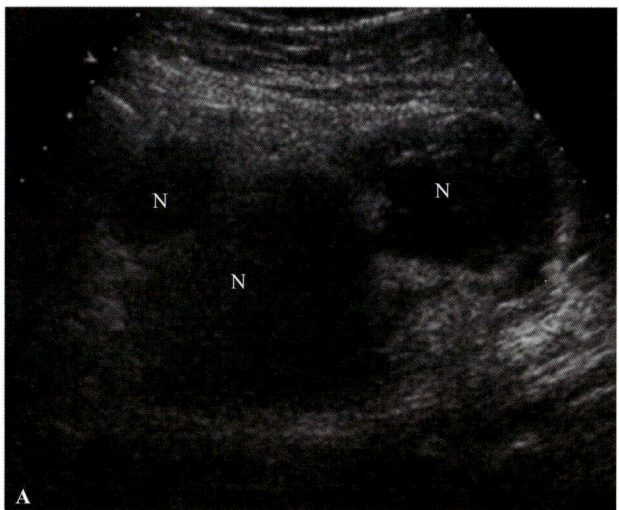

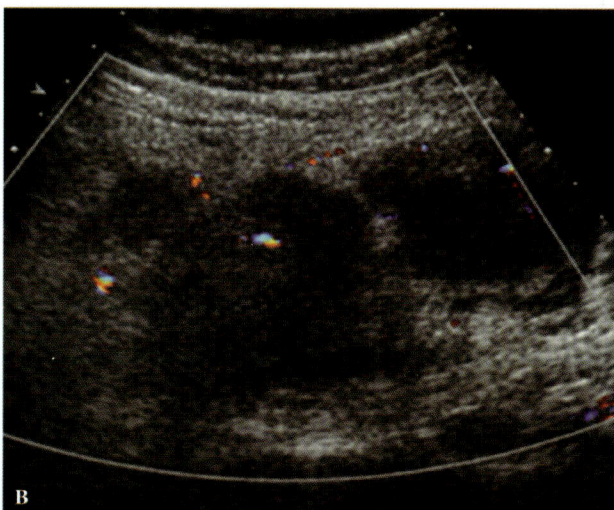

▲ 图 12-71　淋巴瘤引起的腹膜后淋巴结病

A. 纵切面灰阶声像图显示多个腹膜后淋巴结（N）肿大，表现为散在、圆形、无回声结构，无中央淋巴门。无回声或假性囊肿是淋巴瘤的典型表现。B. 彩色多普勒声像图显示内部少许血流信号

腹膜后恶性淋巴结通常有外周血管分布，包绕主动脉和下腔静脉。

　　腹膜后纤维化是一种罕见的疾病，其特征是腹膜后纤维组织增生，主要影响老年人，儿童中很少见。儿童腹膜后纤维化常继发于肺透明肉芽肿、系统性红斑狼疮和幼年类风湿性关节炎，也可以是特发性的[113, 114]。纤维化过程通常始于主动脉分叉处下方，并沿脊柱的前表面向头侧延伸，包绕血管和输尿管，尾端进入骨盆。超声显示主动脉和下腔静脉前方边界清楚、回声均匀的低回声肿块。腹膜后纤维化可类似

于侵袭性淋巴瘤，通常需要活检才能确诊。

　　感染也可导致淋巴结肿大，超声表现无特异性，可类似肿瘤，应根据临床病史或组织活检进行诊断。

六、腹膜后肿瘤

　　良性原发性肿瘤包括畸胎瘤、血管瘤、淋巴管瘤、脂肪母细胞瘤和神经源性肿瘤[115-119]。

　　良性畸胎瘤主要表现为低回声肿块，内含高回声脂肪、骨或钙化和低回声软组织（图 12-72 和图 12-73）。血管瘤与邻近的肌肉呈等回声或稍高回

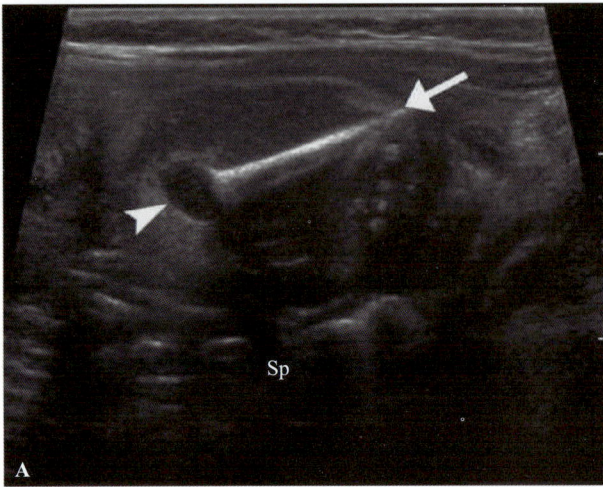

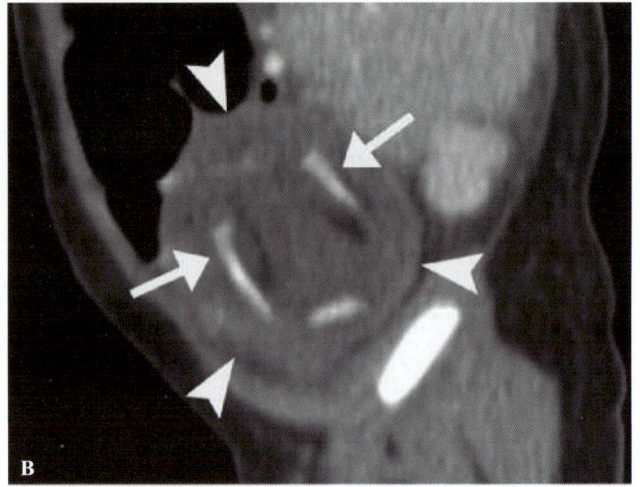

▲ 图 12-72　良性畸胎瘤（患者：男，2 月龄）

A. 纵切面声像图显示脊柱（Sp）前方不均匀低回声肿块为主。肿块内含线状回声的股骨样骨（箭）和软骨骨骺（箭头）；B. 矢状位 CT 扫描显示包含骨骼（箭）的低密度肿块（箭头）

声，回声均匀或呈混合性回声；多普勒图像上表现为典型的富血供。淋巴管瘤为无回声或低回声的多房性肿块，包含多个囊肿，内见分隔（图 12-74），内可见密集点状回声。脂肪瘤和脂肪母细胞瘤相对于肌肉呈高回声，与脂肪含量有关。神经纤维瘤和神经鞘瘤通常表现为低回声实性肿块，边界清楚，内部回声均匀或不均匀，椎旁位置是诊断的线索。当它们发生在腰椎区域时，可能会使上覆的腰大肌移位或变薄，产生原发性腰大肌肿块的外观（图

12-75）[119]。除血管瘤外，大多数腹膜后良性肿瘤在彩色多普勒超声上表现不明显。

常见的腹膜后恶性肿瘤有神经母细胞瘤和横纹肌肉瘤，较少见的肿瘤有纤维肉瘤、恶性生殖细胞瘤、平滑肌肉瘤、恶性纤维组织细胞瘤、尤文肉瘤和肌成纤维细胞瘤[120]。肌纤维母细胞瘤为含有肌成纤维细胞和成纤维细胞并伴有慢性炎症浸润的混合物，被认为是一种低度恶性肉瘤，有局部复发倾向，远处转移风险小，好发于儿童及青年的肺、

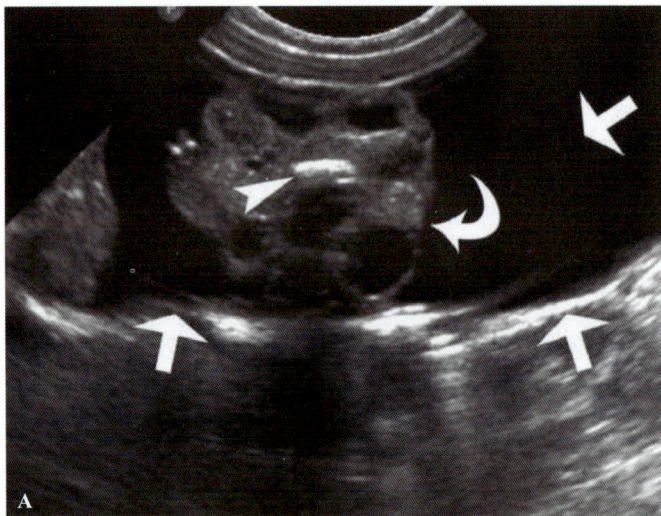

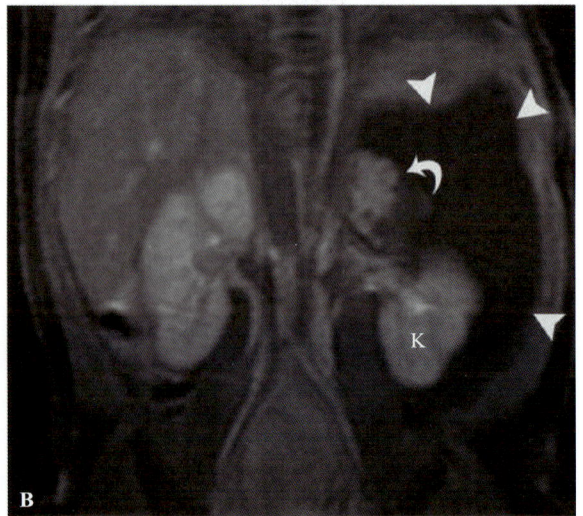

▲ 图 12-73　腹膜后良性畸胎瘤（患者：女，1 月龄）

A. 横切面声像图显示无回声为主的混合性肿块（直箭），其内包含一混合性回声的壁结节（弯箭）。该结节又包含囊肿和一个钙化灶（箭头）。B. MRI T₁WI 冠状位增强图像显示左肾周围无增强的大囊性肿块（箭头）（K）和增强的壁结节（弯箭）

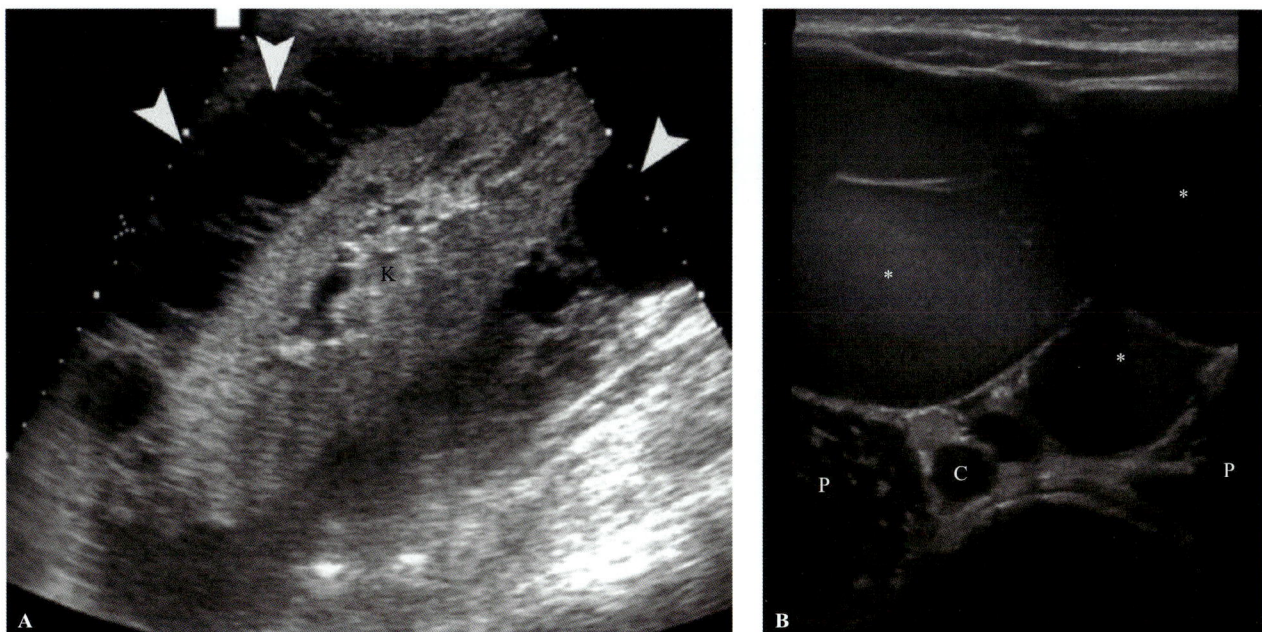

▲ 图 12-74 腹膜后淋巴管瘤（不同患者）

A. 纵切面声像图显示右肾（K）周围有多个分隔（箭头）的囊性肿块；B. 另一例患者的横切面声像图显示较大的囊性空腔（*），部分为无回声，另一部分由于内出血显示为低回声。C. 下腔静脉；P. 腰大肌

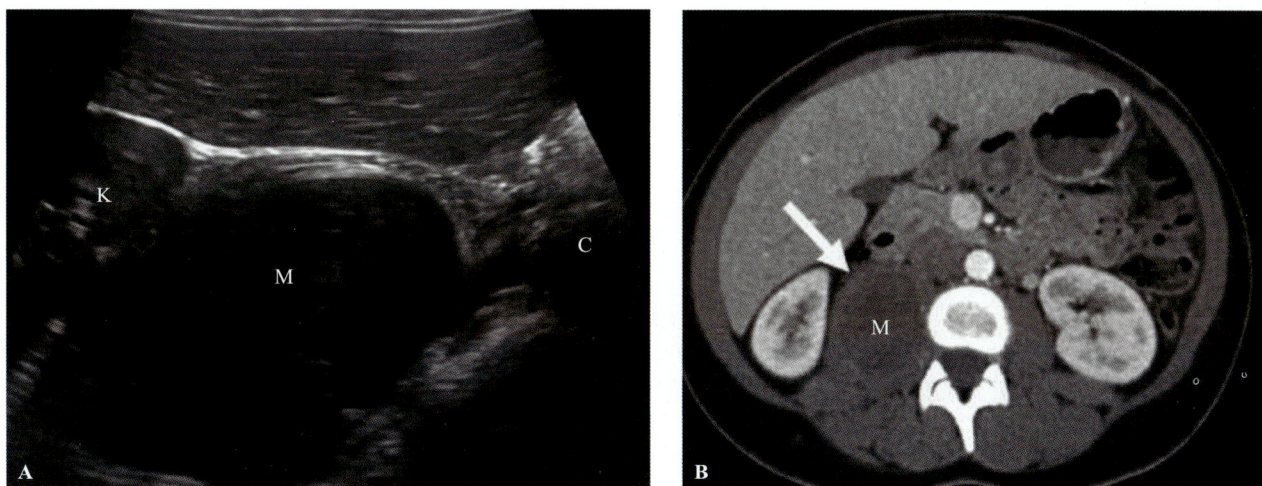

▲ 图 12-75 神经纤维瘤

A. 横切面声像图可见与右肾下极（K）相邻的一个不均质、低回声的脊柱旁肿块（M）；B.CT 扫描显示腰大肌（箭）旁巨大肿块。C. 下腔静脉

腹、盆腔。

恶性腹膜后肿瘤不具有特异性声像图特征。它们主要表现为实性不均质肿块，包括坏死或出血后的低回声区和钙化引起的高回声区（图 12-76 至图 12-78）。异质性有助于区分肉瘤和淋巴瘤，淋巴瘤通常是同质性的，血管移位或包绕、腹水、邻近器

官侵犯和肝转移也可见，多普勒成像可见外周或中央血流。

七、腹膜后出血

腹膜后出血常继发于腹部钝挫伤后。较少见的是经皮肾穿刺活检、抗凝治疗、易出血体质、置管

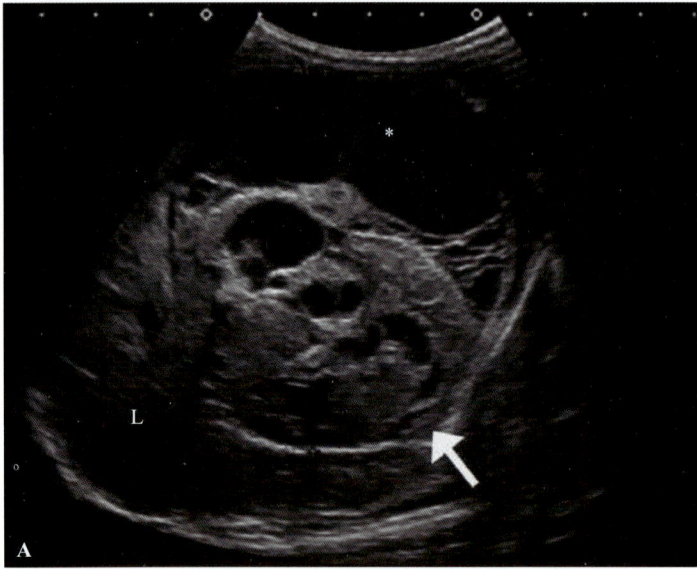

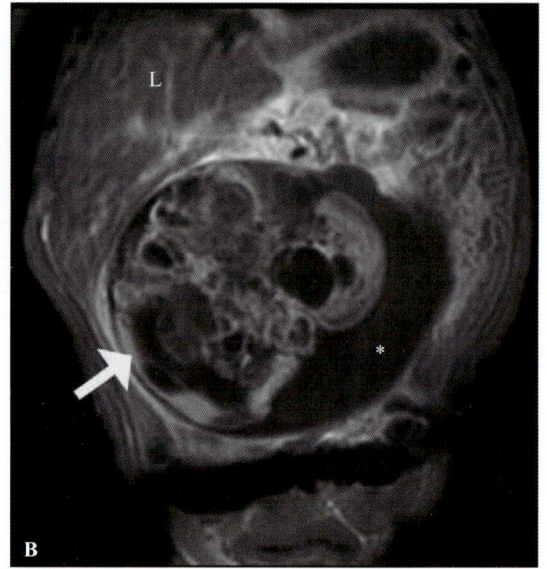

▲ 图 12-76　新生儿恶性畸胎瘤

A. 纵切面声像图显示含实性（箭）和囊性（＊）成分的混合性肿块；B. MRI 脂肪抑制 T_1WI 冠状位增强图像显示一大部分为实性成分（箭）、小部分为囊性成分（＊）的混合性肿块。通常，恶性畸胎瘤以实性为主，而良性肿瘤以囊性为主。L. 肝脏

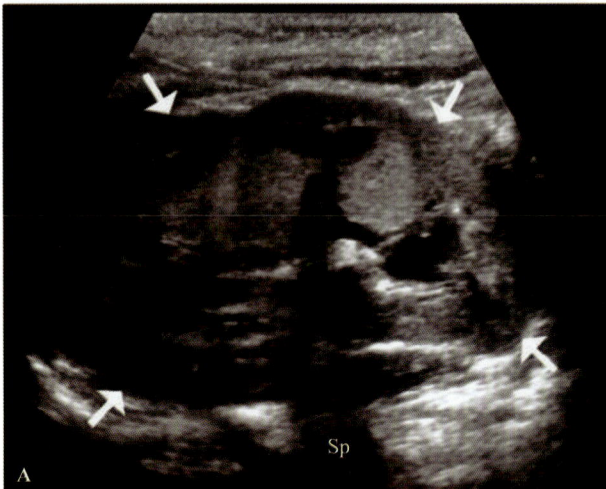

◀ 图 12-77　腹膜后炎性肌纤维母细胞瘤（患者，男，8 月龄）
A. 横切面灰阶声像图显示脊柱（Sp）前方不均质实性肿块（箭）；
B. 彩色多普勒声像图显示肿块内有血流信号

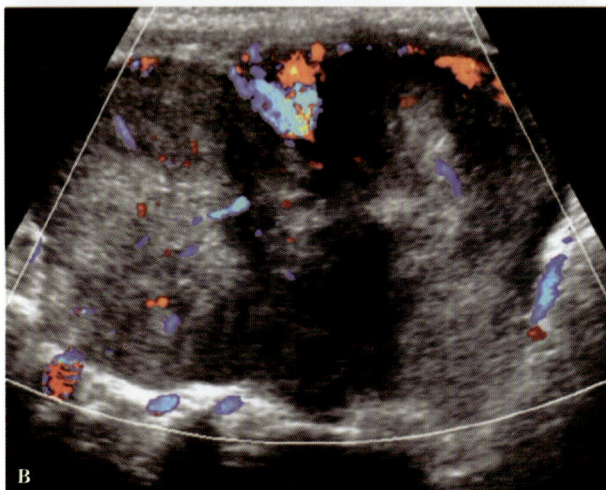

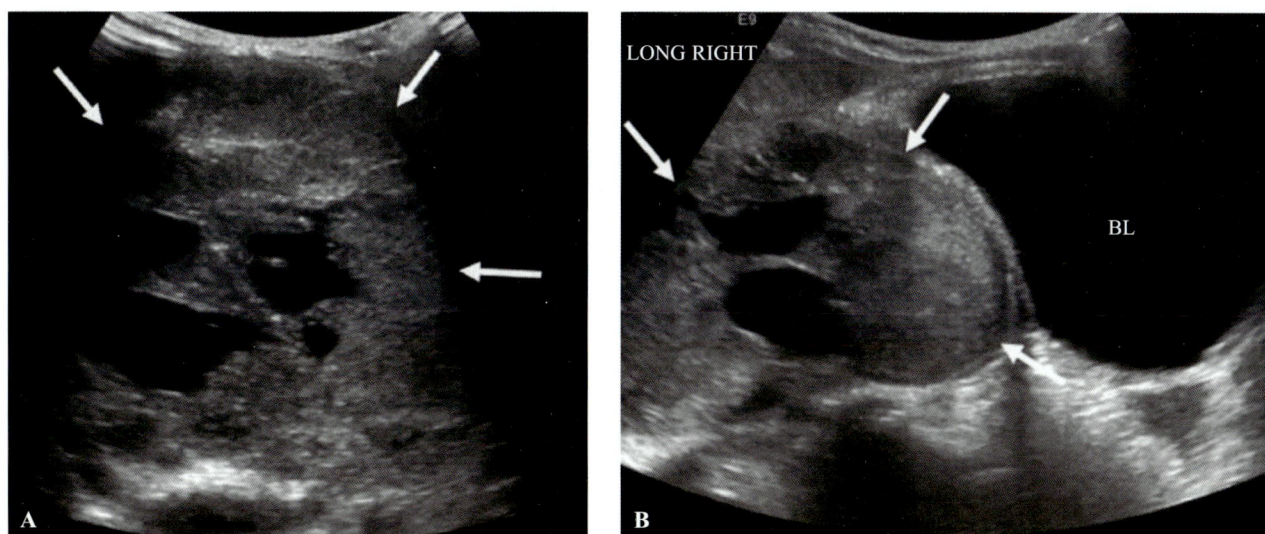

▲ 图 12-78 横纹肌肉瘤（患者：男，8 岁，可触及肿块）

下腹部横切面（A）和纵切面声像图（B）显示实性为主的等回声团块（箭），膀胱（BL）上方有囊变坏死区

不当或腹膜后恶性肿瘤引起的并发症。肾外伤或活检引起的出血，在延伸到腹膜后之前围绕在肾脏周围。与抗凝治疗有关或易出血体质的出血通常弥漫性地流入腹膜后。

新鲜出血表现为高回声或混合性积液，内含囊性回声区（图 12-79）。晚期由于血红蛋白被吸收，血块溶解，血块变为低回声。

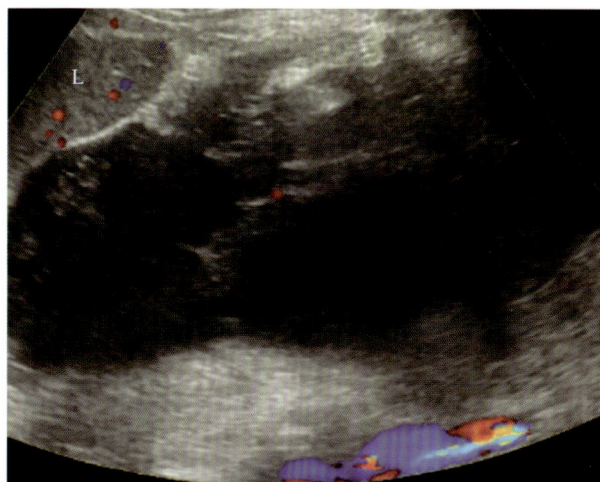

▲ 图 12-79 腹膜后出血（患者 2 天前接受肾活检后腹痛加剧，红细胞比容下降）

纵切面彩色多普勒声像图显示肝脏后方（L）的混合性回声结构，有囊性区，内部无血流信号，符合亚急性出血的超声表现

第13章

女性盆腔

Female Pelvis

Marilyn J. Siegel　著

王海荣　胡慧勇　译

许云峰　校

经腹超声仍然是儿科人群初步评价妇科异常的首选影像学检查方法[1-5]。当需要对妇科结构进行更详细的评价时，经阴道和经会阴扫查可能是有价值的辅助方法。本章回顾了盆腔超声检查的技术以及女性婴儿、儿童和青少年正常和异常盆腔的超声特征，讨论了灰阶和彩色多普勒超声成像在评价盆腔肿块、盆腔疼痛、青春期失调和外生殖器畸形中的作用，对常见疾病的临床和病理特征也进行了综述。

一、超声检查技术

（一）经腹超声检查

经腹超声检查是用探头在前腹壁盆腔水平进行检查。充盈膀胱可作为扫查的透声窗，将充气肠襻从视野中移出，便于卵巢和子宫的检查。口服液体使膀胱充分充盈，如果患者不能耐受大量口服液体，可能需要膀胱插管灌注无菌液体。

婴幼儿经腹超声检查应采用高分辨率5～12MHz凸阵或线阵探头。在较大的儿童和青少年中，可能需要3.5～5MHz探头。

卵巢和子宫的扫查可以在纵切面和横切面上进行。斜置探头可改善子宫的显示。在某些情况下，将患者置于卧位并直接扫查附件区可以提高卵巢的显示。

（二）经会阴超声检查

经会阴成像在泌尿生殖道畸形、阴道积液、阴唇部肿块和阴道异物的临床诊断中有重要价值。经会阴检查用高频线阵（8MHz以上）探头，用声凝胶和橡皮套覆盖，然后直接抵住小阴唇和尿道外口，患者取仰卧位。必要时可在会阴部放置一个支撑垫。

（三）经阴道超声检查

在儿科人群中，经阴道扫查主要限于青少年患者。本研究的候选者是有过性生活或使用卫生棉条并同意参与本研究的女性。

经阴道检查在膀胱排空时进行。在探头的表面涂敷耦合凝胶，探头用橡胶护套覆盖。将润滑剂置于橡胶套外部，然后将探头插入阴道，患者仰卧，膝盖微曲。如有可能，应将探头放入阴道的1/2～2/3，这有助于最大限度地减少患者的焦虑和疼痛。正确插入时，不会触及宫颈。如果操作得当，经阴道检查技术相对无创、无痛。通过从一侧到另一侧轻轻旋转和调整探头角度获得纵切面和冠状切面图像。经阴道超声检查被大多数青少年所接受。

经腹与经阴道超声比较：腹部超声显示整个盆腔，有助于显示位于经阴道探头视野以外的结构。经阴道扫查的优点是不需要充盈膀胱，改善了近场视野，改善卵巢和子宫的成像（图13-1）。该技术的主要局限是视野有限。超声束从探头表面的穿透深度为8～10cm。因此，大的或位置非常高的或侧方的卵巢或肿块可能不完全显示或遗漏。

一般来说，经腹超声检查是既往未做过盆腔超声检查的患者的初步检查。如果经腹检查正常或明确显示异常，通常不需要经阴道超声检查。对经腹检查结果不确定或有疑虑的，或为了更好地描述卵巢或子宫异常，可以经阴道成像检查，它特别适用于评估子宫内膜疾病。

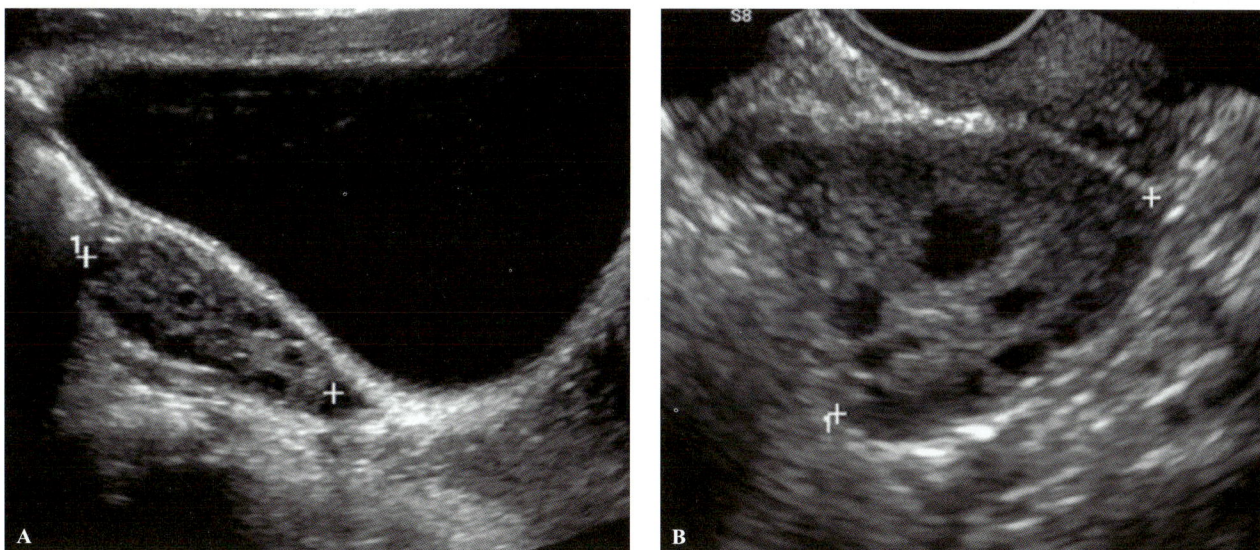

▲ 图 13-1　正常卵巢解剖结构
A. 经腹超声；B. 经阴道超声。经阴道扫查可比经腹扫查能更好地显示卵泡。光标示卵巢边缘

（四）宫腔声学造影

宫腔声学造影，也称为盐水灌注超声子宫造影术，主要用于评估成年女性的子宫内膜及输卵管[6]。该检查需要插入窥阴器，将微小导管置入宫腔。导管通过长镊子插入宫底。取下窥阴器，将经阴道探头插入阴道，探头上覆盖有橡胶套和无菌凝胶。在超声引导下经导管缓慢注入无菌生理盐水，在纵切面和冠状切面获得宫腔图像，以显示子宫内膜。

宫腔声学造影的适应证包括：①常规灰阶超声检查怀疑或发现子宫内膜异常；②确定子宫异常出血的原因；③先天性子宫异常[6]。无回声盐水使子宫内膜腔扩张，有助于区分腔内、内膜和黏膜下异常。这种技术在青春期前儿童中的用途明显有限。然而，这种技术可能有希望描述青春期女孩先天性子宫异常的特征。

（五）三维超声成像

三维或容积超声成像似乎可用于评价子宫外部轮廓，尤其是宫底，以诊断子宫畸形（见子宫畸形的后续讨论[7]）。它还可以提高对肿瘤起源部位和肿瘤浸润范围的评估。

（六）多普勒显像

彩色和脉冲多普勒超声用于显示盆腔内的血管结构，并提供有关血流特征的功能信息。这些信息可以帮助确定妇科肿块的特征，诊断异位妊娠和附件扭转。应优化彩色多普勒参数（速度标尺、增益、灵敏度和壁滤波），以检测缓慢流动血液的低频移。阻抗可以通过 RI 来量化。正常卵巢和病理性卵巢的多普勒特征将在后续章节中详细介绍。

二、卵巢

（一）正常超声解剖

1. 青春期前卵巢

卵巢和子宫的大小和位置与年龄有关，随着激素的变化发生改变。在胎儿期，卵巢从上腹部下降到真正的骨盆。在出生时，它们通常位于阔韧带的上缘。有时，下降受阻，卵巢可在肾脏下缘至阔韧带的任何部位发现。卵巢在阔韧带以下降入腹股沟管的情况很少见。

青春期前的卵巢形状多变，可以是圆形或卵圆形，但大多数是卵圆形，长轴与阔韧带平行[8, 9]。由于形状的多变性，卵巢体积被认为是确定卵巢大小的最佳方法，卵巢体积由简单的长椭圆形（0.523 × 宽 × 厚度 × 长度）的公式确定。出生后第一年的平均卵巢体积约为 1.0cm³，但可能高达 3.0cm³[8, 9]。出生后的第二年，体积减小，平均为 0.7cm³。卵巢大小相对稳定，平均体积 < 1cm³。直到 6—7 岁，此时开始出现与年龄相关的生长加速，与接近初潮有关。平均卵巢体积在青春期前稳定增加到 4cm³，青春期后增加到 4cm³ 以上（表 13-1）[8, 9]。

表 13-1 卵巢测量体积

时 期	年 龄	卵巢平均体积（cm³，±1SD）
初潮前	1天至3月龄	1.1（1.0）
	4—12月龄	1.1（0.7）
	13—24月龄	0.7（0.4）
	2岁	0.8（0.4）
	3岁	0.7（0.2）
	4岁	0.8（0.4）
	5岁	0.9（0.2）
	6岁	1.2（0.4）
	7岁	1.3（0.6）
	8岁	1.1（0.5）
	9岁	2.0（0.8）
	10岁	2.2（0.7）
	11岁	2.5（1.3）
	12岁	3.8（1.4）
	13岁	4.2（2.3）
初潮后	—	9.8（0.6）

引自 Cohen HL, Shapiro MA, Mandel FS, et al. Normal ovaries in neonates and infants: a sonographic study of 77 patients 1 day to 24 months old. *AJR Am J Roentgenol* 1993; 160:583–586; Cohen HL, Tice HM, Mandel FS. Ovarian volumes measured by US: bigger than we think. *Radiology* 1990; 177:189–192; Orsini LF, Salardi S, Pilu G, et al. Pelvic organs in premenarcheal girls: real–time ultrasonography. *AJR Am J Roentgenol*, 1984; 153:113–116.

新生儿和初潮前女孩的卵巢含有许多小的囊肿，代表未受刺激的（原始）卵泡。卵泡直径通常＜9mm，平均卵泡大小为6~7mm（图13-2）[10, 11]。新生儿卵泡直径可能超过9mm，与母体刺激有关。在月经初潮前的儿童中，偶尔可见到＞9mm的大卵泡，这可能与促性腺激素释放激素的低水平脉冲式分泌有关，在出现青春期临床症状之前，促性腺激素释放激素就能刺激卵巢成熟。

2. 青春期卵巢

随着下丘脑 – 垂体 – 卵巢轴在青春期的激活，卵巢体积增大，并深入盆腔，最终位于子宫的后外侧，尽管不一定在同一水平。在某些个体中，下降是不完全的，卵巢停留在骨盆的高位，位于子宫

的背侧或头侧。如果韧带附着松弛，可见于子宫后方。

月经期女性的正常卵巢测量长度为2.5~5.0cm，宽度为1.5~3.0cm，厚度为0.6~1.5cm[9, 10]，卵巢体积平均约为9.8cm³（表13-1）。青春期女孩的卵巢包含多个皮质囊肿，代表刺激和未刺激的卵泡（图13-3）。

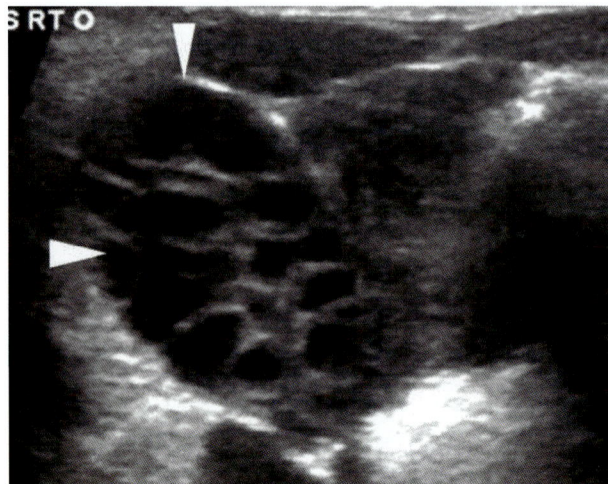

▲ 图 13-2 正常青春期前卵巢（2岁女孩）
右侧卵巢（箭头）纵切面声像图显示多个小的无回声卵泡，直径＜9mm

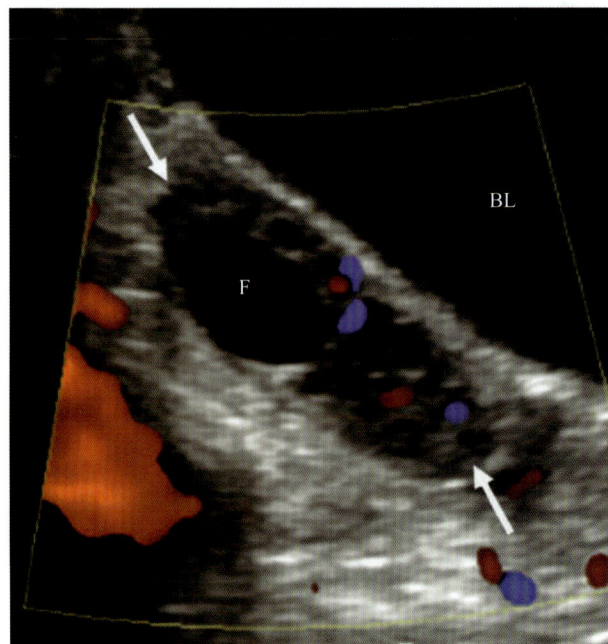

▲ 图 13-3 正常初潮后卵巢
月经周期第10天，彩色多普勒声像图显示左侧卵巢多个未刺激卵泡（直径＜5mm）和一个较大的刺激卵泡（F），最大径1.5cm×1.2cm，可能是排卵的卵泡，血流正常。箭示卵巢边缘。BL. 膀胱

3. 卵巢生理周期

卵巢的外观以及其大小和位置，随激素刺激而变化。大体上，卵巢由外皮层和内髓层组成。皮质比髓质大，含有成熟的卵泡。髓质由无卵泡的纤维组织构成。在垂体促性腺激素的作用下，卵巢在每个月经周期中经历 3 个阶段：卵泡期、排卵期和黄体期。

卵泡期从月经周期的第一天开始，一直持续到排卵，通常是 28 天周期的第 14 天。在卵泡早期，由于对卵泡刺激素的反应，一些休眠的原始卵泡（由单层上皮包围的卵母细胞组成）开始发育，形成窦卵泡。窦卵泡直径 0.5～1.0cm，经腹超声检查不能与未刺激卵泡区分。到第 8～9 天，优势卵泡（称为 Graafian 卵泡）出现，并在雌激素的作用下继续发育。其他被刺激的卵泡没有进展到排卵，最终萎缩。通过排卵，优势卵泡的直径范围为 15～30mm（平均 20～23mm）。

排卵时，卵泡破裂，排出卵子。卵泡内出现回声，与卵泡壁皱缩和血液积聚有关，出血的卵泡称为血体。

黄体期（第 15～28 天）开始于排卵后。出血的黄体经历细胞肥大和增加的血管形成黄体。成熟黄体直径在 15～30mm 之间。除非卵子受精，否则 14 天后黄体萎缩并被富含胶原蛋白的疤痕组织取代，造成白体。这种残留的卵泡发育不能被超声检测到。

超声检查可见优势卵泡和黄体。排卵前卵泡通常为单房、均质且无回声和无血流（图 13-4）。黄体囊肿根据伴发囊肿内出血的时间有一系列表现：包括内部回声、花边样分隔、弥漫性厚壁和多普勒成像边缘见低阻力血流，也称为"火环"征（ring-of-fire sign）（图 13-5）。两种卵泡直径均 < 3cm。

有多个卵泡的正常卵巢需与多囊卵巢相鉴别。后者需结合临床、生化和超声检查做出诊断（见后文讨论）。

4. 卵巢血流

卵巢接受来自腹主动脉的卵巢动脉主干和子宫动脉的分支血供。彩色多普勒超声虽然不能区分这两种血供，但可以检测到卵巢内的血流。卵巢内动脉呈短而直的分支。经腹超声检查发现，80% 的青春期前卵巢和 90% 的月经后卵巢可检出彩色信号（图 13-6）。与经腹检查相比，经阴道检查更容易显

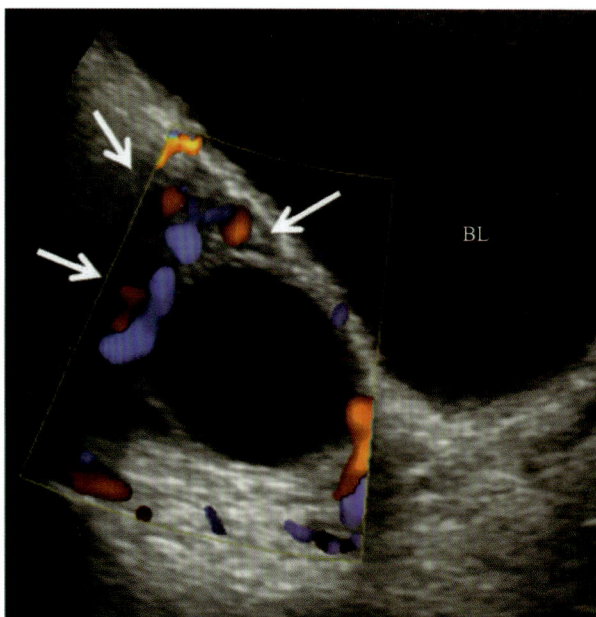

▲ 图 13-4　优势卵泡

月经周期第 12 天，左侧卵巢纵切面声像图显示均匀低回声卵泡，最大径（2.2±1.5）cm。周围卵巢实质可见血流（箭）。BL. 膀胱

示血流。

彩色和脉冲多普勒成像观察到的卵巢血流模式随排卵周期的时相而变化（图 13-7）。不活跃的卵巢（即不排卵）在整个周期中显示舒张末期流速较低或不存在。在月经期和卵泡早期，"活跃"卵巢（注定排卵）呈现低速、高阻频谱，峰值 RI 为 1.0。在卵泡晚期和黄体期，血管阻力降低，舒张期增加，RI 降低（≤ 0.5），这些变化与卵母细胞成熟所需的黄体新血管化有关。

卵巢静脉与动脉伴行，它们离开卵巢门形成静脉丛，位于阔韧带内的蔓状神经丛。组成神经丛的血管联合成一条静脉，上行于腰大肌。右侧卵巢静脉于右肾静脉下方汇入下腔静脉。

（二）卵巢肿块成像方法

超声检查因其操作简便、可确定盆腔肿块的位置或起源，可为许多患者提供明确的诊断，因而最初被用于大多数疑似盆腔肿块患者的评估。CT 和 MRI 是诊断某些良性肿瘤（如畸胎瘤）和盆腔恶性肿瘤分期的有效辅助手段[12, 13]。

（三）卵巢囊肿

1. 功能性卵巢囊肿（新生儿）

在新生儿中，卵巢囊肿是由于母体激素刺激

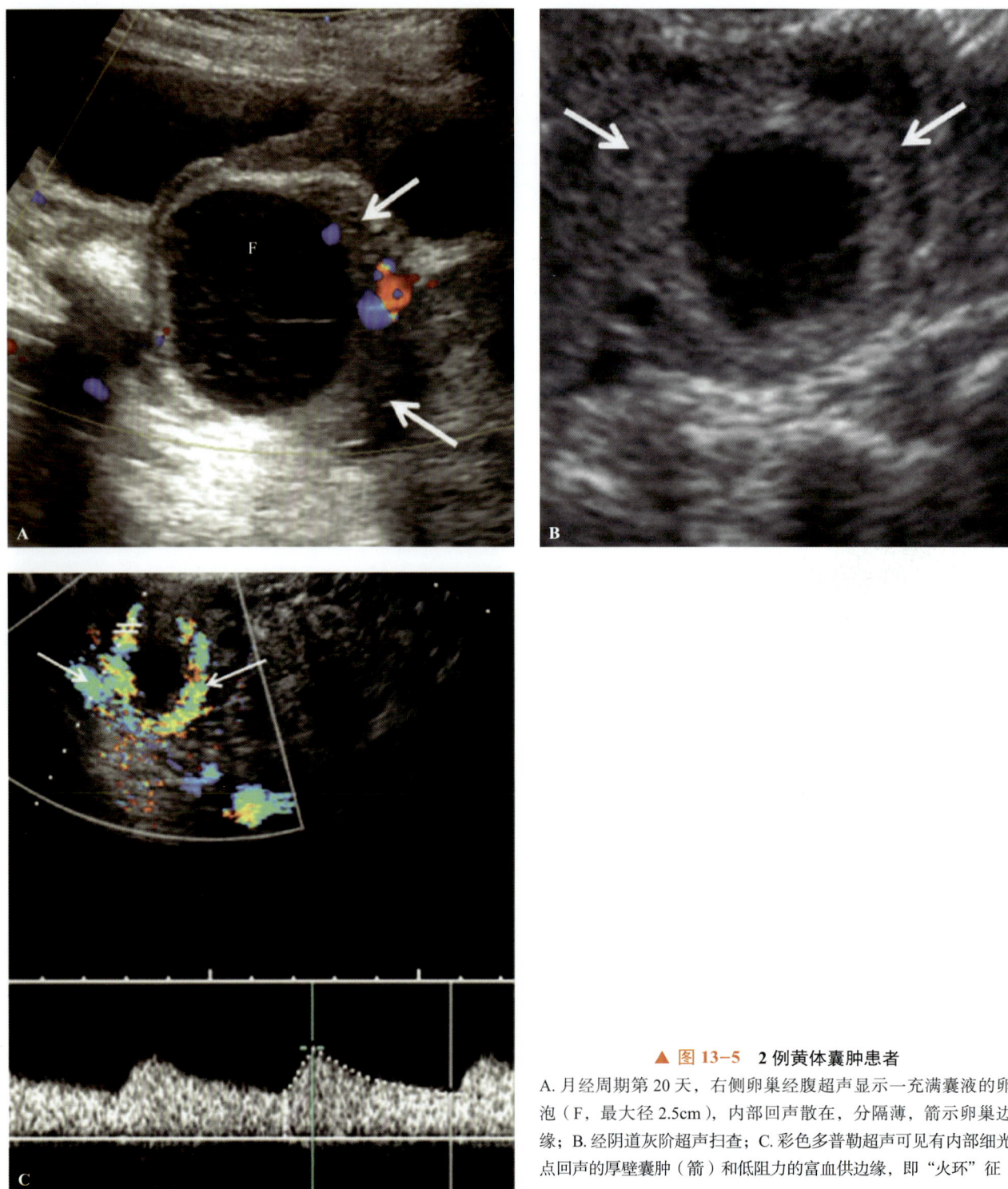

▲ 图 13-5　2例黄体囊肿患者

A. 月经周期第 20 天，右侧卵巢经腹超声显示一充满囊液的卵泡（F，最大径 2.5cm），内部回声散在，分隔薄，箭示卵巢边缘；B. 经阴道灰阶超声扫查；C. 彩色多普勒超声可见有内部细光点回声的厚壁囊肿（箭）和低阻力的富血供边缘，即"火环"征

子宫后卵泡发育过度所致。囊肿在产前超声检查中可能是偶然发现，或者如果囊肿变大，可能在产后表现为盆腔或腹部肿块。最常见的并发症是附件扭转，其他并发症包括肠梗阻、尿路梗阻和呼吸系统损害。

超声表现因有无扭转或出血而变化。单纯性、非混合性囊肿为无回声、均匀、薄壁，后方回声增强，无多普勒血流信号（图 13-8）。子囊征是卵巢囊肿的另一种表现[14]。声像图表现为沿受刺激囊肿壁分布的周边小卵泡（图 13-8）。

出血性囊肿表现为混合性肿块。外观随出血时间的长短而变化。急性出血是以囊内低回声为特征，亚急性出血表现为多个分隔，产生花边样，细光点液平和收缩血凝块（图 13-9）。尽管在邻近的卵巢组织中可以看到血流，但囊肿是无血流的。

在扭转中还可以看到隔膜、细光点液平和收缩血凝块。扭转的具体标志是扭曲的血管蒂（图 13-10）[15, 16]。无多普勒血流。

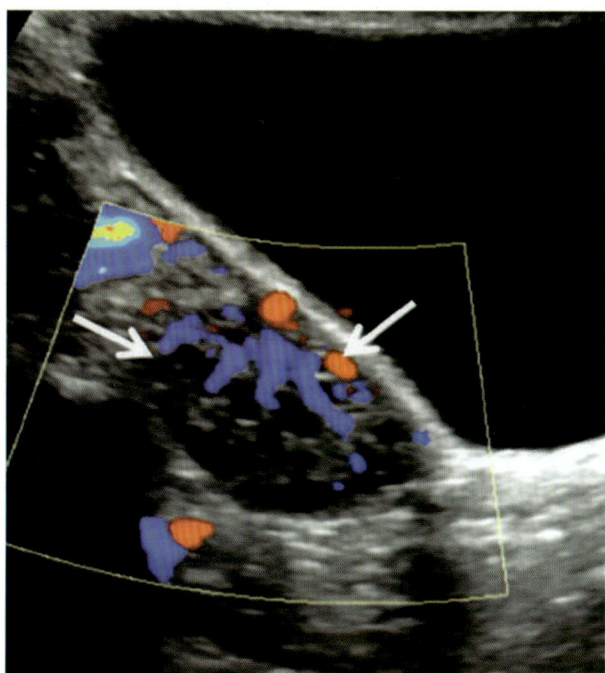

卵巢囊肿＞ 5cm 时，扭转危险性就会增加，囊肿穿刺或手术切除囊肿可以降低其风险以及囊肿压迫邻近器官或呼吸器官的风险[17]。扭转的卵巢可以自截和钙化，并在腹腔内呈游离的移动性肿块[16]。直径＜ 5cm 的囊肿常在 3～4 个月内自行消退。

2. 功能性卵巢囊肿（青春期女孩）

青春期女孩，当优势卵泡不排卵或排卵后黄体未能退化时，就会产生功能性卵巢囊肿。虽然大的囊肿可因合并出血或扭转而引起疼痛，一般囊肿可无症状，可因其他原因在超声检查时偶然发现。

功能性囊肿和生理性卵泡的区别在于大小。功能性囊肿通常范围直径在 3～5cm，但可大至 20cm。生理性囊肿或卵泡直径小于 3cm。组织学检查时，卵泡囊肿含有透明的浆液性液体，而黄体囊肿可含有浆液性或出血性液体。

青春期女孩病理性卵巢囊肿的声像图表现取决于有无出血。非出血性囊肿为典型的无回声、薄壁、单房肿块，表现为后方回声增强和无血流信号（图 13-11）。

出血性卵巢囊肿有一系列的影像学表现，反映了出血的时间。新鲜出血（急性）呈强回声（图 13-12）。随着时间的推移，血凝块的溶解，出血变得更加复杂。亚急性出血性囊肿的特征性表现：

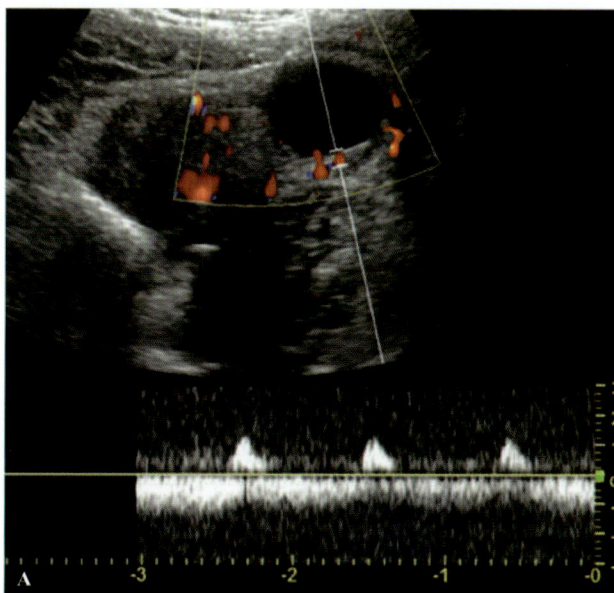

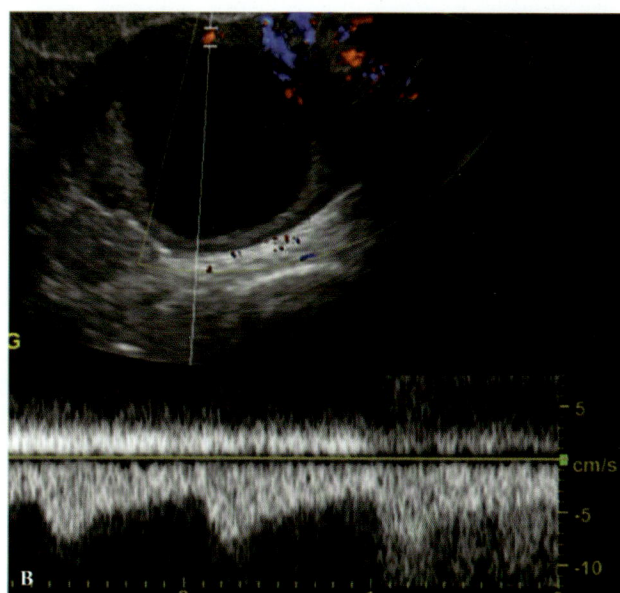

▲ 图 13-6　正常卵巢血流（青春期女孩）
经腹彩色多普勒声像图显示卵巢实质内血流（箭）

▲ 图 13-7　青春期女孩排卵周期不同时相的多普勒频谱
A. 卵泡早期（第 8 天），横切面声像图显示高阻力频谱，实际上无舒张期血流，阻力指数为 1.0；B. 黄体晚期（第 24 天），纵切面声像图显示低阻力频谱和较高水平的舒张期血流，阻力指数为 0.5。还观察到单相静脉血流频谱

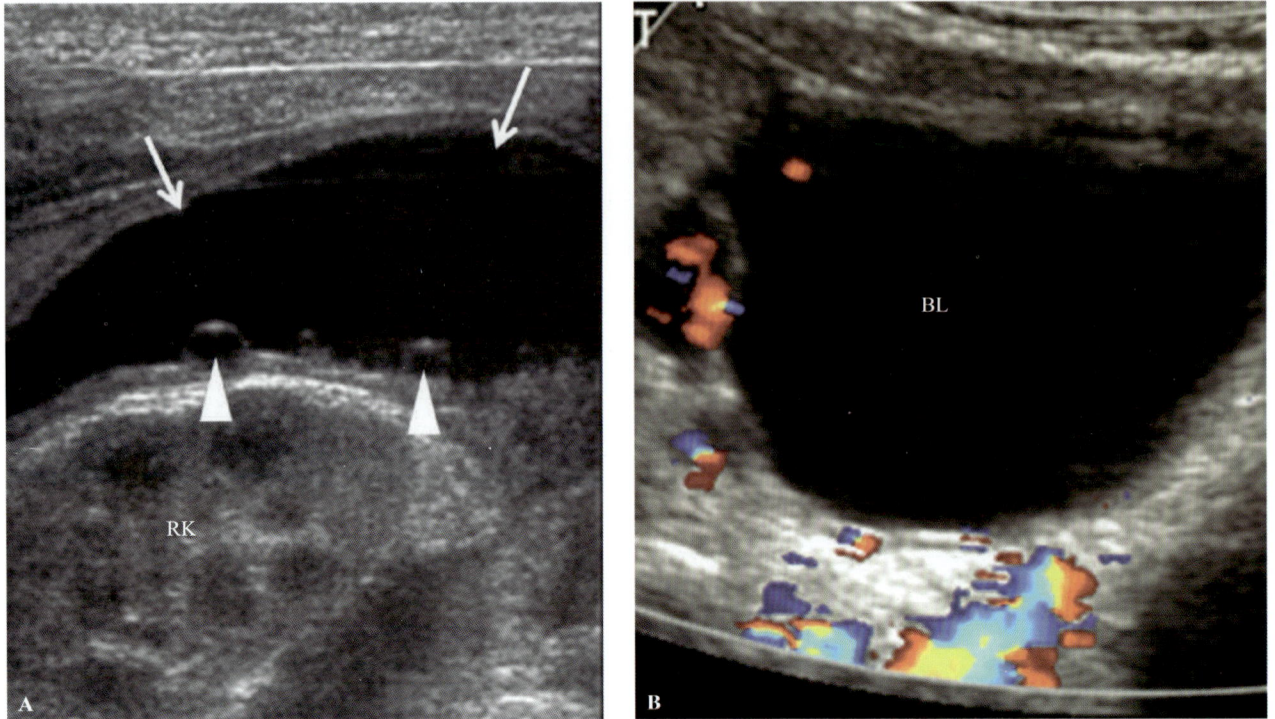

▲ 图 13-8　功能性卵巢囊肿（新生儿）

A. 1 日龄新生儿，上腹部纵切面灰阶声像图显示一无回声囊肿（箭，6.0cm×3.5cm），周边有小囊肿（箭头），位于右肾（RK）前方；B. 彩色多普勒超声显示囊肿无血流。BL. 膀胱

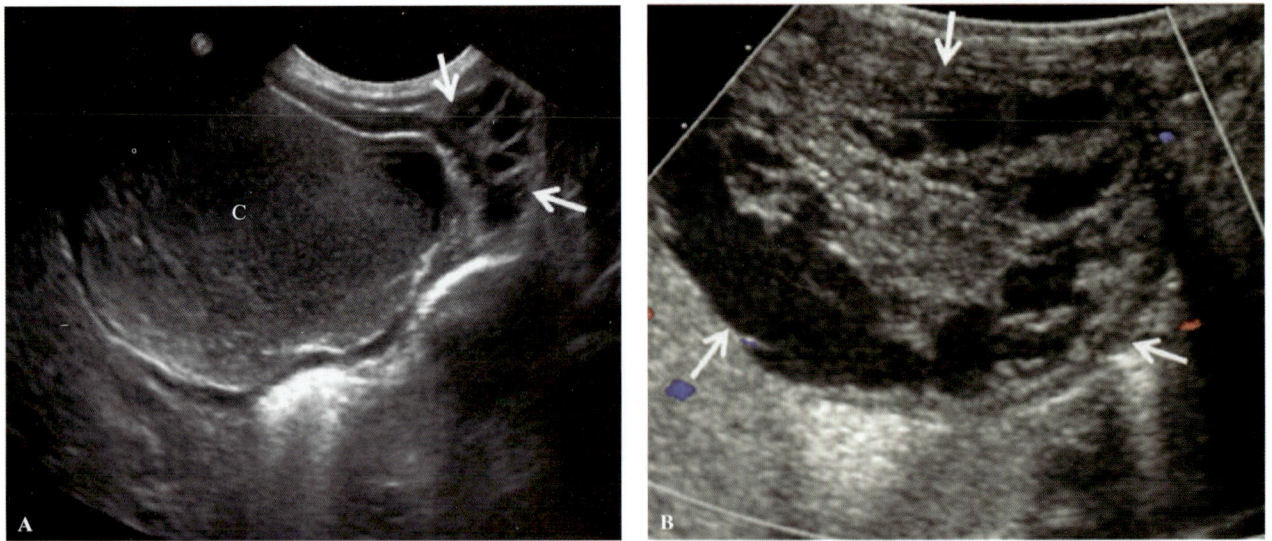

▲ 图 13-9　出血性卵巢囊肿（2 例新生儿患者）

A. 急性出血，纵切面灰阶声像图显示巨大卵巢囊肿（C）内部有回声。在卵巢的其余部分观察到多个卵泡（箭）。B. 亚急性出血，彩色多普勒声像图显示一较大囊肿（箭），有多个分隔，但多普勒无血流。2 例患者手术时卵巢均未扭转

①混合性肿块，内见相互交叉的纤维束，呈网状或花边状外观；②外围带有凹形外缘的收缩性血凝块（图 13-13B）；③液平面（图 13-13C）[18, 19]。出血性囊肿在彩色多普勒超声检查中显示内部无血流，但沿着囊壁的周边可检测到血流（图 13-12B）[19]，最终混合性肿块变为无回声，然后消失。与出血性囊肿相关的并发症包括破裂和扭转。破裂时，盆腔内可见有回声的液体，有时可见于腹膜腔内。

混合性囊性肿块无特异性，鉴别诊断包括出血性囊肿、卵巢畸胎瘤、输卵管卵巢脓肿和异位妊

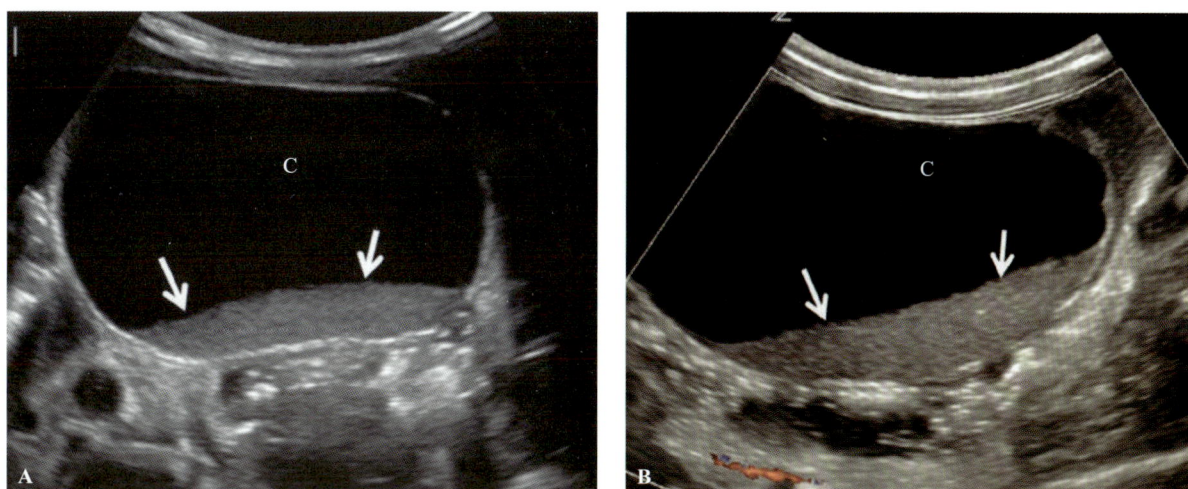

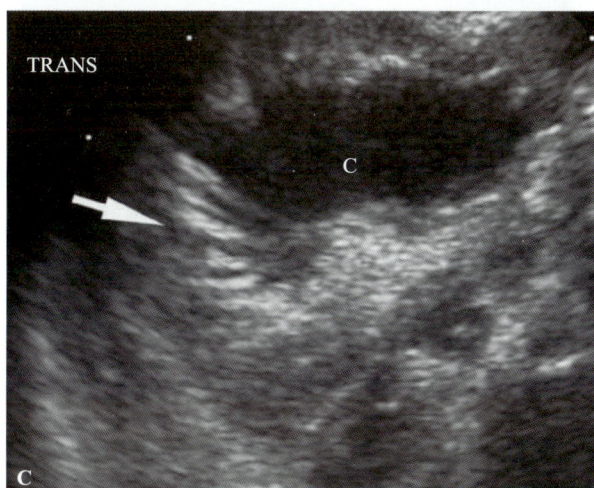

▲ 图 13-10　卵巢囊肿扭转（2 例新生儿患者）

A. 横切面声像图；B. 左侧卧位，超声扫查显示一较大卵巢囊肿（C），有低回声和细光点液平面（箭）。液平面随患者体位的变化而变化。术中发现卵巢已发生扭转，并包含一个出血性囊肿作为扭转的支点。C. 另一例卵巢囊肿扭转新生儿的横切面声像图显示卵巢囊肿（C）和多个放射状回声线（箭），代表扭转的血管蒂

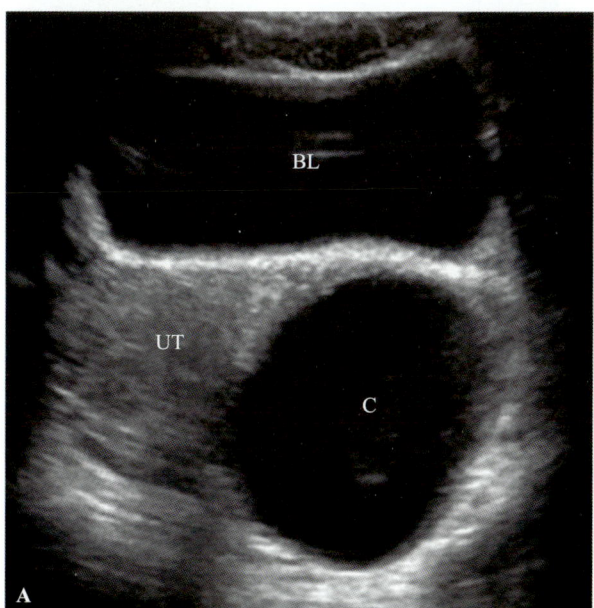

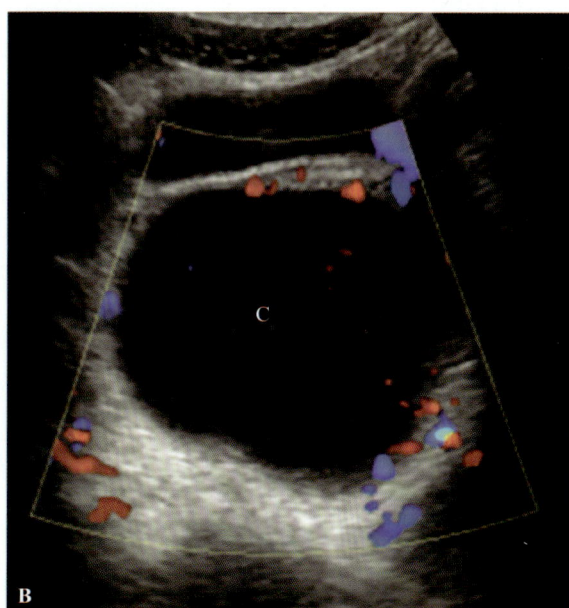

▲ 图 13-11　功能性卵巢囊肿（青春期女孩）

A. 横切面灰阶声像图；B. 彩色多普勒声像图显示 8cm 的无回声囊肿（C），囊壁不易察觉，无多普勒血流。囊肿超声随访未能消退。手术显示为受刺激的优势卵泡。BL. 膀胱；UT. 子宫

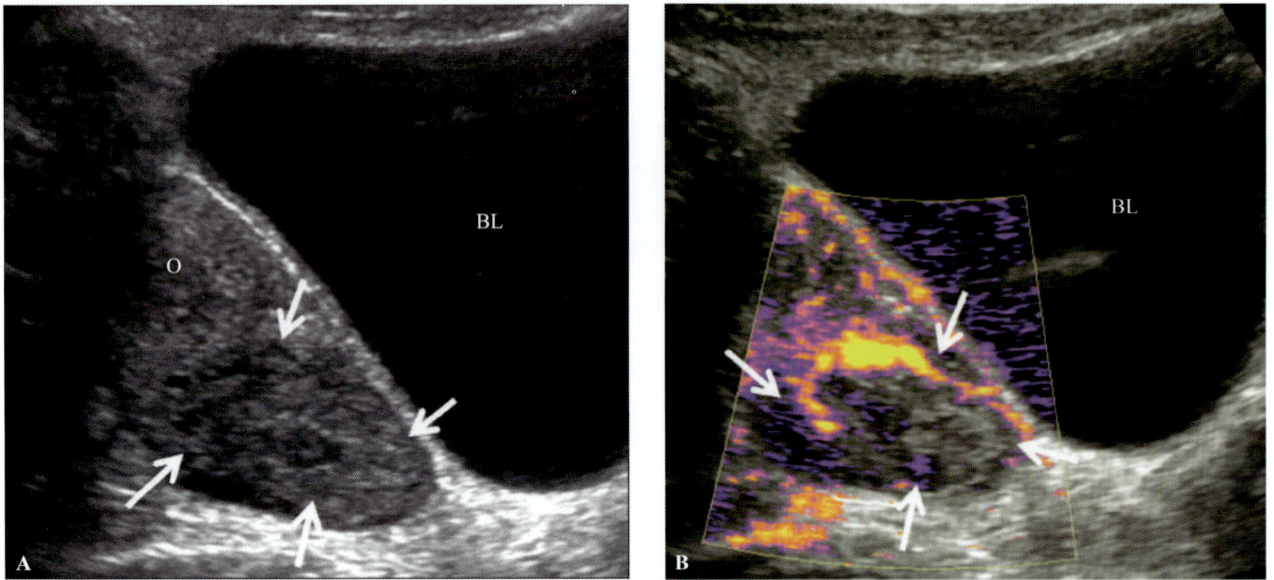

▲ 图 13-12　急性出血性卵巢囊肿（青春期女孩）

A. 纵切面灰阶声像图；B. 彩色多普勒声像图显示右侧附件区一高回声囊肿（箭），边缘可见血流信号。BL. 膀胱；O. 邻近卵巢组织

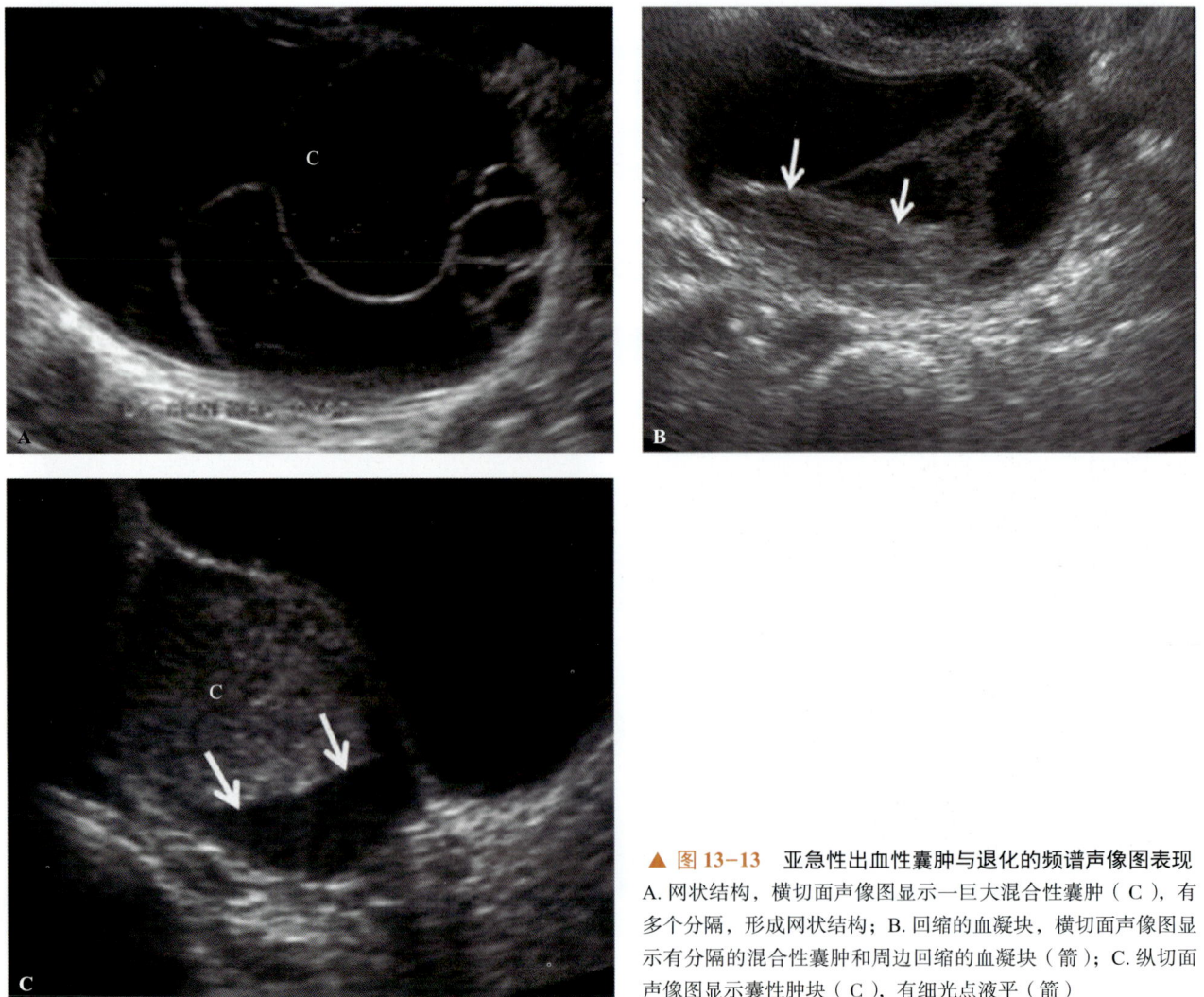

▲ 图 13-13　亚急性出血性囊肿与退化的频谱声像图表现

A. 网状结构，横切面声像图显示一巨大混合性囊肿（C），有多个分隔，形成网状结构；B. 回缩的血凝块，横切面声像图显示有分隔的混合性囊肿和周边回缩的血凝块（箭）；C. 纵切面声像图显示囊性肿块（C），有细光点液平（箭）

娠。畸胎瘤和出血性囊肿一般可通过连续超声检查鉴别。出血性卵巢囊肿随着时间的推移体积变小，变为无回声，而囊性肿瘤将保持不变或增大。结合影像学及临床、实验室资料可诊断异位妊娠及输卵管卵巢脓肿。

卵泡和黄体囊肿的自然病程是随着时间的推移完全退化，通常在 1～2 个月经周期内。基于超声放射医师协会（Society of Radiologists in Ultrasound，SRU）的共识，对于生育期女性直径 ≤ 5cm 的单纯性囊肿不需要进行随访[20]。囊肿 > 5cm 时，需随访以排除真性囊性肿瘤，其不会消退。超声随访检查应在下一个月经周期开始后 6 周或至少 6 周。持续存在几个周期的囊肿可能需要进一步 CT、MRI 检查或经皮或手术穿刺来排除囊性肿瘤。

3. 卵泡膜黄素囊肿

妊娠滋养细胞疾病相关的人绒毛膜促性腺激素（human chorionic gonadotropin，hCG）升高或作为药物治疗的并发症刺激排卵时，可发生卵泡膜黄素囊肿。卵巢增大，内含多个巨大囊肿，可取代大部分卵巢（图 13-14）。与妊娠滋养细胞疾病相关的其他表现包括增大的厚壁子宫和宫旁血管扩张。囊肿通常在去除促性腺激素的来源后消退。

4. 卵巢外附件囊肿

(1) 卵巢冠囊肿：卵巢冠囊肿为中肾旁或间皮来源，起自阔韧带或输卵管[21]。多数见于 30—40

岁，但任何年龄均可发现。典型的超声表现为圆形或椭圆形无回声肿块，壁薄，透声可，多普勒无血流信号，肿块与卵巢分离（图 13-15）。当正常的同侧卵巢与囊肿明显不同时，卵巢冠囊肿可与其他卵巢囊肿区别。因为卵巢冠囊肿不是生理性的，在随访检查中不会出现周期性变化或消退。

(2) 腹膜包涵囊肿：腹膜包涵囊肿形成于有盆腔粘连的育龄妇女，继发于既往腹部手术或盆腔炎症性疾病以及卵巢活跃。年轻女性的卵巢是腹膜液的生成者，由此产生的液体正常情况下通过腹膜腔转运，被肠系膜和韧带吸收。当有广泛的腹膜粘连时，液体可能滞留在盆腔而不被吸收[22]。受累患者表现为疼痛，可触及盆腔包块，或两者兼有。组织学上有反应性的成纤维样细胞和间皮增生。

超声表现为非特异性、多房性囊性肿块伴分隔及腔隙性液体[22]。卵巢可能在积液内部或与其相邻（图 13-16），彩色多普勒显像有时可见分隔血流。

5. 良性卵巢肿瘤

良性卵巢肿瘤约占儿童卵巢肿块的 2/3，其余为恶性肿瘤[23-25]。卵巢肿瘤可发生于生殖细胞、间质或表面上皮。小儿年龄组的卵巢肿瘤多发生在 20 岁左右。

(1) 囊性畸胎瘤：畸胎瘤由 3 个生殖细胞层（外

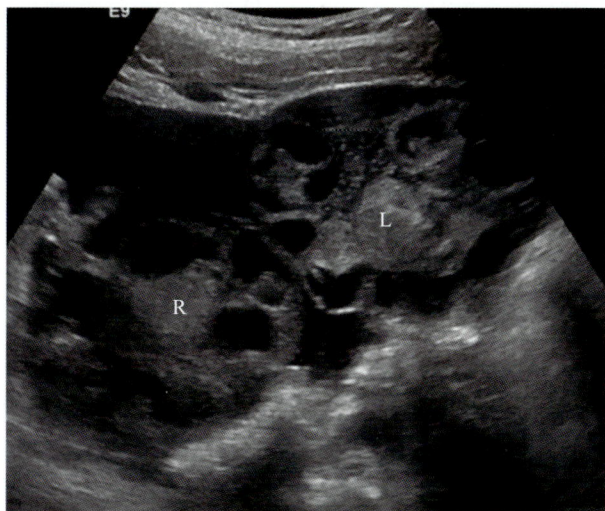

▲ 图 13-14 卵泡膜黄素囊肿

盆腔横切面声像图显示双侧卵巢增大，左侧（L）和右侧（R）含有多个大的皮质囊肿（病例资料由 Christine Menias, Mayo Clinic, Scottsdale, AZ. 提供）

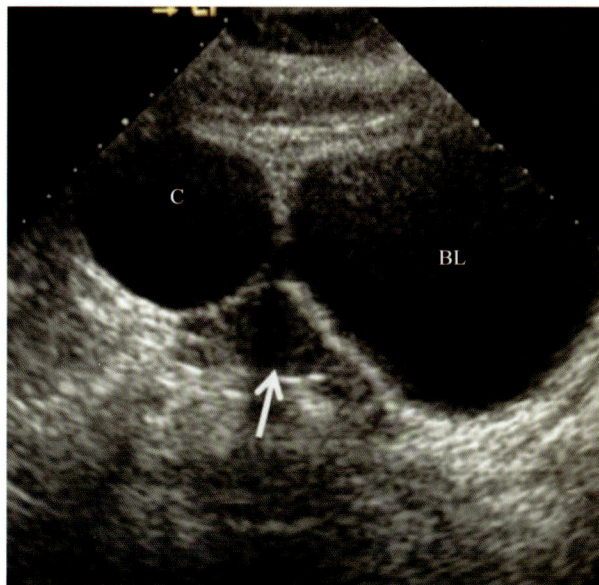

▲ 图 13-15 卵巢冠囊肿（患者：女，16 岁，盆腔疼痛）

横切面声像图显示一巨大薄壁单纯性囊肿（C），囊肿与右侧卵巢相邻但分离（箭）。BL. 膀胱

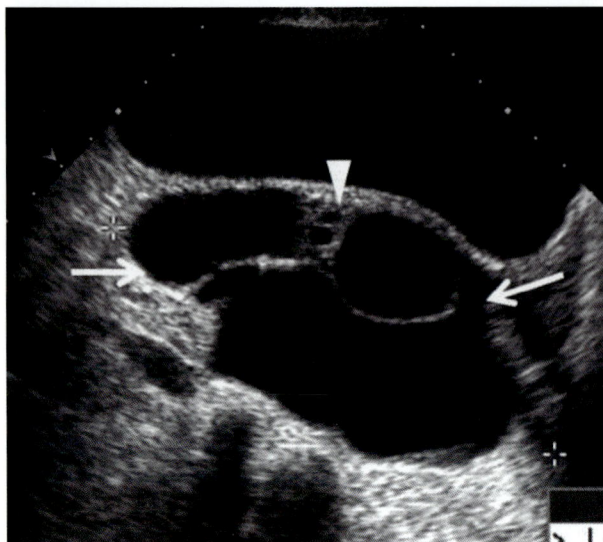

▲ 图 13-16　腹膜包涵囊肿（年轻女孩，腹部手术后）
横切面声像图显示盆腔内有一个巨大多房分隔囊性包块（箭），包绕右侧卵巢（箭头）

胚层、中胚层和内胚层）的成分组成 [23-26]。根据组织学检查，分为成熟性（囊性）、未成熟性（含胚胎神经成分）和恶性。成熟性囊性畸胎瘤占所有畸胎瘤的 90%。当外胚叶成分占优势时，成熟性囊性畸胎瘤又称为皮样囊肿。

囊性畸胎瘤通常为单侧，但 10%～20% 为双侧 [23-26]。大多数肿瘤直径在 5～10cm。大多数受累患者表现为无症状、可触及的盆腔或腹部肿块，但患者可表现为出血、扭转或肿瘤破裂引起的腹部或盆腔疼痛。在伴有免疫介导的抗 N- 甲基 -d- 天冬氨酸（anti-N-methyld-aspartate，NMDA）抗体的卵巢畸胎瘤患者中也报道了副肿瘤性脑炎。

超声表现取决于低回声基质（皮脂或浆液性液体）及高回声成分（钙、毛发或脂肪）[26-29] 的相对量。常见两个方面的表现：①囊性肿块，囊壁有高回声的壁结节，向囊腔内突出，即所谓的皮样瘤或 Rokitansky 结节；②网格征，指囊内有多条线状回声或分隔，代表毛发（图 13-17）。皮样瘤包含毛发、脂肪、骨骼或牙齿，在高达 70% 的病例中显示声影 [26-29]。一般情况下，良性畸胎瘤所含软组织成分少于 50%[27]。

其他表现如下几个方面：①"冰山一角"征，其中近场的高回声肿块相当于皮脂和毛发的混合物，超声波衰减，使肿瘤的后壁模糊不清（图 13-18）；②液 - 液分层，通常上清液内高回声，含有脂肪或毛发，下层为低回声，内含皮脂或浆液性。但是，也可能出现低回声上清液和下层高回声（图 13-19B）[30]。附壁结节和钙化有助于鉴别畸胎瘤和出血性囊肿。

虽然大多数畸胎瘤在声像图上表现复杂，从单纯囊性到完全高回声（图 13-20）[27, 31]。无回声畸胎瘤几乎全部由浆液性畸胎瘤或皮脂畸胎瘤组成。病理检查可见小的壁结节（直径 < 5mm），但这些结节太小而不能产生声学界面（图 13-20A）。回声增强的肿瘤主要含有牙齿、软骨、毛发和脂肪，少量液体或皮脂腺物质（图 13-20B）。值得注意的是，以软组织回声成分为主也可见于恶性肿瘤。CT 或 MRI 可用于确认脂肪和钙化的存在 [12, 13]。

(2) 囊腺瘤：囊腺瘤在 20 岁以下少见，占卵巢良性肿瘤的 5% 以下。浆液型在儿童期略多于黏液型。多数较大，大小为 4～20cm，表现为可触及的盆腔或腹部巨大肿块 [23-26]。组织学上，浆液性囊腺瘤呈稀薄水样液体。黏液性囊腺瘤含有黏稠的液体。大约 20% 的囊腺瘤是双侧的。

浆液性囊腺瘤的超声表现为典型的薄壁、单房的囊性肿块，但可有少量细分隔和乳头状突起（图 13-21）。黏液性囊腺瘤是一种多房性囊性肿块，伴有与肿瘤内黏液样物质存在相关的大量细分隔和内部回声（图 13-22）。乳头状突起较浆液性囊腺瘤少见。存在非常厚的分隔和中心实体组织成分考虑恶性肿瘤。黏液性囊腺瘤破裂可导致腹膜假黏液瘤。

(3) 卵巢性腺母细胞瘤：性腺母细胞瘤是一种罕见的由生殖细胞和性腺性索细胞组成的肿瘤，常出现在具有 Y 染色体表型女性的发育不全性腺中，但也可出现在正常女性核型中。一般为良性，但可合并恶性生殖细胞肿瘤，尤其是无性细胞瘤 [26]。患者可分别因肿瘤分泌雌激素和雄激素而出现闭经或性早熟或男性化。肿瘤很小，在成像时可能难以发现。当可看到时，它是一个实性肿块，可能显示囊性区和钙化。单纯性腺母细胞瘤不发生转移 [26]，预后良好。

6. 恶性卵巢病变

恶性卵巢肿瘤比较罕见，在 17 岁以下儿童中占所有恶性肿瘤不到 2%[23-26, 32, 33]。生殖细胞肿瘤（未成熟和恶性畸胎瘤、无性细胞瘤、内胚窦瘤、混合性恶性生殖细胞瘤、胚胎癌）占恶性肿瘤的 60%～90%；间质瘤（Sertoli-Leydig 细胞、颗粒 -

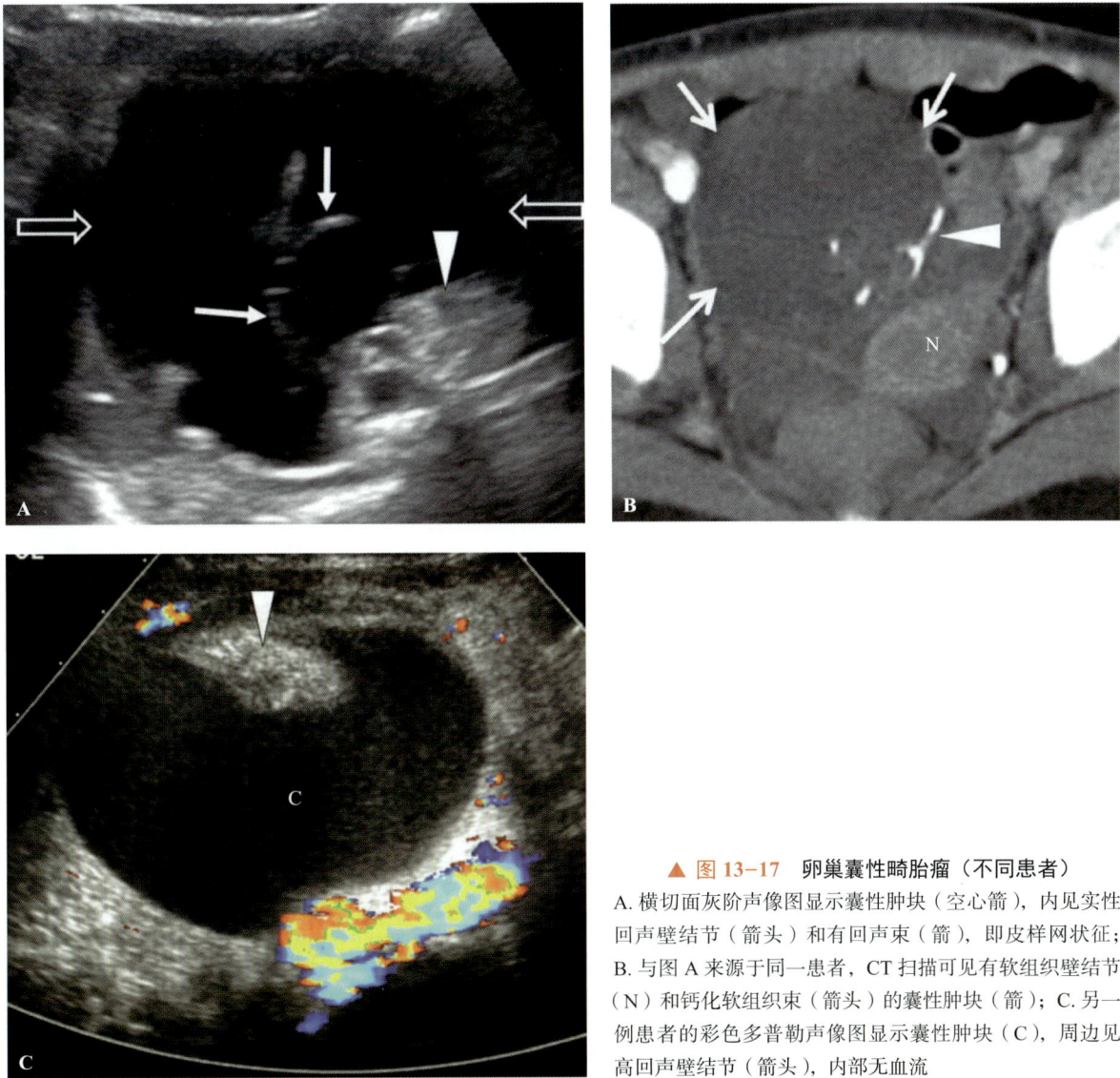

▲ 图 13-17 卵巢囊性畸胎瘤（不同患者）

A. 横切面灰阶声像图显示囊性肿块（空心箭），内见实性回声壁结节（箭头）和有回声束（箭），即皮样网状征；B. 与图 A 来源于同一患者，CT 扫描可见有软组织壁结节（N）和钙化软组织束（箭头）的囊性肿块（箭）；C. 另一例患者的彩色多普勒声像图显示囊性肿块（C），周边见高回声壁结节（箭头），内部无血流

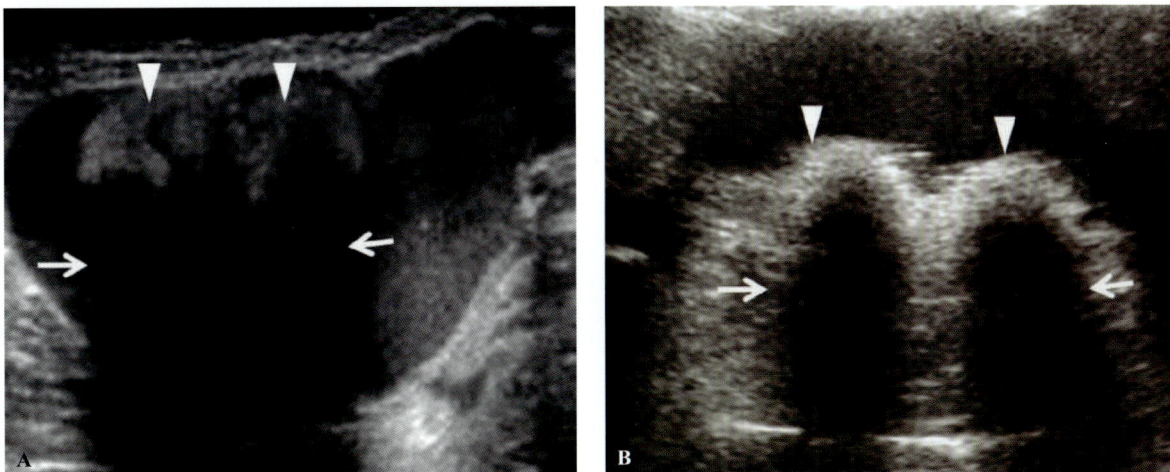

▲ 图 13-18 "冰山一角征"（2 例卵巢畸胎瘤患者）

横切面灰阶声像图（A 和 B）显示畸胎瘤前部高回声肿块（箭头），后方伴阴影（箭），掩盖了肿瘤后壁显影。固体成分相当于头发和脂肪（图 B 由 Christine Menias, Mayo Clinic, Scottsdale, AZ 提供）

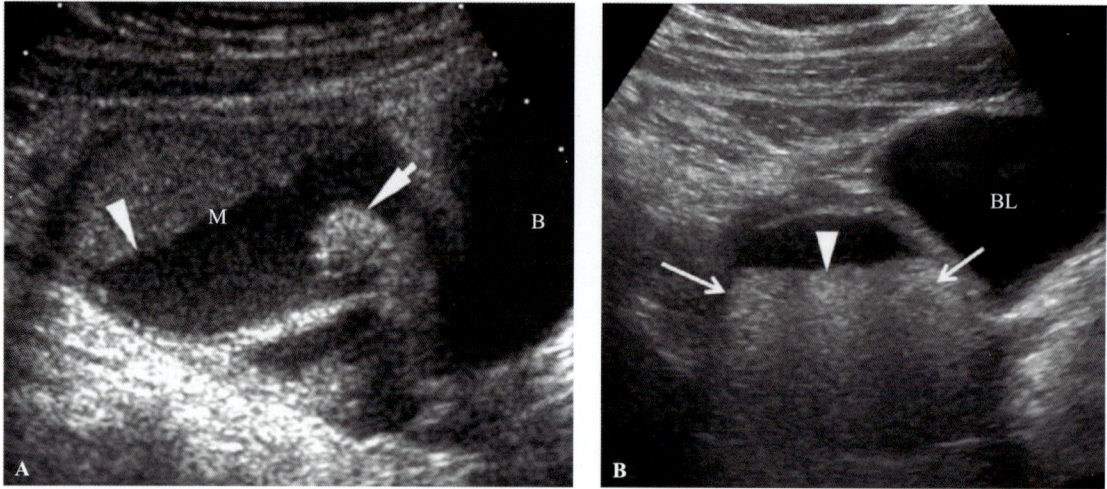

▲ 图 13-19　液 - 液分层表现（不同青春期卵巢畸胎瘤患者）

A. 纵切面声像图显示一囊性肿块（M），上清液呈低回声（箭头）。箭示壁结节；B. 横切面声像图显示囊性肿块（箭头），上清液呈低回声，下层高回声（箭）。BL. 膀胱

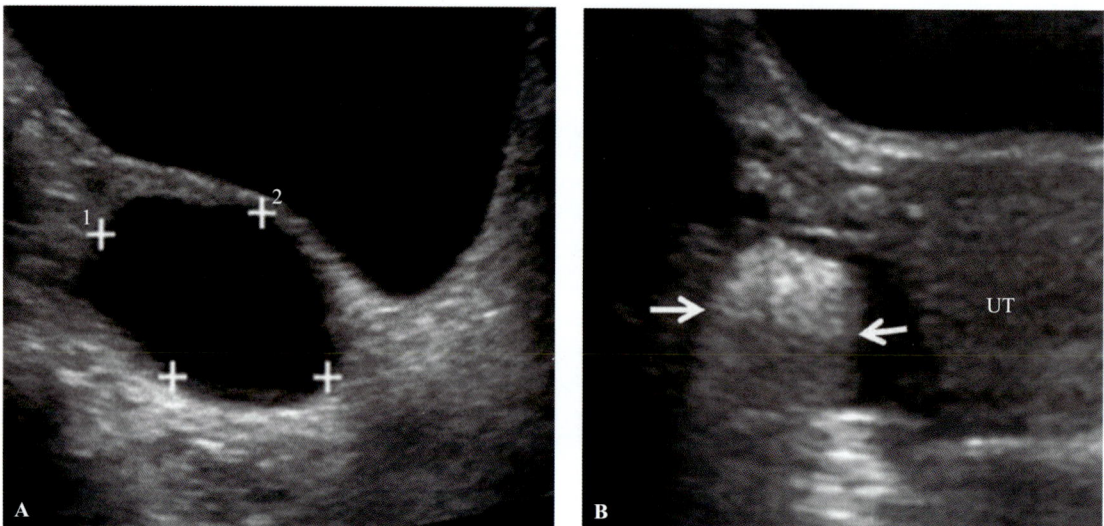

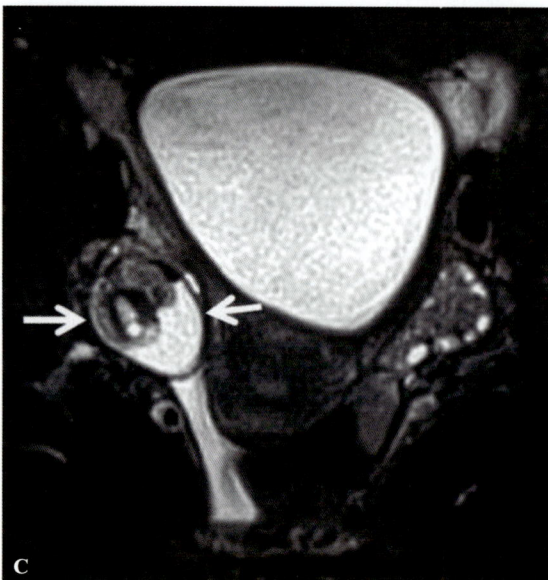

▲ 图 13-20　典型的畸胎瘤

A. 无回声畸胎瘤（患者，女，13 岁），经左侧附件纵切面图像显示囊性肿块（光标）。病理检查显示病变包含皮脂和 6mm 的壁结节；B. 高回声畸胎瘤（患者，女，14 岁），右侧附件区横切面声像图显示子宫（UT）旁高回声肿块（箭）；C.MRI 清晰显示肿块（箭），可见其中包含脂肪和代表毛发的软组织

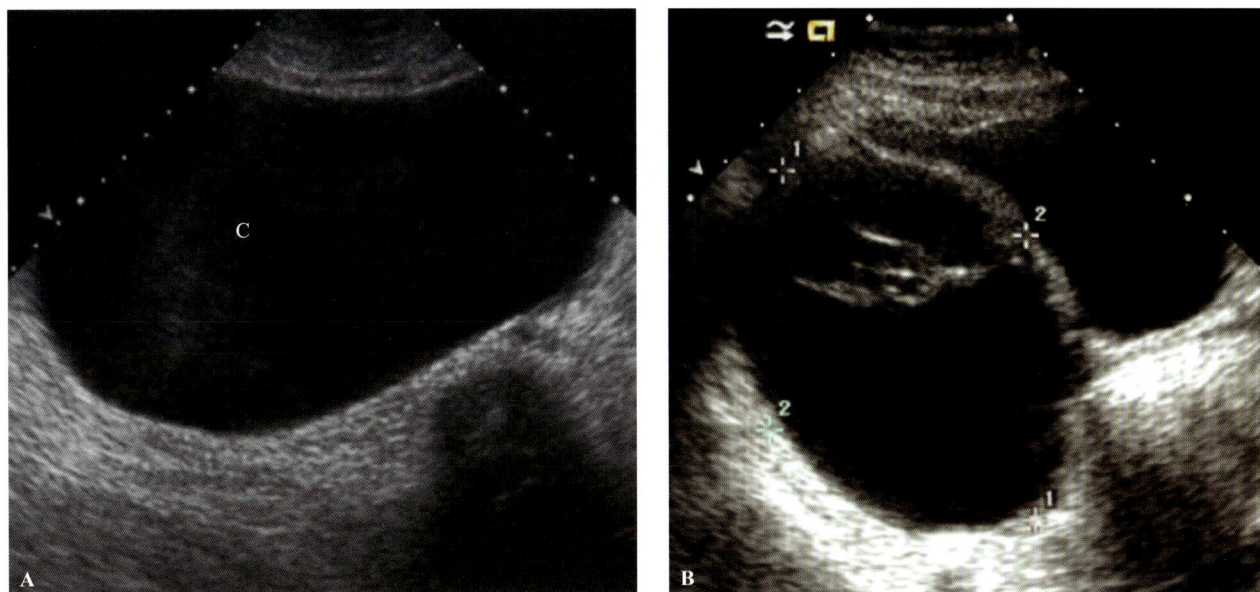

▲ 图 13-21　浆液性囊腺瘤（2 例患者）

A. 横切面声像图显示一个巨大单房囊肿（C：20cm×11cm）；B. 另一例患者的纵切面声像图显示一个囊性肿块（8cm×8cm，光标），有较薄的回声分隔

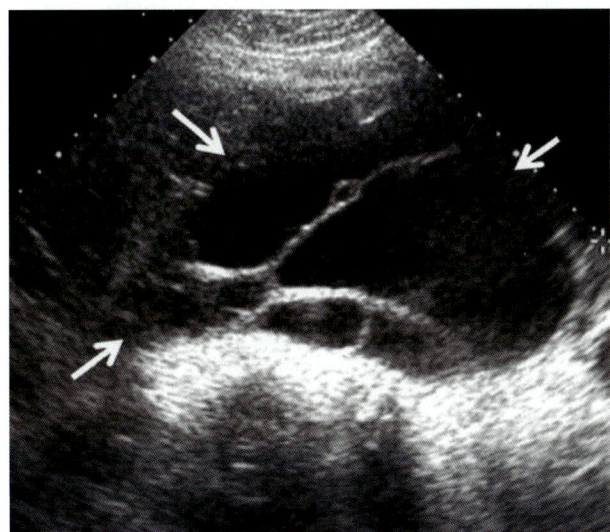

▲ 图 13-22　黏液性囊腺瘤

经盆腔纵切面声像图显示多房性囊性肿块（箭），内有多个细分隔，内部回声较低

卵泡膜细胞）发病率为 10%～13%；上皮癌占卵巢恶性病变 5%～11%[23-26]。罕见的生殖细胞肿瘤（<1%）包括绒毛膜癌、多胚胎瘤和平滑肌肉瘤。

组织学上，恶性畸胎瘤除含有 3 个生殖细胞层的衍生物外，还含有其他生殖细胞组织，如内胚窦瘤、胚胎癌、绒癌等。未成熟畸胎瘤含有原始神经外胚层和成熟组织成分。无性细胞瘤由未分化的生殖细胞组成。内胚窦瘤向卵黄囊和卵黄结构选择

性分化。混合性生殖细胞肿瘤含有 1 种以上的恶性成分。

（1）生殖细胞肿瘤：恶性生殖细胞肿瘤通常影响青春期女孩，表现为无症状的盆腔或腹部肿块。较少出现与扭转或破裂相关的急性腹痛。诊断时大多数直径＞ 10cm[23-26, 32]。未成熟畸胎瘤、内胚窦瘤和含内胚窦瘤的混合性生殖细胞肿瘤患者的 AFP 水平可升高，而胚胎癌和混合性生殖细胞肿瘤患者的 hCG 水平升高（表 13-2）。腹腔内扩散至淋巴结和肝脏。未成熟畸胎瘤可能与腹膜种植胶质组织（腹膜胶质瘤病）有关。一般来说，大多数恶性肿瘤对化疗有反应。

超声检查无法明确鉴别各种恶性生殖细胞肿瘤，但可提示恶性肿瘤的诊断。与良性肿瘤以囊性成分为主不同，恶性肿瘤以软组织成分为主（＞ 50%）[27]。超声表现为以实性肿块为主或呈囊实混合性肿块，壁不规则，分隔较厚，有乳头状突起。囊性区与出血坏死有关（图 13-23 至图 13-27）。内部分隔较厚的高度囊性肿瘤可有多房表现，钙化常见于畸胎瘤和无性细胞瘤。腹水、淋巴结肿大和肝转移是腹腔内扩散的征象。多普勒超声显示肿瘤实性回声内的动脉血流[28, 29, 34, 35]。

生长性畸胎瘤综合征是在成功治疗恶性非精原细胞性生殖细胞肿瘤后发生的罕见事件。据报道，

其在未成熟畸胎瘤患者中的发生率高达 30%[28, 36]，被认为代表着转变或未成熟畸胎瘤逆转为成熟畸胎瘤，组织学上为良性。生长性畸胎瘤可见于最初病变部位及远隔部位，包括腹膜后、腹膜腔、肝脏、

表 13-2 卵巢肿瘤临床特征

肿瘤类型		中位年龄（岁）	临床特征
生殖细胞肿瘤	无性细胞瘤	16	—
	内胚窦瘤	18	甲胎蛋白升高，占 75%
	畸胎瘤　成熟性（实性、囊性）	10—15	甲胎蛋白升高，占 30%
	畸胎瘤　未成熟性	11—14	
	恶性混合性生殖细胞肿瘤	16	甲胎蛋白和人绒毛膜促性腺激素均升高
	胚胎癌	14	人绒毛膜促性腺激素均升高
	其他（多胚胎瘤、绒毛膜癌）	青少年	—
非生殖细胞肿瘤	上皮（浆液性、黏液性）	8	—
	性索间质肿瘤（颗粒细胞、Sertoli-Leydig 细胞，混合型）	8	—

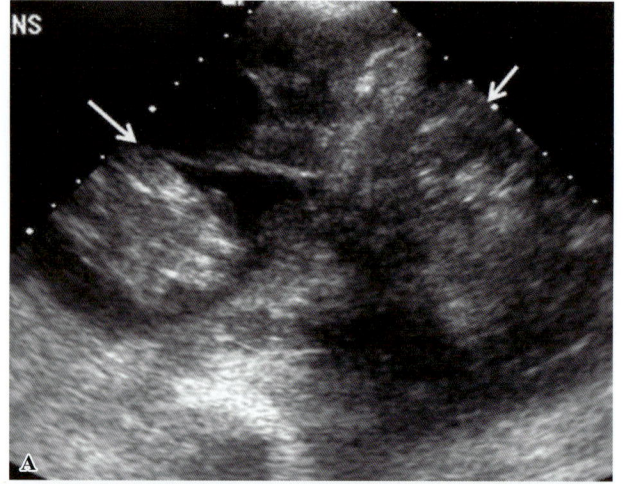

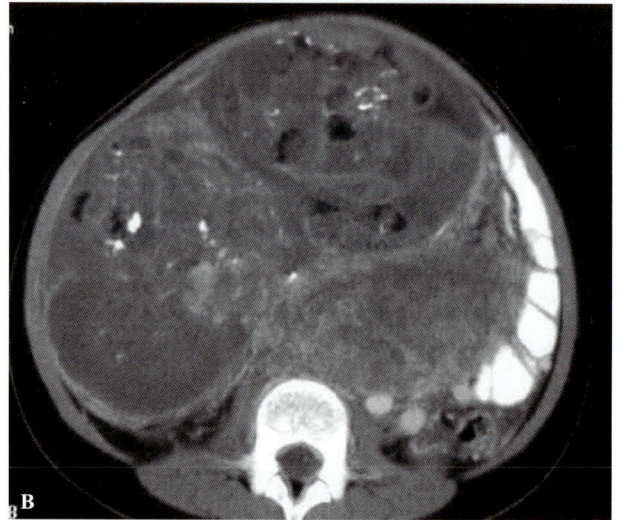

▲ 图 13-23　卵巢恶性畸胎瘤（患者：女，9 岁）
A. 下腹部横切面声像图显示一巨大的回声性肿块（箭），伴低回声坏死区；B. 增强 CT 扫描显示大部分的软组织肿块伴脂肪和钙化区域

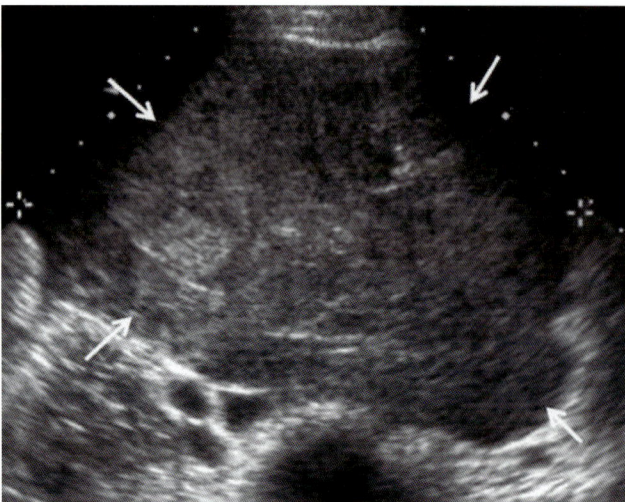

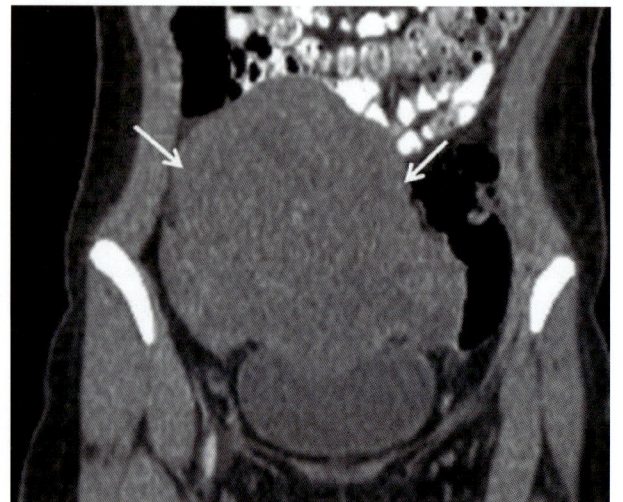

▲ 图 13-24　未成熟性畸胎瘤
A. 盆腔横切面声像图显示一较大的均匀低回声肿块（箭）；B. 冠状位 CT 扫描显示软组织肿块（箭），从盆腔延伸至下腹部

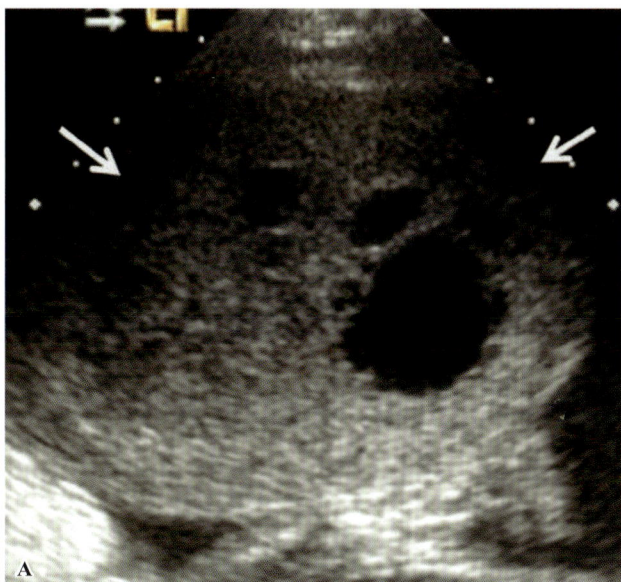

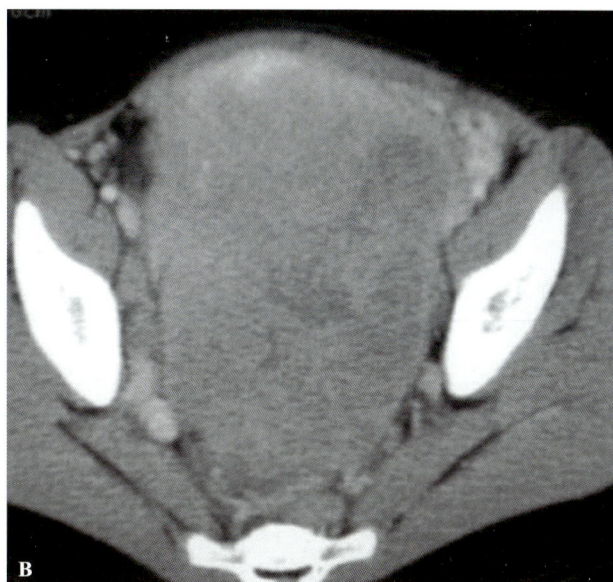

▲ 图 13-25　无性细胞瘤

A. 右侧附件横切面声像图显示一实质性肿块回声（箭），伴坏死囊变区；B. CT 扫描显示盆腔软组织肿块

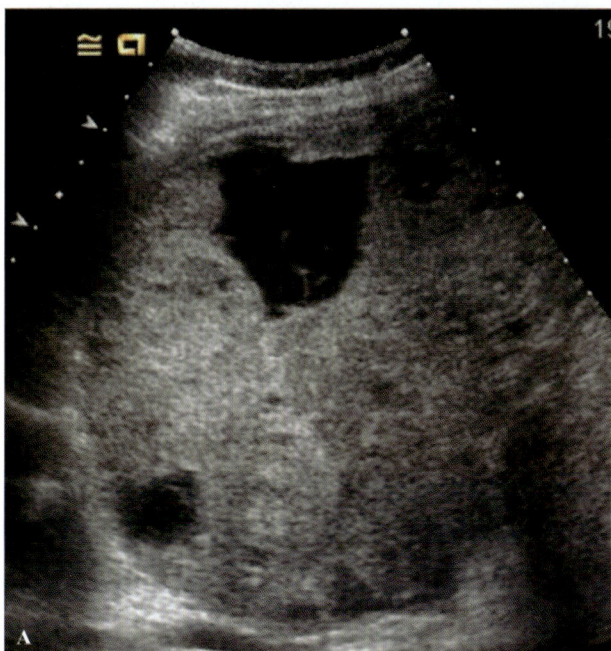

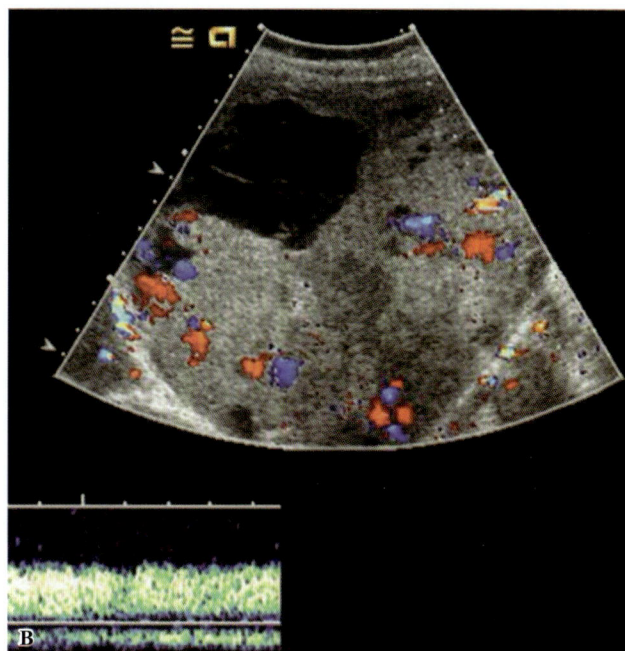

▲ 图 13-26　内胚窦瘤

A. 横切面灰阶声像图；B. 彩色多普勒声像图显示巨大实性肿块，囊性区代表出血和坏死，散在动脉血流

胸部、淋巴结及纵隔等。了解这种疾病的发生对防止与肿瘤进展相混淆起到很重要的作用[36]。

（2）性索间质肿瘤：性索间质肿瘤起源于胚胎性腺的性索（颗粒细胞和支持细胞），与青春期女孩相比，更常见于月经初潮前，是低度恶性肿瘤，通常有症状。颗粒细胞瘤由于产生过多的雌激素而导致同性性早熟，而支持 – 间质细胞瘤由于产生雄

激素而导致男性化[23-26]。

颗粒细胞和 Sertoli-Leydig 细胞瘤通常是具有囊性和实性成分的非均质性肿块[28, 37]（图 13-28 和图 13-29），少数表现为实性或囊性肿块。转移虽不常见，但可转移至腹膜表面和肝脏。多普勒超声检查可显示周围或中央血流。

无功能间质瘤包括纤维瘤和硬化性间质瘤，虽

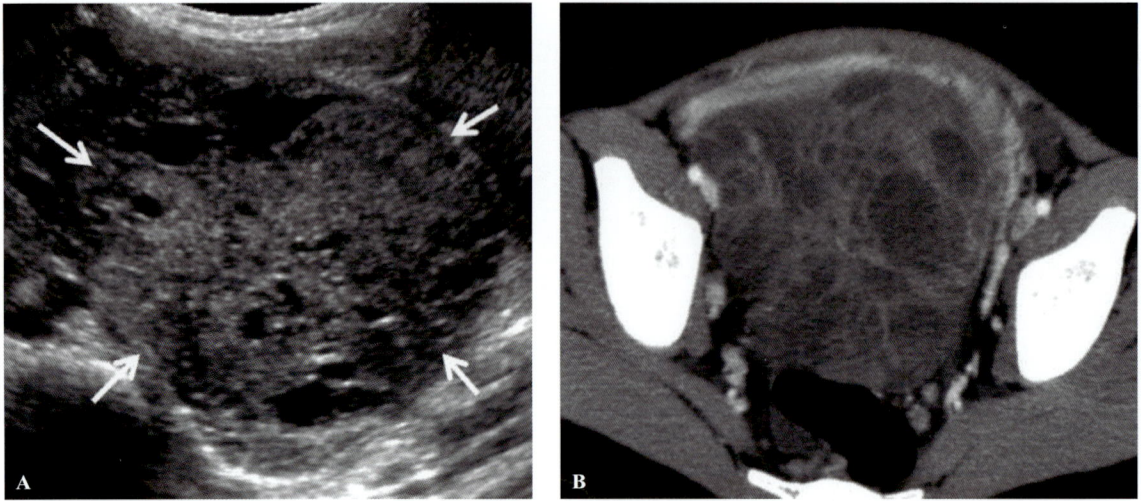

▲ 图 13-27　混合性生殖细胞肿瘤

A. 下腹部横切面声像图显示巨大实性肿块（箭），囊性区代表坏死；B. CT 扫描显示盆腔内囊实性肿块。术中发现肿瘤起源于左侧卵巢，肿瘤成分包括胚胎癌、卵黄囊瘤、未成熟畸胎瘤和无性细胞瘤

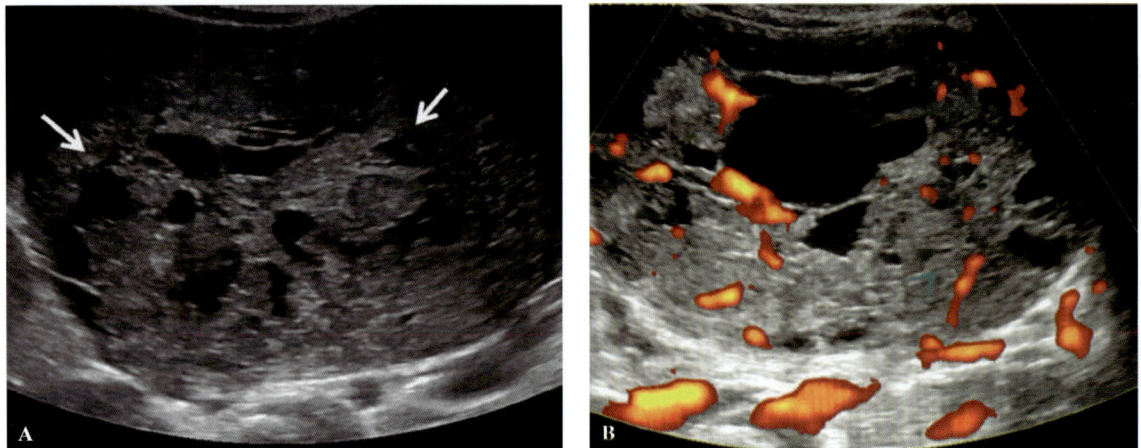

▲ 图 13-28　颗粒细胞瘤（患者：女，7 岁，性早熟）

横切面灰阶（A）及彩色多普勒声像图（B）显示盆腔巨大不均质肿块（箭），软组织内有囊变区及内部血流

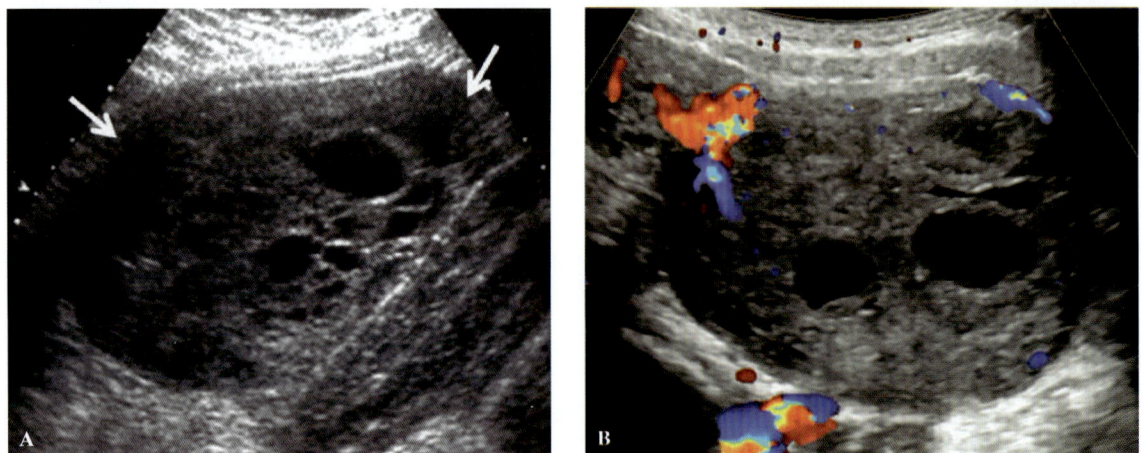

▲ 图 13-29　Sertoli-Leydig 细胞瘤（患者：女，5 岁，男性化）

A. 纵切面灰阶声像图显示不均质肿块（箭），内有实性和囊性（坏死）区；B. 彩色多普勒声像图显示盆腔实性不均质包块伴周围血流

然罕见但可发生于青春期前儿童[23-26]，两者均可表现为盆腔或腹部肿块。纤维瘤还与 Meigs 综合征（纤维瘤、右侧胸腔积液和腹水）和基底细胞痣综合征（基底细胞癌和骨、眼、神经系统和生殖系统异常）有关[38]。在超声检查中，纤维瘤是实性、低回声肿块，可显示纤维组织成分导致的声影。硬化性间质瘤表现为不均质肿块，伴有钙化、囊性区和分隔[39]。多普勒成像可显示实体成分中的血流增多。

（3）卵巢癌：卵巢癌在儿科人群中极为罕见，可表现为无症状的盆腔或腹部肿块或与转移性疾病相关的功能异常[23-26, 40]。超声表现为囊实性或囊实混合性肿块（图 13-30）。常见管壁增厚、粗大不规则分隔及乳头状新生物。腹腔内种植，即网膜和肠系膜种植，是典型的上皮性肿瘤。腹膜种植表现为腹膜外表面或腹腔韧带、肠系膜上的回声结节。网膜种植表现为前腹壁下方大网膜内分散回声结节或团状软组织肿块（"网膜饼"）。

7. 继发性肿瘤

虽然罕见，但淋巴瘤、白血病和神经母细胞瘤、横纹肌肉瘤或肾母细胞瘤的转移可能会累及卵巢[41]。卵巢受累通常无症状，在尸检时做出诊断。极少数情况下，肿瘤生长得足够大以产生可触及的肿块。继发性卵巢肿瘤可产生单侧或双侧卵巢增大

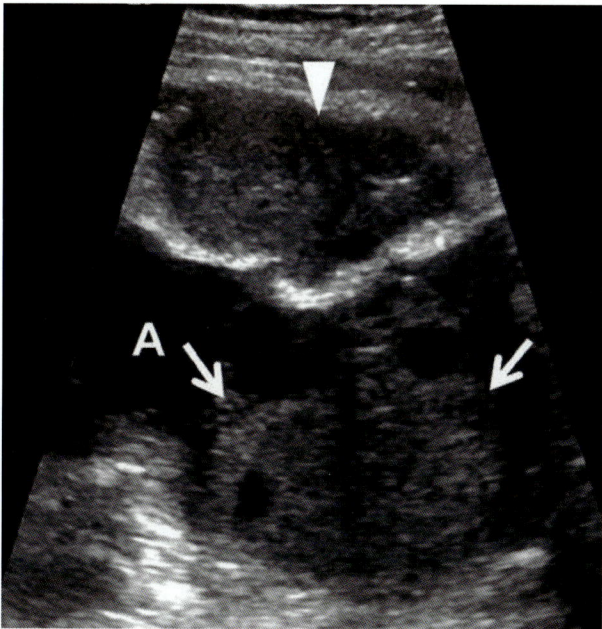

▲ 图 13-30　卵巢癌
右侧附件纵切面声像图显示卵巢高回声肿块（箭）伴周围腹水（A），腹壁下可见网膜种植（箭头）

（图 13-31）。增大的卵巢回声相对于子宫可呈低回声、等回声或高回声。较少见的是，转移灶可产生孤立性的均匀或混合性的卵巢内肿块。彩色多普勒显像可显示中央或周边血流增多。

8. 卵巢恶性肿瘤（多普勒显像）

恶性肿瘤多普勒超声往往表现为中心低阻力频谱（RI ＜ 0.4），这归因于肿瘤血管肌层相对缺乏。卵巢良性肿块往往表现为外周、高阻力型血流（RI ＞ 1.0）[42-44]。然而，非肿瘤性病变，包括输卵管卵巢脓肿、异位妊娠和功能性黄体也有低阻力型血流，也有一些恶性肿瘤表现为高阻力型血流，这些限制了多普勒成像的特异性。

9. 盆腔炎

盆腔炎性疾病影响育龄女性，是一种沿生殖道自下向上传播的性传播感染性疾病。少数情况下，它是由其他感染源如宫颈炎传播而来的，常见的致病菌为淋病奈瑟菌和沙眼衣原体[45, 46]。临床上通常根据发热、盆腔疼痛和压痛、阴道分泌物确立诊断。超声检查在鉴别并发症（输卵管积脓和输卵管卵巢脓肿）和评估治疗效果方面有一定作用[47]。经腹超声用于对疾病的整体范围进行扫查。经阴道检查可提高输卵管扩张、卵巢旁炎症和输卵管卵巢异常的显示。

超声表现取决于感染阶段。轻度或早期病变的影像学表现可能正常或极轻微。随着感染的进展，可观察到子宫增大，子宫边缘不清晰，称为宫影模糊征，子宫内膜融合或增厚，提示子宫内膜炎（图 13-32）。

严重感染时，输卵管和卵巢受累。输卵管积脓表现为厚壁的、融合成团的管状结构，内含弱回声，代表脓性成分（图 13-33），可有液平，少数可见气液平[47]。有时显著扩张的管状结构可能表现为混合性的椭圆形或圆形肿块，而不是细长结构（图 13-34）。

卵巢受累有一系列表现：①增大的、低回声的卵巢；②输卵管卵巢复合体，由低回声的卵巢和扩张的输卵管融合组成（图 13-35）；③输卵管卵巢脓肿，产生厚壁的低回声或混合性的卵巢内肿块，内含细光点、分隔或液平（图 13-36）[47]。如果脓腔内含有产气微生物，则可观察到移动的强回声灶伴后方声影。

彩色多普勒检查包括子宫、附件和盆腔软组织

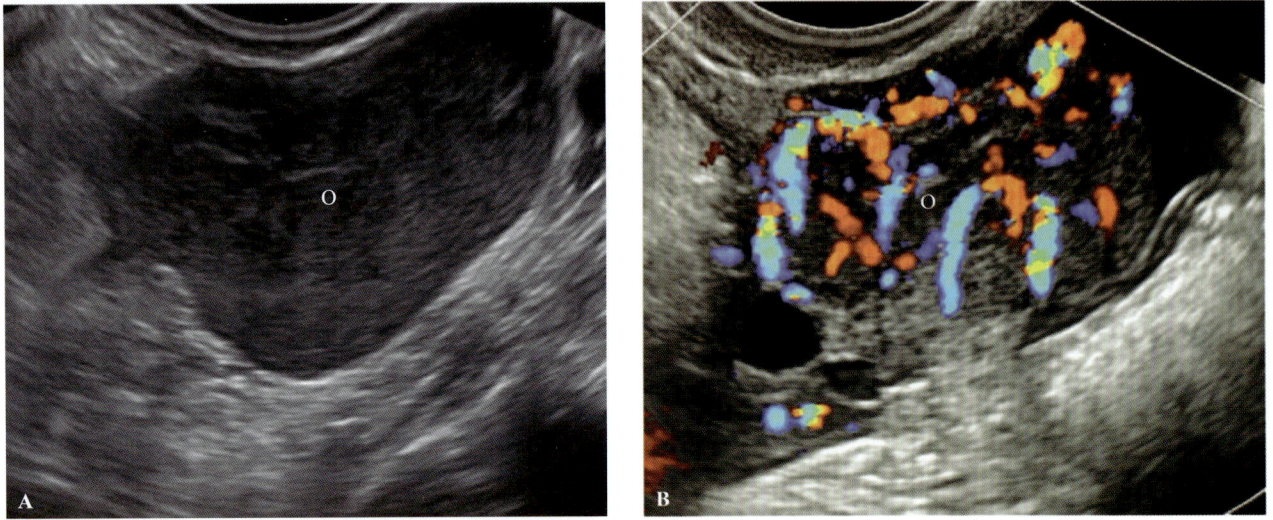

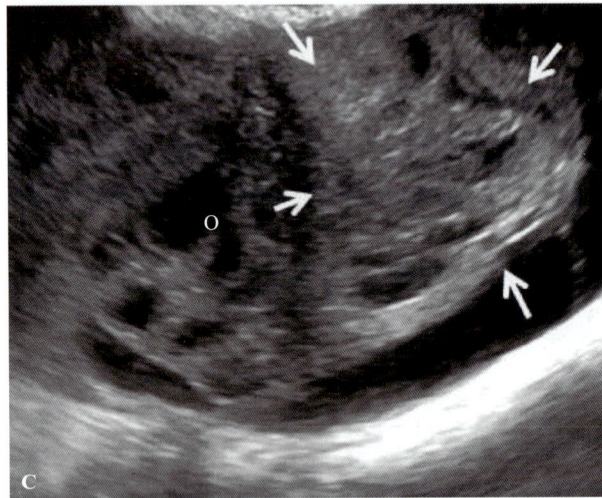

▲ 图 13-31　继发性肿瘤

A. 淋巴瘤，横切面灰阶声像图；B. 与图 A 来源于同一患者，彩色多普勒声像图显示左侧卵巢增大（O），彩色血流增加；C. 转移性横纹肌肉瘤，纵切面声像图显示较大的高回声肿块（箭）来源于右侧卵巢（O）（图 A 和 B 由 Christine Menias, Mayo Clinic, Scottsdale, AZ 提供）

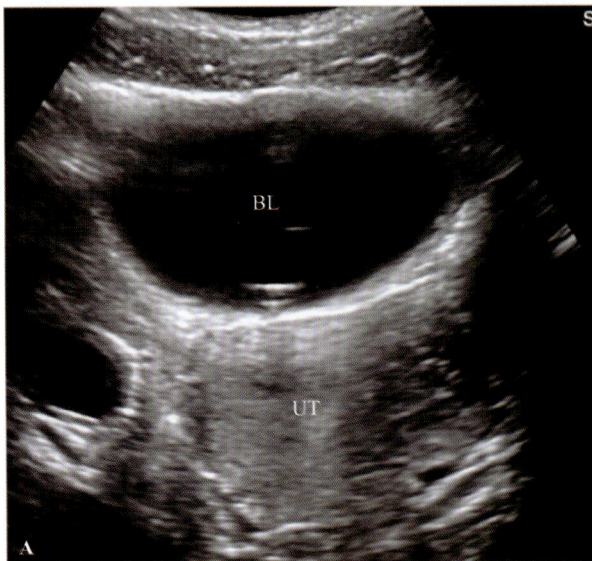

▲ 图 13-32　盆腔炎症子宫受累

A. 宫影模糊征，横切面声像图显示增大的子宫（UT），边缘不清晰，内膜管不清晰；B. 子宫内膜炎，横切面声像图显示厚壁子宫（箭），扩张的子宫内膜管（光标）内有细光点。BL. 膀胱

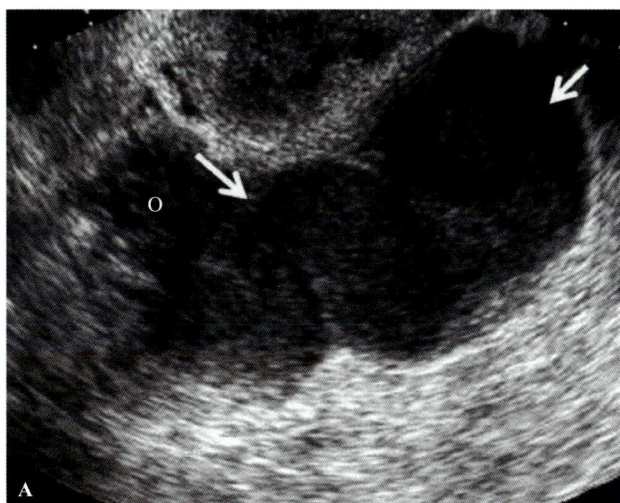

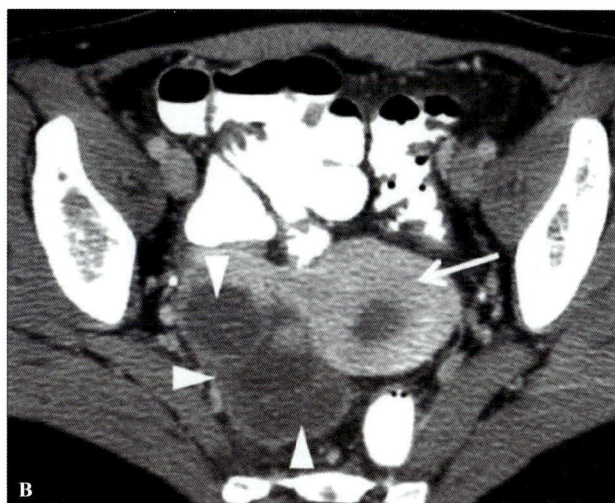

▲ 图 13-33　输卵管积脓

A.纵切面经腹超声扫查显示扩张的厚壁输卵管（箭），内部呈低回声；B.CT 扫描显示右侧输卵管扩张（箭头）和厚壁子宫（箭）。O. 卵巢

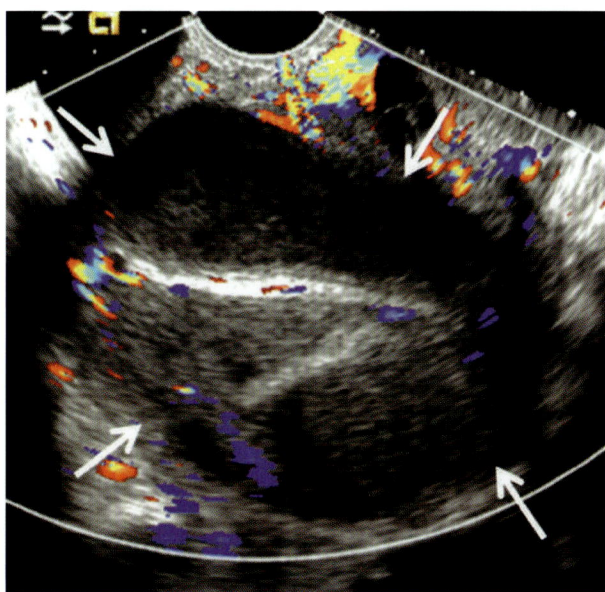

▲ 图 13-34　输卵管积脓

经阴道彩色多普勒声像图显示左侧输卵管明显扩张（箭），伴弱回声细光点和少许血流。输卵管扭曲，形似孤立性肿块。卵巢（未显示）与输卵管分离

▲ 图 13-35　输卵管卵巢复合体

纵切面经腹超声扫查显示左侧附件混合性肿块，由扩张的输卵管（箭头）融合而成，其中包含左侧卵巢（O）的液平（箭）。BL. 膀胱

的彩色信号增多。在脓肿壁内可观察到血流，但在脓腔内未见血流（图 13-36C）。脉冲多普勒成像显示低阻力血流模式。

　　肝周炎症（即 Fitz-High-Curtis 综合征）是盆腔炎症性疾病的一种罕见并发症，是由于感染沿结肠沟上行扩散，导致肝脏表面和壁腹膜发生炎症所致。患者表现为右上腹疼痛和压痛，酷似急性胆囊炎。声像图表现包括肝周、脾周积液、肝与右肾之

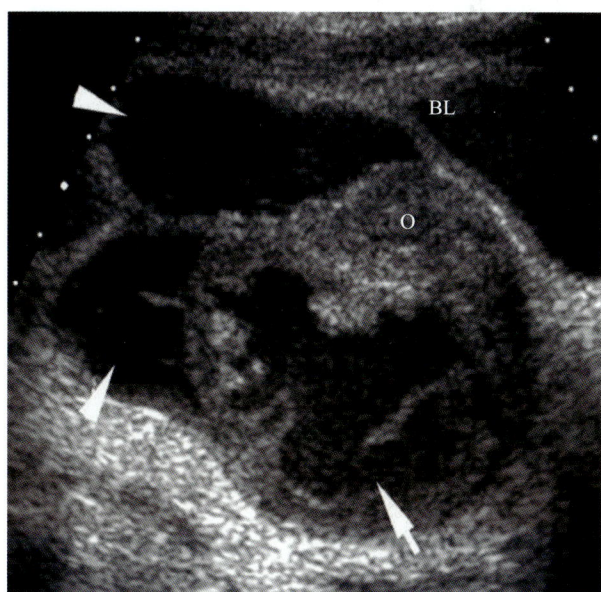

间的软组织增厚。

　　抗生素治疗后，盆腔炎症可以缓解或遗留慢性残留，如输卵管阻塞和盆腔粘连引起的输卵管积水。输卵管积水表现为与卵巢分离的管状囊性结构（图 13-37）。对侧壁可以是锯齿状的，这种外观被称为"腰征"（waist sign）。

10. 扭转

（1）附件扭转：附件扭转同时累及卵巢和输卵

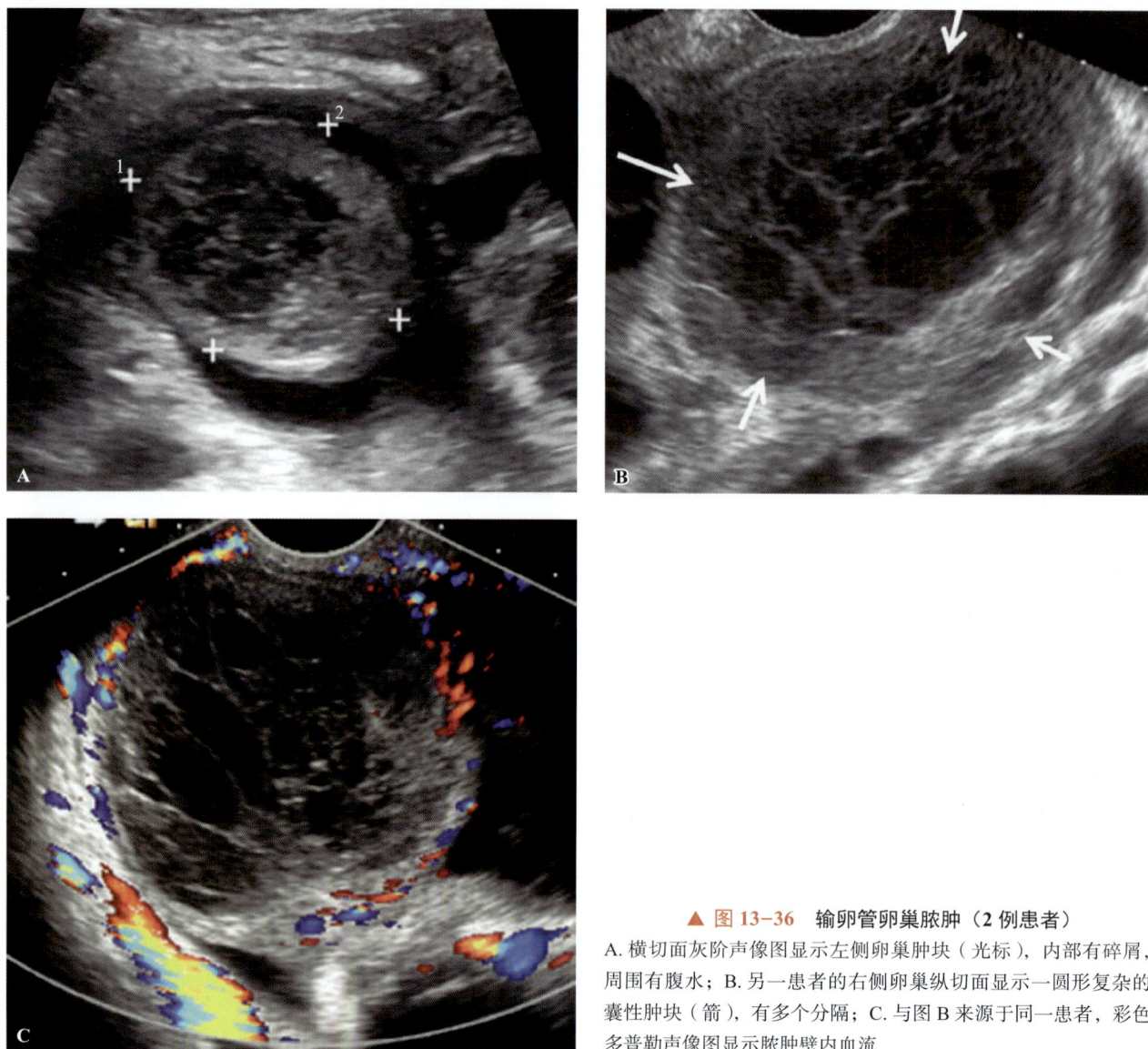

▲ 图 13-36 输卵管卵巢脓肿（2 例患者）

A. 横切面灰阶声像图显示左侧卵巢肿块（光标），内部有碎屑，周围有腹水；B. 另一患者的右侧卵巢纵切面显示一圆形复杂的囊性肿块（箭），有多个分隔；C. 与图 B 来源于同一患者，彩色多普勒声像图显示脓肿壁内血流

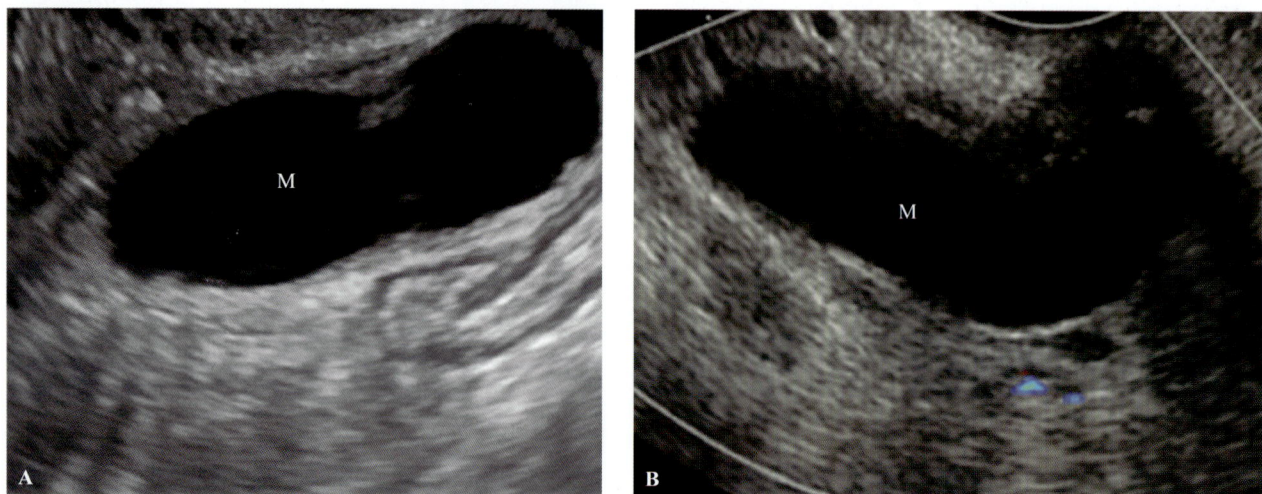

▲ 图 13-37 输卵管积水（2 例有盆腔炎病史的患者）

A. 纵切面经腹超声扫查；B. 经阴道超声扫查显示右侧附件管状无回声包块（M），腹腔镜检查证实为输卵管积水

管，是卵巢部分或全部在其血管蒂上旋转的结果，最初影响静脉和淋巴回流，后期影响动脉血流。病理改变从扭转早期的水肿到晚期的缺血及缺血后的坏死。附件扭转可发生于各年龄组。新生儿扭转通常发生在宫内，增大的卵巢在出生时表现为可触及的盆腔包块。在青少年中，典型表现为急性发作的下腹痛，常伴有恶心或呕吐和白细胞增多[48]。扭转几乎总是单侧的。双侧扭转一般不同时发生。

附件扭转可发生于正常附件，也可与作为支点的潜在肿块合并存在。新生儿和婴儿比青春期女孩更容易有潜在的病变。大约 65% 的新生儿和仅 10% 的青春期后女孩有病理损伤[49]。易于发生扭转的病变是新生儿的卵巢囊肿和青少年女孩的囊肿或畸胎瘤。正常附件扭转最可能的解释是由于支持韧带松弛导致的过度活动。这使得附件随着腹内压或体位的变化而移动，容易发生扭转。

①二维超声：正常附件扭转的声像图表现为卵巢增大，体积至少为对侧卵巢的 2 倍，周边可见多个轻度增大（8~12mm）的卵泡（图 13-38）[50-52]。附件比（扭转附件体积与正常附件体积的比率）> 15 为可疑扭转，特异性为 100%，但敏感性仅为 40%[53]。相关肿块通常较大（> 4cm），呈囊性（图 13-39）。扭曲的囊性肿块可能包含内部回声、分隔和细光点液平。

附件扭转的其他特征是卵巢位于膀胱后方或上方的中线位置（图 13-38A 和图 13-39A），血管蒂扭曲，同侧子宫向扭转侧偏移，回声增强，反映血管充盈和间质水肿[50-52, 54]。扭曲的血管蒂可表现为圆形或鸟嘴状结构，有多个同心的低回声和高回声条纹（图 13-39C），或表现为不均匀的管状结构（图 13-10C）[50, 51]。

②多普勒显像：多普勒超声包括卵巢内很少或无静脉血流（最早的征象），无动脉血流（图 13-38B），舒张期血流消失或反向[53]。然而，由于子宫动脉和卵巢动脉的双重供血，卵巢扭转时也可出现动脉血流（图 13-40）。如果灰阶表现是典型的卵巢扭转，无论有无彩色血流，都应提示扭转的诊断。

(2) 孤立性输卵管扭转：孤立性输卵管扭转是青春期女孩类似附件扭转的急性下腹疼痛的少见原因[55]。右侧输卵管受累较左侧常见。超声检查显示扩张的输卵管呈弱回声，管壁和黏膜皱襞增厚（图 13-41），通常显示卵巢正常，彩色多普勒显示卵巢血流正常[55, 56]。

(3) 卵巢重度水肿：卵巢重度水肿是由于卵巢蒂部分或间歇性扭转，导致静脉和淋巴回流受阻而不影响动脉灌注的结果。组织学检查显示明显的间质水肿和正常滤泡[57]。典型的临床表现为间歇性下腹痛，有时持续数月，有时疼痛可急性发作。

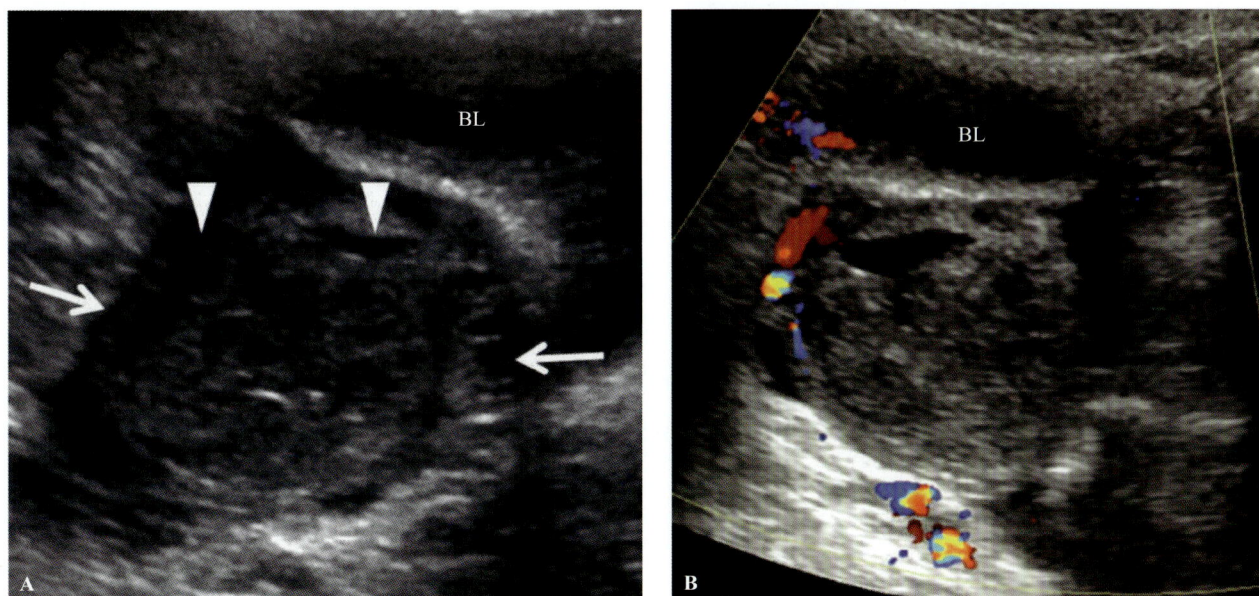

▲ 图 13-38 正常卵巢附件扭转

A. 纵切面灰阶声像图显示右侧卵巢增大（箭），周边卵泡扩张（箭头），注意卵巢在膀胱（BL）的后方。B. 彩色多普勒声像图显示卵巢内无血流。邻近卵巢的彩色信号在软组织内。右侧卵巢的体积为 50cm³，左侧卵巢的体积为 4.9cm³

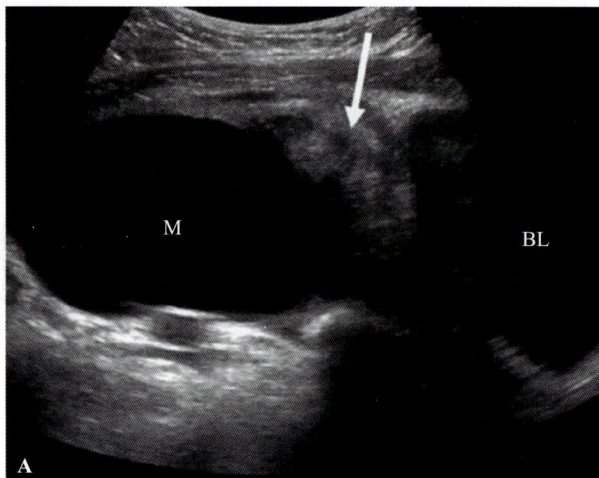

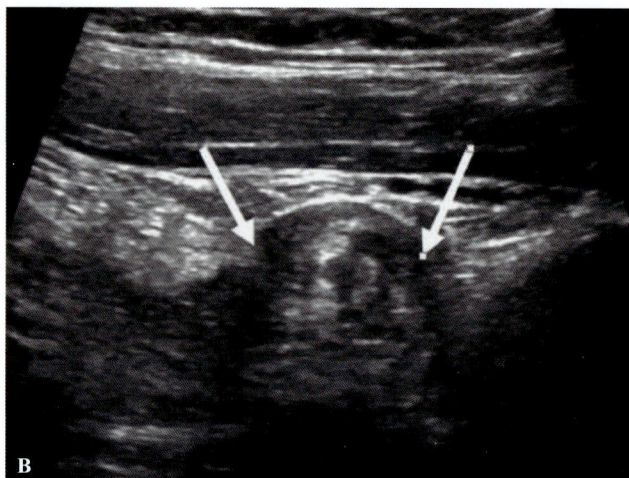

▲ 图 13-39　继发于囊腺瘤的附件扭转（患者：女，14 岁）

A. 纵切面声像图显示一个巨大的囊性肿块（M）来自左侧卵巢（箭），肿块头侧延伸至膀胱（BL）；B. 更多侧位纵切面声像图显示不均匀肿块（箭头），靶形外观代表扭曲的血管蒂。术中发现一扭曲的卵巢与囊腺瘤。左侧卵巢体积为 191.3cm³，右侧卵巢体积为 8.7cm³，卵巢附件体积比为 22

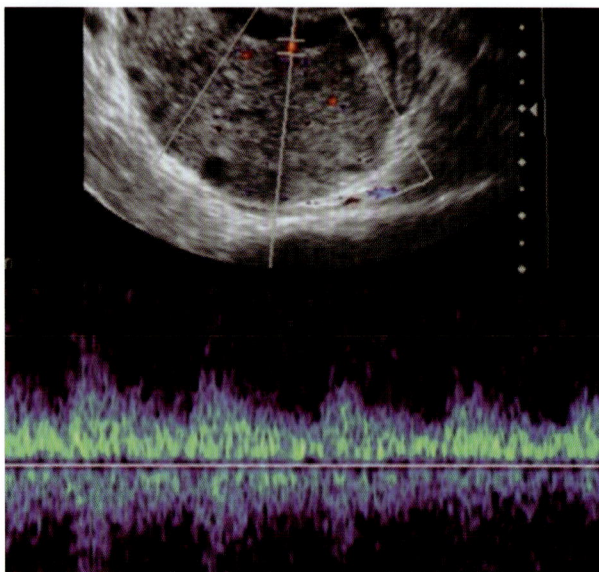

▲ 图 13-40　附件扭转

多普勒声像图显示在一扭曲的卵巢中有动脉血流

超声表现为卵巢体积较大，内部回声不均匀，回声增强，可观察到小的皮质滤泡[58, 59]。卵巢内存在动脉血流，但可能减少。重度水肿与扭转鉴别困难，常需剖腹探查。

三、子宫、宫颈及阴道

（一）正常解剖

与卵巢相似，子宫大小和形状随患者年龄和月经状态而变化。子宫长度在纵切面测量宫底顶部至宫颈底部。前后径（anteroposterior，AP）测量垂直于纵切面平面，通常在与纵切面测量相同的图像上进行。可以在冠状切面或横切面上获得子宫宽度（图 13-42）[60]。

1. 青春期前子宫

新生儿出生后数周子宫都很大，是由于受母体激素刺激，体积达 4cm³，呈管状，宫颈前后径等于或略大于宫底（图 13-43A）[61, 62]。几乎所有婴儿（＞95%）的子宫内膜腔在子宫中央呈细的高回声线。这种线状回声是由子宫腔内的黏液或分泌物或子宫内膜本身引起的。低回声晕可能围绕子宫内膜管，被认为是子宫肌层的内 1/3，是与血管充血相关。

由于母体激素水平在接下来的几周内下降，子宫体积缩小，保持管状，子宫体和宫颈之间没有区别（宫体与宫颈之比为 1∶1，图 13-43B）。从婴儿期直到 7—8 岁时，子宫大小变化不大，平均长度在 3.3～3.6cm，宫底宽度在 0.7～0.9cm，宫颈宽度为 0.8cm，体积在 2～3cm³（表 13-3）[9]，子宫内膜管通常不显影。7—8 岁后子宫逐渐长宽增大，宫体生长快于宫颈。子宫内膜管在纵切面图像上可显示为细的回声线。它与阴道相连续，阴道也表现为一条明亮的中线回声线，反映了相应的黏膜衬层。

2. 青春期子宫

青春期时，子宫下降，附件深入盆腔。子宫底伸长变厚变圆，形成成人梨形子宫，宫体与宫颈比约为 1.5∶1（图 13-44）。子宫在初潮数年后达到成人大小[9]。初潮后子宫的长度为 5～8cm，最大前后

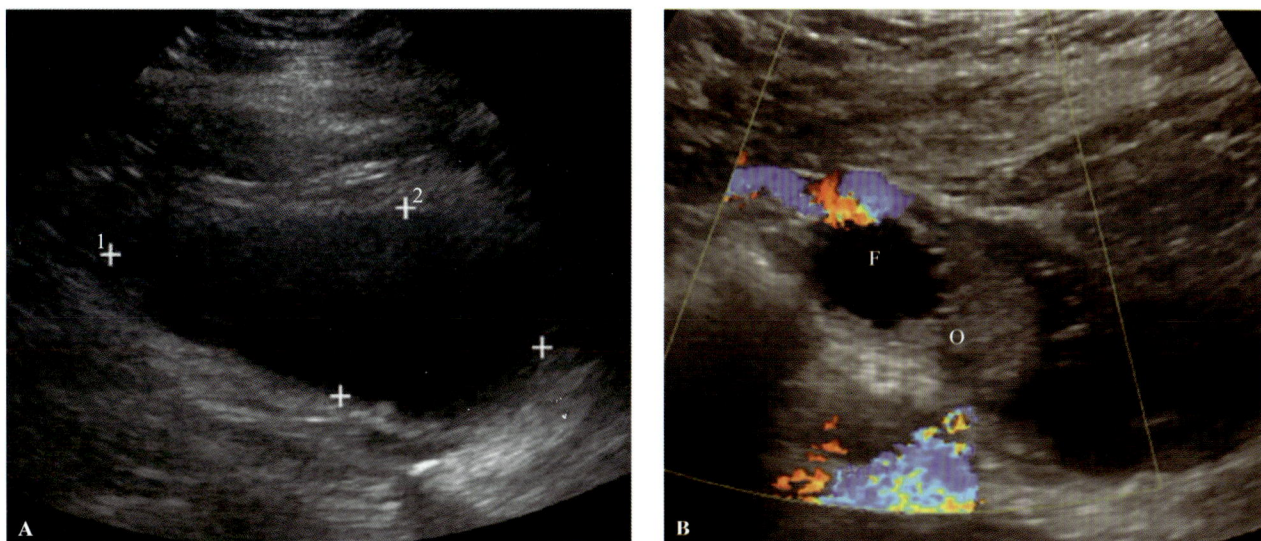

▲ 图 13-41　输卵管扭转（青春期女孩，急性右下腹疼痛）

A. 纵切面灰阶声像图显示扩张的右输卵管（光标）；B. 彩色多普勒图像显示正常右侧卵巢（O），内有一个优势卵泡（F）

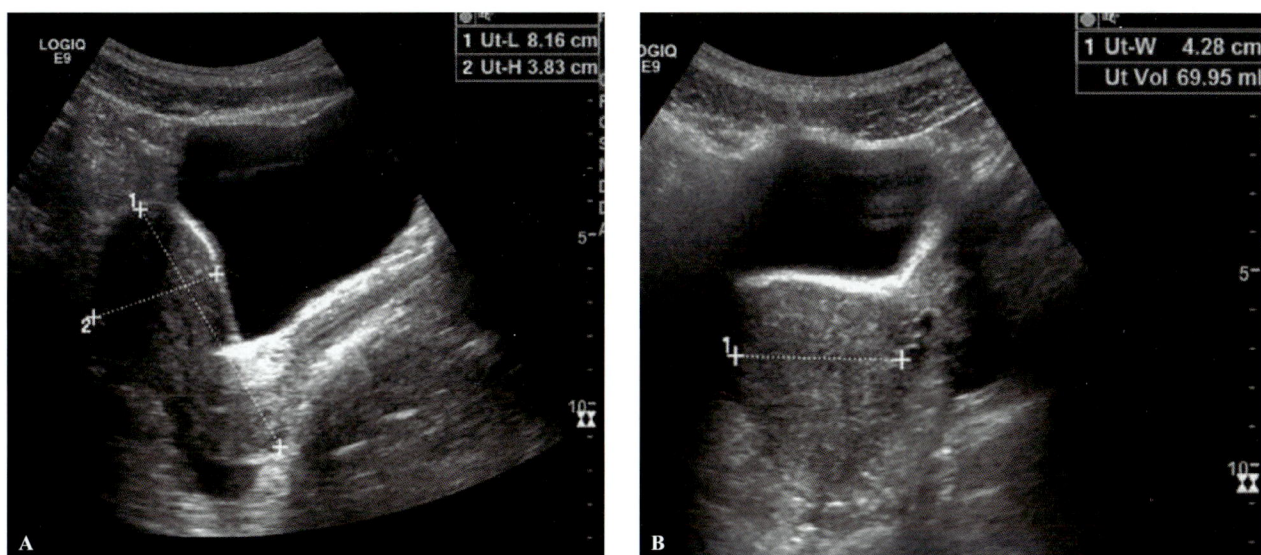

▲ 图 13-42　子宫测量

A. 纵切面声像图显示从宫底顶部到宫颈底部的子宫长度测量（光标 1）和垂直于长度测量的前后径测量（光标 2）；B. 横切面声像图显示子宫宽度测量（光标）

径为 1.6～3cm，宽度约为 3.5m。初潮开始时，子宫内膜增生，经腹超声检查常可见子宫内膜，这取决于月经周期的不同阶段。

3. 子宫生理学

组织学上，子宫内膜由中央功能层和外周基底层组成，中央功能层随每次月经而增厚、脱落，外周基底层在整个周期保持完整，并含有血管，其在子宫内膜增厚时供应子宫内膜。在正中矢状位图像上垂直于子宫内膜长轴测量前后径，子宫内膜厚度应测量子宫内膜最厚的部位。

子宫内膜厚度随月经周期的时相而变化。在月经期（第 1～5 天），子宫内膜的功能层脱落，仅在子宫肌层下方留下基底层。子宫内膜表现为一条细长（厚度达 4mm）的回声线，宫腔内反映血液和脱落的组织（图 13-45A）。增生期（第 6～14 天），由于雌激素作用，子宫内膜厚度增加，测量直径为 4～8mm，反映了腺体成分的扭曲度增加。排卵后，内部功能层出现低回声，反映间质水肿（图 13-45B）。在分泌期（第 15～28 天），子宫内膜达到最大回声和厚度，达 15～16mm（图 13-45C），表现

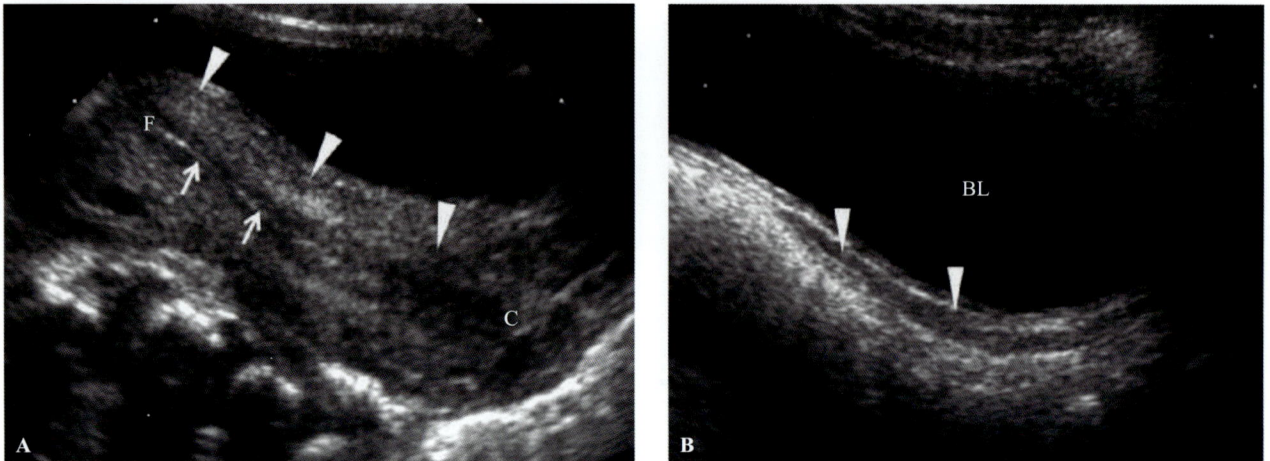

▲ 图 13-43　正常青春期前子宫

A. 新生儿，纵切面声像图显示突出的子宫（箭头）、宫颈（C）和宫底（F）呈球形，大小相似。应注意子宫激素刺激引起的子宫内膜细条纹（箭）。B. 8 岁女孩，子宫（箭头）较小，仍呈管状，与宫底和宫颈无区别。BL. 膀胱

表 13-3　正常子宫各径线及体积

年龄（岁）	长度均值 cm（±1SD）	宫底直径均值 cm（±1SD）	宫颈直径均值 cm（±1SD）	体积（cm³）
2	3.3（0.4）	0.7（0.3）	0.8（0.2）	2.0（0.2）
3	3.4（0.4）	0.6（0.1）	0.8（0.2）	1.6（0.08）
4	3.3（0.3）	0.6（0.2）	0.9（0.2）	2.1（0.06）
5	3.3（0.6）	0.8（0.3）	0.8（0.2）	2.4（0.1）
6	3.2（0.4）	0.7（0.3）	0.8（0.2）	1.8（0.2）
7	3.2（0.4）	0.8（0.2）	0.8（0.3）	2.3（0.1）
8	3.6（0.7）	0.9（0.3）	0.8（0.2）	3.1（0.2）
9	3.7（0.4）	1.0（9.3）	0.9（0.2）	3.7（0.2）
10	4.0（0.6）	1.3（0.5）	1.1（0.3）	6.5（0.4）
11	4.2（0.5）	1.3（0.3）	1.1（0.3）	6.7（0.3）
12	5.4（0.8）	1.7（0.5）	1.4（0.6）	16.2（0.9）
13	5.4（1.1）	1.6（0.5）	1.5（0.2）	13.2（0.6）

引自 Orsini LF, Salardi S, Pilu G, et al. Pelvic organs in premenarcheal girls: real-time ultrasonography. *AJR Am J Roentgenol* 1984; 153:113-116.

为子宫内膜腺体由于黏蛋白和糖原扩张。这种现象一直持续到月经开始，此时子宫内膜功能层脱落，子宫内膜变薄，周期重复[63, 64]。

4. 子宫肌层

青春期前女孩的子宫肌层相对于周围软组织呈均匀的低回声。月经初潮后的女孩，子宫肌层可有条纹状外观，表现为 3 个明显的区域，即低回声的内交界区、中等回声的中间区和低回声的外带。在月经周期中子宫肌层的厚度略有增加。

5. 宫颈和阴道

宫颈回声均匀，与宫体回声相似。青春期前阴道在超声检查中很难鉴别。初潮后阴道表现为中间高回声内膜线和外层低回声壁（图 13-45C）。

6. 多普勒显像

子宫由子宫动脉供血，子宫动脉是髂内动脉的分支。青春期前和月经初潮后女孩的正常子宫内膜

在彩色多普勒成像上少或无血流信号。青春期前的女孩，子宫肌层也是无血流的。在月经初潮后的女孩，子宫肌层在多普勒检查中呈现不同数量的彩色血流信号（图 13-46）。

（二）先天性子宫畸形

1. 胚胎学

子宫、宫颈和阴道前 2/3 由两个米勒管的尾端融合而成。输卵管从未融合的输精管头端发育而来。导管内侧壁融合形成的中位间隔最终在胎儿 20 周退化消失，形成单一宫腔[65]。米勒管发育不全、米勒管未能或未完全融合或不完全中隔退化可能导致子宫畸形[65-69]。

阴道尾侧 1/3 由窦阴道球发育而来。当阴道的

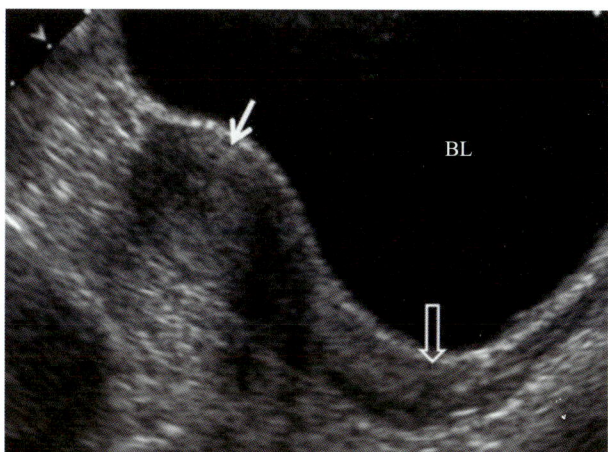

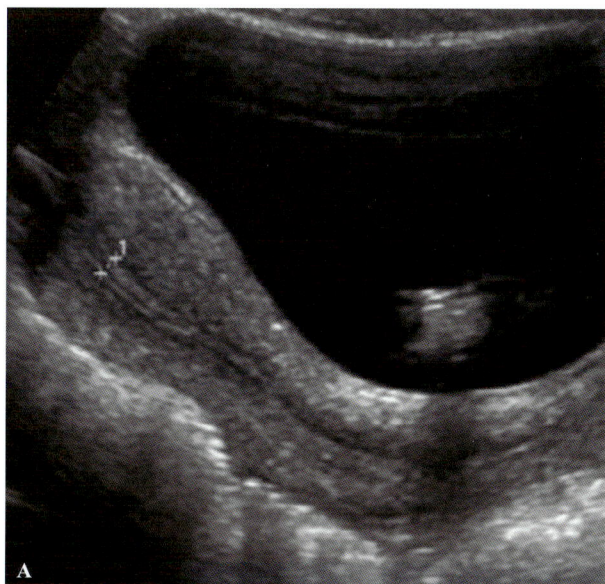

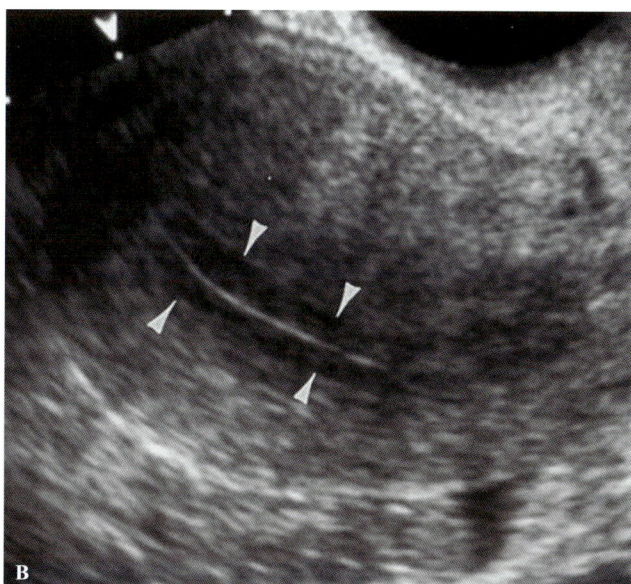

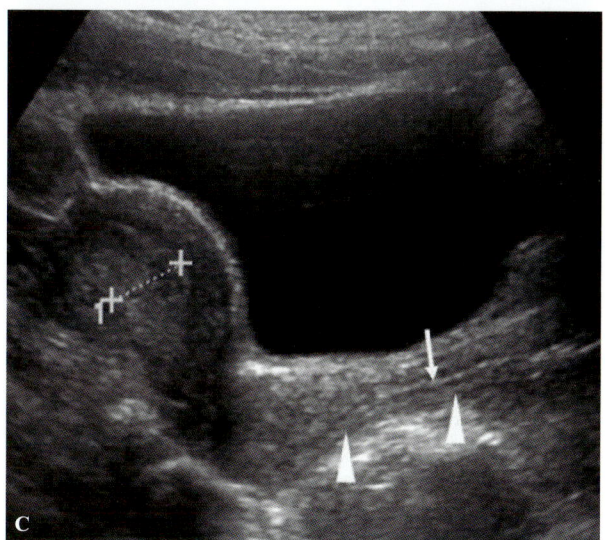

▲ 图 13-44　正常青春期子宫

纵切面声像图显示宫底直径（箭）大于宫颈直径（空心箭），子宫轮廓呈梨形。子宫体与宫颈比为 1.5∶1。BL. 膀胱

▲ 图 13-45　子宫内膜发育阶段（3 例患者）

A. 月经期，子宫内膜管呈线样（3mm）回声条纹（光标）；B. 增生期，中央管回声增强，周围有增厚的低回声功能层（8mm 厚；箭头）；C. 分泌期（第 26 天），有回声的子宫内膜达到其最大厚度 15mm（光标）。可见阴道中央高回声（箭头）和阴道外低回声壁（箭头）。3 例患者均为梨形子宫，宫底直径大于宫颈

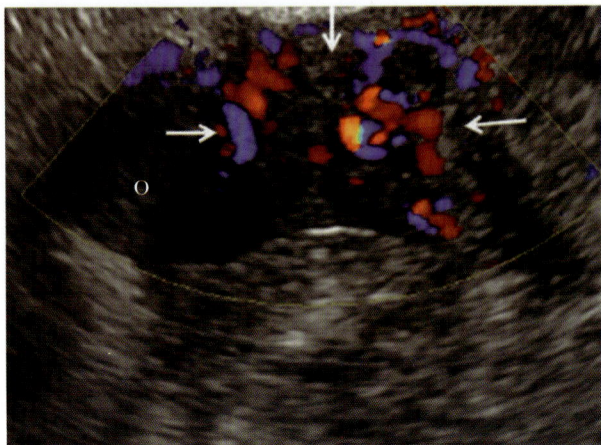

▲ 图 13-46　青春期子宫，子宫血流正常
纵切面经阴道超声扫查显示子宫肌层中等量血流信号（箭）。O. 右侧卵巢

远端和近端部分之间的细胞索溶解时，两者最终融合。如果米勒管未能汇合或管道化，将导致阴道发育不全或发育不良或阴道横隔（见下文讨论）。

美国生育学会的分类方案是基于正常发育的失败程度，将子宫异常分为几大类：①节段性发育不全或发育不良（宫颈、宫底、输卵管或合并异常）；②单角子宫；③双子宫；④双角子宫；⑤纵隔子宫；⑥弓形子宫[70]。己烯雌酚暴露导致子宫发育不良，并伴有不规则的 T 形结构（宽大于长度），最初在此分类系统中被列入（第Ⅶ类）。该药在 1945—1971 年间用于预防流产，其致畸作用在儿科人群中已不多见。

2. Ⅰ类：子宫发育不全和发育不良

子宫发育不全和发育不良是双侧米勒管发育受阻的结果。子宫发育不良可以是孤立的，但也可与 Mayer-Rokitansky-Küster-Hauser 综合征有关。

Mayer-Rokitansky-Küster-Hauser 综合征的特征是阴道完全闭锁，90% 的患者伴有宫颈和子宫发育不良。其余患者子宫发育不全或重复畸形[69]。残留的子宫结构可以是功能性的（含有子宫内膜层）或无功能性的（无子宫内膜层）。完全性子宫发育不良表现为原发性闭经。如果存在功能性残留，患者可能因子宫积血而出现周期性腹痛[71]。该综合征与肾脏和骨骼异常相关，相关异常的缩写是 MURCS（米勒管发育不全、肾发育不良、颈椎体节异常）。受累患者具有正常的女性核型、外生殖器和第二性征发育。

超声表现为卵巢正常，宫颈和阴道上部缺如，子宫缺如或小，呈带状结构分化较差（图 13-47）[66-69]。由于阴道远端来源于泌尿生殖窦，可有一小的远端阴道袋。

闭经的鉴别诊断包括 Turner 综合征、真两性畸形和雄激素不敏感综合征（以前称为睾丸女性化综合征，见下文关于闭经的讨论）。

3. Ⅱ类：单角子宫

单角子宫是由于两个米勒管中的一个发育受阻所致，单角子宫与单宫颈和正常阴道相通。多数患者存在对侧残角子宫，伴或不伴功能性子宫内膜。残角子宫可能与发育的子宫角相通或不通[72]。单角子宫无须治疗，除非功能性子宫内膜组织在非交通性残角内引起子宫内膜异位症状或子宫积血。

当有两个大小不等的角（图 13-48）或当有一个弯曲、细长且位于侧面的角时（即香蕉形子宫），超声可提示诊断。发育的子宫角显示出正常的带状解剖结构[66-69, 72]。

4. Ⅲ类：双子宫

双子宫是由于米勒管完全不融合所致（图 13-49）。有两个独立、分叉、不相通的子宫角，每个子宫角都有正常的带状解剖结构、2 个宫颈和 2 个阴道（图 13-50）。各角有梭形和凸侧缘，可能存在完全或部分阴道纵隔[66-69]。患者通常无症状，除非阴道隔阻塞其中一个阴道，导致月经初潮时出现阴道积血和周期性盆腔疼痛。肾发育不良常见于阴道隔阻塞的患者。双子宫畸形无须手术修复。

5. Ⅳ类：双角子宫

当米勒管部分融合失败时，形成双角子宫（图 13-49）。尾侧有两个对称的子宫角融合并相通，通常在子宫峡部水平。宫底上表面有一凹形宫底轮廓，深裂（＞ 1cm），宫腔被子宫肌层分开（图 13-51）。中央子宫肌层可延伸至宫颈内口水平（双角单柱、1 个阴道、1 个宫颈和 2 个子宫体）或宫颈外口（双角双柱、1 个阴道、2 个宫颈和 2 个子宫体）。每个角具有梭形和正常的带状解剖[66-69]，受累患者通常无症状。双角子宫通常不需要手术修复。

双角子宫与双子宫的区别在于双角子宫之间有一定程度的融合，而在双子宫中，双角与宫颈完全分离。此外，双角子宫的宫角往往发育不完全，较

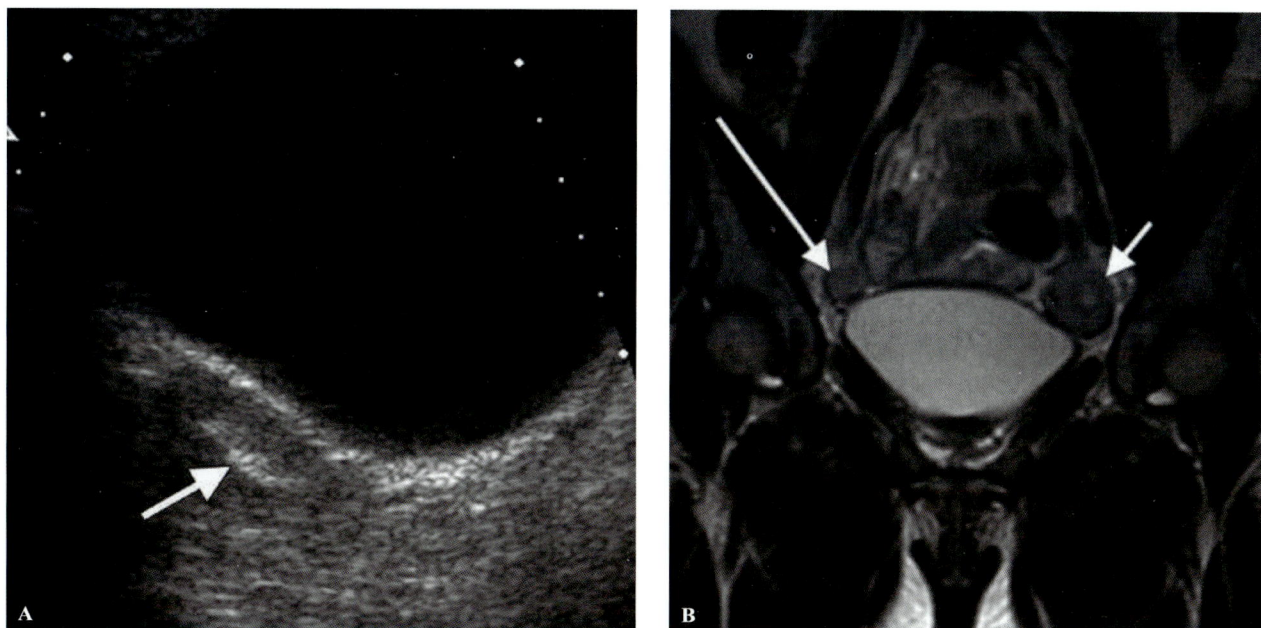

▲ 图 13-47　米勒管发育不全（患者：女，5 岁，Mayer-Rokitansky-Kster-Hauser 综合征）

A. 纵切面声像图显示左侧子宫角较小，内含 5mm 的子宫内膜线（箭）。B. MRI FSE T2WI 冠状位图像显示左侧功能性子宫（短箭）和圆形软组织肿块（长箭），信号强度与子宫肌层相似。右侧无子宫内膜线，推测为子宫残留，阴道闭锁（引自 Junqueira BL, Allen LM, Spitzer RF, et al. Mullerian duct anomalies and mimics in children and adolescents: correlative intraoperative assessment with clinical imaging. *Radiographics* 2009; 29:1085–1103s.）

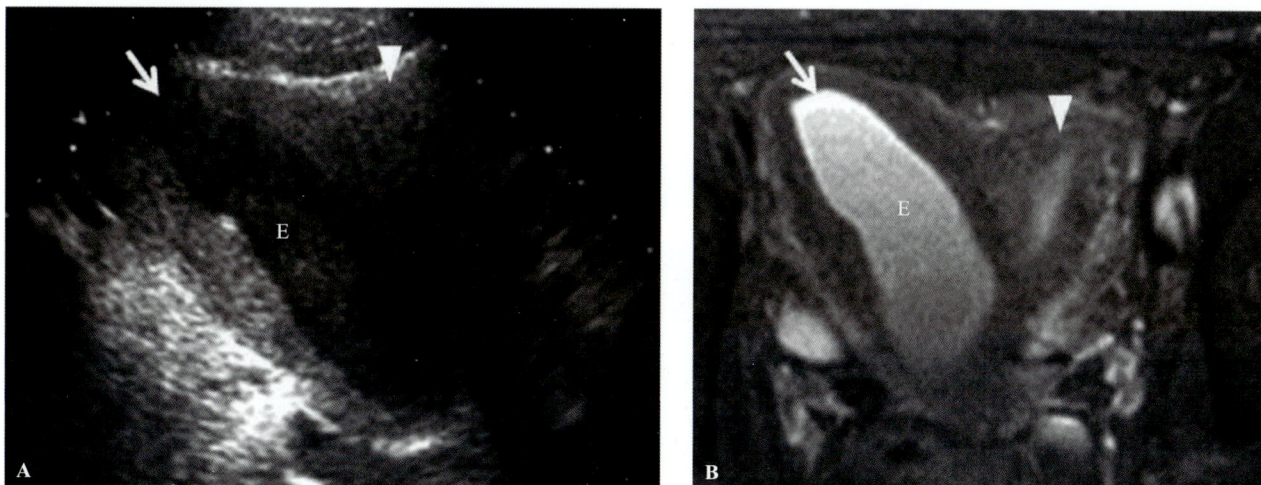

▲ 图 13-48　单角子宫（残角子宫不相通）

A. 横切面灰阶声像图显示左侧子宫角发育不全（箭头），缺乏子宫内膜线，不与侧方偏位的右侧子宫角相通（箭）。右侧子宫角内膜管（E）扩张，有低回声代表血液。B. MRI 脂肪饱和 T₂WI 显示左侧子宫角（箭头）与右侧子宫角（箭）内膜腔（E）不相通。子宫积血继发于阴道闭锁

双子宫小。

6. V类：纵隔子宫

纵隔子宫是最常见的米勒管异常，是由于 2 个米勒管之间的纵隔部分或完全吸收失败所致。纵隔子宫有一个单独的子宫、宫颈和阴道，有一个隔膜将子宫分成两个内膜腔[66-69]。患者通常无症状，尽

管他们的自然流产发生率增加。如果需要，治疗方法是隔膜切除术。

超声检查时，子宫底的上表面可以有凸面、脂肪或最小凹面（＜1cm）轮廓。两个子宫内膜腔之间的子宫纵隔的宫底部分与子宫肌层呈等回声，而子宫纵隔的下部常表现为低回声，反映了尾侧子宫

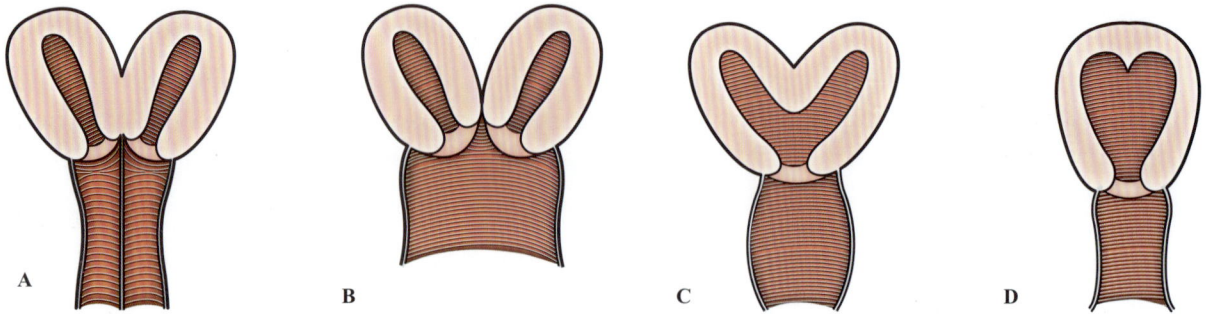

▲ 图 13-49　米勒管融合异常

A. 双子宫，可见两个子宫、两个宫颈和两个阴道。B. 双角子宫，可见两个子宫、两个宫颈和一个阴道。C. 双角子宫单宫颈，可见两个子宫、一个宫颈和一个阴道。D. 纵隔子宫，单子宫被纵隔分开（引自 Colodny AH. Disorders of the female genitalia. In: Kelalis PP , King LR, Belman B, eds. *Clinical pediatric urology*. Philadelphia, PA: WB Saunders, 1985:888–903. ）

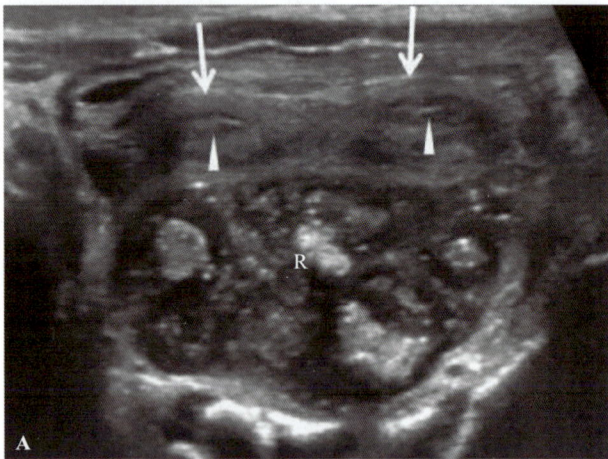

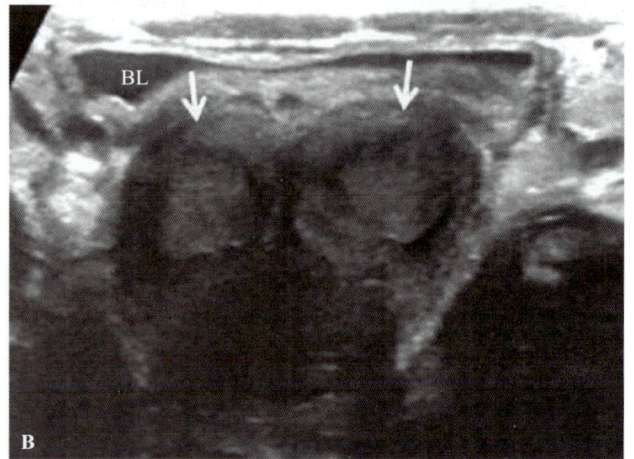

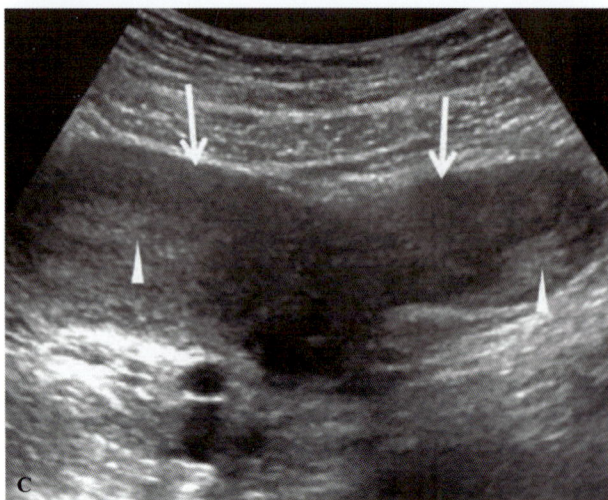

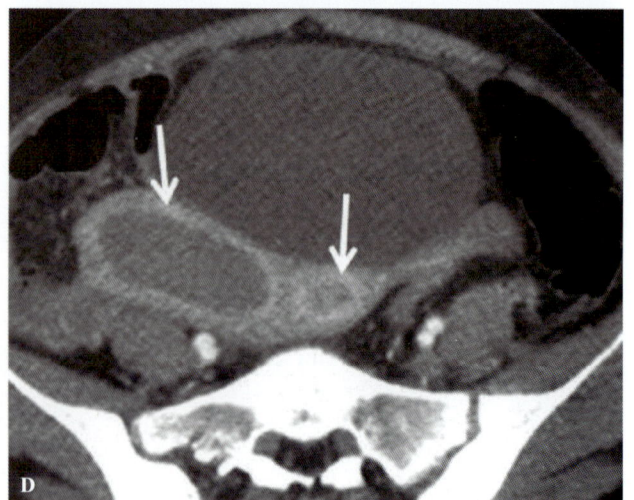

▲ 图 13-50　双子宫（2 例患者）

A. 1 日龄新生儿，肛门闭锁，横切面声像图显示两个大的分叉、不相通的子宫（箭），子宫内膜上有与母体激素刺激相关的受刺激条纹（箭头）；B. 与图 A 来源于同一患者，横切面声像图显示两个扩张的阴道内部回声与继发于母体刺激的血液产物有关（箭），双侧阴道狭窄；C. 16 岁女孩，月经不规则，横切面声像图显示两个独立的子宫角（箭），右侧子宫内膜管大于左侧（箭头）；D. 与图 C 来源于同一患者，CT 扫描显示两个子宫（箭），其中一个右子宫内膜管扩张，与血液产物相对应。R. 被胎粪充满的直肠；BL. 膀胱

内纤维成分（图 13-52）[66-69]。

7. Ⅵ类：弓形子宫

弓形子宫是中隔吸收不全的结果，其特点是只有一个中心凹陷的子宫内膜腔，外部轮廓正常（图 13-53），该异常无症状。

（三）先天性阴道畸形

用于描述阴道阻塞的术语因液体成分而异。阴道积水是指阴道的浆液性扩张，或有泌尿生殖窦的阴道被尿液扩张；子宫阴道积水是子宫和阴道的浆液性扩张。阴道积血是指阴道扩张伴有积血，子宫积血是指子宫扩张伴有积血，而子宫阴道积血是指子宫和阴道均扩张伴有积血。

阴道阻塞可出现于新生儿或初潮时，新生儿的阴道阻塞可由闭锁、阴道隔膜或膜闭锁不全、泄殖腔畸形或泌尿生殖窦引起。阴道闭锁是窦阴道球或原始阴道（阴道下 1/3）发育受阻的结果。泄殖腔畸形有阴道、膀胱和直肠的单一出口，泌尿生殖窦只有阴道和膀胱的单一出口。在这两种情况下，当阴道与泄殖腔或泌尿生殖窦的交通狭窄时，都会导致阴道梗阻。青春期少女阴道阻塞可以是单纯的膜闭锁或阴道横隔的结果，较少见的病因包括 Mayer–Rokitansky–Küster 综合征。

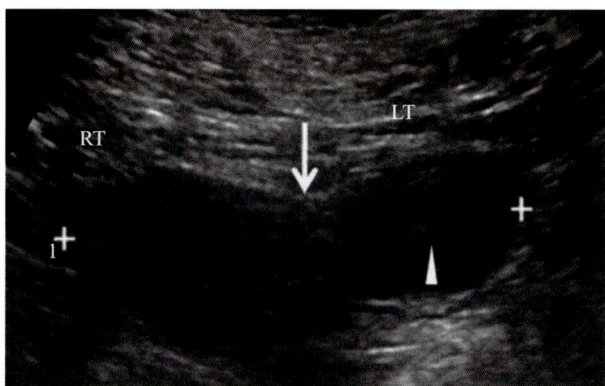

▲ 图 13-51 双角子宫

横切面经腹部超声扫查显示子宫底部凹陷（箭）和两个类似大小的子宫角右侧（RT）、左侧（LT）。子宫角被子宫肌层分开。左侧子宫角见一内膜条纹（箭头）。宫底凹裂有助于双角子宫与纵隔子宫的鉴别。光标示子宫角的边缘

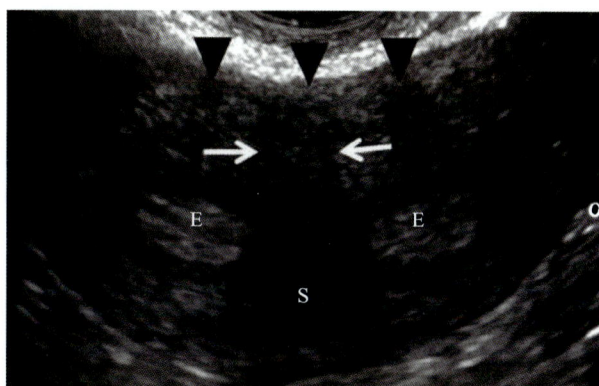

▲ 图 13-52 纵隔子宫

横切面声像图显示饱满宫底轮廓（箭头）和两个子宫内膜腔（E），中间有隔膜（箭）。纵隔宫底部分（箭）的回声结构与子宫肌层相似，而纵隔的下部（S）为相对低回声。饱满的宫底轮廓可与双角子宫相鉴别

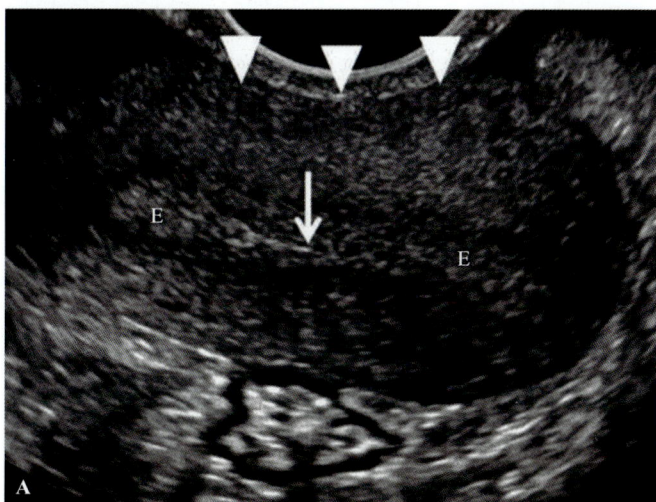

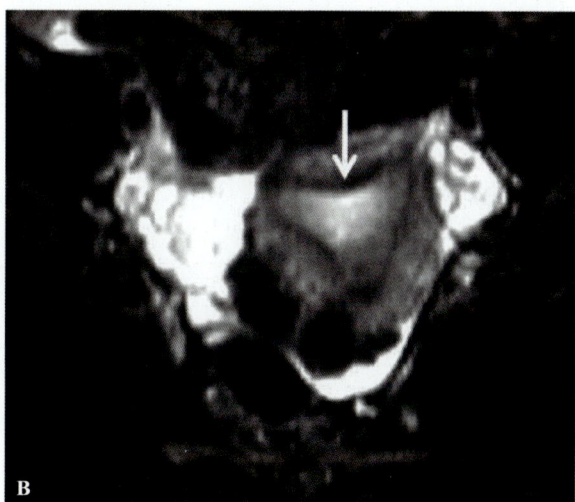

▲ 图 13-53 弓形子宫

A. 经阴道超声扫查，子宫上部横切面声像图显示子宫外轮廓（箭头）正常，单一宫腔（E），内膜中央有凹陷（箭）；B. MRI 显示单一宫腔，内膜中央压迹（箭）

新生儿阴道阻塞表现为可触及的盆腔或腹部包块，由于母体激素刺激引起阴道或子宫分泌物积聚，或由于阻塞膜或隔膜外翻到会阴而产生阴唇间包块，青少年患者表现为原发性闭经、周期性盆腔疼痛、盆腔肿块或尿潴留。阴道闭锁的新生儿先天性畸形（如肛门闭锁、食管或十二指肠闭锁、先天性心脏病和肾脏畸形）的发生率增加。处女膜闭锁通常不伴有泌尿生殖系统畸形。

超声检查：阴道积水和阴道积血的超声表现为位于中线位置的管状并充满液体的肿块，提示为膀胱和直肠之间扩张的阴道（图13-54）。宫腔可以扩张或不扩张。扩张的阴道壁较薄，几乎不易察觉，而子宫的肌层比较厚。子宫或阴道内见密集细光点回声或血液弱回声（图13-55）。偶尔可见输卵管充血。阴道和子宫扩张明显时，可阻塞输尿管引起肾积水。其他表现包括腹水相关的内容物从输卵管渗入腹腔及腹膜钙化[73]。

值得注意的是，在月经期间，子宫内膜腔少量积液在是正常的。宫颈管内少量积液也是婴幼儿常见的正常表现，当患者取仰卧位排尿时，尿液可从膀胱进入阴道。

（四）子宫肿瘤

子宫肿瘤在儿科人群中很少见，但当它们存在时，几乎总是发生在子宫肌层。子宫内膜病变不常见。经阴道超声对子宫肿瘤的显示往往优于经腹超声。

1. 子宫肌层肿瘤

（1）子宫腺肌病：子宫腺肌病的组织学特征是子宫肌层中存在异位的子宫内膜腺体和间质[74-76]。子宫腺肌病可呈弥漫型或局灶型，较常见的弥漫型广泛分布于子宫肌层，而局灶型或结节型的特征是局限性结节，称为子宫腺肌瘤。症状无特异性，包括盆腔痛、痛经和月经过多。

弥漫型子宫腺肌病的超声表现包括增大的厚壁球状子宫，不均匀的子宫肌层，以及代表子宫内膜腺体扩张的小的子宫肌层囊肿（图13-56）。局灶型或结节型子宫腺肌瘤表现为低回声或无回声的子宫肌层肿块（称为子宫腺肌症囊肿），边界清楚或模糊不清（图13-57）[74-76]。子宫腺肌症囊肿是子宫肌

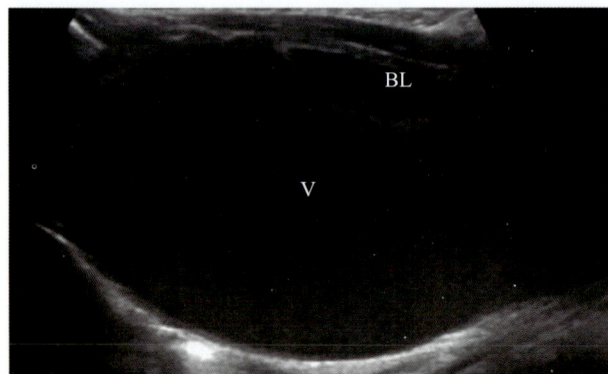

▲ 图 13-54　新生儿阴道积水
纵切面声像图显示膀胱（BL）后方扩张并充满液体的阴道（V）

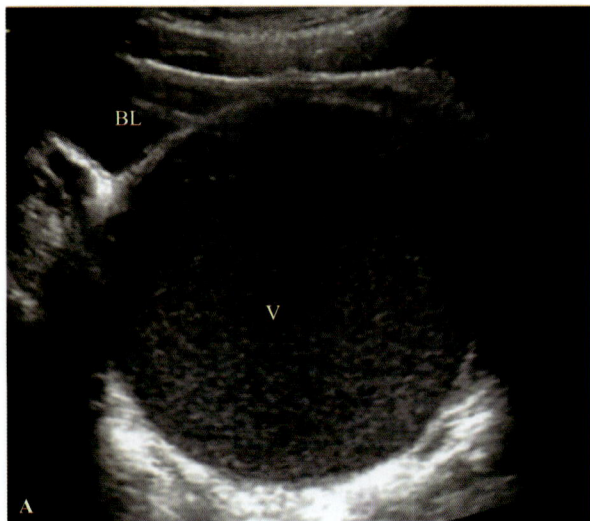

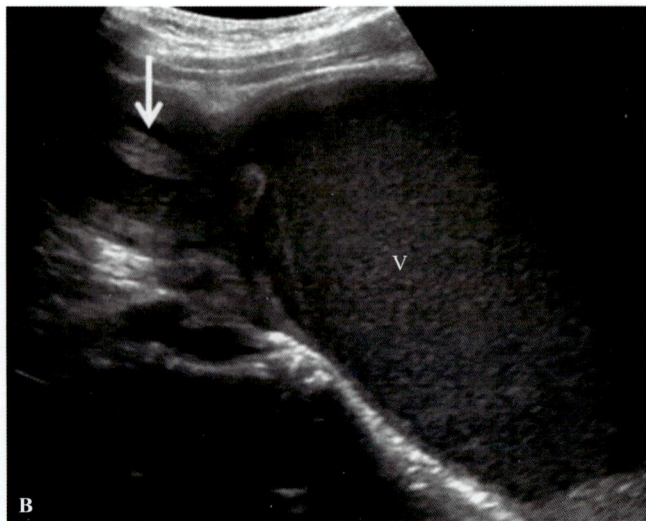

▲ 图 13-55　阴道积血（患者：女，13岁，盆腔疼痛）
A. 横切面声像图；B. 纵切面声像图显示阴道（V）明显扩张，子宫内膜管（箭）轻度扩张，阴道及子宫内膜管内均可见代表血液的弱回声。BL. 膀胱

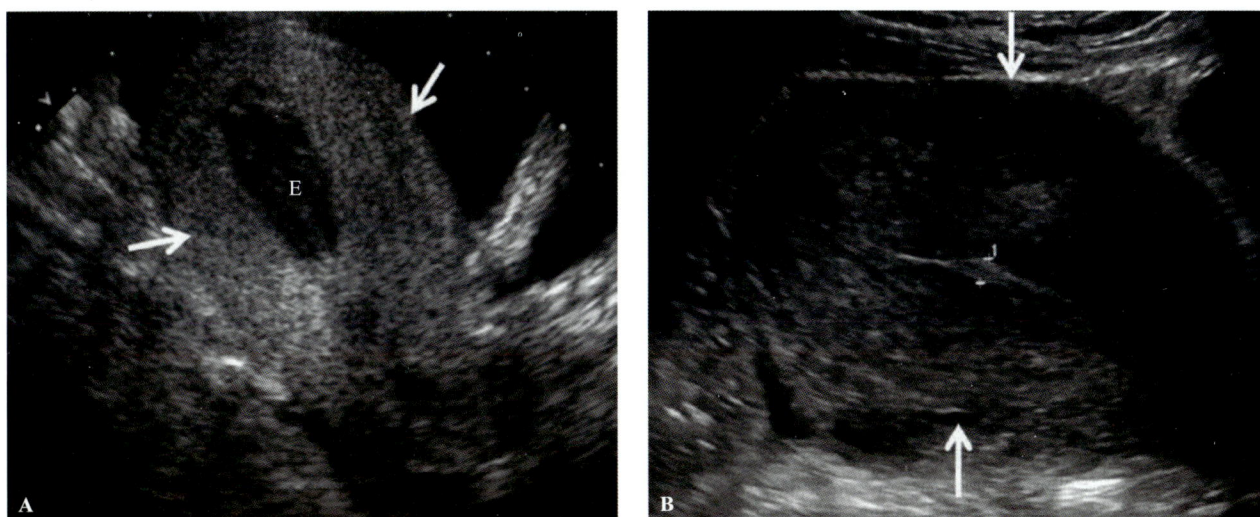

▲ 图 13-56 弥漫型子宫腺肌病（2 例青少年患者，月经过多）

A. 纵切面声像图显示增大的厚壁子宫（箭）。宫腔内低回声内容物（E）代表陈旧性出血；B. 纵切面声像图显示厚壁子宫（箭），子宫肌层不均一。光标示正常子宫内膜

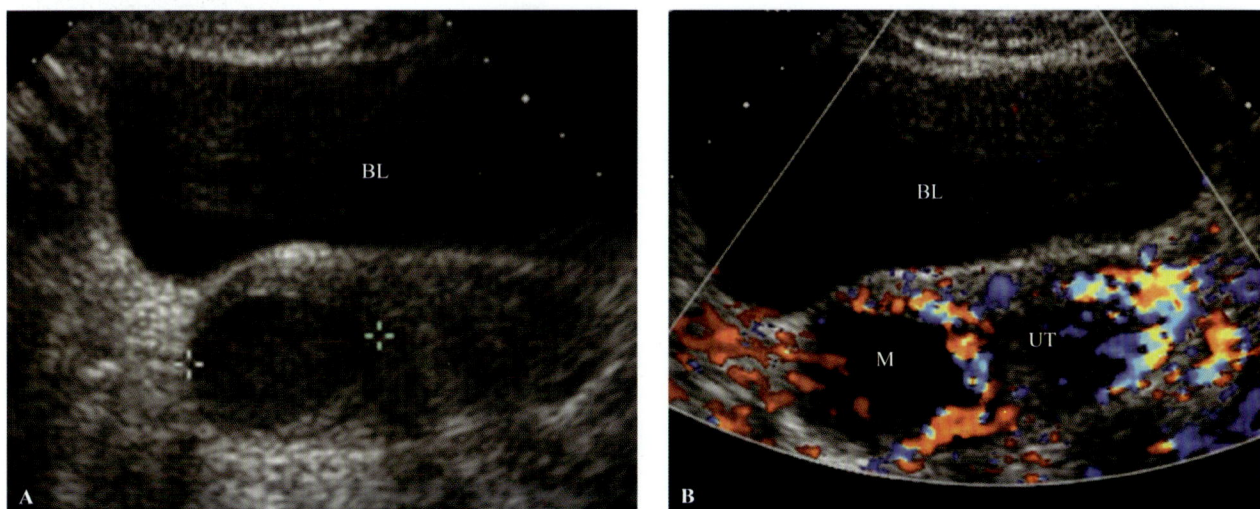

▲ 图 13-57 局灶型子宫腺肌病

A. 横切面灰阶声像图显示宫底肌层低回声病灶（光标）；B. 彩色多普勒声像图显示肿块周边（M）有血流，其内部无血流；C. 增强 CT 扫描显示子宫底部肌层的囊状病灶（箭），即所谓的子宫腺肌症囊肿，将子宫内膜（E）向左侧移位。BL. 膀胱；UT. 正常子宫肌层

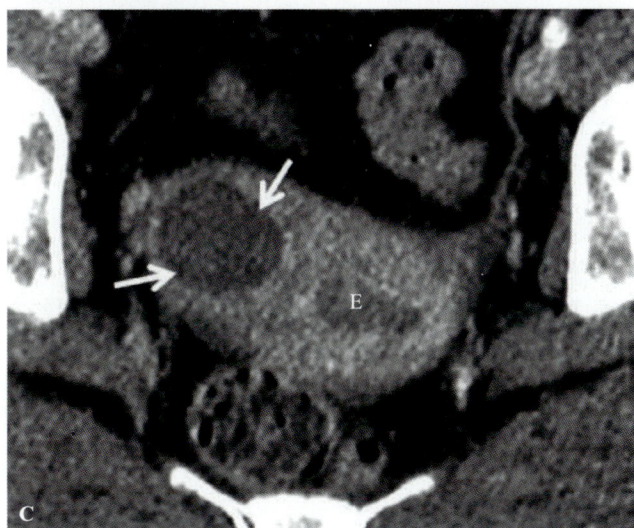

层囊肿最常见的原因。

(2) 子宫肌瘤：子宫肌瘤又称平滑肌瘤，由子宫平滑肌细胞和结缔组织组成。根据其部位，分为黏膜下（突入子宫内膜）、肌壁间（起自子宫肌层的实质）或浆膜下（浆膜下）。症状包括痛经和月经过多。子宫肌瘤偶尔发生于宫颈。

常见的声像图表现为边界清楚的卵圆形或球形低回声团块，尽管子宫肌瘤可能与子宫肌层呈高回声或等回声或不均质（图 13-58），可观察到与坏死和钙化相关的囊性区域。肌瘤常扭曲子宫外轮廓，尤其是浆膜下和巨大的肌壁间平滑肌瘤。

2. 淋巴瘤

非霍奇金淋巴瘤是引起子宫增大的少见原因 [77]。超声表现为弥漫性子宫增大或局灶性低回声包块。

3. 妊娠相关异常：滋养层细胞病

妊娠滋养细胞疾病是滋养层的增生性疾病，生物学行为从相对良性的葡萄胎到恶性程度更高的侵蚀性葡萄胎和绒毛膜癌不等 [78, 79]。葡萄胎占妊娠滋养细胞疾病的 80%，包括完全性葡萄胎或典型葡萄胎和部分性葡萄胎。完全性葡萄胎表现为水肿性绒毛膜，滋养细胞增生，胎儿部分缺如。部分性葡萄胎表现为水肿的绒毛膜，很少或没有滋养层增生和含有胎儿组织的妊娠囊。临床发现阴道出血和血清 hCG 水平升高。

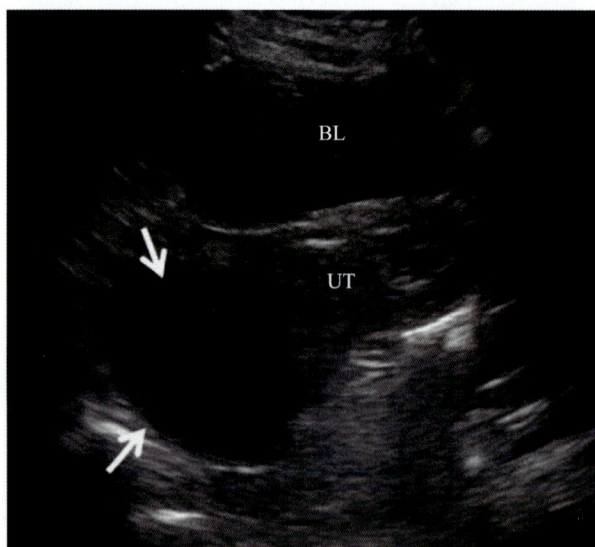

▲ 图 13-58　子宫肌瘤（患者：女，19 岁，阴道出血）
横切面声像图显示边界清楚的浆膜下包块（箭），子宫肌层（UT）呈低回声。BL. 膀胱

完全性葡萄胎的超声表现为子宫增大，子宫内含有低回声团，有多个小的无回声间隙，无胎儿或有胎儿部分（图 13-59）。这种声像在妊娠中期最为常见。在孕早期葡萄胎妊娠的外观变化较大。它可能表现为相对实性，很少或没有可见的囊泡，类似实性附件或子宫肿块。子宫动脉多普勒检查显示高收缩期和舒张期多普勒频移（图 13-59C）。

不完全或部分性葡萄胎的外观可与完全性葡萄胎相似，表现为实性回声物质与融合成团的囊状物混合在一起，覆盖子宫。妊娠囊伴或不伴胎儿的共存，可特异性诊断部分性葡萄胎。胎儿通常为三倍体，不能存活 [78, 79]。子宫可能会小于孕期，这有助于与典型的葡萄胎相鉴别，后者子宫增大。

侵袭性葡萄胎见于约 10% 的妊娠滋养细胞疾病患者，约 5% 的病例发生绒毛膜癌 [79]。体积较大的宫腔内肿块向子宫肌层和宫旁延伸提示为侵蚀性葡萄胎，而远处转移合并葡萄胎妊娠则怀疑为绒毛膜癌。子宫肿块在彩色多普勒上通常显示血流丰富。

（五）宫颈肿块

小儿宫颈肿块少见，最常见的肿块是纳氏囊肿，是宫颈表面的一种黏液状包涵体囊肿，由宫颈内腺分泌而来。超声显示宫颈管附近有一边界清楚的囊性病变（图 13-60）[80]。存在细光点或感染时可观察到内部有回声，多数无临床意义，但很少有大的或感染的囊肿会引起疼痛或肿胀。

（六）阴道肿瘤

1. 横纹肌肉瘤

横纹肌肉瘤是儿童泌尿生殖道最常见的肿瘤，在小于 15 岁的患者中占所有恶性实体肿瘤的 5%～15% [81]。最常发生于阴道前壁，邻近宫颈。它可以发生在子宫，但更多时候子宫受累继发于阴道肿瘤的直接扩散。横纹肌肉瘤发病年龄呈双峰分布，发生于 2—6 岁和 14—18 岁。胚胎亚型和葡萄状亚型是泌尿生殖道主要的组织学亚型。临床表现为阴道出血或阴道、会阴或外阴肿块，可转移到肝、淋巴结、肺和骨。

超声检查，横纹肌肉瘤表现为阴道或子宫内体积较大的实质性肿块（图 13-61）[82]。肿块内常见坏死的囊性区。肿瘤可直接扩散至子宫腔（图 13-62）或者可在宫颈外阻塞宫颈内口导致子宫增大和宫腔

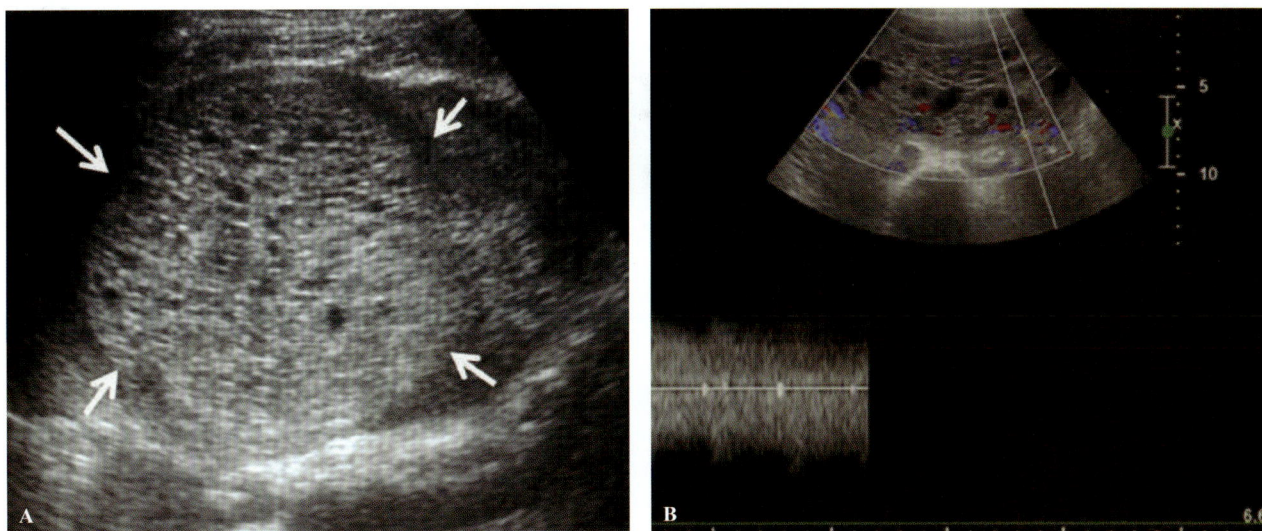

▲ 图 13-59 完全性葡萄胎（葡萄胎妊娠 20 周）

A. 纵切面灰阶声像图显示一个巨大有回声肿块，其内有小囊腔散在宫腔内（箭）；B. 脉冲多普勒声像图显示高收缩期和舒张期血流；C. 增强 CT 扫描显示一较大的厚壁子宫（箭），中央部分增强。未识别出胎儿部位

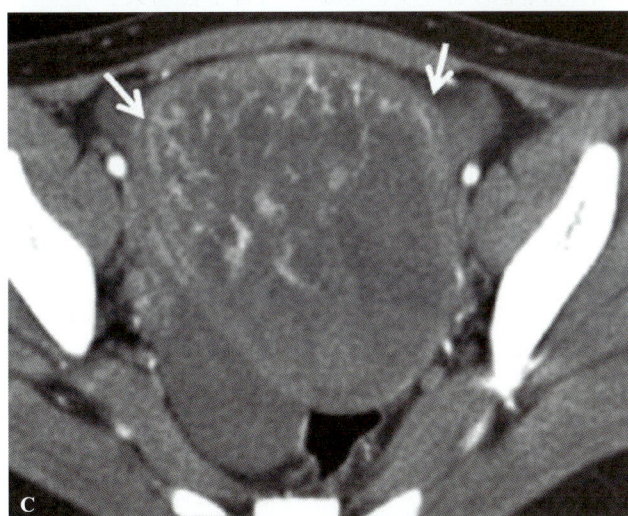

▲ 图 13-60 纳氏囊肿

A. 横切面声像图，光标示囊肿；B. 纵切面声像图显示宫颈有一个 1.5cm×1.0cm 的囊肿（箭）。BL. 膀胱

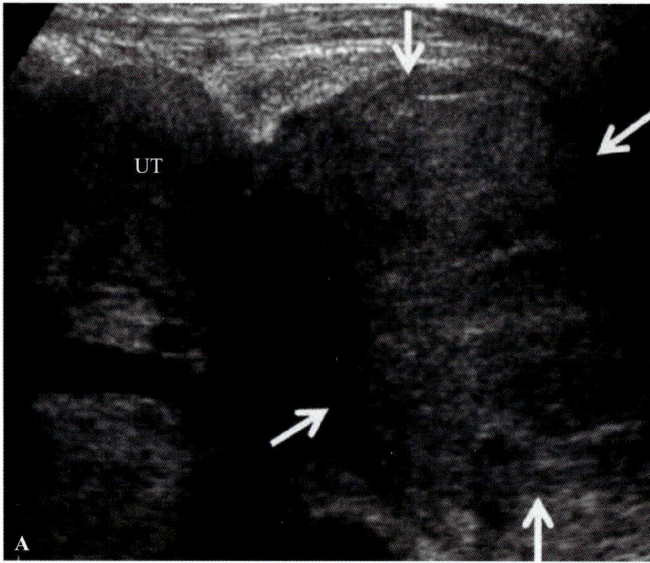

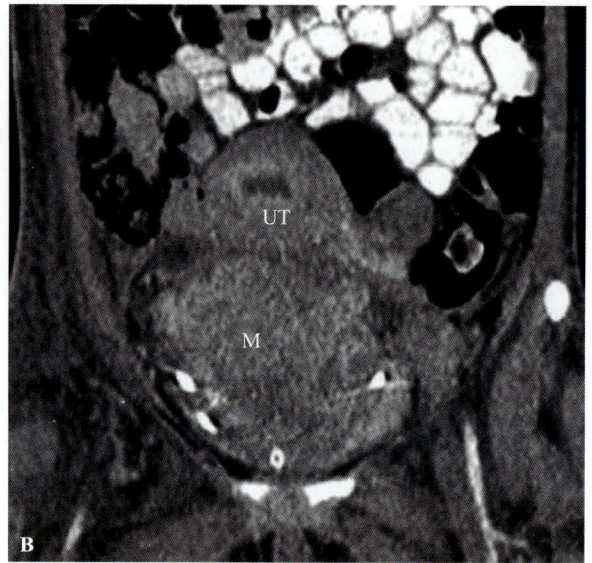

▲ **图 13-61** 阴道横纹肌肉瘤（青春期少女，盆腔疼痛）

A. 纵切面声像图显示阴道内低回声肿块（箭），阴道增大，子宫移位（UT）；B. 冠状位 CT 扫描显示软组织肿块（M），阴道扩张，子宫移位（UT）

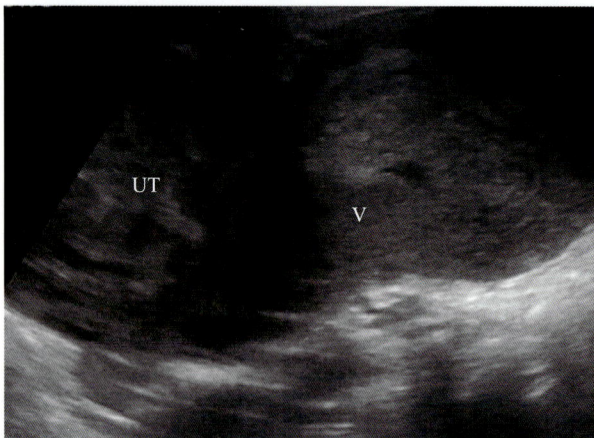

▲ **图 13-62** 阴道横纹肌肉瘤伴子宫侵犯

纵切面声像图显示实性肿块，扩张的阴道（V）和子宫（UT）。术中见肿瘤自宫颈脱出，侵及子宫

积液。其他表现包括膀胱或直肠壁侵犯和远端输尿管梗阻导致肾盂积水。如受累淋巴结肿大可检出局部淋巴结转移。彩色多普勒显示内部有血流信号。

2. 腺癌和肉瘤

更少见的阴道和子宫肿瘤包括腺癌和平滑肌肉瘤[83]，临床表现为阴道出血或阴道息肉样肿物。影像学特征与横纹肌肉瘤相似。

3. 囊肿

阴道良性囊性肿物包括 Gartner 囊肿、尿道旁囊肿、包涵囊肿和前庭大腺囊肿[80]。多数无症状，如有梗阻或感染可表现为疼痛。

Gartner 囊肿是中肾管的残余，见于阴道近端

1/3 的前外侧壁。尿道旁囊肿，也称阴道旁囊肿，位于尿道和阴道腺体之间，开口于尿道（图 13-63）。包涵囊肿起源于黏膜的包涵体，通常为外伤后，好发于阴道下端，常在后表面。前庭大腺囊肿起源于阻塞的前庭大腺，位于阴道远端的阴道口水平（图 13-64）。阴道及阴道旁囊肿通常为无回声或低回声。但是，如果液体内含有蛋白质碎片或黏液样物质，则可能是高回声的[84, 85]。

四、青春期疾病

青春期被认为是生殖系统成熟的时期，伴随着身体生长的完成和第二性征的发育[86, 87]。青春期正常范围为 8.0—17.9 岁。

（一）性早熟

性早熟是指第二性征（乳房组织、阴毛和腋毛以及月经）在 8 岁之前发育。它可以是中枢性的促性腺激素依赖性的或外周性的促性腺激素非依赖性的[86-88]。

中枢性性早熟是由于下丘脑 – 垂体 – 性腺轴激活，分泌促性腺激素释放激素所致。最常见的是特发性（＞ 80% 的病例），但可继发于垂体和下丘脑肿瘤[88, 89]。长期暴露于任何来源的性类固醇，也会导致中枢性性早熟。

外周性或假性性早熟不依赖促性腺激素，由外周产生雌激素，导致卵巢卵泡发育和子宫生长。雌

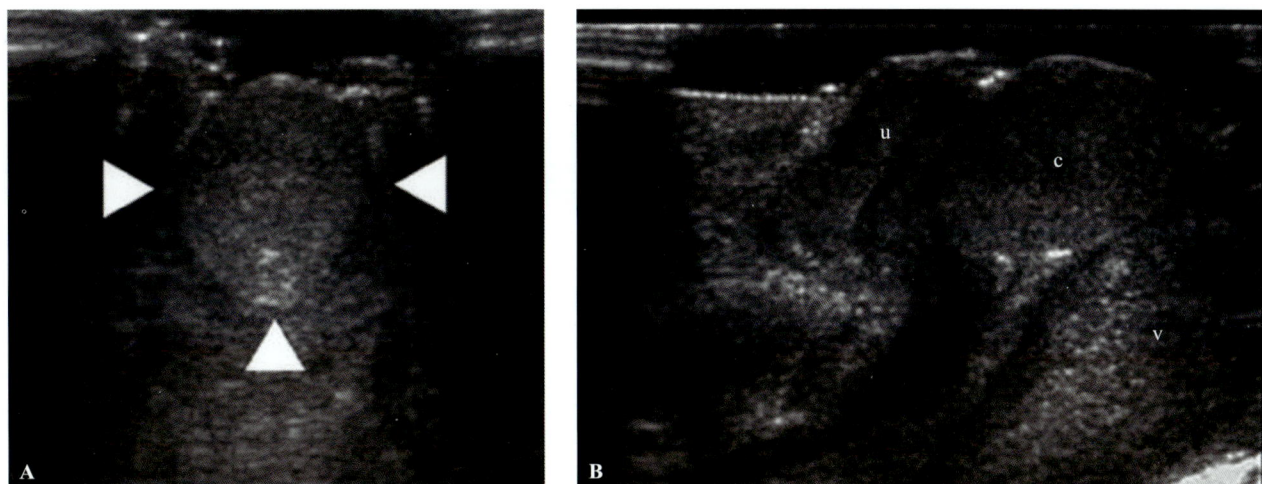

▲ 图 13-63　尿道旁囊肿

A. 会阴部横切面声像图可见轮廓清晰的低回声结节（箭头），最大径 0.9cm；B. 纵切面声像图可见尿道（u）与阴道（v）之间的尿道旁囊肿（c）（引自 Breysem L, Rayyan M, Bogaert G, et al. High-resolution perineal ultrasound of a paraurethral cyst in a neonate. Eur Radiol 2008; 18:2701-2703.）

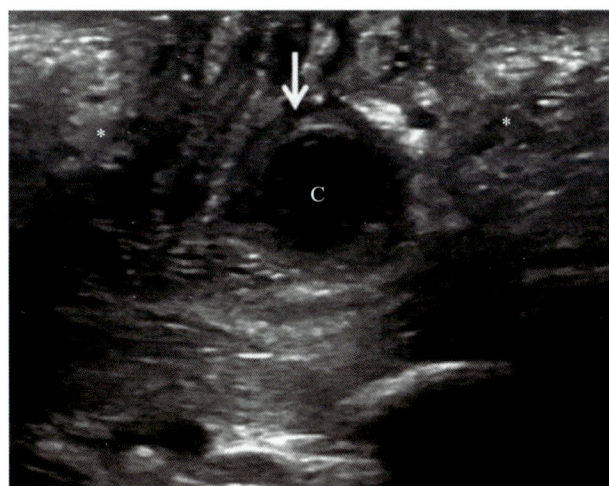

▲ 图 13-64　前庭大腺囊肿（患者：女，16 岁，阴唇部疼痛性肿块）

会阴部横切面灰阶图像显示阴道口囊性肿块（C）（箭）。周围阴唇（*）水肿，继发蜂窝织炎

二醇水平升高，但血清促性腺激素水平较低或正常，因此不会发生排卵和真正的月经。病因包括功能性卵巢囊肿、卵巢肿瘤（颗粒 - 泡膜细胞瘤、卵巢男性母细胞瘤、卵泡膜细胞瘤和绒癌）、肾上腺腺瘤和癌、神经性纤维瘤病、McCune-Albright 综合征（纤维发育不良和皮肤色素沉着）和摄入雌激素复合物[88, 89]。

　　超声检查用于确定卵巢和子宫大小。在中枢性和外周性性早熟中，子宫均可有成人形态（即宫体相对于宫颈的优势）和受激的、有回声的子宫内膜

管（图 13-65）。中枢性性早熟时，双侧卵巢会增大。平均卵巢体积约为 4.6cm³[11]。在假性性早熟中，可见单侧卵巢囊肿或肿瘤（图 13-66 和图 13-28）。小的卵泡（＜ 9mm）的存在，并不是性早熟的可靠指标，在健康女童和性早熟女童中的检出率略超 50%[11]。超声检查也用于评价性早熟的治疗效果。适当治疗后，卵巢和子宫体积缩小，恢复至青春期前体积和形态。

　　性早熟也有不完全型，包括早熟型和肾上腺型。乳房过早发育的特征是孤立的乳房发育，青春期前激素水平正常[88, 89]。肾上腺性发育早熟表现为阴毛或腋毛发育早，肾上腺雄激素水平增高。病因不明。在这两种情况下，卵巢和子宫都是青春期前大小，与超声表现一致。

（二）闭经

　　原发性闭经是指 16 岁时月经停止。病因包括下丘脑和垂体病变，产生雄激素的肾上腺肿瘤，治疗恶性肿瘤的细胞毒性药物或放射治疗，卵巢（性腺发育不全、多囊卵巢病或男性化肿瘤）、子宫（缺如、发育不全或雄激素不敏感综合征）或阴道（无孔处女膜、闭锁或狭窄）的原发性异常。本章其他章节讨论了其中几种疾病。

1. 多囊卵巢疾病

　　多囊卵巢病又称 Stein-Leventhal 综合征，影响 6%～7% 的育龄女性人群。该综合征的特点是由于

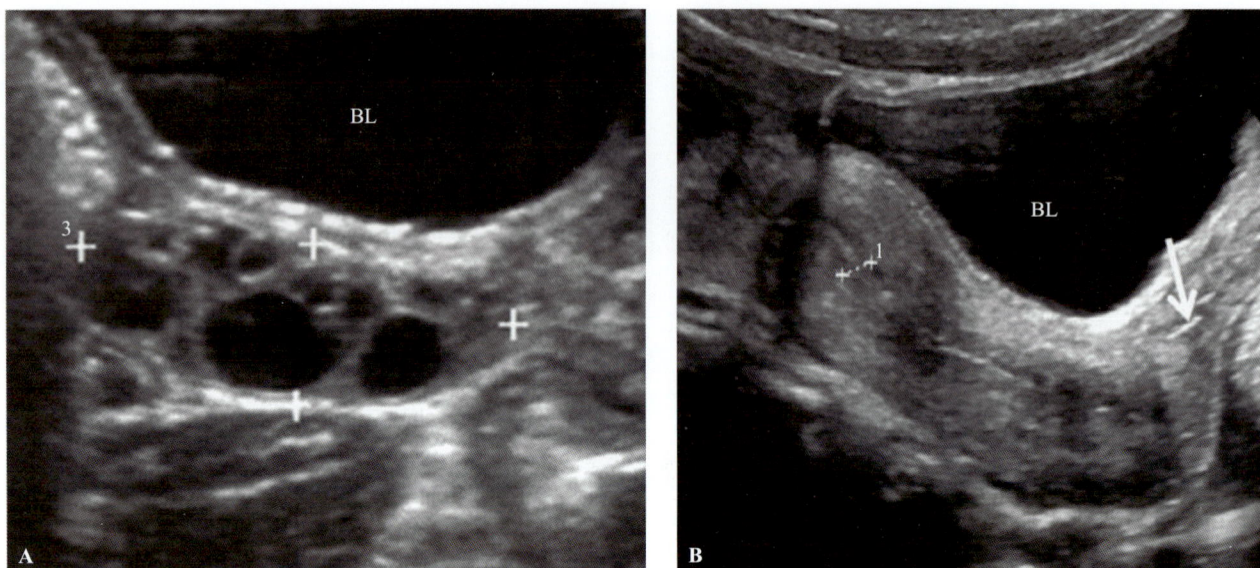

▲ 图 13-65　中枢性早熟（患者：女，2 岁）

A. 纵切面声图像显示增大的卵巢（光标；体积 3.1cm³），内含直径＜ 9mm 的小卵泡；B. 纵切面声声像图显示青春期子宫形态，宫底大于子宫颈，受激的子宫内膜厚度 3mm（光标），还可见受激的阴道内膜（箭）。BL. 膀胱

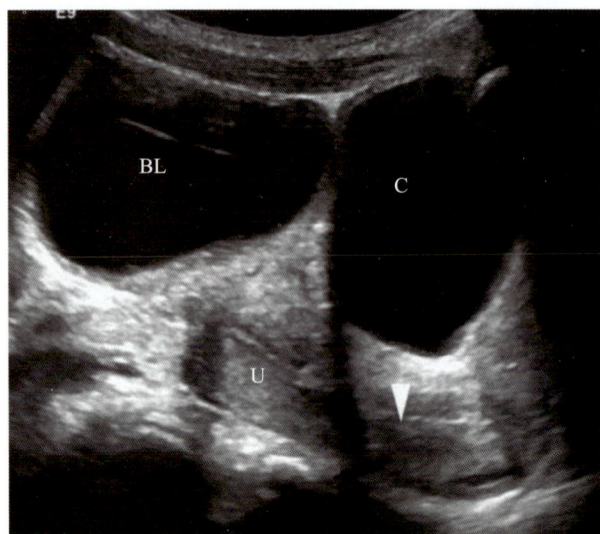

▲ 图 13-66　继发于卵巢囊肿的外周性性早熟（患者：女，19 月龄）

纵切面声像图显示左侧卵巢 4cm 囊肿（C），宫底增大（U），可见内膜线（箭头）。BL. 膀胱

血清卵泡刺激素水平低下和黄体生成素水平升高，导致无排卵和雄激素产生过多。临床上表现为闭经、肥胖和多毛[90, 91]。病理上，卵巢含有数量增加的不成熟卵泡（直径为 2～8mm）和过度刺激的卵巢间质。

超声特征多变，卵巢可表现正常或增大，有多个小卵泡。根据 Rotterdam 共识，诊断多囊卵巢有两项经阴道超声标准：①一侧或双侧卵巢显示 12 个或以上，直径 2～9mm 的卵泡；②卵巢体积超过 10cm³，只要有一个卵巢符合这些标准中的任何一个就足以确定多囊卵巢疾病的存在[92, 93]。Rotterdam 共识小组没有确定诊断青少年多囊卵巢的特异性阈值。然而，有数据表明，在青少年患者中，卵巢体积＞ 10cm³ 与该疾病存在相关（图 13-67）[93, 94]。

多囊卵巢疾病有以下其他特征性声像图表现：①串珠征，即多个小卵泡位于卵巢周边，位于包膜下；②卵巢呈球形，而不是正常的卵圆形；③间质回声增强（图 13-67）。

多发性卵巢囊肿也可见于原发性甲状腺功能减退症和囊性纤维样病。此外，在 McCune-Albright 综合征（纤维发育不良、斑片状皮肤色素沉着和性早熟）中发现双侧卵巢增大伴多发性囊肿。

2. 性腺发育不全

性腺发育不全或 Turner 综合征时，性腺被结缔组织所代替，不含生殖细胞。患者染色体核型为 45, XO 或 45, XO/46, XX。一小部分患者的核型中含有 Y 染色体，发生性腺母细胞瘤的风险增加。临床表现为原发性闭经和性幼稚症，身体功能包括身材矮小、蹼颈、后发际低、宽胸、脊柱侧凸和肘外翻畸形。其他异常包括肾重复畸形、马蹄肾、主动脉缩窄、二叶式主动脉瓣和淋巴管阻塞。

卵巢的大小和形态随核型的不同而不同。具有典型 45, XO 核型的患者具有缺如或条状卵巢，这可能难以在超声检查和青春期前子宫畸形中识别（图 13-68）。染色体嵌合体患者（45, XO/46, XX）具有一系列表现，从条状卵巢、幼稚子宫到外观正常的子宫和性腺。发生性腺母细胞瘤的 Y 染色体患者可见附件增大或卵巢肿块。

不发育或发育不良的性腺也可见于 Noonan 综合征（异常面容的正常核型、先天性心脏病、身材矮小、胸部畸形、智力低下、出血体质）、Kallmann 综合征（促性腺激素释放激素缺乏和缺氧关的性腺功能减退）、Perrault 综合征（耳聋、条纹卵巢）和混合性性腺发育不全（见下文）。

五、两性畸形

两性畸形的特征是外生殖器和性腺模糊不清或染色体性别与表型性别不匹配，临床表现包括隐睾、阴唇融合、阴蒂肥大、尿道上裂和尿道下裂。超声检查的作用是评价性腺的外观，鉴别有无子宫，后者在区分两性畸形的原因和确定性别方面很重要[95]。

中间性状态可分为四大类：女性假两性畸形、男性假两性畸形（又称雄激素不敏感综合征）、真两性畸形和性腺发育不全[95]。女性假两性畸形具有正常的女性核型（46, XX）、卵巢、子宫和阴道，但外生殖器男性化。常见的原因是在子宫暴露于继发于先天性肾上腺皮质增生的过高雄激素水平内、母亲摄入雄激素或母亲男性化肿瘤。

男性假两性畸形核型为 46, XY，其根本原因是睾丸产生睾酮失败或终末器官对雄激素刺激不敏感。男性化失败可以是完全的或部分的。完全雄激素不敏感患者有女性外生殖器，青春期表现为闭经。在部分雄激素不敏感中，外生殖器的外观从轻度男性化的女性生殖器（阴蒂增大而无其他外部异常）到不完全男性化的男性生殖器（尿道下裂或阴茎体积缩小）。睾丸是正常的，但也可能在腹股沟管或腹部发现。无法识别子宫和卵巢。

真两性体占雌雄同体的不到 10%，他们既有卵巢组织又有睾丸组织，染色体核型为 46, XX 或 46, XY，生殖器模糊不清，子宫发育不良，一侧卵巢与对侧睾丸或卵睾（睾丸回声结构和卵泡的组合）。组织学上，卵巢组织通常是正常的，睾丸组织是原始的，或者如果最初是正常的，可能在青春期发生退行性改变。卵睾的声像图表现为含有小囊的不均匀卵圆形肿块，代表未受刺激的卵泡（图 13-69）。

性腺发育不全可根据性腺形态分为完全型性腺发育不良（complete gonadal dysgenesis, CGD）或部分型性腺发育不良（partial gonadal dysgenesis, PGD）。Turner 综合征包括在 PGD 组中。PGD 患

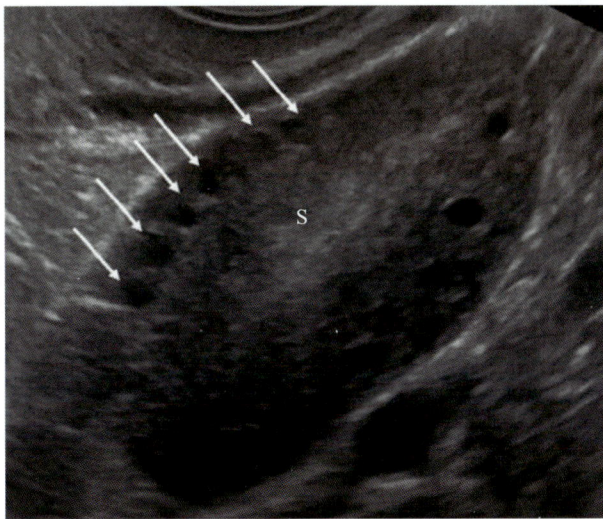

▲ 图 13-67　多囊卵巢疾病

经阴道左侧附件的纵切面声像图显示卵巢增大（体积 15cm³），包膜下有多个直径＜ 9mm 的小卵泡（串珠征，箭）和中央实质（S）回声增强

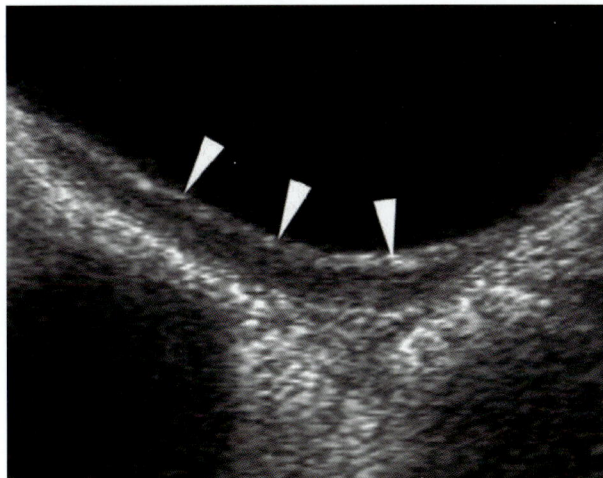

▲ 图 13-68　Turner 综合征（患者：女，14 岁）

盆腔纵切面声像图。45, XO 核型分析显示青春期前大小的子宫（箭头），呈管状，卵巢显示不清

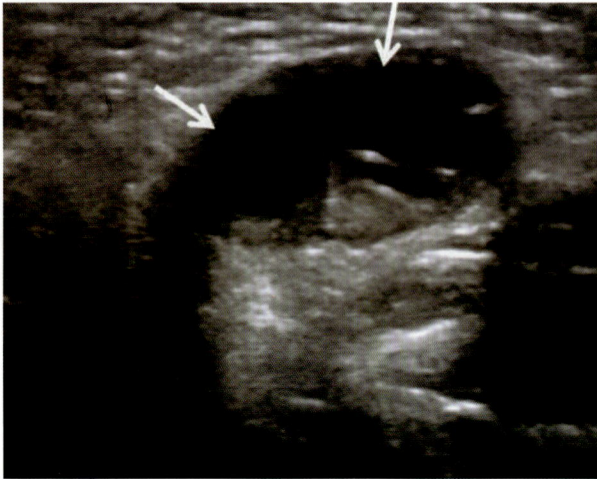

▲ 图 13-69　真两性畸形（新生儿，外生殖器不明，右腹股沟区可触及包块）

右侧腹股沟区纵切面声像图显示一个不均质的卵圆形结构，有小的囊肿（箭），活检证实为卵睾

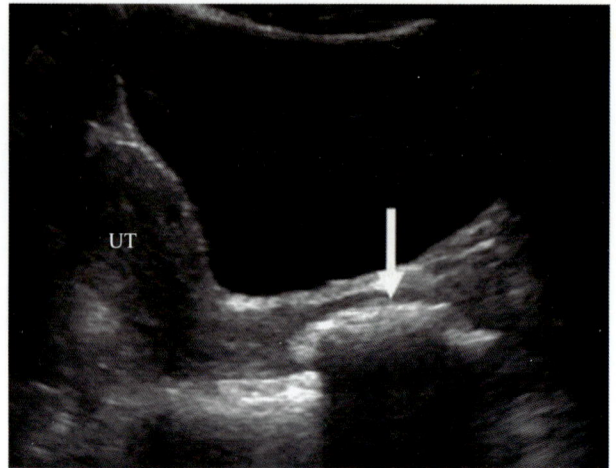

▲ 图 13-70　阴道异物

正中纵切面图像显示阴道下段高回声结构（箭）产生声影。随后取出了一个发夹。UT. 子宫

者大多有 45, X/46, XY 基因型和一系列表现，包括女性有 Turner 综合征表型，生殖器模糊不清，男性不完全男性化，男性表型正常。影像学可显示正常卵巢缺如或条索状性腺伴对侧睾丸。CGD 患者又称 Sywer 综合征，核型为 46, XY，表型为女性。影像学显示双侧条索状性腺。子宫可正常或不发育[96]。

六、阴道异物

常见的阴道异物有卫生纸、玩具零件、遗忘的卫生棉条和发夹。患者可表现为阴道出血、阴道排液、泌尿系统症状或腹部或盆腔疼痛。在超声检查中，不透声和透射物体均可显示高回声并产生远端声影（图 13-70）。异物可能导致膀胱后壁轻微凹陷[5, 97]。

七、Nuck 疝

Nuck 疝发生于女孩，类似于男孩阴道鞘状突未闭，是壁腹膜突出通过腹股沟管延伸到大阴唇[98]。管腔通常在出生前闭合，但在某些情况下无法闭合，导致腹股沟疝或鞘膜积液[98]，可无症状或

表现为腹股沟或会阴部疼痛或肿胀，或可触及阴唇或腹股沟肿块。

Nuck 管内的鞘膜积液通常含有无回声的积液，且形态细长。Nuck 管疝可能包含腹腔积液、网膜脂肪、卵巢、输卵管、子宫直肠或膀胱（图 13-71）。

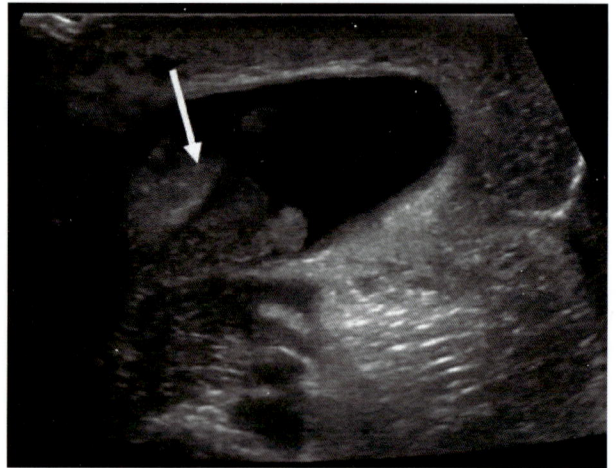

▲ 图 13-71　4 月龄女孩左侧阴唇肿块的 Nuck 疝

纵切面声像图显示肠管（箭），这是蠕动的实时成像，在左侧腹股沟管有鞘膜积液存在

男性生殖系统
Male Genital Tract

第14章

Marilyn J. Siegel 著
胡慧勇 王海荣 译
许云峰 校

超声是检查睾丸和阴囊内疾病的首选影像学检查方法[1-5]。灰阶超声和彩色多普勒超声联合可以评估睾丸形态和血流灌注情况，从而更准确地诊断睾丸扭转、炎症、肿瘤、创伤和血管病变。本章回顾了灰阶和彩色多普勒超声在诊断各种阴囊疾病中的应用。

一、超声检查技术

超声检查时患者取仰卧位，阴囊轻轻抬高，毛巾放置在大腿之间，使用热凝胶避免提睾反射而影响检查，采用 7.5MHz 以上高频线阵探头以最大限度地显示阴囊内容物。横切面和纵切面扫查阴囊及其内容物，即使病变是单侧的，也应检查双侧阴囊，比较双侧阴囊内容物的大小和回声的差异。

彩色多普勒显像提供睾丸和阴囊血流灌注的信息，为检测睾丸低容量和低速血流的小血管，需要多次调整彩色多普勒参数。颜色增益设置应最大化，以使背景噪声基本消失，脉冲重复频率和壁滤波应调整到最低设置，体积较小的睾丸需增加输出功率来检测血流。应双侧对比阴囊的彩色血流，应用灰阶和彩色多普勒超声对双侧睾丸进行横切面扫查，比较双侧睾丸的回声和血流灌注情况，脉冲多普勒成像可以定量评估动脉频谱和血流速度。

超声造影可应用于证实灰阶和彩色多普勒超声检查发现的睾丸扭转和外伤患者，尤其是在诊断不明确的情况下，有助于鉴别诊断[6]，超声造影的优点是能够增强睾丸未灌注区域的组织轮廓显示。

二、正常解剖

（一）睾丸

阴囊包含睾丸、附睾和精索三对结构[2-5]（图

14-1）。睾丸位于阴囊内，其长轴向前并且略向外侧倾斜，通常左侧略低于右侧。覆盖睾丸的组织，从表层开始依次为阴囊皮肤、肉膜肌、精索外筋膜、提睾筋膜和提睾肌、精索内筋膜和鞘膜。大龄儿童阴囊壁的平均厚度为 3～6mm。

睾丸和附睾表面覆盖鞘膜，睾丸鞘膜几乎包绕整个睾丸（图 14-1）。睾丸鞘膜由外层的壁层和内层的脏层组成，被 1～3ml 的积液分隔。壁层鞘膜衬于阴囊壁，附着于睾丸的筋膜覆盖处，脏层鞘膜覆盖睾丸的纤维囊（称为白膜）、附睾和精索的下部。白膜发出许多睾丸小隔，这些小隔向后汇合并进入睾丸，形成许多纤维组织垂直间隔，被称为睾丸纵隔。睾丸纵隔在静脉、动脉和导管进出睾丸时提供支持。

睾丸由 250～400 个睾丸小叶组成，睾丸小叶之间有薄的睾丸小隔，每个小叶内含生精小管。生精小管向中心走行汇合成精直小管，进入睾丸纵隔形成睾丸网，睾丸网发出睾丸输出小管，输出小管又进入附睾头。

灰阶超声检查，正常婴儿睾丸呈卵圆形，为均匀的低至中等回声。从 8 岁开始睾丸回声增强，直至青春期，此时睾丸表现为中等回声的均匀卵圆形结构。声像图的改变与生殖细胞成分的组织学发育和生精小管的成熟有关。在大龄儿童和青少年中，睾丸纵隔显示为沿睾丸长轴的线性高回声结构。偶见与睾丸纵隔相邻的低回声睾丸网。白膜可显示为睾丸周围光滑连续的细回声线（图 14-2）。偶尔在正常睾丸内可观察到线状低回声带，对应于睾丸血管（图 14-3）。在没有大量阴囊积液的情况下，超声检查不显示睾丸鞘膜和各层之间的潜在

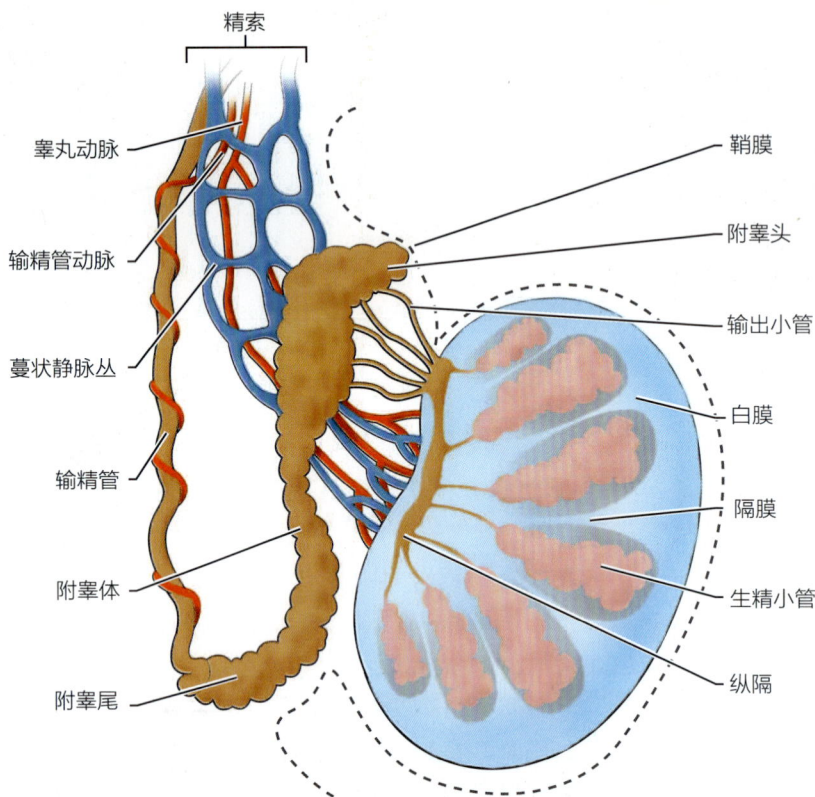

◀ 图 14-1 阴囊正常解剖
引 自 Krone KD, Carroll BA. Scrotal ultrasound.
Radiol Clin North Am 1985;23:121–139.

精索

睾丸动脉

输精管动脉

蔓状静脉丛

输精管

附睾体

附睾尾

鞘膜

附睾头

输出小管

白膜

隔膜

生精小管

纵隔

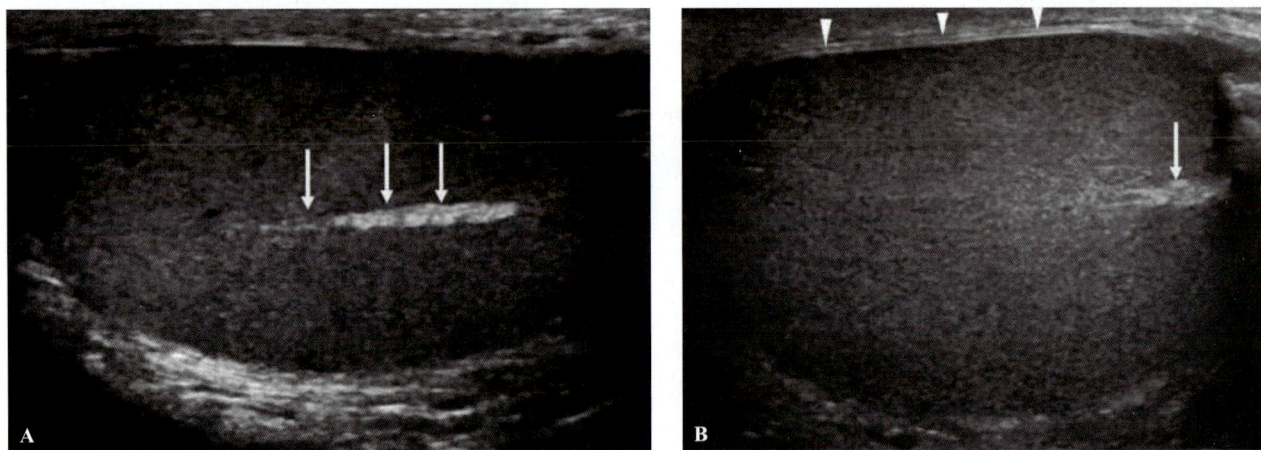

▲ 图 14-2　正常睾丸（16 岁男孩，左侧阴囊）
纵切面（A）和横切面（B）声像图显示睾丸呈卵圆形，回声均匀、中等。注意睾丸纵隔（箭）和白膜（箭头）回声

囊腔。

（二）附睾

　　附睾是沿睾丸后外侧走行的弯曲管状结构，由头部、体部和尾部组成。附睾头部又称大球，是附睾的最大部分，位于睾丸上极上方，接着是附睾体，然后逐渐变细形成附睾尾或小球，位于睾丸下方。附睾头的输出小管在体尾部汇合成输精管，输精管为附睾管在精索中的延续[2-5, 7]。

　　沿睾丸上极纵向扫查，附睾头呈三角形，回声与睾丸接近（图 14-4）。附睾体、尾部的回声与睾丸的回声相同或略低。附睾尾部有时难以显示，尤其是年轻患者。

（三）精索

　　精索由精索内动脉、蔓状静脉丛、神经、淋巴管及输精管等组成（图 14-1）。精索呈管状，较腹股沟管内脂肪回声低[8, 9]（图 14-5）。

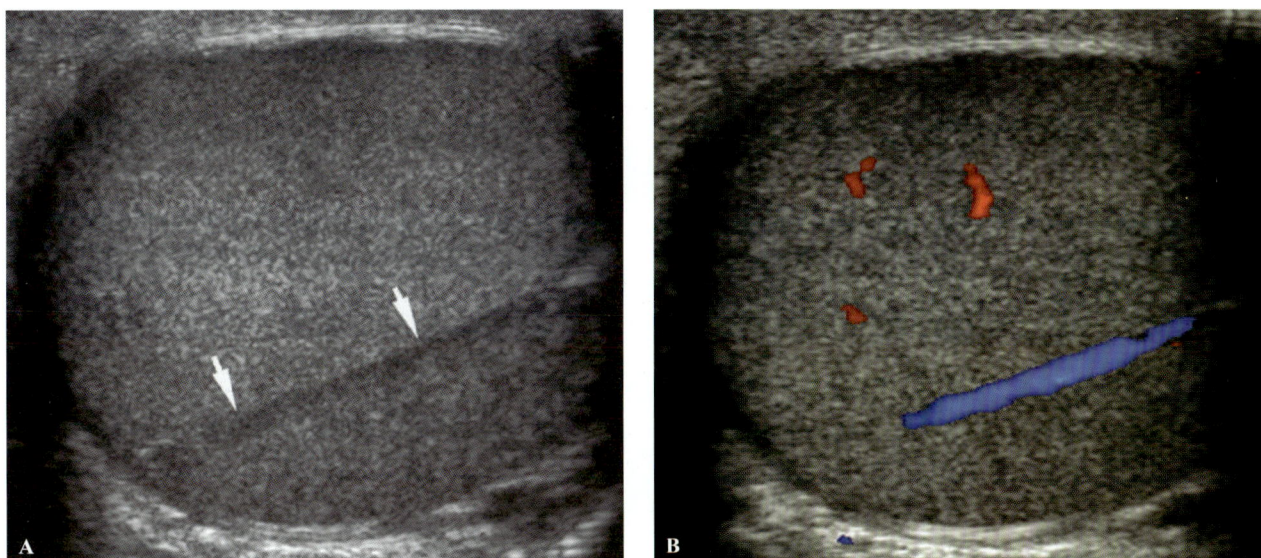

▲ 图 14-3　低回声血管带（15 岁患者）

A. 纵切面灰阶声像图显示左侧睾丸的线状低回（箭）；B. 彩色多普勒声像图显示低回声带内彩色血流，提示睾丸内动脉

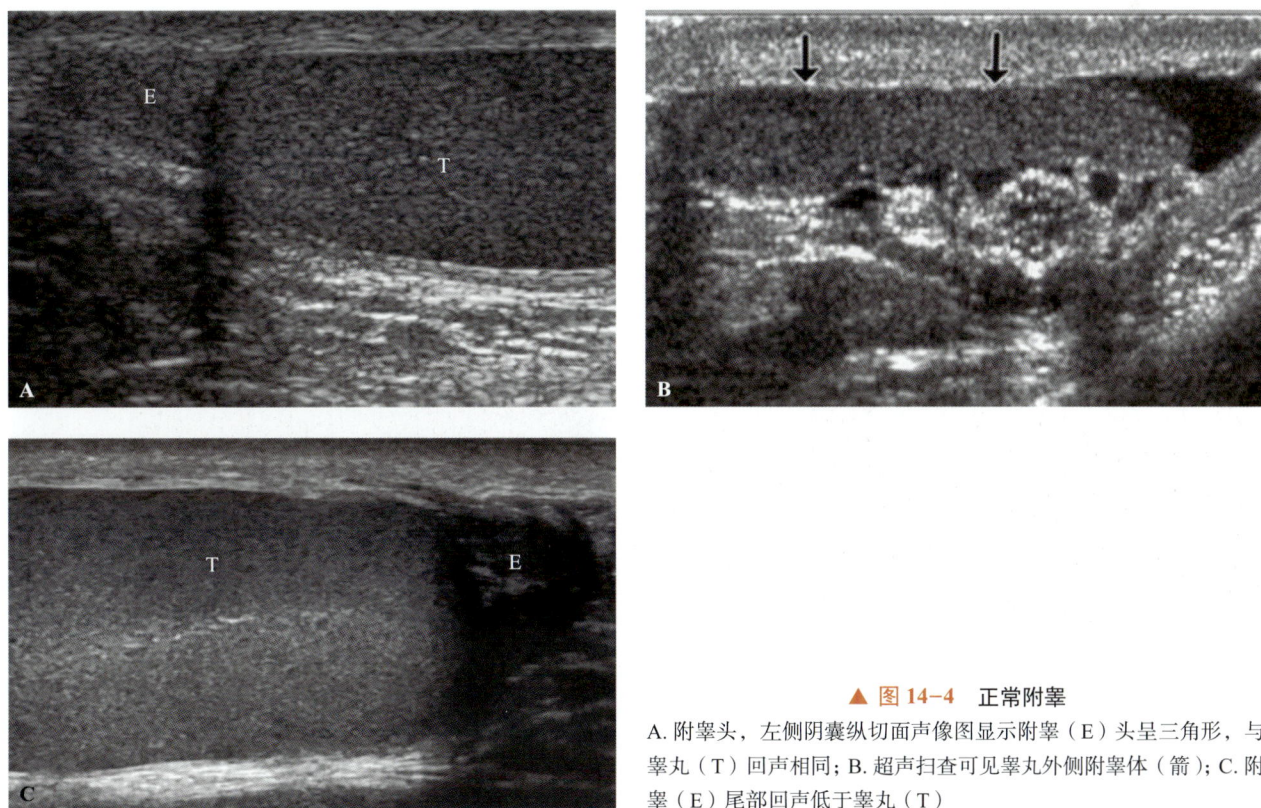

▲ 图 14-4　正常附睾

A. 附睾头，左侧阴囊纵切面声像图显示附睾（E）头呈三角形，与睾丸（T）回声相同；B. 超声扫查可见睾丸外侧附睾体（箭）；C. 附睾（E）尾部回声低于睾丸（T）

（四）睾丸附件

　　睾丸和附睾附件是胚胎导管的残留物，主要有三种睾丸附件：①睾丸附件，附着于睾丸上极；②附睾附件，位于附睾头部；③输精管附件，位于附睾体尾部交界处[2]（图 14-6）。超声检查可见睾丸和附睾附件，表现为等回声灶，可能有蒂，起自睾丸或附睾（图 14-7）。输精管附件通常不显示。

（五）睾丸大小

　　新生儿睾丸长 1.5cm，宽 1.0cm，睾丸体积（长 × 宽 × 高 ×0.53）< 1.0cm³。出生后的前 3 个月由

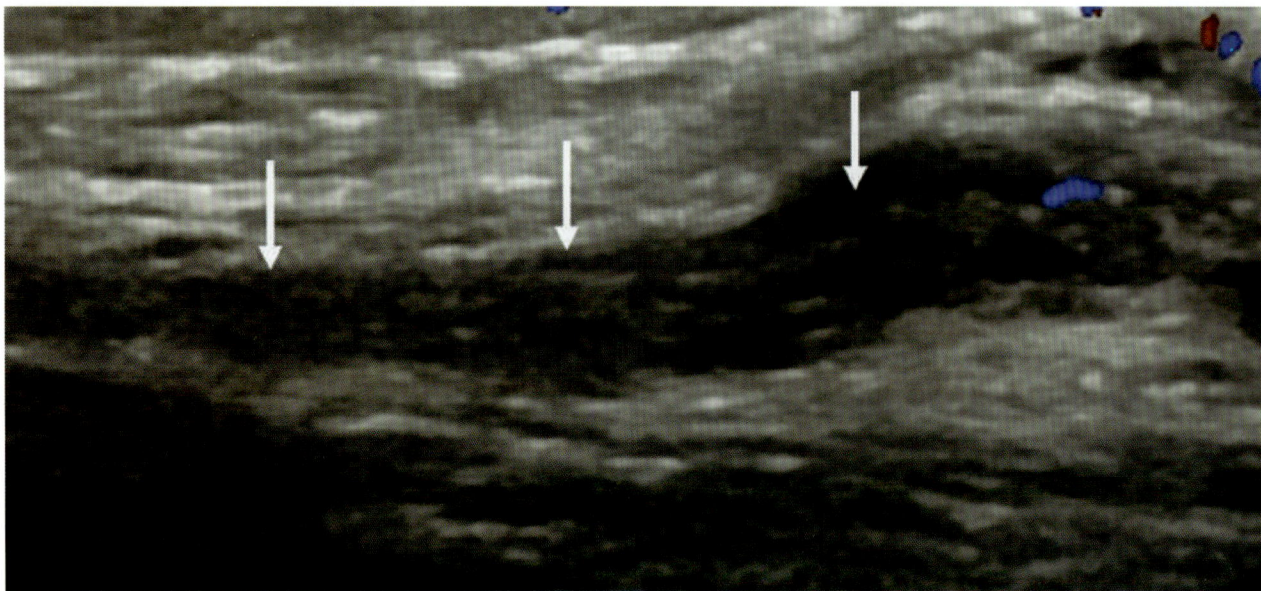

▲ 图 14-5　正常精索（16 岁男孩）

探头沿腹股沟管扫查，纵切面声像图显示精索（箭）相对于周围软组织呈低回声

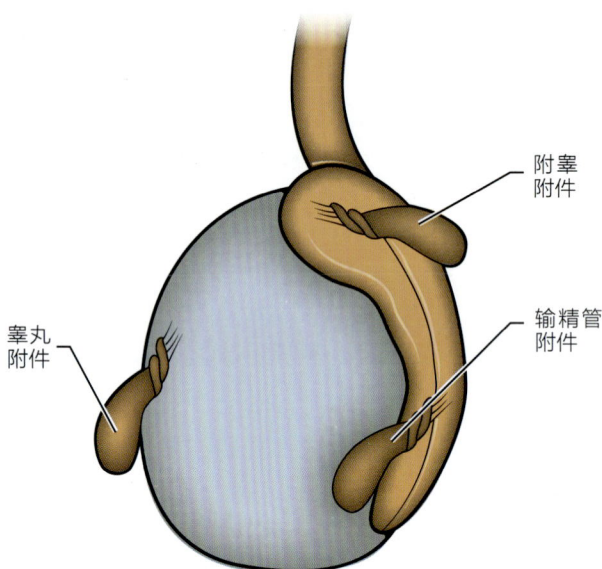

▲ 图 14-6　睾丸、附睾附件和输精管附件（Haller vas 畸变）

引　自　Leape LL. Torsion of the testis. In: Welch RJ, Ravitch MM, O'Neill JA Jr, et al, eds. *Pediatric surgery*. Chicago, IL: Year Book, 1986:1330-1334.

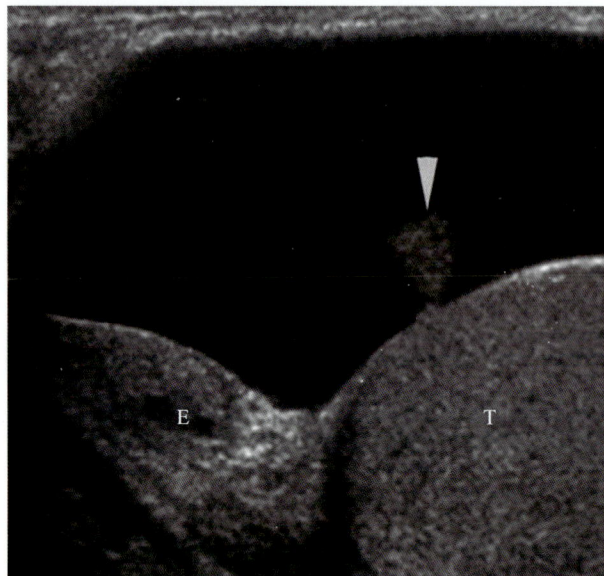

▲ 图 14-7　正常睾丸附件

纵切面声像图显示鞘膜积液所致阴囊肿胀患者睾丸上部的三角形睾丸附件（箭头）。T. 睾丸；E. 附睾

于睾酮水平的正常增加，睾丸长度增加至 2.0cm，宽度增加至 1.2cm[10]。然后睾丸保持相对恒定的大小，直到 6 岁左右[11]，睾丸再次增大。青春期后睾丸长 3～5cm，前后径和宽 2～3cm[5]，当睾丸体积达到 4cm³ 时[1-5]，被认为处于青春期。

（六）血管解剖

　　睾丸（精索内）动脉为睾丸提供主要血液供应，是腹主动脉的分支，在腹股沟深环（或内环）处进入精索，沿睾丸后表面走行，穿入白膜形成包膜下动脉，行于白膜下方（图 14-8）。包膜下动脉发出向心动脉进入睾丸并朝向睾丸纵隔，向心性动脉接近睾丸纵隔时产生回旋支从睾丸纵隔回流。偶尔有一向心动脉发出分支进入睾丸纵隔，并向对侧供血。这些分支被称为经睾丸或经纵隔动脉[3-5]。

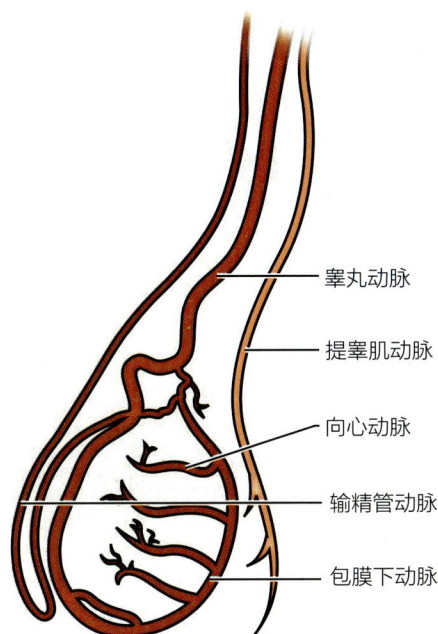

▲ 图 14-8　正常阴囊内动脉解剖

睾丸动脉发出包膜下动脉，位于白膜下方。包膜下动脉又发出向心动脉，经睾丸进入纵隔。提睾肌动脉和输精管动脉供应附睾和睾丸周围组织 [引自 Patriquin HB. Leukemic infiltration of the testis. In: Siegel BA, Proto AV, eds. *Pediatric disease text and syllabus (fourth series)*. Reston, VA: American College of Radiology, 1993: 667-688.]

图中标注：
- 睾丸动脉
- 提睾肌动脉
- 向心动脉
- 输精管动脉
- 包膜下动脉

彩色多普勒成像显示高达 83% 的青春期前睾丸中可检测到睾丸动脉血流，能量多普勒成像高达 92%[12]。几乎所有体积 > 1cm³ 的睾丸中均可在彩色和能量多普勒超声检查中显示睾丸动脉血流[13, 14]，婴幼儿中回旋支动脉通常太小而无法识别，但在大龄儿童和青少年可以检测到。向心动脉朝向睾丸纵隔（图 14-9），回旋支和经纵隔动脉的血流远离纵隔，与向心动脉的颜色信号不同。附睾的血流多变，可少于或接近睾丸的血流。

输精管动脉（源自膀胱动脉）和提睾肌动脉（源自腹壁下动脉）与精索中的睾丸动脉伴行（图 14-8），为附睾、输精管和睾丸周围组织提供动脉血液供应。输精管动脉与提睾肌动脉在睾丸纵隔处与睾丸动脉汇合，睾丸动脉虽与 3 条动脉之间吻合，但睾丸的大部分血液由睾丸动脉供应。

睾丸外周动脉包括睾丸动脉的包膜支和提睾肌动脉及输精管动脉的分支，因此只有将多普勒取样容积置于睾丸中心才能准确检测到睾丸动脉。

正常睾丸动脉血流频谱取决于患者的青春期状

态。青春期后睾丸呈低阻力模式，在整个心动周期中舒张期流速较高，而青春期前睾丸呈较高阻力，通常很少或没有明显的舒张期血流[3, 14]（图 14-9）。青春期男性睾丸动脉的 RI 范围为 0.43～0.75（均值 0.57）。青春期前男性的 RI 范围为 0.39～1.00（均值 0.87）。睾丸周围组织的血流为低舒张期高阻力血流频谱。睾丸外周动脉的 RI 范围为 0.63～1.00（均值 0.84）。

睾丸由蔓状静脉丛引流，并在腹股沟管内延续为睾丸静脉。右侧睾丸静脉直接汇入下腔静脉，左侧睾丸静脉汇入左肾静脉。静脉呈管状结构，直径 < 2mm（图 14-10）。直径 > 2mm 的血管被称为精索静脉曲张，青春期后的男孩更容易看到静脉。

三、先天性畸形

（一）睾丸不发育

无睾症或双侧睾丸缺如，以及单睾症或一侧睾丸缺如，较为罕见，原因可能是宫内扭转、血管意外或原发性睾丸不发育[15]。宫内相关的睾丸萎缩与盲端精索血管和精索有关，外生殖器正常。原发性睾丸不发育与精索缺如及外生殖器发育异常有关。

（二）多睾症

多睾症或重复睾丸是一种罕见的异常，可导致多个睾丸在一侧阴囊，大多数病例表现为三睾症，左侧阴囊常见[2, 16]。多个睾丸通常有共同的附睾、输精管和白膜，虽然每个睾丸可能有单独的附睾和输精管。多睾症通常表现为无症状的阴囊肿块，但可因重复睾丸之一扭转而出现疼痛[16]。多睾可能损害精子的生成，可能无法正常下降，并可能与腹股沟疝有关。多睾丸的恶性风险增加，必须进行临床随访[16]。

声像图上，多睾睾丸回声均匀、中等，与正常睾丸回声相似，常小于正常对侧睾丸（图 14-11）。多睾症的超声表现包括睾丸分叶（图 14-12）、脾性腺融合、先天性附睾分离和睾丸旁肿块[17]。

（三）异位睾丸

异位睾丸是由于睾丸下降异常所致[18, 19]。两侧睾丸通常位于同一侧阴囊内，但偶尔睾丸在腹内交

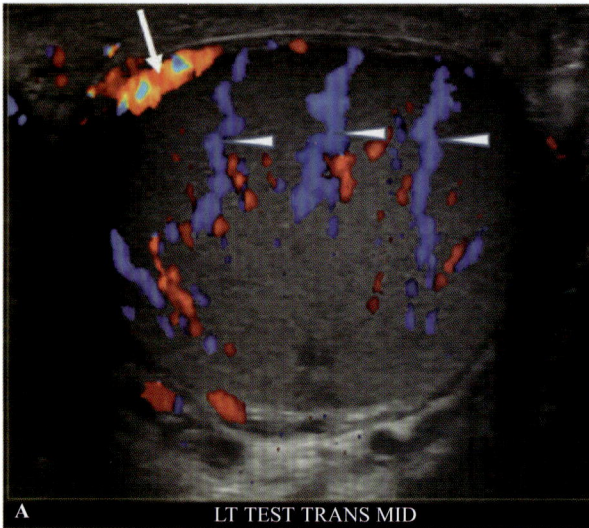

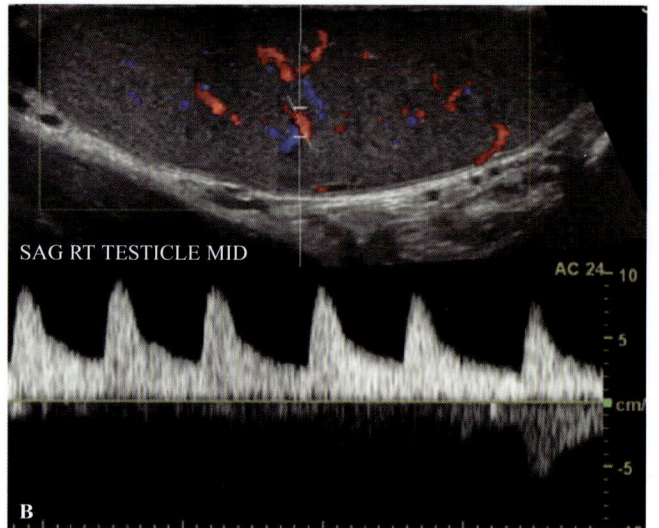

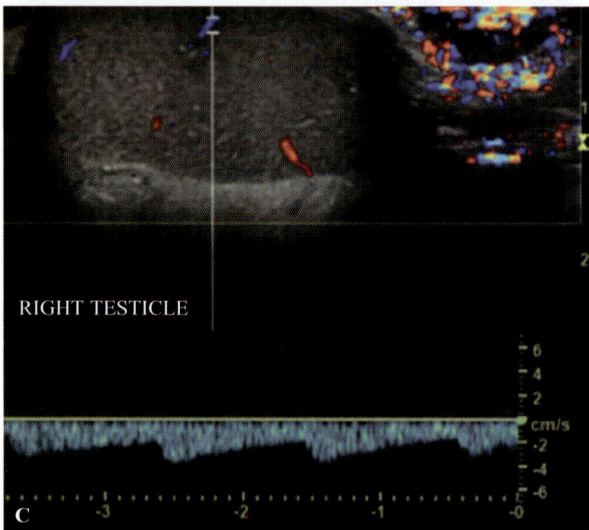

▲ 图 14-9　睾丸内动脉正常解剖结构

A. 青春期后，左侧睾丸横切面声像图显示包膜下动脉（箭）和向睾丸纵隔走行的多条向心动脉（箭头）；B. 青春期后，睾丸声像图；C. 青春期前，睾丸声像图。青春期后睾丸的多普勒图像显示收缩期和舒张期峰值流速高于青春期前睾丸

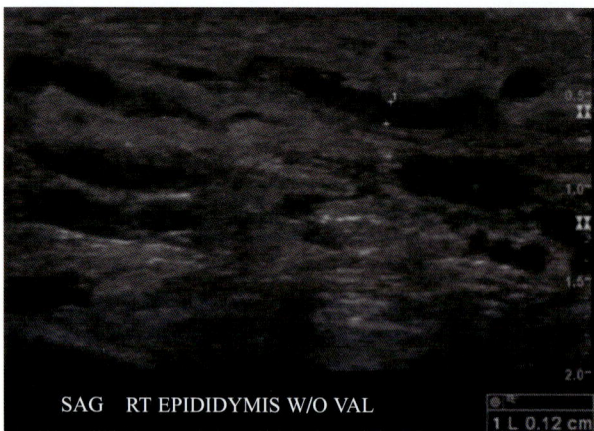

▲ 图 14-10　正常蔓状静脉丛

无 Valsalva 动作，纵切面声像图显示静脉呈管状结构（光标），直径 1～2mm

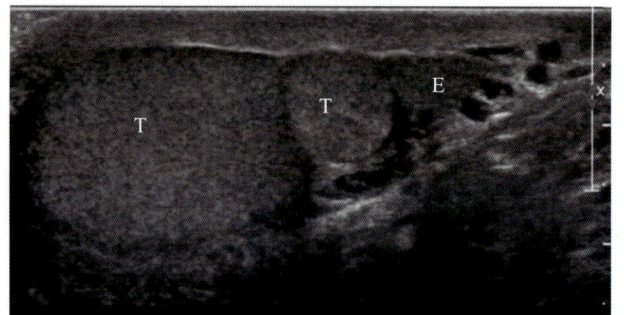

▲ 图 14-11　多睾症

纵切面声像图显示左侧阴囊内有两个大小不等的正常睾丸（T）和一个附睾（E）。右侧睾丸正常

叉，大约 50% 的患者伴有腹股沟疝，30% 的患者伴有持续性米勒管综合征（有子宫），20% 的患者伴有尿道下裂、精囊囊肿或肾脏畸形[18]。多数患者在 2 岁前出现一侧睾丸不可触及和对侧阴囊肿块，常与疝并存[18, 19]。

大多数异位睾丸位于阴囊内，超声检查对发现这种异常很敏感。除位置异常外，交叉异位睾丸具有与正常睾丸相似的声像图特征，因此超声对检测腹内交叉异位睾丸用处不大。

（四）睾丸发育不全

先天性睾丸发育不全与 Klinefelter 综合征及累及下丘脑 – 垂体 – 睾丸轴的异常有关。获得性小睾丸或萎缩睾丸的原因包括隐睾、扭转、炎症、精

索静脉曲张、既往腹股沟疝修补术、创伤和放射治疗。与临床病史相关的通常可以明确诊断，睾丸回声可正常、增强或减弱（图 14-13）。青春期前患者睾丸大小不对称可视为正常表现。

（五）睾丸网囊性发育不良

囊性发育不良表现为睾丸网及睾丸纵隔内输出小管的囊性扩张[20]。与成人睾丸网因梗阻性病变而出现的类似的管状扩张不同，睾丸网囊性发育不良是输出小管（来自中肾）和睾丸网（来自性腺胚基）融合失败所致，患者表现为无痛性阴囊肿大。同侧肾发育不全、多囊性肾发育不良和肾发育不良为相关表现。

在超声检查中，睾丸内见多个小囊状或管状间隙，位于睾丸纵隔区域（图 14-14）。通常在横切面上呈圆形的，在纵切面上呈细长形，无须进一步评价或随访。

（六）隐睾症

睾丸下降发生在妊娠第 25～32 周。出生时，未降睾丸在体重低于 2500g 的早产男婴中高达 30%，在足月儿中高达 5.8%[1, 2]。出生后睾丸继续下降，出生后第一年末，< 1% 的婴儿有隐睾。

睾丸移位可在下降过程中从腹膜后入阴囊的任何部位中止。80%～90% 未降睾丸位于腹股沟管内或腹股沟内环的近端，10%～20% 发生在肾脏水平至腹股沟内环的腹膜后[1, 21]，极少数位于会阴或阴茎根部。10%～30% 的患者发生双侧隐睾，20% 的

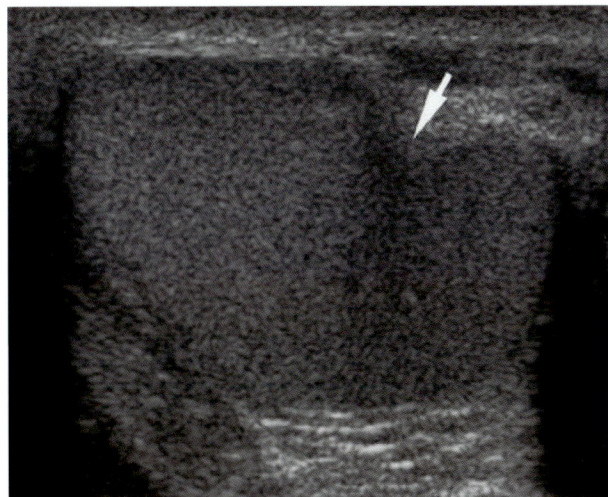

▲ 图 14-12　双叶睾丸（患者：男，11 岁，左阴囊肿块）
横断面声像图显示睾丸中部裂口（箭）

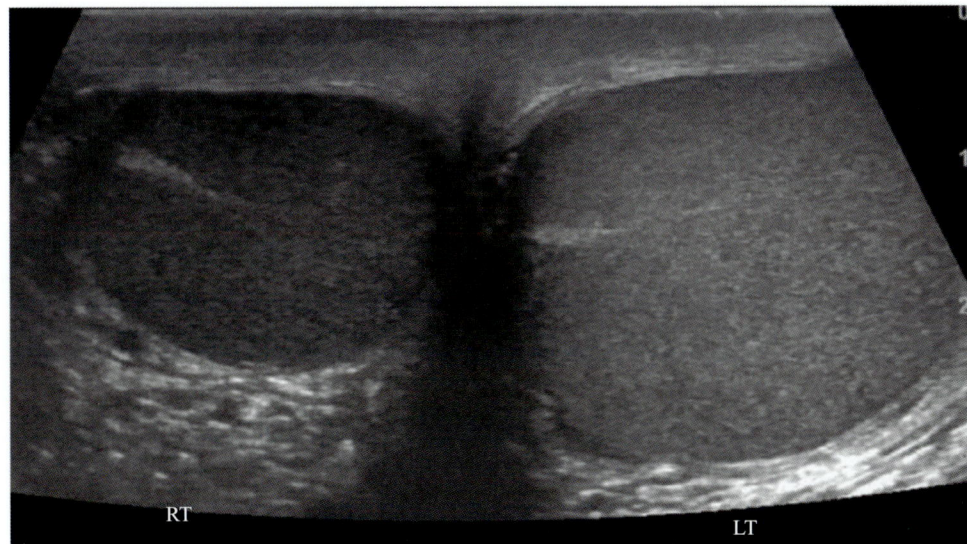

◀ 图 14-13　睾丸大小不对称（患者，男，16 岁，无症状睾丸大小不对称）
横切面声像图显示右侧睾丸（RT）较小，回声稍低，为正常左侧睾丸（LT）体积的 1/3

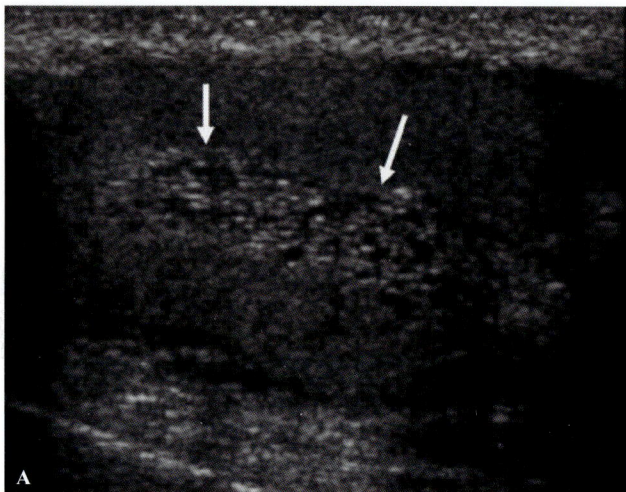

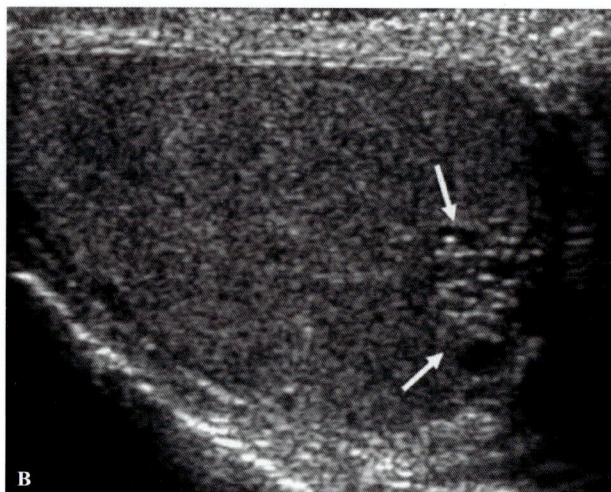

▲ 图 14-14　囊性发育不良
A. 纵切面声像图；B. 横切面声像图。右侧阴囊显示睾丸纵隔内多个囊肿（箭）。异常征象为纵切面呈细长形，横切面呈圆形

受累男孩发现相关的泌尿系统异常[21]。

隐睾的诊断很重要，因为不育和恶性肿瘤的风险增加[22]。尽管这一风险增加在成功手术后仍持续存在，可能因为潜在的睾丸损伤或发育不良，但睾丸固定术仍是治疗首选。

通过放射学检查对不可触及、未下降的睾丸进行术前定位有助于指导手术方式[21-23]。超声检测隐睾的敏感性为 54%～88%，但高度依赖睾丸位置，特异性接近 100%。由于大多数隐睾位于腹股沟管内，超声检查是检测隐睾的首选方法，检测的敏感性＞ 95%。但是，超声检查对检测位于盆腔或腹部较高位置的隐睾作用有限，超声检查阴性也不能排除腹腔内睾丸的存在。当声像图模棱两可或为阴性时，可通过磁共振成像或腹腔镜评价（如有临床指征）对疑似腹腔内睾丸需进行进一步评价。

隐睾睾丸超声表现为椭圆形肿块，中等均匀回声（图 14-15）。隐睾萎缩常见，睾丸可较对侧正常位置睾丸小，回声较低。小睾丸可类似于腹股沟淋巴结或睾丸引带鞘膜下部。睾丸引带是胎儿发育过程中睾丸与阴囊相连的条索状结构，睾丸完全下降时通常会萎缩。如睾丸下降不全，引带仍保留为纤维残迹，可呈卵圆形或圆形，相对于与周围组织呈低回声或等回声，识别睾丸纵隔助于与隐睾的鉴别。即使手术修补后隐睾睾丸也往往比正常睾丸小，回声较低。睾丸固定术后，睾丸可能具有分叶状轮廓，在连接白膜和阴囊壁的缝合处可见小钙化。

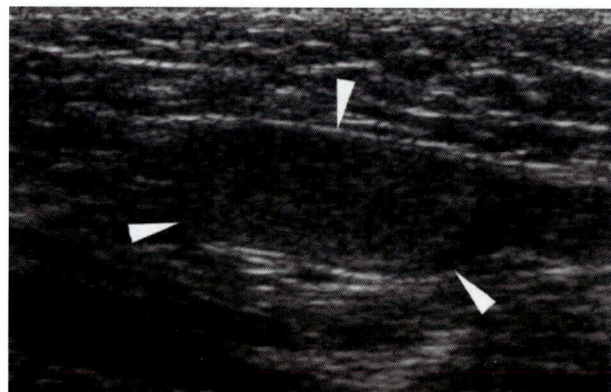

▲ 图 14-15　隐睾
纵切面声像图显示耻骨联合上方右侧腹股沟管的睾丸下降不全（箭头）。睾丸形态、回声正常

四、睾丸肿瘤

超声在评价阴囊肿块中的作用是确认病变的存在，确定起源部位和组织特征。超声检查在发现睾丸肿瘤方面具有较高的敏感性（95%～100%）[1-4]。鉴别睾丸内外肿块的准确率＞ 90%[3]。这种鉴别很重要，因为大多数睾丸内实性病灶是恶性的，而睾丸外实性病灶以良性居多。正常声像图排除睾丸肿块的阴性预测值接近 100%。

（一）生殖细胞肿瘤

睾丸肿瘤约占所有小儿肿瘤的 1%，占男童实性恶性肿瘤的 2%[24, 25]。生殖细胞肿瘤占儿童期睾丸肿瘤的 70%～90%，其余肿瘤为间质肿瘤[25]。最常见的两种生殖细胞肿瘤是卵黄囊瘤和成熟畸胎瘤。其余生殖细胞肿瘤包括未成熟和恶性畸胎瘤、胚胎癌、绒毛膜癌、精原细胞瘤和性腺母细胞瘤。睾丸肿瘤的临床表现为无痛性阴囊或睾丸肿大或可触及肿块。继发于肿瘤扭转或出血的疼痛是罕见的特征。

卵黄囊瘤好发于青春期前的男孩（中位年龄 2 岁），而胚胎细胞癌、畸胎瘤和绒毛膜癌易发生于青少年或青年[2, 24, 25]。血清 AFP 水平升高常见于卵黄囊瘤和胚胎细胞癌，而血清 hCG 水平升高最常见于胚胎细胞癌和畸胎瘤。80% 或以上病例，肿瘤局限在阴囊，其余的患者淋巴播散至区域和腹膜后淋巴结，极少数血行播散至远处（肺、肝、骨或脑）。胚胎细胞癌、畸胎瘤和绒毛膜癌往往是侵袭性肿瘤，早期通过淋巴和血行转移。

畸胎瘤是睾丸常见的良性生殖细胞肿瘤，通常影响 < 4 岁的儿童。大约 85% 的肿瘤含有分化良好的 3 个胚层成分，约 15% 的肿瘤出现低分化成分。即使有不成熟的成分，肿瘤在青春期前患者中通常也是良性的。而在青春期患者中，畸胎瘤往往表现得更具有侵袭性，并且常常含有恶性成分。

精原细胞瘤是成人常见的睾丸肿瘤，儿童极为罕见，可在青少年中发生，是与隐睾关系最密切的肿瘤。

性腺母细胞瘤几乎总是在有条纹性腺或睾丸的女性表型和男性表型中发现[26]。

1. 临床分期

最广泛使用的睾丸生殖细胞肿瘤分期系统来自

表 14-1　儿童肿瘤组生殖细胞肿瘤分期

Ⅰ期	肿瘤全切；肿瘤标志物正常
Ⅱ期	镜下肿瘤残留；初始治疗后肿瘤标志物仍然升高
Ⅲ期	可见肿瘤残留；淋巴结受累
Ⅳ期	远处转移

引自 Frazier AL, Olson TA, Schneider DT, et al. Germ cell tumors. In: Pizzo PA, Poplack DG, eds. *Principles and practices of pediatric oncology*, 7th ed. Philadelphia, PA:Wolter Kluwer, 2016:899–918.

儿童癌症研究组 / 儿童肿瘤研究组（表 14-1）。大约 85% 患有恶性生殖细胞肿瘤的青春期前儿童患者为 Ⅰ 期，其余患者通常为 Ⅱ 或 Ⅲ 期，很少有Ⅳ期，血行播散至远处[24, 25, 27]。青少年睾丸肿瘤患者在诊断时比青春期前的儿童更有可能患有晚期肿瘤。

2. 治疗手段

儿童及青少年恶性睾丸肿瘤多采用根治性睾丸切除术治疗。后续治疗取决于肿瘤的分期和组织学，包括化疗、放疗和腹膜后淋巴结清扫术，生存率接近 96%[27]。如果影像学特征足以提示畸胎瘤，且青春期前患者的肿瘤标志物为阴性，则可选择保留睾丸手术。

3. 超声表现

(1) 原发性肿瘤：恶性生殖细胞肿瘤倾向于回声不均匀，包含与出血或坏死相关的囊性区，回声增强伴或不伴阴影，提示钙化（图 14-16 和图 14-

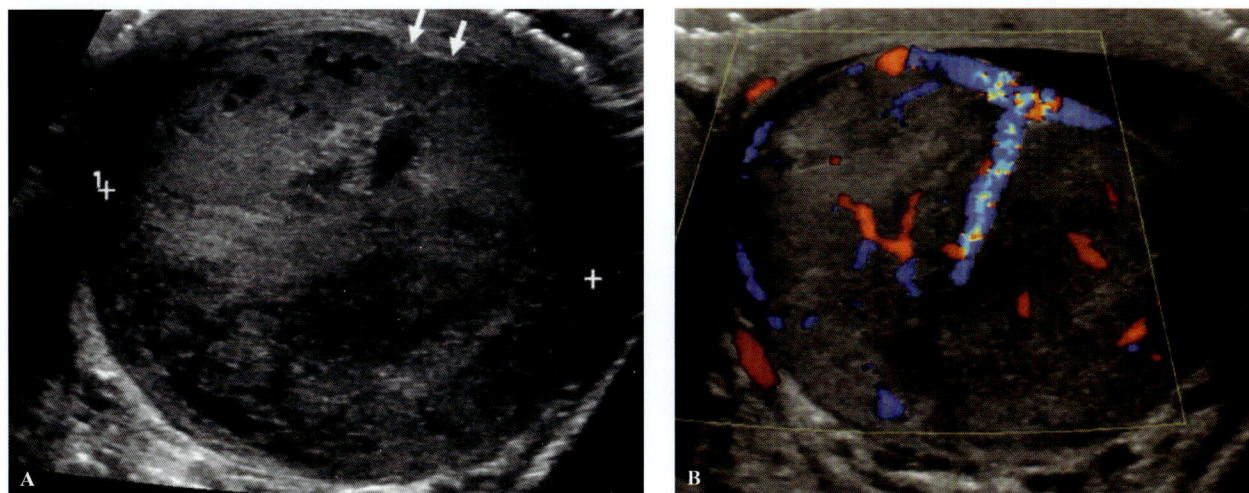

▲ 图 14-16　恶性生殖细胞肿瘤

A. 纵切面灰阶声像图；B. 彩色多普勒声像图。不均匀囊实性肿块（光标）内部血流丰富，白膜中断（箭）。病理检查提示胚胎癌、未成熟畸胎瘤和卵黄囊瘤

17）。在多普勒成像倾向于血供丰富[28]（图 14-16），但是，可以回声均匀，相对于睾丸呈低回声、等回声或强回声（图 14-18）。肿瘤边缘易变，可边界清楚或不清楚。

畸胎瘤通常是边界清楚、回声不均匀的团块，含低回声区，相当于浆液，以及钙化引起声影的强回声成分（图 14-19），也可能包含与脂肪相关的低回声灶[28]。

单纯精原细胞瘤比生殖细胞肿瘤更为均匀，通常以均匀的低回声为主，与正常回声睾丸相比呈低回声[28]（图 14-20）。大的精原细胞瘤可表现不均匀，并含有与坏死相关的囊性区。性腺母细胞瘤较小，通常为均质低回声，但在一些肿瘤中可观察到多个囊性空腔。由于体积较小，大多数仅在手术切除发育不良的性腺时才被诊断。

恶性肿瘤通常在多普勒成像上显示内部血流分布[1, 3]（图 14-16B 和图 14-20B）。肿瘤内的血管可以正常走行，也可以移位和受压。睾丸肿瘤的频谱多普勒表现是多变的，RI 范围为 0.48～1.0，平均值 0.7。一般来说，睾丸肿瘤的灰阶和多普勒图像无特

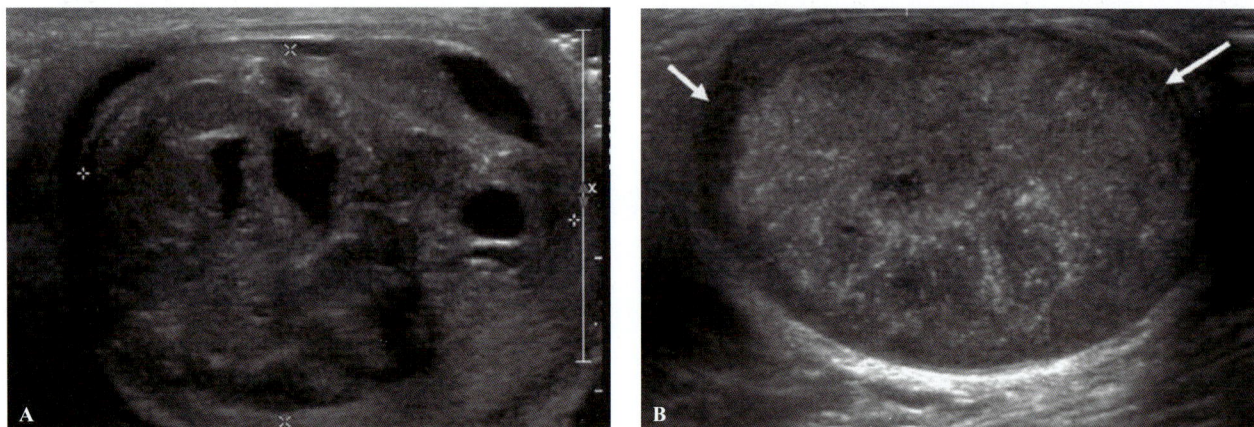

▲ 图 14-17 恶性生殖细胞肿瘤（2 例患者）

A. 畸胎瘤；B. 卵黄囊瘤。2 例患者的纵切面声像图均显示睾丸内复杂的实性和囊性肿块（光标，图 A；箭，图 B）

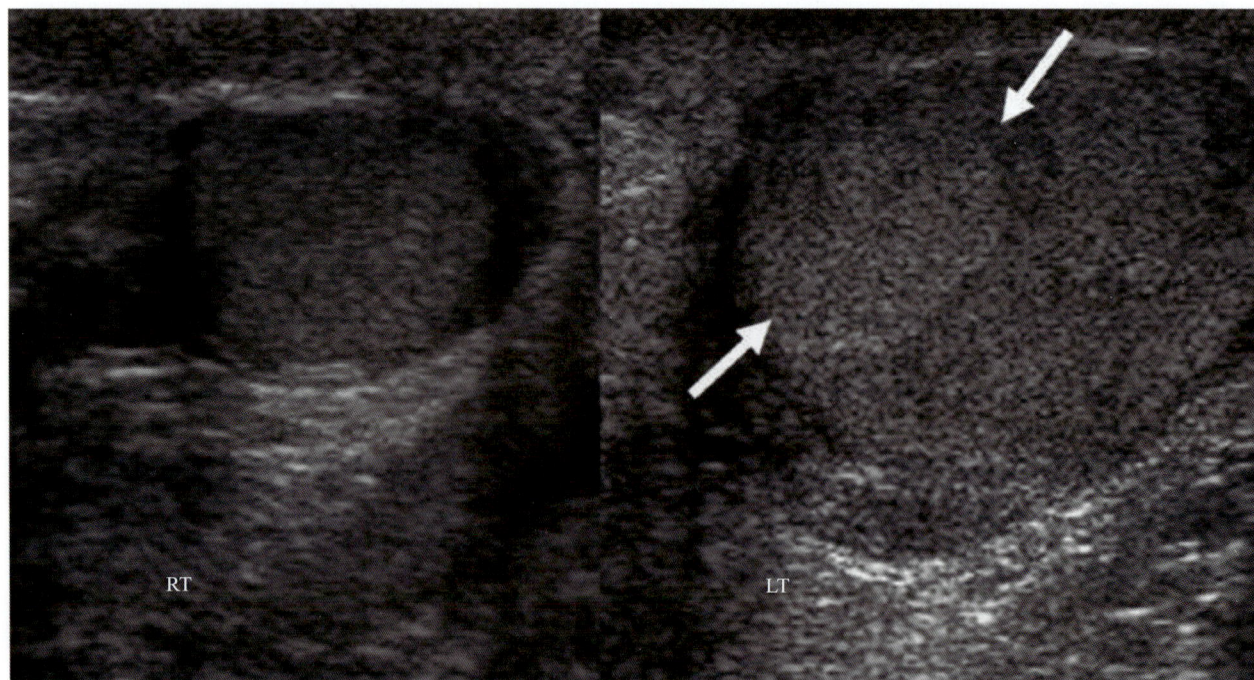

▲ 图 14-18 卵黄囊瘤

睾丸横切面灰阶声像图显示与正常右侧睾丸（RT）为对照，左侧睾丸增大（LT），伴有均匀的高回声肿块（箭）

异性，并且有明显的重叠，明确诊断需行活检。

（2）睾丸外表现：侵犯白膜产生不规则的睾丸轮廓（图14-16）。阴囊壁很少因肿瘤而增厚。阴囊壁增厚比肿瘤更具有炎症的特征。反应性鞘膜积液和肾门水平淋巴结肿大，提示淋巴结转移，是常见

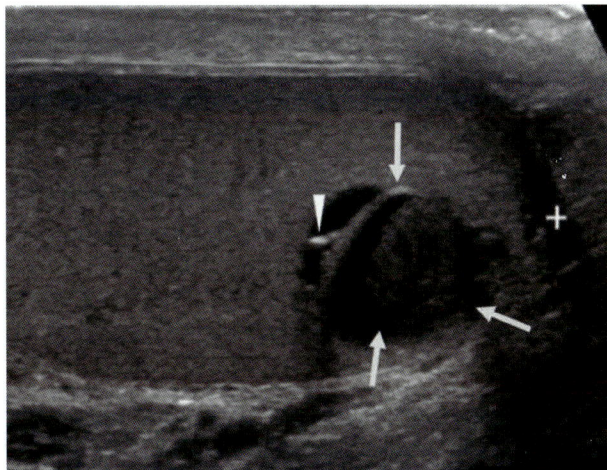

▲ 图 14-19 良性畸胎瘤（患者：男，19 岁）
纵切面声像图显示不均匀囊实性肿块（箭），伴回声增强区域及声影，提示钙化（箭头）。光标示睾丸边缘

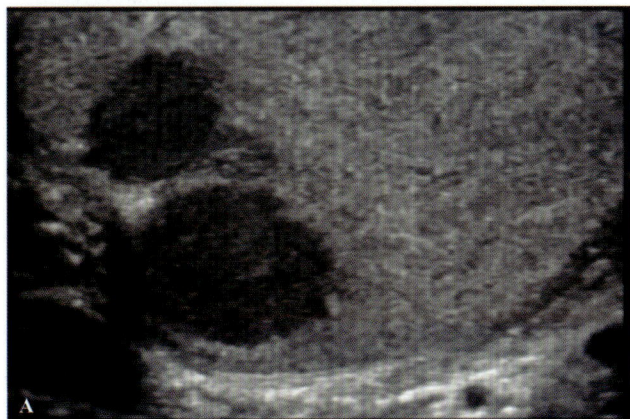

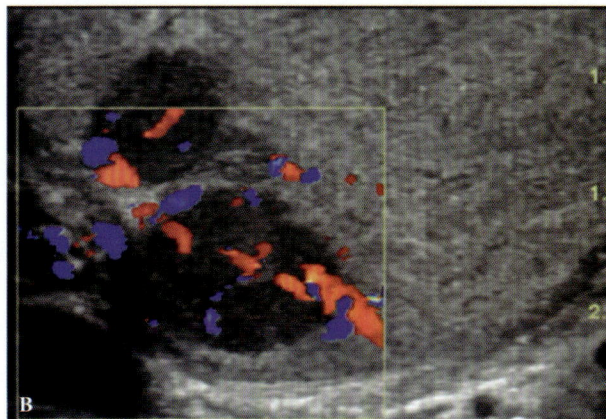

的伴随症状。

（二）间质瘤

间质瘤约占小儿睾丸肿瘤的 10%[24, 25, 29]，支持细胞肿瘤、幼年型颗粒细胞肿瘤和间质细胞肿瘤是儿童常见的间质肿瘤。这些肿瘤大多数是良性的，但也有报道发生于较大年龄儿童的恶性支持细胞瘤。

支持细胞肿瘤通常表现为出生后 6 个月的阴囊肿大，也可延迟至 10 岁，产生雌激素可导致男性乳腺发育[29]。间质细胞肿瘤常见于 5—10 岁的青春期前男孩，产生睾酮，导致性早熟，也与 Klinefelter综合征有关[25]。幼年型颗粒细胞瘤无激素活性，出生后 6 个月出现阴囊肿大，与染色体嵌合和染色体结构异常有关[29, 30]。

超声表现：典型的支持细胞肿瘤和间质细胞肿瘤是小的边界清楚的低回声均质肿块[31, 32]（图 14-21）。较大肿瘤可见与出血、坏死有关的囊腔。幼年型颗粒细胞瘤表现为不均匀或多分隔的囊性肿块，

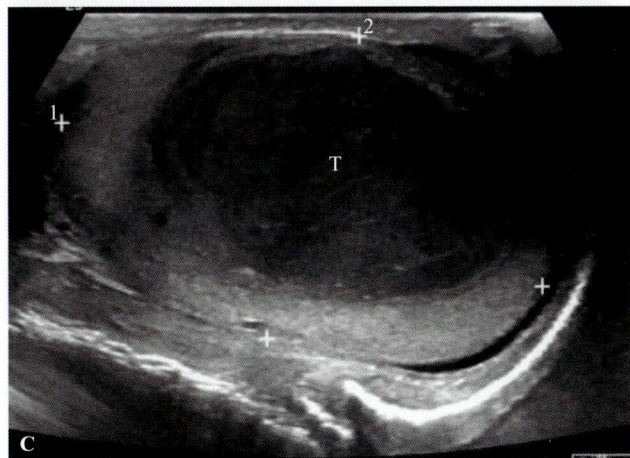

▲ 图 14-20 精原细胞瘤（不同患者）
A 和 B. 灰阶声像图（A）和彩色多普勒声像图（B）显示右侧睾丸上部两个边界清楚的低回声肿块，内部血流丰富；C. 另一例患者的纵切面声像图显示较大的孤立性肿瘤（T），与正常睾丸对比呈低回声。光标示睾丸边缘

有脉管分隔[30, 33]（图 14-22）。恶性肿瘤在彩色多普勒成像上显示不同数量的血管。

支持细胞瘤的大细胞钙化亚型具有独特的声像图特征，可提示特异性诊断。这些肿瘤常为双侧、多灶性，几乎完全钙化，超声表现为强回声伴声影[34]（图 14-23）。

（三）其他实性肿瘤

表皮样囊肿是一种罕见的含有角蛋白碎片的良性肿瘤，通常表现为无痛性睾丸肿块。其特征性的表现是清晰的低回声团块，呈旋涡状或层状，类似洋葱皮样（图 14-24A）。另一种特征性的表现是边界清楚的低回声团块，其内可见包膜钙化（图 14-24B）。1/3 的表现存在子囊[35, 36]，子囊是沿中央主囊肿周边附着的小病灶。然而，表皮样囊肿也可能有类似畸胎瘤的低回声、内部回声、周边结节、分隔或钙化的非特异性表现（图 14-24C）。彩色多普勒成像显示囊肿内无血流。治疗首选保留睾丸的摘除术。

儿童睾丸间叶组织肿瘤罕见，并且大多数为良性肿瘤，包括脂肪瘤、血管瘤、神经纤维瘤、纤维

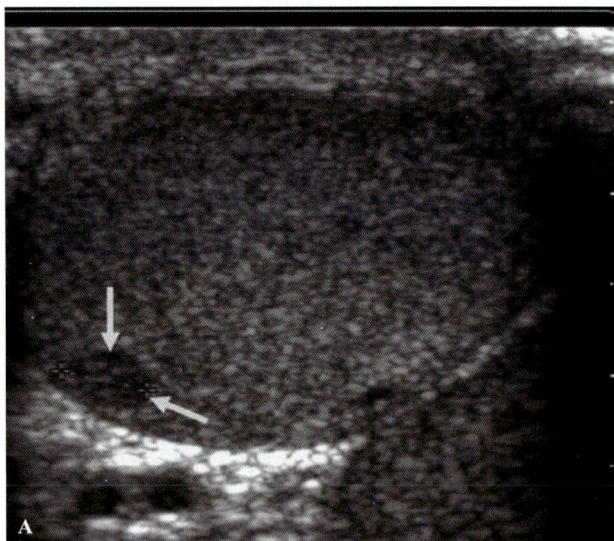

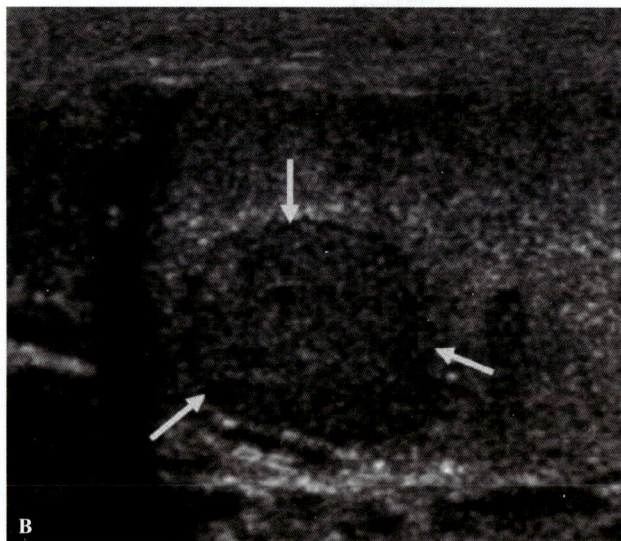

▲ 图 14-21　间质瘤
A. 支持细胞瘤；B. Leydig 细胞瘤。纵切面图像显示这两例青春期前患者的睾丸内见边界清楚的低回声肿块（箭）

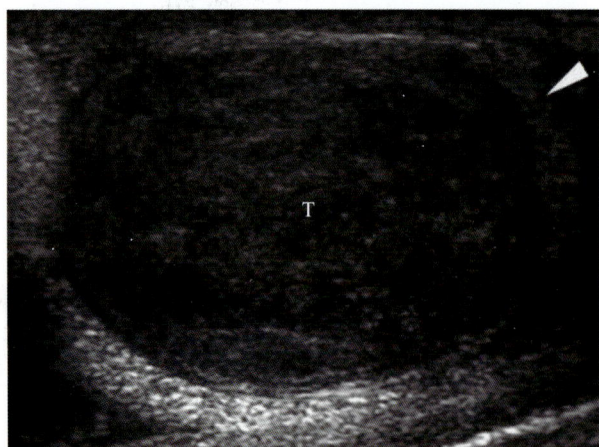

▲ 图 14-22　幼年型颗粒细胞瘤（3 月龄男婴，无痛性阴囊肿大）
纵切面声像图显示右侧睾丸内分化良好的异质肿瘤（T），受压的残余睾丸实质边缘薄（箭头）

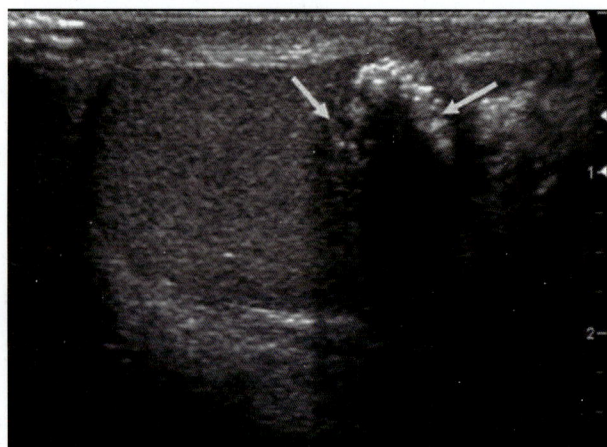

▲ 图 14-23　钙化支持细胞瘤（患者：男，14 岁）
横切面声像图显示左侧睾丸内有一致密的钙化肿块（箭）

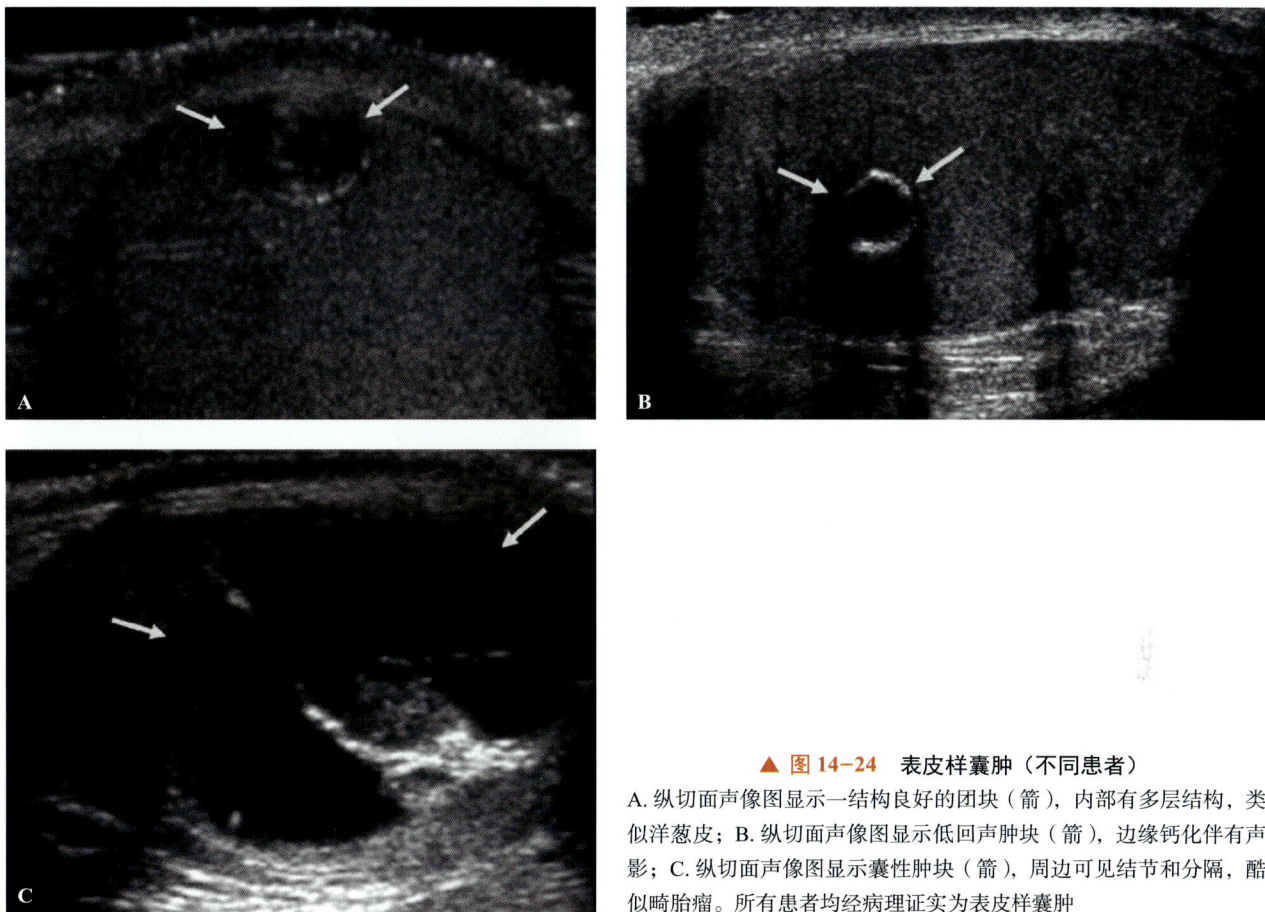

▲ 图 14-24　表皮样囊肿（不同患者）

A. 纵切面声像图显示一结构良好的团块（箭），内部有多层结构，类似洋葱皮；B. 纵切面声像图显示低回声肿块（箭），边缘钙化伴有声影；C. 纵切面声像图显示囊性肿块（箭），周边可见结节和分隔，酷似畸胎瘤。所有患者均经病理证实为表皮样囊肿

瘤、错构瘤、平滑肌瘤[4, 37]。通常表现为实性低回声，但也可表现为混合性或高回声。

类似良性实体瘤的非肿瘤性病变包括睾丸网管状扩张（见上文）、间质细胞增生和肾上腺残基。间质细胞增生好发于 5—9 岁的儿童，表现为性早熟，常为双侧性，声像图表现为睾丸内多发小病灶（＜ 6mm），可为低回声或高回声[38]。

肾上腺残基瘤起源于胎儿肾上腺皮质细胞，在子宫内随性腺组织迁移，与先天性肾上腺皮质增生和库欣综合征有关[39]。在超声检查中，肾上腺残基表现为低回声的睾丸内肿块，血供较丰富，常靠近睾丸纵隔（图 14-25），通常为双侧多发[40-42]。临床表现（肾上腺皮质功能亢进相关的促肾上腺皮质激素水平升高）通常可明确诊断，有助于避免不必要的手术。

脾性腺融合是一种罕见的先天性异常，表现为脾脏和性腺的部分先天性融合。有两种亚型：①不连续型，其特征是孤立的脾组织位于性腺内或性腺上，与脾无关；②连续型，特征为附着于性腺并延

伸至左上腹的脾组织纤维条索[43]。多数情况下，脾性腺融合是影像学上的偶然发现，但也可能表现为左侧睾丸肿块。超声表现为睾丸实质内或邻近睾丸实质的低回声肿块，彩色多普勒显像示中央血流[43]（图 14-26）。睾丸肿块内也可见到多个小的低回声结节，病理提示异位脾组织[44]。这种不连续的形式可以类似睾丸恶性肿瘤。

其他可以类似睾丸肿瘤的病变包括梗死、局灶性睾丸炎、血肿和脓肿（如下所述）。

（四）继发性睾丸肿瘤

白血病、淋巴瘤和实体瘤转移是继发性睾丸肿瘤的原因。白血病睾丸浸润可发生于初诊时，也可发生于患者骨髓缓解后。睾丸是一个避难所器官，因为血 - 性腺屏障抑制化疗药物的蓄积。睾丸淋巴瘤几乎都是继发于非霍奇金淋巴瘤。临床上，受累患者表现为睾丸弥漫性肿大或可触及肿块。

白血病和淋巴瘤浸润通常导致睾丸增大、呈均匀低回声（图 14-27），通常睾丸弥漫性改变，有时

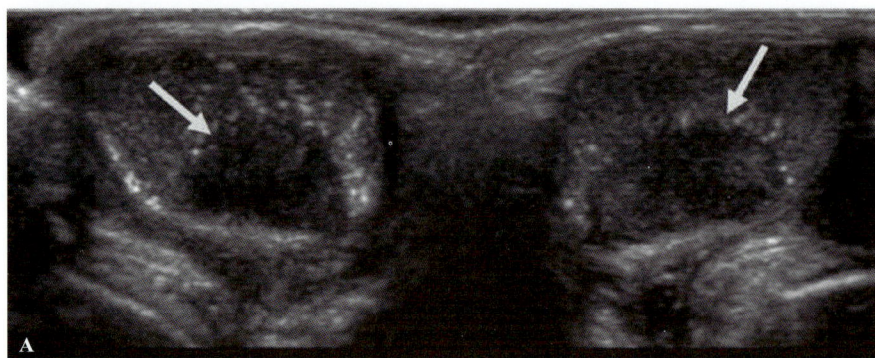

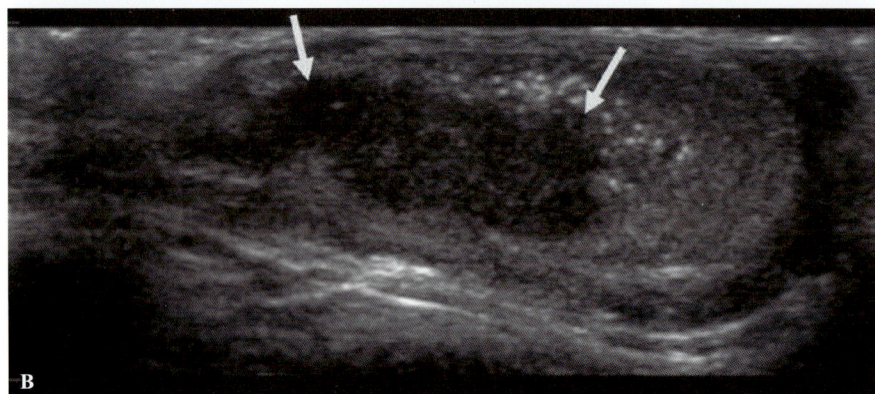

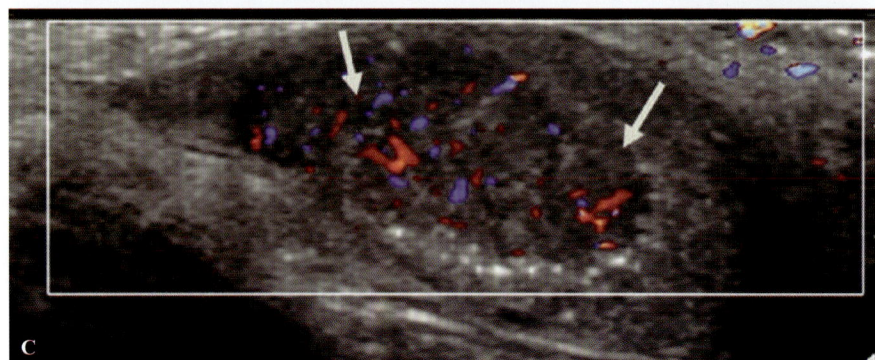

▲ 图 14-25 肾上腺残基瘤（患者，男，10 岁，先天性肾上腺皮质增生）
A. 阴囊横切面灰阶声像图显示双侧睾丸低回声肿块（箭）；B. 右侧睾丸纵切面灰阶声像图；C. 左侧睾丸彩色多普勒声像图显示纵隔为中心的肿块（箭），轻度血管增生

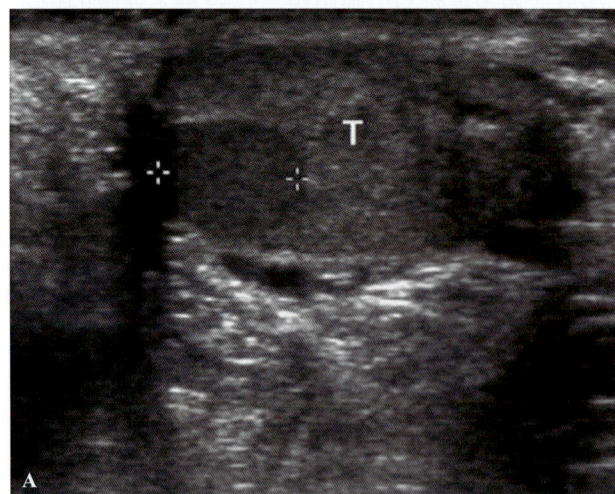

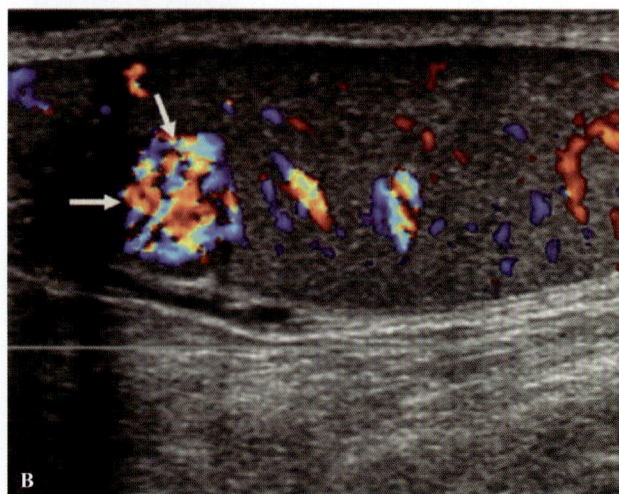

▲ 图 14-26 脾性腺融合
A. 左侧阴囊纵切面灰阶声像图显示低回声团块（光标），代表左侧睾丸中的异位脾组织（T）；B. 彩色多普勒声像图显示团块内血流丰富（箭）

可能出现局灶性低回声肿块[4, 45]。通常为双侧受累，但也可以单侧受累（图 14-28）。彩色多普勒显示彩色血流增加，形态紊乱（图 14-27B 和图 14-28B）。附睾浸润虽不常见，但可受累，表现为肿大充血，类似炎症过程。

转移至睾丸的实体瘤包括肾母细胞瘤、神经母细胞瘤、朗格汉斯细胞组织细胞增生症、窦组织细胞增生症、类癌、视网膜母细胞瘤和横纹肌肉

瘤[46, 47]。播散途径包括血行播散、淋巴播散或邻近肿瘤的直接扩散。大多数转移表现为无痛性、硬性睾丸肿块。超声检查，转移可以是低回声、高回声，或混合性回声。彩色多普勒通常显示血流增多[48]。

五、睾丸内囊性肿块

单纯性睾丸囊肿是儿童群体中罕见的肿瘤，常表现为 1 岁以内男孩无痛性阴囊肿大。声像图表现

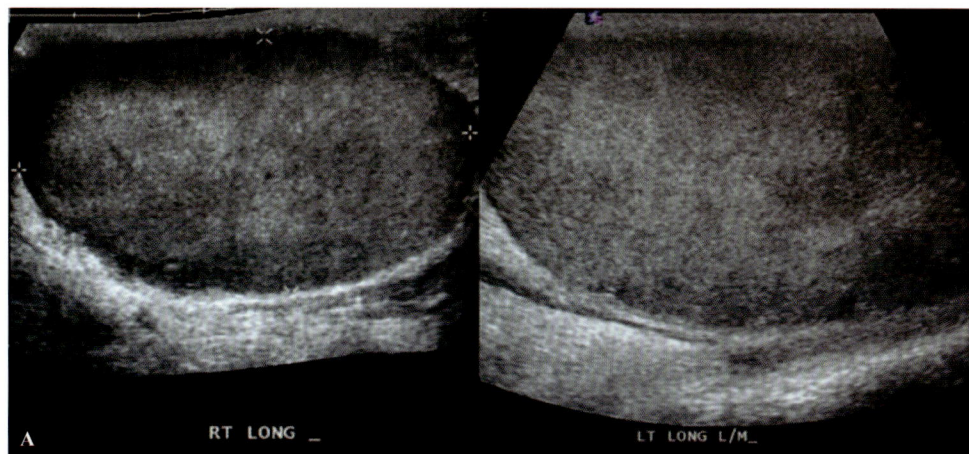

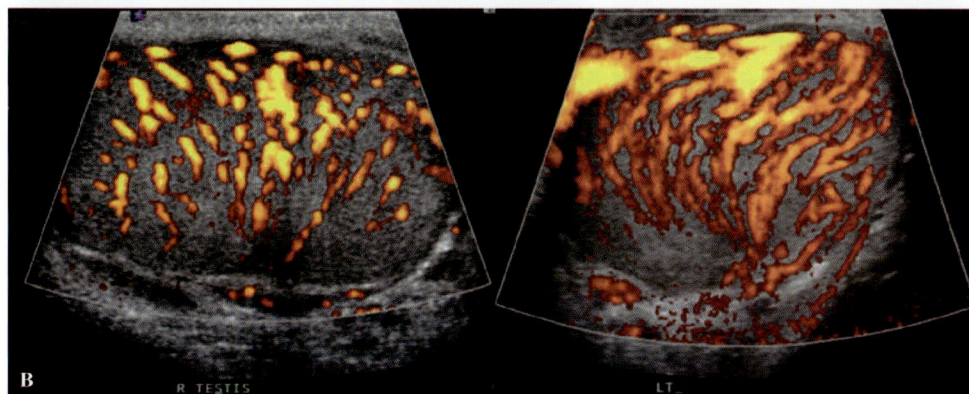

◀ 图 14-27 白血病（青年急性粒细胞白血病患者）
A. 灰阶声像图；B. 双侧睾丸彩色多普勒声像图显示双侧睾丸弥漫性增大，彩色血流明显增多

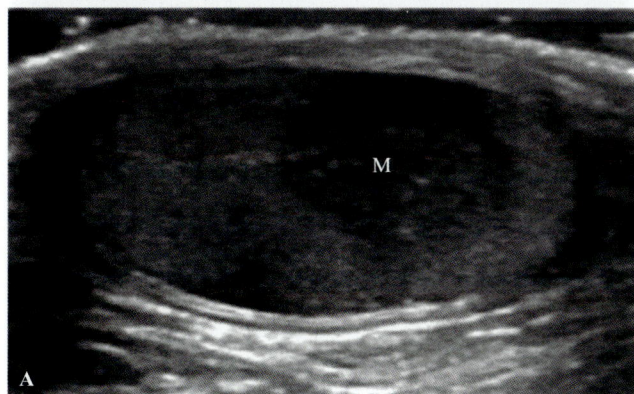

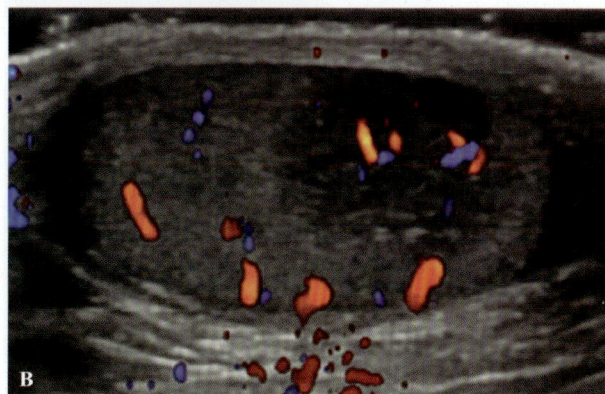

▲ 图 14-28 淋巴瘤（患者：男，7 岁，非霍奇金淋巴瘤）
纵切面灰阶声像图（A）和彩色多普勒声像图（B）显示睾丸低回声肿块（M）与内部血流信号

为睾丸囊肿为无回声肿块，囊壁光滑且薄，后方回声增强（图 14-29）。在婴儿，这些囊肿可以增大和损害睾丸实质，主要的鉴别诊断是囊性肿瘤，特别是畸胎瘤。

白膜囊肿位于睾丸周围的鞘膜内，起源于鞘膜的脏层或壁层，往往较硬且易触及。声像图表现为睾丸外周无血管的卵圆形无回声肿块（图 14-30）。

六、睾丸旁肿块

（一）恶性肿瘤

睾丸旁肿瘤在儿童中罕见。它们通常起源于精索，较少发生于附睾、睾丸附件或睾丸鞘膜。与成人相比，大约 50% 的精索肿瘤是恶性的，其中实性睾丸外肿瘤一般为良性[49]，最常见的原发肿瘤是胚胎性横纹肌肉瘤。横纹肌肉瘤发病年龄呈双峰分布，第一个高峰出现在 5 岁或 5 岁以下的儿童，第二个高峰出现在青春期。受累儿童通常表现为生长迅速、无痛性阴囊内肿块。其他恶性睾丸旁肿瘤包括转移性肾母细胞瘤、神经母细胞瘤、淋巴瘤、白血病、平滑肌肉瘤和纤维瘤。声像图表现为阴囊或腹股沟管内边界清楚的均匀或不均匀实性肿块，相对睾丸呈等回声、低回声或高回声（图 14-31 和图 14-32）。低回声区，提示坏死或出血，或高回声灶提示钙化或脂肪，其他表现包括邻近睾丸和附睾的侵犯。睾丸旁恶性肿瘤在彩色多普勒成像上表现为少量或丰富的血流信号（图 14-31B 和图 14-32B）。

（二）良性肿瘤

良性睾丸旁肿块通常为融合成团的肿块，如精

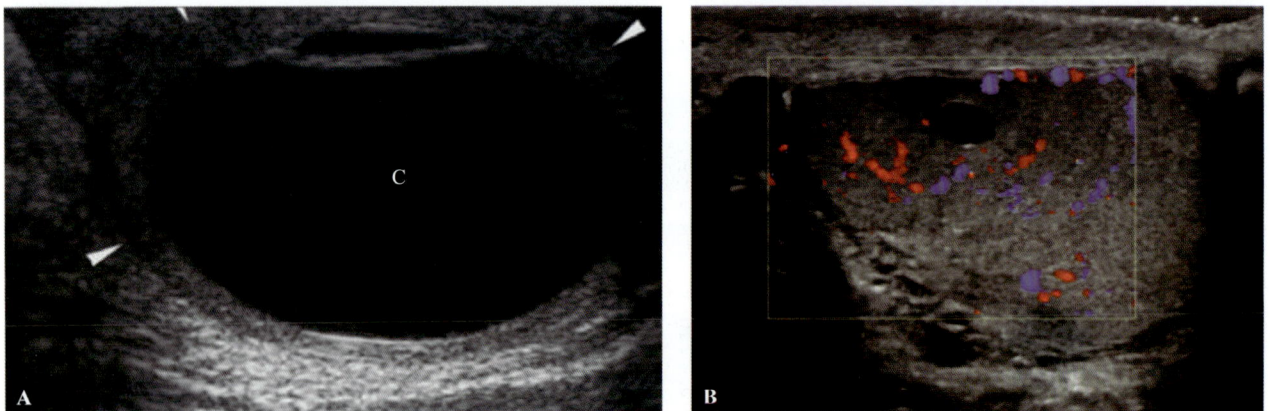

▲ 图 14-29 睾丸囊肿（不同患者）

A. 纵切面图像显示睾丸内巨大囊肿（C），周围见受压的睾丸实质（箭头）；B. 另一例患者的彩色多普勒图像显示睾丸内较小的无血管囊肿

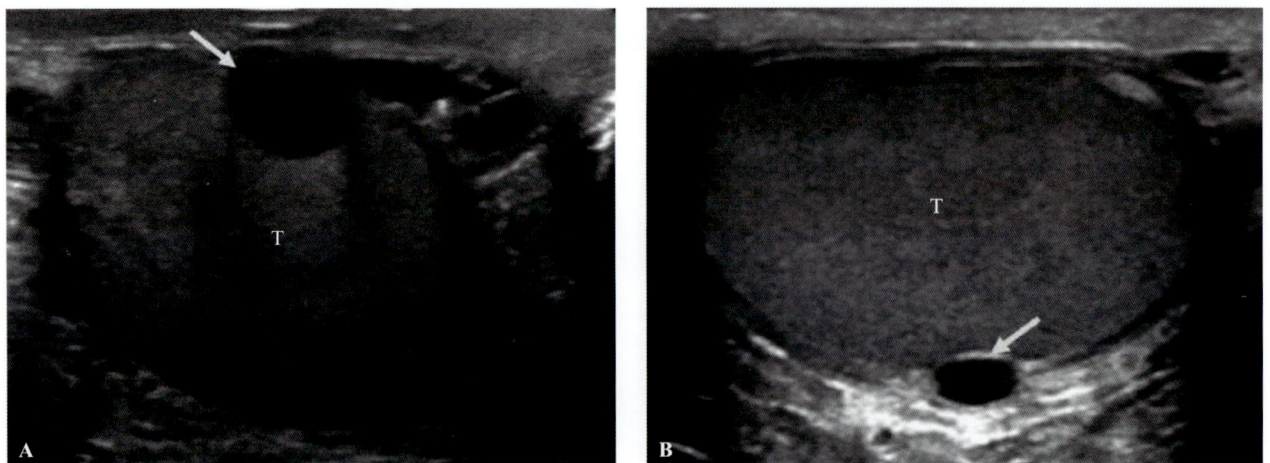

▲ 图 14-30 白膜囊肿（不同患者）
纵切面声像图显示睾丸（T）周围白膜内的小无回声肿块（箭）

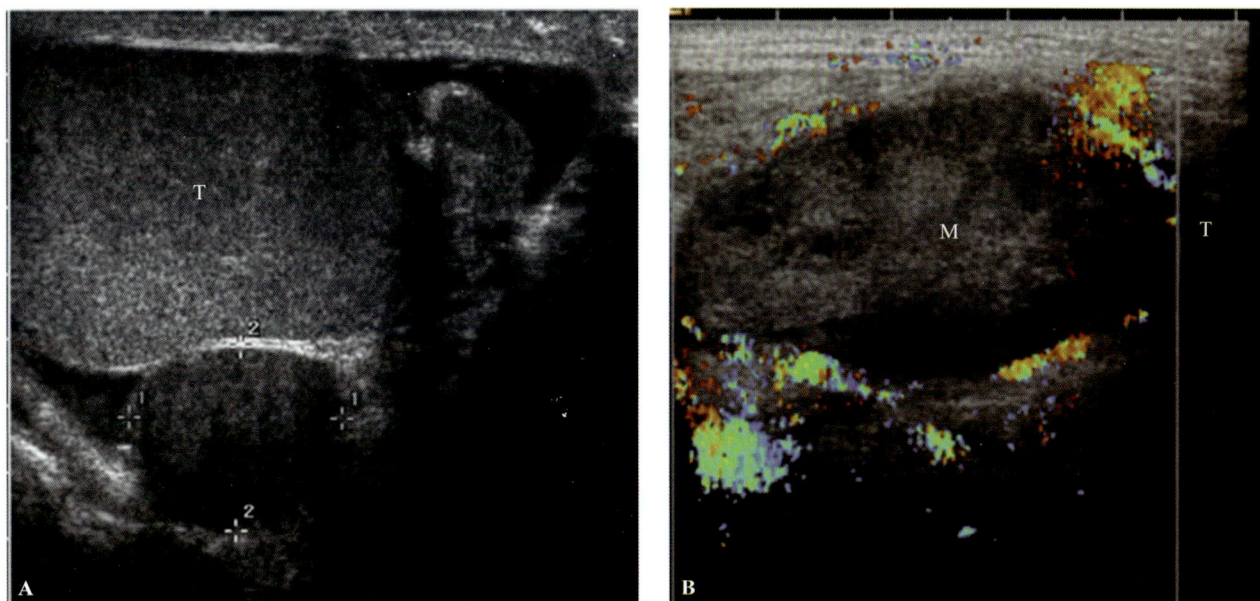

▲ 图 14-31 睾丸旁转移性肿瘤

A. 神经母细胞瘤（5 岁男孩），纵切面声像图显示左侧睾丸（T）旁边界清楚的均匀低回声肿块（光标）；B. 肾母细胞瘤（2 岁男孩），纵切面彩色多普勒图像显示左侧睾丸（T）上方腹股沟管内无血管的不均匀肿块（M）

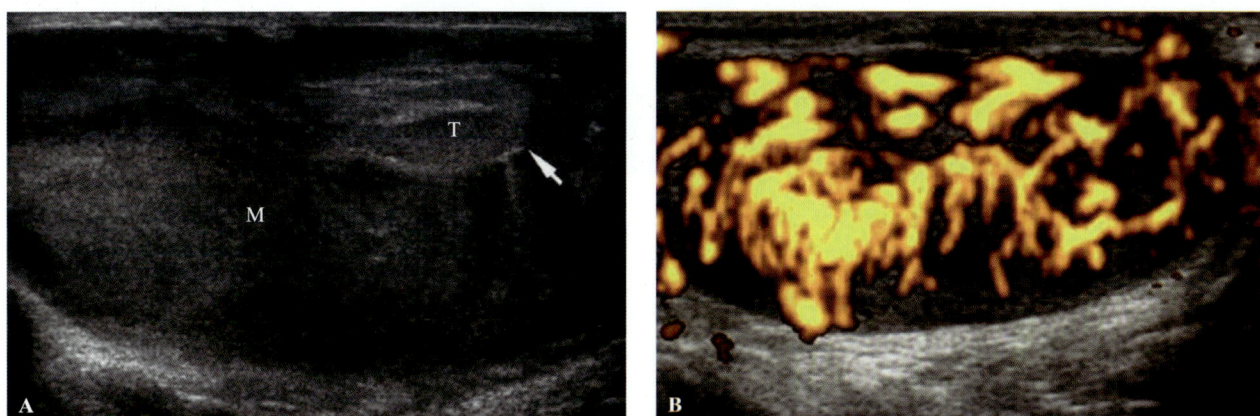

▲ 图 14-32 睾丸旁横纹肌肉瘤（年轻患者，阴囊肿胀）

A. 纵切面灰阶声像图显示一巨大不均质肿块（M）充满阴囊并使睾丸移位（T）。正常白膜下方回声中断（箭），提示睾丸被肿瘤侵犯。B. 彩色多普勒声像图显示肿瘤血管分布明显

囊和附睾囊肿（讨论见下文）。腺瘤样瘤在儿童不常见，偶尔可见于年龄较大的青少年。它们最常位于附睾，但也可能发生在精索或睾丸外膜[50]。声像图表现为实性、边界清楚的肿块，相对于睾丸可呈等、低或高回声。

睾丸旁良性肿瘤的其他病因包括纤维瘤、平滑肌瘤、血管瘤、动静脉畸形、脂肪瘤、表皮样囊肿、神经纤维瘤和假瘤[2-4]（图 14-33）。这些肿瘤的超声表现是非特异性的，与腺瘤样瘤相似[50, 51]。实性良、恶性睾丸旁肿瘤超声检查无法鉴别，确诊需组织活检。

（三）囊性肿块

1. 精囊和附睾囊肿

精囊和附睾囊肿可表现为无痛性可触及肿块或为影像学偶然发现。精囊囊肿是附睾头部输出小管的囊性扩张，见于青春期后。精囊中含有精子。附睾囊肿是输出小管扩张的结果，可见于附睾头部以及体尾部[52]。多数为孤立的，但可与隐睾、囊性纤维化、von Hippel-Lindau 综合征和产前雌激素暴露有关[52]。附睾囊肿呈清亮的浆液。

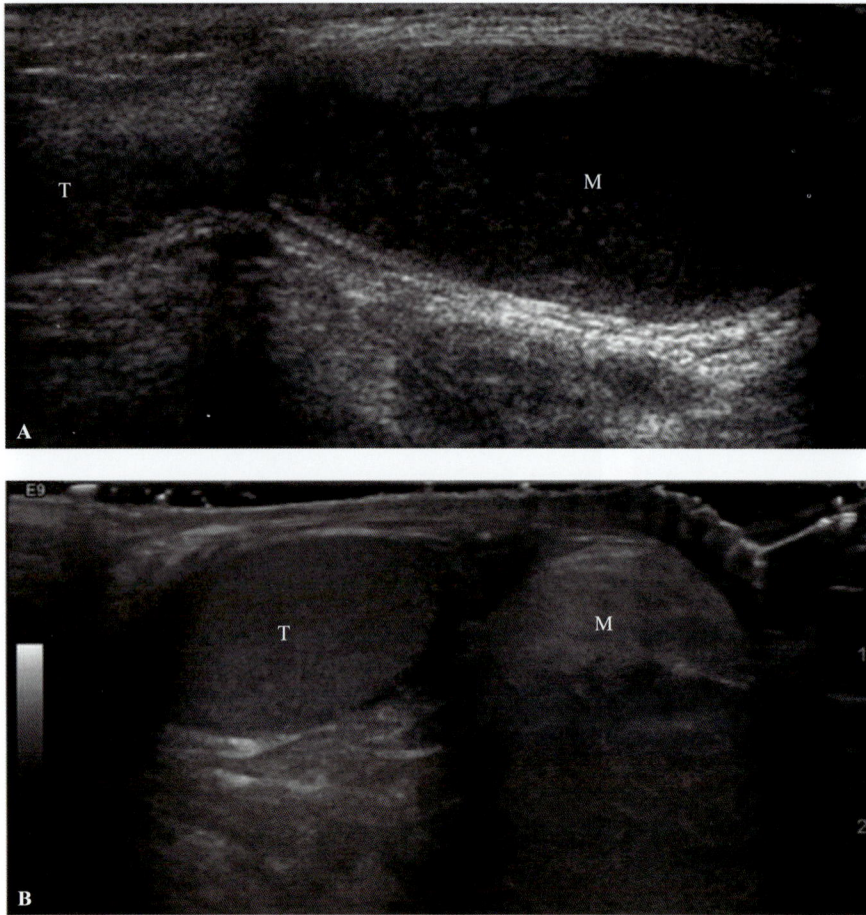

◀ 图 14-33　睾丸旁良性肿瘤（不同患者）

A. 表皮样囊肿，纵切面声像图显示男孩右侧阴囊的睾丸（T）被一巨大的肿块向上推移进入腹股沟管（M），并进入阴囊。肿瘤与睾丸呈等回声。B. 脂肪母细胞瘤，2 月龄男孩纵切面声像图显示实性肿块（M）伴声影。肿瘤相对于正常右侧睾丸（T）呈高回声

精囊和附睾囊肿在声像图上难以区分，两者均表现为低回声或无回声病灶，壁薄，后方回声增强（图 14-34 和图 14-35），可见小房和分隔。精囊内更可能含有来自精子和碎片的低回声浮动（图 14-35B）。多普勒检查可显示这种内部运动，不应与血流混淆。

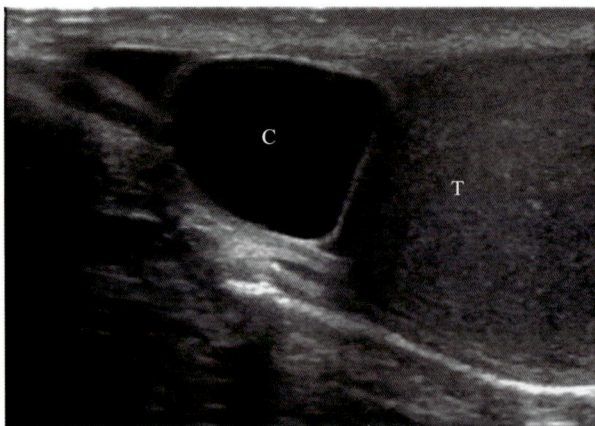

▲ 图 14-34　附睾囊肿

左侧睾丸（T）纵切面声像图显示附睾头部无回声囊性肿块（C）

2. 淋巴管畸形

淋巴管畸形（lymphangiomas）是以淋巴管扩张为特征的先天性畸形。表现为缓慢生长的无痛性阴囊肿块或伴有出血或感染后阴囊急症的体征。声像图表现为无回声团伴有分隔[53]（图 14-36），出血或感染时可出现内部回声。彩色多普勒显示囊性成分无血流信号，分隔见血流[54]。多囊性外观可类似混合性的鞘膜积液或积血。然而，与淋巴管瘤中的脉管性间隔相反，后者囊性积液中的分隔是无血管的[54]。具有小的微囊状淋巴管畸形可以表现得更加混杂和实性，并酷似睾丸旁的实质性病变。

（四）血管瘤

血管性肿瘤包括血管瘤和动静脉畸形。血管性肿瘤表现为边界清楚的椭圆形团块，回声不均匀，彩色多普勒显示有血流[55, 56]，可伴钙化。

七、阴囊急症

儿童期急性阴囊肿痛的原因包括精索扭转、睾

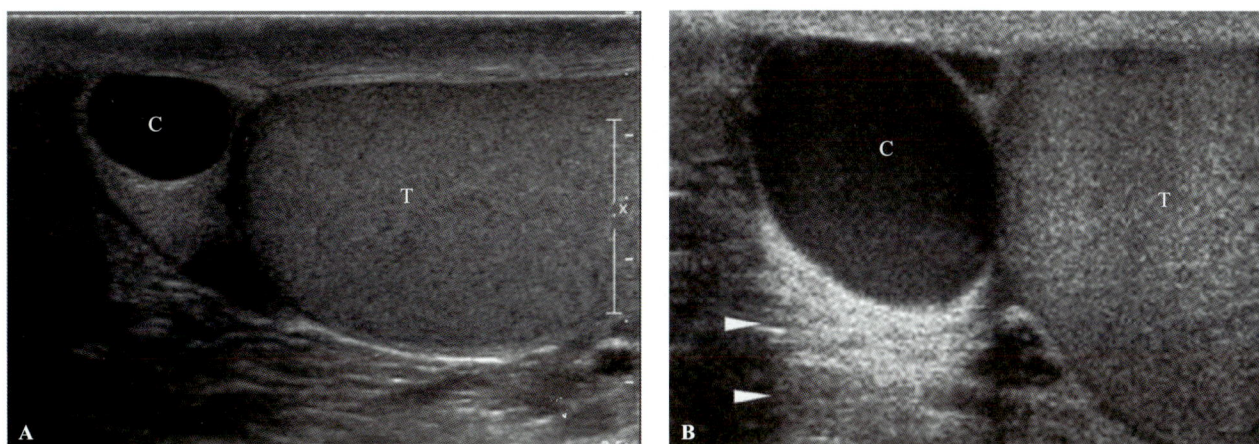

▲ 图 14-35　精囊囊肿（不同患者）

A. 纵切面声像图显示附睾头部囊性肿块（C）；B. 纵切面声像图显示附睾头部巨大囊肿（C），内部弱回声物质，后方回声增强（箭头）。T. 睾丸

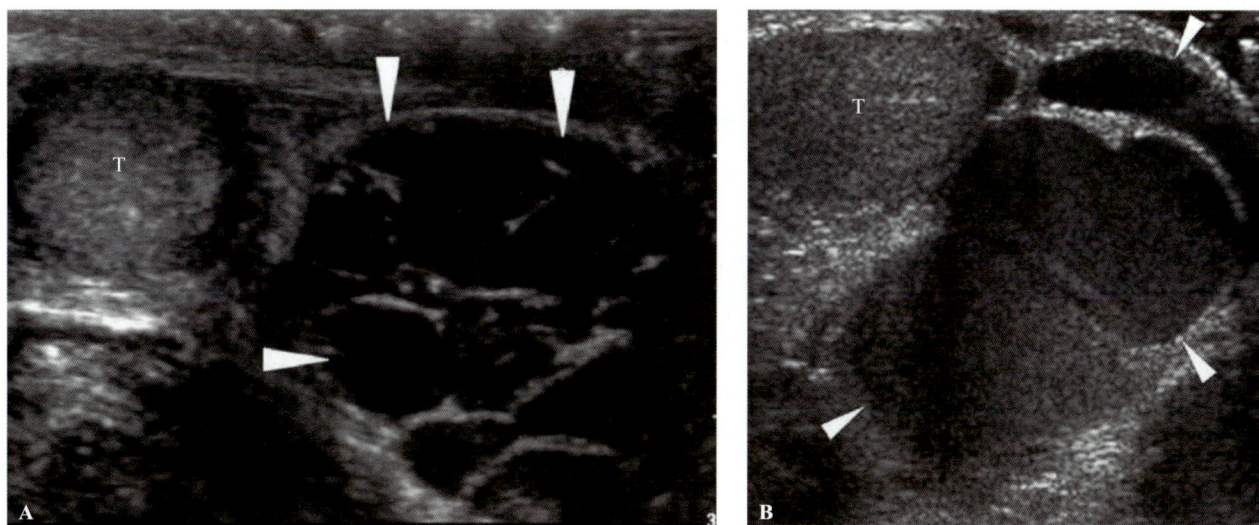

▲ 图 14-36　阴囊淋巴管畸形（不同患者）

A. 纵切面声像图显示 14 岁男孩左侧睾丸（T）下方有多分隔肿块（箭头）；B. 横切面图像显示 11 岁男孩正常睾丸（T）和多分隔囊性肿块（箭头）。内部密集光点继发于出血

丸附件扭转、附睾炎、睾丸炎、急性血管炎、特发性阴囊水肿、绞窄性疝和外伤等，前三者是急性阴囊疼痛最常见的原因，也是诊断的难点。这些疾病之间的鉴别很重要，因为精索扭转需要及时的手术干预来挽救睾丸，而附件扭转和附睾炎可以药物治疗。灰阶和彩色多普勒超声或超声造影联合可以提供形态学以及睾丸血流灌注的信息，从而在睾丸扭转的情况下尽早手术，并在其他情况下防止不必要的手术 [57, 58]。

（一）扭转 / 梗死

睾丸扭转是指睾丸和精索扭转一圈或多圈，阻

碍血液流动。扭转有两种主要类型：鞘膜内扭转和鞘膜外扭转，以前者更为常见（图 14-37）。

1. 鞘膜内扭转

鞘膜内扭转是指睾丸鞘膜完全包绕睾丸并高位插入精索，阻止睾丸向阴囊融合，使睾丸在其血管蒂上自由旋转。这种异常称为"钟摆"畸形（图 14-37A）。

鞘膜内扭转可发生于任何年龄组，但以青少年和青年最为常见。患者表现为突发性阴囊或下腹部疼痛，常伴有恶心、呕吐、厌食和低热。临床症状包括睾丸触痛、横卧、阴囊红肿。

扭转需及时诊断，因为挽救睾丸有赖于立即手术复位。鞘膜内睾丸扭转的治疗是立即复位，将睾丸固定在阴囊壁上，常行对侧睾丸固定术。睾丸的存活力主要取决于扭转持续的时间。如果在出现症状6h内进行手术，其抢救率实际上为100%，如果在出现症状6～12h内进行手术，其抢救率约为70%，如果出现在疼痛后延迟12～24h进行手术，其抢救率仅为20%或更低[58]。扭转24h后睾丸通常不能挽救，坏死的睾丸通常通过手术切除，因为如果坏死睾丸残留在原位，可能与抗体诱导的免疫过程有关，因此对对侧睾丸产生不利影响。术前手法

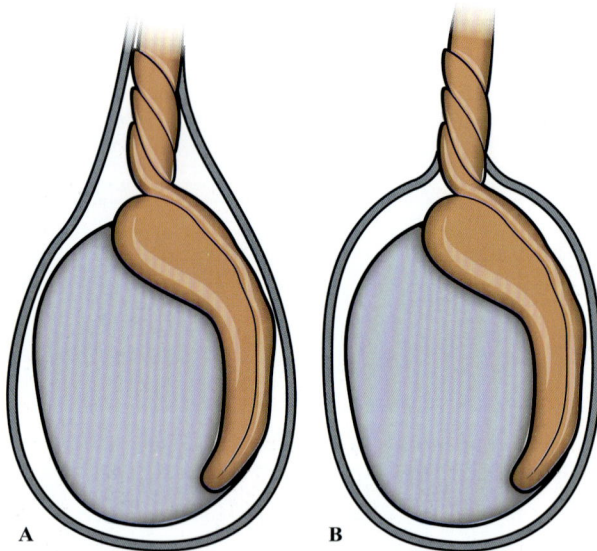

▲ 图 14-37　睾丸扭转的类型

A. 鞘膜内扭转，扭转发生在鞘膜内；B. 鞘膜外扭转，扭转发生在精索水平的鞘膜外（引自 Leape LL. Torsion of the testis. In:Welch KJ, Ravitch MM, O'Neill JA Jr, et al., eds. *Pediatric surgery*. Chicago: Year Book, 1986:1330–1334.）

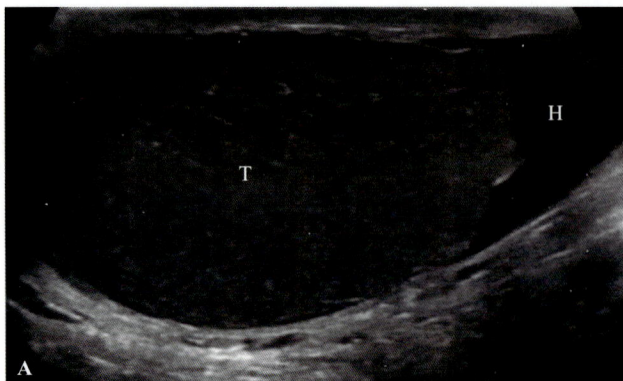

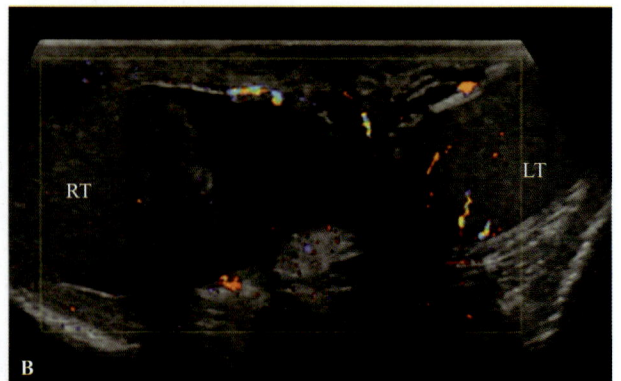

复位可能恢复睾丸的血供，提高睾丸的挽救率[59]。

（1）灰阶超声征象：鞘膜内睾丸扭转的超声表现与扭转的持续时间有关。在扭转后数小时内，睾丸回声通常是正常的。4～6h后睾丸增大，通常因水肿而呈低回声（图14-38）。24h后（晚期扭转），睾丸回声不均匀，与睾丸内充血、出血和缺血有关（图14-39）。一旦睾丸回声变得不均匀，说明睾丸无活力[60]。

鞘膜内扭转的其他表现包括精索扭转、附睾增大并可能向外侧移位、睾丸旋转时血管蒂缩短导致受累睾丸横位、反应性鞘膜积液和阴囊壁增厚（图14-40至图14-42）[61-63]。附睾因血管淤血或缺血而增大，可表现为睾丸旁低回声、等回声或高回声包块[63]（图14-42）。

（2）多普勒超声征象：在评价彩色血流时，两侧睾丸的血流对比是关键。彩色血流多普勒超声，特别是能量多普勒成像，检测儿童急性睾丸扭转的敏感性为90%～100%，特异性接近100%，阴性预测值接近100%[13, 57, 64]。因为它的血供也受到损害，附睾也出现肿胀、低回声。

急性睾丸扭转的典型征象是受累睾丸血流灌注减少或消失，同时对侧睾丸容易检测到血流（图14-38B）。扭转晚期（＞24h），典型彩色多普勒成像显示阴囊壁和睾丸旁软组织明显充血，睾丸内无血流（图14-39B），被称为"环岛征"。彩色多普勒还可在横切面上显示扭曲精索内的螺旋血管及靶面征表现，被称为"旋涡征"（图14-41）。与多普勒图像相似，超声造影检查也可显示睾丸内无增强，提示睾丸梗死[65]。

▲ 图 14-38　急性鞘膜内扭转（青春期男孩，急性右侧阴囊疼痛）

A. 纵切面灰阶声像图显示睾丸肿大（T）及鞘膜积液（H）；B. 彩色多普勒声像图显示在正常的左侧睾丸（LT）可见血流，而在扭转的右侧睾丸（RT）未见血流

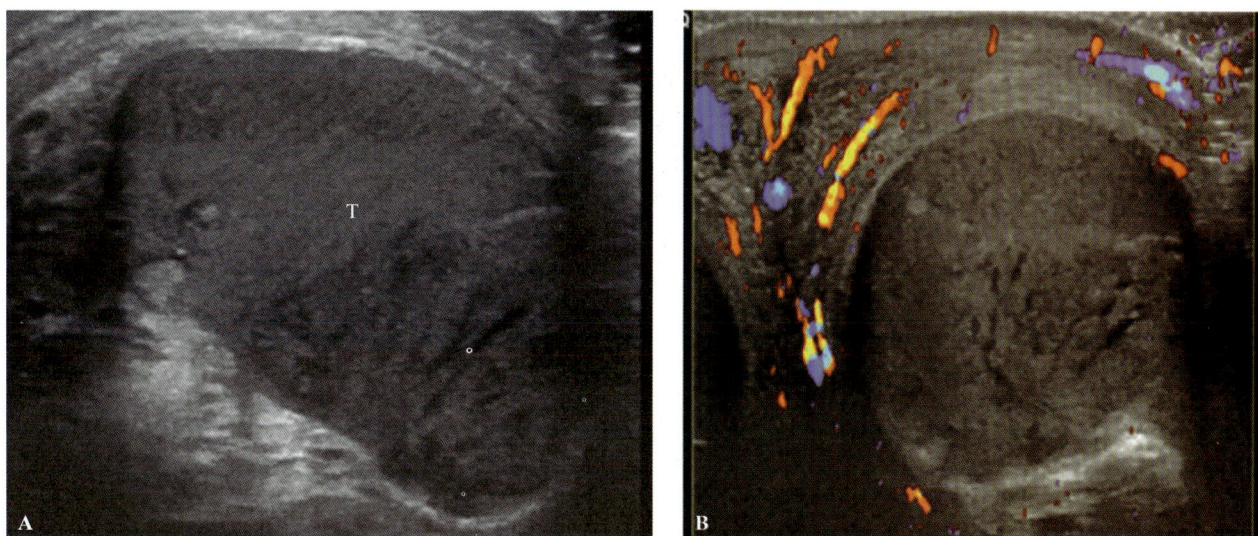

▲ 图 14-39　晚期扭转（患者急性阴囊疼痛＞ 24h）

A. 纵切面灰阶声像图显示左侧睾丸（T）肿大，回声不均匀；B. 横切面彩色多普勒声像图显示阴囊软组织充血，睾丸血流消失，呈不均匀低回声。术后证实睾丸梗死

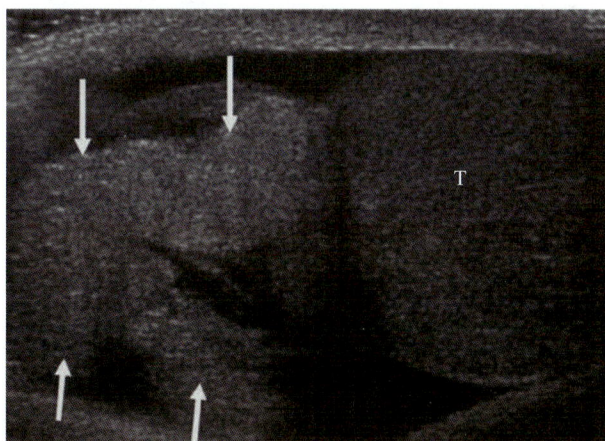

▲ 图 14-40　急性鞘膜内扭转（精索扭转，睾丸增大，精索水肿）

纵切面声像图显示睾丸（T）增大，精索水肿（箭）

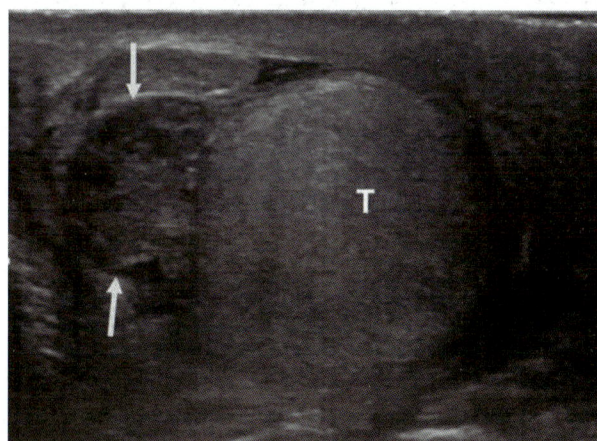

▲ 图 14-42　急性鞘膜内扭转（附睾肿大）

纵切面声像图显示睾丸（T）轴向异常、横卧，附睾增大（箭）。手术证实无活力的扭转睾丸

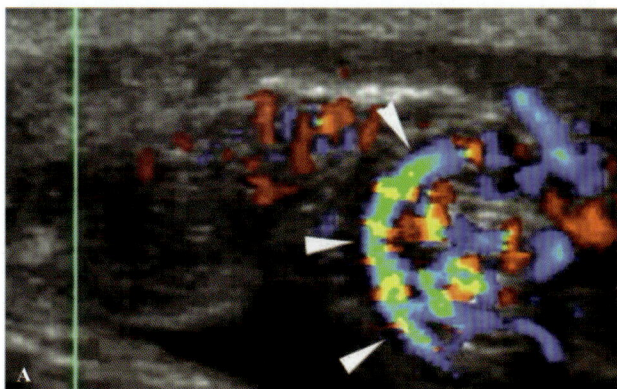

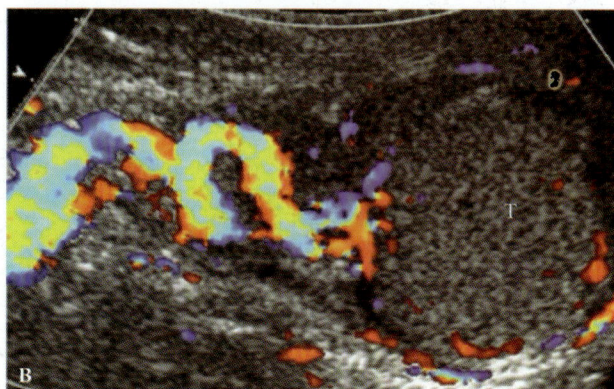

▲ 图 14-41　急性鞘膜内扭转（精索扭转，精索内旋涡征）

A. 横切面彩色多普勒声像图可见精索内旋涡征（箭头）；B. 纵切面彩色多普勒声像图显示精索螺旋样血管内血流丰富，但睾丸内无血流（T）（病例由 Maria Gloria del Pozo Garcia 博士提供）

脉冲多普勒频谱分析受累睾丸检测不到血流可以支持诊断。

需注意两个诊断误区。首先，在不完全或部分精索扭转（扭转＜360°）中，尽管与无症状健侧睾丸相比，精索扭转睾丸血流减少，但睾丸内仍可显示动脉血流（图14-43）。多普勒频谱可能有助于诊断，通过显示睾丸血流阻力增加伴舒张期流速减低或反转血流信号，提示静脉淤血[66]（图14-43B）。其次，在自发性扭转的病例中，继发于反应性充血的睾丸、附睾和睾丸周围软组织的血流可增加（图14-44），这种反应性充血可以类似炎症状态下发生的高反应性血流，如附睾睾丸炎，临床表现有助于区分扭转和阴囊炎。结合急性阴囊疼痛自发缓解和彩色多普勒超声检查显示充血提示扭转或间歇性扭转，而充血和持续性疼痛提示炎性病变。

(3) 慢性扭转：未切除的慢性梗死的睾丸或间歇性扭转的睾丸最终将会萎缩。如果出现睾丸纤维化或钙化，睾丸将保持低回声或变为高回声。睾丸实质内也可观察到呈线状排列并产生条纹状的低回声带，相当于睾丸白膜内的纤维间隔（图14-45）。这种类型并非睾丸纤维化特有的，也可见于急性睾丸炎或外伤（见下文讨论），后者表现为睾丸白膜血管充盈。慢性睾丸扭转附睾常常增大，回声增强，鞘膜积液常见。

(4) 节段性睾丸梗死：节段性梗死与精索扭转、镰状细胞病、红细胞增多症、血管炎和手术并发症有关[67, 68]。患者常因阴囊急症就诊，超声显示一个实性无血管病灶，病灶常为周围型和楔形，尖端朝向睾丸纵隔（图14-46）。大多数节段性扭转发生在睾丸的中上1/3[67, 68]。

(5) 缺血和梗死的其他原因：除精索扭转外，引起睾丸完全或部分缺血、梗死的其他原因包括附睾炎、睾丸炎、外伤、结节性动脉周围炎、亚急性细菌性心内膜炎等。表现与睾丸扭转所见相似，睾丸缺血可由于睾丸或精索的外源性压迫引起，已有疝、鞘膜积液和附睾炎导致睾丸缺血的报道。

2. 鞘膜外扭转

由于精索在腹股沟管内固定不良，新生儿睾丸在精索水平发生鞘膜外扭转（图14-37B）。通常发生在宫内，患侧阴囊内容物全部扭转。新生儿患者表现为阴囊红肿伴睾丸增大[69]，出生时睾丸通常是坏死的，手术无法挽救，因此，宫内鞘膜外扭转一般不被认为是外科急症，是否应该手术尚有争议。相反，出生后发生鞘膜外扭转或仅部分缺血时，睾丸可能存活，因此可通过手术挽救。新生儿期阴囊肿胀的鉴别诊断包括鞘膜积液、疝、胎粪性腹膜炎和通过未闭鞘状突的腹膜内血流追踪。

鞘膜外扭转的超声表现因扭转时间的长短而不

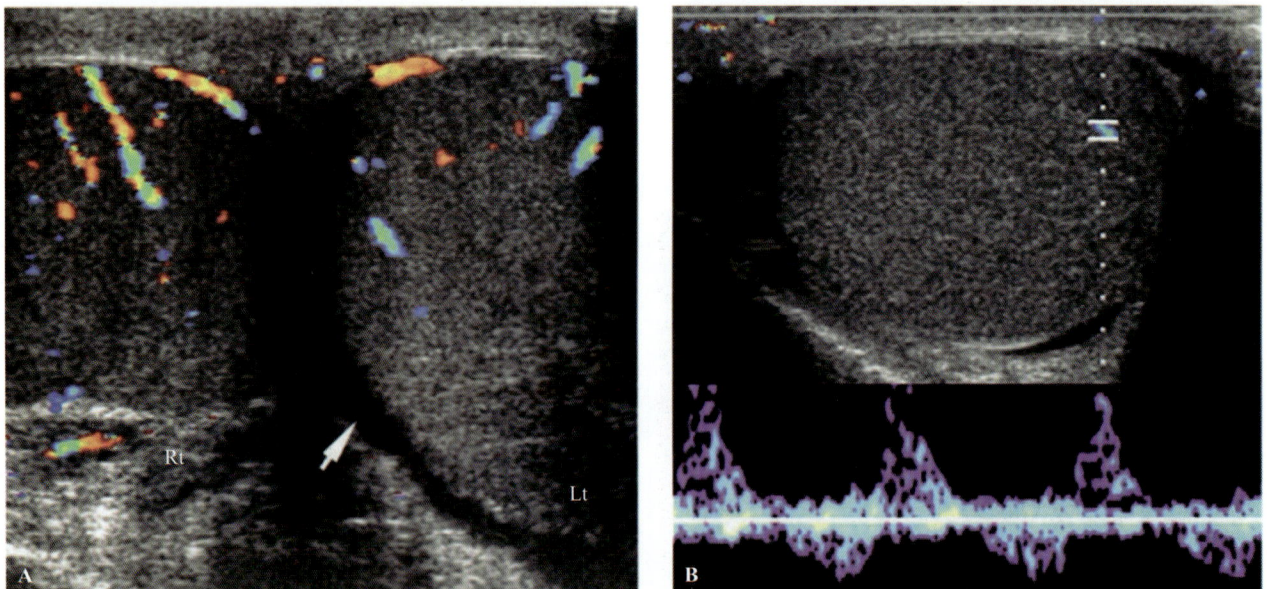

▲ 图 14-43 部分扭转（急性左侧阴囊疼痛）

A. 横切面彩色多普勒声像图显示增大的左侧睾丸（Lt）内血流少于正常的右侧睾丸（Rt），箭示少量鞘膜积液；B. 多普勒频谱显示舒张期逆向异常高阻血流。术中发现部分扭转的存活睾丸

同。急性扭转表现包括睾丸增大、不均匀，伴有低回声和高回声区（图 14-47），慢性扭转表现为睾丸轻微增大或正常大小的低回声，其周围高回声与白膜钙化相对应[70]（图 14-48），常合并阴囊壁增厚和鞘膜积液。睾丸及扭转点下方的精索内无多普勒血流信号，睾丸白膜及周围软组织内血流增加[70]（图

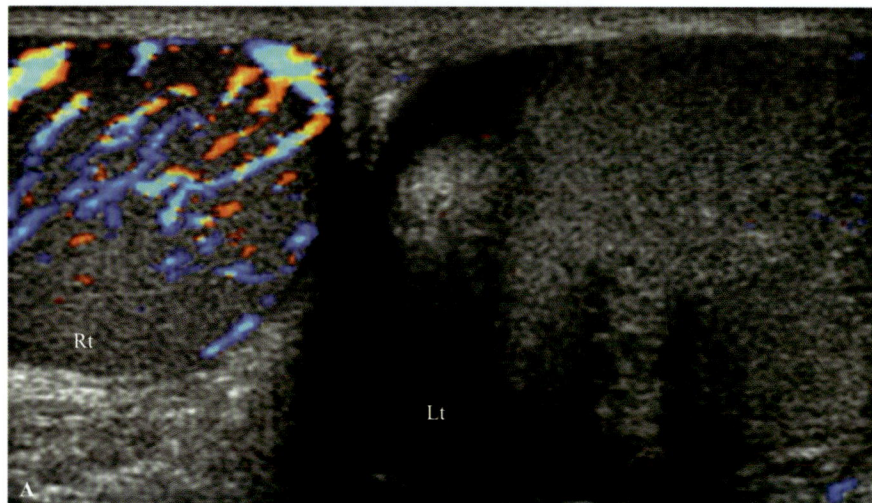

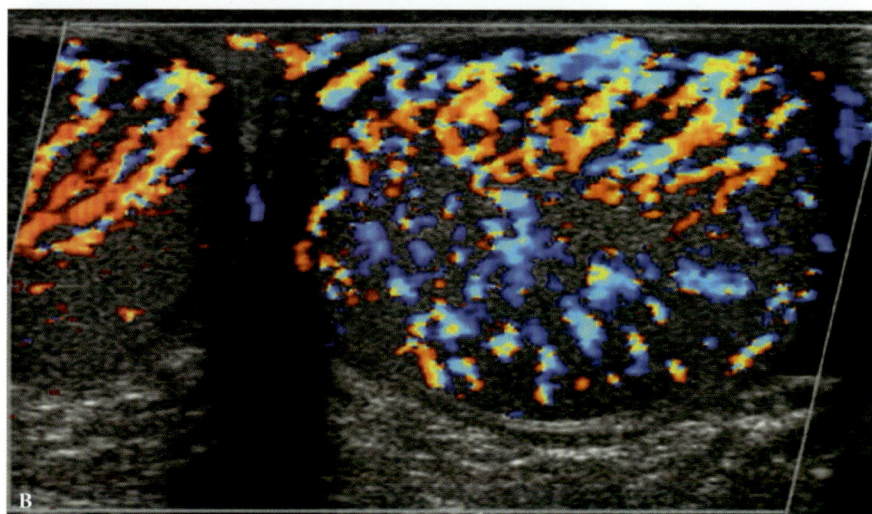

◀ 图 14-44 扭转复位（急性左侧阴囊疼痛）

A. 横切面彩色多普勒声像图显示右侧睾丸（Rt）血流显示，左侧睾丸（Lt）血流消失；B. 手法复位后患者疼痛立即显著缓解，左侧睾丸彩色血流充盈明显

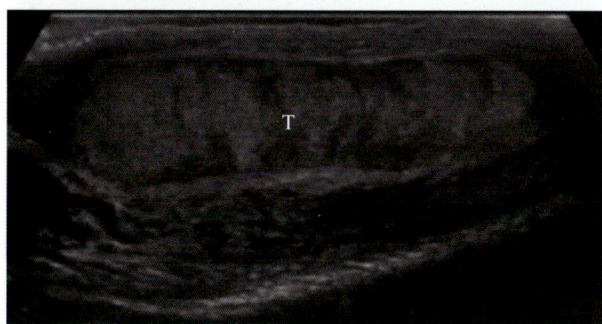

▲ 图 14-45 慢性间歇性扭转（患者：男，17 岁，间歇性右侧阴囊疼痛 1 年）

横切面灰阶声像图显示不均匀的高回声睾丸（T），较左侧睾丸小。睾丸实质中的低回声条纹在慢性疼痛的情况下可能提示睾丸纤维化

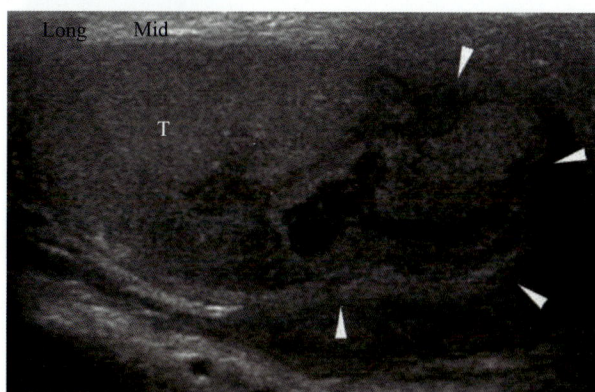

▲ 图 14-46 节段性睾丸梗死

纵切面灰阶声像图显示患者附睾睾丸炎数年后睾丸下极萎缩（箭头），睾丸上极（T）显示正常

14-47）。对侧睾丸可出现代偿性肥大。

3. 睾丸附件扭转

附件扭转是青春期前男性（＜ 14 岁）急性阴囊疼痛的常见原因[71]。睾丸附件是发生扭转的常见附件，受累患者表现为急性阴囊疼痛，可局限于睾丸上极。与睾丸扭转不同，伴发恶心和呕吐并不常见，体格检查时典型表现是一个小而坚硬的可触及的睾丸旁结节，被覆皮肤常变蓝色（"蓝点征"）。临床上，病情可酷似急性睾丸扭转，鉴别很重要，因附件扭转不是外科急症，而睾丸扭转是。

灰阶图像上，扭转的附件表现为睾丸或附睾上方附近的小的高回声或低回声肿块[71, 72]（图 14-49），直径＞ 5mm，而正常附件直径＜ 3mm，其他表现为附睾肿大、反应性鞘膜积液和阴囊壁增厚（图 14-49）。彩色多普勒血流成像显示附睾充血，并伴有无血管扭曲的附件（图 14-50），睾丸血流分布正常或增多，值得注意的是，正常附件在多普勒成像中通常不显示血流。梗死的附件最终缩小，可伴钙化，并可能自截，形成阴囊结石（图 14-51）。

（二）炎症性疾病

1. 急性附睾炎和睾丸炎

睾丸炎也是阴囊急症的常见原因。青少年较青春期前男孩多见，常见病因是性传播的微生物，如沙眼衣原体和淋球菌。青春期前男孩中，附睾炎更多是继发于泌尿道畸形，如后尿道瓣膜导致尿液进入射精管，异位输尿管排入精囊[73]。大肠埃希菌

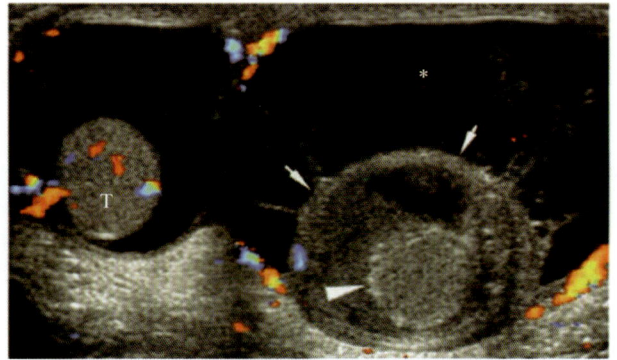

▲ **图 14-48　慢性鞘膜外扭转（新生儿，阴囊肿胀）**
横切面彩色多普勒声像图显示正常右侧睾丸（T）与内部血流信号，周围的睾丸鞘膜积液。左侧睾丸较小伴白膜钙化（箭）回声。在白膜和睾丸鞘膜（箭头）之间可见混合性的碎片，在睾丸鞘膜和阴囊壁之间可见分隔（*）

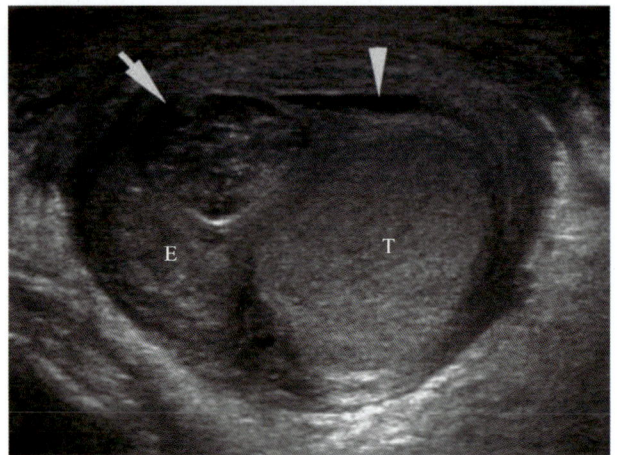

▲ **图 14-49　附件扭转**
横切面声像图显示一增大的圆形不均匀附属物（箭）、增大的附睾（E）、正常睾丸（T）、阴囊壁增厚和少量反应性鞘膜积液（箭头）

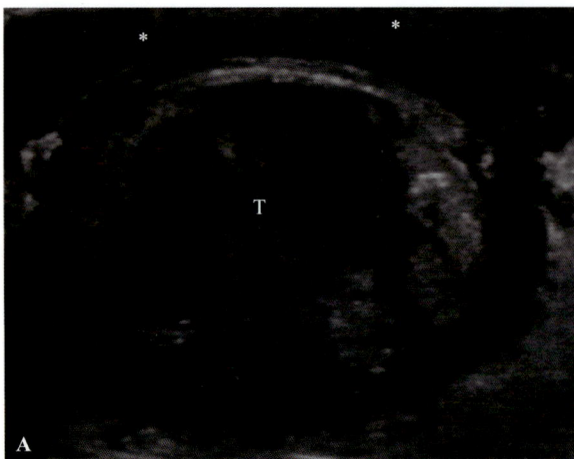

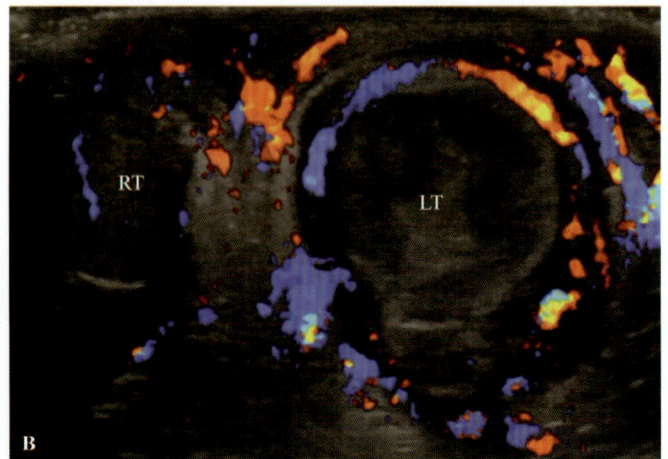

▲ **图 14-47　急性鞘膜外扭转（新生儿，阴囊肿胀）**
A. 纵切面声像图显示左侧睾丸（T）增大且回声不均匀，阴囊壁增厚（*）及少量鞘膜积液；B. 横切面彩色多普勒声像图显示左侧睾丸（LT）增大、内部无血流信号及鞘膜充血。右侧睾丸（RT）正常

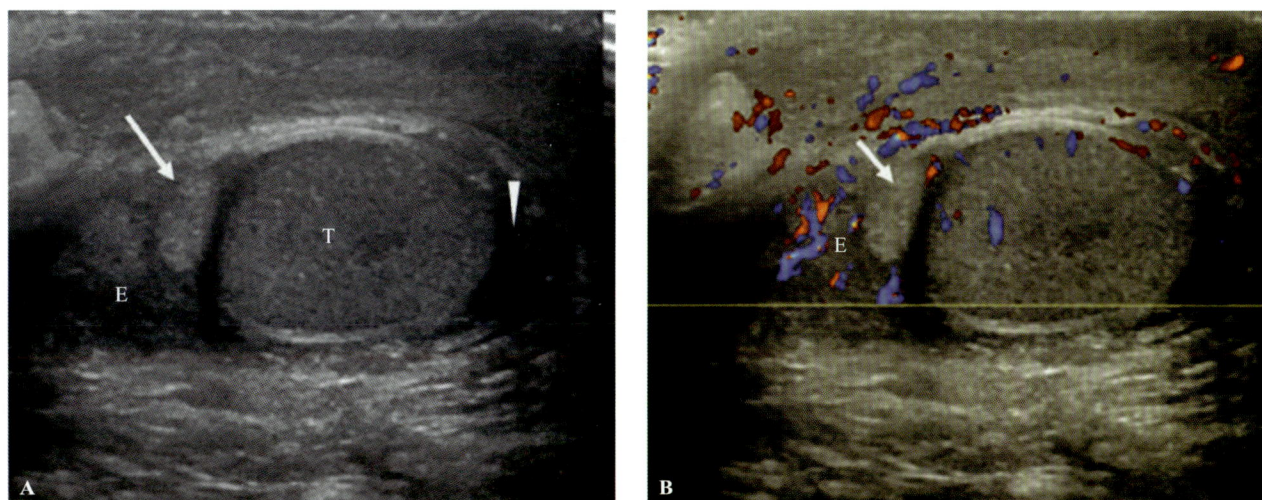

▲ 图 14-50　附件扭转

A. 纵切面灰阶声像图显示增大的均质附件（箭）、增大的附睾（E）、正常睾丸（T）和少量鞘膜积液（箭头）；B. 彩色多普勒声像图显示无血管附件（箭头）和附睾（E）及周围软组织充血。睾丸功能正常

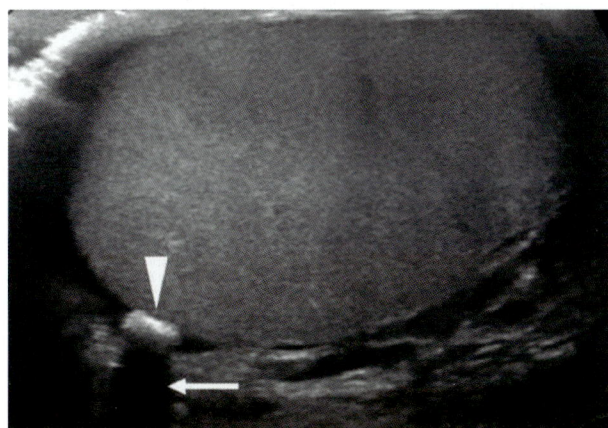

▲ 图 14-51　附件扭转后的阴囊结石

纵切面声像图显示游离的钙化附件（箭头）及阴囊内后方声影（箭）

是一种常见的致病菌。附睾炎也可继发于外伤，它可为特发性，临床表现为急性阴囊疼痛和触痛、发热、排尿困难或脓尿。

(1) 超声征象：急性附睾炎声像图表现为附睾肿大，附睾头受累最常见，附睾回声可以均匀或不均匀，相对于睾丸呈低回声、等回声或高回声（图 14-52），邻近的阴囊壁增厚和反应性鞘膜积液可以是无回声或混合性回声，这也是常见的表现。彩色血流多普勒成像显示发炎的附睾血流增加（图 14-52B），脉冲多普勒频谱示附睾动脉舒张期流速增快，低 RI（RI < 0.7）。

青春期后男性急性附睾炎扩散至睾丸，导致附睾睾丸炎，反之，男孩睾丸炎可以有附睾炎体征。

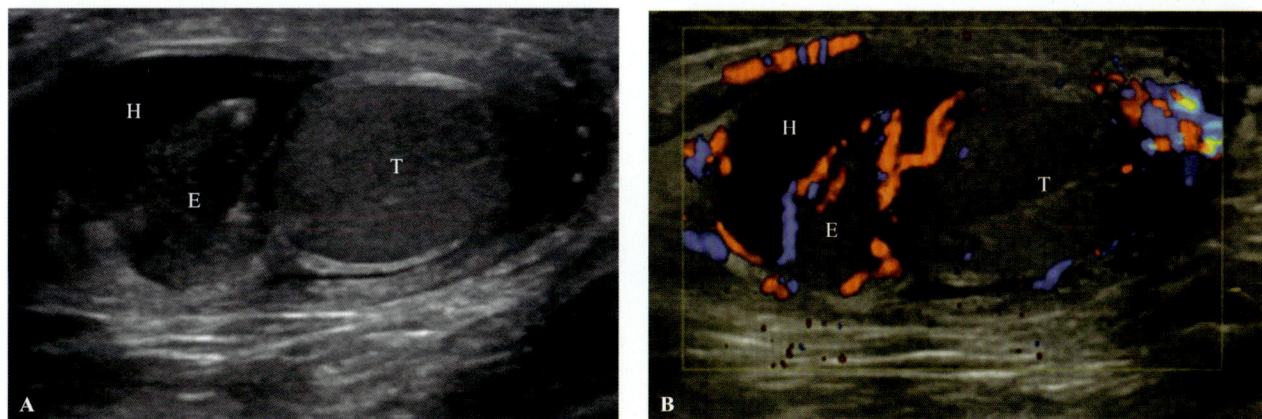

▲ 图 14-52　急性附睾炎（青少年患者）

A. 纵切面灰阶声像图显示附睾增大（E），睾丸正常（T）；B. 彩色多普勒声像图显示附睾血流增加（E），睾丸血流正常（T）。H. 反应性鞘膜积液

睾丸可正常大小或增大，回声均匀或不均匀，彩色多普勒图像显示睾丸充血[74, 75]（图 14-53）。注意观察可见向睾丸纵隔放射的低回声条纹，可能与白膜或隔膜中的血管水肿或肿胀相对应[75]。局灶性睾丸炎不如弥漫性睾丸炎常见，但也可发生，表现为睾丸实质外周靠近附睾的边界不清的低回声区（图 14-54）。

(2) 并发症：附睾睾丸炎的并发症包括附睾、睾丸和阴囊壁脓肿以及睾丸缺血和梗死[75]。脓肿形成的声像图表现为低回肿块或混合性肿块内见低回声和液平，后方回声增强（图 14-55 和图 14-56），如为产气菌，可见强回声伴杂乱声影。彩色多普勒和对比增强成像显示混合性的积液，周边血流丰富，无内部血流[65]。睾丸脓肿也可继发于漏诊的睾丸扭转、外伤和全身性感染，这些情况下脓肿的表现与附睾睾丸炎相同，如脓肿突破鞘膜可发生脓囊肿。

肿大的附睾炎压迫精索血管，阻塞睾丸动脉或引流静脉时可导致睾丸缺血、梗死。声像图表现与睾丸扭转相似，包括睾丸增大不均匀，血流信号消失或减少（图 14-57），相关表现是精索近端的血流增加和鞘膜继发水肿和炎症。多普勒超声频谱显示水肿导致舒张期血流逆转。梗死可累及整个睾丸，也可呈局灶性或多灶性，表现为高或低回声病灶。

2. 慢性附睾炎

慢性附睾炎导致附睾肿大，回声不均匀，睾丸包膜增厚，表现为睾丸周围的回声环，附睾和白膜内可见小片声影，提示钙化（图 14-58）。彩色多普勒显示附睾充血，最终附睾萎缩变为低回声。

3. 原发性睾丸炎

单纯性睾丸炎较附睾睾丸炎少见，通常由病毒感染导致，未接种疫苗的个体中，腮腺炎可能是睾丸炎的病因。典型表现为睾丸增大，回声均匀或不均匀，彩色多普勒显像睾丸血流丰富[5, 76]（图 14-59），少数可有多个散在的囊性间隙[77]。睾丸萎缩导致后期生育能力下降。

4. 福尼尔坏疽

福尼尔坏疽（Fournier gangrene）是阴茎、阴囊和会阴的坏死性筋膜炎。儿科人群中主要累及新生儿和婴儿，表现为阴囊和阴茎腹侧水肿和红斑[78]，病理上表现为阴囊壁水肿和阴部内动脉分支的闭塞性动脉内膜炎。由于睾丸炎未累及睾丸动脉，故睾丸和精索不受影响。超声检查显示阴囊软组织增厚、回声不均匀，包含低回声和高回声区，提示存

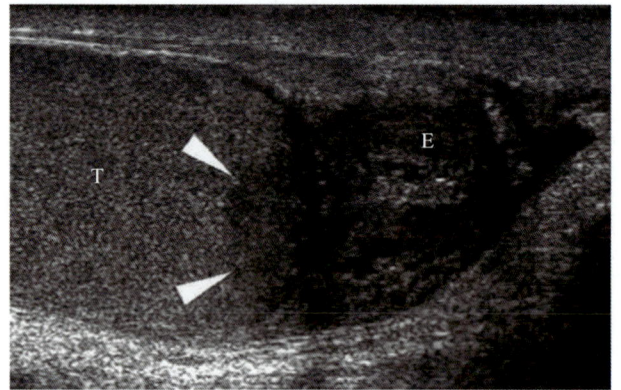

▲ 图 14-54 局灶性附睾炎
纵切面声像图显示在睾丸下极（T）靠近炎性肿胀的附睾（E）处有局灶性低回声（箭头）

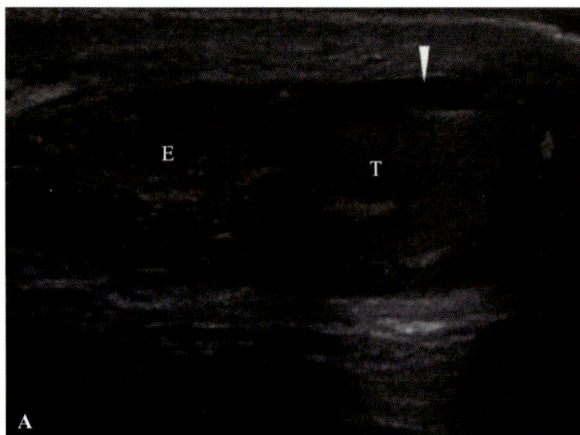

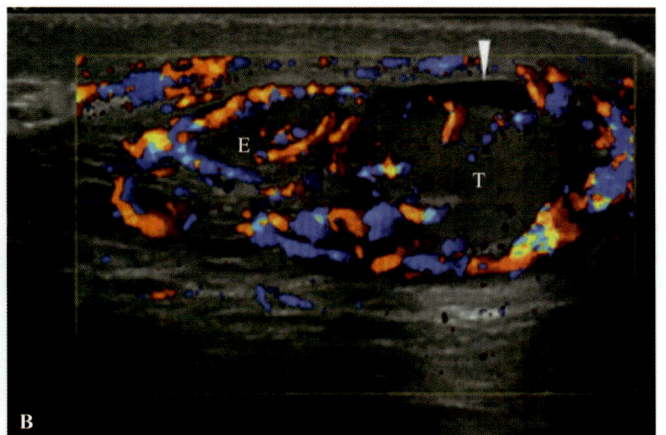

▲ 图 14-53 急性附睾睾丸炎
A. 纵切面灰阶声像图显示附睾头（E）肿大，睾丸（T）正常，阴囊壁增厚；B. 彩色多普勒声像图显示附睾（E）、睾丸（T）和阴囊壁血流增多，可见少量反应性鞘膜积液（箭头）

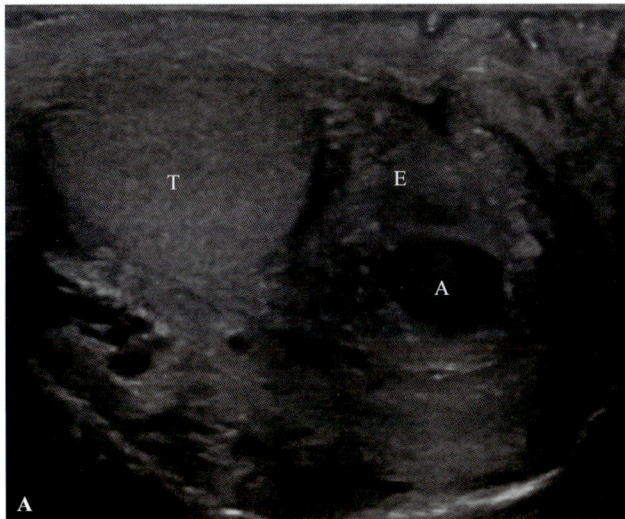

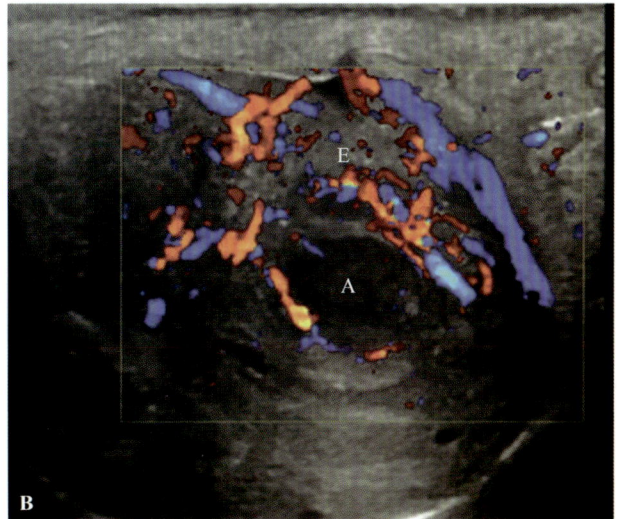

▲ 图 14-55　附睾脓肿

A. 纵切面灰阶声像图显示附睾（E）肿大并伴有低回声积液，相当于脓肿（A）；睾丸（T）正常。B. 彩色多普勒声像图显示无血管性脓肿（A）、附睾（E）及周围软组织血流信号增多

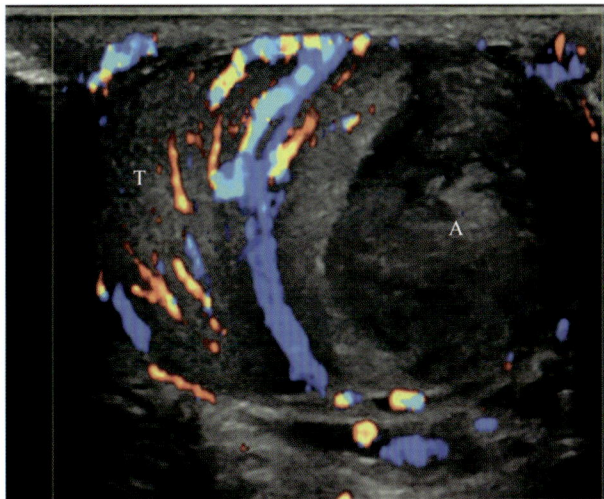

▲ 图 14-56　睾丸炎伴睾丸脓肿

彩色多普勒声像图显示低回声无血管性脓肿（A）压迫邻近睾丸实质（T）

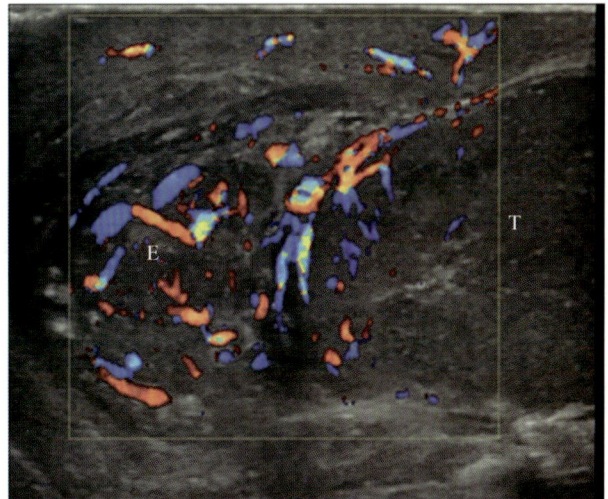

▲ 图 14-57　附睾炎和睾丸缺血

左侧附睾和睾丸纵切面声像图显示附睾（E）血流明显增加，睾丸（T）内几乎无血流信号

▲ 图 14-58　慢性附睾炎（青少年慢性复发性附睾炎患者）

纵切面灰阶声像图显示睾丸（T）正常，增大的不均匀附睾（E）内含回声增强灶（箭头），提示钙化

在水肿和气体，睾丸和附睾正常[5, 79]（见第 15 章，图 15-49）。

5. 阴囊脓肿

　　阴囊脓肿，也称为脓性囊肿，是一种感染性阴囊积液，可能由鞘膜积液或阴囊血肿继发感染、附睾炎或睾丸脓肿扩散以及腹腔感染扩散至阴囊所致。阑尾炎是伴发腹膜炎的最常见病因，但是脓肿也可因坏死性小肠结肠炎和其他腹腔内感染导致。声像图表现为阴囊内不均匀的混合性积液，阴囊壁增厚，软组织充血[80]（图 14-60），睾丸和附睾常肿大充血。

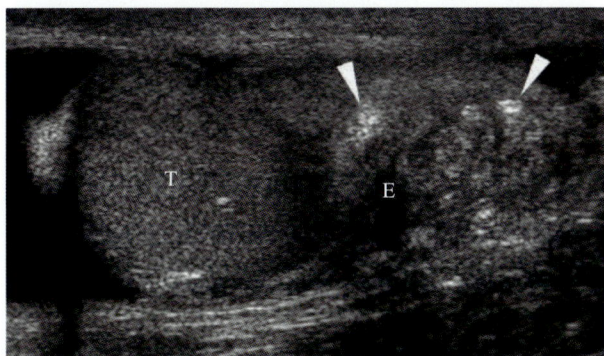

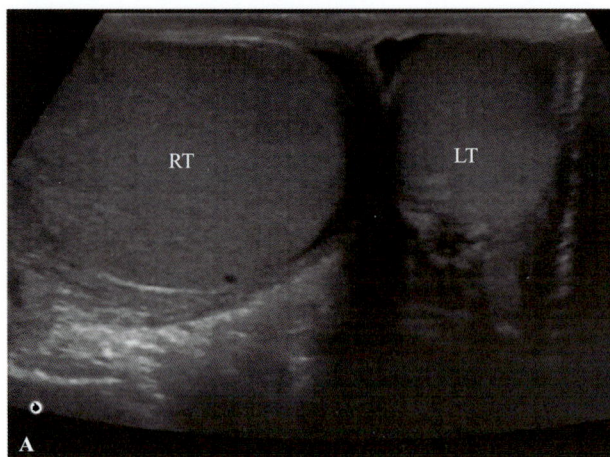

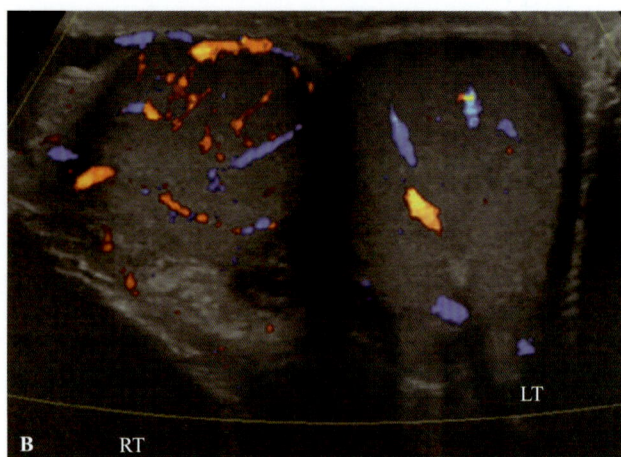

▲ 图 14-59　腮腺炎性睾丸炎（患者：男，19 岁，临床确诊腮腺炎，阴囊疼痛）
A. 横切面灰阶声像图；B. 彩色多普勒声像图显示与正常左侧睾丸（LT）相比，右侧睾丸增大（RT），血流增多

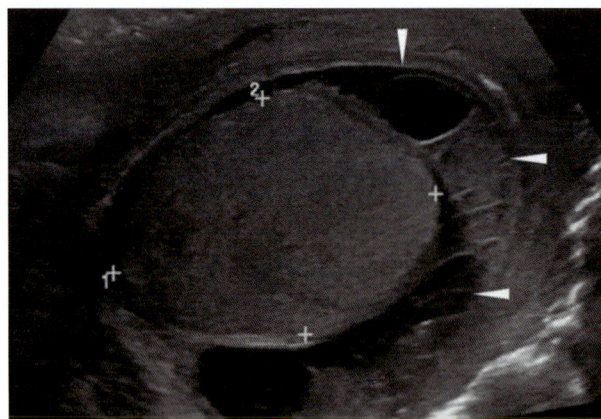

▲ 图 14-60　阴囊脓肿 / 脓囊肿（青春期附睾炎患者）
横切面灰阶声像图显示混合性积液伴分隔，提示脓肿（箭头）。
光标示正常睾丸

（三）水肿和血管炎

1. 特发性阴囊水肿

急性特发性阴囊水肿是以急性、疼痛性、阴囊肿大为表现的自限性疾病，其特征是皮肤和筋膜明显水肿，而睾丸或附睾不受累[81]。患者通常在 10 岁以下，大多数患者在 4—7 岁，体格检查中，受累的阴囊疼痛，弥漫性红肿，阴囊内容物触诊正常。

声像图表现为阴囊壁增厚，有不均匀的条纹表现，血流明显增多（双侧阴囊受累病例可见"喷泉征"），睾丸和附睾正常[82, 83]（图 14-61）。其他表现包括反应性鞘膜积液和腹股沟淋巴结肿大，血流丰富，急性阴囊水肿可自行消退。

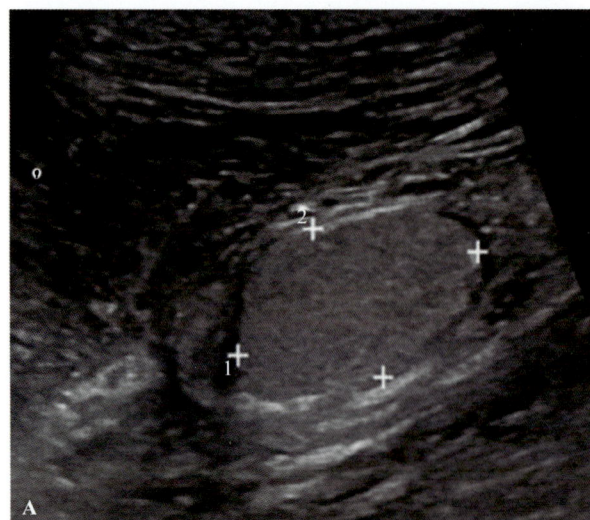

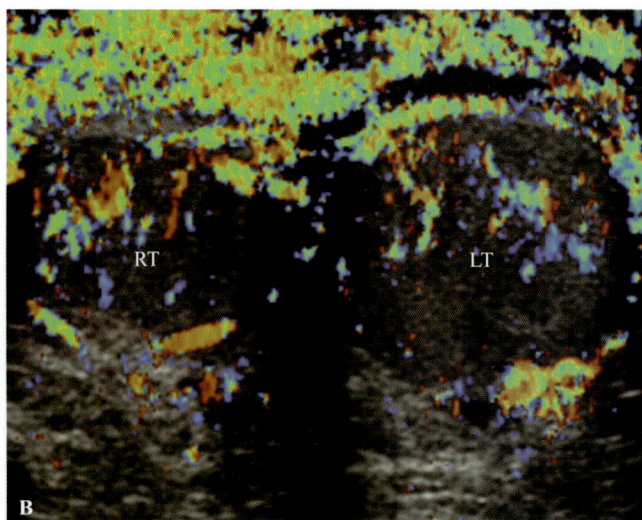

▲ 图 14-61　特发性阴囊水肿
A. 9 岁男孩，横切面灰阶声像图显示阴囊组织弥漫性增厚、水肿，睾丸（光标）正常；B. 另一例患者的彩色多普勒声像图显示阴囊组织血流明显增多（喷泉征），双侧睾丸血流正常。LT. 左侧睾丸；RT. 右侧睾丸

2. 过敏性紫癜

过敏性紫癜是一种以免疫球蛋白 A 和补体因子在小动脉、毛细血管和小静脉沉积为特征的小血管炎。一般先有感染，最常见的是 A 组 β- 溶血性链球菌[84]，皮肤、胃肠道、关节和肾脏最常受累，阴囊也可受累，患者发病年龄通常＜ 10 岁。

声像图表现为单侧或双侧附睾肿大，阴囊壁增厚，反应性鞘膜积液，睾丸形态正常。彩色多普勒显示附睾充血，睾丸内血流正常或轻微增多（图14-62）。极少数情况下睾丸声像图表现为低回声或不均匀回声，与急性感染性附睾炎难以鉴别，其他器官同时存在血管炎时有可能助于诊断。

（四）创伤

1. 钝挫伤

虐待儿童、车祸、运动性损伤或耻骨对阴囊压迫耻骨支而造成的骑跨伤可导致睾丸外伤。睾丸创伤可能是由于虐待儿童、车祸、运动造成的损伤，或者是阴囊压迫耻骨导致的跨骑伤，发病年龄峰值范围在 10—30 岁[4]，大约一半的损伤来自体育运动。体格检查常因阴囊疼痛和肿胀而受限，因此超声检查有助于评价睾丸和睾丸外有无血肿、积血、挫伤或破裂，以及睾丸有无血流，快速和准确的诊断对指导治疗和防止睾丸坏死很有必要。

睾丸血肿导致睾丸肿大，局部睾丸实质回声增强或减低取决于血肿形成时间。急性血肿回声不均匀，相对于周围的睾丸实质呈高回声[85-87]。随着血肿液化，血肿变成混合性回声，随后呈低回声。多普勒超声显示，除了血肿区域的局部血流消失外，其余睾丸均正常灌注（图 14-63）。血肿可完全消退或遗留局灶性萎缩，睾丸外血肿可累及阴囊壁或附

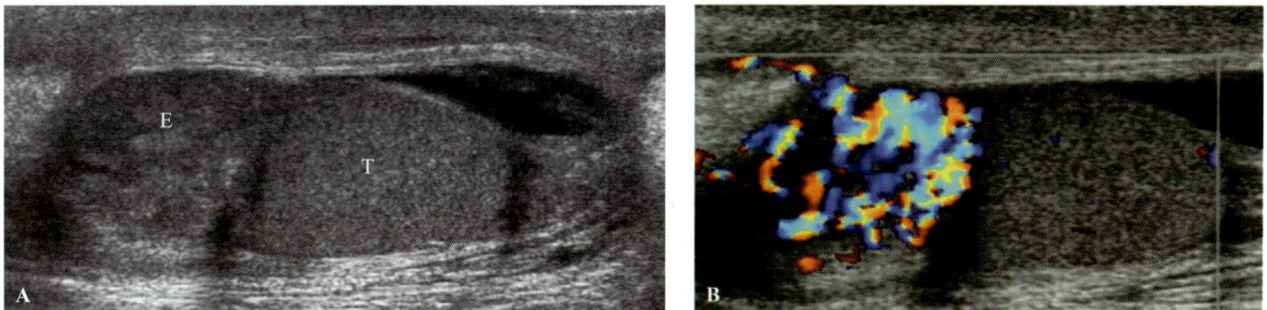

▲ 图 14-62　过敏性紫癜（患者：男，5 岁）

A. 纵切面声像图显示附睾肿大（E）和正常睾丸（T）与阴囊壁增厚和少量鞘膜积液；B. 彩色多普勒显示附睾血流增加，睾丸血流减少，这对于青春期前的男孩是正常的

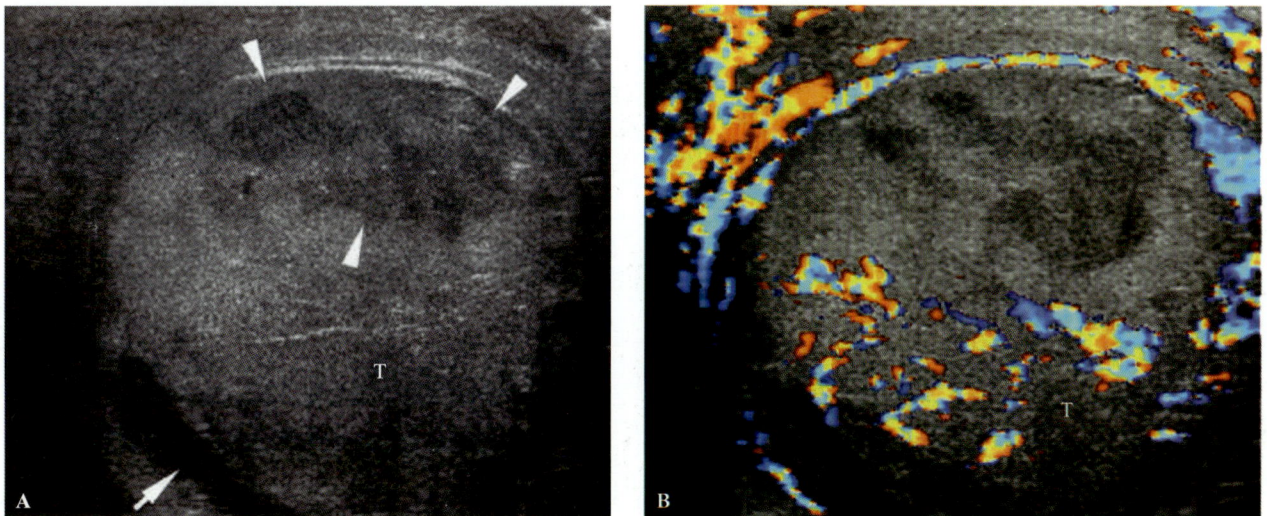

▲ 图 14-63　睾丸血肿（患者：男，17 岁，阴囊外伤后）

A. 横切面灰阶声像图显示睾丸（T）增大伴局灶性低回声区，提示血肿（箭头）和少量积血（箭）；B. 彩色多普勒声像图显示阴囊软组织血流丰富，血肿内无血流信号，未受影响的睾丸部分（T）可见血流信号

睾，声像图表现与睾丸血肿相似，阴囊壁增厚是睾丸和睾丸外损伤的相关表现。

积血是鞘膜层之间的血液聚集。与血肿一样，急性积血最初为高回声，逐渐变成混合性回声，有分隔和碎屑，然后随时间推移呈低回声（图 14-64）。大量积血可推移睾丸至阴囊周围，或至腹股沟管内，还可压迫下方睾丸，导致血流减少或消失，睾丸缺血。慢性积血可导致阴囊壁增厚及内部钙化。

睾丸挫伤是指睾丸实质撕裂或不连续，表现为穿过睾丸实质的线状低回声带[4, 86]，睾丸轮廓光滑，边界清楚，白膜完整。多普勒超声显示挫伤区域无血流，睾丸其他部位出现正常的血流信号，提示睾丸组织存活，可以采用保守治疗。睾丸多普勒信号的缺失提示缺血，是立即手术的指征，常伴有睾丸积血（图 14-65）。

睾丸破裂是由于白膜破裂，导致睾丸内容物挤出阴囊，声像图表现为睾丸回声不均匀，边界不清楚，白膜中断[4, 86]（图 14-66）。值得注意的是，睾丸回声不均匀是非特异性表现，可见于睾丸内血肿和挫伤，因此不应认为是睾丸破裂的指征，除非伴有白膜中断或睾丸轮廓不清，多普勒血流减少或消失，其他表现包括阴囊壁增厚和积血。破裂的诊断至关重要，因为如果在睾丸损伤后 72h 内进行手术修复，80% 以上的破裂睾丸可被挽救；而如果治疗延迟，只有不到 50% 的睾丸可以被挽救[4, 86]。延迟诊断的并发症包括睾丸缺血坏死、脓肿形成和生精

功能丧失。

超声造影表现与多普勒成像相似，睾丸血肿无强化，睾丸挫伤强化减弱或消失且回声不均匀[65]。

2. 其他创伤

穿通伤通常是由于枪伤或刺伤所致，儿童较成人少见。睾丸破裂并不少见，穿通伤的抢救率（约 35%）远低于钝性外伤[88]，声像图表现与上述钝器外伤相同[86]。

超声检查可评价继发于睾丸异物和阴囊尿瘤导致的尿道球部或膀胱破裂，异物有回声，通常伴声影。尿瘤表现为与睾丸鞘膜积液难以区分的睾丸周围无回声积液（见下文）。在青少年中，随着山地自行车和骑马等活动导致的慢性重复性微创伤的增加，鞘膜积液、附睾囊肿以及阴囊和睾丸钙化的发

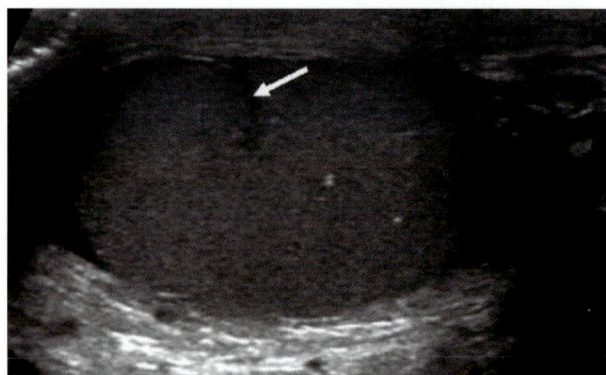

▲ 图 14-65 睾丸挫裂伤

纵切面灰阶声像图显示睾丸中部线状低回声区，提示存在挫裂伤（箭）和小片积血。白膜完整

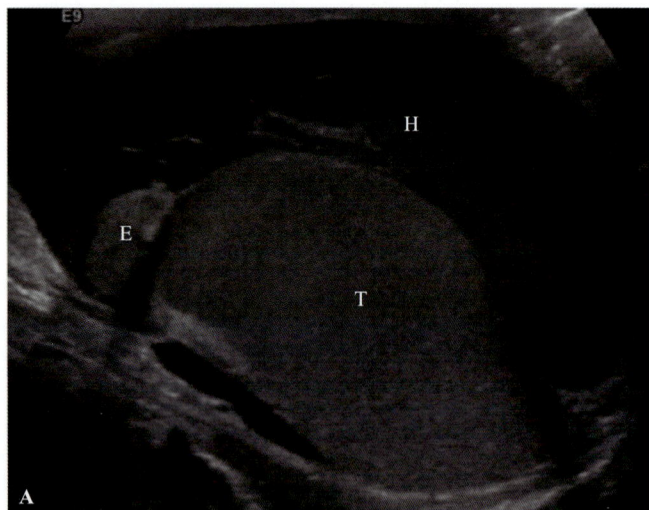

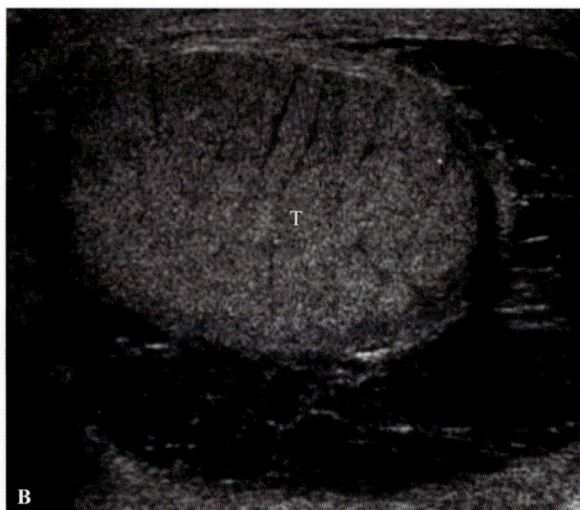

▲ 图 14-64 积血（不同患者）

A. 急性出血，纵切面声像图显示正常睾丸（T）和附睾（E）周围的弱回声积血（H）；B. 损伤后 2 周进展为血肿，横切面声像图显示围绕睾丸（T）的弱回声积液伴分隔。由于血管扩张，在白膜内可见明显的低回声分隔，易误认为挫伤

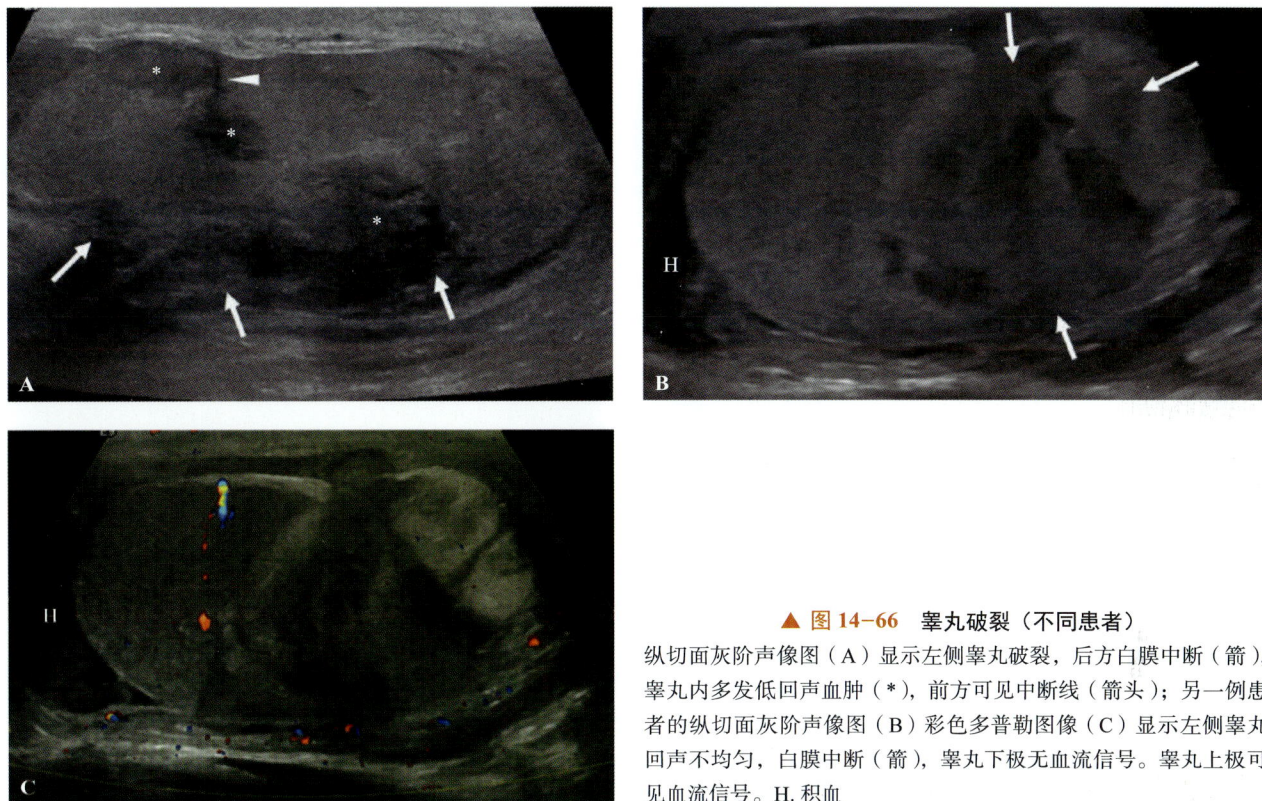

▲ 图 14-66　睾丸破裂（不同患者）

纵切面灰阶声像图（A）显示左侧睾丸破裂，后方白膜中断（箭），睾丸内多发低回声血肿（*），前方可见中断线（箭头）；另一例患者的纵切面灰阶声像图（B）彩色多普勒图像（C）显示左侧睾丸回声不均匀，白膜中断（箭），睾丸下极无血流信号。睾丸上极可见血流信号。H. 积血

病率也随之增加[89, 90]。

八、阴囊积液

（一）睾丸鞘膜积液

睾丸鞘膜积液是睾丸鞘膜脏层与壁层之间的先天性或获得性鞘膜积液。正常阴囊有少量鞘膜积液。睾丸鞘膜积液是引起儿童无痛性阴囊肿胀或腹股沟管内坠胀感的最常见原因。

在新生儿和婴儿中，几乎所有的鞘膜积液都是先天性的，并且与鞘状突未闭有关，这使得腹腔积液进入阴囊[1-5]。大约 6% 的男新生儿出生时存在睾丸鞘膜积液，大多数在 2 岁时消退。在大龄儿童和青少年中，鞘膜积液通常是获得性的，并且是由睾丸扭转、外伤、炎症和肿瘤引起。有脑室腹腔分流的患者偶尔会出现鞘膜积液，因为脑脊液或分流本身通过未闭的鞘状突流入阴囊内。

睾丸鞘膜积液超声容易诊断，表现为睾丸周围薄壁无回声的积液（图 14-67）。存在胆固醇结晶、结石、感染或碎屑时可见分隔或弱回声（图 14-67B）。在多普勒检查中，积液是无血流的，尽管当探头运动引起液体运动或超声波束的声压产生运动

时，积液中的液体可能有颜色分配（称为声流）[91]（图 14-68）。慢性鞘膜积液可伴有阴囊壁增厚或阴囊结石。

大多数鞘膜积液是从阴囊分离出来的，包绕着睾丸的前部和外侧，与腹腔有狭窄的交通联系，大小可变化（图 14-67），可与腹腔相通，表现为阴囊及腹腔内肿块（图 14-69）。如果鞘状突在睾丸上方和内环下方闭合，鞘膜积液也可以表现为精索周围的积液（图 14-70）。精索鞘膜积液不与阴囊相通，可与腹腔相通或不通。

鞘膜积液侧的睾丸体积可能大于对侧睾丸，并且由于静脉淤血和动脉阻力改变，RI 可能较高。积水切除术后，睾丸体积可恢复正常，不一定表明是手术并发症导致的萎缩[92]。

（二）阴囊积血

阴囊积血是睾丸鞘膜内的积血，多数是由于外伤或手术引起，其他原因包括恶性肿瘤和出血性疾病，声像图表现见上文外伤部分（图 14-64）。

（三）淋巴管瘤

阴囊淋巴管瘤与肾移植有关，其原因是淋巴管破裂，淋巴液漏入鞘膜，或同种异体移植周围的淋

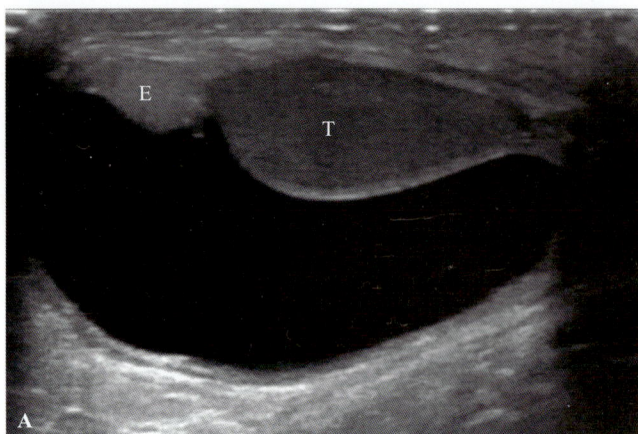

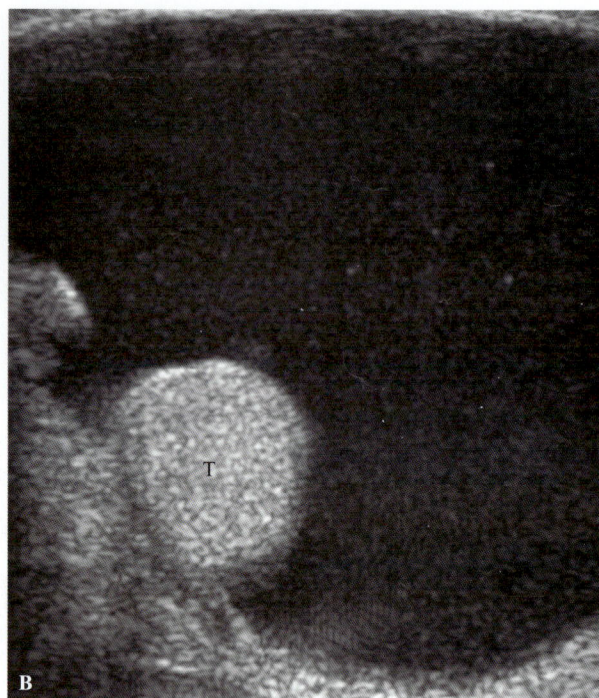

▲ 图 14-67　典型鞘膜积液

A. 纵切面声像图显示婴儿睾丸和附睾（E）周围无回声，向周围移位；
B. 横断面声像图显示另一例患者大量鞘膜积液内见细光点，提示胆固醇结晶。T. 睾丸

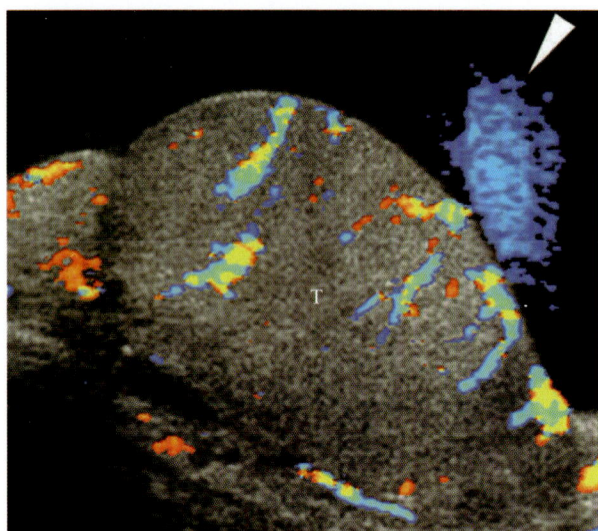

◀ 图 14-68　鞘膜积液伴声流

纵切面彩色多普勒声像图显示由于鞘膜积液运动导致的彩色血流（箭头）分布。T. 正常血流信号的睾丸

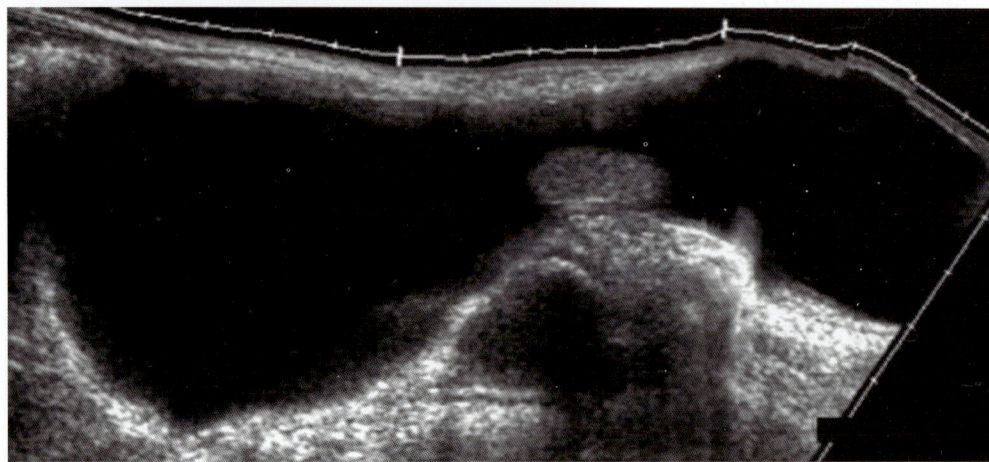

◀ 图 14-69　腹腔阴囊积液

右侧腹股沟纵切面宽景成像显示阴囊积液向上延伸至下腹部，睾丸正常

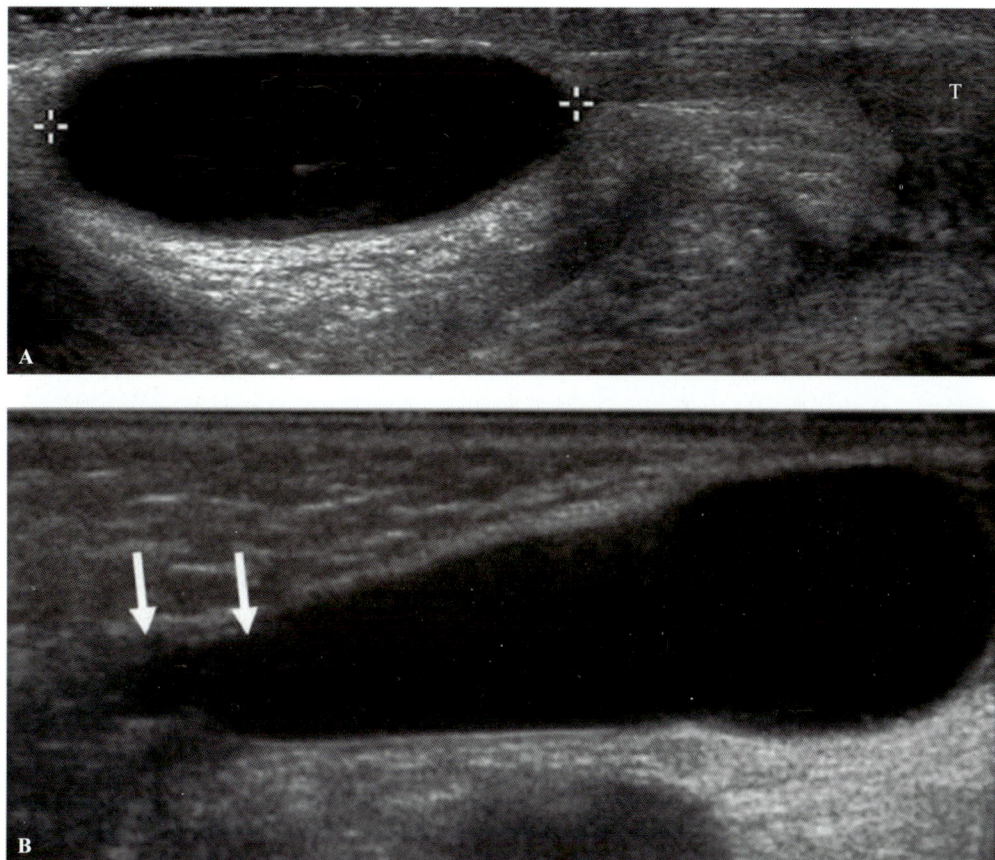

◀ 图 14-70 精索鞘膜
积液（不同患者）
A. 纵切面声像图显示右侧
精索内有一与阴囊与腹腔
均不相通的包裹性鞘膜积
液（光标）；B. 另一患者，
包裹性鞘膜积液与腹腔相
通(箭)，但不与阴囊相通。
T. 睾丸

巴管瘤通过腹股沟管直接扩展到阴囊所致。超声检查淋巴管瘤表现为睾丸周围或邻近分隔的积液（图14-71）。临床肾移植史有助于明确诊断。

九、精索静脉曲张

精索静脉曲张是精索蔓状静脉丛扩张。绝大多数为特发性，是由于精索内静脉瓣膜功能不全，导

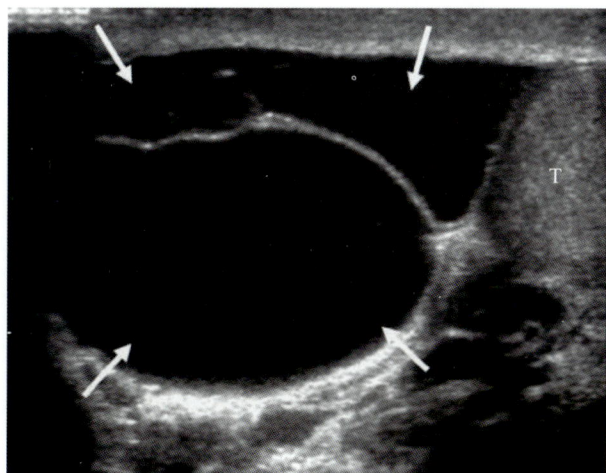

▲ 图 14-71 阴囊淋巴管瘤（患者近期有肾移植史）
纵切面声像图显示右侧睾丸（T）上方的分隔积液（箭）

致静脉回流流障碍，继而发生静脉扩张所致。典型见于青少年和青年，单侧发病，左侧多于右侧。继发性精索静脉曲张在年轻患者中较少见，可由腹内压增高或腹膜后肿物压迫精索静脉所致。肠系膜上动脉和主动脉之间的左肾静脉压迫（"胡桃夹"现象）可能是精索静脉曲张形成的诱发因素[93]。主动脉后左肾静脉也与精索静脉曲张形成有关[94]。

体格检查，严重的精索静脉曲张表现为在一侧阴囊内可触及蚓行性结构（"虫袋"）。轻微小的精索静脉曲张只有在患者勃起或进行 Valsalva 动作时才能被发现。与静脉曲张相关的并发症包括睾丸萎缩和精子活力下降及不育症[95]。精索静脉曲张修补术后青少年睾丸大小可正常。

声像图上，精索静脉曲张表现为紧邻睾丸的迂曲、无回声的蚓行结构。个别曲张静脉直径在 2～7mm，而正常精索静脉的直径为 0.5～2mm。患者处于直立位或进行 Valsalva 动作时，精索静脉曲张直径增大。Valsalva 动作时的静脉血流增多可在彩色血流图和能量多普勒超声中观察到，也可观察到双向血流（图 14-72）。慢性精索静脉曲张可包含钙

化灶，表现为强回声灶伴声影。

　　不常见变异是睾丸内精索静脉曲张，典型的见于睾丸纵隔，但可能位于包膜下，通常与睾丸外精索静脉曲张有关[96]。声像图表现为增粗迂曲血管，Valsalva 动作下血流信号增多是明确诊断的关键。

十、腹股沟疝

　　腹股沟疝是腹内容物突入腹股沟管导致。小儿腹股沟斜疝比直疝多见，斜疝通过腹股沟管从腹壁深血管外侧穿过，而腹股沟直疝位于腹壁下血管的内侧和下方，不经过腹股沟管。斜疝往往与鞘状突未闭有关，鞘状突允许肠管通过腹股沟内环疝出[10, 11, 97]。腹股沟直疝是由于腹股沟后壁部分薄弱或缺失，伴有腹内压增高所致。早产儿腹股沟斜疝比足月新生儿男性多见，右侧多于左侧，两种疝均可能含有小肠、结肠或大网膜。

　　无并发症的腹股沟疝表现为腹股沟非触痛性隆起，用力或哭闹时增大，轻压即可复位。并发症包括嵌顿（手法操作无法复位）和绞窄（疝内容物的血管损伤）。复杂性疝通常表现为腹股沟坚硬，柔软、不可复位的肿胀，可延伸至阴囊。

　　超声检查，特别是 Valsalva 动作下，可以通过在阴囊和正常睾丸及附睾内的肠蠕动或充气的肠襻来帮助诊断（图 14-73）。多普勒成像识别肠蠕动和血流有利于诊断肠襻是否存活（图 14-74）。内环水平宽度＞ 4mm 是明确疝的可靠指征（敏感性＞ 95%）[3, 97-100]。

　　肠嵌顿的声像图表现包括疝出肠管壁增厚、疝出肠内积液、疝囊内游离积液和腹内肠管扩张，肠蠕动常见。提示绞窄的表现是疝囊内存在无蠕动的肠管和扩张肠襻近端的蠕动肠管，显示绞窄是疝囊内肠管蠕动以及肠管近端蠕动所致。肠绞窄早期可见充血，晚期则血流消失或减少[11]（图 14-75）。

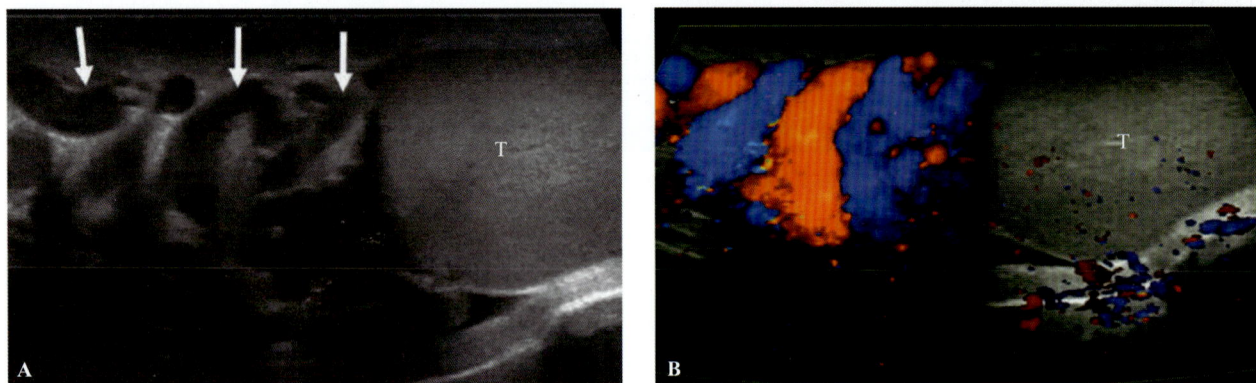

▲ 图 14-72　精索静脉曲张

A. 左侧阴囊纵切面声像图显示睾丸上方多条迂曲扩张的血管（箭），直径 4～5mm；B.Valsalva 动作，彩色多普勒图像显示增粗的静脉内径和血流信号，包括双向血流，为精索静脉曲张的特征性表现。T. 正常睾丸

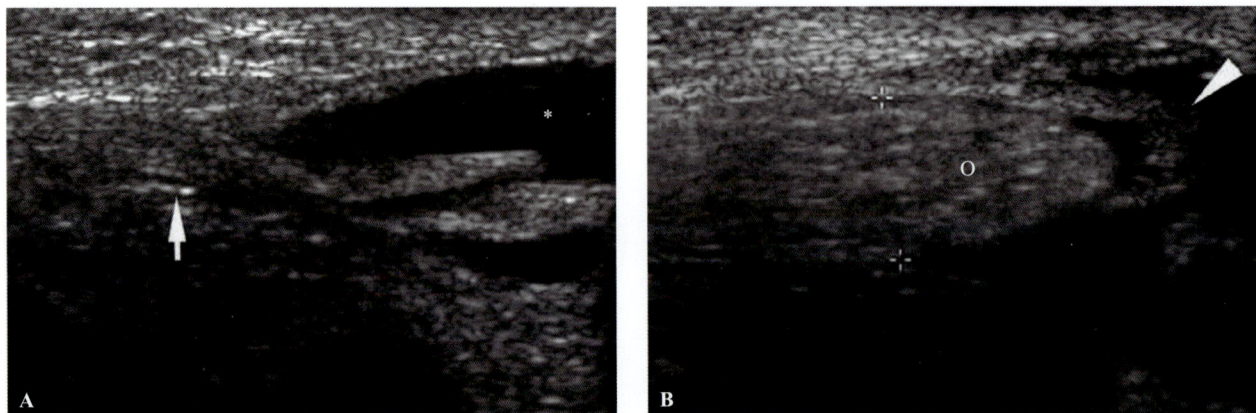

▲ 图 14-73　Valsalva 动作突出显示疝

A. 右侧腹股沟内环（箭）水平纵切面声像图显示无疝，只有少量鞘膜积液（＊）；B.Valsalva 动作后纵切面声像图显示网膜（O）突入疝囊（箭头），内环增宽至 1cm（光标）

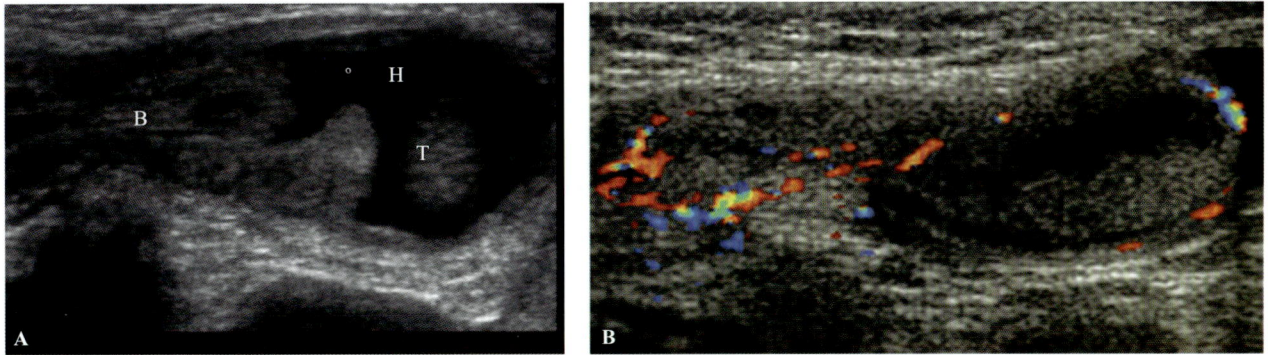

▲ 图 14-74　腹股沟疝

A. 新生儿腹股沟肿块的纵切面灰阶声像图显示右侧睾丸（T）上方的充气肠回声（B）疝入腹股沟管和阴囊。另外，注意交通性鞘膜积液（H）。B. 彩色多普勒声像图显示疝出的肠内和腹股沟环以上的肠内有血流信号，提示存活

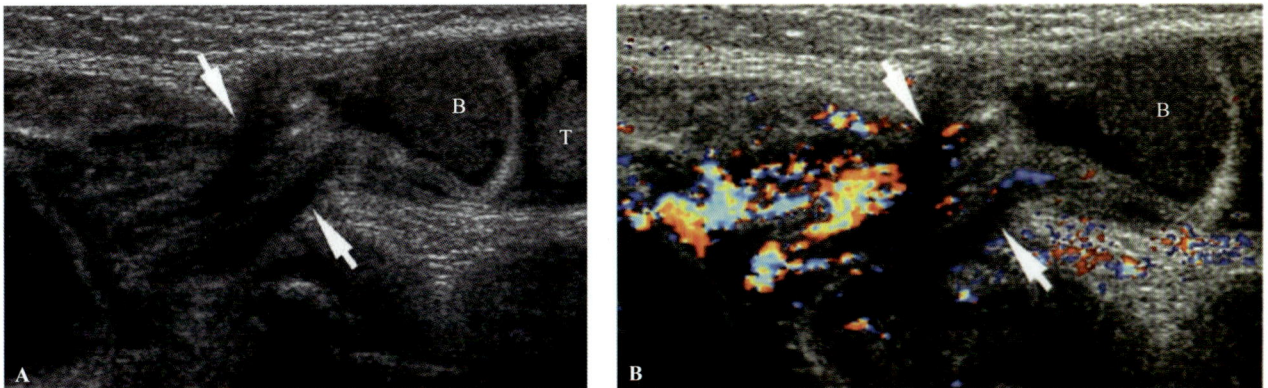

▲ 图 14-75　嵌顿性腹股沟疝

A. 纵切面声像图显示肠管（B）穿过内环（箭）突入睾丸上方的阴囊（T），不能复位；B. 彩色多普勒图像显示肠管内和肠系膜在内环上方（箭）有血流，但疝出的肠管内无血流（B），提示缺血和嵌顿

　　当大网膜也突入腹股沟管时，腹股沟疝将表现为一个混合性回声肿块（图 14-76）。Valsalva 动作下或压迫使肿块移动有助于鉴别高回声的大网膜疝出与其他回声的腹股沟管肿块，如精索脂肪瘤。

十一、阴囊钙化

（一）睾丸外钙化

　　阴囊钙化可发生在睾丸外部，通常在鞘膜层之间，或在睾丸实质内。睾丸外钙化是钙化游离体、胎粪腹膜炎、静脉石或血肿钙化的结果。

1. 阴囊游离体

　　钙化游离体（也称为阴囊结石或"阴囊珍珠"）位于睾丸鞘膜之间，是由于既往睾丸或附睾附件扭转或睾丸鞘膜炎所致[101]。阴囊结石可单发或多发，表现为可活动的圆形或卵圆形高回声灶，后方伴声影（图 14-51）。

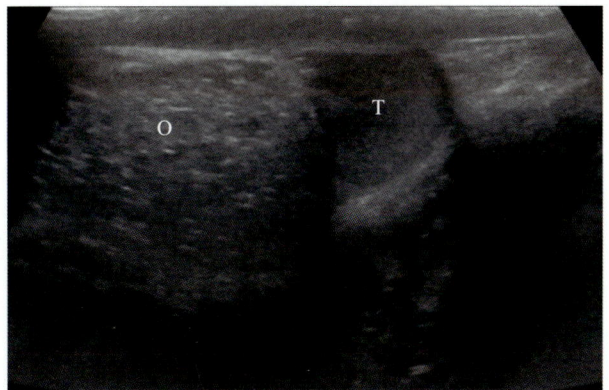

▲ 图 14-76　腹股沟疝伴网膜

纵切面声像图显示与睾丸（T）相邻的大网膜（O）疝回声

2. 胎粪性腹膜炎

　　胎粪性腹膜炎是宫内肠穿孔的结果。肠内容物通过未闭的鞘状突漏入腹腔并进入阴囊，导致异物巨细胞反应引起的炎症过程，随后发生钙化。可有

阴囊变色，体检时未扪及睾丸[102]。

超声检查胎粪性腹膜炎表现为混合性的高回声肿块，伴声影[4, 102-104]（图 14-77）。弥漫性钙化时下方的睾丸有时难以辨认。胎粪性腹膜炎可类似畸胎瘤，但腹膜钙化的存在支持胎粪沉积的诊断，钙化可随时间逐渐消退。

（二）睾丸微石症

睾丸微石症是一种在生精小管腔内形成钙化的疾病，儿童人群中的发病率为 1.6%～4.2%[105-107]。微石症可发生于其他健康人，但在隐睾、弹性纤维性假黄瘤、囊性纤维化、脆性 X 综合征、唐氏综合征和 Klinefelter 综合征患者中也有报道[105, 106]。

微石症与睾丸恶性肿瘤、隐睾、不育症和睾丸萎缩有关，反过来说所有这些疾病均与恶性肿瘤危险系数增加独立相关[108, 109]，睾丸恶性肿瘤可以是新发的，也可以是先天存在的。因此，建议微石症患者每年进行一次超声检查和常规体检。

微石症声像图表现具有特征性，包括弥漫性、1～3mm 的点状强回声灶分布于整个睾丸实质，伴或不伴声影（图 14-78）。微石症通常为双侧弥漫分布于整个睾丸，但也可单侧或呈局灶性分布，连续检查的声像图可能显示钙化数量减少或消退。

十二、前列腺和精囊

（一）先天性畸形

前列腺和精囊可经腹部利用充盈的膀胱作透声窗或经会阴进行扫查[110, 111]。经会阴超声检查应采用高频线阵或凸阵探头（≥ 8MHz）。患者取仰卧位，将探头纵向放置在阴囊正下方的会阴处，扫查范围包括尿道、海绵体、直肠前壁和膀胱底部。

小儿前列腺在膀胱底部呈椭圆形或长方形的低回声结构（见第 11 章图 11-105），精囊在前列腺后面呈管状结构。儿童人群中大多数前列腺畸形为先天性，包括前列腺囊肿、米勒管囊肿和精囊囊肿[110-112]，通常无症状，如有感染，可以导致膀胱炎、附睾炎或前列腺炎。

超声检查中偶尔可见一个小的前列腺囊肿，这可能是一个正常的功能（见第 11 章图 11-105）。增大的前列腺囊肿（> 1cm）可能与尿道下裂、两性畸形、隐睾和肾发育不全相关[111]，米勒管囊肿偶尔与肾发育不良有关，精囊囊肿可能是孤立的或与常

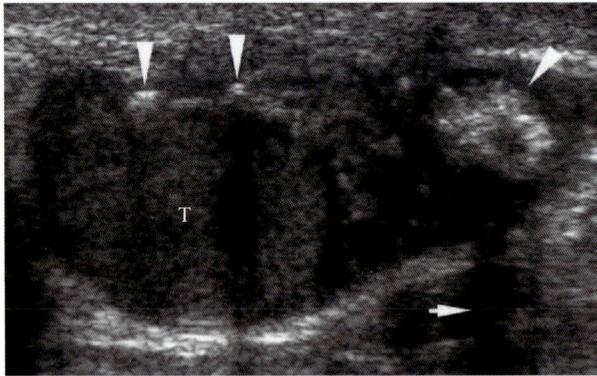

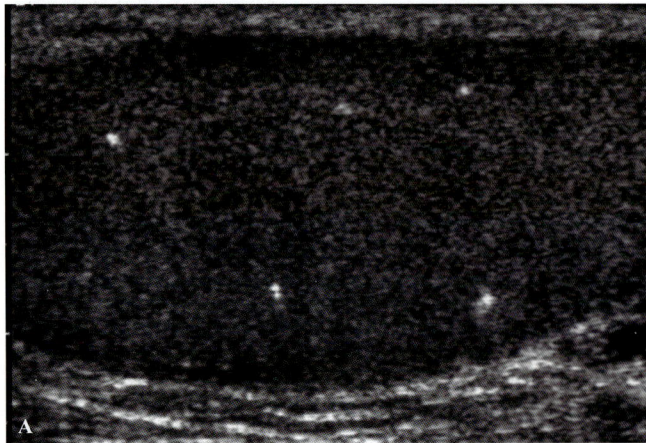

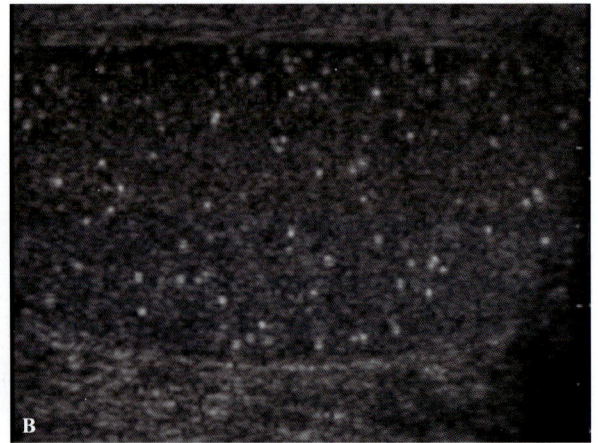

▲ 图 14-77 胎粪性腹膜炎
经左侧阴囊纵切面扫查婴儿腹内钙化灶，声像图显示睾丸（T）周围和下方多发强回声灶（箭头），伴后方声影（箭）

▲ 图 14-78 睾丸微石症（不同青少年患者）
A. 纵切面声像图显示右侧睾丸内散在钙化（患者无临床症状）；B. 另一患者的纵切面声像图显示弥漫性睾丸受累

染色体显性遗传多囊肾和肾脏异常，特别是同侧肾发育不良有关[112]。

前列腺囊肿是位于膀胱中线后方和尾部的囊性肿块，通常不延伸至前列腺底部上方，与尿道前列腺部相通（图 14-79）。米勒管囊肿也位于膀胱中线，通常延伸至前列腺上方，不与尿道前列腺部相通。前列腺囊肿和苗勒氏管囊肿均位于膀胱中线，单靠超声检查难以鉴别。精囊囊肿是膀胱后方的囊性病变，一般位于外侧，有助于诊断[112]（图 14-80）。

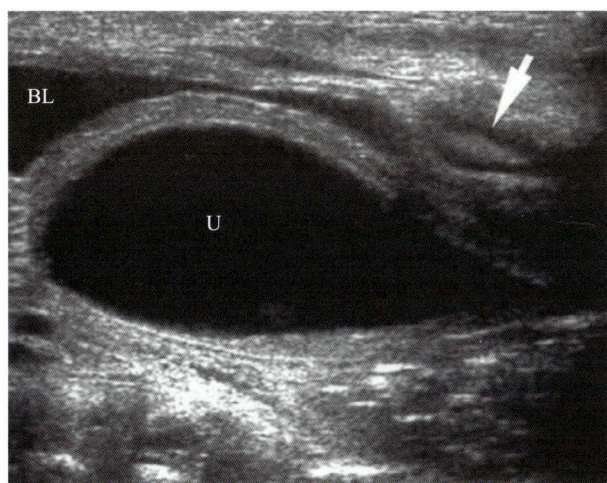

（二）横纹肌肉瘤

横纹肌肉瘤是儿童最常见的前列腺恶性肿瘤，生长速度相对较快，可延伸至前列腺包膜外，侵犯膀胱颈、后尿道及邻近软组织。临床症状包括血尿、尿路梗阻和便秘，可远处转移至肺、骨、肝和骨髓。

声像图表现为前列腺内回声不均匀或均匀肿块，膀胱底部变形或移位，延伸至膀胱内可导致局限性管壁增厚或膀胱内肿块（图 14-81）。肿块内有血流信号有助于与血凝块鉴别。肿瘤还可能阻塞输尿管，导致肾积水。

十三、尿道及阴茎

后尿道可经膀胱或会阴成像。前尿道的超声研究需要逆行滴注生理盐水或麻醉凝胶扩张尿道，并在阴茎上直接放置线阵探头[113]。膀胱超声造影可提高尿道病变的检出率[114]。

尿道前列腺部纤维上皮息肉是男孩最常见的良性尿道病变，来源于精阜，可出现排尿困难、血尿、遗尿或尿潴留。超声检查可显示尿道有带蒂肿块，或如息肉突入膀胱，可显示膀胱底部腔内球形肿块。多普勒成像可显示彩色血流[115]。

后尿道瓣膜是最常见的先天性尿道病变。排尿时后尿道扩张时容易见到，表现为尿道内的条形无

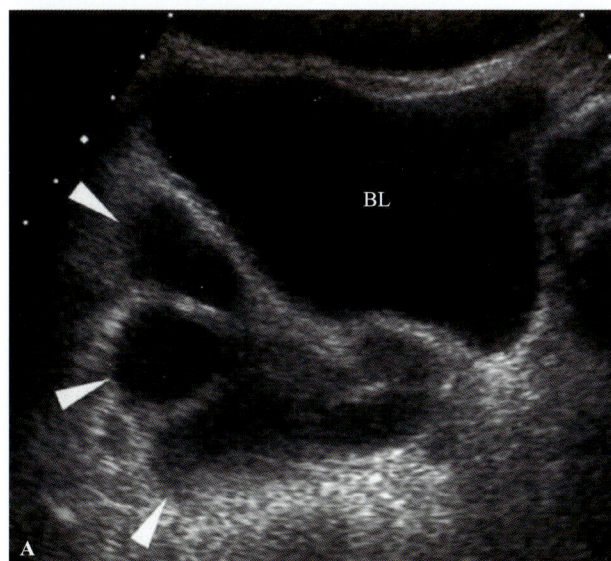

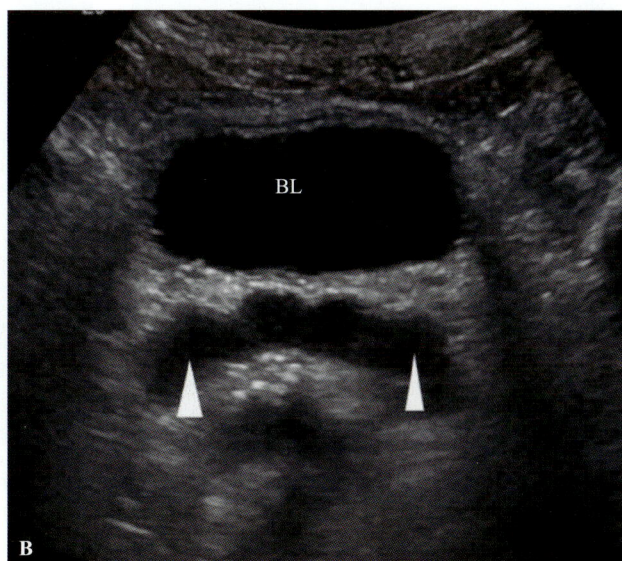

▲ 图 14-79　重度阴茎阴囊型尿道下裂婴儿的前列腺囊肿
纵切面声像图显示膀胱（BL）后方一较大无回声囊（U）。囊的颈部向下延伸至耻骨联合水平以下（箭）

▲ 图 14-80　精囊囊肿（不同患者）
A. 17 岁男孩，右肾缺如，横切面声像图显示膀胱右侧后方和外侧的囊性管状结构（箭头）；B. 另一例患者的横切面声像图显示双侧精囊囊肿（箭头）。BL. 膀胱

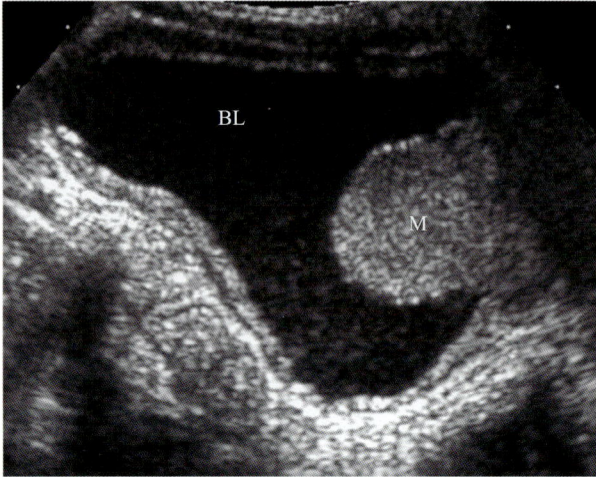

▲ 图 14-81　前列腺横纹肌肉瘤

膀胱中部纵切面声像图显示分叶状实性肿块（M）从前列腺延伸到膀胱（BL），腔内低回声提示出血

回声尿道腔（图 14-82）。尿道超声造影可发现的其他非肿瘤性病变包括狭窄、结石、前尿道瓣膜、异物（图 14-83）、膀胱颈协同失调、憩室、血肿和术后并发症。

表皮样囊肿、包皮环切术后肉芽肿、青少年黄色肉芽肿和血管瘤是罕见的尿道良性肿瘤[116, 117]，小儿阴茎恶性病变较少见。

外伤性阴茎损伤可导致海绵体动脉或白膜破裂、血肿和尿道撕裂或横断[118, 119]（图 14-84）。海绵体动脉破裂可能导致阴茎异常勃起。

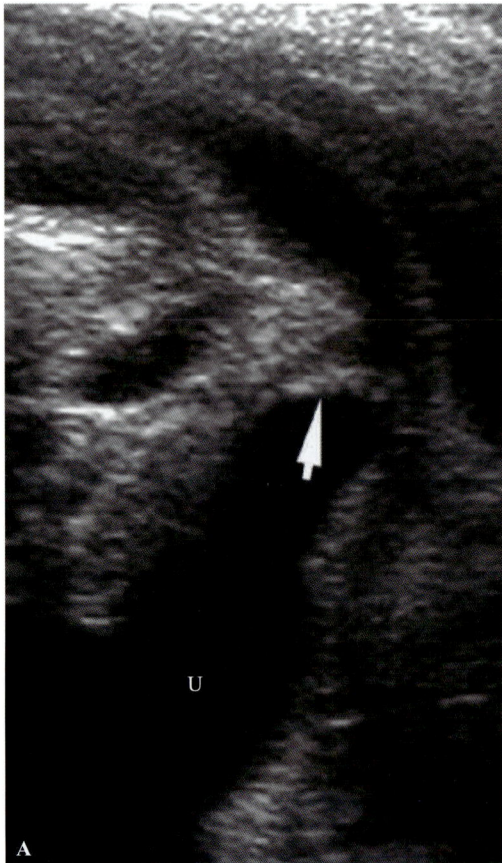

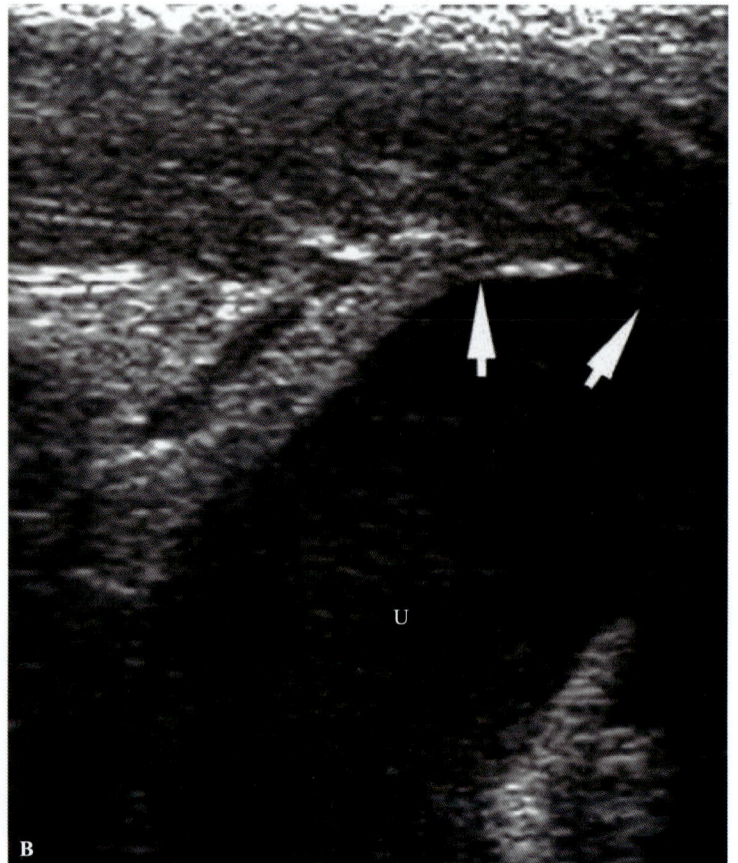

▲ 图 14-82　后尿道瓣膜（患者：男，10岁）

A. 排尿前声像图；B. 纵切面经会阴超声显示后尿道扩张（U），位于瓣膜水平的近端（箭）。排尿时尿道前列腺部明显扩张

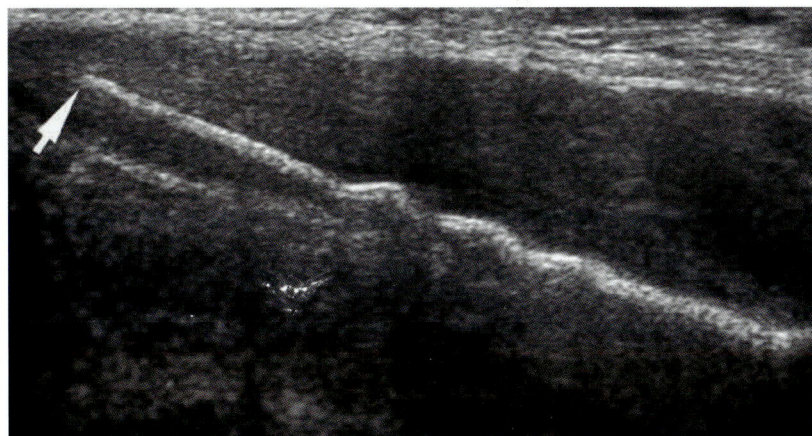

◀ **图 14-83** 尿道异物（患者，男，16 岁，排尿困难）

纵切面声像图显示阴茎腹侧尿道内高回声发夹。部分骨针通过尿道侵入周围的尿道海绵体（箭）

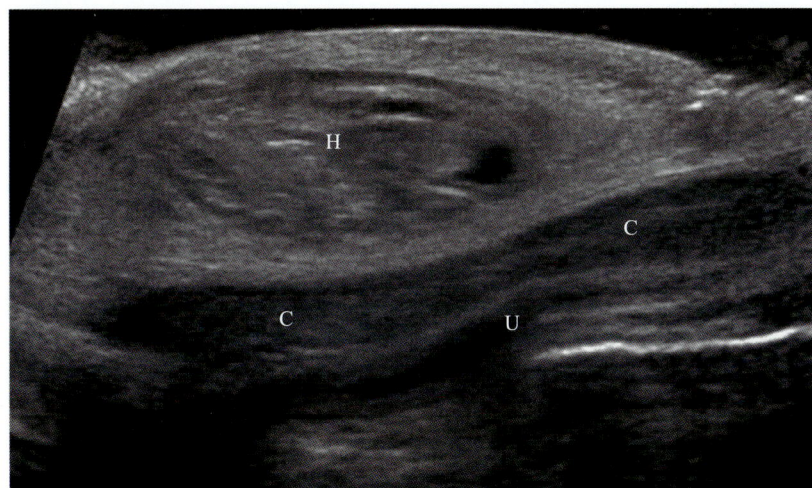

◀ **图 14-84** 阴茎血肿（患者，男，9 岁，外伤后）

纵切面声像图显示阴茎背侧不均匀血肿（H），与下方的海绵体（C）无交通。U. 尿道

第15章

肌骨和血管超声
Musculoskeletal System and Vascular Imaging

Eric P. Eutsler　Marlyn J. Siegel　著
蒋海燕　胡慧勇　译
许云峰　校

随着超声技术的广泛应用和不断进步，利用超声来评价肌肉骨骼异常的方法也不断增多。超声在肌肉骨骼成像中的优势在于能很方便地显示软组织、软骨和血管结构。超声显示非骨化成分尤其是软骨的能力，使其成为评估肌肉骨骼异常的主要诊断方法[1-3]。

本章将介绍超声在评估婴幼儿关节、软组织和外周血管疾病中的应用现状，还将着重阐述和解释与超声检查相关的技术和解剖学。

一、超声软组织成像技术

使肌肉骨骼显示最优化的超声技术包括对患者进行精确定位，同时选择能最大限度提高分辨率的成像参数，应尽量使感兴趣区域处于有益的位置，同时让患者体位保持舒适。使用线性或凸阵的7.5～15MHz高频探头以优化分辨率。高频探头能在近场区有极好的分辨率。对于深部病变，可能需要使用低频探头来增加组织穿透力。

使用宽景成像软件能显示大面积连续的解剖区域，从而在保持空间分辨率和解剖细节的同时，显示病变的全部范围。分屏功能可用于患侧与健侧肢体的并排比较，有助于确认患侧是否存在异常。

彩色、能量和脉冲多普勒技术被用于描述软组织肿块和炎症性病变的血管分布特征。当灰阶图像不确定时，多普勒成像也可以通过显示异常区域血流量的增加来提高病变的可检测性。彩色增益应调整到刚好低于软组织中所有彩色噪声几乎消失的水平。

超声剪切波弹性成像越来越多地用于量化组织弹性，并在灰阶或多普勒图像上没有明显差异时帮助诊断异常的肌肉、肌腱、韧带和神经。目前的文献表明，剪切波在健康肌腱中的传播速度比在病变肌腱中的传播速度快，在收缩的肌腱、肌肉中的传播速度比在舒张的肌腱、肌肉中的传播速度快。此外，剪切波沿健康肌腱长轴的传播速度比短轴快[4]。另外，正常神经的剪切波速度比病变神经慢。有人担心这种方法在非常浅表结构中的使用价值，因为产生剪切波需要一定的超声穿透深度[4]。

二、正常解剖

（一）皮肤和皮下组织

表皮和真皮结合形成皮肤。皮下组织位于真皮下，由疏松的纤维结缔组织和脂肪细胞组成。该层的厚度随体型和身体部位的不同而变化。表皮和真皮表现为单层高回声，皮下组织层相对于真皮呈低回声，皮下纤维间隔相对于脂肪小叶呈高回声（图15-1）。当评估皮肤损伤时，隔离凝胶垫通常有助于防止病变变形或压迫（图15-1）。

（二）骨骼肌

骨骼肌较邻近的骨骼和脂肪呈低回声，周围环绕着一个致密结缔组织筋膜的高回声鞘，被称为肌外膜。肌肉由许多束状结构组成，这些束状结构被纤维脂肪组织的束带分隔，被称为肌束膜。在纵切面上，肌间隔在周围肌肉低回声背景下呈平行的高回声线。在横切面扫查中，间隔较短，呈点状或短的高回声灶（图15-1）。儿童肌肉、软组织正常厚度的测量已经在躯体的某些区域建立起来，尽管它们通常不是诊断异常必需的[5]。

（三）肌腱和韧带

肌腱连接肌肉和骨骼。正常肌腱由密集的胶

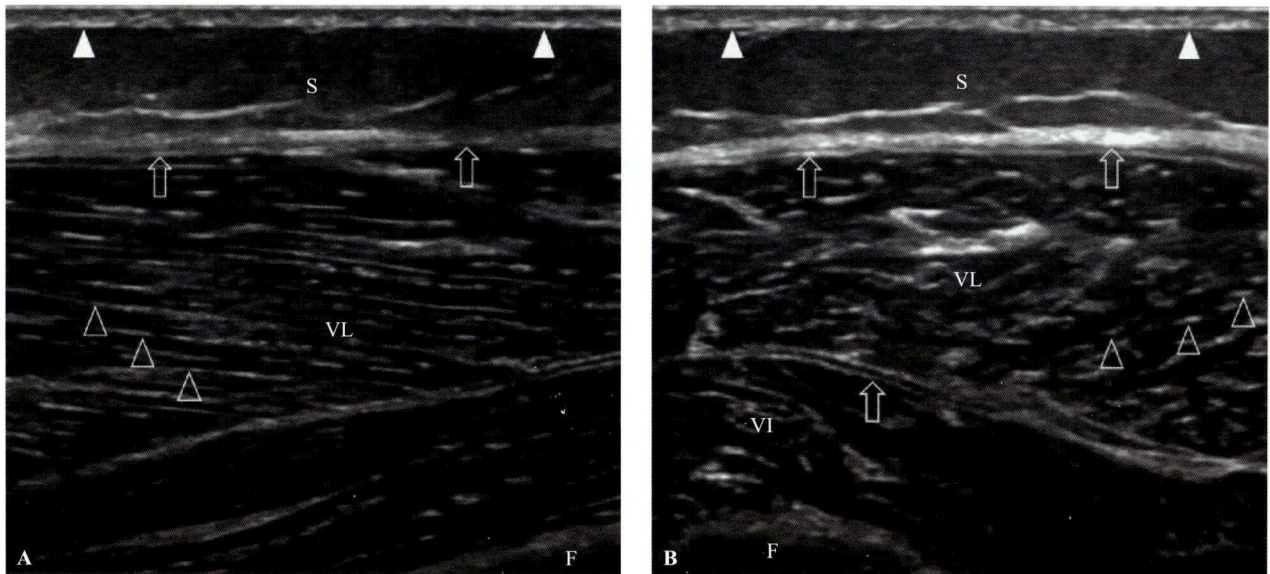

▲ 图 15-1　正常皮肤、软组织和肌肉

左大腿外侧纵切面（A）和横切面（B）声像图显示表皮和真皮为薄的高回声层（箭头）。皮下脂肪（S）相对真皮呈低回声，皮下组织呈线性和曲线性回声间隔。皮下层下方是相对低回声的股外侧肌（VL），它被一层厚的结缔组织回声鞘（肌外膜，空心箭）包围。肌肉中含有薄的高回声纤维（肌周）间隔，在纵切面图像上呈平行线，在横向图像上呈短回声灶（空心箭头）。F. 股骨；VI. 股中间肌

原纤维组成，胶原纤维呈平行束排列，由纤维间隔隔开。在纵切面上，正常肌腱呈管状，并显示高回声平行线的纤维样结构（图 15-2A）。在横切面上，它们呈圆形或卵圆形高回声结构，内含有亮点而不是纤维回声[6]。韧带连接骨与骨之间，其超声表现与肌腱相似（图 15-2B）。肌腱厚度与年龄呈线性关系。正常儿童一些部位肌腱厚度的测量已经建立[7]。

肌腱周围有腱鞘或滑膜鞘[6]。腱鞘是一层松散的结缔组织，包围着具有直线走向的肌腱，而滑膜鞘包围着弯曲的肌腱。腱鞘表现为围绕肌腱边缘细长的高回声线（图 15-2A），滑膜鞘为双层管状结构。鞘管两层被少量液体隔开[6]。

显示纤维状回声结构要求声束垂直于肌腱的轴线。如果超声束斜向肌腱束将产生低回声假象，类似撕裂或肿块。这种伪像是肌腱各向异性的结果，往往发生在肌腱与骨的附着部位。在入射点，肌腱具有弯曲而不是直线走向，因此不平行于探头表面（图 15-2C 和 D）。改变探头的角度可以使肌腱的弯曲度最小化，减少或消除伪像。

（四）神经

超声检查可显示较粗大的周围神经。周围神经由多个神经束组成，表现为相对肌肉、肌腱和韧带呈低回声的线性结构（图 15-3），这种低回声有助于与肌腱和韧带区别。

（五）滑囊

滑膜囊是位于关节囊、韧带和肌腱止点周围的滑膜内衬结构，作用是减少相邻运动结构之间的摩擦。较小的囊含有少量的液体，在超声检查中几乎不显示。而含有较多液体的大囊，如肩胛下、三角肌下囊和膝关节髌下囊，可被视为高回声壁勾勒出的低回声液体填充结构，宽度不应超过 2～3mm[7]。

（六）骨和软骨

骨皮质呈高回声曲线结构，表面光滑，远端有声影。关节软骨呈光滑的无回声层，厚 1～2mm，与皮质表面平行。非骨化的软骨骨骺相对于邻近的软组织呈低回声，通常含有细小的斑点回声（图 15-4），软骨原基内的骨化中心呈高回声。不同部位的软骨厚度不同，不同性别的软骨厚度亦不相同。据报道，较大关节（如肘、膝和踝）的平均软骨厚度可能有助于确定关节炎的关节受累程度[5]。

（七）多普勒成像

正常的软组织，包括肌肉、肌腱和滑囊周围组织，可能显示最小的血管。彩色增益应该调整到

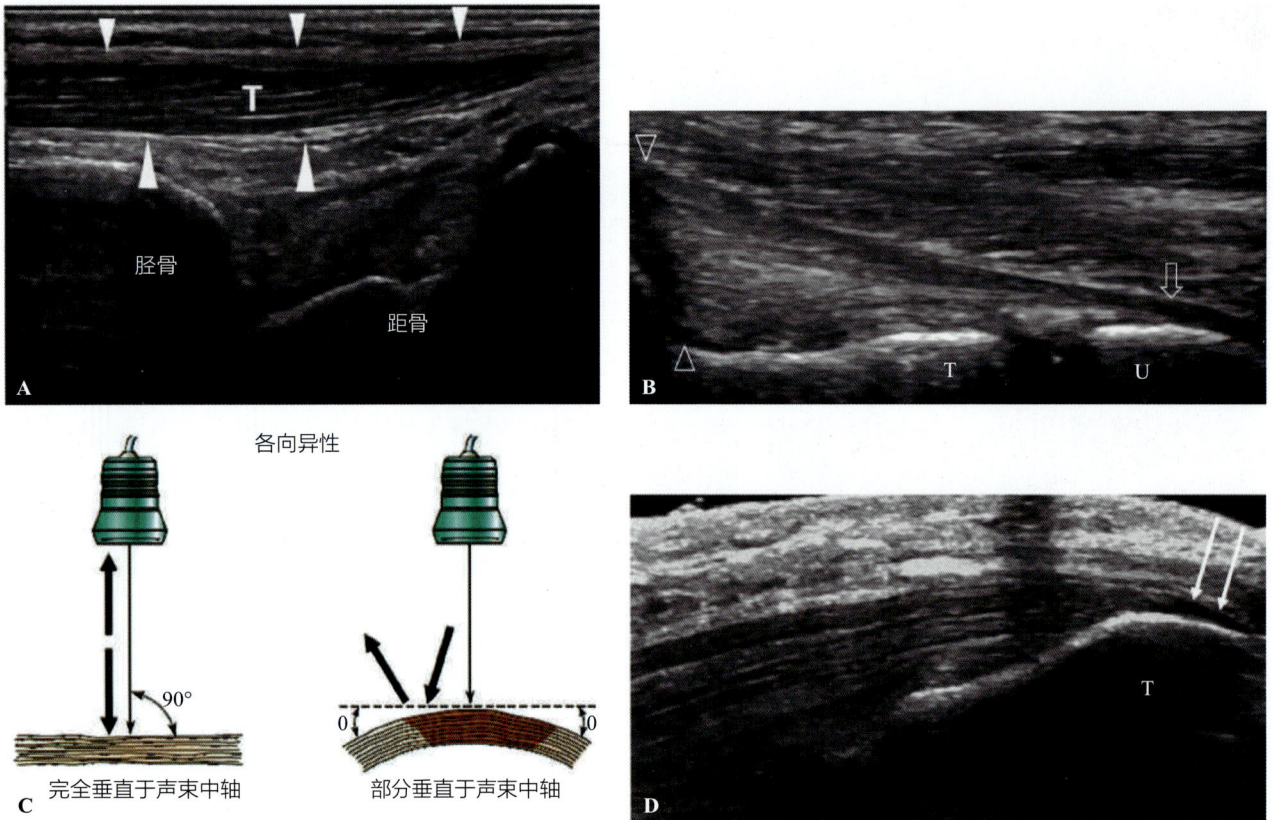

▲ 图 15-2　正常肌腱和韧带

A. 胫前肌腱（T）、踝关节前方纵切面声像图，正常肌腱呈纤维状回声，周围有细的高回声包绕（箭头）；肌腱连接肌肉和骨骼。该肌腱附着于胫骨前方的胫骨肌和距骨下的第一跖骨和内侧楔骨。B. 尺侧副韧带，左肘内侧纵切面声像图。韧带呈正常的纤维状和三角形，肱骨远端有宽附着点（空心箭头），尺骨结节（U）上有一个较薄的锥形附着点（空心箭）。韧带穿过尺骨和肱骨滑车之间的关节间隙。韧带和肱骨之间有纤维脂肪物质回声。韧带将骨与骨连接。C. 各向异性伪像示意图。左为垂直于声束中轴的肌腱会出现回声。右为不垂直于声束中轴的肌腱呈低回声。这种伪像往往发生在扫查切面是弯曲而非线性的情况。D. 髌腱。由于声束与肌腱不垂直时产生的各向异性，肌腱在胫骨粗隆（T）上呈低回声（箭）。垂直于超声束的肌腱近端显示典型的腓骨侧回声特性（图 C 引自 Chapter 58, Clinical Sonography. *A practical guide*. Philadelphia, PA: Wolters Kluwer, 2016: 775–792.）

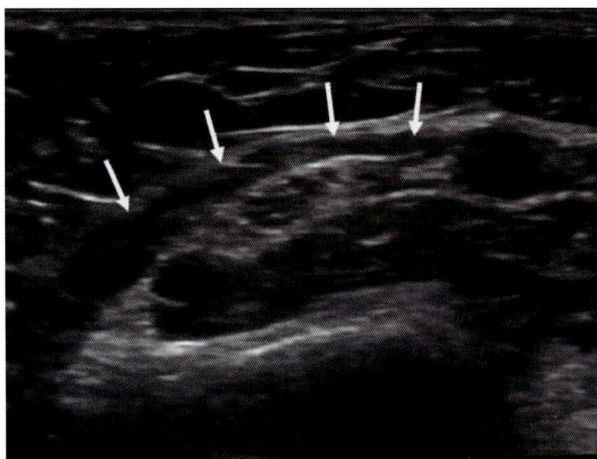

▲ 图 15-3　正常神经（8 岁女孩，左前臂放射状疼痛）

纵切面声像图显示正常的左正中神经（箭），相对于邻近肌肉呈低回声线性结构

刚好低于所有彩色噪声几乎从皮质骨深处消失的水平。

（八）弹性成像

跟腱提供了迄今为止在肌肉骨骼应用中的大多数弹性成像数据[4]。健康的肌腱往往是坚硬的，表现出蓝色或蓝绿混合色，黄色最少（表示轻度软化），没有红色区域（明显软化，图 15-5）。肌腱明显软化与肌腱损伤或炎症有关。正常肌肉放松时呈马赛克样的僵硬组织（绿色和蓝色），具有最小的散在较软的黄色或红色区域，特别是在边界附近的外周[4, 8]。皮下脂肪有多种颜色（蓝色、绿色、红色、黄色）。

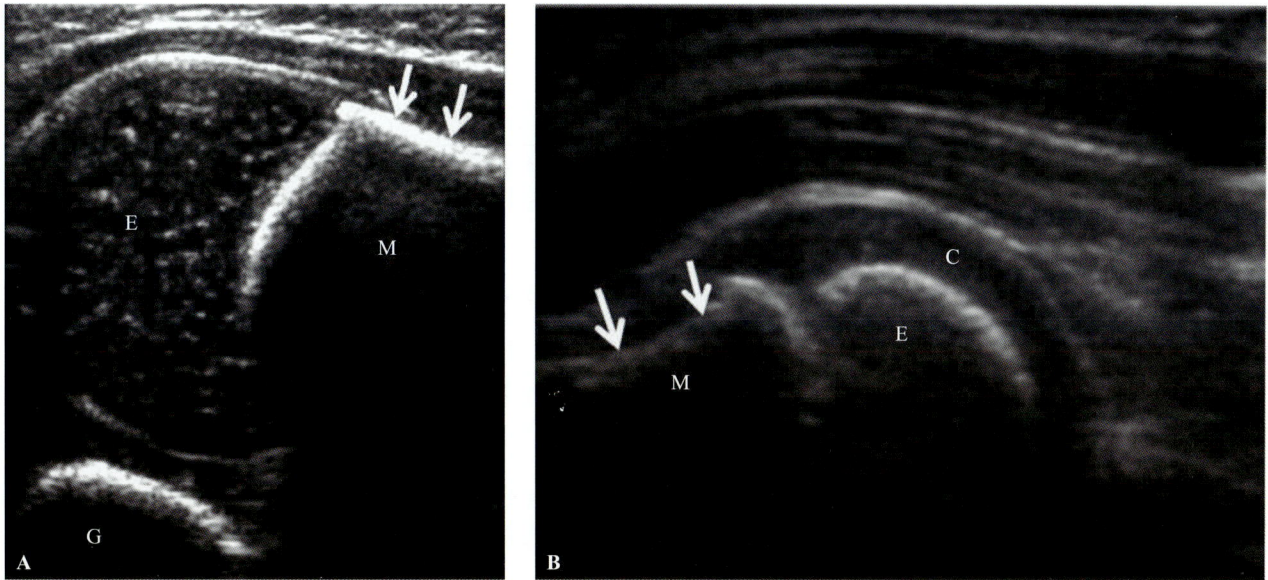

▲ 图 15-4　正常软骨和骨

A. 新生儿，肱骨近端纵切面声像图显示低回声的软骨骨骺（E），内部回声分散。骨皮质（箭）产生明亮的反射表面和后方声影。B. 年长儿，肩部纵切面图像显示肱骨头骨骺骨化（E）伴周围低回声软骨（C）。应注意骨化骨皮质的线性强回声（箭）。G. 关节窝；M. 干骺端

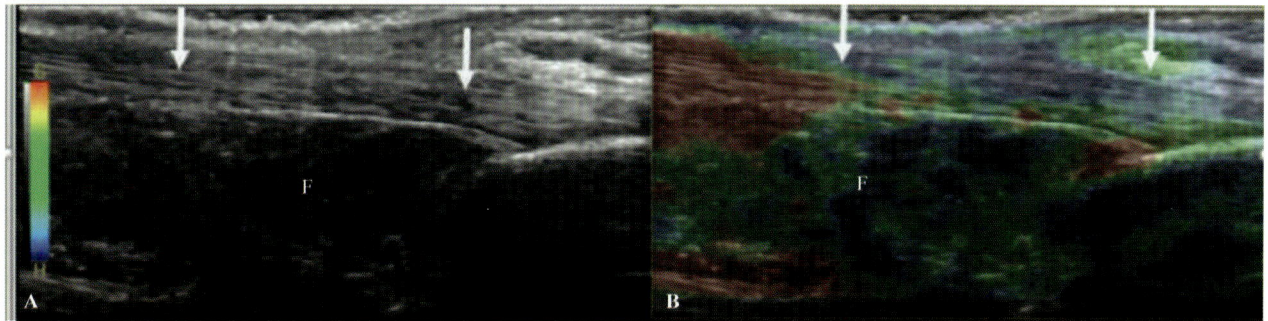

▲ 图 15-5　正常弹性成像

A. 纵切面声像图，显示肌腱的正常近端部分具有纤维网格样改变（箭）。B. 弹性图显示，正常肌腱（箭）显示为僵硬的绿色和蓝色（没有红色），肌腱深层的较软脂肪（F）则显示为绿色、红色和蓝色的马赛克。通常，弹性最小的组织或硬组织显示为蓝色或绿色，而弹性较大的组织或软组织显示为红色或黄色

三、关节成像

7.5～15MHz 的高频线阵探头应该用于较小的关节，如肘部，手腕，脚踝或膝盖。较低频率的凸阵探头可以应用于较大的关节，如肩关节或髋关节。应进行纵向扫查，以确定关节间隙和邻近的骨结构。然后，探头应在感兴趣的区域上旋转90°，并采集横切面图像[9]。评价儿童关节的常见指征是关节疼痛和肿胀，常见的鉴别诊断是关节积液、感染和关节炎，可能涉及关节间隙以及滑囊和肌腱。

（一）髋关节

先天性髋关节畸形的影像学研究是在先天性髋关节异常的基础上进行的。相对于髋关节其他异常（感染、关节炎、外伤），患者应取仰卧位，髋关节处于中间位置，下肢相互平行。扫查从前入路进行，探头置于与股骨颈长轴平行的矢状斜切面上，同时获得对侧髋关节的对比视图，分屏功能在比较两个髋关节是否存在关节积液时特别有用。检查时应包括股骨头部和颈部、关节囊和髂腰肌。

出生时，股骨头和大转子与骨化的髋臼和股骨

干相比呈软骨性低回声。股骨头骨化中心在出生后的 2—8 个月发育（图 15-6）。髋臼和股骨干的骨化部分呈线性或曲线性高回声结构。纤维软骨髋臼唇横切面呈三角形，有加深髋臼的功能，其相对于软骨性股骨头呈高回声（图 15-6）。覆盖在盂唇和关节间隙上的是纤维状关节囊，亦呈高回声。

（二）膝关节

患者仰卧位，膝关节轻微弯曲，探头指向髁间窝（图 15-7A）。图像应包括股骨、胫腓骨、股四头肌、髌腱以及髌上隐窝。扫查应向内侧和外侧延伸，以发现髌上隐窝有少量积液。

正常软骨结构相对于肌肉和骨呈低回声（图 15-7B）。婴儿的软骨厚度最大，随着年龄的增长而减小。骨骼发育成熟的膝关节，软骨厚度达到 1～3mm。股骨外侧髁软骨厚度大于股骨内侧髁软骨厚度。

膝关节伸肌包括股二头肌、股四头肌和髌腱。当膝关节伸展时，肌腱产生轻度的凹面，所以应该使膝关节部分弯曲时进行检查，这样可以拉直肌腱，消除与超声束倾斜相关的假性低回声。股四头

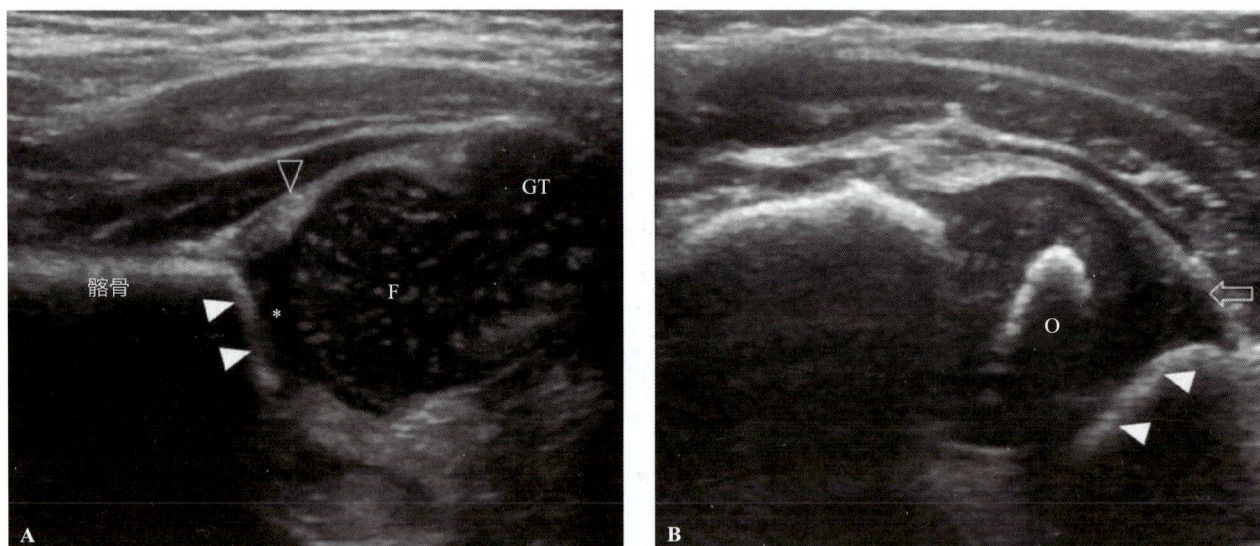

▲ 图 15-6　正常髋关节

A. 新生儿右髋纵切面声像图，低回声股骨头软骨（F）深陷于回声均匀的骨性髋臼内（箭头）。关节软骨盂唇（空心箭头）呈三角形，相对于软骨呈高回声，髋臼软骨缘（*）位于骨化髂骨和股骨头之间。B. 6 月龄婴儿左髋横切面声像图，中心高回声区代表骨化的股骨头中心（O）。未骨化的股骨头紧邻骨化的（箭头）和软骨化的（空心箭）坐骨后方。GT. 未骨化的股骨大转子

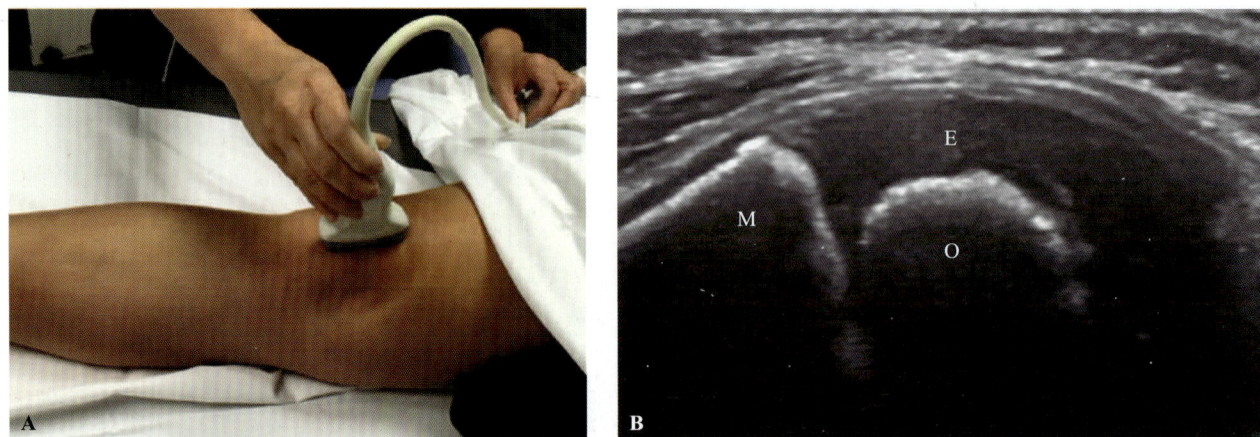

▲ 图 15-7　正常膝部

A. 前入路超声扫查时，将探头直接置于髁间窝；B. 3 岁儿童，左膝中线纵切面声像图可见股骨远端软骨骨骺（E）、骨骺骨化中心（O）和股骨远端干骺端骨化皮质（M）

肌腱起源于大腿前部的远端肌肉，止于髌骨。髌腱从髌骨下极延伸至胫骨粗隆（图 15-2D）。髌前囊位于髌骨下极和髌腱上部的前方。正常髌上隐窝可见微量液体[7]。髌下囊位于胫骨前部和髌腱下部之间。在正常的髌下囊中通常无液体。

（三）踝关节

患者取仰卧位，足部放在检查床表面，评估前胫距关节（图 15-8A）。探头置于踝关节的前部，刚好高于可触及的外踝上方。踝关节的图像应包括胫骨远端、腓骨远端、距骨和跟骨的背侧，骨皮质呈高回声伴后方声影[10]，未骨化的骨骺和关节软骨呈低回声。正常踝关节前隐窝含有脂肪垫，表现为胫距关节线前呈三角形高回声区（图 15-8B）。

跟腱连接比目鱼肌和腓肠肌到跟骨，患者取俯卧位、足底背屈时肌腱成像最佳（图 15-9）。青少年和成人正常跟腱厚 4～6mm，长 5～6cm。与其他部位的肌腱相似，跟腱具有纤维样外观和清晰的回声边缘（见图 15-2B）。超声还可从外侧识别腓骨长、短肌肌腱，从内侧识别胫骨后肌肌腱，从踝关节前方识别伸肌腱。这些肌腱可能由于频繁活动（跑步或步行）而导致炎症（肌腱炎）。

（四）足部

足背侧成像时患者可以取仰卧位，双膝微曲，或仰卧位，双膝充分伸直，具体方法取决于患者的舒适度。在患者俯卧的情况下，足底成像最佳。足背侧可见骨化的跗骨、趾骨及其未骨化的低回声骨骺、跗趾关节、趾间关节及姆长伸肌腱。足底可见足底筋膜和姆趾长屈肌腱。

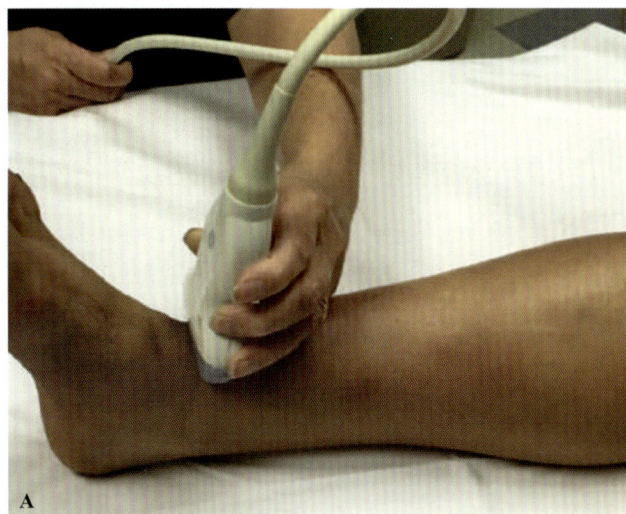

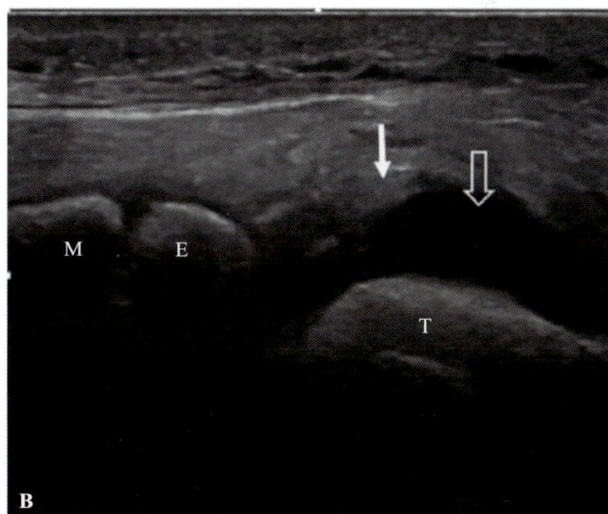

▲ 图 15-8　正常踝关节

A. 前入路超声扫查时，将探头置于外侧踝正上方；B. 经左踝进行纵切面扫查，声像图可见距骨（T）、胫骨骨骺（E）和干骺端（M）的骨化皮质，并见前隐窝中的液体（空心箭）取代脂肪垫（箭）

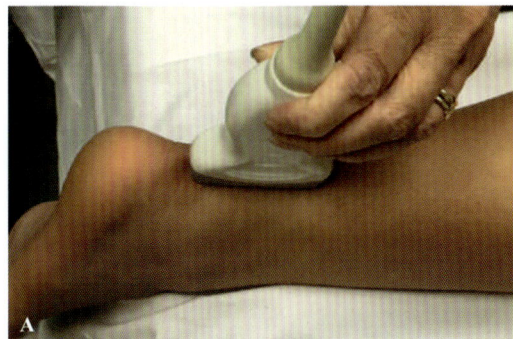

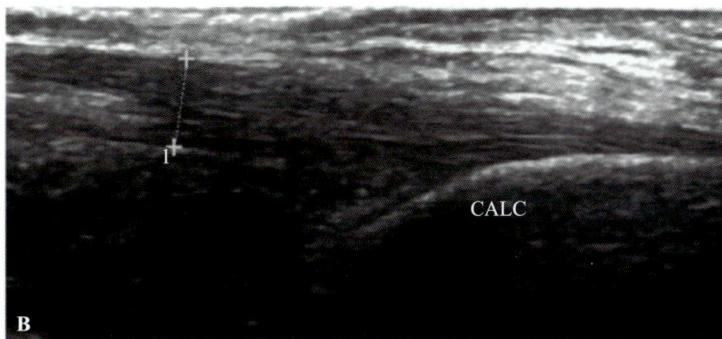

▲ 图 15-9　正常跟腱

A. 后入路超声扫查时，将探头置于踝关节后方足部的中间位置；B. 纵切面声像图显示跟腱附着于跟骨（CALC）。肌腱具有正常的纤维回声结构，厚度（管径）为 5mm

（五）肩部

肩部检查是为了评估以关节为中心的疾病，如积液或滑膜炎。患者应取仰卧或直立位，探头位于关节间隙上方（图 15–10）。在肩部处于中间位置的情况下，获得前后位的横切面和纵切面图像，内外旋转有助于评估半脱位[11, 12]。在新生儿和婴儿中，关节盂窝内的软骨性肱骨头呈圆形低回声结构并伴有明亮的内部回声（图 15–5A）。骨皮质相对于软骨呈薄的高回声曲线反射[11, 12]。

评估肩袖撕裂应扫查肱二头肌肌腱和肩袖。在横切面和纵切面检查肱二头肌肌腱的长头时患者的手臂处于中间位置，肘部弯曲 90°。当肩关节外旋，探头置于肱骨头上方的横向位置（内外侧），对肩胛下肌腱进行成像。随着肩部内旋和外展，在横切面和纵切面两个平面上对冈上肌腱进行评估。使患者的手放在对侧肩上时，可对冈下肌腱作纵切面和横切面扫查。

肩袖覆盖肱骨头并包含大结节[13]，由四根肌腱及其相关肌肉（肩胛下肌、冈上肌、冈下肌和小圆肌）组成。肩袖相对于关节软骨和更浅的三角肌呈高回声（图 15–11）。肩峰下、三角肌下囊直接位于肩袖浅部和三角肌深部呈薄的低回声带。

肱二头肌肌腱分离肩胛下肌腱和冈上肌腱。肱二头肌肌腱在肱二头肌沟内呈高回声的椭圆形结

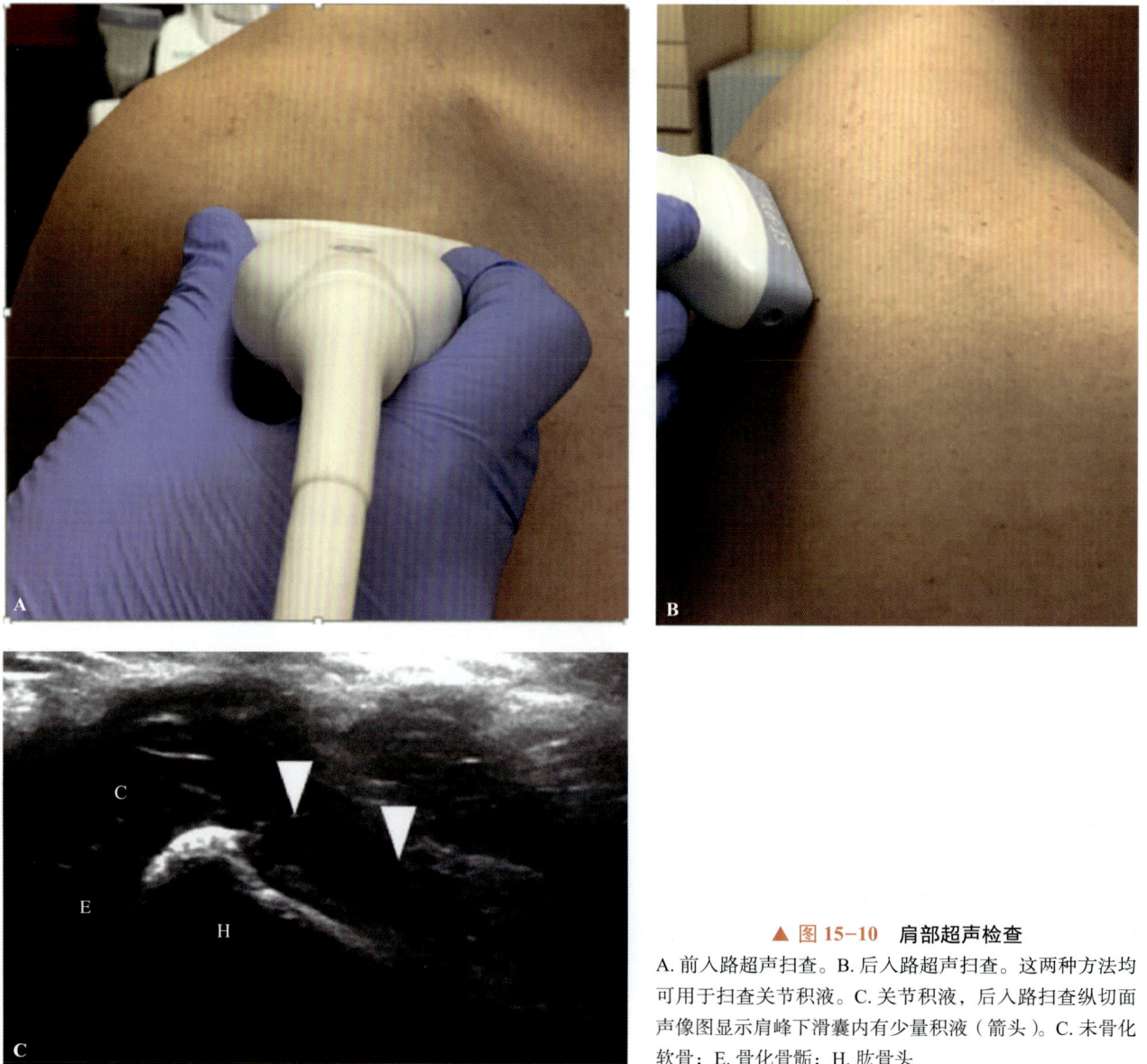

▲ 图 15–10　肩部超声检查

A. 前入路超声扫查。B. 后入路超声扫查。这两种方法均可用于扫查关节积液。C. 关节积液，后入路扫查纵切面声像图显示肩峰下滑囊内有少量积液（箭头）。C. 未骨化软骨；E. 骨化骨骺；H. 肱骨头

构，肱二头肌沟是一个邻近肱骨头的凹形回声结构。肱二头肌腱和肩袖病变在成人中很常见，但在儿童中很少见，本章将不作进一步讨论。

（六）肘部

肘关节的定位亦应取患者于最佳舒适度，并通过前后入路进行评估（图 15-12A），应对前、后隐窝、肱骨远端和桡骨近端和尺骨进行成像。

骨性结构呈高回声，软骨骺呈内部有明亮斑点的低回声结构（15-12B）。肱骨小头是第一个发生骨化的肘部骨骺，通常在 1—2 岁时就可以看到。内上髁骨骺 4 岁开始骨化，桡骨头 5 岁开始骨化，滑车骨骺 8 岁开始骨化，鹰嘴骨骺 9 岁左右开始骨化，外侧上髁骨骺 10 岁开始骨化[14]。肱骨远端前方可见正常脂肪垫回声。肱二头肌和肱三头肌的韧带、肌腱以及起源于肱骨远端上髁的前臂屈肌和伸肌肌腱也可以被识别出来。

（七）腕部和手

腕部和手部检查时，患者取坐位，探头置于腕部和手部的背侧和掌侧，从而获得关节间隙和腕关节的横切面和纵切面图像。超声检查能很好地显示腕部的 4 个部分（桡骨侧、尺骨侧、掌侧和背侧），桡骨、尺骨、腕骨、掌骨、指骨、伸肌和屈肌肌腱也可见（图 15-13）。手指的伸肌腱位于腕背上方的单独间隔，屈肌肌腱通过腕和手的腹侧面呈更紧密的束状排列（图 15-14）。回声增强的屈肌腱被低回

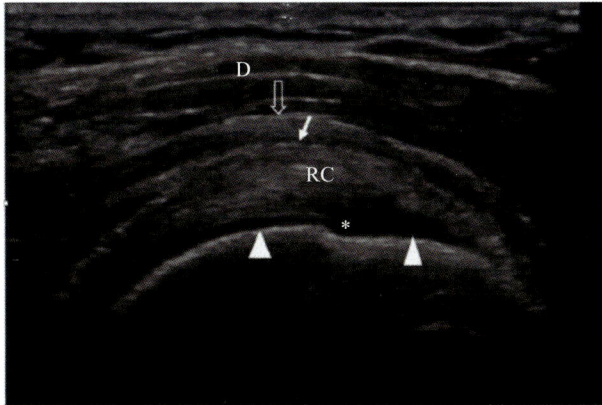

▲ 图 15-11　正常肩袖（18 岁女孩）

横切面声像图显示多层组织。第一层是肱骨骨皮质（箭头），第二层是肱骨头的关节软骨（＊），第三层是厚的肩袖（RC），第 4 层是三角肌下囊（箭），第 5 层是滑囊周围脂肪（空心箭）。低回声三角肌（D）覆盖所有这些结构

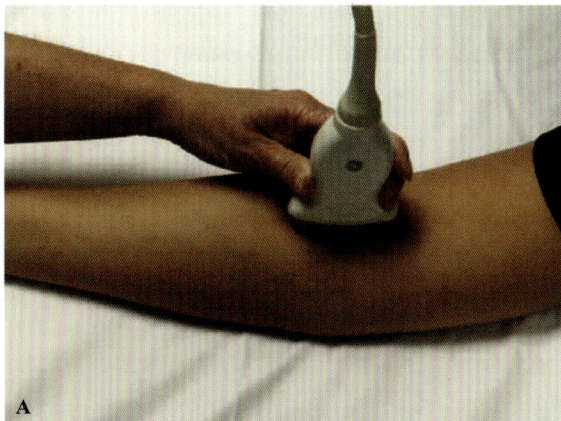

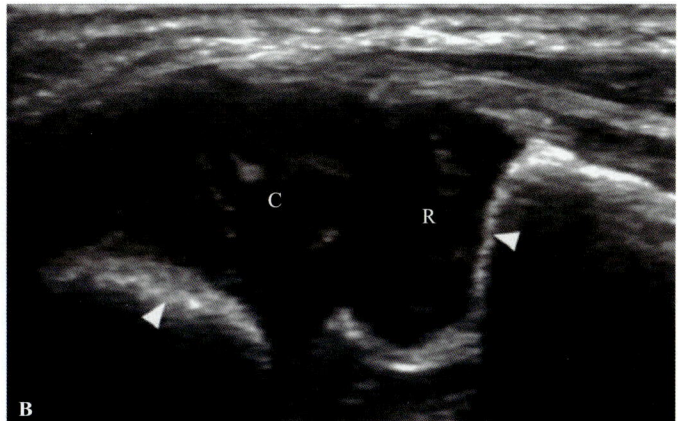

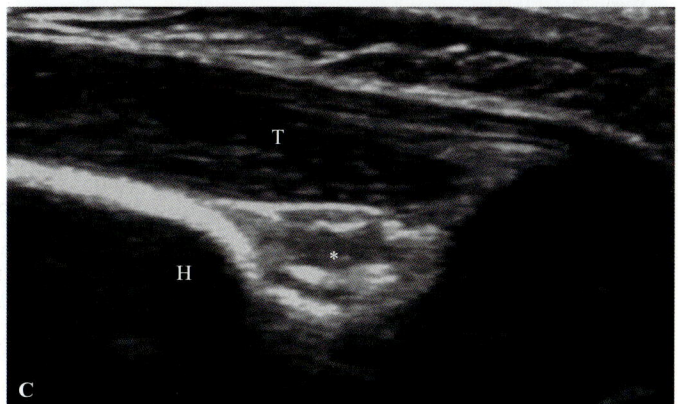

▲ 图 15-12　正常肘关节（3 月龄婴儿）

A. 前入路超声扫查；B. 左肘前方纵切面声像图显示低回声软骨性肱骨小头（C）和桡骨头（R）正常对齐，也可见肱骨远端和桡骨近端的骨骺（箭头）；C. 左肘后方纵切面声像图可见尺骨鹰嘴窝肱骨（H）后方的正常脂肪垫回声（＊），不包含肘关节积液。T. 三头肌

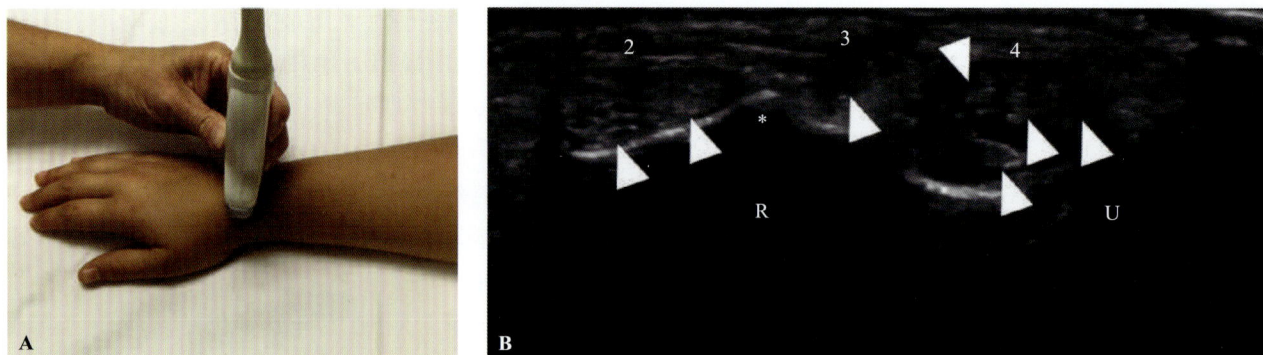

▲ 图 15-13　正常腕部，伸肌腱（15 岁男孩）

A. 背侧入路超声扫查时，将探头置于患者手腕背面上方的中间位置，其掌侧朝下；B. 桡骨远端（R）和尺骨远端（U）水平左手腕背侧横切面声像图显示第二（2）、第三（3）和第四（4）伸肌间的卵圆形肌腱（箭头）正常。第三拇长伸肌腱由于各向异性而呈低回声。第二和第三个间隔由 Lister 结节（＊）隔开

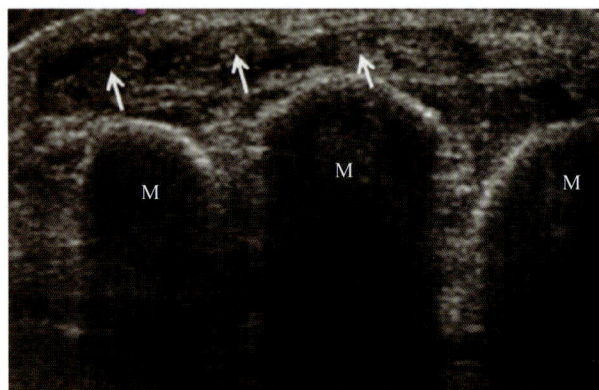

▲ 图 15-14　正常手，屈肌腱

手掌表面横切面声像图显示正常回声的屈肌腱（箭），周围有少量液体。M. 骨化掌骨

声滑囊包绕，在腕关节弯曲时最为明显。

四、先天性异常

（一）发育性髋关节发育不良

发育性髋关节发育不良（developmental dysplasia of the hip，DDH），先前称为先天性髋脱位，是髋关节一系列的畸形的总称，包括轻度髋臼发育不良、股骨头可复位性半脱位到不可复位性半脱位畸形，以及股骨头完全脱位。大多数脱位在出生时就很明显，但有些婴儿直到婴儿后期才发展或表现出 DDH[15]。因此，现在使用的是发育性髋关节发育不良。

DDH 是儿童期最常见的肌肉骨骼疾病之一，据报道每 1000 名婴儿中有 1.5～35 人患有 DDH。DDH 的危险因素包括臀位、DDH 家族史和女性[16]。

臀位分娩导致髂腰肌极度屈曲缩短往往促进脱位。患有斜颈、足部畸形（跖骨内收或跟骨外翻）和神经肌肉异常（脊柱裂、关节炎）的婴儿患 DDH 的风险也增加。

股骨头和髋臼必须对合紧密，才能使髋关节发育正常。如果股骨头半脱位或脱位，髋臼就会变浅，因为它缺乏股骨头的发育刺激。在慢性半脱位或脱位时，关节囊被拉伸，纤维脂肪组织（枕）填充髋臼，盂唇倒置，成为股骨头和髋臼之间的夹层组织。长期脱位的股骨头也可能导致髂骨关节外的重塑，产生假性髋臼。

1. 临床诊断与影像学

体格检查显示皮肤皱褶不对称、髋关节外展受限、Barlow 或 Ortolani 动作异常时，临床怀疑为 DDH。使用 Barlow 手法试图使股骨头脱位，在这个动作中，髋关节被弯曲和内收，膝盖被向后上推，就像活塞的作用一样。检查者可感觉到股骨头在髋臼后面的出口产生明显的振动或"撞击"[17]。Ortolani 手法评估髋关节脱位的复位情况，髋关节弯曲 90°，并外展成蛙式姿势。这会导致股骨头移回髋臼。当股骨头经过后盂唇时，会产生明显的"咯咯"弹响声。

DDH 的早期诊断和治疗对髋关节的正常发育具有重要意义。超声是在出生后 6 个月内评估可疑髋关节发育不良的首选检查方法。超声检查在评估新生儿和婴幼儿髋关节疾病方面优于常规 X 线检查，因为它能显示髋关节的软骨和软组织成分，特别是股骨头和盂唇，这些结构在放射学上是不

可见的。超声诊断 DDH 的敏感性和特异性几乎为 100%。

根据美国放射学指南，当临床怀疑 DDH 时，应在 4—6 周龄时进行初步超声检查[18]。髋关节的超声评估通常在出生 6 个月内，此时股骨头已开始骨化，但如果股骨头骨化延迟，其应用可以延长到这个时间段之后。当股骨头骨化时，可以通过平片评估股骨与髋臼的关系。有两种超声评价髋关节的方法：动态应力（harcke）技术和静态（graf）技术[19-21]，这两种方法都是基于股骨和髋臼标志物的识别。

2. 动态成像技术

使用 Ortolani 和 Barlow 手法评估股骨头的位置和稳定性[19-21]，7.5MHz 或更高频率的线阵探头通常适用于 3 月龄以下的婴儿；较大的婴儿可能需要 5MHz 探头。扫查时婴儿仰卧，探头位于臀部外侧或后外侧（图 15-15）。完整的检查包括采集 5 幅图像：前 4 幅图像为每侧髋关节伸展或屈曲位的冠状

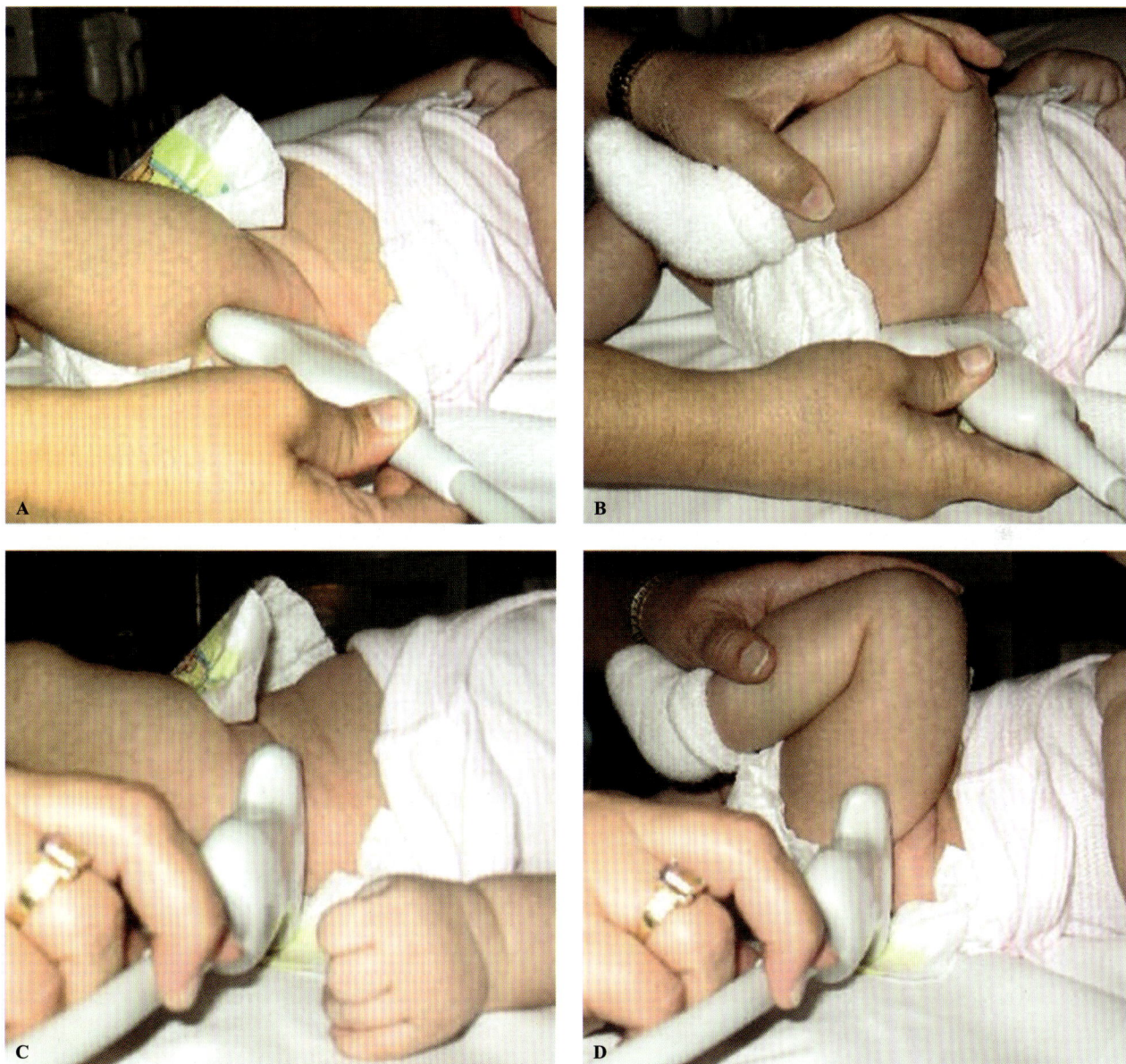

▲ 图 15-15 动态超声成像技术：髋关节成像及探头定位

A. 伸展位冠状切面声像图（中间位置），髋关节伸展，探头位于相对于髋臼的冠状面上；B. 屈曲位冠状切面声像图，髋关节弯曲 90°，探头位于相对于髋臼的冠状面上；C. 伸展位横切面声像图（中间位置），髋关节伸展，探头定位，使感兴趣的横向平面穿过股骨头进入髋臼的三叉软骨中；D. 屈曲位横切面声像图，髋关节处于 90° 屈曲，探头相对于髋臼呈横向平面

切面和横切面声像图（中间位置），第5幅图像是髋关节屈曲，股骨内收，开展Barlow操作时的声像图。检查左髋时，右手握探头，左手用来操控婴儿的腿。相反，当检查右髋时，左手握探头，右手操控婴儿的腿。

如前所述，股骨头是具有内部斑点回声的低回声结构（图15-6A）。髋臼包含骨和软骨。髂骨、坐骨和耻骨存在骨化中心，这些骨化中心由三叉软骨分开。髋臼的骨化部分回声增强，并伴有声影（图15-6A）。在冠状切面上，正常股骨头包含在髋臼内，股骨头直径至少一半被骨性髋臼覆盖（髂骨外侧皮质；图15-16A和B）。纤维软骨性髋臼唇呈三角形结构，位于股骨头的上外侧。关节囊覆盖在盂唇和股骨头上。

在横切面图像上，股骨头位于由坐骨后、耻骨前和三叉软骨中心形成的V形髋臼的中心（图15-16C）。与皮质骨相比，三叉软骨呈低回声。在屈曲位横切面声像图中，坐骨仍然可见，亦可见股骨干（图15-16D）。Barlow动作髋关节内收时，正常股骨头仍位于髋臼内（图15-16E）。

3. 病理

髋关节发育不良的诊断是基于髋臼浅平、股骨头在静止或有应力时的位置异常或这些异常的组合。

根据股骨头在静止和有应力状态下的位置和稳定性分为正常、半脱位或脱位。正常的髋关节位于髋臼中心，髋臼应覆盖股骨头的50%[22]。半脱位的股骨头位于外侧面，但部分仍由髋臼所包含（图15-17）。脱位的股骨头向髋臼的外侧面、后方和上方移位，而盂唇可能位于股骨头和髋臼之间。脱位的髋关节与髋臼无接触或覆盖（图15-18）。它可以通过外展（Ortolani）手法复位到髋臼。半脱位和脱位时，髋臼较浅（图15-17和图15-18）。浅髋臼的声像图表现为一个尖角屋顶。在严重脱位的髋关节中，只能看到髂骨外侧骨皮质的弯曲回声与股骨头接触（图15-18C）。

在出生后第一天，通过应力动作可以看到股骨头有高达6mm的位移。这种短暂的松弛在生后最初几周减少。对于4周龄或4周龄以上的婴儿，在进行应力动作时，股骨头应保持稳定，不向侧后方移动。除非有明显脱位的临床证据，美国放射学指南规定，髋关节的超声评估应推迟到4—6周龄[18]。这有助于避免在短暂性松弛或不稳定的情况下进行多次不必要的检查或治疗。

4. Graf 技术

Graf技术是基于将婴儿置于侧卧位，股骨伸展并采用线阵探头所获得的髋关节冠状切面声像图。成像平面通过髂骨和髋臼的中部，还应显示盂唇（图15-19A）。需要测量骨性髋臼的深度、骨性髋臼、软骨性髋臼的固定点。

髋臼周围画3条线和2个角（α和β）（图15-19B）[20, 21]。α角是沿髂骨直边画的平行线与沿髋臼骨顶画的第二条线之间的角度。β角由沿着髂骨直缘的平行线和一条穿过高回声的关节软骨盂唇的线形成。正常α角≥60°，正常β角≤55°。α角越小，β角越大，越有可能出现发育不良。

根据α角和角和髋臼的发育情况，Graf分类中描述了4种基本髋关节类型（图15-20）。Ⅰ型，正常：α角＞60°，β角＜55°，髋臼正常。Ⅱ型，生理性不成熟：α角44°～59°，β角55°～77°，髋臼正常或轻度发育不良。Ⅲ、Ⅳ型，病理性髋关节：α角＜43°，β角＞77°。在Ⅲ型中，髋臼发育不良，但部分覆盖股骨头。在Ⅳ型中，髋臼明显发育不良，股骨头脱位，唇盂夹在股骨头和髋臼之间。Ⅱ型髋关节需要密切观察，虽然造成半脱位或脱位的风险很小。Ⅲ型和Ⅳ型髋关节需要治疗。

5. 治疗后影像学及后遗症

新生儿DDH通常用屈曲外展外旋束带（最常见的Pavlik吊带）或夹板进行治疗，引导股骨头朝向三叉软骨，刺激髋臼正常发育。婴儿在这个位置保持数周，直到髋关节囊收紧，髋臼成熟。

在治疗后的评估中，仅需行屈曲位横切面、冠状切面扫查来获取超声图像。不做中位图像和应力操作是因为需要拆除安全带或外展夹板。如果脱位已经复位，股骨头应该在髋臼的中心。股骨头在外侧位、上位或后位均提示复位不满意。髋臼与股骨头的关系通常在治疗后6～8周内恢复正常（图15-21）[23]。

使用安全带或其他外展装置治疗的并发症发生率非常低，不到1%～3%的患者会出现缺血性坏死[24]。彩色多普勒超声有助于评估股骨近端骨骺血供的完整性。正常股骨骨骺内可见血流。在有缺血

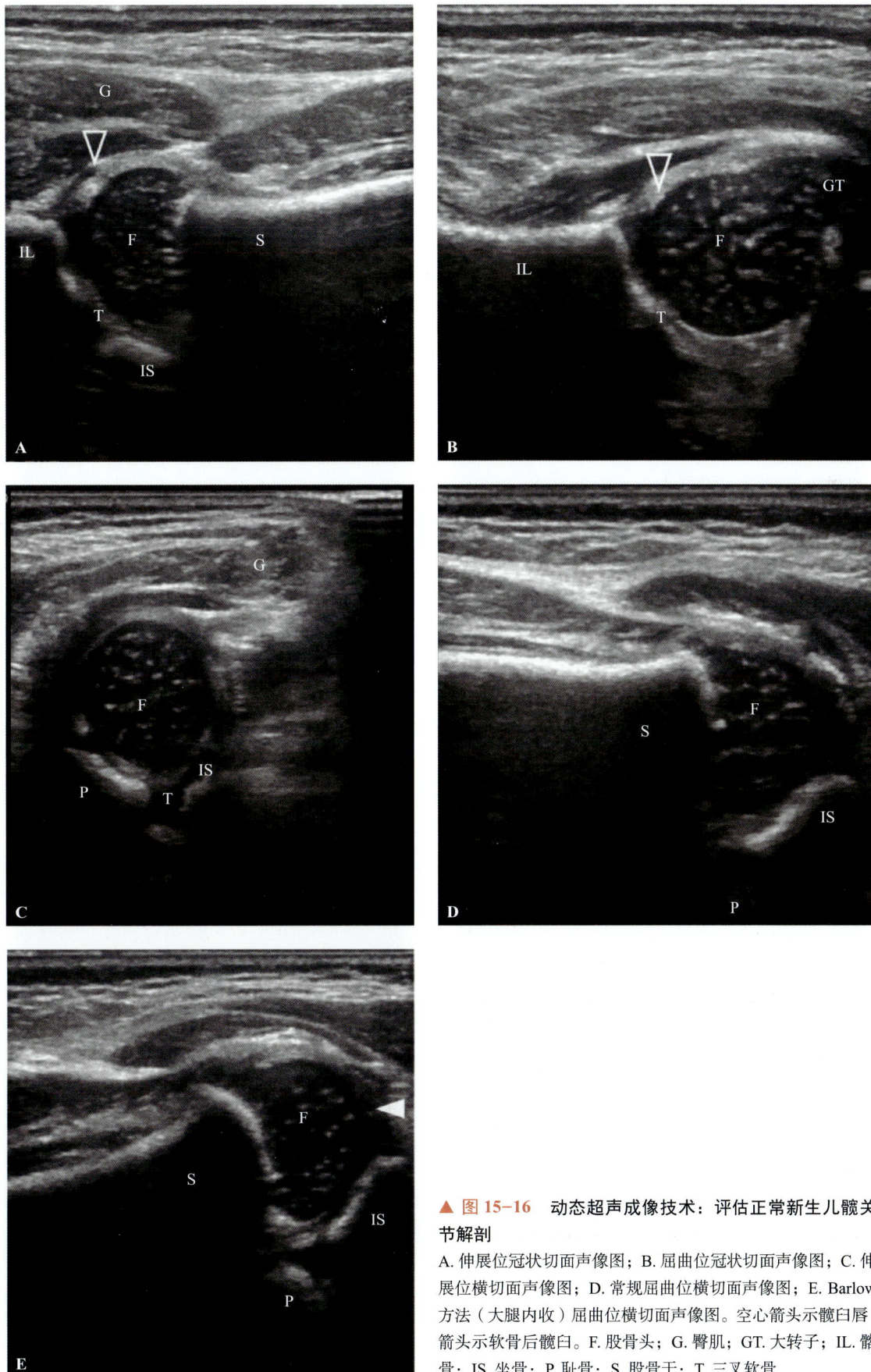

▲ 图 15-16　动态超声成像技术：评估正常新生儿髋关节解剖

A. 伸展位冠状切面声像图；B. 屈曲位冠状切面声像图；C. 伸展位横切面声像图；D. 常规屈曲位横切面声像图；E. Barlow 方法（大腿内收）屈曲位横切面声像图。空心箭头示髋臼唇；箭头示软骨后髋臼。F. 股骨头；G. 臀肌；GT. 大转子；IL. 髂骨；IS. 坐骨；P. 耻骨；S. 股骨干；T. 三叉软骨

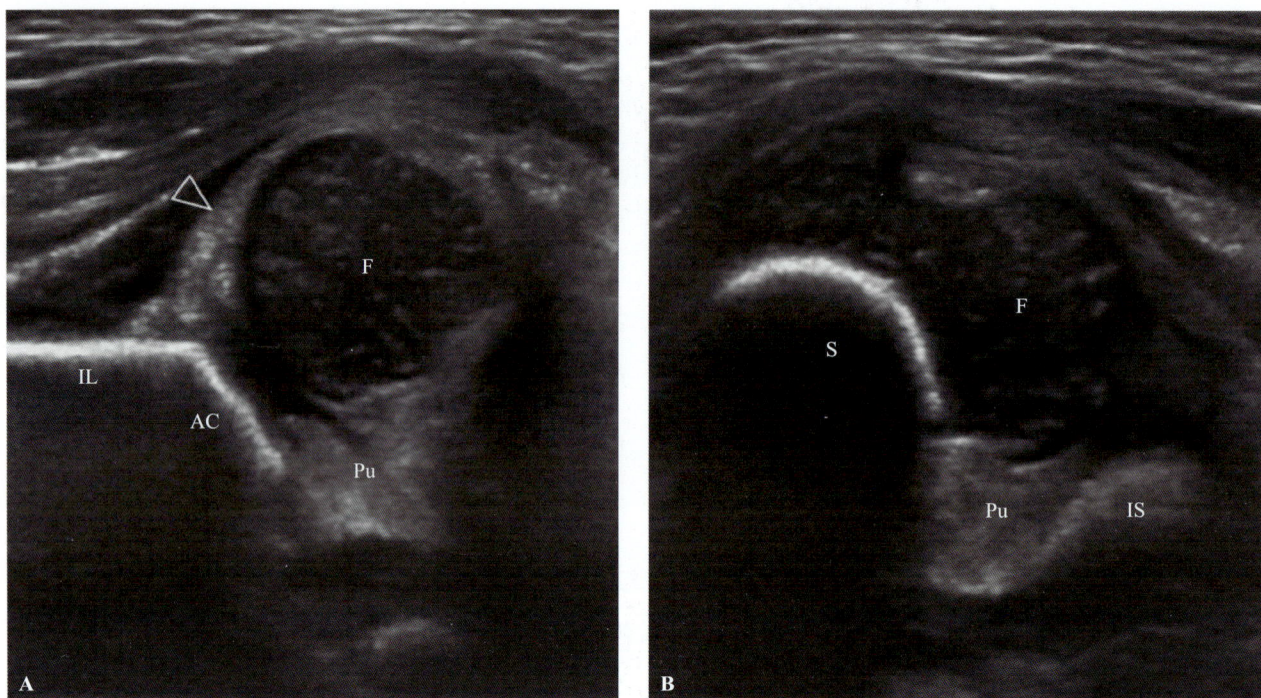

▲ 图 15-17　髋关节半脱位

A. 左髋屈曲位冠状切面声像图，股骨头（F）与髋臼（AC）呈外侧半脱位，浅髋臼覆盖率＜ 50%；其与髋臼外侧缘和外翻的盂唇（空心箭头）保持接触；股骨头和髋臼之间有高回声纤维脂肪垫（Pu）。B. 左髋屈曲位横切面声像图，股骨头（F）相对于坐骨（IS）横向定位。再次见到纤维脂肪垫（Pu）。S. 股骨干；IL. 髂骨

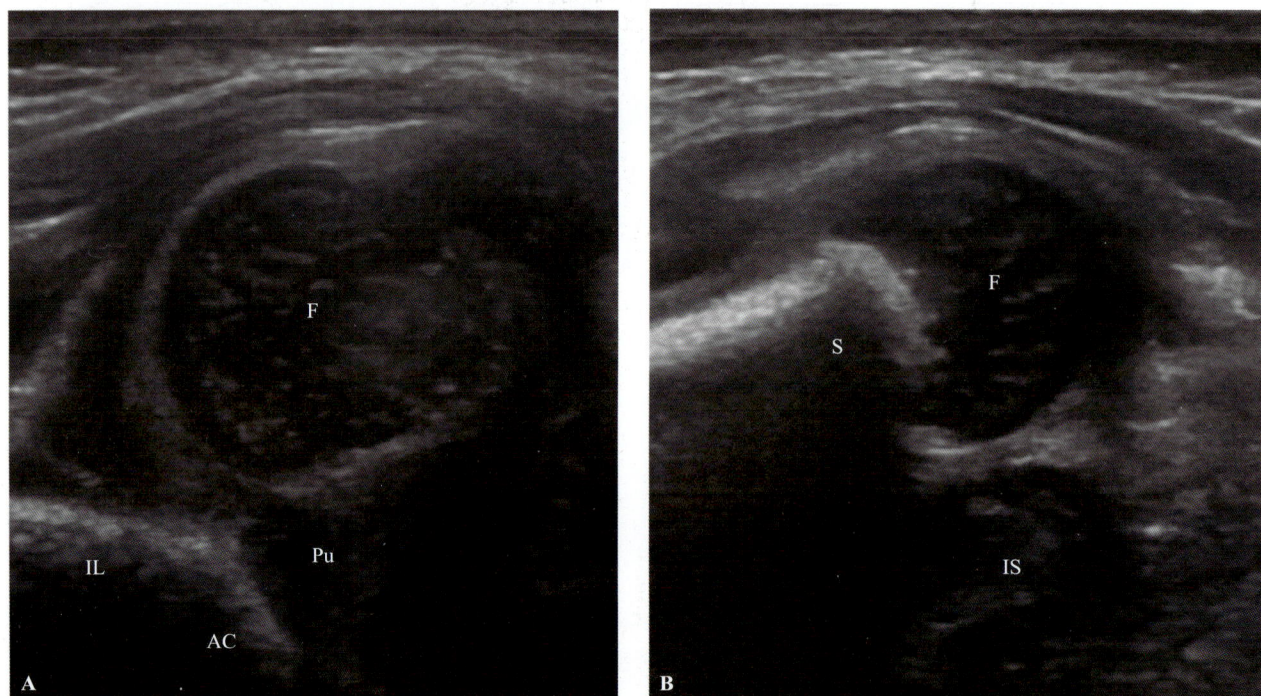

▲ 图 15-18　髋关节脱位

A. 冠状屈图像，股骨头（F）从浅的发育不良的髋臼（AC）向上外侧脱位到髂骨（IL）；髋臼和股骨头之间可见回声增强的纤维脂肪垫（Pu）。B. 横屈图像，股骨头在坐骨后上方脱位。S. 股骨干

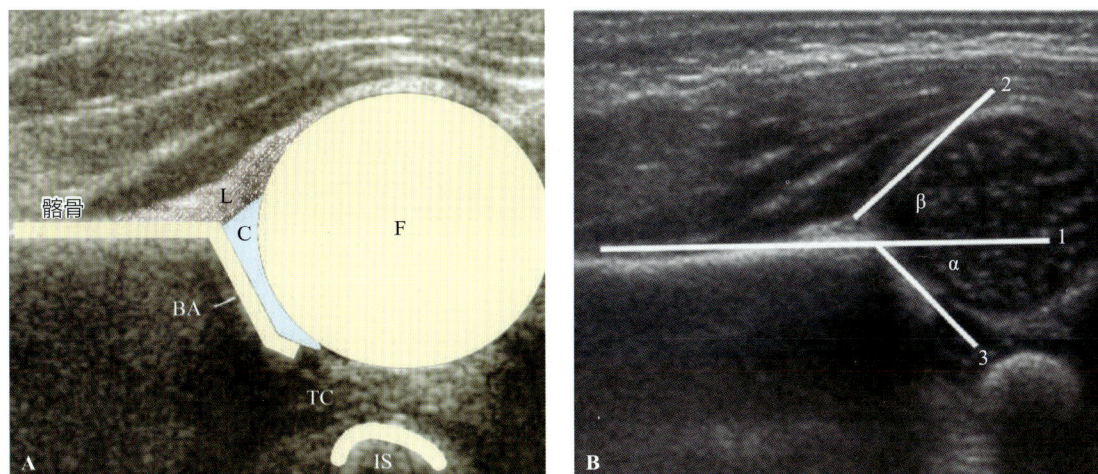

▲ 图 15-19　Graf 技术

A. 在髋关节冠状切面声像图中示意股骨头（F）、髋臼（BA）和髋臼唇（L）。髂骨必须水平才能获得有效的测量值。
B. 注释图像。在 Graf 技术中，沿着髂骨画水平基线（1），沿着盂唇画第 2 线（2），沿着髋臼画第 3 线（3）。α 角（第 1 线和第 3 线之间的角度）测量髋臼深度，对于髋关节稳定婴儿＞ 60°，对于发育不良的患者＜ 50°。β 角（第 1 线和第 2 线之间的角度）随髋关节发育不良和移位程度成比例增加。C. 髋臼顶软骨；IS. 坐骨；TC. 三叉软骨

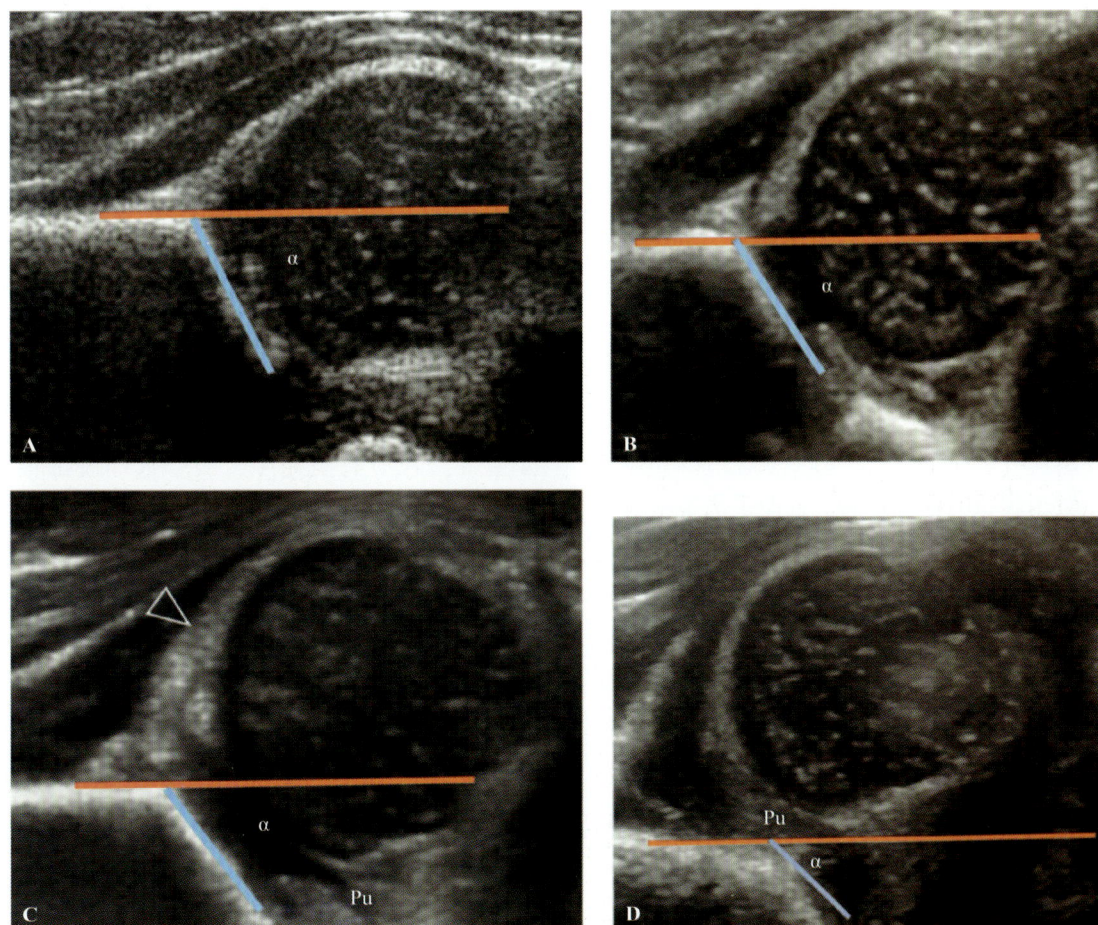

▲ 图 15-20　四种髋关节类型的 Graf 技术

A. Ⅰ 型，正常，α 角＞ 60°；B. Ⅱ 型，髋臼稍浅，α 角 44°～59°；C. Ⅲ 型，浅髋臼，α 角＜ 43°，股骨头最小限度覆盖，外侧半脱位，髋臼内唇外翻（箭头），纤维脂肪垫（Pu）；D. Ⅳ 型，髋臼发育不良，α 角＜ 43°，股骨头向外侧和头端移位，股骨头和髋臼之间有纤维脂肪垫（Pu）

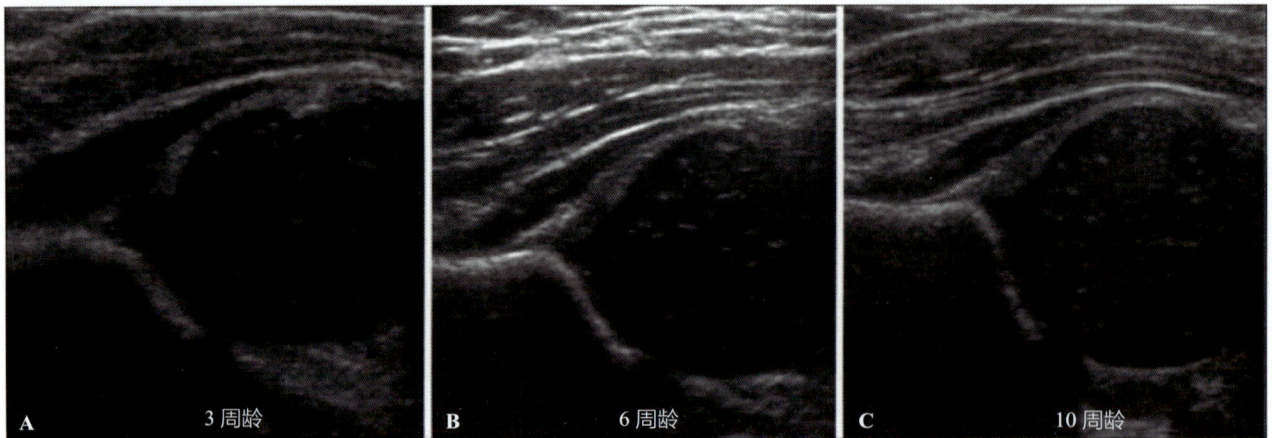

▲ 图 15-21 屈曲外展外旋吊带（Pavlik 吊带）治疗后声像图

A. 患者 3 周龄时因左髋发育不良接受 Pavlik 吊带治疗；B. 6 周龄时髋臼形态和髋关节的对位得到改善，但髋臼仍稍浅；C. 10 周龄时基本恢复正常，髋关节在位并被髋臼覆盖

性坏死风险的新生儿中，血流减少或消失[25]。未经治疗的 DDH 长期后遗症是早期继发性骨关节炎。尽管对所有新生儿进行筛查有可能消除对 DDH 的漏诊，但由于所需的成本、设备和人力，在美国，普遍筛查还不是例行的[26]。

DDH 的鉴别诊断包括神经肌肉疾病引起的髋关节半脱位、脓毒性关节炎、骨骺骨折、股骨近端局灶性缺损和髋内翻。临床病史和影像学研究通常可给出特定的诊断。这些超声表现将在本章的其他章节描述。

6. 三维超声

三维超声要求在纵切面和冠状切面投影成像。因为三维超声可以显示髋关节的全貌，所以在显示股骨头相对于髋臼的位置方面，它似乎优于常规超声检查[27]。然而，三维成像技术受数据采集和重建速度慢等技术因素的限制，在临床上还没有得到常规应用。

（二）股骨近端局灶性缺损

股骨近端局灶性缺损（proximal femoral focal deficiency，PFFD）是由于股骨粗隆下骨生成障碍导致股骨近端不同程度发育不良的一种先天性异常，缺损的严重程度从轻微的股骨缩短到几乎完全的股骨缩短和髋臼缺失。大多数病例为单侧发病。PFFD 通常是一种孤立性的病变，但可能伴有尾部退化综合征，也可见于母亲为糖尿病的婴儿。诊断通常是在新生儿期发现婴儿下肢短小，或者是患者开始行走时发现下肢不等长而出现跛行。

根据股骨头和颈部是否存在以及股骨头和髋臼发育不全的程度（图 15-22），PFFD 可分为 4 型[28]。在所有类型中，股骨远端段都很短，从 A～D 型伴随着严重程度的增加而增加。A 型是最轻度的，软骨或骨连接头部和股骨的其余部分；股骨头位于正常的髋臼中。B 型中，股骨头和远端骨干之间没有连接；股骨头位于轻度发育不良的髋臼

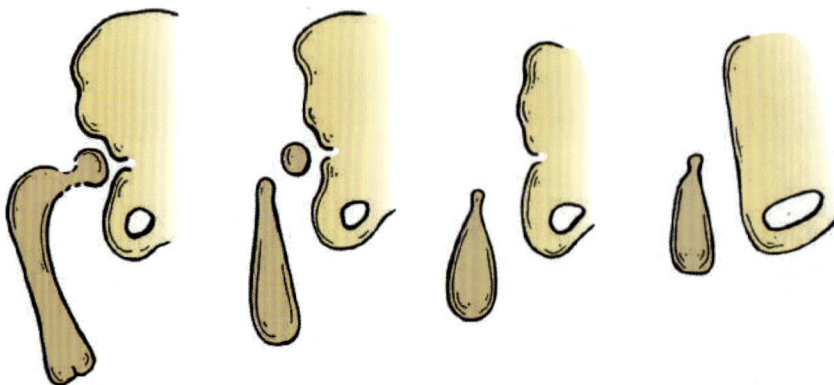

◀ 图 15-22 股骨近端局灶性缺损的分类示意图

这 4 种主要类型的分类是根据股骨头和股骨颈部的存在与否及股骨头和髋臼发育不良的程度确定的

内（图 15-23）。在 C 型中，股骨头和远端骨干之间没有连接；股骨头缺如或很小，髋臼发育不良。最严重的是 D 型，股骨远端明显缩短和发育不良，髋臼和股骨头缺失。约 70% 的病例出现同侧腓骨发育不全。

PFFD 的鉴别诊断包括 DDH 和部分骨骼发育不良。在 DDH 患者中，股骨头发育但不在髋臼中心。

在骨骼发育不良的患者中，多处骨骼（不仅是股骨）缩短。

（三）腓骨和胫骨半肢畸形

腓骨和胫骨半肢畸形的特征分别是腓骨和胫骨部分或完全缺失，包括轻度发育不全到完全发育不全[28]。两种情况下的相关异常包括胫骨半肢畸形的

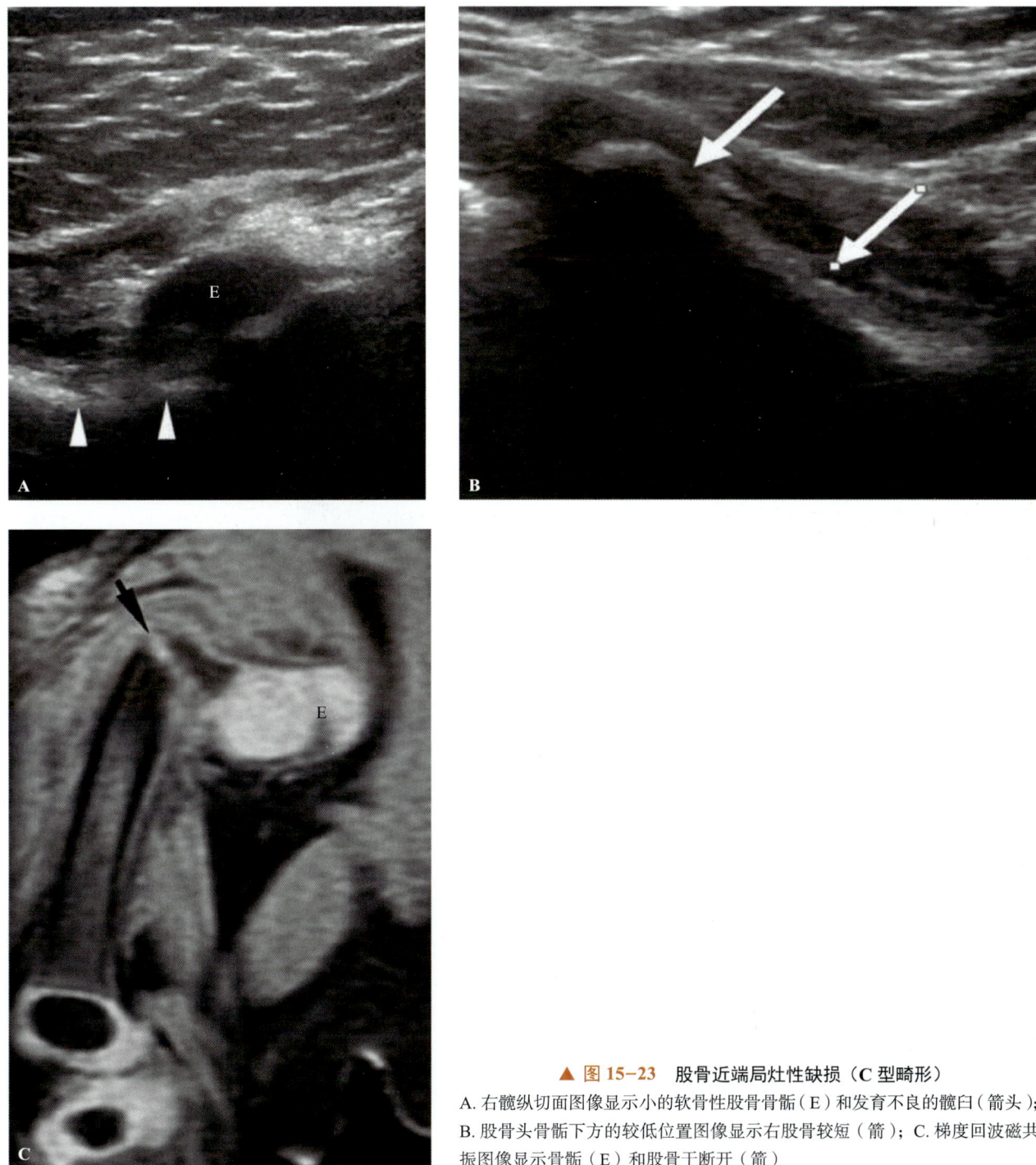

▲ 图 15-23　股骨近端局灶性缺损（C 型畸形）
A. 右髋纵切面图像显示小的软骨性股骨骨骺（E）和发育不良的髋臼（箭头）；
B. 股骨头-骨骺下方的较低位置图像显示右股骨较短（箭）；C. 梯度回波磁共振图像显示骨骺（E）和股骨干断开（箭）

股骨远端和腓骨发育不全，以及腓骨半肢畸形的胫骨、足部畸形和膝关节异常[28, 29]。

超声已经被用来确定腓骨软骨和胫骨原基的大小和位置、髌腱的有无，以及未成熟骨与股骨髁关节面的关系（图 15-24）。

（四）膝关节异常

超声检查是评价新生儿静息或运动状态下股骨、胫骨关系的良好方法。

1. 膝反屈

膝反屈或膝过伸是一种罕见的异常。病变的范围从简单的过度伸展、伴有股骨胫骨前半脱位的过度伸展，再到伴有股骨胫骨全脱位的过度伸展。它可能是散发性的，也可能与某些综合征有关，如唐氏综合征和关节炎（多发性先天性关节挛缩）。膝反屈通常在出生时就有明显的临床表现。新生儿期的主要治疗方法是早期手法复位配合夹板、石膏固

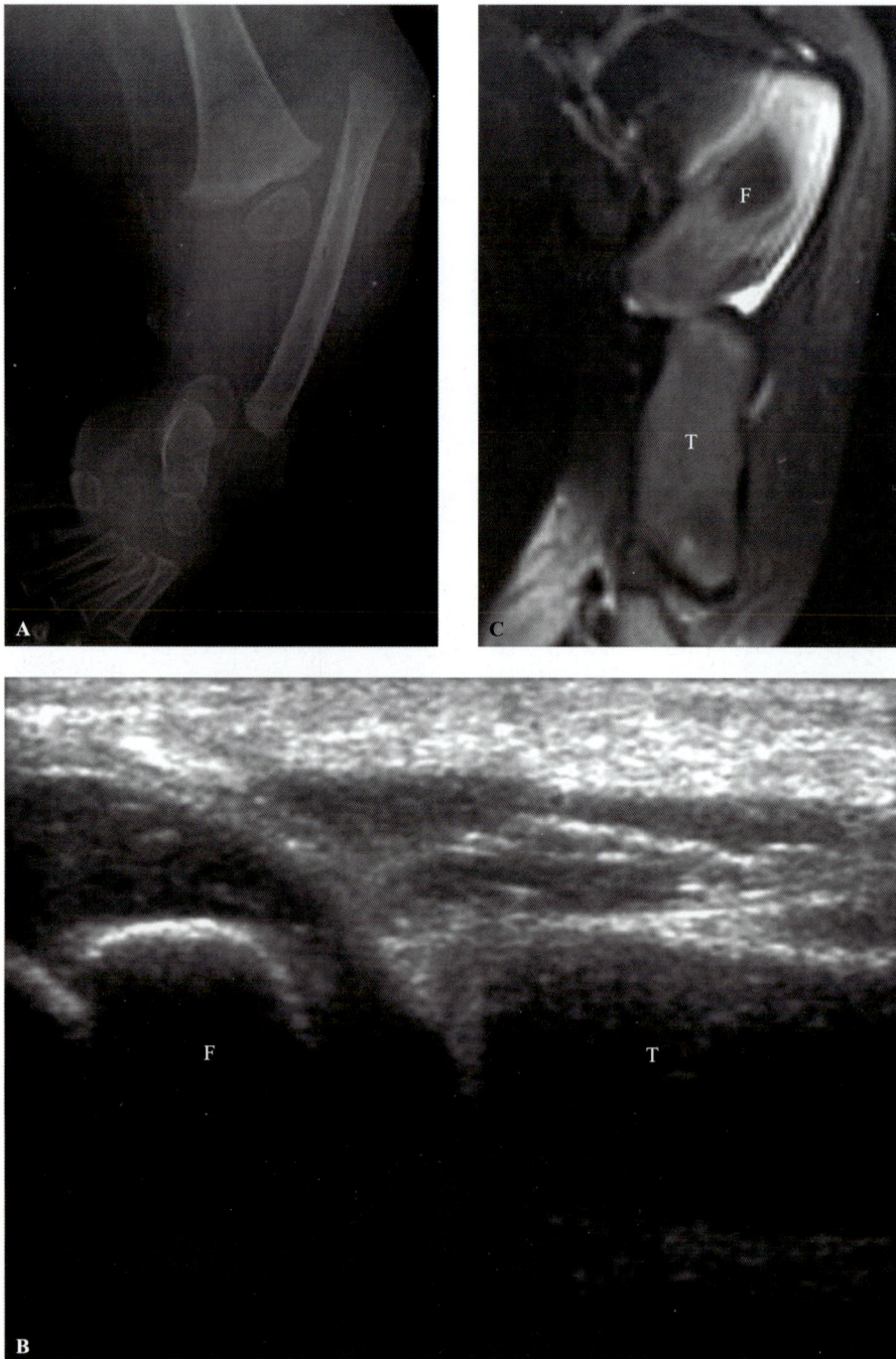

◀ **图 15-24 胫骨半肢畸形（12月龄婴儿）**
A. 左下肢前后位 X 线检查显示胫骨近端少许骨化，腓骨长度相对正常，注意左足多趾畸形；B. 纵切面灰阶声像图显示胫骨近端软骨原基（T）和正常股骨远端。C. MRI FS T₂WI 冠状位图像证实胫骨近端软骨的存在和大小（T）。F. 股骨骺

定。超声能显示软骨与膝关节的关系。

2. 先天性髌骨异常

先天性髌骨异常包括缺失、发育不良和脱位[30]。在髌骨缺失或发育不良的情况下，患者膝关节前部平坦。在先天性脱位中，髌骨向股骨外侧髁外侧移位，患者同时伴有膝关节屈曲畸形和胫骨外旋。髌骨在 3—4 岁骨化，所以常规的 X 线片未能显示脱位。超声可以显示髌骨是否存在、大小以及与邻近关节结构的关系（图 15-25 和图 15-26）[30]。

（五）后足异常

后足是足的最后部，由距骨和跟骨组成。婴儿后足的放射学评价因未形成骨化而受限。超声能显示软骨性跗骨和跗骨的排列。探头位置的变化取决于感兴趣区域，探头放置在足跟后上部分的中线矢状视图可评估胫骨远端与跟骨的关系。探头置于踝关节和足部交界处的内侧和前部的矢状切和冠状切图像，可以评估内踝、距骨、舟骨、第一跖骨和内侧楔形骨。探头置于前外侧的矢状切和冠状切图像可以对跟骰关节进行评估。此扫查图像是在足外展状态下将探头置于中间位置时获得的。

马蹄内翻足时，跗舟骨向内侧移位，采用外展手法在踝足关节的前内侧图像上，由于跗舟骨的内侧移位，马蹄内踝骨骺软骨与跗舟骨软骨之间的距离较正常足短（图 15-27）。在足跟中部或足底最小

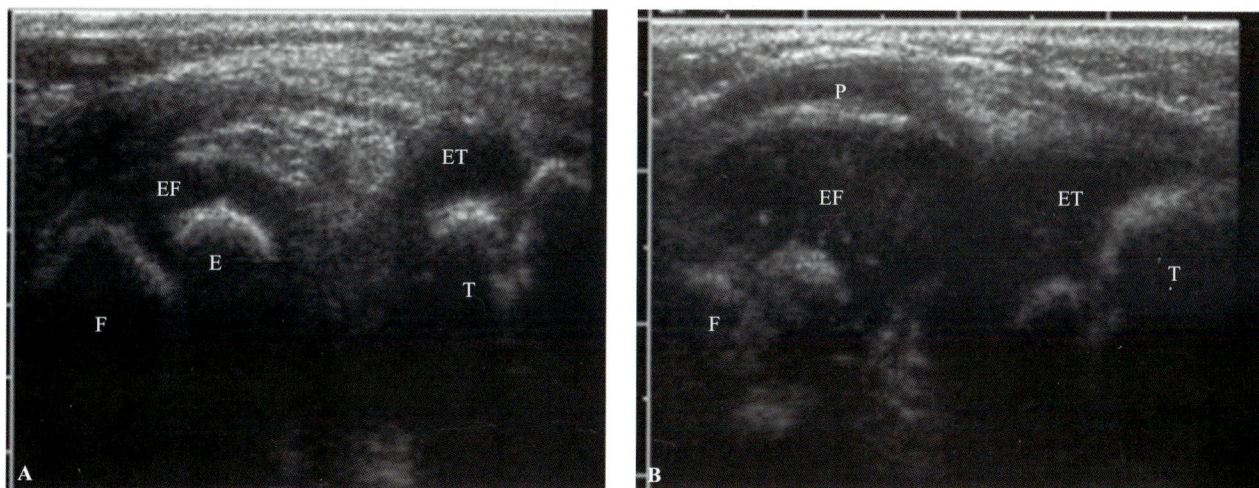

▲ 图 15-25 髌骨半脱位

A. 右膝前方纵切面声像图显示骨软骨结构正常；B. 从膝关节外侧纵切面图像显示髌骨半脱位（P）。F. 股骨干骺端；E. 股骨骨骺；EF. 股骨骨骺软骨；ET. 胫骨骨骺；T. 胫骨干骺端

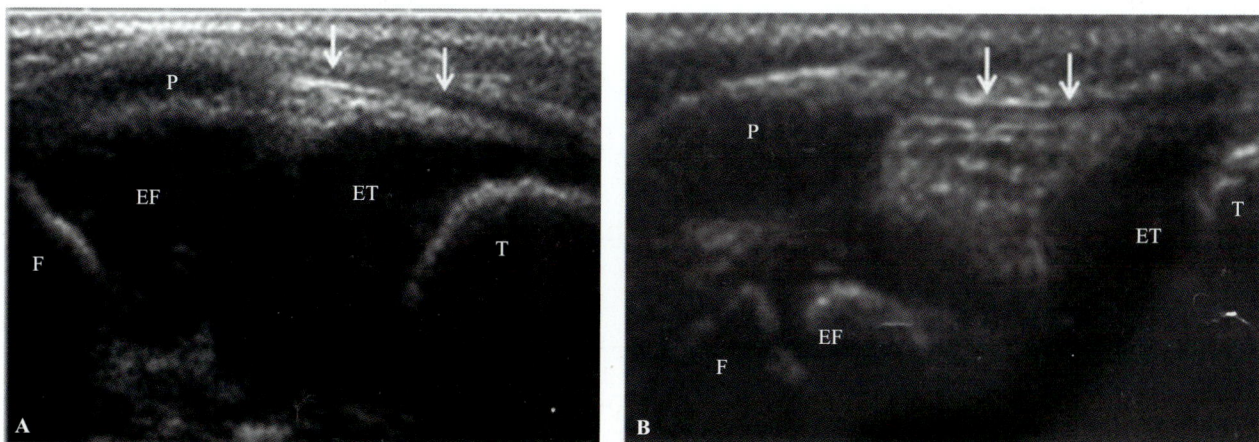

▲ 图 15-26 先天性髌骨发育不全（患者：男，3 月龄）

A. 右膝外侧纵切面声像图显示软骨性髌骨较小，髌腱成形不全；B. 正常左膝前方纵切面声像图显示髌骨相对较大，形态良好，位置居中。箭示髌腱。EF. 股骨骨骺软骨；ET. 胫骨骨骺；F. 股骨干骺端；P. 髌骨；T. 胫骨干骺端

弯曲度时的正中矢状切图像中，骨化胫骨和骨化跟骨的上表面之间的距离较正常足减小，但在马蹄足则不明显。马蹄内翻畸形时跟腱常缩短[31]。

先天性垂直距骨（也称为先天性岩足底）是一种以不可复位的距舟关节脱位为特征的畸形足（图15-28）。距骨在足底弯曲，与舟骨之间没有关节。背侧矢状位最能显示距舟关节脱位，其并不随着足

底跖屈增大而减少[31]。

五、软组织肿块

超声通常是评价儿童浅表软组织肿块的首选影像学检查方法，它可以确定病变大小和内部组织成分（即囊性或实性），偶尔也可以给出明确诊断[32, 33]。MRI 已成为确定大型病灶的范围及其与肌

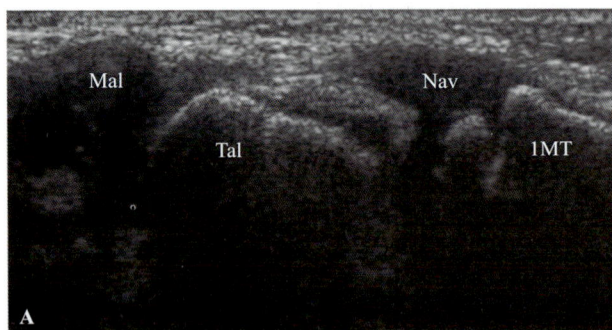

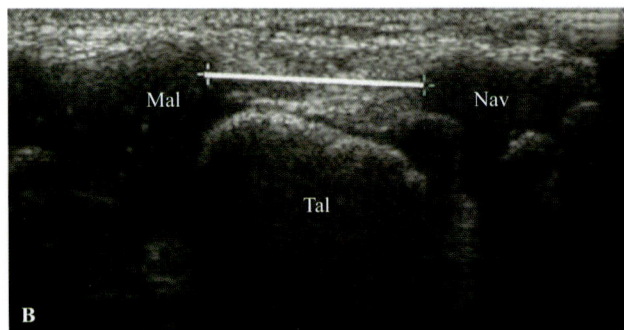

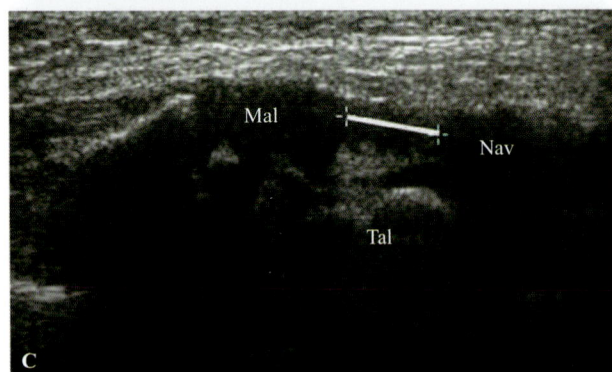

▲ 图 15-27　马蹄内翻足（纵切面超声扫查，将探头置于踝 / 足关节的内侧和前部）

A. 正常足，中间位置，软骨性内踝（Mal）、软骨性舟骨（Nav）、骨化距骨（Tal）和骨化第一跖骨（1MT）之间的正常关系；B. 正常足，外展位。软骨性内踝（Mal）与软骨性舟骨（Nav）之间的距离（白线）为 1.65cm。中间位置该距离约为 1cm；C. 马蹄内翻足，外展位。内踝（Mal）与舟骨（Nav）之间的距离（白线）为 0.77cm。中间位置该距离约为 0.45cm。Tal. 骨化距骨

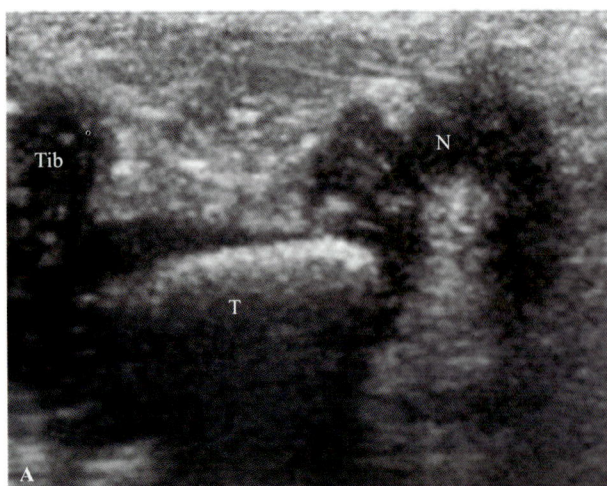

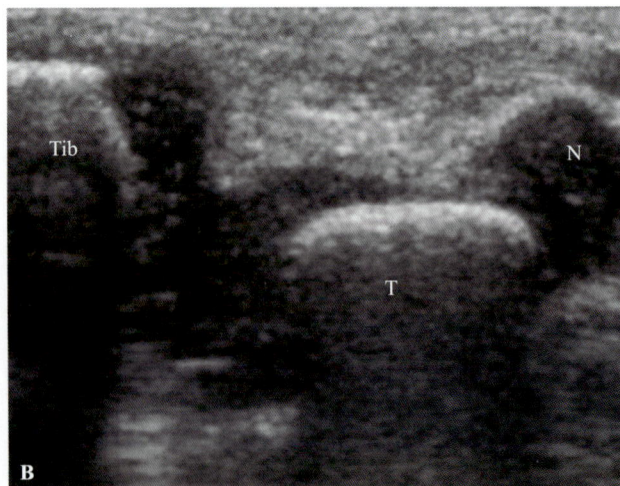

▲ 图 15-28　垂直距骨（患者：女，2 月龄，双侧垂直距骨）

A. 中间位置背侧矢状切面声像图显示距骨（T）上方舟骨（N）的背侧脱位；B. 在最大跖屈时舟骨（N）背侧位移具有不可复性。Tib. 胫骨远端；T. 距骨（引自 Miron M-C, Grimard G.Ultrasound evaluation of foot deformities in infants. *Pediatr Radiol* 2016; 46:193–209.）

肉、脂肪、骨骼关系的影像检查方法[34, 35]。

（一）先天性血管病变

国际血管畸形研究学会最近开发的分类系统将病变分为血管肿瘤（婴儿型和先天性血管瘤）和血管畸形[36]。后者根据其血流（高血流或低血流畸形）和主要血管通道（动静脉、静脉、毛细血管或淋巴管畸形）进一步细分。病变的血流特点有助于提供明确诊断。

1. 血管瘤

婴儿型血管瘤是婴儿期最常见的血管瘤，是一种良性、生长缓慢的病变，也可能含有非血管成分，如脂肪、纤维组织和平滑肌。它位于浅层，很少出现在深层软组织内。最常见的表现为皮下浅蓝色或红色软组织肿块。一般来说，血管瘤并不在出生时出现，而在出生后的头 10 年，通常是在新生儿期或出生后的前 3 个月发生。它们有一个快速生长期（3～9 月龄）和一个后期的退化阶段（1.5—10 岁）[37]。

先天性血管瘤在出生时就存在，并被分类为非消退型和快速消退型。非消退型血管瘤在出生时就完全发育，出生后就不再生长。快速消退型的先天性血管瘤通常在出生后 1～2 年内退化[37]。

婴儿型和先天性血管瘤表现为均质或不均质的肿块，较邻近软组织呈低或等回声（图 15-29）。高回声病灶可能继发于血管血栓形成、脂肪组织或钙化。血管瘤在彩色多普勒成像上表现为典型的血管

性肿块。供血动脉的脉冲多普勒超声显示低阻力血流模式，高频多普勒频移（＞ 2kHz）。静脉血流是单相的，因为没有动静脉分流[37-39]。退行期病变大小和血管通道数目减少。

2. 血管畸形

(1) 高流量畸形：动静脉畸形和瘘属于伴有动静脉分流的高流量血管畸形。在组织学上，动静脉畸形的特征是多个异常血管通道（称为病灶）组成的网络，位于扩大的供血动脉和引流静脉之间，绕过正常的毛细血管床。动静脉瘘在供血动脉和引流静脉之间有一个单独的通道，两种病变均无正常毛细血管床。临床表现包括伴有杂音或震颤的搏动性肿块。

超声检查，两种病灶都表现为具有低回声通道的复杂肿块，但并不富含软组织成分（与具有软组织成分的血管瘤相反）和大的供血血管。彩色多普勒成像显示高速收缩期动脉血流和动脉化静脉频谱（图 15-30）[37, 39, 40]。

(2) 低流量畸形：①静脉畸形：静脉畸形是以静脉扩张和动脉正常为特征的低流量性病变。它们通常集中在皮下组织中，但有可能跨越不同组织，包括皮肤、肌肉、骨骼或所有这些组织。临床上，它们表现为柔软的可压缩性肿块，常伴有皮肤变色，尽管被覆皮肤可能正常。灰阶图像显示低回声的混合性肿块，其中可能包含高回声病灶伴后方声影，代表静脉石。多普勒评估显示低速单相血流，

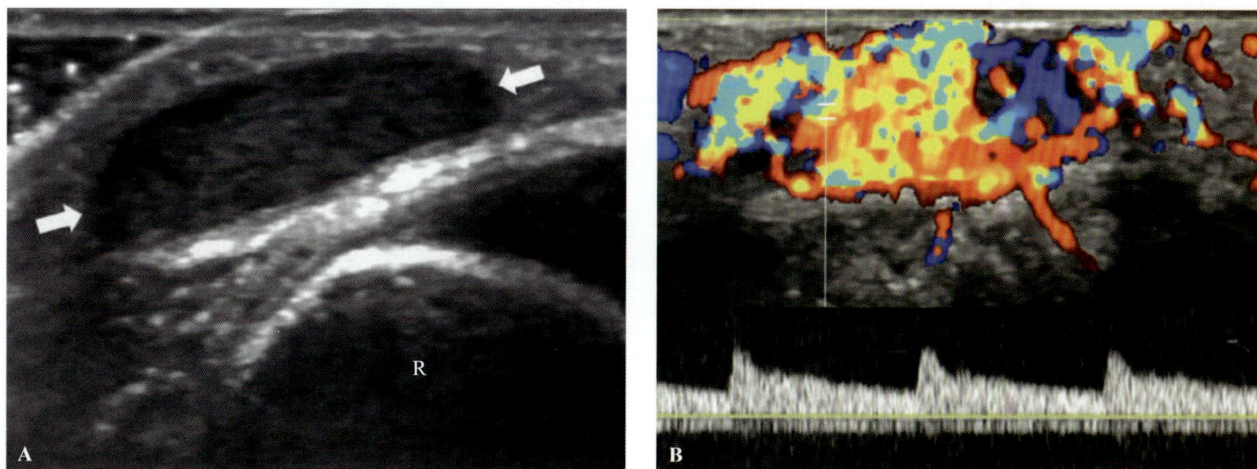

▲ 图 15-29 血管瘤（10 岁患者）

A. 左肘外侧桡骨头水平（R）横切面声像图显示皮下组织中有一清晰的低回声肿块（箭）；B. 多普勒声像图显示血管增多，低阻型动脉血流频谱

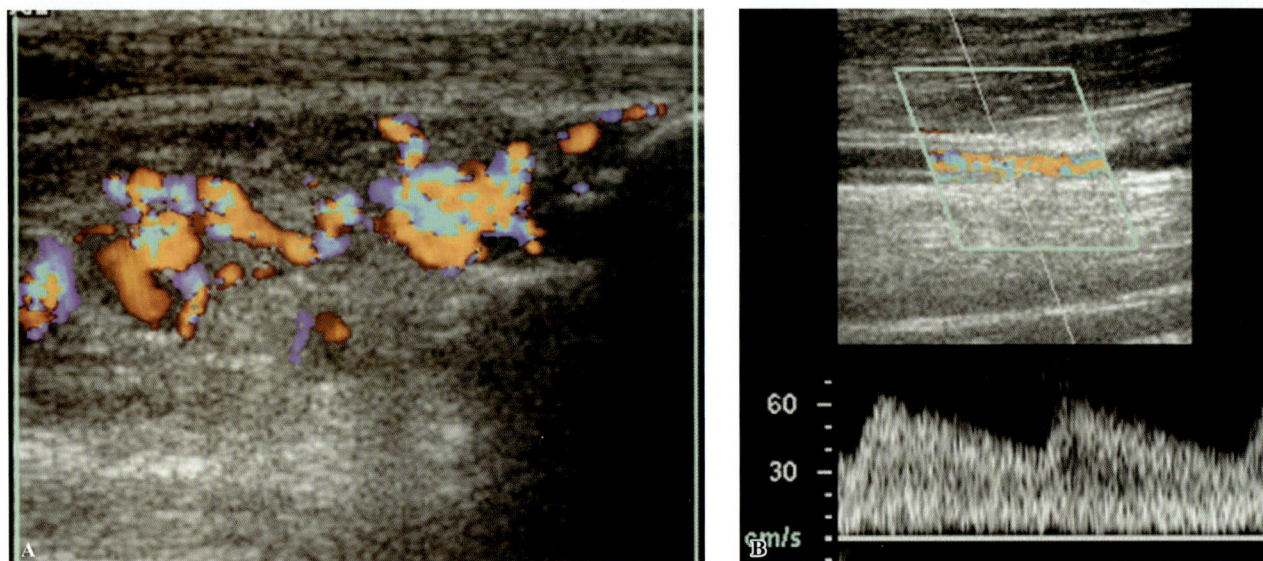

▲ 图 15-30 动静脉畸形

A. 纵切面彩色多普勒声像图显示大量扩大的血管穿过增厚的皮下组织，无相关软组织成分。这一发现有助于区分血管瘤和动静脉畸形。
B. 纵切面脉冲多普勒声像图显示高速低阻的动脉血流

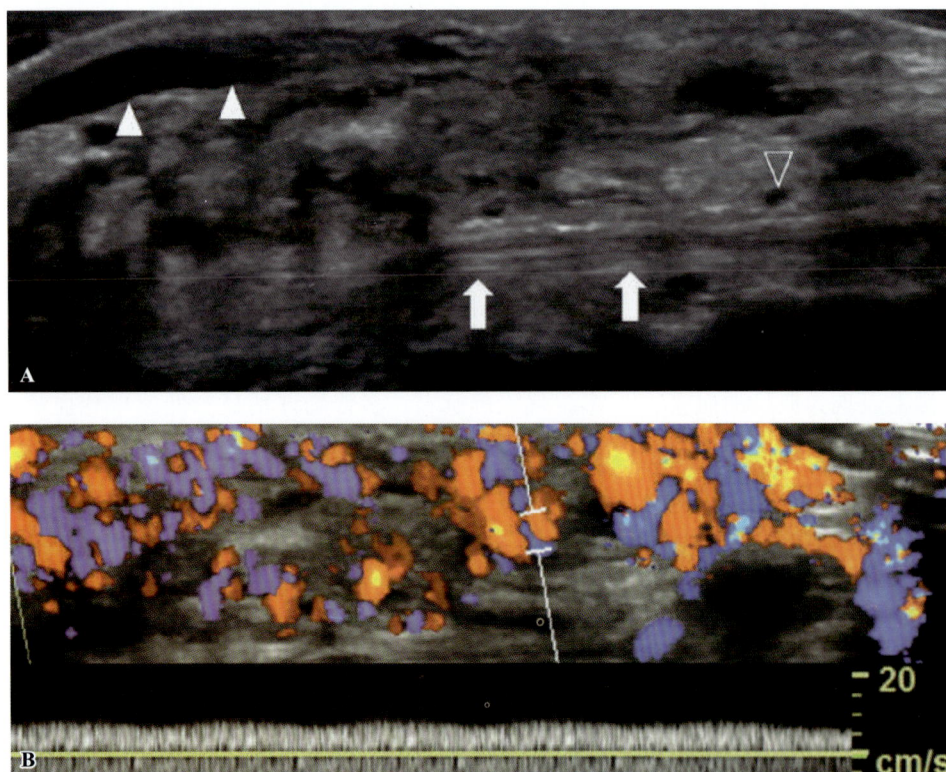

◀ 图 15-31 静脉畸形

A. 右踝内侧纵切面灰阶声像图显示一边界不清的不均质肿块（箭头）内含无回声管道，箭示胫后肌腱深至病灶；B. 多普勒超声表现为低速单相富血供病变

尽管在一些病变中血流可能太慢以至于无法检测到（图 15-31）[40, 41]。通过 Valsalva 检查，静脉的内径可能增宽。

② 毛细血管畸形（即葡萄酒色痣）：毛细血管畸形的特征是聚集在真皮中的小血管通道。尽管在

某些患者中可以发现皮下脂肪厚度增加和静脉管道隆凸，但影像学检查通常是正常的。

③ 淋巴管瘤：淋巴管瘤以往被称为"囊性水瘤"，由扩张的淋巴管组成，这些淋巴管不与周围的引流管道沟通[36, 42]。它们通常表现为无痛、柔软

的肿块，多数在出生后 2 年内出现。肿块突然增大提示有出血。大约 75% 在颈部，20% 在腋窝，其余位于纵隔、腹膜后、骨和腹部器官，它们可以是微囊型或大囊型。大囊性病变表现为多个无回声间隙，伴有间隔（图 15-32）[40, 42]。如果病变并发出血或感染，就可能存在内部细光点。微囊性病变可表现为小的囊性结构，如果病灶甚小则可表现为高回声。大囊型常边界不清呈浸润性生长；而微囊型常边界清晰。彩色多普勒超声可以显示分隔处的血流，液性腔室内无血流。

体细胞过度生长和血管损伤可见于以下综合征[40]。

- Klippel-Trenaunay 综合征（毛细血管畸形、静脉畸形，可能还有淋巴管畸形、同侧肢体过度生长）。
- Parkes-Weber 综合征（毛细血管畸形、动静脉畸形、同侧肢体过度生长）。
- Proteus 综合征 [毛细血管畸形、静脉畸形、可能的淋巴管畸形、不对称的体细胞过度生长（包括不对称的头颅畸形）、可能的脂肪瘤病]。
- Maffucci 综合征（静脉畸形，内生软骨瘤；可能的梭形细胞血管瘤）。
- Cloves 综合征 [静脉畸形、淋巴管畸形、毛细血管畸形、脂肪瘤过度生长（通常为躯干）、可能的动静脉畸形]。

（二）淋巴结病

淋巴结肿大可继发于感染性、炎症性或肿瘤性疾病[32]。在灰阶成像中，感染性和肿瘤性淋巴结相对于肌肉呈低回声（图 15-33A）。反应性淋巴结呈卵圆形，保留了中央血管、淋巴门回声（图 15-33B），而恶性淋巴结通常为球形，中央淋巴门回声消失。

在彩色多普勒检查中，感染的淋巴结有中央血管，而恶性淋巴结更常表现为偏心的外周血管或同时伴有外周和中央血管，尽管有时只能显示中心血流，其周围组织可能水肿和充血，表明伴发蜂窝织炎。

超声声像图通常用来识别淋巴结肿胀的原因，也可以检测出发生坏死、化脓或脓肿形成的淋巴结，除了抗生素治疗外，还可能需要引流或切除。化脓性结节表现为一个混合性肿块，伴有低回声空洞和外周充血。

（三）神经鞘肿瘤

1. 神经纤维瘤

神经纤维瘤是儿童最常见的神经源性肿瘤。它发生在周围神经纤维内，可能与 1 型 NF 相关。与 1 型 NF 相关的病灶可能是单发、多发性的或丛状的。恶性病变在儿童患者中极为罕见，但也可能发生。

2. 神经鞘瘤

神经鞘瘤是儿童次见的神经源性肿瘤，虽然它在儿童中并不常见。它沿着神经周围生长，神经组织受压移位。神经鞘瘤很少恶性化。

神经纤维瘤和神经鞘瘤表现为周围神经内或

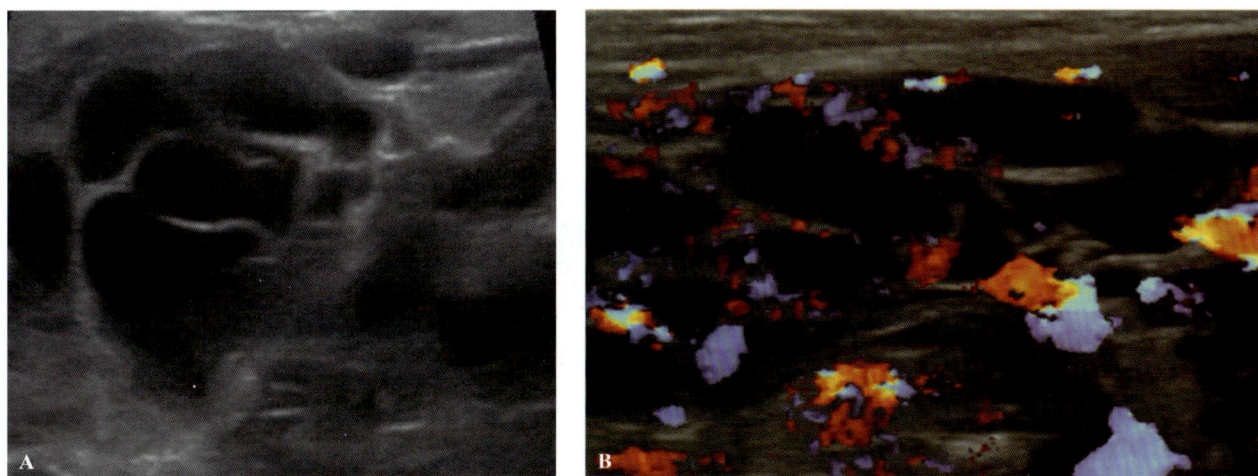

▲ 图 15-32 大囊性淋巴管瘤

A. 右上臂横切面声像图显示一混合性肿块，其内有无回声区和高回声分隔；B. 彩色多普勒声像图显示分隔处有血流，囊腔内无血流

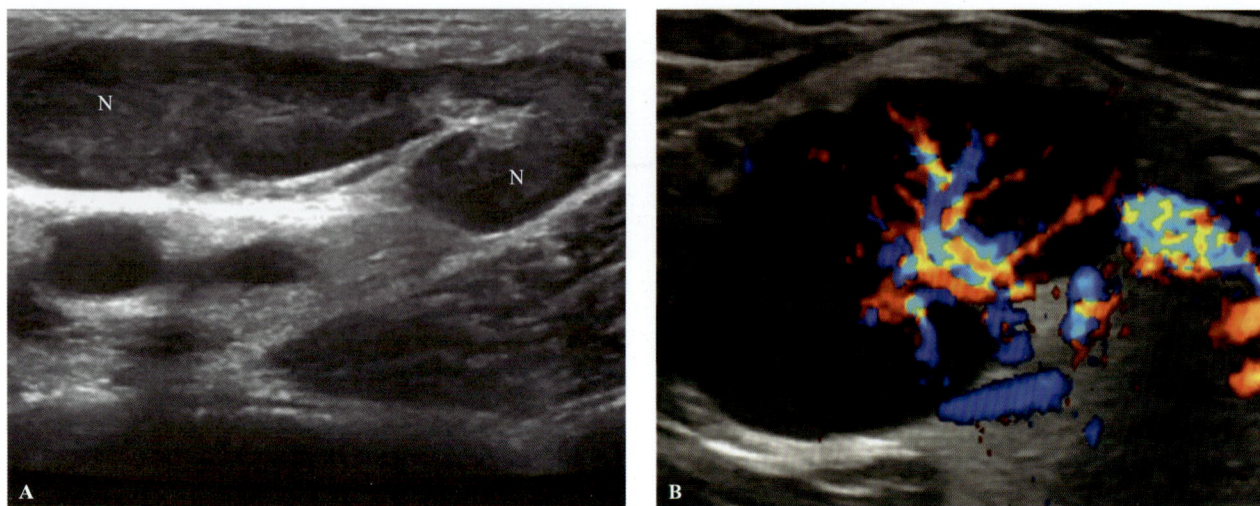

▲ 图 15-33　淋巴结病
A. 左侧腹股沟区横切面灰阶声像图可见两个卵圆形低回声结节（N）和中央回声（脂肪）门；B. 彩色多普勒超声可见中央血管

相邻的圆形或椭圆形均质的低回声肿块（图 15-34）[43, 44]。神经鞘瘤通常是单发的，而神经纤维瘤可能是单发、多发或丛状的，沿着多个神经扩散。在某些情况下，它们表现为靶环形，位于中心的高回声纤维被周围黏液样低回声包绕。对于那些形态不规则、边界不清、内部回声不均匀伴周围低回声的，呈浸润性、非对称性生长的大型肿块应考虑恶性肿瘤。

（四）脂肪瘤

儿童脂肪瘤通常是单纯性脂肪瘤或脂肪母细胞瘤。单纯性脂肪瘤由成熟脂肪细胞组成。它们最常见于浅表脂肪，偶尔也可在肌肉部位发现。超声显示相对于邻近组织，肿块表现为等回声或高回声，边界清晰，内部回声均匀（图 15-35）[45]，偶尔可见薄的间隔，在彩色多普勒成像上间隔是无血流的。

脂肪母细胞瘤是由纤维间隔分隔的未成熟脂肪组织组成的多小叶结构，3 岁以下儿童多见，5 岁后罕见。最常见于四肢浅表或皮下组织，但也可发生于颈部或躯干[45]。肿瘤可能局限性生长，或弥漫性、浸润性生长，这种情况称为脂肪母细胞瘤病。在超声图像上，脂肪母细胞瘤表现为一个不均质、多分隔的高回声肿块。脂肪母细胞瘤和脂肪肉瘤在影像学研究上难以区分，但后者在儿童中极为罕见。

（五）纤维瘤

成纤维细胞瘤和肌纤维母细胞瘤是典型的儿童良性软组织增生，是婴幼儿软组织肿块最常见的病因。在四肢表现为结节性筋膜炎、婴儿肌纤维瘤病和脂肪纤维瘤病[46]。

结节性筋膜炎和小儿肌纤维瘤病的声像图表现为边缘清楚、低回声或者是混合回声肿块，在多普勒成像上显示中心或周围血管（图 15-36）。脂肪纤维瘤病是一种边缘不清、不均匀的非血管性肿块，其高回声区为脂肪组织。这种肿瘤倾向于局部浸润，但不转移。

（六）囊性肿块

1. 腱鞘囊肿

腱鞘囊肿是一种含有黏液样或胶状基质及纤维组织的囊性肿块，它们发生于肌腱鞘附近，与关节间隙不通。尽管它们可以出现在软组织的任何地方，但大多数出现在手和腕的背表面，靠近舟月关节。超声显示一个边界清晰、充满液体的肿块，与滑膜间隙无关（图 15-37）。囊肿内部可见细光点回声或间隔，实时成像时肿块可受压变形。

2. 腘窝囊肿

腘窝囊肿也称 Baker 囊肿，特征性地出现在腓肠肌内侧头和半膜肌肌腱之间。通常表现为无症状的肿块，如果足够大，则会影响膝关节的活动性，在切开或破裂时会引起轻微疼痛。儿童的腘窝囊肿大多数是偶然发现的，尽管它们可能与青少年特发性关节炎（juvenile idiopathic arthritis，JIA）和

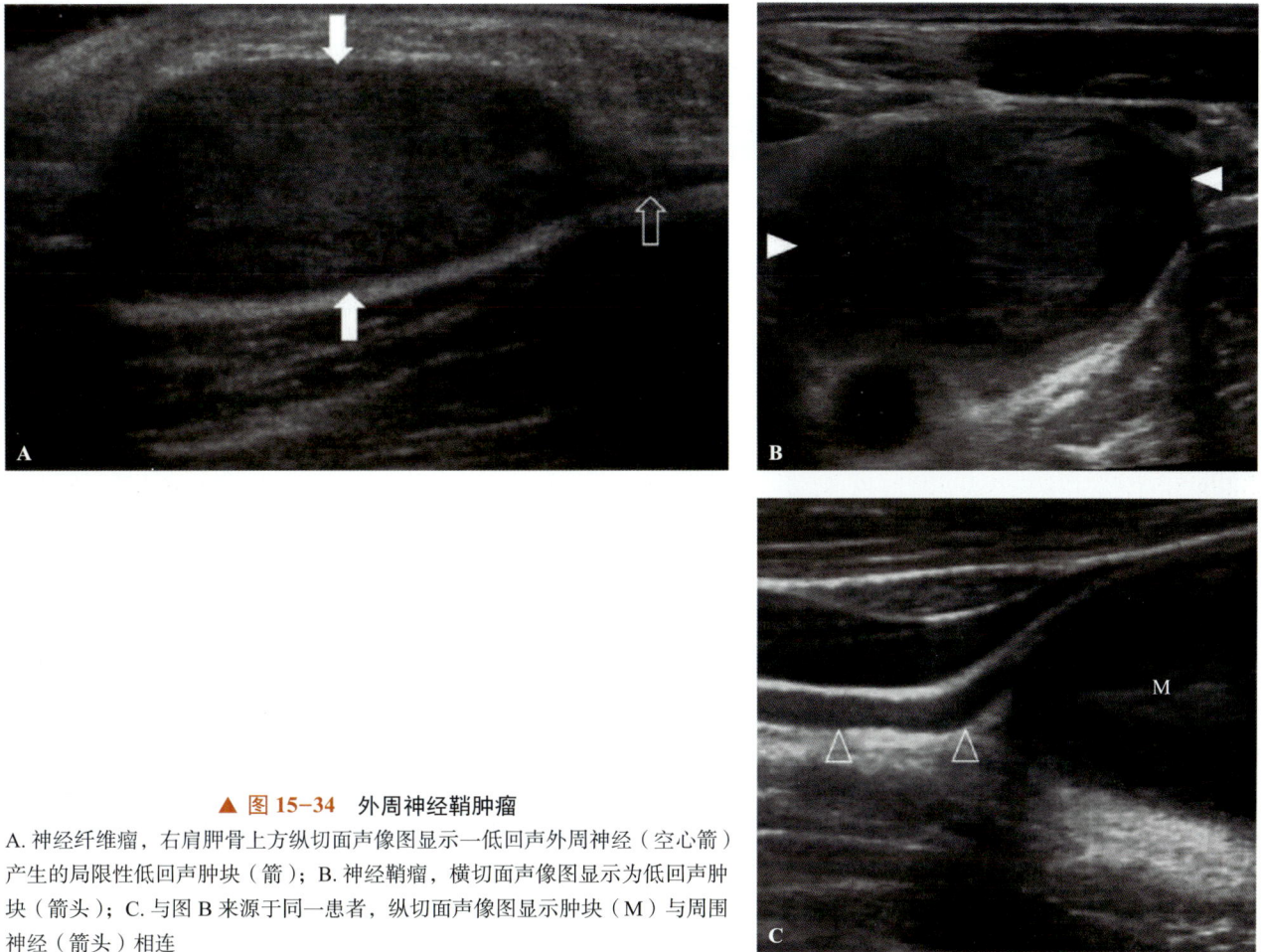

▲ 图 15-34 外周神经鞘肿瘤

A. 神经纤维瘤，右肩胛骨上方纵切面声像图显示一低回声外周神经（空心箭）产生的局限性低回声肿块（箭）；B. 神经鞘瘤，横切面声像图显示为低回声肿块（箭头）；C. 与图 B 来源于同一患者，纵切面声像图显示肿块（M）与周围神经（箭头）相连

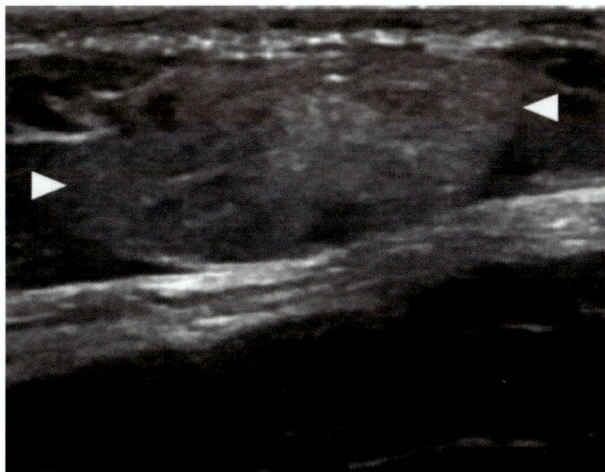

▲ 图 15-35 脂肪瘤

纵切面灰阶声像图可见皮下组织中边界清楚的肿块（箭头），其回声高于邻近软组织

Lyme 病有关[47]。它们不同于腱鞘囊肿，因为它们源于滑膜，并与关节间隙相连。

腘窝囊肿超声扫查时患者取俯卧位，膝盖伸直，探头置于腘窝后内侧时最易显示，表现为关节后无血流的积液，其特征性表现是在腓肠肌内侧头和半膜肌肌腱之间存在一个弯曲的喙状延伸或颈部（图 15-38）[48]。当囊肿感染、出血或破裂时出现内部回声。囊肿破裂时可向大腿或小腿延伸。鉴别诊断包括半月板旁囊肿（见下文）和腘动脉瘤。动脉瘤在灰阶图像上是囊性肿块，但在多普勒成像上显示血流。

3. 半月板囊肿

半月板囊肿几乎总是在半月板撕裂附近形成，可沿关节线内侧或外侧出现。关节旁囊性病变与关节相连，并伴有半月板撕裂，可诊断为半月板囊肿（图 15-39）[49]。

（七）肌肉肿块

1. 副肌肉

副肌肉可在任何关节处被发现，最常见的是足踝和手腕，表现为软组织肿块，通常在常规超声检

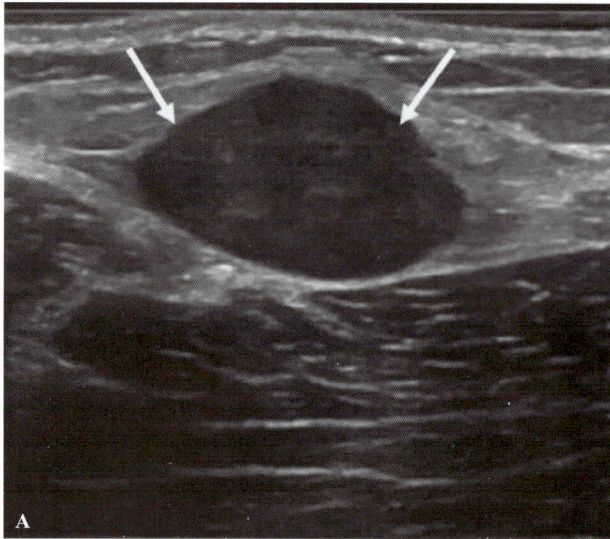

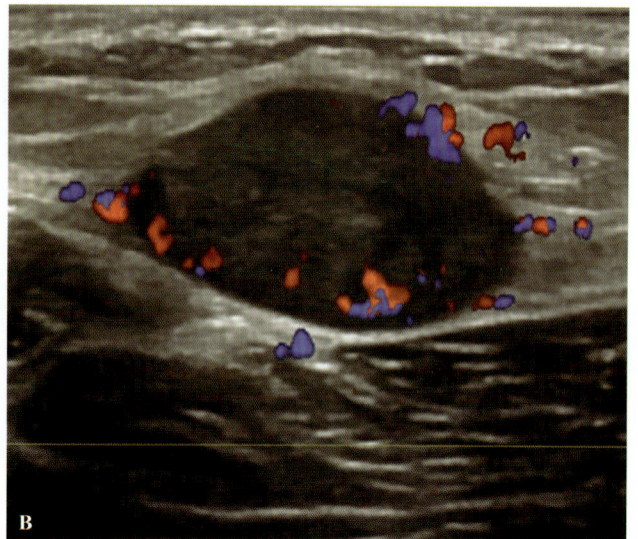

▲ 图 15-36 结节性筋膜炎

A. 小腿后上方横切面灰阶声像图可见皮下组织中一边界清楚的低回声肿块（箭）；B. 彩色多普勒超声可见周围血流

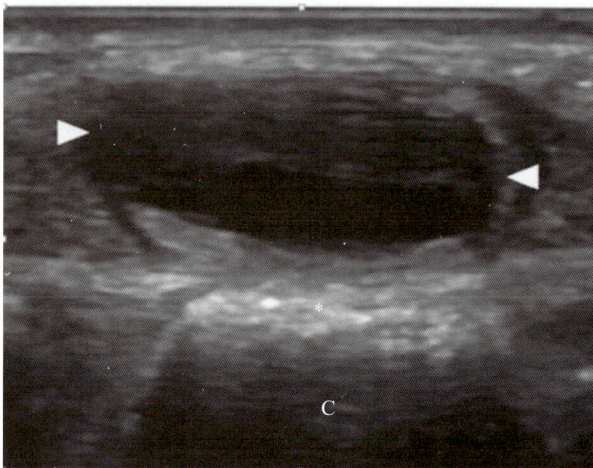

▲ 图 15-37 腱鞘囊肿

腕背（C）部横切面声像图可见卵圆形无回声囊肿（箭头），后方回声增强（*）

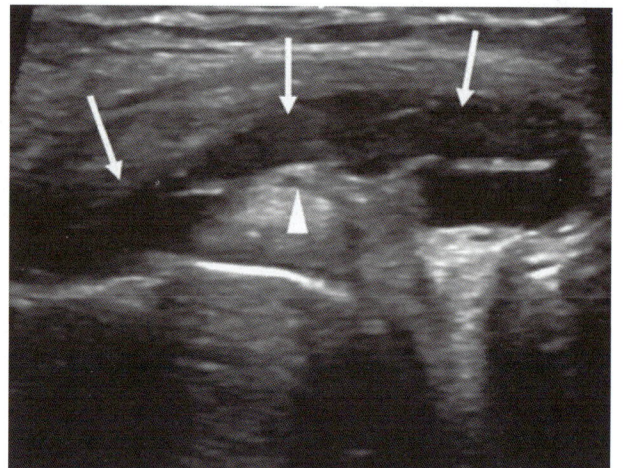

▲ 图 15-39 半月板旁囊肿

沿右膝关节内侧纵切面扫查发现囊性肿块（箭）。高回声三角状的内侧半月板撕裂，呈线状无回声（箭头）

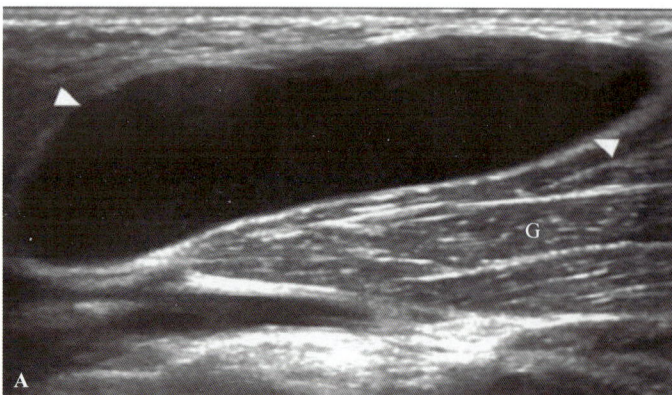

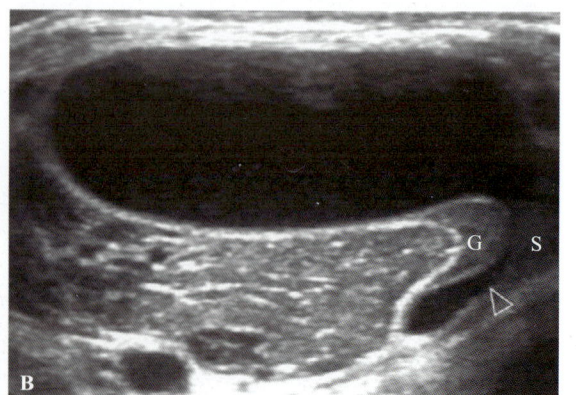

▲ 图 15-38 腘窝囊肿

A. 纵切面声像图显示膝关节后方卵圆形囊性肿块（箭头）覆盖在腓肠肌（G）内侧头上；B. 横切面声像图显示在腓肠肌（G）内侧头与半膜肌腱（S）之间有一喙状突起（空心箭头），此为腘窝内侧囊肿（Baker 囊肿）的典型表现查时被偶然发现[50]。肿块的声像图特征与正常肌肉相似。动态成像显示肌肉在屈曲和伸展过程中的缩短和伸长以证实诊断。

2. 肌肉疝

肌肉疝是肌肉通过筋膜缺损向皮下脂肪的突出[51]。大多数发生并影响胫骨前肌，尽管其他肌肉也可能受累。运动、创伤、慢性骨筋膜室综合征和被覆筋膜薄弱导致的血管穿孔为诱因。患者通常是青少年，但这种情况也可能发生在年龄较小的儿童[51]。表现为软组织肿块，受影响的肌肉收缩或患者站立时增大，当肌肉放松或患者仰卧时减小。超声显示肌肉突出处筋膜缺损或局部变薄抬高（图 15-40），当肌肉收缩时，疝可能更容易被发现。疝

出的肌肉通常比正常肌肉回声低，这可能是由于肌肉不均质或萎缩所致。在筋膜缺损和肌肉突出处可见明显的血管[51]。

（八）钙化上皮瘤

钙化上皮瘤是一种由毛母质细胞引起的良性肿瘤，女性多见。典型的表现是位于浅表、无痛性、生长缓慢、质地坚硬的肿块，某些患者可伴有疼痛。它们最常见于头部和颈部，但也可发生在四肢。

超声图像显示一个小的卵圆形、不均匀的高回声为主的肿块，内部灶性回声提示钙化（图 15-41），肿瘤特征性地位于皮肤表面的浅层皮下组

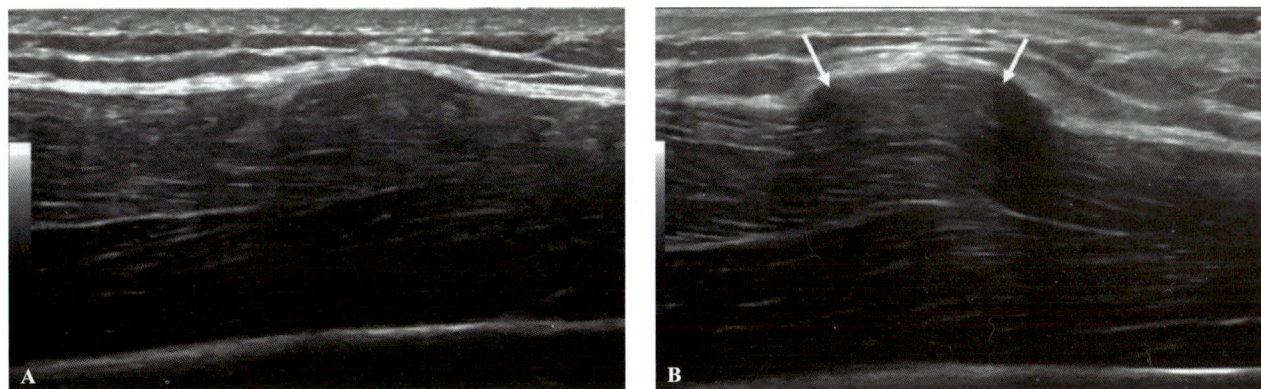

▲ 图 15-40　肌肉疝（患者：男，16 岁，右小腿软组织肿块，站立时肿块增大）
A. 静息时，小腿纵切面声像图显示相对正常的胫骨前肌；B. 足背屈时，纵切面声像图显示胫骨前肌前凸（箭）。被覆筋膜完好无损

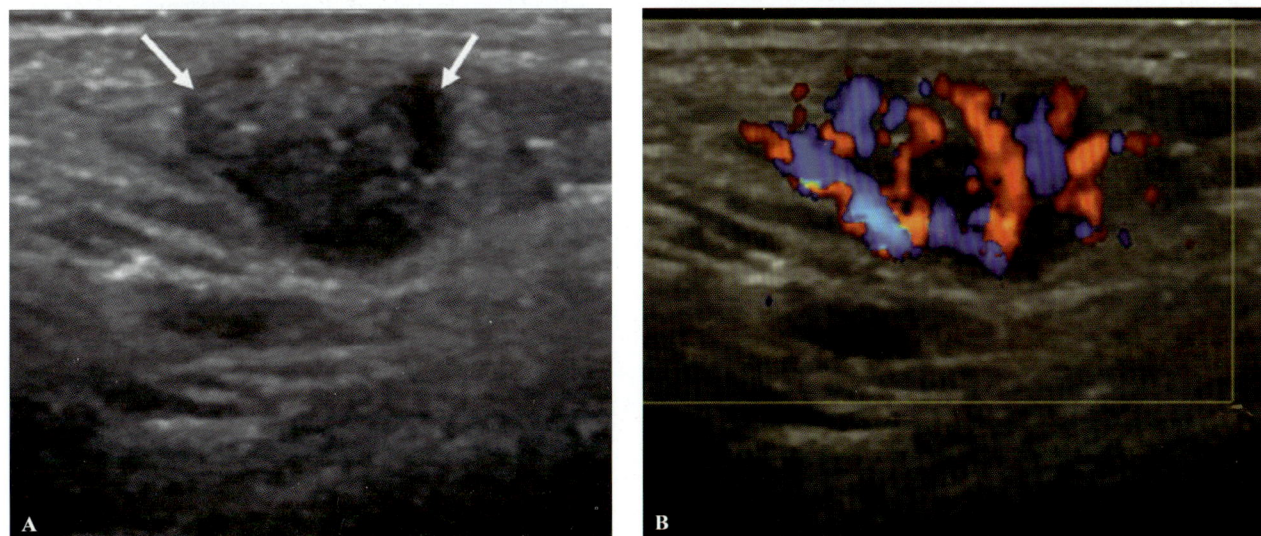

▲ 图 15-41　钙化上皮瘤
A. 纵切面灰阶声像图；B. 彩色多普勒声像图显示腹股沟的皮下层内清晰的低回声肿块（箭），内部有血管。点状回声与组织切片上显示的钙化相对应。这种病变的特征是位于皮肤表面的浅表位置

织[52]。多普勒成像可能显示周围或内部血流。周围软组织发生相应炎症时可能存在回声增强或淋巴结肿大。

血肿和脂肪坏死是形成软组织肿块的其他原因。这些将在后面讨论（见后文）。

（九）恶性肿瘤

横纹肌肉瘤是儿童最常见的恶性软组织肿瘤[53]。患者通常在6岁以下，在青春期出现一个较小的高峰。腺泡型通常影响四肢。儿童和青少年中其他较少见的肉瘤包括尤因肉瘤、滑膜肉瘤、脂肪肉瘤、未分化多形性肉瘤（以前为恶性纤维组织细胞瘤）、平滑肌肉瘤和神经纤维肉瘤。先天性婴儿纤维肉瘤是1岁以下儿童常见的软组织肉瘤，呈局部侵袭性，罕见有转移扩散，有良好的生存率[54]。

恶性肿瘤的超声特征是肿块边界不清或呈浸润性生长，内部因坏死、出血或营养不良钙化相关的高、低回声的混合性改变，内部有血流。然而，在某些情况下，肿块边界清楚且质地均匀。肿瘤的内部回声是可变的，可能是低回声、等回声或高回声（图15-42）。横纹肌肉瘤的影像学特征与其他肉瘤（图15-43和图15-44）以及一些良性病变，如急性血肿、脓肿和良性肿瘤相重叠[54]。组织取样是特定组织学诊断所必需的。

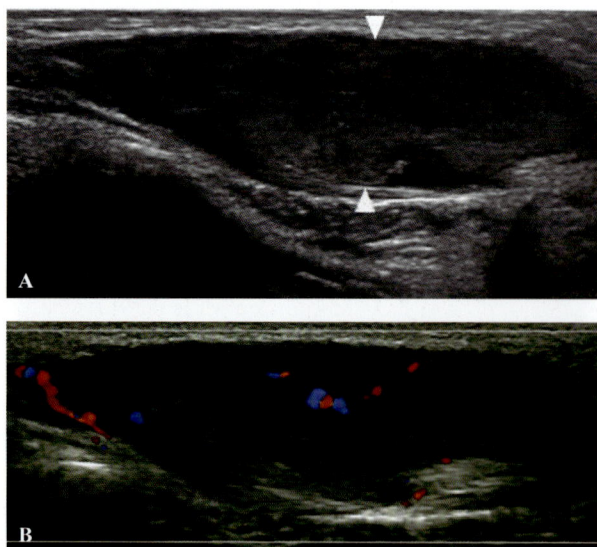

▲ 图 15-42 腺泡型横纹肌肉瘤（患者：女，12岁，左小鱼际隆起）

A. 纵切面灰阶声像图；B. 彩色多普勒声像图显示一卵圆形、不均匀回声肿块（箭头），内部血管散在分布

▲ 图 15-43 尤因肉瘤（患者：女，15岁）

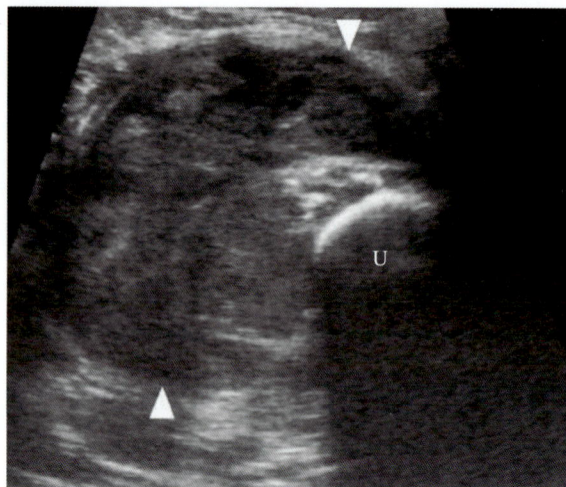

前臂近侧横切面灰阶声像图显示以低回声为主的混合性肿块（箭头）边缘不规则，其内可见小的更低回声区（代表坏死）。肿块部分包裹尺骨近端（U）

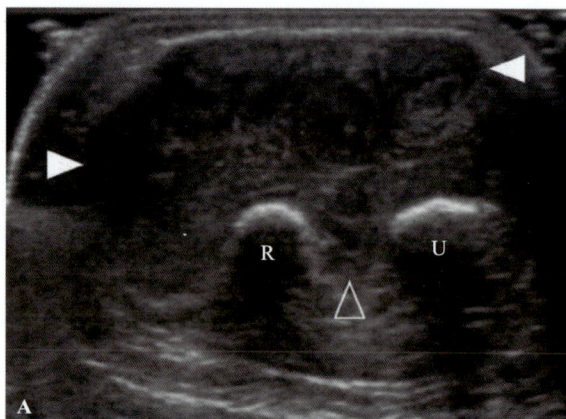

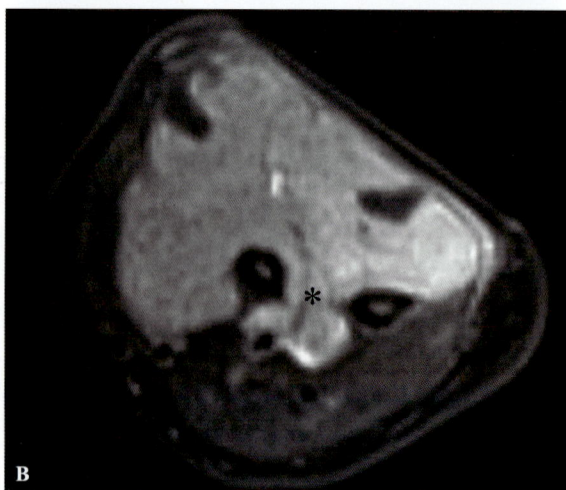

▲ 图 15-44 婴儿纤维肉瘤（患者：男，2周龄婴儿）

A. 左前臂横切面声像图显示一分叶状、不均匀、低回声肿块（箭头），毗邻桡骨（R）和尺骨（U），并穿过骨间膜（空心箭头）；B. MRI 脂肪饱和 T_2WI 图像证实软组织肿块穿过骨间膜（*）包裹尺骨和桡骨

六、感染

超声已成为诊断关节间隙（滑膜炎和化脓性关节炎）、软组织（蜂窝织炎和脓肿）和肌肉（肌炎）感染的首选影像学检查。在骨性感染（骨髓炎）中，它可以作为显示局部并发症的辅助方法。

（一）关节积液

超声检查可方便、可靠地显示大小关节的关节积液。探头应放置在关节前方的长轴位。在肩部和肘部，后视图可以提高对液体的检测。使用分屏功能与无症状健康关节图像比较有助于提高关节积液的检测的。髋关节是关节感染最常见的部位。

（二）疼痛性髋关节积液

1. 暂时性滑膜炎（也称毒性滑膜炎）

暂时性滑膜炎是儿童髋关节疼痛最常见的原因，通常影响 5—10 岁的儿童，一般认为继发于病毒感染[55]。多数患者无发热或低热，仅有轻度白细胞增多。这种症状是自限性的，通常在休息后 24～48h 内改善。缺血性坏死是罕见的后遗症（1%～3% 的患者）。

2. 败血症性关节炎

败血症性关节炎可由菌血症引起的血源性感染，或与穿透性损伤相关的直接植入或骨髓炎病灶的蔓延引起[56]。髋关节是最常受影响的关节，但也会累及其他关节。患者表现为发热和应激反应，白细胞计数和血清 C 反应蛋白水平升高。治疗方法为即刻关节切开引流。

正常髋关节的关节囊由前、后两层组成，它们之间有一个线性的回声反射，代表滑膜面，内或有少量的液体。关节囊前表面与股骨颈前皮质平行，呈凹形（图 15-45）。

从关节囊的前表面到股骨颈的前表面测量关节囊的宽度，通常 < 5mm。关节囊两侧对称，宽度差不超过 2mm。髂腰肌位于关节囊的表面。

滑膜炎和化脓性关节炎关节积液的超声表现为关节腔内无回声液体、外缘凸起的囊膜、囊骨距离 ≥ 5mm，以及双侧髋关节囊骨距离差异 > 2mm。化脓性关节炎可能存在的其他发现有：①关节囊内的碎片回声和囊膜增厚（图 15-46）；②囊膜和软组织充血；③股骨颈颈前升动脉的高阻频谱[57-59]。在暂时性滑膜炎中，囊膜通常不增厚，无彩色信号。

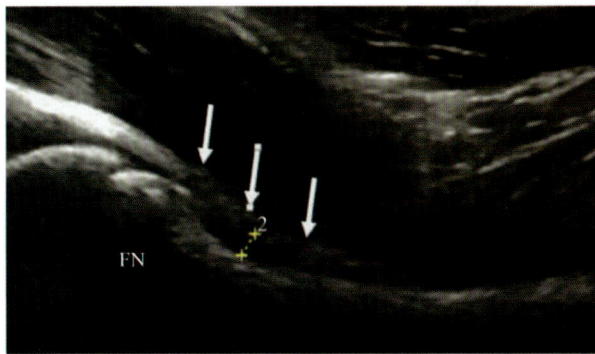

▲ 图 15-45　正常髋关节囊
前入路扫查，声像图显示左髋关节囊（箭）与股骨颈（FN）平行。囊前缘轮廓呈凹形，前、后两层被少量液体隔开。关节囊到骨的距离是 3mm（光标）

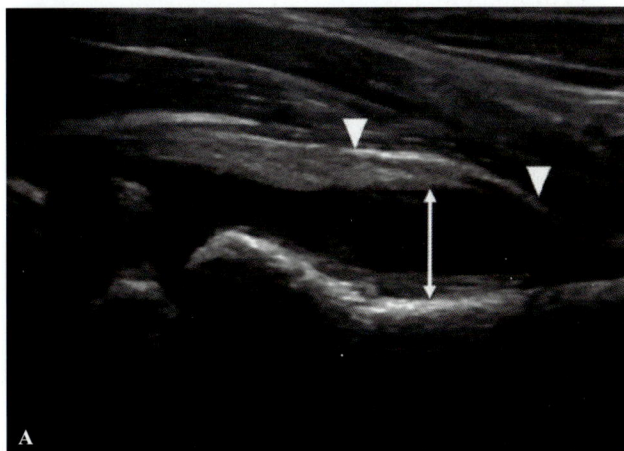

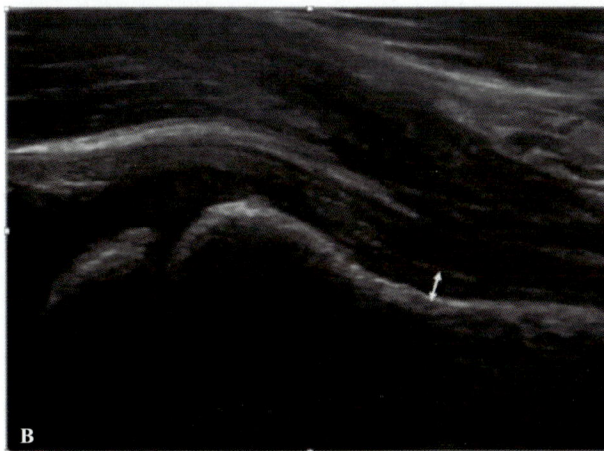

▲ 图 15-46　关节积液
A. 左髋纵切面声像图显示关节囊扩张内含液体，关节囊前缘凸出（箭头），关节囊至骨的距离（双头箭）为 10mm；B. 右髋超声表现正常，关节囊至骨的距离（双头箭）为 3mm。关节抽吸抽出脓性物质，符合化脓性关节炎表现

然而，超声检查结果不足以区分化脓性关节炎和暂时性滑膜炎，鉴别诊断需要结合临床相关性特征和穿刺活检。当发现液体时，超声可用于引导经皮穿刺（图 15-47）[60]。

（三）蜂窝织炎

蜂窝织炎是皮肤和皮下组织的急性感染，临床表现为患肢皮肤红斑、发热、肿胀和压痛。一般采用抗生素治疗。

蜂窝织炎的诊断通常主要依靠临床表现，但超声可以用来显示病变的发展程度和并发症，如脓肿的形成。蜂窝织炎的声像图表现为皮下组织增厚，回声增强，小的圆形或椭圆形液体聚集，与软组织水肿和炎性渗出物相对应的低回声条纹（图 15-48）[56, 61]。软组织和肌肉之间的筋膜界面被保留。多普勒显像显示病变组织充血。

蜂窝织炎的超声表现是非特异性的，也可能是非感染性炎症引起的，如昆虫和蜘蛛叮咬。超声可用于引导皮下组织中炎性液体的穿刺，以获得用于

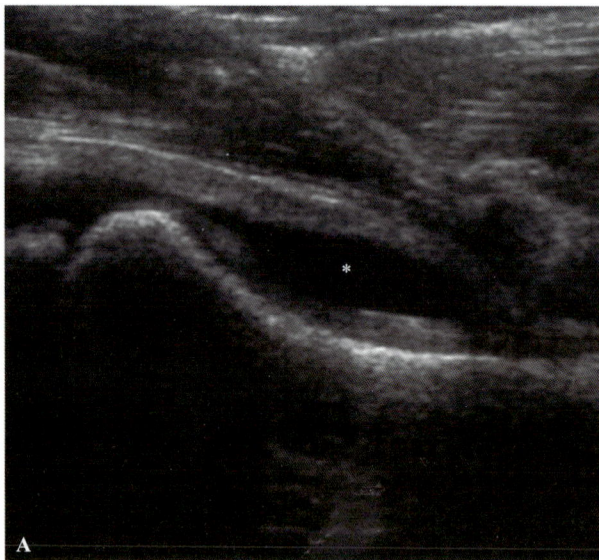

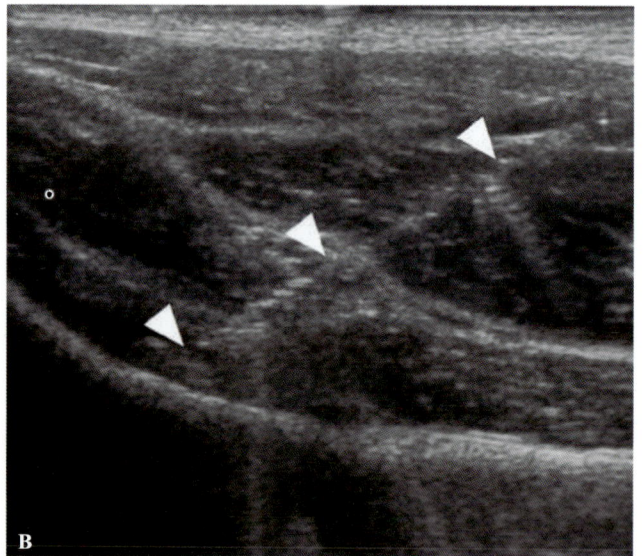

▲ 图 15-47　超声引导下髋关节穿刺
A. 左髋纵切面声像图显示关节积液（＊）；B. 关节抽吸过程中的纵切面声像图可见髋关节内的针头（箭头）和因液体排出而导致的囊膜塌陷

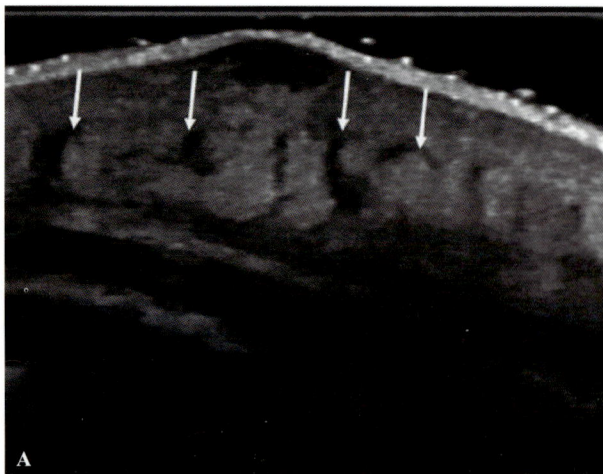

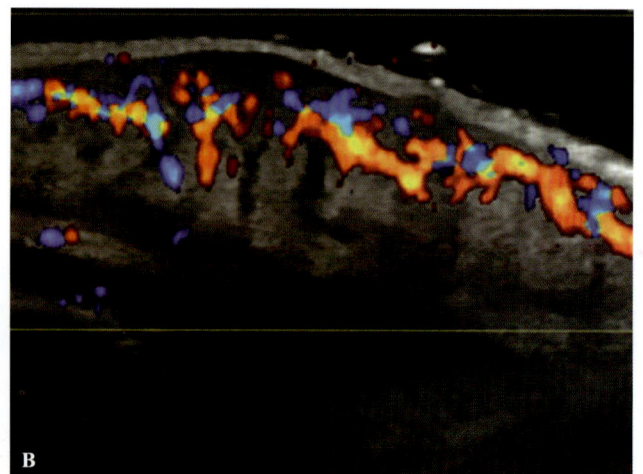

▲ 图 15-48　蜂窝织炎
A. 右膝纵切面声像图可见皮下组织弥漫性增厚，回声增强，内含低回声的积液（箭），表现为间质水肿和炎性渗出物；B. 彩色多普勒超声可见丰富血流

微生物分析的样本。

（四）坏死性筋膜炎

坏死性筋膜炎是一种罕见的以局部组织破坏和全身毒性反应的筋膜感染，不累及肌肉组织，通常发生在免疫力低下人群，但健康个体也可发生。腹壁、四肢和会阴是最常见的受累部位。临床表现包括皮肤红斑、水肿，并迅速发展成明显的组织坏疽及脱落。治疗上采取手术清创除去坏死组织和抗生素治疗。

超声检查结果与蜂窝织炎相似（皮下组织增厚和积液），但软组织和下面相连肌肉之间的筋膜边界不清楚或消失。在筋膜面也可以看到气体（图15-49）。

（五）脓肿

化脓性液体聚集分隔形成脓肿，通常表现为复杂的低回声肿块，由于透射和内部碎屑增加而形成分隔，周边通常形成有回声的厚壁、血流增多（图15-50）[56, 61]。气体形成的有机体产生高反射的回声和声影。周围组织可能出现水肿和充血，提示蜂窝织炎。超声也可用于引导经皮穿刺引流术和记录治疗反应。

（六）化脓性肌炎

化脓性肌炎是一种原发性肌肉感染，通常与脓肿的形成有关，普遍存在于热带国家，也可以发生在免疫功能低下的患者中，或者在局部创伤后。最常累及大腿、小腿和臀部的骨骼肌，皮肤和皮下组织未受累或仅轻度受累[62]。临床表现非特异性，包括疼痛、肌肉疼痛和无实质性红斑的深层软组织硬化。

化脓性肌炎早期以蜂窝组织炎和局部肌肉水肿为特征。超声表现为增厚的肌肉回声，回声结构紊乱，与周围水肿和炎性细胞形成的低回声区分界不清。晚期的特征是脓肿形成，表现为肌肉积液，周围血管增多（图15-51）[56, 63]。

（七）气性坏疽

气性坏疽是由于失活组织中的气体形成而造成

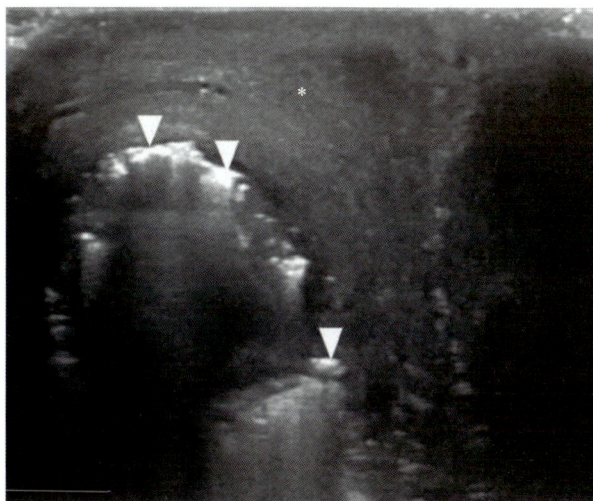

▲ 图 15-49　坏死性筋膜炎（患者：男，17 岁，脊柱闭合不全）

大腿上部 / 会阴横切面声像图显示弥漫性蜂窝织炎（＊）和多回声病灶，伴有"脏"的后方声影（箭头），提示筋膜平面内有气体

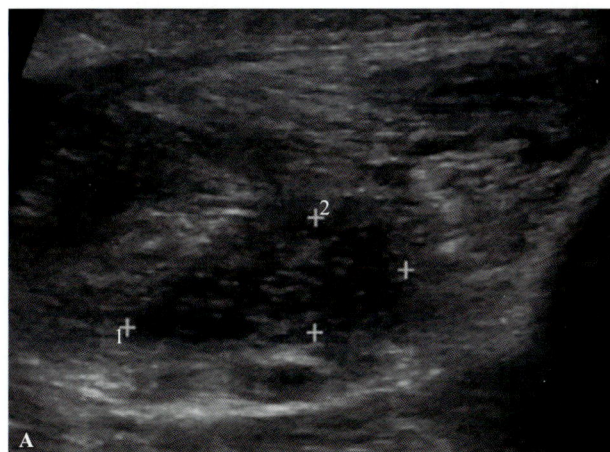

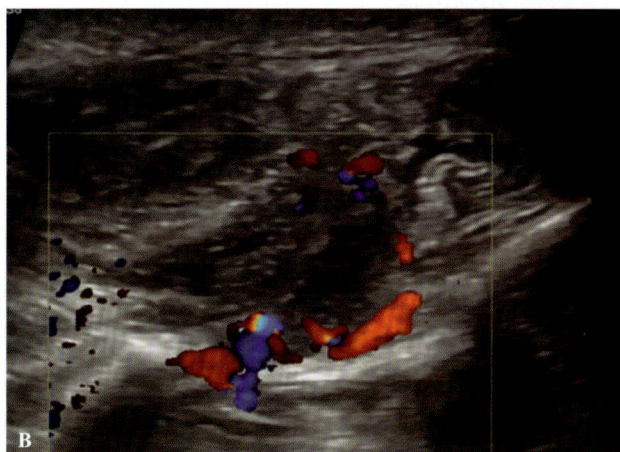

▲ 图 15-50　软组织脓肿（患者：男，16 岁，小腿下方软组织肿块）

A. 小腿横切面灰阶声像图显示低回声肿块（光标），内有细光点回声，周围组织有蜂窝织炎；B. 彩色多普勒声像图显示脓肿壁内有血流。穿刺抽吸见脓性物质

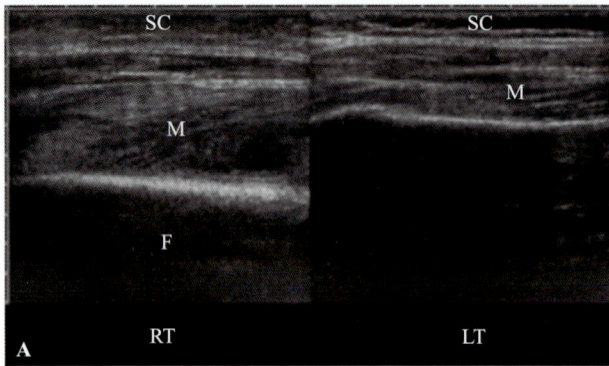

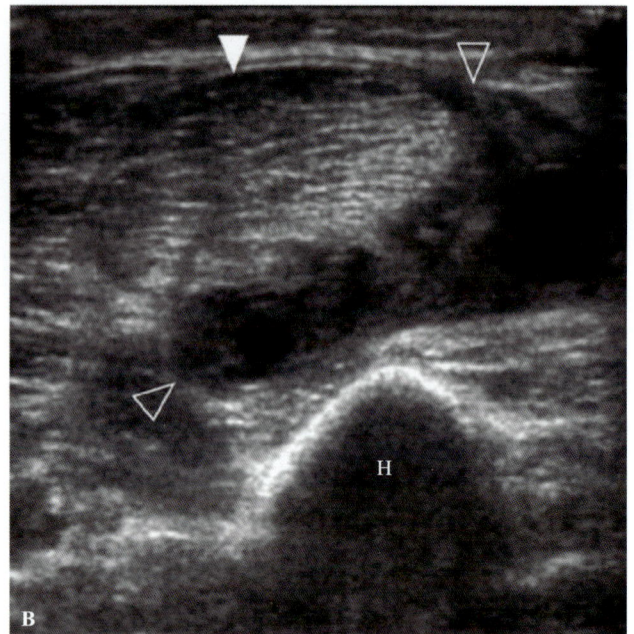

▲ 图 15-51　化脓性肌炎（不同患者）

A. 早期阶段（1 岁女婴），双侧两大腿纵切面声像图（双幅）显示右侧大腿皮下组织增厚（SC），肌肉水肿（M）；左侧大腿正常；B. 后期阶段（15 岁男孩，免疫抑制），左臂横切面声像图显示肱二头肌增厚，回声增强（箭头），肌内脓肿（空心箭头）。F. 股骨；RT. 右侧大腿；LT. 左侧大腿；H. 肱骨

的广泛组织损伤（图 15-49），最常见的致病菌是产气荚膜梭菌。梭菌感染会导致肌肉坏死但能保留筋膜。超声检查可发现散布在肌肉中的气体的线性聚集。

（八）骨髓炎

小儿急性骨髓炎常继发于血行播散，与已知的感染灶或易感疾病有关，如皮肤或上呼吸道感染或免疫紊乱。较少的情况下，它可由直接穿透性损伤或邻近结构蔓延造成。临床表现包括快速发作的疼痛、压痛、跛行或拒按，以及全身毒性的迹象，包括发热和白细胞增多。

在 1 岁以上的儿童中，骨髓炎通常首先影响骨骼干骺端，从这个部位，炎症过程可以延伸到整个髓腔，进入骨膜抬高的骨膜下间隙和软组织。

在 1 岁以下的患者中，一些滋养血管穿透入骺板从而促进感染扩散到骨骺和关节。骨髓炎和脓毒性关节炎通常出现在这些低年龄组。新生儿比年长儿更容易患多灶性疾病。

急性骨髓炎的早期超声征象包括软组织肿胀和受累骨旁多普勒血流增加[64-67]。接下来可发现骨膜下脓肿、骨膜反应、皮质骨破坏和关节积液（图15-52 和图 15-53）。

骨膜下脓肿表现为不均质液体聚集的低回声，内部见碎片或间隔，骨膜面抬高[66]。骨膜反应表现

为皮质增厚。多普勒超声可显示脓肿壁、邻近组织和皮质破坏部位充血[64, 67]。

在慢性骨髓炎中，超声可能有助于显示这个过程的特征性表现：软组织脓肿和窦道。

（九）腱鞘炎

急性化脓性腱鞘炎通常是穿透性损伤（人或动物咬伤、穿刺伤）的结果，也可能与异物有关。

超声通常显示增大的腱鞘，内有滑膜增厚和液体（脓液），边缘不规则。多普勒显像显示积液或腱鞘壁充血[56]。可在滑膜鞘内或邻近滑膜鞘处发现异物。

继发于外伤或幼年炎性关节炎（见下文）的感染性、非感染性腱鞘炎的超声表现相似，鉴别诊断需要液体抽吸和分析。

（十）脓毒性滑囊炎

滑囊内充满液体，可以减少肌腱与骨骼或皮肤之间的摩擦。单纯的脓毒性滑囊炎相对少见，儿童中最常累及髌囊。超声显示在囊内有液体聚集，通常含有碎片或间隔（图 15-54）[68]。囊壁可能增厚，也可能不增厚。彩色多普勒显示积液周围充血。超声不能区分感染性和非感染性滑囊炎，可以在超声引导下进行穿刺抽吸以鉴别。

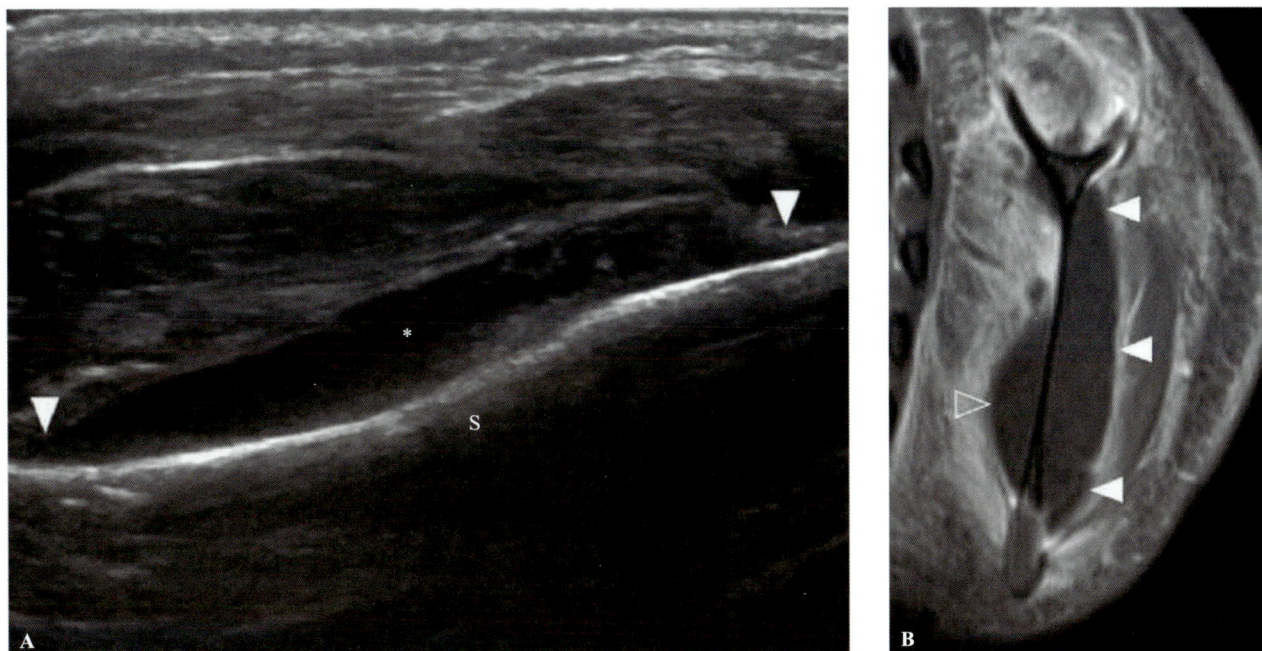

▲ 图 15-52　急性骨髓炎伴骨膜下脓肿

A. 纵切面灰阶声像图显示肩胛骨附近有低回声骨膜下脓肿（＊）；肩胛骨皮质增厚且不规则，代表新骨形成；骨膜回声（箭头）从皮质表面隆起。B. MRI 增强 FS T_1WI 矢状位图像显示浅表骨膜下脓肿（箭头），以及第二个深至肩胛骨的骨膜下脓肿（空心箭头）和周围软组织炎症

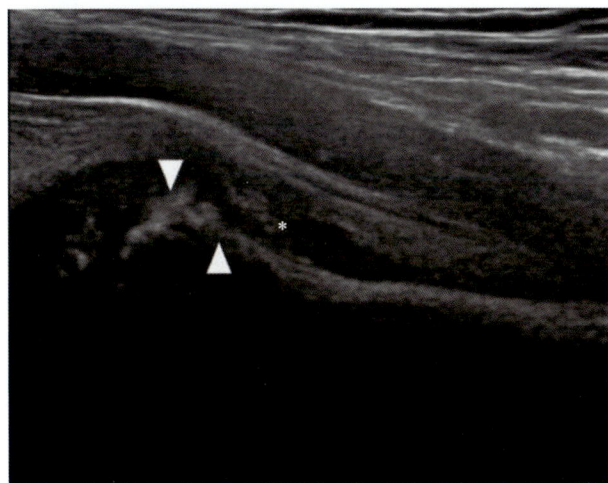

▲ 图 15-53　急性骨髓炎伴化脓性关节炎

髋前方纵切面图像显示股骨颈皮质破坏（箭头）和关节积液（＊）

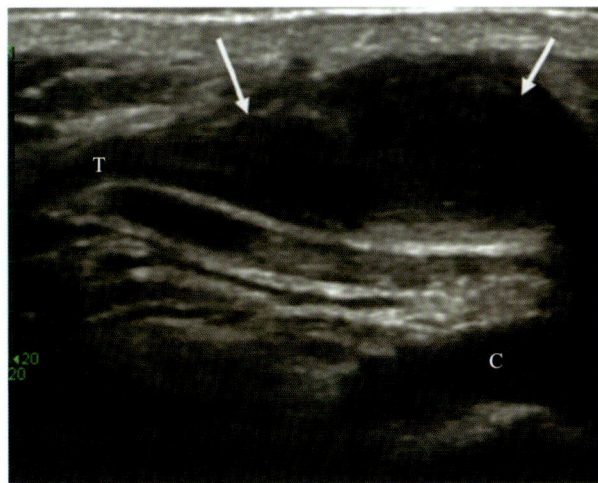

▲ 图 15-54　脓毒性滑囊炎（患者：女，4 岁，左膝疼痛）

髌骨下方横切面声像图显示髌下囊充满液体（箭），内有碎片。发炎的囊与髌腱（T）相连。C. 胫骨软骨

七、滑膜病

（一）幼年型特发性关节炎

特发性关节炎是小儿关节炎最常见的病因，被定为发生在 16 岁之前，持续至少 6 周，没有明确原因的关节炎[69]。特发性关节炎有多种亚型，包括系统性关节炎（静止性疾病）、少关节型关节炎（少于

4 个关节）、多关节型关节炎（多于 4 个关节）、附着炎相关性关节炎和银屑病性关节炎。超声检查用于评估疾病的范围、严重程度和治疗反应，检测潜在的并发症，并指导关节内治疗药物的使用[70-73]。特发性关节炎通常包括手和足的小滑膜关节（指间关节、掌骨关节和跖骨趾骨关节、腕关节和跗骨关节）和下肢的大关节，尤其是膝盖和脚踝。

应同时进行灰阶和彩色多普勒成像。超声评价应包括：①关节积液的范围和特征；②滑膜增生的程度，这是特发性关节炎的特征性改变；③骨和关节侵蚀；④腱性结构（即腱鞘炎和关节炎）的累及[70]。

关节积液表现为低回声或无回声积液，可压缩，内部不显示多普勒信号（图 15-55）[70]。增生的滑膜表现为与关节、滑囊或肌腱相关的实质性、不可压缩的回声组织[70]，可能表现为平滑的弥漫性或结节状的偏心性改变（图 15-55）。当有活动性炎症时，可在增厚的滑膜上看到多普勒信号。

骨侵蚀表现为骨表面不连续且不规则。如上所述，正常软骨呈低回声结构，轮廓光滑。关节侵蚀表现为软骨正常光滑轮廓的不规则改变。与相同年龄和性别的对照组相比，关节软骨的总厚度可能减少[70]。

腱鞘炎表现为肌腱增厚，伴有或不伴有腱鞘扩张（图 15-56）。多普勒显像可见肌腱纤维增厚处充血（图 15-56B）。附着点是肌腱附着在骨头上的地方，附着点炎症（附着点炎）表现为肌腱附着点处的血管增多、肌腱形态异常或邻近滑囊内液体增多[70]。邻近的骨头可能有侵蚀。

能量和彩色多普勒可以用来监测疾病的活动性[74]。多普勒信号消失表明疾病正在消退或消失。

腱鞘炎的鉴别诊断包括感染（如上所述）和外伤（如下所述）。

（二）色素沉着绒毛结节性滑膜炎

色素沉着绒毛结节性滑膜炎是一种滑膜疾病，

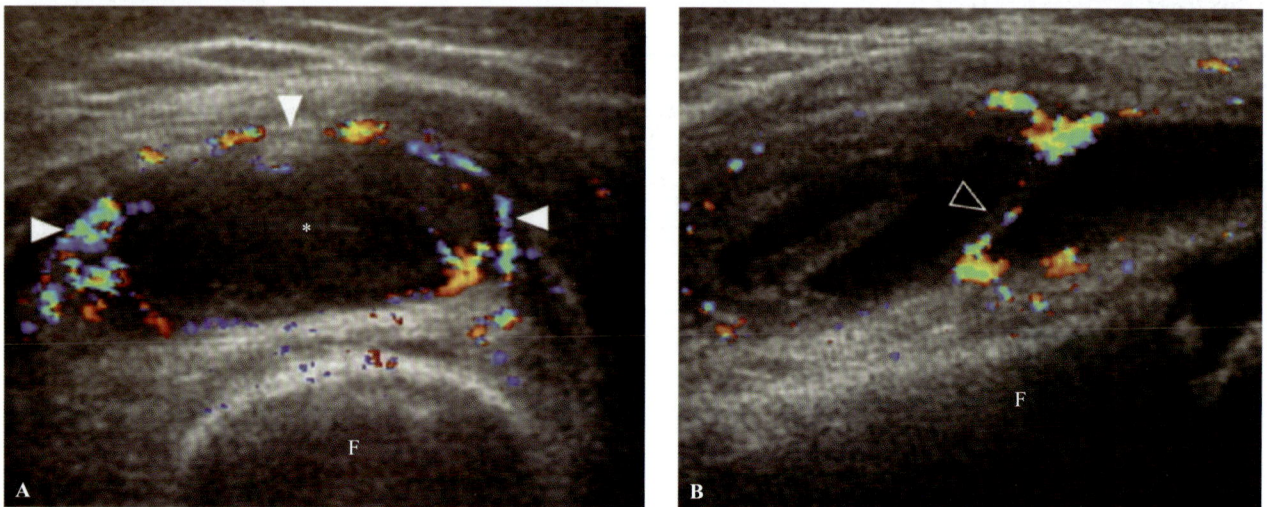

▲ 图 15-55 幼年型特发性关节炎、关节积液和滑膜炎（患者：男，2 岁）
左膝横切面（A）和纵切面彩色多普勒声像图（B）显示髌上关节积液（*）呈扩张性低回声，伴有周围充血性滑膜增厚（箭头）和滑膜间隔（空心箭头）。F. 股骨

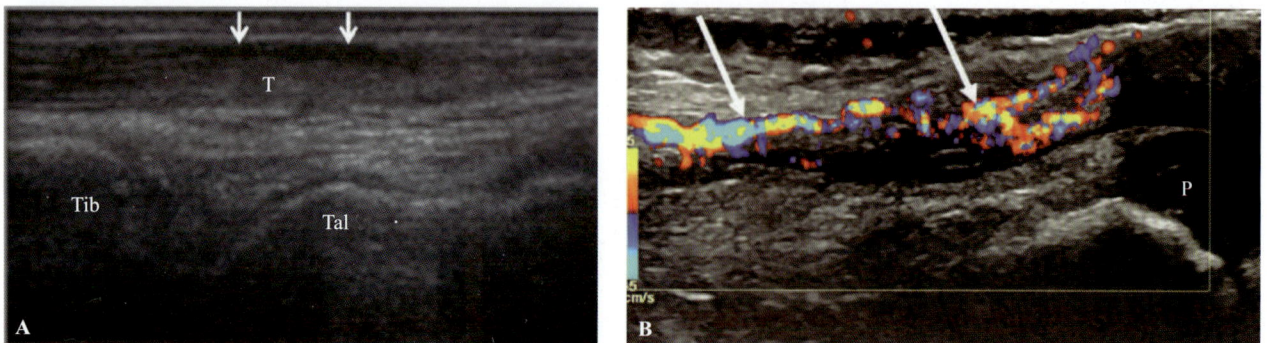

▲ 图 15-56 幼年型特发性关节炎和腱鞘炎（不同患者）
A. 踝关节纵切面声像图显示胫骨前肌腱（T）增大，腱鞘内有少量液体（箭）；B. 另一例患者（6 岁男孩）的右膝前方纵切面声像图显示右股四头肌腱的多普勒血流增加（箭），与炎症和小关节积液一致。Tib. 胫骨；Tal. 距骨；P. 髌骨

其特征是滑膜面周围的单核细胞增生[75, 76]。膝关节最常受累。超声表现从孤立的关节内肿块到弥漫性滑膜增生。超声表现无特异性,与特发性关节炎相似(图 15-57)。

八、创伤

超声已用于诊断软组织损伤,包括皮下组织、肌肉和肌腱异常、骨骺板和浅表骨骨折以及异物。

(一)血肿

钝性或穿透性创伤是引起软组织血肿最常见的原因,其他原因包括凝血功能障碍和抗凝治疗。血肿可累及皮下组织和肌肉组织。

血肿的声像图表现随病变过程而变化。急性血肿含有大量纤维蛋白,呈均匀或不均匀回声(图 15-58A)。在接下来的几天里,随着血液凝固、组

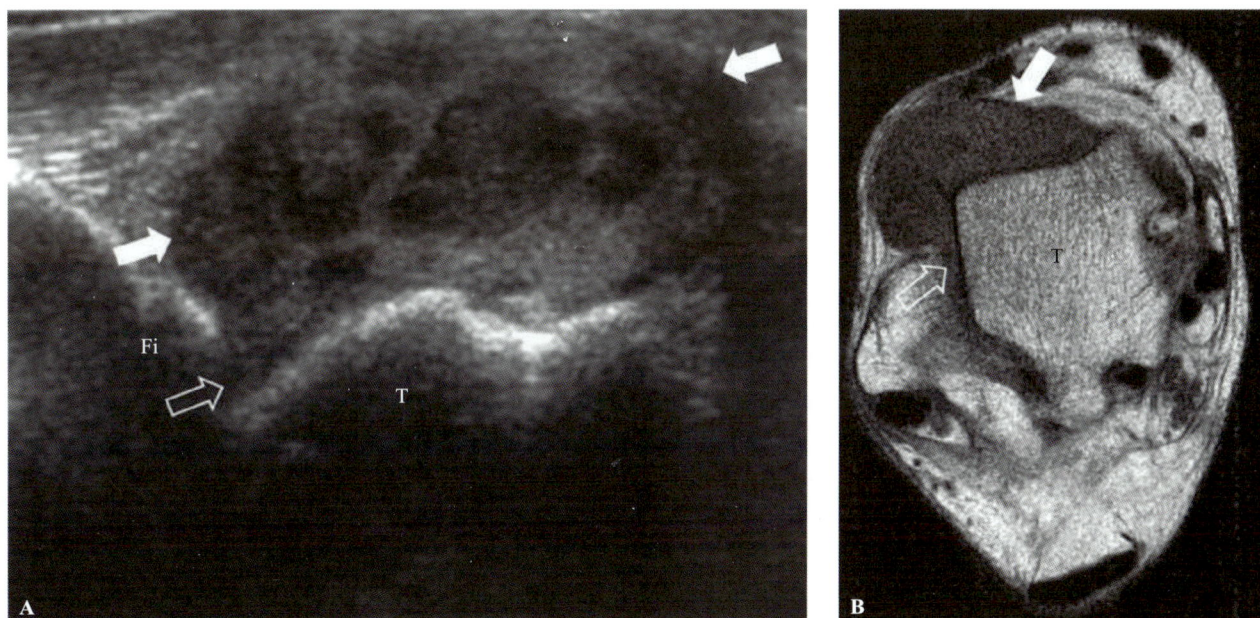

▲ 图 15-57　色素沉着绒毛结节性滑膜炎(17 岁男孩)

A. 右踝外侧横切面图像显示一个不均匀的低回声肿块(箭)伸入外侧胫距关节(空心箭);B. MRI T1WI 轴位图像证实关节内软组织肿块(闭合箭)延伸至胫距骨间隙(空心箭)。切除活检证实为局限性色素沉着绒毛结节性滑膜炎。Fi. 腓骨;T. 距骨

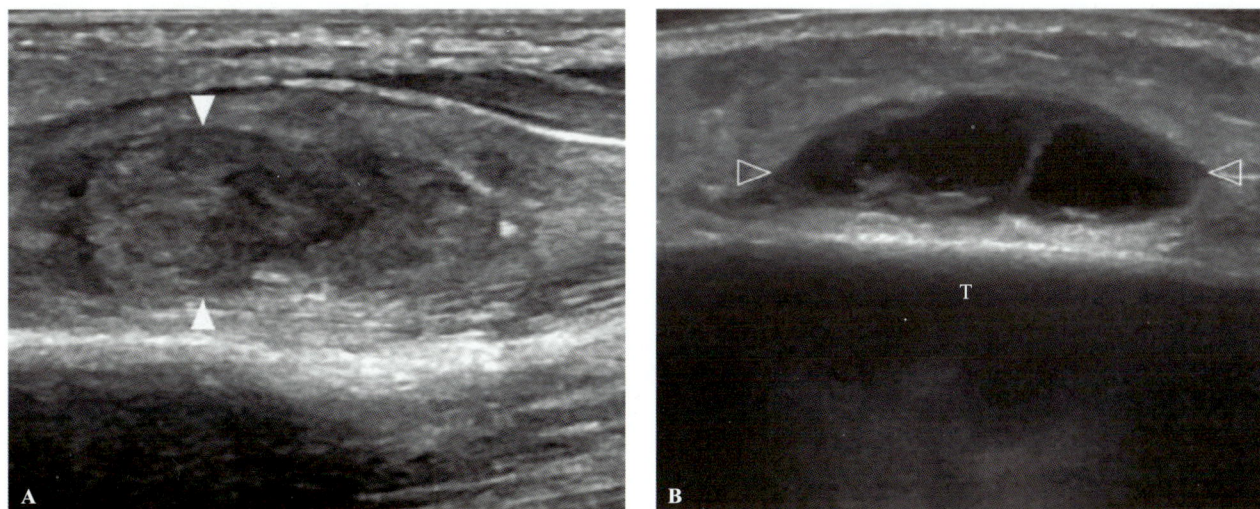

▲ 图 15-58　血肿

A. 急性血肿(12 岁女孩),前臂纵切面声像图显示肌肉内不均匀的低回声肿块(箭头);B. 慢性血肿(15 岁女孩),小腿前部纵切面声像图显示无回声为主的肿块(空心箭头),内部间隔菲薄。T. 胫骨

织收缩，血肿可形成复杂的回声结构，包括囊性改变、内部回声不均匀和粗间隔。在某些情况下，由于红细胞压积效应，可以看到液平，随后血肿液化。慢性血肿可能见无回声或低回声内容物，并含有细小的线状或碎片状回声（图 15-58B）。血肿周围可有血流。

Morel-Lavallee 损伤是一种肌肉内血肿，发生在皮下脂肪筋膜界面，最常见的是在骨性凸起部位，如大转子或胫骨前部。它是由一个剪切力（闭合损伤）造成的，在这个剪切过程中，皮肤、皮下脂肪与下方的肌肉筋膜分离，血液填充被破坏的空间。特征性的超声表现是位于皮下深层组织积液中的脂肪球回声（图 15-59）[77]。

（二）脂肪坏死

脂肪坏死通常局限于皮下软组织，通常发生在骨性凸起区域，如胫骨前区和臀大区。患者临床表现为硬实、无触痛、可触及的结节或肿块。由于损伤会在数周或数月内演变，患者可能无法回忆起特定的创伤事件。在超声检查中，典型的表现是皮下组织中边缘清晰的有回声肿块或结节（图 15-60）[78, 79]。脂肪坏死的后遗症是脂肪坏死区组织萎缩。

（三）骨化性肌炎

骨化性肌炎是骨骼肌异常骨化而形成的，往往

发生于青少年和青年，通常继发于直接创伤。常见的部位是大腿前部、臀部和肘部。骨成熟开始于外周并向中部聚集[80, 81]。骨化性肌炎的诊断通常基于临床和影像学表现。活检不太可靠，可能会导致肉瘤的错误诊断。

临床表现为明显的肿块和外伤史。但外伤史有时候并不明确。7～14 天内的早期超声表现为肌肉内椭圆形低回声肿块，中心可见回声核或由中心回声区分隔的内外层低回声的带状结构，病灶边界不

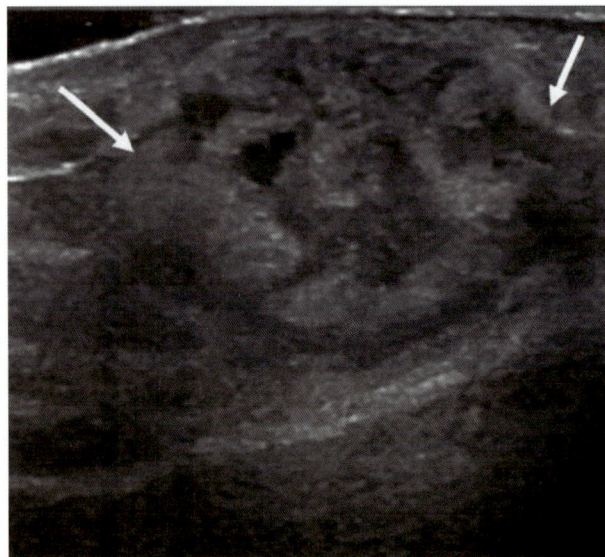

▲ 图 15-60 脂肪坏死
纵切面声像图显示膝内侧有一界限清楚的分叶状肿块回声（箭），对应于同一区域的可触及肿块

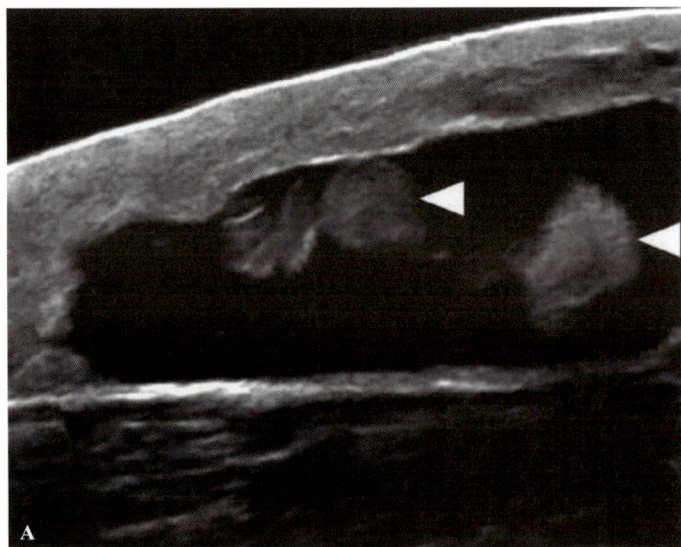

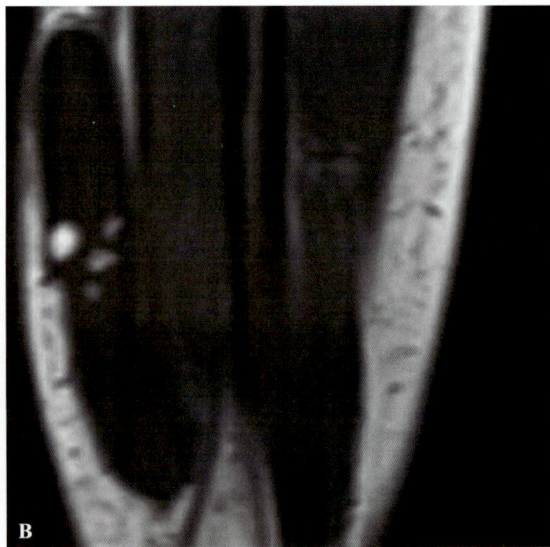

▲ 图 15-59 Morel-Lavallee 损伤（患者：女，16 岁，闭合性脱套伤）
A. 小腿前方纵切面声像图显示脂肪筋膜界面有一无回声肿块，其中包含漂浮的低回声病灶（箭头），代表脂肪；B. MRI T$_1$WI 矢状位图像证实该低回声病灶代表脂肪

清，可显示少量血管。连续 2～4 周的超声检查通常会显示一个特征性的高回声边缘和由钙化产生的声影（图 15-61）[80]。在这个阶段，它是无血流的，虽然在邻近的软组织中可以看到由于炎症而产生的血流。

（四）横纹肌溶解症

横纹肌溶解症是由于酶和肌红蛋白释放进入血液和细胞外液而产生的骨骼肌纤维坏死。儿童期的主要原因是挤压伤和虐待。超声表现无特异性，包括回声增强或减低的病灶、局部杂乱的分支结构，类似于撕裂[81, 82]。

（五）骨折

超声已经被用来检测平片上被怀疑但不明显的细微骨折或脱位，包括骨干和骨骺损伤、肋骨和锁骨骨折、复杂解剖区域的关节脱位，如胸锁关节，以及典型的非外伤性干骺损伤[11, 83-85]。

骺板或生长板损伤通常是由扭力而不是牵引力引起的。骨折平面穿过软骨骨化层和非骨化层之间的区域。声像图表现为生长骨和骨骺移位，骺板不规则，关节内或骨膜下出血（图 15-62），也可以看到相关的干骺端骨折（图 15-63）。

骨骺骨折几乎都是撕脱性骨折，是由突然的强力引起肌肉收缩，导致骨骺脱离肌腱。超声显示肌腱附近软骨或骨的分离碎片。

正常骨具有光滑的回声轮廓，骨皮质骨折表现为皮质回声不连续性（图 15-64）。邻近的肌肉和软组织可能因水肿和出血而增厚和充血，骨膜下出血和充血也可见于骨折部位。

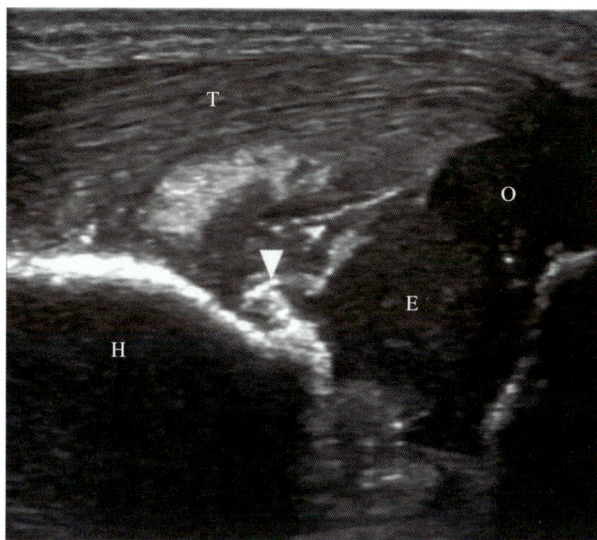

▲ 图 15-62　骨骺骨折（患者：男，1 月龄）
右肘后内侧纵切面声像图显示骨折穿过肱骨远端骨骺（箭头），肱骨远端骨骺（E）相对于肱骨远端干骺端（H）发生后向移位和成角。O. 软骨鹰嘴；T. 三头肌

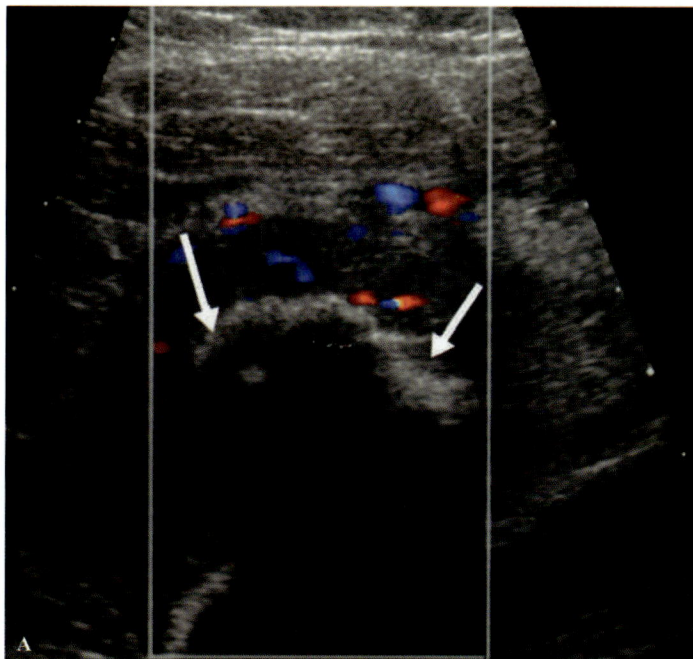

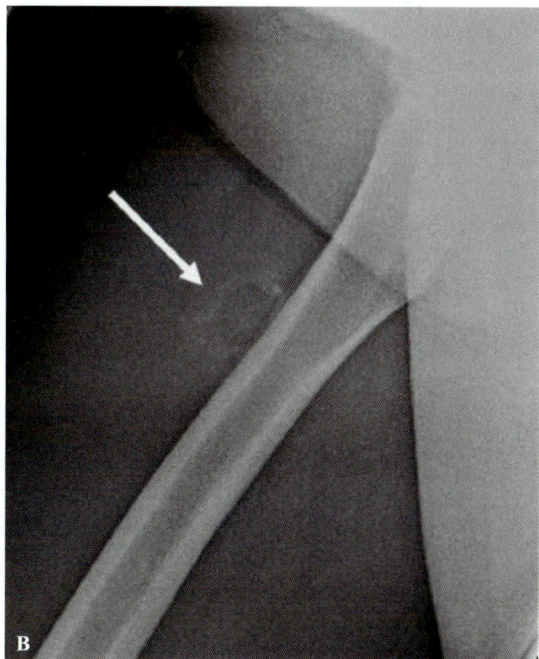

▲ 图 15-61　骨化性肌炎（患者：女，12 岁，右大腿疼痛史 3 周）
A. 大腿前部纵切面图像显示肿块见高回声边缘（箭），并伴有声影；B. 超声检查后的 X 线表现为周围钙化的肿块（箭）

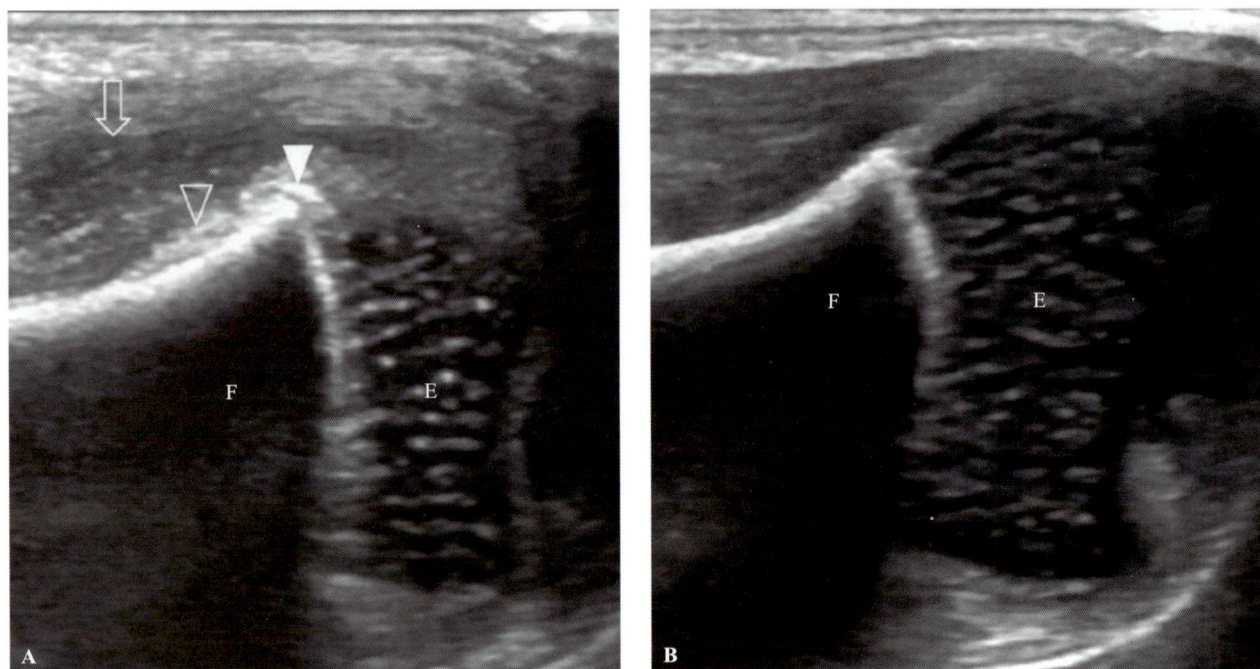

▲ 图 15–63　骨骺骨折（患者：男，2 月龄）

A. 膝关节前内侧纵切面声像图显示股骨远端骨骺向后移位（E），干骺角骨折（箭头），并可见高回声的骨膜下出血（空心箭头）和低回声软组织水肿（空心箭）；B. 正常右股骨远端比较。F. 股骨远端干骺端

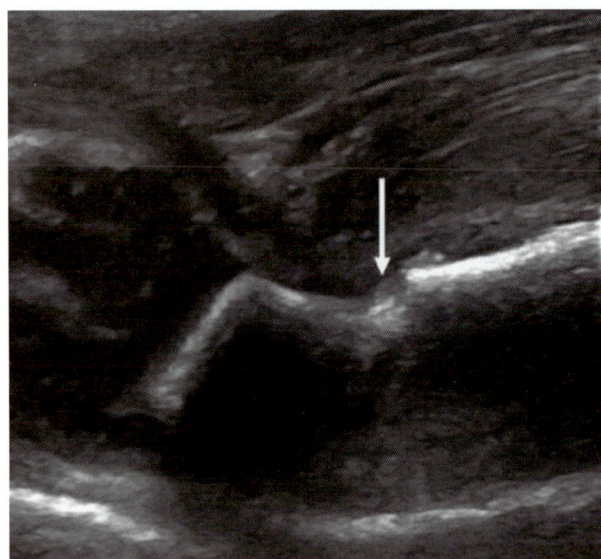

▲ 图 15–64　骨折（新生儿，下肢骨折）
大腿近端纵切面图像显示股骨皮质局部不连续（箭）

（六）异物

儿童常见的软组织异物是木头、玻璃和金属片，后两种元素是不透射线的，因此在某种程度上平片通常可见，而木材通常是可透射线的，在常规的放射线成像上几乎不显示[86-88]。当怀疑有可透射线异物时，可以用超声来鉴别异物。

异物，无论其成分如何，均表现为有回声病灶，伴有后方声影或混响的"彗星尾"征（图 15-65）。其他发现包括邻近软组织水肿，表现为边界不清的低回声或高回声区；脓肿形成，表现为周围充血的局灶性积液。除了证实有异物存在外，超声检查在术前定位方面也被证明有用，可减少了软组织解剖的程度。

肉芽肿可发展为慢性病例，在异物周围呈低回声肿块。

（七）肌肉损伤

肌肉损伤包括血肿、拉伤和撕裂[89]。肌内血肿与上述皮下血肿相似，但局限于肌肉内。过度使用和过度拉伸会导致肌肉拉伤。肌肉撕裂通常是由于强烈的收缩而导致肌纤维断裂[89, 90]。根据严重程度，临床表现从僵硬、疼痛到肌肉功能完全丧失。

肌肉拉伤的超声征象为弥漫性的回声增强，代表水肿、肌内积液（血肿）、肌纤维断裂和周围血管增生，损伤不会延伸到肌肉表面（图 15-66）。肌肉撕裂的超声表现为肌纤维完全不连续，缺损可延伸至肌表面，肌端收缩。撕裂处充满低回声血液。收缩期间的动态扫查可显示收缩纤维之间空间

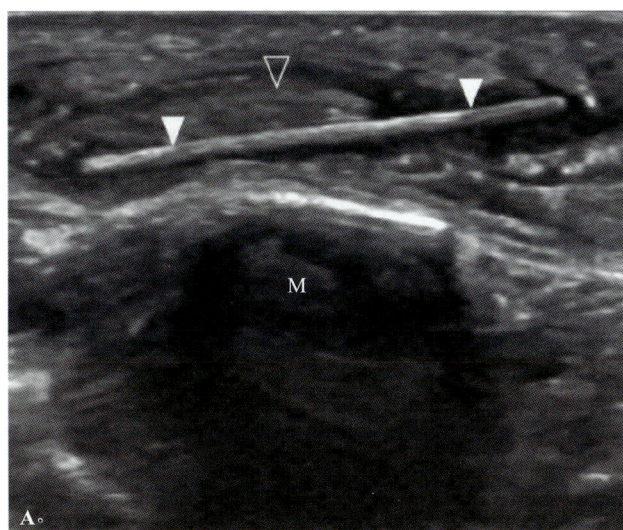

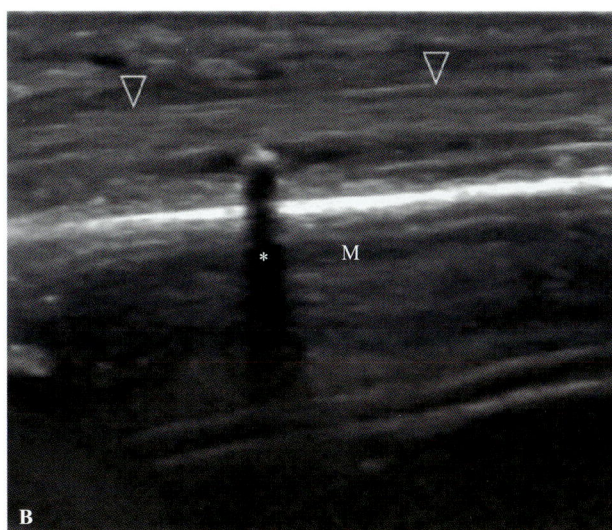

▲ 图 15-65 异物（患者：男，16 岁）

左手背侧第 3 掌骨（M）水平横切面（A）和纵切面声像图（B）显示异物呈线状高回声（箭头），伴声影（＊）。异物周围低回声区代表水肿。异物完整，深达伸肌腱（空心箭头）

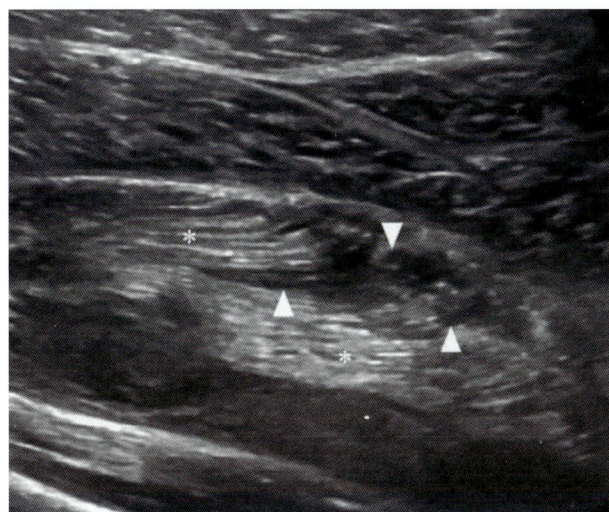

▲ 图 15-66 肌肉拉伤（患者：男，15 岁）

小腿纵切面声像图显示腓肠肌回声增强（＊），代表水肿和正常纤维结构的丧失。肌肉纤维部分不连续（箭头）。损伤未延伸至肌肉表面

增加的大小。彩色多普勒成像显示撕裂处血流量增加[89, 90]。

（八）肌腱损伤

肌腱撕裂包括部分性或完全性。肌腱部分撕裂表现为肌腱实质局部低回声，正常的纤维基质被破坏[6]。肌腱通常在撕裂处扩大（图 15-67）。由于存在一些完整的纤维，部分撕裂时肌腱收缩很小或不收缩。

在完全撕裂中，肌腱的两端收缩，在纵切面图像上出现钝变和结节，在横切面图像上呈肿块样改变。肌腱碎片之间的间隙由低回声血液填充（图 15-67）。

游离端可以在散布的血液中自由移动，这一现象被称为钟摆征。

（九）臂丛损伤

超声检查可为新生儿臂丛神经损伤提供有用的术前信息[91]。婴儿在娩出过程中可能遭受臂丛神经损伤，并出现上肢无力。

继发性关节盂发育不良和肩关节后半脱位是臂丛神经损伤公认的并发症。超声可显示骨性发育不良，表现为浅盂窝和后半脱位（图 15-68）。

九、其他肌肉骨骼状况

（一）肌营养不良

在肌营养不良和脊髓性肌萎缩等神经肌肉疾病中，肌筋膜被脂肪和结缔组织所取代，肌周间隔增多。灰阶超声显示，由于正常肌肉纤维被脂肪替代导致肌肉回声增强，远端声衰减。肌营养不良患者的肌肉厚度可能正常或增加，而脊髓性肌萎缩患者的肌肉厚度通常减少[92-94]。包括弹性成像在内的定量超声已经显示出评估该疾病的进展和治疗反应前景[94]。

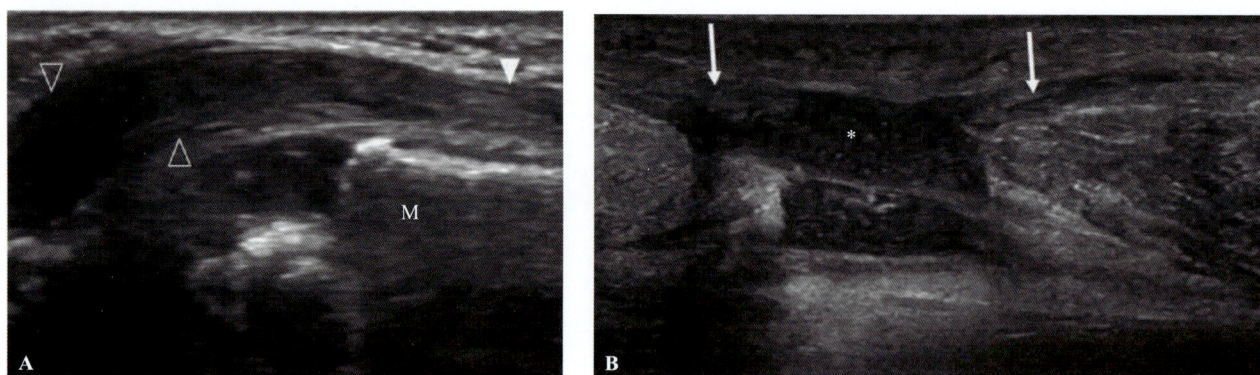

▲ 图 15-67 肌腱撕裂

A. 部分撕裂（3 岁男孩，受伤后左手腕疼痛肿胀），纵切面声像图显示病灶较大，拇长展肌（空心箭头）呈低回声，远端肌腱正常（箭头）；
B. 跟腱全层撕裂，纵切面声像图显示完全分离的两个收缩肌腱末端（箭）形成间隙（*）。血液填充了肌腱间的空隙。M. 第一掌骨

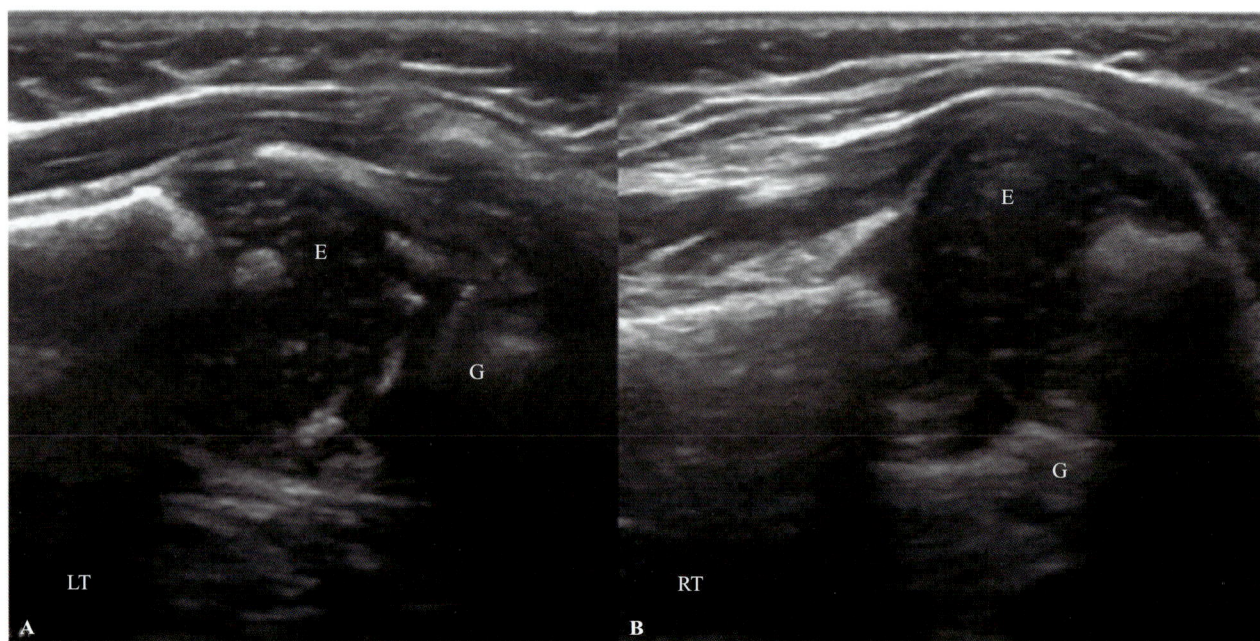

▲ 图 15-68 肩关节半脱位，臂丛损伤（13 月龄儿童，其母亲有外伤分娩史）

左肩（LT）和右肩（RT）灰阶声像图（双幅）显示左肱骨头骨骺位于关节盂窝正常位置。右肱骨头骨骺从浅的肩胛窝向后、向下移位导致半脱位。E. 肱骨头骨骺；G. 关节盂窝

（二）肢端肥大

肢端肥大通常仅累及软组织或同时累及骨和软组织。肢体肿大的常见原因有血管瘤、血管畸形、特发性半肢肥大、Beckwith-Wiedeman 综合征和深静脉血栓形成（deep venous thrombosis，DVT）。超声多普勒成像可区分血管畸形与伴有半肢肥大和Beckwith-Wiedeman 综合征的非血管性软组织肿大。

（三）肥大性骨关节病

原发性肥大性骨关节病是一种罕见的遗传性疾病，与前列腺素代谢异常有关。临床表现包括关节痛、四肢肿大、皮肤增厚和手指抽搐。超声表现为长骨周围的异常回声组织，可能反映了组织水肿和炎症。多普勒成像显示受累骨结构表面血流增加[95]。

（四）其他问题

超声检查有如下多种用途：①显示 Legg-Calve-Perthes（股骨头无菌性坏死）病的股骨头碎裂和外侧面覆盖不全[96]；②确定股骨头骨骺滑脱；

③显示慢性肌腱病变，如胫骨结节碎裂和 Osgood-schlater 病（图 15-69）的相关炎症，Sinding-Larsen-Johansson 病的髌骨[97]；④评估髂腰肌肌腱断裂时的异常运动[98, 99]。

在髂腰肌肌腱断裂时，髋关节疼痛与关节运动时可听到或可触到咔嗒声。折断是由于髂腰肌肌腱在髂肌周围的突然运动引起的，导致肌腱与耻骨接触，从而产生可听见的折断声。超声可以显示髋臼或股骨头的突然移位，当髋关节伸展时伴随着可听见的折断声[98, 99]。与之相比，正常髂腰肌肌腱在髋臼和股骨头上方从一边到另一边滑动平稳。

十、四肢静脉

（一）解剖

1. 下肢

下肢静脉引流分为深静脉系统和浅静脉系统，两个系统最终均汇入股总静脉（图 15-70）[100, 101]。静脉伴随着同名的动脉，足部深静脉汇入胫前静脉和胫后静脉，胫后静脉在与胫前静脉汇合成腘静脉前与腓静脉相连（通常成对）。腘静脉离开大腿远端内收肌管后成为股浅静脉。股浅静脉上升并与腹股沟韧带正下方的股深静脉相连，成为股总静脉。股总静脉于腹股沟韧带上方延续为髂外静脉。

浅静脉系统包括小（短）和大隐静脉。小隐静脉引流踝内侧软组织，然后向上与腘静脉吻合。大隐静脉引流内侧小腿，然后在大腿近端腹股沟韧带下方上行汇入股静脉。小腿的深静脉和浅静脉通过从皮肤到深静脉的穿通静脉在不同水平相连。

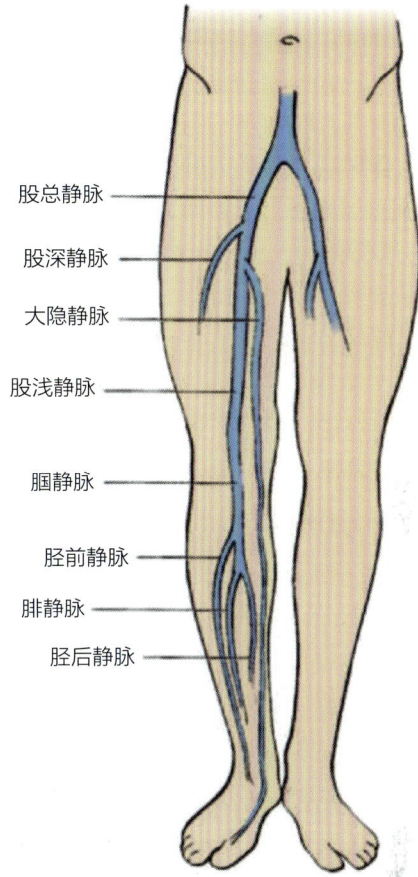

▲ 图 15-70　下肢主要静脉解剖示意图

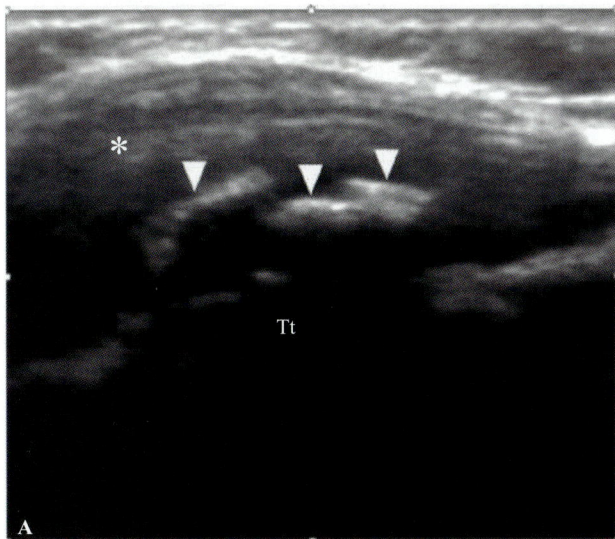

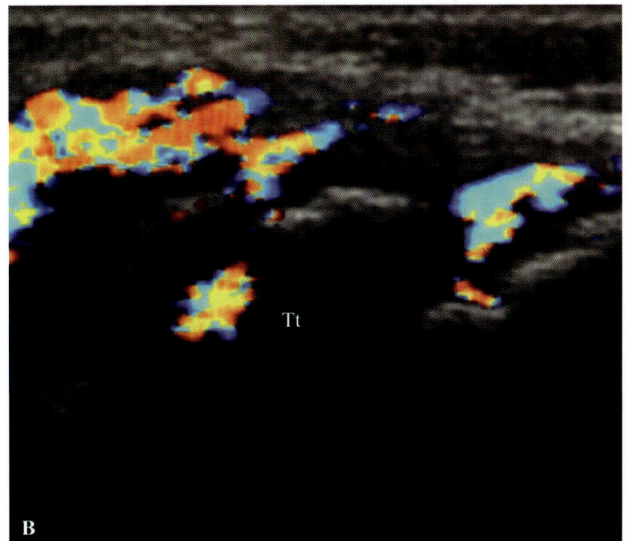

▲ 图 15-69　Osgood-schlater 病（患者：女，12 岁，胫骨触痛、肿胀）

A. 胫骨近端纵切面灰阶声像图显示高回声胫骨碎片（箭头）和低回声增厚的髌骨远端肌腱（*）；B. 纵切彩色多普勒声像图显示骨碎片周围软组织和髌腱远端内的血流增加。Tt. 胫骨结节

2. 上肢

上肢静脉也分为深静脉和浅静脉（图 15-71）[102]。手掌的深静脉引流形成桡静脉和尺静脉，分别位于前臂的外侧和内侧。桡、尺静脉在肘前窝汇合形成肱静脉。肱静脉在手臂内侧上升并与贵要静脉连接形成较大的腋静脉。前臂外侧由头静脉引流，头静脉上升至腋窝水平与腋静脉汇合。腋静脉经过第一肋骨下后与锁骨下静脉汇合。锁骨下静脉与颈内静脉连接形成头臂静脉。左头臂静脉穿过胸骨后到达右头臂静脉，形成上腔静脉。

浅静脉起源于手的浅背弓。它们在不同水平流入前臂的尺静脉、桡静脉、正中静脉、头静脉和基底静脉。这些静脉合并形成头静脉，在侧面走行，而贵要静脉，在中间走行。浅静脉在上臂与肱静脉相连，汇入腋静脉。

（二）超声技术

1. 下肢

血管成像需要高频探头，通常为 5～10MHz。下肢静脉成像患者取仰卧位或坐位（头部抬高约30°）。大腿应该轻度外展和外旋，膝盖稍作弯曲。重要的是在使用探头时压力要轻，使静脉不会被压扁。每段静脉都要在横切面和纵切面两个平面上进

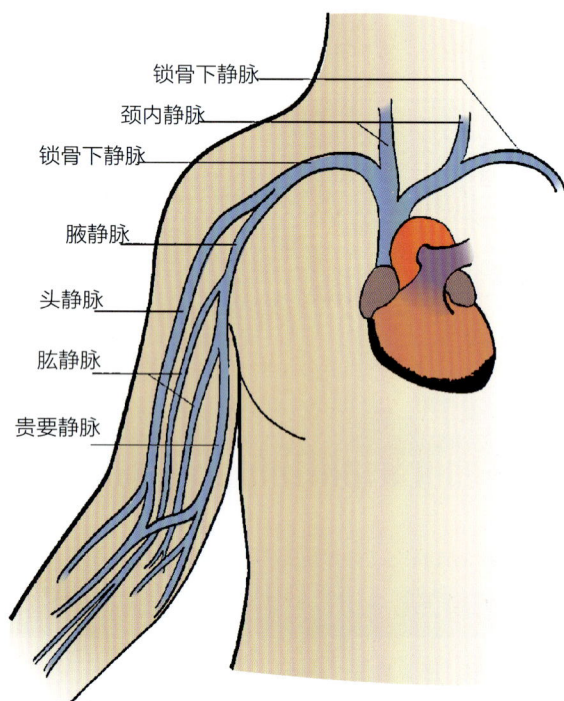

▲ 图 15-71　上肢主要静脉解剖示意图

锁骨下静脉
颈内静脉
锁骨下静脉
腋静脉
头静脉
肱静脉
贵要静脉

行灰阶和多普勒扫查。

扫查从腹股沟韧带水平以下开始，识别股总静脉后，探头向远端移动，识别股（股浅）静脉、股深静脉、隐静脉与股总静脉交界处。多数患者的大隐静脉很容易被超声所显示。由于被覆肌层的厚度，大腿近端和中部的深静脉较难显示。使用低频凸阵或扇形探头可以改善深静脉系统的显示。

检查腘静脉时，患者俯卧，并将枕头放在脚踝下，使膝盖轻度屈曲，或患者处于仰卧位（侧边向上）。胫腓后静脉采用内侧或后内侧入路成像。胫骨前静脉由前外侧入路成像。

2. 上肢

患者头部远离探头，使近端的锁骨下静脉和头臂静脉更容易显示。探头置于腋窝，患者手臂抬高以检查腋静脉。手臂稍外展、外旋以检查静脉系统的其他分支。用于锁骨下静脉检查的探头的位置取决于静脉的远端或内侧部分是否显示。锁骨下入路用于锁骨下静脉外侧部成像，锁骨上入路用于锁骨下静脉内侧段和颈内静脉远段成像[102]。浅表头静脉和基底静脉应作常规检查。每段静脉应在横、纵两个平面上进行灰阶及多普勒扫查。

（三）正常超声表现

1. 下肢静脉

正常静脉管腔呈无回声，血管壁较伴行动脉壁薄。正常情况下，深静脉系统内的血流是低阻力的，在吸气和呼气期间会发生变化（图 15-72）[103]。吸气时静脉流速减低，呼气时静脉流速增加。呼吸的波动表明经多普勒检查的相邻静脉通畅。与上肢静脉相比，下肢静脉与心脏有一定距离，所以下肢静脉不显示与心脏周期相关的搏动（见下文）。股静脉最大流速为 12～30cm/s[104]。

下肢静脉检查应在灰阶和彩色多普勒成像中使用加压手法。从股总静脉至腘静脉均匀加压。正常下肢静脉在压力作用下是可压扁的。在灰阶和彩色图像上，加压后静脉完全塌陷，血管壁收缩（图 15-73）。最好根据横切面视图评估静脉的可压缩性。

加压手法用于评估血管受压后血流通畅性，通常向心的正向血流从近端到末端逐步增加（图 15-74）。通过检查者挤压小腿肌肉或患者足部弯曲亦可增加血流。多普勒血流增强提示远端血管通畅。

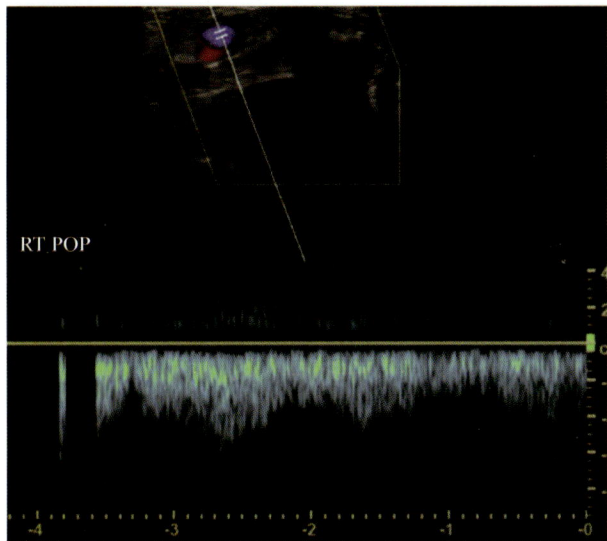

▲ 图 15-72　正常下肢静脉多普勒频谱

腘静脉频谱显示出与呼吸周期相关的温和相位性。不存在与心动周期相关的搏动

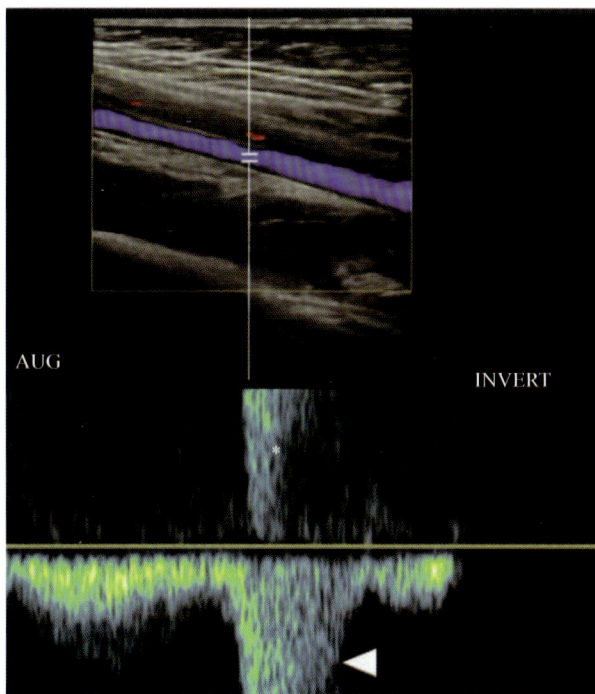

▲ 图 15-74　加压操作

腘静脉纵切面多普勒超声扫查。随着小腿受压，顺行血流（箭头）增加。增加的血流会导致基线（＊）上方的锯齿伪像

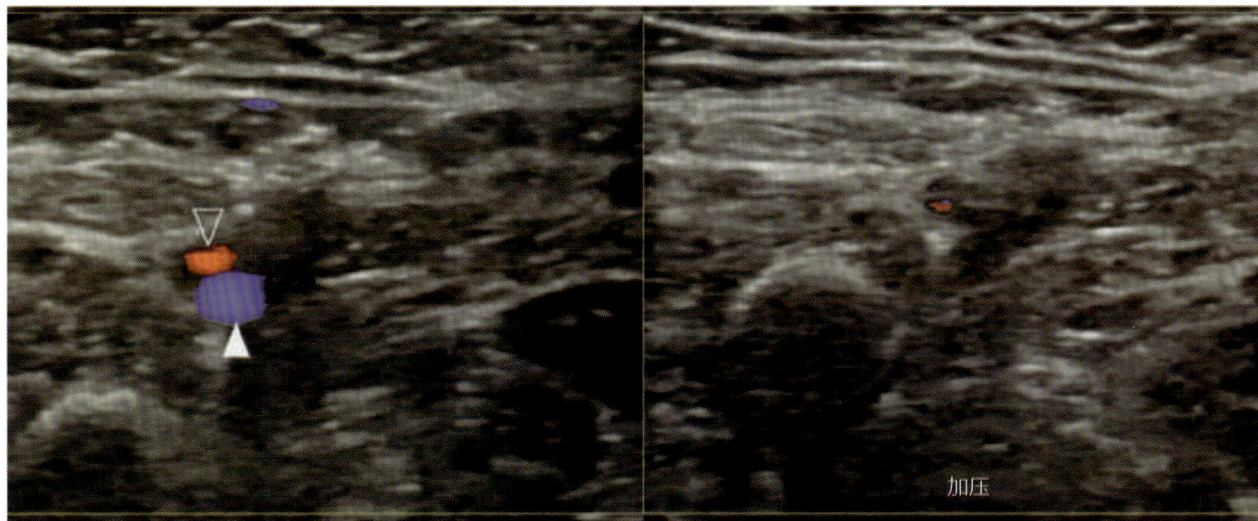

▲ 图 15-73　正常静脉的可压缩性

右股静脉（箭头）和股动脉（空心箭头）不加压（右图）和加压（左图）横切面彩色多普勒超声扫查。伴随加压，正常静脉完全塌陷，血管壁收缩，而动脉中仍有一些血流

Valsalva 手法也可用于评估血管通畅性。通过 Valsalva 动作，正常静脉出现短暂的血流回流，随后血流停止，随着 Valsalva 动作的释放，正向血流迅速增加。Valsalva 反应可确定多普勒检查时近端静脉的通畅性。

2. 上肢静脉

上肢静脉检查应包括对锁骨下、腋静脉和颈静脉的评估。头臂静脉和锁骨下静脉更邻近心脏，将显示与心脏收缩有关的搏动（图 15-75）[104]。远离心脏的静脉，如腋静脉，与心脏相关搏动最小，但具有与呼吸运动相关的特性。儿童上腔静脉的最大流速为 60～80cm/s[105]。

加压手法可用于腋、肱、颈静脉。由于上方有锁骨覆盖导致锁骨下静脉难以压缩，因此必须通过灰阶或多普勒成像直接显示锁骨下静脉，或采用脉冲多普勒成像的血流变化，而不是依靠其可压缩性。

（四）静脉血栓

儿童深静脉血栓形成（DVT）最常见的原因是继发于中心静脉置管的血液淤滞[106]。

不常见的原因包括高凝状态，如蛋白 S 和蛋白 C 缺乏；骨折或局部创伤，以及上、下腔静脉中心阻塞导致的血流减少。临床表现包括患肢疼痛、红斑和肿胀。D- 二聚体试验阴性实际上排除了深静脉血栓形成。D- 二聚体检测呈阳性是非特异性的，可能是由于感染、炎症、血管炎、创伤或手术引起的低纤维蛋白所致。

1. 急性血栓

急性深静脉血栓形成的表现：①静脉扩张；②正常无回声腔内的低回声充盈缺损（图 15-76）；③血栓部位的多普勒成像无血流（图 15-76C）；④血栓部位远端的正常心脏和呼吸相关搏动消失；⑤无可压缩性；⑥无血流增强或 Valsalva 反应[100, 101]。值得注意的是，非闭塞性血栓可能不会改变血流模式，增强和压缩性操作可能是正常的。

还需要认识到的是，在一些健康患者中静脉腔内可能存在伪像。此外，静脉血栓偶尔会呈无回声。在这些情况下，仅仅依靠灰阶成像是不可靠的。然而，当灰阶成像结合压缩手法和彩色多普勒研究时，血栓的诊断应该是可靠的。

彩色多普勒超声诊断下肢静脉血栓的敏感性和特异性分别为 95% 和 100%[101]，大腿血栓的检出率高于小腿血栓。上肢静脉血栓的彩色多普勒血流显像的敏感性和特异性为 80%～100%，在锁骨下静脉（腋静脉）外侧部分的准确度最高[107]。

2. 慢性血栓

慢性静脉血栓形成的特征是管壁不均匀增厚，管腔狭窄或不规则，侧支血管形成。血栓通常是低回声的。低回声血栓与正常血流的鉴别需要依靠频谱和彩色多普勒成像。

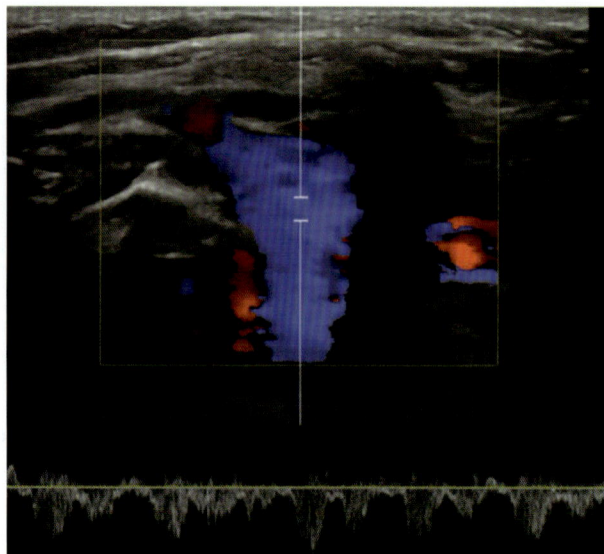

▲ 图 15-75 正常多普勒频谱
上肢头臂静脉脉冲多普勒频谱表现为与右心房压力变化相关的正常、搏动、三相频谱

十一、四肢动脉解剖
（一）大体解剖
1. 下肢动脉

股动脉起始于腹股沟韧带的水平，下行极短距离后分叉形成股深动脉和股浅动脉（图 15-77）。股深动脉向大腿近端 2/3 处的肌肉和组织提供分支。股浅动脉供应大腿远端 1/3 的肌肉和组织。在内收肌管水平，股动脉形成腘动脉。腘动脉分支形成胫前动脉和胫腓动脉干。然后，胫腓动脉干分支形成胫后动脉和腓动脉。在踝关节水平，腓动脉以小分支结束。胫后动脉分支进入足底外侧动脉和内侧动脉，胫前动脉延续为足背动脉。足背动脉与足底外侧动脉连接形成足底弓。

2. 上肢动脉

锁骨下动脉在发出椎动脉、肋颈干和胸廓内动脉后穿过上胸部（图 15-78），在第 1 肋水平成为腋动脉。腋动脉在胸大肌下方延续为肱动脉，终止于肘前窝，在那里分叉形成尺动脉和桡动脉。尺动脉和桡动脉一直延续到腕关节水平，在那里两条动脉相吻合。尺动脉延续为浅弓，为手指提供分支血管。

（二）超声检查技术

外周动脉的超声检查技术与静脉系统类似。

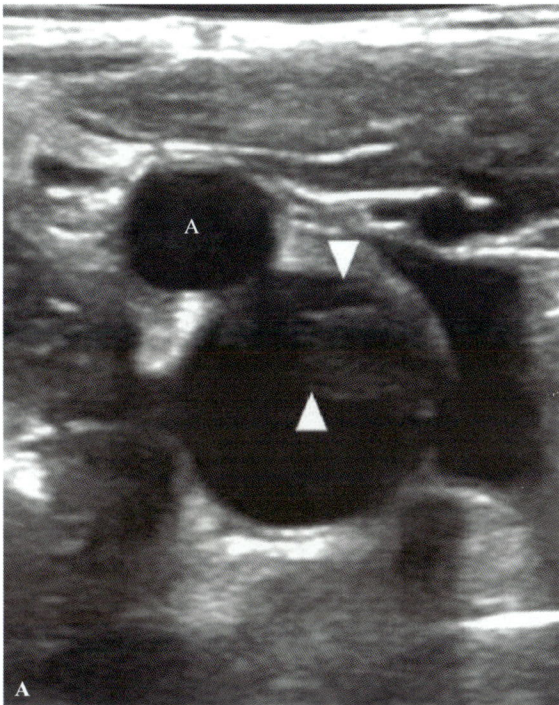

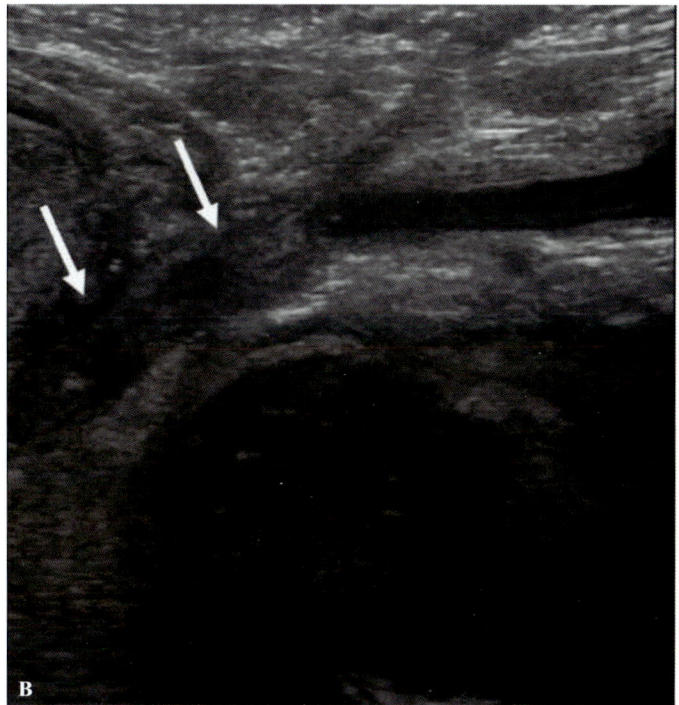

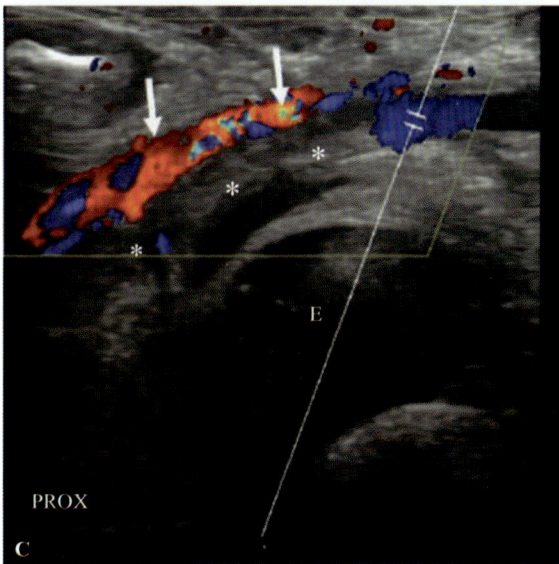

▲ 图 15-76　急性深静脉血栓形成（不同患者）

A. 非闭塞性血栓，右髂外静脉的横切面图像显示在无回声管腔（箭头）内偏心的低回声充盈缺损；B. 闭塞性血栓，右髂外静脉纵切面声像图显示低回声闭塞血栓（箭）填充静脉的近端部分；C. 与图 B 来源于同一患者，横切面彩色多普勒声像图显示髂动脉有血流（箭），髂静脉血栓部分无血流（＊）。静脉远端有侧支血管重建。A. 髂外动脉；E. 股骨近端骨骺

（三）正常超声表现

正常动脉管腔呈无回声，壁厚于伴行静脉。当用探头轻度加压时，动脉不会塌陷。随着探头压力的逐渐增大管壁会有一定程度的闭合。正常上肢和下肢动脉的频谱是高阻力的三相频谱血流模式，其特征是收缩峰值尖锐、狭窄，在舒张早期出现血流逆转，随后在舒张晚期出现一段低振幅的正向血流（图 15-79）[103]。这是静止状态下肢体动脉典型的血流模式。运动后，舒张期顺行血流增加，产生低阻力频谱。

（四）闭塞和狭窄

动脉闭塞的超声表现是脉冲和彩色多普勒血流信号的缺失（图 15-80）。超过 50% 的狭窄可表现为最大收缩期峰值速度增加。狭窄部位的收缩期峰值速度与狭窄近端速度的比值 ≥ 2。狭窄部位远端动脉段的多普勒表现（即下坡表现）为收缩期峰值速度降低（parvus 效应）、收缩期峰值速度延迟时间（tardus 效应）、单相而非三相多普勒频谱以及舒张

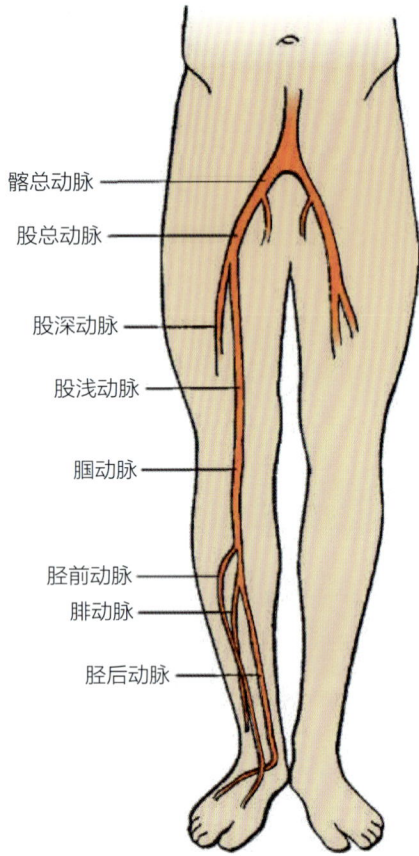

▲ 图 15-77　下肢主要动脉解剖示意图

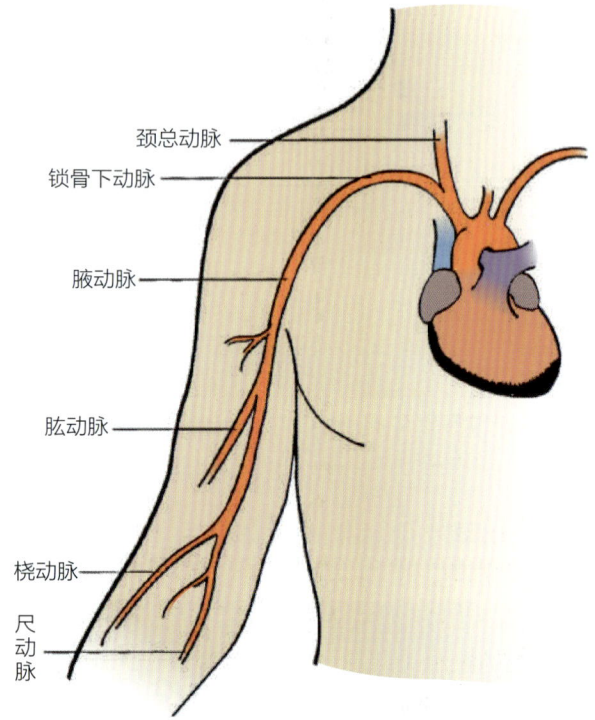

髂总动脉
股总动脉
股深动脉
股浅动脉
腘动脉
胫前动脉
腓动脉
胫后动脉

▲ 图 15-78　上肢主要动脉解剖示意图

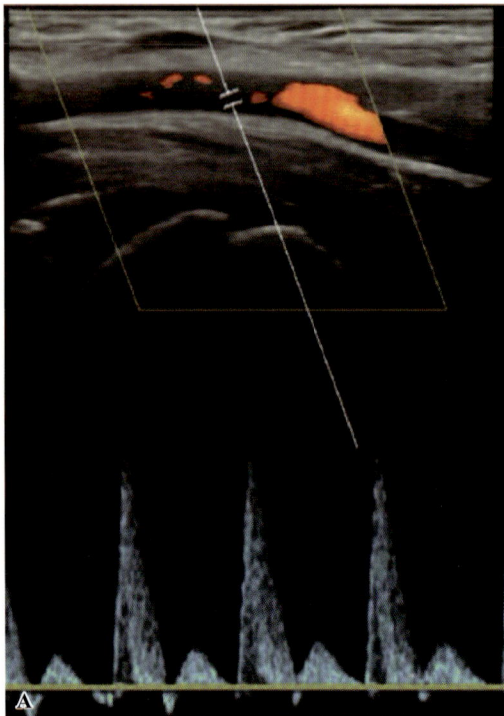

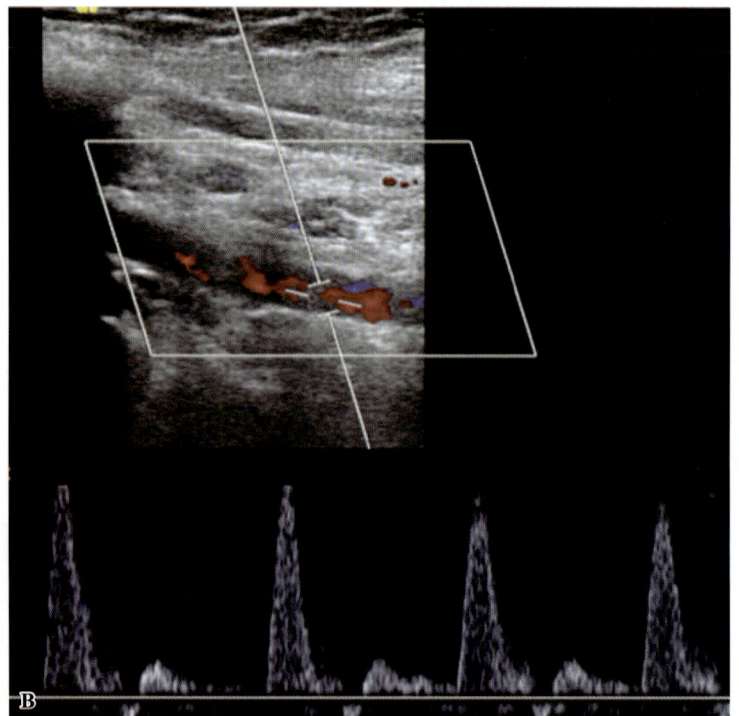

颈总动脉
锁骨下动脉
腋动脉
肱动脉
桡动脉
尺动脉

▲ 图 15-79　正常外周动脉频谱

A. 右股总动脉；B. 左锁骨下动脉。脉冲多普勒频谱表现为高阻三相频谱，这是静止状态下典型的周围动脉血流模式。有狭窄的顺行收缩期峰值、短暂的舒张早期逆行性峰值和低速的顺行舒张晚期峰值

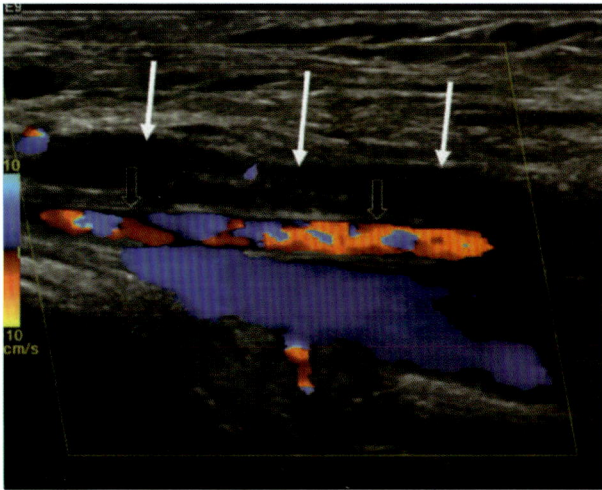

▲ 图 15-80 动脉闭塞

彩色多普勒声像图显示右侧股浅动脉（箭）无血流信号，股深动脉（空心箭）血流通畅

期血流速度增加。

取样错误会使闭塞和狭窄的鉴别困难，导致在动脉段实际闭塞时做出高度狭窄的假阳性诊断。诊断高度动脉狭窄（即 > 50%）和闭塞的敏感性和特异性为 90%～95%。

（五）假性动脉瘤

假性动脉瘤是一种局限性血肿，通过破口与动脉保持相通。最初，血肿被邻近结构离断，随着时间的推移，形成纤维囊。假性动脉瘤通常是股动脉插管或其他穿透性损伤的并发症[108]。

灰阶表现为低回声或混合性回声的积液。典型的彩色多普勒成像显示旋涡状的内部血流模式或"阴阳征"，其中一半是红色的，另一半是蓝色的，代表了流入和流出假性动脉瘤的血流。彩色多普勒还发现血管周围组织的振动（红色和蓝色随机混合）。假性动脉瘤颈部的脉冲多普勒成像显示典型的双向频谱，反映了假性动脉瘤的显示在基线上方的收缩期顺流和显示在基线下方的舒张期逆流（图 15-81）。超声也可用于引导加压或凝血酶注射[108, 109]。

（六）动静脉瘘

动静脉瘘是动脉和静脉之间的一种直接连接，之间没有毛细血管网。动静脉瘘可能是先天性的，也可能是由动脉或静脉穿透性损伤（如股动脉穿刺）或器官活检引起的。瘘管在灰阶显像上很少见到，但在多普勒超声上容易辨认[110]。

彩色多普勒分析可显示动脉和静脉之间的交通，瘘管区的湍流和血管周围组织的振动。对瘘管连接处动脉的脉冲多普勒频谱分析显示，与正常外周动脉典型的高阻力模式相比，其为低阻力模式伴高舒张流量。引流静脉可显示动脉化频谱（图 15-82）[110, 111]。

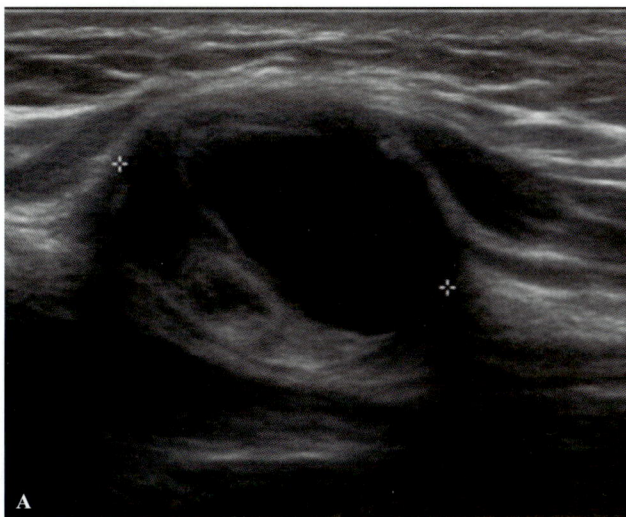

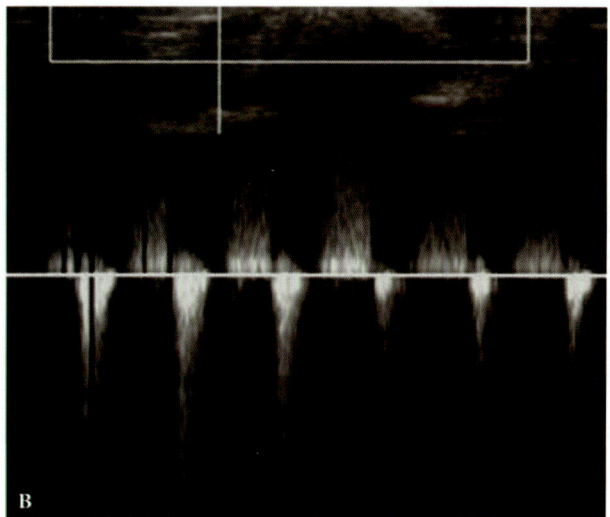

▲ 图 15-81 假性动脉瘤

A 至 C. 患者有股动脉置管史。A. 腹股沟纵切面声像图，可见低回声肿块（光标）；B. 彩色多普勒声像图，可见假性动脉瘤腔内旋涡状血流（阴阳征）；C. 脉冲多普勒声像图，可见特征性的双期双向血流（假性动脉瘤的收缩期血流和舒张期血流）频谱（往复征）

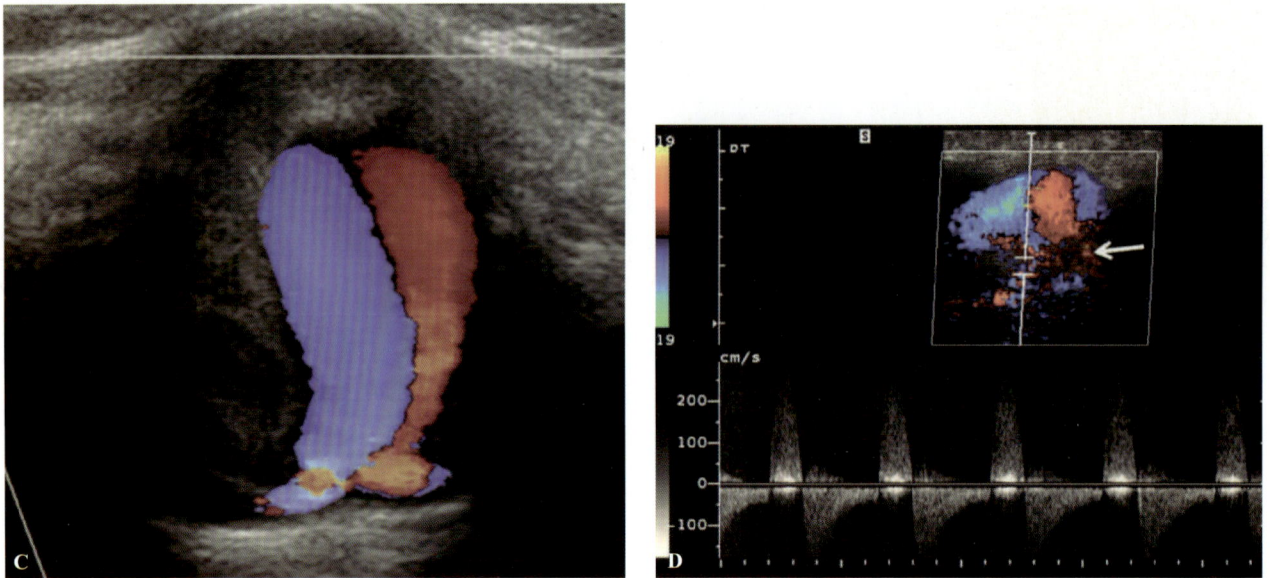

▲ 图 15-81（续） 假性动脉瘤

A 至 C. 患者有股动脉置管史。A. 腹股沟纵切面声像图可见低回声肿块（光标）；B. 彩色多普勒声像图，可见假性动脉瘤腔内旋涡状血流（阴阳征）；C. 脉冲多普勒声像图，可见特征性的双期双向血流（假性动脉瘤的收缩期血流和舒张期血流）频谱（往复征）。D. 另一例患者的假性动脉瘤颈部多普勒超声表现亦可见往复征，并见血管周围软组织振动（箭）

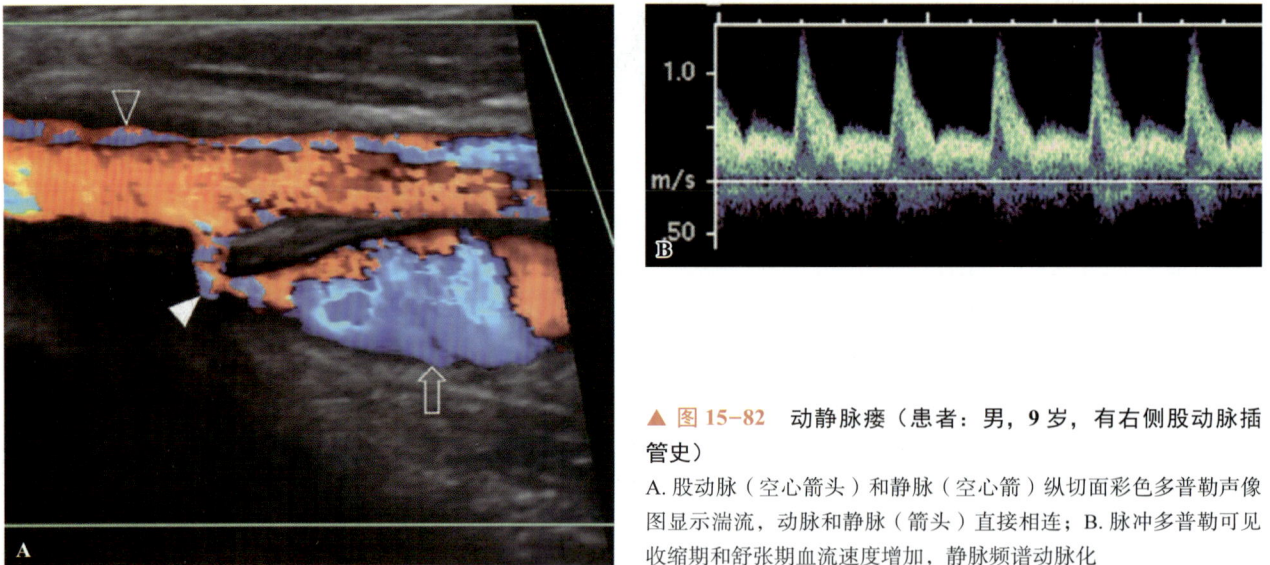

▲ 图 15-82 动静脉瘘（患者：男，9 岁，有右侧股动脉插管史）

A. 股动脉（空心箭头）和静脉（空心箭）纵切面彩色多普勒声像图显示湍流，动脉和静脉（箭头）直接相连；B. 脉冲多普勒可见收缩期和舒张期血流速度增加，静脉频谱动脉化

脊柱超声
Spinal Ultrasonography

Marilyn J. Siegel　著

蒋海燕　胡慧勇　译

许云峰　校

第16章

超声是用于评价新生儿及婴儿脊髓和椎管异常的成熟影像学检查方法[1-6]。正常婴儿由于未完全骨化的脊柱后弓所形成的透声窗，允许超声波的传输，因此可以观察脊髓及其毗邻结构。在患有先天性或手术造成的椎体缺陷的患者中，脊髓亦可以显示。

一、临床适应证

婴儿脊柱超声检查最常见的临床指征是腰背部的皮肤病变，它与脊柱闭合不全（神经管闭合不全）有很高的相关性[5-13]。这些病变包括皮肤凹陷、皮赘或尾状物、多毛斑、血管瘤、窦道和色素沉着斑。值得注意的是，偏离中线（旁正中）、直径＞5mm、肛门上方超过 2.5cm 的凹陷，与位于中线、尺寸小且靠近肛门的低位骶骨凹陷相比，更容易发生脊柱畸形[14]。同样重要的是，要认识到 5% 的健康新生儿会有隐匿性腰骶部皮肤红斑。

当平片上发现椎体异常（如分段异常或骶骨缺失）以及临床发现肛门闭锁和泄殖腔外翻，也是脊柱超声检查的适应证[14-16]。这些畸形提高了神经管闭合不全的发生率。脊柱超声检查的其他适应证包括腰椎穿刺引导、腰椎穿刺后患者椎管内血液产物的评估，以及肿瘤、创伤性脊髓病变后对脊髓再栓系的术后评估。

如果超声检查正常，则无须再行其他影像学检查。如果超声显示脊柱畸形，则需要进一步成像，通常用 MRI 来定性和确定病变的范围。

二、胚胎学
（一）正常发育

脊髓在脊髓圆锥水平的近端通过初级神经元形成髓鞘[14]。在胚胎发育的第 15 天，脊索诱导覆盖的外胚层形成神经板，神经板最初是开放的。大约在第 20 天，神经板沿其中心轴内陷形成神经沟，在沟槽的两侧产生神经褶。神经皱褶向背侧弯曲，然后融合，形成神经管。当闭合完成时，神经管与被覆皮肤分开，这一过程被称为分离。同时，位于神经板边缘的神经嵴组织向外侧迁移形成背根神经节（图 16-1）。

脊髓下部在胚胎 22 天由一个单独的神经细胞团（称为尾端细胞团）形成次级神经元。团块内由多个微囊融合形成室管膜内衬的管状结构，最终与更近端的神经管连接。这种管状结构最终形成脊髓圆锥、终丝和终脑室（图 16-2）。

（二）胚胎发育异常

1. 分离错误

分离错误（神经外胚层与皮肤外胚层的分离）是脊柱闭合不全最常见的原因，包括完全或部分不分离和过早分离。如果完全没有分离，结果是开放性中线缺损，椎管内神经组织突出于皮肤上（即脊髓膨出和脊髓脊膜膨出，图 16-3）。如果有部分分离，病变包括皮肤覆盖的缺陷，如背侧皮窦（皮肤表面与脊髓或脑膜相连的通道，图 16-4）。如果伴有过早分离，病变包括皮肤覆盖的缺陷，如脂肪脊髓膨出、脂肪脊髓脊膜膨出和脊髓脂肪瘤（与脊髓相连的硬膜外脂肪团，图 16-5）。

2. 尾侧块发育错误

尾侧块发育和分化的异常可引起广泛的病变，包括单纯脊髓栓系、终丝脂肪瘤、末端脊髓囊状膨出、尾侧退化性综合征和骶尾部畸胎瘤。

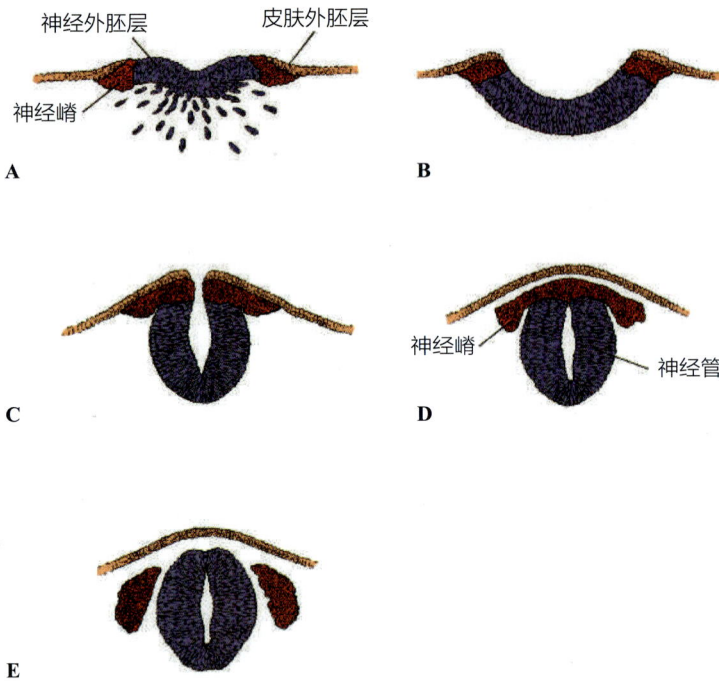

神经外胚层　皮肤外胚层

神经嵴

A

B

C

神经嵴　神经管

D

E

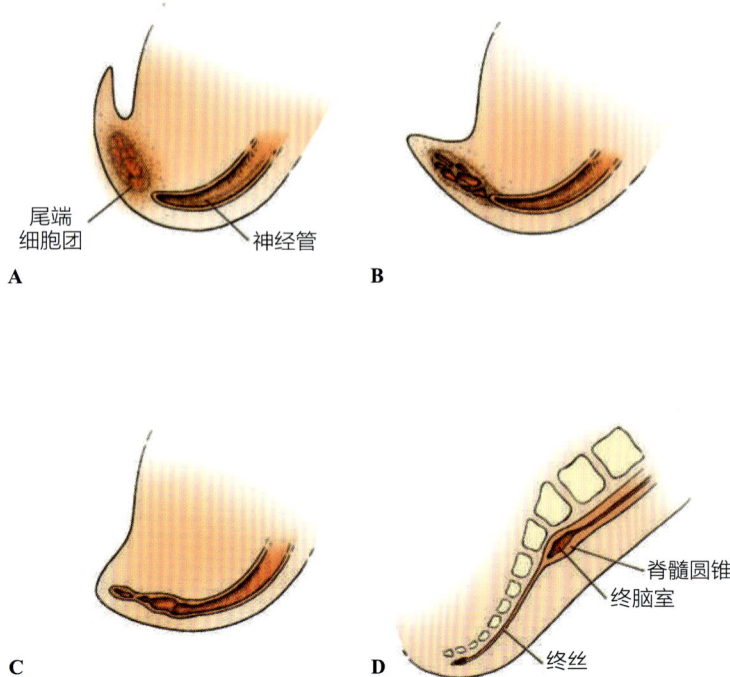

◀ 图 16-1　原始神经生长

A. 早期由神经外胚层组成的神经板与皮肤外胚层是连续的。产生神经的神经嵴细胞位于神经和皮肤外胚层的交界处。B. 神经板中心内陷，形成神经沟，神经沟外侧有细叶状突起。C 和 D. 神经褶背向弯曲，在中线融合形成神经管。神经管包含脊髓和相关的神经系统组织。E. 神经嵴细胞迁移形成背根神经节（引自 Farmakis SG, Siegel MJ. Spinal ultrason-ography. In: Sanders RC, Hall Terracciano B. eds. *Clinical sonography: a practical guide*, 5th ed. Philadelphia, PA: Wolters Kluwer 2016; 657–669.）

尾端
细胞团　　神经管

A

B

C

脊髓圆锥
终脑室

终丝

D

◀ 图 16-2　次级神经元

A. 在胚胎的尾端，神经管下方形成尾端细胞团；B 和 C. 团块内的多个囊肿合并形成管状结构，与颅神经管结合；D. 细胞团减少并最终形成脊髓圆锥、终丝和终脑室（引自 Farmakis SG, Siegel MJ. Spinal ultrasonog-raphy. In: Sanders RC, Hall Terracciano B. eds. *Clinical sonography: a practical guide*, 5th ed. Philadelphia, PA: Wolters Kluwer 2016; 657–669.）

3. 继发性分离异常

脊索分裂：胚胎外胚层和内胚层的分离错误会改变脊索发育，导致椎体畸形。这些疾病包括脊髓分裂畸形（脊髓纵裂）、神经肠囊肿、蝶形椎体和肠腔、脊柱和皮肤之间的瘘管连接[14]。

三、超声检查技术

超声检查是筛查 3—4 月龄婴儿脊髓异常的可靠方法，部分婴儿可应用至 6 月龄。在 3—4 月龄时，由于脊柱后部正常骨化，透声窗开始关闭。

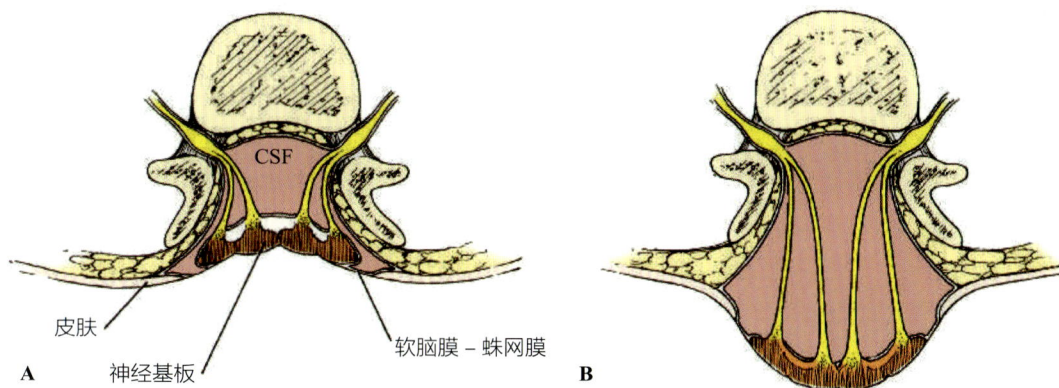

▲ 图 16-3　神经外胚层与皮肤外胚层分离错误

A. 脊髓膨出，软脑膜和蛛网膜在神经板表面排列，形成一个充满脑脊液（CSF）的囊，与皮肤表面齐平；B. 脊髓脊膜膨出，与脊髓膨出相似，只是脑脊液空间更扩大，使基板背侧移位于皮肤表面上方。在这两种情况下，被覆皮肤都不存在，神经基板暴露在皮肤表面（引自 Schwartz ES, Barkovich AJ. Congenital anomalies of the spine. In：Barkovich AJ, Raybaud C, eds. *pediatric neuroimaging*, 5th ed. Philadelphia, PA:Lippincott Williams & Williams, 2012:857–922. ）

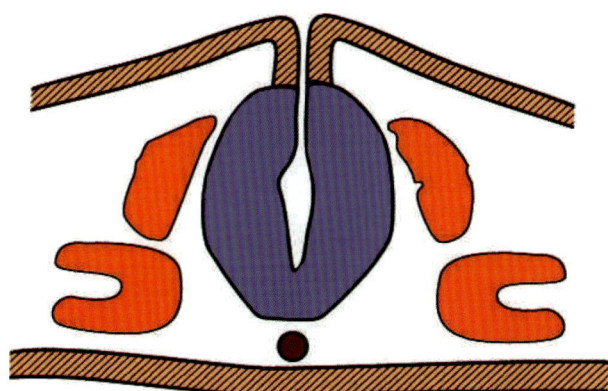

▲ 图 16-4　灶性不分离

灶性不分离导致在皮肤和神经组织之间形成内衬上皮的管道被称为背侧真皮窦（引自 Schwartz ES, Barkovich AJ. Congenital anomalies of the spine. In：Barkovich AJ, Raybaud C, eds. *pediatric neuroimaging*, 5th ed. Philadelphia, PA: Lippincott Williams &Williams, 2012:857–922. ）

骨化后脊柱产生的声影限制了对椎管内容物的超声评价。然而，对于脊柱闭合不全或椎板切除术后的儿童，声窗保持打开，允许在这部分年长儿童中进行超声检查。

　　脊髓是一浅表结构，所以 7～15MHz 的高频传感器可以提供最好的图像。线性或凸阵探头因其能提供更大的近场区图像和更高的空间分辨率而被优先选用。当声窗很小时，较大婴儿可能需要扇形超声仪。扫查时患者俯卧，双腿弯曲，或在胸部和腹部下方放置一个小枕头，以形成相对的后凸。这种体位使脊柱棘突展开，改善了椎管的声学通路。

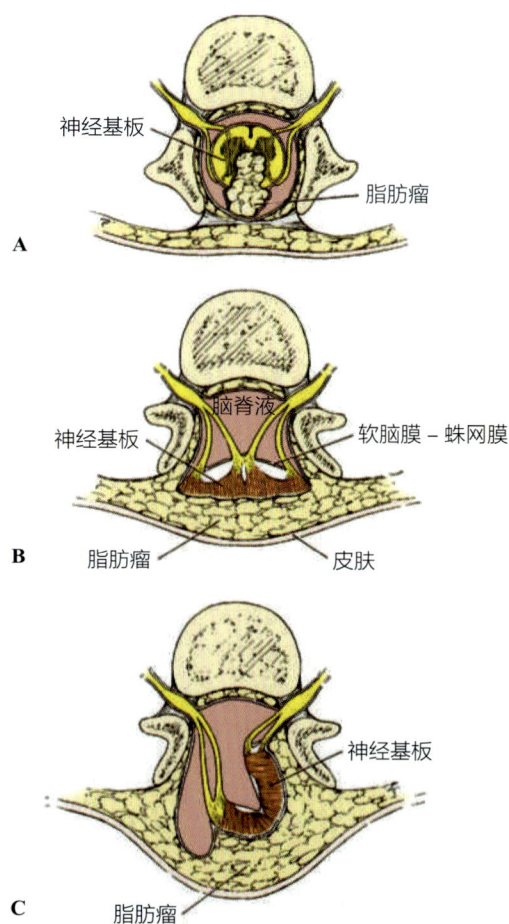

▲ 图 16-5　过早分离（过早分离导致间充质进入神经管并在那里分化成脂肪。皮下病变包括以下 3 种）

A. 硬膜内脂肪瘤；B. 脂肪脊髓膨出；C. 脂肪脊髓脊膜膨出（引自 Schwartz ES, Barkovich AJ. Congenital anomalies of the spine. In: Barkovich AJ, Raybaud C, eds. *Pediatric neuroimaging*. 5th ed. Philadelphia, PA: Lippincott Williams & Williams, 2012:857–922. ）

在新生儿中，将探头置于未骨化的棘突中线上方进行扫查。在脊柱后弓部分骨化且透声窗较小的年长婴儿中，探头置于外侧并与棘突平行的旁正中切面扫查可以改善对脊柱解剖的显示。扫查也可以在患者侧卧位时进行，尽管这比俯卧位更具挑战性。扫查需在纵切面和横切面两个平面上进行，全景或宽景成像有助于提供脊髓和椎管更长的纵切面视图，并有助于确定脊髓圆锥的水平和脊髓与邻近结构的关系（图 16-6）[17]。脊髓圆锥的水平（见下文）应标记在这些图像上，三维超声可用于改善骨结构的可视化[18]。

实时超声和 M 型成像有助于评估与心脏收缩、血管搏动相关的脊髓和马尾神经的振荡或运动（图16-7）[19]。此功能有助于诊断不确定病例中的栓系，尤其在去栓系手术后的患者中更有价值。在这些患者中，解剖变化可能不明显，但脊髓运动的变化可能提示再栓系。在脊髓栓系患者中，振荡幅度相对于健康人群降低。脊髓的纵切面运动可以用颈部的屈曲伸展运动来评估。

彩色多普勒成像在常规检查中很少应用，尽管它可能有助于脊髓损伤的评估。彩色多普勒成像尤其是横切面，可以看到脊髓前静脉和硬膜外静脉（图 16-8）。

四、正常超声解剖

（一）脊髓

纵切面扫查，脊髓为低回声的管状结构，前后壁回声相间，中心呈高回声，被称为中央回声复合物，代表中央管。其后方与低回声软骨棘突、高回声后硬脑膜和无回声后蛛网膜下腔交界。脊髓前缘为无回声的蛛网膜下腔前部和高回声椎体（图 16-9）。脊髓在第 1 或第 2 腰椎体水平逐渐变细，形成脊髓圆锥，即脊髓的尾端（图 16-9B）。脊髓圆锥与延伸至骶管远端的纤维终丝相连。终丝是一个薄的条索状高回声结构（厚度＜ 2mm），周围有神经根回声（马尾神经，图 16-10）。它穿过蛛网膜下腔附着在第 1 骶骨段的背侧（S_1）。

在横切面上，脊髓呈椭圆形或圆形结构，中央见混合性回声，成对的前、后神经根与脊髓圆锥和终丝交界（图 16-11）。椎管后部有软骨性棘突、高回声硬脑膜和无回声的后蛛网膜下腔。脊髓的前方是蛛网膜下腔和椎体，椎弓旁可见低回声的椎旁肌。

脊髓的直径各不相同，颈、腰段最宽，胸段最窄。1—3 月龄婴儿，矢状位脊髓颈段、胸段和腰段的直径分别为（5.3±0.28）mm、（4.4±0.42）mm和（5.8±0.66）mm[20]。颈膨大与支配上肢的颈丛神经根的相对应。腰椎膨大表明大量的腰丛神经根支配下肢。

（二）脊髓圆锥的位置

所有脊髓声像图均应确定脊髓圆锥的位置。脊髓圆锥的顶端应位于 L_2～L_3 椎间盘间隙或其上方，最常位于 L_1～L_2[21-23]。足月新生儿中，圆锥尖端低

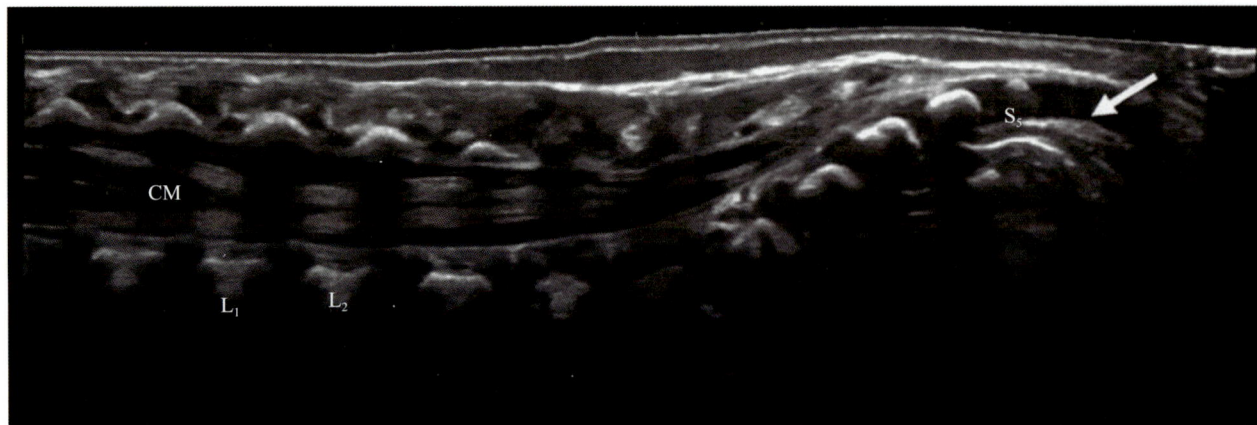

▲ 图 16-6　正常脊柱宽景成像

通过宽景成像可确定脊髓圆锥（CM）的水平，其通常终止于第 1 腰椎（L_1）至第 2 腰椎（L_2）椎间隙。骶骨第 5 节段（S_5）骨化，尾骨（箭）未骨化

于 $L_2 \sim L_3$ 椎间盘间隙均提示异常且伴有脊髓栓系的迹象。值得注意的是，在早产儿中，脊髓圆锥可能位于 L_3 的中间水平[2, 21, 22]。

脊髓圆锥的终止水平可以通过超声从第 12 根肋骨向下计数或从最后一个骨化的椎体向上计数来确定。在新生儿中，最后骨化的椎体通常是 S_5（图 16-12）。尾骨通常没有骨化。定位 S_5 椎体并向头侧

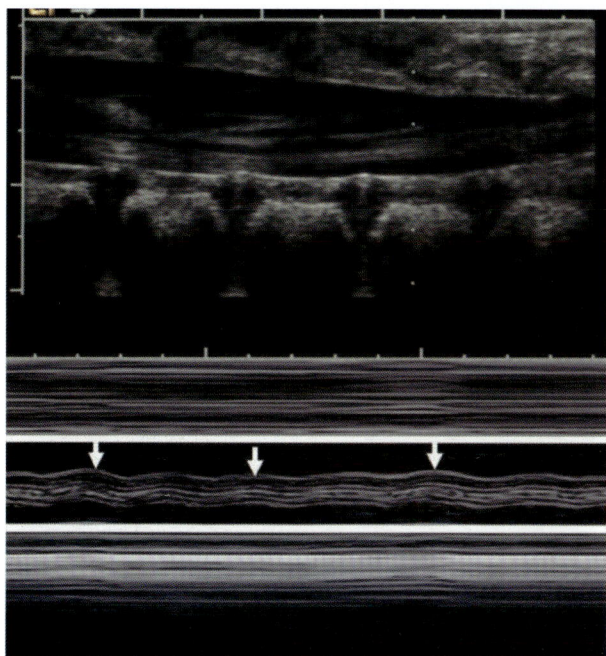

▲ 图 16-7　正常马尾神经

经腰骶部的纵切面 M 型超声显示马尾的正常摆动（箭）。白线标记着前后硬脑膜的边界

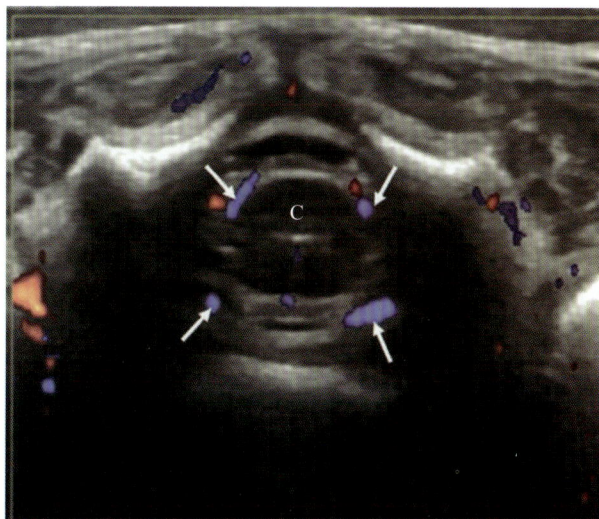

▲ 图 16-8　硬膜外静脉

低位脊柱横切彩色多普勒声像图显示正常脊髓周围硬膜外静脉（箭）远端脊髓（C）

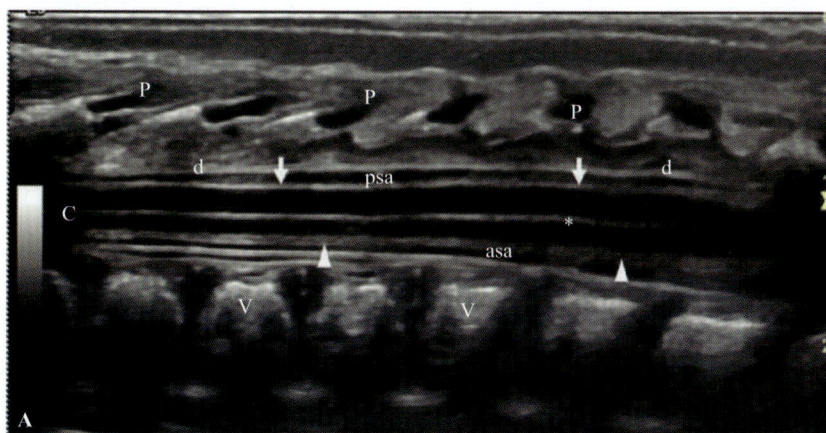

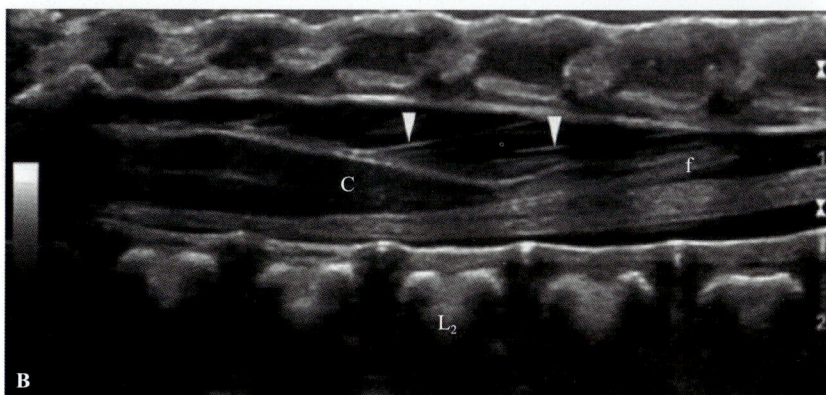

◀ 图 16-9　正常脊髓超声解剖

A. 下胸椎和上腰椎区域纵切面声像图显示低回声软骨性棘突（P）、高回声后硬脑膜（d）、后蛛网膜下腔内低回声脑脊液（psa）、脊髓后表面（箭）、低回声脊髓（C）、中央回声复合物（*）、脊髓前表面（箭头）、蛛网膜下腔前部低回声液体（asa）和椎体回声（V）；B. 经远端脊髓纵切面声像图显示正常的脊髓圆锥（C）、神经根（箭头）和终丝（f）。脊髓圆锥位于第 2 腰椎（L_2）至第 3 腰椎水平为正常位置

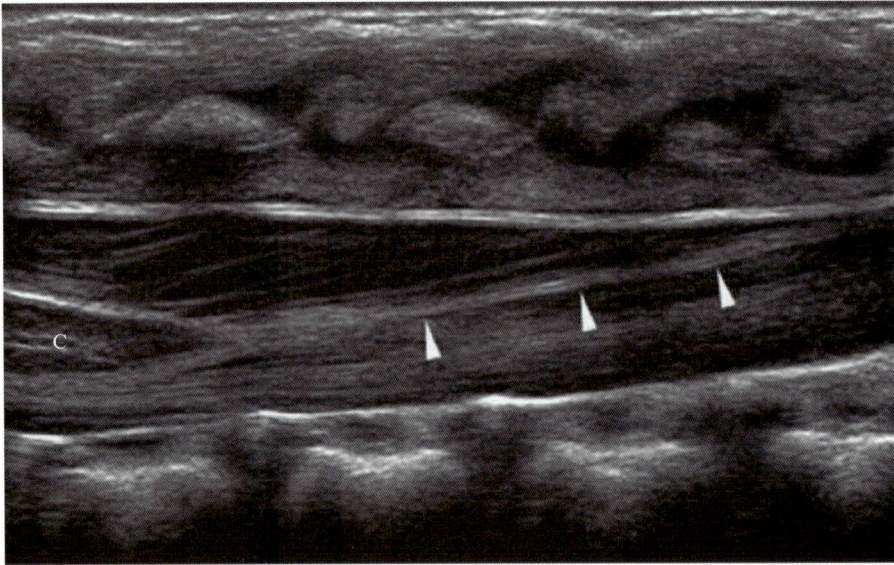

◀ 图 16-10　正常终丝超声解剖
下脊柱纵切面声像图显示锥形圆锥
（C）和正常终丝，直径 2mm（箭头）

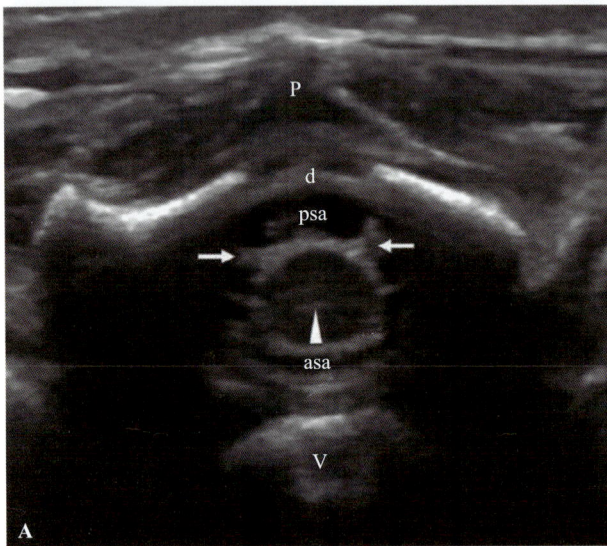

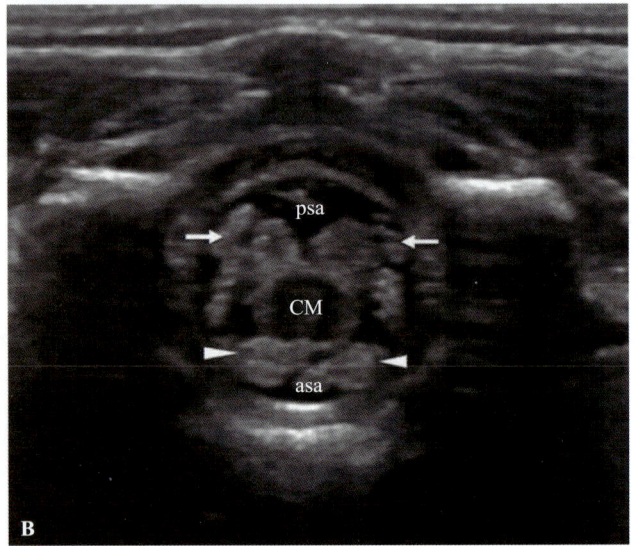

▲ 图 16-11　正常脊髓横切面解剖
A. 胸腰段横切面声像图可见未骨化的棘突（P）、高回声硬脑膜（d）、后蛛网膜下腔（psa）、带中央混合性回声的低回声索条（箭头）、神经根（箭）、前蛛网膜下腔（asa）和椎体（V）；B. 圆锥水平横切面声像图可见形成马尾神经的锥形脊髓圆锥（CM）、高回声背侧（箭）和腹侧（箭头）神经根，以及蛛网膜下腔后部和前部（psa 和 asa）

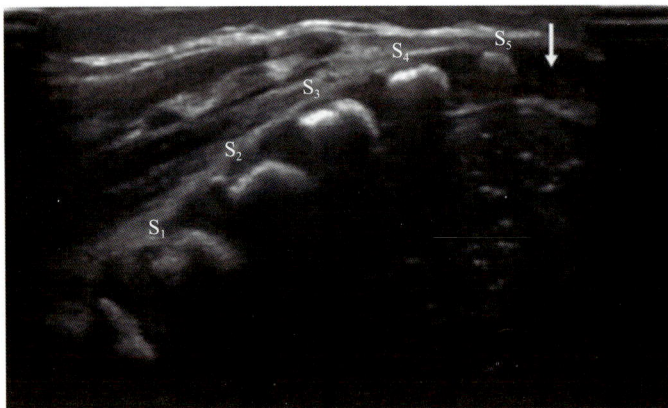

◀ 图 16-12　正常骶骨和尾骨（足月新生儿）
脊柱远端纵切面声像图可见骶骨第 5 节段（S₅）和未骨化的软骨尾骨节段（箭）。S₁、S₂、S₃ 和 S₄ 分别代表第 1、第 2、第 3 和第 4 骶骨节段

计数可有效定位脊髓圆锥水平（图 16-13）。或者，确定最后一个带有肋骨的椎体为 T_{12}，并计算位于尾端的椎体可以确定圆锥的水平。这两种方法适用于正常的骨结构。

对脊髓圆锥水平的估计可能因椎体的分离和形成异常而复杂（图 16-14）。如果对圆锥终止的水平有疑问，可以在患者皮肤圆锥水平处放置一个小的不透射线标记物（基于超声检查），并获得整个脊柱的平片以确认相应的椎体水平。

评估脊髓在椎管内的前后位置也有助于诊断脊髓栓系。正常情况下，脊髓和神经根应位于椎管的腹侧，脊髓和神经根位于脊髓管内的背侧位置常见于脊髓栓系。

五、解剖变异

超声检查可发现许多脊髓正常解剖的变异。这些病变通常是被偶然发现，不伴有临床症状，也不需要后续影像学检查[5, 6, 24]。

（一）中央管扩张

在健康新生儿中，偶尔会发现脊髓中央管轻度一过性扩张（图 16-15）。这种变异通常在出生后不久消失[4, 6, 24]。

（二）终脑室

终脑室，又称第五脑室，是伴有室管膜内衬的解剖残迹，位于脊髓圆锥和终丝的交界处。这是

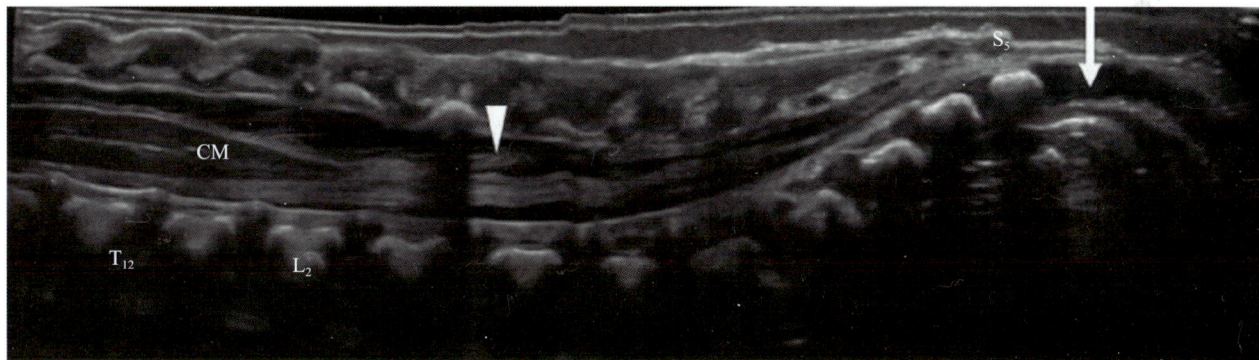

▲ 图 16-13　脊髓圆锥水平的评估

纵切面宽景成像显示脊髓圆锥（CM）位置正常（相当于第 2 腰椎水平），下续终丝（箭头）。骶骨第 5 节段以下尾骨未骨化（箭）。识别骶骨第 5 节段，可向颅侧对椎体节段进行计数。L_2. 第 2 腰椎；S_5. 骶骨第五节段；T_{12}. 第 12 胸椎

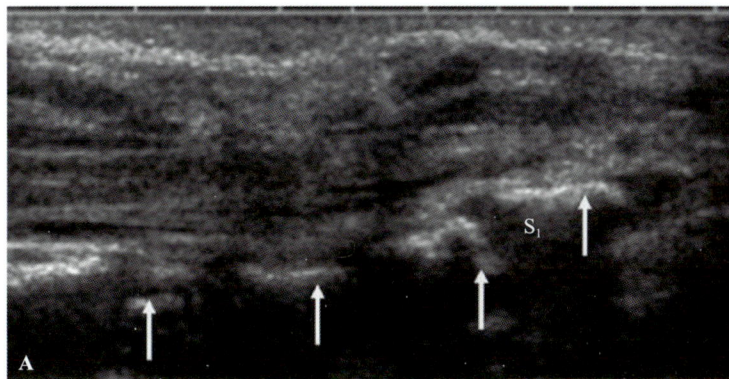

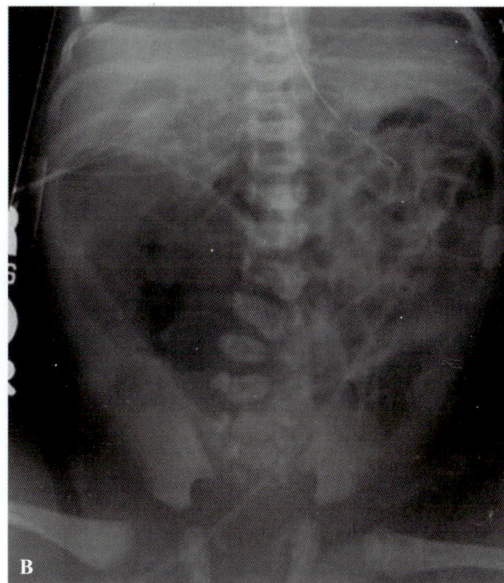

▲ 图 16-14　椎体分离异常

A. 远端脊柱纵切面声像图显示椎体（箭）不规则，这使得椎体计数复杂化；
B. X 线检查证实有多处椎体分离缺损。S_1. 骶骨第 1 节段

尾侧块细胞团不完全管化和逆行分化的结果。终脑室在脊髓圆锥顶端呈囊性结构，长 8~10mm，宽 2~4mm（图 6-16）。出生后不久就会退化[4, 6, 25]。

（三）终丝囊肿

终丝囊肿是位于终丝末端的一种小的、低回声的中线结构，通常位于脊髓圆锥的正下方（图 6-17）。终丝囊肿不应与持续存在于脊髓圆锥的终脑室相混淆。

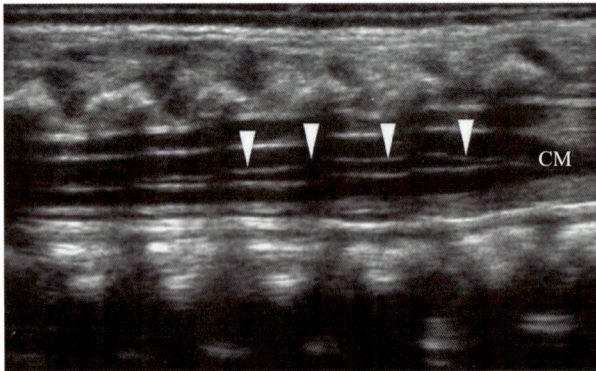

▲ 图 16-15　中央管的一过性扩张
纵切面声像图显示脊髓中央管（箭头）扩张，脊髓圆锥（CM）呈正常的锥形结构

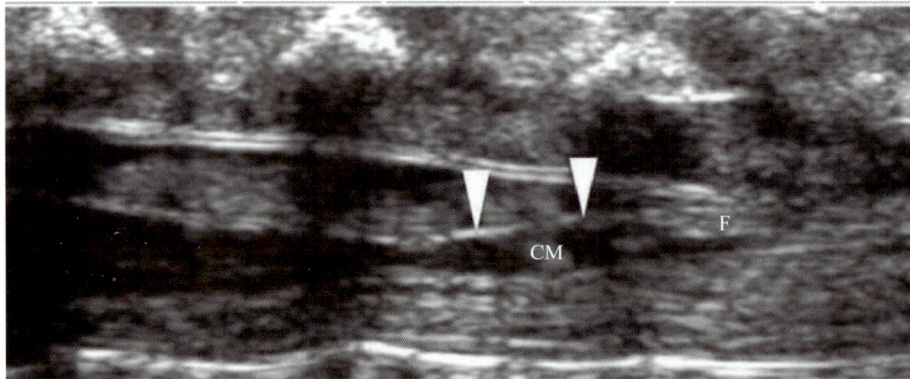

◀ 图 16-16　终脑室
纵切面声像图显示脊髓圆锥末端囊性扩张（箭头）。脊髓圆锥（CM）位置通常相当于第 2 腰椎水平。F. 正常终丝

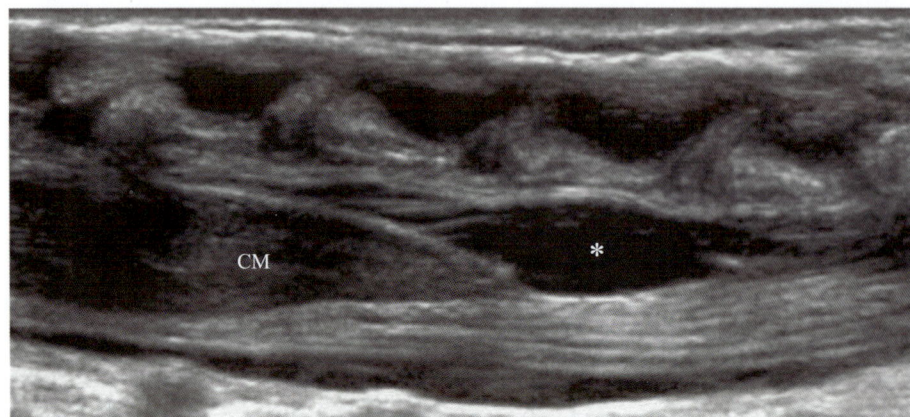

◀ 图 16-17　终丝囊肿
纵切面声像图显示在脊髓圆锥（CM）远端终丝中有一个卵圆形的无回声结构（*）

（四）假性肿瘤或体位性神经根聚结

假性肿瘤是与患者体位相关的伪像。是指患者在进行仰卧位扫查时发生的神经根聚集或结块。以俯卧位重新扫查患者，使神经根恢复到正常位置，伪像消失（图 16-18）。

六、脊柱闭合不全

脊柱闭合不全是指以中线结构，包括胚胎神经、间充质和皮肤结构的不完全融合或不融合为特征的一组疾病。根据临床分型，闭合不全可分为两类：①开放性闭合不全（脊柱裂孔），即无皮肤覆盖的开放性神经管缺损（脊髓膨出和脊髓脊膜膨出）；②闭合性或隐匿性脊柱闭合不全。后者可进一步细分为与皮下肿块相关的皮肤覆盖性缺损（脂肪脊髓膨出、脂肪脊髓脊膜膨出、后脑膜膨出和脊髓囊肿）和无皮下肿块的隐匿性皮肤覆盖性病变（脊髓纵裂、背侧窦、硬脑膜内脂肪瘤、终丝致密、终丝脂肪瘤、尾侧退化性综合征和骶尾部畸胎瘤）。这两组病变均好发于腰骶部[4, 6, 26-29]。

临床检查中见到开放型脊柱裂，无须行进一

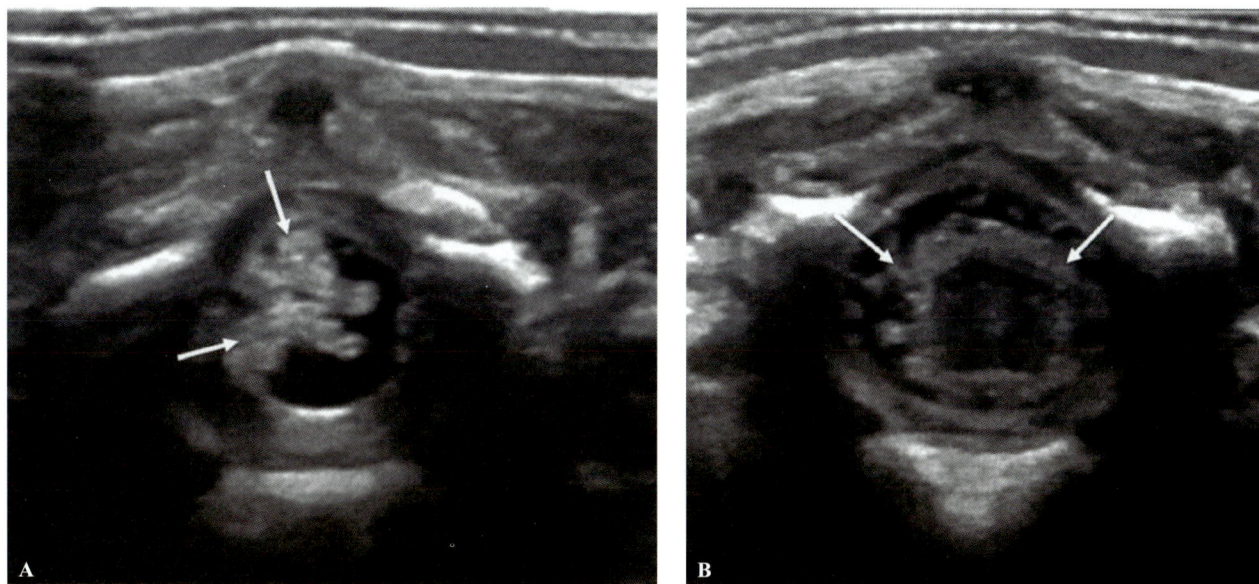

▲ 图 16-18　正常新生儿体位性假性肿块

A. 在患者左侧卧位时进行扫查，因神经根聚集（箭）而出现"假性肿块"表现；B. 在患者俯卧位时进行扫查，发现神经根（箭）外观正常

步的影像学诊断。患者的超声检查是为了评估相关并发症，如脑积水、Chiari 畸形或脊髓空洞症。隐性脊柱裂可以用超声成像，这些情况将在下面详细讨论。

新生儿脊柱超声或 MRI 的选择取决于患者的年龄，以及检查人员的专业知识。对于有经验的医生来说，超声检查新生儿脊柱闭合不全的敏感性与 MRI 相当。4—6 月龄婴儿逐步增加的脊柱后根骨化限制了声窗，尽管依旧可能确定脊髓圆锥的水平，在这些婴儿中，MRI 成为首选的影像学方法。

（一）脊柱闭合不全的临床特点

隐匿性脊柱闭合不全具有重要的诊断价值，因为如果不加以治疗，在成长过程中随着脊柱的延长，它会导致脊髓进行性增强的机械牵引。这种牵拉束缚了脊髓，影响脊柱微循环，并导致脊髓缺血和神经功能障碍。尾椎的缺血性损伤引起一系列临床症状，称为脊髓栓系综合征。这些异常包括膀胱和肠失禁、膀胱潴留、背痛、下肢运动和感觉功能障碍、脊柱侧凸和足部畸形（高弓足与弓足）。

（二）脊髓栓系

脊髓栓系的声像图特征为脊髓圆锥在 $L_2 \sim L_3$ 椎间盘下方的尾端移位（图 16-19），其他表现包括患者呼吸或哭泣时实时成像中脊髓和神经根运动减少或缺失，以及脊髓在鞘囊内后移位。此外，还可发现脊柱肿块、窦道和椎体异常。

更重要的是脊髓圆锥可能位于正常的位置，但仍然伴有栓系，称为终丝致密综合征。在这种情况下，评估脊髓或神经根运动可能有助于确定诊断。

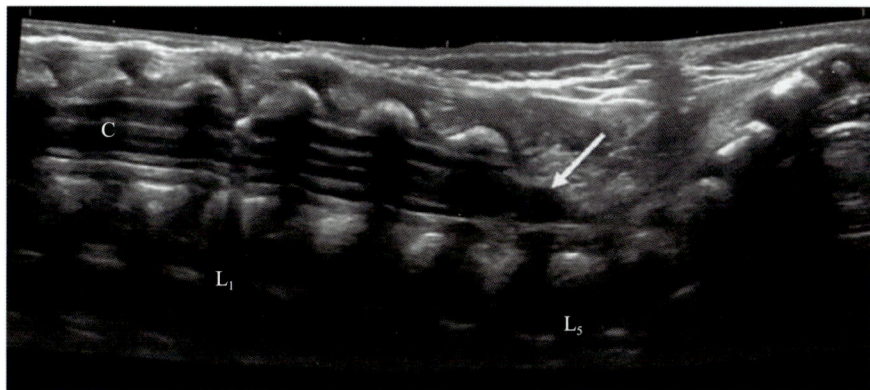

◀ 图 16-19　脊髓栓系

纵切面声像图显示脊髓圆锥尾端移位（箭）。圆锥的尖端在第 5 腰椎处是低平的，符合脊髓栓系。C. 脊髓；L_1. 第 1 腰椎；L_5. 第 5 腰椎

七、显性脊柱闭合不全（无皮肤覆盖病变）

（一）脊髓膨出和脊髓脊膜膨出

脊髓膨出和脊髓脊膜膨出是脊柱最常见的先天性畸形[4, 14]，两种病变均由原发性分离失败所致。神经板无法折叠，导致伴有软脑膜残迹的脊髓暴露在皮肤表面并附着在邻近皮肤，暴露的脊髓被称为神经基板[14]。临床表现为背部中线的红色组织团块。腰骶部脊柱最常受到影响，其次是腰椎、胸腰椎和胸椎[6, 14]。

脊髓脊膜膨出是指暴露的神经组织块由扩张的腹侧蛛网膜下腔从皮肤表面隆起，并向背部移位（图 16-3）。脊髓膨出缺乏这种液体积聚，因此暴露的神经组织块与背部皮肤表面融合。在这两种情况下，骨性椎管的后部广泛展开，椎体分离常出现异常。脊髓通常形成栓系。

除了 MRI 外，很少对脊髓膨出或脊髓脊膜膨出的新生儿中进行术前影像学检查，因为脊髓病变的临床表现明显，影像学不会改变手术方式。术前影像学检查的指征是确定相关异常，如 Chiari Ⅱ 畸形（低位小脑蚓部和第四脑室上移到椎管，几乎100% 发生）、脊髓积水或脊髓空洞症（40%～80%）、脊髓纵裂（30%～40%），蛛网膜囊肿（2%）[6]。开放性导管缺陷在出生后最初几天需通过手术闭合，以尽量减少感染的风险，并最大限度地提高神经系统的功能[6, 30, 31]。

术前脊柱超声有时被用来确定脊髓膨出或脊髓脊膜膨出的神经根是否存在，以便制订手术计划。如果扫查已经开始，必须小心不要破坏或污染暴露的脊髓。膜囊应该用无菌的塑料薄膜包裹起来。中线扫查显示脊髓进入脊髓囊，神经根从脊髓表面延伸，脊髓圆锥尾端移位，蛛网膜下腔扩张，椎体后部扩展膨大（图 16-20）。脊髓附着于脊髓脊膜囊后缘的神经板。

术后脊柱影像学检查并非常规检查，但如果有复发性脊髓栓系的临床表现，如神经功能恶化，则应予以提示。当患者俯卧时，未系紧的脊髓应位于脊髓中央或腹侧。脊髓再栓系的超声表现包括脊髓背侧移位、脊髓与手术部位粘连、脊髓和神经根运动减少[6]。然而，由于粘连，在没有临床证据的患

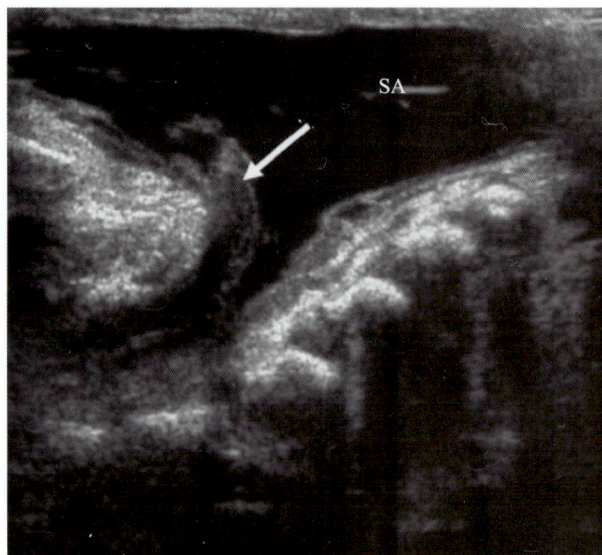

▲ 图 16-20　脊髓脊膜膨出
纵切面声像图显示脊髓（箭）进入扩张的蛛网膜下腔（SA）。脊髓脊膜膨出水平缺乏后部成分

者中也可以看到脊髓背侧移位。在这种情况下，评估脊髓或神经根的运动尤其有帮助。如果存在正常运动，则不太可能发生栓系。

八、皮肤被覆病变伴肿块形成

（一）脂肪脊髓膨出和脂肪脊髓脊膜膨出

脂肪脊髓膨出和脂肪脊髓脊膜膨出是神经管闭合前神经外胚层和皮肤外胚层过早分离的结果，使得间充质细胞进入神经管，在那里它们分化成脂肪，导致神经组织的栓系（图 16-5）。两种病变的特征都是腰背部下方与神经板接触的皮下脂肪团，被完整皮肤覆盖。脂肪瘤在进入椎管之前通过软组织、椎体和硬脑膜，在那里它与低平的脊髓相连。两种病变的主要鉴别特征是基板 – 脂肪瘤界面所处的位置。在脂肪脊髓膨出中，基板 – 脂肪瘤界面位于椎管水平，脊髓腹侧蛛网膜下腔正常。在脂肪脊髓脊膜膨出中，基板 – 脂肪瘤界面被扩大的蛛网膜下腔（类似于脊髓脊膜膨出）背侧移位到椎管外。至少 50% 的患者会有皮肤红晕，包括皮下脂肪瘤或囊肿、皮赘、血管瘤、真皮凹陷和皮肤再生障碍。

在这两个病变中，超声显示皮下脂肪瘤、脊柱后部缺损和低位脊髓和脊髓栓系（图 16-21）。在脂肪脊髓脊膜膨出时，（腹侧）蛛网膜下腔扩大，椎

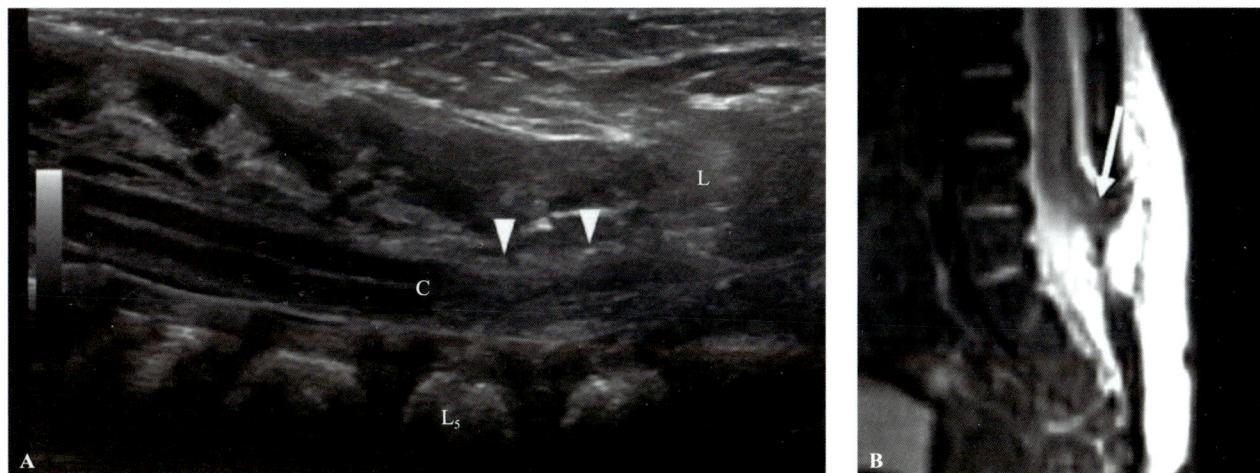

▲ 图 16-21 脂肪脊髓膨出与脂肪脊髓脊膜膨出

A.脂肪脊髓膨出患者，腰骶部纵切面声像图显示皮下脂肪瘤（L）毗邻神经板（箭头），基板-脂肪瘤界面在椎管内，低平的脊髓（C）终止于第 5 腰椎（L₅），蛛网膜下腔未扩张；B. MRI T₁WI 矢状位图像显示脊髓以第五腰椎为终点，皮下脂肪瘤伸入椎管并毗邻神经板（箭）；C.脂肪脊髓脊膜膨出患者（婴儿），腰骶部纵切面声像图显示低位的脊髓栓系（C），皮下脂肪瘤（L）和扩大的蛛网膜下腔向后延伸（箭）。基板-脂肪瘤界面（箭头）在椎管外

管外为基板-脂肪瘤界面。在脂肪脊髓膨出中，基板-脂肪瘤界面位于椎管内。椎体的节段异常是常见的，也可能出现脊髓纵裂、脊髓积水或脊髓空洞症[4]。

（二）后脑脊膜膨出

后脑脊膜膨出是一种由脑脊膜包备充满液体的脑脊髓融合成团的囊通过后部椎体缺损处疝出，在背部皮下组织中形成囊肿样团块，不包含神经组织；然而，神经根偶尔可能会疝入囊中。后脑脊膜膨出最常见于腰骶部，但也可发生在枕颈部。脊髓的位置通常是正常的，患者的神经系统通常完好无损。影像学检查的目的是确定脑脊膜膨出囊的大小、形状、罕见的神经组织以及与圆锥的关系。

脑脊膜膨出很少通过骶骨或尾骨的缺损（前脑脊膜膨出）向前延伸至骨盆，或通过椎间孔的缺损（外侧脑脊膜膨出）向外侧延伸至胸部。外侧脑脊膜膨出通常见于年龄较大的儿童和成人，与 1 型 NF 或马方综合征（一种以骨骼、眼睛、主动脉和心脏异常为特征的遗传性疾病）高度相关。新生儿几乎从不发生。MRI，而不是超声检查，是确定前脑脊膜膨出和外侧脑脊膜膨出诊断的首选方法。

后脑脊膜膨出的声像图显示一个被皮肤覆盖、充满液体的囊肿与椎管相通。囊肿通常位于椎管内（图 16-22）。

（三）末端脊髓囊状膨出

脊髓囊状膨出是一种罕见的皮肤覆盖性病变，其特征是脊柱后部缺损、脑脊膜膨出（扩张的蛛网膜下腔）和终止于大囊腔的脊髓扩张。扩张的蛛网膜下腔与椎管蛛网膜下液体相通，但不伴有中央管的远端扩张（图 16-23）[14]，可有脂肪瘤成分，形成一个脂肪脊髓囊肿。脊髓低垂，栓系。发生在腰骶部的称为末端脊髓囊状膨出。受累患者表现为皮肤覆盖的肿块和不同程度的神经损害。

末端脊髓囊状膨出女性比男性更常见，并与 OEIS 复合物（脐膨出、膀胱外翻、肛门闭锁、骶骨发育不全）有关[32]。发生在脊柱其他部位的脊髓

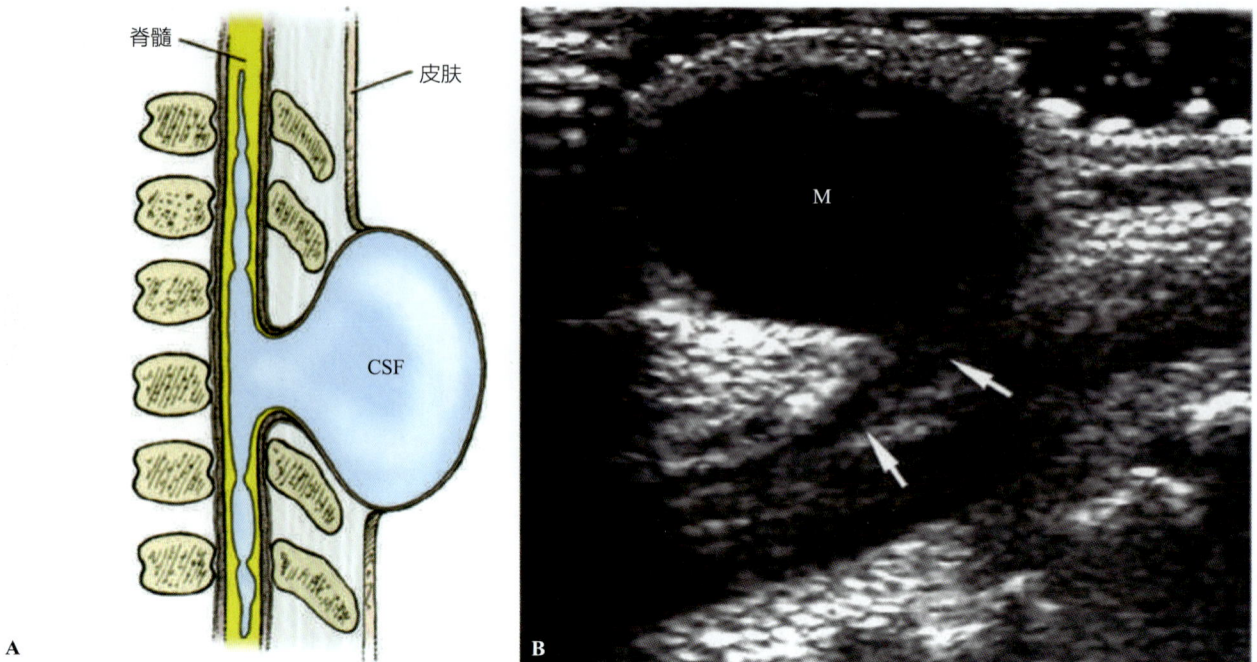

▲ 图 16-22　后脑脊膜膨出

A. 被脑脊液（CSF）填充的囊通过脊柱后部缺损疝出，该囊与椎管连通；B. 矢状切面声像图显示一巨大的被 CSF 填充的囊，提示脑脊膜膨出（M），与脊髓蛛网膜下腔连续（箭）。脊髓止于第 2 腰椎至第 3 腰椎椎间隙

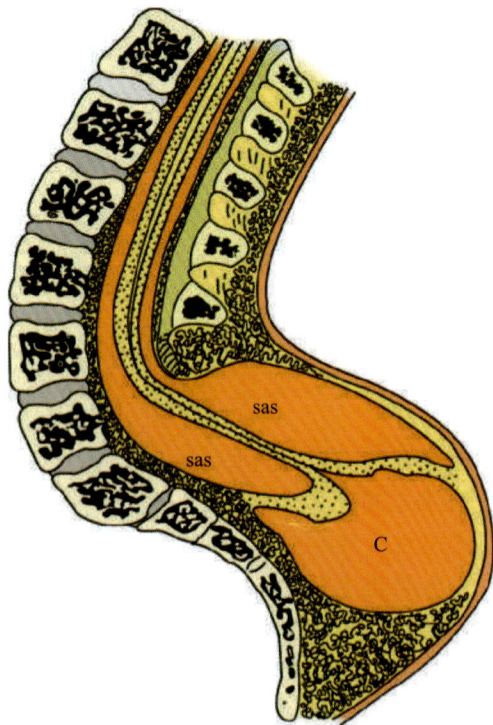

▲ 图 16-23　末端脊髓囊状膨出

中央管远端终止于一个与扩大的蛛网膜下腔（sas）相通的大囊肿（C）（引自 Farmakis SG，Siegel MJ. Spinal ultrasonography. In; Sanders RC, Hall Terracciano B, eds. *Clinical sonography: a practical guide*, 5th ed. Philadelphia, PA：Wolters Kluwer, 2016:657-669.）

囊状突出相当罕见[33]。

　　超声声像图显示一个低位扩张的脊髓周围有与椎管的蛛网膜下腔相延续的扩张的蛛网膜下腔（脑脊膜膨出），脊膜膨出的远端有一个大囊肿。扩张的脊髓可能大于蛛网膜下腔。从脊髓腹侧可以看到神经根（图 16-24）。

九、无肿块性闭合障碍

（一）原发性神经机能紊乱

1. 分裂性脊髓畸形（脊髓纵裂）

　　在分裂性脊髓畸形或脊髓纵裂中，脊髓在矢状切面上被椎体后部中线的骨性、软骨性或纤维性间隔分成两个独立的半脊髓。每个脊髓包含一个中央管、周围有自身软脑膜，并有一个背角和一个腹角，每个角分别产生背侧和腹侧神经根[14]。这种紊乱是由于脊索矢状分裂引起的，可能是内胚层和外胚层之间的粘连所致。这两条脊髓可能有单独的蛛网膜和硬脑膜覆盖物，也可能有共同的覆盖物，通常在裂缝下面重新结合。裂缝很少会延伸至脊髓圆锥，通常位于 $L_2 \sim L_3$ 椎间盘间隙的下方[2]。

　　脊髓纵裂最常见于胸腰段下部。脊柱的节段异

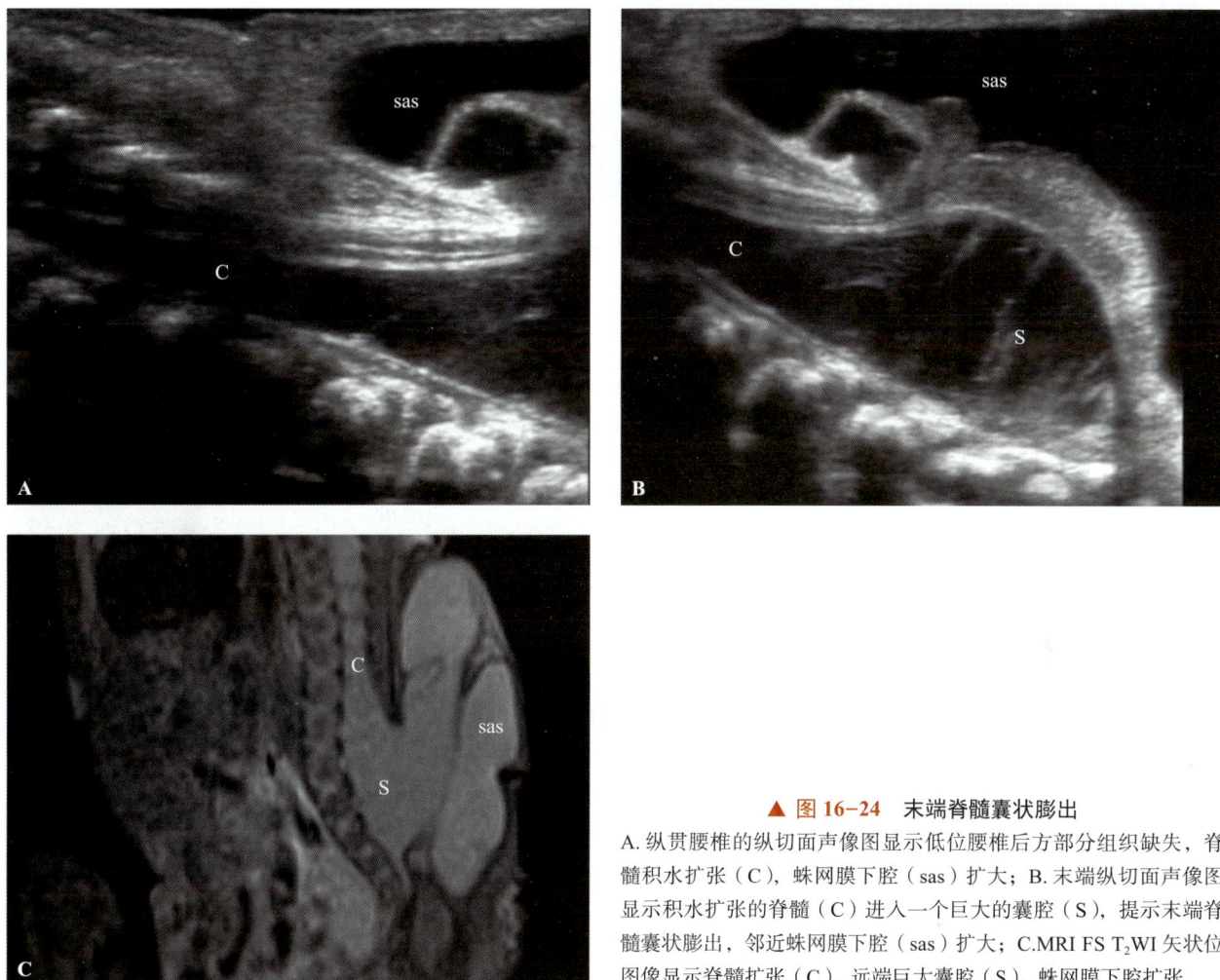

▲ 图 16-24　末端脊髓囊状膨出

A. 纵贯腰椎的纵切面声像图显示低位腰椎后方部分组织缺失，脊髓积水扩张（C），蛛网膜下腔（sas）扩大；B. 末端纵切面声像图显示积水扩张的脊髓（C）进入一个巨大的囊腔（S），提示末端脊髓囊状膨出，邻近蛛网膜下腔（sas）扩大；C.MRI FS T_2WI 矢状位图像显示脊髓扩张（C），远端巨大囊腔（S），蛛网膜下腔扩张

常很常见，包括半椎骨、蝶椎骨和块椎骨，其他相关异常包括脊髓积水、脊髓膨出、脊髓脊膜膨出、脂肪脊髓膨出和脂肪瘤。最严重的脊索分裂综合征在胃肠道和背部皮肤之间有瘘管，瘘管穿过椎体前软组织、椎体、椎管和脊柱后部。

　　轴向超声检查最适合显示两根脊髓和两条中央管（图 16-25）和造成分隔的纤维索条、软骨或骨间隔[34, 35]。中线隔呈高回声结构，可产生远端声影，亦可以观察到上述相关异常。

2. 背侧皮毛窦

　　背侧皮毛窦是从皮肤表面延伸至脊髓、蛛网膜、硬脑膜、马尾神经或脊髓圆锥的伴有上皮内衬的瘘管。这是由于皮肤外胚层和神经外胚层在分离过程中不完全分离造成的（图 16-4）。背侧皮毛窦最常出现在腰骶部和枕部，但也可能出现在脊柱的任何部位。它们与椎管内脂肪瘤、皮样瘤和表皮样瘤、脊髓分裂畸形、脊髓脊膜膨出和椎体异常有关[14]。

　　临床上，患者可出现中线凹陷，可观察到脑脊液引流物从瘘管排出。其他皮肤特征如血管瘤、皮下肿块和毛痣是常见的。无论是瘘管还是椎管内肿瘤都可以导致脊髓栓系。背侧皮毛窦可增加脑膜炎和脓肿形成的风险，因此早期诊断很重要。

　　超声能显示从皮肤向硬膜囊的延伸通道。相对于皮下组织，该管道呈低回声；而在充满无回声液体的蛛网膜下腔中，呈有回声结构（图 16-26）[36]。脊髓圆锥低位，提示脊髓被拴住，是瘘管抵达椎管的支持性证据，同时存在的脂肪瘤、皮样瘤和表皮样瘤表现为髓内或髓外有回声肿块。它们可以附着在脊髓和神经根上。背侧皮毛窦的鉴别诊断是藏毛窦，也称为骶凹，下面讨论。

3. 藏毛窦或单纯骶凹

　　藏毛窦通常出现在骶骨或尾骨区域，而不是腰骶椎，后者更典型的是皮毛窦。最重要的是，它不会延伸到脊柱。窦道是一种小的通道或凹陷，直径

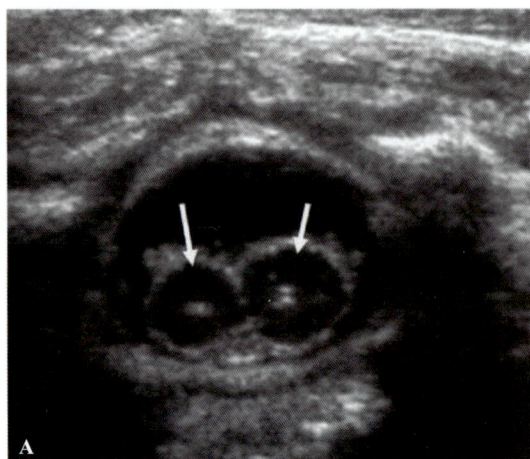

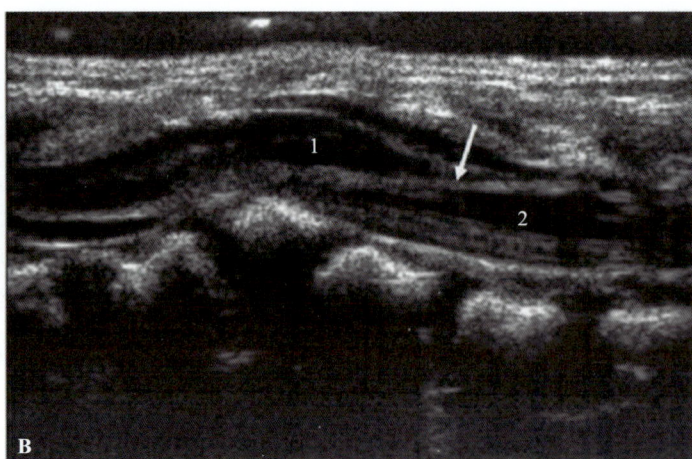

▲ 图 16-25　脊髓分裂畸形（脊髓纵裂）

A. 上腰椎横切面声像图可见分裂的两个脊髓（箭）和独立的中央管。两个脊髓共享一个共同的蛛网膜下腔，由中线的纤维间隔隔开。
B. 纵切面声像图可见两条半索（1 和 2）和分隔索的隔膜（箭）

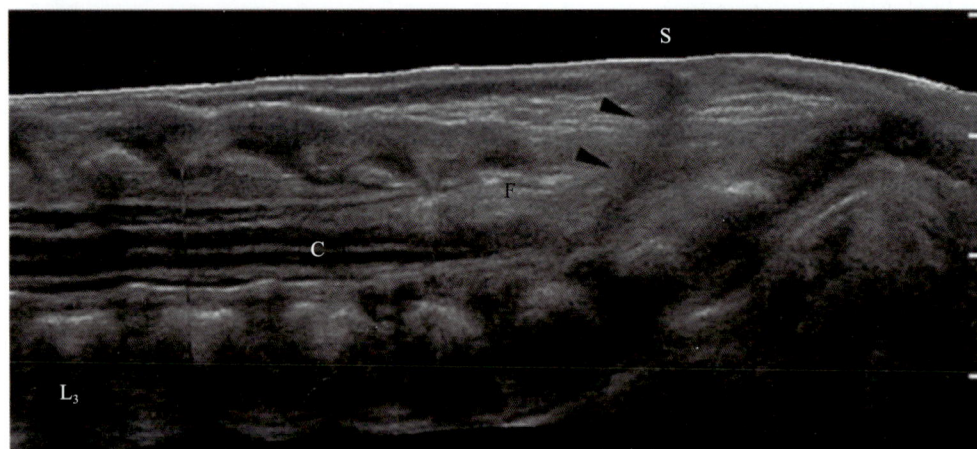

◀ 图 16-26　背侧皮毛窦
经下腰椎的纵切面声像图显示一低回声管道（箭头）从皮肤（S）通过皮下组织延伸至硬膜囊。脊髓（C）低垂，与硬膜内脂肪团（F）相连，提示脂肪瘤。L₃. 第 3 腰椎

＜ 5mm，位于距肛门不到 25mm 处，向皮肤表面开放，与其他皮肤病变无关。因为它们不向神经结构延伸，所以不会增加隐性脊柱畸形或脊髓栓系的风险。然而，窦道会被感染并导致脓肿形成。

藏毛窦表现为一个短的低回声皮下窦道，通过皮下组织延伸到尾骨（图 16-27）。窦道扩张，形成藏毛囊肿。囊肿可被感染并形成脓肿，表现为位于皮下组织的混合性囊性肿块，伴有内部回声和厚壁（图 16-28）。彩色多普勒成像显示周围组织血流增加。

4. 硬膜内脂肪瘤

椎管内脂肪瘤是一种局限性的脂肪聚集，位于椎管的硬膜内，通常位于软膜下[37]。它被认为是神经外胚层和皮肤外胚层过早分离的结果。硬脑膜内脂肪瘤与脊髓相连，形成栓系。

在超声检查中，硬膜内脂肪瘤表现为椎管内回声增强区（图 16-29）。硬膜囊完整，脊髓可能移位。硬膜内脂肪瘤和终丝脂肪瘤（见下文）的超声鉴别可能很困难，因为它与终丝具有相同的回声。MRI是鉴别这两种肿块的最佳方法。

（二）尾端细胞团紊乱

1. 终丝致密综合征

终丝致密综合征的特征是终丝短而增厚，脊髓圆锥低位。原因尚不清楚，但可能与尾端细胞团不完全退化，导致终丝增厚有关。临床发现与脊髓栓系有关，包括背痛、步态障碍和肠道或膀胱功能障碍。劳累后（由于神经根的伸展）和清晨（由于睡眠时椎间盘积水引起的继发性脊髓伸展时）症状往往更严重[14]。相关的脊柱侧凸是常见的。松解增厚的终丝可以使神经系统症状得以改善。

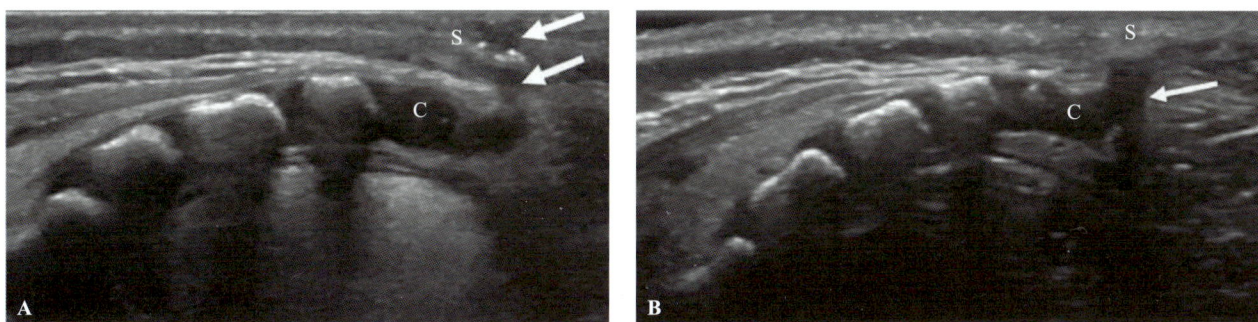

▲ 图 16-27　藏毛窦（不同患者）

纵切面声像图（A 和 B）显示一低回声管道（箭）从皮肤延伸到未骨化的尾骨顶端（C）。藏毛窦未延伸至硬膜囊

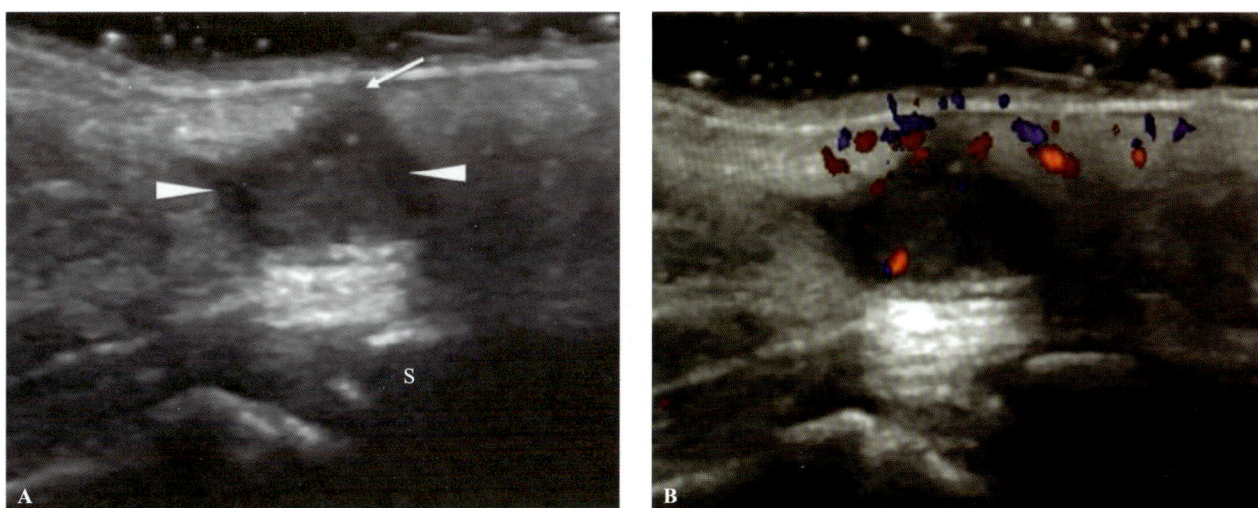

▲ 图 16-28　藏毛窦脓肿

A. 骶骨上方纵切面灰阶声像图显示低回声皮下肿块（箭头）内有碎片，皮肤上有低回声管道（箭），未与椎管内连接，肿块代表受感染的藏毛窦道；B. 彩色多普勒声像图显示周围软组织充血

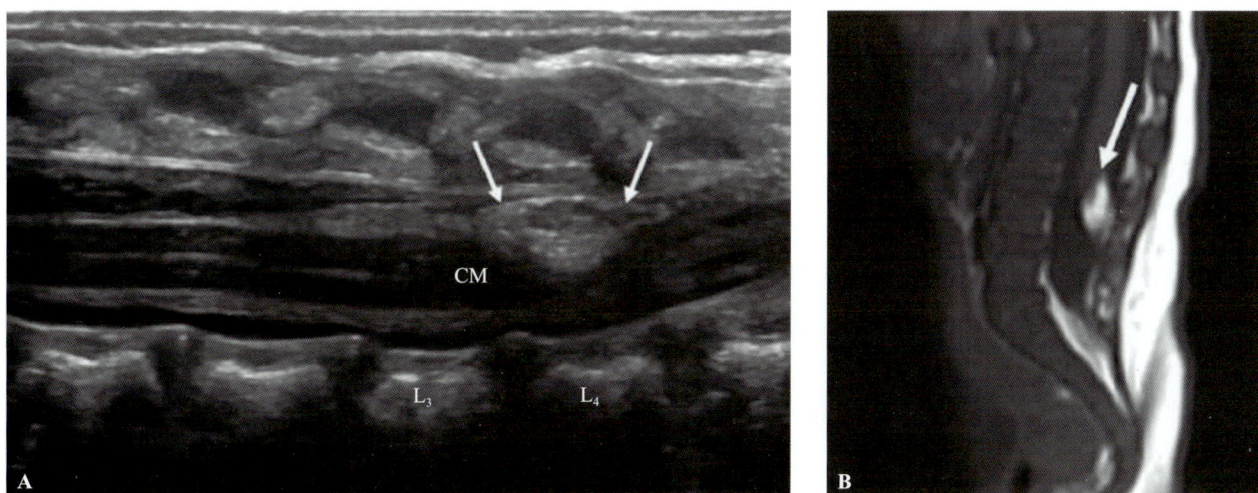

▲ 图 16-29　硬膜内脂肪瘤（患者：男，出生后 2 天，下背部中线左侧有一凹陷）

A. 纵切面声像图可见位于第 4 腰椎水平的低位脊髓圆锥（CM）。圆锥后方有一压迫脊髓的局灶性高回声肿块。B. MRI T₁WI 图像显示硬膜内脂肪瘤（箭）及第 4 腰椎水平脊髓栓系。两者与皮肤凹陷无关。L₃. 第 3 腰椎；L₄. 第 4 腰椎

超声声像图显示直径超过 2mm 的异常增厚的终丝。脊髓圆锥几乎总是位于 L$_2$～L$_3$ 以下，尽管有时它可以在正常水平（图 16-30）。脊髓运动减弱或消失，脂肪瘤可能伴存。

2. 终丝脂肪瘤

终丝脂肪瘤是脂肪在终丝内的堆积。在无症状的成人中，至少有 5% 的人在 MRI 上发现了小的终丝脂肪瘤[38]。小病灶通常无症状，大病灶通常伴有脊髓栓系症状[37]。

终丝脂肪瘤的超声表现为高回声肿块（图 16-31）。不影响终丝轮廓的小脂肪瘤不易与没有脂肪瘤的增厚终丝鉴别（致密终丝，见上文），因为两者具有相似的回声，MRI 是明确诊断的最佳影像学检查方法。

3. 尾部退化综合征

尾部退化综合征是脊柱下部、远端结肠和泌尿生殖道一系列异常，这是尾端细胞团和泄殖腔损伤的结果。大多数病例是散发性的，尽管偶尔会发生家族性病例。它在糖尿病母亲的婴儿中发生率增加，也可能是 VACTERL 复合体（椎体、肛门、心脏、气管、食管、肾脏、桡骨和其他肢体畸形）和 Currarino 三联征（肛肠畸形、骶骨缺损和骶前肿块，通常是脑膜膨出或畸胎瘤）的一部分。

脊柱畸形的范围从骶骨发育不全到腰椎和骶骨的完全缺失。脊髓常伴发育不全并栓系。临床症状包括轻度下肢肌无力、足部畸形、下肢融合（海妖或美人鱼畸形）、泌尿生殖系统异常（膀胱外翻、肾发育不全）和肛门闭锁。脊髓脊膜膨出也可能发生。

根据脊髓圆锥的形态和水平，脊髓有两种超声表现：①圆钝或楔形的圆锥，没有栓系，在 L$_1$ 椎体上方终止（图 16-32）；②拉长的圆锥，由增厚的终丝或椎管内脂肪瘤拴住，在 L$_1$ 下方终止[6]。Ⅱ型畸形患者通常伴有与脊髓栓系有关的神经症状。

4. 骶尾部畸胎瘤

骶尾部畸胎瘤是青春期前儿童生殖细胞肿瘤最常见的部位[39]。这些肿瘤起源于尾骨胚胎尾端细胞团中的多潜能细胞。大多数是散发性的，女性多于男性（3.4 : 1），与骶骨骨缺损无关[39, 40]。椎管受累很少见。

根据骶尾部畸胎瘤的解剖位置可分为 4 种类型：Ⅰ（47%），几乎完全位于外部伴有小范围的骶前成分；Ⅱ（34%），主要位于外部的，伴有大范围骶前成分；Ⅲ（9%），主要位于骶前的，伴有小范围的外部成分；Ⅳ（10%），完全是骶前成分（图 16-33）[40]。

大多数骶尾部畸胎瘤是在产前或出生时诊断。Ⅰ～Ⅲ型骶尾部畸胎瘤具有明显的外部成分，在出生时表现为大面积的皮肤覆盖性肿块，通常延伸至臀肌。Ⅳ型肿瘤患者的主要症状是便秘、臀部疼痛（拒坐）和尿潴留。肿瘤的早期诊断和手术切除是非常重要的，因为肿瘤有恶变的趋势。10% 的新生儿约为恶性肿瘤。如果诊断是在 2 个月后，恶性肿瘤的发生率会增加，到 3 岁时几乎是 100%[40]。卵黄囊瘤是恶性畸胎瘤的主要组织学表现，无论是单纯的卵黄囊瘤还是与未成熟或成熟畸胎瘤相混合[39]。肿瘤很少具有家族性。家族性病变具有常染色体显性遗传，实际上总是骶前病变（Ⅳ型）和良性病变，与骶尾部缺损和肛门直肠狭窄有关[41]。

对于临床上有明显肿块的新生儿，通常不进行超声检查，而 MRI 是确定肿瘤范围的首选研究[42]。然而，如果诊断不明确，超声检查可能是最初步的检查，尤其是盆腔内较小的畸胎瘤。在超声检

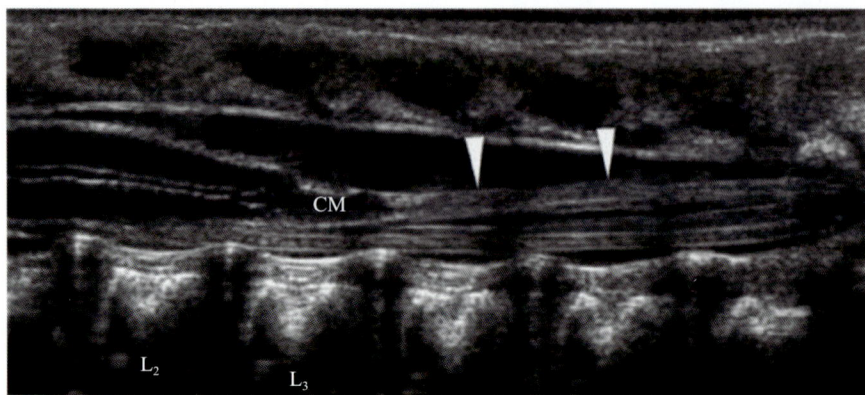

◀ 图 16-30 **终丝致密综合征**
纵切面灰阶声像图显示终丝增厚（箭），脊髓圆锥（CM）位于第 2 腰椎（L$_2$）至第 3 腰椎（L$_3$）椎间隙

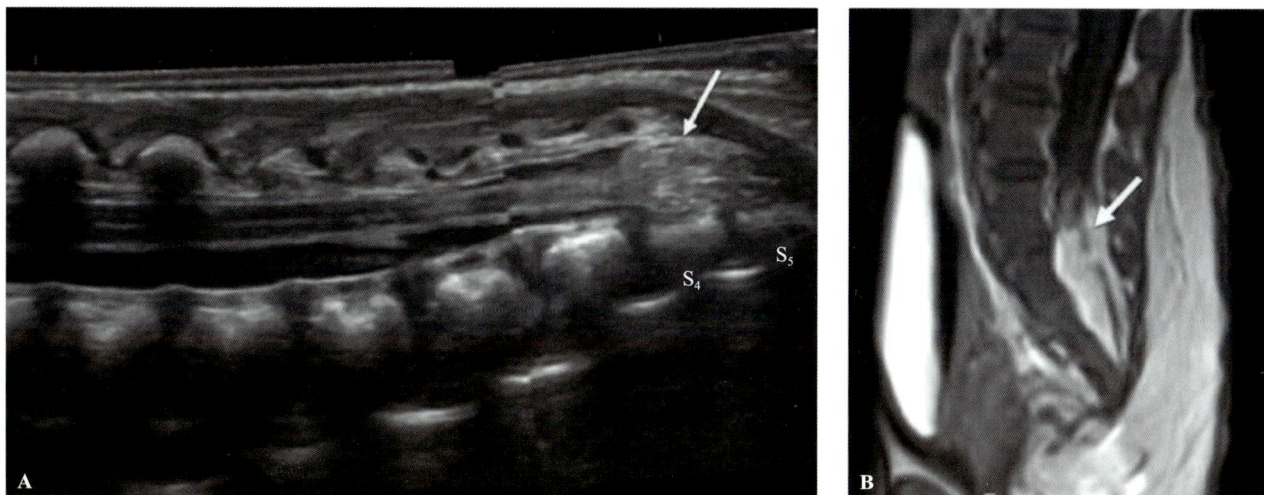

▲ 图 16-31 终丝脂肪瘤

A. 经远端脊柱的纵切面声像图显示终丝处有一巨大的高回声肿块（箭）。低位脊髓圆锥位于骶骨第 4 节段（S_4）至第 5 节段（S_5）水平，符合脊髓栓系。B. MRI T_1WI 图像显示一巨大的脂肪瘤（箭）从第 4 腰椎（L_4）延伸至第 5 腰椎，通过骶骨系住脊髓

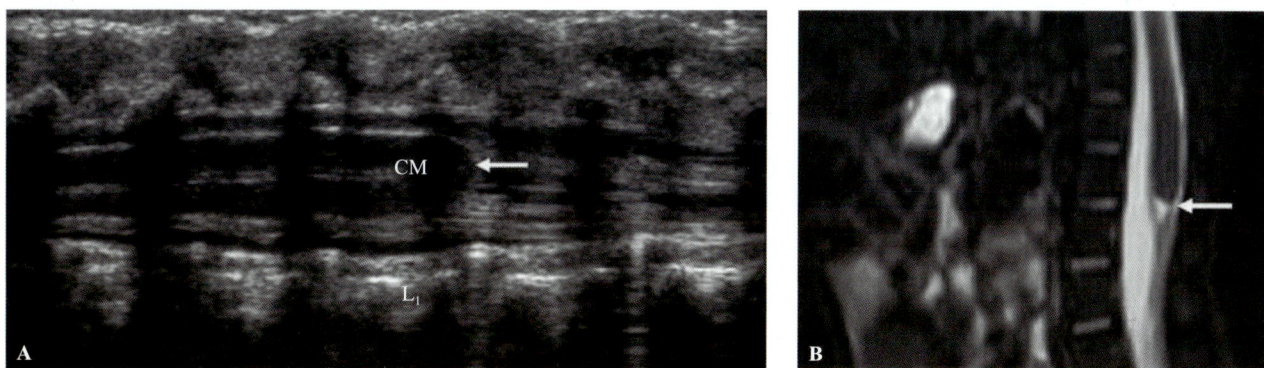

▲ 图 16-32 尾部退化综合征

A. 远端胸椎纵切面声像图显示，在第 1 腰椎（L_1）水平脊髓圆锥（CM）突然终止，并出现异常的钝状改变（箭），而不是正常的锥形结构。这种现象是尾侧退化的特征。B. 相应的 MRI 脂肪饱和 T_2WI 矢状位图像也显示脊髓圆锥的钝形特征（箭）

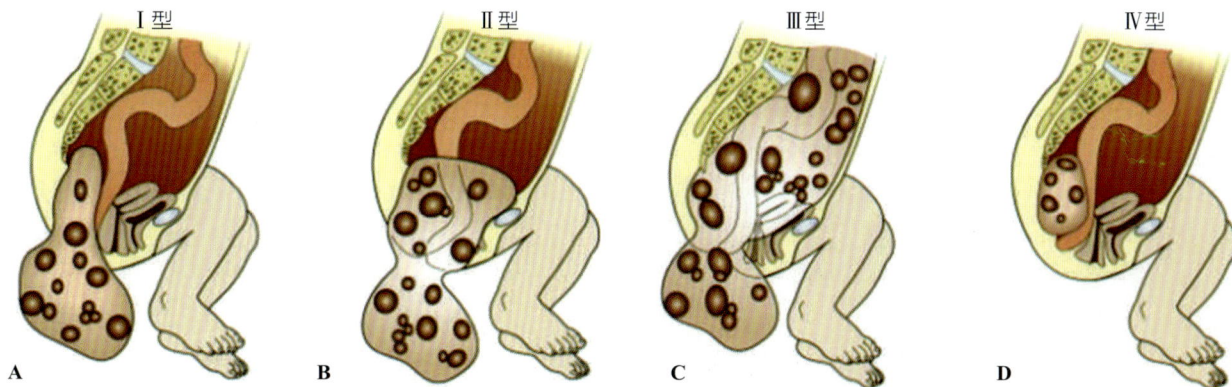

▲ 图 16-33 骶尾部畸胎瘤的分类

Ⅰ型，主要是外部成分，骶前内部成分少；Ⅱ型，有外部成分，骶前内部成分多；Ⅲ型，主要是骶前内部成分，外部成分少；Ⅳ型：完全为骶前内部成分，无外部成分（引自 Frazier AL, Olson TA, Schneider D, et al. Germ cell tumors. In: Pizzo PA, Poplack DG, eds. *Principles and pratice of pediatric oncology, 7th ed*. Philadelphia, PA: Wolters Kluwer, 2016:899–918.）

查中，畸胎瘤是伴有实性和囊性成分的混合性肿块[43]。恶性畸胎瘤以实性为主，但常有小的囊性区（图 16-34）。良性肿瘤以囊性为主，但通常含有少量的实性组织（图 16-35）。彩色多普勒可以显示实质部分的血流。如果肿瘤压迫或侵犯膀胱，可能会出现肾积水。

十、肿瘤

脊髓肿瘤在儿童中相对少见，占所有儿童中枢神经系统肿瘤的 1%～10%[44]。根据解剖位置，这些肿瘤分为起源于脊髓内的髓内肿瘤，或起源于脊髓外的髓外肿瘤。髓内肿瘤包括畸胎瘤、真皮样瘤、表皮样瘤、错构瘤、脂肪瘤和肠源性囊肿[14, 44]。髓外肿瘤通常发生在软组织并侵犯硬膜外腔，包括神经母细胞瘤、横纹肌肉瘤、淋巴瘤和血管瘤。

髓内和髓外肿瘤可以是实性、囊性或混合性的。髓内肿瘤使脊髓扩大，常有明显的边界。髓外肿瘤从软组织延伸到硬膜囊，使肿块和脊髓之间的脑脊液间隙消失，在横切面或纵切面上，脊髓向前或向后，受压移位（图 16-36 和图 16-37）。脊髓受影响部分的运动减弱或消失。

十一、脊髓空洞积水 / 脊髓空洞瘘

水肿导致脊髓中央管扩张。脊髓空洞是指累及

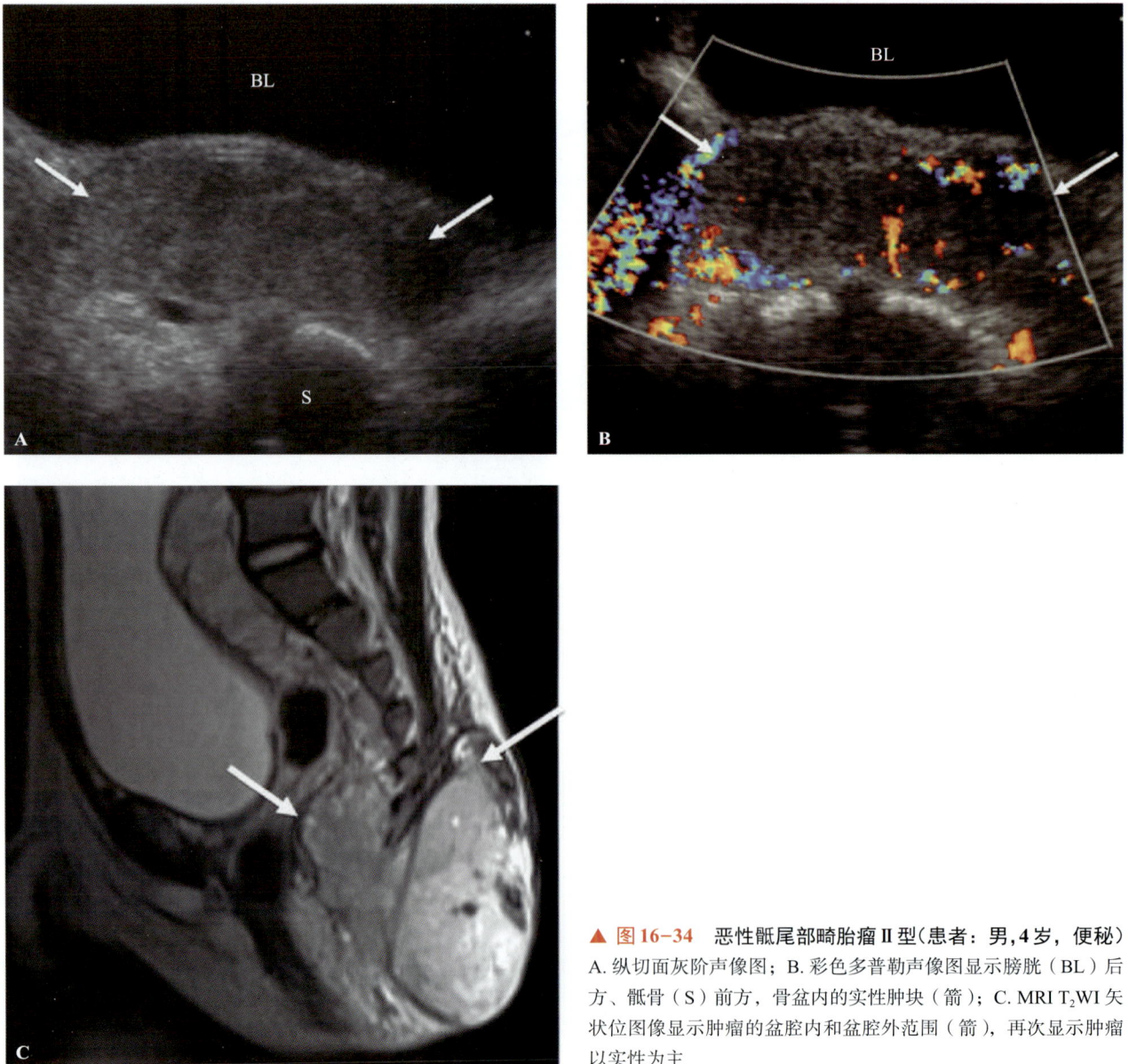

▲ 图 16-34 恶性骶尾部畸胎瘤 II 型（患者：男，4 岁，便秘）
A. 纵切面灰阶声像图；B. 彩色多普勒声像图显示膀胱（BL）后方、骶骨（S）前方、骨盆内的实性肿块（箭）；C. MRI T$_2$WI 矢状位图像显示肿瘤的盆腔内和盆腔外范围（箭），再次显示肿瘤以实性为主

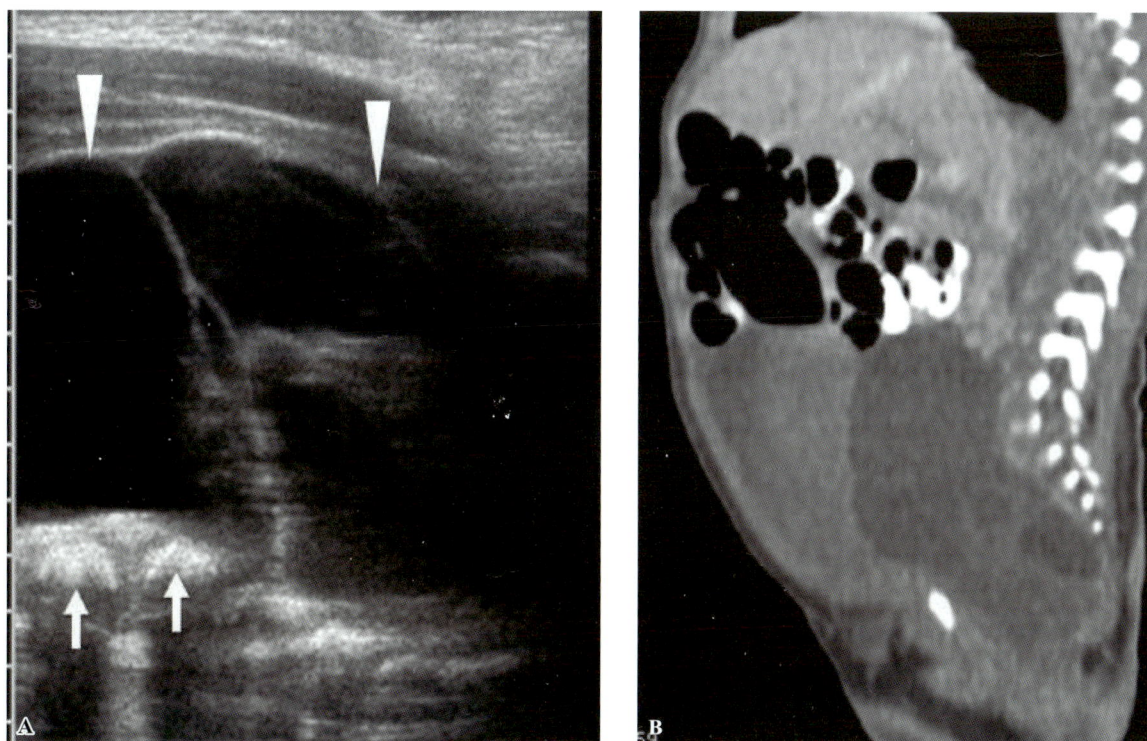

▲ 图 16-35　良性骶尾部畸胎瘤Ⅳ型（新生儿，产前诊断为盆腔包块）
A. 纵切面声像图显示椎体前囊性包块（箭头）和内部间隔（箭）；B. 矢状位 CT 扫描证实肿块位于骶前部位，并可见囊性成分

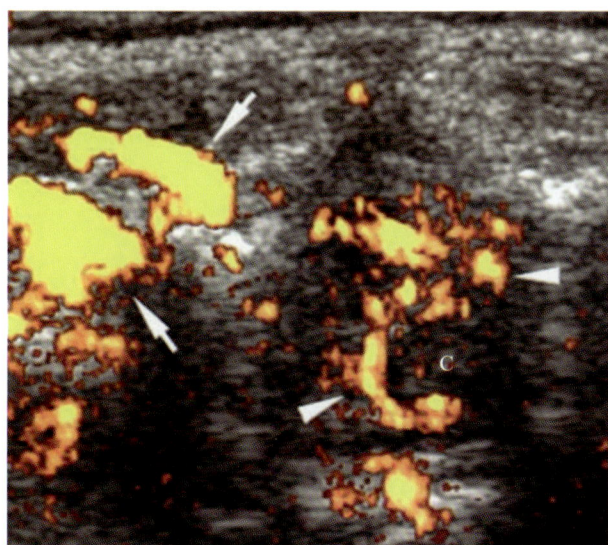

▲ 图 16-36　腹膜后血管瘤伴鞘内扩张
横切面能量多普勒声像图显示椎旁（箭）和椎管内（箭头）的富血供肿块。肿瘤在椎管内将脊髓向前侧移位

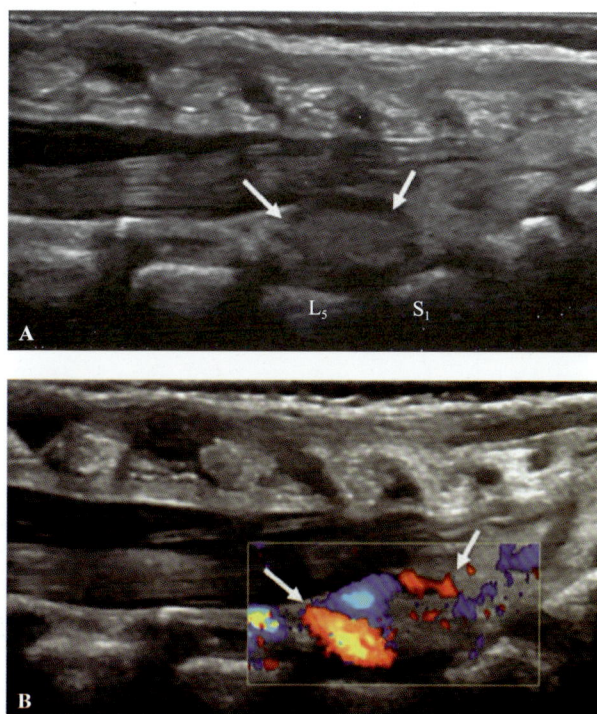

▲ 图 16-37　原发性鞘内血管瘤（患者：男，3 月龄，患有肌张力亢进和多发性肝血管瘤）
A. 纵切面灰阶声像图；B. 彩色多普勒声像图。在第 5 腰椎（L_5）至骶骨第 1 节段（S_1）的椎管腹侧有血管性软组织肿块（箭），硬膜囊向背侧移位

中央管外侧实质形成的空腔。脊髓空洞积水是指同时累及中央管和中央管外侧实质的空洞。一些作者还交替使用脊髓空洞积水和脊髓空洞瘘来指代任何脊髓囊肿[14]。

患者临床上可能会出现感觉缺陷、肌肉无力、痉挛性截瘫或脊柱侧凸。超声显示脊髓中央管扩张或脊髓中央外侧囊肿。

十二、感染

硬膜外脓肿可通过超声显示，表现为混合性的积液并伴有周边血流。在怀疑硬膜感染的情况下，超声可以显示异常积液，并为随后的诊断性穿刺提供引导（图 16-38）。

十三、脊髓损伤

超声检查可显示新生儿分娩时外伤性脊髓损伤，出生时创伤原因包括臀位、分娩困难、产钳的使用导致产道内婴儿的异常牵引，以及脊髓的过度伸展或过度屈曲。外伤性损伤最常累及上颈椎，包括脊髓或神经根横断或撕裂、继发于脑膜撕裂的硬膜外血肿和脊髓出血[45]。横断导致马尾神经或脊髓分离成两片，血液占据断端之间（图 16-39）[46]。撕裂表现为脊髓或马尾神经回声增强。硬膜外血肿表

现为脊髓外侧的脊柱内积液，可使脊髓移位并压迫血管。脊髓出血表现为髓内积液。急性出血是高回声的，随着时间的推移变成混合性回声（高回声和低回声），随后主要表现为无回声。

十四、脊柱穿刺

有时腰椎穿刺可导致伴有脑脊液漏的硬膜或脑

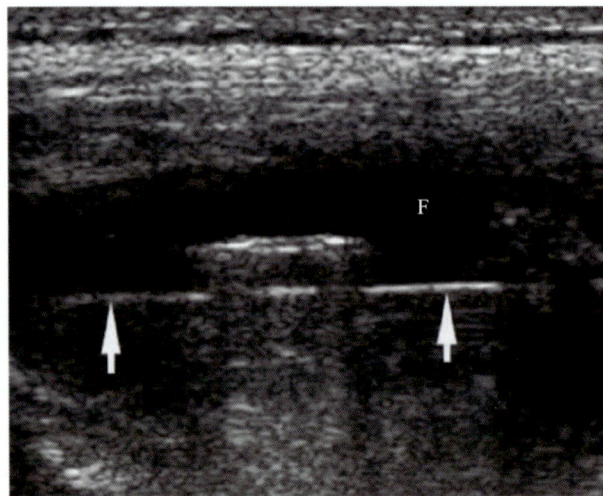

▲ 图 16-38 置棒后椎旁感染（患者：女，14 岁，脊柱内固定术后出现疼痛和发热）

声像图显示积液（F）位于金属器具的背部（箭）。超声引导下穿刺显示感染呈阳性

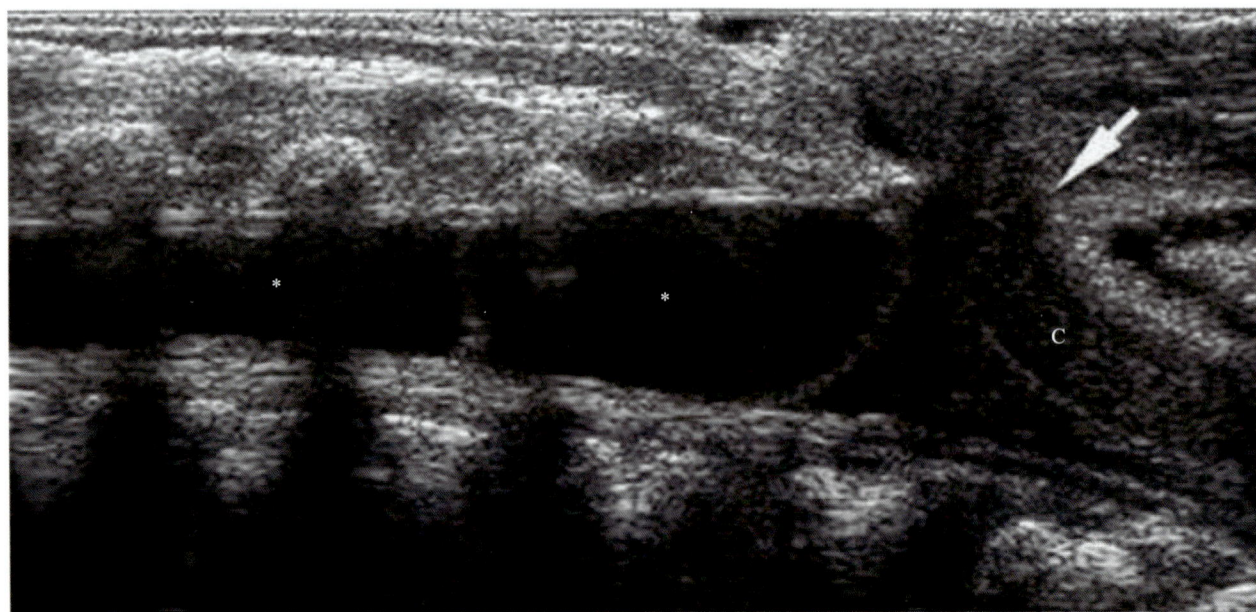

▲ 图 16-39 脊髓横断

新生儿下胸椎纵切面声像图显示脊柱后部局部闭合不全（箭）。脊髓分成两段，远端脊髓（C）伸入闭合不全区，近端脊髓完全为囊性（*），可能是由于陈旧性出血或梗死所致

膜撕裂，硬膜外或硬膜下血肿，使蛛网膜下腔、脊髓、神经根和血管受压[47-49]。超声检查可用于显示硬膜外积液、硬膜囊受压及其内容物。硬膜囊内的脑脊液量在血肿水平有所下降（图 16-40）。

通常，积液在几天内就会分解，超声也可以根据硬膜囊内的脑脊液定位来引导腰椎穿刺[50]。

十五、术中超声

术中超声检查患者取俯卧位，在椎板切除术后进行。椎板切除处用无菌生理盐水，作为探头的耦合剂。术中超声引导可用于局灶性异常的定位，以及其与脊髓关系，包括肿瘤、血管畸形（图 16-41）、血肿、脓肿、脊髓积水、脊髓空洞（图 16-42）、脊髓分裂畸形中的骨间隔或软骨间隔和碎片[51-53]。术中超声也可用于监测 Chiari I 畸形修复期间颅后窝减压的充分性（图 16-43）[54]。

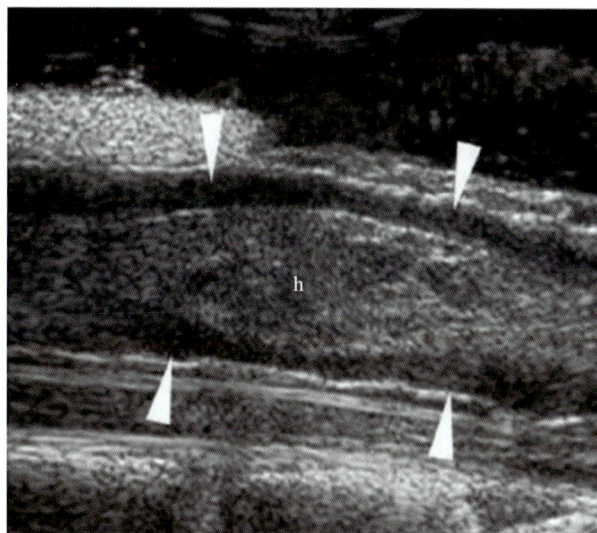

▲ 图 16-41　椎管内血管畸形
术中纵切面超声扫查可见由髓内出血（h）造成的脊髓回声增强，周围脊髓组织（箭头）呈低回声。该出血为一处潜在的海绵状毛细血管畸形导致的自发性出血

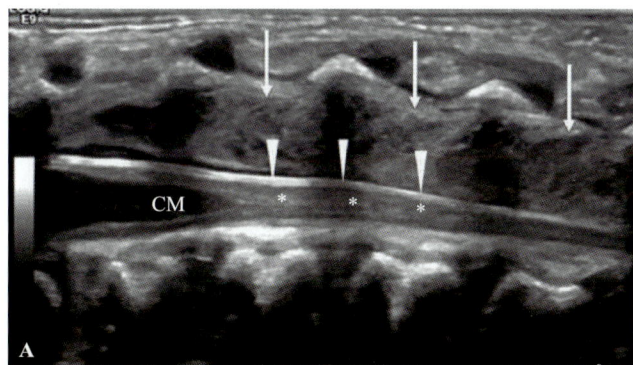

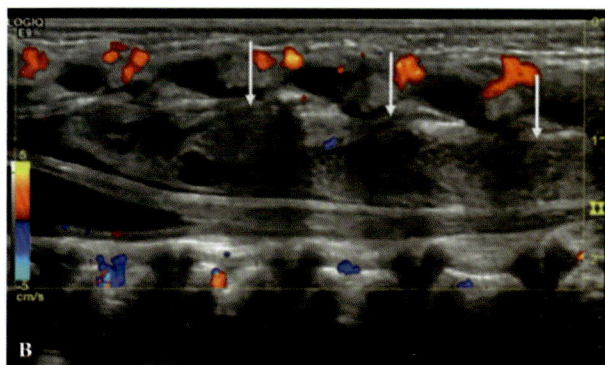

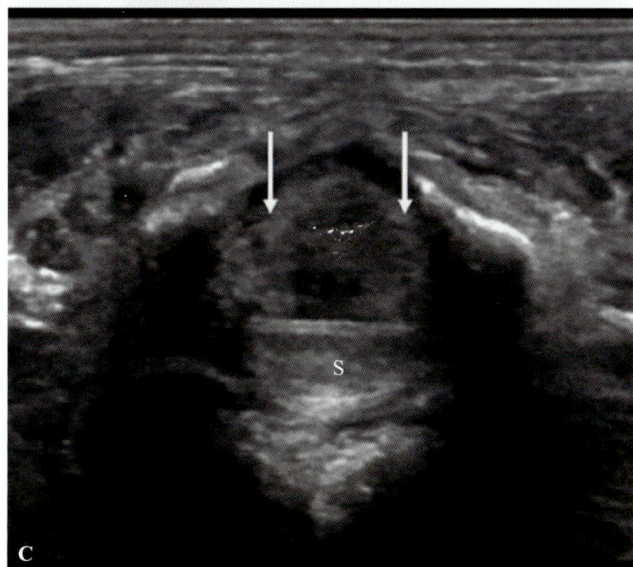

▲ 图 16-40　腰椎穿刺失败后外伤性硬膜外血肿
A. 脊柱远端纵切面灰阶声像图显示背部硬膜外腔内有不均匀的积液（箭），代表急性出血，受压的硬膜囊（箭头）和神经根（＊），在这个平面上发现脑脊液减少。脊髓圆锥（CM）在 L_2 端。B. 彩色多普勒声像图显示血肿内无血流（箭）。C. 横切面灰阶声像图显示硬膜外血肿（箭）压迫硬膜囊（S）

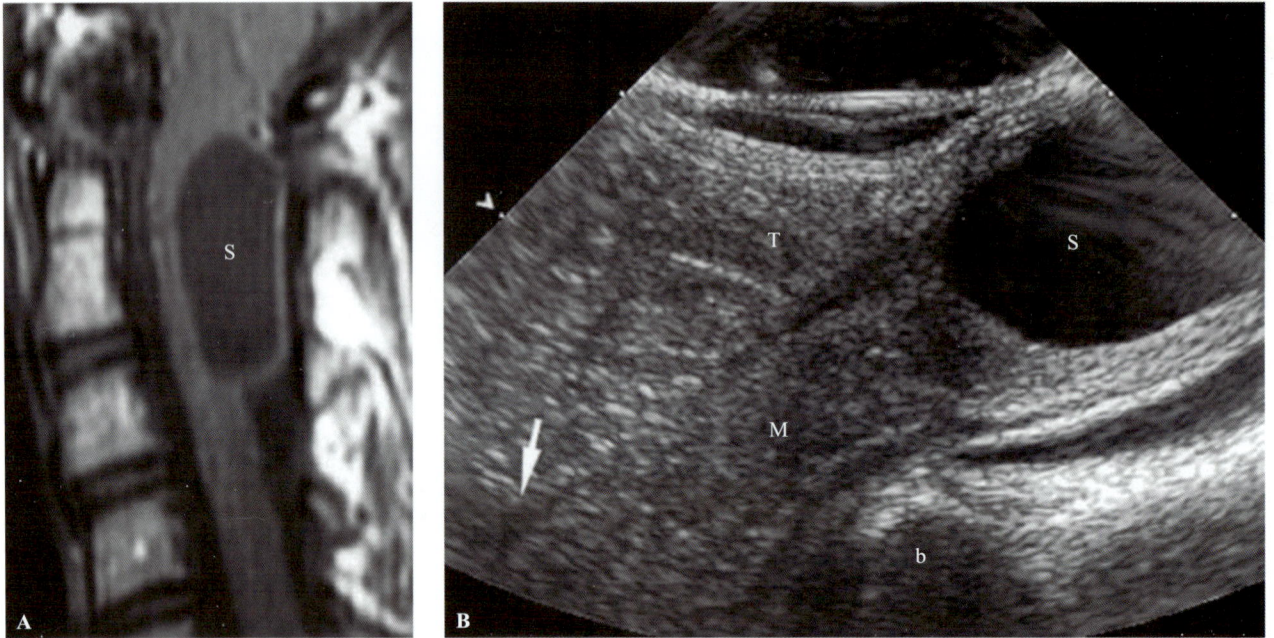

▲ 图 16-42　脊髓空洞症患者术中空洞定位

A. MRI T$_1$WI 矢状位图像显示颈髓空洞。B. 寰椎后弓减压术中超声检查，以手术中无菌生理盐水为导声耦合剂，清晰定位空洞（S），还要注意小脑扁桃体（T）、延髓（M）、大孔前缘（基底部，b）和第四脑室（箭）

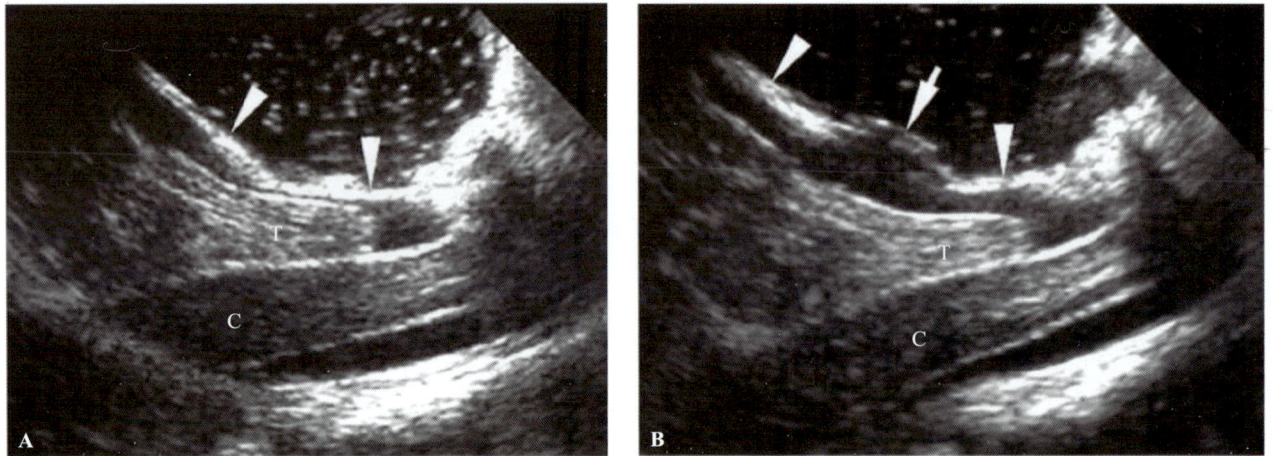

▲ 图 16-43　**Chiari I 期减压术的术中评估**

A. 术中纵切面声像图显示小脑扁桃体异位（T），小脑扁桃体与硬脑膜之间无脑脊液（箭头）；B. 硬脑膜（箭）成形术后纵切面声像图显示小脑扁桃体（T）和硬脑膜（箭头）之间的脑脊液（图片由 Dr.B.L koch,Cincinnati,OH. 提供）。C. 脊髓

第17章

超声引导下介入治疗
Ultrasound-Guided Interventional Procedures

James R. Duncan　Sarah E. Connolly　Marilyn J. Siegel　著
李艳萍　胡慧勇　译
许云峰　校

超声引导治疗包括通过毫米大小的皮肤切口插入针、导线和引流导管，同时使用成像引导将其推进至预期位置。与相同适应证的外科手术相比，它具有皮肤切口更小和对正常组织的总体损伤更小的优点，最终带来了更好的风险 – 效益比。因此，静脉穿刺、经皮穿刺活检、脓肿引流等超声引导下操作在儿童中得到了广泛的应用[1-6]。

考虑到儿童体型较小和对辐射暴露的担忧，因此超声引导手术特别适合儿童。尽管大部分技术与成人手术中使用的技术相似，但在儿童中进行这些手术需要特殊考虑，包括以患者和家庭为中心的护理、镇静和麻醉、计划和设备选择。

一、术前准备

（一）以患者及其家庭为中心的护理

随着对医疗保健质量、安全和价值的日益重视，进行超声引导介入的团队需要从患者的角度看待他们在术前、术中和术后扮演的角色。附录中描述了患者诊疗过程的概述、以患者和家庭为中心的护理的重要性、团队合作的作用、知情同意过程中无差错沟通的原则以及术前准备的其他方面[7-16]。

（二）镇静和麻醉

对于许多超声引导手术，镇静和麻醉是必不可少的，不仅可以提高患者满意度，而且可以避免因疼痛和焦虑伴随的无意识运动带来的风险[17]。在大多数情况下，镇静和麻醉是由麻醉师或其他受过专门训练的医生管理的[1, 18-20]。在某些情况下，根据儿童的成熟程度和父母的期望，可能不需要镇静。提前告知手术过程和可以预料到的情况往往有助于缓解焦虑。使用分散注意力或其他技巧的儿童生活顾问也可以减少焦虑[21]。

局部麻醉：在手术开始前，需使用局部麻醉剂。恩纳乳膏（EMLA，2.5% 利多卡因和 2.5% 普鲁卡因）是一种乳剂，用于封闭敷料下的完整皮肤。它通过利多卡因和普鲁卡因渗透到皮肤的表皮和真皮层而产生皮肤镇痛作用。皮肤镇痛的起效时间、深度和持续时间取决于用药时间。为超声引导的介入治疗提供有效的镇痛作用，应使用恩纳乳膏至少1h，最大麻醉效果出现在使用后 2～3h，去除敷料后持续 1～3h。使用加压气体驱动利多卡因通过表皮屏障的装置可提供更快速无针的局部麻醉[22]。

（三）手术计划

超声引导手术中最基本的任务是将工具推向目标。在血管穿刺、活检、抽吸和引流过程中，超声图像不仅用于确定目标位置，而且可以在推进穿刺针的同时监测进展情况。针引导可分为规划针道和执行计划两个步骤[23, 24]。

规划阶段包括确定目标及相对于邻近障碍物或关键结构的位置，然后考虑穿刺针通过的潜在起点（图 17-1）。根据成功率和潜在并发症对可能路径进行考虑并排序，认识到计划穿刺路径可能出现执行错误，因此在关键结构周围设置"安全区"。尽管有许多穿刺路径可供选择，但最终选择一个计划好的路径。

选择起点并选择插入角度后，很少有人计划一步将针推至目标位置。相反，是计划采用一系列步骤，而超声图像是用来监测针尖是否遵循计划的路径行进。这意味着超声引导手术是一种反馈控制的运动任务[25]。介入医生处理来自反馈通道（超声装置）的数据，以确定是否继续沿当前轨迹进针或者是否需要进行路径校正。

与透视或 CT 引导的手术相比，超声引导下穿刺更加困难。第一个影响因素是在超声图像中难以识别针头。在 CT 和透视检查中，金属针头的高衰

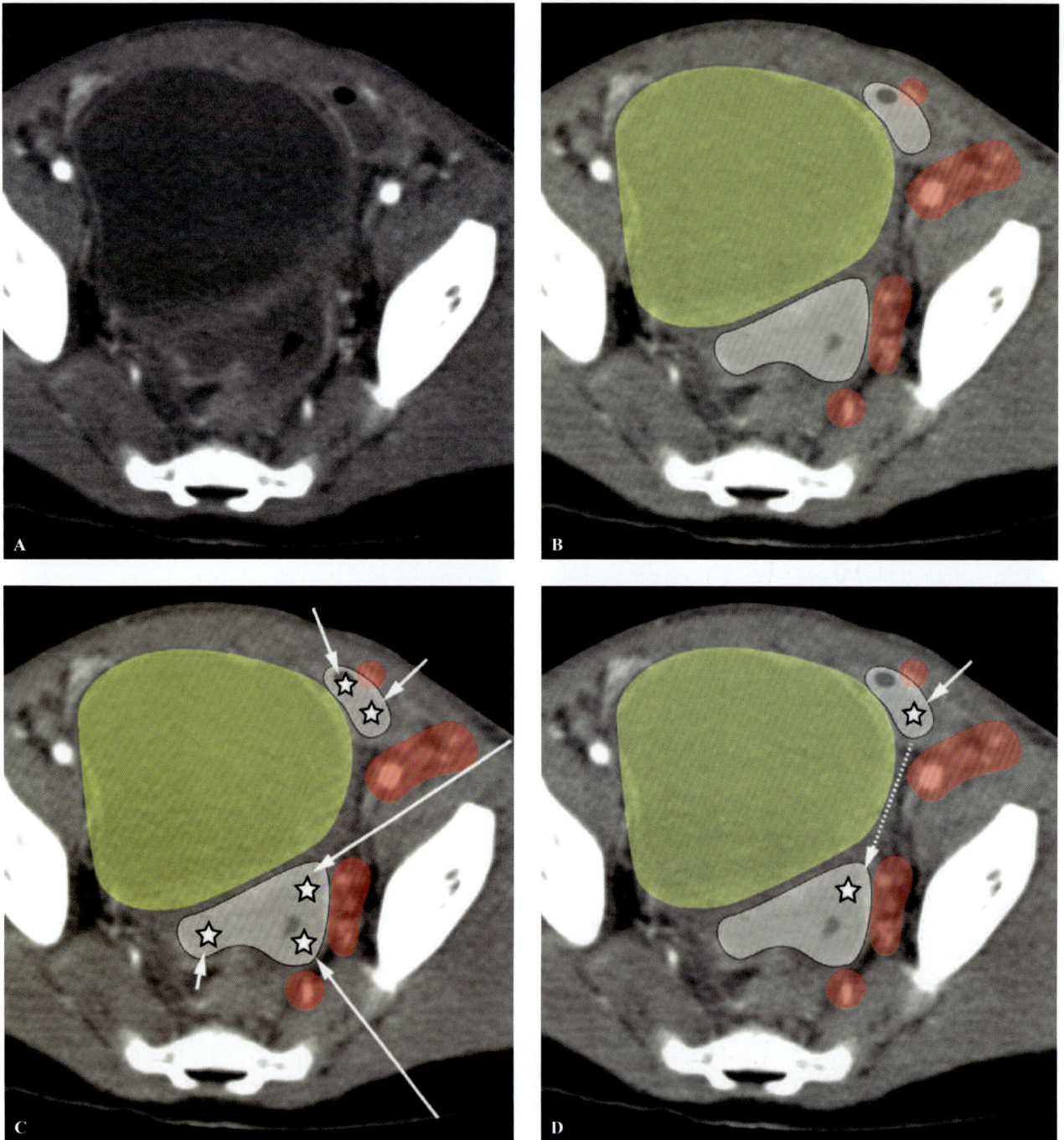

▲ 图 17-1 多发性脓肿经皮穿刺引流的进针规划（6 岁儿童，因阑尾炎、穿孔接受腹腔镜阑尾切除术，术后 6 天出现发热和白细胞增多）

A 和 B. 常规 CT（A）和彩色编码 CT 图像（B）可见两个脓腔，一个位于骨盆上部，一个位于骨盆深处（浅灰色）、膀胱（黄色）和血管结构（红色）。C. 确定经皮穿刺的潜在靶点（☆）和进针路径（箭）。路径包括经腹部路径到达浅表脓肿、经直肠和经臀肌路径到达盆腔深部脓肿。D. 选择逐步入路，从下腹壁血管外侧皮肤入口，引流浅表脓肿，然后将导管 / 导丝沿左骨盆侧壁送至盆腔深处脓肿。再次确定经皮穿刺的潜在靶点（☆）和进针路径（箭）

减很容易与周围组织形成对比。在超声中，回波的振幅通常与邻近组织相似，会使针头的轨迹变得模糊。

几个动作可以帮助识别穿刺针及针尖[26]。首先，将针沿着超声探头的平面向前推进是有帮助的，因为通常情况下，将针头识别为回声线比识别单一点更容易（图 17-2）。其次，针头和超声波束之间的角度较小（接近 90°），而不是陡峭的角度，会增加针头回波的幅度（图 17-3）。最后，在实时超声成像过程中，针头的微小移动也有助于定位针头。

超声束的宽度会导致部分容积效应，这是增加超声引导手术难度的第二个因素。寻找针头通常需要结合调整超声探头相对于针的位置和角度。当针沿着传感器的平面前进时，保持探头和针之间的平行对齐特别重要，因为微小的差异会影响针的安全引导（图 17-4）。协调探头的位置和针的推进最好由一个操作者来完成，这个操作者通常用他的优势手握住针，用非优势手握住探头。用双手进行细微的调整可使针头在保持视野内。

在某些手术中，针头将垂直于探头前进（图 17-2）。此时可通过倾斜或移动探头来评估针尖和行进方向（图 17-5）。

无法精确地沿计划路径推进很常见。失效模式与效果分析（failure mode and effect analysis, FMEA）认识到，尽管此类故障是不可避免的，但

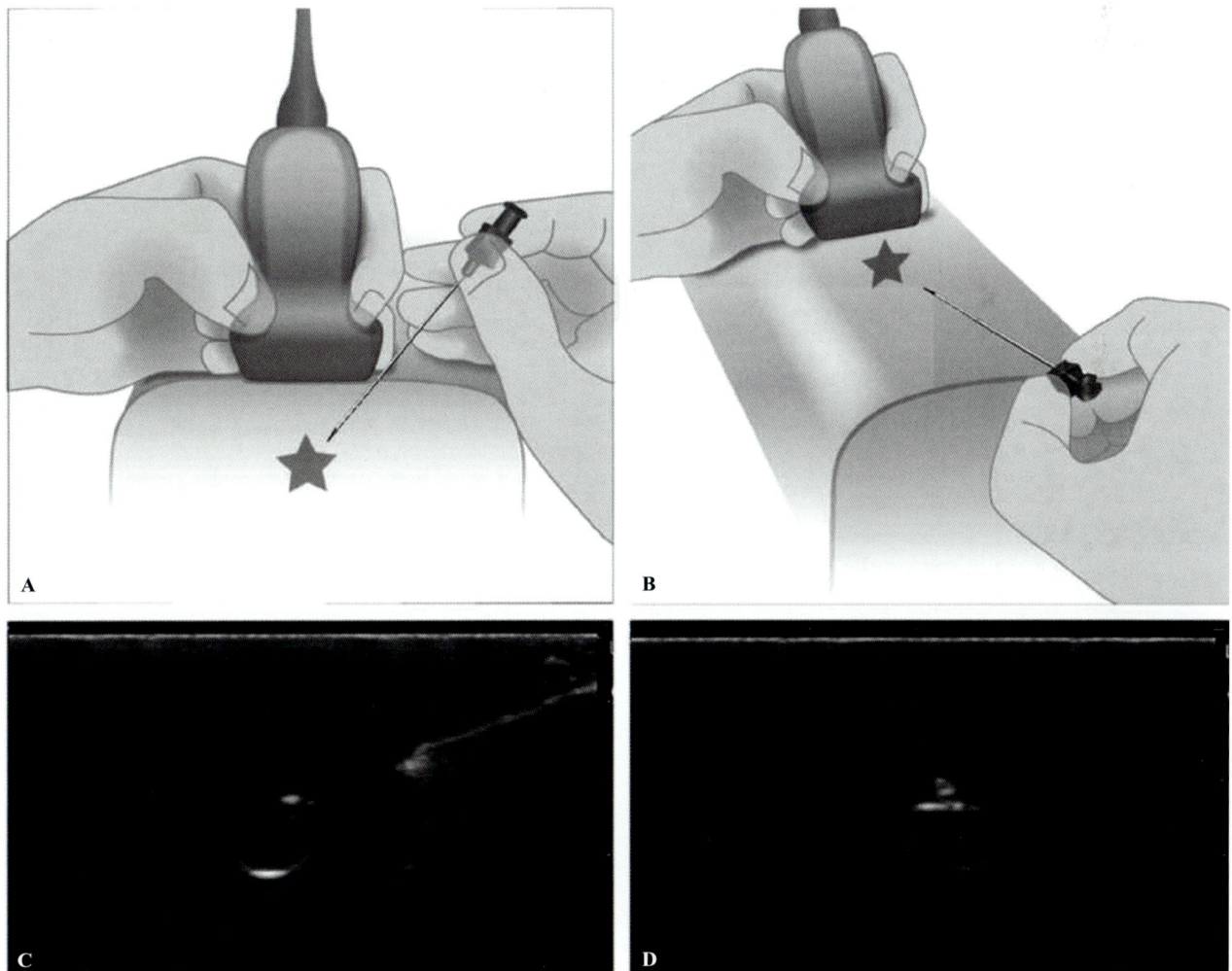

▲ 图 17-2　切面内与切面外成像

A. 切面内视图；B. 切面外视图；C. 当穿刺针在超声探头平面推进时，可见一条高回声线；D. 当针头在正交平面或垂直平面推进时，表现为强回声点。长轴入路的优点是可以显示针的全长。针尖及其相对于靶点（★）的距离和轨迹易于辨别。两种情况都使用右手将针头向目标推进时，用左手（非优势）握住探头。插图还显示双手抵住患者支撑

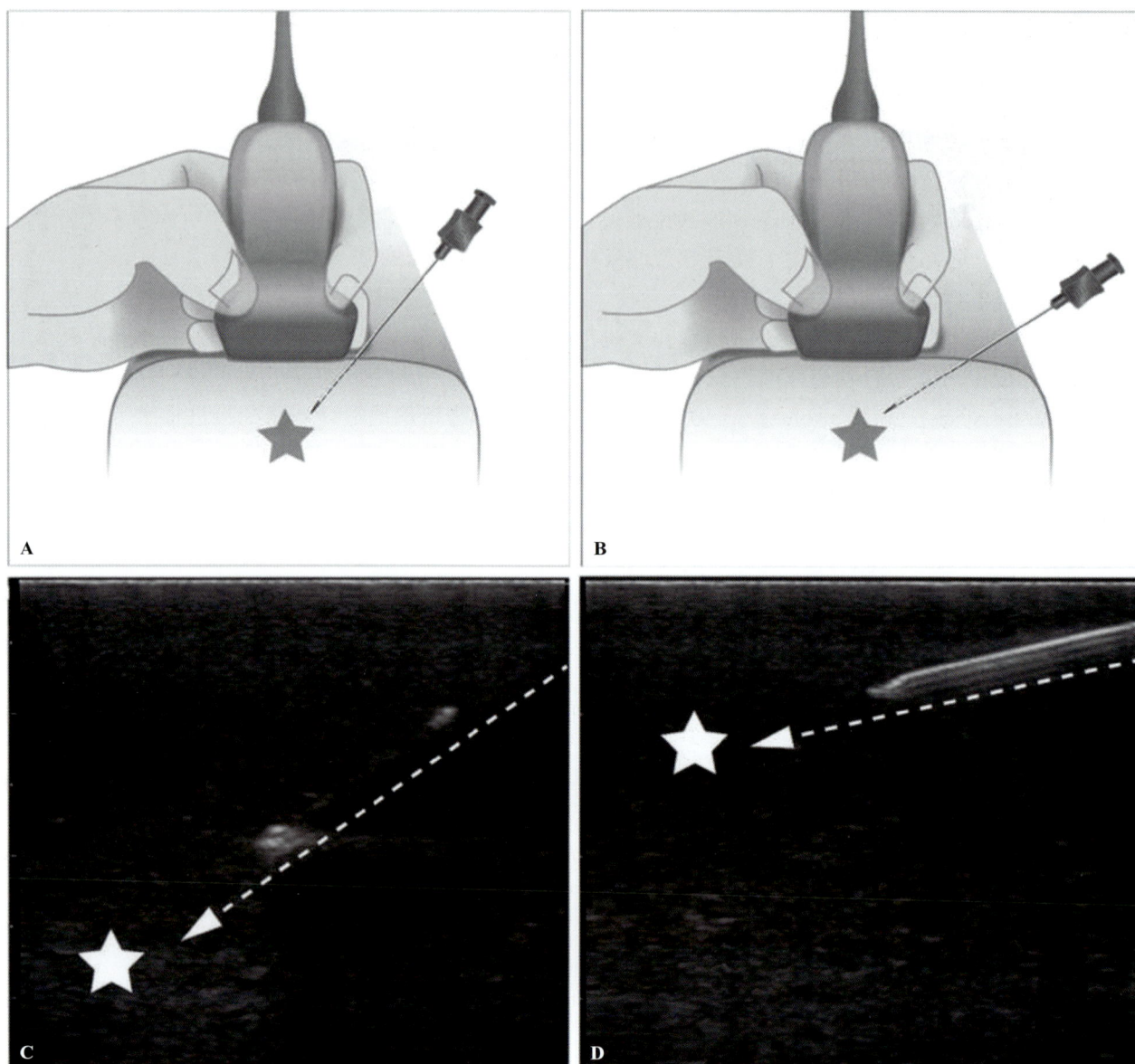

▲ 图 17-3 陡峭与浅平角度进针路径

A. 陡峭路径进针；B. 浅平角度进针，穿刺针与探头之间的角度趋向于 90°；C. 穿刺针头与探头之间的陡峭角度限制了超声识别针头的能力；D. 较浅平的角度可提高穿刺针的显示。图 C 和 D 中，箭示进针路径，★示靶点

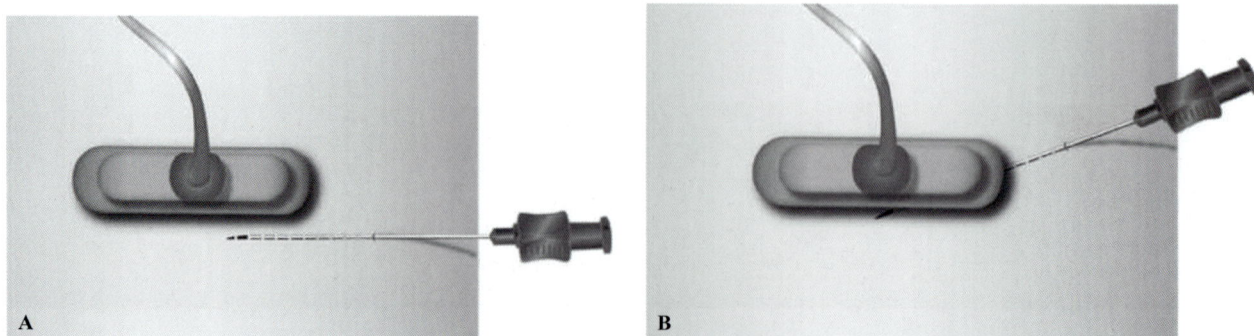

▲ 图 17-4 穿刺针和探头校准困难

A 和 C. 当视觉注意力集中在超声图像上时，即使两者保持平行，探头也常偏离针头；B 和 D. 探头或针的轻微旋转可导致仅一部分针头在成像平面上。如校准不良，可能会将针杆误认为是针尖

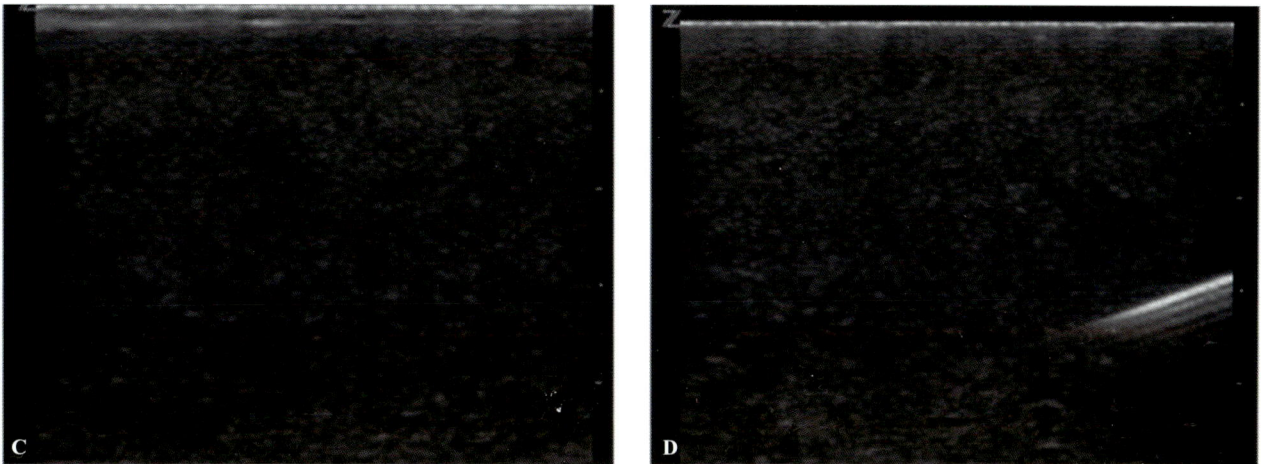

▲ 图 17-4（续） 穿刺针和探头校准困难

A 和 C. 当视觉注意力集中在超声图像上时，即使两者保持平行，探头也常偏离针头；B 和 D. 探头或针的轻微旋转可导致仅一部分针头在成像平面上。如校准不良，可能会将针杆误认为是针尖

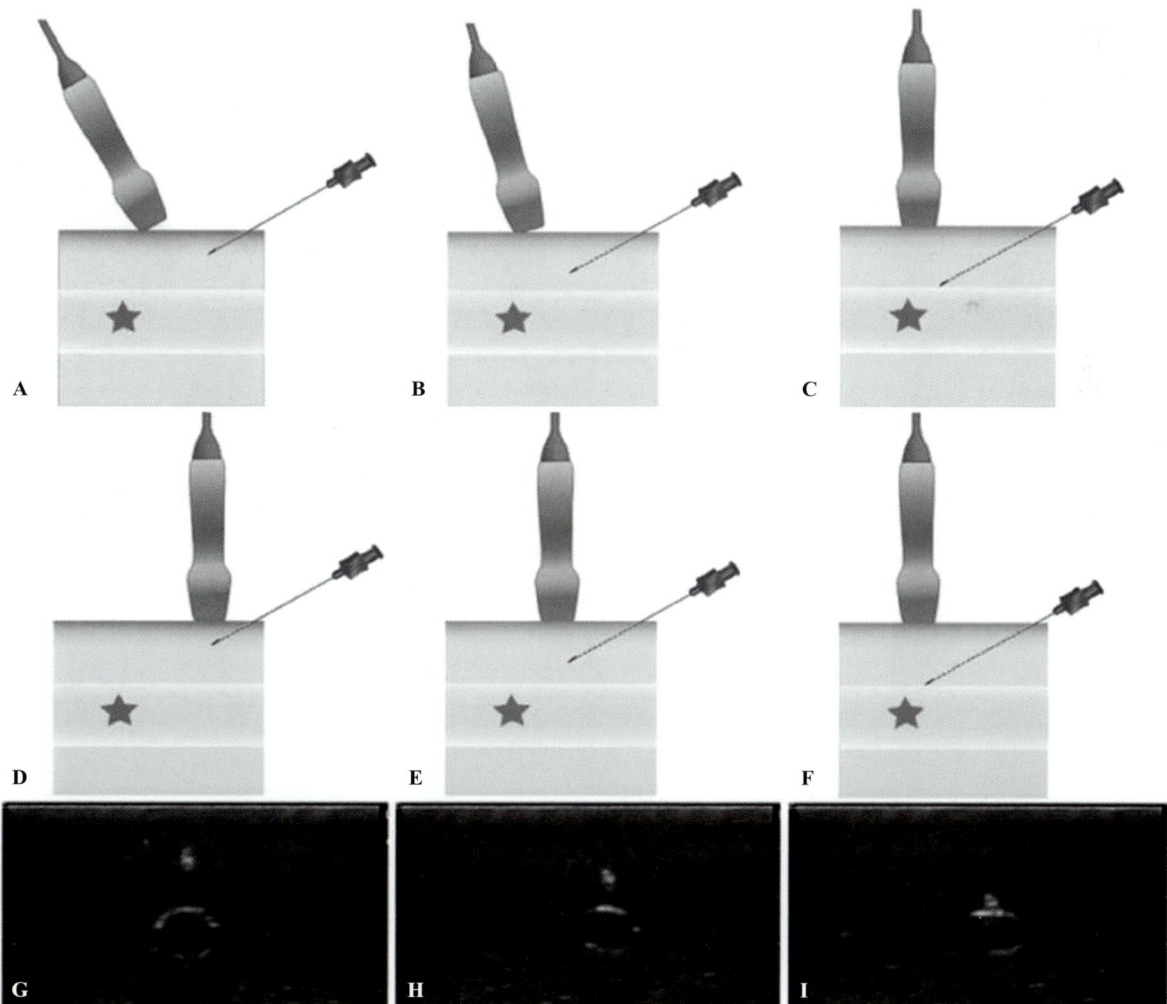

▲ 图 17-5 调整探头的位置或角度，将针头推向靶点

A 至 C. 对于许多超声引导下血管介入手术而言，探头与靶点的相对位置近乎垂直。在这种情况下，介入医生仍然可以通过调整探头角度使针尖保持在视野内。D 至 F. 另一种方法是调整穿刺针与探头的相对位置。随着进针的深入，声像图中针尖的强回声点消失，借此可区分针尖与针杆。G 至 I. 可通过观察针尖与目标之间的距离来跟踪针尖。A 至 F 中，★示靶点

可以使用表 17-1 [27] 中详述的 3 种策略将并发症风险降至最低：①尽量减少此类故障的发生；②减少故障发生时的后果；③尽早发现此类故障允许采取纠正措施。

尽管检测针头偏离计划路径至关重要，但是校正针头路径并不总是直截了当（图 17-6）。当一根

细长的针头伸入组织深处后，移动针的中心通常会导致针头弯曲，而不是校正轨迹。在这种情况下，在路线修正和前进之前，需要回撤针头。

（四）引导系统

针引导系统使用一个可连接的活检引导器，将其夹在或拧在探头上，使活检针与成像平面对齐（图 17-7）。针通过引导器插入，这决定了穿刺针相对于探头的角度。超声软件显示针的预期路线为虚线。探头可以倾斜或改变角度，以便目标位于针预期路线的中心。这种方法可能有助于接近非常深的目标，并且对于经验不足的介入医生尤其有用 [28]。局限性包括探头的部分选择，并且在某些情况下无法使用最合适的针头。

经过深入的练习提高技能 [29, 30]，使用超声波来安全有效地将针引导向目标是一项通过经验获得的技能。对于超声引导手术，目标是有效推进针尖直接向目标前进，同时与关键结构保持安全距离（图 17-8）。尽管艰巨的任务可能需要不止一次通过，但熟练的技能可以最大限度地减少对路线更正和额外穿刺的次数 [31]。

表 17-1　引导穿刺针向目标推进：失效模式和效应分析

降低针头偏离计划路线的概率	医师有进行超声引导下介入治疗的经验 当针尖位置不确定时，不要进针 尽可能选择较短的路径
将偏差所致并发症的严重程度降至最低	优先选择在穿刺针与障碍物之间间隔最大的进针路径 优先使用小号针头。纠正凝血障碍或使用抗生素，以减少针头穿过障碍物造成的伤害
改进偏差的早期方法	在针尖遇到障碍之前，通过超声检查来评估针尖是否偏离计划路径 使用其他视觉线索来推断针尖的位置。例如，在皮肤表面上方可见的针杆长度和方向

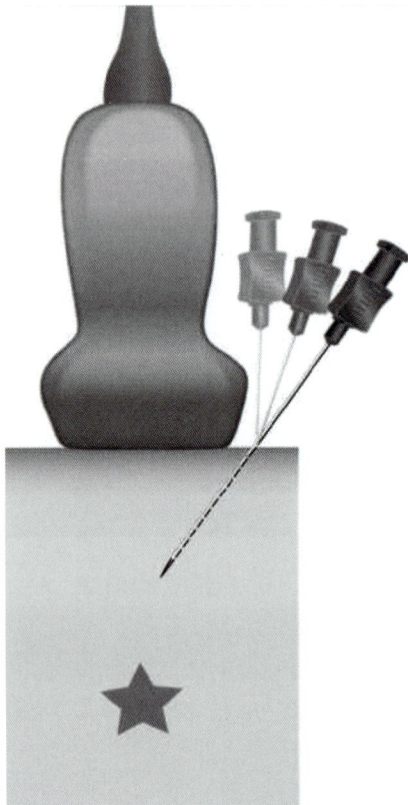

▲ 图 17-6　调整进针路径
对深埋于坚硬组织内的细而灵活的穿刺针施力过大，通常会导致针头在皮肤表面附近弯曲，虽然不需要重新选择穿刺位置，但在这种情况下需将针头撤回并重新定向穿刺。★示靶点

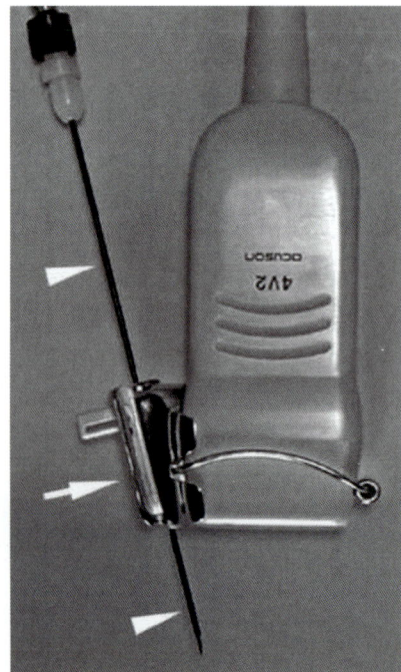

▲ 图 17-7　探头和穿刺针引导器
引导器（箭）与探头相连，穿刺针（箭头）放置在引导器内

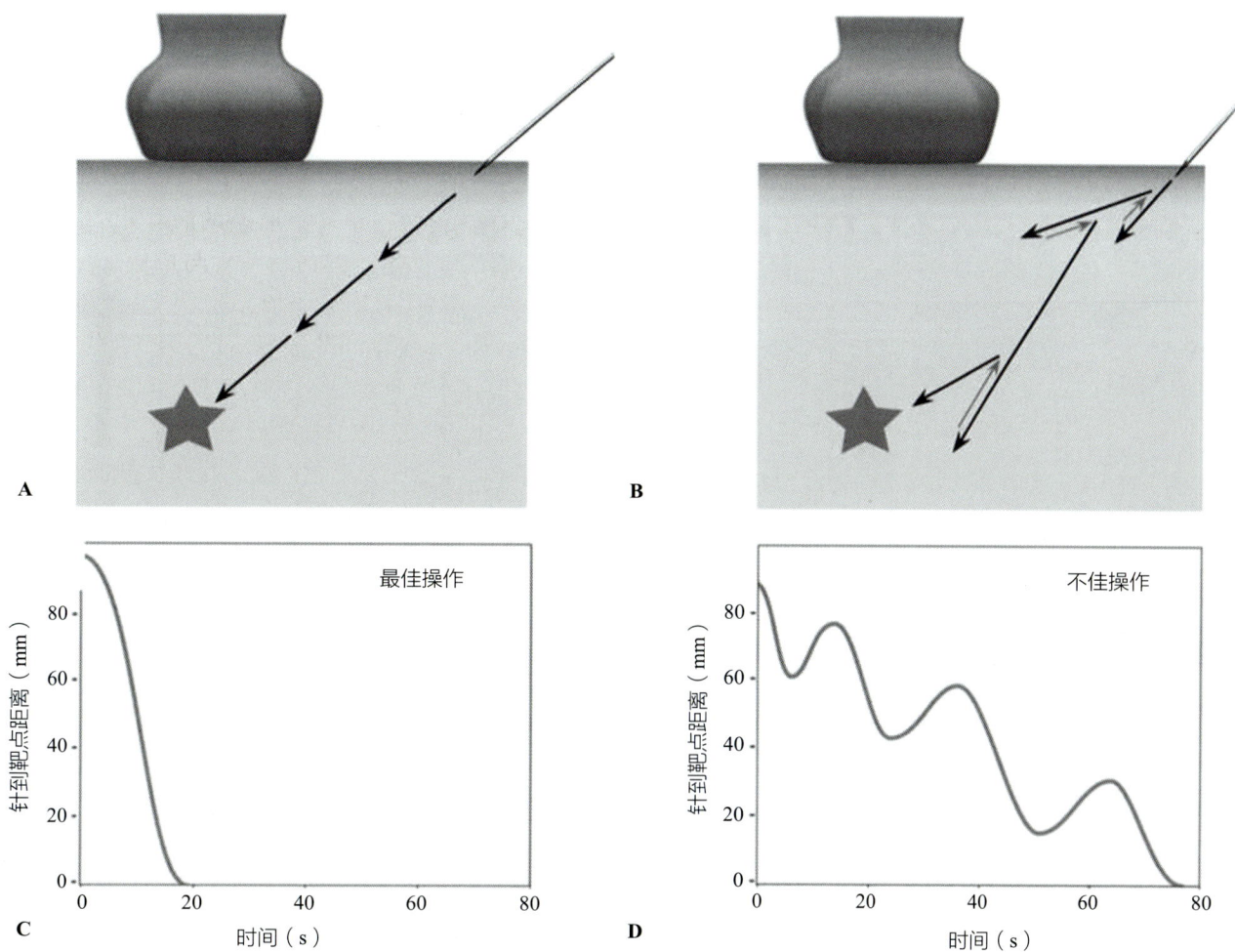

▲ 图 17-8　超声引导手术的性能评估

A. 理想情况下，将穿刺针直接平滑地推进至目标位置；B. 在这种情况下，针尖穿过最小距离，可在数秒内完成操作；C 和 D. 相对而言，经过一系列进针、回撤和路线校正，则需花费更多时间，并且需要针行进更长的距离。针引导中的此类错误也存在针穿过附近障碍物的风险。箭示针头前进路径

（五）设备放置及诊室设置

虽然超声引导下介入治疗可在床旁进行，但理想情况下，应在专用的介入治疗室中进行。合理的治疗室布局和设备放置不仅能够方便随时获取手术计划信息，还能够支持这些计划安全和有效执行，从而提高了性能。例如，由于许多手术室配备了多台监视器，因此这些监视器可用于显示患者既往研究的相关图像。还可以将设备放置在介入者的优势手和非优势手的人体工程学位置（图 17-9）。当显示器的灯光可调时，应注意调暗的灯光。明亮的照明提高了手的位置显示和控制旋钮的能力，穿刺中心的液体和活检标本的质量。

1. 探头选择

影响靶点成功穿刺的重要因素是探头、针的选择和针的显示策略。高频线阵或凸阵探头通常用于浅表目标，较低频率的弧形或扇形探头应适用于较深的目标。当透声窗受限（如肋间入路）时，应选用小尺寸探头。

灰阶图像足以定位目标并推进针头，彩色血流和脉冲多普勒超声检查有助于识别重要的血管结构，从而降低出血风险。脉冲多普勒成像还可以确保血管手术中进入合适的血管。能量多普勒和彩色血流成像也可以帮助确定可行的进行活检的肿瘤部位。

2. 穿刺针选择

选择合适的穿刺针以增加成功概率，同时限制并发症的可能性。小号针（21～27 号）适用于细针穿刺（fine needle aspiration，FNA）、活检或随后使

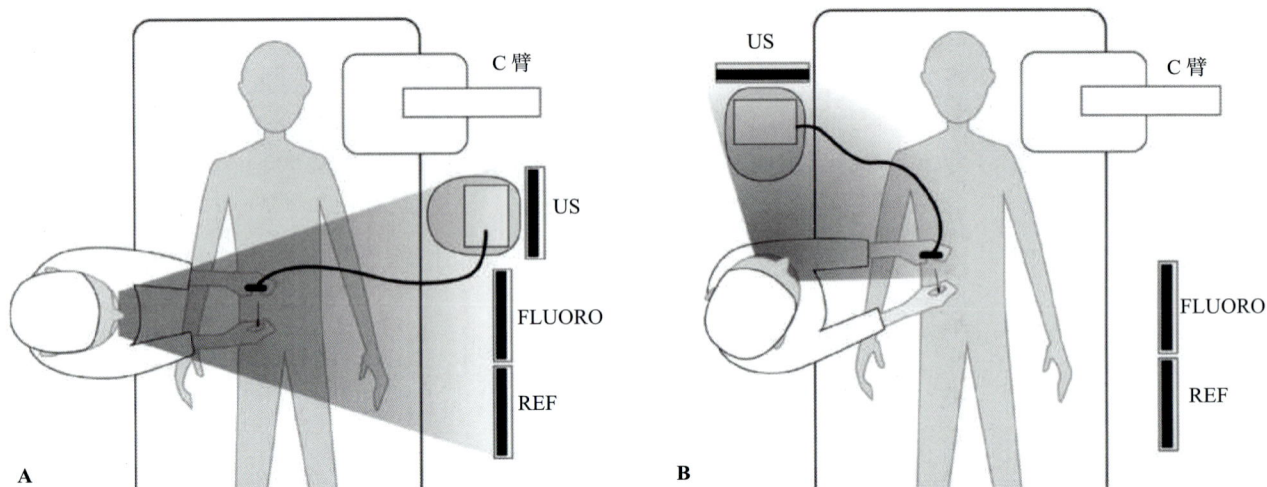

▲ 图 17-9　超声介入诊室的设备放置（在对仰卧位患者的右侧进行手术时，惯用右手的人通常左手握住超声探头，用右手握住针头）

A. 将超声（US）装置放在桌子对面，使屏幕处于人体工程学位置，但妨碍了改变 US 设置的能力。该布局有助于审查参考监视器（REF）上显示的既往研究的图像，并与透视图像（FLUORO）进行比较。B. 将 US 装置放置在患者头部附近允许使用 US 控制，但妨碍了在 US 图像、手部位置和既往成像检查之间转移视线的能力

用 Seldinger 技术扩张的初始通路。大号针头为引入大直径导丝、同轴弹簧加载活检系统或同轴小号针头提供通道。

（六）最后准备

手术小组必须在手术开始前立即完成预处理检查表或"超时"（time-out）。可靠地执行一份精心设计的检查表不仅应将错误的患者和错误的手术部位的可能性降到最低，同时也促进了所有团队成员对手头任务的共情模型的建立[32]。应避免将检查表扩大到包括任何程序引起的每一项意外事件。"万全之策"（one size fits all）清单通常包含不适用当前任务的项目，这可能会造成关于哪些项目必须被覆盖以及哪些项目是可选项目的混淆。另一种策略是使用一个简短但标准的检查表，其中包括一个"侧边栏"项目，鼓励每个团队成员说出他们认为值得与队友分享的任何信息[33]。

无菌手术需要皮肤准备，同时为导管和导丝留出足够大的工作区域。研究表明团队合作对无菌技术的重要性，因为团队合作可明显减少导管相关的中心静脉感染[34]。

皮肤部位通常用局部麻醉以提供镇痛作用，常用的药物有利多卡因和丁哌卡因。利多卡因（1%溶液）虽然起效快，但不是立即起效的，必须到达皮下神经并扩散穿过细胞膜，在渗透皮肤和随后的

步骤（例如针头插入或皮肤切口）之间，应等待 1min 或更长时间。利多卡因用量应限制在 5mg/kg（0.5ml/kg 的 1% 溶液）。利多卡因镇痛作用时间为 90~120min。丁哌卡因起效较慢（5min），但维持时间较长（180~210min）。

（七）存档

术前、术中和术后静止图像或视频应记录在超声图像存档和通信系统中，动态视频文件尤其有用。对于活检，至少有一张图像应显示针或器械在目标内[14]。拔针后应立即行灰阶和彩色多普勒超声检查有无活检后出血。沿穿刺路径出现彩色血流线性轨迹（针道未闭征）提示活检后出血，尤其是在活检后持续≥ 5min。

二、血管穿刺

（一）静脉穿刺

中心静脉导管有多种用途，包括给药、获取血样和监测血流动力学。较大直径的导管为血浆置换和血液透析提供了通路。虽然中心静脉导管曾在没有影像引导的情况下常规放置，但超声引导不仅提高了成功率，而且减少了意外动脉穿刺和静脉血栓形成等并发症[35]。

在选择导管类型和穿刺部位时，了解儿童的需求至关重要[36]。非隧道导管如外周中心静脉置管

（peripherally inserted central catheters，PICC）常用于 6 周或更短的短期需要。隧道导管和植入的输液港导管用于长期血管通路。在选择导管类型和穿刺部位时，还必须考虑导管数量和所需的流速。

1. 外周中心静脉置管

上臂贵要静脉通常是 PICC 的首选。也可采用头静脉，但血栓发生率较高[37]。头静脉和锁骨下静脉之间的夹角常常导致导管进入中心静脉时困难。肱静脉入路意外刺穿或损伤肱动脉和正中神经的风险更大（图 17-10）。婴儿可选择大隐静脉。

超声首先确定合适的血管，以及需要避免的邻近结构。选择的导管尺寸应不超过静脉管腔的 50%[38]。在静脉附近立即注射利多卡因的量应尽可能小，避免压迫或血管痉挛并发症。

据报道，使用横向（平面外）入路引导进针的成功率高于纵向（平面内）入路（分别为 98% 和 78%）[5]。横断面成像有助于确保针指向中心静脉，并尽量减少动脉或神经损伤的可能性。针头在超声显示器上将显示为高回声点（图 17-2）。当针靠近静脉时，针尖的压力在静脉壁上形成压痕。通常在针尖刺穿血管壁之前，管腔已完全塌陷。穿过血管壁时可伴有明显"砰砰"的突破感，随后针孔流出血液。

Seldinger 技术或直接鞘针穿刺技术均可用于 PICC 置管[38]。在 Seldinger 技术中，导丝进入血管腔，针尖位置和导丝通道均可通过超声波进行监测（图 17-11）。在导丝上取下穿刺针，随后置入剥离式扩张器 – 鞘管组合，拆下扩张器和导丝，插入

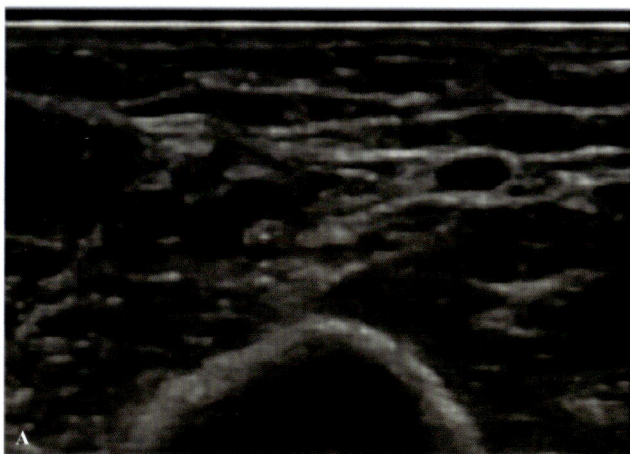

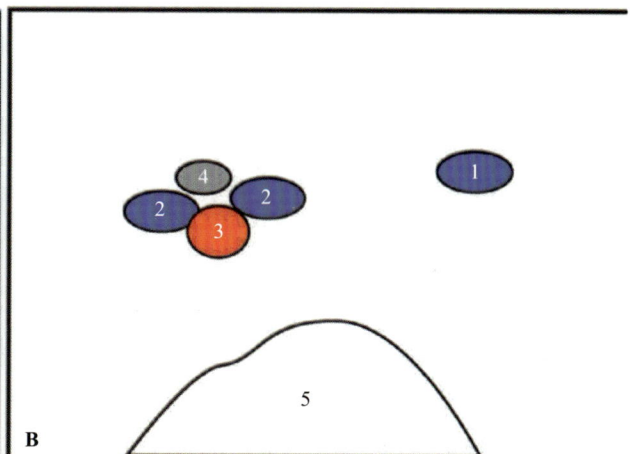

▲ 图 17-10 血管穿刺
A. 右上臂横断面声像图；B. 贵要静脉（1）位于包含成对肱静脉（2）、肱动脉（3）和正中神经（4）的神经血管束内侧。5. 肱骨

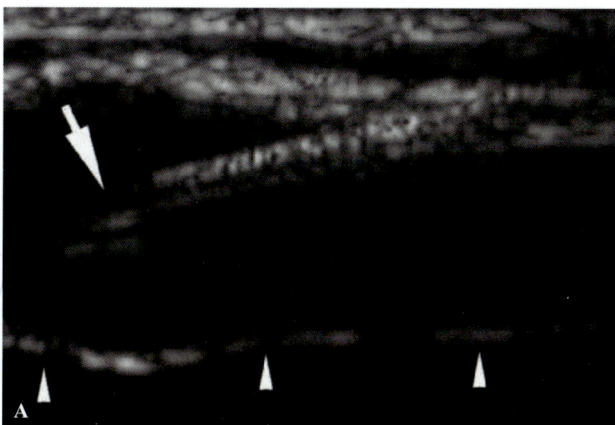

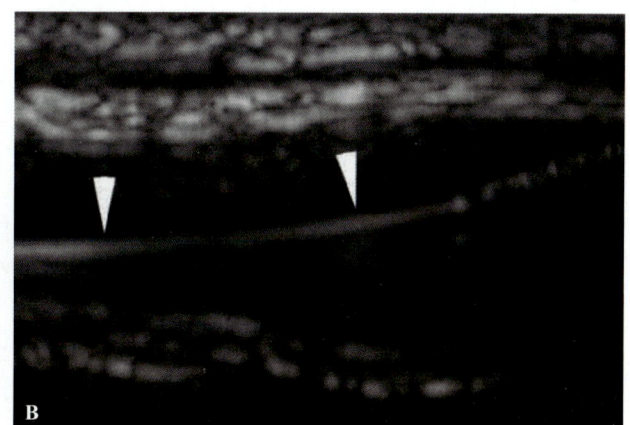

▲ 图 17-11 血管穿刺
A. 贵要静脉纵切面声像图显示无回声管腔和后壁回声（箭头），将 21 号薄壁针头插入静脉（箭）；B. 然后将导丝（箭头）穿过针头送入静脉。扩张通道并置入 4Fr 导管

PICC。在直接鞘针穿刺技术中，初始静脉穿刺和剥离鞘管的插入合并为一个步骤，然后是 PICC 插入。在这两种技术中，最终将 PICC 推进至所需位置，通常为上腔静脉或腔静脉 – 心房交界处，位于椎板下方的两个椎体[39]。如果放置在床旁，则通过胸部 X 线确认导管位置；如果放置在介入治疗室，则通过透视确认导管位置。电磁跟踪系统、经胸超声和右心房电活动也被用于帮助定位 PICC 导管。最后，将导管固定在患者皮肤上，并使用无菌敷料。

Seldinger 或直接鞘针穿刺技术的选择基于操作者的偏好，两种技术的并发症发生率（如多次穿刺尝试、血管血栓形成和静脉炎）相似，每种手术约为 3.7%[38]。

2. 颈内静脉穿刺

颈内静脉已成为放置用于透析和血浆置换的大直径导管的常用穿刺点（图 17–12），也常见用于隧道导管和植入式输液港。因为婴儿和幼儿的颈部相对较短，肩部转动有助于伸展下颈部，通常可以更好地进入颈内静脉。

首选右侧颈静脉而非左侧，因为其提供了直通右心房的路径[36]。通常使用针头在超声探头平面进入血管，目标点为前外侧壁（右颈内静脉 10 点钟位置）。超声图像显示针头在穿过血管壁之前在静脉上形成凹痕。通常在透视监测下完成导丝进入中心静脉、扩张和导管定位。在这些患者中，可选择锁骨下静脉或股静脉入路，但是锁骨下静脉穿刺发生气胸的风险增加，股静脉穿刺感染风险更高[36]。

3. 超声引导静脉穿刺相关并发症

（1）误穿动脉：即使熟练使用超声检查，也会发生误穿动脉。动脉靠近静脉是常见的误穿因素。早期识别至关重要，因为与扩张通道和置入导管后发生的不良反应相比，误穿动脉的不良反应较小。鲜红色血液迅速和搏动性回流是动脉穿刺的常见体征，但使用小号针会抑制血液流动。此外，发绀型先天性心脏病患者常伴动脉血氧饱和度下降。尽管可以使用压力传导和评估血氧饱和度，但透视可快速检测。应评估导丝的走行过程，因为导线通过中线到达左侧可能表明动脉刺穿。在 X 线透视过程中注射少量对比剂可明确。误穿动脉的晚期并发症包括肱动静脉瘘、假性动脉瘤形成和潜在的远端动脉血流损伤[37]。

（2）静脉血栓形成和狭窄：静脉段被多次穿刺后，血栓形成相对常见。一些作者建议在多次尝试置入导管后在不同部位之间轮换[40]。血栓的超声声像图表现为一条不可压缩的静脉，内部有回声，伴上游扩张和侧支循环形成（图 17–13）。静脉狭窄与使用大号导管有关[37]。预防措施包括尽可能使用单腔导管而不是多腔导管，并将导管头端置入上腔静脉的尾端部分[36]。

（二）动脉穿刺

超声引导还可以简化动脉穿刺，用于准备诊断性动脉造影或动脉介入治疗，最常见的穿刺部位是股总动脉[41]。目标部位在股深动脉起点上方，腹

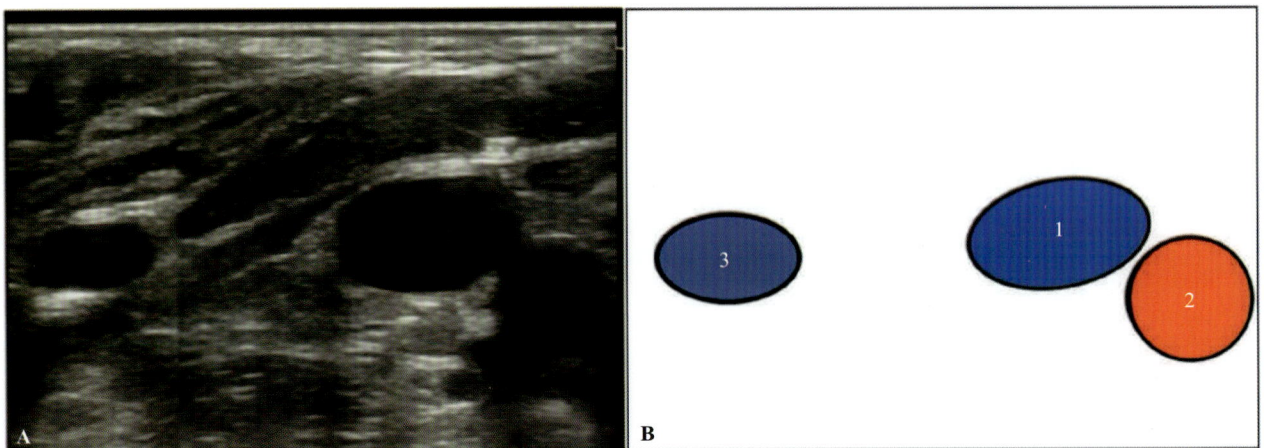

▲ 图 17–12　正常解剖

A. 右下颈部横断面图像；B. 颈内静脉（1）位于颈动脉鞘内颈动脉（2）的前面和侧面。颈外静脉（3）是不成对的血管，不应误认为颈内静脉

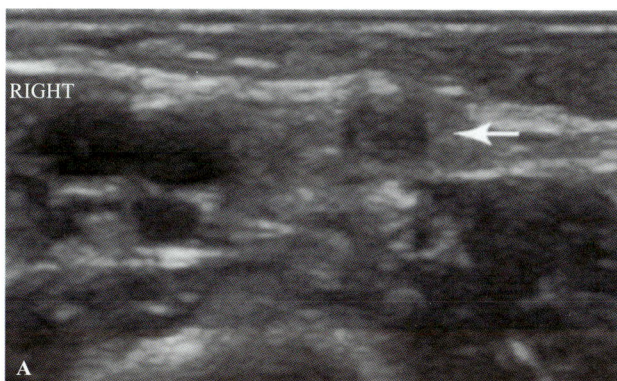

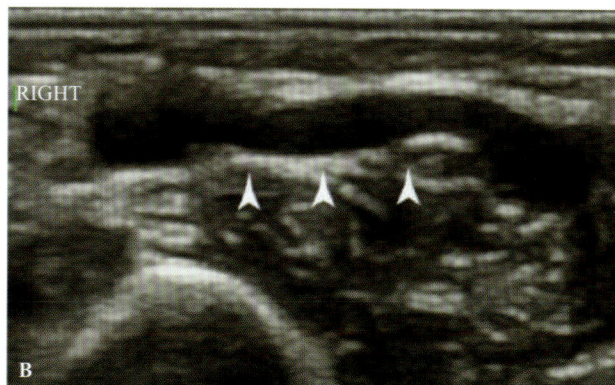

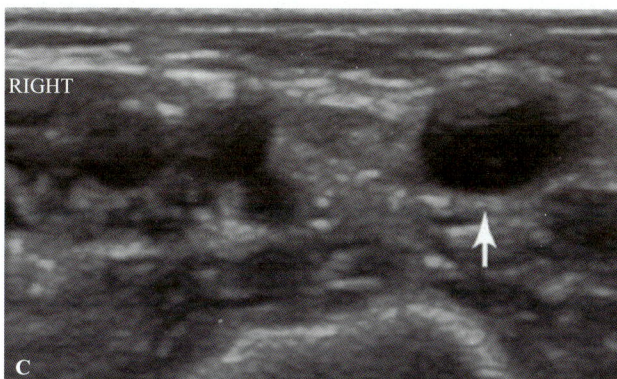

▲ 图 17-13　静脉血栓形成（既往多次贵要静脉外周中心静脉置管导致上臂贵要静脉血栓形成）
A. 血栓形成段（水平箭）声像图；B. 血栓形成的正的下方可见侧支血管（箭头）；C. 贵要静脉靠近尾端部分通畅，但进入该段（垂直箭）将导致尝试将外周中心静脉置管推进至中心位置时出现问题

股沟韧带下方，股骨头上方。超声引导有助于避开邻近的股静脉和神经。探头和针之间通常是正交关系。与静脉穿刺相比，动脉壁更厚，对针道的阻力更大，但当针尖穿过血管壁时，较高的内部压力降低了血管塌陷的程度。穿刺部位并发症包括局部血肿、夹层、血栓形成 / 闭塞、假性动脉瘤和动静脉瘘形成。

三、超声引导下活检

（一）患者选择

图像引导下经皮穿刺活检是指将针头插入可疑的异常病变或器官中，以获得用于诊断的组织或细胞[42]。适应证：①确定病变的良恶性；②获得已知或疑似感染患者的微生物学分析材料；③当怀疑局部扩散或远处转移时，对恶性肿瘤患者进行分期；④确定一些弥漫性实质疾病的性质和程度（通常为肝纤维化 / 肝硬化、肾移植排异反应和肾实质疾病）。每名患者都需要确定取样位置、需要多少组织以及如何处理标本。

穿刺活检的相对禁忌证：①无法纠正的凝血障碍；②缺乏安全的活检路径；③血流动力学不稳

定；④患者不能配合或无法定位手术[42]。虽然使用小规格穿刺针时，小肠穿刺不是活检的绝对禁忌证，但最好不要穿过肠道。富血管的病变也可以安全地进行活检，但应使用较小规格的针头以及同轴技术，以便进行管道栓塞。

（二）穿刺针选择

针头大小取决于目标组织量。针头可以分为小号（22～27 号）和大号（14～20 号）。小号针头主要用于细针穿刺[42]。大号穿刺针可进行空芯针活检，并提供大体组织标本进行完整的组织学检查（微生物学、免疫组织化学和肿瘤亚型分析）。

（三）活检技术

细针穿刺包括采集针腔内组织的微量样本，利用毛细管作用使针头在病灶内来回移动，或通过对注射器施加负压（抽吸采样）切除组织。在针头从身体上拔下之前，将释放负吸力，从而使样本保留在针头中。

空芯针活检（core needle biopsy，CNB）使用的装置会将组织捕获在装置内，将其与周围组织分离并提取样品。该装置通常包含一个内部弹簧，用于"发射"收集样本。使用一些设备，可以在击发之前调节穿透到组织中的深度（投掷）。

细针穿刺和空芯针活检可通过多次独立穿刺进入病灶，或采用同轴技术，即使用较大的外孔套管进入目标病灶，然后使用较小的内部针头或器械进行细针穿刺或空芯针活检。同轴技术允许多个样本，而无须重新穿刺目标包膜。此外，它还允许在手术结束时通过外针将血栓形成剂（如吸收性明胶海绵）注入活检道，以促进止血。尽管同轴技术有可能降低出血风险以及减少多次活检的时间，但在无法暂停呼吸的患者中，同轴技术存在更大的靶器官撕裂风险。非同轴技术的优点是在靶器官中较小的针停留时间较短，并且能够对不同部位进行取样。然而，它们需要对每个样本进行单独穿刺。

（四）检查结果和并发症

获取足够的组织以明确病理诊断即为成功，成功率通常＞75%，主要并发症包括出血、穿孔和器官意外损伤，发生率＜2%[42]。影响成功率的因素包括获得样本数量、目标病变的大小、器官系统活检、现场细胞病理学专家的可用性、成像设备和介入放射科医生的专业知识[42]。

大多数超声引导下的活检可以安全地在门诊进行。对更多血管结构（如肝脏和肾脏）进行空芯针活检通常需要更长时间的术后监测[43, 44]。假阳性诊断极为罕见。非诊断性活检在良性疾病中比在恶性疾病中更常见[45]。

（五）穿刺部位选择

1. 肾脏

(1) 自体肾脏：进行自体肾活检，以确立弥漫性肾实质疾病的病理诊断，监测疾病进展，评估治疗效果。目标是获得含有足够的肾小球组织用于组织病理学、免疫荧光和电子显微镜检查。患者通常取俯卧位或侧卧位时对肾脏下极进行活检（图17-14）。下极活检利用了该部位肾小球与髓质结构比例较高的优势，它还具有与胸膜距离最大的优点。为尽量减少出血，必须小心避开肾髓质、皮髓质交界和肾门血管。活检时应暂停呼吸运动。然而，如果每次呼吸运动幅度较浅，该手术可在无法屏气的镇静儿童中进行。通常可以用18号或更大的针头获得足够的标本。使用立体显微镜对样本进行现场检

查，可对样本进行评估，以确定是否成功。

儿科超声引导下肾穿刺活检的诊断率为99%[44]，常见并发症为轻微血尿，大量出血需要输血者约4%[44]。可有穿刺部位动静脉瘘，大多数无症状，可自行缓解，但症状持续者需行肾血管造影及栓塞治疗。

(2) 肾移植患者：超声引导下肾活检在移植排斥反应的诊断中发挥重要作用[46]。在髂窝移植中，移植肾上极的皮质通常为穿刺目标。在髂窝移植肾中，呼吸运动不如在自体肾活检中重要。确定足够的标准标本包括≥10肾小球和≥2个动脉[47]。穿刺成功率大于95%，并发症发生率为1%～4%[46, 48]。

(3) 肾肿瘤患者：经皮肾肿瘤穿刺活检成人较儿童多见。尽管肿瘤有播散的可能，经皮肾肿块活检是一种有效的技术，可以改变患者管理。肾活检诊断肾母细胞瘤的准确率约为88%[49]。

2. 肝脏

对儿童进行肝脏活检，以确定肝脏疾病、移植排斥反应和肝脏局灶性病变（如转移性疾病和原发性肿瘤）[45, 50]。肝右叶可采用肋间或肋下入路取样，肝左叶通常采用剑突下入路活检[51]。使用16～18号针头的空芯针活检诊断肝脏弥漫性疾病（图17-15）[52]。尽管空芯活检取样的诊断准确性更高，空芯针活检或细针穿刺均可用于肝脏局灶性病变。活检的类型和样本量取决于临床指征和特殊处理的需要，如电子显微镜检查、元素分析（如铁或铜）、免疫组织化学和DNA/RNA分析。

据报道，超声引导下穿刺活检比盲穿更加安全、有效和舒适[53]。介入放射科医生使用15或16号空芯切割针进行操作时，诊断率约为99%[51]。主要并发症包括出血和穿刺针穿过胆囊、肺或结肠[45, 51]。轻微并发症主要是无症状的包膜下出血[45, 51]，发生率为4.6%～8.7%。并发症的发生率随空芯针样本量的增加而增加。

肝活检的管道栓塞和其他技术：由于出血是肝活检后最常见的主要并发症，因此通常使用以下几种技术来降低这种风险。这些技术包括同轴技术、从单次穿过肝包膜中采集多个样本，使用吸收性明胶海绵等材料进行管道栓塞也很常见（图17-15）。凝血疾病通常通过治疗潜在病因或通过输血来解决。难以纠正的凝血功能障碍或腹水患者的活检可

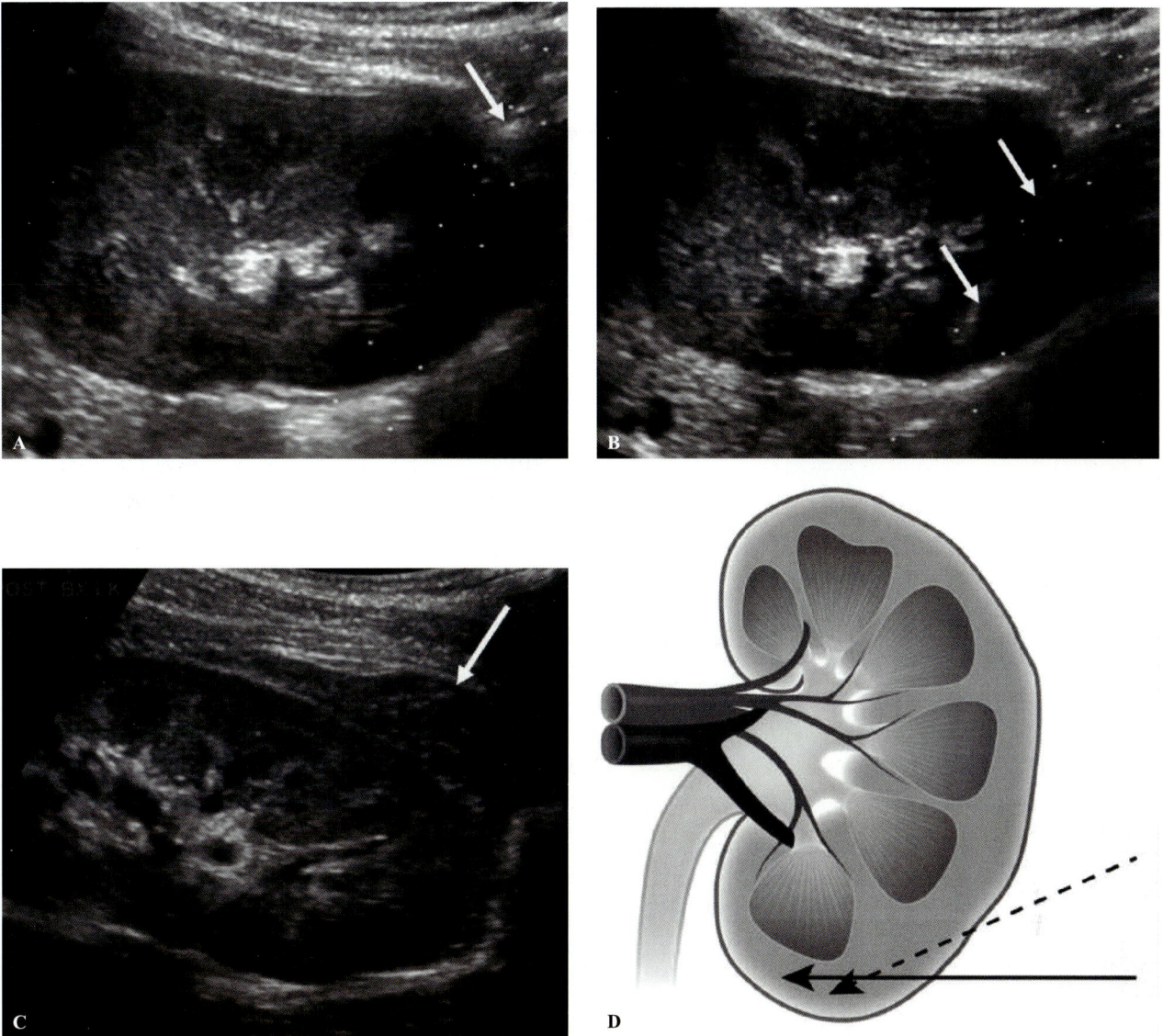

▲ 图 17-14　超声引导下肾穿刺活检

A. 肾脏下极最初定位在超声屏幕上的平行虚线内。在连续超声监测下，将针插入可连接的引导器中，并定向插入肾实质。活检图像显示针尖（箭）靠近肾脏包膜。B. 弹簧活检枪激发后获得的图像显示针（箭）被射入肿块。C. 活检后图像显示少量肾周血肿（箭）。D. 活检引导器限制了可能的活检路径。该情况下，针道穿过肾髓质外周。相比之下，徒手引导针头允许针道（实虚线箭）避开髓质

从经皮改为经颈静脉穿刺[54]。

3. 甲状腺

儿童甲状腺结节的发生率远低于成人，根据临床检查估计发生率为 1%～1.5%[55, 56]。儿童甲状腺结节以良性居多。然而，当儿童被推荐评估结节性甲状腺疾病时，其恶性肿瘤的发生率为成人 4～5 倍[55]。发生甲状腺结节的危险因素包括头颈部放疗、女性、碘缺乏、青春期年龄和甲状腺疾病家族史或个人史。超声表现如边缘不规则、结节内血流增多、微钙化、低回声等与恶性肿瘤的发生率有

关。甲状腺癌的详细讨论见第 5 章。

细针穿刺可进一步评估并减少手术切除的需要。甲状腺结节通常使用小号针头（23～27 号）进行毛细管抽吸或穿刺活检（图 17-16），诊断准确率为 77.2%～98.6%[56]。假阳性诊断通常发生在甲状腺炎或胶质性甲状腺肿，提示癌症可能发生。

4. 其他部位

颈部、胸部纵隔、脾脏、肠系膜、腹膜后和四肢的其他部位肿块也可进行超声引导下穿刺活检，前提是存在安全的透声窗以方便进入病灶（图

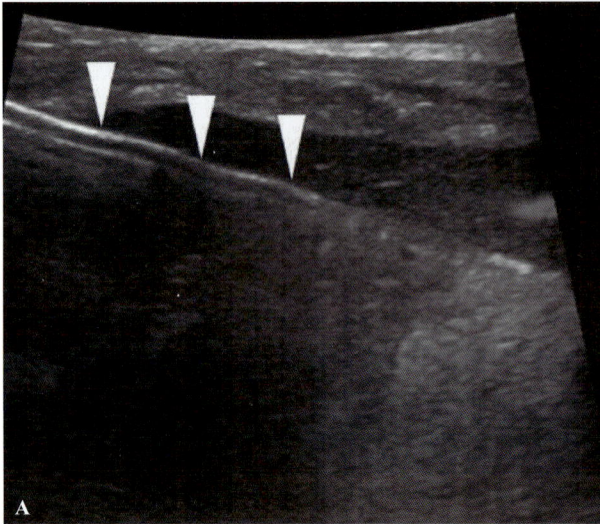

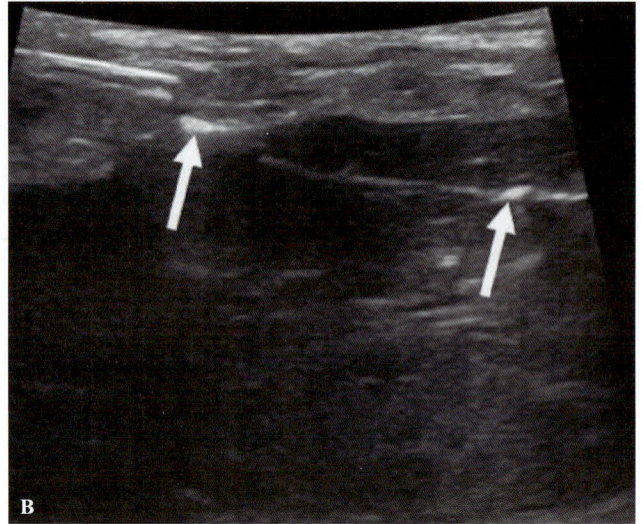

▲ 图 17-15　肝移植术后肝功能检查升高的青少年同轴肝活检伴管道栓塞

A. 使用弹簧枪以 18 号针头进行活检。装置激发后获得的图像显示穿刺针（箭头）被发射进入肝实质。B. 取出外套管后，沿活检针道放置吸收性明胶海绵（箭），直至肝脏表面

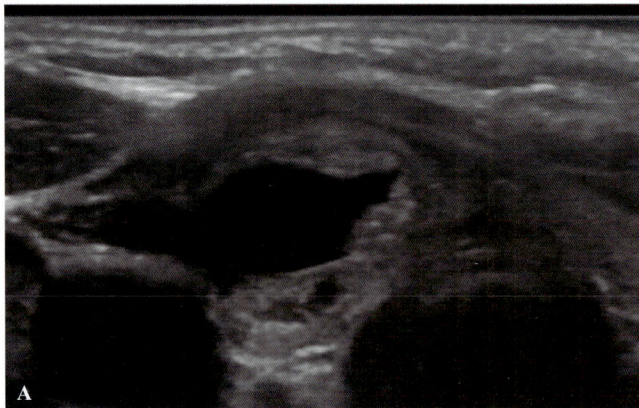

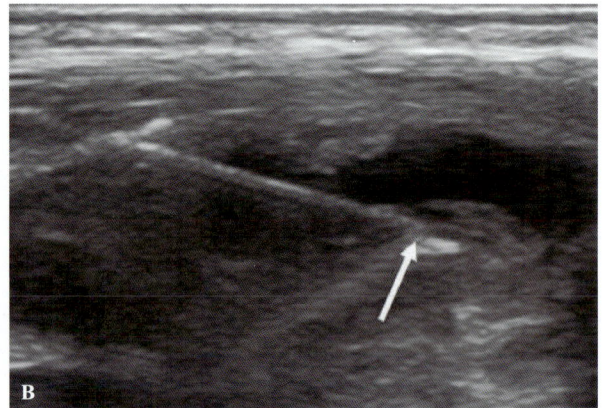

▲ 图 17-16　甲状腺细针穿刺（青少年患者因 DICER 基因突变导致甲状腺恶性肿瘤风险增加）

A. 甲状腺右叶横切面声像图；B. 采用长轴法对囊实混合性病变的深部实性成分取样，并避开邻近的颈动脉。箭示针尖

17-17 和图 17-18）[57-63]。已有报道超声引导下成功穿刺活检＞ 5mm 的胸膜肺结节[2, 3]。

在小儿肿瘤中，空芯针活检（足够的组织可以做出诊断）的合格率＞ 90%[2]，诊断准确率（明确诊断）＞ 90%。主要并发症包括出血和器官损伤，发生率约 1%[60]。肿瘤种植罕见，但很少发生，术前与肿瘤外科医生讨论活检可能有助于后来的手术计划，因为活检针道可在肾切除术过程中切除[2]。在肾母细胞瘤中，活检应通过腹膜外入路，以避免肿瘤进入腹腔，对预后产生不利影响。在肝脏病变中，活检针头应该穿过正常肝脏的一部分，以防止肿瘤种植[2]。在对潜在恶性肢体肿块进行活检时，应选择体表皮肤部位，以便后续进行保肢手术[64]。

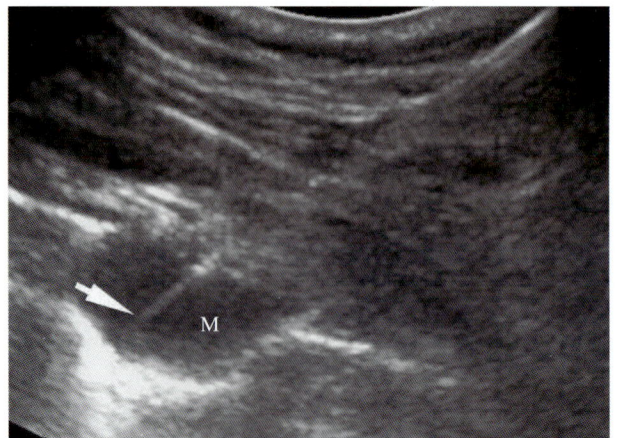

▲ 图 17-17　胸膜肿块活检（10 岁儿童，左肾肿块，肺结节）

声像图显示右侧胸膜下肿块（M）内可见活检穿刺针（箭）。组织病理学检查提示转移性肾母细胞瘤

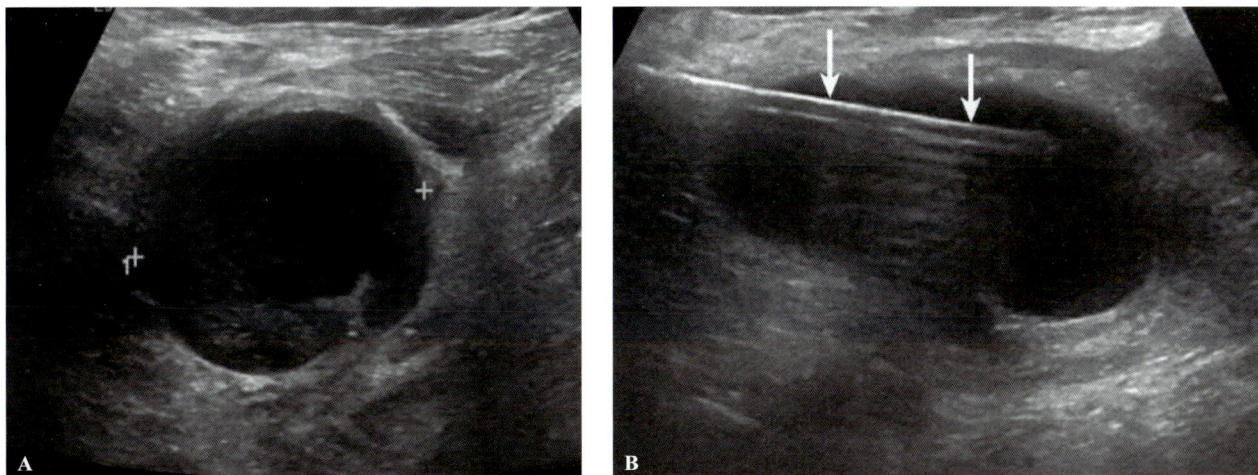

▲ 图 17-18　颈部肿块活检（患者：男，15 岁，左颈部肿块）

A. 声像图显示一巨大的低回声肿块（光标），后方无衰减；B. 超声引导套管活检声像图显示 16 号针头（箭），肿块内见后方混响伪像。组织病理学检查提示 Burkitt 淋巴瘤

四、超声引导下穿刺和引流

（一）患者选择

在有症状或感染的小儿患者中进行经皮穿刺抽吸或引流管置入是有效的治疗方法，可避免手术[65-67]。经皮抽吸的定义是使用导管或针头抽空液体，并在抽吸后立即移除导管或针头[67]。经皮引流被定义为使用成像技术指导放置导管，对液体进行连续引流。

儿童中最常见的腹腔内和盆腔积液是由于阑尾炎或克罗恩病、肾积水、脓毒症、脑脊液假性囊肿、感染性 / 无菌性腹水、胰腺积液等引起的脓肿[2, 3, 65-67]。胸腔积液最常见的是胸腔积液和脓胸，常见的肌肉骨骼积液包括脓毒性关节 / 关节积液、软组织脓肿和先天性囊性病变，如淋巴管瘤[67]。

（二）穿刺抽吸技术

少量积液（直径＜ 3cm）可通过单独抽吸成功治疗，而较大的感染性积液通常需要放置引流管。虽然少量（直径＜ 2cm）积液由于其高表面积 / 体积比，可能单独抗生素就有效，但超声引导下穿刺抽吸常有助于确定感染的存在和类型[67]。

如果只需要穿刺抽吸，整个过程通常用穿刺针进行，带或不带内套管的小号针（20～22 号）足以进行液体抽吸。如果针尖定位正确但抽吸不成功，可能是因为液体较黏稠，需要较大规格的穿刺针。将抽吸出来液体送去进行革兰染色、培养和实验室分析，以确定液体的性质（血液、胆汁、淋巴液或尿液）（图 17-19）。

（三）引流技术

Seldinger 或套管穿刺技术均可用于放置引流管[65, 67]，这两种方法都是先选择一条安全的导管路径（见图 17-1），然后用局部麻醉药浸润皮肤。

在 Seldinger 技术中，使用单针（18～21 号）或护套针（5Fr 导管中的 19 号针）在超声引导下进

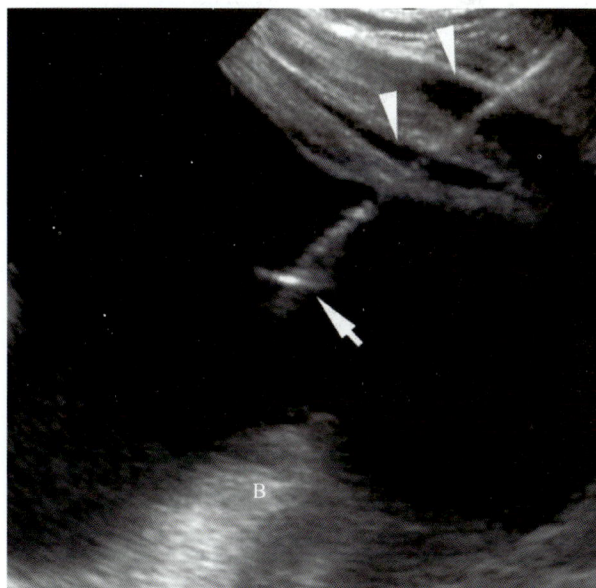

▲ 图 17-19　诊断性穿刺抽吸术

纵切面声像图显示腹水中穿刺针（箭）的位置。在超声引导下，可确保穿刺针位置合理并降低肠（B）穿孔的风险。应注意沿针道部位局部麻醉后腹壁内的液体（箭头）

入积液[67]。针头到达目标后，将抽吸液体以确认位置正确。如果可以进行透视检查，则通常在抽吸液体后进行对比剂注射，以确认针尖在目标积液内。然后将柔软的头端导丝盘绕在积液内，并扩张导管以放置引流管。

导管的位置和引流的充分性可以通过抽吸和实时超声图像显示目标积液塌陷来评估。如果有透视检查，可以使用注射对比剂和随后对比剂的消退来评估引流管的位置（图 17-20）。暴力的导管和导丝操作以及用力腔内注射和冲洗，可能使受感染物质进入血液循环引起菌血症或败血症[66]。

在大多数情况下，小号导管（6～12Fr）允许

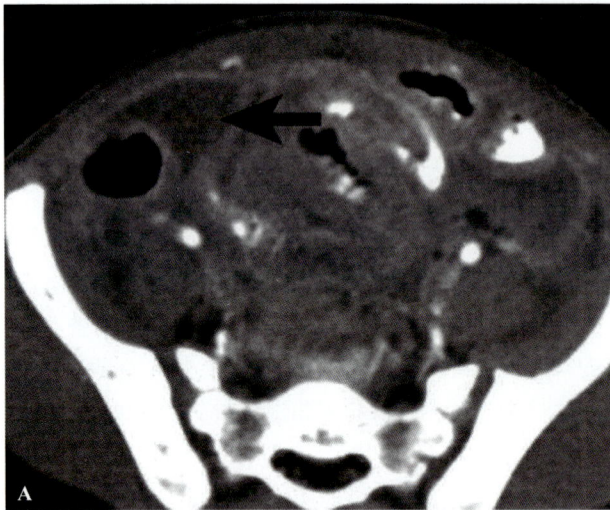

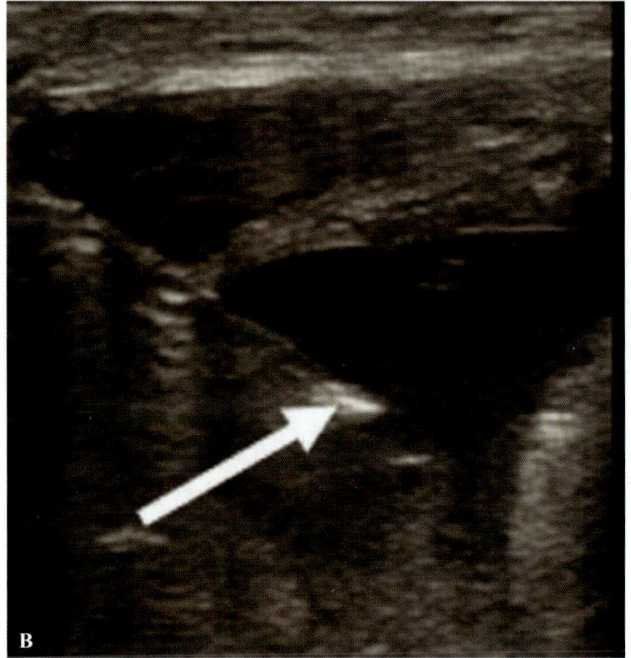

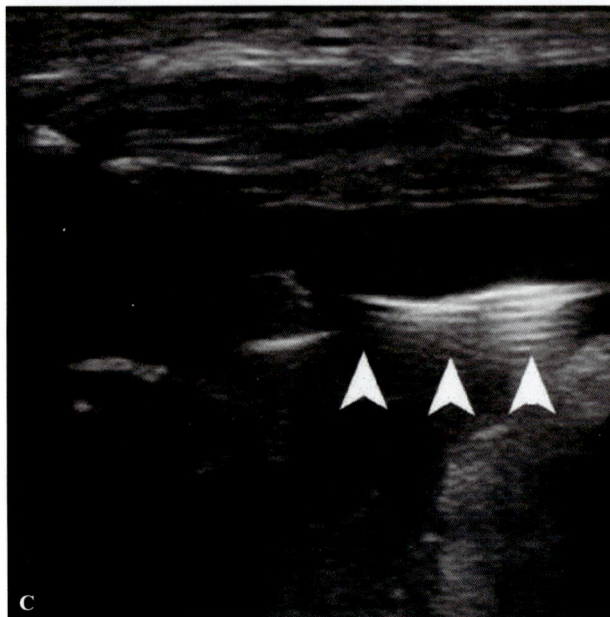

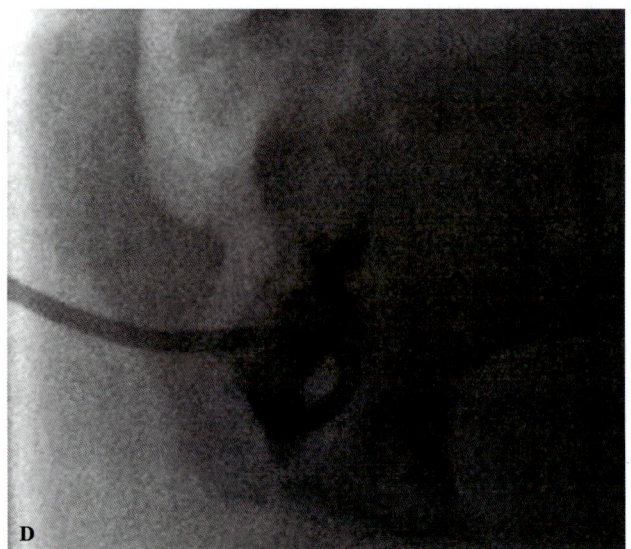

▲ **图 17-20** 经腹脓肿引流术（患者：男，6 岁，阑尾炎、穿孔，盆腔脓肿）
A. CT 扫描显示盆腔大脓肿（箭）；B. 横切面超声扫查用于引导诊断抽吸存档脓肿内针头的位置（箭），随后抽吸出化脓性物质；C. 在超声引导下，将导丝（箭头）穿过针头送入脓肿，随后取出穿刺针，置留导丝；D.X 线透视用于引导管道扩张，置入引流管。注射对比剂，以确认引流管在目标积液中的位置合理

充分引流。有时在遇到高黏性液体或黏性 / 颗粒性物质堵塞小号导管时使用大号导管（16～20Fr）。

在套管穿刺技术中，将导管装载到针上，并将整个装置推进到液体积聚中，将引流管沿着针头推进到腔内[67]。套管穿刺技术比 Seldinger 技术更快，但是可能需要相当大的力才能将导管推进通过软组织，从而增加了积液远端壁穿孔的风险。该技术最常用于危重患者的床旁操作和大型浅表穿刺单纯性积液。

引流导管应连接独立的重力引流袋或低压吸引器上，但如果脓肿和肠道之间有瘘管，则应避免吸引。带有自固定环的导管通常用于减少导管意外脱落。尽管自锁式猪尾导管的固定环是防止导管脱位的第一道保护措施，但导管的外部通常也固定在皮肤上。使用无菌生物封闭敷料，进一步帮助固定导管。患者离开影像室之前，应在电子病历中录入日常维护和随访医嘱。最后，再将患者返回至初始临床服务机构之前，给导管的外部贴上标签非常重要。在输入日常维护和冲洗订单时，标签应与电子病历中的导管标签一致。

（四）导管维护

每日查房，并与临床医生和患者家属沟通，改善患者护理，提高手术成功率[66]。在无瘘管的情况下，脓肿引流管的护理通常包括每日 1～2 次的 5～10ml 冲洗，以保持导管通畅。监测每日引流管排出有助于识别导管堵塞或错位，因为导管堵塞，引流量可能突然下降。如果引流持续存在或增加、白细胞增多或发热复发，则可能需要额外的成像来评价残腔，并做出关于导管更换、增大或放置额外导管的管理决策。当患者出现临床好转，不再发热，导管排出量极少时，可考虑拔除导管[65]。临床病程不复杂且导管引流量减少的患者通常在导管取出前不需要随访成像。

使用腔内纤溶剂，例如组织纤维蛋白溶酶原激活剂（tissue plasminogen activator，tPA），可有效促进含分隔或黏稠内容物的混合性脓肿引流[67]。根据积液量的不同，盐水 /tPA 混合物的量通常为 20～50ml。纤溶剂应允许在液体腔内停留 10～30min，然后重新连接导管进行引流[67]。

（五）检查结果和并发症

诊断性穿刺抽吸，即抽吸足够用于诊断的液体，在大约 95% 的患者中获得成功[67]。根治性脓肿引流术，定义为完全消除感染，不需要进一步的手术干预，成功率为 81%～100%[2, 66, 67]。引流失败是由于多房或分隔、过早拔除导管或与肠道瘘管交通所致。不到 5% 的患者发生并发症，如出血、菌血症或败血症，以及肠、胸膜或其他器官损伤[2, 67]。经皮穿刺引流成功后的复发率约为 5%。

（六）具体临床应用

1. 腹腔和盆腔脓肿

膈下、肝下、肝内和胰周间隙通常适合经皮穿刺引流，常采用经肋下入路[65]。如果经肋下入路不可行，可考虑经肋间入路。然而，肋间导管置入会产生更多的术后疼痛。此外，肋间入路有穿破胸膜腔并引起脓胸的风险。如果采用经肋间入路，导管的位置可以通过对比剂注射记录下来。对比剂可使用放在 0.018 英寸使用侧臂或 y 形接合器的导丝上的小口径导管（4～5Fr）进行注射。管道回流图像可用于评估管道是否与胸膜腔相通[68]。

盆腔深部积液可能因为肠道覆盖而无法经皮进入，或者只能通过经臀肌入路进入。然而，经臀肌入路存在术后明显不适的风险以及血管和坐骨神经损伤的风险[69]。对于这些积液的患者，超声引导下经直肠引流（图 17-21）是一种备选方案[65, 66, 70]。直肠在齿状线水平以上没有躯体感觉，从而最大限度地减少了导管不适感[71, 72]。

2. 胰腺和胰腺周围积液

儿童胰腺周围积液通常是急性胰腺炎或外伤所致，大多数可自行消退，但也有一些可在 4～6 周内形成假性囊肿。虽然胰腺假性囊肿可自行消退，但在症状持续或确定存在感染时，可能需要穿刺抽吸或引流[58, 59, 73, 74]。如果采样发生感染，可能需要放置引流管，可采用经腹腔和经胃入路引流。

3. 胆道

儿童经皮胆道介入术最常用于以下 3 种情况下的诊断或治疗：①胆道移植并发症，包括狭窄和胆漏；②肝外肿瘤引起的外源性压迫导致的胆道梗阻；③胆管结石[50, 75]。经皮肝穿刺胆道造影术通常是经皮胆道引流的第一步，在超声引导下可进入肝外胆管。随后可以通过透视引导下放置胆道引流导管，狭窄的球囊扩张，或取石。小儿肝内胆管细对

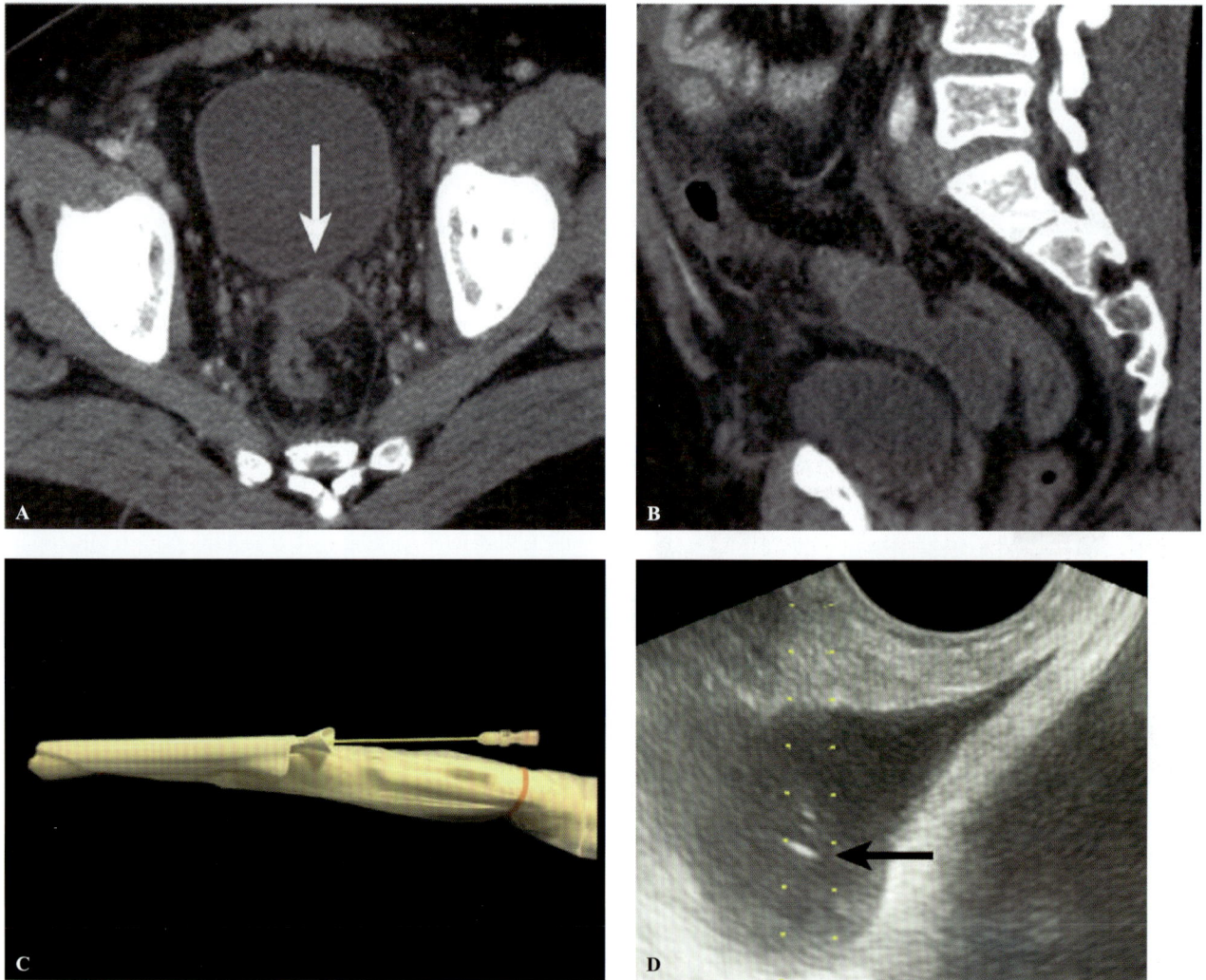

▲ 图 17-21　经直肠引流的腔内成像（患者：男，15 岁，阑尾炎、穿孔）

A. CT 扫描显示直肠前壁脓肿（箭）；B. 基于 CT 矢状位图像可识别膀胱与直肠之间的积液范围；C. 在使用长套针放置经直肠引流管之前，将活检导向器连接到覆盖的腔内超声探头上；D. 声像图显示在脓肿中沿活检引导线可见穿刺针（箭）。沿导丝放置引流管，使脓肿完全引流

小儿经皮肝胆管引流管放置是个挑战。超声引导可减少透视检查的时间和进入胆管所需的穿刺次数。如果单纯抗生素治疗无效，肝脓肿也可以通过放置肝内引流管进行治疗。

有临床意义的出血、发热、菌血症或需要治疗的败血症发生率不到 2%[75]。进入肝外胆管，而不是肝门部胆管，可最大限度地降低出血风险。术前、术后预防性应用抗生素，在胆道造影过程中避免胆管扩张，可使败血症的风险降至最低[75]。

非结石性胆囊炎好发于无胆囊管梗阻的重症患者。在过去，非结石性胆囊炎的治疗一直是胆囊切除术。目前经皮胆囊造瘘术已成为一种替代方法，可避免将来需要行胆囊切除术（图 17-22）[76]。

4. 胸腔

（1）胸腔积液：小儿胸腔积液最常见的原因是肺炎，较少见的是外伤、肾病综合征、心力衰竭和恶性肿瘤。治疗包括在实时超声下进行诊断性和治疗性胸腔穿刺术。诊断性胸腔穿刺术是指取出少量胸膜液进行分析，而治疗性胸腔穿刺术是指取出大量胸腔积液用于缓解症状。胸膜瘘可通过小规格穿刺针（21 号）或 5Fr 导管鞘内的 19 号穿刺针（Yueh 针）取出（图 17-23）。根据积液性质（渗出液或漏出液）和目的，选择不同的方案（诊断或治疗）。该手术通常在肋间入路进行，穿刺针应置于肋骨上方，以避开沿肋骨下缘走行的神经血管束。壁层胸膜和邻近骨膜均应提供充足的局麻药。

在青少年患者中，该手术通常只能在患者处于直立位和局部麻醉的情况下进行。年龄较小的患者常需镇静，胸腔穿刺抽液时患者取卧位。胸腔穿刺术后行胸部 X 线检查，以评估有无气胸。超声引导

▲ 图 17-22　非结石性胆囊炎的胆道入路
黄疸患者声像图显示肿大胆囊（G）内可见针尖（箭）。针穿过小部分肝脏（箭头）以减少胆漏的机会

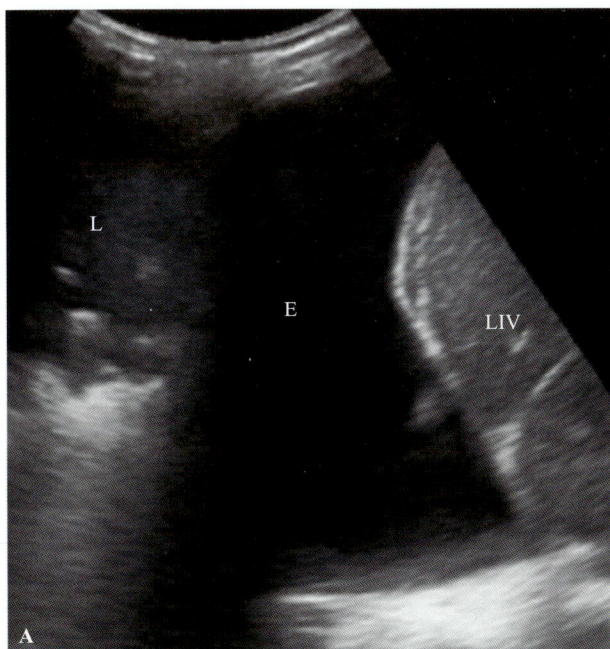

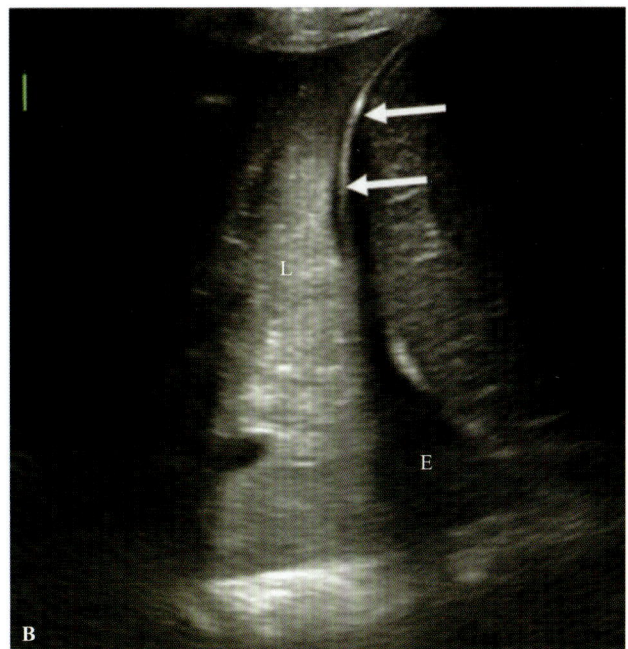

下的气胸发生率低于 2% [77, 78]。

随呼吸运动而改变形状的游离性积液及无分隔型积液比分隔型积液更有可能被完全吸出。有时，即使针头位置良好，胸腔穿刺也不成功。据推测，在这种情况下，液体可能非常黏稠或含有稠厚的脓液或凝固的血液。在这种情况下，可能需要较大规格的针头穿刺抽吸。

（2）脓胸：在儿童中，脓胸通常由肺炎进展形成。根据脓胸的大小、部位和程度，可采取不同的处理方法。尽管以前用大号外科导管或外科手术剥除，超声引导下置管也可有效，使用套管针穿刺并在超声显示下推进。随后可通过超声或透视下来完成导丝和引流导管置入 [79]。通常，8Fr 或 10Fr 导管适用于单纯性少量积液，大量或浓稠的积液可能需要 12Fr 或更大的导管来引流。与胸腔穿刺术相似，穿刺针位于肋骨上方避免神经血管束，并在胸膜顶和邻近的骨膜注射麻醉剂。导管应放置在合适的位置以便于引流。腋中线入路比腋后线入路引流更能增加患者的舒适度。超声识别的小脓腔可能在放置引流管引入导丝时而破裂。

如果存在多个分隔或引流量减少，并且患者仍然发热或有症状，则应考虑胸膜内注射 tPA [79, 80]。

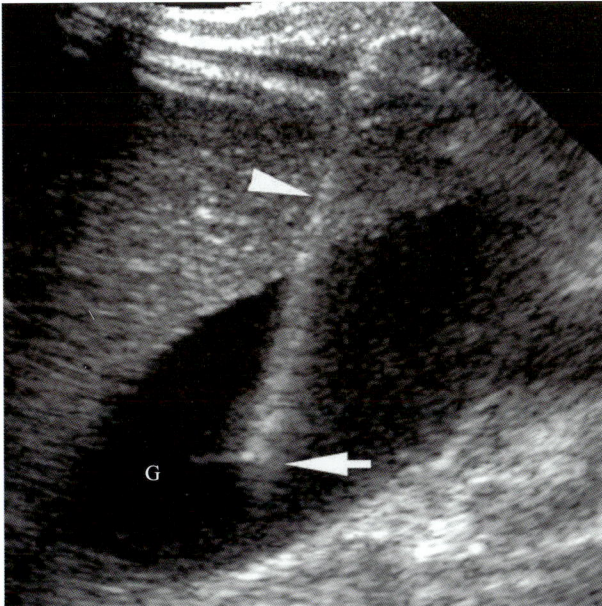

▲ 图 17-23　超声引导下胸腔穿刺术（患者：女，8 岁，肺炎）
A. 右侧胸腔纵切面声像图显示无回声胸腔积液（E）不伴分隔，右肺实变（L）；B. 积液抽吸和放置胸部引流管（箭）后的声像图显示少量残余积液（E），肺（L）通气增加。LIV. 肝脏

将 1～2mg 的 tPA 与 20ml 盐水混合注入胸膜腔，并在连接引流导管之前保留 30～60min。引流导管应同时连接至水封和抽吸装置。tPA 使用的禁忌证是存在坏死性肺炎。在这种情况下，可能会产生支气管胸膜瘘[80]。

5. 其他部位

软组织和实体器官（如肝、肾和脾）中任何部位的积液均可成功进行抽吸诊断（图 17-24），适用于治疗较小的病变，而较大的病变可能需要导管引流[81-83]。其他超声引导手术包括新生儿卵巢囊肿穿刺抽吸术，以最大限度降低扭转风险[84]，以及脑室腹腔分流功能障碍患者的脑脊液假性囊肿引流术。

（七）肾造瘘置管

1. 自体肾脏

经皮肾造瘘置管适用于尿路梗阻的减压、泌尿系统感染（脓肾）的治疗和取石。肾脏通常使用超声检查定位，患者通常取俯卧位，选择第 12 肋下方穿刺，以避免穿过胸膜腔。在已知或疑似感染的情况下，术前给予抗生素，以降低败血症的风险。

如果肾造瘘置管是为了后期取石，则选择中上肾盏，而下肾盏通常用于解除梗阻。如果集合系统扩张，患者取俯卧位，超声用于识别后盏内的针头（图 17-25）。如果集合系统不扩张，可在超声引导下将 21 或 22 号针头置入肾盂，并注入生理盐水，直至后肾盏扩张到足以经皮穿刺。然后使用一根可容纳 0.035 英寸或 0.038 英寸导丝的针进入肾盏。沿导丝推进筋膜扩张器，然后置入一根自固定猪尾管并固定在皮肤上。对于新生儿，5Fr 或 6Fr 导管适用于单纯引流，而 8Fr 或 10Fr 导管用于老年人或脓肾患者。

2. 肾移植

经皮肾造瘘术也可用于治疗移植肾患者的梗阻性尿路疾病。在肾移植手术中，通常通过前外侧肾盏进入。这种方法最大限度地减少了对肾实质的损害，有助于在输尿管内操作导丝和导管。该技术在其他方面类似于在自体肾中放置肾造瘘管。

（八）髋关节穿刺

髋关节积液的经皮穿刺抽吸是为了鉴别化脓性关节炎和病毒性滑膜炎。病毒性滑膜炎为自限性疾病，症状通常在休息 24～48h 内改善。化脓性关节炎的治疗方法是紧急髋关节切开并开放引流。将

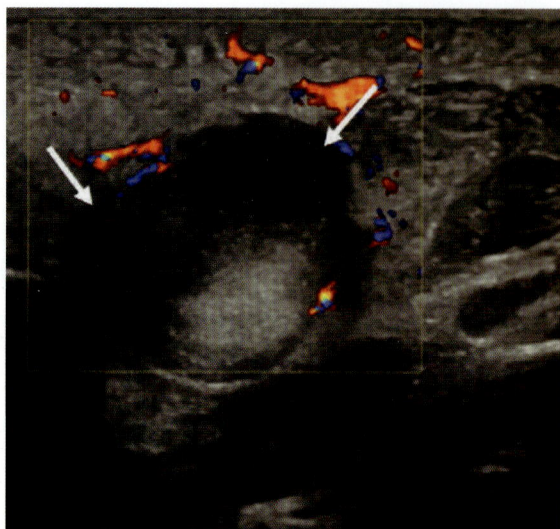

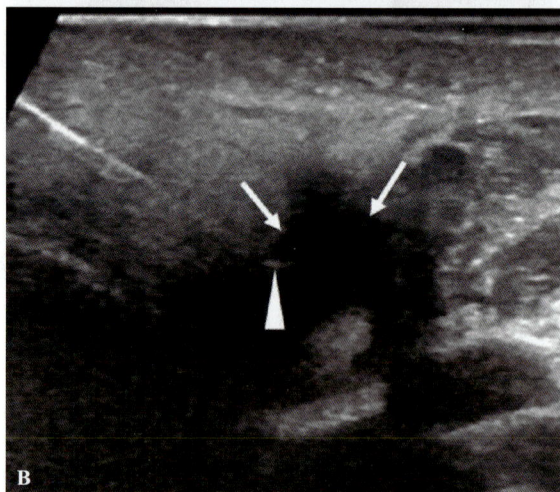

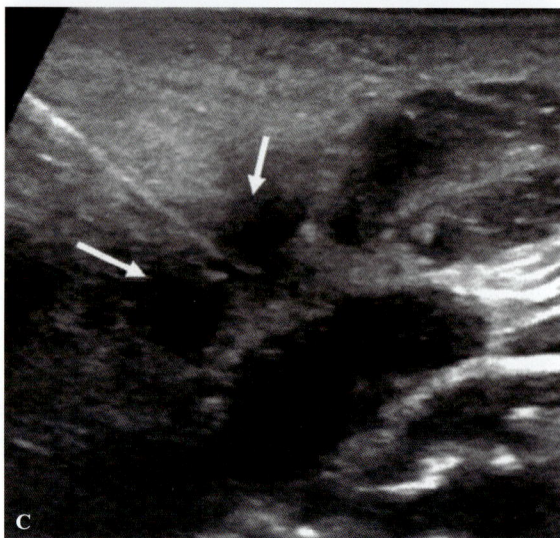

▲ 图 17-24 软组织脓肿引流（患者：男，19 岁）
A. 横切面彩色多普勒声像图显示颈部脓肿（箭）。经抗生素治疗无效，遂行超声引导下治疗性穿刺抽吸术。B. 针尖（箭头）位于脓腔（箭）的近端。C. 抽液后声像图显示针头仍在原位，脓腔几乎完全塌陷（箭）

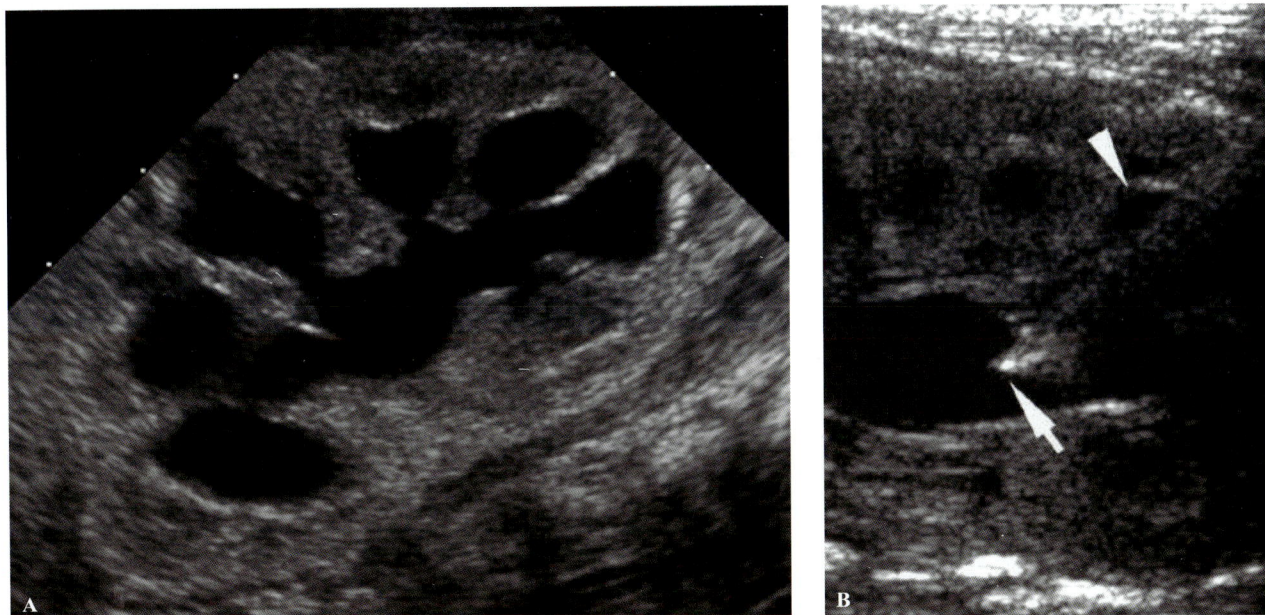

▲ 图 17-25 经皮肾造瘘术（1 日龄婴儿，血清肌酐升高）

A. 纵切面声像图示左肾积水；B. 超声引导下使用 19 号带鞘针（箭）穿刺后肾盏（箭头）。肾盂积水的原因为肾盂输尿管连接部重度梗阻

线阵探头沿股骨颈长轴扫查，可获得髋关节间隙图像。将髋关节置于轻微的前屈和内旋位，可最大限度显示沿着股骨颈前面的积液。使用局部麻醉，通常不需要镇静。在实时超声引导下，使用 18～20 号脊椎穿刺针抽吸关节积液。更多详细讨论见第 15 章。

五、皮质类固醇注射

皮质类固醇注射用于减轻或消除儿童幼年特发性关节炎的关节疼痛[85]。高频探头（＞15 MHz）用于浅表关节注射，如手、足、踝、肘和肩，以最大限度地显示邻近的血管、肌腱和神经。低频探头通常用于对膝关节、髋关节和骶髂关节的成像。关节注射通常不需要镇静，可由儿童生活顾问分散儿童注意力并使其放松。注射期间和拔针后，应按压部位，以尽量减少皮质类固醇在皮下组织和沿着针道渗漏，这可能导致皮下萎缩和皮肤色素沉着[85]。

穿刺针的选择取决于所涉及的关节和将要进行的手术。如果只计划进行关节注射，那么通常会用一个较小的针头（22～27 号）。如果需要抽吸，应考虑使用较大的针头（18～21 号），因为关节腔积液比皮质类固醇溶液稠厚。在进行术前超声检查时，可确定所需针头的长度。

六、异物取出术

超声引导可用于浅表软组织异物的识别和外科辅助经皮清除（见第 15 章）。如果计划手术切除，应在患者皮肤上标记物体的位置，并测量和报告距皮肤表面的深度。或者，可在异物附近放置定位导丝，以便于手术取出。如果计划进行手术切除，超声引导下取出术是手术或盲法剥离的替代方法，比手术摘除切口更小，而且对患者来说更快、更舒适。

小的线阵探头是引导异物取出的理想选择，该程序在无菌技术下进行。注射局部麻醉剂，可在去除异物时缓解疼痛，还可以"解剖"邻近的软组织，远离异物，这可能有助于异物清除（图 17-26）[85, 86]。注射局麻药后，作皮肤小切口，在实时超声引导下，用 Kelly 或 Hartmann 小镊钝性分离邻近异物的软组织。当到达异物时，打开钳子，抓取异物并缓慢取出，同时超声监测（图 17-26）。应抓住异物头端而不是中段主体，以避免取出过程中异物断裂[85]。然后重新扫查该区域，以确保没有残留碎片。

超声引导下的去除软组织、肌腱和关节间隙异物的成功率高达 97%。通常按照诊疗常规术后进行抗生素治疗。此外，切忌封闭感染部位，在合并感染的情况下需要引流。

七、腰椎穿刺

最常见的是腰椎穿刺不需要影像学引导即可完成。然而，在穿刺失败后，超声检查可能有助于显示腰椎穿刺失败后压迫的硬膜囊（图17-27）。它也可以引导针放置到更高或更低的水平，以便于穿刺脑脊液（图17-28），单纯用超声引导的技术成功率为90%[87]。在不成功的病例中，使用透视可能增加技术上的成功。

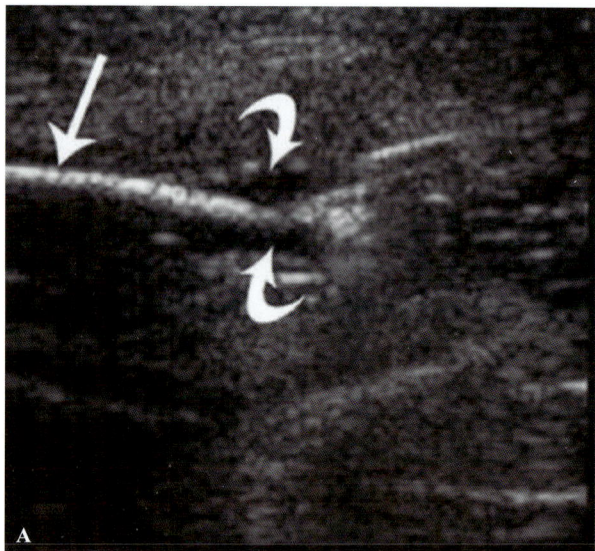

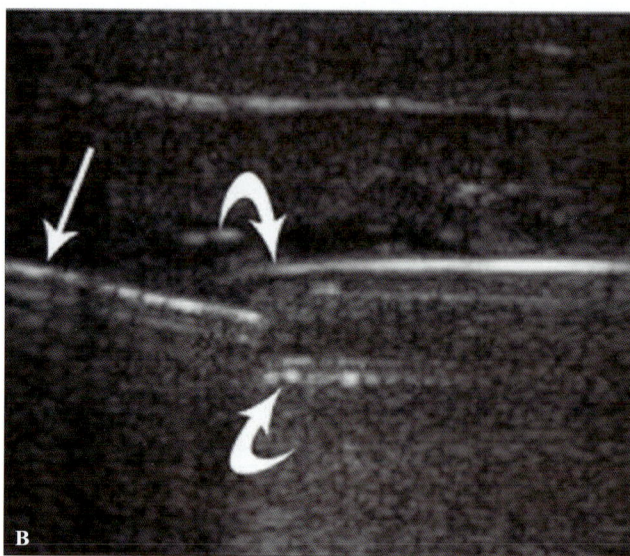

八、肠道介入

经皮胃造瘘管置入术是一种安全且微创的方法，可为口服不良的儿童提供营养，这些儿童存在严重的并存疾病，如吞咽困难的神经系统疾病或肿瘤、肠道或心脏疾病[88,89]。胃造瘘管置入术的并发症包括胃食管反流和相关的吸入性肺炎、胃漏和感染。胃食管反流的患者可能需要使用胃空肠造瘘管，但具有较高的造瘘管迁移、移位、渗出和肠套叠的风险。

▲ 图17-26 异物取出

A. 5岁男孩，金属异物（缝针）。超声引导下拔除异物时用利多卡因分离。弯箭示利多卡因注射后异物（直箭）尖端周围的软组织的轮廓。B. 8岁男孩，金属异物。声像图显示镊尖（弯箭）夹持金属异物尖端（直箭）（引自 Thapa M, Vo JN, Shiels WE 2nd. Ultrasound-guided musculoskeletal procedures in children. Pediatr Radiol 2013;43 Suppl 1:S55–S60. ）

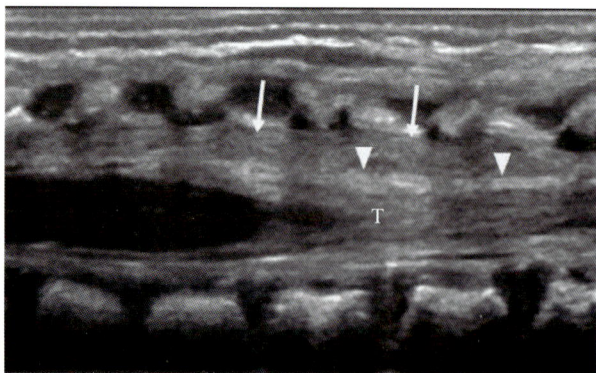

▲ 图17-27 无影像学引导的腰椎穿刺（婴儿，多次腰椎穿刺失败后超声评估）

纵切面声像图显示脊髓圆锥下方的硬膜囊（T）内充满血肿和漏出的脑脊液回声物质。腰椎区域未观察到脑脊液。硬脑膜（箭头）被积液（箭）包围，代表血液和渗漏的脑脊液

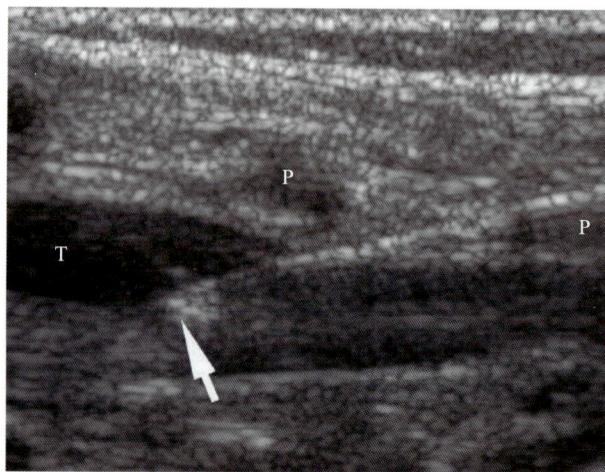

▲ 图17-28 超声引导下腰椎穿刺（新生儿）

背部纵切面声像图可见高回声针穿过低回声软骨棘突（P），针尖（箭）位于硬膜囊（T）内。成功穿刺抽吸出透明脑脊液

邵剑波
医学博士，主任医师，教授
博士研究生导师，国务院特殊津贴专家
华中科技大学同济医学院附属武汉儿童
医院（第六临床学院）院长
中华医学会放射学分会儿科学组副组长
湖北省放射学会副主任委员

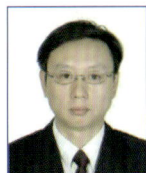

李 欣
主任医师，教授
天津市儿童医院副院长
中华医学会放射学分会委员
中华医学会放射学分会儿科学组组长
中国医师协会放射医师分会常委
天津市放射学会名誉主任委员

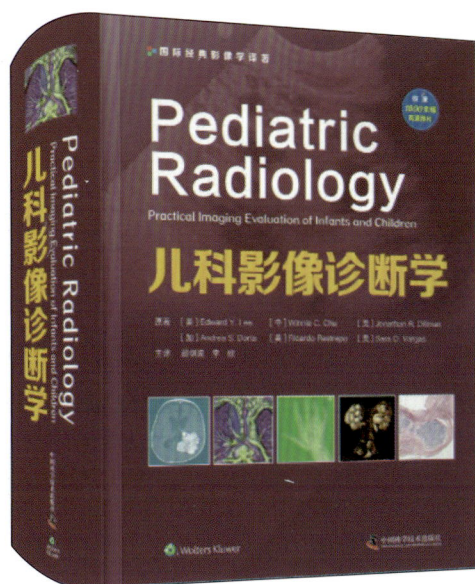

主译：邵剑波　李　欣
定价：598.00 元

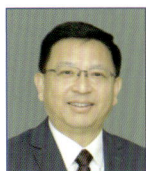

引自 LWW 出版集团：全书 200 余万字，由 Edward Y.Lee 等权威专家撰写，凝聚了众多国际优秀影像学专家的经验和智慧。华中科技大学同济医学院附属武汉儿童医院院长邵剑波教授和天津市儿童医院副院长李欣教授领衔主译。国内首次引进出版。

全面前沿：目前最好的成像方法诊断婴儿和儿童的常见和罕见、先天性和后天性疾病，涵盖儿童神经影像学、儿童胸部影像学、儿童腹盆影像学和儿童肌骨影像学的疾病综合诊断。

实用指南：每一种疾病均深度剖析其实用成像技术、正常解剖和变异病理成像表现，以及先天性和后天性儿科疾病的特征。从放射学原理到当前最新临床实践，从经典图谱到病例研究，从诊断到鉴别诊断进行了系统的阐述，可作为日常工作实践中的实用指南。

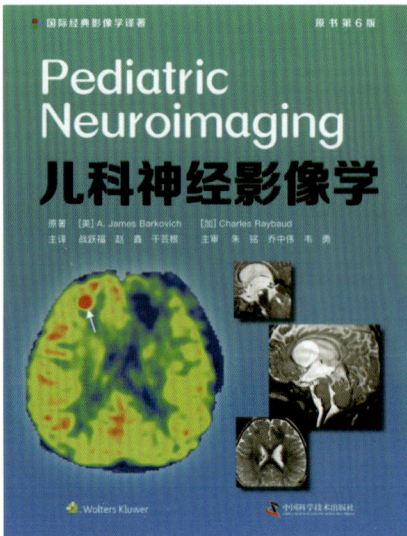

书名：儿科神经影像学（原书第 6 版）

主译：战跃福　赵　鑫　干芸根　　　**定价**：598.00 元

本书引进自世界知名的 Wolters Kluwer 出版社，由国际著名儿科神经影像学专家 A. James Barkovich 博士和 Charles Raybaud 院士倾力打造。本书自 1989 年初版以来，不断更新再版，目前已更新至全新第 6 版。本书共 12 章，首先对儿科神经影像学技术进行了概括性介绍，然后从儿童颅脑和脊柱正常发育、各种脑病、颅脑和脊柱损伤、先天性颅脑畸形、神经皮肤病、颅内和颈部肿瘤等方面进行了具体细致的介绍，同时辅以大量图表帮助读者理解。本书内容丰富、实用，对儿科中枢神经系统疾病的流行病学、生物学、病理学、临床特征、影像检查技术、影像特征及鉴别诊断等做了详细全面的介绍，适合各级放射科医师、放射科技师、神经内外科医师、儿科各级临床医师阅读参考。

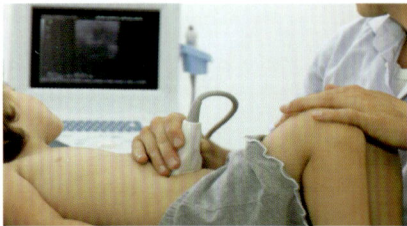

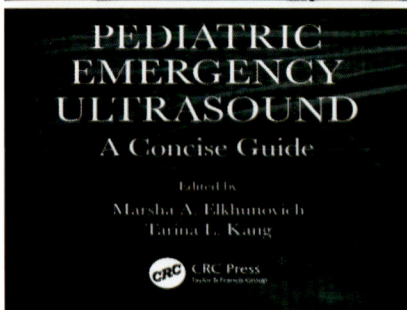

书名：儿科急诊超声精要

主译：许云峰　　　**定价**：158.00 元

本书引进自世界知名的 CRC 出版社，由美国洛杉矶儿童医院急诊超声科主任 Marsha A. Elkhunovich 及南加州大学教授 Tarina L. Kang 共同编著。全书分 9 篇共 28 章，详细介绍了急诊超声在小儿心血管系统、呼吸系统、肌骨、皮肤、消化系统、生殖泌尿系统及神经系统疾病诊断中的应用进展，还涉及小儿创伤性病变的急诊超声诊断及超声检查操作，包括超声引导下穿刺等方面的内容。本书是一部颇具特色的专注于急诊医学的儿科超声参考书，可作为儿科急诊超声工作者日常学习的工具书，适合超声科及相关临床科室医师、医学生参考阅读。

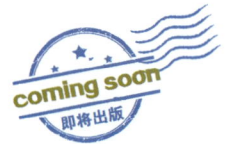

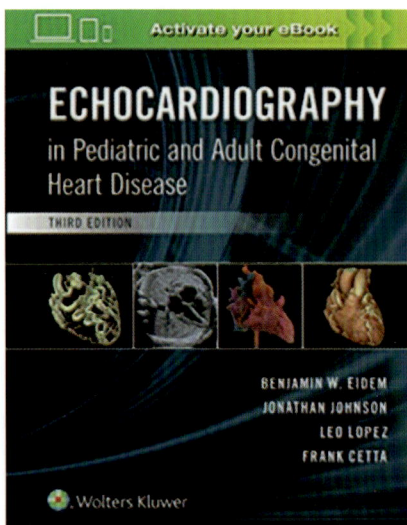

书名：儿童及成人先天性心脏病超声心动图（原书第 3 版）

主译：叶菁菁　　　**定价**：498.00 元

本书引进自世界知名的 Wolter Kluwer 出版社，由来自 Mayo Clinic 及 Stanford University 的著名学者倾力打造。全新第 3 版中，涵盖先天性心脏病超声检查的各个方面，并更新了多模态成像的内容。全书分 44 章，不仅涉及心血管超声原理、扫查方法、解剖定位等基础内容，还包括超声心动图检查在房间隔 / 室间隔缺损、法洛四联症、大动脉转位、动脉导管未闭、马方综合征、肥厚性心肌病等心脏疾病诊断中的应用，以及三维超声心动图、介入性超声、负荷超声心动图等技术应用于先天性心脏病领域的最近进展。本书内容丰富，经典实用，适合超声科、心内科、心外科等科室医师、医学生及技术人员参考阅读。

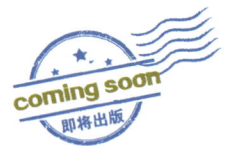